Corazza · Daimler · Ernst · Federspiel
Herbst · Langbein · Martin · Weiss

Kursbuch Gesundheit

- **Gesundheit und Wohlbefinden**
- **Symptome und Beschwerden**
- **Krankheiten**
- **Untersuchung und Behandlung**

Aktualisierte Ausgabe
Mit farbigen und schwarz-weißen Illustrationen
von Eitel Schwarzer

Weltbild

Genehmigte Lizenzausgabe der Verlagsgruppe Weltbild GmbH,
Steinerne Furt, D-86167 Augsburg
Copyright der Originalausgabe © 1990, 1992, 1997, 2001 by
Verlag Kiepenheuer & Witsch, Köln
Illustrationen: Eitel Schwarzer, Köln
Umschlag: Atelier Lehmacher, Friedberg (Bay.)
Umschlagillustrationen: Eitel Schwarzer
Gesamtherstellung: Neografia, a.s., Škultétyho 1, SK-03655 Martin
Printed in Slovakia
gedruckt auf LuxoSamtoffset 1,1-faches Volumen
geliefert von Schneidersöhne Ulm

ISBN 3-8289-2031-4

2006   2005
Die letzte Jahreszahl gibt
die aktuelle Lizenzausgabe an.

Einkaufen im Internet: *www.weltbild.de*

Wiederbelebung bei Kreislaufstillstand (Herzmassage)

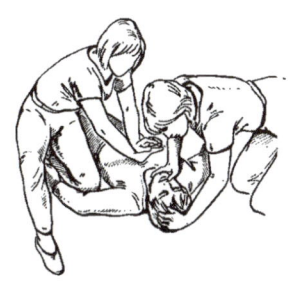

60- bis 80-mal pro Minute mit kräftigen Stößen auf das untere Ende des Brustbeins drücken. Der richtige Punkt ist das Ende des Brustbeins, drei Querfinger nach oben, dort mit beiden aufeinander liegenden Handflächen tief in den Brustkorb drücken.

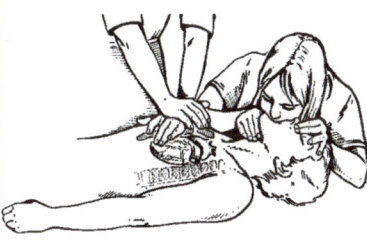

Herzmassage fortsetzen. Eine zweite Person setzt auf fünf Herzstöße einen Atemstoß.

Ohnmacht und Bewusstlosigkeit, Kreislauf- und Atemstillstand

Menschen, die vorübergehend nicht genügend Sauerstoff ins Gehirn bekommen, »fallen in Ohnmacht«. Die Betroffenen werden blass, sinken zusammen und sind nicht mehr ansprechbar. Am besten, den Menschen sofort hinlegen und die Beine hoch lagern. Dadurch wird das Gehirn wieder besser mit Sauerstoff versorgt.

Von einer Bewusstlosigkeit spricht man, wenn die Ohnmacht länger als etwa eine Minute dauert. Dann gilt: Beine hoch lagern und auf jeden Fall den Rettungsdienst rufen. Puls und Atmung kontrollieren, Atemwege frei machen und durch Seitenlagerung frei halten. Oft droht Erstickungsgefahr durch Speichel und Speisereste.

Bei Kreislaufstillstand Herzmassage durchführen, bei Atemstillstand Wiederbelebung durch Atemspende einleiten.

Notruf

Deutschland: 112
Österreich: 144
Schweiz: 144

Bei Notfallmeldung angeben:

- Was ist geschehen?
- Wo ist es geschehen?
- Wie viele Verletzte?
- Welche Art von Verletzungen?
- Wer meldet?

Wunden und Wundversorgung

- Kleine Wunden können selbst versorgt werden.
- Größere Wunden müssen innerhalb von sechs Stunden ärztlich behandelt werden. Informieren Sie Arzt oder Ärztin, wann Sie die letzte Tetanusimpfung bekommen haben.
- Alarmsignale einer beginnenden Blutvergiftung sind: Fieber, Kältegefühl, Schüttelfrost, Blässe, Müdigkeit, Appetitverlust und Schwächegefühl. Sofort Ärztin oder Arzt aufsuchen!

Vorsicht! Nie Watte, Zellstoff oder Mullbinden direkt auf eine Wunde legen, wohl aber eine Kompresse oder einen Verband. Ein Verband besteht aus einer keimfreien Wundauflage und deren Befestigung, bei geringfügigen Wunden genügt ein einfaches Pflaster, bei größeren wird ein Heftpflasterverband angelegt. Wichtig ist, dass nur keimfreie Auflagen mit der Wunde direkt in Berührung kommen. Daher gilt: Wunden nicht berühren, nicht auswaschen, nicht mit Desinfektionsmitteln, Puder, Salben oder Sprays behandeln. Immer nur die Außenränder mit Wunddesinfektionsmitteln säubern, nie die Wunde selbst! Von dieser Regel gibt es nur zwei Ausnahmen: Wunden nach Verätzungen müssen Sie mit viel Wasser auswaschen; Verbrennungen müssen so lange mit Wasser gekühlt werden, bis das Hitzegefühl nachlässt. Fremdkörper in der Wunde dürfen nur mit ärztlicher Hilfe entfernt werden.

Weitere Hinweise zur Ersten Hilfe auf der Innenseite des hinteren Buchdeckels.

Hitzeerschöpfung, Hitzschlag, Sonnenstich

Hitzeerschöpfung

Anzeichen sind auffallende Blässe, Schwäche, kalter Schweiß und Frösteln sowie ein schneller und schwacher Puls bei normaler Körpertemperatur.

Hitzeerschöpfte, blasse Personen im Schatten kühl und flach lagern und zudecken. Stilles Mineralwasser zu trinken geben.

Hitzschlag

Hochroter Kopf, heiße, trockene Haut, stumpfer Gesichtsausdruck, taumelnder Gang und sehr hohe Körpertemperatur. Die betroffene Person kann bewusstlos werden.

Hitzeschlagbetroffene Personen mit erhöhtem Oberkörper – nicht flach – an einem kühlen Ort lagern und die Kleidung weit öffnen. In kaltem Wasser getränkte Tücher auflegen, den Notarzt rufen, es kann Lebensgefahr bestehen!

Sonnenstich

Entsteht durch direkte und starke Sonneneinstrahlung auf den ungeschützten Kopf. Anzeichen sind hochroter, heißer Kopf, kühle Haut, Unruhe, Kopfschmerzen, Übelkeit, möglicherweise auch Erbrechen und Bewusstseinsschwund. Kleinkinder sind besonders gefährdet! Halten sich Kleinkinder länger in der Sonne auf, können sie hohes Fieber bekommen. Sie werden sehr blass. Die betroffene Person in den Schatten bringen. Den Kopf erhöht lagern und mit nassen Tüchern kühlen.

Bei schweren Symptomen Notarzt rufen!

Kursbuch
Gesundheit

Fachliche Beratung bei der Erstausgabe

Dr. Michael Adam, Gynäkologe, Wien

Dr. Rieke Alten, Rheumatologin,
  Schlosspark-Klinik, Berlin

PD Dr. Klaus Baum, Biologe, Physiologe,
  Physiologisches Institut der Sporthochschule, Köln

Univ. Prof. Dr. Heinz Carl Bettelheim
  Augenarzt, Universitätsklinik Wien

Univ. Doz. DDr. Wolfgang Bigenzahn
  Hals-Nasen-Ohrenarzt, Universitätsklinik Wien

Dr. Hans Peter Bilek, Onkopsychotherapeut, Wien

Univ. Doz. Dr. Christian Dittrich
  Internist, Universitätsklinik Wien

Dr. Ulrike Fennesz, Gynäkologin, Wien

Dr. Bernhard Frischhut, Orthopäde,
  Universitätsklinik Innsbruck

Prof. Dr. Gerd Glaeske, Zentrum für Sozialpolitik,
  Universität Bremen

Dr. Karl-Johann Hartig, Chemiker, Wien

Helmut Hirsch, Physiker, Gruppe Ökologie, Wien

Dr. Judith Hutterer, Hautärztin, Wien

Doz. Dr. Jochen Jordan, Psychosomatiker,
  Universitätsklinik Frankfurt/M.

Univ. Doz. Dr. Gert Judmeier, Gastro-Enterologe,
  Universitätsklinik Innsbruck

Dr. Wolfgang Kirchhoff, Zahnarzt, Marburg

Frank Kuebarth, Chemiker, Köln

Dr. Ingeborg Lackinger Karger, Gynäkologin,
  Psychotherapeutin, Düsseldorf

em. Univ. Prof. Dr. Claus Leitzmann
  Ernährungswissenschaftler, Universitätsklinik Gießen

Univ. Prof. Dr. Heinz Ludwig, Internist,
  Wilhelminenspital Wien

Dr. Klaus Malek, Rechtsanwalt, Freiburg i. Br.

Dr. Thomas Meisl, Nephrologe,
  Wilhelminenspital Wien

Prof. Dr. Ingrid Mühlhauser, Internistin, Diabetologin,
  Universitätsklinik Düsseldorf

Univ. Prof. Dr. J. R. Möse, Hygieniker, Universität Graz

Dr. Christine Remien, Ärztin, München

Univ. Prof. Dr. Jörg Remien, Pharmakologe,
  Universitätsklinik München

Dr. Georg Röggla, Internist, Krankenhaus Neunkirchen

Dr. Wolfgang Scheibelhofer, Internist,
  Kardiologe, Wien

Marietta Schirpf, Masseurin, Lebensberaterin, Wien

Doz. Dr. Paul Schramek, Urologe,
  Allgemeine Poliklinik Wien

Dr. Ilse Sokal, Psychotherapeutin, Wien

Dr. Susanna Stadler, Praktische Ärztin, Wien

Dr. Kirsten Stollhoff, Kinderärztin, Hamburg

Dr. Ines Stuchly, Fachärztin für Physiotherapie, Wien

Univ. Prof. Dr. Reinhard Ziegler, Endokrinologe,
  Universitätsklinik Heidelberg

Mitarbeit an der Erstausgabe

Katja Austerlitz, Wien

Erica Fischer, Berlin

Martin Margulies, Wien

Zusätzliche Fachberatung bei den Neuausgaben

Dr. Petra Ball, Ernährungswissenschaftlerin, Frankfurt

Dr. med. Maria J. Beckermann,
  Frauenärztin, Psychotherapeutin, Homöopathin, Köln

Univ. Prof. Dr. Michael Berger, Internist,
  Universitätsklinik Düsseldorf

Dr. Agnes Büchele, Psychotherapeutin, Klinische
  Psychologin, Köln

Dr. Barbara Burkhard, Internistin, MDK München

Univ. Prof. Dr. Stefan Görres, Pflegewissenschaftler
  und Gerontologe, Universität Bremen

Dr. Bibiana Kalmar, Gynäkologin, Wien

Dr. Volker Korbei, Gynäkologe, Wien

Univ. Prof. Dr. Peter Kröling, Facharzt für Physikalische
  Medizin, Ludwig Maximilians Universität, München

Dr. Bernd Laufs (M.A.), Psychiater und Psychotherapeut,
  Städtische Krankenanstalten Idar-Oberstein

Christa Merfert-Diete, Sozialpädagogin,
  Deutsche Hauptstelle gegen die Suchtgefahren, Hamm

Dr. Godske Nielsen, Hygieniker, Virologe, Hamburg

Dr. Klaus Rhomberg, Umweltmediziner,
  Universität Innsbruck

Dr. Beatrix Tappeser, Öko-Institut, Freiburg

Dr. Karin Weigang-Köhler, Internistin, Onkologin,
  Universitätsklinik Nürnberg

Dr. Peter Zwirzitz, Augenarzt, Landeskrankenhaus Wels

Zusätzliche Mitarbeit bei den Neuausgaben

Dr. Peter Felch, Wien

Heiner Friesacher, Bremen

Sabine Keller, Köln

Elfriede Rometsch, Wien

Friedhelm Scheffel, Bremen

Rosa Scheuringer, Wien

Charlotte Uzarewicz, Bremen

Joachim Voß, Bremen

Lektorat

Erika Stegmann, Köln

Lutz Dursthoff und Nikolaus Wolters, Köln

Spüren

Sie haben Beschwerden – Ihnen tut der Bauch weh, Sie haben Bauchschmerzen.

Sie finden im gelben Abschnitt »Symptome und Beschwerden« die Überschrift »Bauchschmerzen«. Der gelbe Abschnitt beschreibt in alphabetischer Reihenfolge die am häufigsten vorkommenden Beschwerden. In der linken Spalte finden Sie eine Beschreibung der bei Ihnen auftretenden Beschwerden. Wenn sie mit anderen Symptomen oder Ereignissen kombiniert auftreten, ist es dort vermerkt. In der mittleren Spalte erfahren Sie, auf welche Erkrankung Ihre Beschwerden hindeuten können.

In der rechten Spalte erfahren Sie, was Sie tun sollen: Ob und wie Sie sich eventuell selbst helfen können; ob und wie rasch Sie zur Ärztin oder zum Arzt gehen müssen. Zusätzlich erfahren Sie, an welchen Stellen des Buches Sie sich intensiver informieren können.

Suchen

Sie wollen gesund leben – vielleicht abnehmen oder mit dem Rauchen aufhören. Sie finden im Inhaltsverzeichnis ab Seite 8, auf welcher Seite des grünen Abschnitts »Gesundheit und Wohlbefinden« etwas über Ernährung oder Rauchen steht. Sie

können auch unter Stichworten wie zum Beispiel »Gewicht« oder »Nikotin« im alphabetisch geordneten Stichwortregister ab Seite 900 nachschauen.

Im Kapitel »Gesundheit und Wohlbefinden« bekommen Sie Informationen über die Risiken, die manche Verhaltensweisen für die Gesundheit mit sich bringen. Sie finden Hinweise auf Möglichkeiten, Ihr Leben so zu gestalten, dass Sie diese Risiken verringern.

Erfahren

Sie sind schwanger, wollen etwas über Kinderkrankheiten wissen oder betreuen einen alten Menschen.

Sie finden im Inhaltsverzeichnis ab Seite 8, auf welcher Seite des orangen Abschnitts »Rhythmen des Lebens« diese Lebensphasen beschrieben sind. Sie können auch die jeweiligen Probleme im Stichwortregister ab Seite 900 suchen.

In diesem Abschnitt können Sie nachlesen, welche Veränderungen in diesen Lebensphasen stattfinden, wie man sie bewältigt und welche Krankheiten sich damit verbinden können.

Wissen

Beschwerden
Sie hören oder lesen einen Befund – etwa den, dass Sie eine »Gastritis« haben.

Sie finden im Inhaltsverzeichnis ab Seite 8, auf welcher Seite des roten Abschnitts »Krankheiten« Gastritis beschrieben ist. Sie können auch unter dem Stichwort »Gastritis« im alphabetisch geordneten Stichwortverzeichnis ab Seite 900 nachschauen. Im Krankheitskapitel erfahren Sie, welches die Ursachen der Erkrankung sein können, wie häufig sie ist und wie sie vielleicht vermeidbar wäre. Hier können Sie nachlesen, was Sie selbst tun können, um Beschwerden zu lindern, und ab wann Sie zur Ärztin oder zum Arzt gehen sollen.

Ihnen werden die Vor- und Nachteile der wesentlichen Behandlungsmethoden vorgestellt, die man üblicherweise bei dieser Krankheit anwendet.

Fragen

Ihre Hausärztin oder Ihr Hausarzt schickt Sie »zur Gastroskopie«, um feststellen zu lassen, ob Ihre Magenbeschwerden einen sichtbaren organischen Grund haben. Sie finden im Inhaltsverzeichnis ab Seite 8, auf welcher Seite des blauen Abschnitts »Untersuchung und Behandlung« die Gastroskopie beschrieben ist. Sie können auch unter »Gastroskopie« im alphabetisch ge-

ordneten Stichwortregister ab Seite 900 nachschauen. Im Untersuchungs- und Behandlungskapitel können Sie nachlesen, bei welchen Krankheiten eine Gastroskopie sinnvoll ist und welches Risiko sich mit der Untersuchung verbindet. Dieser Abschnitt informiert Sie zugleich über Ihre Rechte bei Ärztin bzw. Arzt und im Krankenhaus. Sie

finden Wissenswertes über häufig angewandte Behandlungsmethoden, wie Homöopathie, Akupunktur, Psychotherapie und Physiotherapie.

Die Darstellung und Empfehlungen dieses Buches stützen sich auf die internationale Fachliteratur (Stand 2001) und auf die Angaben der Fachberaterinnen und Fachberater dieses Buches.

Symptome und Beschwerden

Symptome und Beschwerden
In der linken Spalte werden die Beschwerden aufgezählt, für die sämtliche danebenstehenden Aussagen gelten. Soweit Aufzählungen nicht ausdrücklich mit »eventuell« oder ähnlichen Einschränkungen versehen sind, haben die nebenstehenden Aussagen und Empfehlungen nur Gültigkeit, wenn alle aufgeführten Symptome gleichzeitig auftreten.

Mögliche Ursachen
Die mittlere Spalte benennt die Belastungsfaktoren und Erkrankungen, die zu solchen Beschwerden führen können. Wenn nicht anders angeführt, bedeuten Aufzählungen in diesem Absatz, dass nur eine der angeführten Ursachen angenommen werden kann.

Was man tun soll
In der rechten Spalte sind die Empfehlungen zur Selbsthilfe angeführt.
Wenn keine Empfehlung besonders hervorgehoben ist, sondern ausschließlich in ein Kapitel der anderen Abschnitte verwiesen wird, bedeutet das, dass keine professionelle Hilfe vonnöten ist. Sie finden dann in den entsprechenden Kapiteln Informationen zur Selbsthilfe.
Die Empfehlungen *Arztbesuch notwendig*, *»Arztbesuch dringend notwendig«* und *»Sofort Rettungsdienst rufen«* bedeuten in der jeweiligen Abstufung, dass medizinisches Fachpersonal mit Ihrem Problem konfrontiert werden sollte.

Gesundheit und Wohlbefinden

Wichtigstes Kriterium für die Auswahl der hier angeführten Selbsthilfemaßnahmen ist deren Tauglichkeit zur Krankheitsvorbeugung und –behandlung für möglichst große Bevölkerungsgruppen.

Bewertungen und Empfehlungen erfolgen nach dem Grundsatz der Abwägung des zu erwartenden Nutzens und der möglichen Risiken der jeweiligen Maßnahme nach Ansicht der Fachberater und laut Angaben der Fachliteratur.

Rhythmen des Lebens

Der Aufbau der in diesem Abschnitt besprochenen Krankheiten folgt dem im roten Abschnitt.

Bewertungen und Empfehlungen erfolgen nach dem Grundsatz der Abwägung des zu erwartenden Nutzens und der möglichen Risiken der jeweiligen Maßnahme nach Ansicht der Fachberater und laut Angaben der Fachliteratur.

Krankheiten

Beschwerden
Die für die jeweilige Erkrankung *typischen* Symptome werden angeführt.
Ursachen
Hier werden die *wichtigsten* und *häufigsten* Ursachen benannt.
Erkrankungsrisiko
In diesem Absatz werden – wenn möglich – Angaben zur Häufigkeit der Krankheit gemacht. Darüber hinaus werden Lebensumstände, Verhaltensweisen oder zum Beispiel andere Erkrankungen angeführt, bei denen das Risiko einer Erkrankung überdurchschnittlich hoch ist.

Vorbeugung
Hier ist angegeben, welche Maßnahmen jeder selbst ergreifen kann, um das Risiko zu verringern, an der betreffenden Krankheit zu erkranken.
Mögliche Folgen und Komplikationen
Unter dieser Rubrik ist beschrieben, welche weiteren Probleme durch die beschriebene Erkrankung auftreten können – vor allem dann, wenn eine Behandlung nicht oder nicht rechtzeitig erfolgt.

Wann zur Ärztin oder zum Arzt
Diese Rubrik enthält die »Alarmzeichen«, bei denen Ärztin oder Arzt eingreifen sollten.
Selbsthilfe
Hier sind die für die Erkrankung sinnvollen Selbsthilfemaßnahmen angeführt.
Behandlung
Sie lesen hier eine kurze, kritisch-bewertende Übersicht über die üblichen Therapien.
Nach Möglichkeit werden nähere Bedingungen genannt, unter denen die Maßnahmen sinnvoll oder abzulehnen sind. Bewertungen und Empfehlungen erfolgen nach dem Grundsatz der Abwägung des zu erwartenden Nutzens und der möglichen Risiken.

Untersuchung und Behandlung

Hier werden besonders häufige Untersuchungs- und Behandlungsmethoden beschrieben.

Bewertungen und Empfehlungen erfolgen nach dem Grundsatz der Abwägung des zu erwartenden Nutzens und der möglichen Risiken der jeweiligen Maßnahme nach Ansicht der Fachberater und laut Angaben der Fachliteratur.

Inhalt

Krankheiten 390

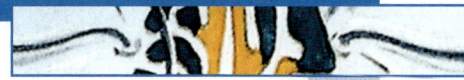

Abgeschlagenheit, Müdigkeit

Wenn Sie sich oft erschöpft fühlen, keinen Antrieb haben und leicht müde werden, dann muss nicht gleich eine Krankheit die Ursache dafür sein. Vielleicht zeigt Ihnen Ihr Körper seine Grenzen und wünscht sich Erholung, vielleicht ist es Bewegungsmangel, falsche Ernährung, Übergewicht oder Wetterfühligkeit, was Ihre Lebenslust dämpft.

Symptome und Beschwerden	Mögliche Ursachen	Was man tun soll
Abgeschlagenheit und/oder Müdigkeit nach Überarbeitung oder Schlafmangel	Normale Reaktion des Körpers	Schlafen Sie sich aus. Gönnen Sie sich Entspannung. ➡ Im Gleichgewicht sein, Seite 216 ➡ Entspannung, Seite 878
● Abgeschlagenheit und/oder Müdigkeit, wenn Sie sich wenig bewegen und/oder ● zu fett oder einseitig essen und/oder ● Übergewicht haben	Bewegungsmangel, Falsche Ernährung, Belastung durch Übergewicht	Versuchen Sie, mehr Bewegung in Ihr Leben zu bringen. Ändern Sie Ihre Ernährungsgewohnheiten. Bemühen Sie sich, Ihr Übergewicht in den Griff zu bekommen. ➡ Bewegung und Sport, Seite 222 ➡ Gesunde Ernährung, Seite 232 ➡ Gewicht, Seite 238
Abgeschlagenheit und/oder Müdigkeit bei Wetterumschwüngen oder Föhn und ● eventuell Reizbarkeit und ● eventuell Kopfschmerzen	Wetterfühligkeit	Nehmen Sie Rücksicht auf Ihre Bedürfnisse und treten Sie kürzer. Streichen Sie alle Termine, die nicht unbedingt notwendig sind. ➡ Im Gleichgewicht sein, Seite 216 ➡ Entspannung, Seite 878
Abgeschlagenheit und/oder Müdigkeit, wenn Sie eine Abmagerungskur machen	Begleiterscheinung der Diät, Überbeanspruchung des Stoffwechsels, Mobilisierung von Schadstoffen durch Fettabbau	Viele Abmagerungskuren sind einseitig und daher ungesund. Informieren Sie sich. ➡ Gewicht, Seite 238
Abgeschlagenheit und/oder Müdigkeit, wenn Sie ● viel Alkohol trinken und/oder ● viel rauchen und/oder ● andere Drogen konsumieren	Begleiterscheinung des Missbrauchs	Reduzieren Sie Ihren Alkoholkonsum. Hören Sie auf zu rauchen. Nehmen Sie keine anderen Drogen ein. Wenn es Ihnen nicht gelingt, ohne Hilfe von Ihren »Lastern« loszukommen, *Arztbesuch notwendig* ➡ Genussmittel und Drogen, Seite 272 ➡ Abhängigkeiten, Seite 417
Abgeschlagenheit und/oder Müdigkeit, die im Zusammenhang mit bestimmten Situationen oder Personen auftritt, und ● eventuell Unlustgefühle und ● eventuell Antriebslosigkeit und ● eventuell bedrückte Stimmung	Abwehrreaktion des Körpers gegen seelisches Unbehagen, Überforderung durch Ansprüche von anderen Menschen, Unausgesprochene Konflikte, Innere Konflikte	Beobachten Sie, wann Ihre Müdigkeit auftritt. Achten Sie auf Ihre eigenen Wünsche. Wenn Sie mit Ihren Problemen nicht alleine fertig werden, *Arztbesuch notwendig* ➡ Im Gleichgewicht sein, Seite 216 ➡ Kranke Seele, Seite 404 ➡ Beratung und Psychotherapie, Seite 892

Symptome und Beschwerden	Mögliche Ursachen	Was man tun soll
Abgeschlagenheit und/oder Benommenheit und/oder Müdigkeit nach dem Gebrauch von Medikamenten	Nebenwirkung einer großen Zahl von Medikamenten, vor allem von Mitteln, die Antihistaminika oder Benzodiazepine enthalten. Dazu gehören ● die meisten Schlaf- und Beruhigungsmittel ● viele Grippemittel ● viele Hustenmittel ● viele Schnupfenmittel ● einige Mittel gegen Allergien ● einige Mittel gegen Migräne	Wenn Sie das Mittel rezeptfrei in der Apotheke gekauft haben und Müdigkeit im Beipacktext nicht als harmlose, vorübergehende Begleiterscheinung beschrieben ist, hören Sie auf, es einzunehmen. Wenn das Mittel ärztlich verordnet wurde und Sie nicht auf mögliche Nebenwirkungen aufmerksam gemacht wurden, *Arztbesuch notwendig* ➡ Umgang mit Medikamenten, Seite 834
Mattigkeit nach der Einnahme von Medikamenten und ● eventuell Schwindel ● eventuell Kopfschmerzen	Anzeichen von Blutdruckabfall als Nebenwirkung einer großen Zahl von Medikamenten, vor allem von ● vielen Schlaf- und Beruhigungsmitteln ● vielen Mitteln gegen Bluthochdruck ● vielen Husten- und Schnupfenmitteln ● einigen Mitteln gegen Reisekrankheiten und Übelkeit	Wenn Sie das Mittel rezeptfrei in der Apotheke gekauft haben und Blutdruckabfall im Beipacktext nicht als harmlose, vorübergehende Begleiterscheinung beschrieben ist, hören Sie auf, es einzunehmen. Wenn das Mittel ärztlich verordnet wurde und Sie nicht auf die mögliche Nebenwirkung aufmerksam gemacht wurden, *Arztbesuch notwendig* ➡ Umgang mit Medikamenten, Seite 834
Abgeschlagenheit und/oder Müdigkeit nach dem Aufwachen und ● eventuell Schwindelgefühl bei zu raschem Aufstehen und ● eventuell Kopfweh	Niedriger Blutdruck	Regen Sie Ihren Kreislauf durch regelmäßige Bewegung an. Machen Sie Wechselduschen oder Kneippgüsse. Nehmen Sie ausreichend Flüssigkeit zu sich. Wenn der niedrige Blutdruck ein Problem ist, *Arztbesuch notwendig* ➡ Güsse, Seite 856 ➡ Niedriger Blutdruck, Seite 553
Abgeschlagenheit und/oder Müdigkeit mit allgemeinem Unwohlsein und ● eventuell erhöhter Temperatur oder Fieber	Beginnende Erkrankung, Verschiedene Entzündungen	Wenn die Beschwerden nicht nach drei Tagen nachlassen, *Arztbesuch notwendig*
Abgeschlagenheit und/oder Müdigkeit nach einer kürzlich überstandenen Krankheit oder ● bei einer chronischen Erkrankung	Begleiterscheinung der Erkrankung	Schonen Sie sich, bis Sie wieder fit sind. Wenn Sie an einer chronischen Krankheit leiden und die Müdigkeit ungewöhnlich stark ist, *Arztbesuch notwendig*

Symptome und Beschwerden	Mögliche Ursachen	Was man tun soll
Abgeschlagenheit und/oder Müdigkeit mit Gewichtsabnahme, obwohl Sie keine Diät machen	Seelische Probleme, Verschiedene Allgemeinerkrankungen (z. B. Magengeschwür, Darmerkrankungen, Tuberkulose), Krebs	Wenn die Müdigkeit und die Gewichtsabnahme nicht nach zwei Wochen nachlassen, *Arztbesuch notwendig* ➡ Im Gleichgewicht sein, Seite 216 ➡ Kranke Seele, Seite 404
Abgeschlagenheit und/oder Müdigkeit über einen längeren Zeitraum hinweg und ● Schlafstörungen und ● eventuell Unlust und ● eventuell Kopfweh oder andere körperliche Beschwerden und ● eventuell Rückzug in sich selbst und ● eventuell Gefühle der Leere und Sinnlosigkeit	Depression	Wenn Sie mit Ihrer Depression nicht ohnehin schon in ärztlicher Behandlung sind, *Arztbesuch notwendig* ➡ Depression, Seite 407 ➡ Im Gleichgewicht sein, Seite 216 ➡ Beratung und Psychotherapie, Seite 892
Abgeschlagenheit und/oder Müdigkeit und ● Blässe und ● eventuell Schwächegefühl und ● eventuell Kollapsneigung	Blutarmut	*Arztbesuch notwendig* ➡ Blutarmut, Seite 574
Abgeschlagenheit und/oder Müdigkeit und ● Kältegefühl und ● eventuell Gewichtszunahme	Schilddrüsenunterfunktion	*Arztbesuch notwendig* ➡ Schilddrüsenunterfunktion, Seite 736

Afterbeschwerden

Wenn der After schmerzt oder juckt, sind häufig Reizungen, kleine Risse, Hämorrhoiden, Würmer und in seltenen Fällen Fisteln oder Abszesse die Ursache dafür. Aber auch seelische Anspannung kann zu Afterbeschwerden führen, wenn Sie immer »den Po zusammenkneifen« müssen.

Symptome und Beschwerden	Mögliche Ursachen	Was man tun soll
Afterjucken, wenn Sie enge oder zu warme Kleidung tragen	Reizung durch Reibung, Reizung durch Wärme	Tragen Sie lockere, nicht zu warme Kleidung und Unterwäsche aus Naturfasern. Wenn diese Selbsthilfemaßnahmen nichts nutzen, *Arztbesuch notwendig*
Afterjucken, wenn Sie sich ● zu wenig waschen oder ● zu häufig waschen und/oder ● Hygienetücher verwenden	Mangelnde Hygiene, Übertriebene Hygiene (zu viel Seife, starkes Reiben), Reizung durch Toilettenpapier oder Hygienetücher	Reinigen Sie den After nach dem Stuhlgang – wenn es die Situation erlaubt – mit feuchten Baumwolltüchern oder unter fließendem Wasser. Wenn diese Selbsthilfemaßnahme nichts nützt, *Arztbesuch notwendig*
Afterjucken	Lebensmittelunverträglichkeit (z. B. Gewürze, Zitrusfrüchte, Vitamin-C-Tabletten, Bier, Cola), Chronische Erkrankungen (wie z. B. Diabetes, Lebererkrankungen, Darmerkrankungen), Seelische Probleme	Versuchen Sie herauszufinden, ob bestimmte Lebensmittel den Juckreiz verursachen. Reinigen Sie den After nicht mit scharfen Seifen oder Hygienetüchern. Wenn diese Selbsthilfemaßnahmen nichts nutzen, *Arztbesuch notwendig* ➡ Allergien, Seite 590 ➡ Im Gleichgewicht sein, Seite 216
Schmerzende, blutende Einrisse am After	Zu harter Stuhl, Wenig behutsame Sexualpraktiken	Sorgen Sie für faserreiche Kost (Salate, Gemüse, Obst, Vollkornprodukte), und trinken Sie viel, damit Ihr Stuhlgang weicher wird. Wenn Sie Analverkehr haben, verwenden Sie ein Gleitmittel. Wenn die Schrunden am After nicht nach einer Woche weggehen, *Arztbesuch notwendig* ➡ Afterschrunden, Seite 650 ➡ Ernährung, Seite 232
Hautschäden am After oder juckender After nach der Verwendung von Medikamenten	Hautschäden als Nebenwirkung von fast allen Medikamenten gegen Hämorrhoiden, Juckender After durch Antibiotika und Mittel zur örtlichen Betäubung	Wenn Sie ein solches Mittel rezeptfrei in der Apotheke gekauft haben, hören Sie auf, es anzuwenden. Wenn das Mittel ärztlich verordnet wurde, *Arztbesuch notwendig* ➡ Umgang mit Medikamenten, Seite 834

Symptome und Beschwerden	Mögliche Ursachen	Was man tun soll
Schmerzender, juckender After und ● eventuell erhabene Stellen, auf denen sich Bläschen bilden, und ● eventuell warzenartige Wucherungen	Schleimhautreizung, Herpes, Feigwarzen	Wenn die Beschwerden nicht nach einer Woche nachlassen oder Sie immer wieder an Herpes oder Feigwarzen am After leiden, *Arztbesuch notwendig* ➡ Herpes genitalis, Seite 749 ➡ Feigwarzen, Seite 748
Afterjucken und ● eventuell weiße, bewegliche Würmer im Stuhl, die wie Suppennudeln aussehen	Madenwürmer	*Arztbesuch notwendig* ➡ Würmer, Seite 649
Afterschmerzen und ● hellrotes Blut am Stuhl und/oder ● knotige Schwellung am After	Hämorrhoiden, Krebs	*Arztbesuch notwendig* ➡ Hämorrhoiden, Seite 651 ➡ Dickdarm- und Mastdarmkrebs, Seite 648
Geröteter, gespannter After und ● eventuell Schwellung am After	Abszess	*Arztbesuch notwendig*
Afterschmerzen beim Stuhlgang und neben dem After eine kleine, nässende Wunde	Fistel	*Arztbesuch notwendig* ➡ Morbus Crohn, Seite 646
Schleimig-eitriges Sekret aus dem After und ● eventuell Schmerzen beim Stuhlgang und ● eventuell blutig-schleimiger Durchfall	Darmentzündung	*Arztbesuch notwendig* ➡ Colitis ulcerosa, Seite 645

Albträume

Sie sollten Ihr geträumtes Leben ernst nehmen, denn Träume sind meistens Botschaften aus dem Unterbewusstsein, mit denen Sie belastende Situationen im Schlaf verarbeiten. Aber auch Medikamente und verschiedene Krankheiten können Albträume verursachen.

Symptome und Beschwerden	Mögliche Ursachen	Was man tun soll
Albträume vor oder nach einem einschneidenden Ereignis wie z. B. ● Prüfungen oder ● Verlust des Arbeitsplatzes oder ● neuen, schwierigen Aufgaben oder ● Autounfall oder ● Trennung von einem geliebten Menschen usw.	Normale Reaktion der Verarbeitung durch Träume Der Traum kann sich mehrere Male wiederholen, bis die Situation verarbeitet ist.	Reden Sie mit jemandem über Ihre Träume. Wenn sich die Albträume über Monate hinweg einstellen, *Arztbesuch notwendig* ➡ Im Gleichgewicht sein, Seite 216 ➡ Kranke Seele, Seite 404
Albträume im Zusammenhang mit einer Erkrankung, meistens verbunden mit Fieber	Begleiterscheinung der Erkrankung	Kein Grund zur Beunruhigung. Die Albträume hören mit der Genesung meist auf. Wenn Sie länger andauern, *Arztbesuch notwendig* ➡ Im Gleichgewicht sein, Seite 216
Albträume, nachdem Sie abends zu viel gegessen haben oder zu viel getrunken haben oder aufgehört haben zu trinken oder aufgehört haben, Schlafmittel oder Drogen einzunehmen	Voller Magen, Alkoholmissbrauch, Begleiterscheinung des Alkoholentzugs, Reaktion auf den Entzug von Schlafmitteln oder Drogen	Beobachten Sie Ihre Gewohnheiten. Wenn Ihre Albträume trotz Verhaltensänderung nach einigen Wochen nicht nachlassen, *Arztbesuch notwendig* ➡ Genussmittel und Drogen, Seite 272 ➡ Abhängigkeiten, Seite 417 ➡ Im Gleichgewicht sein, Seite 216 ➡ Schlafstörungen, Seite 397
Albträume nach der Verwendung von Medikamenten	Nebenwirkung von ● Nasentropfen bei Kleinkindern ● Mitteln gegen Juckreiz oder Übelkeit, Reisekrankheit und Schwindel mit den Wirkstoffen Cyclizin, Dimenhydrinat, Hydroxyzin, Meclozin	Kontrollieren Sie im Beipacktext Ihrer Medikamente, ob einer der genannten Wirkstoffe enthalten ist oder ob Sie ein Medikament der genannten Gruppen anwenden. Wenn Sie das Mittel rezeptfrei in der Apotheke gekauft haben, hören Sie auf, es anzuwenden. Wenn das Mittel ärztlich verordnet wurde, *Arztbesuch notwendig* ➡ Umgang mit Medikamenten, Seite 834

Angstzustände

Angst kann manchmal durchaus sinnvoll sein und uns vor Gefahren schützen. In den meisten Fällen ist sie aber ein Alarmzeichen für unbewältigte Situationen und starke seelische Belastungen. Versteckte Angst, die wir selbst nicht wahrnehmen, drückt sich häufig in der Körperhaltung aus. Wenn Ihnen »*die Angst im Nacken sitzt*«, sollten Sie sich Hilfe holen.

Symptome und Beschwerden	Mögliche Ursachen	Was man tun soll
Angst bei Kindern, vor allem in der Nacht	Träume, Angst vor Dunkelheit, Mangel an Sicherheit, Mangel an Geborgenheit und Liebe	Sie sollten die Ängste Ihres Kindes ernst nehmen. Was für uns lächerlich erscheint, kann für ein Kind dramatisch sein. Wenn Ihr Kind seine Ängste nicht verliert, *Arztbesuch notwendig* ➡ Im Gleichgewicht sein, Seite 216 ➡ Kranke Seele, Seite 404
Angst, die immer wieder auftritt und keinen realistischen Grund zu haben scheint	Seelische Probleme	Reden Sie mit jemandem darüber. Wenn Ihre Ängste Sie ständig bedrücken oder länger als drei bis vier Wochen andauern, *Arztbesuch notwendig* ➡ Im Gleichgewicht sein, Seite 216 ➡ Neurosen, Seite 404
Angstzustände, nachdem Sie zu viel Alkohol getrunken haben oder sich vom Alkohol entwöhnen	Alkoholmissbrauch, Begleiterscheinung des Alkoholentzugs, Seelische Probleme	Wenn Sie häufig trinken, weil Sie Ihre Angst »ertränken« wollen oder sie durch den Alkohol erst auftritt, *Arztbesuch notwendig* ➡ Alkohol, Seite 274 ➡ Alkoholismus, Seite 417
Angstzustände vor oder nach starken seelischen oder körperlichen Belastungen wie z. B. ● Prüfungen, ● Verlust des Arbeitsplatzes, ● neuen, schwierigen Aufgaben, ● Geburt eines Kindes, ● schwere Erkrankungen, ● Verlust eines geliebten Menschen usw.	Normale Reaktion auf die Belastung.	Unterdrücken Sie Ihre Angst nicht, reden Sie darüber. Wenn Sie allein nicht zurechtkommen, suchen Sie Hilfe in einer Beratungsstelle. *Arztbesuch notwendig* ➡ Im Gleichgewicht sein, Seite 216 ➡ Schwangerschaft und Geburt, Seite 324 ➡ Beratung und Psychotherapie, Seite 892
Angstzustände nur bei bestimmten Gelegenheiten, z. B. in geschlossenen Räumen, im Aufzug, im Flugzeug, in Straßentunneln, in den oberen Stockwerken von Hochhäusern usw.	Phobie, Angstneurose	Wenn die Ängste immer wiederkehren, *Arztbesuch notwendig* ➡ Neurosen, Seite 404

Symptome und Beschwerden	Mögliche Ursachen	Was man tun soll
Angstzustände nach einer schweren Erkrankung	Begleiterscheinung der Erkrankung	Schwere Krankheiten sind immer gravierende Einschnitte im Leben. Wenn die Angstzustände nicht nach drei Wochen nachlassen, *Arztbesuch notwendig* ➡ Im Gleichgewicht sein, Seite 216 ➡ Beratung und Psychotherapie, Seite 892
Angstzustände nach der Einnahme von Medikamenten	Nebenwirkung von ● Schlaf- und Beruhigungsmitteln mit Benzodiazepinen, wenn sie länger eingenommen werden ● Durchblutungsfördernden Mitteln mit dem Wirkstoff Pirazetam ● Neuroleptika	Kontrollieren Sie im Beipacktext Ihrer Medikamente, ob einer der genannten Wirkstoffe enthalten ist. Wenn das der Fall ist, *Arztbesuch notwendig* ➡ Umgang mit Medikamenten, Seite 834
Angstzustände nach dem Absetzen von länger eingenommenen Medikamenten und ● eventuell Schlafstörungen und ● eventuell Unruhe und Zittern und ● eventuell Herzklopfen	Entzugserscheinungen beim Absetzen von ● Schlaf- und Beruhigungsmitteln	*Arztbesuch notwendig* ➡ Medikamentenabhängigkeit, Seite 419
Angstzustände und Zittern bei gleichzeitiger starker Gewichtsabnahme und ● starkem Schwitzen und ● glänzenden, hervortretenden Augäpfeln	Schilddrüsenüberfunktion	*Arztbesuch notwendig* ➡ Schilddrüsenüberfunktion, Seite 737
Angstzustände und ● häufige Niedergeschlagenheit und ● eventuell Schlafstörungen und ● eventuell Appetitverlust und ● eventuell Selbstmordgedanken	Depression	*Arztbesuch notwendig* ➡ Depression, Seite 407

Appetitlosigkeit

Wenn Ihnen das Essen nicht mehr schmeckt oder jeder Bissen im Hals stecken bleibt, dann können verschiedene Krankheiten, aber auch seelischer Druck dazu führen, dass Ihnen »*der Appetit vergeht*«.

Symptome und Beschwerden	Mögliche Ursachen	Was man tun soll
Appetitlosigkeit, wenn ● Speisen schlecht schmecken oder lieblos angerichtet werden und/ oder ● wenn Sie sich einseitig ernähren oder ● wenn Sie im Stress sind oder ● wenn Sie immer allein essen und sich dabei einsam fühlen	Unlustgefühle beim Essen, Vitaminmangel, Seelische Probleme	Essen Sie ausgewogen und gesund. Einseitige Ernährung kann zu Vitaminmangel führen. Versuchen Sie, Gewohnheiten zu ändern, die Ihnen den Appetit verderben. Wenn die Appetitlosigkeit länger als drei Wochen andauert, *Arztbesuch notwendig* ➡ Ernährung, Seite 232 ➡ Im Gleichgewicht sein, Seite 216
Appetitlosigkeit, wenn Sie ● viel Alkohol trinken und/oder ● rauchen und/oder ● Drogen einnehmen	Begleiterscheinung des Alkohol- und/oder Nikotinmissbrauchs, Begleiterscheinung der Drogeneinnahme	Hören Sie auf zu rauchen oder reduzieren Sie Ihren Zigarettenkonsum. Wenn Sie oft zu viel trinken oder Drogen einnehmen, *Arztbesuch notwendig* ➡ Genussmittel und Drogen, Seite 272 ➡ Abhängigkeiten, Seite 417
Appetitlosigkeit, wenn Sie Probleme haben oder traurig sind und ● eventuell starke Gewichtsabnahme und ● eventuell künstlich herbeigeführtes Erbrechen	Seelische Probleme, Magersucht	Versuchen Sie, Ihre Probleme zu lösen. Wenn Sie über einen längeren Zeitraum hinweg an Appetitlosigkeit leiden oder sich immer wieder übergeben, *Arztbesuch notwendig* ➡ Im Gleichgewicht sein, Seite 216 ➡ Kranke Seele, Seite 404 ➡ Essstörungen, Seite 414
Appetitlosigkeit und ● Magenschmerzen und ● eventuell Übelkeit und ● eventuell Druck oder Völlegefühl	Seelische Probleme, Nervöser Magen, Magenschleimhautentzündung, Magen- oder Zwölffingerdarmgeschwür, Magenkrebs	Wenn die Appetitlosigkeit länger als 14 Tage andauert, *Arztbesuch notwendig* ➡ Im Gleichgewicht sein, Seite 216 ➡ Nervöser Magen, Seite 618 ➡ Akute Gastritis, Seite 619 ➡ Magen- und Zwölffingerdarmgeschwür, Seite 621 ➡ Magenkrebs, Seite 623
Appetitlosigkeit und chronische Verstopfung	Folge der Verstopfung	Ernähren Sie sich ausgewogen mit ausreichend Ballaststoffen. Trinken Sie ausreichend. Wenn die Verstopfung länger als fünf Tage andauert, *Arztbesuch notwendig* ➡ Verstopfung, Seite 638 ➡ Darmverengung, Darmverschluss, Seite 640 ➡ Ernährung, Seite 232

Symptome und Beschwerden	Mögliche Ursachen	Was man tun soll
Appetithemmung nach der Einnahme von Medikamenten	Nebenwirkung von ● Vitamin A, Vitamin D bei Überdosierung ● Antibiotika mit dem Wirkstoff Metronidazol ● Tuberkulosemitteln mit dem Wirkstoff Pyrazinamid ● Mitteln gegen Herzrhythmusstörungen mit dem Wirkstoff Propafenon ● Mitteln gegen Fettstoffwechselstörungen mit dem Wirkstoff Beta-Sitosterin bei hoher Dosierung ● Mitteln gegen Epilepsie mit den Wirkstoffen Barbexaclon, Phenobarbital, Primidon	Kontrollieren Sie im Beipacktext Ihrer Medikamente, ob einer der genannten Wirkstoffe enthalten ist. Wenn Sie das Mittel rezeptfrei in der Apotheke gekauft haben, hören Sie auf, es einzunehmen. Wenn das Mittel ärztlich verordnet wurde, *Arztbesuch notwendig* ➡ Umgang mit Medikamenten, Seite 834
Appetitlosigkeit und Schmerzen im Mund- und/oder Rachenbereich	Kleine Verletzungen, Prothesendruckstelle, Entzündungen der Mundschleimhaut, Verschiedene Erkrankungen im Mund- oder Rachenbereich	Spülen Sie mit Kamillen- oder Salbeitee. Wenn nach einem Tag noch keine Besserung eingetreten ist, *Arztbesuch notwendig* ➡ Mundschleimhautentzündung, Seite 611 ➡ Zahnfleischentzündung, Seite 601 ➡ Zahnbetterkrankungen, Seite 602 ➡ Zungenentzündung, Seite 613
Appetitlosigkeit und ● gelbe Haut und/oder ● gelbe Augen	Gelbsucht	*Arztbesuch notwendig* ➡ Gelbsucht, Seite 625
Appetitlosigkeit und ● Schmerzen im Oberbauch und eventuell ● übermäßig voluminöse Stühle und ● Blähungen	Bauchspeicheldrüsenerkrankung, Erkrankungen der Gallenblase	*Arztbesuch notwendig* ➡ Bauchspeicheldrüsenschwäche, Seite 634 ➡ Bauchspeicheldrüsenentzündung, Seite 633 ➡ Gallenblasenentzündung, Seite 632

Arm- und/oder Handschmerzen

Schmerzen in den Armen oder in den Händen können durch Überbeanspruchung oder Zerrung von Muskeln, Sehnen und Bändern entstehen. In manchen Fällen sind sie aber auch Hinweis auf eine ernste Erkrankung. Wenn Sie immer wieder Probleme mit den Armen oder Händen haben, können Sie sich überlegen, welche Lasten Sie tragen, die zu schwer für Sie sind.

Symptome und Beschwerden	Mögliche Ursachen	Was man tun soll
Schmerzen in den Armen nach ungewohnter Belastung, z.B. beim Sport	Muskelkater	Schonen Sie sich. Ein Muskelkater vergeht von allein. Wärme und Massage helfen meistens. ➡ Muskelkater, Seite 671 ➡ Massagen, Seite 863 ➡ Stretching, Seite 225
Schmerzen in den Handgelenken nach ungewohnten oder monotonen Tätigkeiten, z.B. Schreibmaschine schreiben	Sehnenscheidenentzündung	Stellen Sie das Handgelenk und die Daumengelenke ruhig, und kühlen Sie die schmerzende Stelle. Wenn Sie die Beschwerden selbst nicht lindern können oder sie immer wiederkehren, *Arztbesuch notwendig* ➡ Sehnenscheidenentzündung, Seite 679 ➡ Kältebehandlungen, Seite 861
Arm- und Schulterschmerzen, vor allem auf der Seite der »Gebrauchshand«	Muskelverspannung, Abnutzungserscheinung, »Tennisarm«	Wenn Sie häufig solche Schmerzen haben, *Arztbesuch notwendig* ➡ Weichteilrheumatismus, Seite 699 ➡ Arthrose, Seite 689
Geröteter, geschwollener, schmerzender Ellenbogen und eventuell Bewegungsbehinderung	Schleimbeutelentzündung	Stellen Sie den Ellenbogen ruhig, und kühlen Sie die schmerzende Stelle. Wenn Sie die Schmerzen nicht selbst lindern können oder sie immer wiederkehren, *Arztbesuch notwendig* ➡ Schleimbeutelentzündung, Seite 680 ➡ Kältebehandlungen, Seite 861
Schmerzende, weißlich verfärbte Finger – eventuell nach einem Aufenthalt in der Kälte	Reaktion auf Kälte, Erfrierungen, Gefäßkrampf, verschiedene Erkrankungen	Wenn sich Ihre Finger häufig weiß verfärben oder Sie so lange in der Kälte waren, dass Sie Erfrierungen haben können, *Arztbesuch notwendig* ➡ Erfrierung, Seite 484 ➡ Raynaud´sche Erkrankung, Seite 560 ➡ Sklerodermie, Seite 697
Schmerzen in den Fingergrundgelenken und ● gerötete, geschwollene Gelenke und ● morgens Schmerzen und Steifigkeit nach dem Aufstehen und ● eventuell Fieber	Entzündliche Gelenkerkrankung	*Arztbesuch notwendig* ➡ Rheumatoide Arthritis, Seite 690

Symptome und Beschwerden	Mögliche Ursachen	Was man tun soll
Schmerzen in den Finger-endgelenken	Abnutzungserscheinung	*Arztbesuch notwendig* ➡ Arthrose, Seite 689
Schmerzen in den Armen, die vom Nacken ausstrahlen, und ● eventuell Hinterhaupt-Kopf-schmerzen und ● eventuell Empfindungsstörun-gen in den Armen	Bandscheibenschaden	*Arztbesuch notwendig* ➡ Bandscheibenschaden, Seite 704
Schmerzen im Arm, die in die Hand ausstrahlen und besonders in der Nacht auftreten, und ● Prickeln oder Gefühllosigkeit in den Fingern	Druck auf einen Nerv im Handgelenk (Karpaltunnel-Syndrom)	*Arztbesuch notwendig* ➡ Weichteilrheumatismus, Seite 699
Schmerzen in den Armen mit einer schmerzhaften Versteifung und Verkrümmung der Wirbelsäule und ● eventuell Fersenschmerzen	Chronisch entzündliche Ver-steifung der Wirbelsäule	*Arztbesuch notwendig* ➡ Bechterew-Krankheit, Seite 695
Schmerzen und Schwellung des Arms nach einer Brustoperation oder ● nach einer Brustbestrahlung und/oder ● nach einer Achselhöhlen-bestrahlung	Lymphödem	*Arztbesuch notwendig* ➡ Brustkrebs, Seite 765
Schmerzen beim Beugen oder Strecken des Handgelenks nach ungewohnter Belastung	Zerrung von Sehnen und Bändern	Hoch lagern, kühlen. *Arztbesuch notwendig* ➡ Sehnenzerrung, Bänderzerrung, Seite 678
Schmerzen im Arm oder in den Handgelenken nach einem Sturz oder Unfall oder einer extremen Bewegung und ● eventuell Bluterguss und ● eventuell geschwollener Arm oder Hand und ● eventuell Arm oder Hand kaum oder nicht beweglich oder ● an ungewöhnlicher Stelle be-weglich	Verstauchtes oder verrenktes Gelenk, Sehnenzerrung, Sehnenriss, Bänderzerrung, Bänderriss, Knochenbruch	*Sofortmaßnahme*: Stellen Sie den Arm oder die Hand ruhig. **Arztbesuch dringend notwendig** ➡ Verstauchung, Seite 684 ➡ Verrenkung, Seite 685 ➡ Sehnenzerrung, Sehnenriss, Seite 678 ➡ Bänderzerrung, Bänderriss, Seite 678 Bei Knochenbruch: **Rettungsdienst rufen** ➡ Knochenbruch, Seite 665

Symptome und Beschwerden	Mögliche Ursachen	Was man tun soll
Schmerzen vor allem im linken Arm, die von der Brust ausstrahlen, mit dem Gefühl, als ob ein eiserner Ring die Brust umspannte, und ● Atembeschwerden und ● eventuell Herzjagen und Herzklopfen	Sauerstoffmangel im Herzen durch Verengung der Herzkranzarterien, Seelische Probleme	**Arztbesuch dringend notwendig** ➡ Angina pectoris, Seite 562 ➡ Herzjagen, Seite 569
Schmerzen im Arm, nach einem Unfall oder Verletzung und ● eventuell Schwellung und ● eventuell Arm an ungewöhnlicher Stelle beweglich	Knochenbruch	**Rettungsdienst rufen** ➡ Knochenbruch, Seite 665
Schmerzen vor allem im linken Arm und starke Schmerzen in der Brust und ● Beklemmung und ● Atemnot und ● kalter Schweiß und ● Angst und ● eventuell Übelkeit und Erbrechen	Herzinfarkt	*Sofortmaßnahme*: Eine Tablette Aspirin einnehmen. Wenn Ihnen der Arzt Nitroglyzerin verschrieben hat: Eine Kapsel zerbeißen. **Sofort Rettungsdienst rufen** ➡ Herzinfarkt, Seite 564
Schmerzen im Arm und Atemnot und ● Husten und ● Schmerzen im Brustkorb und ● Herzjagen und ● eventuell Bluthusten und ● eventuell einige Tage vorher Spannungsgefühl in den Waden	Lungeninfarkt	**Sofort Rettungsdienst rufen** ➡ Lungeninfarkt, Seite 540

Atembeschwerden

Von der harmlosen verstopften Nase bis zur Entzündung der Lunge kann uns alles »*die Luft nehmen*«. Wenn Sie aber »*kaum zum Luftholen kommen*«, dann sollten Sie sich überlegen, was Ihnen »*den Hals zuschnürt*«. Schwere Atemnot ist immer ein Notfall!

Symptome und Beschwerden	Mögliche Ursachen	Was man tun soll
Atembeschwerden bei körperlicher Belastung ohne zusätzliche Anzeichen einer Erkrankung	Eingeschränkte Leistungsfähigkeit durch Bewegungsmangel, Normale Reaktion des Körpers auf außergewöhnliche körperliche Anstrengung	Wenn Sie keine Freude an Sport haben, versuchen Sie, mehr Bewegung in Ihren Alltag zu bringen. Rad fahren statt Auto fahren, Treppe statt Aufzug benutzen. ➡ Bewegung und Sport, Seite 222
Atembeschwerden mit verstopfter Nase und ● eventuell Husten und ● eventuell Halsschmerzen	Erkältungskrankheit, Nasenpolypen	Ein Schnupfen ist harmlos und klingt nach einigen Tagen wieder ab. Wenn die Erkältung länger als eine Woche dauert und Beschwerden wie Husten, Halsweh usw. nicht nachlassen, *Arztbesuch notwendig* ➡ Schnupfen, Seite 522 ➡ Nasenpolypen, Seite 525 ➡ Erkältung, »Grippe«, Seite 520
Atembeschwerden mit dem Gefühl, nicht genug Luft zu bekommen, und ● eventuell trockener Husten ohne Schleimausstoß	Reizung der Atemwege durch ● Zigarettenrauch ● Schadstoffe in den Innenräumen (z. B. Formaldehyd in Spanplatten und Textilien, Staub, Lösungsmittel) ● Gift am Arbeitsplatz ● Umweltgifte (z. B. Ozon, Autoabgase) und/oder ● seelische Probleme	Hören Sie auf zu rauchen. Versuchen Sie, die Schadstoffe zu reduzieren. Wenn die Beschwerden immer wieder auftreten, *Arztbesuch notwendig* ➡ Rauchen, Seite 272
Übermäßig gesteigerte Atmung mit dem Gefühl, trotzdem nicht genug Luft zu bekommen, und ● krampfartige Schmerzen in der Brust und ● Kribbeln in den Fingern und ● verkrampfte Hände (Pfötchenstellung) und ● Angstgefühle	Meist seelisch bedingter Atemkrampf (Hyperventilation)	*Sofortmaßnahme*: Beruhigen, langsam und möglichst flach atmen. Halten Sie sich eine Tüte vor den Mund, um die verbrauchte kohlendioxidhaltige Luft wieder einzuatmen. Wenn Sie besorgt sind, dass sich der Anfall wiederholen könnte, *Arztbesuch notwendig* ➡ Im Gleichgewicht sein, Seite 216 ➡ Beratung und Psychotherapie, Seite 892

Symptome und Beschwerden	Mögliche Ursachen	Was man tun soll
Atemstörung oder -beschwerden nach der Einnahme von Medikamenten	Nebenwirkung von ● Mitteln gegen Epilepsie, die Barbiturate enthalten, wenn sie zu hoch dosiert sind ● Hustenmitteln mit dem Wirkstoff Terpinhydrat ● Betablockern (Mitteln gegen Herz-Kreislauf-Erkrankungen) ● Mitteln gegen Harnweginfektionen mit dem Wirkstoff Nitrofurantoin bei Einnahme über lange Zeit ● starken Schmerzmitteln (Opiaten) ● Migränemitteln mit dem Wirkstoff Methysergid bei Einnahme über lange Zeit	Kontrollieren Sie im Beipacktext Ihrer Medikamente, ob einer der genannten Wirkstoffe enthalten ist. Wenn Sie das Mittel rezeptfrei in der Apotheke gekauft haben, hören Sie auf, es einzunehmen. Wenn das Mittel ärztlich verordnet wurde, *Arztbesuch notwendig* ➡ Umgang mit Medikamenten, Seite 834 Wenn eine Atemlähmung auftritt, **Sofort Rettungsdienst rufen** ➡ Allergien, Seite 590
Atembeschwerden (Atemnot) bei Säuglingen und Kleinkindern nach der Verwendung von Medikamenten	Nebenwirkung von ● den meisten Nasentropfen und Schnupfensprays ● Einreibe- und Inhalationsmitteln mit den Wirkstoffen Eukalyptus, Kampfer, Menthol	Kontrollieren Sie im Beipacktext Ihrer Medikamente, ob einer der genannten Wirkstoffe enthalten ist oder Sie Mittel der genannten Gruppen verwenden. Hören Sie auf, sie anzuwenden. Wenn das Mittel ärztlich verordnet wurde, *Arztbesuch notwendig* ➡ Umgang mit Medikamenten, Seite 834
Atembeschwerden mit Husten und schleimigem Auswurt, der klar oder gelbgrün sein kann, und ● eventuell Fieber	Akute Infektion der Atemwege, Chronische Infektion der Atemwege	*Arztbesuch notwendig* ➡ Akute Bronchitis, Seite 530 ➡ Chronische Bronchitis, Seite 532 ➡ Lungenentzündung, Seite 538
Anfallartige Atembeschwerden, besonders beim Ausatmen, mit ● starker Atemnot und Keuchen und ● Erstickungsangst und Unruhe	Asthma, Allergische Reaktion, Seelische Beschwerden	*Arztbesuch notwendig* ➡ Asthma, Seite 533 ➡ Allergien, Seite 590 ➡ Im Gleichgewicht sein, Seite 216
Atembeschwerden bei tiefem Einatmen mit schmerzhaftem Husten und ● Kurzatmigkeit und ● später schleimig gelbgrünem Auswurf und ● rasch ansteigendem Fieber und ● eventuell Schüttelfrost und ● eventuell schneller Atmung	Lungenentzündung	*Arztbesuch notwendig* ➡ Lungenentzündung, Seite 538

Symptome und Beschwerden	Mögliche Ursachen	Was man tun soll
Chronische Kurzatmigkeit, die am Anfang nur bei körperlicher Belastung, aber mit der Zeit immer häufiger auftritt, und ● Atemnot in der Nacht (Probleme, flach zu schlafen) und ● häufiges Wasserlassen in der Nacht und ● eventuell geschwollene Beine	Unzureichende Pumpleistung des Herzens	**Arztbesuch dringend notwendig** ➡ Herzschwäche, Seite 566
Atembeschwerden mit Schluckbeschwerden und Halsschmerzen bei Kindern und ● eventuell bellender Husten und ● eventuell Heiserkeit und ● eventuell kloßige Stimme	Kehlkopfdeckelentzündung	**Sofort Rettungsdienst rufen** ➡ Kehlkopfdeckelentzündung, Seite 528
Plötzliche Atembeschwerden mit heftigen Schmerzen in der Brust, die beim Einatmen stärker werden, und ● eventuell einige Tage vorher Spannungsgefühl in den Waden und ● eventuell Husten mit Blutspucken	Blutgerinnsel in der Lunge	**Sofort Rettungsdienst rufen** ➡ Lungenembolie, Seite 540
Plötzliche Atemnot mit blutig-schaumigem Auswurf	Lungenödem	**Sofort Rettungsdienst rufen** ➡ Lungenödem, Seite 541
Plötzliche Atemnot mit heftigen Schmerzen in der Brust	Lungenkollaps	**Sofort Rettungsdienst rufen** ➡ Lungenkollaps, Seite 542
Plötzliche Atemnot mit heftigen Schmerzen in der Herzgegend, die sich auf Nacken, Arme und Schultern ausbreiten, und ● kalter Schweiß und ● Angst und ● eventuell Übelkeit und Erbrechen	Herzinfarkt	*Sofortmaßnahme*: Eine Tablette Aspirin einnehmen. Wenn Ihnen der Arzt Nitroglyzerin verschrieben hat: Eine Kapsel zerbeißen. **Sofort Rettungsdienst rufen** ➡ Herzinfarkt, Seite 564
Plötzlich auftretende schwere Atemnot beim Essen	Fremdkörper in der Luftröhre	**Sofort Rettungsdienst rufen**

Aufstoßen und Rülpsen

Rülpsen galt schon bei Luther als Anzeichen von Wohlbefinden und ist sicher meistens ein normaler Ausdruck unserer Verdauung. Wenn Ihnen aber häufig »etwas aufstößt«, dann können akustisch untermalter Unmut, falsche Ernährung und in seltenen Fällen auch verschiedene Erkrankungen die Ursache dafür sein.

Symptome und Beschwerden	Mögliche Ursachen	Was man tun soll
Aufstoßen und Rülpsen nach einer Mahlzeit	Blähende Speisen, Zu üppige Mahlzeit, Zu hastiges Essen, Unbewusstes Luftschlucken	Wenn Sie immer nach dem Essen aufstoßen müssen, obwohl Sie nicht zu viel gegessen haben, sind Sie wahrscheinlich ein »Luftschlucker«. Kauen Sie langsam, und schlucken Sie nur kleine Bissen. Unterdrücken Sie das Aufstoßen nicht, es erleichtert.
Aufstoßen und Rülpsen nach dem Genuss von kohlensäurehaltigen Getränken	Magenblähung	Versuchen Sie kohlensäurehaltige Getränke zu meiden. Achten Sie beim Kauf von Mineralwasser auf den Kohlensäuregehalt.
Aufstoßen nach der Einnahme von Medikamenten	Nicht sachgemäße Einnahme der Medikamente	Nehmen Sie das Medikament immer mit einem halben Glas Wasser zu sich oder lassen Sie es mit einigen Bissen Banane rutschen. ➡ Umgang mit Medikamenten, Seite 834
Aufstoßen, bei dem Speisebrei und/oder Magensäfte hochkommen (saures Aufstoßen, Sodbrennen), und ● eventuell brennende, drückende Schmerzen hinter dem Brustbein	Übersäuerung des Magens, Schwäche des Speiseröhrenschließmuskels, Übergewicht, Schwangerschaft, Zwerchfellbruch	Wenn Sie nach dem Aufstoßen längere Zeit Sodbrennen haben, *Arztbesuch notwendig* ➡ Saures Aufstoßen, Seite 614 ➡ Beschwerden während der Schwangerschaft, Seite 330 ➡ Bruch, Seite 676
Aufstoßen und ● Schmerzen in der Magengrube und ● eventuell Übelkeit und Erbrechen und ● eventuell Völlegefühl und ● eventuell Blähungen und ● eventuell Appetitlosigkeit	Nervöser Magen, Magenschleimhautentzündung	Wenn die Störungen einige Wochen anhalten, obwohl Sie Entspannungsübungen machen, *Arztbesuch notwendig* ➡ Im Gleichgewicht sein, Seite 216 ➡ Nervöser Magen, Seite 618 ➡ Akute Gastritis, Seite 619 ➡ Entspannung, Seite 878
Aufstoßen und ● Wechsel zwischen Durchfall und Verstopfung und ● eventuell Völlegefühl und ● eventuell Blähungen	Nervöser Darm	Überlegen Sie, was Sie in sich »hineinfressen«. Wenn Sie Ihre Probleme nicht allein lösen können und die Beschwerden hartnäckig sind, *Arztbesuch notwendig* ➡ Nervöser Darm, Seite 635 ➡ Im Gleichgewicht sein, Seite 216

Symptome und Beschwerden	Mögliche Ursachen	Was man tun soll
Aufstoßen von Speisebrei und Magensäure und ● ein brennender, drückender Schmerz (Sodbrennen), der sich bis zum Hals hinaufziehen kann, und ● Schluckbeschwerden	Entzündung der Speiseröhre	Wenn sich die Schmerzen und Schluckbeschwerden wiederholen, *Arztbesuch notwendig* ➡ Speiseröhrenentzündung, Seite 615
Aufstoßen und ● eventuell Schmerzen im Oberbauch (die nach fettem Essen kolikartig auftreten können) und ● eventuell Schmerzen, die bis in die rechte Schulter ausstrahlen, und ● eventuell Übelkeit und Erbrechen	Gallensteine	*Arztbesuch notwendig* ➡ Gallensteine, Seite 630
Rülpsen und ● Schmerzen im rechten Oberbauch und ● fettige, voluminöse Stühle	Bauchspeicheldrüsenschwäche oder Bauchspeicheldrüsenentzündung	*Arztbesuch notwendig* ➡ Bauchspeicheldrüsenschwäche, Seite 634 ➡ Bauchspeicheldrüsenentzündung, Seite 633

Augen, gestörtes Sehen

Wenn Ihre Sicht gestört ist, das Bild verzerrt, verschleiert, verschwommen, doppelt usw. erscheint, so kann das eine harmlose Ermüdung des Auges, aber in seltenen Fällen auch eine schwere Augenerkrankung bedeuten. Es kann aber auch sein, dass Ihnen Ihre Probleme »*die Sicht verstellen*«.

Symptome und Beschwerden	Mögliche Ursachen	Was man tun soll
Sehen von Leuchtpünktchen, Mücken und Flimmern	Normale Erscheinung, Druck auf die Augen, Beginnende Netzhautablösung	Meistens sind diese Erscheinungen harmlos. Wenn sie aber nicht innerhalb eines Tages vorbeigehen, *Arztbesuch notwendig* ➡ Netzhautablösung, Seite 464
Sehen von Blitzen und leuchtenden Zackenmustern und ● eventuell Kopfschmerzen	Migräne	Diese Erscheinungen vergehen nach einiger Zeit von selbst. Wenn Sie öfter an Migräne leiden, *Arztbesuch notwendig* ➡ Migräne, Seite 402
Gestörtes Sehen nach der Verwendung von Medikamenten	Nebenwirkung einer großen Zahl von Medikamenten, vor allem von ● den meisten Augenmitteln, ● sehr vielen entzündungshemmenden Mitteln (Kortisonen) nach längerer Anwendung, ● vielen Rheumamitteln, ● vielen muskellockernden Mitteln, ● vielen Mitteln gegen Depressionen, ● der »Pille«, ● Aknemitteln, ● Mitteln gegen Schnupfen oder Grippe	Wenn Sie das Mittel rezeptfrei in der Apotheke gekauft haben und Sehstörungen im Beipacktext nicht als harmlose, vorübergehende Begleiterscheinung beschrieben sind, hören Sie auf, es anzuwenden. Wenn das Mittel ärztlich verordnet wurde, *Arztbesuch notwendig* ➡ Umgang mit Medikamenten, Seite 834
Mangelhaftes Sehen im Dunkeln	Kurzsichtigkeit, Vitamin-A-Mangel, Alterserscheinung, Gelbsucht	Vorsicht bei Nachtfahrten mit dem Auto. Wenn sich das Problem verschärft, *Arztbesuch notwendig* ➡ Nachtblindheit, Seite 448
Verschwommenes Sehen	Fehlsichtigkeit, Falsche Brillen- oder Kontaktlinsenstärke, Diabetes, Trübung der Linse, Hornhauterkrankungen, Netzhauterkrankungen, Erkrankungen des Sehnervs, Nervenerkrankungen	*Arztbesuch notwendig* ➡ Fehlsichtigkeit, Seite 441 ➡ Diabetes, Seite 722 ➡ Grauer Star, Seite 458 ➡ Hornhautentzündung, Seite 457 ➡ Erkrankung der Netzhautmitte, Seite 462 ➡ Durchblutungsstörungen der Netzhaut, Seite 463 ➡ Netzhautablösung, Seite 464 ➡ Multiple Sklerose, Seite 433

Symptome und Beschwerden	Mögliche Ursachen	Was man tun soll
Sehen von farbigen Ringen um Lichtquellen	Grüner Star	*Arztbesuch notwendig* ➡ Grüner Star, Seite 459
Gestörtes Sehen und übermäßige Lichtempfindlichkeit und ● eventuell Hautausschlag und ● eventuell Nackensteife	Masern, Gehirnhautentzündung	**Arztbesuch dringend notwendig** ➡ Masern, Seite 364 ➡ Meningitis, Seite 424
Plötzliche, starke Sehverschlechterung oder Erblindung auf einem Auge	Verschluss der Netzhautarterie, Erkrankung oder Verletzung des Sehnervs (z. B. durch Entzündung oder Schädelbruch), Akuter Grüner Star, Netzhautblutung, Entzündung in Blutgefäßen	**Arztbesuch dringend notwendig** ➡ Durchblutungsstörungen der Netzhaut, Seite 463 ➡ Grüner Star, Seite 459 ➡ Polymyalgia rheumatica, Seite 698
Plötzliche, starke Sehverschlechterung oder Erblindung auf beiden Augen	Erkrankungen der Gefäße oder Blutungen im Bereich der Sehbahn, Lähmung des Linsenmuskels	**Arztbesuch dringend notwendig** ➡ Durchblutungsstörungen, Seite 463
Verschwommenes Sehen und ● eventuell Schmerzen und ● eventuell tränende Augen und ● eventuell gerötete Augen	Entzündung der Regenbogenhaut	**Arztbesuch dringend notwendig** ➡ Regenbogenhautentzündung, Seite 458
Doppelbildersehen	Multiple Sklerose, Gehirnblutung, Gehirntumor, Myasthenie	**Arztbesuch dringend notwendig** ➡ Multiple Sklerose, Seite 433 ➡ Gehirnblutung, Seite 427 ➡ Gehirntumor, Seite 434 ➡ Myasthenie, Seite 675
Sehverschlechterung, weil ein Teil des Bildes verloren geht (Gesichtsfeldausfall), oder sogar plötzliches Erblinden	Netzhauterkrankungen, Chronischer Grüner Star, Erkrankungen des Sehnervs, Diabetes, Schlaganfall, Alkoholismus	**Arztbesuch dringend notwendig** ➡ Erkrankungen der Netzhautmitte, Seite 462 ➡ Durchblutungsstörung der Netzhaut, Seite 463 ➡ Netzhautablösung, Seite 464 ➡ Erbliches Netzhautleiden, Seite 464 ➡ Grüner Star, Seite 459 ➡ Diabetes, Seite 722 ➡ Schlaganfall, Seite 427

Augenbeschwerden

Die Ursachen, warum Sehen wehtut oder sich verschlechtert, sind vielfältig: Augenverletzungen, Entzündungen, Prellungen, falsche oder fehlende Brille, Medikamente, Chemikalien in der Luft, Krankheiten, Stress, seelische oder Arbeitsbelastungen. Wenn Sie aber ohne medizinischen Grund »*nicht mehr klar sehen*«, dann sollten Sie versuchen, Ihre Probleme zu »*durchschauen*«.

Symptome und Beschwerden	Mögliche Ursachen	Was man tun soll
Augen, gestörtes Sehen und Augenschmerzen		➡ Symptom Augen, gestörtes Sehen, Seite 38 ➡ Symptom Augenschmerzen, Seite 42
Müde Augen und ● eventuell Anstrengung beim Schauen	Erschöpfung, Nicht erkannte Fehlsichtigkeit, Falsche Brillen- oder Kontaktlinsenstärke, Unbemerktes Schielen, Stress, Seelische Belastungen, Medikamente	Schonen Sie Ihre Augen, und entspannen Sie sich mit geschlossenen Augen. Wenn die Beschwerden anhalten oder immer wieder auftreten, *Arztbesuch notwendig* ➡ Fehlsichtigkeit, Seite 441 ➡ Augenbelastungen, Seite 452
Trockene Augen und ● eventuell Brennen und ● eventuell Fremdkörpergefühl	Überheizte Räume, Reizung durch Klimaanlage, Wind, Rauch, Parfüm, Staub, Medikamente (z. B. die »Pille«)	Eine Brille kann das Auge vor dem Luftstrom schützen. Wenn die Beschwerden anhalten oder immer wieder auftreten, *Arztbesuch notwendig* ➡ Augenbelastungen, Seite 452
Tränende Augen und ● eventuell Rötung	Überanstrengung, Mechanische Reizung, z. B. durch Staubkorn, Wimper oder Kontaktlinsen, Verlegung der Tränen abführenden Wege, Belastungen durch Chemikalien, Luftschadstoffe (z. B. Zigarettenrauch, Formaldehyd, Ozon), Allergische Reaktion	Wenn die Beschwerden nach einigen Tagen nicht von selbst vergehen, *Arztbesuch notwendig* ➡ Augenbelastungen, Seite 452 ➡ Verlegung der Tränen abführenden Wege, Seite 455
Juckende Augen und ● eventuell Rötung	Falsche Brillenstärke, Kontaktlinsenunverträglichkeit, Reizung durch Kontaktlinsenpflegemittel, Reizung durch Kosmetika, Allergische Reaktion, Lidrandentzündung, Medikamente	Wenn die Beschwerden nach einigen Tagen nicht von selbst vergehen, *Arztbesuch notwendig* ➡ Fehlsichtigkeit, Seite 441 ➡ Kontaktlinsen, Seite 450 ➡ Allergien, Seite 590 ➡ Lidrandentzündung, Seite 454

Symptome und Beschwerden	Mögliche Ursachen	Was man tun soll
Geschwollene Augenlider	Gerstenkorn, Hagelkorn, Entzündungen am oder im Auge, Prellungen (z. B. Faustschlag), Folge von Nierenerkrankungen	Wenn die Beschwerden nach einigen Tagen nicht von selbst vergehen, *Arztbesuch notwendig* ➡ Gerstenkorn, Seite 453 ➡ Hagelkorn, Seite 453 ➡ Verlegung der Tränen abführenden Wege, Seite 455 ➡ Akute oder chronische Entzündung der Filterzellen der Nieren, Seite 657
Gerötete Augen und ● eventuell sich verschlechternde Sicht und ● eventuell Juckreiz und ● eventuell leichte Schmerzen	Ermüdung durch lange Feinarbeit, Fehlsichtigkeit, Falsche Brillen- oder Kontaktlinsenstärke, Reizung der Bindehaut, z. B. durch Wind, Staub, Licht, Bindehautentzündung, Bindehautblutung, Hornhautentzündung, Entzündung der Tränen abführenden Wege, Allergie	Wenn die Rötung nicht nach einem Tag zurückgeht oder zusätzlich andere Beschwerden auftreten, *Arztbesuch notwendig* ➡ Augenbelastungen, Seite 452 ➡ Fehlsichtigkeit, Seite 441 ➡ Bindehautentzündung, Seite 456 ➡ Hornhautentzündung, Seite 457 ➡ Verlegung der Tränen abführenden Wege, Seite 455 ➡ Allergien, Seite 590
Verklebte Augen und ● eventuell Jucken und ● eventuell gerötet und ● eventuell Schmerzen	Lidrandentzündung, Bindehauterkrankungen, Herpesinfektion der Hornhaut	Kühle, feuchte Umschläge auf den geschlossenen Augen lindern. Wenn die Beschwerden nach drei Tagen nicht nachlassen, *Arztbesuch notwendig* ➡ Lidrandentzündung, Seite 454 ➡ Bindehautentzündung, Seite 456 ➡ Hornhautentzündung, Seite 457
Gelbfärbung der Augen	Gelbsucht	*Arztbesuch notwendig* ➡ Gelbsucht, Seite 625
Hervortretender Augapfel	Entzündungen, Blutungen nach einem Unfall, Schilddrüsenerkrankungen, Krebs	*Arztbesuch notwendig* ➡ Basedow'sche Krankheit, Seite 737 ➡ Krebs, Seite 708

Augenschmerzen

Wenn die Augen schmerzen und Sehen wehtut, dann ist das oft ein Alarmzeichen. Die Ursache dafür können schwere Erkrankungen der Augen sein, aber auch weniger dramatische Allgemeinerkrankungen.

Symptome und Beschwerden	Mögliche Ursachen	Was man tun soll
Augenschmerzen und ● eventuell Kopfweh	Klimaschwankungen, Wetterfühligkeit (Föhn)	Wenn die Beschwerden immer wieder auftreten, *Arztbesuch notwendig* ➡ Im Gleichgewicht sein, Seite 216 ➡ Wetterfühligkeit, Seite 391
Augenschmerzen und ● eventuell Jucken und ● eventuell Brennen	Ungenügende Produktion von Tränenflüssigkeit, Heuschnupfen	Meiden Sie klimatisierte Räume, Autogebläse, Wind, Tabakrauch, Parfüm. Wenn die Beschwerden immer wieder auftreten, *Arztbesuch notwendig* ➡ Augenbelastungen, Seite 452 ➡ Nebenhöhlenentzündung, Seite 524 ➡ Allergischer Schnupfen, Seite 523
Augenschmerzen nach der Verwendung von Medikamenten	Nebenwirkung von ● sehr vielen entzündungshemmenden Mitteln (Kortisonen) bei Rheuma, Asthma und Allergien nach längerer Anwendung ● Migränemitteln mit dem Wirkstoff Pizotifen ● Augentropfen bei Unverträglichkeit	Kontrollieren Sie im Beipacktext Ihrer Medikamente, ob einer der Wirkstoffe enthalten ist oder ob Sie Medikamente der genannten Gruppen verwenden. Wenn Sie das Mittel rezeptfrei in der Apotheke gekauft haben, hören Sie auf, es anzuwenden. Wenn das Mittel ärztlich verordnet wurde, *Arztbesuch notwendig* ➡ Umgang mit Medikamenten, Seite 834
Augenschmerzen, die beim Vorbeugen des Kopfs schlimmer werden und in Stirn und Wangen ausstrahlen, und ● eventuell Druckempfindlichkeit	Stirn- und Nasennebenhöhlenentzündung	*Arztbesuch notwendig* ➡ Nebenhöhlenentzündung, Seite 524
Augenschmerzen und ● eventuell Schmerzen im Bereich des Oberkiefers	● Gesichtsneuralgie	*Arztbesuch notwendig* ➡ Nervenschmerzen, Seite 438
Augenschmerzen beim Bewegen der Augen	Beginnende Multiple Sklerose	*Arztbesuch notwendig* ➡ Multiple Sklerose, Seite 433
Augenschmerzen mit Verschlechterung der Sehkraft	Verletzung oder Entzündung der Hornhaut, Akuter Grüner Star, Regenbogenhautentzündung, Entzündung des Sehnervs	*Arztbesuch notwendig* ➡ Hornhautentzündung, Seite 457 ➡ Grüner Star, Seite 459 ➡ Regenbogenhautentzündung, Seite 458

Symptome und Beschwerden	Mögliche Ursachen	Was man tun soll
Augenschmerzen mit starker Rötung und ● eventuell Verschlechterung der Sehkraft und ● eventuell Lidkrampf und ● eventuell tränende Augen	Bindehautentzündung, Bindehautblutung, Hornhautentzündung, Regenbogenhautentzündung, Fremdkörper im Auge, Verätzung des Auges	**Arztbesuch dringend notwendig** ➡ Bindehautentzündung, Seite 456 ➡ Hornhautentzündung, Seite 457 ➡ Entzündung der Iris, Seite 458
Augenschmerzen mit starker Rötung und ● Verschlechterung der Sehkraft und ● Kopfweh und ● Übelkeit bis zum Erbrechen	Akuter Grüner Star	**Arztbesuch dringend notwendig** ➡ Grüner Star, Seite 459

Ausfluss aus der Scheide

Ein leichter Ausfluss aus der Scheide, der nicht unangenehm riecht, ist ganz normal – entgegen allen Werbeslogans, die Frauen den keimfreien Unterleib einreden wollen. Wenn Ihr Ausfluss stärker wird, können seelische Belastungen, Stress, Angst vor Sexualität, aber auch Pilze und Bakterien die Ursache sein. Unangenehm riechender Ausfluss ist immer das Anzeichen einer Infektion der Geschlechtsorgane.

Symptome und Beschwerden	Mögliche Ursachen	Was man tun soll
Juckender, brennender Ausfluss		➡ Symptom Scheidenjucken und/oder -brennen, Seite 172
Leichter Ausfluss, der nicht unangenehm riecht	Die Scheide ist eine Öffnung. Es ist vollkommen normal, dass sie Flüssigkeit absondert.	Leichter Scheidenausfluss ist normal. Tragen Sie Baumwollunterwäsche, und benutzen Sie keine scharfen Seifen oder Intimdeodorants.
Leichter, wässrig-schleimiger Ausfluss, der nicht unangenehm riecht und in der Mitte zwischen zwei Monatsblutungen auftritt oder sich verstärkt	Eisprung	Normale Reaktion des Körpers. In der Zeit des Eisprungs kann Ausfluss auftreten oder sich verstärken. ➡ Empfängnisverhütung, Seite 307
Ausfluss, der nicht unangenehm riecht, und ● Stress ● Überlastung ● seelische Probleme	Reaktion des Körpers auf Überforderung, Seelische Probleme	Der Ausfluss geht von allein wieder weg, wenn der körperliche oder seelische Stress nachlässt. ➡ Im Gleichgewicht sein, Seite 216
Ausfluss, der nicht unangenehm riecht ● bei Verwendung einer Spirale oder ● der Einnahme der »Pille«	Reizung durch die Spirale, Hormonelle Veränderung durch die »Pille«, Harmlose Muttermundveränderung	Wenn der Ausfluss störend ist oder wenn Sie gleichzeitig Schmerzen im Unterleib haben, *Arztbesuch notwendig* ➡ Empfängnisverhütung, Seite 307
Ausfluss während der Schwangerschaft	Hormonelle Umstellung	Ein verstärkter Ausfluss während der Schwangerschaft ist normal. Wenn Sie zusätzliche Beschwerden haben oder der Ausfluss unangenehm riecht, *Arztbesuch notwendig* ➡ Beschwerden während der Schwangerschaft, Seite 330
Weißlicher Ausfluss und ● eventuell Scheidenjucken und/oder Scheidenbrennen und ● eventuell gerötete, entzündete Schamlippen	Bakterielle Infektion der Scheide, Pilzinfektion	*Arztbesuch notwendig* ➡ Scheidenentzündung, Seite 768 ➡ Pilzerkrankungen der Genitalien, Seite 746
Gelbgrünlicher, schlecht riechender Ausfluss und ● eventuell Scheidenjucken und/oder Brennen	Bakterielle Infektion von Scheide oder Gebärmutter, Trichomonaden, Tripper (Gonorrhoe), In der Scheide vergessener Tampon oder Diaphragma	*Arztbesuch notwendig* ➡ Scheidenentzündung, Seite 768 ➡ Gebärmutterentzündung, Seite 771 ➡ Trichomonaden-Infektion, Seite 747 ➡ Tripper (Gonorrhoe), Seite 751

Symptome und Beschwerden	Mögliche Ursachen	Was man tun soll
Leichter Ausfluss und ● Schmerzen im Unterbauch und ● Schmerzen beim Geschlechtsverkehr und ● eventuell häufiger Harndrang und ● eventuell erschwertes Harnlassen	Chlamydien- und Ureaplasmainfektionen	*Arztbesuch notwendig* ➡ Chlamydien- und Ureaplasma-Infektionen, Seite 748
Ausfluss mit heftigen Unterbauchschmerzen ● eventuell Fieber	Eileiterentzündung oder Eierstockentzündung	*Arztbesuch notwendig* ➡ Eileiterentzündung, Seite 777
Blutiger Ausfluss	Zwischenblutung, Gutartige Tumoren der Gebärmutter, Krebs von Gebärmutter oder Gebärmutterhals	*Arztbesuch notwendig* ➡ Blutungsstörungen, Seite 757 ➡ Polypen, Seite 771 ➡ Myome, Seite 772 ➡ Gebärmutterentzündung, Seite 771 ➡ Gebärmutterhalskrebs, Seite 775 ➡ Gebärmutterkrebs, Seite 775
Schmierblutungen und heftige Schmerzen im Unterbauch	Eileiterschwangerschaft	**Arztbesuch dringend notwendig** ➡ Eileiterschwangerschaft, Seite 777

Bauchschmerzen

Bauchschmerzen sind oft harmlos und gehen von selbst wieder vorüber. In manchen Fällen weisen sie aber auf Erkrankungen hin. Wenn Sie »*Bauchweh bei einer Entscheidung haben*« oder sich »*ein Loch in den Bauch ärgern*«, dann sollten Sie vielleicht mehr »*aus dem Bauch heraus*« entscheiden, was Ihnen gut tut.

Symptome und Beschwerden	Mögliche Ursachen	Was man tun soll
Bauchschmerzen, die Sie als »Magenschmerzen« erkennen können		➡ Symptom Magenschmerzen, Seite 141
Bauchschmerzen, einige Zeit nachdem Sie zu schwer oder zu viel gegessen haben	Überlasteter Magen	Öffnen Sie beengende Kleidungsstücke, legen Sie sich für kurze Zeit hin. Eine sanfte Bauchmassage kann helfen.
Bauchschmerzen im Zusammenhang mit Stress oder seelischen Belastungen, wie z. B. Prüfungen, großen Entscheidungen usw., und ● eventuell Durchfall	Stress, Nervosität, Seelische Belastungen	Versuchen Sie, Situationen, die Stress mit sich bringen, zu vermeiden, und lernen Sie, sich zu entspannen. Wenn Sie oft an Bauchschmerzen leiden, *Arztbesuch notwendig* ➡ Im Gleichgewicht sein, Seite 216 ➡ Entspannung, Seite 878 ➡ Nervöser Magen, Seite 618 ➡ Nervöser Darm, Seite 635
Krampfartige Bauchschmerzen während der Regel	Begleiterscheinung der Regel	Wenn Sie immer wieder starke Regelschmerzen haben, *Arztbesuch notwendig* ➡ Menstruationsschmerzen, Seite 756
Bauchschmerzen und unerklärlicher Gewichtsverlust und ● eventuell Würmer im Stuhl	Wurminfektion	*Arztbesuch notwendig* ➡ Würmer, Seite 649
Krampfartige Bauchschmerzen und ● eventuell Völlegefühl und ● eventuell Blähungen und ● eventuell Sodbrennen, Aufstoßen und ● eventuell Angst und Überforderungsgefühl	Seelische Probleme, Magenschleimhautentzündung	Wenn die Beschwerden immer wieder auftreten, obwohl Sie Entspannungsübungen machen, *Arztbesuch notwendig* ➡ Im Gleichgewicht sein, Seite 216 ➡ Nervöser Magen, Seite 618 ➡ Akute Gastritis, Seite 619 ➡ Entspannung, Seite 878
Bauchschmerzen und Durchfall	Magen-Darm-Infektion, Nahrungsmittelunverträglichkeit	Trinken Sie viel, und essen Sie gar nichts oder Zwieback. Wenn die Beschwerden nach zwei Tagen nicht nachlassen, *Arztbesuch notwendig* ➡ Darminfektionen, Seite 637 ➡ Akute Gastritis, Seite 619

Symptome und Beschwerden	Mögliche Ursachen	Was man tun soll
Bauchschmerzen und harter, aufgeblähter Bauch und ● Völlegefühl und ● Blähungen und ● Wechsel zwischen Durchfall und Verstopfung oder häufiger Stuhlgang	Nervöser Darm (Reizkolon)	Wenn die Beschwerden immer wieder auftreten, *Arztbesuch notwendig* ➡ Nervöser Darm, Seite 635
Bauchschmerzen nach der Einnahme von Medikamenten und/oder ● Bauchkrämpfe und/oder ● Darmkrämpfe	Nebenwirkung von verschiedenen Medikamenten, vor allem von ● kaliumhaltigen Mineralstoffpräparaten ● Abführmitteln mit den Wirkstoffen Aloe, Bisacodyl, Faulbaumrinde, Natriumpicosulfat, Phenolphthalein, Rhabarber, Rizinusöl und Senna ● Mitteln gegen Fettstoffwechselstörungen mit den Wirkstoffen Beta-Sitosterin, Clofibrat, Colestyramin	Kontrollieren Sie im Beipacktext Ihrer Medikamente, ob einer der genannten Wirkstoffe enthalten ist. Wenn Sie das Mittel rezeptfrei in der Apotheke gekauft haben, hören Sie auf, es einzunehmen. Wenn das Mittel ärztlich verordnet wurde, *Arztbesuch notwendig* ➡ Umgang mit Medikamenten, Seite 834
Krampfartige Bauchschmerzen nach der Einnahme von Medikamenten und/oder ● Blut im Harn	Anzeichen von Nierensteinen als Nebenwirkung von ● Überdosierung von Vitamin C ● kalziumhaltigen, Säure bindenden Mitteln gegen Magen-Darm-Geschwüre und Magenübersäuerung	Kontrollieren Sie im Beipacktext Ihrer Medikamente, ob einer der genannten Wirkstoffe enthalten ist. Wenn die Beschwerden auftreten, *Arztbesuch notwendig* ➡ Umgang mit Medikamenten, Seite 834
Bauchschmerzen und ● eventuell Wechsel zwischen Verstopfung und Durchfall und ● eventuell Blut im Stuhl	Entzündung von Darmdivertikeln, Darmkrebs	*Arztbesuch notwendig* ➡ Divertikelentzündung, Seite 642 ➡ Dickdarm-, Mastdarmkrebs, Seite 648
Bauchschmerzen, die immer wieder in Schüben auftreten, und ● blutige, schleimige Durchfälle und ● eventuell Fieber und ● eventuell Gewichtsabnahme	Entzündliche Darmerkrankung	*Arztbesuch notwendig* ➡ Colitis ulcerosa, Seite 645 ➡ Morbus Crohn, Seite 646
Bei Frauen: Schmerzen im Unterbauch und ● eventuell unangenehm riechender Ausfluss und ● eventuell Fieber	Entzündung der Eierstöcke, Entzündung der Eileiter, Entzündung der Gebärmutter, Endometriose	*Arztbesuch notwendig* ➡ Eileiterentzündung, Seite 777 ➡ Gebärmutterentzündung, Seite 771 ➡ Endometriose, Seite 773

Symptome und Beschwerden	Mögliche Ursachen	Was man tun soll
Bauchschmerzen, die sich von der Lendengegend zur Leiste hinziehen, und ● eventuell Schmerzen beim Harnlassen und ● eventuell häufigeres Harnlassen und ● eventuell Fieber	Entzündung der Harnwege	*Arztbesuch notwendig* ➡ Blasenentzündung, Seite 652 ➡ Akute Nierenbeckenentzündung, Seite 655
Bauchschmerzen unter dem rechten Rippenbogen und ● eventuell Blähungen und ● eventuell Durchfall und ● eventuell Gelbfärbung von Augen und Haut und ● eventuell Juckreiz und ● eventuell erhöhte Temperatur	Leberentzündung	*Arztbesuch notwendig* ➡ Hepatitis, Seite 626
Bauchschmerzen im Oberbauch, die sich nach dem Essen, dem Trinken von Alkohol und im Liegen verstärken, und ● fettiger, massiger Stuhl	Chronische Bauchspeicheldrüsenentzündung	*Arztbesuch notwendig* ➡ Bauchspeicheldrüsenentzündung, Seite 633
Bauchschmerzen, meistens im rechten Unterbauch, die sich beim Gehen, Husten oder Niesen verstärken, und ● eventuell eine harte, gespannte Bauchdecke und ● eventuell Übelkeit und ● eventuell Erbrechen und ● eventuell Fieber	Blinddarmentzündung	Bei starken Bauchschmerzen **Arztbesuch dringend notwendig**
Kolikartige Schmerzen im rechten Oberbauch und ● eventuell galliges Erbrechen und ● eventuell gelbe Augen und ● eventuell heller Stuhl und ● eventuell Fieber	Gallensteine, Gallenblasenentzündung	**Arztbesuch dringend notwendig** ➡ Gallensteine, Seite 630 ➡ Gallenblasenentzündung, Seite 632
Krampfartige Schmerzen im Oberbauch, die ● eventuell in den ganzen Bauchraum und in den Rücken ausstrahlen, und ● Erbrechen von galligem Magensaft und ● Todesangst und ● fliegender Puls	Entzündung der Bauchspeicheldrüse	**Sofort Rettungsdienst rufen** ➡ Bauchspeicheldrüsenentzündung, Seite 633

Symptome und Beschwerden	Mögliche Ursachen	Was man tun soll
Heftige Bauchschmerzen und harte, gespannte Bauchdecke und ● Erbrechen und ● Atemstörungen und ● schneller Puls und ● kalte Stirn und kalte Hände	Bauchfellentzündung	**Sofort Rettungsdienst rufen** ➡ Bauchfellentzündung, Seite 642
Bauchschmerzen und Beklemmungsgefühl und ● Druck auf der Brust	Herzinfarkt	*Sofortmaßnahme*: Eine Tablette Aspirin einnehmen. Wenn Ihnen der Arzt Nitroglyzerin verschrieben hat: Eine Kapsel zerbeißen. **Sofort Rettungsdienst rufen** ➡ Herzinfarkt, Seite 564
Plötzliche, starke Bauchkrämpfe und ● aufgetriebener Bauch und ● Erbrechen von galligem oder kotigem Darminhalt und ● Verstopfung	Darmverschluss	**Sofort Rettungsdienst rufen** ➡ Darmverengung, Darmverschluss, Seite 640
Bauchschmerzen und Blutungen außerhalb der Regel	Eileiterschwangerschaft, Fehlgeburt	**Sofort Rettungsdienst rufen** ➡ Eileiterschwangerschaft, Seite 777 ➡ Fehlgeburt, Seite 334

Bauchschmerzen bei Kindern

Für kleine Kinder ist alles »Bauchweh«, egal, ob Hals oder Magen, Oberbauch oder Unterbauch schmerzen. Sie können meist nicht unterscheiden, wo es wehtut. Durch genaues Nachfragen und vorsichtiges Tasten finden Sie vielleicht selbst heraus, was Ihrem Kind fehlt. Häufige Bauchschmerzen ohne Ursachen weisen meistens darauf hin, dass Ihrem Kind etwas »im Magen liegt«.

Symptome und Beschwerden	Mögliche Ursachen	Was man tun soll
Bauchschmerzen, nachdem das Kind ● zu viel und/oder ● schwer verdauliche Speisen gegessen hat	Normale Reaktion des Magens auf Überbelastung	Geben Sie dem Kind Fencheltee zu trinken, und lassen Sie es wenig essen (Zwieback oder Suppen). Die Magenverstimmung gibt sich von selbst. ➡ Ernährung, Seite 232
Bauchschmerzen, nachdem das Kind blähende Speisen gegessen hat (z. B. Kohlgemüse, frisches Brot), und ● eventuell geblähter Bauch	Blähungen	Geben Sie dem Kind Fencheltee zu trinken, und vermeiden Sie blähende Speisen. ➡ Nervöser Darm, Seite 635
Bauchschmerzen ohne irgendein Anzeichen von Krankheit, nachdem es dem Kind vorher gut gegangen ist, und die ● eventuell in bestimmten Situationen auftreten	Seelische Probleme	Legen Sie dem Kind eine Wärmflasche auf den Bauch oder machen Sie einen Bauchwickel. Versuchen Sie herauszufinden, was Ihr Kind bedrückt. Wenn die Bauchschmerzen nicht nach drei Stunden nachlassen, *Arztbesuch notwendig* ➡ Wickel, Seite 877 ➡ Nervöser Darm, Seite 635 ➡ Im Gleichgewicht sein, Seite 216
Bauchschmerzen mit Durchfall und/oder ● Erbrechen	Infektion des Magen-Darm-Trakts, Vergiftung durch Lebensmittel, Medikamente oder Haushaltschemikalien	Wenn das Erbrechen nach einem Tag nicht nachlässt, *Arztbesuch notwendig* ➡ Magen-Darm-Infektionen, Seite 363 ➡ Akute Gastritis, Seite 619 Beim Verdacht auf Vergiftungen **Arztbesuch dringend notwendig**
Bauchschmerzen, wenn Ihr Kind erkältet ist	Begleiterscheinung der Erkrankung	Wenn die Beschwerden nicht nach einem Tag nachlassen, *Arztbesuch notwendig* ➡ Erkältung, »Grippe«, Seite 520 ➡ Schnupfen, Seite 522
Bauchschmerzen und Schmerzen beim Wasserlassen und/oder ● häufiges Wasserlassen und ● eventuell Fieber	Infektion der Blase oder der Harnwege	*Arztbesuch notwendig* ➡ Blasenkatarrh, Blasenentzündung, Seite 652

Symptome und Beschwerden	Mögliche Ursachen	Was man tun soll
Bauchschmerzen, die in den Rücken oder die Nierengegend ausstrahlen, und ● Fieber und ● eventuell Schmerzen beim Wasserlassen	Nierenbeckenentzündung	*Arztbesuch notwendig* ➡ Akute Nierenbeckenentzündung, Seite 655
Bauchschmerzen und eine schmerzhafte Ausbuchtung in der Leiste oder des Hodensackes	Leistenbruch, Wasserbruch	*Arztbesuch notwendig* ➡ Bruch, Seite 676 ➡ Wasserbruch, Seite 784
Krampfartige Bauchschmerzen, bei denen das Kind häufig die Beine anzieht, und ● eventuell verstärkter Schmerz im rechten Unterbauch und ● eventuell Erbrechen und ● eventuell Fieber	Blinddarmentzündung	**Arztbesuch dringend notwendig** ➡ Blinddarmentzündung, Seite 641
Heftige Bauchschmerzen und ein harter, gespannter Bauch und ● eventuell verstärkter Schmerz im rechten Unterbauch und ● eventuell erhöhter Puls und ● eventuell kalter Schweiß und ● eventuell Erbrechen	Blinddarmdurchbruch	**Sofort Rettungsdienst rufen** ➡ Blinddarmentzündung, Seite 641

Beinschmerzen und/oder Schwellungen

Schmerzen im Bein können durch Überbeanspruchung oder Verletzungen, aber auch durch Entzündungen entstehen. Wenn Sie sich immer wieder Verletzungen zuziehen, können Sie auch überlegen, warum Ihre Beweglichkeit eingeschränkt wird, wovor Sie nicht mehr weglaufen können. Vielleicht brauchen Sie aber auch eine Ruhepause oder haben keine Lust mehr, etwas »durchzustehen«?

Symptome und Beschwerden	Mögliche Ursachen	Was man tun soll
Beinschmerzen mit Kribbeln in den Beinen nach längerem Sitzen oder Liegen oder ● »eingeschlafene« Beine	Muskelverkrampfung durch eine ungeschickte Position, Behinderung der Durchblutung	Normale Reaktion des Körpers. Der Schmerz lässt meistens nach einer Lageveränderung nach. ➡ Massagen, Seite 863 ➡ Bewegung und Sport, Seite 222
Beinschmerzen mit verkrampften Muskeln nach einer ungewohnt starken Belastung (z. B. durch Sport)	Muskelkrampf durch Überbeanspruchung, Muskelkater durch Überbeanspruchung, Muskelzerrung	Wärme (Sauna) oder leichte Massagen können den Schmerz lindern. Eine Muskelzerrung heilt meist von selbst. ➡ Muskelkrampf, Seite 671 ➡ Muskelzerrung, Seite 673 ➡ Massagen, Seite 863
Beinschmerzen, besonders nach langem Stehen oder Sitzen, und ● hervorstehende Venen am Bein und ● eventuell schwere, geschwollene Beine und ● eventuell nächtliche Wadenkrämpfe	Krampfadern	Machen Sie Beingymnastik, und bewegen Sie sich möglichst viel (Radfahren, Laufen usw.). Tragen Sie Kompressionsstrümpfe. Wenn die Krampfadern schlimmer werden, *Arztbesuch notwendig* ➡ Krampfadern, Seite 556 ➡ Bewegung und Sport, Seite 222
Beinschmerzen, die von der Lende in den Oberschenkel ausstrahlen	Hexenschuss, Ischias	Wenn die Schmerzen nicht nachlassen, *Arztbesuch notwendig* Wenn Lähmungserscheinungen auftreten, *sofort zum Arzt oder zur Ärztin!* ➡ Massagen, Seite 863 ➡ Hexenschuss, Ischias, Seite 704
Wadenkrämpfe nach ● starkem Schwitzen ● entwässernden Medikamenten ● Abmagerungskuren	Störung des Salz- und Wasserhaushalts	Wenn die Krämpfe immer wieder auftreten, *Arztbesuch notwendig* ➡ Muskelkrampf, Seite 671
Wadenschmerzen bei Alkoholikern oder Diabetikern	Nervenschädigung	Wenn Sie nicht ohnehin in ärztlicher Behandlung sind, *Arztbesuch notwendig* ➡ Diabetes, Seite 722 ➡ Alkoholismus, Seite 417
Beinschmerzen bei Frauen nach der Einnahme oder Injektion von Hormonpräparaten und ● geschwollene Wade, die sich warm anfühlt	Anzeichen von Thrombosenbildung. Nebenwirkung vor allem von ● der »Pille« ● Mitteln gegen Wechseljahresbeschwerden	Wenn Sie diese Mittel verwenden und die angegebenen Beschwerden auftreten, *Arztbesuch notwendig* ➡ Umgang mit Medikamenten, Seite 834

Symptome und Beschwerden	Mögliche Ursachen	Was man tun soll
Beinschmerzen beim Beugen oder Strecken ● eventuell nach starker Belastung oder ● eventuell nach einem Sturz oder Unfall	Sehnenzerrung, Sehnenriss, Bänderzerrung, Bänderriss	Stellen Sie das Bein ruhig, und kühlen Sie die schmerzende Stelle. *Arztbesuch notwendig* ➡ Sehnenzerrung, Sehnenriss, Seite 678 ➡ Bänderzerrung, Bänderriss, Seite 678 ➡ Kältebehandlungen, Seite 861
Wadenschmerzen bei Fehlstellungen der Füße	Plattfuß, Knickfuß, Spitzfuß, Senkfuß, Spreizfuß	*Arztbesuch notwendig* ➡ Füße, Seite 680
Beinschmerzen beim Gehen, die im Ruhezustand nachlassen, und ● kalte Füße	Durchblutungsstörungen der Beine	*Arztbesuch notwendig* ➡ Durchblutungsstörungen, Seite 554
Geschwollene Beine und ● eventuell Atemnot bei Belastung	Herzschwäche	*Arztbesuch notwendig* ➡ Herzschwäche, Seite 566
Beinschmerzen, die vom Hüftgelenk ausstrahlen	Abnutzung des Hüftgelenks	*Arztbesuch notwendig* ➡ Arthrose, Seite 689
Fußgelenkschmerzen und meistens ● Schmerzen in anderen Gelenken, besonders der Finger, und ● geschwollene Gelenke und ● morgens Schmerzen nach dem Aufstehen und ● eventuell Müdigkeit und ● eventuell Fieber	Entzündliche Gelenkerkrankung	*Arztbesuch notwendig* ➡ Rheumatoide Arthritis, Seite 690
Ständige Beinschmerzen, die sich auf einen bestimmten Punkt beschränken, und ● eventuell Fieber	Knochenentzündung, Knochenkrebs	*Arztbesuch notwendig*
Beinschmerzen, mit einem geröteten, geschwollenen Bereich im Verlauf einer harten, entzündeten Vene	Venenentzündung mit Blutpfropfenbildung	*Arztbesuch notwendig* ➡ Oberflächliche Venenentzündung, Seite 558
Geschwollene, schmerzende Wade, die sich geringfügig wärmer anfühlt als die andere Wade, und ● eventuell Schmerzen in der Fußsohle	Venenverschluss	**Arztbesuch dringend notwendig** ➡ Tiefe Venenentzündung, Seite 558 Wenn auch der Oberschenkel schmerzt: **Sofort Rettungsdienst rufen**

Symptome und Beschwerden	Mögliche Ursachen	Was man tun soll
Ziehende Beinschmerzen, die vom Lendenbereich in den Oberschenkel, meistens bis in den Fuß ausstrahlen, und ● Schwierigkeiten beim Gehen (Hinken als Schonhaltung) und ● eventuell Taubheitsgefühl	Bandscheibe, die auf einen Nerv drückt, Bandscheibenvorfall	**Arztbesuch dringend notwendig** ➡ Bandscheibenschaden, Seite 704
Beinschmerzen nach einem Sturz oder Unfall, die so stark sind, dass Sie nicht auftreten können und/oder ● das Bein kaum oder gar nicht mehr bewegen können, und ● geschwollenes Bein und ● eventuell Fehlstellung des Beins	Verrenkung, Sehnenriss, Beinbruch	**Arztbesuch dringend notwendig** ➡ Verrenkung, Seite 685 ➡ Sehnenriss, Seite 678 Bei Knochenbruch: **Rettungsdienst rufen** ➡ Knochenbruch, Seite 665
Plötzliche, starke Beinschmerzen, die Haut des Beins wird ungewöhnlich blass und kalt	Arterienembolie	**Sofort Rettungsdienst rufen**

Blähungen, aufgeblähter Bauch

Blähungen sind meistens harmlos und hängen mit Ihren Ernährungsgewohnheiten zusammen. Wenn Sie aber immer wieder einen aufgeblähten Bauch haben, sollten Sie herausfinden, *»was Sie drückt«*. In seltenen Fällen können Erkrankungen Blähungen verursachen.

Symptome und Beschwerden	Mögliche Ursachen	Was man tun soll
Blähungen und aufgeblähter Bauch und ● Magenschmerzen		➡ Symptom Magenschmerzen, Seite 141
Blähungen und aufgeblähter Bauch und ● Bauchschmerzen		➡ Symptom Bauchschmerzen, Seite 46
Blähungen einige Zeit nach dem Essen	Blähende Speisen (z.B. frisches Brot, Bohnen, Linsen, Kohl, Zwiebeln, Knoblauch usw.)	Meiden Sie blähende Speisen. ➡ Ernährung, Seite 232
Blähungen, nachdem Sie Ihre Ernährung umgestellt haben oder ungewohnte Kost essen (z.B. Vollwertkost)	Normale Umstellungsphase	Kein Grund zur Beunruhigung. Das Verdauungssystem braucht Zeit, um sich auf die neue Situation einzustellen. ➡ Ernährungsgewohnheiten, Seite 232
Aufgeblähter Bauch und Völlegefühl, wenn Sie große Portionen essen und/oder ● häufig zwischendurch naschen	Überlastung des Magens	Essen Sie nur drei Mahlzeiten am Tag. Kauen Sie jeden Bissen möglichst lange. So werden Sie schneller satt, und Ihr Magen kann sich erholen.
Aufgeblähter Bauch und Verstopfung	Ballaststoffarme Ernährung	Wenn die Beschwerden nicht nach einer Woche nachlassen, *Arztbesuch notwendig* ➡ Verstopfung, Seite 638 ➡ Nervöser Darm, Seite 635
Blähungen und ein aufgeblähter Bauch, wenn Sie unter großem seelischen Druck leiden	Seelische Probleme	Versuchen Sie, Ihren Problemen auf den Grund zu gehen. Wenn Ihre Blähungen nicht nachlassen, obwohl Sie Entspannungsübungen machen, *Arztbesuch notwendig* ➡ Im Gleichgewicht sein, Seite 216 ➡ Nervöser Darm, Seite 635 ➡ Entspannung, Seite 878
Bei Frauen: Aufgeblähter Bauch vor oder während der Regel und ● eventuell Bauchschmerzen	Begleiterscheinung der Regel	Kein Grund zur Beunruhigung. Wenn der aufgeblähte Bauch nach der Menstruation nicht vergeht, *Arztbesuch notwendig* ➡ Menstruation, Seite 755

Symptome und Beschwerden	Mögliche Ursachen	Was man tun soll
Blähungen nach der Einnahme von Medikamenten	Nebenwirkung von ● Abführmitteln mit dem Wirkstoff Lactulose ● Schlankheitsmitteln mit dem Wirkstoff Methylcellulose ● Mitteln zur Diabetesbehandlung mit den Wirkstoffen Acarbose oder Miglitol	Kontrollieren Sie im Beipacktext Ihrer Medikamente, ob einer der genannten Wirkstoffe enthalten ist. Wenn Sie das Mittel rezeptfrei in der Apotheke gekauft haben, hören Sie auf, es einzunehmen. Wenn das Mittel ärztlich verordnet wurde, *Arztbesuch notwendig* ➡ Umgang mit Medikamenten, Seite 834
Aufgeblähter Darm und ● Durchfall und ● Appetitlosigkeit und ● eventuell Fieber und ● eventuell Darmkrämpfe	Entzündliche Darmerkrankungen, Infektiöse Darmerkrankungen	*Arztbesuch notwendig* ➡ Darminfektionen, Seite 637 ➡ Morbus Crohn, Seite 646 ➡ Colitis ulcerosa, Seite 645
Aufgeblähter Bauch und ● geschwollene Füße oder Unterschenkel und ● eventuell Kurzatmigkeit und ● häufiges nächtliches Wasserlassen	Herzerkrankung	*Arztbesuch notwendig* ➡ Herzschwäche, Seite 566
Aufgeblähter Bauch und ● geschwollene Füße oder Unterschenkel und ● geschwollene Augenlider und ● weniger häufiges Harnlassen als normal und ● Abgeschlagenheit und ● eventuell Fieber und ● eventuell hoher Blutdruck	Nierenerkrankung	*Arztbesuch notwendig* ➡ Akute oder chronische Entzündung der Filterzellen der Nieren, Seite 657
Aufgeblähter Bauch und voluminöse Stühle und ● eventuell Oberbauchschmerzen und ● eventuell Appetitlosigkeit	Bauchspeicheldrüsenschwäche, Bauchspeicheldrüsenentzündung	*Arztbesuch notwendig* ➡ Bauchspeicheldrüsenschwäche, Seite 634 ➡ Bauchspeicheldrüsenentzündung, Seite 633
Aufgeblähter Bauch und gelbliche Haut und/oder ● das Weiße in den Augen gelblich	Lebererkrankungen	*Arztbesuch notwendig* ➡ Gelbsucht, Seite 625 ➡ Hepatitis, Seite 626 ➡ Fettleber, Seite 626

Symptome und Beschwerden	Mögliche Ursachen	Was man tun soll
Aufgeblähter Bauch über einen längeren Zeitraum hinweg und ● Ekel vor Fleisch und ● Appetitlosigkeit und ● Gewichtsverlust	Magenkrebs	*Arztbesuch notwendig* ➡ Magenkrebs, Seite 623
Aufgeblähter Bauch und mehr als drei Tage keinen Stuhl, obwohl Sie normalerweise eine geregelte Verdauung haben, und ● Bauchschmerzen und ● eventuell Erbrechen von galligem Darminhalt	Darmverschluss	**Sofort Rettungsdienst rufen** ➡ Darmverengung, Darmverschluss, Seite 640

Bluthusten oder -spucken

Bluthusten oder -spucken ist fast immer ein Alarmsignal. Sie sollten, wenn das Blut nicht auf eine kleine Verletzung im Mund zurückzuführen ist, in jedem Fall Ihren Arzt aufsuchen.

Symptome und Beschwerden	Mögliche Ursachen	Was man tun soll
Leichtes Blutspucken und Schmerzen im Mund oder an der Zunge	Verletzung der Mundschleimhaut, Verletzungen der Zunge	Kein Grund zur Beunruhigung. Wenn die Blutung nicht bald aufhört, *Arztbesuch notwendig* ➡ Mundhöhle, Seite 610
Blutspucken nach dem Zähneputzen oder nachdem Sie beim Zahnarzt waren	Zahnfleischerkrankungen, Verletzung des Zahnfleisches	Wenn die Blutungen länger anhalten oder immer wieder auftreten, *Arztbesuch notwendig* ➡ Zahnfleischentzündung, Seite 601 ➡ Zahnbetterkrankungen, Seite 602
Blutspucken, wenn Sie gleichzeitig Nasenbluten haben	Blut rinnt von der Nase durch den Rachen	Kein Grund zur Beunruhigung, mit dem Nasenbluten hört das Blutspucken auf. Wenn Sie nach einer Stunde immer noch bluten, *Arztbesuch notwendig* ➡ Nase-Verletzungen, Seite 519
Bluthusten und ● eventuell Atemnot und ● eventuell Fieber	Akute Bronchitis, Chronische Bronchitis, Lungenentzündung, Tuberkulose	*Arztbesuch notwendig* ➡ Akute Bronchitis, Seite 530 ➡ Chronische Bronchitis, Seite 532 ➡ Lungenentzündung, Seite 538 ➡ Tuberkulose, Seite 539
Blutspucken nach einem epileptischen Anfall	Zungenbiss	*Arztbesuch notwendig* ➡ Epilepsie, Seite 429
Blutspucken und chronische Heiserkeit	Kehlkopfkrebs	*Arztbesuch notwendig* ➡ Kehlkopfkrebs, Seite 529
Bluthusten und nächtliches Schwitzen und ● eventuell Schmerzen in der Brust und ● eventuell Gewichtsverlust	Lungentuberkulose, Lungenkrebs	*Arztbesuch notwendig* ➡ Tuberkulose, Seite 539 ➡ Lungenkrebs, Seite 542
Bluthusten mit Erbrechen und ● eventuell Magenschmerzen	Magen- oder Zwölffingerdarmgeschwür, Blutung aus Speiseröhrenkrampfadern	**Sofort Rettungsdienst rufen** ➡ Magen- und Zwölffingerdarmgeschwür, Seite 621 ➡ Leberzirrhose, Seite 628
Bluthusten und Atemnot und ● Schmerzen in der Brust und ● eventuell einseitig geschwollenes Bein	Lungeninfarkt	**Sofort Rettungsdienst rufen** ➡ Lungeninfarkt, Seite 540

Symptome und Beschwerden	Mögliche Ursachen	Was man tun soll
Blutiger, schaumiger Husten und Herzjagen und ● Atemnot und ● Röcheln und ● kalter Schweiß und ● eventuell bläulich verfärbte Haut	Lungenödem	**Sofort Rettungsdienst rufen** ➡ Lungenödem, Seite 541
Blutspucken nach Unfällen oder Verletzungen	Innere Verletzungen	**Sofort Rettungsdienst rufen**

Blutungen, ungewöhnliche bei Frauen

Wenn es außerhalb Ihrer Menstruation zu Zwischenblutungen kommt, dann können äußere Einflüsse, harmlose hormonelle Veränderungen, aber auch verschiedene Erkrankungen die Ursache dafür sein.

Symptome und Beschwerden	Mögliche Ursachen	Was man tun soll
Unregelmäßige Monatsblutung		➡ Symptom Regelstörungen, Seite 166
Blutungen nach dem Geschlechtsverkehr	Harmlose Veränderungen am Muttermund, Verletzung durch den Geschlechtsverkehr, Polypen am Gebärmutterhals, Krebs	Wenn sich die Blutungen nach dem Geschlechtsverkehr wiederholen, *Arztbesuch notwendig* ➡ Polypen, Seite 771 ➡ Myome, Seite 772 ➡ Gebärmutterhalskrebs, Seite 775 ➡ Gebärmutterkrebs, Seite 775
Blutungen nach dem Einsetzen der Spirale	Anfängliche Irritation durch den Fremdkörper, Unverträglichkeit der Spirale	Üblicherweise wird die Spirale während der Menstruation eingesetzt. Wenn Sie danach etwas länger oder heftiger bluten, ist das kein Grund zur Beunruhigung. Wenn Sie länger als zehn Tage oder sehr stark bluten (mehr als sechs Vorlagen innerhalb von zwei Stunden), *Arztbesuch notwendig* ➡ Intrauterinpessar, Seite 313
Abgang eines schleimigen, blutigen Pfropfens am errechneten Geburtstermin	Erste Anzeichen der beginnenden Geburt	Normaler Vorgang. Wenn Sie unsicher oder besorgt sind, *Arztbesuch notwendig* ➡ Schwangerschaft, Seite 324
Ungewöhnliche Blutungen nach der Anwendung von Medikamenten	Nebenwirkung von ● Homonen bei Wechseljahrsbeschwerden ● der »Pille« ● gerinnungshemmenden Mitteln	Wenn Sie diese Mittel verwenden und solche Beschwerden auftreten, *Arztbesuch notwendig* ➡ Umgang mit Medikamenten, Seite 834
Blutungen und ● übel riechender Ausfluss oder ● stark wässriger Ausfluss	Gebärmutterentzündung, Eierstockentzündung, Gebärmutterhalskrebs	*Arztbesuch notwendig* ➡ Gebärmutterentzündung, Seite 771 ➡ Eierstockentzündung, Seite 778 ➡ Gebärmutterhalskrebs, Seite 775
Zwischenblutungen oder Blutungen in den Wechseljahren, wenn die Periode schon einige Monate ausgeblieben ist	Noch eine Regelblutung, Normale Hormonumstellung, Polypen, Myome, In seltenen Fällen Gebärmutter- oder Gebärmutterhalskrebs	*Arztbesuch notwendig* ➡ Wechseljahre, Seite 760 ➡ Gebärmutterhalskrebs, Seite 775 ➡ Gebärmutterkrebs, Seite 775
Leichte Blutungen in den ersten drei Schwangerschaftsmonaten	Niedriger Hormonspiegel, Erste Anzeichen einer Fehlgeburt	*Arztbesuch notwendig* ➡ Erstes Schwangerschaftsdrittel, Seite 324 ➡ Fehlgeburt, Seite 334

Symptome und Beschwerden	Mögliche Ursachen	Was man tun soll
Blutungen im ersten und zweiten Schwangerschaftsdrittel	Drohende Fehlgeburt, Drohende Frühgeburt	**Sofort Rettungsdienst rufen** ➡ Fehlgeburt, Seite 334 ➡ Frühgeburt, Seite 334
Blutungen im letzten Schwangerschaftsdrittel	Frühgeburt, Plazentafehllage, Plazentalösung	**Sofort Rettungsdienst rufen** ➡ Frühgeburt, Seite 334 ➡ Kaiserschnitt, Seite 342
Blutungen und starke Bauchschmerzen, außerhalb der normalen Regel	Eileiterschwangerschaft	**Sofort Rettungsdienst rufen** ➡ Eileiterschwangerschaft, Seite 777 ➡ Intrauterinpessar, Seite 313

Brustschmerzen und/oder Beklemmung

Gespannte, leicht schmerzende Brüste sind meistens harmlose Begleiterscheinungen im Zyklusverlauf. Beklemmung oder Schmerzen in der Brust können vor allem durch Erkrankungen der Atmungsorgane, des Herz-Kreislauf-Systems, aber auch durch Muskelverletzungen entstehen. Wenn Sie oft einen Druck auf der Brust spüren, können Sie sich überlegen, warum Ihnen Ihr Herz wehtut.

Symptome und Beschwerden	Mögliche Ursachen	Was man tun soll
Brustbeklemmung und Herzklopfen, Herzjagen usw.		➡ Symptom Herzklopfen, Seite 117
Schmerzen in der Brust, die bei körperlicher Belastung eher nachlassen, und ● eventuell Herzklopfen oder Herzjagen	Stress und/oder Seelische Probleme, Herzrhythmusstörungen	Überlegen Sie, was Sie »auf dem Herzen haben«. Wenn die Beschwerden wieder auftreten, *Arztbesuch notwendig* ➡ Im Gleichgewicht sein, Seite 216 ➡ Beratung und Psychotherapie, Seite 892 ➡ Herzrhythmusstörungen, Seite 568
Brustbeklemmung, besonders bei körperlicher Anstrengung	Ozonbelastung bei sommerlichem Schönwetter	Vermeiden Sie Anstrengungen im Freien, besonders am frühen Nachmittag.
Beklemmung oder dumpfer Herzschmerz, wenn Sie ● Angst vor einer Situation haben, ● einen geliebten Menschen verloren haben, ● in Beziehungsproblemen stecken, ● unglücklich verliebt sind usw.	»Herzeleid«	Wenn die Herzschmerzen nicht vorübergehen, obwohl sich die Situation geändert hat, oder wenn Sie mit Ihren Problemen nicht allein fertig werden, *Arztbesuch notwendig* ➡ Im Gleichgewicht sein, Seite 216 ➡ Beratung und Psychotherapie, Seite 892
Einseitiger Brustschmerz, der von der Rückenmuskulatur ausstrahlt	Muskelverkrampfung, Muskelzerrung	Wenn die Schmerzen trotz Ruhe und Entspannung nicht nachlassen, *Arztbesuch notwendig* ➡ Muskelkrampf, Seite 671 ➡ Muskelzerrung, Seite 673 ➡ Rücken- und Kreuzschmerzen, Seite 703
Krampfartige Schmerzen in der Brust mit übermäßig gesteigerter Atmung und dem Gefühl, trotzdem nicht genug Luft zu bekommen, und ● Kribbeln in den Fingern und ● verkrampften Händen (Pfötchenstellung) und ● Angstgefühlen	Meist seelisch bedingter Atemkrampf (Hyperventilation)	*Sofortmaßnahme*: Beruhigen, langsam, möglichst flach atmen. Halten Sie sich eine Tüte vor den Mund, um die verbrauchte, kohlendioxidhaltige Luft wieder einzuatmen. Es besteht keine Gefahr für die Gesundheit. Wenn Sie besorgt sind, dass sich der Anfall wiederholen könnte, *Arztbesuch notwendig* ➡ Im Gleichgewicht sein, Seite 216 ➡ Beratung und Psychotherapie, Seite 892
Schmerzen in der Brust nach einem Sturz oder Unfall	Rippenprellung, Rippenbruch	*Arztbesuch notwendig* ➡ Knochenbruch, Seite 665

Symptome und Beschwerden	Mögliche Ursachen	Was man tun soll
Schmerzen in der Brust und hartnäckiger Reizhusten mit schleimigem Auswurf und ● eventuell erhöhter Temperatur und ● eventuell Atemnot	Akute Bronchitis, Chronische Bronchitis	*Arztbesuch notwendig* ➡ Akute Bronchitis, Seite 530 ➡ Chronische Bronchitis, Seite 532
Schmerzen in der Brust (Herzbeschwerden) nach der Einnahme von Medikamenten	Nebenwirkung von ● vielen Grippemitteln ● vielen Asthmamitteln ● Mitteln gegen niedrigen Blutdruck mit den Wirkstoffen Etilefrin, Oxedrin ● Mitteln gegen Angina pectoris mit dem Wirkstoff Isosorbid bei hoher Dosierung ● Schilddrüsenhormonen bei Überdosierung	Kontrollieren Sie im Beipacktext Ihrer Medikamente, ob einer der genannten Wirkstoffe enthalten ist oder Sie Mittel aus den genannten Medikamentengruppen verwenden. Wenn Sie das Mittel rezeptfrei in der Apotheke gekauft haben, hören Sie auf, es einzunehmen. Wenn das Mittel ärztlich verordnet wurde, *Arztbesuch notwendig* ➡ Umgang mit Medikamenten, Seite 834
Brennende Brustschmerzen, die stärker werden, wenn Sie sich nach vorne beugen, und ● eventuell häufiges Sodbrennen	Zwerchfellbruch	*Arztbesuch notwendig* ➡ Bruch, Seite 676
Blitzartige Schmerzen in der Brust, die vom Rücken ausstrahlen	Nervenreizung zwischen den Rippen	*Arztbesuch notwendig* ➡ Nervenschmerzen, Seite 438
Halbseitige Brustschmerzen mit Bläschen an den betroffenen Stellen	Gürtelrose	*Arztbesuch notwendig* ➡ Gürtelrose, Seite 507
Schmerzen in der Brust und Husten und ● gelber oder gelbgrüner Auswurf und ● rasch ansteigendes Fieber und ● eventuell Schüttelfrost	Lungenentzündung	*Arztbesuch notwendig* ➡ Lungenentzündung, Seite 538
Lange andauernde Schmerzen in der Brust mit Reizhusten und unerklärlichem Gewichtsverlust	Tuberkulose, Lungenkrebs	*Arztbesuch notwendig* ➡ Tuberkulose, Seite 539 ➡ Lungenkrebs, Seite 542
Beklemmung und Schmerzen in der Brust, die wie ein eiserner Ring die Brust umspannen und vor allem bei Belastung auftreten, und ● Atembeschwerden und ● eventuell Herzjagen und Herzklopfen	Sauerstoffmangel im Herzen durch Verengung der Herzkranzarterien	**Sofort Rettungsdienst rufen** ➡ Angina pectoris, Seite 562

Symptome und Beschwerden	Mögliche Ursachen	Was man tun soll
Ziehende oder stechende Brustschmerzen mit starker Atemnot und Hustenreiz	Lungenkollaps	**Sofort Rettungsdienst rufen** Lungenkollaps, Seite 542
Beklemmung und starke Schmerzen in der Brust, die sich auf den Nacken, die Schultern und auf den linken Arm ausbreiten, und ● Atemnot und ● kalter Schweiß und ● Angst und ● Todesangst und ● eventuell Übelkeit und Erbrechen	Herzinfarkt	*Sofortmaßnahme*: Eine Tablette Aspirin einnehmen. Wenn Ihnen der Arzt Nitroglyzerin verschrieben hat: Eine Kapsel zerbeißen. **Sofort Rettungsdienst rufen** ➡ Herzinfarkt, Seite 564
Plötzliche, starke Schmerzen in der Brust und Atembeschwerden und ● eventuell einige Tage vorher Spannungsgefühl in den Waden und ● eventuell Husten mit Blutspucken und ● eventuell Herzjagen	Blutgerinnsel in der Lunge	**Sofort Rettungsdienst rufen** ➡ Lungenembolie, Seite 540

Brustschmerzen oder –knoten bei Frauen

Wenn Ihre Brüste schmerzen oder wenn Sie Knoten tasten, dann hat das meistens harmlose Ursachen. Manchmal kann es aber auch ein Hinweis auf Brustkrebs oder eine Vorstufe davon sein.

Symptome und Beschwerden	Mögliche Ursachen	Was man tun soll
Schmerzende, empfindliche Brüste kurz vor der Regel	Begleiterscheinung der Regel	➡ Mögliche Beschwerden vor der Menstruation, Seite 756
Schmerzende, empfindliche Brüste während der Schwangerschaft	Normale Reaktion auf die hormonelle Umstellung	Die Brüste bereiten sich auf die Milchproduktion vor und werden größer. Spannungsgefühle sind daher normal. Tragen Sie zur Unterstützung der Brust einen Büstenhalter.
Schmerzende, angeschwollene Brüste nach der Geburt eines Kindes, bis die Milch fließt	Vorbereitung auf das Einschießen der Milch	Es kann einige Tage dauern, bis sich die Milchgänge der Brust füllen. Lassen Sie Ihr Baby saugen, auch wenn die Milch noch nicht fließt, das kann die Produktion beschleunigen. ➡ Stillen, Seite 345
Schmerzende Brustwarzen beim Stillen und ● eventuell Rötung	Normale Reaktion, Eingerissene Brustwarze	Es dauert eine Weile, bis die Brust beim Stillen abgehärtet ist. Wenn andere Beschwerden dazukommen oder die Schmerzen nicht nach zwei Wochen aufhören, *Arztbesuch notwendig* ➡ Stillen, Seite 345
Schmerzende Brüste beim Stillen und ● angeschwollene Brust und ● eventuell gerötete Brust und ● eventuell Fieber	Milchstau, Blockierter Milchgang, Brustdrüsenentzündung	Machen Sie vor dem Stillen warme Umschläge. Legen Sie nach dem Stillen Quark (Topfen) auf die Brust. Wenn die Brust immer noch schmerzt, *Arztbesuch notwendig* ➡ Stillen, Seite 345 ➡ Brustentzündung, Seite 763
Brustschmerzen und/oder Brustspannen nach der Verwendung von Medikamenten	Nebenwirkung von ● der »Pille« ● Hormonen in den Wechseljahren	Kontrollieren Sie, ob Sie Mittel aus den genannten Gruppen einnehmen. Wenn der Arzt oder die Ärztin Sie nicht auf die mögliche Nebenwirkung aufmerksam gemacht hat, *Arztbesuch notwendig* ➡ Umgang mit Medikamenten, Seite 834
Schmerzende, druckempfindliche Brüste und ● eventuell Schwellung und ● eventuell Rötung und ● eventuell Fieber	Vergrößertes oder verdicktes Brustdrüsengewebe, Brustentzündung	*Arztbesuch notwendig* ➡ Schwellungen und Knoten, Seite 764 ➡ Brustentzündung, Seite 763

Symptome und Beschwerden	Mögliche Ursachen	Was man tun soll
Ein oder mehrere Knoten in der Brust, die meistens nicht schmerzen	Verdicktes Brustgewebe, Harmlose Zyste, Verschiedene harmlose Knoten, Brustkrebs	*Arztbesuch notwendig* ➡ Schwellungen und Knoten, Seite 764 ➡ Brustkrebs, Seite 765
Schmerzende Brustwarze, die ● eingezogen ist und/oder ● juckt, oder ● eventuell Ausfluss aus der Brust	Brustkrebs	*Arztbesuch notwendig* ➡ Brustkrebs, Seite 765

Brustwachstum bei Männern

Wenn Ihnen eine Brust wächst, dann sind meistens Hormonstörungen, innere Erkrankungen, Medikamente oder Alkoholismus die Ursache dafür.

Symptome und Beschwerden	Mögliche Ursachen	Was man tun soll
Brustwachstum bei Jungen in der Pubertät	Normale Hormonumstellung	Die Brust bildet sich von allein wieder zurück.
Brustwachstum, wenn Sie Bodybuilding betreiben	Muskelwachstum	➡ Bewegung und Sport, Seite 222
Brustwachstum bei extremer Fettleibigkeit	Übergewicht	Wenn Sie abnehmen wollen und dabei Hilfe brauchen, *Arztbesuch notwendig* ➡ Gewicht, Seite 238
Brustwachstum nach der Einnahme von Medikamenten	Begleiterscheinung von Medikamenten mit ● männlichen Sexualhormonen ● Wirkstoffen zum »Muskelaufbau«, wie z. B. Nandrolon, Metenolon, Stanozolol, Clostebol, Oxabolon ● entwässernden Mitteln (Aldosteronantagonisten)	Kontrollieren Sie, ob Sie ein Mittel aus den genannten Gruppen einnehmen. Wenn der Arzt oder die Ärztin Sie nicht auf die mögliche Nebenwirkung hingewiesen hat, *Arztbesuch notwendig* ➡ Umgang mit Medikamenten, Seite 834
Brustwachstum bei chronischem Alkoholismus	Folge des Alkoholkonsums	*Arztbesuch notwendig* ➡ Alkoholismus, Seite 417
Brustwachstum und Verlust von sekundären Geschlechtsmerkmalen (z. B. nachlassender Bartwuchs)	Hormonstörung, Leberzirrhose	*Arztbesuch notwendig* ➡ Leberzirrhose, Seite 628
Brustwachstum und Knoten ● in einem Hoden oder ● derber Knoten in der Brust tastbar	Hodentumor, Brustkrebs (selten, aber auch bei Männern möglich)	*Arztbesuch notwendig* ➡ Hodenkrebs, Seite 784

Durchfall

Durchfall ist meistens die Reaktion des Darmes auf eine Infektion. Er kann aber auch durch verschiedene Allgemein-erkrankungen, Medikamente, Nervosität und Stress ausgelöst werden. Überlegen Sie, was Sie nicht verdauen können, wovor Sie »Schiss« haben.

Symptome und Beschwerden	Mögliche Ursachen	Was man tun soll
Durchfall im Zusammenhang mit ● Stress, Angst oder ● anderen seelischen Belastun-gen oder ● übermäßigem Alkoholkonsum	Stress, Seelische Probleme, Alkoholmissbrauch	Trinken Sie viel (Mineralwasser, Tee). Überlegen Sie, was Sie so stark belastet. Wenn der Durchfall nach drei Tagen nicht nachlässt, *Arztbesuch notwendig* ➡ Im Gleichgewicht sein, Seite 216 ➡ Entspannung, Seite 878 ➡ Genussmittel und Drogen, Seite 272
Wiederholter Durchfall und ● Völlegefühl und ● Blähungen und ● Übelkeit	Nervöser Darm	Wenn Sie immer wieder Durchfall bekommen, *Arztbesuch notwendig* ➡ Im Gleichgewicht sein, Seite 216 ➡ Nervöser Darm, Seite 635 ➡ Entspannung, Seite 878
Durchfall mit Magenschmerzen und ● eventuell Erbrechen und ● eventuell erhöhter Temperatur und ● eventuell Kopfweh und ● eventuell Muskelschmerzen	Meist Virusinfektion	Trinken Sie viel (Mineralwasser, Tee), und es-sen Sie wenig (Zwieback, Suppen) oder gar nichts. Wenn der Durchfall nach drei Tagen nicht nachlässt, *Arztbesuch notwendig* ➡ Darminfektionen, Seite 637
Durchfall, der immer nach dem Essen bestimmter Speisen auftritt, und ● eventuell Magenbeschwerden und ● eventuell Hautausschlag	Allergische Reaktion auf bestimmte Nahrungsmittel	Versuchen Sie herauszufinden, auf welche Nahrungsmittel Sie allergisch reagieren, und meiden Sie diese. Wenn sich die Durchfälle wiederholen, *Arztbesuch notwendig* ➡ Allergien, Seite 590
Durchfall nach der Einnahme von Medikamenten	Nebenwirkungen einer großen Zahl von Medikamenten, vor allem von ● Antibiotika ● vielen Husten- und Asthma-mitteln ● vielen Rheuma- und Gicht-mitteln ● eisenhaltigen Mitteln ● vielen Mitteln gegen Herz-Kreislauf-Erkrankungen ● vielen Mitteln gegen Magen- und Darmerkrankungen	Wenn Sie das Mittel rezeptfrei in der Apo-theke gekauft haben und Durchfall im Bei-packtext nicht als harmlose, vorübergehende Begleiterscheinung beschrieben ist, hören Sie auf, es einzunehmen. Wenn das Mittel ärztlich verordnet wurde und Sie nicht auf die mögliche Nebenwir-kung aufmerksam gemacht wurden, *Arztbesuch notwendig* ➡ Umgang mit Medikamenten, Seite 834

Symptome und Beschwerden	Mögliche Ursachen	Was man tun soll
Durchfall, der übel riecht, und ● Gewichtsverlust und ● Blässe	Der Darm kann die Nahrung nicht verwerten (Resorptionsstörung).	*Arztbesuch notwendig* ➡ Resorptionsstörungen, Seite 644 ➡ Zöliakie (Sprue), Seite 644
Durchfall und ● eventuell Blut und/oder ● Schleim im Stuhl und ● eventuell Fieber	Entzündung des Dickdarms	*Arztbesuch notwendig* ➡ Colitis ulcerosa, Seite 645 ➡ Morbus Crohn, Seite 646
Durchfall bei Reisen in ferne Länder	Reisedurchfall, Typhus, Ruhr, Cholera	*Arztbesuch notwendig* ➡ Darminfektionen, Seite 637 ➡ Reisen, Seite 292
Häufige Durchfälle bei Kindern und Gedeihstörungen	Zöliakie Mukoviszidose Kuhmilchunverträglichkeit	*Arztbesuch notwendig* ➡ Zöliakie, Seite 644 ➡ Mukoviszidose, Seite 361 ➡ Kuhmilchunverträglichkeit, Seite 362
Durchfall, der über einen längeren Zeitraum mit Verstopfung abwechselt, und ● eventuell Gewichtsverlust und ● eventuell Stuhl bei Winden und ● eventuell Blut im Stuhl	Darmkrebs	*Arztbesuch notwendig* ➡ Dickdarm- und Mastdarmkrebs, Seite 648
Durchfall mit heftigem Erbrechen und Magenschmerzen wenige Stunden nach der Nahrungsaufnahme. Häufig sind mehrere Personen gleichzeitig betroffen.	Lebensmittelvergiftung – meist durch verdorbene Speisen, Pilzvergiftung	Trinken Sie viel (Tee, Mineralwasser), und essen Sie wenig (Zwieback, Suppen). Wenn der Durchfall nach drei Tagen nicht nachlässt, *Arztbesuch notwendig* Wenn Sie Pilze gegessen haben und/oder sich die Beschwerden steigern, **Arztbesuch dringend notwendig**

Durst, starker

Wenn Sie mehr Durst als gewöhnlich haben, ist das fast immer das gesunde Signal Ihres Körpers, dass er mehr Wasser braucht. In seltenen Fällen kann übermäßiger Durst ein Hinweis auf ernste Erkrankungen sein.

Symptome und Beschwerden	Mögliche Ursachen	Was man tun soll
Starker Durst bei hohen Temperaturen (Sauna) und/oder ● schweißtreibender körperlicher Betätigung	Natürlicher Regulationsmechanismus	Trinken Sie Tee oder Mineralwasser.
Starker Durst, nachdem Sie stark gesalzene Speisen gegessen haben	Salzhaltige Speisen	Trinken Sie Tee oder Mineralwasser.
Starker Durst, wenn Sie am Tag vorher viel Alkohol getrunken haben	Begleiterscheinung des Alkoholkonsums	Wenn Sie häufig viel trinken und davon loskommen möchten, *Arztbesuch notwendig* ➡ Alkohol, Seite 274 ➡ Alkoholismus, Seite 417
Starker Durst bei länger andauerndem Durchfall	Natürlicher Regulationsmechanismus	Trinken Sie so viel Tee oder Mineralwasser wie möglich. Wenn Sie nicht ohnehin in ärztlicher Behandlung sind, *Arztbesuch notwendig* ➡ Darminfektionen, Seite 637
Starker Durst bei fieberhaften Erkrankungen	Natürlicher Regulationsmechanismus	Trinken Sie viel Tee oder Mineralwasser. Wenn das Fieber länger als drei Tage andauert, *Arztbesuch notwendig*
Starker Durst und ● häufiges Wasserlassen und ● Müdigkeit und ● Gewichtsabnahme	Diabetes	*Arztbesuch notwendig* ➡ Diabetes, Seite 722
Starker Durst und ● häufiges Wasserlassen und ● Müdigkeit und ● eventuell Magenschmerzen und ● eventuell anfallartige Nierenschmerzen (Nierenkolik)	Überfunktion der Nebenschilddrüsen	*Arztbesuch notwendig* ➡ Nebenschilddrüsen-Überfunktion, Seite 741
Starker Durst bei chronischen Nierenerkrankungen	Folge der Erkrankung	*Arztbesuch notwendig*
Starker Durst ● und sehr große Harnmengen	Hormonstörung (Diabetes insipidus)	*Arztbesuch notwendig*

Erbrechen

Erbrechen ist oft die Abwehr des Körpers gegen Stoffe, die ihm nicht gut tun. Es kann aber auch Begleiterscheinung verschiedener Krankheiten sein. Wenn Sie »alles zum Kotzen« finden oder die aufgenommene Nahrung wiederholt nicht behalten können, dann sollten Sie überlegen, was Ihnen so »schwer im Magen liegt«, dass Sie es loswerden müssen.

Symptome und Beschwerden	Mögliche Ursachen	Was man tun soll
Erbrechen nach übermäßigem Essen und/oder Alkoholkonsum	Normale Reaktion des Körpers auf Überbelastung	Die Beschwerden gehen meistens von selbst vorüber. Trinken Sie viel (Tee, Mineralwasser), und essen Sie nichts oder wenig (Suppen, Zwieback). Versuchen Sie, Ihre Probleme anders zu lösen als durch häufiges Essen oder Trinken. Wenn Sie dabei Hilfe brauchen, *Arztbesuch notwendig* ➡ Im Gleichgewicht sein, Seite 216 ➡ Beratung und Psychotherapie, Seite 892 ➡ Alkoholismus, Seite 417
Erbrechen meistens morgens mit ● Magenschmerzen und ● Aufstoßen und ● Sodbrennen und ● Appetitlosigkeit und ● eventuell Blähungen	Nervosität, Seelische Probleme, Magenschleimhautentzündung	Wenn die Beschwerden nach einer Woche nicht nachlassen, *Arztbesuch notwendig* ➡ Nervöser Magen, Seite 618 ➡ Akute Gastritis, Seite 619 ➡ Im Gleichgewicht sein, Seite 216 ➡ Beratung und Psychotherapie, Seite 892
Bei Frauen: Erbrechen und Übelkeit meistens morgens	Schwangerschaft	Wenn die Beschwerden nach den ersten Wochen nicht nachlassen oder wenn Sie Gewicht verlieren, *Arztbesuch notwendig* ➡ Beschwerden während der Schwangerschaft, Seite 330
Erbrechen mit Durchfall und Magenschmerzen und ● eventuell erhöhter Temperatur	Virusinfektion	Trinken Sie viel (Tee, Mineralwasser). Essen Sie wenig (Suppen, Zwieback) oder gar nichts. Wenn die Beschwerden länger als drei Tage andauern, *Arztbesuch notwendig* ➡ Darminfektionen, Seite 637
Erbrechen nach längerem Aufenthalt in der Sonne und ● eventuell Schwindel und ● eventuell Kopfschmerzen	Sonnenstich	Gehen Sie sofort in den Schatten. Legen Sie sich feuchte Tücher auf die Stirn. Trinken Sie viel (Tee, Mineralwasser). Nehmen Sie Salziges zu sich. Wenn die Beschwerden nach einigen Stunden nicht nachlassen, *Arztbesuch notwendig*

Symptome und Beschwerden	Mögliche Ursachen	Was man tun soll
Heftiges Erbrechen mit Magenkrämpfen und Durchfall und ● häufig sind mehrere Personen gleichzeitig betroffen	Lebensmittelvergiftung	Trinken Sie viel (Tee, Mineralwasser). Essen Sie wenig (Suppen, Zwieback) oder gar nichts. Wenn mehrere Personen betroffen sind oder die Beschwerden nach drei Tagen nicht nachlassen, *Arztbesuch notwendig* Wenn Sie Pilze gegessen haben und/oder die Beschwerden sich steigern, **Arztbesuch dringend notwendig**
Brechreiz (Erbrechen) nach der Einnahme von Medikamenten	Nebenwirkung einer großen Zahl von Medikamenten, vor allem von ● vielen Husten- und Asthmamitteln ● einigen Migränemitteln ● Antibiotika ● vielen Mitteln gegen Herz-Kreislauf-Erkrankungen ● vielen Mitteln gegen Magen-Darm-Beschwerden ● kaliumhaltigen Mineralstoffpräparaten ● Mitteln zur örtlichen Betäubung ● vielen Mitteln gegen Erkrankungen der Harnwege sowie bei Überdosierung von Vitamin A und D	Wenn Sie das Mittel rezeptfrei in der Apotheke gekauft haben und Erbrechen im Beipacktext nicht als harmlose, vorübergehende Begleiterscheinung beschrieben ist, hören Sie auf, es einzunehmen. Wenn das Mittel ärztlich verordnet wurde und Sie nicht auf die mögliche Nebenwirkung aufmerksam gemacht wurden, *Arztbesuch notwendig* ➡ Umgang mit Medikamenten, Seite 834
Erbrechen mit starken Bauchschmerzen und ● Fieber und ● Durchfall	Schwere Darminfektion	*Arztbesuch notwendig* ➡ Darminfektionen, Seite 637
Erbrechen und Übelkeit einige Zeit nach fetten Mahlzeiten und ● plötzlich einsetzende krampfartige Schmerzen in der Gegend der Magengrube, die sich zur rechten Oberbauchseite hinziehen	Gallenkolik	*Arztbesuch notwendig* ➡ Gallensteine, Seite 630
Erbrechen mit Schmerzen in der Nierengegend oder im Rücken, die manchmal in die Blase ausstrahlen, und ● eventuell Fieber	Nierenkolik	*Arztbesuch notwendig* ➡ Akute Nierenbeckenentzündung, Seite 655 ➡ Nierensteine, Seite 659

Symptome und Beschwerden	Mögliche Ursachen	Was man tun soll
Erbrechen mit Appetitmangel und Übelkeit und • Müdigkeit und • Kopf- und Gliederschmerzen und • eventuell Fieber und • eventuell Juckreiz am ganzen Körper und • später Gelbfärbung von Augen und Haut	Gelbsucht	*Arztbesuch notwendig* ➡ Gelbsucht, Seite 625 ➡ Hepatitis, Seite 626
Erbrechen mit Schwindel und • Störungen des Gleichgewichts und • eventuell Übelkeit und • eventuell Schwierigkeiten beim Hören	Infektion oder Störung des inneren Ohres	*Arztbesuch notwendig* ➡ Ménièr'sche Krankheit, Seite 477
Häufiges, absichtlich herbeige-führtes Erbrechen und • Gewichtsabnahme	Schwere seelische Störung	*Arztbesuch notwendig* ➡ Essstörungen, Seite 414
Erbrechen mit Augenschmerzen und unscharfem Sehen auf einem Auge	Erhöhter Augeninnendruck (Grüner Star)	**Arztbesuch dringend notwendig** ➡ Grüner Star, Seite 459
Erbrechen, das meistens plötzlich auftritt – oft nach übermäßigem Alkoholkonsum –, und • heftige Bauchschmerzen und • Fieber	Entzündung der Bauchspeichel-drüse	**Arztbesuch dringend notwendig** ➡ Bauchspeicheldrüsenentzündung, Seite 633
Erbrechen mit Kopfweh und • Schläfrigkeit oder Verwirrung und • Schmerzen im Nacken beim Nach-vorne-Beugen des Kopfs und • eventuell Schwindel und • eventuell lichtempfindliche Augen	Gehirnhautentzündung, Gehirnblutung, Erhöhter Hirndruck	**Arztbesuch dringend notwendig** ➡ Gehirnhautentzündung, Seite 424 ➡ Gehirnblutung, Seite 427 ➡ Gehirntumor, Seite 434
Erbrechen mit Kopfweh nach einer Kopfverletzung	Gehirnerschütterung	**Rettungsdienst rufen** ➡ Gehirnerschütterung, Seite 423
Erbrechen von Blut oder einer Flüssigkeit, die wie Kaffeesatz aussieht	Magenblutung, Blutung aus Speiseröhren-krampfadern	**Sofort Rettungsdienst rufen** ➡ Magen- und Zwölffingerdarmgeschwür, Seite 621 ➡ Leberzirrhose, Seite 628

Symptome und Beschwerden	Mögliche Ursachen	Was man tun soll
Erbrechen mit hartem Bauch und ● starken Bauchschmerzen und ● kaltem Schweiß und ● erhöhtem Puls	Durchbruch eines Organs	**Sofort Rettungsdienst rufen** ➡ Magen- und Zwölffingerdarmgeschwür, Seite 621 ➡ Gallenblasenentzündung, Seite 632 ➡ Blinddarmentzündung, Seite 641
Erbrechen mit starken Bauch- schmerzen und ● aufgetriebenem Bauch und ● eventuell bräunlichem Erbre- chen von Stuhl	Darmverschluss	**Sofort Rettungsdienst rufen** ➡ Darmverschluss, Seite 640
Erbrechen mit starken Schmerzen in der Herzgegend, die eventuell in den Nacken oder einen Arm ausstrahlen, und ● Übelkeit und ● Atemnot und ● kalter Schweiß	Herzinfarkt	*Sofortmaßnahme*: Eine Tablette Aspirin ein- nehmen. Wenn Ihnen der Arzt Nitroglyzerin verschrieben hat: Eine Kapsel zerbeißen. **Sofort Rettungsdienst rufen** ➡ Herzinfarkt, Seite 564

Erbrechen bei Kleinkindern

Wenn Ihr Baby manchmal erbricht, ist das kein Grund zur Beunruhigung. Häufiges Erbrechen oder Erbrechen im Zusammenhang mit anderen Beschwerden (Fieber, Bauchschmerzen usw.) ist aber immer ein Alarmzeichen.

Symptome und Beschwerden	Mögliche Ursachen	Was man tun soll
Erbrechen von kleinen Mengen Nahrung unmittelbar nach einer Mahlzeit	Harmloser Rückfluss von Nahrung	Kein Grund zur Beunruhigung.
Erbrechen, wenn Sie Ihr Baby mit der Flasche ernähren	Zu großes Loch im Schnuller, Unverträgliche Säuglingsnahrung	Versuchen Sie Ihr Baby mit einem Sauger zu füttern, der ein kleineres Loch hat. Wechseln Sie das Präparat, wenn Sie den Eindruck haben, dass Ihr Baby die Nahrung nicht verträgt. Wenn Sie unsicher sind oder das Kind weiter erbricht, *Arztbesuch notwendig* ➡ Kinderernährung, Seite 255
Häufiges Erbrechen im Schwall nach dem Füttern, wenn Ihr Baby noch keine drei Monate alt ist	Verengung des Magenpförtners	Wenn Ihr Baby regelmäßig nach den Mahlzeiten erbricht, *Arztbesuch notwendig*
Erbrechen und ● Husten und/oder ● Schnupfen	Erkältung	Wenn das Erbrechen länger als zwei Tage andauert, *Arztbesuch notwendig* ➡ Erkältung, »Grippe«, Seite 520
Brechreiz (Erbrechen) nach der Einnahme von Medikamenten	Nebenwirkung einer großen Zahl von Medikamenten, vor allem von ● vielen Husten- und Asthmamitteln ● Antibiotika ● vielen Mitteln gegen Magen-Darm-Beschwerden ● kaliumhaltigen Mineralstoffpräparaten ● Vitamin A und D (bei Überdosierung) ● Mitteln zur örtlichen Betäubung ● vielen Mitteln gegen Erkrankungen der Harnwege	Geben Sie Ihrem Kind Medikamente möglichst als Flüssigkeit oder lassen Sie es viel nachtrinken. Kontrollieren Sie im Beipacktext Ihrer Medikamente, ob einer der genannten Wirkstoffe enthalten ist. Wenn Sie das Mittel rezeptfrei in der Apotheke gekauft haben, hören Sie auf, es anzuwenden. Wenn das Mittel ärztlich verordnet wurde, *Arztbesuch notwendig* ➡ Umgang mit Medikamenten, Seite 834
Erbrechen und wässrige Stühle und ● Bauchschmerzen und ● eventuell Fieber	Infektion des Magen-Darm-Trakts	*Arztbesuch notwendig* ➡ Magen-Darm-Infektionen, Seite 363
Erbrechen und Bauchschmerzen	Lebensmittelvergiftung, Blinddarmentzündung	*Arztbesuch notwendig* ➡ Akute Gastritis, Seite 619 ➡ Blinddarmentzündung, Seite 641

Symptome und Beschwerden	Mögliche Ursachen	Was man tun soll
Erbrechen und Durchfall und ● trockener Mund und ● eingesunkene Augen und ● kein Harn (trockene Windel) und ● trockene Haut und ● eventuell Schläfrigkeit	Austrocknung durch Wasserverlust	**Arztbesuch dringend notwendig** ➡ Magen-Darm-Infektionen, Seite 363
Erbrechen, nachdem das Kind gestürzt ist	Gehirnerschütterung, Gehirnverletzung	**Rettungsdienst rufen** ➡ Gehirnerschütterung, Seite 423 ➡ Gehirnprellung, Seite 424
Erbrechen mit starken Kopfschmerzen und ● Schläfrigkeit oder Verwirrung und ● Lichtempfindlichkeit und ● eventuell hohes Fieber	Gehirnhautentzündung	**Sofort Rettungsdienst rufen** ➡ Gehirnhautentzündung, Seite 424

Fieber

Fieber ist ein sinnvoller Abwehrmechanismus des Körpers gegen Krankheitserreger. Fieber senkende Medikamente sind daher selten notwendig. Meistens genügen feuchtkalte Umschläge. Fieber oder erhöhte Temperatur über einen längeren Zeitraum hinweg kann auf eine ernste Erkrankung hinweisen.

Symptome und Beschwerden	Mögliche Ursachen	Was man tun soll
Fieber bei Kindern, Fieber mit Hautausschlag		➡ Symptom Fieber bei Kindern, Seite 81 ➡ Symptom Hautausschlag mit Fieber, Seite 106
Fieber mit allgemeiner Abgeschlagenheit und Schnupfen und ● eventuell Kopfweh und ● eventuell Gliederschmerzen und ● eventuell Husten und ● eventuell Heiserkeit und ● eventuell Kratzen im Hals	Grippaler Infekt	Wenn das Fieber auf mehr als 39 Grad ansteigt oder die Beschwerden nicht nach einer Woche nachlassen, *Arztbesuch notwendig* ➡ Erkältung, »Grippe«, Seite 520 ➡ Wickel, Seite 877
Fieber mit allgemeiner Abgeschlagenheit und Husten und ● eventuell schleimigem oder zähem, glasigem oder eitrigem Auswurf und ● eventuell Schmerzen in der Brust	Akute Bronchitis, Chronische Bronchitis	Wenn das Fieber auf mehr als 39 Grad ansteigt oder der Auswurf eitrig ist oder diese Beschwerden immer wieder auftreten, *Arztbesuch notwendig* ➡ Akute Bronchitis, Seite 530 ➡ Chronische Bronchitis, Seite 532
Fieber mit Halsschmerzen und ● eventuell Schluckbeschwerden und ● eventuell Kopfweh und ● eventuell geschwollene Lymphknoten am Hals	Mandelentzündung, Rachenentzündung	Wenn das Fieber auf mehr als 39 Grad ansteigt oder die Beschwerden nicht nach zwei Tagen nachlassen, *Arztbesuch notwendig* ➡ Mandelentzündung, Seite 526 ➡ Rachenentzündung, Seite 527
Fieber mit Halsschmerzen und ● Schluckbeschwerden und ● starker Heiserkeit und ● Schmerzen beim Sprechen	Kehlkopfentzündung, Stimmbandentzündung	Wenn das Fieber auf mehr als 39 Grad ansteigt oder die Beschwerden nicht nach drei Tagen nachlassen, *Arztbesuch notwendig* ➡ Kehlkopfentzündung, Stimmbandentzündung, Seite 528
Fieber nach der Einnahme von Medikamenten	Nebenwirkung von verschiedenen Medikamenten	Wenn Fieber auftritt, während Sie Medikamente anwenden, *Arztbesuch notwendig* ➡ Umgang mit Medikamenten, Seite 834
Fieber mit Durchfall und ● eventuell Erbrechen	Infektion des Magen-Darm-Trakts	Wenn das Fieber auf mehr als 39 Grad steigt oder die Beschwerden nach drei Tagen nicht nachlassen, *Arztbesuch notwendig* ➡ Akute Gastritis, Seite 619 ➡ Darminfektionen, Seite 637

Symptome und Beschwerden	Mögliche Ursachen	Was man tun soll
Leichtes Fieber und schleimiger Durchfall, der aber auch blutig sein kann, und ● Bauchschmerzen und ● Appetitlosigkeit und ● eventuell Gewichtsverlust	Entzündliche Darmerkrankungen	*Arztbesuch notwendig* ➡ Morbus Crohn, Seite 646 ➡ Colitis ulcerosa, Seite 645
Fieber und Ohrenschmerzen und ● eventuell Kopfschmerzen und ● eventuell wässriger oder eitriger Ausfluss aus dem Ohr	Mittelohrentzündung	*Arztbesuch notwendig* ➡ Akute Mittelohrentzündung, Seite 473
Fieber mit Stirn- und/oder Kieferschmerzen und ● Schmerzen zwischen Augen und Wangen (bei den Nebenhöhlen)	Nasennebenhöhlenentzündung	*Arztbesuch notwendig* ➡ Nebenhöhlenentzündung, Seite 524
Fieber und ● Schmerzen beim Wasserlassen und/oder ● häufigeres Urinieren als gewohnt	Infektion der Blase oder Harnwege	*Arztbesuch notwendig* ➡ Blasenkatarrh, Blasenentzündung, Seite 652
Fieber und Rückenschmerzen in der Lendengegend, die in die Blase ausstrahlen, und ● eventuell Schmerzen beim Wasserlassen	Nierenbeckenentzündung	*Arztbesuch notwendig* ➡ Akute Nierenbeckenentzündung, Seite 655
Fieber und Zahnschmerzen	Eiterherd an der Zahnwurzel	*Arztbesuch notwendig* ➡ Entzündung an der Wurzelspitze, Seite 600
Fieber und Schmerzen im rechten Oberbauch, die in Wellen auftreten	Gallenblasenentzündung	*Arztbesuch notwendig* ➡ Gallenblasenentzündung, Seite 632
Bei Frauen: Fieber und Schmerzen im Unterleib	Eierstockentzündung, Eileiterentzündung	*Arztbesuch notwendig* ➡ Eileiterentzündung, Seite 777
Bei Frauen: Fieber kurz nach der Geburt eines Kindes	Brustentzündung Kindbettfieber	*Arztbesuch notwendig* ➡ Brustentzündung, Seite 763
Fieber und Schwellungen im ● seitlichen Halsbereich und/oder ● in den Achselhöhlen und/oder ● in der Leistengegend	Geschwollene Lymphdrüsen durch Viruserkrankung	*Arztbesuch notwendig* ➡ Pfeiffer'sches Drüsenfieber, Seite 584

Symptome und Beschwerden	Mögliche Ursachen	Was man tun soll
Fieber nach ● großen Blutergüssen oder ● Wunden, die plötzlich zu nässen beginnen (nach Operationen)	Resorptionsfieber, Wundinfektion	*Arztbesuch notwendig*
Fieber und anhaltende Gelenkschmerzen	Rheumatisches Fieber, »Kollagenosen«	*Arztbesuch notwendig* ➡ Gelenkentzündungen bei Infektionskrankheiten, Seite 694 ➡ Lupus erythematodes, Seite 696
Fieber mit Husten und Auswurf und ● starkes Schwitzen und ● Atemnot und ● Schüttelfrost	Lungenentzündung	*Arztbesuch notwendig* ➡ Lungenentzündung, Seite 538
Leichtes Fieber mit Husten über einen längeren Zeitraum hinweg (mehr als drei Wochen) und ● Gewichtsabnahme und ● Schwitzen in der Nacht	Tuberkulose, Lungenkrebs	*Arztbesuch notwendig* ➡ Tuberkulose, Seite 539 ➡ Lungenkrebs, Seite 542
Leichtes Fieber über einen längeren Zeitraum hinweg, ohne eine der oben genannten Ursachen, und ● eventuell Gewichtsverlust	Blutarmut, Krebs, AIDS	*Arztbesuch notwendig* ➡ Blutarmut, Seite 574 ➡ Krebs, Seite 708 ➡ AIDS, Seite 586
Fieber nach der Einnahme von Medikamenten und ● eventuell Halsschmerzen ● eventuell weißlicher Belag im Hals	Anzeichen von Blutschäden oder Knochenmarkschäden als Nebenwirkung von Medikamenten	*Arztbesuch notwendig* ➡ Umgang mit Medikamenten, Seite 834
Fieber in tropischen Ländern oder nachdem Sie in einem tropischen Land waren	Tropenkrankheiten	*Arztbesuch notwendig* ➡ Darminfektionen, Seite 637 ➡ Reisen, Seite 292
Hohes Fieber und Halsschmerzen im Bereich der Schilddrüse und ● Heiserkeit	Schilddrüsenentzündung	*Arztbesuch notwendig* ➡ Schilddrüsenentzündung, Seite 739
Fieber und Schmerzen im rechten Unterbauch und ● eventuell gespannter, harter Bauch und ● eventuell Übelkeit und Erbrechen	Blinddarmentzündung	Wenn der Bauch hart und gespannt ist, **Arztbesuch dringend notwendig** ➡ Blinddarmentzündung, Seite 641

Symptome und Beschwerden	Mögliche Ursachen	Was man tun soll
Fieber mit Augenschmerzen und plötzlicher Sehverschlechterung und ● geröteten Augen und ● eventuell Schwindel und ● eventuell Kopfschmerzen und ● eventuell Übelkeit und Erbrechen	Erhöhter Druck im Auge (Grüner Star)	**Arztbesuch dringend notwendig** ➡ Grüner Star, Seite 459
Fieber mit starken Kopfschmerzen, die schlimmer werden, wenn Sie den Kopf nach vorne beugen, und ● Nackensteifigkeit und ● lichtempfindliche Augen und ● eventuell Übelkeit und Erbrechen und ● eventuell Schwindel	Gehirnhautentzündung	**Arztbesuch dringend notwendig** ➡ Gehirnhautentzündung, Seite 424
Hohes Fieber mit starken Temperaturschwankungen im Tagesverlauf	Blutvergiftung (Sepsis)	**Arztbesuch dringend notwendig**
Hohes Fieber, heiße, trockene Haut, Schwindel und Übelkeit nach zu langem Aufenthalt in der Sonne und ● eventuell Bewusstseinsstörungen	Hitzschlag	*Sofortmaßnahme*: Betroffenen an einen schattigen Ort bringen, Kleider öffnen, mit kaltem Wasser bespritzen. Eisbeutel auf Kopf und Nacken. Schluckweise kühle Getränke geben, wenn er bei Bewusstsein ist. **Sofort Rettungsdienst rufen**

Fieber bei Kindern

Fieber ist ein sinnvoller Abwehrmechanismus des Körpers gegen Krankheitserreger. Solange das Kind nicht mehr als 39 Grad Fieber hat oder zu Fieberkrämpfen neigt, sind Fieber senkende Mittel meistens nicht notwendig. Umschläge mit Essigtüchern oder Wadenwickel senken das Fieber ebenso und schaden weniger als Medikamente. Wenn Ihr Baby noch keine drei Monate alt ist, sollten Sie bei Fieber immer den Arzt aufsuchen.

Symptome und Beschwerden	Mögliche Ursachen	Was man tun soll
Fieber mit Hautausschlag, Fieber mit Bauchschmerzen		➡ Symptom Hautausschlag bei Kindern, Seite 102 ➡ Symptom Bauchschmerzen bei Kindern, Seite 50
Fieber mit allgemeiner Abgeschlagenheit und Schnupfen und ● eventuell Husten und ● eventuell Kopfweh und ● eventuell Appetitlosigkeit	Erkältungskrankheit	Machen Sie Umschläge mit Essigtüchern oder Wadenwickel. Geben Sie dem Kind viel zu trinken. Wenn das Kind jünger als drei Jahre ist oder das Fieber auf mehr als 39 Grad ansteigt oder die Beschwerden nach einer Woche nicht nachlassen, *Arztbesuch notwendig* ➡ Erkältung, »Grippe«, Seite 520 ➡ Wickel, Seite 877
Plötzlich hohes Fieber ohne ersichtlichen Grund, das nach drei bis vier Tagen wieder abklingt, und ● eventuell Hautausschlag mit diffusen Flecken	Virusinfektion	Machen Sie dem Kind Umschläge mit Essigtüchern oder Wadenwickel. Geben Sie ihm viel zu trinken. Das so genannte »Drei-Tage-Fieber« ist meistens harmlos. Wenn das Fieber länger als drei bis vier Tage andauert oder die Temperatur auf mehr als 39 Grad ansteigt, *Arztbesuch notwendig* ➡ Drei-Tage-Fieber, Seite 369 ➡ Wickel, Seite 877
Fieber mit Durchfall und ● eventuell Erbrechen	Infektion des Magen-Darm-Traktes	Machen Sie Umschläge mit Essigtüchern oder Wadenwickel. Geben Sie Ihrem Kind Zwieback und Tee oder Suppen. Wenn das Kind jünger als drei Jahre ist oder das Fieber auf mehr als 39 Grad ansteigt, *Arztbesuch notwendig* ➡ Magen-Darm-Infektionen, Seite 363 ➡ Wickel, Seite 877
Fieber und Halsschmerzen. Wenn das Kind noch nicht sprechen kann ● und beim Füttern schreit und/oder ● die Nahrung verweigert	Mandelentzündung, Rachenentzündung, Kehlkopfentzündung, Stimmbandentzündung	Wenn das Kind jünger als drei Jahre ist oder das Fieber auf mehr als 39 Grad ansteigt, *Arztbesuch notwendig* ➡ Mandelentzündung, Seite 526 ➡ Rachenentzündung, Seite 527 ➡ Kehlkopfentzündung, Stimmbandentzündung, Seite 528

Symptome und Beschwerden	Mögliche Ursachen	Was man tun soll
Fieber mit Zahnschmerzen und/oder Zahnfleischschmerzen	Durchbruch der Kinderzähne (Zahnen), Eiterherd an der Zahnwurzel	Kinder, die Zähne bekommen, sind anfällig für Krankheitserreger. Wenn das Fieber auf mehr als 39 Grad ansteigt, *Arztbesuch notwendig* ➡ Kinderzähne, Seite 607 ➡ Entzündungen an der Wurzelspitze, Seite 600
Fieber und Schmerzen beim Wasserlassen und ● häufigeres Urinieren als gewohnt	Infektion der Blase oder Harnwege	*Arztbesuch notwendig* ➡ Blasenkatarrh, Blasenentzündung, Seite 652
Fieber und Rückenschmerzen in der Lendengegend, die in die Blase ausstrahlen, und ● eventuell Schmerzen beim Wasserlassen	Nierenbeckenentzündung	*Arztbesuch notwendig* ➡ Akute Nierenbeckenentzündung, Seite 655
Fieber und Ohrenschmerzen. Wenn das Kind noch nicht sprechen kann, ● es schreit und hält sich die Hände auf die Ohren und/oder ● zupft oft am Ohrläppchen	Mittelohrentzündung	*Arztbesuch notwendig* ➡ Akute Mittelohrentzündung, Seite 473
Fieber mit Stirn- und/oder Kieferschmerzen und ● Schmerzen zwischen Augen und Wangen (bei den Nebenhöhlen)	Nasennebenhöhlenentzündung	*Arztbesuch notwendig* ➡ Nebenhöhlenentzündung, Seite 524
Fieber und Schwellungen im ● seitlichen Halsbereich und/oder ● in den Achselhöhlen und/oder ● in der Leistengegend	Mumps, Geschwollene Lymphdrüsen durch Viruserkrankung	*Arztbesuch notwendig* ➡ Mumps, Seite 367 ➡ Pfeiffer'sches Drüsenfieber, Seite 584
Fieber nach ● großen Blutergüssen oder ● Wunden, die plötzlich zu nässen beginnen (nach Operationen)	Resorptionsfieber, Wundinfektion	*Arztbesuch notwendig*
Fieber mit allgemeiner Abgeschlagenheit und Husten und ● eventuell schleimigem, zähen, glasigen oder eitrigen Auswurf und ● eventuell Schmerzen in der Brust	Akute Bronchitis, Spastische Bronchitis, Lungenentzündung	*Arztbesuch notwendig* ➡ Akute Bronchitis, Seite 530 ➡ Spastische Bronchitis, Seite 360 ➡ Lungenentzündung, Seite 538

Symptome und Beschwerden	Mögliche Ursachen	Was man tun soll
Fieber mit lange andauernden Hustenanfällen und einer tiefen, pfeifenden Einatmung und ● eventuell Aushusten von zähem Schleim	Keuchhusten	*Arztbesuch notwendig* ➡ Keuchhusten, Seite 366
Fieber mit bellendem Husten und ● eventuell Atemnot und ● eventuell Heiserkeit und ● eventuell Erstickungsanfälle in der Nacht	Pseudokrupp, Schwellung des Kehlkopfdeckels durch Entzündung	Versuchen Sie, das Kind zu beruhigen. **Arztbesuch dringend notwendig** ➡ Pseudokrupp, Seite 359 ➡ Epiglottitis, Seite 360
Fieber mit starken Kopfschmerzen, die schlimmer werden, wenn das Kind den Kopf nach vorne beugt, und ● Nackensteifigkeit und ● lichtempfindliche Augen und ● eventuell Übelkeit und Erbrechen und ● eventuell Krämpfe	Gehirnhautentzündung	**Arztbesuch dringend notwendig** ➡ Gehirnhautentzündung, Seite 424
Hohes Fieber mit starken Temperaturschwankungen im Tagesverlauf	Blutvergiftung (Sepsis)	**Arztbesuch dringend notwendig**
Hohes Fieber, heiße, trockene Haut, Schwindel und Übelkeit nach zu langem Aufenthalt in der Sonne und ● eventuell Bewusstseinsstörungen	Hitzschlag	**Arztbesuch dringend notwendig**
Fieber und Krämpfe und ● eventuell Bewusstseinsstörungen	Fieberkrampf	Ein Fieberkrampf bei Kindern ist nicht lebensbedrohlich. Versuchen Sie, mit kalten Wickeln das Fieber zu senken. Wenn das Kind jünger als 18 Monate ist oder der Fieberkrampf länger als 5 Minuten andauert: **Sofort Rettungsdienst rufen**
Fieber, nachdem das Kind giftige Substanzen geschluckt hat (Zahnpasta, giftige Pflanzen, Waschmittel usw.)	Vergiftung	**Sofort Rettungsdienst rufen**
Fieber nach einer Verletzung und ● Kopfschmerzen und ● Schwindel und ● Muskelkrämpfe	Wundstarrkrampf	**Sofort Rettungsdienst rufen** ➡ Tetanus, Seite 283

Frieren, ungewöhnliches

Wenn Sie oft das Gefühl haben, dass Ihnen kalt ist, dann können ständige Übermüdung, Durchblutungsstörungen, Hormonstörungen, Depressionen usw. die Ursache dafür sein. Vielleicht sollten Sie sich aber auch überlegen, was Ihnen eine »Gänsehaut über den Rücken jagt«.

Symptome und Beschwerden	Mögliche Ursachen	Was man tun soll
Frieren, wenn Sie lange nicht oder wenig geschlafen haben	Erschöpfung	Schlafen Sie sich aus. Das Kältegefühl vergeht von allein.
Frieren, wenn Sie gerade eine Abmagerungskur machen	Hunger	Viele Abmagerungskuren sind ungesund. Wenn Sie sich nicht wohl fühlen, sollten Sie die Kur unterbrechen. ➡ Gewicht, Seite 238
Frieren, wenn Sie untergewichtig sind	Wenig Kälteschutz	Versuchen Sie ein paar Kilo zuzunehmen. Wenn Sie extrem mager sind, *Arztbesuch notwendig* ➡ Gewicht, Seite 238 ➡ Essstörungen, Seite 414
Frieren, wenn Sie ● sich einsam fühlen und/oder ● sich nicht ausreichend geliebt fühlen	Seelische Probleme	Versuchen Sie Wärme in Ihr Leben zu bringen. Wenn Sie dabei Hilfe brauchen, *Arztbesuch notwendig* ➡ Im Gleichgewicht sein, Seite 216 ➡ Beratung und Psychotherapie, Seite 892
Frieren und ● Müdigkeit in der Frühe und ● eventuell Kopfweh und ● eventuell Übelkeit	Niedriger Blutdruck	Bringen Sie Bewegung in Ihr Leben. Treiben Sie Sport, wenn Sie Lust dazu haben, oder gehen Sie öfter zu Fuß. Wenn das nichts nützt, *Arztbesuch notwendig* ➡ Niedriger Blutdruck, Seite 553 ➡ Bewegung und Sport, Seite 222
Frieren nach der Einnahme von Medikamenten und ● eventuell Blässe	Anzeichen für Durchblutungsstörungen als Nebenwirkung von ● Migränemitteln mit den Wirkstoffen Dihydroergotamin, Ergotamin ● Mitteln gegen Herz-Kreislauf-Beschwerden mit den Wirkstoffen Dihydroergocristin, Dihydroergocornin, Dihydroergocryptin, Dihydroergotamin, Midodrin ● Betablockern (Mitteln gegen zu hohen Blutdruck) ● Mitteln mit dem Wirkstoff Bromocriptin	Kontrollieren Sie im Beipacktext Ihrer Medikamente, ob einer der genannten Wirkstoffe enthalten ist. Wenn das der Fall ist, *Arztbesuch notwendig* ➡ Umgang mit Medikamenten, Seite 834

Symptome und Beschwerden	Mögliche Ursachen	Was man tun soll
Frieren und Fieber und ● eventuell Schüttelfrost	Begleiterscheinung des Fiebers	Wenn das Fieber länger als drei Tage andauert oder 40 Grad übersteigt, *Arztbesuch notwendig*
Frieren bei tiefen Temperaturen und ● weißblaue Finger, Lippen und Ohren und ● dunkler Harn	Blutarmut, Akute oder chronische Kältekrankheit	*Arztbesuch notwendig* ➡ Blutarmut, Seite 574
Kalte Finger, die plötzlich blau oder weiß werden	Gefäßverkrampfung	*Arztbesuch notwendig* ➡ Raynaud´sche Erkrankung, Seite 560

Füße, geschwollene

Geschwollene Füße zeigen nicht nur Entzündungen oder Verletzungen im Bereich des Fußes an, sie sind auch manchmal Warnsignal für andere Erkrankungen.

Symptome und Beschwerden	Mögliche Ursachen	Was man tun soll
Geschwollene, schmerzende Füße		➡ Symptom Füße, schmerzende, Seite 87
Geschwollene Füße ● nach langem Stehen oder Gehen und/oder ● bei großer Hitze	Ermüdungserscheinung, Schwellung durch Hitze	Legen Sie die Beine hoch. Nehmen Sie ein kühlendes Fußbad. ➡ Wasserbehandlung, Seite 876
Geschwollene Füße bei Krampfadern und ● eventuell Schmerzen	Begleiterscheinung der Krampfadern	Wenn Sie häufig geschwollene Füße haben, *Arztbesuch notwendig* ➡ Krampfadern, Seite 556
Bei Frauen: Geschwollene Füße ● vor und während der Regel oder ● während der Einnahme der »Pille« oder ● während der Schwangerschaft	Wassereinlagerung im Körper, Normale Reaktion des Körpers	Wenn andere Beschwerden dazukommen, *Arztbesuch notwendig* ➡ Menstruation, Seite 755 ➡ »Pille«, Seite 313 ➡ Beschwerden während der Schwangerschaft, Seite 330
Geschwollene Füße während der Schwangerschaft und plötzliche Gewichtszunahme, obwohl Sie nicht wesentlich mehr essen, und ● eventuell Kopfweh und ● eventuell Schwindel	Schwangerschaftshochdruck	*Arztbesuch notwendig* ➡ Schwangerschaftshochdruck, Seite 334
Geschwollener Knöchel nach einer Verletzung, die unter Umständen auch schon Monate zurückliegen kann	Bänderdehnung, Bänderzerrung	*Arztbesuch notwendig* ➡ Bänderzerrung, Bänderriss, Seite 678
Geschwollene Knöchel an beiden Beinen ohne erkennbare Ursache (Verletzung, Überbeanspruchung) und ● eventuell Kurzatmigkeit	Herzschwäche	*Arztbesuch notwendig* ➡ Herzschwäche, Seite 566
Geschwollene Knöchel und Augenlider und ● Abgeschlagenheit und ● trüber Harn und ● eventuell Kopfschmerzen und ● eventuell Fieber	Nierenentzündung	*Arztbesuch notwendig* ➡ Akute Entzündung der Filterzellen der Nieren, Seite 657

Füße, schmerzende

Wenn Ihre Füße Sie nicht mehr tragen wollen, dann haben Sie ihnen vielleicht zu viel zugemutet. Auch ein eingetretener Fremdkörper, Abnutzungserscheinungen und einige Krankheiten können die Füße schmerzen lassen.

Symptome und Beschwerden	Mögliche Ursachen	Was man tun soll
Schmerzende Füße nach langem Stehen oder Gehen und ● eventuell unbequeme Schuhe und ● eventuell Übergewicht	Ermüdungserscheinung, Falsches Schuhwerk, Übergewicht	Tragen Sie nur bequeme Schuhe, in denen Ihre Füße genug Platz haben. Legen Sie die Beine hoch. Nehmen Sie ein Fußbad. ➥ Füße, Seite 680 ➥ Wasserbehandlungen, Seite 876 ➥ Gewicht, Seite 238
Schmerzende Füße durch Fehlstellung der Füße	Diverse Fehlstellungen, wie z. B. Plattfuß, Spreizfuß	*Arztbesuch notwendig* ➥ Füße, Seite 680
Schmerzende Fußsohle mit einer kleinen Schwiele oder einer entzündeten Stelle und ● eventuell hornartige Erhebungen	Dornwarzen, Hornschwielen, Hühnerauge, Eingetretener Fremdkörper (z. B. Glassplitter)	Wenn die Beschwerden nicht nach einer Woche nachlassen oder Sie den Fremdkörper nicht entfernen können, *Arztbesuch notwendig* ➥ Warzen, Seite 487 ➥ Hornhaut, Seite 486 ➥ Hühnerauge, Seite 485
Juckende Füße, vor allem zwischen den Zehen, und ● eventuell rissige, gerötete Haut, die sich schält	Fußpilz	Betroffene Stellen zwei bis drei Wochen mit einem Pilzmittel behandeln. Geht die Entzündung nicht zurück, *Arztbesuch notwendig* ➥ Fußpilz, Seite 485
Schmerzende Zehen und ● gerötetes, entzündetes Nagelbett	Nagelbettentzündung	Nehmen Sie ein warmes Fußbad in Kamillentee. Wenn dadurch die Entzündung nicht zurückgeht, *Arztbesuch notwendig* ➥ Nagelbettentzündung, Seite 517
Fußschmerzen und ● eventuell Kribbeln in Armen und Beinen nach der Einnahme von Medikamenten	Anzeichen von Nervenschäden als Nebenwirkung von ● Rheumamitteln mit dem Wirkstoff Chloroquin ● Tuberkulosemitteln mit den Wirkstoffen Isoniazid, Methaniazid-Kalzium, Vitamin B_6 nach längerer Anwendung	Kontrollieren Sie im Beipacktext Ihrer Medikamente, ob einer der genannten Wirkstoffe enthalten ist. Wenn diese Beschwerden auftreten, *Arztbesuch notwendig* ➥ Umgang mit Medikamenten, Seite 834
Schmerzen im Fußgelenk, leicht und kurz bis schwer und lang anhaltend, und ● eventuell Schwellung	Überzogene Bewegung des Gelenks	Ruhig stellen, kalte Umschläge. Wenn das Gelenk nach drei Tagen noch geschwollen und nicht belastbar ist, *Arztbesuch notwendig* ➥ Verstauchung, Seite 684

Symptome und Beschwerden	Mögliche Ursachen	Was man tun soll
Schmerzende Sprunggelenke mit zunehmendem Alter und ● eventuell gleichzeitig Schmerzen in den Knien und Hüftgelenken	Abnutzungserscheinung	*Arztbesuch notwendig* ➡ Arthrose, Seite 689
Schmerzende, geschwollene, gerötete Fußgelenke und ● eventuell andere schmerzende Gelenke und ● eventuell Fieber	Rheuma, Gicht (meist ist große Zehe betroffen)	*Arztbesuch notwendig* ➡ Rheuma, Seite 686 ➡ Gelenkentzündungen, Seite 694 ➡ Rheumatoide Arthritis, Seite 690 ➡ Gicht, Seite 698 ➡ Lupus erythematodes, Seite 696
Fersenschmerzen und Rückenschmerzen, besonders bei jungen Männern	Morbus Bechterew	*Arztbesuch notwendig* ➡ Bechterew-Krankheit, Seite 695
Fußschmerzen und ● eventuell Kribbeln und Brennen in den Beinen	Nervenschäden bei Diabetikern oder Alkoholikern	*Arztbesuch notwendig* ➡ Nervenerkrankungen, Seite 438 ➡ Diabetes, Seite 722 ➡ Alkoholismus, Seite 417
Schmerzender Fuß nach einem Sturz oder Unfall und ● eventuell Unfähigkeit aufzutreten und ● eventuell Schwellung des Fußes und ● eventuell Fehlstellung des Fußes	Sehnenzerrung oder Bänderzerrung, Sehnenriss oder Bänderriss, Durch Verletzung verdrehte Knochen eines Gelenks, Knochenbruch	*Arztbesuch notwendig* ➡ Verrenkung, Seite 685 ➡ Sehnenzerrung, Sehnenriss, Seite 678 ➡ Bänderzerrung, Bänderriss, Seite 678 Bei Knochenbruch: **Rettungsdienst rufen** ➡ Knochenbruch, Seite 665

Gewichtsabnahme, unerklärliche

Gewichtsverlust ist meistens die Folge von Appetitlosigkeit. Wenn Sie keine Lust mehr zum Essen haben oder Ihr Körper die Nahrung nicht richtig verwertet, können verschiedene Krankheiten die Ursache sein. Vielleicht liegt Ihnen aber etwas so im Magen, dass es Ihnen »den Appetit verschlägt«.

Symptome und Beschwerden	Mögliche Ursachen	Was man tun soll
Gewichtsabnahme bei Stress oder seelischen Belastungen und ● eventuell Appetitlosigkeit und ● eventuell Niedergeschlagenheit und ● eventuell Konzentrations-störungen und ● eventuell Schlafstörungen	Seelische Probleme, Nervöser Magen, Schadstoffe im Lebensumfeld	Wenn sich Ihr Gewicht nach sechs Wochen nicht normalisiert hat und/oder die Gewichtsabnahme in zeitlichem Zusammenhang mit Wohnungs- oder Arbeitsplatzwechsel steht, *Arztbesuch notwendig* ➡ Im Gleichgewicht sein, Seite 216 ➡ Nervöser Magen, Seite 618
Gewichtsabnahme, wenn Sie viel Alkohol trinken, und ● Appetitlosigkeit	Reaktion auf Alkoholmissbrauch	Wenn Sie nicht ohnehin in ärztlicher Behandlung sind, *Arztbesuch notwendig* ➡ Alkoholismus, Seite 417
Gewichtsabnahme nach der Einnahme von Medikamenten	Erwünscht bei harntreibenden Medikamenten (Diuretika), Nebenwirkung von ● Mitteln gegen Fettstoffwechselstörungen ● Mitteln gegen Epilepsie ● Schilddrüsenhormonen (bei Überdosierung)	Wenn Sie Medikamente gegen diese Krankheiten einnehmen und der Arzt oder die Ärztin Sie nicht auf die mögliche Nebenwirkung hingewiesen hat, *Arztbesuch notwendig* ➡ Umgang mit Medikamenten, Seite 834
Gewichtsabnahme mit ● Durchfall und ● Magenschmerzen und ● eventuell Erbrechen	Darminfektion	Trinken Sie viel (Mineralwasser, Tee), und essen Sie wenig (Zwieback, Suppen). Wenn die Beschwerden nach drei Tagen nicht nachlassen, *Arztbesuch notwendig* ➡ Darminfektionen, Seite 637
Gewichtsabnahme und künstlich herbeigeführtes Erbrechen und ● eventuell Anfälle von Fress-sucht und ● eventuell Ausbleiben der Regel	Magersucht, Ess-Brech-Sucht	*Arztbesuch notwendig* ➡ Essstörungen, Seite 414
Gewichtsabnahme mit ● Durchfall, der in Schüben auftritt, und ● fettigem, voluminösen Stuhl	Chronische Entzündung der Bauchspeicheldrüse	*Arztbesuch notwendig* ➡ Bauchspeicheldrüsenschwäche, Seite 634 ➡ Bauchspeicheldrüsenentzündung, Seite 633

Symptome und Beschwerden	Mögliche Ursachen	Was man tun soll
Gewichtsabnahme mit starkem Schwitzen und ● Zittern und ● eventuell glänzenden, leicht hervortretenden Augäpfeln und ● eventuell Durchfall und ● eventuell Kropf	Schilddrüsenüberfunktion	*Arztbesuch notwendig* ➡ Schilddrüsenüberfunktion, Seite 737
Gewichtsabnahme mit häufigem Wasserlassen und ● starkem Durst und ● Müdigkeit und ● eventuell Juckreiz im Genitalbereich	Diabetes	*Arztbesuch notwendig* ➡ Diabetes, Seite 722
Gewichtsabnahme mit ● blutig-schleimigen Durchfällen und ● Appetitlosigkeit und ● Krämpfen und ● eventuell Fieber	Entzündliche Darmerkrankungen, Schwere Darminfektion	*Arztbesuch notwendig* ➡ Morbus Crohn, Seite 646 ➡ Colitis ulcerosa, Seite 645 ➡ Darminfektionen, Seite 637
Gewichtsverlust mit krampfartigen, drückenden oder stechenden Schmerzen im Oberbauch und ● eventuell Übelkeit und Erbrechen und ● eventuell Sodbrennen und ● eventuell Mundgeruch	Magengeschwür, Zwölffingerdarmgeschwür, Speiseröhrenkrebs	*Arztbesuch notwendig* ➡ Magen- und Zwölffingerdarmgeschwür, Seite 621 ➡ Speiseröhrenkrebs, Seite 617
Gewichtsverlust mit Husten und ● eventuell Nachtschweiß und ● eventuell erhöhte Temperatur und ● eventuell Blut im Auswurf	Tuberkulose, Lungenkrebs	*Arztbesuch notwendig* ➡ Tuberkulose, Seite 539 ➡ Lungenkrebs, Seite 542
Starker unerklärlicher Gewichtsverlust	Warnsignal bei fast allen Krebserkrankungen, sehr selten bei AIDS	*Arztbesuch notwendig* ➡ Krebs, Seite 708 ➡ AIDS, Seite 586

Gewichtszunahme

Wenn Sie stark zunehmen, sind nur ganz selten Hormonstörungen oder andere Erkrankungen die Ursache dafür. Meist entsteht Übergewicht durch zu viel und zu fettes Essen und durch zu viel Alkohol. Wenn Sie immer alles »*in sich hineinfressen*«, können Sie sich vielleicht fragen, was das Essen ersetzen soll, wovor Ihr »Panzer« Sie schützt.

Symptome und Beschwerden	Mögliche Ursachen	Was man tun soll
Gewichtszunahme nach häufigem üppigen Essen und/oder Alkoholkonsum	Normale Reaktion des Körpers	Essen Sie ein paar Tage lang weniger. Bemühen Sie sich um eine ausgewogene Zusammenstellung der Speisen, und bewegen Sie sich mehr. Schränken Sie Ihren Alkoholkonsum ein. ➡ Gewicht, Seite 238 ➡ Alkohol, Seite 274
Gewichtszunahme in einer Familie, in der die Eltern übergewichtig sind	Ungünstige Essgewohnheiten und/oder Zu wenig Bewegung und/oder Seelische Probleme und/oder Veranlagung	Überprüfen Sie Ihre Essgewohnheiten. ➡ Ernährungsgewohnheiten, Seite 232 ➡ Gewicht, Seite 238 ➡ Im Gleichgewicht sein, Seite 216 ➡ Bewegung und Sport, Seite 222
Gewichtszunahme, nachdem Sie aufgehört haben zu rauchen	Begleiterscheinung des Nikotinentzugs	Wahrscheinlich essen Sie mehr. Beobachten Sie sich zwischen den Mahlzeiten. Vielleicht naschen Sie, anstatt zu rauchen. Versuchen Sie, mehr Bewegung in Ihr Leben zu bringen. In den meisten Fällen pendelt sich das Gewicht nach einigen Monaten wieder ein. ➡ Rauchen, Seite 272 ➡ Bewegung und Sport, Seite 222
Gewichtszunahme, nachdem sich Ihre Lebensumstände geändert haben (z. B. ruhigeres Leben, Wegfallen körperlicher Betätigungen usw.)	Verminderter Kalorienbedarf	Wahrscheinlich essen Sie gleich viel, obwohl Sie weniger Kalorien verbrauchen. Essen Sie weniger oder betreiben Sie mehr Sport. ➡ Gewicht, Seite 238 ➡ Bewegung und Sport, Seite 222
Bei Frauen: Gewichtszunahme eine Woche vor und während der Regel	Hormonell bedingte Schwankungen	Kein Grund zur Beunruhigung. Der Körper speichert manchmal mehr Wasser. ➡ Menstruation, Seite 755
Gewichtszunahme und ● Unlustgefühle und/oder ● Stress und/oder ● gedrückte Stimmung und/oder ● Müdigkeit und/oder ● Angst	Essen als Ersatzhandlung, Seelische Probleme	Überprüfen Sie, ob sich Ihre Essgewohnheiten in der letzten Zeit geändert haben. Wenn Sie aus Frustration essen, versuchen Sie Ihre Probleme zu lösen. Wenn Sie dabei Hilfe brauchen, *Arztbesuch notwendig* ➡ Gewicht, Seite 238 ➡ Im Gleichgewicht sein, Seite 216 ➡ Beratung und Psychotherapie, Seite 892

Symptome und Beschwerden	Mögliche Ursachen	Was man tun soll
Gewichtszunahme und/oder ungewöhnliche Appetitzunahme nach der Einnahme von Medikamenten	Nebenwirkung von ● Rheumamitteln, die Kortisone oder das Hormon ACTH enthalten (bei längerer Anwendung) ● Mitteln zur Beruhigung und gegen Allergien mit dem Wirkstoff Promethazin ● Migränemitteln mit den Wirkstoffen Methysergid, Pizotifen ● Mitteln gegen Allergien mit dem Wirkstoff Astemizol ● Mitteln mit dem Wirkstoff Danazol, die den Hormonhaushalt der Frau beeinflussen ● Mitteln gegen Epilepsie mit dem Wirkstoff Valproinsäure	Kontrollieren Sie im Beipacktext Ihrer Medikamente, ob einer der genannten Wirkstoffe enthalten ist. Wenn Sie das Mittel rezeptfrei in der Apotheke gekauft haben, hören Sie auf, es einzunehmen. Wenn das Mittel ärztlich verordnet wurde und Sie nicht auf die mögliche Nebenwirkung aufmerksam gemacht wurden, *Arztbesuch notwendig* ➡ Umgang mit Medikamenten, Seite 834
Gewichtszunahme im Zusammenhang mit ● Herzerkrankungen oder ● Nierenerkrankungen oder ● Lebererkrankungen	Wassereinlagerung im Gewebe	*Arztbesuch notwendig* ➡ Herzschwäche, Seite 566 ➡ Leberzirrhose, Seite 628 ➡ Nierenschwäche, Nierenversagen, Seite 660
Gewichtszunahme mit ● trockener Haut und trockenem Haar und ● Müdigkeit und ● ungewöhnlichem Kälteempfinden und ● eventuell Heiserkeit	Schilddrüsenunterfunktion	*Arztbesuch notwendig* ➡ Schilddrüsenunterfunktion, Seite 736
Bei Frauen: Plötzliche Gewichtszunahme in der Schwangerschaft, ohne dass Sie erheblich mehr essen, und ● geschwollene Beine, Füße, Hände und ● eventuell ein aufgequollenes Gesicht	Schwangerschaftshochdruck	*Arztbesuch notwendig* ➡ Schwangerschaftshochdruck, Seite 334

Haarausfall

Einige Haare im Kamm sind noch kein Grund zur Beunruhigung. Erst wenn sich das Haar lichtet oder sich kahle Stellen auf der Kopfhaut bilden, spricht man von Haarausfall. Meist gehört er zum normalen Alterungsprozess oder liegt in der Familie. Wenn Sie sich Sorgen machen, weil Sie »Haare lassen« müssen, reden Sie mit Ihrem Arzt.

Symptome und Beschwerden	Mögliche Ursachen	Was man tun soll
Langsam schütter werdendes Haar mit zunehmendem Alter, das bei Männern meistens mit »Geheimratsecken« und Hinterkopfglatze beginnt	Vererbung, Normaler Alterungsprozess	Es gibt keine Wundermittel. ➡ Haarausfall, Glatzenbildung, Seite 513
Haarausfall nach »Verschönerungs«techniken, die das Haar strapazieren, z. B. • Shampoos und/oder • zu heißes Fönen und/oder • Färben und/oder • Dauerwellenbehandlung	Haarschäden durch falsche Behandlung	Meiden Sie alle strapaziösen Behandlungsmethoden, dann hört der Haarausfall von selbst auf. ➡ Haar- und Bartpflege, Seite 512
Bei Frauen: Haarausfall nach der Geburt eines Kindes	Hormonelle Umstellung	Kein Grund zur Beunruhigung, der Haarausfall hört nach einigen Monaten von selbst wieder auf.
Haarausfall einige Zeit nach einer schweren Infektionskrankheit	Begleiterscheinung der Erkrankung	Kein Grund zur Beunruhigung, der Haarausfall hört nach einigen Monaten von selbst wieder auf.
Haarausfall bei Alkoholismus und Lebererkrankungen	Begleiterscheinung der Erkrankung	Wenn Sie nicht ohnehin in ärztlicher Behandlung sind, *Arztbesuch notwendig* ➡ Alkoholismus, Seite 417 ➡ Leberzirrhose, Seite 628
Plötzlich beginnender, starker Haarausfall	Hormonstörung	*Arztbesuch notwendig* ➡ Haarausfall, Glatzenbildung, Seite 513 ➡ Wechseljahre, Seite 760
Plötzlich beginnender kreisrunder Haarausfall	Häufig ungeklärt (Alopecia areata)	*Arztbesuch notwendig* ➡ Kreisrunder Haar- oder Bartausfall, Seite 515

Symptome und Beschwerden	Mögliche Ursachen	Was man tun soll
Haarausfall nach der Verwendung von Medikamenten	Nebenwirkung von ● Hautmitteln mit dem Wirkstoff Etretinat ● Mitteln gegen Kopfschuppen und Seborrhoe mit den Wirkstoffen Kadmiumsulfid, Selensulfid ● Mitteln gegen Blutgerinnsel mit den Wirkstoffen Acenocoumarol, Heparin, Phenprocoumon (selten) ● Mitteln gegen Schilddrüsenerkrankungen mit den Wirkstoffen Carbimazol, Thiamazol ● Mitteln gegen Epilepsie mit dem Wirkstoff Valproinsäure ● Chemotherapie bei Krebsbehandlung	Kontrollieren Sie im Beipacktext Ihrer Medikamente, ob einer der genannten Wirkstoffe enthalten ist. Wenn Sie das Mittel rezeptfrei in der Apotheke gekauft haben, hören Sie auf, es anzuwenden. Wenn das Mittel ärztlich verordnet wurde, *Arztbesuch notwendig* ➡ Umgang mit Medikamenten, Seite 834
Haarausfall und brüchiges Haar und ● brüchige Nägel und ● eventuell Müdigkeit und ● eventuell Blässe	Eisenmangel-Anämie	*Arztbesuch notwendig* ➡ Blutarmut: Eisenmangel-Anämie, Seite 574
Haarausfall und ● gerötete, leicht schuppende Flecken, vor allem im Gesicht, auf der Nase und den Wangenknochen, und ● Gelenkschmerzen, besonders in den Fingern, und ● Fieber	Erkrankung des Bindegewebes	*Arztbesuch notwendig* ➡ Lupus erythematodes, Seite 696
Haarausfall mit kahlen Stellen und ● eventuell geröteter Kopfhaut und ● eventuell schuppiger Kopfhaut und ● eventuell Eiterbläschen	Entzündungen der Kopfhaut, Pilzinfektion	*Arztbesuch notwendig*

Haarwuchs, übermäßiger bei Frauen

Starke Behaarung bei Frauen ist selten ein Krankheitszeichen. Die Probleme, die dadurch entstehen, haben meist damit zu tun, dass stärker behaarte Frauen als weniger attraktiv gelten. Wenn Ihre Körperbehaarung jedoch ungewohnt stark zunimmt, kann das eine Störung sein.

Symptome und Beschwerden	Mögliche Ursachen	Was man tun soll
Starke Behaarung, die sich bereits in der Jugend entwickelt, und ● eventuell stark behaarte Frauen in der Verwandtschaft	Erbliche Anlage	Kein Grund zur Beunruhigung. Lassen Sie sich nicht vom Modediktat verunsichern. Wenn Sie darunter leiden, können Sie die Haare bleichen oder entfernen.
Behaarung, die nach dem 45. Lebensjahr auftritt, vor allem auf der Oberlippe und am Kinn	Hormonelle Veränderungen	Kein Grund zur Beunruhigung. Wenn Sie am ganzen Körper ungewöhnlich viele Haare bekommen oder durch Ihren Haarwuchs beunruhigt sind, *Arztbesuch notwendig* ➡ Wechseljahre, Seite 760
Übermäßiger Haarwuchs nach der Einnahme von Medikamenten	Nebenwirkung von ● männlichen Sexualhormonen wie Clostebol, Metenolon, Mesterolon, Methyltestosteron, Testosteron, Nandrolon ● Mitteln gegen Zyklusstörungen mit den Wirkstoffen Lynestrenol, Medrogeston, Norethisteron ● Mitteln gegen Unfruchtbarkeit mit dem Wirkstoff Danazol ● Mitteln gegen Epilepsie mit dem Wirkstoff Phenytoin	Kontrollieren Sie im Beipacktext Ihrer Medikamente, ob einer der genannten Wirkstoffe enthalten ist. Wenn der Arzt oder die Ärztin Sie auf diese Nebenwirkung nicht aufmerksam gemacht hat, *Arztbesuch notwendig* ➡ Umgang mit Medikamenten, Seite 834
Starke Behaarung und ● Tieferwerden der Stimme und ● Ausbleiben der Monatsblutung und ● »Vermännlichung«	Störung der Hirnanhangdrüse, Störung der Nebennierenrinde, Störung der Eierstöcke	*Arztbesuch notwendig* ➡ Riesenwuchs bei Erwachsenen, Seite 742 ➡ Cushing-Erkrankung, Seite 744 ➡ Eileiter und Eierstöcke, Seite 776
Verstärkter Haarwuchs bei Unterernährung	Unterernährung, Magersucht	*Arztbesuch notwendig* ➡ Essstörungen, Seite 414

Halluzinationen

Wenn Sie Dinge sehen, Stimmen hören oder etwas fühlen, was andere Menschen nicht sehen, hören oder fühlen können, ist das nicht immer ein Grund zur Beunruhigung. Manchmal können Halluzinationen aber auch Begleiterscheinung schwerer körperlicher oder seelischer Erkrankungen oder die Nebenwirkung von Medikamenten sein.

Symptome und Beschwerden	Mögliche Ursachen	Was man tun soll
Ungewöhnliche Wahrnehmungen ● kurz vor dem Einschlafen oder Aufwachen oder ● im Zusammenhang mit Meditation	Hineingehen in Randzonen des Bewusstseins, Wahrnehmung anderer Bewusstseinsebenen	Kein Grund zur Beunruhigung. Wenn Sie sich damit überfordert fühlen, *Arztbesuch notwendig* ➡ Beratung und Psychotherapie, Seite 892
Hören oder Sehen eines geliebten Menschen, der kürzlich gestorben ist	Normale Trauerarbeit, Wahrnehmung anderer Bewusstseinsebenen	Kein Grund zur Beunruhigung. Wenn Sie die Trauer nicht allein verarbeiten wollen oder können, *Arztbesuch notwendig* ➡ Beratung und Psychotherapie, Seite 892
Halluzinationen, wenn Sie ● viel Alkohol trinken oder ● Drogen einnehmen oder ● Medikamente einnehmen	Alkoholmissbrauch, Drogenmissbrauch, Nebenwirkung verschiedener Medikamente	*Arztbesuch notwendig* ➡ Genussmittel und Drogen, Seite 272 ➡ Abhängigkeiten, Seite 417
Halluzinationen und hohes Fieber	Fieberträume	Wenn Sie länger als einen Tag mehr als 40 Grad Fieber haben, *Arztbesuch notwendig*
Halluzinationen und ● Hören von Stimmen, die Sie verfolgen oder anschuldigen	Depressionen, Schizophrenie, Wahn	*Arztbesuch notwendig* ➡ Depression, Seite 407 ➡ Schizophrenie, Seite 412
Halluzinationen und eines oder mehrere der folgenden Symptome: ● allgemeine Verwirrung, ● extreme Unruhe, ● Zittern, ● Schweißausbrüche	Delirium	*Arztbesuch notwendig* ➡ Alkoholismus, Seite 417

Halsschmerzen

Halsschmerzen entstehen meistens, wenn die Atemwege gereizt oder entzündet sind. Wenn Sie »zu viel am Hals« haben, könnte Ihnen Ihr Körper einen Hinweis geben, dass es Zeit wird, Dinge zu verändern.

Symptome und Beschwerden	Mögliche Ursachen	Was man tun soll
Halsschmerzen mit Heiserkeit nach ● übermäßigem Rauchen und/oder ● Alkoholkonsum	Reizung der Schleimhäute	Hören Sie auf zu rauchen. Trinken Sie weniger. Gurgeln Sie mit Kamillen- oder Salbeitee. ➡ Genussmittel und Drogen, Seite 272 ➡ Pflanzenheilkunde, Seite 867
Halsschmerzen mit Heiserkeit ● nach lautem Schreien oder ● vielem Reden oder ● Singen	Überbeanspruchung der Stimmbänder	Schonen Sie Ihre Stimme. Gurgeln Sie mit Kamillen- oder Salbeitee. ➡ Pflanzenheilkunde, Seite 867
Halsschmerzen mit Brennen und Kratzen und ● eventuell Schluckbeschwerden und ● eventuell Räusperzwang und ● eventuell Trockenheitsgefühl im Hals	Reizung des Rachens durch trockene, überheizte Luft und/oder staubige Luft und/oder Chemikalien in der Atemluft	Gurgeln Sie mit Kamillen- oder Salbeitee. Wenn die chemische Belastung akut auftritt (z.B. Ausströmen von Reizgasen), *Arztbesuch notwendig* ➡ Rachenentzündung, Seite 527
Halsschmerzen mit rinnender Nase und ● Niesen und ● eventuell Schluckbeschwerden und ● eventuell Husten und ● eventuell Kopfschmerzen und ● eventuell Muskelschmerzen und ● eventuell Fieber	Erkältung, »Grippe«	Gurgeln Sie mit Kamillen- oder Salbeitee. Trinken Sie viel Tee oder andere Flüssigkeiten. Wenn die Beschwerden nach einer Woche nicht nachlassen, *Arztbesuch notwendig* ➡ Erkältung, »Grippe«, Seite 520 ➡ Rachenentzündung, Seite 527 ➡ Pflanzenheilkunde, Seite 867
Halsschmerzen nach der Einnahme von Medikamenten und ● Infektneigung ● Blässe, Müdigkeit und Schwindel	Anzeichen von Blutschäden oder Knochenmarkschäden als Nebenwirkung einer Vielzahl von Medikamenten	*Arztbesuch notwendig* ➡ Umgang mit Medikamenten, Seite 834
Halsschmerzen und ● Schluckbeschwerden und ● gerötete, geschwollene, eitrigbelegte Mandeln und ● Fieber und ● geschwollene Lymphknoten am Hals	Entzündung der Mandeln, Drüsenfieber	*Arztbesuch notwendig* ➡ Mandelentzündung, Seite 526 ➡ Pfeiffer'sches Drüsenfieber, Seite 584
Halsschmerzen mit einer Schwellung zwischen Ohr und Kiefer und ● Fieber	Mumps	*Arztbesuch notwendig* ➡ Mumps, Seite 367

Symptome und Beschwerden	Mögliche Ursachen	Was man tun soll
Halsschmerzen und Fieber bei Kindern und • feinfleckiger, stecknadelgroßer, scharlachroter Hautausschlag	Scharlach	*Arztbesuch notwendig* ➡ Scharlach, Seite 365
Halsschmerzen und • Schluckbeschwerden und • starke Heiserkeit und • Schmerzen beim Sprechen und • eventuell langsam beginnende Stimmveränderung	Stimmbandentzündung, Kehlkopfentzündung, Kehlkopf- und Stimmbandtumor	*Arztbesuch notwendig* ➡ Kehlkopfentzündung, Stimmbandentzündung, Seite 528 ➡ Kehlkopf- und Stimmbandtumor, Seite 529
Halsschmerzen im Bereich der Schilddrüse (beim »Kropf«)	Schilddrüsenentzündung	*Arztbesuch notwendig* ➡ Schilddrüsenentzündung, Seite 739
Starke Halsschmerzen und Hustenanfälle nach »Verschlucken«	Fremdkörper oder Teilchen von Nahrungsmitteln in der Luftröhre	Beugen Sie den Kopf vornüber und versuchen Sie den Fremdkörper auszuhusten (jemand soll Ihnen auf den Rücken klopfen). Kleinkinder mit den Füßen in die Höhe nehmen und auf den Rücken klopfen. Wenn diese Maßnahme nichts nützt und Erstickungsanfälle auftreten: **Sofort Rettungsdienst rufen**
Bei Kindern: Halsschmerzen und • eventuell Schluckbeschwerden und • eventuell bellender Husten und • eventuell Heiserkeit und • eventuell Atemnot und • eventuell kloßige Stimme	Pseudokrupp, Kehlkopfdeckelentzündung	Bei Atemnot oder wenn das Kind eine kloßige Stimme bekommt: **Sofort Rettungsdienst rufen** ➡ Pseudokrupp, Seite 359 ➡ Epiglottitis, Seite 360

Hautausschlag

Die Haut zeigt unsere Emotionen sehr direkt. Wir erröten, erblassen, bekommen eine Gänsehaut und können oft »nicht aus unserer Haut heraus«. Was immer Ihnen »unter die Haut geht« oder Ihre Haut zum »Ausschlagen« bringt, die Ursachen dafür können seelische Probleme, Infektionen, Viren, Pilze, Allergien usw. sein.

Symptome und Beschwerden	Mögliche Ursachen	Was man tun soll
Hautausschlag mit Fieber Hautflecken, Hautverfärbungen Hautknoten, Wucherungen und Warzen Allgemeine Hautprobleme		➡ Symptom Hautausschlag mit Fieber, Seite 106 ➡ Symptom Hautflecken, Hautverfärbungen, Seite 107 ➡ Symptom Hautknoten, Wucherungen und Warzen, Seite 110 ➡ Symptom Hautprobleme, allgemeine, Seite 112
Plötzlich auftretender Hautausschlag nach dem Essen	Allergische Reaktion auf bestimmte Nahrungsmittel oder Zusätze in Nahrungsmitteln	Beobachten Sie, wann der Ausschlag auftritt, und meiden Sie diese Speisen. Wenn Sie Probleme damit haben, *Arztbesuch notwendig* ➡ Allergien, Seite 590
Hautausschlag, wenn Sie ● seelische Probleme haben oder ● starkem Stress ausgesetzt sind	Reaktion der Haut auf Überforderung	Versuchen Sie Ihre Probleme zu lösen und den Stress abzubauen. Wenn Sie dabei Hilfe brauchen, *Arztbesuch notwendig,* ➡ Im Gleichgewicht sein, Seite 216 ➡ Kranke Seele, Seite 404 ➡ Beratung und Psychotherapie, Seite 892
Hellroter Ausschlag und ● meist Juckreiz und ● Bläschen und ● später verdickte, entzündete, trocken schuppende Haut	Kontaktekzem	Beobachten Sie, womit Sie in Berührung kamen, bevor der Ausschlag auftrat (z. B. Uhr, Schmuck, Kosmetika, Waschmittel usw.) *Arztbesuch notwendig* ➡ Kontaktekzem, Seite 491
Rote oder weiße, flüchtige, juckende, beetartige Erhabenheit der Haut	Nesselausschlag	Wenn die Beschwerden unangenehm sind oder immer wieder auftreten, *Arztbesuch notwendig* ➡ Nesselsucht, Seite 504
Gerötete, stark juckende Quaddeln mit rotem Punkt (Einstichstelle) auf der Haut, häufig mehrere nebeneinander	Insektenstiche	Bei starkem Juckreiz *Arztbesuch notwendig* ➡ Insektenstiche, Seite 488
Juckende, entzündete, gerötete Haut, vor allem an Nacken, Ellenbeuge, Kniekehlen, Handrücken, Gesicht und ● eventuell kleine Knötchen	Neurodermitis	*Arztbesuch notwendig* ➡ Neurodermitis, Seite 493

Symptome und Beschwerden	Mögliche Ursachen	Was man tun soll
Hautausschlag und/oder Hautbläschen nach der Anwendung von Medikamenten	In vielen Fällen Anzeichen einer allergischen Reaktion bzw. einer Lichtüberempfindlichkeit. Nebenwirkung zahlreicher Arzneimittel, vor allem von ● Antibiotika und Mitteln, denen Antibiotika beigemengt sind ● den meisten Einreibemitteln bei Muskel- und Gelenkschmerzen ● den meisten Mitteln gegen Hauterkrankungen ● vielen Mitteln gegen Krampfadern ● einigen Rheuma- und Gichtmitteln ● einigen Husten- und Asthmamitteln ● einigen Schnupfenmitteln ● einigen Schmerzmitteln ● einigen Abführmitteln ● einigen Mitteln gegen Herz-Kreislauf-Erkrankungen ● einigen Mitteln gegen Magen- und Darmerkrankungen	Wenn Sie das Mittel rezeptfrei in der Apotheke gekauft haben und Hautbeschwerden im Beipacktext nicht als harmlose, vorübergehende Begleiterscheinung beschrieben sind, hören Sie auf, es anzuwenden. Wenn das Mittel ärztlich verordnet wurde und Sie nicht auf die mögliche Nebenwirkung aufmerksam gemacht wurden, *Arztbesuch notwendig* ➡ Umgang mit Medikamenten, Seite 834
Fettige, gelbliche, schuppige, leicht gerötete Haut, meistens am behaarten Kopf, aber auch im Augenbrauenbereich, auf Augenlidern, im Bereich von Nase und Mund (bei Männern im Bart und auf der behaarten Brust und Rücken), und ● leichter Juckreiz	Seborrhoisches Ekzem	*Arztbesuch notwendig* ➡ Schuppende Haut, Seite 400
Blassrosa bis hellrote, schuppende Hautflecken, die meist am Rumpf auftreten und sich von dort ausbreiten	Schüppchenrose	*Arztbesuch notwendig* ➡ Schüppchenrose, Seite 499
Ziegelrote, erhabene, meist nicht juckende Hautflecken mit silberweißen Schuppen vor allem auf der Kopfhaut, am Ellenbogen und über dem Kreuzbein	Schuppenflechte (Psoriasis)	*Arztbesuch notwendig* ➡ Schuppenflechte, Seite 499

Symptome und Beschwerden	Mögliche Ursachen	Was man tun soll
Sehr schmerzhafter Ausschlag mit Rötung und Bläschen, die in Gruppen auftreten, auf einer Körperseite, meist nur am Rumpf oder im Gesicht	Gürtelrose	*Arztbesuch notwendig* ➡ Gürtelrose, Seite 507
Kleine Bläschen auf der Haut, meist um Mund und Nase, die schnell aufplatzen und gelbe Krusten bilden	Bakterielle Hautinfektion	*Arztbesuch notwendig* ➡ Grindflechte, Seite 505
Kleine gerötete, linienförmig angeordnete, stark juckende Knötchen und Pusteln an den Seitenflächen oder der Beugeseite der Handgelenke und ● an den Fußknöcheln und ● an den Pobacken und ● im Genitalbereich	Krätze	*Arztbesuch notwendig* ➡ Krätze, Seite 490
Gerötete, rissige, später nässende und juckende Haut zwischen den Zehen, die sich abschält und unangenehm riecht	Fußpilz	Betroffene Stellen zwei bis drei Wochen lang mit einem Pilzmittel behandeln. Geht die Entzündung nicht zurück, *Arztbesuch notwendig* ➡ Fußpilz, Seite 485
Gerötete, entzündete, juckende Haut, vor allem hinter den Ohren, und ● eventuell weiße Punkte im Haar sichtbar (Nissen)	Kopfläuse	*Arztbesuch notwendig* ➡ Läuse, Seite 488
Bläuliche, juckende Punkte in der Schamregion	Filzläuse	*Arztbesuch notwendig* ➡ Läuse, Seite 488
Hautrötung und Schwellung am ganzen Körper nach einem Insektenstich und ● Juckreiz und ● eventuell Atemnot und ● Kollaps	Allergische Reaktion	**Sofort Rettungsdienst rufen** ➡ Allergien, Seite 590

Hautausschlag bei Kindern

Kinderhaut reagiert sensibel auf Einflüsse jeglicher Art. Ist sie in einem Moment rot und fleckig, so kann sie im nächsten unnatürlich blass sein. Aber auch Irritationen durch Nahrungsmittel und verschiedene Kinderkrankheiten verursachen Hautausschlag. Wenn Sie keine offensichtliche Ursache finden, können Sie sich überlegen, ob Ihr Kind seine *»dünne Haut«* schützen muss.

Symptome und Beschwerden	Mögliche Ursachen	Was man tun soll
Hautausschlag mit roten Flecken, der plötzlich auftritt und nach einiger Zeit wieder verschwindet	Starke Erhitzung, Aufregung	Ziehen Sie dem Kind überflüssige Kleidungsstücke aus, und gehen Sie mit ihm in den Schatten. Kühle Getränke und Ruhe können helfen.
Hautausschlag, der im Zusammenhang mit seelischen Belastungen oder in bestimmten Situationen auftritt	Reaktion der Haut aus Mangel an Abgrenzung	Unterstützen Sie Ihr Kind, belastende Situationen zu vermeiden oder zumindest zu besprechen, wenn sie nicht abzuwenden sind. Wenn der Hautausschlag über einen längeren Zeitraum hinweg besteht, *Arztbesuch notwendig* ➡ Im Gleichgewicht sein, Seite 216 ➡ Kranke Seele, Seite 404 ➡ Beratung und Psychotherapie, Seite 892
Juckende, schmerzende, rote Hautstelle	Insektenstich	Insektenstiche sind, außer bei Kindern, die darauf allergisch reagieren, meist ungefährlich. Die Rötung und der Schmerz gehen von selbst wieder weg. ➡ Insektenstiche, Seite 488
Fleckiger Hautausschlag nach dem Essen von unverträglichen Nahrungsmitteln (z. B. Erdbeeren, Tomaten, Schokolade usw.) und ● eventuell Juckreiz	Unverträglichkeit bestimmter Nahrungsmittel	Beobachten Sie, wann der Ausschlag auftritt, und meiden Sie diese Nahrungsmittel. Wenn der Hautausschlag trotzdem wieder auftritt, *Arztbesuch notwendig* ➡ Allergien, Seite 590
Bleibende rote Flecken im Gesicht (meistens ist es nur ein größerer Fleck auf der Stirn oder an der Nasenwurzel), die das Kind schon bei seiner Geburt hatte	Geburtsmal	Geburtsmale sind ungefährlich. Sie verblassen mit der Zeit oder gehen ganz weg. Wenn Sie besorgt sind oder unsicher, ob es sich um ein harmloses Geburtsmal handelt, *Arztbesuch notwendig*
Gelbfärbung der Haut bei Säuglingen in den ersten Lebenstagen	Neugeborenen-Gelbsucht	Eine leichte Gelbsucht ist ungefährlich und tritt bei fast allen Babys nach der Geburt auf. Bei starker Gelbsucht muss das Kind behandelt werden. *Arztbesuch notwendig* ➡ Neugeborenen-Gelbsucht, Seite 357

Symptome und Beschwerden	Mögliche Ursachen	Was man tun soll
Hautausschlag mit kleinen, roten Pickeln, bei Säuglingen vor allem im Genitalbereich und am Po, und ● gleichzeitig weißliche Beläge auf der Mundschleimhaut	Mundsoor und Windeldermatitis, verursacht durch Hefepilze	Kochen Sie Schnuller und Flaschen aus. Lassen Sie Ihr Baby möglichst oft ohne Windel strampeln. Manchmal hilft es auch, die Windelmarke zu wechseln und öfter zu wickeln. Wenn der Hautausschlag nicht nach einer Woche nachlässt, *Arztbesuch notwendig* ➡ Mundsoor, Windeldermatitis, Seite 358
Gerötete, trockene, schuppige Haut und ● Juckreiz und ● eventuell verdickte Hautstellen	Milchschorf, Neurodermitis	Es ist wichtig, das Kind am Kratzen zu hindern. Feuchte Umschläge, kühle, fetthaltige Badezusätze und Baumwollkleidung können den Juckreiz lindern. Wenn der Ausschlag nässt oder immer wieder auftritt, *Arztbesuch notwendig* ➡ Milchschorf, Seite 359 ➡ Neurodermitis, Seite 493
Hautausschlag mit diffusen Flecken und ● meist hohem Fieber, das drei bis vier Tage dauert	Virusinfektion	Der Hautausschlag ist eine harmlose Begleiterscheinung der Virusinfektion. Wenn das Fieber auf mehr als 39 Grad ansteigt, *Arztbesuch notwendig* ➡ Erkältung, »Grippe«, Seite 520
Hautausschlag nach der Anwendung von Medikamenten	In vielen Fällen Anzeichen einer allergischen Reaktion	*Arztbesuch notwendig* ➡ Umgang mit Medikamenten, Seite 834
Hautausschlag mit roten Flecken und ● eventuell Juckreiz	Allergie	*Arztbesuch notwendig* ➡ Allergien, Seite 590
Entzündete, gerötete, fettig-gelbe, schuppende Hautstellen (vor allem am behaarten Kopf, in Gesicht, Nacken und Leisten)	Seborrhoisches Ekzem	*Arztbesuch notwendig* ➡ Schuppende Haut, Seite 498
Juckender Hautausschlag mit feinen, leicht erhabenen Linien auf den befallenen Körperteilen (z.B. zwischen den Fingern)	Krätze	*Arztbesuch notwendig* ➡ Krätze, Seite 490
Kleine, juckende, mit Eiter gefüllte Bläschen auf der Haut, meist um Mund und Nase	Bakterielle Hautinfektion	*Arztbesuch notwendig* ➡ Grindflechte, Seite 505

Symptome und Beschwerden	Mögliche Ursachen	Was man tun soll
Hautausschlag mit linsengroßen, hellroten Punkten, die deutlich voneinander abgegrenzt sind und meistens im Gesicht beginnen und sich auf den ganzen Körper ausbreiten, und ● leichtes Fieber und ● geschwollene Lymphknoten im Nacken	Röteln	*Arztbesuch notwendig* ➡ Röteln, Seite 365
Juckender Hautausschlag mit hellroten Knötchen, meistens im Gesicht und am Rumpf, aus denen flüssigkeitsgefüllte Bläschen entstehen, die wieder austrocknen und Krusten bilden, und ● Kopf-, Kreuz- und Gliederschmerzen und ● eventuell Fieber	Windpocken	*Arztbesuch notwendig* ➡ Windpocken, Seite 368
Hautausschlag mit hellroten, kleinen, unregelmäßigen Flecken, die hinter den Ohren und im Gesicht beginnen und sich auf den ganzen Körper ausbreiten, und ● Lichtempfindlichkeit und ● gerötete Bindehaut und ● Fieber und ● trockener Husten und ● eventuell Kopfschmerzen	Masern	*Arztbesuch notwendig* ➡ Masern, Seite 364
Feinfleckiger, stecknadelgroßer, scharlachroter Hautausschlag, der von der Brust und Leistengegend ausgeht und sich über den ganzen Körper ausbreitet, und ● Halsweh und ● Fieber und ● eventuell Schüttelfrost und ● eventuell himbeerrote Zunge	Scharlach	*Arztbesuch notwendig* ➡ Scharlach, Seite 365

Symptome und Beschwerden	Mögliche Ursachen	Was man tun soll
Hautrötung und Schwellung am ganzen Körper nach einem Insektenstich und ● Juckreiz und ● eventuell Atemnot und ● Kollaps	Allergische Reaktion	**Sofort Rettungsdienst rufen** ➡ Allergien, Seite 590
Juckende, schmerzende, rote Stelle in Hals oder Rachen nach einem Insektenbiss oder -stich	Insektenstich	Wenn Ihr Kind in Mund oder Rachen gestochen wurde, lassen Sie es Eiswürfel lutschen. **Sofort Rettungsdienst rufen** ➡ Insektenstiche, Seite 488

Hautausschlag mit Fieber

Wenn Ihre Haut »*ausschlägt*« und Fieber dazukommt, dann haben Sie möglicherweise eine Kinderkrankheit. In seltenen Fällen können aber auch andere Erkrankungen diese Symptome verursachen.

Symptome und Beschwerden	Mögliche Ursachen	Was man tun soll
Hautausschlag bei fieberhaften Allgemeinerkrankungen	Virusinfektion	Wenn der Ausschlag und/oder das Fieber länger als drei Tage andauern, *Arztbesuch notwendig*
Hautausschlag mit Fieber und roten Flecken, Punkten oder Bläschen auf der Haut	Hinweis auf eine Kinderkrankheit (Masern, Röteln, Windpocken)	*Arztbesuch notwendig* ➡ Masern, Seite 364 ➡ Röteln, Seite 365 ➡ Windpocken, Seite 368
Scharf begrenzte, schmerzhafte, gerötete Hautschwellung mit flammenartigen Ausläufern vor allem am Unterschenkel, und hohes Fieber	Infektion einer Hautverletzung (Rotlauf)	*Arztbesuch notwendig* ➡ Wundrose, Seite 505
Hautausschlag mit Fieber und geschwollenen Lymphknoten am Hals, in der Leiste und unter den Achseln und ● Halsschmerzen und ● eventuell vergrößerte Mandeln	Pfeiffer'sches Drüsenfieber	*Arztbesuch notwendig* ➡ Pfeiffer'sches Drüsenfieber, Seite 584
Feinfleckiger, stecknadelgroßer, scharlachroter Hautausschlag mit Fieber und ● Halsweh und ● eventuell Schüttelfrost und ● eventuell himbeerroter Zunge	Scharlach	*Arztbesuch notwendig* ➡ Scharlach, Seite 365
Punktförmiger, purpurner Hautausschlag mit hohem Fieber und ● Lichtscheuheit und ● Kopfschmerzen und ● Nackensteifigkeit und ● eventuell Benommenheit	Gehirnhautentzündung	**Arztbesuch dringend notwendig** ➡ Gehirnhautentzündung, Seite 424

Hautflecken, Hautverfärbungen

Wenn Sie rot vor Zorn oder blau vor Kälte sind, dann ist die Erklärung für die Veränderung Ihrer Haut nachvollziehbar. Auch so genannte »Altersflecken« sind kein Grund zur Beunruhigung. Manchmal können aber Hautveränderungen Anzeichen einer Erkrankung sein.

Symptome und Beschwerden	Mögliche Ursachen	Was man tun soll
Ständige Blässe und ● eventuell Müdigkeit	Vererbung, Blutarmut, Niedriger Blutdruck, Herzkreislauferkrankungen	Blässe kann die normale Färbung Ihrer Haut sein. Wenn Sie aber Hautblässe als länger andauernde Veränderung bemerken, *Arztbesuch notwendig* ➡ Blutarmut, Seite 574 ➡ Niedriger Blutdruck, Seite 553
Rote Flecken auf der Haut, die bei bestimmten Gelegenheiten auftreten, und ● eventuell nach einiger Zeit wieder verschwinden	Aufregung, Allergie	Beobachten Sie, in welchen Situationen der Ausschlag auftritt. Möglicherweise sind Sie gegen bestimmte Lebensumstände oder Substanzen in Nahrungsmitteln, Kosmetika usw. allergisch. *Arztbesuch notwendig* ➡ Im Gleichgewicht sein, Seite 216 ➡ Allergien, Seite 590
Rote Haut und im späteren Verlauf weiße Hautstellen, besonders an Fingerspitzen, Zehen, Nase usw. bei starker Kälte	Erfrierungen	*Warnung*: Erfrorene Stellen auf keinen Fall massieren oder mit Schnee abreiben. Auch direkte Hitze (Heizdecken, Föhn usw.) ist schädlich. Nehmen Sie heiße Getränke zu sich (keinen Alkohol), und erwärmen Sie die erfrorenen Gliedmaßen langsam und vorsichtig. Wenn diese Selbsthilfemaßnahmen nichts nützen, *Arztbesuch notwendig* ➡ Erfrierung, Seite 484
Gerötete, heiße, schmerzende Haut nach starker Sonneneinwirkung	Sonnenbrand	Halten Sie die Haut feucht, und bedecken Sie die geröteten Stellen mit feuchten Tüchern. Wenn mit dem Sonnenbrand andere Beschwerden verbunden sind, *Arztbesuch notwendig* ➡ Sonnenbrand, Seite 482
Rotblau schimmernde Flecken unter der Haut, nach Verletzungen	Ansammlung von Blut im Gewebe	Wenn die blauen Flecken nach sieben Tagen nicht verschwunden sind oder wenn sie ohne Verletzung aufgetreten sind, *Arztbesuch notwendig* ➡ Muskelprellung, Muskelquetschung, Bluterguss, Seite 672

Symptome und Beschwerden	Mögliche Ursachen	Was man tun soll
Rote, punktförmige oder kleinfleckige Blutungen unter der Haut	Gefäßveränderungen der Haut, Gerinnungsstörungen, Blutplättchenmangel	Wenn die Flecken nicht nach einer Verletzung aufgetreten sind, *Arztbesuch notwendig* ➡ Mangel an Blutplättchen, Seite 578 ➡ Bluterkrankheit, Seite 577
Blaue, gut sichtbare, oft geschlängelte Adern unter der Haut	Krampfadern	Wenn die Krampfadern wehtun oder sehr störend sind, *Arztbesuch notwendig* ➡ Krampfadern, Seite 556
Rötliche bis blaurote Streifen auf der Haut, die später weißlich werden	Überdehnung der Haut durch ● starke Gewichtsschwankungen und/oder ● krankhaft erhöhte Hormonproduktion oder ● als Nebenwirkung von Kortisonen ● Störung der Hirnanhangdrüse	Wenn Sie sich über die Ursache der Streifen nicht im Klaren sind, *Arztbesuch notwendig* ➡ Streifen, Seite 501 ➡ Kortisone, Seite 842 ➡ Cushing-Erkrankung, Seite 744
Gelblichbraune Hautflecken, meistens im Gesicht	Parfümflecken, Pigmentstörungen, bei Frauen häufig durch die Schwangerschaft oder durch die Einnahme der »Pille« verursacht	Braune Flecken auf der Haut sind meistens harmlos und verschwinden nach einiger Zeit von selbst. Wenn Sie beunruhigt sind oder Veränderungen feststellen, *Arztbesuch notwendig* ➡ Dunkle Flecken im Gesicht, Seite 501
Hautstreifen und/oder Hautflecken nach der Anwendung von Medikamenten und ● eventuell schlechte Wundheilung ● eventuell Pergamenthaut ● eventuell blaue Flecken	Nebenwirkung von allen kortisonhaltigen Hautmitteln	Kontrollieren Sie, ob Sie ein solches Medikament verwenden, oder fragen Sie in der Apotheke nach. Wenn Beschwerden auftreten, *Arztbesuch notwendig* ➡ Umgang mit Medikamenten, Seite 834
Hautverfärbung nach der Einnahme von Medikamenten, z. B. ● Gelbfärbung oder ● Rotfärbung	Nebenwirkung einer großen Anzahl von Medikamenten	Wenn das Mittel ärztlich verordnet wurde, *Arztbesuch notwendig* ➡ Umgang mit Medikamenten, Seite 834
Braune Hautflecken, oft seit der Geburt, ● die eventuell behaart sind	Muttermal, Sommersprossen	Muttermale sind meistens harmlos. Wenn sie größer werden oder bluten und jucken, *Arztbesuch notwendig* ➡ Muttermal, Seite 508
Braune Hautflecken, die ● eventuell bluten und/oder ● eventuell jucken und/oder ● eventuell mit der Zeit größer werden	Melanom	*Arztbesuch notwendig* ➡ Hautkrebs, Seite 509

Symptome und Beschwerden	Mögliche Ursachen	Was man tun soll
Scharf begrenzte, weiße Hautflecken mit Rändern, die oft dunkler gefärbt sind	Ursache nicht bekannt, vermutlich eine Störung des Abwehrsystems	*Arztbesuch notwendig* ➡ Weißfleckenkrankheit, Seite 502
Schmerzhafte, dunkelblaurote Flecken an Händen, Füßen, Nase oder Ohren nach großer Kälte	Frostbeulen	*Arztbesuch notwendig* ➡ Erfrierung, Seite 484
Gelbfärbung der Haut und ● gelbe Augen	Gelbsucht	*Arztbesuch notwendig* ➡ Gelbsucht, Seite 625
Gelbbraunfärbung der Haut ohne Sonneneinwirkung	Chronische Erkrankungen, Verschiedene Medikamente	Wenn Sie nicht ohnehin in ärztlicher Behandlung sind, *Arztbesuch notwendig* ➡ Nierenschwäche, Nierenversagen, Seite 660
Gefäßspinnen an der Haut und ● eventuell gelbe Augen und ● eventuell Kribbeln in Händen und Füßen und ● eventuell Appetitlosigkeit ● eventuell Gewichtsverlust und ● eventuell bei Männern Brustbildung	Leberzirrhose	*Arztbesuch notwendig* ➡ Leberzirrhose, Seite 628
Rote Flecken auf der Haut, die nicht jucken und ● sich vergrößern (nach wenigen Tagen handtellergroß) und später in der Mitte blass werden, sodass ein Ring entsteht ● eventuell allgemeines Krankheitsgefühl ● eventuell Muskel- und Gelenkschmerzen	Bakterielle Infektion nach Zeckenbiss	**Arztbesuch dringend notwendig** ➡ Lyme-Borreliose, Seite 437

Hautknoten, Wucherungen und Warzen

Hautknoten, Wucherungen oder Warzen sind in den meisten Fällen harmlos und können oft auch ohne Behandlung wieder verschwinden. Ganz selten sind sie Anzeichen einer schweren Erkrankung.

Symptome und Beschwerden	Mögliche Ursachen	Was man tun soll
Kleine, sich nie verändernde weiche Knoten unter der Haut	Fettgewebegeschwulst	Zur Absicherung der Diagnose *Arztbesuch notwendig* ➡ Muttermal, Seite 508
Kleine, sich nie verändernde, schmerzlose, mittelharte, gut verschiebbare Knoten unter der Haut	Bindegewebegeschwulst	Zur Absicherung der Diagnose *Arztbesuch notwendig* ➡ Muttermal, Seite 508
Knoten in der Haut, häufig von einem Haar durchbohrt und ● eventuell entzündet	Oberflächliche Haarbalgentzündung	Wenn die Knoten störend sind oder schmerzen, *Arztbesuch notwendig* ➡ Haarbalgentzündung, Seite 514 ➡ Furunkel, Karbunkel, Seite 506
Warzen (hügelige, zerklüftete, verhornte Hauterhebungen)	Viruserkrankung	Warzen sind meistens harmlos. Wenn Sie älter als 45 Jahre sind, sollten Sie trotzdem zur Überprüfung zum Hautarzt oder zur Hautärztin gehen. *Arztbesuch notwendig* ➡ Warzen, Seite 487
Leberfleckähnliche, weiche, fette Wucherung	Warze, Muttermal	Zur Absicherung der Diagnose *Arztbesuch notwendig* ➡ Warzen, Seite 487 ➡ Muttermal, Seite 508
Knoten ● am Hals und/oder ● in der Achselhöhle und/oder ● in der Leistengegend	Geschwollene Lymphknoten	*Arztbesuch notwendig* ➡ Lymphsystem, Seite 584
Braune, leberfleckartige Gebilde (wie Muttermale), die ● eventuell beim Kratzen bluten und ● eventuell jucken	Melanom	*Arztbesuch notwendig* ➡ Hautkrebs, Seite 509
Tief sitzender, entzündlicher, eitriger, schmerzhafter Knoten	Furunkel	*Arztbesuch notwendig* ➡ Furunkel, Seite 506

Symptome und Beschwerden	Mögliche Ursachen	Was man tun soll
Knoten unter der Haut in der Nähe von Ellenbogen, Handgelenk und Fingergelenken und meistens ● schmerzende, gerötete und/oder geschwollene Gelenke und ● morgens Schmerzen nach dem Aufstehen und ● Müdigkeit und ● eventuell Fieber	Entzündliche Gelenkerkrankung	*Arztbesuch notwendig* ➡ Rheuma, Seite 686 ➡ Rheumatoide Arthritis, Seite 690
Rötlichblaue, schwammartige Geschwulst	Blutschwamm	*Arztbesuch notwendig*
Kleine, auf der Haut spitz aufsitzende, warzenartige, verhornte Gebilde im ● Genitalbereich und/oder ● am After	Feigwarzen	*Arztbesuch notwendig* ➡ Feigwarzen, Seite 748
Rötung und Schwellung mit kleinen Bläschen an Lippen oder Genitalien, die später aufplatzen und offene, schmerzende Geschwüre verursachen	Herpes simplex, Herpes genitalis	*Arztbesuch notwendig* ➡ Herpes simplex, Seite 507 ➡ Herpes genitalis, Seite 749
Knoten am Penis, an den Schamlippen oder am After	Syphilis	*Arztbesuch notwendig* ➡ Syphilis, Seite 750
Rötliches, wächsernes Knötchen, meistens im Gesicht	Hautkrebs (Basaliom)	*Arztbesuch notwendig* ➡ Hautkrebs, Seite 509

Hautprobleme, allgemeine

Ob Ihre Haut trocken, fett oder schuppig ist – nicht immer ist es unabänderbare »Veranlagung«. Sie können viel zu ihrem Schutz tun und manche Probleme ganz beheben. Vielleicht sind aber einfach Ihre Lebensumstände »zum Aus-der-Haut-Fahren«.

Symptome und Beschwerden	Mögliche Ursachen	Was man tun soll
Trockene Haut, die ● eventuell schuppt, und ● eventuell raue Stellen	Veranlagung, Stark entfettende Reinigungs-maßnahmen, Trockene Luft durch Zentralhei-zung und Klimaanlagen, Verminderte Talgdrüsenfunktion (z. B. im Alter)	Meiden Sie trockene Luft (Zentralheizung, Klimaanlagen), oder sorgen Sie für Luft-befeuchtung. Baden Sie selten, und vermeiden Sie schäu-mende Badezusätze. Cremen Sie sich nach dem Waschen ein. ➡ Hautpflege, Seite 481
Fette Haut, oft nur an einzelnen Stellen, und ● eventuell fettige, gelbliche Schuppen	Veranlagung, Seborrhoisches Ekzem	Verwenden Sie entfettende Pflegemittel. Wenn Sie an einzelnen Stellen immer wieder fettige Haut haben, die gelblich schuppig aussieht, *Arztbesuch notwendig* ➡ Fettige Haut, Seite 482 ➡ Schuppende Haut, Seite 498
Unreine Haut, z. B. Mitesser mit schwarzen Köpfen, talgige Erhe-bungen und ● eventuell Pusteln	Fette Haut, Akne	Verwenden Sie keine fetthaltigen Cremes. Wenn Sie an schwerer Akne leiden, *Arztbesuch notwendig* ➡ Fettige Haut, Seite 482 ➡ Akne, Seite 495
Verdickte Hautstellen (Hornhaut) oder schmerzende Hornhaut (Hühnerauge)	Reibung oder Druck an der betroffenen Stelle (z. B. durch zu enge Schuhe)	Hornhaut kann mit warmem Wasser aufge-weicht und mit Bimsstein entfernt werden. Bei Hühneraugen hilft meistens ein Hühner-augenpflaster. Wenn diese Selbsthilfemaß-nahmen nichts nützen, *Arztbesuch notwendig* ➡ Hornhaut, Seite 486 ➡ Hühnerauge, Seite 485 ➡ Füße, Seite 680
Hautausschläge im Gesicht (Akne) nach der Einnahme von Medikamenten	Nebenwirkung von ● Mitteln, die Jod- oder Brom-verbindungen enthalten ● einigen Antiepileptika ● Psychopharmaka mit dem Wirkstoff Lithium ● Hormonpräparaten mit den Wirkstoffen Methyltestosteron, Mesterolon, Testosteron ● Vitamin B_6, B_{12}, D_2	Kontrollieren Sie im Beipacktext Ihrer Medi-kamente, ob einer der genannten Wirkstoffe enthalten ist oder ob Sie Mittel dieser Medi-kamentengruppen verwenden. Wenn das Mittel ärztlich verordnet wurde, *Arztbesuch notwendig* ➡ Umgang mit Medikamenten, Seite 834 ➡ Akne, Seite 495
Trockene, raue Haut mit weißen oder grauen, fest haftenden Schuppen (Eidechsenhaut)	Vererbte Verhornungsstörung	*Arztbesuch notwendig* ➡ Vererbbare Verhornungsstörung, Seite 498

Symptome und Beschwerden	Mögliche Ursachen	Was man tun soll
Fleckförmige Rötung der grobporigen Haut, vor allem auf der Nase, der Stirn und den Wangen, und ● eventuell Knötchen und Pusteln	Kupferfinne (Rosacea)	*Arztbesuch notwendig* ➡ Kupferfinne, Seite 503
Dick geschwollene Adern unter der Haut, die ● eventuell schmerzen	Krampfadern	*Arztbesuch notwendig* ➡ Krampfadern, Seite 556
Offene Stellen am Unterschenkel	Geschwüre durch Krampfadern, Mangelnde Durchblutung	*Arztbesuch notwendig* ➡ Unterschenkelgeschwür, Seite 509 ➡ Krampfadern, Seite 556 ➡ Diabetes, Seite 722
Rötung, Schwellung und im Anschluss daran »offene« Haut bei Bettlägerigkeit	Andauernder Druck auf immer dieselben Hautstellen	*Arztbesuch notwendig* ➡ Wundliegen, Seite 510
Dünne Haut, auf der sich Streifen bilden, und ● eventuell Akne und ● bei Frauen eventuell stärkere Körperbehaarung und Menstruationsstörungen	Hormonstörung durch Störung der Hirnanhangdrüse	*Arztbesuch notwendig* ➡ Cushing-Erkrankung, Seite 744
Derbe, starre Haut, die kaum verschiebbar ist, und ● trockener Mund, trockene Augen und ● bei Frauen trockene Scheide und ● Schluckstörungen und ● eventuell offene Stellen an den Fingerkuppen	Krankheit des Bindegewebes	*Arztbesuch notwendig* ➡ Sklerodermie, Seite 697
Gerötete Haut nach Verbrennungen und ● eventuell Bläschen und ● eventuell Nässen	Verbrennung	Betroffene Hautstelle sofort unter kaltes Wasser halten, bis der Schmerz aufgehört hat. Wenn notwendig, bis zu einer halben Stunde. *Warnung*: Keine Salben, kein Puder, kein Öl auf die verbrannten Stellen. Bei schwereren Verbrennungen Abdecken der Stellen mit einem sterilen Verband. Wenn mehr als 20 Prozent (bei Kindern 5 Prozent) der Hautoberfläche betroffen sind: **Sofort Rettungsdienst rufen** ➡ Verbrennung, Seite 484

Heiserkeit oder Verlust der Stimme

Heiserkeit entsteht, wenn die Stimmbänder nicht mehr frei schwingen können. Die Ursache dafür sind meistens Infektionen des Rachens oder des Kehlkopfs. Aber auch eine Überanstrengung der Stimmbänder durch Schreien, lautes Reden oder Singen kann Heiserkeit hervorrufen. Wenn es Ihnen »die Stimme verschlägt«, dann können Sie sich auch überlegen, was Sie »sprachlos« macht.

Symptome und Beschwerden	Mögliche Ursachen	Was man tun soll
Heiserkeit mit rauem, schmerzendem Hals und ● eventuell Husten	Trockene, überheizte Luft, Starkes Rauchen, Reizung durch Chemikalien	Hören Sie auf zu rauchen. ➡ Rauchen, Seite 272
Heiserkeit im Zusammenhang mit ● Nervosität und ● Anspannung und/oder ● Angst und/oder ● unterdrückter Wut	Seelische Probleme	Versuchen Sie Ihre Probleme zu lösen. Wenn Sie dabei Hilfe brauchen, *Arztbesuch notwendig* ➡ Im Gleichgewicht sein, Seite 216 ➡ Kranke Seele, Seite 404 ➡ Beratung und Psychotherapie, Seite 892
Heiserkeit nach langem, lautem Sprechen, Singen oder Schreien	Überanstrengung der Stimmbänder	Schonen Sie Ihre Stimme. Gurgeln Sie mit Salbei- oder Kamillentee. Wenn die Beschwerden nach zwei Wochen nicht nachlassen, *Arztbesuch notwendig*
Heiserkeit mit Halsschmerzen und ● eventuell Schluckbeschwerden und ● eventuell Husten und ● eventuell Fieber	Erkältung, »Grippe«, Kehlkopfentzündung	Gurgeln Sie mit Salbei- oder Kamillentee. Inhalieren Sie. Wenn die Beschwerden nach einer Woche nicht nachlassen, *Arztbesuch notwendig* ➡ Erkältung, »Grippe«, Seite 520 ➡ Pflanzenheilkunde, Seite 867 ➡ Inhalation, Seite 860 ➡ Kehlkopfentzündung, Seite 528
Stimmveränderung nach der Einnahme von Medikamenten	Nebenwirkung von ● Asthmamitteln, die Kortisone enthalten und inhaliert werden ● Diuretika mit den Wirkstoffen Kaliumcanrenoat, Spironolacton	Kontrollieren Sie im Beipacktext Ihrer Medikamente, ob einer der genannten Wirkstoffe enthalten ist. Wenn das der Fall ist, *Arztbesuch notwendig* ➡ Umgang mit Medikamenten, Seite 834
Bei Frauen: Stimmvertiefung nach der Verwendung von Medikamenten	Nebenwirkung von männlichen Sexualhormonen	Wenn Sie diese Medikamente anwenden und die Nebenwirkung auftritt, *Arztbesuch notwendig* ➡ Umgang mit Medikamenten, Seite 834

Symptome und Beschwerden	Mögliche Ursachen	Was man tun soll
Heiserkeit mit ● trockener Haut und trockenem Haar ● Gewichtszunahme ohne erkennbare Ursache und ● Müdigkeit und ● ungewöhnlichem Kälteempfinden	Schilddrüsenunterfunktion	*Arztbesuch notwendig* ➡ Schilddrüsenunterfunktion, Seite 736
Heiserkeit und ● Halsschmerzen und ● Schluckbeschwerden und ● Schmerzen beim Sprechen und ● eventuell langsam beginnende Stimmveränderung	Stimmbandentzündung, Kehlkopfentzündung, Kehlkopf- und Stimmbandtumor	*Arztbesuch notwendig* ➡ Kehlkopfentzündung, Stimmbandentzündung, Seite 528 ➡ Kehlkopf- und Stimmbandtumor, Seite 529
Heiserkeit nach Kropfoperation	Stimmbandlähmung	*Arztbesuch notwendig*
Bei Kindern: Heiserkeit und ● eventuell bellender Husten und ● eventuell Atemnot und ● eventuell kloßige Stimme	Pseudokrupp, Kehlkopfdeckelentzündung	Bei starker Atemnot oder wenn das Kind eine kloßige Stimme bekommt: **Sofort Rettungsdienst rufen** ➡ Pseudokrupp, Seite 359 ➡ Epiglottitis, Seite 360

Heißhunger, Fresslust

Wenn Sie sehr hungrig sind und Lust haben, mehr zu essen, dann kann das eine natürliche Reaktion Ihres Körpers sein, der mehr Nahrung braucht. In vielen Fällen ist Heißhunger über einen längeren Zeitraum hinweg aber Ausdruck einer Störung. Überlegen Sie, was das Essen ersetzen soll.

Symptome und Beschwerden	Mögliche Ursachen	Was man tun soll
Heißhunger und Übergewicht		➡ Symptom Gewichtszunahme, Seite 91
Heißhunger und/oder Fresslust, wenn Sie Probleme haben (Unlust, Langeweile, Kummer)	Ersatzhandlung	Suchen Sie andere Möglichkeiten, sich zu »nähren«. Wenn Sie über einen längeren Zeitraum hinweg zu viel essen, *Arztbesuch notwendig* ➡ Im Gleichgewicht sein, Seite 216 ➡ Essstörungen, Seite 414
Bei Frauen: Heißhunger, wenn Sie ein Kind erwarten, und ● eventuell Gier auf bestimmte Speisen	Begleiterscheinung der Schwangerschaft	Gelüste oder mehr Hunger sind während der Schwangerschaft normal. Trotzdem sollten Sie nicht »für zwei« essen. Wenn Sie bemerken, dass Sie ungewöhnlich viel zunehmen, *Arztbesuch notwendig* ➡ Schwangerschaft-Ernährung, Seite 328 ➡ Schwangerschaftshochdruck, Seite 334
Heißhunger und ● ungewöhnlicher Durst und ● häufiges Wasserlassen und ● Gewichtsabnahme	Diabetes	*Arztbesuch notwendig* ➡ Diabetes, Seite 722
Heißhunger und ● Zittern und ● Gewichtsverlust und ● eventuell hervortretende Augäpfel	Schilddrüsenüberfunktion	*Arztbesuch notwendig* ➡ Schilddrüsenüberfunktion, Seite 737
Heißhunger und Fresslust und ● anschließend künstlich herbeigeführtes Erbrechen	Ess-Brech-Sucht	*Arztbesuch notwendig* ➡ Essstörungen, Seite 414

Herzklopfen, Herzstolpern, Herzjagen

Das Herz ist das Zentrum unseres Seins. »*Herzeleid, Herzenslust*«, ein »*verlorenes Herz*«, es gibt vieles, was wir uns »*zu Herzen nehmen*«, »*was uns das Herz bricht*«. Wenn das Herz klopft, jagt oder stolpert, können aber auch schwerwiegende Erkrankungen die Ursache sein.

Symptome und Beschwerden	Mögliche Ursachen	Was man tun soll
Herzschmerzen		➡ Symptom Brustschmerzen, Seite 65
Herzklopfen oder Herzjagen nach großen körperlichen Anstrengungen	Normale Begleiterscheinung der vermehrten Anstrengung	Kein Grund zur Beunruhigung. Ruhen Sie sich aus.
Herzklopfen oder Herzjagen, nachdem Sie ● große Mengen Kaffee oder Tee getrunken haben und/oder ● viel geraucht haben und/oder ● viel Alkohol getrunken haben und/oder ● andere Drogen eingenommen haben	Koffein- und/oder Nikotin- und/oder Alkohol- und/oder Drogenmissbrauch	Reduzieren Sie Ihren Kaffee-, Tee- oder Cola-Konsum. Hören Sie auf zu rauchen. Trinken Sie weniger Alkohol. Nehmen Sie keine anderen Drogen mehr ein. Wenn Sie Probleme damit haben, *Arztbesuch notwendig* ➡ Genussmittel und Drogen, Seite 272 ➡ Abhängigkeiten, Seite 417
Herzklopfen, Herzjagen oder Herzstolpern im Zusammenhang mit Stress oder Problemen und ● eventuell Angst und ● eventuell Druck auf der Brust	Stress und/oder Seelische Probleme (Herzneurose), Herzrhythmusstörungen	Beobachten Sie, bei welcher Gelegenheit die Herzbeschwerden auftreten. Meiden Sie diese Situationen oder lösen Sie Ihre Probleme. Wenn Ihnen das nicht gelingt oder der unregelmäßige Herzschlag immer wieder auftritt, *Arztbesuch notwendig* ➡ Im Gleichgewicht sein, Seite 216 ➡ Beratung und Psychotherapie, Seite 892 ➡ Herzjagen, Seite 569 ➡ Herzrhythmusstörung, Seite 568
Schneller Herzschlag mit Fieber	Begleiterscheinung von Fieber	Wenn Sie nicht ohnehin in ärztlicher Behandlung sind, *Arztbesuch notwendig*
Herzjagen und Blässe und ● Kopfschmerzen und ● Mattigkeit und ● Konzentrationsschwäche	Blutarmut	Wenn Sie nicht ohnehin in ärztlicher Behandlung sind, *Arztbesuch notwendig* ➡ Eisenmangel-Anämie, Seite 574
Herzklopfen, nach dem Absetzen von länger eingenommenen Medikamenten, und ● eventuell Schlafstörungen ● eventuell Unruhe und Zittern ● eventuell Angstzustände	Entzugserscheinungen beim Absetzen von ● Schlaf- und Beruhigungsmitteln ● Arzneimitteln, denen Wirkstoffe beigemengt sind wie Kodein, Diazepam, Oxazepam	*Arztbesuch notwendig* ➡ Medikamentenabhängigkeit, Seite 419

Symptome und Beschwerden	Mögliche Ursachen	Was man tun soll
Unregelmäßiger Pulsschlag (unregelmäßiger Herzschlag, Herzklopfen) nach der Einnahme von Medikamenten	Nebenwirkung einer großen Zahl von Medikamenten, vor allem von ● sehr vielen Mitteln gegen Bluthochdruck und Angina pectoris ● vielen Mitteln gegen niedrigen Blutdruck ● den meisten Mitteln gegen Herzrhythmusstörungen ● vielen herzstärkenden Mitteln (Glykosiden) bei Überdosierung ● vielen Husten- und Asthmamitteln ● Grippemitteln mit den Wirkstoffen Etilefrin, Ephedrin, Methylephedrin, Norfenefrin ● Schnupfenmitteln mit den Wirkstoffen Ephedrin, Phenylephrin, Phenylpropanolamin, Pseudoephedrin ● vielen krampflösenden Mitteln ● Schilddrüsenhormonen (bei Überdosierung)	Wenn Sie das Mittel rezeptfrei in der Apotheke gekauft haben und unregelmäßiger Pulsschlag oder Herzklopfen im Beipacktext nicht als harmlose, vorübergehende Begleiterscheinung beschrieben ist, hören Sie auf, es einzunehmen. Wenn das Mittel ärztlich verordnet wurde und Sie nicht auf die mögliche Nebenwirkung aufmerksam gemacht wurden, *Arztbesuch notwendig* ➡ Umgang mit Medikamenten, Seite 834
Herzflattern und Schweißausbrüche bei Diabetikern	Unterzuckerung	Wenn möglich: Blutzucker messen. *Sofortmaßnahme:* Lutschen Sie zwei Plättchen Traubenzucker. Essen Sie anschließend eine Scheibe Brot oder einen Apfel (2 Broteinheiten). Wenn Sie immer wieder in eine Unterzuckerung hineingeraten, *Arztbesuch notwendig* ➡ Diabetes, Seite 722
Herzklopfen bei hohem Blutdruck	Blutdrucksteigerung	Wenn Sie nicht geschult sind, Ihren Blutdruck zu messen, *Arztbesuch notwendig* ➡ Hoher Blutdruck, Seite 549
Wiederholtes Herzjagen mit unerklärlichem Gewichtsverlust bei gutem Appetit und ● Zittern und ● eventuell glänzenden, leicht hervortretenden Augäpfeln	Schilddrüsenüberfunktion	*Arztbesuch notwendig* ➡ Schilddrüsenüberfunktion, Seite 737
Wiederholtes Herzjagen oder Herzklopfen, das bei körperlicher Belastung schlimmer wird, und ● eventuell Atemnot und ● eventuell geschwollene Beine	Herzschwäche (Herzinsuffizienz), Herzmuskelentzündung, Herzklappenfehler	*Arztbesuch notwendig* ➡ Herzschwäche, Seite 566 ➡ Entzündungen am Herzen, Seite 570 ➡ Erworbener Herzklappenfehler, Seite 572

Symptome und Beschwerden	Mögliche Ursachen	Was man tun soll
Herzrasen und Schwindel und/oder ● Bewusstseinsstörungen (Schwarzwerden vor den Augen)	Herzrhythmusstörung	**Sofort Rettungsdienst rufen** ➡ Herzjagen, Seite 569
Wiederholtes Herzjagen oder Herzklopfen verbunden mit Atemnot und Schmerzen hinter dem Brustbein, als ob ein eiserner Ring die Brust umspannt	Sauerstoffmangel im Herz durch Verengung der Herzkranzarterien	*Sofortmaßnahme*: Aspirin einnehmen. Wenn Ihnen der Arzt Nitroglyzerin verschrieben hat: Eine Kapsel zerbeißen. **Sofort Rettungsdienst rufen** ➡ Angina pectoris, Seite 562

Hinken

Hinken kann oft eine natürliche Schonhaltung sein, weil Gehen Schmerzen bereitet. Wenn kleine Kinder hinken, gehören sie sofort zum Arzt.

Symptome und Beschwerden	Mögliche Ursachen	Was man tun soll
Hinken, ● wenn Sie zu enge Schuhe tragen oder lange Zeit in Ihrem Leben zu enge Schuhe getragen haben oder ● an einer Fehlstellung der Füße leiden oder ● Warzen oder Hühneraugen haben oder ● sich einen Splitter oder Dorn eingetreten haben	Schmerzende Schuhe, Verkrüppelte Füße, Senk-, Spreiz-, Platt-, Knickfuß, Hühneraugen, Warzen, Wunde an der Fußsohle	Tragen Sie nur noch bequeme, breite Schuhe. Wenn Sie eine Fehlstellung der Füße oder andere Beschwerden haben, die Sie nicht mit Selbsthilfemaßnahmen beheben können, *Arztbesuch notwendig* ➡ Füße, Seite 680 ➡ Hühneraugen, Seite 485 ➡ Warzen, Seite 487
Hinken bei Kindern und Kleinkindern	Hüftfehlbildung (Hüftdysplasie), Hüftgelenkentzündung (Koxitis)	*Arztbesuch notwendig,* ➡ Hüftfehlbildung, Seite 355
Hinken und Schmerzen im Bein nach einem Sturz oder Unfall und ● eventuell Rötung und ● eventuell Schwellung	Muskelzerrung, Sehnen- oder Bänderzerrung	Machen Sie kühlende Umschläge. *Arztbesuch notwendig* ➡ Muskelzerrung, Seite 673 ➡ Sehnen- oder Bänderzerrung, Seite 678 ➡ Kältebehandlungen, Seite 861
Hinken, das nach längerem Gehen auftritt, und ● Schmerzen in den Waden, die in Ruhestellung besser werden	Durchblutungsstörungen (Schaufensterkrankheit, Raucherbein)	*Arztbesuch notwendig* ➡ Durchblutungsstörungen, Seite 554
Plötzlich auftretendes Hinken durch Schwäche im Bein, aber keine Schmerzen, und ● eventuell Kribbeln oder Taubheitsgefühl in einer Körperhälfte und ● eventuell Sprachstörungen und ● eventuell schiefer Mund	Vorbote eines Schlaganfalls (TIA)	**Arztbesuch dringend notwendig** ➡ Vorübergehende Durchblutungsstörung, Seite 426 ➡ Schlaganfall, Seite 427

Hodenveränderungen

Die Hoden produzieren Samenzellen und männliche Sexualhormone. Wenn sie schmerzen, ihre Form verändern oder geschwollen sind, ist das immer ein Alarmzeichen.

Symptome und Beschwerden	Mögliche Ursachen	Was man tun soll
Schmerzender, vergrößerter Hodensack und ● vom Hoden abgegrenzte Geschwulst oder ● wurmartig verdickte Adern	Wasserbruch, Krampfaderbruch, Blutbruch	*Arztbesuch notwendig* ➡ Wasserbruch, Krampfaderbruch, Blutbruch, Seite 784
Hodenschmerzen und Schwellungen und ● geröteter Hodensack ● eventuell Fieber	Hodenentzündung	*Arztbesuch notwendig* ➡ Hodenentzündung, Seite 782
Schmerzhafte, einseitige Hodenschwellung und ● harter, geröteter Nebenhoden	Nebenhodenentzündung	*Arztbesuch notwendig* ➡ Nebenhodenentzündung, Seite 783
Geschwür am Hodensack	Sexuell übertragbare Erkrankung	*Arztbesuch notwendig* ➡ Geschlechtskrankheiten, Seite 746
Geschwollener Hoden, der meistens nicht schmerzt, und ● eventuell Knoten und ● eventuell Verhärtung	Hodenkrebs	*Arztbesuch notwendig* ➡ Hodenkrebs, Seite 784
Meistens bei Kindern: Stechender, plötzlicher Schmerz an einer Hodenseite, meist nach einer plötzlichen Bewegung, und ● rasches Anschwellen des Hodens	Verdrehung des Gefäßstiels des Hodens	**Arztbesuch dringend notwendig** ➡ Unfälle und Verletzungen der äußeren Geschlechtsorgane, Seite 781
Hodenschmerzen nach einer Prellung oder Verletzung und ● eventuell Schwellung des Hodens und/oder ● offene Hodenverletzung	Verletzung oder Prellung	Wenn der Schmerz nach einer Stunde nicht nachlässt und eine Schwellung zurückbleibt, **Arztbesuch dringend notwendig** ➡ Unfälle und Verletzungen der äußeren Geschlechtsorgane, Seite 780

Husten

Husten ist die normale Reaktion des Körpers auf eine Reizung der Atemwege durch Fremdkörper, Chemikalien, Viren usw. Wenn Sie jemandem »*etwas husten*« wollen, kann Ihr Husten auch unterdrückte Aggressionen ausdrücken.

Symptome und Beschwerden	Mögliche Ursachen	Was man tun soll
Bluthusten		➡ Symptom Bluthusten, Seite 58
Nervöses Hüsteln oder Husten im Zusammenhang mit Ärger oder Aggression (oft unbemerkt)	Unterdrückte Gefühle	➡ Im Gleichgewicht sein, Seite 216
Plötzlich auftretender trockener Husten, der mit der Zeit schlimmer wird	Reizung der Atemwege durch ● Zigarettenrauch oder ● Wohngifte oder ● Gifte am Arbeitsplatz oder ● Umweltgifte	Hören Sie auf zu rauchen, und meiden Sie verrauchte Räume. Versuchen Sie die Schadstoffe in Ihrer Umgebung zu verringern. Wenn Ihr Husten durch diese Maßnahmen nicht besser wird, *Arztbesuch notwendig* ➡ Genussmittel und Drogen, Seite 272
Vor kurzer Zeit erst aufgetretener Husten mit Schleimauswurf und ● eventuell rinnender Nase und ● eventuell Heiserkeit und ● eventuell Fieber	Erkältung, »Grippe«, Akute Bronchitis	Wenn die Beschwerden nicht nach einer Woche nachlassen, *Arztbesuch notwendig* ➡ Akute Bronchitis, Seite 530 ➡ Erkältung, »Grippe«, Seite 520
Vor kurzer Zeit erst aufgetretener trockener Husten und ● Heiserkeit und ● eventuell Stimmverlust und ● eventuell Fieber	Kehlkopfentzündung	Wenn die Beschwerden nicht nach drei Tagen nachlassen, *Arztbesuch notwendig* ➡ Kehlkopfentzündung, Seite 528
Husten (auch Asthmaanfälle) nach der Verwendung von Medikamenten	Nebenwirkung von ● Schmerz- und Grippemitteln mit den Wirkstoffen Azetylsalizylsäure (ASS), Mefenaminsäure, Salizylamid-Verbindungen ● nichtsteroidalen Antirheumatika ● vielen Husten- und Asthmamitteln ● Mitteln gegen Bluthochdruck, die ACE-Hemmer enthalten (Captopril, Enalapril) ● Darm- und Blasenmitteln mit den Wirkstoffen Distigmin, Mesalazin, Neostigmin, Pyridostigmin	Kontrollieren Sie im Beipacktext Ihrer Medikamente, ob einer der genannten Wirkstoffe enthalten ist oder ob Sie Mittel der genannten Gruppen verwenden. Wenn Sie das Mittel rezeptfrei in der Apotheke gekauft haben, hören Sie auf, es anzuwenden. Wenn das Mittel ärztlich verordnet wurde, *Arztbesuch notwendig* ➡ Umgang mit Medikamenten, Seite 834
Immer wieder auftretender Husten mit grünlichgelbem Schleimauswurf	Chronische Bronchitis	*Arztbesuch notwendig* ➡ Chronische Bronchitis, Seite 532

Symptome und Beschwerden	Mögliche Ursachen	Was man tun soll
Hustenanfälle mit Atemnot	Asthma, Chronische Bronchitis	*Arztbesuch notwendig* ➡ Asthma, Seite 533 ➡ Chronische Bronchitis, Seite 532
Husten mit Schleimauswurf, Krankheitsgefühl und ● Fieber und ● Schwitzen und ● eventuell Atemnot und ● eventuell Schüttelfrost	Akute Bronchitis, Lungenentzündung	*Arztbesuch notwendig* ➡ Akute Bronchitis, Seite 530 ➡ Lungenentzündung, Seite 538
Husten und erhöhte Temperatur über einen längeren Zeitraum hinweg und ● Gewichtsabnahme und ● Schwitzen in der Nacht	Tuberkulose, Lungenkrebs	*Arztbesuch notwendig* ➡ Tuberkulose, Seite 539 ➡ Lungenkrebs, Seite 542
Plötzlich auftretender, heftiger Husten nach Verschlucken	Fremdkörper in den Atemwegen	Beugen Sie den Kopf vornüber und versuchen Sie den Fremdkörper auszuhusten. Wenn das nichts nützt: **Sofort Rettungsdienst rufen**

Husten bei Kindern

Husten ist die normale Reaktion des Körpers auf Irritationen der Atemwege durch Fremdkörper, Chemikalien, Viren usw. Bei Kindern unter sechs Monaten ist Husten ungewöhnlich und kann Anzeichen einer ernsten Erkrankung sein. Bei älteren Kindern wird er – wenn nicht Atemnot dazukommt – meistens durch eine harmlose Erkältung verursacht. Ein Kind, das ständig an Husten leidet, kann auch in seelischen Nöten sein.

Symptome und Beschwerden	Mögliche Ursachen	Was man tun soll
Nervöses Hüsteln oder Husten, der immer wieder bei bestimmten Gelegenheiten auftritt	Unterdrückte Gefühle (Ärger, Aggression), Wunsch nach Aufmerksamkeit und Zuwendung	Beobachten Sie, bei welcher Gelegenheit der Husten auftritt. Versuchen Sie mit Ihrem Kind über seine Gefühle und Bedürfnisse zu reden. ➡ Im Gleichgewicht sein, Seite 216 ➡ Familientherapie, Seite 893
Plötzlich auftretender, trockener Husten bei Kindern, die sich in rauchigen Räumen oder in schadstoffbelasteter Umgebung aufhalten müssen	Reizung der Atemwege durch ● Zigarettenrauch oder ● Wohngifte oder ● Umweltgifte	Rauchen Sie nicht in Gegenwart von Kindern. Schützen Sie Ihr Kind so weit es möglich ist vor Schadstoffen jeglicher Art. Wenn sich der Husten nicht bessert, *Arztbesuch notwendig* ➡ Chronische Bronchitis, Seite 532
Husten im Zusammenhang mit Schnupfen, vor allem in der Nacht	Der Schleim rinnt in den Rachen	Lagern Sie das Kind durch ein Kissen oder ein Matratzenteil erhöht. Wenn das Kind häufig an Schnupfen leidet, *Arztbesuch notwendig* ➡ Schnupfen, Seite 522
Vor kurzer Zeit erst aufgetretener Husten mit Schleimauswurf und ● eventuell rinnender Nase und ● eventuell Heiserkeit und ● eventuell Fieber	Erkältung, Akute Bronchitis	Wenn die Beschwerden nicht nach einer Woche nachlassen, *Arztbesuch notwendig* ➡ Erkältung, »Grippe«, Seite 520 ➡ Akute Bronchitis, Seite 530
Husten (auch Asthmaanfälle) nach der Verwendung von Medikamenten	Nebenwirkung von ● Schmerz- und Grippemitteln mit den Wirkstoffen Azetylsalizylsäure (ASS), Mefensäure, Salizylamid-Verbindungen ● nichtsteroidalen Antirheumatika ● vielen Husten- und Asthmamitteln ● Darm- und Blasenmitteln mit den Wirkstoffen Distigmin, Mesalazin, Neostigmin, Pyridostigmin	Kontrollieren Sie im Beipacktext Ihrer Medikamente, ob einer der genannten Wirkstoffe enthalten ist oder ob Sie Mittel der genannten Gruppen verwenden. Wenn Sie das Mittel rezeptfrei in der Apotheke gekauft haben, hören Sie auf, es anzuwenden. Wenn das Mittel ärztlich verordnet wurde, *Arztbesuch notwendig* ➡ Umgang mit Medikamenten, Seite 834
Immer wieder auftretender Husten mit Auswurf von grünlichgelbem Schleim	Chronische Bronchitis	*Arztbesuch notwendig* ➡ Chronische Bronchitis, Seite 532

Symptome und Beschwerden	Mögliche Ursachen	Was man tun soll
Anfallartiger Husten mit Atemnot	Asthma	*Arztbesuch notwendig* ➡ Asthma, Seite 533
Bellender Husten und Heiserkeit bei Kindern	Kehlkopfentzündung (Laryngitis)	*Arztbesuch notwendig* ➡ Kehlkopfentzündung, Seite 528
Husten und Atembeschwerden bei Kindern und ● eventuell Fieber	Spastische Bronchitis	*Arztbesuch notwendig* ➡ Spastische Bronchitis, Seite 360
Hustenanfälle mit kurzen, harten Hustenstößen, meist nach einer länger andauernden Erkältung, und ● ziehende Einatmung	Keuchhusten	*Arztbesuch notwendig* ➡ Keuchhusten, Seite 366
Vor kurzer Zeit erst aufgetretener Husten mit Schleimauswurf und ● starkem Krankheitsgefühl und ● Fieber und ● Schwitzen und ● eventuell Atemnot und ● eventuell Schüttelfrost	Akute Bronchitis, Lungenentzündung	**Arztbesuch dringend notwendig** ➡ Akute Bronchitis, Seite 530 ➡ Lungenentzündung, Seite 538
Anfallartiger, bellender Husten und ● Atemnot und ● Heiserkeit	Pseudokrupp	**Arztbesuch dringend notwendig** ➡ Pseudokrupp, Seite 359
Plötzlich auftretender, heftiger Husten nach Verschlucken	Fremdkörper in den Atemwegen	Lassen Sie das Kind den Kopf nach vorne beugen und klopfen Sie ihm auf den Rücken, damit es den Fremdkörper wieder aushusten kann. Kleinkinder an den Füßen hochziehen und auf den Rücken klopfen. Wenn es nicht gelingt: **Sofort Rettungsdienst rufen**

Juckreiz

Wenn Ihre Haut juckt, können Textilien, chemische Substanzen, Entzündungen, Parasiten, Pilze, aber auch innere Krankheiten die Ursache dafür sein. Wenn Sie häufig unter Juckreiz leiden, reagieren Sie vielleicht überempfindlich auf Ihre Lebenssituation.

Symptome und Beschwerden	Mögliche Ursachen	Was man tun soll
Juckreiz mit Hautausschlag Juckreiz in der Scheide Juckreiz am Penis		➡ Symptom Hautausschlag, Seite 99 ➡ Symptom Scheidenjucken und/oder -brennen, Seite 172 ➡ Symptom Peniserkrankungen, Seite 165
Juckreiz und trockene Haut und/oder ● empfindliche Haut	Stark entfettende Reinigungs- maßnahmen, Trockene Luft durch Zentral- heizung und Klimaanlagen, Wolle, manche Textilien, Altersbedingt	Meiden Sie trockene Luft, Zentralheizung und Klimaanlage. Baden Sie selten, und verwenden Sie keine schäumenden Badezusätze. Cremen Sie sich nach dem Waschen ein. Testen Sie die Verträglichkeit von diversen Fasern auf Ihrer Haut. ➡ Hautpflege, Seite 481
Juckreiz ● bei Nervosität und/oder ● Stress und/oder ● seelischen Belastungen	Reaktion auf eine Situation, die zum »Aus-der-Haut-Fahren« ist.	Versuchen Sie Ihre Probleme zu lösen, wenn Sie dabei Hilfe brauchen, *Arztbesuch notwendig* ➡ Im Gleichgewicht sein, Seite 216
Juckreiz auf der Kopfhaut	Schuppung der Kopfhaut, Läuse	Wenn der Juckreiz anhält oder Sie Läuse oder Nissen entdecken, *Arztbesuch notwendig* ➡ Schuppende Haut, Seite 498 ➡ Läuse, Seite 488
Juckreiz am After	Mangelnde Sauberkeit, Allergie (z.B. gegen Toiletten- papier), Lebensmittelunverträglichkeit (z.B. Gewürze, Zitrusfrüchte, Vitamin-C-Tabletten, Bier, Cola), Hämorrhoiden, Herpes genitalis, Pilze, Bakterien, Madenwürmer, Chronische Erkrankungen (z.B. Diabetes, Lebererkran- kungen, Darmerkrankungen), Seelische Probleme	Waschen Sie den After sorgfältig mit einer milden Seife. Meiden Sie Pflegemittel mit chemischen Substanzen. Wenn der Juckreiz nach drei Tagen nicht nachlässt, *Arztbesuch notwendig* ➡ Hämorrhoiden, Seite 651 ➡ Herpes genitalis, Seite 749 ➡ Pilzerkrankungen der Genitalien, Seite 746 ➡ Allergien, Seite 590 ➡ Würmer, Seite 649 ➡ Im Gleichgewicht sein, Seite 216
Juckreiz nur auf einer Körperseite und beschränkt auf ein Gebiet (z.B. am Rumpf)	Vorstadium von Gürtelrose (noch ohne Hautausschlag)	*Arztbesuch notwendig* ➡ Gürtelrose, Seite 507

Symptome und Beschwerden	Mögliche Ursachen	Was man tun soll
Hautjucken nach der Verwendung von Medikamenten	In vielen Fällen Anzeichen einer allergischen Reaktion. Nebenwirkung zahlreicher Arzneimittel zum Einreiben und Schlucken, vor allem von ● vielen Mitteln gegen Hauterkrankungen ● den meisten Einreibemitteln bei Muskel- und Gelenkschmerzen ● sehr vielen Aknemitteln ● vielen Pilzmitteln ● Wundbehandlungsmitteln mit Quecksilberverbindungen	Wenn Sie das Mittel rezeptfrei in der Apotheke gekauft haben und Juckreiz im Beipacktext nicht als harmlose, vorübergehende Begleiterscheinung beschrieben ist, hören Sie auf, es anzuwenden. Wenn das Mittel ärztlich verordnet wurde und Sie nicht auf die mögliche Nebenwirkung aufmerksam gemacht wurden, *Arztbesuch notwendig* ➡ Umgang mit Medikamenten, Seite 834
Juckreiz nach der Einnahme von Medikamenten und ● eventuell Gelbfärbung der Haut ● eventuell Stuhl- und Harnverfärbung	Anzeichen von Leberschäden als Nebenwirkung einer großen Zahl von Medikamenten, vor allem von ● vielen Schmerz-, Rheuma-, Migräne- und krampflösenden Mitteln ● Antibiotika (vor allem Tetrazyklinen) ● vielen Mitteln gegen Fettstoffwechselstörungen ● vielen Mitteln gegen Durchfall ● Vitamin A bei Dauerverwendung ● den meisten Mitteln gegen Psychosen (Neuroleptika) ● Östrogen-Gestagen-Kombinationen vor allem der »Pille«	Kontrollieren Sie im Beipacktext Ihrer Medikamente, ob einer der genannten Wirkstoffe enthalten ist oder ob Sie Medikamente aus den genannten Gruppen verwenden. Wenn das der Fall ist und diese Beschwerden auftreten, *Arztbesuch notwendig* ➡ Umgang mit Medikamenten, Seite 834
Juckreiz und gelbe Haut und/oder ● gelbliche Augäpfel	Gelbsucht	*Arztbesuch notwendig* ➡ Gelbsucht, Seite 625
Juckreiz und ● eventuell starker Durst und ● eventuell häufiges Wasserlassen und ● eventuell Gewichtsabnahme ● eventuell Heißhunger	Diabetes	*Arztbesuch notwendig* ➡ Diabetes, Seite 722

Symptome und Beschwerden	Mögliche Ursachen	Was man tun soll
Juckreiz am ganzen Körper und schweres Krankheitsgefühl und ● eventuell Gewichtsverlust und ● eventuell geschwollene Lymphknoten	Lymphknotenkrebs	*Arztbesuch notwendig* ➡ Hodgkin'sche Krankheit, Seite 585
Juckreiz am ganzen Körper und ● Hautverfärbung (pfirsichfarben) und ● Müdigkeit und ● Übelkeit und Appetitlosigkeit und ● häufiges Urinieren oder gar kein Harn	Nierenschwäche	**Arztbesuch dringend notwendig** ➡ Nierenschwäche, Seite 660

Knieschmerzen und/oder -schwellungen

Schmerzen im Knie entstehen meistens durch Verletzungen, Abnutzungserscheinungen oder Entzündungen des Kniegelenks. Wenn Sie immer wieder »in die Knie gehen«, sind vielleicht Ihre Belastungen zu groß.

Symptome und Beschwerden	Mögliche Ursachen	Was man tun soll
Schmerzende Knie nach starker Belastung, z. B. beim Bergsteigen, Schilaufen, Fußballspielen	Überbeanspruchung des Kniegelenks	Knie ruhig lagern, kühle Umschläge. Wenn die Schmerzen nicht nach einem Tag nachlassen, *Arztbesuch notwendig* ➡ Kältebehandlungen, Seite 861
Schmerzende, geschwollene Knie nach Verletzungen	Bänderverletzung, Sehnenverletzung, Kniegelenkerguss, Meniskusverletzung, Verstauchung	*Arztbesuch notwendig* ➡ Sehnenzerrung, Sehnenriss, Bänderzerrung, Bänderriss, Seite 678 ➡ Meniskusverletzung, Seite 685 ➡ Verstauchung, Seite 684
Häufige Knieschmerzen, die über Jahre hinweg schlimmer werden, und ● eingeschränkte Beweglichkeit des Kniegelenks	Abnutzungserscheinung	*Arztbesuch notwendig* ➡ Arthrose, Seite 689
Gerötetes, geschwollenes, stark schmerzendes Knie und ● eingeschränkte Beweglichkeit	Schleimbeutelentzündung	*Arztbesuch notwendig* ➡ Schleimbeutelentzündung, Seite 680
Gerötetes, geschwollenes, stark schmerzendes Knie, das sich heiß anfühlt, und ● eventuell andere geschwollene Gelenke (z. B. Finger) und ● eventuell Fieber	Gelenkentzündung	*Arztbesuch notwendig* ➡ Rheumatoide Arthritis, Seite 690 ➡ Gicht, Seite 698
Schmerzende, geschwollene Knie nach Sturz oder Unfall und ● Unmöglichkeit aufzutreten und ● eventuell Fehlstellung des Knies	Bänderzerrung, Bänderriss, Knochenbruch	**Arztbesuch dringend notwendig** ➡ Bänderzerrung, Bänderriss, Seite 678 Bei Knochenbruch: **Rettungsdienst rufen** ➡ Knochenbruch, Seite 665

Knoten und/oder Schwellungen unter der Haut

Knoten und Schwellungen, die Sie ertasten oder sehen können, entstehen meistens durch vergrößerte Lymphknoten, die an der Infektionsabwehr beteiligt sind. Schwellungen, deren Ursache Sie nicht kennen, müssen immer vom Arzt abgeklärt werden.

Symptome und Beschwerden	Mögliche Ursachen	Was man tun soll
Hautknoten, Warzen, Wucherungen Bei Frauen: Brustschmerzen oder Knoten		➡ Symptom Hautknoten, Warzen, Wucherungen, Seite 110 ➡ Symptom Brustschmerzen oder -knoten bei Frauen, Seite 65
Kleine, sich nie verändernde schmerzlose Knoten unter der Haut, die ● weich oder ● mittelhart sind	Fettgewebegeschwulst, Bindegewebegeschwulst	Zur Absicherung der Diagnose *Arztbesuch notwendig* ➡ Muttermal, Seite 508
Schwellungen zwischen Ohr und Kiefer (dicke Backe) und ● Fieber	Geschwollene Ohrspeicheldrüse (Mumps)	*Arztbesuch notwendig* ➡ Mumps, Seite 367
Schmerzhafte, weiche Schwellung im Leistenbereich, die bei Druck verschwindet	Leistenbruch	*Arztbesuch notwendig* ➡ Leistenbruch, Seite 676
Schwellungen oder Knoten ● am Hals und/oder ● in der Achselhöhle und/oder ● in der Leistengegend	Geschwollene Lymphknoten bei verschiedenen Infektionen	*Arztbesuch notwendig* ➡ Lymphsystem, Seite 584
Schwellungen in der Achselhöhle nach einer Brustoperation oder Brustbestrahlung	Blockierte Lymphbahn	*Arztbesuch notwendig* ➡ Brustkrebs, Seite 765
Schwellungen am Hals und/oder unter den Achseln und/oder in der Leistenbeuge und ● Müdigkeit und ● nächtliche Schweißausbrüche und ● eventuell Fieber und ● eventuell Appetitlosigkeit und ● eventuell Gewichtsverlust	Lymphdrüsenkrebs, AIDS	*Arztbesuch notwendig* ➡ Lymphom, Seite 585 ➡ AIDS, Seite 586

Kopfschmerzen

Kopfschmerzen treten meist unabhängig von einer anderen Krankheit auf und haben nur selten organische Ursachen. Wenn Sie sich oft »*den Kopf zerbrechen*« oder nicht mehr wissen, wo Ihnen »*der Kopf steht*«, dann sind Ihre Kopfschmerzen ein Alarmsignal für körperliche oder seelische Überlastung. In manchen Fällen können auch Medikamente, Krankheiten oder Schadstoffe einen »*schweren Kopf*« verursachen.

Symptome und Beschwerden	Mögliche Ursachen	Was man tun soll
Kopfschmerzen und ● eventuell Schlafstörungen und ● eventuell Nervosität	Überarbeitung und/oder Stress und/oder Überforderung und/oder Seelische Belastungen	Gönnen Sie sich Ruhe. Versuchen Sie die Probleme zu lösen, über die Sie sich den »Kopf zerbrechen«. ➡ Im Gleichgewicht sein, Seite 216 ➡ Kopfschmerzen, Seite 401 ➡ Entspannung, Seite 878
Kopfschmerzen mit Nacken- und/oder Schulterschmerzen	Angespannte Körperhaltung durch ● falsches oder zu langes Sitzen oder ● seelische Probleme	Machen Sie Pausen, und verändern Sie öfter Ihre Körperhaltung. Versuchen Sie herauszufinden, welche Lasten auf Ihren Nacken oder die Schultern drücken. ➡ Im Gleichgewicht sein, Seite 216 ➡ Entspannung, Seite 878
Kopfschmerzen, nachdem Sie vorher viel koffeinhaltige Getränke konsumiert haben (z.B. Kaffee, Tee, Cola) oder aufgehört haben, Derartiges zu trinken	Kopfweh durch Koffein, Entzugserscheinung von Koffein	Reduzieren Sie den Konsum koffeinhaltiger Getränke. ➡ Koffein, Seite 276
Kopfschmerzen, nachdem Sie ● viel geraucht und/oder ● Alkohol getrunken und/oder ● Drogen eingenommen haben	Nebenwirkung von Nikotin, Nachwirkungen des Alkohols, Nachwirkungen der Drogen	Wenn Sie häufig Probleme damit haben, *Arztbesuch notwendig* ➡ Genussmittel und Drogen, Seite 272 ➡ Alkoholismus, Seite 417 ➡ Drogenabhängigkeit, Seite 420
Kopfschmerzen und ● eventuell leichtes Schwindelgefühl	Belastendes Wetter (z.B. Föhn, niedriger Luftdruck), Zu lange Sonnenbestrahlung	Gönnen Sie sich Ruhe. Wenn Sie in der Sonne waren, gehen Sie sofort in den Schatten. Wenn die Beschwerden nicht nach einem Tag nachlassen, *Arztbesuch notwendig* ➡ Wetterfühligkeit, Seite 391
Starke, meist einseitig pulsierende Kopfschmerzen, oft in der Schläfen-Stirn-Augen-Region, und ● eventuell Übelkeit oder Erbrechen	Migräne	Schonen Sie sich. Wenn Sie oft Migräne haben und darunter leiden, *Arztbesuch notwendig* ➡ Migräne, Seite 402 ➡ Im Gleichgewicht sein, Seite 216
Anfallartige, meist einseitige Gesichtsschmerzen, vor allem durch Kauen, Niesen, Gähnen oder Sprechen ausgelöst	Schädigung eines Gesichtsnervs (Trigeminusnerv)	*Arztbesuch notwendig* ➡ Nervenschmerzen, Seite 438

Symptome und Beschwerden	Mögliche Ursachen	Was man tun soll
Kopfschmerzen mit rinnender oder verstopfter Nase und ● eventuell tränenden Augen und ● eventuell Husten und ● eventuell Fieber	Erkältungskrankheit	Wenn die Beschwerden nach einer Woche nicht nachlassen, *Arztbesuch notwendig* ➤ Erkältung, »Grippe«, Seite 520
Kopfschmerzen bei starker Augenbelastung, meist mit Flimmern vor den Augen, bei ● Feinarbeiten (z. B. Sticken, Nähen usw.) oder ● Bildschirmarbeit oder ● langem Lesen	Überlastung der Augen, Fehlsichtigkeit	Pausieren Sie öfter. Drängen Sie an Ihrem Arbeitsplatz auf die gesetzlich vorgeschriebenen Arbeitsunterbrechungen. Wenn Sie häufig an Kopfweh leiden oder Ihr Sehvermögen nachlässt, *Arztbesuch notwendig* ➤ Augenbelastungen, Seite 452 ➤ Fehlsichtigkeit, Seite 441
Kopfschmerzen und Nervosität im Zusammenhang mit starkem Lärm zu Hause oder am Arbeitsplatz	Lärmbelästigung	Wenn Sie häufig an Kopfschmerzen leiden oder schlecht hören, *Arztbesuch notwendig* ➤ Schwerhörigkeit, Seite 446
Kopfschmerzen nach der Einnahme von Medikamenten	Nebenwirkung einer großen Zahl von Medikamenten, vor allem von ● Schmerzmitteln ● der »Pille« ● vielen Rheumamitteln ● vielen Mitteln gegen Magen- und Darmerkrankungen ● vielen Mitteln gegen Herz-Kreislauf-Erkrankungen (vor allem blutdrucksenkenden Mitteln)	Wenn Sie Ihr Mittel rezeptfrei in der Apotheke gekauft haben und Kopfweh im Beipacktext nicht als harmlose, vorübergehende Begleiterscheinung beschrieben ist, hören Sie auf, es einzunehmen. Wenn das Mittel ärztlich verordnet wurde und Sie nicht auf die mögliche Nebenwirkung aufmerksam gemacht wurden, *Arztbesuch notwendig* ➤ Umgang mit Medikamenten, Seite 834
Kopfschmerzen bei niedrigem Blutdruck oder hohem Blutdruck und ● eventuell Schwindelgefühl	Niedriger Blutdruck, Hoher Blutdruck	Wenn Sie niedrigen Blutdruck haben, bringen Sie Ihren Kreislauf in Schwung. Turnen oder laufen Sie nach dem Aufstehen. Bei erhöhtem Blutdruck *Arztbesuch notwendig* ➤ Niedriger Blutdruck, Seite 553 ➤ Hoher Blutdruck, Seite 549 ➤ Bewegung und Sport, Seite 222

Symptome und Beschwerden	Mögliche Ursachen	Was man tun soll
Kopfschmerzen bei Diabetikern und ● eventuell Unruhe und ● eventuell Zittern und ● eventuell Schweißausbrüche	Unterzuckerung	Wenn möglich: Blutzucker messen. *Sofortmaßnahme*: Essen Sie zwei Plättchen Traubenzucker, später dann eine Scheibe Brot oder einen Apfel. Wenn Sie immer wieder in eine Unterzuckerung hineingeraten, *Arztbesuch notwendig* ➡ Diabetes, Seite 722
Kopfschmerzen mit Schmerzen rund um die Augen und Backenknochen, die schlimmer werden, wenn Sie den Kopf nach vorne beugen, und ● eventuell erhöhte Temperatur und ● eventuell gelbgrünes Sekret aus der Nase	Stirnhöhlenentzündung, Nebenhöhlenentzündung	*Arztbesuch notwendig* ➡ Nebenhöhlenentzündung, Seite 524
Kopfschmerzen in der Schwangerschaft und ● geschwollene Beine und ● geschwollene Lider	Schwangerschaftshochdruck	*Arztbesuch notwendig* ➡ Schwangerschaftshochdruck, Seite 334
Kopfschmerzen nach dem Gebrauch von Medikamenten und ● eventuell Sehstörungen ● eventuell Nasenbluten	Anzeichen von Blutdruckanstieg als Nebenwirkung von ● der »Pille« ● abschwellenden Schnupfenmitteln ● Mitteln gegen niedrigen Blutdruck ● Grippe- und Schmerzmitteln mit den Wirkstoffen Koffein, Etilefrin, Pholedrin, Phenylephrin ● Mitteln gegen Zyklusstörungen oder Wechseljahrsbeschwerden mit Hormonen	Kontrollieren Sie im Beipacktext Ihrer Medikamente, ob einer der genannten Wirkstoffe enthalten ist oder Sie Mittel aus der genannten Gruppe verwenden. Wenn Sie das Mittel rezeptfrei in der Apotheke gekauft haben, hören Sie auf, es anzuwenden. Wenn das Mittel ärztlich verordnet wurde, **Arztbesuch dringend notwendig** ➡ Umgang mit Medikamenten, Seite 834
Kopfschmerzen, die schlimmer werden, wenn Sie den Kopf beugen, und ● Fieber und ● Nackensteife und ● lichtempfindliche Augen	Gehirnhautentzündung	**Arztbesuch dringend notwendig** ➡ Gehirnhautentzündung, Seite 424

Symptome und Beschwerden	Mögliche Ursachen	Was man tun soll
Kopfschmerzen nach dem Aufschlagen des Kopfs (meistens nach einem Sturz) und ● Schwindel oder Übelkeit und ● Erinnerungslücken und ● eventuell Lethargie	Gehirnerschütterung	**Rettungsdienst rufen** ➡ Gehirnerschütterung, Seite 423
Starke Kopfschmerzen (wenn Sie nicht an bekannter Migräne leiden) und ● eventuell Erbrechen und ● eventuell Schwindel und ● eventuell Sehstörungen und ● eventuell Verwirrtheit	Gehirnblutung, Gehirntumor	**Sofort Rettungsdienst rufen** ➡ Gehirntumor, Seite 434 ➡ Gehirnblutung, Seite 427

Krämpfe

Der Verlust der Kontrolle über den Körper oder bestimmte Teile des Körpers ist immer unangenehm und in manchen Fällen lebensbedrohlich. Wenn Ihr Alltag ein »ständiger Krampf« ist, kann es aber auch sein, dass Ihr Unterbewusstsein um Hilfe schreit.

Symptome und Beschwerden	Mögliche Ursachen	Was man tun soll
Muskelkrämpfe		➡ Symptom Muskelschmerzen, Seite 149
Krämpfe in den Händen (Pfötchenstellung) und extrem rasche Atmung und ● Angstgefühl und ● Taubheitsgefühl und Kribbeln in Armen und Beinen	Seelisch bedingter Atemkrampf (Hyperventilation)	*Sofortmaßnahme:* Beruhigen, langsam und möglichst flach atmen. Halten Sie sich eine Tüte vor den Mund, um die verbrauchte, kohlendioxidhaltige Luft wieder einzuatmen. Wenn Sie Angst haben, dass sich der Anfall wiederholen könnte, *Arztbesuch notwendig* ➡ Im Gleichgewicht sein, Seite 216 ➡ Beratung und Psychotherapie, Seite 892
Muskelkrämpfe, die sich zuerst nur auf einen bestimmten Körperabschnitt beschränken (z. B. Mundwinkel, Hand, Fuß), sich dann aber auf eine ganze Körperseite oder die gesamte Muskulatur ausbreiten können	Gehirntumor, Epilepsie	**Arztbesuch dringend notwendig** ➡ Gehirntumor, Seite 434 ➡ Epilepsie, Seite 429
Muskelkrämpfe und hohes Fieber bei Kindern und ● eventuell kurzzeitige Bewusstseinsstörung	Fieberkrampf	Ein Fieberkrampf bei Kindern ist nicht lebensbedrohlich. Versuchen Sie mit kalten Wickeln das Fieber zu senken. Wenn das Kind jünger als 18 Monate ist oder der Fieberkrampf länger als 5 Minuten andauert: **Sofort Rettungsdienst rufen**
Muskelkrämpfe der gesamten Körpermuskulatur mit Schaum vor dem Mund und ● eventuell Atemnot und ● eventuell Zungenbiss und ● eventuell unfreiwilliger Harnabgang und ● eventuell Bewusstlosigkeit	Epileptischer Anfall	Wenn der Anfall länger als drei Minuten dauert oder sich bald wiederholt: **Sofort Rettungsdienst rufen** *Sofortmaßnahme:* Schützen Sie den Kranken vor Verletzungen, indem Sie alles aus dem Weg räumen, womit er sich verletzen könnte. Halten Sie ihn nicht fest, schieben Sie ihm nichts gewaltsam zwischen die Zähne. Lassen Sie den Kranken nach dem Anfall ausschlafen. ➡ Epilepsie, Seite 429

Symptome und Beschwerden	Mögliche Ursachen	Was man tun soll
Muskelkrämpfe nach einer Verletzung mit ● Kopfschmerzen und Schwindel und ● verzerrtem Grinsen durch Krampf der Kaumuskulatur und Rückenschmerzen und ● eventuell Schüttelkrämpfe	Wundstarrkrampf	**Sofort Rettungsdienst rufen** ➡ Tetanus, Seite 283

Kribbeln oder Taubheitsgefühl

Wenn ein Körperteil unangenehm kribbelt oder taub wird, haben Sie wahrscheinlich durch ungeschicktes Sitzen oder Stehen kurzfristig die Blutzufuhr eingeschränkt. Wenn diese Beschwerden aber immer wieder auftreten oder andere Symptome hinzukommen, leiden Sie vielleicht an einer ernsten Erkrankung.

Symptome und Beschwerden	Mögliche Ursachen	Was man tun soll
Kribbeln oder Taubheitsgefühl nach dem Aufwachen oder nachdem Sie längere Zeit in unbequemer Haltung gesessen haben	Einschränkung der Blutzufuhr, Druck auf einen Nerv	Die Beschwerden vergehen von allein, wenn Sie Ihre Lage verändern.
Kribbeln in Armen und Beinen und ● eventuell Fußschmerzen	Anzeichen von Nervenschäden als Nebenwirkung von ● Rheumamitteln mit dem Wirkstoff Chloroquin ● Tuberkulosemittel mit dem Wirkstoff Isoniazid ● Vitamin B$_6$ nach längerer Anwendung	Kontrollieren Sie im Beipacktext Ihrer Medikamente, ob einer der genannten Wirkstoffe enthalten ist oder Sie Mittel aus den genannten Gruppen anwenden. Wenn Sie das Mittel rezeptfrei in der Apotheke gekauft haben, hören Sie auf, es anzuwenden. Wenn das Mittel ärztlich verordnet wurde, *Arztbesuch notwendig* ➡ Umgang mit Medikamenten, Seite 834
Kribbeln oder Taubheitsgefühl an den Fingern und/oder Zehen und ● eventuell blaue Hände oder Füße bei Kälte	Kurzfristige Durchblutungsstörung, Niedriger Blutdruck, Gefäßverkrampfung	*Arztbesuch notwendig* ➡ Niedriger Blutdruck, Seite 553 ➡ Raynaud´sche Erkrankung, Seite 560
Kribbeln oder Taubheitsgefühl in beiden Armen und ● Schmerzen, die von der Schulter in den Arm ausstrahlen, und ● eventuell Kopfschmerzen	Halswirbelsäulenerkrankungen	*Arztbesuch notwendig* ➡ Rücken- und Kreuzschmerzen, Seite 703 ➡ Bandscheibenschaden, Seite 704
Kribbeln oder Taubheitsgefühl in der Hand (vor allem im Daumen, Zeige- und Mittelfinger) und ● Schmerzen (vor allem in der Nacht), die vom Handgelenk den Arm »hinaufschießen«, und ● morgendliche Schwellung	Schädigung eines Handnervs (Karpaltunnelsyndrom)	*Arztbesuch notwendig* ➡ Weichteilrheumatismus, Seite 699
Kribbeln oder Taubheitsgefühl in Armen oder Beinen und ● Schmerzen	Diabetes, Alkoholismus, Schadstoffe und Gifte (z.B. Blei, Quecksilber, Insektizide), Nervenerkrankung (Multiple Sklerose)	*Arztbesuch notwendig* ➡ Nervenerkrankungen, Seite 438 ➡ Diabetes, Seite 722 ➡ Alkoholismus, Seite 417 ➡ Multiple Sklerose, Seite 433

Symptome und Beschwerden	Mögliche Ursachen	Was man tun soll
Taubheitsgefühl und Kribbeln in Armen und Beinen und ● extrem rasche Atmung und ● Angstgefühl und ● eventuell Krämpfe (Hände in Pfötchenstellung)	Seelisch bedingter Atemkrampf (Hyperventilation)	*Sofortmaßnahme*: Beruhigen, langsam und möglichst flach atmen. Halten Sie sich eine Tüte vor den Mund, um die verbrauchte, kohlendioxidhaltige Luft wieder einzuatmen. Wenn Sie Angst haben, dass sich der Anfall wiederholen könnte, *Arztbesuch notwendig* ➡ Im Gleichgewicht sein, Seite 216 ➡ Beratung und Psychotherapie, Seite 892
Taubheitsgefühl in Armen oder Beinen ● eventuell teilweise mit Lähmungserscheinungen und ● Kreuz- oder Rückenschmerzen, die bis ins Bein ausstrahlen können	Bandscheibenschaden	**Arztbesuch dringend notwendig** ➡ Bandscheibenschaden, Seite 704
Taubheitsgefühl auf einer Körperseite und ● eventuell teilweise Lähmung des Armes und/oder Beins und ● eventuell Sehstörungen und ● eventuell Verwirrung und ● eventuell Sprachstörung und ● eventuell schiefer Mund	Schlaganfallähnliche Attacke (TIA), Schlaganfall, Gehirntumor	**Sofort Rettungsdienst rufen** ➡ Vorübergehende Durchblutungsstörung, Seite 426 ➡ Schlaganfall, Seite 427 ➡ Gehirntumor, Seite 434
● Schmerzen an der Wirbelsäule nach einem Unfall oder Sturz und ● eventuell Bewegungsstörung	Taubheitsgefühl in den Armen und/oder Beinen und Querschnittlähmung	**Sofort Rettungsdienst rufen** ➡ Rückenmarkverletzung, Seite 435

Lähmungen

haben fast immer einen ernsten Hintergrund. Sie sollten immer sofort Ihren Arzt aufsuchen oder den **Rettungsdienst rufen**.

Symptome und Beschwerden	Mögliche Ursachen	Was man tun soll
Lähmungserscheinungen mit Taubheitsgefühl in den Beinen (selten in den Armen) und ● Kreuz- und Rückenschmerzen, die bis ins Bein ausstrahlen können	Bandscheibenschaden	**Arztbesuch dringend notwendig,** ➡ Bandscheibenschaden, Seite 704
Lähmungserscheinungen mit Gefühllosigkeit in Armen oder Beinen und ● eventuell Fieber und ● eventuell Kopfschmerzen und ● eventuell Sprachstörungen und ● eventuell Benommenheit	Gehirnentzündung, Gehirnabszess	**Arztbesuch dringend notwendig** ➡ Gehirnentzündung, Seite 425 ➡ Gehirnabszess, Seite 426
Lähmung einer Gesichtshälfte oder anderer Gesichtsmuskeln	Nervenverletzung, Bakterielle Infektion nach Zeckenbiss	**Arztbesuch dringend notwendig** ➡ Gesichtslähmung, Seite 439 ➡ Lyme-Borreliose, Seite 437
Halbseitige Lähmungserscheinungen und Bewusstlosigkeit nach einer Kopfverletzung	Verletzung von Blutgefäßen im Gehirn	**Arztbesuch dringend notwendig** ➡ Gehirnprellung, Seite 424
Lähmungserscheinungen nach einem Unfall	Rückenmarkverletzung durch Schwellung, Einblutung oder Durchtrennung des Marks	**Sofort Rettungsdienst rufen** ➡ Rückenmarkverletzung, Seite 435
Lähmung eines Arms oder Beins oder der ganzen Körperhälfte und ● eventuell Sehstörungen und ● eventuell Sprachstörungen und ● eventuell Verwirrung oder ● Bewusstlosigkeit	Vorübergehende Durchblutungsstörung, Schlaganfall, Gehirnblutung	**Sofort Rettungsdienst rufen** ➡ Vorübergehende Durchblutungsstörung (TIA), Seite 426 ➡ Gehirnblutung, Seite 427 ➡ Schlaganfall, Seite 427

Lippenbeschwerden

Wenn Sie spröde oder schmerzende Lippen haben, dann kann eine Reizung oder Entzündung der Lippen die Ursache dafür sein. In seltenen Fällen können blaue Lippen oder Lippengeschwüre auf ernste Erkrankungen hinweisen.

Symptome und Beschwerden	Mögliche Ursachen	Was man tun soll
Aufgesprungene Lippen	Witterungseinflüsse, Trockene Luft (Klimaanlage), Schadstoffe	Verwenden Sie eine Fettsalbe. Die im Handel erhältlichen Fettstifte trocknen oft die Lippen noch mehr aus.
Leicht entzündete Lippen, nachdem Sie einen Lippenstift oder eine Creme verwendet haben	Unverträglichkeit einer Substanz in diesen Kosmetika	Wechseln Sie die Marke. Wahrscheinlich vertragen Sie einen der Inhaltsstoffe der Creme oder des Lippenstifts nicht. ➡ Allergien, Seite 590
Gerötete, geschwollene Lippen	Eisenmangel, Vitaminmangel, Insektenstiche, Nahrungsmittelunverträglichkeit, Umweltgifte	Wenn die Beschwerden nicht nach zwei Wochen nachlassen, *Arztbesuch notwendig* ➡ Blutarmut, Seite 574 ➡ Vitamine, Seite 257 ➡ Allergien, Seite 590
Schmerzhafte, erhabene Stellen auf den Lippen, auf denen sich Bläschen bilden, die zusammenfließen können	»Fieberblase« (Herpesinfektion)	Wenn Sie sehr unter den Fieberblasen leiden oder häufig davon betroffen sind, *Arztbesuch notwendig* ➡ Fieberblasen, Seite 507
Eingerissene Mundwinkel, die eventuell entzündet sind	Vitaminmangel, Eisenmangel	Wenn die Mundwinkel nach zwei Wochen nicht heilen, *Arztbesuch notwendig* ➡ Vitamine, Seite 257 ➡ Blutarmut, Seite 574
Blaue Lippen, obwohl Sie nicht im Kalten waren	Herz- oder Lungenerkrankung	**Arztbesuch dringend notwendig** ➡ Koronare Herzkrankheit, Seite 546 ➡ Lungenödem, Seite 541

Magenschmerzen

Wenn Sie »sauer« sind und vieles »nicht verdauen« können, liegt Ihnen wahrscheinlich Ihre Situation im Magen, denn Magenschmerzen haben viel seltener körperliche Ursachen, als man allgemein annimmt. Bei etwa der Hälfte aller Patienten können Ärztin oder Arzt keine organischen Veränderungen finden. Verschiedene Erkrankungen und Medikamente können schuld daran sein, wenn der Magen rebelliert.

Symptome und Beschwerden	Mögliche Ursachen	Was man tun soll
Magenbeschwerden und Bauchschmerzen		➡ Symptom Bauchschmerzen, Seite 46
Magenbeschwerden nach zu raschem oder üppigem Essen und/oder Alkoholkonsum und ● eventuell Erbrechen	Normale Reaktion des Magens auf Überlastung, Falsche Ernährung	Essen Sie einen Tag lang gar nichts oder wenig (klare Suppe, Zwieback). ➡ Ernährung, Seite 232
Magenschmerzen nach starkem Rauchen und/oder Alkoholgenuss	Reizung der Magenschleimhaut	Hören Sie auf zu rauchen. Schränken Sie Ihren Alkoholkonsum ein. Wenn die Beschwerden nicht nach einer Woche nachlassen, *Arztbesuch notwendig* ➡ Genussmittel und Drogen, Seite 272 ➡ Akute Gastritis, Seite 619
Magenschmerzen mit ● Völlegefühl und ● Sodbrennen und ● eventuell Blähungen und ● eventuell Aufstoßen und ● eventuell Übelkeit und Erbrechen und ● eventuell belegter Zunge und Mundgeruch und ● eventuell Appetitlosigkeit	Nervöser Magen, Magenschleimhautentzündung, Seelische Probleme	Wenn die Beschwerden auftreten, versuchen Sie sofort sich zu entspannen. Meistens vergehen die Schmerzen dadurch von selbst. Wenn Sie häufig an Magenbeschwerden leiden, *Arztbesuch notwendig* ➡ Nervöser Magen, Seite 618 ➡ Akute Gastritis, Seite 619 ➡ Im Gleichgewicht sein, Seite 216 ➡ Entspannung, Seite 878
Magenschmerzen und ● Übelkeit oder Erbrechen und ● allgemeines Schwächegefühl und ● eventuell Durchfall und ● eventuell Fieber	Magenvergiftung durch ● Virusinfektion ● Alkoholmissbrauch ● verdorbene Lebensmittel ● giftige Pilze ● Belastung durch Röntgenstrahlen	Wenn Sie Pilze gegessen haben, müssen Sie sofort zum Arzt oder zur Ärztin. In allen anderen Fällen können Sie zwei Tage warten, ob die Beschwerden nachlassen, dann *Arztbesuch notwendig* ➡ Magenvergiftung, Seite 619 ➡ Krebs-Behandlung, Seite 712

Symptome und Beschwerden	Mögliche Ursachen	Was man tun soll
Magenschmerzen nach der Einnahme von Medikamenten und/oder ● Übelkeit und/oder ● Erbrechen und/oder ● Durchfall und/oder ● Verstopfung	Nebenwirkung von zahlreichen Medikamenten, vor allem von ● verschiedenen Schmerzmitteln ● einer großen Zahl von Rheumamitteln ● entzündungshemmenden Mitteln (Kortisonen) ● einer großen Zahl von Husten- und Asthmamitteln ● Antibiotika ● einer großen Zahl von Mitteln gegen Herz-Kreislauf-Beschwerden ● einer großen Zahl von Magen-Darm-Mitteln ● verschiedenen Mitteln gegen Erkrankungen der Harnwege	Wenn Sie das Mittel rezeptfrei in der Apotheke gekauft haben und Magenbeschwerden im Beipacktext nicht als harmlose, vorübergehende Begleiterscheinung beschrieben sind, hören Sie auf, es einzunehmen. Wenn das Mittel ärztlich verordnet wurde und Sie nicht auf die mögliche Nebenwirkung aufmerksam gemacht wurden, *Arztbesuch notwendig* ➡ Umgang mit Medikamenten, Seite 834
Magenschmerzen mit Druck- und Völlegefühl	Chronische Gastritis	*Arztbesuch notwendig* ➡ Chronische Gastritis, Seite 620
Brennende, krampfartige Magenschmerzen mit Völlegefühl unmittelbar nach dem Essen und ● eventuell Sodbrennen und ● eventuell Übelkeit oder Erbrechen und ● eventuell Gewichtsabnahme und ● eventuell belegte Zunge und Mundgeruch	Magenschleimhautentzündung, Magengeschwür	*Arztbesuch notwendig* ➡ Akute Gastritis, Seite 619 ➡ Magen- und Zwölffingerdarmgeschwür, Seite 621
Magenschmerzen mit Sodbrennen, die sich verstärken, wenn Sie sich nach dem Essen hinlegen	Übergewicht, Entzündung der Speiseröhre, Bruch des Zwerchfells	*Arztbesuch notwendig* ➡ Gewicht, Seite 238 ➡ Speiseröhrenentzündung, Seite 615 ➡ Bruch, Seite 676
Magenschmerzen, meist zwischen dem Nabel und der Mitte des rechten Rippenbogens, die meist zwei Stunden nach dem Essen auftreten, und ● eventuell Sodbrennen und ● eventuell Erbrechen und Übelkeit und ● eventuell Appetitlosigkeit und ● eventuell Gewichtsabnahme und ● eventuell belegte Zunge	Zwölffingerdarmgeschwür	*Arztbesuch notwendig* ➡ Magen- und Zwölffingerdarmgeschwür, Seite 621

Symptome und Beschwerden	Mögliche Ursachen	Was man tun soll
Magenschmerzen mit Ekel vor Fleisch und ● Appetitlosigkeit und ● eventuell Gewichtsabnahme	Magenkrebs	*Arztbesuch notwendig* ➡ Magenkrebs, Seite 623
Magenschmerzen nach der Einnahme von Medikamenten und ● eventuell schwarzer Stuhl ● eventuell Erbrechen	Anzeichen von Magen- oder Darmblutungen oder Magen-Darm-Geschwüren als Nebenwirkung von ● Mitteln, die Azetylsalizylsäure (ASS), Carbocistein oder Diflunisal enthalten ● vielen Rheumamitteln bei längerer Anwendung ● vielen entzündungshemmenden Mitteln (Kortisonen) bei Langzeitanwendung ● kaliumhaltigen Mineralstoffpräparaten ● Eisenpräparaten	Kontrollieren Sie im Beipacktext Ihrer Medikamente, ob einer der genannten Wirkstoffe enthalten ist oder Sie Mittel der genannten Gruppen verwenden. Bei Eisenpräparaten ist die Schwarzfärbung des Stuhls eine normale Begleiterscheinung. In allen anderen Fällen **Arztbesuch dringend notwendig** ➡ Umgang mit Medikamenten, Seite 834
Magenschmerzen mit kaffeesatzartigem Erbrechen oder Bluterbrechen und ● übel riechender, teerartiger Stuhl	Magenblutung	**Sofort Rettungsdienst rufen** ➡ Magen- und Zwölffingerdarmgeschwür, Seite 621
Magenschmerzen mit bretthartem Bauch und ● fliegendem Puls und ● eventuell Schweißausbrüchen	Magendurchbruch	**Sofort Rettungsdienst rufen** ➡ Magen- und Zwölffingerdarmgeschwür, Seite 621
Magenschmerzen mit starkem Druck auf der Brust	Herzinfarkt	*Sofortmaßnahme*: Eine Tablette Aspirin einnehmen. Wenn Ihnen der Arzt Nitroglyzerin verschrieben hat: Eine Kapsel zerbeißen. **Sofort Rettungsdienst rufen** ➡ Herzinfarkt, Seite 564

Mundgeruch

Mundgeruch kann nicht nur durch schlechte Zahnpflege entstehen, er ist auch Warnsignal für Erkrankungen zum Beispiel der Lunge oder des Magens. Stress und seelische Probleme können aber auch der Auslöser dafür sein, dass man Sie »nicht riechen kann«.

Symptome und Beschwerden	Mögliche Ursachen	Was man tun soll
Mundgeruch nach dem Genuss von Knoblauch, Zwiebeln, Alkohol usw.	Normale Reaktion	Der Mundgeruch vergeht nach einem Tag wieder.
Mundgeruch, wenn Sie das Zähneputzen vernachlässigt haben	Speisereste in den Zahnzwischenräumen	Sie sollten nach jeder Mahlzeit die Zähne putzen. Wenn das nicht möglich ist, dann wenigstens vor dem Schlafengehen und nach dem Frühstück. ➡ Richtige Zahnpflege, Seite 595
Mundgeruch im Zusammenhang mit ● Stress und/oder ● seelischen Belastungen	Seelische Probleme	Der Mundgeruch vergeht von selbst, wenn die Belastungen nachlassen. ➡ Im Gleichgewicht sein, Seite 216
Mundgeruch im Zusammenhang mit einer Erkrankung und ● eventuell Fieber	Häufige Begleiterscheinung von Fieber und Kranksein	Wenn der Mundgeruch nach dem Ende der Erkrankung nicht vergeht, *Arztbesuch notwendig*
Mundgeruch mit blutendem Zahnfleisch und ● eventuell schmerzendem Zahnfleisch	Zahnfleischentzündung	*Arztbesuch notwendig* ➡ Zahnfleischentzündung, Seite 601
Mundgeruch mit gelbem Belag auf den Zähnen und/oder ● Zahnweh	Zahnbelag, Löcher in den Zähnen	*Arztbesuch notwendig* ➡ Richtige Zahnpflege, Seite 595 ➡ Karies, Seite 597
Mundgeruch beim Tragen einer Zahnprothese oder Brücke	Speisereste zwischen den Zahnersatzteilen	*Arztbesuch notwendig* ➡ Totalprothese, Seite 607
Mundgeruch mit ● Halsweh und ● Schluckbeschwerden und ● eventuell Fieber	Entzündung der Mandeln	*Arztbesuch notwendig* ➡ Mandelentzündung, Seite 526
Mundgeruch mit Schmerzen und Bläschen in der Mundhöhle oder weißlichem Belag auf der Mundschleimhaut und ● eventuell Schluckbeschwerden und ● eventuell Fieber	Mundschleimhautentzündung	*Arztbesuch notwendig* ➡ Mundschleimhautentzündung, Seite 611

Symptome und Beschwerden	Mögliche Ursachen	Was man tun soll
Mundgeruch mit Magen-schmerzen	Nervöser Magen, Magenschleimhautentzündung, Zwölffingerdarmgeschwür	*Arztbesuch notwendig* ➡ Nervöser Magen, Seite 618 ➡ Akute Gastritis, Seite 619 ➡ Magen- und Zwölffingerdarmgeschwür, Seite 621
Mundgeruch mit hartnäckigem Husten und ● schleimig-eitrigem Auswurf	Entzündung der Bronchien, Lungenentzündung	*Arztbesuch notwendig* ➡ Akute Bronchitis, Seite 530 ➡ Lungenentzündung, Seite 538
Mundgeruch über einen längeren Zeitraum hinweg ohne eines der oben genannten Symptome und ● eventuell Fremdkörpergefühl im Mund	Tumor im Mund-Rachen-Bereich	*Arztbesuch notwendig* ➡ Zungenkrebs, Seite 614
Mundgeruch mit Schluck-beschwerden und ● Heiserkeit und ● Übelkeit und ● Schmerzen hinter dem Brust-bein	Speiseröhrenkrebs	*Arztbesuch notwendig* ➡ Speiseröhrenkrebs, Seite 617
Mundgeruch nach Ammoniak	Leberschaden	*Arztbesuch notwendig* ➡ Leberzirrhose, Seite 628 ➡ Lebervergiftung, Seite 625
Mundgeruch nach Urin	Nierenversagen	*Arztbesuch notwendig* ➡ Nierenschwäche, Seite 660
Mundgeruch nach Azeton (Nagellackentferner)	Diabetes	**Arztbesuch dringend notwendig** ➡ Diabetes, Seite 722

Mund- und/oder Zungenschmerzen

Schmerzen im Mund oder um den Mund herum entstehen meistens durch Entzündungen und in seltenen Fällen durch Allergien und Allgemeinerkrankungen. Wenn Sie oft nicht aussprechen, was Ihnen »*auf der Zunge liegt*«, dann können Ihre unterdrückten Gefühle Ihnen Beschwerden bereiten.

Symptome und Beschwerden	Mögliche Ursachen	Was man tun soll
Eingerissene Mundwinkel, die eventuell entzündet sind	Vitaminmangel, Eisenmangel	Wenn die Mundwinkel nach einer Woche nicht heilen, *Arztbesuch notwendig* ➡ Vitamine, Seite 257 ➡ Blutarmut, Seite 574
Schmerzen im Mund und geschwollenes, rotes Zahnfleisch besonders in den Zahnzwischenräumen und ● eventuell Zahnfleischbluten	Zahnfleischentzündung, Zahnbetterkrankungen	Gurgeln Sie mit Salbeitee, und verwenden Sie eine weiche Zahnbürste. Wenn die Schmerzen nach zwei Wochen nicht nachlassen, *Arztbesuch notwendig* ➡ Zahnfleischentzündung, Seite 601 ➡ Zahnbetterkrankungen, Seite 602
Zungenbrennen, ohne dass Sie zu heiß gegessen haben	Eisenmangel, Vitaminmangel, Allergie, Seelische Probleme	Wenn das Zungenbrennen nach einer Woche nicht nachlässt, *Arztbesuch notwendig* ➡ Blutarmut, Seite 574 ➡ Vitamine, Seite 257 ➡ Allergien, Seite 590 ➡ Im Gleichgewicht sein, Seite 216
Weißlich belegte Zunge und eventuell Magenschmerzen	Fieber, Verstopfung, Nervöser Magen, Magen- oder Zwölffingerdarmgeschwür, Darmerkrankungen	Wenn der weißliche Belag nach einer Woche nicht verschwunden ist, *Arztbesuch notwendig* ➡ Nervöser Magen, Seite 618 ➡ Magen- und Zwölffingerdarmgeschwür, Seite 621 ➡ Verstopfung, Seite 638
Gerötete, geschwollene Mundschleimhaut	Allergie, Umweltgifte, Reizung durch Prothese	Wenn die Schmerzen nach einer Woche nicht nachlassen, *Arztbesuch notwendig* ➡ Allergien, Seite 590 ➡ Teilprothese, Seite 606 ➡ Totalprothese, Seite 607
Schmerzhafte Schwellungen unter der Zunge, die unter dem Unterkiefer tastbar sind	Entzündung der Speicheldrüse	Kauen Sie eine Zitrone oder Kaugummi zur Förderung des Speichelflusses. Wenn die Beschwerden nach drei Tagen nicht nachlassen, *Arztbesuch notwendig* ➡ Speicheldrüsenentzündung, Seite 612

Symptome und Beschwerden	Mögliche Ursachen	Was man tun soll
Weißlich verfärbte, rot umrandete, schmerzende Stellen an der Mundschleimhaut	Viruserkrankung	Wenn die Beschwerden nach einigen Tagen der Schonung nicht nachlassen, *Arztbesuch notwendig* ➡ Aphthen, Seite 612
Mundtrockenheit nach der Einnahme von Medikamenten	Nebenwirkung einer großen Zahl von Medikamenten, vor allem von ● den meisten Mitteln gegen Allergien (Antihistaminika) ● den meisten krampflösenden Mitteln ● einer großen Zahl von Mitteln gegen Magen-Darm-Erkrankungen ● vielen Mitteln gegen Depressionen ● Grippemitteln, Schnupfenmitteln, Hustenmitteln, Schlaf- und Beruhigungsmitteln, denen Antihistaminika beigemengt sind	Wenn Sie das Mittel rezeptfrei in der Apotheke gekauft haben und Mundtrockenheit im Beipacktext nicht als harmlose, vorübergehende Begleiterscheinung beschrieben ist, hören Sie auf, es einzunehmen. Wenn das Mittel ärztlich verordnet wurde und Sie nicht auf die mögliche Nebenwirkung aufmerksam gemacht wurden, *Arztbesuch notwendig* ➡ Umgang mit Medikamenten, Seite 834
Mund- und Zungenbeschwerden nach der Verwendung von Medikamenten und/oder ● Ausschlag im Mundbereich und/oder ● Juckreiz im Mundbereich und/oder ● Verfärbung der Mundschleimhaut oder Zunge	Nebenwirkung von ● einer großen Zahl von Mund- und Rachentherapeutika ● Hautmitteln mit dem Wirkstoff Etretinat	Wenn Sie das Mittel rezeptfrei in der Apotheke gekauft haben, hören Sie auf, es anzuwenden. Wenn das Mittel ärztlich verordnet wurde und Sie nicht auf die mögliche Nebenwirkung aufmerksam gemacht wurden, *Arztbesuch notwendig* ➡ Umgang mit Medikamenten, Seite 834
Entzündete Mundschleimhaut mit weißlichem Belag an einzelnen Stellen und ● eventuell Schwellung der Lymphknoten im Nacken	Pilzerkrankung	*Arztbesuch notwendig* ➡ Soor, Seite 611
Schmerzende, geschwollene Mundschleimhaut mit Bläschen und ● starkem Mundgeruch und ● belegter Zunge und ● eventuell Schluckbeschwerden und ● eventuell Fieber	Mundschleimhautentzündung	*Arztbesuch notwendig* ➡ Mundschleimhautentzündung, Seite 611

Symptome und Beschwerden	Mögliche Ursachen	Was man tun soll
Juckende Bläschen auf der Mundschleimhaut und/oder auf der Zunge und ● im Gesicht und am Körper und ● auf der behaarten Kopfhaut und ● eventuell Fieber	Windpocken	*Arztbesuch notwendig* ➡ Windpocken, Seite 368
Bläulichweiße Flecken auf der Mundschleimhaut und/oder auf der Zunge	Chronische Reizung der Mundschleimhaut und/oder der Zunge zum Beispiel durch ● Zigaretten- oder Pfeifenrauch oder ● Zähne mit scharfen Kanten oder ● Metallfüllungen oder Kronen oder ● Schwermetallvergiftung	*Arztbesuch notwendig* ➡ Rauchen, Seite 272 ➡ Mundschleimhautentzündung, Seite 611 ➡ Zungenentzündung, Seite 613 ➡ Zähne, Seite 594
Schmerzende, glatte, dunkelrote Zunge und ● eventuell gerötete, geschwollene Mundschleimhaut	Zungenentzündung, Vitamin-B$_{12}$-Mangel, Darmerkrankungen, Lebererkrankungen	*Arztbesuch notwendig* ➡ Zungenentzündung, Seite 613 ➡ Vitamine, Seite 257 ➡ Colitis ulcerosa, Seite 645 ➡ Lebervergiftung, Seite 625
Harte Stellen, Knoten oder kleine Geschwüre auf der Zunge und/oder auf der Mundschleimhaut	Möglicherweise Zungenkrebs	*Arztbesuch notwendig* ➡ Zungenkrebs, Seite 614
Himbeerrote Zunge und ● feinfleckiger, scharlachroter Hautausschlag	Scharlach	*Arztbesuch notwendig* ➡ Scharlach, Seite 365

Muskelschmerzen und/oder –krämpfe

Muskelschmerzen oder Krämpfe sind meistens harmlos. Sie können durch eine unbequeme Haltung oder durch Überbeanspruchung eines Muskels entstehen. In seltenen Fällen sind sie Begleiterscheinung einer Krankheit.

Symptome und Beschwerden	Mögliche Ursachen	Was man tun soll
Muskelkrämpfe nach längerem Sitzen oder Liegen	Normale Reaktion des Körpers. Verkrampfung durch ungeschickte Position	Die Verkrampfung lässt nach, wenn Sie Ihre Lage verändern.
Muskelschmerzen nach einer ungewohnt starken Belastung (z. B. durch Sport)	Normale Reaktion des Körpers. Muskelkater	Wärme oder leichte Massagen können den Schmerz lindern. ➡ Muskelkrampf, Seite 671 ➡ Massagen, Seite 863
Muskelkrämpfe nach ● langem Aufenthalt in der Sonne oder ● starkem Schwitzen (Sauna) oder ● entwässernden Medikamenten oder ● Abmagerungskuren	Störung des Salz- und Wasserhaushalts	Trinken Sie viel (Tee oder Mineralwasser). Essen Sie salzige Speisen. Wenn die Beschwerden nicht nach einem Tag nachlassen, *Arztbesuch notwendig* ➡ Muskelkrampf, Seite 671
Muskelkrämpfe bei ● Diabetikern oder ● Alkoholikern	Nervenschädigung	Wenn Sie nicht ohnehin in ärztlicher Behandlung sind, *Arztbesuch notwendig* ➡ Diabetes, Seite 722 ➡ Alkoholismus, Seite 417
Muskelkrämpfe nach der Verwendung von Medikamenten	Nebenwirkung von ● Mitteln gegen Harnwegerkrankungen mit den Wirkstoffen Norfloxacin, Ofloxacin, Pipemidsäure ● durchblutungsfördernden Mitteln mit dem Wirkstoff Bencyclan ● Mitteln gegen Krätzmilben und Läusen mit den Wirkstoffen Carbaryl, Lindan (bei Überdosierung) ● Migränemitteln mit dem Wirkstoff Methysergid ● Asthma- und Bronchitismitteln mit dem Wirkstoff Theophyllin-Ethylendiamin ● Mitteln gegen Psychosen (Neuroleptika)	Kontrollieren Sie im Beipacktext Ihrer Medikamente, ob einer der genannten Wirkstoffe enthalten ist. Wenn Sie das Mittel rezeptfrei in der Apotheke gekauft haben, hören Sie auf, es anzuwenden. Wenn das Mittel ärztlich verordnet wurde, *Arztbesuch notwendig* ➡ Umgang mit Medikamenten, Seite 834

Symptome und Beschwerden	Mögliche Ursachen	Was man tun soll
Muskelkrämpfe, Muskelschwäche nach der Einnahme von Medikamenten	Anzeichen von Störungen im Salzhaushalt als Nebenwirkung von ● entwässernden Mitteln (Diuretika) ● Mitteln gegen Durchfall mit den Wirkstoffen Johannisbrotmehl, Kaolin, Pektin ● sehr vielen Abführmitteln ● harntreibenden und reserpinhaltigen Hochdruckmitteln	Kontrollieren Sie im Beipacktext Ihrer Medikamente, ob einer der genannten Wirkstoffe enthalten ist oder Sie Mittel der genannten Gruppen verwenden. Wenn Sie das Mittel rezeptfrei in der Apotheke gekauft haben, hören Sie auf, es einzunehmen. Wenn das Mittel ärztlich verordnet wurde, *Arztbesuch notwendig* ➡ Umgang mit Medikamenten, Seite 834
Muskelkrämpfe bei Kleinkindern und Säuglingen nach der Anwendung von Medikamenten	Nebenwirkung von ● Einreibe- und Inhalationsmitteln mit den Wirkstoffen Eukalyptusöl, Kampfer, Menthol ● Mitteln gegen Übelkeit, Erbrechen und Reisekrankheit mit den Wirkstoffen Cyclizin, Chlorphenoxamin, Dimenhydrinat, Hydroxyzin, Meclozin (bei Überdosierung)	Kontrollieren Sie im Beipacktext Ihrer Medikamente, ob einer der genannten Wirkstoffe enthalten ist. Wenn Sie das Mittel rezeptfrei in der Apotheke gekauft haben, hören Sie auf, es anzuwenden. Wenn das Mittel ärztlich verordnet wurde, *Arztbesuch notwendig* ➡ Umgang mit Medikamenten, Seite 834
Nächtliche Muskelkrämpfe bei Krampfadern	Krampfadern	*Arztbesuch notwendig* ➡ Krampfadern, Seite 556
Muskelschmerzen beim Gehen, die im Ruhezustand nachlassen	Durchblutungsstörungen	*Arztbesuch notwendig* ➡ Durchblutungsstörungen, Seite 554
Muskelkrämpfe mit Zittern und ● starkem Schwitzen und ● eventuell Gewichtsverlust und ● eventuell glänzenden, leicht hervortretenden Augäpfeln und ● eventuell Kropf	Schilddrüsenüberfunktion	*Arztbesuch notwendig* ➡ Schilddrüsenüberfunktion, Seite 737

Nackenschmerzen

Nackenschmerzen entstehen fast immer durch Verspannungen. Wenn Sie mit der »*Angst im Nacken*« leben oder immer »*buckeln*« müssen, verkrampft sich die Halsmuskulatur. Nackenschmerzen oder ein steifer Nacken können in seltenen Fällen auch Alarmsignal für eine ernsthafte Erkrankung sein.

Symptome und Beschwerden	Mögliche Ursachen	Was man tun soll
Nackenschmerzen nach längerem Sitzen oder Liegen in einer ungünstigen Position (z. B. am Schreibtisch oder im Bett)	Muskelverspannung	Massieren Sie Ihren Nacken. Machen Sie kleine Pausen am Arbeitsplatz, und strecken Sie sich. Überprüfen Sie Ihre Sitzposition. ➡ Entspannung, Seite 878 ➡ Im Gleichgewicht sein, Seite 216
Nackenschmerzen ● nach dem Aufenthalt in zugigen Räumen oder ● im Zusammenhang mit einer Erkrankung	Zugluft, Begleiterscheinung der Erkrankung (z. B. Erkältungskrankheit)	Wärme, Massage und Entspannungsübungen helfen meistens. Wenn die Schmerzen nicht nach drei Tagen nachlassen, *Arztbesuch notwendig* ➡ Entspannung, Seite 878 ➡ Massagen, Seite 863
Nackenschmerzen und ● Stress oder ● Überforderung oder ● Angst oder ● seelischer Druck	Körperliche oder seelische Überforderung	Versuchen Sie das Problem zu lösen, das Ihnen im Nacken sitzt. Wenn Sie dabei Hilfe brauchen, *Arztbesuch notwendig* ➡ Im Gleichgewicht sein, Seite 216 ➡ Beratung und Psychotherapie, Seite 892 ➡ Entspannung, Seite 878
Plötzliche, heftige Nackenschmerzen und ● eventuell »schiefer«, steifer Hals	Muskelverspannung, Muskelzerrung	Legen Sie sich ins Bett, und machen Sie eine Wärmebehandlung. Wenn die Schmerzen nach einigen Tagen nicht nachlassen, *Arztbesuch notwendig* ➡ Muskelzerrung, Seite 673 ➡ Wärmebehandlung, Seite 875
Nackenschmerzen, die morgens am heftigsten sind, und ● Schulter- und Beckenschmerzen und ● sich verschlechterndes Sehvermögen und ● eventuell Schläfenkopfschmerz	Erkrankung des Bindegewebes der Blutgefäße, die in den Muskeln verlaufen	**Arztbesuch dringend notwendig** ➡ Polymyalgia rheumatica, Seite 698
Nackenschmerzen, die mit der Zeit immer schlimmer werden, und ● eventuell steifer Nacken und ● eventuell ein gestörtes Schmerz-, Kraft- oder Berührungsempfinden in den Armen	Bandscheibenschaden an der Halswirbelsäule	**Arztbesuch dringend notwendig** ➡ Bandscheibenschaden, Seite 704

Symptome und Beschwerden	Mögliche Ursachen	Was man tun soll
Nackenschmerzen nach einem heftigen Schlag, Stoß oder Sturz	Zerrung der Halsmuskeln oder Bänder	**Arztbesuch dringend notwendig** ➡ Muskelzerrung, Seite 673
Nackenschmerzen, die schlimmer werden, wenn Sie den Kopf nach vorne beugen, und ● starke Kopfschmerzen und ● Müdigkeit und ● eventuell Verwirrung und ● eventuell Übelkeit und/oder Erbrechen und ● eventuell Lichtempfindlichkeit und ● eventuell Fieber	Gehirnhautentzündung	**Arztbesuch dringend notwendig** ➡ Gehirnhautentzündung, Seite 424
Nackenschmerzen nach einem schweren Schlag, Stoß oder Sturz und ● Arme und Beine teilweise oder komplett gelähmt	Wirbelbruch	Bleiben Sie ruhig liegen, und bewegen Sie den Kopf nicht. Jede ungeschickte Bewegung oder Hilfestellung kann schwere Schäden anrichten. **Sofort Rettungsdienst rufen**

Nagelprobleme

Nägel sind totes Gewebe. Trotzdem können sie ein Spiegel für unsere Gesundheit sein. Spröde, verfärbte oder verformte Nägel sind manchmal Hinweis auf eine Erkrankung. Wenn Sie Nägel beißen, sollten Sie herausfinden, was Ihnen »*unter den Nägeln brennt*«.

Symptome und Beschwerden	Mögliche Ursachen	Was man tun soll
Matte, glanzlose Nägel nach der Verwendung von Nagellack	Nagellack und Nagellackentferner	Lackieren Sie Ihre Nägel seltener.
Eingewachsene Nägel und ● eventuell entzündetes Nagelbett	Zu knapp an den Ecken abgeschnittene Nägel, Zu enge Schuhe	Tragen Sie bequeme Schuhe. ➡ Füße, Seite 680 ➡ Eingewachsener Nagel, Seite 517
Brüchige Nägel	Anlagebedingt, Arbeit mit entfettenden Substanzen, Mangel an Vitaminen, Spurenelementen, vor allem Eisen, Schilddrüsenunterfunktion	Tragen Sie Handschuhe bei der Arbeit. Baden Sie Ihre Nägel immer wieder in Sonnenblumen- oder Olivenöl. Wenn Sie über mehrere Monate hinweg an brüchigen Nägeln leiden, *Arztbesuch notwendig* ➡ Nägel, Seite 516 ➡ Blutarmut, Seite 574 ➡ Vitamine, Mineralstoffe, Spurenelemente, Seite 257 ➡ Schilddrüsenunterfunktion, Seite 736
Verformte, verfärbte Nägel wie z. B. ● durchscheinende Nägel oder ● weiße Flecken auf den Nägeln oder ● löffelartige Wölbungen oder ● Querrillen	Harmlose Ursachen, Verschiedene Erkrankungen	Wenn die Nägel immer wieder verfärbt nachwachsen oder auffallend verformt sind, *Arztbesuch notwendig*
Verdickte Nägel, die ● eventuell verformt und/oder ● eventuell verfärbt sind	Verletzung an der Nagelwurzel durch ständigen Druck (enge Schuhe), Nagelpilz, Alterserscheinung (Arteriosklerose)	Meiden Sie Druck auf den Nagel. Wenn die Nägel trotzdem verdickt nachwachsen, *Arztbesuch notwendig* ➡ Nagelbettentzündung, Seite 517
Geschwollenes, gerötetes Nagelbett und ● eventuell Schmerzen und ● eventuell Eiterbildung	Verletzung und anschließende Infektion des Nagelbetts	*Arztbesuch notwendig* ➡ Nagelbettentzündung, Seite 517
Nagel, der sich ablöst	Schuppenflechte, Nagelbettentzündung, Verletzungen mit massivem Druck auf den Nagel	*Arztbesuch notwendig* ➡ Schuppenflechte, Seite 499 ➡ Nagelbettentzündung, Seite 517

Nase, rinnende oder blutende

Wenn Ihre Nase rinnt, können Erkältungskrankheiten, aber auch Staub, Rauch, chemische Dämpfe, eine Allergie oder seelische Belastungen die Ursache dafür sein. Wenn Sie häufig »verschnupft« sind, sollten Sie sich überlegen, wovon Sie »die Nase voll« haben.

Symptome und Beschwerden	Mögliche Ursachen	Was man tun soll
Rinnende Nase und ● eventuell Kratzen im Hals und ● eventuell Halsweh	Schnupfen, Irritation der Nasenschleimhaut (z.B. durch Staub, Rauch, chemische Dämpfe usw.), Stress, Verbiegung der Nasenscheidewand, Nasenpolypen, Allergie, Nebenwirkung von z.B. Nasentropfen, -sprays, Dosieraerosol (bei längerem Gebrauch)	Wenn Sie häufig an einer rinnenden Nase leiden, ist zur Abklärung der Ursache ein *Arztbesuch notwendig* ➡ Schnupfen, Seite 522 ➡ Nasenpolypen, Seite 525 ➡ Allergien, Seite 590 ➡ Im Gleichgewicht sein, Seite 216
Rinnende Nase und Niesen und ● eventuell tränende Augen ● eventuell juckende Augen	Heuschnupfen	*Arztbesuch notwendig* ➡ Allergischer Schnupfen, Seite 523 ➡ Allergien, Seite 590
Rinnende Nase und ● Kopfschmerzen und ● eventuell Husten ● eventuell Gliederschmerzen ● eventuell Fieber	Erkältungskrankheit, »Grippe«, Nebenhöhlenentzündung	Wenn die Erkältung nicht nach einer Woche besser wird, *Arztbesuch notwendig* ➡ Erkältung, »Grippe«, Seite 520 ➡ Nebenhöhlenentzündung, Seite 524
Nasenbluten	Geplatztes Blutgefäß in der Nasenschleimhaut durch ● Nasenbohren, ● Unfall, ● Bluthochdruck, ● Infekte, ● Medikamente	*Sofortmaßnahme*: Beugen Sie den Kopf nach vorne, und drücken Sie die Nase für ein paar Minuten fest zu. Wenn das Nasenbluten nach 20 Minuten nicht aufhört, *Arztbesuch notwendig* ➡ Nase-Verletzungen, Seite 519
Nasenbluten nach Sturz oder Schlag auf den Kopf, ohne dass die Nase verletzt wurde	Schädelbruch	**Sofort Rettungsdienst rufen** ➡ Schädelbruch, Seite 424

Nervosität, innere Unruhe, Reizbarkeit

Wenn Ihnen »*alles auf die Nerven*« geht, ist es höchste Zeit für eine Änderung Ihrer Lebensumstände. Es gibt aber viele Dinge, die wir gar nicht mehr bewusst wahrnehmen und die uns trotzdem »*den Nerv töten*«.

Symptome und Beschwerden	Mögliche Ursachen	Was man tun soll
Nervosität und/oder Reizbarkeit, wenn Sie zu wenig oder schlecht schlafen	Erschöpfung	Der Schlafbedarf ist bei jedem Menschen verschieden. Richten Sie sich nach Ihren Bedürfnissen. ➡ Schlaflosigkeit, Seite 397 ➡ Im Gleichgewicht sein, Seite 216
Nervosität und/oder Reizbarkeit bei bestimmten Wetterlagen (Föhn) oder bei Wetterumschwung	Wetterfühligkeit	Nehmen Sie sich nicht zu viel vor an diesen Tagen. Versuchen Sie sich etwas Gutes zu tun. ➡ Wetterfühligkeit, Seite 391 ➡ Im Gleichgewicht sein, Seite 216
Nervosität, nachdem Sie viel geraucht und/oder Kaffee getrunken haben	Begleiterscheinung des Missbrauchs	Leichte Nikotin- und Koffeinvergiftung. Hören Sie auf zu rauchen. Trinken Sie weniger Kaffee. ➡ Genussmittel und Drogen, Seite 272
Nervosität und innere Unruhe, wenn Sie unter seelischen Belastungen leiden	Seelische Probleme, Innere Konflikte	Versuchen Sie, Probleme, die an Ihren Nerven sägen, in den Griff zu bekommen. Wenn Sie Hilfe dabei brauchen, *Arztbesuch notwendig* ➡ Im Gleichgewicht sein, Seite 216 ➡ Beratung und Psychotherapie, Seite 892
Nervosität und innere Unruhe, wenn Sie kaum Zeit für sich selbst haben und dauernd unter Druck stehen	Überforderung	Überdenken Sie Ihre Situation. »Müssen« Sie wirklich alles machen, was Sie sich aufgeladen haben? Versuchen Sie sich Bereiche für Ihre Entspannung zu erkämpfen. Wenn es Ihnen nicht gelingt, kann es vielleicht sein, dass Sie sich ständig beschäftigen müssen, um Ihren Problemen zu entkommen. Wenn Sie Hilfe brauchen, *Arztbesuch notwendig* ➡ Im Gleichgewicht sein, Seite 216 ➡ Beratung und Psychotherapie, Seite 892
Nervosität und/oder Reizbarkeit, wenn Sie Dauerlärm ausgesetzt sind (z. B. Wohnort in Flughafennähe, Maschinenlärm bei der Arbeit)	Nervenbelastung durch Lärm	Versuchen Sie die Lärmbelastung zu reduzieren. Wenn sich Ihr Hörvermögen verschlechtert, *Arztbesuch notwendig* ➡ Im Gleichgewicht sein, Seite 216 ➡ Schwerhörigkeit, Seite 466

Symptome und Beschwerden	Mögliche Ursachen	Was man tun soll
Nervosität und/oder Reizbarkeit, nachdem Sie nach einer Erkrankung die Arbeit wieder aufgenommen haben	Nicht ausreichende Erholungszeit	Schonen Sie sich noch eine Weile. Wenn die Nervosität nicht nachlässt und Sie Hilfe brauchen, *Arztbesuch notwendig* ➡ Im Gleichgewicht sein, Seite 216
Nervosität und/oder Reizbarkeit, wenn Sie ● zu viel rauchen oder damit aufgehört haben und/oder ● Alkohol trinken oder damit aufgehört haben und/oder ● Drogen einnehmen oder damit aufgehört haben	Begleiterscheinung von Genussmittel- und Drogenmissbrauch, Entzugserscheinungen	Wenn Sie Probleme mit Ihrer Sucht haben, *Arztbesuch notwendig* ➡ Genussmittel und Drogen, Seite 272 ➡ Alkoholismus, Seite 417 ➡ Drogenabhängigkeit, Seite 420
Nervosität und/oder Reizbarkeit, wenn Sie eine Abmagerungskur machen	Begleiterscheinung der Diät	Wenn Sie sehr nervös werden, essen Sie zwischendurch eine Kleinigkeit. Wenn Ihr Wohlbefinden sehr gestört ist und die Diät auf ärztlicher Verordnung beruht, *Arztbesuch notwendig* ➡ Gewicht, Seite 238 ➡ Essstörungen, Seite 414
Nervosität und/oder Unruhe nach der Verwendung von Medikamenten	Nebenwirkung einer großen Zahl von Medikamenten, vor allem von ● vielen Hustenmitteln und Mitteln gegen Asthma ● vielen durchblutungsfördernden Mitteln ● vielen Grippemitteln und Schmerzmitteln ● vielen Schlankheitsmitteln ● vielen Mitteln zur örtlichen Betäubung ● Neuroleptika gegen Psychosen ● vielen Mitteln gegen Herz-Kreislauf-Erkrankungen	Wenn Sie das Mittel rezeptfrei in der Apotheke gekauft haben und Unruhe oder Nervosität im Beipacktext nicht als harmlose, vorübergehende Begleiterscheinung beschrieben sind, hören Sie auf, es einzunehmen. Wenn das Mittel ärztlich verordnet wurde und Sie nicht auf die mögliche Nebenwirkung aufmerksam gemacht wurden, *Arztbesuch notwendig* ➡ Umgang mit Medikamenten, Seite 834
Nervosität bei älteren Menschen nach der Einnahme von Medikamenten	Nebenwirkung von ● Schlaf- und Beruhigungsmitteln mit Benzodiazepinen	Wenn Sie solche Medikamente einnehmen, *Arztbesuch notwendig* ➡ Umgang mit Medikamenten, Seite 834

Symptome und Beschwerden	Mögliche Ursachen	Was man tun soll
Nervosität bei Kindern nach der Einnahme von Medikamenten	Nebenwirkung von ● Mitteln gegen Juckreiz oder Übelkeit, Erbrechen und Reisekrankheit oder zur Gewichtszunahme mit den Wirkstoffen Chlorphenoxamin, Cyclizin, Cyproheptadin, Dimenhydrinat, Diphenhydramin, Hydroxyzin, Meclozin (bei Überdosierung)	Kontrollieren Sie im Beipacktext der Medikamente, ob einer der genannten Wirkstoffe enthalten ist. Wenn Sie das Mittel rezeptfrei in der Apotheke gekauft haben, hören Sie auf, es dem Kind weiter einzugeben. Wenn das Mittel ärztlich verordnet wurde, *Arztbesuch notwendig* ➡ Umgang mit Medikamenten, Seite 834
Nervosität bei Säuglingen nach der Verwendung von Medikamenten	Nebenwirkung von ● abschwellenden Schnupfenmitteln	Wenn Sie das Mittel rezeptfrei in der Apotheke gekauft haben, hören Sie auf, es anzuwenden. Wenn das Mittel ärztlich verordnet wurde, *Arztbesuch notwendig* ➡ Umgang mit Medikamenten, Seite 834
Nervosität und Gewichtsabnahme bei gutem Appetit und ● Zittern und ● eventuell hervortretende Augäpfel	Schilddrüsenüberfunktion	*Arztbesuch notwendig* ➡ Schilddrüsenüberfunktion, Seite 737

Ohnmacht oder Bewusstlosigkeit

Wenn Sie die Kontrolle über Ihr Bewusstsein verlieren, ohnmächtig werden, dann können Angst oder Schwäche, Hitze oder stickige Luft die Ursache dafür sein. In manchen Fällen führen aber auch schwere Erkrankungen oder lebensbedrohliche Zustände zur Bewusstlosigkeit. Eine Ohnmacht, die länger als eine Minute andauert, ist immer ein Notfall und erfordert lebensrettende Sofortmaßnahmen.

Symptome und Beschwerden	Mögliche Ursachen	Was man tun soll
Ohnmacht nach längerem Liegen und abruptem Aufstehen	Kreislaufstörung	Kein Grund zur Beunruhigung. Bewegen Sie die Beine vor dem Aufstehen, und stehen Sie langsam auf. Wenn sich die Ohnmachtsanfälle wiederholen, *Arztbesuch notwendig*
Ohnmacht, die ohne erkennbare Ursache immer wieder auftritt, und/oder ● Blässe und ● Müdigkeit	Seelische Probleme, Blutarmut	*Arztbesuch notwendig* ➡ Im Gleichgewicht sein, Seite 216 ➡ Blutarmut, Seite 574
Ohnmacht nach einem großen Schreck oder ● bei starken Angstgefühlen oder ● in stickigen, heißen Räumen	Kreislaufstörung	Wenn die Ohnmacht nicht nach einer Minute vorüber ist, **Arztbesuch dringend notwendig**
Ohnmacht nach übersteigerter Atmung und ● Muskelkrämpfen (Hände in Pfötchenstellung)	Meist seelisch bedingter Atemkrampf (Hyperventilation)	Lassen Sie den Ohnmächtigen in eine Tüte atmen, damit er kohlendioxidhaltige Luft bekommt. Wenn die Ohnmacht nach einer Minute nicht vorüber ist, **Arztbesuch dringend notwendig** ➡ Im Gleichgewicht sein, Seite 216 ➡ Beratung und Psychotherapie, Seite 892
Bei Kindern: Ohnmacht und Muskelkrämpfe mit hohem Fieber	Fieberkrampf	Ein Fieberkrampf bei Kindern ist nicht lebensbedrohlich. Versuchen Sie mit kalten Wickeln das Fieber zu senken. Wenn das Kind jünger als 18 Monate ist oder der Fieberkrampf länger als 5 Minuten andauert oder sich wiederholt, **Rettungsdienst rufen**
Ohnmacht nach langem Aufenthalt in der Hitze oder nach direkter Sonnenbestrahlung und ● Übelkeit und ● eventuell Erbrechen und ● eventuell hohes Fieber	Hitzschlag, Sonnenstich	*Sofortmaßnahme*: Legen Sie den Betroffenen an einen schattigen Ort, öffnen Sie beengende Kleidung und kühlen Sie den Kopf. **Sofort Rettungsdienst rufen**

Symptome und Beschwerden	Mögliche Ursachen	Was man tun soll
Bewusstlosigkeit nach übermäßigem Alkoholkonsum oder ● nach der Einnahme oder dem Einatmen von giftigen Substanzen	Vergiftungserscheinung	Wenn der Betroffene nicht weckbar ist: **Sofort Rettungsdienst rufen** ➡ Alkoholismus, Seite 417
Bewusstlosigkeit nach Unfällen oder Verletzungen oder ● nach einem elektrischen Schlag	Gehirnerschütterung, Gehirnverletzung, Herzrhythmusstörung	**Sofort Rettungsdienst rufen**
Ohnmacht nach einem Hustenanfall oder ● nach besonders starkem Schmerz	Kreislaufstörung, Kreislaufkollaps	Wenn die Ohnmacht nach einer Minute nicht vorüber ist: **Sofort Rettungsdienst rufen**
Ohnmacht bei einem Krampfanfall und ● Schaum vor dem Mund	Epilepsie	Wenn der Anfall länger als drei Minuten dauert oder sich bald wiederholt: **Sofort Rettungsdienst rufen** *Sofortmaßnahme*: Schützen Sie den Kranken vor Verletzungen, indem Sie alles aus dem Weg räumen, womit er sich verletzen könnte. Halten Sie ihn nicht fest, schieben Sie ihm nichts gewaltsam zwischen die Zähne. Lassen Sie den Kranken nach dem Anfall ausschlafen. ➡ Epilepsie, Seite 429
Ohnmacht bei bestimmten Kopfbewegungen (Drehen oder nach Hinten-oben-Blicken)	Hirndurchblutungsstörung	Wenn die Ohnmacht länger als eine Minute andauert: **Sofort Rettungsdienst rufen**
Bewusstlosigkeit bei Diabetikern, die Insulin spritzen	Schwere Unterzuckerung	Wenn möglich: Blutzucker messen. *Sofortmaßnahme*: Spritzen Sie dem Bewusstlosen Glukagon. Nach dem Aufwachen zwei Plättchen Traubenzucker lutschen lassen, später eine Scheibe Brot essen oder ein Glas Saft trinken (2 Broteinheiten) lassen. Wenn der Bewusstlose zehn Minuten nach dem Glukagonspritzen nicht aufwacht: **Sofort Rettungsdienst rufen** ➡ Diabetes, Seite 722

Symptome und Beschwerden	Mögliche Ursachen	Was man tun soll
Bewusstlosigkeit nach der Einnahme von Medikamenten und ● eventuell Hautausschlag ● eventuell Schweiß ● eventuell Blässe ● eventuell Atemnot ● eventuell Fieber	Schockzustand als Nebenwirkung vor allem von ● Schmerzmitteln, Migränemitteln, krampflösenden Mitteln, Grippemitteln mit den Wirkstoffen Amidopyrin, Metamizol (Novaminsulfon), Propyphenazon ● injizierten Mitteln zur Betäubung mit den Wirkstoffen Benzocain, Lidocain, Procain Herzrhythmusstörung, Herzjagen	**Sofort Rettungsdienst rufen** ➡ Umgang mit Medikamenten, Seite 834
Bewusstlosigkeit und vorher auffallend rascher oder langsamer oder unregelmäßiger Puls	Schock durch verschiedene Erkrankungen	**Sofort Rettungsdienst rufen** ➡ Herzblock, Seite 570
Bewusstlosigkeit und ● rasender Puls und ● kalter Schweiß	Schlaganfall	**Sofort Rettungsdienst rufen**
Bewusstlosigkeit und ● halbseitige Lähmung und vorher ● Sprachstörungen und/oder ● Verwirrung		**Sofort Rettungsdienst rufen** ➡ Schlaganfall, Seite 427

Ohren, schlechtes Hören

Schwerhörigkeit ist nicht nur eine Alterserscheinung, sie kann auch durch verschiedene Erkrankungen des Ohres, durch Lärm oder Chemikalien entstehen. Wenn Sie ständig »zu viel um die Ohren haben«, kann es ein, dass man bei Ihnen berechtigt »auf taube Ohren stößt«.

Symptome und Beschwerden	Mögliche Ursachen	Was man tun soll
Schlechtes Hören mit Ohrenschmerzen		➡ Symptom Ohrenschmerzen, Seite 163
Schlechtes Hören mit dem Gefühl der Verstopfung im Ohr, das durch Druckunterschiede auftritt (z. B. in der Seilbahn, im Flugzeug, beim Tauchen usw.), und ● eventuell Schmerzen im Ohr und ● eventuell Geräusche im Ohr und/oder ● Ohrensausen	Das Ohr kann den Druckunterschied nicht ausgleichen	Meist genügt kräftiges Schlucken oder Kaugummikauen. Wenn Sie drei bis fünf Stunden nach dem Ereignis immer noch schlecht hören, *Arztbesuch notwendig* ➡ Druckschmerz, Seite 476
Schlechtes Hören mit dem Gefühl der Verstopfung im Ohr, das nicht durch Schlucken beseitigt werden kann, und ● eventuell Ohrenschmerzen und ● eventuell Ohrensausen	Gehörgangverschluss durch Ohrenschmalz oder Gegenstände	Wenn sich das Ohr nicht selbsttätig reinigt oder Sie einen Fremdkörper im Ohr haben, *Arztbesuch notwendig* ➡ Ohrschmalzpfropfen, Seite 471 ➡ Fremdkörper im Ohr, Seite 471
Schlechtes Hören nach einer entzündlichen Erkrankung im Nasen-Rachen-Bereich (z. B. Erkältung) und ● Druck- und Völlegefühl im Ohr	Die Eustachische Röhre ist verlegt	Wenn sich das Hörvermögen nach drei Tagen nicht bessert, *Arztbesuch notwendig* ➡ Tubenmittelohrkatarrh, Seite 472
Hörstörungen nach der Verwendung von Medikamenten	Nebenwirkung von ● Aminoglykosiden (eine Gruppe von Antibiotika). Auch in Ohrenmitteln und Mitteln gegen Hauterkrankungen enthalten. ● Mitteln gegen Magen-Darm-Beschwerden mit den Wirkstoffen Neomycin, Paromomycin ● entwässernden Mitteln (Herzmitteln) mit den Wirkstoffen Ethacrinsäure, Furosemid ● muskellockernden Mitteln mit dem Wirkstoff Chinin	Kontrollieren Sie im Beipacktext Ihrer Medikamente, ob einer der genannten Wirkstoffe enthalten ist oder Sie Mittel der genannten Gruppen verwenden. *Arztbesuch notwendig* ➡ Umgang mit Medikamenten, Seite 834
Schlechtes Hören und ● eventuell ständiger oder ● immer wiederkehrender eitriger Ohrfluss	Chronische Infektion des Mittelohres	*Arztbesuch notwendig* ➡ Chronische Mittelohrentzündung, Seite 474 ➡ Cholesteatom, Seite 477

Symptome und Beschwerden	Mögliche Ursachen	Was man tun soll
Schlechtes Hören, wenn Sie älter als 60 Jahre sind	Alterserscheinung	*Arztbesuch notwendig* Meistens kann Ihre Schwerhörigkeit mit einem Hörgerät ausgeglichen werden. ➡ Schwerhörigkeit, Seite 466
Schlechtes Hören, wenn Sie oft starkem Lärm ausgesetzt sind (z. B. bei der Arbeit, durch Diskomusik oder weil Sie in der Nähe eines Flugplatzes wohnen)	Schädigung des Ohres durch Lärm	*Arztbesuch notwendig* ➡ Schwerhörigkeit, Seite 466
Schlechtes Hören und Sausen und/oder Brummen in einem oder beiden Ohren und ● eventuell Schwindel und ● eventuell Erbrechen und ● eventuell Übelkeit	Ménièr'sche Krankheit, Verkalkung im Ohr	*Arztbesuch notwendig* ➡ Ménièr'sche Krankheit, Seite 477 ➡ Verkalkung im Ohr, Seite 478
Schlechtes Hören und Ohrensausen in einem oder beiden Ohren und ● eventuell Zischen und Pfeifen	Akustisches Trauma durch lauten Knall oder Schädelverletzung, Durchblutungsstörungen im Innenohrbereich, Schädigung durch Infektionskrankheiten (z. B. Mumps, Gehirnhautentzündung)	Wenn das schlechte Hören nach einer Verletzung auftritt, **Arztbesuch dringend notwendig** ➡ Geräusche im Ohr, Seite 470
Plötzlicher Hörverlust in einem Ohr und ● eventuell Ohrensausen und/oder ● eventuell Druck im Ohr	Hörsturz	**Arztbesuch dringend notwendig** ➡ Hörsturz, Seite 470

Ohrenschmerzen

Ohrenschmerzen können durch Druck, Infektionen, Entzündungen und Verletzungen entstehen. Wenn Sie immer wieder an Ohrenschmerzen leiden, haben Sie vielleicht »*zu viel um die Ohren*«.

Symptome und Beschwerden	Mögliche Ursachen	Was man tun soll
Ohrenschmerzen mit dem Gefühl der Verstopfung oder Taubheit im Ohr, die durch Druckunterschiede auftreten (z. B. im Flugzeug, beim Tauchen usw.), und ● eventuell Geräusche im Ohr und ● eventuell Schwindel	Das Ohr kann den Druck nicht ausgleichen	Oft genügt kräftiges Schlucken, Kaugummikauen oder das Lutschen eines Bonbons. Wenn die Beschwerden nicht innerhalb von drei bis fünf Stunden nach dem Ereignis nachlassen, *Arztbesuch notwendig* ➡ Druckschmerz, Seite 476
Ohrenschmerzen mit dem Gefühl der Verstopfung im Ohr, das nicht durch Schlucken beseitigt werden kann, und ● eventuell Schwierigkeiten beim Hören	Gehörgangverschluss durch Gegenstände	Wenn Sie den Gegenstand nicht selbst entfernen können, *Arztbesuch notwendig* ➡ Ohrschmalzpfropfen, Seite 471 ➡ Fremdkörper im Ohr, Seite 471
Ohrenjucken nach der Anwendung von Medikamenten	In vielen Fällen Anzeichen einer allergischen Reaktion als Nebenwirkung von ● vielen Ohrenmitteln	Wenn Sie das Mittel rezeptfrei in der Apotheke gekauft haben, hören Sie auf, es anzuwenden. Wenn das Mittel ärztlich verordnet wurde, *Arztbesuch notwendig* ➡ Umgang mit Medikamenten, Seite 834
Leichte Ohrenschmerzen oder -stechen mit verstopfter Nase und ● eventuell Druck im Ohr	Erkältungskrankheit	Wenn die Schmerzen nach drei Tagen nicht von allein vergehen, *Arztbesuch notwendig* ➡ Erkältung, »Grippe«, Seite 520
Starke, pulsierende Ohrenschmerzen mit Fieber und ● Gefühl eines »vollen« Ohrs und ● schlechtes Hören und ● eventuell nach einigen Tagen Ausfluss aus dem Ohr	Mittelohrentzündung	*Arztbesuch notwendig* ➡ Akute Mittelohrentzündung, Seite 473
Ohrenschmerzen als Folge einer Mittelohrentzündung, die ● hinter das Ohr ausstrahlen, und ● schlechtes Hören und ● Fieber	Entzündung des Knochens hinter dem Ohr	*Arztbesuch notwendig* ➡ Mastoiditis, Seite 475
Ohrenschmerzen, die sich verstärken, wenn man am Ohrläppchen zieht, und ● Juckreiz im äußeren Ohr und ● eventuell eitriges Sekret aus dem Ohr	Entzündung des äußeren Gehörgangs	*Arztbesuch notwendig* ➡ Entzündung des äußeren Gehörgangs, Seite 472

Symptome und Beschwerden	Mögliche Ursachen	Was man tun soll
Ohrenschmerzen und geschwollene Backe	Entzündung der Ohrspeicheldrüse	*Arztbesuch notwendig* ➡ Mumps, Seite 367
Ohrenschmerzen und ● Zahn- oder Kieferschmerzen	Zahnentzündungen, Zahnfehlstellung, Kiefergelenkprobleme	*Arztbesuch notwendig* ➡ Entzündung des Zahnmarks, Seite 598 ➡ Entzündungen an der Wurzelspitze, Seite 600 ➡ Zahnfehlstellungen bei Erwachsenen, Seite 603 ➡ Kinderzähne, Seite 607 ➡ Erkrankungen des Kiefergelenks, Seite 603
Plötzlicher Schmerz im Ohr und Blut oder ● Flüssigkeit aus dem Ohr und ● eventuell Hörverlust und ● eventuell Klingeln im Ohr und ● eventuell Schwindel	Trommelfellverletzung (z. B. durch Bohren mit Ohrenstäbchen oder Unfall)	**Arztbesuch dringend notwendig** ➡ Trommelfellverletzung, Seite 475

Peniserkrankungen

Wenn der Penis schmerzt oder ein Ausfluss aus der Harnröhre Probleme macht, dann sind häufig Entzündungen die Ursache dafür. Erkrankungen am Penis, die immer wieder auftreten, können auch darauf hinweisen, dass Ihnen Sexualität bewusst oder unbewusst große Angst macht.

Symptome und Beschwerden	Mögliche Ursachen	Was man tun soll
Probleme, eine Erektion zu haben Schmerzen am Penis beim Geschlechtsverkehr Schmerzen im Penis beim Urinieren		➡ Symptom Sexuelle Probleme, Seite 187 ➡ Symptom Sex, schmerzhafter, Seite 184 ➡ Symptom Urinieren, Probleme beim, Seite 199
Ausfluss aus dem Penis und ● eventuell Schmerzen beim Wasserlassen	Verschiedene Geschlechtskrankheiten	*Arztbesuch notwendig* ➡ Geschlechtskrankheiten, Seite 746
Entzündeter Penis und ● eventuell weiße Ablagerungen an Eichel und Vorhaut	Mangelnde Hygiene, Pilzerkrankung	*Arztbesuch notwendig* ➡ Eichelentzündung, Vorhautentzündung, Seite 781 ➡ Pilzerkrankungen der Genitalien, Seite 746
Entzündeter Penis und Bläschen an Eichel und/oder Vorhaut und ● im späteren Stadium kleine Geschwüre mit Krusten	Herpes genitalis	*Arztbesuch notwendig* ➡ Herpes genitalis, Seite 749 ➡ Eichelentzündung, Vorhautentzündung, Seite 781
Geschwüre und Knötchen am Penis, die ● eventuell nässen oder bluten	Feigwarzen, Syphilis, Frühstadium von Krebs	*Arztbesuch notwendig* ➡ Feigwarzen, Seite 748 ➡ Syphilis, Seite 750 ➡ Peniskrebs, Seite 782
Juckreiz am Penis und ● ungewöhnlicher Durst und ● häufiges Urinieren	Diabetes	*Arztbesuch notwendig* ➡ Diabetes, Seite 722
Schmerzen am Penis und verengte Vorhaut	Vorhautverengung	*Arztbesuch notwendig* ➡ Vorhautverengung, Seite 356

Regelschmerzen

Schmerzen bei der monatlichen Blutung gehören für manche Frauen zum normalen Alltag. Sie können aber auch durch körperliche oder seelische Überforderung ausgelöst werden. Wenn Sie schon als Mädchen gelernt haben, dass man sich während der »Tage« krank fühlt, kann das »Unwohlsein« Beschwerden verursachen. Betrachten Sie den Schmerz als Aufforderung, aufmerksamer mit Ihren Bedürfnissen umzugehen. In seltenen Fällen sind krankhafte Veränderungen die Ursache.

Symptome und Beschwerden	Mögliche Ursachen	Was man tun soll
Krampfartige, ausstrahlende, ziehende oder dumpfe Schmerzen im Unterleib, die regelmäßig bei jeder Blutung auftreten, und ● eventuell Rückenschmerzen und ● eventuell Kopfschmerzen und ● eventuell Erbrechen und ● eventuell Kreislaufstörungen	Seelische Probleme und/oder Körperliche Ursachen	Schonen Sie sich. Manchmal hilft eine Wärmflasche auf dem Bauch. Wenn die Schmerzen Sie sehr belasten, *Arztbesuch notwendig,* ➡ Menstruationsschmerzen, Seite 756 ➡ Im Gleichgewicht sein, Seite 216
Krampfartige, ausstrahlende, ziehende oder dumpfe Schmerzen im Unterleib, die plötzlich während der Regel auftreten, obwohl Sie meistens eine beschwerdefreie Menstruation haben	Momentane Überforderung, Seelische Probleme, Polypen oder Myome, Hormonelle Umstellung (Wechseljahre), Fehlgeburt, Endometriose	Wenn die Beschwerden anhalten oder bei der darauf folgenden Regel wieder auftreten, *Arztbesuch notwendig* ➡ Im Gleichgewicht sein, Seite 216 ➡ Menstruationsschmerzen, Seite 756 ➡ Polypen, Seite 771 ➡ Myome, Seite 772 ➡ Wechseljahre, Seite 760 ➡ Fehlgeburt, Seite 334 ➡ Endometriose, Seite 773
Krampfartige Unterleibschmerzen nach dem Einsetzen einer Spirale	Anfangsschwierigkeiten mit der Spirale, Unverträglichkeit der Spirale	Wenn die Schmerzen nicht nach zwei Tagen nachlassen oder Sie stark und lange bluten (mehr als sechs Vorlagen innerhalb von zwei Stunden), *Arztbesuch notwendig* ➡ Menstruationsschmerzen, Seite 756 ➡ Intrauterinpessar, Seite 313
Schmerzen während der Regel, nachdem Sie mit der »Pille« aufgehört haben	Hormonelle Veränderung, Seelische Probleme	Die »Pille« mildert Regelschmerzen. Wenn sie abgesetzt wird, treten die »alten« Regelschmerzen wieder auf. Wenn Sie damit nicht zurechtkommen, *Arztbesuch notwendig* ➡ »Pille«, Seite 313 ➡ Im Gleichgewicht sein, Seite 216

Regelstörungen

»*Die kritischen Tage*«, wie manche die Monatsblutung nennen, sind eine Zeit erhöhter Sensibilität. Seelische Probleme, Krankheiten, Medikamente, Stress, alles was Sie belastet, kann den Zyklus verändern.

Symptome und Beschwerden	Mögliche Ursachen	Was man tun soll
Unregelmäßige Blutungen im Alter zwischen 13 und 20 Jahren	Unregelmäßiger Zyklus, weil sich der Hormonhaushalt noch nicht eingependelt hat, Körperliche Veränderungen durch die Pubertät, Seelische Probleme, Entzündungen	Schwankungen von etwa sechs Wochen sind bei jungen Mädchen normal. Wenn die Blutung länger ausbleibt, *Arztbesuch notwendig,* ➡ Blutungsstörungen, Seite 757 ➡ Im Gleichgewicht sein, Seite 216
Unregelmäßige Blutungen und ● eventuell Schmerzen während der Regel	Stress und/oder Überforderung und/oder Erschöpfung und/oder Seelische Probleme, Orts- und/oder Klimawechsel, Begleiterscheinung von Erkrankungen, Hormonelle Probleme, evtl. ausgelöst durch Schadstoffe	Wenn die Schmerzen nicht nachlassen oder sich die Regel über Monate hinweg nicht normalisiert, *Arztbesuch notwendig* ➡ Blutungsstörungen, Seite 757 ➡ Im Gleichgewicht sein, Seite 216
Unregelmäßige Blutungen im Alter zwischen 45 und 55 Jahren	Unregelmäßige oder verringerte Hormonproduktion durch Eintritt der Wechseljahre	Wenn die Menstruation unregelmäßig bleibt oder die Blutungen ein Jahr oder später nach dem Einsetzen der Wechseljahre wieder auftreten, *Arztbesuch notwendig* ➡ Wechseljahre, Seite 760
Regelstörungen nach der Einnahme von Medikamenten	Nebenwirkung von ● Diuretika mit den Wirkstoffen Kaliumcanrenoat, Spironolacton ● Mitteln gegen Schilddrüsenerkrankungen mit den Wirkstoffen Levothyroxin, Liothyronin (bei Überdosierung) ● der »Pille« ● weiblichen und männlichen Sexualhormonen ● Mitteln gegen Depressionen und Psychosen mit dem Wirkstoff Sulpirid	Kontrollieren Sie im Beipacktext Ihrer Medikamente, ob einer der genannten Wirkstoffe enthalten ist oder Sie Mittel der genannten Gruppen anwenden. Wenn das der Fall ist, *Arztbesuch notwendig* ➡ Umgang mit Medikamenten, Seite 834

Symptome und Beschwerden	Mögliche Ursachen	Was man tun soll
Starke Blutungen, die meistens lange dauern	Begleiterscheinung der Spirale, Blutgerinnungsstörungen, Entzündung der Gebärmutter, Polypen und Myome	Wenn die Blutung bei der nächsten Regel wieder so stark ist, *Arztbesuch notwendig* ➡ Blutungsstörungen, Seite 757 ➡ IUP, Seite 313 ➡ Gebärmutterentzündung, Seite 771 ➡ Eileiterentzündung, Seite 777 ➡ Polypen, Seite 771 ➡ Myome, Seite 772
Starke Blutungen eine Woche oder noch später nach der erwarteten Regel	Stärkere Blutung durch die Verzögerung, Hormonelle Veränderungen, In seltenen Fällen Fehlgeburt im Frühstadium, Seelische Probleme	Wenn Sie Beschwerden haben oder die Blutungen sehr stark sind, *Arztbesuch notwendig* ➡ Blutungsstörungen, Seite 757 ➡ Fehlgeburt, Seite 334 ➡ Im Gleichgewicht sein, Seite 216
Zwischen- oder Schmierblutungen	Reizung durch die Spirale, Nebenwirkung der Pille, Hormonelle Veränderungen, Scheideninfektion, Scheidenkatarrh, Gebärmutterhalsentzündung, Krebs oder Vorstadien davon, Seelische Probleme	Wenn Sie Schmerzen haben oder die Schmierblutung nicht aufhört oder sich wiederholt, *Arztbesuch notwendig* ➡ Blutungsstörungen, Seite 757 ➡ IUP, Seite 313 ➡ »Pille«, Seite 313 ➡ Scheidenentzündung, Seite 768 ➡ Gebärmutterentzündung, Seite 771 ➡ Eileiterentzündung, Seite 777 ➡ Gebärmutterkrebs, Seite 775 ➡ Im Gleichgewicht sein, Seite 216
Ausbleiben der Blutung	Seelische Probleme, Absetzen der »Pille«, Gewichtsverlust, Essstörungen, Sportliches Leistungstraining, Schwangerschaft, Hormonelle Veränderungen, Wechseljahre, Schwere Erkrankungen	*Arztbesuch notwendig* ➡ Im Gleichgewicht sein, Seite 216 ➡ Menstruationsstörungen, Seite 756 ➡ »Pille«, Seite 313 ➡ Gewicht, Seite 238 ➡ Essstörungen, Seite 414 ➡ Schwangerschaft, Seite 324 ➡ Wechseljahre, Seite 760 ➡ Ausbleiben der Blutung, Seite 758
Starke Blutungen oder Schmierblutungen eine Woche oder mehr nach der erwarteten Regel und ● starke einseitige Unterleibschmerzen ● Schwitzen ● fliegender Puls	Eileiterschwangerschaft	**Sofort Rettungsdienst rufen** ➡ Eileiterschwangerschaft, Seite 777

Rückenschmerzen

Wenn Sie immer »*Haltung bewahren*« müssen oder »*viel auf dem Buckel*« haben, ist es kein Wunder, wenn Ihr Rücken zu viele Lasten trägt. Aber auch Abnutzungserscheinungen, Übergewicht, ein eingeklemmter Nerv und einige Allgemeinerkrankungen können zu Schmerzen führen.

Symptome und Beschwerden	Mögliche Ursachen	Was man tun soll
Rückenschmerzen nach langem Sitzen oder Stehen oder nach schwerem Heben oder nach ungewohnter sportlicher Betätigung	Verspannung der Rückenmuskulatur durch schlechte Haltung, Überbelastung der Rückenmuskeln, Zerrung der Rückenmuskulatur	Wärme, Massage und Entspannungsübungen helfen meistens. Wenn die Schmerzen davon nicht besser werden, *Arztbesuch notwendig* ➡ Rücken- und Kreuzschmerzen, Seite 703 ➡ Bewegung und Sport, Seite 222 ➡ Entspannung, Seite 878 ➡ Massagen, Seite 863
Rückenschmerzen im Zusammenhang mit Stress und/oder seelischen Belastungen	Belastung der Wirbelsäule durch angespannte Körperhaltung (z. B. unbewusstes Hochziehen der Schultern)	Beobachten Sie Ihre Körperhaltung, seelischer Druck findet fast immer seinen Ausdruck in der Haltung. Wenn Ihre Rückenschmerzen nicht nach einer Woche nachlassen, *Arztbesuch notwendig* ➡ Rücken- und Kreuzschmerzen, Seite 703 ➡ Weichteilrheumatismus, Seite 699 ➡ Im Gleichgewicht sein, Seite 216
Rückenschmerzen und Übergewicht	Dauerbelastung der Wirbelsäule durch zu viel Gewicht	Versuchen Sie abzunehmen. Wenn es Ihnen nicht allein gelingt, *Arztbesuch notwendig* ➡ Gewicht, Seite 238 ➡ Bewegung und Sport, Seite 222
Bei Frauen: Rückenschmerzen während der Schwangerschaft oder ● vor und/oder während der Regel oder ● nach mehreren Geburten oder ● nach den Wechseljahren, eventuell kombiniert mit Problemen beim Wasserhalten	Belastung der Wirbelsäule durch erhöhtes Gewicht, Begleiterscheinung der Regel, Gebärmuttersenkung	Wenn die Schmerzen nicht nachlassen, *Arztbesuch notwendig* ➡ Beschwerden während der Schwangerschaft, Seite 330 ➡ Menstruationsschmerzen, Seite 756 ➡ Gebärmuttersenkung, Seite 774 ➡ Entspannung, Seite 878 ➡ Massagen, Seite 863
Rückenschmerzen im Zusammenhang mit Erkältungskrankheiten	Begleiterscheinung der Erkrankung	Wenn die Beschwerden nicht nach drei Tagen nachlassen, *Arztbesuch notwendig* ➡ Erkältung, »Grippe«, Seite 520

Symptome und Beschwerden	Mögliche Ursachen	Was man tun soll
Rückenschmerzen nach der Einnahme von Medikamenten	Nebenwirkung von ● gestagenhaltigen Mitteln gegen Zyklusstörungen	Kontrollieren Sie im Beipacktext Ihrer Medikamente, ob einer der genannten Wirkstoffe enthalten ist. Wenn Sie nicht auf die mögliche Nebenwirkung aufmerksam gemacht wurden, *Arztbesuch notwendig* ➡ Umgang mit Medikamenten, Seite 834
Rückenschmerzen nach der Langzeitanwendung von Medikamenten	Anzeichen einer Osteoporose als Nebenwirkung von ● Kortisonen, die vor allem nach Transplantationen und bei Rheuma und Asthma verordnet werden	Wenn die Beschwerden auftreten, *Arztbesuch notwendig* ➡ Kortisone, Seite 842 ➡ Umgang mit Medikamenten, Seite 834
Rückenschmerzen im Bereich der unteren Brust- und Lendenwirbelsäule nach einer ungeschickten Bewegung oder Heben eines schweren Gewichts	Zerrung oder Verspannung der Rückenmuskulatur, Hexenschuss, Bandscheibenschaden	Wärme, Massage und Entspannungsübungen helfen meistens. Wenn die Schmerzen nicht nach einem Tag nachlassen oder Sie immer wieder einen Hexenschuss haben, *Arztbesuch notwendig* ➡ Hexenschuss, Ischias, Bandscheibenschaden, Seite 704
Rückenschmerzen im Bereich der Lendenwirbelsäule, die von dort über das Gesäß zum Bein und eventuell bis in den Fuß ausstrahlen	Verspannte Rückenmuskulatur, Ischiasreizung, Bandscheibenvorfall, Wirbelgleiten	*Arztbesuch notwendig* ➡ Hexenschuss, Ischias, Bandscheibenschaden, Seite 704
Rückenschmerzen mit schiefer Körperhaltung (eine Schulter höher, Hüftknochen in verschiedener Höhe) und ● eventuell Buckel	Verkrümmte Wirbelsäule	*Arztbesuch notwendig* ➡ Skoliose, Seite 706
Rückenschmerzen im Bereich der gesamten Wirbelsäule, die immer wieder auftreten, und ● eventuell Armschmerzen und ● eventuell Fersenschmerzen	Chronisch entzündliche Versteifung der Wirbelsäule	*Arztbesuch notwendig* ➡ Bechterew-Krankheit, Seite 695
Bei Jugendlichen: Rückenschmerzen schon bei leichter Belastung und ● eventuell leichter Rundrücken	Veränderung an den Wirbelkörpern	*Arztbesuch notwendig* ➡ Scheuermann'sche Krankheit, Seite 705

Symptome und Beschwerden	Mögliche Ursachen	Was man tun soll
Rückenschmerzen, vor allem im Bereich der Lende, und ● Schmerzen beim Wasserlassen und ● Fieber	Nierenbeckenentzündung	*Arztbesuch notwendig* ➡ Akute Nierenbeckenentzündung, Seite 655
Rückenschmerzen und Schmerzen im Unterbauch und ● eventuell Ausfluss und ● eventuell Fieber	Gebärmutterentzündung, Eileiterentzündung	*Arztbesuch notwendig* ➡ Gebärmutterentzündung, Seite 771 ➡ Eileiterentzündung, Seite 777
Rückenschmerzen nach dem 50. Lebensjahr, besonders bei Frauen, und ● eventuell häufige Knochenbrüche und ● eventuell abnehmende Körpergröße	Osteoporose	*Arztbesuch notwendig* ➡ Knochenschwund, Seite 666
Rückenschmerzen über einen längeren Zeitraum hinweg bei einer bekannten Krebserkrankung	Metastasen an der Wirbelsäule	*Arztbesuch notwendig* ➡ Krebs, Seite 708
Starke Rückenschmerzen mit Lähmungserscheinungen in den Beinen und ● Störungen der Empfindlichkeit	Bandscheibenvorfall	**Sofort Rettungsdienst rufen** ➡ Bandscheibenschaden, Seite 704
Plötzliche Rückenschmerzen nach einem Sturz oder nach einer Verletzung des Rückens und ● Verlust des Schmerz- und/oder Berührungsempfindens und ● Lähmung der Beine	Wirbelbruch	**Sofort Rettungsdienst rufen** Bleiben Sie ruhig liegen, und bewegen Sie sich nicht. Jede Lageveränderung kann schwere Schäden anrichten.

Scheidenjucken und/oder -brennen

Wenn Ihre Scheide juckt oder brennt, bedeutet das immer, dass sie irritiert ist. Infektionen oder chemische Substanzen, aber auch Nervosität, Beziehungsprobleme und verschiedene Allgemeinerkrankungen können ihr Gleichgewicht stören.

Symptome und Beschwerden	Mögliche Ursachen	Was man tun soll
Scheidenjucken und/oder -brennen, wenn Sie ● enge oder synthetische Kleidungsstücke tragen und/oder ● sich mehrmals täglich mit Seife waschen und/oder ● Intimdeodorants verwenden und/oder ● Vaginalduschen benutzen und/oder ● chemische Verhütungsmittel anwenden	Irritation der Schamlippen durch Reibung, Irritation der Scheide durch Seife, Irritation der Scheide durch Chemikalien	Meiden Sie enge Kleidungsstücke oder solche aus synthetischem Material. Waschen Sie sich ohne Seife oder mit alkalifreien Produkten. Vermeiden Sie Chemikalien. ➡ Vulva und Scheide, Seite 768 ➡ Empfängnisverhütung, Seite 307
Scheidenjucken, wenn Sie älter als 45 Jahre sind, keine anderen Ursachen finden, und ● eventuell trockene Scheide	Verringerte Hormonkonzentration	Wenn die Beschwerden nicht nach einiger Zeit nachlassen, *Arztbesuch notwendig* ➡ Wechseljahre, Seite 760
Scheidenjucken und/oder -brennen beim Urinieren und ● Schmerzen beim Urinieren und ● häufiges Urinieren	Harnweginfekt	*Arztbesuch notwendig* ➡ Blasenentzündung, Seite 652 ➡ Akute Nierenbeckenentzündung, Seite 655
Scheidenjucken und/oder -brennen mit ungewöhnlichem Ausfluss	Scheideninfektion, Geschlechtskrankheit	*Arztbesuch notwendig* ➡ Scheidenentzündung, Seite 768 ➡ Geschlechtskrankheiten, Seite 746
Scheidenjucken und/oder -brennen mit ● Warzen in der Größe von Reiskörnern auf den Schamlippen oder ● kleinen Blasen auf den Schamlippen oder ● sehr schmerzhaften Beulen mit starker Schwellung an den Schamlippen	Kondylome, Herpes genitalis, Entzündung der Bartholin-Drüsen	*Arztbesuch notwendig* ➡ Geschlechtskrankheiten, Seite 746 ➡ Entzündung der Bartholin-Drüsen, Seite 769
Scheidenjucken mit kleiner, nässender Hautstelle, die nicht abheilt, und ● eventuell Schwellung	Vulva- und Scheidenkrebs	*Arztbesuch notwendig* ➡ Vulva- und Scheidenkrebs, Seite 770
Scheidenjucken mit starkem Durst und ● eventuell Gewichtsverlust	Diabetes	*Arztbesuch notwendig* ➡ Diabetes, Seite 722

Schlafstörungen

Was Ihnen den Schlaf raubt, was Sie daran hindert, einzuschlafen oder durchzuschlafen, können Sie meist selbst herausfinden. Oft sind es Probleme, die Sie wälzen, aber auch andere Belastungen, wie zum Beispiel Lärm, falsche Temperatur, eine schlechte Matratze, Medikamente und verschiedene Erkrankungen können Ihnen schlaflose Nächte bereiten. Wie lange Sie schlafen, ist nicht so wichtig. Erst wenn Sie sich am nächsten Tag abgeschlagen und müde fühlen und das mehrere Tage hintereinander anhält, kann man von einer Schlafstörung sprechen.

Symptome und Beschwerden	Mögliche Ursachen	Was man tun soll
Schlafstörungen nach ● schweren Mahlzeiten und/oder ● Alkoholkonsum und/oder ● koffeinhaltigen Getränken (Kaffee, Tee, Cola)	Belasteter Magen, Folge des Genussmittelkonsums	Essen Sie früher und leichter. Konsumieren Sie weniger Alkohol und koffeinhaltige Getränke. ➡ Ernährung, Seite 232 ➡ Genussmittel und Drogen, Seite 272 ➡ Schlafstörungen, Seite 397
Schlafstörungen, nachdem Sie sehr wenig oder gar nichts gegessen haben	Hunger	Essen Sie Kleinigkeiten, die den Magen nicht belasten, z. B. klare Suppen oder Zwieback. ➡ Gewicht, Seite 238 ➡ Schlafstörungen, Seite 397
Schlafstörungen nach ungewöhnlichen körperlichen oder geistigen Aktivitäten	Überreizung	Oft hilft ein beruhigendes Bad oder ein Kräutertee. ➡ Schlafstörungen, Seite 397
Schlafstörungen und Unruhe und ● eventuell Gedanken, die Ihnen »im Kopf herumgehen«	Ungelöste Probleme	Oft hilft ein beruhigendes Bad oder ein Kräutertee. Sie können auch versuchen, sich Ihre Gedanken von der Seele zu schreiben oder zu reden. ➡ Schlafstörungen, Seite 397
Schlafstörungen, die ohne erkennbare Ursache schon länger andauern oder ● in einer neuen Umgebung entstehen	Schlechte Matratze, Falsche Raumtemperatur oder schlecht gelüfteter Raum, Lärm, Schadstoffe in Atemluft oder Nahrung	Kaufen Sie eine feste Matratze auf einem Lattenrost. Versuchen Sie alle Störfaktoren auszuschalten. ➡ Schlafstörungen, Seite 397
Schlafstörungen, nachdem Sie aufgehört haben, Alkohol zu trinken oder ● Drogen einzunehmen	Entzugserscheinung	Wenn Sie damit Probleme haben oder die Schlafstörungen nach einiger Zeit nicht nachlassen, *Arztbesuch notwendig* ➡ Genussmittel und Drogen, Seite 272 ➡ Alkoholismus, Seite 417 ➡ Drogenabhängigkeit, Seite 420
Durchschlafstörungen und ● Nervosität und ● Müdigkeit und ● Unlustgefühle und ● eventuell Angst und ● eventuell Appetitlosigkeit	Depression	Wenn Sie trotz verschiedener Selbsthilfemaßnahmen weiterhin schlecht schlafen, *Arztbesuch notwendig* ➡ Depression, Seite 407 ➡ Beratung und Psychotherapie, Seite 892

Symptome und Beschwerden	Mögliche Ursachen	Was man tun soll
Schlafstörungen durch Schnarchen	Häufig Rückenlage, Alkoholgenuss, Behinderte Nasenatmung, z.B. durch Polypen	Wenn Sie oder Ihr Partner darunter leiden, *Arztbesuch notwendig* ➡ Alkoholismus, Seite 417 ➡ Polypen, Seite 771
Bei Frauen: Schlafstörungen in den Wechseljahren und ● eventuell nächtliche Schweiß-ausbrüche	Hormonelle Umstellungen	Wenn Sie sehr darunter leiden, *Arztbesuch notwendig* ➡ Wechseljahre, Seite 760
Schlafstörungen bei verschiedenen Allgemein-erkrankungen	Verschiedene Ursachen, wie zum Beispiel Schmerzen, Husten, Atemnot, häufiges Urinieren usw.	Wenn Sie nicht ohnehin in ärztlicher Be-handlung sind und die Schlaflosigkeit anhält, *Arztbesuch notwendig*
Schlafstörungen nach der Ein-nahme von Medikamenten	Nebenwirkung einer großen Zahl von Medikamenten, vor allem von ● Schlaf- und Beruhigungsmit-teln, wenn sie länger einge-nommen werden ● vielen Husten- und Asthma-mitteln ● vielen Mitteln gegen Herz-Kreislauf-Erkrankungen	Wenn Sie das Mittel rezeptfrei in der Apo-theke gekauft haben und Schlafstörungen im Beipacktext nicht als harmlose, vorüber-gehende Begleiterscheinung beschrieben sind, hören Sie auf, es einzunehmen. Wenn das Mittel ärztlich verordnet wurde und Sie nicht auf die mögliche Nebenwir-kung aufmerksam gemacht wurden, *Arztbesuch notwendig* ➡ Umgang mit Medikamenten, Seite 834
Schlafstörungen nach dem Absetzen länger eingenommener Medikamente und ● eventuell Herzklopfen ● eventuell Unruhe und Zittern ● eventuell Angstzustände	Entzugserscheinungen beim Absetzen von ● Schlaf- und Beruhigungsmit-teln ● Arzneimitteln, denen Benzo-diazepine oder Kodein bei-gemengt sind	*Arztbesuch notwendig* ➡ Medikamentenabhängigkeit, Seite 419

Schluckbeschwerden

Schluckbeschwerden sind häufig die Begleiterscheinung verschiedener Halserkrankungen. Wenn Sie zu viel hinunterschlucken, kann das Beschwerden verursachen.

Symptome und Beschwerden	Mögliche Ursachen	Was man tun soll
Schluckbeschwerden mit dem Gefühl, einen Kloß im Hals zu haben, und ● eventuell Sodbrennen und ● eventuell Aufstoßen	Seelische Probleme, Nervöser Magen	Versuchen Sie herauszufinden, was Sie nicht mehr schlucken möchten. Wenn es Ihnen nicht allein gelingt, *Arztbesuch notwendig* ➡ Nervöser Magen, Seite 618 ➡ Im Gleichgewicht sein, Seite 216 ➡ Beratung und Psychotherapie, Seite 892
Schluckbeschwerden mit Brennen in der Speiseröhre (Sodbrennen) und ● eventuell saures Aufstoßen und ● eventuell Schmerzen in der Brust	Magensaft fließt in die Speiseröhre	Wenn Sie immer wieder an diesen Beschwerden leiden, *Arztbesuch notwendig* ➡ Saures Aufstoßen, Seite 614 ➡ Speiseröhrenentzündung, Seite 615
Schluckbeschwerden nach dem Essen mit Druck oder Fremdkörpergefühl in der Speiseröhre und ● eventuell Kratzen im Hals	Eventuell Teilchen von Nahrungsmitteln in der Speiseröhre, meistens aber nur das Gefühl, dass etwas feststeckt	Trinken Sie viel. Wenn die Beschwerden nach einer Stunde nicht nachlassen oder immer wieder auftreten, *Arztbesuch notwendig* ➡ Speiseröhre, Seite 614 ➡ Speiseröhrendivertikel, Seite 616
Schluckbeschwerden mit rauem, schmerzendem Hals und ● eventuell Heiserkeit und ● eventuell Husten und ● eventuell Fieber	Erkältungskrankheit, Rachenentzündung, Mandelentzündung, Kehlkopfentzündung, Stimmbandentzündung	Wenn die Beschwerden nicht nach drei Tagen nachlassen, *Arztbesuch notwendig* ➡ Erkältung, »Grippe«, Seite 520 ➡ Rachenentzündung, Seite 527 ➡ Mandelentzündung, Seite 526 ➡ Kehlkopfentzündung, Stimmbandentzündung, Seite 528
Schluckbeschwerden mit Bläschen im Mund und ● eventuell fauliger Mundgeruch und eventuell Fieber	Entzündung der Mundschleimhaut (Mundfäule)	*Arztbesuch notwendig* ➡ Mundschleimhautentzündung, Seite 611
Schluckbeschwerden bei Kropf	Einengung der Speiseröhre durch den Kropf	*Arztbesuch notwendig* ➡ Kropf, Seite 733
Schluckbeschwerden bei Blutarmut	Eisenmangel	*Arztbesuch notwendig* ➡ Blutarmut, Seite 574

Symptome und Beschwerden	Mögliche Ursachen	Was man tun soll
Krampfartige Schluckbeschwerden mit Druck oder Würgegefühl und ● eventuell Verlust der Gesichtsmimik (starrer Gesichtsausdruck)	Speiseröhrenverengung, Sklerodermie	*Arztbesuch notwendig* ➡ Speiseröhrenverengung, Seite 616 ➡ Sklerodermie, Seite 697
Schluckbeschwerden über einen längeren Zeitraum hinweg und ● eventuell Mundgeruch und ● eventuell Heiserkeit und ● eventuell Erbrechen und ● eventuell unerklärlicher Gewichtsverlust	Speiseröhrenkrebs, Kehlkopftumor	*Arztbesuch notwendig* ➡ Speiseröhrenkrebs, Seite 617 ➡ Kehlkopftumor, Seite 529
Schluckbeschwerden mit heftigem Husten und Atemnot	Teilchen von Nahrungsmitteln in der Luftröhre	Beugen Sie den Kopf vor, und versuchen Sie den Fremdkörper auszuhusten (jemand soll Ihnen auf den Rücken klopfen). Kinder an den Beinen hochziehen und auf den Rücken klopfen. Wenn diese Maßnahme nichts nutzt und Erstickungsanfälle auftreten: **Sofort Rettungsdienst rufen**

Schulterschmerzen

Wenn Sie »*zu viel auf dem Buckel*« haben, dann ist es kein Wunder, wenn Ihre Schultern schmerzen. Meistens sind es Verspannungen, die Ihnen Probleme bereiten. Aber auch Abnutzungserscheinungen und verschiedene Krankheiten können die Ursache der Beschwerden sein.

Symptome und Beschwerden	Mögliche Ursachen	Was man tun soll
Schulterschmerzen, wenn Sie den ganzen Tag in einer angespannten Haltung sitzen oder stehen müssen (z.B. Büro, Schneiderwerkstatt, Kasse im Supermarkt, Fließband usw.)	Muskelverspannung	Machen Sie immer wieder fünf Minuten Pause, wenn es möglich ist, und entspannen Sie sich. Der richtige Abstand vom Arbeitstisch und die richtige Höhe der Sitzgelegenheit sind wichtig. ➡ Entspannung, Seite 878 ➡ Weichteilrheumatismus, Seite 699
Schulterschmerzen nach ungewohnter Betätigung (z.B. Sport, Gartenarbeit, Heimwerker usw.)	Es wurden Muskeln bewegt, die das nicht gewohnt waren	Nehmen Sie ein warmes Bad. Eine Massage kann helfen. ➡ Muskelkater, Seite 671 ➡ Massagen, Seite 863
Schulterschmerzen über einen längeren Zeitraum hinweg, oft mit Kopfschmerzen, die in den Arm ausstrahlen oder <ul><li>vom Nacken bis in den Rücken gehen, und</li><li>Stress und/oder</li><li>Angst und/oder</li><li>andere seelische Belastungen</li></ul>	Unbewusst hochgezogene oder angespannte Schultern durch zu viel Anspannung und/oder Druck, Seelische Probleme	Versuchen Sie die Last zu verringern, die auf Ihre Schultern drückt. Wenn Sie dabei Hilfe brauchen, *Arztbesuch notwendig* ➡ Im Gleichgewicht sein, Seite 216 ➡ Entspannung, Seite 878 ➡ Weichteilrheumatismus, Seite 699 ➡ Rücken- und Kreuzschmerzen, Seite 703
Schulterschmerzen, wenn Sie den Arm bewegen, die über die Jahre hinweg langsam schlimmer werden, und <ul><li>steife Schulter</li></ul>	Abnutzungserscheinung	*Arztbesuch notwendig* ➡ Weichteilrheumatismus, Seite 699 ➡ Arthrose, Seite 689
Schulterschmerzen und gleichzeitig Schmerzen und Schwellungen in anderen Gelenken	Rheuma	*Arztbesuch notwendig* ➡ Rheuma, Seite 686
Schulterschmerzen nach einem Sturz oder Unfall	Muskelprellung, Muskelzerrung, Bänderzerrung	*Arztbesuch notwendig* ➡ Muskelprellung, Seite 672 ➡ Muskelzerrung, Seite 673 ➡ Bänderzerrung, Seite 678
Schulterschmerzen nach einem Sturz oder Unfall oder einer »extremen« Bewegung und <ul><li>Arm kaum beweglich und/oder</li><li>Fehlstellung des Arms</li></ul>	Verstauchung, Verrenkung, Bruch	**Arztbesuch dringend notwendig** ➡ Verstauchung, Seite 684 ➡ Verrenkung, Seite 685 Bei Knochenbruch: **Rettungsdienst rufen** ➡ Knochenbruch, Seite 665

Symptome und Beschwerden	Mögliche Ursachen	Was man tun soll
Schulterschmerzen, die morgens am heftigsten sind, und ● Nacken- und Beckenschmerzen und ● sich rapide verschlechterndes Sehvermögen	Erkrankung des Bindegewebes der Blutgefäße, die in den Muskeln verlaufen	**Arztbesuch dringend notwendig** ➡ Polymyalgia rheumatica, Seite 698
Starke Schmerzen in der linken Schulter und ● Beklemmung und Druckgefühl in der Brust	Herzinfarkt	*Sofortmaßnahme*: Eine Tablette Aspirin einnehmen. Wenn Ihnen der Arzt Nitroglyzerin verschrieben hat: Eine Kapsel zerbeißen. **Sofort Rettungsdienst rufen** ➡ Herzinfarkt, Seite 564

Schwindel, Gleichgewichtsstörungen

Wenn Sie Mühe haben, »das Gleichgewicht zu halten«, fehlt Ihrem Leben vielleicht die nötige Stabilität. Schwindelgefühle entstehen meistens durch eine Störung der Gleichgewichtsorgane und einen kurzfristigen Sauerstoffmangel im Gehirn.

Symptome und Beschwerden	Mögliche Ursachen	Was man tun soll
Schwindelgefühle und/oder Gleichgewichtsstörungen, weil Sie ● auf Reisen sind (Autobus, Schiff) ● in großer Höhe sind und/oder ● Angst haben und/oder ● Dauerstress ausgesetzt sind und/oder ● andere seelische Belastungen erleben und/oder ● Alkohol und/oder Drogen konsumieren	Seelische Probleme, Höhenschwindel, Begleiterscheinung des Alkoholkonsums, Begleiterscheinung des Drogenkonsums	Versuchen Sie Ihre »Schwindel erregenden« Probleme zu ergründen. Wenn es Ihnen nicht gelingt, *Arztbesuch notwendig* ➡ Im Gleichgewicht sein, Seite 216 ➡ Beratung und Psychotherapie, Seite 892 ➡ Reisen, Seite 292 ➡ Abhängigkeiten, Seite 417
Schwindel und Müdigkeit und ● eventuell Kopfschmerzen und ● eventuell Blässe oder roter Kopf	Hoher Blutdruck, Niedriger Blutdruck, Blutarmut	Wenn Sie niedrigen Blutdruck haben, regen Sie Ihren Kreislauf durch Bewegung an. Duschen Sie heiß und dann kalt. Hoher Blutdruck wird oft lange nicht entdeckt. Wenn der Schwindel nicht nachlässt, *Arztbesuch notwendig* ➡ Niedriger Blutdruck, Seite 553 ➡ Hoher Blutdruck, Seite 549 ➡ Blutarmut, Seite 574
Schwindelgefühl nach der Einnahme von Medikamenten und ● eventuell Mattigkeit ● eventuell Kopfschmerzen	Nebenwirkung von zahlreichen Arzneimitteln (auch Anzeichen von Blutdruckabfall), vor allem von ● vielen Rheumamitteln ● einer großen Zahl von Mitteln gegen Herz-Kreislauf-Erkrankungen ● einer großen Zahl von Mitteln zur örtlichen Betäubung ● Schmerz- und Migränemitteln mit den Wirkstoffen Mefenaminsäure, Methysergid, Tilidin ● Husten- und Asthmamitteln mit den Wirkstoffen Terpinhydrat, Theophyllin	Wenn Sie das Mittel rezeptfrei in der Apotheke gekauft haben und leichte Schwindelgefühle im Beipacktext nicht als harmlose, vorübergehende Begleiterscheinung beschrieben sind, hören Sie auf, es einzunehmen. Wenn das Mittel ärztlich verordnet wurde und Sie nicht auf die mögliche Nebenwirkung aufmerksam gemacht wurden, *Arztbesuch notwendig* ➡ Umgang mit Medikamenten, Seite 834

Symptome und Beschwerden	Mögliche Ursachen	Was man tun soll
Schwindel, wenn Sie ● mit chemischen Substanzen arbeiten oder ● in schadstoffbelasteter Luft (Kohlenmonoxid) leben oder ● starkem Lärm ausgesetzt sind	Wirkung der Schadstoffe, Gleichgewichtsstörung durch Lärm	*Arztbesuch notwendig* ➡ Schwerhörigkeit, Seite 466
Schwindel und schlechtes Sehen	Schlecht angepasste Brille, Akuter Grüner Star	*Arztbesuch notwendig* ➡ Fehlsichtigkeit, Seite 441 ➡ Grüner Star, Seite 459
Schwindel und schlechtes Hören und ● eventuell Sausen und/oder Brummen in einem oder beiden Ohren	Ménièr'sche Krankheit	*Arztbesuch notwendig* ➡ Ménièr'sche Krankheit, Seite 477
Schwindelgefühl, wenn Sie den Kopf rasch drehen oder zurückbeugen, und ● älter als 50 Jahre sind	Abnutzung der Halswirbelsäule, Durchblutungsstörungen im Gehirn	*Arztbesuch notwendig* ➡ Vorübergehende Durchblutungsstörung, Seite 426
Schwindel und Gleichgewichtsstörungen und Kribbeln oder Taubheitsgefühl und ● eventuell Bewegungsstörungen (z. B. Armlähmung) und ● eventuell eine kurze Bewusstseinsstörung und ● eventuell leichte Sprachstörungen	Durchblutungsstörung im Gehirn, Vorbote eines Schlaganfalls, Gehirntumor, Multiple Sklerose	**Arztbesuch dringend notwendig** ➡ Vorübergehende Durchblutungsstörung, Seite 426 ➡ Schlaganfall, Seite 427 ➡ Gehirntumor, Seite 434 ➡ Multiple Sklerose, Seite 433
Häufig Schwindel und starke Kopfschmerzen und ● eventuell Übelkeit und Erbrechen	Gehirntumor	**Arztbesuch dringend notwendig** ➡ Gehirntumor, Seite 434
Plötzlich starker Schwindel und Kopfschmerzen und ● eventuell Übelkeit und Erbrechen ● eventuell Bewusstseinsstörungen	Gehirnblutung	**Sofort Rettungsdienst rufen** ➡ Gehirnblutung, Seite 427

Schwitzen, starkes

Wenn Ihnen der Schweiß aus allen Poren bricht, ist das oft der Ausdruck Ihres Körpers für Stress, Angst und Aufregung, die Sie »ausschwitzen« müssen. Aber auch Übergewicht, körperliche Anstrengung, falsche Bekleidung, Hormonumstellungen und verschiedene Krankheiten können Sie zum Schwitzen bringen.

Symptome und Beschwerden	Mögliche Ursachen	Was man tun soll
Starkes Schwitzen im Zusammenhang mit ● Angst und/oder ● Stress und/oder ● Aufregung	Normale Reaktion des Körpers	Der Schweißausbruch ist die Sprache Ihres Körpers. Nehmen Sie darauf Rücksicht. ➡ Im Gleichgewicht sein, Seite 216
Regelmäßiges starkes Schwitzen und Übergewicht	Begleiterscheinung des Übergewichts	Versuchen Sie abzunehmen. ➡ Gewicht, Seite 238
Starkes Schwitzen bei Frauen ● während der Regel oder ● nach dem 45. Lebensjahr	Begleiterscheinung der Regel, Hormonumstellung in den Wechseljahren	➡ Menstruation, Seite 755 ➡ Wechseljahre, Seite 760
Starkes Schwitzen nach der Einnahme von Medikamenten	Nebenwirkung von ● Schmerzmitteln, vor allem solchen mit ASS oder Metamizol ● Mitteln gegen Diabetes ● Darm- und Blasenmitteln mit den Wirkstoffen Distigmin, Neostigmin, Pyridostigmin ● Schilddrüsenhormonen ● Leber-Galle-Mitteln mit den Wirkstoffen Papaverin, Xenytropium ● durchblutungsfördernden Mitteln mit dem Wirkstoff Pirazetam	Kontrollieren Sie im Beipacktext Ihrer Medikamente, ob einer der genannten Wirkstoffe enthalten ist oder Sie Mittel der genannten Gruppen verwenden. Wenn Sie das Mittel rezeptfrei in der Apotheke gekauft haben, hören Sie auf, es einzunehmen. Wenn das Mittel ärztlich verordnet wurde, *Arztbesuch notwendig* ➡ Umgang mit Medikamenten, Seite 834
Starkes Schwitzen nach Magenoperationen und ● eventuell Zittern	Zu rasche Passage des Nahrungsbreis	Essen Sie kleinere Portionen, dafür aber häufiger. Wenn das Schwitzen trotzdem nicht aufhört, *Arztbesuch notwendig*
Starkes Schwitzen bei Säuglingen (z. B. beim Trinken)	Stoffwechselstörung	*Arztbesuch notwendig* ➡ Mukoviszidose, Seite 361
Starkes Schwitzen bei Diabetikern	Unterzuckerung	Wenn möglich: Blutzucker messen. *Sofortmaßnahme*: Essen Sie zwei Plättchen Traubenzucker, später dann eine Scheibe Brot oder einen Apfel. Wenn Sie immer wieder in eine Unterzuckerung hineingeraten, *Arztbesuch notwendig* ➡ Diabetes, Seite 722

Symptome und Beschwerden	Mögliche Ursachen	Was man tun soll
Starkes Schwitzen bei Alkoholikern nach Alkoholentzug und ● eventuell Zittern und ● eventuell Unruhe und ● eventuell Verwirrtheit	Begleiterscheinung des Entzugs	Wenn Sie nicht ohnehin in ärztlicher Behandlung sind, *Arztbesuch notwendig* ➡ Alkoholismus, Seite 274
Starkes Schwitzen mit ● Nervosität und ● Gewichtsabnahme und ● Zittern und ● eventuell hervortretenden Augäpfeln	Überfunktion der Schilddrüse	*Arztbesuch notwendig* ➡ Schilddrüsenüberfunktion, Seite 737
Schwitzen und Juckreiz und ● starkes Krankheitsgefühl und ● eventuell Gewichtsabnahme	Lymphdrüsenkrebs	*Arztbesuch notwendig* ➡ Hodgkin'sche Krankheit, Seite 585
Starkes Schwitzen mit anhaltendem Husten, vor allem in der Nacht, und ● Gewichtsabnahme	Tuberkulose, Lungenkrebs	*Arztbesuch notwendig* ➡ Tuberkulose, Seite 539 ➡ Lungenkrebs, Seite 542
Starkes Schwitzen mit kaltem Schweiß und ● starken Bauchschmerzen und ● hartem Bauch und ● Erbrechen und ● fliegendem Puls	Durchbruch eines inneren Organs (z. B. Magen, Blinddarm)	**Sofort Rettungsdienst rufen** ➡ Blinddarmentzündung, Seite 641 ➡ Magen- und Zwölffingerdarmgeschwür, Seite 621
Starkes Schwitzen mit starken Schmerzen, die in die Herzgegend ausstrahlen, und mit ● kaltem Schweiß und ● Übelkeit und ● Atemnot	Herzinfarkt	*Sofortmaßnahme*: Eine Tablette Aspirin einnehmen. Wenn Ihnen der Arzt Nitroglyzerin verschrieben hat: Eine Kapsel zerbeißen. **Sofort Rettungsdienst rufen** ➡ Herzinfarkt, Seite 564

Sex, schmerzhafter bei Frauen

Wenn die körperliche Liebe keinen Spaß macht, weil Ihnen der Geschlechtsverkehr wehtut, dann können Angst und Vorurteile, ein rücksichtsloser Partner, manchmal aber auch Unterleibserkrankungen die Ursache dafür sein.

Symptome und Beschwerden	Mögliche Ursachen	Was man tun soll
Schmerzen beim Geschlechtsverkehr, weil Ihre Scheide nicht sehr feucht ist	Mangelnde Erregung, Probleme mit dem Partner, Seelische Probleme, Wechseljahre, Verschiedene Krankheiten, bei denen die Schleimhäute trockener werden	Wenn Ihrem Partner die Erfahrung fehlt, wie er Sie erregen kann, sagen Sie ihm, was Sie gerne haben. Wenn Sie mit Ihren Problemen gemeinsam nicht zurechtkommen, *Arztbesuch notwendig* ➡ Sexualstörungen bei Frauen, Seite 298 ➡ Wechseljahre, Seite 760 ➡ Im Gleichgewicht sein, Seite 216
Schmerzen beim Eindringen des Penis mit ● Scheidenkrämpfen und/oder ● Verspannungen im Scheidenbereich	Seelische Probleme, wie Angst, Ablehnung, Innere Konflikte, Wenig einfühlsamer Partner	Der Körper wehrt sich. Wenn Sie seine Signale nicht entschlüsseln können, *Arztbesuch notwendig* ➡ Sexualstörungen bei Frauen, Seite 298 ➡ Im Gleichgewicht sein, Seite 216
Schmerzen beim Geschlechtsverkehr nach der Geburt eines Kindes	Schmerzende Dammnaht, Probleme mit dem Partner, Seelische Probleme	Wenn die Schmerzen nach einiger Zeit nicht nachlassen, *Arztbesuch notwendig* ➡ Dammschnitt, Seite 342 ➡ Nach der Geburt, Seite 345 ➡ Sexualstörungen bei Frauen, Seite 298 ➡ Im Gleichgewicht sein, Seite 216
Schmerzen beim Geschlechtsverkehr, wenn der Partner in Sie eindringt	Probleme mit dem Partner, Seelische Probleme, Wucherung der Gebärmutterschleimhaut, Verkürzte oder verengte Scheide durch Operation	Wenn die Schmerzen immer wieder auftreten, *Arztbesuch notwendig* ➡ Sexualstörungen bei Frauen, Seite 298
Schmerzen beim Geschlechtsverkehr und ● Schmerzen beim Urinieren und/oder ● ungewöhnlicher Ausfluss und ● eventuell Scheidenjucken und/oder -brennen	Blasenentzündung, Scheideninfektion, Geschlechtskrankheit	*Arztbesuch notwendig* ➡ Blasenkatarrh, Seite 652 ➡ Scheidenentzündung, Seite 768 ➡ Geschlechtskrankheiten, Seite 746
Schmerzen beim Geschlechtsverkehr und gleichzeitig Schmerzen im Unterleib	Eileiterentzündung, Gebärmutterentzündung, Endometriose	*Arztbesuch notwendig* ➡ Eileiterentzündung, Seite 777 ➡ Gebärmutterentzündung, Seite 771 ➡ Endometriose, Seite 773

Sex, schmerzhafter bei Männern

Wenn die körperliche Liebe schmerzhaft ist, können verschiedene Erkrankungen, chemische Substanzen, aber auch Angst und Schuldgefühle, etwas »Schmutziges« oder »Verbotenes« zu tun, die Ursache dafür sein.

Symptome und Beschwerden	Mögliche Ursachen	Was man tun soll
Schmerzen beim Sex, weil der Penis schlecht gleiten kann	Mangelnde Erregung, Probleme mit der Partnerin, Trockene Scheide der Partnerin, Analverkehr	Wenn Ihnen die Erfahrung fehlt, wie Sie Ihre Partnerin erregen können, fragen Sie nach, was Ihr Lust macht. Wenn Sie Analverkehr haben, verwenden Sie ein Gleitmittel. *Arztbesuch notwendig* ➡ Sexualstörungen bei Männern, Seite 302 ➡ Sexualstörungen bei Frauen, Seite 298 ➡ Im Gleichgewicht sein, Seite 216
Schmerzen nach dem Sex durch eine wunde Eichel oder Vorhaut	Allergie gegen chemische Verhütungsmittel, Allergie gegen das Kondommaterial, Ungewöhnliche Sexualpraktiken	Wechseln Sie das Verhütungsmittel. Probieren Sie eine andere Kondomsorte. Wenn die Schmerzen nicht nach einem Tag nachlassen, *Arztbesuch notwendig* ➡ Eichelentzündung, Seite 781
Schmerzen beim Sex und Gerötete und/oder geschwollene Eichel und Vorhaut und ● eventuell weißliche Beläge auf dem Penis	Entzündungen der Eichel oder Vorhaut, Pilzerkrankung	*Arztbesuch notwendig* ➡ Eichelentzündung, Vorhautentzündung, Seite 781 ➡ Pilzerkrankungen der Genitalien, Seite 746
Schmerzen beim Sex und kleine Bläschen auf der Eichel und/oder Vorhaut	Herpes-Virus	*Arztbesuch notwendig* ➡ Herpes genitalis, Seite 749
Schmerzen bei der Ejakulation und ● ungewöhnlicher Ausfluss aus der Harnröhre und/oder ● Brennen oder Schmerzen beim Wasserlassen	Infektion der Harnröhre, Prostataentzündung, Geschlechtskrankheit	*Arztbesuch notwendig* ➡ Harnröhrenentzündung, Seite 781 ➡ Prostataentzündung, Seite 785 ➡ Geschlechtskrankheiten, Seite 746
Schmerzen beim Erigieren des Penis	Verhärtung des Schwellkörpers, Krummer Penis, Phimose	*Arztbesuch notwendig* ➡ Vorhautverengung, Seite 356

Sexuelle Probleme bei Frauen

Wenn Sie keine Lust auf Sex haben, Orgasmusschwierigkeiten oder Schmerzen beim Verkehr, sind das fast immer Signale: für eine konfliktreiche Partnerbeziehung, für Hemmungen oder falsche Vorstellungen, für eine sexualfeindliche Erziehung. Gelegentlich können auch körperliche Erkrankungen die Freude an der Liebe verleiden.

Symptome und Beschwerden	Mögliche Ursachen	Was man tun soll
Schmerzen beim Sexualverkehr		➡ Symptom Sex, schmerzhafter, Seite 183 ➡ Symptom Scheidenjucken und/oder -brennen, Seite 172
Geringes sexuelles Verlangen oder sexuelle Unlust und ● eventuell Apathie	Normale Reaktion auf Erschöpfung und Überforderung, Große Lebensveränderungen, in denen der Kopf mit anderem beschäftigt ist	Wenn Sie unter der Unlust leiden, versuchen Sie Zeit für sich zu gewinnen und den eigenen Wünschen wieder auf die Spur zu kommen. ➡ Entspannung, Seite 878 ➡ Im Gleichgewicht sein, Seite 216
Fehlendes sexuelles Verlangen oder fehlendes sexuelles Verlangen über einen längeren Zeitraum hinweg, obwohl Sie die Liebe früher immer genießen konnten	Unbewusste Ablehnung des Partners, Sexualfeindliche Erziehung, »Lustlose Phase«, Müdigkeit durch Überforderung, Probleme mit dem Partner, Langeweile in der sexuellen Beziehung, Seelische Probleme	Versuchen Sie Ihrer Unlust auf den Grund zu gehen. Wenn Sie unter Ihrer sexuellen Unlust leiden, suchen Sie Hilfe in einer Frauenberatungsstelle oder nehmen Sie therapeutische Beratung in Anspruch. ➡ Sexualstörungen bei Frauen, Seite 298 ➡ Im Gleichgewicht sein, Seite 216 ➡ Beratung und Psychotherapie, Seite 892
Fehlendes sexuelles Verlangen nach einer schweren Erkrankung oder bei chronischen Krankheiten	Normale Reaktion des geschwächten Körpers, Begleiterscheinung der chronischen Erkrankung	Wenn die sexuellen Unlustgefühle zwei Monate nach der Krankheit nicht nachlassen und Sie darunter leiden, *Arztbesuch notwendig* ➡ Sexualstörungen bei Frauen, Seite 298
Fehlendes sexuelles Verlangen oder Orgasmusschwierigkeiten nach der Geburt eines Kindes	Normale Reaktion, Überforderung durch das Kind, Schmerzende Dammnaht	Die Beschäftigung mit dem Kind nimmt in der ersten Zeit nach der Geburt viel Zeit und Energie in Anspruch. Es ist normal, dass Sie Ihre Rolle als Geliebte nicht so wichtig nehmen. Außerdem kann die Dammnaht noch eine Zeit lang wehtun. Wenn Ihre sexuelle Lust nach drei Monaten nicht wieder erwacht ist und Sie darunter leiden, *Arztbesuch notwendig* ➡ Nach der Geburt, Seite 345 ➡ Sexualstörungen bei Frauen, Seite 298

Symptome und Beschwerden	Mögliche Ursachen	Was man tun soll
Orgasmusschwierigkeiten, wenn Sie die ersten Male mit einem Mann schlafen	Normale Reaktion	Vergessen Sie jeden Leistungszwang. Das Sich-fallen-Lassen erfordert viel Vertrauen zu sich selbst und in den Partner und auch eine gewisse Übung. Haben Sie Geduld, und sagen Sie Ihrem Partner ohne Scham, was Ihnen gefällt. Wenn Sie nie oder selten einen Orgasmus erleben und darunter leiden, *Arztbesuch notwendig* ➡ Sexualstörungen bei Frauen, Seite 298 ➡ Beratung und Psychotherapie, Seite 892
Probleme, weil Sie noch nie einen Orgasmus hatten oder nur selten zum Höhepunkt kommen	Sexualfeindliche Erziehung, Seelische Probleme, Ängste, sich zu verlieren, Unbewusste Ablehnung des Partners, Wenig einfühlsamer Partner, »Genormte« Vorstellungen darüber, wie Frauen zum Höhepunkt kommen, Uneingestandene sexuelle Neigungen	Sagen Sie Ihrem Partner, was Sie erregt, und stehen Sie zu Ihren Neigungen. Alles, was zwei Menschen freiwillig miteinander tun, ist in Ordnung. Wenn Sie trotz eines angenehmen Sexuallebens keinen Orgasmus haben können und das als Problem empfinden, *Arztbesuch notwendig* ➡ Sexualstörungen bei Frauen, Seite 298 ➡ Beratung und Psychotherapie, Seite 892
Scheidenkrämpfe und ● Schmerzen beim Eindringen des Penis in die Scheide oder ● Eindringen ist nicht möglich	Seelische Probleme, Ängste, Ablehnung des Partners, Wenig einfühlsamer Partner, Sexualfeindliche Erziehung	Damit Sie aus der Spirale aus Angst, Schmerzen und Ablehnung aussteigen können, *Arztbesuch notwendig* ➡ Sexualstörungen bei Frauen, Seite 298 ➡ Im Gleichgewicht sein, Seite 216 ➡ Beratung und Psychotherapie, Seite 892
Sexuelle Probleme nach der Einnahme von Medikamenten	Nebenwirkung von ● Mitteln gegen Psychosen (Neuroleptika)	Kontrollieren Sie im Beipacktext Ihrer Medikamente, ob einer der genannten Wirkstoffe enthalten ist. Wenn das der Fall ist, *Arztbesuch notwendig* ➡ Umgang mit Medikamenten, Seite 834

Sexuelle Probleme bei Männern

Das Schimpfwort vom »Schlappschwanz« sagt schon aus, unter welchem Leistungszwang Männer die Liebe erleben. Die Angst, einer Norm nicht zu genügen, die den steifen Penis und die Lust auf Lust zur Forderung erhebt, ist häufig die Ursache für Potenzprobleme. Aber auch Stress, seelische Störungen und einige Krankheiten können Ihre Lust auf Liebe beeinträchtigen.

Symptome und Beschwerden	Mögliche Ursachen	Was man tun soll
Potenzprobleme bei Penis-erkrankungen, Schmerzhafter Sex		➡ Symptom Peniserkrankungen, Seite 165 ➡ Symptom Sex, schmerzhafter, Seite 184
Potenzprobleme oder Lustlosig-keit nach ● Überlastung, Übermüdung oder ● fiebrigen Erkrankungen	Normale Reaktionen des Körpers	Die Störung vergeht von selbst. ➡ Im Gleichgewicht sein, Seite 216 ➡ Sexualstörungen bei Männern, Seite 302
Potenzprobleme durch verlang-samte oder zu schnelle Erregung und Erektion	Bei jungen Männern meistens Aufregung, Seelische Probleme, Normale Alterserscheinung, Überforderung durch Erschöp-fung	Wenn Sie den Leistungszwang vergessen, ist eine verlangsamte Erektion keine Störung. Wenn Ihr Samenerguss ständig so schnell kommt, dass Sie und Ihre Partnerin wenig Lust empfinden, *Arztbesuch notwendig* ➡ Sexualstörungen bei Männern, Seite 302 ➡ Im Gleichgewicht sein, Seite 216 ➡ Beratung und Psychotherapie, Seite 892
Potenzprobleme, wenn Sie ● viel Alkohol trinken und/oder ● viel rauchen und/oder ● Drogen einnehmen	Alkoholmissbrauch, Nikotinmissbrauch, Drogenmissbrauch	Trinken Sie weniger Alkohol. Hören Sie auf zu rauchen. Versuchen Sie keine Drogen mehr einzunehmen. Wenn Ihnen das nicht gelingt und Sie unter Ihren Potenzstörungen leiden, *Arztbesuch notwendig* ➡ Sexualstörungen bei Männern, Seite 302 ➡ Abhängigkeiten, Seite 417 ➡ Im Gleichgewicht sein, Seite 216
Anhaltende Potenzprobleme oder Lustlosigkeit bei seelischen Belas-tungen (z. B. Stress, Beziehungs-konflikten, Leistungsdruck, Angst)	Seelische Probleme	Versuchen Sie Ihre Probleme zu lösen. Offene Gespräche mit der Partnerin können manchmal helfen. Wenn Ihnen das nicht gelingt und Sie darun-ter leiden, *Arztbesuch notwendig* ➡ Sexualstörungen bei Männern, Seite 302 ➡ Beratung und Psychotherapie, Seite 892

Symptome und Beschwerden	Mögliche Ursachen	Was man tun soll
Sexuelle Probleme, weil Sie Lust auf Praktiken haben, die Sie sich nicht zugestehen wollen	Gesellschaftliche Vorurteile	Wenn Sie eine Partnerin oder einen Partner haben, reden Sie darüber. Stehen Sie zu Ihren Neigungen. Alles, was zwei Menschen freiwillig miteinander tun, ist in Ordnung. Wenn Sie Neigungen haben, die Ihnen bedenklich erscheinen oder die anderen Menschen schaden könnten, *Arztbesuch notwendig* ➡ Beratung und Psychotherapie, Seite 892
Anhaltende Potenzprobleme bei Erkrankungen	Begleiterscheinung der Erkrankung (z.B. Nervenleitungsstörungen durch Verletzungen oder Operationen, Durchblutungsstörungen der Genitalien usw.)	Wenn Sie nicht ohnehin in ärztlicher Behandlung sind, *Arztbesuch notwendig*
Sexuelle Probleme und/oder Potenzprobleme nach der Einnahme von Medikamenten	Nebenwirkung von ● Betablockern ● blutdrucksenkenden Mitteln ● Mitteln zur Beruhigung mit dem Wirkstoff Promethazin ● Mitteln gegen Magen-Darm-Beschwerden mit den Wirkstoffen Cimetidin, Famotidin, Ranitidin, Metoclopramid ● Diuretika mit den Wirkstoffen Kaliumcanrenoat, Spironolacton, Thiazid ● Mitteln gegen Psychosen (Neuroleptika) ● Mitteln gegen Epilepsie mit dem Wirkstoff Carbamazepin ● Mitteln, die männliche Sexualhormone enthalten	Kontrollieren Sie im Beipacktext Ihrer Medikamente, ob einer der genannten Wirkstoffe enthalten ist oder Sie Mittel der genannten Gruppen verwenden. Wenn das der Fall ist, *Arztbesuch notwendig* ➡ Umgang mit Medikamenten, Seite 834
Potenzprobleme und Schwierigkeiten beim Harnlassen	Prostataerkrankungen	*Arztbesuch notwendig* ➡ Prostatavergrößerung, Seite 785 ➡ Prostataentzündung, Seite 785

Sprachstörungen

Wenn Kinder oder Erwachsene Schwierigkeiten haben zu sprechen, dann kann ihre »*Sprachlosigkeit*« der Ausdruck seelischer Not sein. In manchen Fällen können aber auch Krankheiten zu Sprechproblemen führen.

Symptome und Beschwerden	Mögliche Ursachen	Was man tun soll
Undeutliche Aussprache bei Kindern bis zum dritten Lebensjahr	Normale Entwicklung	Manche Kinder brauchen länger, bis sie fehlerfrei sprechen können. Wenn Sie aber den Eindruck haben, dass Ihr Kind schlecht hört, *Arztbesuch notwendig* ➡ Schwerhörigkeit, Seite 466
Verzögerte Sprachentwicklung oder ungewöhnlich geringer Wortschatz bei Kindern	Ungenügende sprachliche Anregung, Schwerhörigkeit	Wenn Ihr Kind trotz Anregung wenig spricht, *Arztbesuch notwendig* ➡ Schwerhörigkeit, Seite 466
Sprachfehler bei Kindern durch • falsche Bildung der S-Laute (Lispeln) oder • Unfähigkeit, die Buchstaben G, K und L zu bilden	Sprachfehler durch organische oder seelische Ursachen	Wenn sich der Sprachfehler bis zum vierten Lebensjahr nicht gibt, *Arztbesuch notwendig* ➡ Im Gleichgewicht sein, Seite 216 ➡ Beratung und Psychotherapie, Seite 892
Sprechen mit nasalem Beiklang (näseln)	Familienangewohnheit, Organische Ursachen	Wenn das »Näseln« nicht nur eine Nachahmung der Sprechweise der Erwachsenen ist, *Arztbesuch notwendig* ➡ Nasenpolypen, Seite 525
Stottern bei Kindern und Erwachsenen	Seelische Probleme	Wenn das Stottern nicht nur in Ausnahmefällen vorkommt, *Arztbesuch notwendig* ➡ Im Gleichgewicht sein, Seite 216 ➡ Beratung und Psychotherapie, Seite 892
Sprechstörungen bei Kiefer-, Lippen- und Gaumenspalten	Folgeerscheinung der Fehlbildung	Wenn Sie nicht ohnehin in ärztlicher Behandlung sind, *Arztbesuch notwendig* ➡ Kieferspaltung, Seite 790
Sprechstörungen, nachdem Sie zu viel Alkohol getrunken oder • Drogen eingenommen haben	Alkoholmissbrauch, Drogenmissbrauch	Wenn Sie öfter zu viel trinken oder Drogenprobleme haben, *Arztbesuch notwendig* ➡ Genussmittel und Drogen, Seite 272 ➡ Alkoholismus, Seite 417 ➡ Drogenabhängigkeit, Seite 420
Verzögerte Sprachentwicklung oder Sprachlosigkeit bei Kindern und • Desinteresse an der Umgebung und • eingeschränkte Mimik und • Teilnahmslosigkeit	Autismus	*Arztbesuch notwendig* ➡ Autismus, Seite 352

Symptome und Beschwerden	Mögliche Ursachen	Was man tun soll
Sprechstörungen und Lähmung einer Gesichtshälfte und ● schiefer Mund und ● Auge kann nicht geschlossen werden	Lähmung bestimmter Gesichtsnerven	*Arztbesuch notwendig* ➡ Gesichtslähmung, Seite 439
Sprechstörungen (verwaschene Stimme) und ● Schwäche oder Taubheitsgefühl in Armen und Beinen und ● eventuell Zittern	Multiple Sklerose	*Arztbesuch notwendig* ➡ Multiple Sklerose, Seite 433
Sprechstörungen mit starrem Gesicht und ausdrucksloser Stimme und ● Zittern der Hände	Parkinson-Krankheit	*Arztbesuch notwendig* ➡ Parkinson-Krankheit, Seite 431
Sprechstörungen bei alten Menschen und ● Verwirrung und ● Konzentrationsschwierigkeiten und ● Erinnerungslücken	Isolation und Einsamkeit, Durchblutungsstörungen im Gehirn	*Arztbesuch notwendig* ➡ Älter werden, Seite 370 ➡ Alzheimer-Krankheit, Seite 432
Sprechstörungen und Lähmungserscheinungen in einem Arm und/oder einem Bein und ● eventuell Verwirrung und ● eventuell Schwindel und ● eventuell Sehstörungen	Vorübergehende Durchblutungsstörung, Schlaganfall, Gehirntumor	**Sofort Rettungsdienst rufen** ➡ Vorübergehende Durchblutungsstörung, Seite 426 ➡ Schlaganfall, Seite 427 ➡ Gehirntumor, Seite 434

Stuhl, ungewöhnliches Aussehen oder Geruch

Der Kot gibt uns wichtige Hinweise über Vorgänge im Körper. Nicht immer ist es ein Alarmzeichen, wenn der Stuhl anders gefärbt ist als sonst oder stark riecht. Manche Speisen oder eine unausgewogene Ernährung können die Erklärung dafür sein. In einigen Fällen zeigt die Art der Ausscheidung aber auch eine ernst zu nehmende Erkrankung an.

Symptome und Beschwerden	Mögliche Ursachen	Was man tun soll
Ungewöhnlich gefärbter Stuhl (z. B. fast schwarz oder rötlich), nachdem Sie etwas gegessen haben, das den Stuhl färben kann (dunkles Blattgemüse, rote Bete, Rüben usw.)	Normale Verdauung dieser Nahrungsmittel	Kein Grund zur Beunruhigung, die Farbe normalisiert sich von selbst.
Breiiger und/oder stinkender Stuhl	Verdauungsprobleme	Versuchen Sie sich ausgewogen zu ernähren. ➡ Ernährung, Seite 232
Zu flüssiger oder zu harter Stuhl	Zu ballaststoffarme Ernährung, Zu ballaststoffreiche Ernährung, Ernährungsumstellung, Begleiterscheinung verschiedener Erkrankungen	Wenn sich der Stuhl nicht nach drei Tagen normalisiert, *Arztbesuch notwendig* ➡ Ernährung, Seite 232 ➡ Darminfektionen, Seite 637 ➡ Verstopfung, Seite 638
Stuhlverfärbung nach der Verwendung von Medikamenten und ● eventuell Juckreiz der Haut ● eventuelle Gelbfärbung der Haut	Anzeichen von Leberschäden als Nebenwirkung bei einer großen Zahl von Arzneimitteln	Wenn diese Beschwerden bei Ihnen auftreten, *Arztbesuch notwendig* ➡ Umgang mit Medikamenten, Seite 834
Würmer im Stuhl	Wurmbefall	*Arztbesuch notwendig* ➡ Würmer, Seite 649
Fahlgelber, fettiger Stuhl und ● eventuell voluminös und stinkend	Verdauungsstörung durch Bauchspeicheldrüsenentzündung	*Arztbesuch notwendig* ➡ Bauchspeicheldrüsenentzündung, Seite 633
Fahlgelber Stuhl und ● gelbe Haut und ● gelbe Augen und ● dunkler Harn	Gelbsucht	*Arztbesuch notwendig* ➡ Hepatitis, Seite 626 ➡ Gelbsucht, Seite 625
Hellrotes Blut auf dem Stuhl und ● eventuell Schmerzen beim Stuhlgang und ● eventuell Jucken am After	Hämorrhoiden, Einrisse am After	*Arztbesuch notwendig* ➡ Hämorrhoiden, Seite 651 ➡ Afterschrunden, Seite 650
Blut und Schleim im Stuhl und ● Durchfall und ● eventuell Bauchkrämpfe und ● eventuell Fieber	Schwere Darminfektion (z. B. Ruhr), Colitis ulcerosa, Morbus Crohn	*Arztbesuch notwendig* ➡ Darminfektionen, Seite 637 ➡ Colitis ulcerosa, Seite 645 ➡ Morbus Crohn, Seite 646

Symptome und Beschwerden	Mögliche Ursachen	Was man tun soll
Blut im Stuhl und ● eventuell Wechsel zwischen Durchfall und Verstopfung und ● eventuell Knötchen am After	Darmkrebs	*Arztbesuch notwendig* ➡ Dickdarm- und Mastdarmkrebs, Seite 648
Schwarzer Stuhl nach der Einnahme von Medikamenten	Nebenwirkung von ● Tierkohle ● allen eisenhaltigen Mitteln In seltenen Fällen: Anzeichen von Magen- oder Darmblutungen als Nebenwirkung von verschiedenen Mitteln	Kontrollieren Sie im Beipacktext Ihrer Medikamente, ob Stuhlverfärbung als harmlose, vorübergehende Begleiterscheinung beschrieben ist. Wenn das nicht der Fall ist, **Arztbesuch dringend notwendig** ➡ Umgang mit Medikamenten, Seite 834
Schwarzer, teerartiger Stuhl, obwohl Sie keine Nahrungsmittel gegessen haben, die ihn verfärben könnten, und ● eventuell Bluterbrechen oder ● eventuell kaffeesatzartiges Erbrechen	Magengeschwür, Zwölffingerdarmgeschwür	**Arztbesuch dringend notwendig** Bei Erbrechen: **Sofort Rettungsdienst rufen** ➡ Magen- und Zwölffingerdarmgeschwür, Seite 621
Schwarzer Stuhl oder Blut im Stuhl nach einem Unfall mit Bauchprellung (z. B. Aufprall auf das Lenkrad)	Darmverletzung	**Sofort Rettungsdienst rufen**

Übelkeit

Übelkeit kann verschiedene Ursachen haben. Ob Sie zu wenig essen, zu viel rauchen oder trinken, einen niedrigen Blutdruck haben, der Körper kann auf alles, was ihm nicht gut tut, mit Unwohlsein reagieren. Nur in seltenen Fällen ist Übelkeit Anzeichen schwerer Erkrankungen.

Symptome und Beschwerden	Mögliche Ursachen	Was man tun soll
Übelkeit und Magenschmerzen		➡ Symptom Magenschmerzen, Seite 141
Übelkeit, nachdem Sie längere Zeit ● nichts gegessen und/oder ● zu wenig geschlafen haben oder ● sich lange in heißen, stickigen Räumen aufgehalten haben	Hunger, Schlafmangel, Schlechte Luft, Niedriger Blutdruck	Der Körper macht Sie auf einen Mangel aufmerksam. Wenn Sie wieder essen oder Ihr Schlafdefizit aufholen, gibt sich die Übelkeit von selbst. ➡ Im Gleichgewicht sein, Seite 216 ➡ Niedriger Blutdruck, Seite 553
Übelkeit nach dem Essen oder beim Anblick von Essen und ● eventuell Erbrechen und ● eventuell Magenschmerzen	Zu fettes oder reichhaltiges Essen, Verdorbene Lebensmittel, Schwere Essstörung	Wenn Sie zu viel gegessen haben, legen Sie einen Fastentag ein. Wenn Ihnen immer beim Anblick von Essen übel wird oder Sie sich immer wieder selbst zum Erbrechen bringen, *Arztbesuch notwendig* ➡ Akute Gastritis, Seite 619 ➡ Essstörungen, Seite 414
Übelkeit und ● brennende, krampfartige Schmerzen im Oberbauch und ● eventuell Sodbrennen und Aufstoßen und ● eventuell Erbrechen und ● eventuell Völlegefühl	Nervöser Magen, Magenschleimhautentzündung	Wenn die Beschwerden wiederholt auftreten, *Arztbesuch notwendig* ➡ Nervöser Magen, Seite 618 ➡ Akute Gastritis, Seite 619 ➡ Im Gleichgewicht sein, Seite 216
Übelkeit im Zusammenhang mit Angst, Stress oder anderen seelischen Belastungen	Seelische Probleme	Wenn die Übelkeit über einen längeren Zeitraum hinweg anhält, *Arztbesuch notwendig* ➡ Im Gleichgewicht sein, Seite 216 ➡ Beratung und Psychotherapie, Seite 892
Übelkeit nach dem Genuss von Alkohol, Zigaretten oder Drogen	Begleiterscheinung des Alkohols oder des Alkoholentzugs, Begleiterscheinung des Zigaretten- oder Drogenmissbrauchs	Hören Sie auf zu rauchen. Wenn Sie häufig zu viel trinken oder Drogen einnehmen und damit Probleme haben, *Arztbesuch notwendig* ➡ Genussmittel und Drogen, Seite 272 ➡ Abhängigkeiten, Seite 417
Bei Frauen: Übelkeit am Morgen nach dem Aufstehen und ● eventuell Erbrechen	Schwangerschaft	Übelkeit in den ersten Schwangerschaftsmonaten ist normal. Wenn Sie an schwerer Übelkeit leiden, *Arztbesuch notwendig* ➡ Beschwerden während der Schwangerschaft, Seite 330

Symptome und Beschwerden	Mögliche Ursachen	Was man tun soll
Übelkeit nach der Einnahme von Medikamenten	Nebenwirkung von zahlreichen Arzneimitteln, vor allem von ● einer großen Zahl von Hustenmitteln ● vielen Mitteln gegen Herz-Kreislauf-Erkrankungen ● der »Pille« und vielen anderen hormonhaltigen Präparaten (z. B. gegen Wechseljahrsbeschwerden) ● Pilzmitteln ● Mitteln gegen Harnweginfektionen ● Mitteln zur örtlichen Betäubung ● starken Schmerzmitteln (Opiaten)	Wenn Sie das Mittel rezeptfrei in der Apotheke gekauft haben und Übelkeit im Beipacktext nicht als harmlose, vorübergehende Begleiterscheinung beschrieben ist, hören Sie auf, es einzunehmen. Wenn das Mittel ärztlich verordnet wurde und Sie nicht auf die mögliche Nebenwirkung aufmerksam gemacht wurden, *Arztbesuch notwendig* ➡ Umgang mit Medikamenten, Seite 834
Übelkeit im Zusammenhang mit allen Erkrankungen	Oft Begleiterscheinung der Erkrankung	Wenn Sie nicht ohnehin in ärztlicher Behandlung sind und die Übelkeit länger als drei Tage andauert, *Arztbesuch notwendig*
Übelkeit und ● kalter Schweiß und ● fliegender Puls	Verschiedene lebensbedrohliche Erkrankungen	**Sofort Rettungsdienst rufen**

Unfruchtbarkeit

Wenn Sie sich ein Kind wünschen und innerhalb von ein bis zwei Jahren nicht schwanger werden, obwohl Sie in der Woche mehrmals miteinander schlafen, gelten Sie als unfruchtbares Paar. Die Ursache dafür kann bei beiden Partnern liegen. Daher sollten sich immer beide untersuchen lassen. Bevor Sie alles unternehmen, um ein Baby zu haben, sollten Sie sich überlegen, ob nicht unbewusste Widerstände die Befruchtung verhindern. Manchmal werden Paare plötzlich fruchtbar, wenn der Druck, »funktionieren« und »produzieren« zu müssen, wegfällt.

Symptome und Beschwerden	Mögliche Ursachen	Was man tun soll
Unfruchtbarkeit, wenn Sie ● nicht genau wissen, welches die fruchtbaren Tage sind, an denen eine Empfängnis möglich ist, oder ● sexuelle Praktiken anwenden, die einer Empfängnis nicht förderlich sind	Mangelndes Wissen, wie der Körper funktioniert	Es gibt nur wenige Tage im Zyklus der Frau, an denen ein Ei befruchtet werden kann. Wenn Sie sich ein Kind wünschen, sollten Sie an diesen Tagen miteinander schlafen und Praktiken anwenden, die es dem Samen einfach machen, zum Ei zu gelangen. ➤ Unfruchtbarkeit, Seite 318 ➤ Empfängnisverhütung, Seite 307
Unfruchtbarkeit, obwohl keine organischen Störungen vorliegen, wenn ● Ihre Beziehung nicht ganz in Ordnung ist und das Kind als »Kitt« benutzt werden soll oder ● wenn das Kind als Ersatz für die Liebe des Partners oder der Partnerin dienen soll oder ● wenn nur ein Partner ein Kind möchte und der andere »nachgibt«	Oft unbewusste Ablehnung der Schwangerschaft	Vielleicht ist der Wunsch nach einem Kind nur an der Oberfläche da und nicht tief in Ihrem Inneren. Versuchen Sie zu klären, ob es wirklich sinnvoll ist, mit allen Mitteln ein Kind haben zu wollen. Wenn Sie dabei Hilfe brauchen, *Arztbesuch notwendig* ➤ Unfruchtbarkeit, Seite 318 ➤ Beratung und Psychotherapie, Seite 892
Unfruchtbarkeit, wenn Sie ● unter Dauerstress stehen und/oder ● überlastet sind und/oder ● viel Alkohol trinken und/oder ● viel rauchen und/oder ● Drogen einnehmen	Folge von Belastung und Stress, Folge des Alkohol- und Nikotinmissbrauchs, Folge des Drogenmissbrauchs	Nehmen Sie sich Zeit füreinander. Suchen Sie Ihre Entspannung nicht durch Alkohol und andere Suchtgifte. Wenn Sie Hilfe dabei brauchen, *Arztbesuch notwendig* ➤ Unfruchtbarkeit, Seite 318 ➤ Genussmittel und Drogen, Seite 272 ➤ Abhängigkeiten, Seite 417 ➤ Im Gleichgewicht sein, Seite 216
Unfruchtbarkeit, wenn Sie ● an starkem Übergewicht leiden oder ● extrem schlank sind oder ● ständig Diät halten	Störung des Hormonhaushaltes	Wenn Sie sehr dick sind, versuchen Sie unter ärztlicher Anleitung abzunehmen. Vermeiden Sie alle extremen Diäten oder permanentes Hungern, um schlank zu sein. Wenn Sie Hilfe dabei brauchen, *Arztbesuch notwendig* ➤ Unfruchtbarkeit, Seite 318 ➤ Gewicht, Seite 238 ➤ Essstörungen, Seite 414

Symptome und Beschwerden	Mögliche Ursachen	Was man tun soll
Unfruchtbarkeit, wenn Sie mit Umweltgiften arbeiten, z. B. als ● Textil- und Lederarbeiterin oder ● Labor- und Chemiearbeiterin oder ● Landwirt, Weinbauer, Forstarbeiter, Floristin oder ● Narkosearzt ● Personal in zahnärztlicher Praxis	Schäden durch Umweltgifte	*Arztbesuch notwendig* ➡ Unfruchtbarkeit, Seite 318
Unfruchtbarkeit, wenn einer der beiden Partner an einer chronischen Krankheit leidet oder ● über einen längeren Zeitraum hinweg krank war	Folge der Erkrankung	Nach einer schweren Erkrankung ist es normal, dass die Fruchtbarkeit gestört ist. Haben Sie Geduld. Durch chronische Erkrankungen kann die Fruchtbarkeit gestört werden. *Arztbesuch notwendig* ➡ Unfruchtbarkeit, Seite 318
Unfruchtbarkeit bei Männern, wenn sie ● immer enge Hosen tragen oder ● Medikamente einnehmen oder ● an einem nicht behobenen Hodenhochstand leiden oder ● eine Hoden-, Prostata-, Harnröhren- oder Samenblasenentzündung hatten oder ● einen Leisten-, Krampfader- oder Venenbruch hatten oder ● eine sexuell übertragbare Krankheit hatten	Störung der Spermienproduktion, Störung der Ejakulation	Tragen Sie keine engen Hosen oder solche aus Fasern, die keine Luft durchlassen. Es dauert ungefähr drei Monate, bis sich wieder funktionstüchtige Spermien bilden können. Wenn eine der anderen Ursachen auf Sie zutrifft, *Arztbesuch notwendig* ➡ Unfruchtbarkeit beim Mann, Seite 319
Unfruchtbarkeit bei Frauen nach ● der Einnahme von Medikamenten oder ● chronischer Eileiterentzündung oder ● Eileiter- oder Bauchhöhlenschwangerschaft oder ● Schwangerschaftsabbruch oder ● sexuell übertragbaren Krankheiten	Schäden durch Medikamente, Folge der Erkrankung, Folge des Eingriffs	*Arztbesuch notwendig* ➡ Unfruchtbarkeit bei der Frau, Seite 320

Unterleibschmerzen bei Frauen

Wenn Sie Schmerzen im Unterleib spüren, dann ist es immer ein Warnsignal, dass Sie körperliche oder seelische Probleme haben.

Symptome und Beschwerden	Mögliche Ursachen	Was man tun soll
Leichte, ziehende Schmerzen im Unterleib in der Gegend der Eierstöcke, die ● vor dem Eisprung auftreten oder ● vor oder während der Regel auftreten	Normale Reaktion	Ein leichtes Ziehen ist kein Grund zur Beunruhigung, bei manchen Frauen kündigt sich so der Eisprung oder die Regel an. ➡ Empfängnisverhütung, Seite 307 ➡ Mögliche Beschwerden vor der Menstruation, Seite 756
Unterleibschmerzen, wenn Sie nicht mit Ihrem Partner schlafen wollen, und ● eventuell Scheidenkrämpfe und ● eventuell Schmerzen beim Eindringen des Penis	Schutzmechanismus des Körpers bei seelischen Problemen	Versuchen Sie Ihrer Unlust auf den Grund zu gehen. Wenn die Schmerzen trotzdem nicht nachlassen, *Arztbesuch notwendig* ➡ Sexualstörungen bei Frauen, Seite 298 ➡ Im Gleichgewicht sein, Seite 216 ➡ Beratung und Psychotherapie, Seite 892
Unterleibschmerzen und Schmerzen beim Wasserlassen und/oder häufiges Wasserlassen	Infektion der Blase oder Harnwege, Geschlechtskrankheiten	*Arztbesuch notwendig* ➡ Blasenentzündung, Seite 652 ➡ Geschlechtskrankheiten, Seite 746
Unterleibschmerzen in der Gegend der Eierstöcke und Eileiter und ● eventuell ungewöhnlicher Ausfluss und ● eventuell Schmerzen beim Verkehr und ● eventuell Fieber	Eileiterentzündung, Gebärmutterentzündung, Geschlechtskrankheiten, Endometriose	*Arztbesuch notwendig* ➡ Eileiterentzündung, Seite 777 ➡ Gebärmutterentzündung, Seite 771 ➡ Geschlechtskrankheiten, Seite 746 ➡ Endometriose, Seite 773
Starke Unterleibschmerzen und Blutungen, wenn Sie schwanger sind	Fehlgeburt	**Sofort Rettungsdienst rufen** ➡ Fehlgeburt, Seite 334
Starke Unterleibschmerzen auf einer Seite und eventuell Blutungen eine Woche oder mehr nach der erwarteten Regel und ● Schwitzen und ● fliegender Puls	Eileiterschwangerschaft	**Sofort Rettungsdienst rufen** ➡ Eileiterschwangerschaft, Seite 777

Urin, ungewöhnliches Aussehen

Verfärbter Urin kann harmlose Ursachen haben, zum Beispiel wenn Sie etwas »Färbendes« gegessen haben oder Medikamente Farbstoffe enthalten. In vielen Fällen zeigen aber veränderter Geruch und Farbe Krankheiten an.

Symptome und Beschwerden	Mögliche Ursachen	Was man tun soll
Nur für kurze Zeit verfärbter Harn, nachdem Sie Lebensmittel mit natürlichen oder künstlichen Farbstoffen gegessen haben (z. B. Rote Bete oder Rüben)	Farbe der Lebensmittel	Kein Grund zur Beunruhigung. Die Farbe normalisiert sich nach wenigen Tagen.
Urinverfärbung nach der Einnahme von Medikamenten	Rotfärbung nach der Einnahme von ● Abführmitteln mit Senna-Wirkstoffen ● Schmerzmitteln mit dem Wirkstoff Metamizol	Kontrollieren Sie im Beipacktext Ihrer Medikamente, ob der genannte Wirkstoff enthalten ist. Die Urinverfärbung ist eine harmlose vorübergehende Begleiterscheinung.
Dunkelgelber Harn, nachdem Sie ● stark geschwitzt haben oder ● lange nichts getrunken haben, oder im Zusammenhang mit ● Durchfällen oder mit ● Fieber oder mit ● Erbrechen	Hoch konzentrierter Harn durch Flüssigkeitsmangel	Trinken Sie viel, der Harn bekommt dann wieder seine normale Farbe. Wenn sich die Harnfarbe trotz ausreichender Flüssigkeitszufuhr nicht normalisiert, *Arztbesuch notwendig*
Rot oder bräunlich gefärbter Harn und ● eventuell milchig wolkig und ● eventuell übel riechend und ● eventuell mit Schmerzen verbunden	Blasenentzündung, Nierenbeckenentzündung, Nierensteine, Nierenverletzung, Nierenkrebs, Blasenkrebs, Dauerkatheter	*Arztbesuch notwendig* ➡ Blasenkatarrh, Seite 652 ➡ Akute Nierenbeckenentzündung, Seite 655 ➡ Akute oder chronische Entzündung der Filterzellen der Niere, Seite 657 ➡ Nierensteine, Seite 659 ➡ Nierenverletzung, Seite 658 ➡ Tumoren der Niere und Blase, Seite 662
Klarer, dunkelbrauner (bierartiger) Harn und ● heller Stuhl und ● eventuell gelbe Augen und/oder Haut	Gelbsucht	*Arztbesuch notwendig* ➡ Gelbsucht, Seite 625

Urinieren, Probleme beim

Wenn Sie ungewöhnlich oft auf die Toilette müssen oder manchmal den Harn nicht halten können, dann muss das nicht immer auf eine Erkrankung hinweisen. Sie können sich auch überlegen, welches Problem Ihnen allzu sehr auf die Blase drückt. Schmerzen beim Urinieren sind aber auf jeden Fall ein Alarmsignal.

Symptome und Beschwerden	Mögliche Ursachen	Was man tun soll
Häufiges Urinieren nach reichlichem Tee-, Kaffee- oder Alkoholkonsum oder ● bei Stress oder Angst	Harntreibende Wirkung der Getränke, Seelischer Druck	Wenn Sie immer wieder in sehr kurzen Abständen auf die Toilette müssen und darunter leiden, ➡ Im Gleichgewicht sein, Seite 216
Bei Frauen: häufiges Urinieren während der Schwangerschaft	Normale Begleiterscheinung in der Schwangerschaft	➡ Beschwerden während der Schwangerschaft, Seite 330
Häufiges Urinieren nach der Einnahme von Medikamenten	Erwünschte Wirkung von entwässernden Mitteln (Diuretika). Nebenwirkung von ● einigen herzstärkenden Mitteln ● Mitteln gegen Harnwegerkrankungen mit dem Wirkstoff Methenamin ● Mitteln gegen niedrigen Blutdruck mit dem Wirkstoff Midodrin	Kontrollieren Sie im Beipacktext Ihrer Medikamente, ob einer der genannten Wirkstoffe enthalten ist oder Sie Mittel der genannten Gruppen verwenden. *Arztbesuch notwendig* ➡ Umgang mit Medikamenten, Seite 834
Unkontrolliertes Urinieren bei Kindern, die bereits »trocken« waren und älter als vier Jahre sind	Seelische Ursachen, Folge eines Harnweginfektes, Angeborene Fehlbildung der harnableitenden Wege	Versuchen Sie die Gründe für das Bettnässen zu erforschen. Wenn Sie dabei Hilfe brauchen oder den Verdacht haben, dass das Kind an einer organischen Erkrankung leidet, *Arztbesuch notwendig* ➡ Im Gleichgewicht sein, Seite 216 ➡ Blasenkatarrh, Blasenentzündung, Seite 652
Unkontrollierter Harnabgang beim Husten, Pressen, Niesen, Heben und anderen körperlichen Anstrengungen	Schwäche des Blasen-Schließmuskels, Bei Frauen: Gebärmuttersenkung	Wenn Sie häufig unfreiwillig Harn verlieren, *Arztbesuch notwendig* ➡ Blasenschwäche, Reizblase, Seite 653 ➡ Gebärmuttersenkung, Seite 774
Beschwerden beim Urinieren bei Männern	Vorhautverengung (Phimose)	*Arztbesuch notwendig* ➡ Vorhautverengung, Seite 356
Ständiger Harndrang, wobei jedoch nur kleine Urinmengen ausgeschieden werden, und ● Brennen und Stechen beim Urinieren und ● eventuell blutiger, stark riechender Harn	Blasenkatarrh, Blasenentzündung, Prostataentzündung	*Arztbesuch notwendig* ➡ Blasenkatarrh, Blasenentzündung, Seite 652 ➡ Prostataentzündung, Seite 785

Symptome und Beschwerden	Mögliche Ursachen	Was man tun soll
Schmerzen beim Urinieren und ● häufiges Urinieren und ● eventuell Rückenschmerzen in der Nierengegend und ● eventuell Fieber	Nierenbeckenentzündung	*Arztbesuch notwendig* ➡ Akute Nierenbeckenentzündung, Seite 655
Bei Frauen: Schmerzen beim Urinieren und ● Ausfluss aus der Scheide und ● eventuell Scheidenjucken und ● eventuell Harnverhalten	Scheidenentzündung, Geschlechtskrankheit	*Arztbesuch notwendig* ➡ Scheidenentzündung, Seite 768 ➡ Geschlechtskrankheiten, Seite 746
Bei Männern: Schmerzen beim Urinieren und Ausfluss aus dem Penis	Entzündung der Harnröhre, Geschlechtskrankheit	*Arztbesuch notwendig* ➡ Entzündung der Harnröhre, Seite 781 ➡ Geschlechtskrankheiten, Seite 746
Bei Männern: Häufiger Harndrang bei immer geringer werdender Harnmenge und ● dünner Harnstrahl und ● Nachträufeln	Prostatavergrößerung, Prostatakrebs	*Arztbesuch notwendig* ➡ Prostatavergrößerung, Seite 785 ➡ Prostatakrebs, Seite 787
Häufiges Urinieren und ● starker Durst und ● eventuell Gewichtsverlust	Diabetes	*Arztbesuch notwendig* ➡ Diabetes, Seite 722
Häufiges Urinieren in der Nacht und ● Atemnot in der Nacht (Probleme, flach zu schlafen) und ● Kurzatmigkeit bei körperlichen Belastungen und ● eventuell geschwollene Beine	Unzureichende Pumpleistung des Herzens	*Arztbesuch notwendig* ➡ Herzschwäche, Seite 566
Bei Frauen: Unkontrolliertes »Urinieren« gegen Ende der Schwangerschaft, wobei Flüssigkeit tröpfchenweise oder im Schwall abgeht	Blasensprung	Sofort Hebamme oder Arzt rufen. *Nur liegend transportieren.* ➡ Geburt, Seite 324

Vergesslichkeit und/oder Konzentrationsstörungen

Wenn Sie immer wieder etwas vergessen, muss nicht unbedingt das Alter daran schuld sein. Vielleicht haben Sie einfach zu viel am Hals und schieben einen Teil davon weg. Gedächtnisstörungen können aber in manchen Fällen auch Begleiterscheinung einer Erkrankung sein.

Symptome und Beschwerden	Mögliche Ursachen	Was man tun soll
Vergesslichkeit und/oder Konzentrationsstörungen, wenn Sie häufig zu wenig schlafen	Erschöpfung	Schlafmangel führt zu Konzentrationsstörungen. Ruhen Sie sich aus. ➡ Im Gleichgewicht sein, Seite 216
Vergesslichkeit und/oder Konzentrationsstörungen, wenn Sie viele Pflichten oder Sorgen haben, die Sie belasten	Normale Reaktion	Machen Sie eine Liste aller täglichen Verpflichtungen, und überlegen Sie, was Sie davon streichen können. Wahrscheinlich überfordern Sie sich. ➡ Im Gleichgewicht sein, Seite 216
Vergesslichkeit und/oder Konzentrationsstörungen bei Dingen, die Sie lieber nicht wahrnehmen oder tun möchten	Natürlicher Schutzmechanismus	Wenn Sie immer wieder bestimmte Dinge vergessen, dann liegt der Verdacht nahe, dass Sie nichts damit zu tun haben wollen. ➡ Im Gleichgewicht sein, Seite 216
Vergesslichkeit und/oder Konzentrationsstörungen bei ● starken Emotionen, z. B. Verliebtsein oder Trauer oder ● Engagement für ein bestimmtes Thema	Normale Reaktion	Sie beschäftigen sich so intensiv mit Ihren Gefühlen oder einem bestimmten Thema, dass alles andere in den Hintergrund tritt. ➡ Im Gleichgewicht sein, Seite 216
Vergesslichkeit, die im Verlauf der Jahre allmählich zunimmt	Altersvergesslichkeit	Eine Abnahme der Merkfähigkeit ist im Alter häufig. Sie können aber Ihr Gedächtnis trainieren. Nehmen Sie an Diskussionen teil oder lernen Sie etwas Neues (z. B. eine Sprache). ➡ Älter werden, Seite 370
Vergesslichkeit und/oder Konzentrationsstörungen, nachdem Sie ● zu viel Alkohol getrunken und/oder ● Drogen eingenommen haben	Alkoholmissbrauch, Drogenmissbrauch	Wenn Sie öfter so viel trinken, *Arztbesuch notwendig* ➡ Genussmittel und Drogen, Seite 272 ➡ Alkoholismus, Seite 417 ➡ Drogenabhängigkeit, Seite 420
Gedächtnislücken oder Konzentrationsstörungen nach schweren Erkrankungen oder Operationen	Normale Reaktion	Wenn die Vergesslichkeit nach drei Monaten nicht nachlässt, *Arztbesuch notwendig*

Symptome und Beschwerden	Mögliche Ursachen	Was man tun soll
Abnahme des Reaktionsver- mögens und/oder Konzen- trationsschwäche nach der Einnahme von Medikamenten	Nebenwirkung von ● den meisten Schlaf- und Beru- higungsmitteln ● muskellockernden Mitteln mit den Wirkstoffen Memantin, Orphenadrin ● Mitteln gegen Epilepsie mit den Wirkstoffen Carbamazepin, Clonazepam ● Mitteln gegen Psychosen (Neuroleptika)	Kontrollieren Sie im Beipacktext Ihrer Medi- kamente, ob einer der genannten Wirkstoffe enthalten ist oder Sie Mittel der genannten Gruppen verwenden. Wenn das der Fall ist, *Arztbesuch notwendig* ➡ Umgang mit Medikamenten, Seite 834
Vergesslichkeit und/oder Konzen- trationsstörungen und ● eventuell Erinnerungslücken und ● eventuell Verwirrung und ● eventuell Sprechstörungen	Durchblutungsstörungen des Gehirns, Alzheimer-Krankheit	*Arztbesuch notwendig* ➡ Vorübergehende Durchblutungsstörung, Seite 426 ➡ Alzheimer-Krankheit, Seite 432
Verlust des Gedächtnisses z. B. durch einschneidende Ereig- nisse (Unfall, Schock usw.)	Seelische Probleme	*Arztbesuch notwendig* ➡ Beratung und Psychotherapie, Seite 892
Vergesslichkeit und/oder Konzentrationsstörungen mit Erinnerungslücken nach einer Kopfverletzung	Neurologische Ausfälle durch Kopfverletzung	**Rettungsdienst rufen** ➡ Gehirnerschütterung, Seite 423 ➡ Gehirnprellung, Seite 424

Verhalten oder Gefühl, verändertes oder ungewöhnliches

Wenn Sie Veränderungen an sich oder anderen bemerken, muss es sich nicht unbedingt um eine Störung handeln. Manche Verhaltensmuster passen vielleicht nur nicht in das, was wir »angepasstes« Leben nennen. In manchen Fällen können aber Änderungen auf seelische oder körperliche Erkrankungen hinweisen.

Symptome und Beschwerden	Mögliche Ursachen	Was man tun soll
Wahrnehmungsstörungen und Orientierungsverlust nach ● Alkohol- und/oder ● Drogenmissbrauch	Alkoholmissbrauch, Medikamentenmissbrauch, Drogenmissbrauch	Wenn diese Störungen häufig auftreten, *Arztbesuch notwendig* ➡ Genussmittel und Drogen, Seite 272 ➡ Alkoholismus, Seite 417 ➡ Medikamentenabhängigkeit, Seite 419 ➡ Drogenabhängigkeit, Seite 420
Starkes Verlangen nach einem bestimmten »Stoff« und ● getriebene Suche nach dem »Stoff« und ● eventuell Scham nach Konsum des »Stoffs«	Abhängigkeit, Sucht	Um der Sucht zu entkommen, *Arztbesuch notwendig,* ➡ Abhängigkeiten, Seite 417
Sexuelle Wünsche und Vorstellungen und/oder Praktiken, von denen Sie glauben, dass sie ungewöhnlich sind	Sexuelle Fantasien, Sexuelle Praktiken, Gleichgeschlechtliche Liebes- und Sexualitätswünsche	Sexuellen Fantasien und Praktiken sind keine Grenzen gesetzt, solange die Beteiligten damit einverstanden sind. Wenn Sie sich zu gleichgeschlechtlichen Partnern oder Partnerinnen hingezogen fühlen, haben Sie vielleicht uneingestandene homosexuelle Neigungen. Wenn das ein Problem für Sie ist, *Arztbesuch notwendig* ➡ Lust und Liebe, Seite 298 ➡ Beratung und Psychotherapie, Seite 892
Auffälliges Verhalten in Form von unbeherrschbaren Körperreaktionen, wie z. B. Augenzucken, Kopfwackeln, Grimassenschneiden	Tics	Wenn Sie unter Ihrem Tic leiden, *Arztbesuch notwendig* ➡ Neurosen, Seite 404
Zwanghaftes Verhalten in bestimmten Lebensbereichen, z. B. zwanghaftes Zuspätkommen, zwanghafter Geiz, zwanghafte Pingeligkeit, Putzzwang, Waschzwang, Sammelzwang	Charakterneurosen, Zwänge	Wenn Sie unter Ihren Eigenheiten leiden, *Arztbesuch notwendig* ➡ Neurosen, Seite 404 ➡ Beratung und Psychotherapie, Seite 892

Symptome und Beschwerden	Mögliche Ursachen	Was man tun soll
Angstgefühle, die sich auf bestimmte Dinge, Orte oder Situationen beziehen, z. B. Spinnen, Schlangen, große Plätze, enge Räume	Verschiedene Phobien, wie z. B. Platzangst, Flugangst usw., Angstneurose	Wenn Sie unter Ihren Ängsten leiden, *Arztbesuch notwendig* ➡ Neurosen, Seite 404 ➡ Beratung und Psychotherapie, Seite 892
Gefühle ● der Trauer und Schwermut und ● der Leere und Sinnlosigkeit und ● Selbstzweifel und Selbstanklage und ● Rückzug in sich selbst und ● eventuell Schlaflosigkeit und ● eventuell Appetitlosigkeit und ● eventuell Konzentrationsstörungen und ● eventuell Abgeschlagenheit und ● eventuell Kopfschmerzen	Depression	Wenn Sie aus Ihrem Tief nicht selbst herausfinden, *Arztbesuch notwendig* ➡ Im Gleichgewicht sein, Seite 216 ➡ Depression, Seite 407 ➡ Neurosen, Seite 404 ➡ Beratung und Psychotherapie, Seite 892
Depressionen nach der Einnahme von Medikamenten	Nebenwirkung von ● vielen Psychopharmaka ● Sexualhormonen, z. B. der »Pille« ● verschiedenen Mitteln gegen Bluthochdruck ● verschiedenen Magen-Darm-Mitteln ● Mitteln gegen die Parkinson-Krankheit mit den Wirkstoffen Amantadin, Levodopa ● muskellockernden Mitteln mit dem Wirkstoff Baclofen	Kontrollieren Sie im Beipacktext Ihrer Medikamente, ob einer der genannten Wirkstoffe enthalten ist. Wenn das der Fall ist, *Arztbesuch notwendig* ➡ Umgang mit Medikamenten, Seite 834
Wenn Sie aus der Fassung geraten und ● haltlos weinen und/oder ● schreien und/oder ● zittern und beben und/oder ● aggressiv, zerstörerisch reagieren	Nervenzusammenbruch	*Arztbesuch notwendig* ➡ Nervenzusammenbruch, Seite 405 ➡ Psychosen, Seite 412 ➡ Beratung und Psychotherapie, Seite 892

Symptome und Beschwerden	Mögliche Ursachen	Was man tun soll
Wahrnehmungsstörungen, wie z. B. ● fremde Stimmen hören und/oder ● Dinge sehen, die andere nicht sehen, und/oder ● Verfolgungswahn	Schizophrenie	*Arztbesuch notwendig* ➡ Schizophrenie, Seite 412 ➡ Psychosen, Seite 412
Aufgeputschte Stimmung, die sich mit Depressionen abwechselt, und ● wirres Chaos durch unterschiedliche Handlungen und ● alles wird begonnen und nichts zu Ende geführt	Manisch-depressiv-Sein	*Arztbesuch notwendig* ➡ Manie, Seite 410 ➡ Psychosen, Seite 412

Verhalten, ungewöhnliches bei Kindern

Was von uns oder von Menschen, die unsere Kinder miterziehen, als »Störung« empfunden wird, ist vielleicht nur das »normale« Verhalten eines Kindes, das nicht durch Anpassung »pflegeleicht« gemacht wird. Manchmal zeigen uns aber Kinder durch Verhaltensstörungen ihre Überforderung an. Nehmen Sie diesen Hilfeschrei ernst. Strafen können die Ursache nicht beseitigen, sondern nur verschlimmern.

Symptome und Beschwerden	Mögliche Ursachen	Was man tun soll
Sehr lebhaftes Kind, das immer in Bewegung ist, kaum still sitzen kann und ● eventuell »überaktiv« ist und ● eventuell wenig Schlaf braucht	Normales Verhalten, Nervosität, Reizüberflutung (z. B. häufiges Fernsehen)	Kinder sind sehr verschieden. Wahrscheinlich ist die Lebhaftigkeit Ihres Kindes normal und wird nur von den Betreuern als ungewöhnlich oder unpraktisch empfunden. Wenn Sie aber den Eindruck haben, dass Ihr Kind nie zur Ruhe kommt oder häufig unangemessen reagiert, *Arztbesuch notwendig* ➡ Hyperaktivität, Seite 351 ➡ Im Gleichgewicht sein, Seite 216
Trotziges Kind, das gegen Sie rebelliert	Normales Trotzalter, Pubertät, Selbstherrliches, autoritäres Verhalten der Eltern	Wenn Ihr Kind jünger als vier Jahre ist, dann drückt der Trotz die Entdeckung des eigenen Ichs aus. Die Pubertät dient der Abgrenzung. Zu beiden Zeiten ist Strenge fehl am Platz. Wenn Sie gewohnt sind, dass Sie befehlen und die Kinder zu gehorchen haben, dann ist der Kindestrotz eine normale Reaktion auf Ihre Anmaßung. Wenn Sie mit Ihrem Kind andauernde Probleme haben und Hilfe brauchen, *Arztbesuch notwendig* ➡ Familientherapie, Seite 893
Aggressives Kind	Eifersucht, Mangel an Zuwendung, Antwort auf unterschwellige Aggressionen der Erwachsenen	Mangel an Grenzen oder Grenzen am falschen Platz. Meistens stecken hinter Aggressionen Verzweiflung und der Wunsch, darauf aufmerksam zu machen. Wenn Ihr Kind über einen längeren Zeitraum hinweg zu starken Aggressionen neigt, *Arztbesuch notwendig* ➡ Familientherapie, Seite 893
Plötzlich zurückgezogenes, unzugängliches Kind	Probleme, die das Kind nicht besprechen kann oder will (z. B. schlechte Noten), Schock (z. B. durch Missbrauch), Trauer, Drogenprobleme	Versuchen Sie mit Ihrem Kind zu sprechen oder finden Sie jemanden, dem sich Ihr Kind anvertrauen kann. Wenn sich das Verhalten nicht nach einer Woche ändert, *Arztbesuch notwendig* ➡ Im Gleichgewicht sein, Seite 216 ➡ Beratung und Psychotherapie, Seite 892 ➡ Drogenabhängigkeit, Seite 420

Symptome und Beschwerden	Mögliche Ursachen	Was man tun soll
Kind, das älter als vier bis fünf Jahre ist, und • häufig Daumen lutscht und/oder • häufig ins Bett macht (obwohl es keine Harnweginfektion hat)	Mangel an Zuwendung, Ungewohnte, neue Situation, Stress, Angst	Wenn Ihr Kind über einen längeren Zeitraum hinweg Daumen lutscht oder ins Bett macht, sollten Sie herausfinden, was ihm fehlt. Auf keinen Fall ist das Verbot eine Lösung. Wenn es Ihnen nicht gelingt, *Arztbesuch notwendig* ➡ Im Gleichgewicht sein, Seite 216 ➡ Familientherapie, Seite 893 ➡ Kinderzähne, Seite 607 ➡ Bettnässen, Seite 349
Kind, das häufig an einer Haarsträhne lutscht oder immer mit den Haaren spielt und/oder • Nägel beißt	Nervosität, Mangelnde Zuwendung, Angst, Stress (vor allem Schulstress)	Wenn Ihr Kind über einen längeren Zeitraum diese Angewohnheit hat, versuchen Sie herauszufinden, was ihm fehlt. Wenn Ihnen das nicht gelingt und das Kind nur noch selten fröhlich wirkt, *Arztbesuch notwendig* ➡ Im Gleichgewicht sein, Seite 216 ➡ Familientherapie, Seite 893
Kind, das • unglücklich wirkt und/oder • sich von der Umwelt abschließt und/oder • wenig Interesse am Spielen hat und • eventuell Appetitlosigkeit und • eventuell Schlafstörungen	Depression	*Arztbesuch notwendig* ➡ Familientherapie, Seite 893
Kleinkind, das seine Umgebung nicht wahrnimmt und teilnahmslos wirkt, und • ausdrucksloses Gesicht und • sprachlos	Schwere Störung (Autismus)	*Arztbesuch notwendig* ➡ Autismus, Seite 352

Verstopfung

Von Verstopfung spricht man erst dann, wenn Sie Ihren Darm drei bis vier Tage lang nicht entleeren konnten. Meistens führen falsche Ernährungsgewohnheiten – ein Mangel an Ballaststoffen – dazu, dass der Darm träge wird. In manchen Fällen kann die Verstopfung aber ein Alarmsignal oder Begleiterscheinung einer Krankheit sein. Fortwährende Verdauungsprobleme können auch bedeuten, dass Sie nur schwer von sich abgeben oder etwas oder jemanden loslassen können.

Symptome und Beschwerden	Mögliche Ursachen	Was man tun soll
Häufige Verstopfung, wenn Sie zu wenig Ballaststoffe zu sich nehmen oder sich kaum bewegen	Darmträgheit	Ändern Sie Ihre Ernährungsgewohnheiten. Trinken Sie viel. Bewegen Sie sich mehr. ➡ Verstopfung, Seite 638 ➡ Ernährung, Seite 232 ➡ Bewegung und Sport, Seite 222
Häufige Verstopfung, verbunden mit der Gewohnheit, aus Zeitgründen die Stuhlentleerung zurückzuhalten und auf später zu verschieben	Beeinträchtigung des natürlichen Reflexes	Unterdrücken Sie Ihren Stuhldrang nicht. ➡ Verstopfung, Seite 638
Verstopfung auf Reisen, bei Klimawechsel oder anderen Umstellungen	Begleiterscheinung einer Umstellung	Nehmen Sie leichte und ballaststoffreiche Mahlzeiten ein und trinken Sie viel. Ersetzen Sie auf Reisen die Hauptmahlzeiten wenn möglich nicht durch Naschereien. ➡ Verstopfung, Seite 638 ➡ Ernährung, Seite 232
Häufige Verstopfung und Nervosität und ● eventuell Kopfschmerzen und ● eventuell Schlafstörungen und ● eventuell Müdigkeit	Seelische Probleme	Wenn die Verstopfung länger als vier Tage andauert, *Arztbesuch notwendig* ➡ Im Gleichgewicht sein, Seite 216 ➡ Verstopfung, Seite 638
Verstopfung während der Schwangerschaft	Begleiterscheinung der Schwangerschaft	Wenn Sie durch ballaststoffhaltige Nahrungsmittel Ihre Verdauung nicht anregen können, *Arztbesuch notwendig* ➡ Verstopfung, Seite 638 ➡ Beschwerden während der Schwangerschaft, Seite 330

Symptome und Beschwerden	Mögliche Ursachen	Was man tun soll
Verstopfung bei gleichzeitiger Einnahme von Medikamenten	Nebenwirkung einer großen Zahl von Medikamenten, vor allem von ● vielen Schmerz- und krampflösenden Mitteln ● vielen Mitteln gegen Depressionen ● aluminiumhaltigen Magenmitteln ● eisenhaltigen Mitteln ● vielen Abführmitteln ● einigen Mitteln gegen die Parkinson-Krankheit	Wenn Sie das Mittel rezeptfrei in der Apotheke gekauft haben und Verstopfung im Beipacktext nicht als harmlose, vorübergehende Begleiterscheinung beschrieben ist, hören Sie auf, es einzunehmen. Wenn das Mittel ärztlich verordnet wurde und Sie nicht auf die mögliche Nebenwirkung aufmerksam gemacht wurden, *Arztbesuch notwendig* ➡ Umgang mit Medikamenten, Seite 834
Verstopfung, obwohl Sie Abführmittel einnehmen und immer wieder die Dosis erhöht haben	Durch Abführmittel verstärkte Darmträgheit	Hören Sie auf, Abführmittel einzunehmen. Wenn diese Maßnahme nichts nutzt, *Arztbesuch notwendig* ➡ Verstopfung, Seite 638 ➡ Ernährung, Seite 232
Verstopfung und ● eventuell abwechselnd Durchfall und ● eventuell Blähungen und ● eventuell krampfartige Bauchschmerzen	Nervöser Darm, Entzündung der Darmdivertikel	*Arztbesuch notwendig* ➡ Nervöser Darm, Seite 635 ➡ Divertikelentzündung, Seite 642 ➡ Im Gleichgewicht sein, Seite 216
Verstopfung mit Schmerzen beim Stuhlgang und ● eventuell Blut auf dem Stuhl	Hämorrhoiden, Kleine Verletzungen am After	*Arztbesuch notwendig* ➡ Hämorrhoiden, Seite 651 ➡ Afterschrunden, Seite 650
Lange andauernde Verstopfung ohne eine der oben genannten Ursachen und ● eventuell unwillkürlicher Stuhlabgang und ● eventuell Blut im Stuhl	Darmkrebs	*Arztbesuch notwendig* ➡ Dickdarm- und Mastdarmkrebs, Seite 648
Verstopfung mit starken Bauchschmerzen und ● aufgetriebener Bauch und ● eventuell Erbrechen von galligem oder kotigem Darminhalt	Darmverschluss	**Sofort Rettungsdienst rufen** ➡ Darmverschluss, Seite 640

Verwirrung und/oder Desorientierung

Wenn Sie nicht mehr klar denken können, plötzlich Erinnerungslücken haben oder Ort, Zeit und Ereignisse durcheinander bringen, dann kann das das Anzeichen einer schweren Erkrankung sein. Aber auch Alkohol, Drogen und manche Medikamente können zu Verwirrung und Desorientierung führen.

Symptome und Beschwerden	Mögliche Ursachen	Was man tun soll
Verwirrung und/oder Desorientierung bei hohem Fieber		➡ Symptom Fieber, Seite 77
Verwirrung und/oder Desorientierung ● nachdem Sie zu viel Alkohol getrunken oder Drogen eingenommen haben oder ● aufgehört haben, Alkohol und Drogen zu konsumieren	Alkoholmissbrauch, Drogenmissbrauch, Entzugserscheinung	Wenn Sie öfter durch die Einnahme von Alkohol oder Drogen verwirrt sind, *Arztbesuch notwendig* ➡ Abhängigkeiten, Seite 417
Verwirrtheitszustände nach der Einnahme von Medikamenten	Nebenwirkung zahlreicher Mittel, vor allem von ● vielen Psychopharmaka sowie Mitteln, denen Psychopharmaka beigemengt sind, wie beispielsweise einigen Grippemitteln ● einigen Mitteln gegen Magen-Darm-Erkrankungen ● einigen durchblutungsfördernden Mitteln ● einigen Mitteln gegen Erkrankungen der Harnwege	Wenn diese Beschwerden auftreten, kontrollieren Sie im Beipacktext, ob Sie Mittel der genannten Gruppen einnehmen. Wenn das der Fall ist, *Arztbesuch notwendig* ➡ Umgang mit Medikamenten, Seite 834
Verwirrung und/oder Desorientierung bei Flüssigkeitsmangel (häufig bei alten Menschen)	Flüssigkeitsmangel	*Arztbesuch notwendig* ➡ Trinken, Seite 253
Verwirrung und/oder Desorientierung bei alten Menschen und ● eventuell Sprechstörungen und ● eventuell Konzentrationsschwierigkeiten und ● eventuell Erinnerungslücken	Durchblutungsstörungen des Gehirns, Alzheimer-Krankheit	*Arztbesuch notwendig* ➡ Vorübergehende Durchblutungsstörung, Seite 426 ➡ Alzheimer-Krankheit, Seite 432
Verwirrung und/oder Desorientierung bei chronischen Nierenerkrankungen	Störung des Elektrolythaushalts	*Arztbesuch notwendig* ➡ Nierenschwäche, Seite 660
Verwirrung und/oder Desorientierung und ● eventuell Mundgeruch, der nach Leber riecht	Lebererkrankung	*Arztbesuch notwendig* ➡ Leberzirrhose, Seite 628

Symptome und Beschwerden	Mögliche Ursachen	Was man tun soll
Verwirrung und/oder Desorientierung bei Diabetikern	Schwere Unterzuckerung	Wenn möglich: Blutzucker messen. *Sofortmaßnahme:* Essen Sie zwei Plättchen Traubenzucker, später dann eine Scheibe Brot oder z.B. einen Apfel. Wenn dadurch keine Besserung eintritt, **Arztbesuch dringend notwendig** ➡ Diabetes, Seite 722
Verwirrung und/oder Desorientierung bei alten Menschen nach längerem Aufenthalt in einem kalten Raum oder im Freien	Unterkühlung	**Arztbesuch dringend notwendig**
Verwirrung und Erinnerungslücken nach einem Unfall oder Sturz auf den Kopf	Gehirnerschütterung	**Rettungsdienst rufen** ➡ Gehirnerschütterung, Seite 423
Verwirrung und/oder Desorientierung nach einer Kopfverletzung (eventuell auch ein paar Tage später)	Gehirnblutung	**Sofort Rettungsdienst rufen** ➡ Gehirnblutung, Seite 427
Verwirrung und/oder Desorientierung und Lähmungserscheinungen in den Armen oder Beinen und ● eventuell Sprechstörungen und ● eventuell Schwindel und ● eventuell Sehstörungen	Schlaganfall	**Sofort Rettungsdienst rufen** ➡ Schlaganfall, Seite 427

Zahnschmerzen und Zahnprobleme

Zahnschmerzen sind immer ein Alarmsignal, das Sie beachten müssen. Selbst wenn der Schmerz wieder verschwindet, nimmt die Krankheit – in den meisten Fällen die Zerstörung des Zahnes durch Karies – ihren Lauf. Wenn Sie Probleme haben, »*jemandem die Zähne zu zeigen*«, dann kann es sein, dass Sie Ihren »*Biss verlieren*«, weil Sie Ihre Aggressionen nicht ausleben.

Symptome und Beschwerden	Mögliche Ursachen	Was man tun soll
Braunfleckig verfärbte Zähne	Rauchen, Zahnstein, Verfärbung durch Medikament	Hören Sie auf zu rauchen. Wenn die Flecken störend sind, kann Ihr Zahnarzt den Belag entfernen. ➡ Rauchen, Seite 272 ➡ Karies, Seite 597
Leichte Zahnschmerzen ● nur an manchen Tagen und/oder ● Empfindlichkeit gegen kalte Getränke oder Speisen und/oder ● süße oder saure Speisen und Getränke	Überempfindlichkeit des Zahnmarks durch ● Klimawechsel, ● Stress, seelische Probleme, ● beginnende Karies	Wenn die Schmerzen nicht nachlassen oder häufig wieder auftreten, *Arztbesuch notwendig* ➡ Im Gleichgewicht sein, Seite 216 ➡ Karies, Seite 597
Überempfindliche, schmerzende Zahnhälse nach der Entfernung von Zahnstein	Normale Reaktion auf die Behandlung	Wenn die Beschwerden nicht nach einigen Tagen nachlassen, *Arztbesuch notwendig* ➡ Zahnbetterkrankungen, Seite 602
Leichte Zahnschmerzen mit nächtlichem Zähneknirschen und ● eventuell Schmerzen im Kiefer und ● eventuell verspannte Kaumuskulatur	Seelische Probleme, Vorstehende Zahnfüllung, Fehlstellung der Zähne	Wenn die Beschwerden nicht nach einigen Tagen nachlassen, *Arztbesuch notwendig* ➡ Im Gleichgewicht sein, Seite 216 ➡ Karies, Seite 597 ➡ Zahnfehlstellungen, Seite 603
Gespanntes, juckendes, gerötetes, geschwollenes Zahnfleisch bei Kindern	Zahnfleischreizung, weil ein Zahn durchbricht, Zahnfleischreizung durch Zahntaschenbildung	Wenn Ihr Kind zahnt, können Sie ihm einen harten Gummiring zum Beißen geben. Wenn Sie eine Fehlstellung der Zähne bemerken, *Arztbesuch notwendig* ➡ Kinderzähne, Seite 607
Zahnfleischschäden nach der Einnahme von Medikamenten	Nebenwirkung von ● Mitteln gegen Epilepsie mit den Wirkstoffen Phenytoin, Primidon ● Ciclosporin	Kontrollieren Sie im Beipacktext Ihrer Medikamente, ob einer der genannten Wirkstoffe enthalten ist. Wenn das der Fall ist, *Arztbesuch notwendig* ➡ Umgang mit Medikamenten, Seite 834

Symptome und Beschwerden	Mögliche Ursachen	Was man tun soll
Scharfe, stechende, bohrende oder dumpfe Zahnschmerzen und ● eventuell eine dicke Backe und ● eventuell Eitergang im Zahnfleisch sichtbar	Zahnfäule im fortgeschrittenen Stadium, Entzündung des Zahnmarks, Entzündung an der Zahnwurzel, Entzündung des Kieferknochens	*Arztbesuch notwendig* Wenn die Schmerzen sehr stark sind, müssen Sie noch am selben Tag zahnärztlich behandelt werden. ➡ Karies, Seite 597 ➡ Entzündung des Zahnmarks, Seite 598 ➡ Entzündung an der Wurzelspitze, Seite 600
Schmerzendes Zahnfleisch, das beim Abbeißen oder Zähneputzen blutet und ● eventuell zwischen den Zähnen anschwillt	Zahnfleischentzündung durch ● Stress oder ● Zahnstein oder ● überstehende Füllungs- und Kronenränder oder ● Diabetes oder ● Vitaminmangel oder ● Allergien oder ● Medikamente gegen Epilepsie	*Arztbesuch notwendig* ➡ Im Gleichgewicht sein, Seite 216 ➡ Zahnfleischentzündung, Seite 601 ➡ Karies, Seite 597 ➡ Zähne überkronen, Seite 604
Schmerzendes Ziehen im Kiefer mit Lockerung der Zähne und ● entzündetes Zahnfleisch	Zahnbettentzündung	*Arztbesuch notwendig* ➡ Zahnbetterkrankungen, Seite 602
Schmerzen im Kiefer, die meistens ausstrahlen, und ● eventuell Knacken im Kiefer	Funktionsstörung durch Fehlstellung der Zähne, Fehlstellung des Kiefers, Pressen oder Knirschen	*Arztbesuch notwendig* ➡ Zahnfehlstellungen, Seite 603 ➡ Erkrankungen des Kiefergelenks, Seite 603
Schmerzen unter der Zahnprothese	Schlecht sitzende Prothese, Reizung durch den Kunststoff der Prothese, Mangelnde Mundhygiene, Kieferveränderungen, Mundhöhlenkrebs	*Arztbesuch notwendig* ➡ Wenn der Zahn nicht mehr zu retten ist, Seite 604 ➡ Krebs im Mundbereich, Seite 614

Zittern oder Zucken

Wenn Sie »*wie Espenlaub zittern*« und Ihre Muskeln nicht kontrollieren können, kann das Anzeichen starker seelischer Anspannung sein. In manchen Fällen können Zittern oder Zucken aber auch ein Hinweis auf eine schwere Erkrankung sein.

Symptome und Beschwerden	Mögliche Ursachen	Was man tun soll
Zittern bei großer Kälte und/oder zu leichter Bekleidung	Wärmeverlust des Körpers	Ziehen Sie sich wärmer an, und trinken Sie etwas Heißes.
Zittern nach übermäßigem Konsum von ● Kaffee oder Tee oder Cola	Erregung des Nervensystems durch Koffein	Schränken Sie den Konsum dieser Getränke ein. ➡ Koffein, Seite 276
Zucken einzelner Körperteile beim Einschlafen	Unwillkürliche Muskelanspannung	Normale Reaktion des Körpers bei Entspannung.
Zittern oder Zucken bei starken Gefühlen, z. B. Angst, Wut, Erregung	Körperlicher Ausdruck der inneren Spannung	Normale Reaktion des Körpers auf Anspannung.
Zittern nach übermäßigem Alkoholgenuss oder Drogeneinnahme oder nachdem Sie aufgehört haben, Alkohol zu trinken oder Drogen einzunehmen	Reaktion des Nervensystems, Entzugserscheinung	Wenn Sie häufig viel trinken oder Drogen einnehmen oder schwere Entzugserscheinungen haben, *Arztbesuch notwendig* ➡ Genussmittel und Drogen, Seite 272 ➡ Alkoholismus, Seite 417 ➡ Drogenabhängigkeit, Seite 420
Zittern oder Zucken nach der längeren Einnahme von Medikamenten ● eventuell Herzklopfen ● eventuell Schlafstörungen ● eventuell Angstzustände	Entzugserscheinungen beim Absetzen von ● Schlaf- und Beruhigungsmitteln ● Arzneimitteln, denen Benzodiazepine oder Kodein beigemengt sind	*Arztbesuch notwendig* ➡ Medikamentenabhängigkeit, Seite 419
Zittern der Hände, das sich bei gezielten Bewegungen verstärkt, und ● später auch Zittern des Kopfs	Erkrankung des Nervensystems, Multiple Sklerose	*Arztbesuch notwendig* ➡ Parkinson-Krankheit, Seite 431 ➡ Multiple Sklerose, Seite 433
Zittern und ● eventuell allgemeine Abgeschlagenheit ● eventuell Konzentrationsstörungen ● eventuell Schlafstörungen	Leben unter großer Lärmbelastung	Überprüfen Sie Wohnumgebung, Arbeitsplatz und Ernährung. *Arztbesuch notwendig*

Symptome und Beschwerden	Mögliche Ursachen	Was man tun soll
Zittern oder Zucken nach der Einnahme von Medikamenten	Nebenwirkung von zahlreichen Medikamenten, vor allem von ● einer großen Zahl von Schlaf- oder Beruhigungsmitteln ● vielen Mitteln gegen Asthma und Bronchitis ● einigen Mitteln gegen Bluthochdruck und Angina pectoris ● einer großen Zahl von Mitteln gegen Psychosen (Neuroleptika)	Wenn diese Beschwerden auftreten und Sie das Mittel rezeptfrei in der Apotheke gekauft haben, hören Sie auf, es einzunehmen. Wenn das Mittel ärztlich verordnet wurde, *Arztbesuch notwendig* ➡ Umgang mit Medikamenten, Seite 834
Zeitweiliges Zittern oder Zucken eines einzelnen Muskels, z.B. Augenlid, Mund, Kinn	Ermüdung, Stress, Tic	Wenn die Beschwerden immer wieder auftreten oder länger als zwei Wochen andauern, *Arztbesuch notwendig* ➡ Im Gleichgewicht sein, Seite 216 ➡ Neurosen, Seite 404
Zittern bei Diabetikern	Unterzuckerung	Wenn möglich: Blutzucker messen. *Sofortmaßnahme*: Essen Sie zwei Plättchen Traubenzucker, später dann eine Scheibe Brot oder einen Apfel. Wenn Sie immer wieder in eine Unterzuckerung hineingeraten, *Arztbesuch notwendig* ➡ Diabetes, Seite 722
Zittern mit starkem Schwitzen und ● eventuell Gewichtsverlust bei gutem Appetit und ● eventuell glänzenden, leicht hervortretenden Augäpfeln und ● eventuell Kropf	Schilddrüsenüberfunktion	*Arztbesuch notwendig* ➡ Schilddrüsenüberfunktion, Seite 737
Plötzliches Zittern und Zucken, der Betroffene stürzt zu Boden, und ● Muskelkrämpfe und ● Schaum vor dem Mund und ● Bewusstlosigkeit	Epileptischer Anfall	Wenn der Anfall länger als drei Minuten dauert oder sich bald wiederholt: **Sofort Rettungsdienst rufen** *Sofortmaßnahme*: Schützen Sie den Kranken vor Verletzungen, indem Sie alles aus dem Weg räumen, womit er sich verletzen könnte. Halten Sie ihn nicht fest, schieben Sie ihm nichts zwischen die Zähne. Lassen Sie den Kranken nach dem Anfall ausschlafen. ➡ Epilepsie, Seite 429

Im Gleichgewicht sein

Glückliche, zufriedene Beziehungen und ein Berufsleben mit einem guten Arbeitsklima sind für die meisten Menschen die Basis ihres Wohlbefindens. Dabei muss man gar nicht völlig gesund sein. Viele Menschen leben durchaus in relativem Wohlbefinden, obwohl sie auf Grund von chronischen Krankheiten ihr ganzes Leben lang von ärztlicher Hilfe abhängig sind, sich mit Fehlbildungen arrangieren müssen oder im Rollstuhl sitzen.

Andere wiederum sind organisch kerngesund, aber so unzufrieden mit ihren Lebensumständen, dass ihr Wohlbefinden massiv gestört ist, zum Beispiel durch Schlafstörungen, Kopf- oder Rückenschmerzen.

Auf ähnliche Weise widersprüchlich kann sich das auswirken, was man als »gesunde« oder »ungesunde« Lebensweise bezeichnet.

Fast jeder kennt aus der eigenen Familie jemanden, der Alkohol und Zigaretten zuspricht, immer üppig isst, Sport für Schinderei hält und damit steinalt geworden ist. Ebenso kennt man die Gesundheitsbewussten, die sich vollwertig ernähren, viel bewegen, nie rauchen oder trinken und dennoch fortwährend an Krankheiten laborieren. Ein gesundheitsbewusstes Leben führt eben nicht automatisch zu Wohlbefinden.

Auch die Angebote der Wellnessindustrie können nicht entscheiden, was »gesünder« ist: Wenn es jemand genießt, sich beim allabendlichen Dämmerschoppen zu entspannen, oder wenn er sich – hart gegen sich selbst – das Glas Rotwein immer wieder verkneift und sich stattdessen im Fitnessstudio schindet.

Gesundheitsbewusstsein

Die meisten Menschen wissen um ihre Stärken und Schwächen – auch was ihren Körper betrifft. Mancher kann seinen Magen grenzenlos belasten, muss die Blase aber vor jedem Windzug schützen; bei seiner Nachbarin ist es genau umgekehrt. Die meisten spüren, wie und an welcher Stelle ihr Körper auf übergroße Belastung reagiert. Und fast jeder hat Strategien entwickelt, um Beeinträchtigungen abzufangen.

Entscheidend ist, auf die kleinen und größeren Signale des Körpers zu hören. Schwierig bleibt diese Balance für Menschen, die ihre innere Stimme ignorieren. Sie können nicht wahrnehmen, dass die Grenze der Belastbarkeit und des Durchhaltens erreicht ist. Oft gibt es nur schwache Hinweise, die anzeigen, dass sich im Körper etwas verändert hat – zunächst moderat, später als Funktionsstörung, am Ende als manifeste Krankheit. Wer in diesen Momenten »taub« bleibt, lässt sich meist erst durch ein gravierendes Ereignis zwingen, innezuhalten. So empfinden viele Manager den ersten Herzinfarkt wie einen aufrüttelnden »Schuss vor den Bug«.

Ob schließlich etwas tatsächlich als Gesundheitsrisiko wirkt oder nicht, hängt davon ab, wie oft es einwirkt und wie lange. Von Zeit zu Zeit ein Vollrausch schädigt die Leber zum Beispiel weniger als jeden Tag eine Flasche Wein. Dies gilt auch für die durchfeierte Nacht, das üppige Essen oder die gemütliche Zigarre – entscheidend sind die Menge, Häufigkeit und Dosis. Askese allein ist kein Königsweg.

Biorhythmus

Alle Menschen sind eingebunden in einen immer wiederkehrenden Takt: Das vegetative Nervensystem verlangt wechselweise nach Anspannung und Entspannung; die hormonelle Steuerung folgt dem Wechsel von Tag und Nacht, von hell und warm im Sommer und dunkel und kalt im Winter. In Summe zeigt sich der Mensch als tagaktives Wesen, das während des Tages weitgehend auf Leistungsbereitschaft und in der Nacht auf Erholung gepolt ist.

- Ganz frühmorgens wird der größte Anteil des Stresshormons Kortisol freigesetzt, um viel Energie für den Tag zu haben.
- Die Körpertemperatur ist nachmittags am höchsten und nachts am niedrigsten. Die normale Schwankungsbreite liegt bei etwa 0,8 Grad.
- Die »Tagesform« unterliegt einem ausgeprägten Rhythmus. Am leistungsfähigsten ist man meist in den frühen Vormittagsstunden. Um die Mittagszeit setzt das Tief ein, in den frühen Abendstunden steigt die Leistungsbereitschaft wieder an. Deswegen löst die südliche Lebensweise mit ihrer ausgedehnten Siesta meist Wohlbefinden aus – der Tag hat ein großes »Ruhefenster« mit zwei voneinander klar abgetrennten Arbeitsphasen.
- Die Produktion des »Rhythmushormons« Melatonin reagiert auf die Lichtverhältnisse. Bei Dunkelheit setzt die Zirbeldrüse im Gehirn viel schlafförderndes Melatonin frei, bei Helligkeit weniger. Menschen, deren Arbeits- oder Lebensrhythmus dieser hormonellen Situation entgegengerichtet verläuft, beeinträchtigen ihre Gesundheit. Mit der lichtabhängigen Produktion von Melantonin verknüpft ist die Neigung zu melancholischer Stimmung an trüben, kalten Tagen und Unternehmungslust im Frühjahr und Sommer.
- Um sich Veränderungen langfristig anzupassen, braucht der menschliche Organismus Zeit. Immer wieder schnell einmal »umzuswitchen« ist seine Sache nicht. Darum reagiert er auf ständig wechselnde Schicht- oder Nachtarbeit mit Kopfschmerzen, Nervosität und Schlafstörungen. Die Stoffwechselveränderungen des »Jetlag« sind das Ergebnis des Fliegens gegen die Zeitzonen.

Dem Hell-Dunkel-Rhythmus folgen

- *Anstrengende Projekte in der hellen Jahreszeit realisieren.*
- *Ein Winterurlaub zu Hause gestattet, das Bedürfnis nach Ruhe und Rückzug auszuleben; eine Reise in die Sonne kann das Wintertief ausgleichen helfen.*
- *Gehen Sie so oft wie möglich nach draußen: Selbst unter wolkenverhangenem Himmel tanken Sie mehr Licht als in der Wohnung.*
- *Rücken Sie Tische, an denen Sie lange sitzen, ans Fenster. Verbannen Sie Gardinen und Vorhänge. Hellen Sie die Räume mit einer hellen Einrichtung auf.*
- *Machen Sie nur ausnahmsweise die Nacht zum Tag.*

Stress

Dieses Mode(un-)wort muss als Erklärung für vieles herhalten, was nicht so ist, wie wir es wünschen: zu viel Arbeit, zu wenig Zeit, zu hohe Anforderung, zu wenig gefordert, zu viel Streit, zu wenig Zuwendung – all das gilt als Stress. Für den Körper bedeuten aber auch Hitze, Kälte oder Straßenlärm, eine Operation oder das Leben gegen den Biorhythmus (➡ Seite 216) Stress. Und auch die Spannung vor neuen Aufgaben, die Freude auf Feste, über Auszeichnungen oder Erfolge sind für den Körper Stress.

Stress ist eine Grundreaktion menschlichen Lebens, und alles, was man erlebt und empfindet, tut oder lässt, kann als Stressreiz (Stressor) wirken, der den Organismus aktiviert. »Aktivierung« sagt noch nicht, ob diese Reaktionen für den Körper positive oder negative Folgen haben. Stress ist für den Körper die Aufforderung, auf Veränderungen zu reagieren. Damit ist er ein Garant fürs Überleben.

Stress: Ein altes Lebensprogramm

Um im steten Wechsel von Anspannung und Entspannung zu überleben, kooperieren vier Bereiche miteinander:

- Das limbische System, dem Gefühle, emotionale Stimmungen und unbewusste Empfindungen zugeordnet werden.
- Die Großhirnrinde, die für das bewusste Spüren und das willkürliche Handeln verantwortlich ist.
- Der Hypothalamus, der bei Gefahr das vegetative Nervensystem alarmiert und den Körper auf »aktiv« schaltet.
- Die Regelzentren im Rückenmark, die Muskelspannung und Feinmotorik regulieren.

An der Stressreaktion sind eine Reihe von Hormonen beteiligt: Adrenalin und Noradrenalin aus dem Nebennierenmark, Kortisol aus den Nebennierenrinden und diverse andere Hormone aus der Hirnanhangdrüse. Durch ihre Wirkungen erweitern sich die Bronchien, das Herz schlägt rascher, der Blutdruck steigt. Die Verdauungstätigkeit hingegen stagniert. Alles ist darauf ausgerichtet, Organe und Muskulatur mit so viel Sauerstoff und Energie zu versorgen, dass sie Höchstleistungen erbringen können. So eine kurzzeitige Hormondusche regt auch das Immunsystem an.

Stressfaktoren

Meist spricht man von Stress, wenn die Anpassungsleistungen des Körpers und/oder des Geistes und/oder der Psyche überfordert werden. Dieses muss sich aber nicht immer negativ auswirken. Leidensdruck für eine absehbare Zeit durch zum Beispiel berufliche oder familiäre Konflikte kann helfen, die eigene Persönlichkeit fortzuentwickeln.

Intensive Arbeit fordert den gesamten Menschen, der alle Kraftreserven mobilisiert. Eine Arbeit, deren Sinn zu erkennen ist und die befriedigt, ist daher selbst dann kein negativer Stressfaktor, wenn sie körperlich und geistig erschöpft. Wer »fix und fertig«, aber glücklich ist, hat Stress im positiven Sinn erlebt.

Jede »Überdosis«, die über lange Zeit einwirkt, kann jedoch das System Mensch schädigen. Den negativen Wirkungen von Stress wird heute ein Großteil unserer »Zivilisationskrankheiten« zugeschrieben, allen voran die Zunahme von Herz-Kreislauf-Störungen und Bluthochdruck, unter denen etwa jeder zweite Patient aus stressbedingten Gründen leidet. Hinzu kommt eine lange Reihe von Befindlichkeitsstörungen und Organerkrankungen.

Arbeitszeit

Die üblichen Arbeitszeiten stehen in krassem Gegensatz zum Biorhythmus (➡ Seite 216). Man sitzt ab acht Uhr bei Kunstlicht vor dem PC, verschlingt zu Mittag ein lauwarmes Kantinenessen, taumelt am Schreibtisch durch das Mittagstief und produziert dabei auf Grund mangelnder Konzentration Fehler. Wenn man Glück hat, kann man diese Schnitzer am späteren Nachmittag – etwa ab 16 Uhr – wieder ausgleichen. Im leistungsbereiten Nachmittagshoch, so ab 17 Uhr, geht es für viele schon wieder nach Hause. In guter Leistungsbereitschaft – etwa 18 Uhr – steht man schließlich im Stau oder in der Schlange vor der Supermarktkasse und denkt darüber nach, warum der Betriebsurlaub nie in der trüben Jahreszeit stattfindet. Auch wenn diese Schilderung übertrieben scheinen mag: Für viele Menschen sind die so genannten normalen Arbeitszeiten ein fortwährender Kampf gegen die Biologie. Zudem empfinden viele die strikte Abgrenzung zwischen Arbeit und Freizeit als belastend, denn einerseits sind auch während der Arbeit Phasen der Ruhe nötig, andererseits braucht auch die Freizeit ihren Teil an Spannung.

Schichtarbeit

Sehr deutlich zeigen sich gesundheitliche Probleme, wenn der Hell-Dunkel-Rhythmus gestört wird. Schichtdienste – im Gesundheitswesen, im Tourismus und in der Medienbranche gehören sie zum Alltag – verhindern die körperliche Erholung derart nachhaltig, dass 64 Prozent aller Schichtarbeitenden unter nervösen Störungen leiden. Die Beschwerden verschärfen sich mit der Schwierigkeit, bei Tag erholsamen Schlaf zu finden und trotz des gegenläufigen Lebensrhythmus den Anschluss an die Familie zu behalten. Nach Meinung von Arbeitsmedizinern sollte Schichtarbeit, wenn überhaupt, dann nur »eingestreut«, auf keinen Fall aber regelmäßig geleistet werden. Auf jede Nachtschicht sollte eine arbeitsfreie Zeit von mindestens 24 Stunden folgen

Fließbandarbeit

Akkord- und Fließbandarbeiten erfordern große Geschicklichkeit und Genauigkeit, um über viele Stunden hinweg immer wieder den gleichen Handgriff mit derselben Präzision unter Zeitdruck auszuführen. Diese Eintönigkeit stresst, weil sie den Menschen unterfordert, während der Lärm und die große Konzentration die Psyche und den Körper belasten.

Unterforderung

Menschen, denen es an Außenreizen und Betätigungsmöglichkeiten mangelt, sind unterfordert und daher gestresst. Das so genannte »süße« Nichtstun wird schnell zur bitteren Falle, wenn man dazu gezwungen wird. Schmerzhaft und quälend ist es auch, wenn man ständig unterhalb der eigenen Fähigkeiten arbeitet und dabei intellektuell leer läuft. Dies passiert oft in der Haus- und Familienarbeit, die sich in einem fortwährenden Kreislauf wiederholt und das Gefühl von Wertlosigkeit aufkommen lässt.

Frustration

Besonders nachhaltig wirkt Stress, der dadurch entsteht, dass man über Jahre hinweg ein hohes Maß an Anstrengung und Ehrgeiz aufbringt, aber letztlich immer unter dem Eindruck leidet, keinen wirklichen Erfolg zu haben. Fehlende Anerkennung und die fortwährende Angst vor Kritik und Versagen, obwohl man sich mit großer Energie für sein Ziel eingesetzt hat, wirken als intensive Stressfaktoren.

Unverdaute Angst

Die 28-jährige Sekretärin ist seit einem Jahr arbeitslos. Seit zwei Monaten hat sie eine neue Stelle in Aussicht, doch sie leidet seit fast acht Wochen an unerklärlichem Durchfall. Der Arzt nennt es eine funktionelle Störung. Die Frau ist ratlos.

Schon als Schülerin litt sie manchmal an Durchfall, wenn Prüfungen drohten. Sie hatte Angst vor den Lehrern und fühlte sich oft von ihren Eltern im Stich gelassen. Dennoch bewältigte sie die Schule mit guten Noten und zeigte sich selbstständig und stark. Sie spürte ihre Angst kaum und wollte sie auch nicht hochkommen lassen.

Als Erwachsene verschwinden die Angstgefühle völlig. In den ersten Berufsjahren ist sie erfolgreich, doch dann rationalisiert ihre Firma. Die Frau verliert ihren Arbeitsplatz. Während der Arbeitslosigkeit besucht sie einen Umschulungskurs in ein neues System der Textverarbeitung. Auf Grund dieser Kenntnisse wird ihr schließlich eine neue Stelle als Sekretärin in Aussicht gestellt.

In ihr beginnen widerstreitende Gefühle zu kämpfen. Sie freut sich, blüht auf, fühlt ihr Selbstbewusstsein gestärkt, sich aber gleichzeitig unsicher und überfordert: Neue Arbeitskollegen, neue Vorgesetzte, neue Sachbereiche warten auf sie.

Ihren Freundinnen erzählt sie nichts davon. Sie kann diesen Gefühlskonflikt selbst kaum wahrnehmen: Eigentlich wird sie von Tag zu Tag nur durch den Durchfall daran erinnert, dass »irgendetwas« nicht stimmt. Die Frau beginnt zu arbeiten, und zwei Monate später ist der Durchfall »verschwunden«. Sie hat sich an ihrem Arbeitsplatz eingelebt, die neuen Kollegen haben sie dabei unterstützt. In der Arbeit bekommt sie Anerkennung. An ihre diffusen und widerstreitenden Gefühle kann sie sich nicht mehr erinnern. Nur der monatelange Durchfall fällt ihr noch manchmal ein. Er bleibt ihr unerklärlich.

Innere Konflikte

Wenn innere Spannungen, widersprechende Wünsche oder tief sitzende Ängste zu einer anscheinend ausweglosen Situation führen, entstehen extreme Stressbelastungen. Kaum etwas wirkt belastender als das Gefühl völliger Ohnmacht einem Geschehen gegenüber. Nur selten sind sich die Betroffenen über diese Ursachen ihrer inneren Anspannung im Klaren.

Alle Handlungen und unser gesamtes Verhalten sind von Impulsen beeinflusst, die man nur ganz selten kennt. Sie stammen aus der frühen Kindheit und bleiben der bewussten Erinnerung verborgen. »Verbotene« innere Wünsche – zum Beispiel im Bereich der Sexualität – und schwere Enttäuschungen gehören daher zu den Stressfaktoren, die man kaum bewusst wahrnimmt, die aber gravierend wirken können.

Emotionale Probleme

Unterschwellige Gefühle, von denen man gar nicht ahnt, dass sie da sind, oder solche, die man nicht zu zeigen versucht, verdunkeln die Seelenlandschaft. Was unter der Decke gehalten wird, wirkt innerlich als Stress.

Dabei bestimmen die soziale Situation, das Beziehungsleben, die persönlichen Erfahrungen aus Kindheit und Jugend, die spezielle Beziehung zu einem Organ und die bisherigen Erfahrungen mit Krankheit und Gesundheit, ob und wie sich Gefühle in körperlichen Beschwerden ausdrücken.

Schwer wiegende Ereignisse

Alles, was die persönliche Gewohnheit und Sicherheit in Frage stellt, kann als Extrembelastung wirken: der Umzug in eine neue Stadt oder ein Jobwechsel, der Verlust des Arbeitsplatzes oder der Übergang in den Ruhestand, die eigene Hochzeit, die Geburt eines Kindes, der Auszug der erwachsenen Kinder, die Trennung vom Partner oder der Tod eines geliebten Menschen. All dies verlangt von der Psyche, dass sie sich neuen Bedingungen anpasst. Bis man in den neuen Bahnen gefestigt ist und der Alltag wieder »normal« läuft, dauert es mindestens ein Jahr, meist jedoch länger.

Noch schwieriger wird das Zurechtfinden mit den persönlichen Veränderungen, wenn die eigene Sicherheit durch Unfall, Gewalt, Einbruch, Raub, Krieg, Flucht, Gefangenschaft, Geiselnahme, Folter oder Vergewaltigung in Frage gestellt wurde.

Bei manchen Menschen wirken solche traumatischen Ereignisse oder gravierenden Kindheitsereignisse jahrzehntelang nach. Die dauerhafte Ablehnung durch die Eltern, das Gefühl, nicht geliebt zu werden, oder die Einweisung in ein Heim, Gewalt oder sexueller Missbrauch durch Vertraute können das Selbstvertrauen so weit zerstören, dass ein inneres Gleichgewicht ohne fremde Hilfe kaum noch herzustellen ist.

Bedingungen ausbalancieren

Alles im Menschen ist darauf angelegt, dass Gegensätze wirken: Ruhe und Arbeit, Schlafen und Wachen, Pausieren und Sichanstrengen, Sitzen und Bewegen usw. Zwischen diesen Polen schwingt man wie an einem Pendel hin und her. Bleiben die Schwingungen aus, bleiben die Anspannungen oder auch die Lethargie bestehen, und der Körper gewöhnt sich daran.

Bei ständiger Anspannung wird die »Alarmreaktion« zum Normalzustand des Organismus. Das hat den Vorteil, dass nun nicht mehr jeder Reiz den Körper außergewöhnlich belastet. Die Betroffenen meinen dann, besonders viel »abzukönnen«. Es hat aber den Nachteil, dass chronischer Stress auch dann die Nieren, Blutgefäße und Bindegewebe krankhaft verändern kann, wenn man die Belastung nicht mehr wahrnimmt.

Auf ein Leben unter permanenter Hochspannung ohne hinreichenden Ausgleich reagiert der Körper mit Störungen des Wohlbefindens, wie Kopfschmerzen, Nervosität und Schlafstörungen, mit Funktionsstörungen, wie Rückenschmerzen und zuckenden Augenlidern, oder mit psychosomatischen Krankheiten, wie Asthma, Bluthochdruck oder Zwölffingerdarmgeschwüren.

Unter Dauerstress lebende Menschen wirken zwar lange Zeit erstaunlich gesund, doch die reichlich ausgeschütteten Kortisone schwächen auf Dauer das Immunsystem. Letztlich verringert sich dadurch die Abwehrbereitschaft des Körpers gegenüber Krankheiten. Auch Krebszellen haben nun leichteres Spiel.

Ausgleich ist möglich

Ausgleich bedeutet nicht unbedingt Füße hochlegen, fernsehen, sondern das dem Alltäglichen Entgegengesetzte tun: Sitzen – sich bewegen, gut essen – fasten, Kopfarbeit – Handarbeit. Wer tagsüber allein arbeitet, braucht abends vielleicht den Trubel einer Kneipe, wer ständig für andere da ist, muss sich selbst verwöhnen lassen können, wer während des Tages am Computer sitzt, schneidet womöglich am Abend in der Küche gerne Gemüse.

Vor allem psychische Faktoren entscheiden über die Ressourcen des Menschen. Die größte Kraft erwächst aus der Überzeugung, dass man das, was einem widerfährt, kontrollieren, beeinflussen und bewältigen kann. Umgekehrt entsteht negativer Stress vor allem dann, wenn die gestellten Aufgaben und die Fähigkeiten, sie zu bewältigen, nicht (mehr) zueinander passen. Kaum etwas ist belastender als das Gefühl, einer Sache, einem Menschen oder einer Aufgabe hilflos – ohnmächtig – ausgeliefert zu sein.

Unterschiedliche Reaktionen

Ein Beispiel dafür, wie unterschiedlich Menschen mit Belastungen umgehen und welche Folgen das hat, ist ihr Verhalten, wenn sie erfahren, dass sie ernsthaft krank sind, zum Beispiel bei einer Krebsdiagnose. Untersuchungen belegen immer wieder, dass jene Gruppe von Menschen gut zurechtkommen, die sich so viel Wissen wie möglich aneignet. Diese Personen entwickeln oft einen enormen Kampfgeist und beziehen die Kraft dazu aus dem Gefühl, das Geschehen kontrollieren und in die Vorgänge eingreifend handeln zu können. Diese Energie befähigt sie, zum Beispiel nach einer Krebsdiagnose und der darauf folgenden Behandlung noch erstaunlich lange zu leben.

Eine andere Gruppe von Menschen, die komplett verneint, was ist, lebt überraschenderweise ebenso gut. Diese Menschen halten sich nicht für krank, ignorieren alle Anzeichen dafür und leben, als seien sie gesund – solange es ihnen möglich ist.

Sehr viel schlechter überstehen hingegen jene Menschen eine belastende Krankheitsdiagnose und die damit verbundene Behandlung, die sich bemühen, die Tatsachen stoisch zu akzeptieren, oder die sich in die Hoffnungslosigkeit gleiten lassen. Weder Fatalismus noch Resignation sind also taugliche Haltungen, um mit derartigen Belastungen fertig zu werden. Wenn sich in der Psyche das Faktum, dass man ausgeliefert und ohnmächtig ist, festgesetzt hat, sind die Auswirkungen äußerst negativ. Menschen, die sich ihrem Schicksal willenlos oder resignierend ergeben, haben von den drei beschriebenen Gruppen die geringste noch verbleibende Lebenserwartung.

Gleichgewicht herstellen

Psyche und Körper, Nerven-, Hormon- und Immunsystem, Muskeln und Organe sind untrennbar miteinander verflochten. Sie greifen wie ein Räderwerk ineinander, und eine Variation an der einen Stelle zieht unweigerlich Veränderungen im ganzen System nach sich. In dieses Geflecht kann man auf ganz verschiedene Weise eingreifen.

Ein Beispiel können Entspannungsmethoden, wie Autogenes Training oder Yoga (➡ Seite 882), sein, die den Druck mildern, mit dem der Stress auf Organen und Seele lastet; gleichzeitig setzen sie in den Muskeln Spannung frei. Andererseits kann körperliche Betätigung die verkrampfte Muskulatur lockern, was sich dann auch in seelischer Entspannung äußert. Über längere Zeit angewandt, resultiert daraus nicht nur Entspannung für den Moment, sondern die Erleichterung durchzieht das ganze Denken, Fühlen und Handeln.

Ähnliches können eine Ernährungsumstellung, der Verzicht auf Alkohol und/oder Zigaretten, das Beenden einer belastenden Beziehung, der Abschied von einem unbefriedigenden Arbeitsplatz usw. bewirken (➡ Ausgleich ist möglich, Seite 219).

Positivfaktoren für die körperliche Gesundheit

- *Eine weitgehend schadstoffarme Wohn-, Arbeits- und Lebensumwelt.*
- *Kein übermäßiger Konsum von Koffein, Alkohol und Nikotin und anderen Drogen (➡ Seite 272)*
- *Regelmäßige körperliche Betätigung (➡ Seite 222).*
- *Ausgewogene, ballaststoffreiche Ernährung (➡ Seite 232).*
- *Körperpflege und Hygiene (➡ Seite 380).*
- *Zahnpflege (➡ Seite 595).*

Positivfaktoren für die seelische Gesundheit

- *Zuwendung in Form von Aufmerksamkeit, Anerkennung, Unterstützung, Hilfe, Lob. Derartiges muss nicht immer von derselben Person kommen. Je vielfältiger die sozialen Bezüge sind, desto besser ist es für das Wohlbefinden.*
- *Liebe, Intimität, Zärtlichkeit und Sexualität.*
- *Soziale Beziehungen in Freundschaften, in Familienkontakten, am Arbeitsplatz und im Wohnumfeld. Dabei muss das, was man anderen an emotionaler Zuwendung entgegenbringt, in etwa im Gleichgewicht stehen mit dem, was man bekommt. Aufopferndes Verhalten erschöpft auf Dauer.*
- *Regelmäßiger Wechsel zwischen Anspannung (Arbeit) und Entspannung (Schlaf, Freizeit, Urlaub), sowie regelmäßiger Ausgleich mit kulturellen Aktivitäten und sinnlicher Anregung (Kreativität mit Händen und Kopf, Reisen, Musik, Naturerfahrung, u.ä.).*
- *Die Fähigkeit, eigene Meinungen und Gefühle vermitteln zu können. Dazu gehören der Ausdruck von Trauer, Wut, Enttäuschung oder Kränkung, aber auch die Fähigkeit, Freude, Lust, Glück oder Befriedigung zu empfinden und mitzuteilen. Das schließt die Notwendigkeit ein, sich auseinander zu setzen, zu streiten, zu verzeihen, Kränkungen zu überwinden, Konflikte zu bewältigen und eigene Positionen zu beziehen. Harmoniestreben ist kein Gesundheitsfaktor.*

Positivfaktoren für die soziale Gesundheit

- *Ein Wohn- und Arbeitsumfeld mit vielen Kommunikationsmöglichkeiten, mit ausreichendem Bewegungsraum und ruhigen Plätzen zur Erholung.*
- *Wohnungen, deren Größe, Ausstattung, Helligkeit und Ruhe ein gemeinschaftliches Leben ermöglichen.*
- *Die materielle Grundsicherung und gesundheitliche Versorgung aller Menschen, besonders die der Alten, Kranken, Behinderten und Gefährdeten.*
- *Arbeitsformen und eine Arbeitszeitregelung, die das Wohl aller berücksichtigt. Dazu gehört auch die Verteilung der Arbeit unter denen, die arbeiten wollen.*
- *Ein Gesellschaftssystem, das es jedem Einzelnen ebenso wie Gruppen ermöglicht, an wichtigen Entscheidungsprozessen teilzunehmen.*

Veränderungen einleiten

Einmal begonnen, werden Veränderungen bald zum »Selbstläufer«, zur Gewohnheit. Doch bis es so weit ist, sind Entschlusskraft und Stehvermögen nötig. Veränderungen durchzusetzen fällt leichter, wenn man sich erlaubt, kleine Schritte zu machen, und sich auch Rückschritte gestattet. Große Vorhaben, die den ganzen Lebensstil – und das möglichst schnell – verändern sollen, sind eher zum Scheitern verurteilt als kleinere Wegeinheiten.

Um Verhaltensänderungen einzuleiten, wenn zum Beispiel Bewegung oder Sport in das Alltagsleben integriert oder wenn Alkohol und Nikotin reduziert werden sollen, sollte sich jeder Mensch seine ganz individuellen Verhaltensaspekte klarmachen:

- *Was bedeuten mir Zigaretten: Sicherheit oder Entspannung, Stressabbau oder Genuss?*
- *Suche ich in meinem Verlangen nach Süßigkeiten Trost, oder stille ich meinen Hunger?*
- *Trinke ich Alkohol, um zu vergessen oder um vor meinen Kollegen bestehen zu können?*
- *Bin ich ein Bewegungsmuffel, weil ich mich schon immer tollpatschig fühlte und mich dessen schäme oder weil ich ohnehin den ganzen Tag schwer arbeite?*
- *Die Liste der Fragen kann fortgesetzt werden. Sie wird bei jedem Menschen anders aussehen, weil sie mit dem Empfinden und der sozialen Umwelt verknüpft ist.*
- *Manchmal kann der erste Schritt zur Veränderung darin liegen, eine Verschlechterung abzuwenden: Nicht zuzunehmen kann bereits ein Erfolg sein.*
- *Beginnen Sie mit den Veränderungen, die Ihnen leicht fallen, und belohnen Sie sich für gelungene Umstellungen.*
- *Suchen Sie sich Verbündete, und teilen Sie Ihre Erfolge mit anderen.*
- *Planen Sie in langen Zeiträumen, wenn Sie Gewohnheiten umstellen wollen. Grundsätzliche Änderungen benötigen meist mehr als ein Jahr, bis sie in den Alltag integriert sind.*

Der Weg zu körperlichem Wohlbefinden hat nichts mit Askese, Drill und Entbehrung zu tun; ohne Lust und Freude gibt es keine Gesundheit.

Bewegung und Sport

Regelmäßige Bewegung und ausgewogene Ernährung sind die wichtigsten Energiequellen. Wer Muskeln und Gelenke, Sehnen und Bänder, Herz, Kreislauf und Atmung regelmäßig beansprucht, hat sehr gute Chancen, auch in späteren Jahren fit zu sein. Mit regelmäßiger Gymnastik, regelmäßigem Laufen, Schwimmen, Radfahren, Inlineskaten oder intensivem Tanzen ist man gegen die Belastungen des Alltags gut gewappnet und hat die körperlichen Leistungsreserven erheblich erhöht. Dafür bedankt sich das Immunsystem mit einem guten Schutz vor Krankheiten, und die Stimmung tendiert zu guter Laune.

In Bewegung

In der mobilen Gesellschaft bewegt sich vor allem die Technik, die Menschen hingegen bewegen sich kaum noch. Vorzugsweise werden wir bewegt. Wir selbst bewegen uns immer weniger. Etwa ein Viertel der Gesundheitskosten werden durch klassische »Bewegungsmangelerkrankungen« verursacht: vom Haltungsfehler bis zum Herzinfarkt, von der Stoffwechselstörung bis zur Schädigung des Band- und Knochenapparats. Eine entscheidende Veränderung wäre es, wenn wir so viele körperliche Aktivitäten wie möglich in den Alltag zurückholten und in den eigenen Lebensstil integrierten.

Wer regelmäßig in Bewegung ist, gewinnt auch an psychischer Stabilität. Beim regelmäßigen Ausdauertraining, zum Beispiel Laufen, werden Glücksstoffe (Endorphine) freigesetzt, die die Seelenlage in Balance bringen, den Kopf frei werden lassen und das Denken anregen. Vielen erfolgreichen Managern, Politikern oder Unternehmern kommen die kreativsten Gedanken beim Ausdauerlaufen, -schwimmen oder -Rad-Fahren. Das regelmäßige Tennis- oder Fußballspiel macht familiäre Sorgen erträglich, und wer sich zum regelmäßigen Powerwalking in den nahe gelegenen Park aufmacht, schützt sich vor psychischen Überlastungen. Für Menschen, die unter höchster beruflicher Anspannung stehen, ist die regelmäßige Bewegung oft das wichtigste »Überlebenselixier«.

Doch es muss nicht unbedingt »richtiger« Sport sein. Die guten gesundheitlichen Auswirkungen von regelmäßiger körperlicher Betätigung, täglichem Treppensteigen, der Fahrt zur Arbeit mit dem Fahrrad oder einem flotten täglichen Spaziergang von 30 Minuten stehen dem sanft betriebenen Sport in nichts nach.

Was trainiert werden soll

Körper und Geist bleiben dann besonders fit, wenn sich die vier körperlichen Teilleistungen, nämlich Ausdauer, Kraft, Koordination und Beweglichkeit, möglichst reibungslos ineinander fügen. Je nach Art der Bewegung steht meist ein Bereich im Vordergrund.

- Flottes Gehen, Laufen, Aerobic, intensives Radfahren oder Schwimmen, Rudern oder Skilanglaufen trainiert vor allem die so genannte Ausdauer.
- Bodybuilding, Ringen, Stemmen, Hantelheben oder Expanderübungen trainiert vor allem die Kraft.
- Reiten, Tanzen, Eislaufen, Golfen oder Skateboardfahren trainiert vor allem die Koordination.
- Gymnastik trainiert vor allem die Beweglichkeit.

Ausdauertraining

Wie es um die Ausdauer bestellt ist, bemerkt man meist dann, wenn sie fehlt. Manch einer gerät schon beim Treppensteigen außer Atem oder fühlt sich nach wenigen Minuten Laufen völlig erschöpft. Beim Ausdauertraining geht es nicht um Marathonstrecken, sondern darum, die Leistungsreserve des Kreislaufs zu erhöhen. Dazu genügen bereits zweimal 30 Minuten Training pro Woche, zum Beispiel mit leichtem Laufen oder flottem Gehen. Dabei arbeiten die Muskeln aerob. Das heißt, sie gewinnen ihre Energie, indem sie Zucker mit Hilfe von Sauerstoff verbrennen. Die Durchblutung wird gesteigert, die Sauerstoffversorgung des Organismus verbessert und das Atemvolumen vergrößert. Der Kopf wirkt wie befreit, die Stimmung hebt sich.

Zu den Sportarten, die die aerobe Ausdauer gezielt trainieren, gehören Laufen, Aerobic, Wandern, Walking, Skilanglauf, Radfahren, Rudern und Schwimmen sowie alle Ballspiele, die mit Laufen und Springen verbunden sind. Widmen Sie die Hälfte der Zeit dem Ausdauertraining, und planen Sie je ein Viertel für gymnastische Übungen und das Kraftausdauertraining ein.

Die positiven Effekte des Ausdauertrainings:

- Es stärkt das vegetative Nervensystem und reduziert die Stresshormone im Blut. Es verbessert die gesamte Stimmungslage, man schläft besser und ist emotionalen Belastungen besser gewachsen.
- Es verbessert die Fließeigenschaften des Bluts und vergrößert die Leistungsreserven des Herz-Kreislauf-Systems.
- Es wirkt sich günstig auf den Blutdruck aus. Untersuchungen zeigen: Unter den sportlich Aktiven tritt der Herzinfarkt nur halb so oft auf wie bei Sportmuffeln. Bei nichtrauchenden Sportlern verringert sich die Infarkthäufigkeit sogar um den Faktor acht.

Krafttraining

Richtig und gezielt durchgeführtes Krafttraining stärkt Muskeln, Sehnen und Bänder und wirkt positiv gegen Haltungsschwächen. Gut entwickelte Muskeln schützen die Gelenke und die Wirbelsäule. Reines Krafttraining beeinflusst allerdings die Ausdauerleistung der Muskeln kaum, denn die Fähigkeit, Sauerstoff aufzunehmen, wird nicht erhöht. Bodybuilder, die nur mit Hanteln trainieren, haben daher kein leistungsfähigeres Herz-Kreislauf-System als Nichtsportler. Zu einem guten Krafttraining gehört darum auch das Ausdauertraining, um den Körper nicht einseitig zu belasten. »Echte« Kraftsportler machen fast immer auch ein Lauftraining.

Das Risiko, die Gelenke, Sehnen und Bänder zu überlasten, muss beim Krafttraining besonders beachtet werden, ebenso die Gefahr, dass sich bestimmte Muskelpartien auf Kosten anderer ausbilden. Eine solche Störung des muskulären Gleichgewichts schädigt den gesamten Halteapparat. So führt der Aufbau von modischen Muskelpaketen leicht zum sprichwörtlichen Effekt des »Vor-Kraft-nicht-laufen-Könnens« (➡ Fitness, Seite 225).

Mit guter Vorbereitung zum Erfolg

Fachlicher Rat

Wer viele Jahre nicht in Bewegung war und über 35 Jahre alt ist, sollte sich vor der ersten Trainingseinheit fachlich beraten lassen. Sind Sie jünger, sollte Sie sich ebenfalls durchchecken lassen, wenn Sie Bluthochdruck, Übergewicht oder Fettstoffwechselstörungen haben.

Gute Ausrüstung

Alte, zu kleine oder ausgeleierte Sportschuhe strapazieren die Gelenke und bergen die Gefahr des Umknickens. Für jede Sportart gibt es spezielle Angebote, die auf das Besondere der jeweiligen Bewegung zugeschnitten sind. Das gilt auch für das Sportgerät, für die richtige Länge der Skier, den richtigen Tennisschläger und die richtige Sitzposition auf dem Fahrrad. Lassen Sie sich also unbedingt fachlich beraten. Das gilt auch für die Oberbekleidung. Sie soll die Körperwärme regulieren, schweißdurchlässig und saugfähig sein.

Körpersignale beachten

Viele Sportanfänger sind auf ihren ersten Muskelkater mächtig stolz. Dies sollte sich allerdings nicht allzu häufig wiederholen. Beim Muskelkater kommt es zu winzigen Verletzungen der Fasern in der überbeanspruchten Muskulatur. Weil die Muskeln während eines Muskelkaters steif, hart, geschwollen und kraftlos sind und schmerzen, können Sie in den nächsten Tagen Ihr Trainingsprogramm kaum fortsetzen. Die gewonnenen Trainingserfolge gehen wieder verloren. Daher beginnen alle sportlichen Aktivitäten mit dem Aufwärmen und mit Dehnübungen. Legen Sie bei längeren Belastungen öfter Pausen ein. Sport und Bewegung sollen trotz Anstrengung Freude machen.

Keine Überforderung

Nach Ihrem Training sollten Sie auf keinen Fall »fix und fertig« sein. Eine dauernde Überlastung schädigt Ihr Herz-Kreislauf-System, erhöht die Verletzungsgefahr und verschlechtert den allgemeinen Gesundheitszustand. Unruhiges Schlafen deutet auf eine solche Überforderung hin. Geraten Sie während der sportlichen Ak-

tivität völlig außer Atem, machen Sie etwas falsch. Sie sollten beim Sichbewegen noch normal sprechen können. Wer in einer Gruppe trainiert, sollte sich in etwa auf dem gleichen Niveau wie die Teamkolleginnen und -kollegen bewegen, sonst gehen die spielerische Qualität und die ausgleichende Funktion des Sports verloren.

Geduld

Wiedereinsteiger, die sehr schnell ihre früheren Leistungen wieder erreichen wollen, werden meist bitter enttäuscht. Fast zwangsläufig fühlt man sich alt, entmutigt und gibt bald auf. Dabei braucht der Körper nur Zeit. Mehrmals wöchentlich eine halbe Stunde Sport zu treiben ist besser, als nur einmal zwei Stunden auszupowern. Um über das erste Jahr hinauszukommen, müssen Sie Spaß an der Sache haben und sich wohl fühlen, sodass Sie Ihre neue Aktivität auf keinen Fall mehr missen möchten. Hilfreich ist es immer, sich auf fixe Termine festzulegen und Verbündete zu suchen: Die Freundinnen, die sich zur Laufgruppe zusammenschließen, das Pärchen, das zweimal pro Woche in den Tangokurs geht, oder die Arbeitskollegen, die sich zweimal pro Woche im Fitnesscenter treffen – sie alle unterstützen die Motivation, sich mehr zu bewegen.

Leistungsfähigkeit

Woran erkennen Sie, ob Sie Ihre Leistungsfähigkeit optimal trainiert haben? Als Faustregel gilt, sie sollte wenigstens zu 50 Prozent, besser zu 70 Prozent beansprucht werden. Je regelmäßiger, also zwei- bis dreimal pro Woche etwa 30 Minuten lang, umso besser. Den wichtigsten Hinweis auf eine ausreichende Belastung des Kreislaufs gibt der Pulsschlag. Als Faustregel gilt: Die Herzschläge sollen beim Ausdauertraining auf etwa 170 Schläge pro Minute minus Lebensalter ansteigen. Bei jüngeren Menschen und Trainierten gilt ein Wert von 180 Schlägen pro Minute minus Lebensalter. Ältere Menschen sollten ihre maximal mögliche Pulsfrequenz niedriger halten.

Die Trainingsintensität ist dann richtig gewählt, wenn die Pulsfrequenz zunächst ansteigt, dann aber im weiteren Verlauf des Trainings auf demselben Niveau bleibt.

- Messen Sie den Puls fünf Minuten nach Beginn Ihres Trainings und am Ende jeweils eine Minute lang.
- Die Belastung war richtig gewählt, wenn Sie beide Male ungefähr die gleiche Frequenz erhalten.
- Den Puls können Sie am einfachsten an der Halsschlagader oder am inneren Handgelenk und mit Hilfe einer Armband- oder Stoppuhr mit Sekundenzeiger messen.
- Wer Bedenken bezüglich der Belastbarkeit seines Kreislaufs hat, sollte sich vor der Neu- oder Wiederaufnahme eines Sports auf jeden Fall ärztlich beraten lassen.

Vor und nach dem Sport

- *Belasten Sie den Körper nicht durch Essen, bevor Sie zum Sport gehen. Wenn Sie Hunger haben, essen Sie nur wenig und leichte Kost.*
- *Beginnen Sie Ihr Training immer mit Lockerungs-, Dehn- und Streckübungen (➡ Stretching, Seite 225). Auch hinterher sind Dehn- und Streckübungen sinnvoll, besonders, wenn die von Ihnen gewählte Sportart bestimmte Körperpartien einseitig belastet.*
- *Steigern Sie die Trainingsbelastung allmählich; achten Sie auf Ihr persönliches Tempo, und gehen Sie nicht bis an die Erschöpfungsgrenze.*
- *Lassen Sie ein flottes Jogging mit einigen Metern langsamen Gehens ausklingen.*
- *Achten Sie immer auf die eigenen Körperreaktionen: Unbehagen, Schwindel, Übelkeit oder Schmerzen während des Sports oder danach weisen darauf hin, dass Sie sich zu viel zugemutet haben, die erforderliche Technik (noch) nicht richtig beherrschen oder die Sportart für Sie nicht recht geeignet ist.*
- *Nach dem Sport – bei längeren Belastungen auch schon währenddessen – viel trinken. Billiger und genauso wirkungsvoll wie »isotonische« Getränke ist eine Mischung aus einem Drittel Fruchtsaft und zwei Dritteln Mineralwasser.*
- *Im Anschluss heiß baden, duschen oder in die Sauna gehen tut den Muskeln gut.*
- *Betreiben Sie Sport nicht am späten Abend, kurz bevor Sie zu Bett gehen. Sie können dann wahrscheinlich schlecht einschlafen.*

Je häufiger und länger der gewählte Sport getrieben wird, umso leistungsfähiger wird der Organismus. Sie merken es dann an jeder Bewegung: Sie sind flotter, wendiger, geschickter und oft auch konzentrierter. Diese günstigen Auswirkungen des Trainings auf Muskulatur und Kreislauf lassen sich jedoch nicht konservieren. Um die körperliche Fitness beizubehalten, muss das jeweils erreichte Trainingspensum dauerhaft durchgehalten werden.

Wahl der Sportart

Etwa 80 Prozent der erwachsenen Bundesbürger würden gerne Sport treiben, aber nur etwa ein Viertel der Bevölkerung wird tatsächlich aktiv; viele hören auch bald wieder auf, oft schon, ehe sie richtig angefangen haben. Hinderlich ist, dass Sport häufig als Drill und Disziplinierung empfunden wird, vor allem dann, wenn er nicht mit Freude, mit Partnern oder zum Ausgleich betrieben wird.

- Prinzipiell sollten Sie Ihren Sport danach aussuchen, ob er Ihnen Spaß macht. Bleiben Sie dran, möglichst regelmäßig, zu festen Terminen, auch wenn dies am Anfang sehr schwierig erscheint. Ob Sie sich lieber zu afrikanischer Musik im Tanz bewegen, Volleybällen nachjagen oder den Fahrradsattel gegen den Pferdesattel tauschen, ist unerheblich. Entscheidend ist nur, dass Sie sich gerne bewegen und dass es regelmäßig geschieht.
- Überlegen Sie, ob Sie sich eher als Einzelgänger wohl fühlen oder lieber in Gemeinschaft sind. Danach wird sich auch die Sportart richten, für die Sie sich entscheiden.
- Wählen Sie Sportarten, die Sie in Ihrem näheren Arbeits- oder Wohnumfeld betreiben können. Wenn die Anfahrtwege kurz sind, bleibt die Lust an der Bewegung eher erhalten.
- Abwechslung hält in Schwung. Wer nicht drei Mal pro Woche zum Joggen in den Park will, sollte sich den Wochensport abwechslungsreicher einteilen; zum Beispiel einmal mit dem Partner oder der Partnerin in die Tanzschule, einmal mit Freunden zum Handball und einmal frühmorgens allein zum Schwimmen.

Im Alter

Eine trainierte Sechzigjährige ist körperlich leistungsfähiger als ein untrainierter Vierzigjähriger, denn durch regelmäßige Bewegung verlangsamen sich die Abbauvorgänge im Organismus, manche werden sogar wettgemacht. Auch wenn das Alter dem Körper Grenzen setzt, der verbliebene Bewegungsspielraum kann immer genutzt und oft auch noch erweitert werden. Dabei gilt für die Wahl der geeigneten Sportart: Jede körperliche Aktivität, die keine Schmerzen bereitet und Freude macht, ist sinnvoll.

Besonders geeignet sind Sportarten, die die Ausdauer trainieren und bei denen die Unfallgefahr gering ist:

- Schwimmen, flottes, ausdauerndes Gehen, Wandern, Laufen, Aerobic ohne Springen, Radfahren, Skilanglaufen oder Rudern.
- Spielerische Wettkampfsportarten, wie Tennis, Tischtennis oder Fußball.
- Bauen Sie Ihr Training unter fachkundiger Anleitung auf, in einem Verein, einer Sportschule oder im Fitnesscenter. Dort lernen Sie die richtige Technik der Sportart, und Sie finden Ihr individuelles Tempo.
- Achten Sie auf Zeichen der Überforderung, wie Erschöpfung, Schwindel, Kopfschmerzen oder Stechen in der Herzgegend.
- Ruhen Sie sich zwischendurch immer wieder aus, und gehen Sie nie bis an die Grenze Ihrer Leistungsfähigkeit. Lernen Sie Ihr eigenes Tempo kennen und dosieren.

Dehnen – Stretching

Jeder Mensch hat nach längerer Zeit der Ruhe das Bedürfnis, sich zu recken und zu strecken. Mit Dehnungen kann man schon am frühen Morgen im Bett beginnen, indem man sich ausgiebig räkelt. Das *Stretching* ähnelt dieser Form der Dehnung. Es handelt sich dabei um eine sehr schonende Art des Körpertrainings, das in jedem Alter und mit jeder Kondition durchgeführt werden kann. Es trainiert zwar nicht die Muskelkraft, löst aber Verspannungen und verbessert die Elastizität der Muskeln, Sehnen und Bänder.

Je häufiger trainiert wird, desto besser; optimal ist ein tägliches Training. Aber auch bei zwei- oder dreimal in der Woche werden erstaunliche Fortschritte sichtbar.

- Sehr schnell wird eine verbesserte Beweglichkeit spürbar, die Stimmung hebt sich.
- Mit regelmäßigem Stretching beugen Sie Verletzungen und Stürzen vor, Alltagsaktivitäten fallen leichter.
- Stretchingübungen sind ideal zum Aufwärmen.

Stretching ist nicht anstrengend und kann überall durchgeführt werden. Schon mit einem Zeitaufwand von etwa 20 Minuten lassen sich alle größeren Muskelgruppen dehnen, wobei das Programm auf die individuelle Leistungsfähigkeit abgestimmt werden soll.

Das Grundmuster ist bei jeder Dehnübung gleich:

- Sie nehmen die Übungsposition ein und erzeugen durch sanften Zug eine leichte Muskelspannung in dem Muskel, den Sie dehnen wollen.

Sport während der Schwangerschaft

Ihr gewohntes Bewegungstraining können Frauen auch während einer Schwangerschaft fortsetzen; verzichten sollten sie allerdings auf Leistungstraining und Leistungssport.

Frauen, deren Schwangerschaft als risikobelastet eingestuft wird, sollten unbedingt ihre Ärztin oder ihren Arzt fragen, ob und in welchem Umfang sie ihren gewohnten Sport weiter betreiben können.

Schwangeren werden vor allem Ausdauersportarten empfohlen. Diese

- *beugen Thrombosen, Krampfadern und Hämorrhoiden vor.*
- *verbessern die Sauerstoffversorgung von Mutter und Kind.*
- *bauen psychischen Stress ab und erhöhen die körperliche Leistungsfähigkeit.*

Etwa vier Wochen nach der Geburt können Frauen ihr Training allmählich wieder aufbauen.

Bei Sportarten, die Bänder, Sehnen und Muskeln stark belasten, ist es allerdings besser, drei Monate zu pausieren.

- Bleiben Sie in dieser Stellung, bis Sie spüren, dass das Spannungsgefühl nachlässt (meist nach etwa 20 Sekunden). Während der ganzen Übung normal und ruhig weiteratmen.
- Dehnen Sie nie bis an die Schmerzgrenze, und nehmen Sie die Dehnung zurück, wenn Sie kein Nachlassen der Muskelspannung spüren.
- Dehnen Sie immer beidseitig, um die Symmetrie der Muskelpartien zu wahren.
- Stretching sollte immer langsam und konzentriert erfolgen. Vermeiden Sie es, den Muskel ruckartig oder mit wippenden Bewegungen zu dehnen.
- Spüren Sie sowohl der Dehnung als auch der nachlassenden Muskelspannung bewusst nach, lassen Sie sich dafür genügend Zeit.
- Stretchen Sie, wann immer Sie Lust dazu haben: nach dem Aufstehen, in Arbeitspausen, nach der Arbeit oder vor und nach dem Training. Das Grundprogramm (➡ Seite 226) wechselt zwischen schwierigeren und leichteren Übungen ab.

Fitnesstraining

Hinter Begriffen wie Aerobic, Fat Burning, Bodywork, Bodystyling oder Callanetics verbirgt sich meist modernes Fitnesstraining mit vielen positiven gesundheitlichen Effekten. Wer sich regelmäßig zu impulsiver Musik in Schwung bringt, verbessert die Durchblutung und Sauerstoffnutzung, das Training wirkt blutdruckregulierend und fördert die Verbrennung von Körperfett. Die intensiven Rhythmen der Musik heben die Stimmung und helfen hervorragend über die Hürden der eigenen Trägheit hinweg.

In erster Linie werden in der Aerobic die Ausdauer, je nach Gestaltung der Übung auch diverse Muskelpartien, wie Bauch- und Gesäßmuskel, Schultergürtel und Rücken, trainiert. Wichtig ist es, ein Angebot zu finden, das den eigenen, individuellen Bedürfnissen möglichst nahe kommt: Mögen Sie Übungen mit vielen oder eher weniger Sprüngen? Wollen Sie eher schwierige Bewegungsabfolgen trainieren oder einfache? Wollen Sie in einer kleinen oder großen Gruppe trainieren? Wollen Sie mehr Ausdaueranteile oder mehr Kraftausdaueranteile? In all diesen Aspekten unterscheiden sich die Angebote, und es lohnt sich, verschiedene Kurse in kostenlosen Schnupperstunden zu besuchen und zu probieren, bis Sie das »richtige« Angebot gefunden haben, das Ihnen wirklich Freude bereitet.

Zusätzlich lassen sich in den meisten Fitnessstudios die Muskeln gezielt stärken und die Kondition aufbauen. Krafttraining kann bei Rückenproblemen oder Schmerzen im Schulter-Nacken-Bereich helfen.

Grundprogramm Stretching-Übungen

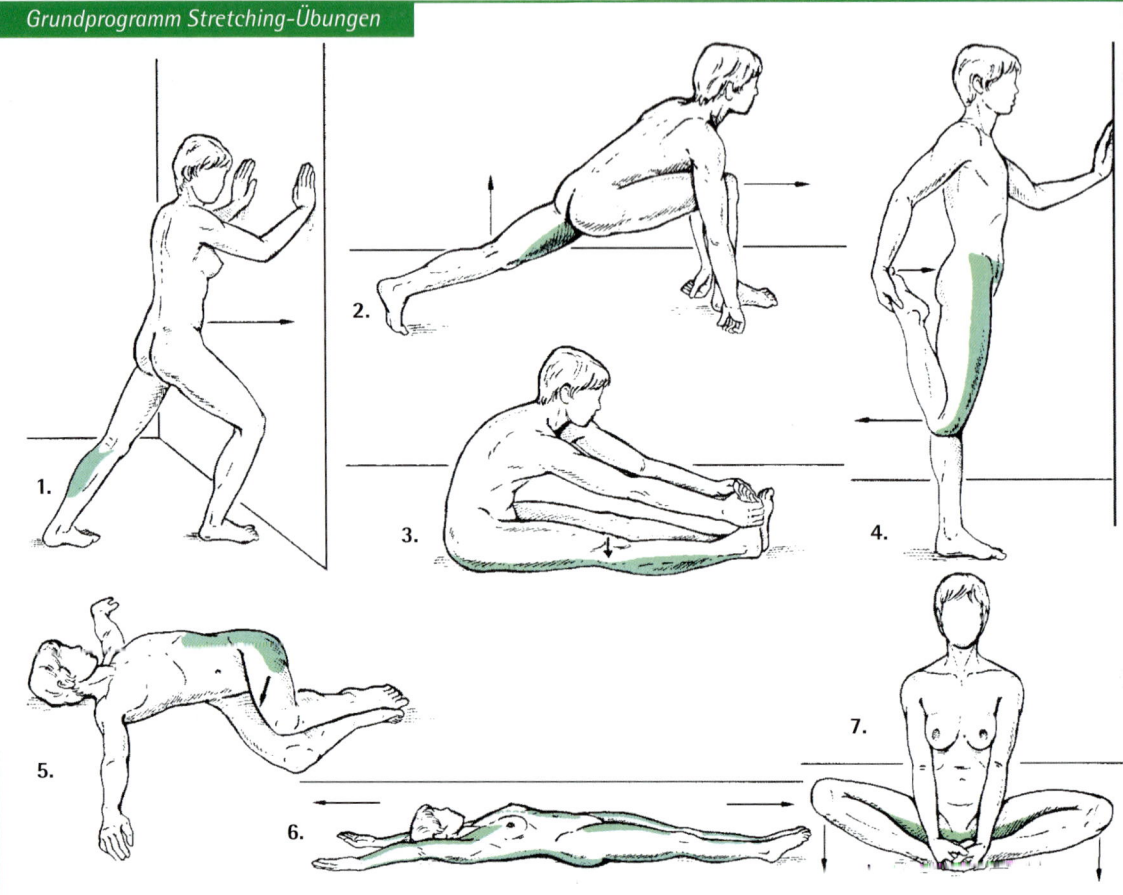

1. Stehen Sie mit einem Fuß ganzflächig und weit genug nach hinten gesetzt auf dem Boden, und stützen Sie sich mit beiden Händen an die Wand; das Knie ist gestreckt; die Spannung wird durch die Beckenbewegung reguliert (= Dehnung der Wadenmuskulatur).
2. Sie gehen in die Knie, machen eine große Schrittstellung; das hintere Knie ist gestreckt, das Gesicht schaut nach vorne (= Dehnung der Oberschenkelstrecker).
3. Im Sitzen ziehen Sie bei gestrecktem Knie den Fuß mit beiden Händen an, und beugen Sie gleichzeitig die Hüfte; spannen Sie dabei die Oberschenkelvorderseite nicht an (= Dehnung der Waden- und Oberschenkelmuskulatur).
4. Stehen Sie entspannt mit gutem Halt aufrecht, und stützen Sie sich mit einer Hand an einer Wand ab; drücken Sie die Ferse gegen das Gesäß und bewegen das Knie nach hinten, ohne ein Hohlkreuz zu machen (= Dehnung der Oberschenkelstrecker und Hüftbeuger).
5. Breiten Sie in bequemer Rückenlage die Arme aus; winkeln Sie die Beine stark an, und legen Sie sie auf eine Seite; je stärker die Hüftbewegung, desto stärker ist die Dehnung; wechseln Sie die Seiten (= dabei Dehnung der Gesäßmuskeln und der schrägen Bauchmuskeln).
6. Legen Sie sich auf den Rücken, und strecken und dehnen Sie sich; versuchen Sie sich möglichst »lang« zu machen, mit gestreckten Fingern und gestreckten Zehen, bis Sie überall im ganzen Körper Spannung empfinden (= Ganzkörperdehnung).
7. Setzen Sie sich aufrecht auf den Boden, winkeln Sie die Beine an und führen Sie beide Fersen so dicht wie möglich an den Körper; lassen Sie die Knie entspannt auseinander fallen, und atmen Sie ruhig durch die Nase aus und ein; durch das Kippen des Beckens nach vorne und die Neigung des Oberkörpers nach hinten können Sie die Dehnung verstärken (= Adduktorendehnung).

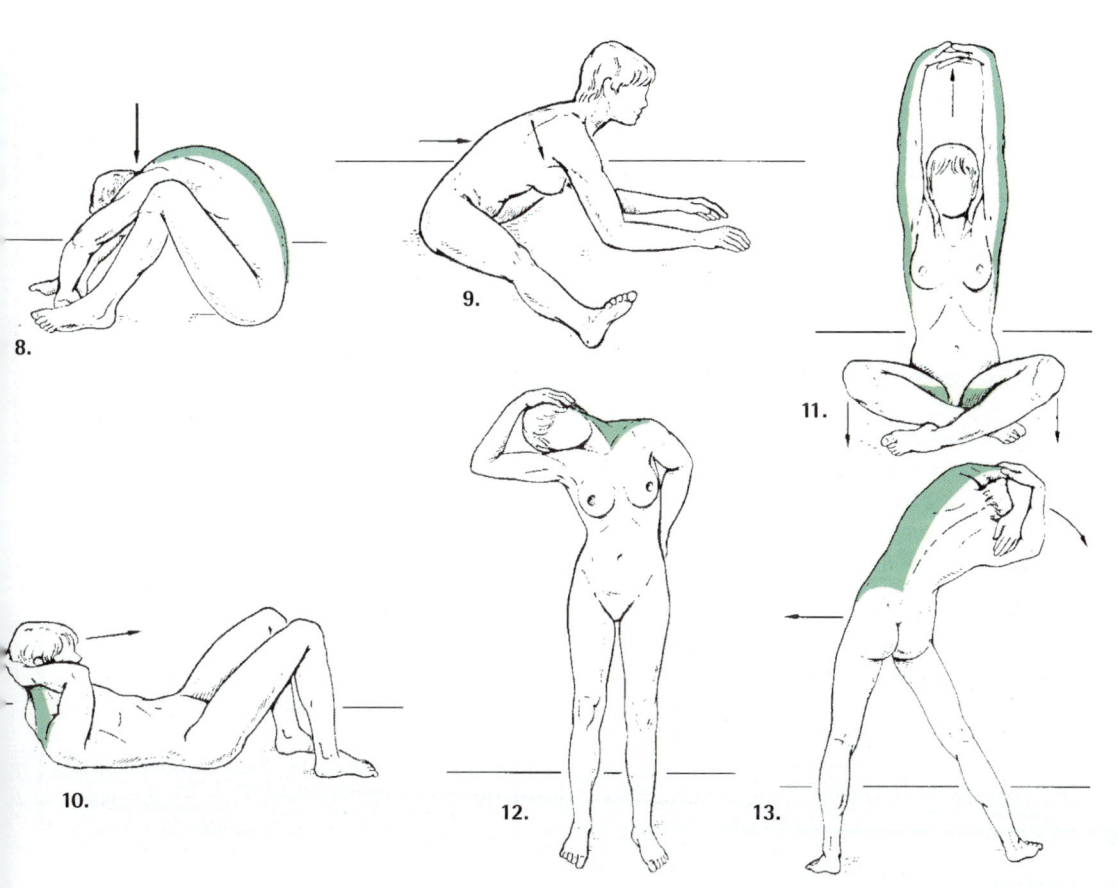

8. Setzen Sie sich mit etwa schulterbreit parallel gestellten Füßen auf den Boden, und lassen Sie die Knie nach außen fallen; beugen und ziehen Sie mit gesenktem Kopf den Oberkörper nach vorne und unten; durch die verstärkte Beugung der Wirbelsäule entsteht eine intensive Dehnung (= Dehnung der langen Rückenstrecker und Adduktoren).

9. Setzen Sie sich mit weit gespreizten Beinen aufrecht auf den Boden; verstärken Sie die Dehnung durch das Kippen des Beckens nach vorne, und beugen Sie den Oberkörper, während Sie sich mit den Händen abstützen (= Adduktorendehnung).

10. Legen Sie sich auf den Rücken, und stellen Sie die Beine etwa schulterbreit auf; falten Sie Ihre Hände am Hinterkopf, und drücken Sie den Kopf so lange nach oben und vorne, bis eine deutliche Dehnung eintritt (= Dehnung der Nackenmuskeln).

11. Setzen Sie sich im Schneidersitz hin, und ziehen Sie Ihre Füße bei stark gespreizten Oberschenkeln dicht an den Körper heran; strecken Sie bei aufrechtem Rücken die Arme mit gefalteten Händen durch, sodass die Handflächen nach oben zeigen; machen Sie sich »lang« (= Dehnung der Adduktoren, des breiten Rückenmuskels, der Oberarmmuskeln und der Unterarmbeuger).

12. Stellen Sie sich mit leicht gespreizten Beinen aufrecht hin, stützen Sie einen Arm in die Hüfte; fassen Sie mit der anderen Hand über den Kopf an das Ohr der anderen Kopfseite, und dehnen Sie den Kopf entsprechend (= Dehnung der seitlichen Nackenmuskeln).

13. Stellen Sie sich mit gestreckten und gespreizten Beinen aufrecht hin; führen Sie einen gebeugten Arm hinter den Kopf, während sich der Oberkörper weit zur Seite neigt; Sie verstärken die Dehnung, wenn die Hüfte seitlich in den Spannungsbogen verschoben wird (= Dehnung der seitlichen Lenden- und Bauchmuskeln, des breiten Rückenmuskels, des Oberarmstreckers und der Adduktoren).

Testen Sie Ihr Fitnessstudio

- Melden Sie sich zum Probetraining an. Das Studio kann dafür eine Gebühr verlangen, die aber bei Abschluss eines Vertrags angerechnet werden muss. Beim Probetraining sollte die Trainerin oder der Trainer nur für Sie da sein und Ihnen an jedem Gerät erklären, wie Sie daran welche Körperpartien trainieren.
- Zum kompletten Fitnessprogramm gehören Ausdauergeräte, wie Laufband, Ruder- oder Fahrradergometer.
- Neben Kraft und Ausdauer muss auch die Beweglichkeit trainiert werden. Prüfen Sie das Angebot des Studios an Gymnastik-, Stretching- und/oder Entspannungskursen. An Gruppenprogrammen, wie Aerobic, Modern Dance, Callanetics oder Gymnastik, sollten Sie probeweise teilnehmen können.
- Die Benutzung von Zusatzeinrichtungen, wie Sauna oder Schwimmbad, sollte im Preis inbegriffen sein.
- Fragen Sie nach der beruflichen Qualifikation des Studiopersonals. Bewerten Sie die Ausbildung in dieser Reihenfolge: Sportlehrer mit oder ohne Diplom, Gymnastiklehrer, Krankengymnastin oder Physiotherapeut/Masseur, Fachausbildung mit mindestens 120 Stunden und abschließender Prüfung durch einen Sportverband.
- Informieren Sie sich über Art und Umfang des Tests, den Sie am ersten Trainingstag nach Vertragsabschluss machen. Getestet werden müssten wenigstens

Ihre Ausdauer, Kraft und Beweglichkeit. Dauer: Eine Stunde ist normal, 20 Minuten das Minimum. Je gründlicher der Test, desto besser ist meist das für Sie individuell zusammengestellte Trainingsprogramm.
- Bestehen Sie nach Auswertung des Tests auf einem schriftlichen Trainingsplan. Verlangen Sie einen erneuten Test nach drei bis vier Monaten und eine Anpassung Ihres Übungsprogramms.
- Unterschreiben Sie keinen Vertrag mit mehr als sechs Monaten Laufzeit. Folgeverträge mit vierteljährlicher Kündigung sollten möglich sein. Mittlerweile gibt es Fitnesscenter mit einmonatiger Kündigung und der Möglichkeit, drei Monate im Jahr zu pausieren. Bei Schwangerschaft, Einberufung zum Wehrdienst oder Wohnortwechsel sollte der Vertrag automatisch enden, bei längerer Krankheit oder schwerem Unfall beitragsfrei ruhen. Neben langfristigen Verträgen sollte es auch Monatskarte und Zehnerblock geben.

Alle diese Kriterien werden durch das Deutsche Institut für Gütesicherung und Kennzeichnung e. V. überprüft, das ein Gütesiegel vergibt. Das Gleiche gilt für das TÜV-Zertifikat »Geprüftes Fitnesscenter«. Aber auch wenn das von Ihnen besuchte Studio eine solche Bescheinigung vorweist, ist immer noch ein persönlicher Test zu empfehlen. Im Internet finden Sie Websites mit ausführlichen Informationen zu Fitness-Centern. Zwei Beispiele: http://www.bodysport.de und http://www.fitness-szene.de.

Sportarten

Gehen, (Dauer-)Laufen und Wandern

Gehen und Laufen (Joggen) sind einfach, gesund und umweltschonend. Sie beanspruchen große Teile der Muskulatur des Halteapparats dynamisch, sind nahezu ideal dosierbar und ohne teure Ausrüstung jederzeit und überall möglich. Das Laufen ist inzwischen zu einer breiten Sportbewegung geworden, wie die Stadtmarathons von Wien, Köln, Berlin oder New York beweisen.
- Das »Walking«, die schnelle Variante des Gehens, bei dem – im Gegensatz zum Laufen – immer ein Fuß den Boden berührt, und das Jogging (= Dauerlaufen) trainieren die Kondition sowie das Herz-Kreislauf-System.
- Wandern eignet sich gut für Menschen, die nicht besonders belastbar oder körperlich aktiv sind und ihren Kreislauf dennoch in Schwung halten wollen. Der Energieaufwand nimmt mit der Gehgeschwindigkeit, mit dem Körpergewicht – einschließlich Kleidung und Rucksack – und mit der Steigung des Geländes zu.
- Joggen beansprucht zahlreiche wichtige Muskelgruppen, die Kraftbeanspruchung ist meist gering, die Aus-

dauer wird hingegen optimal trainiert, der mittlere Blutdruck steigt nicht oder kaum an, und das Tempo ist gut zu dosieren.

Regelmäßige Pulskontrolle ist wichtig, denn beim Laufen wird des Guten oft zu viel getan. Viele Jogger laufen zu schnell und wissen nicht, dass sie auf diese Weise zwar schneller erschöpft, aber nicht besser trainiert sind.
- Nehmen Sie sich eher eine bestimmte Laufstrecke als eine bestimmte Zeit vor.
- Hören Sie auf, wenn Sie Ermüdungsanzeichen spüren.

Verletzungsrisiko

Verletzungen sind beim Laufen selten. Muskel- und Sehnenzerrungen sind durch Aufwärm- und Dehnübungen von fünf bis zehn Minuten und langsamen Beginn vermeidbar. Bei Abnutzungserscheinungen im Bereich der Hüft- und Beingelenke sollten Sie auf andere Ausdauersportarten, wie Schwimmen oder Radfahren, umsteigen. Achten Sie beim Laufen auf den richtigen federnden Untergrund: Am besten läuft es sich auf Wald- und Feldwegen. Beim Laufen auf Asphalt und harten Kunststoffbelägen muss gutes Schuhwerk die Stöße dämpfen. Ein guter Laufschuh schont Wirbelsäule, Füße, Knie- und

Hüftgelenke. Wesentlich sind eine griffige, rutschfeste und flexible Profilsohle sowie ein stabiles Fersenteil, damit der Fuß genügend Halt findet.

Radfahren

Beim Radfahren werden zwar die Rumpfmuskeln weniger trainiert als beim Laufen, dafür schont diese Bewegung die Hüft- und Kniegelenke. Bei richtiger Technik und Haltung wird das Rückgrat kaum belastet. Das Fahrrad muss individuell an Fahrerin oder Fahrer angepasst werden. Lenker- und Sitzhöhe sollten so aufeinander abgestimmt sein, dass der Oberkörper beim Fahren eine Vorwärtsneigung von etwa 45 Grad aufweist, bei der die Wirbelsäule gerade gehalten werden kann.

Im Vergleich zum Laufen ist es beim Radfahren etwas schwieriger, die Intensität des Trainings zu steuern, da es stärker von äußeren Bedingungen wie Steigung und Wind abhängig ist. Nach längerem Fahren sollte die relativ einseitige Körperhaltung mit lockernden Übungen ausgeglichen werden. Dabei kann sich die Wirbelsäule wieder strecken und aufrichten und somit entspannen. Das Training der Ausdauer kann durch den Puls kontrolliert werden – er muss längere Zeit über dem Ruhewert liegen.

Verletzungsrisiko

Verletzungen durch Unfälle entstehen in erster Linie im Straßenverkehr. Radfahrer sollten sich daher mit derselben Disziplin an die Verkehrsregeln halten, wie sie es von Autofahrern erwarten, und auf jeden Fall Helme tragen.

Schwimmen

Für viele Menschen ist Schwimmen zum Freizeitsport schlechthin geworden. Schwimmen ist in der Schwimmhalle vom Wetter unabhängig, für jedes Lebensalter und fast jede körperliche Verfassung geeignet. Das regelmäßige Schwimmtraining stärkt die Lunge, das Herz-Kreislauf-System sowie die gesamte Muskulatur. Kräftigend wirkt der gleichmäßige Wasserwiderstand, gegen den alle Gliedmaßen anarbeiten müssen.

Voraussetzung für ein echtes Training ist, dass man sich tatsächlich anstrengt und nicht nur planscht oder badet. Um die Ausdauer zu fördern, sollte Bahn für Bahn geschwommen und der Pulsschlag spürbar über den Ruhewert gebracht werden. Wasser entspannt und belebt bei fast allen Menschen die Psyche. Viele empfinden nach dem Schwimmen ein Gefühl von Euphorie und innerer Ruhe, das noch Stunden anhält.

Asthmakranke bekommen beim Schwimmen meist weniger leicht einen asthmatischen Anfall als beim Laufen oder Radfahren, weil die feuchte Luft Staub und Allergie auslösende Substanzen bindet.

Für Übergewichtige ist Schwimmen zwar eine der angenehmsten Sportarten, doch empfehlen Ärzte Übergewichtigen lieber Sportarten, die sie auf ihren eigenen Füßen absolvieren müssen, damit sie ein besseres Gefühl für ihren Körper und sein Gewicht bekommen.

Verletzungsrisiko

Wasser-Desinfektionsmittel (Chlor) können die Augen reizen. Genitalinfektionen mit Bakterien oder Pilzen werden im Wasser leicht weitergegeben.

● Tragen Sie keine nasse Badekleidung. Auskühlung kann die Harnblase reizen.
● Für Menschen mit Beschwerden in den Kniegelenken eignet sich der Kraulbeinschlag besser als die Beinbewegung beim Brustschwimmen.
● Relativ hohe Wassertemperaturen von 33 bis 34 °C führen bei schnellem Schwimmen zur Überwärmung und heftigem Nachschwitzen.
● Menschen, die einen Herzinfarkt hinter sich haben, müssen beim Schwimmen vorsichtig sein, weil der Füllungsdruck im Herzen bei diesem Sport größer wird.

Rudern

Beim Rudern werden drei Viertel der Muskulatur beansprucht, vor allem Arme, Schultergürtel und durch den Rollsitz auch die Beine.

Neben dem Kreislauf wird das vegetative Nervensystem gefördert, Haltungsschäden wird vorgebeugt und die Beweglichkeit bleibt erhalten.

Trotz seiner vielen Vorteile betreiben nur relativ wenige Menschen Rudersport, die meisten von ihnen haben ihn zum Leistungssport gemacht.

Verletzungsrisiko

Das Verletzungsrisiko ist äußerst gering. Am häufigsten sind harmlose Abschürfungen, auch Quetschungen vor allem des Daumens, sowie Blasen und Schwielen.

Reiten

Reiten macht praktisch auf jeder Ausbildungs- und Erfahrungsstufe Spaß und unterstützt den Bezug zur Natur. Es schult Konzentration, Koordination und Geschicklichkeit durch die enge Verbindung zum Pferd, das den Reitern äußerste Aufmerksamkeit abverlangt. Zusätzlich trainiert der Sport die gesamte Rumpf-, Arm- und Beinmuskulatur. Die gleichmäßige Muskelarbeit regt die innere Durchblutung an. In der richtigen Haltung – aufrecht und mit angewinkelten Beinen – wirkt die Bewegung positiv auf die Wirbelsäule. Das ständige Ausbalancieren des Gleichgewichts fördert das Gefühl für eine gute Körperhaltung.

Verletzungsrisiko

Stürze vom Pferd sind relativ selten, können aber schwere Verletzungen und Brüche nach sich ziehen. Ein Reithelm bzw. eine Reitkappe gehört daher zur Grundausstattung. Knie- und Sprunggelenke sowie die Unterschenkel können beim seitlichen Abrutschen oder Hängenbleiben in den Steigbügeln gefährdet sein.

Skilanglauf

Skilanglauf gilt als gesundheitlich wertvollste Wintersportart und ist im Hinblick auf die Ausdauerleistungsfähigkeit für alle Altersgruppen geeignet. »Skiwandern« beansprucht nahezu alle Muskelgruppen rhythmisch, vor allem die Bein-, Arm- und Schultermuskeln. Das Vorwärtsgleiten durch das harmonische Zusammenspiel der Arme und Beine sowie die leicht nach vorn geneigte Rumpfhaltung mit gerader Wirbelsäule machen diese Sportart besonders rückenfreundlich. Weil die Füße nicht hart aufgesetzt werden, sondern gleiten, gibt es kaum Stoßbelastungen für die Wirbelsäule.

Wer sich nicht auf die Wintermonate beschränken will, kann an »Langlauf«-Heimtrainern oder Rollski üben.

Verletzungsrisiko

Die Verletzungsgefahr ist beim Skilanglauf gering. Dennoch sollten Sie nicht ohne Vorbereitung damit beginnen. Vor allem die Fähigkeit, sich bei Stürzen weich und gezielt »abrollen« zu lassen, muss vorher erlernt werden. Bei Unsicherheiten oder gefährlichen Abfahrten ist es besser, die Skier abzuschnallen. Bleiben Sie auf den markierten Loipen.

Alpiner Skilauf und Snowboarden

Der alpine Skilauf und das Snowboarden wirken sich auf das Herz-Kreislauf-System nicht besonders günstig aus, zumal sie im Normalfall nur wenige Tage oder Wochen im Jahr ausgeübt werden können. Trainiert werden in erster Linie die Kraft der Beinmuskulatur, die Beweglichkeit und Koordination. Der Reiz dieser beiden Sportarten liegt eher im Erlernen der schwierigen Technik, in der Dynamik und im Tempo. Hinzu kommen das gesteigerte Lebensgefühl durch die Bewegung, die Lust an der Geschwindigkeit und die oft berauschend schöne Winterkulisse.

Verletzungsrisiko

Ob zwei Skier oder ein Brett: In beiden Fällen ist die Verletzungsgefahr mit Knochenbrüchen und Weichteilverletzungen relativ hoch. Dabei sind 40 Prozent der Unfälle auf undiszipliniertes Fahren, Überforderung, technische oder konstitutionelle Mängel zurückzuführen. So können Sie Unfällen vorbeugen:

- Beginnen Sie bereits vor dem Urlaub mit dem Fitnesstraining, mit Skigymnastik oder Konditionstraining.
- Erlernen Sie das Skifahren oder Snowboarden bei einer geprüften Fachkraft.
- Beachten Sie die »Verkehrsregeln« auf der Piste, und bleiben Sie auf den gesicherten Abfahrten. Zu den »Verkehrsregeln« gehört auch das Null-Promille-Gebot.

Eislaufen

Eislaufen kräftigt Herz, Kreislauf und Lungen und trainiert die Koordination und Balance der Bewegungen. Naturgemäß werden beim Eislaufen die Beinmuskeln am stärksten beansprucht. Wie groß die Belastung ist, merken alle, die nach der Sommerpause das erste Mal aufs Eis gehen: Ein Muskelkater ist ihnen gewiss.

Verletzungsrisiko

Die Verletzungsgefahr ist beim Eislaufen als Freizeitsport relativ gering. Stürze sind zwar häufig, normalerweise bleibt es aber bei kleinen Prellungen und Verstauchungen an Hand- und Fußgelenken. Eine gewisse Schnitt-Verletzungsgefahr geht von den scharfen Kanten der Schlittschuhe aus. Bei Gelenkbeschwerden ist Eislaufen nur mit Einschränkungen, bei Osteoporose gar nicht zu empfehlen. Ellenbogen- und Knieschützer sind ratsam.

Inlineskating

Regelmäßiges, intensives Inlineskating trainiert Herz, Kreislauf, Lungen und Beinmuskeln sowie die Koordination. Nicht nur für Kinder ist dieser Sport, dem inzwischen hunderttausende Menschen begeistert nachgehen, ein Riesenspaß. Wo man sich mit den modernen Rollschuhen bewegen darf, ist allerdings noch immer eine Streitfrage. Wer den Sport neu erlernen möchte, sollte sich schulen lassen.

- Prüfen Sie, ob Ihr Lehrer eine Schulungslizenz besitzt. In Deutschland vergibt der Deutsche Inlineskate-Verband (D.I.V.) die Lizenzen. Eine C-Lizenz sollte Ihr Trainer schon besitzen, hat er eine B-Lizenz, haben Sie es mit einer Fachkraft zu tun.
- Beachten Sie die Größe der Lerngruppen. Je kleiner die »Schulklasse«, desto besser der Unterricht. Mehr als zehn bis zwölf Schüler sollte eine Gruppe nicht haben.
- Was wird Ihnen beigebracht? In einer Einsteigerschule sollten obligatorisch sein: richtiges Fallen und Wiederaufstehen, Stürzen ohne sich zu verletzen, Vorwärts- und Rückwärtslaufen, Bremstechniken, Vorwärts- und Rückwärtsbremsen, Kurvenlaufen, Informationen zur Schutzkleidung und zum optimalen Material, zu den passenden Skates und: Was darf ich auf Skates im Straßenverkehr und was nicht?

Verletzungsrisiko

Bei Stürzen kann es zu Abschürfungen und Prellungen kommen. Nicht ungefährlich sind Zusammenstöße mit anderen Skatern, Fußgängern oder Radfahrern auf Gehwegen oder Straßen. Weil Geschwindigkeiten bis zu 50 Kilometer pro Stunde erreicht werden können, sollten tempobegeisterte Läufer unbedingt einen Helm tragen. Ellenbogen-, Knie- und Handgelenk- bzw. Handinnenflächenschutz sollten auch bei den Skatern selbstverständlich sein, die sich nur gemächlich fortbewegen.
Ausführliche Informationen im Internet unter http://www.inline-skating.de.

Tanz

Jazzgymnastik, African Dance, Modern Dance, Rock 'n' Roll, Tango, Salsa, Flamenco oder Bauchtanz können erheblich zum positiven Körper- und Lebensgefühl beitragen. Tanzen schult die Koordination und Harmonie der Bewegungen. Wie groß der körperliche Trainingseffekt ist, hängt von der Art des Tanzes und der Intensität ab, mit der er ausgeübt wird. Entscheidend ist, ob man damit den Pulsschlag über längere Zeit erhöht hält.

Verletzungsrisiko

Die Verletzungsgefahr ist gering. Bei akrobatischen oder Showtänzen mit Hebe- und Schleuderfiguren kann es zu Unfällen und Überforderungen kommen.

Sportspiele

Tennis, Tischtennis, Fußball, Handball, Volleyball oder ähnliche Mannschaftssportarten sind nicht nur spannend und gesellig, sie beanspruchen auch das Herz-Kreislauf-System und trainieren die Ausdauer. Allerdings: Der Trainingseffekt solcher Ballspiele lässt sich kaum vorausplanen und dosieren. Übertriebener Ehrgeiz kann dazu verführen, sich zu übernehmen. Menschen mit Herzproblemen sollten sich vor dem Einstieg ärztlich beraten lassen. Für alle Sportspiele gilt:

- Wärmen Sie sich ausreichend auf, und beginnen Sie in gemächlichem Tempo.
- Bauen Sie Ihre Spielweise systematisch auf. Die richtige Wahl der Partner und vernünftige Absprachen über Zeitdauer und Tempo können gesundheitliche Überforderung vermeiden helfen.

Fußball

Der gesundheitliche Wert dieser Sportart ist für Kinder und Erwachsene, Männer wie Frauen, außerordentlich hoch. Spielerisch werden Ausdauer und Schnelligkeit,

Beweglichkeit und Kraft trainiert. Trainierte Kicker legen während eines Spiels Strecken zwischen sechs und elf Kilometern zurück.

Verletzungsrisiko

Besonders gefährdet sind die unteren Extremitäten. Bänderrisse, Kapselverletzungen, Muskelzerrungen und -risse an den Beinen zählen zu den häufigsten Verletzungen.

Tennis

Die unterschiedlichen Bewegungsabläufe im Tennis, wie Strecken und Bücken, Laufen und Sich-Drehen, beteiligen zahlreiche Muskelgruppen, vor allem die der Beine und Schultern, des Bauchs und Rückens. Sie machen Tennis zu einem vielseitigen Ausgleichssport. Er sollte allerdings unter Anleitung erlernt werden, sonst sind Schlagarm und Wirbelsäule in Gefahr.
Tennis kann man zwar von Jugend an bis ins hohe Alter spielen, Spätanfänger und Wiedereinsteiger sollten jedoch vorsichtig sein. Wegen der schwierigen Dosierbarkeit und möglicher Überforderungen ist Tennis zum Beispiel nach einem Herzinfarkt nur in wirklich spielerischer Gangart erlaubt.
Für Menschen mit Rückenproblemen ist Tennis nicht optimal, denn es kann zu Verdrehungen und Überstreckungen der Wirbelsäule bei großem Krafteinsatz kommen, besonders beim Aufschlag. Auch Sprünge, schnelle Sprints und Stopps belasten den Rücken.

Verletzungsrisiko

Verletzungen kommen beim Tennis vor allem im Bereich der Arme und Beine vor. Am bekanntesten ist wohl der »Tennisarm« (→ Seite 699) mit Schmerzen im äußeren Ellenbogen. Er ist meist die Folge einer falschen Schlagtechnik oder eines unpassenden Schlägers.

Squash

Squash ist wesentlich schneller erlernbar als Tennis. Es verlangt und trainiert vor allem Reaktion, Koordination und Schnelligkeit. Der Ball kann bis zu 200 Stundenkilometer schnell werden. Die Herz-Kreislauf-Belastung ist bei raschem Spiel sehr groß. Das Spieltempo und die Spieldauer sollten unbedingt auf die individuelle Leistungsfähigkeit abgestimmt werden.

Verletzungsrisiko

Abgesehen vom Kreislauf werden beim Squash die Wirbelsäule und die Sprunggelenke durch die abrupten Starts, Sprints und Stopps stark belastet. Es kann deshalb zu Verstauchungen der Sprunggelenke, zu Wadenmuskelrissen und sogar zu Achillessehnenrissen kommen.

Ernährung

Hunger und Durst sind Signale des Körpers. Doch Menschen essen und trinken nicht nur, um den Körper mit Energie und Flüssigkeit zu versorgen. Mit Speis und Trank werden vielfältige Bedürfnisse befriedigt: Man genießt das Essen mit Freunden, bereichert seine Erfahrungen, indem man in fremde Töpfe schaut, und bestätigt sich in seinem Erfolg durch den Genuss von luxuriösen Köstlichkeiten. Durch Essen und Trinken wird es vergleichsweise einfach, Stress abzubauen oder Befriedigungen zu erheischen, die sonst verweigert werden. So halten Essen und Trinken Leib und Seele zusammen.

Mediziner allerdings warnen: Sie sind oft mit den Folgen eines übermäßigen Konsums konfrontiert.

Ernährungsgewohnheiten

Ob jemand dick oder dünn ist, wird im Kindesalter festgelegt (➡ Gewicht, Seite 238). Bis zum Alter von etwa zehn Jahren prägt sich auch der Geschmack. Die Ernährungsgewohnheiten der Familie bestimmen, ob nur Fleisch, Nudeln und Süßes »gut schmecken« oder ob auch

Die Folgen falscher Ernährung

Alle vier Jahre wird die Ernährungssituation in Deutschland dokumentiert. Im Jahr 2000 lautete das Resümee: Vor allem die Über-50-Jährigen nehmen mehr Energie auf, als sie verbrauchen. Der Eiweißkonsum der Deutschen liegt deutlich über der empfohlenen Menge, auch der Anteil an Fett liegt deutlich über dem Richtwert von 30 Prozent der Gesamtenergiezufuhr. Gleichzeitig wird zu viel Cholesterin und werden zu wenig Ballaststoffe aufgenommen. Auch der Alkoholkonsum ist viel zu hoch. All das muss die Gesundheit zwar nicht unbedingt ruinieren, doch für manche Erkrankungen gibt es eindeutig Zusammenhänge mit den Ernährungsgewohnheiten.

Der hohe Eiweißverzehr begünstigt das Entstehen einer Gicht. Viel Cholesterin gilt als Risikofaktor für Arterienverkalkung, Herzerkrankungen und Herzinfarkt (➡ Arteriosklerose, Seite 546; ➡ Erhöhte Blutfettwerte, Seite 546). Übergewicht und mangelnde Bewegung sind die Basis, auf der ein Typ-2-Diabetes entsteht. Reichlicher Zuckerkonsum fördert Karies.

Ernährungsbedingte Mangelkrankheiten kommen hierzulande hingegen nur selten vor: Wer kaum Fisch isst, riskiert Jodmangel und damit einen Kropf (➡ Seite 733). Wer auf Milch und Milchprodukte verzichtet, nimmt meist zu wenig Kalzium auf: Die Knochen brechen leichter. Wer sich einseitig ernährt, muss auf Vitaminmangel achten. All das vermeidet, wer sich ausgewogen ernährt.

Schutz durch Ernährung

»Das französische Paradoxon« heißt die Beobachtung, dass französische Männer relativ viel tierische Fette essen, viel Alkohol trinken und dennoch ein geringeres Herzerkrankungsrisiko haben als Männer, die wenig trinken. Die Erklärung liegt zum einen wohl im LDL-Gehalt (➡ Erhöhte Blutfettwerte, Seite 546) des Blutes. Kleine Mengen Alkohol senken einen hohen LDL-Gehalt des Blutes. Zum anderen könnten die phenolischen Verbindungen, vor allem im (Rot-)Wein, einen Schutzeffekt haben.

Dennoch ist das kein Freibrief zum Trinken. Die Grenze des positiven Effektes ist bei zwei Gläsern Rotwein erreicht – zum Essen getrunken. Das geringste Risiko, eine koronare Herzkrankheit zu erleiden, haben aber immer noch Personen, die sich wie die Menschen in Japan ernähren: wenig Fett, viel Fisch, viel Gemüse, wenig Alkohol.

Gemüse- und Getreidegerichte als schmackhaft empfunden werden. Das Resultat dieser Erziehung beurteilen Ernährungswissenschaftler heute so: Unsere Kinder essen zu viel, zu fett, zu salzig und zu süß und erschreckend viele von ihnen sind schon als Kind zu dick.

Auch das Genießen lernt man in jungen Jahren. Vielfach mangelt es jedoch an Voraussetzungen dafür: Die Augen bekommen keinen Anreiz, mitzuessen; es fehlt eine ruhige, entspannte Atmosphäre, Zeit für die Auswahl und für langsames Kauen. Durch Eile angetrieben oder anderes abgelenkt, verliert sich dann auch das Sättigungsgefühl.

Gesunde Ernährung

»Gesunde« Ernährung bedeutet immer ausgewogene Ernährung. Damit verringert sich auch die Gefahr, sich mit unvermeidlichen Schadstoffen einseitig zu belasten. Die Balance muss nicht bei jeder Mahlzeit hergestellt sein, über einen längeren Zeitraum hinweg sollte sie sich aber ergeben.

Ernährungsfachleute raten gesunden Erwachsenen, ihre Nahrung so zusammenzustellen: etwa 60 Prozent Kohlenhydrate, zehn Prozent Eiweiß, nicht mehr als 30 Prozent Fette. Außerdem sollte die Kost ballaststoffreich sein (zu den Begriffen ➡ Energielieferanten, ab Seite 235). Für die meisten Menschen bedeutet das, dass sie ihre Ernährung umstellen müssen, wenn sie sich zukünftig ausgewogen ernähren wollen (➡ Seite 233).

Kinder und Schwangere benötigen mehr Eiweiß. Am besten lässt sich das mit Getreide, Hülsenfrüchten und Milchprodukten befriedigen. Damit versorgen sie sich gleichzeitig mit Kalzium. Fleisch – und dazu zählt auch Wurst – sollte nur ein- bis zweimal pro Woche gegessen werden. Diese Menge liefert genug Eisen und Vitamin B$_{12}$, mehr führt zu viel Fett und Cholesterin zu.

Gewohnheiten verändern

Geben Sie Ihrem Körper Zeit, sich schrittweise an Neues zu gewöhnen. Die Tabelle auf Seite 234 zeigt an Hand einiger Beispiele einen möglichen Weg von der Normal- zur Vollwertkost. Bestimmen Sie Ihre Einstiegsmöglichkeiten selbst – je nachdem, an welcher Stelle des Weges Sie stehen und was Ihnen leicht fällt. Wenden Sie sich dem nächsten Punkt zu, wenn Ihnen die erste Veränderung in Fleisch und Blut übergegangen ist.

Besonders effektvoll ist es, das »kontinentale« Brötchen-(Semmel)-Butter-Marmelade-Frühstück durch Frischkornmüsli mit Obst und Milch oder Joghurt oder durch Vollkornbrot mit Quark(Topfen)aufstrich, Magerkäse und Obst zu ersetzen. Dieses Frühstück sättigt länger.

Vollwerternährung

Basis der Vollwerternährung sind pflanzliche Lebensmittel, vor allem Gemüse, Obst, Vollkornprodukte, Hülsenfrüchte, Milch und Milchprodukte. Fleisch, Fisch und Eier

sind nicht verpönt, kommen aber pro Woche nur zwei- bis dreimal auf den Tisch. Die Nahrungsmittel stammen aus regionalem kontrolliert-ökologischen Anbau und werden jahreszeitenbezogen ausgewählt.

Diese Ernährungsform versucht den einzelnen Menschen so gesund wie möglich zu ernähren und bemüht sich zugleich, mit ökologischen Ressourcen schonend umzugehen. Menschen, die sich so ernähren, verzichten weitgehend auf Fleisch. Zum einen deshalb, weil sie seinen hohen Gehalt an Fett, Cholesterin, Purinen und evtl. Schadstoffen meiden wollen. Zum anderen ist ihr Verzicht ein Votum gegen die Massentierhaltung, und darüber hinaus ziehen sie aus dem Wissen Konsequenzen, dass das Getreide, das zur Aufzucht eines Rindes notwendig ist, sehr viel mehr Menschen satt machen kann, als die daraus entstandene Menge Rindfleisch es tut.

In die Empfehlungen zur Vollwerternährung fließen auch Überlegungen zu den sozialen Bedingungen der Anbaustaaten in der Dritten Welt und die ökologischen Probleme langer Transportwege mit ein.

Die Versorgung mit Kohlenhydraten und Eiweiß entspricht bei Vollwertköstlern ziemlich genau den Empfehlungen der Deutschen Gesellschaft für Ernährung. Ihre Ballaststoffzufuhr liegt sogar über dem Limit. Von den »Radikalenfängern« Vitamin C und Beta-Karotin nehmen Vollwertköstler in etwa das Doppelte auf wie Gemischtköstler, von Vitamin E etwa ein Drittel mehr.

Regeln für eine ausgewogene Ernährung

- *Täglich fünf Portionen Gemüse, Salat und Obst essen.*
- *Bei Kartoffeln, Hülsenfrüchten (Linsen, Erbsen, Bohnen) und Getreideprodukten (Brot, Müsli, Haferflocken, Grieß) reichlich zugreifen.*
- *Wöchentlich nur zwei- bis dreimal Fleisch oder Wurst.*
- *Magere Fleisch- und Wurstsorten bevorzugen.*
- *Wöchentlich ein- bis zweimal Fisch.*
- *Pro Woche nicht mehr als drei Eier (inklusive der in Gebäck, Nudeln, Mayonnaise usw. verarbeiteten).*
- *Täglich höchstens 20 Gramm Butter oder Margarine essen (dabei auch das Fett beim Backen, Braten und Kochen berücksichtigen), aber 20 Gramm Öl verbrauchen, das ungesättigte Fettsäuren enthält (➡ Fett, Seite 235).*
- *Täglich $1/4$ Liter Milch trinken oder eine entsprechende Menge Sauermilchprodukte (Joghurt, Dickmilch, Kefir) essen und zwei Scheiben Käse.*
- *Käse mit mehr als 45 Prozent Fett meiden.*
- *Pflanzenöl (z. B. Sonnenblumenöl) statt fester Fette (Schweineschmalz, Kokosfett) verwenden.*
- *Zuckerkonsum so weit wie möglich einschränken.*

Bio-Produkte

Lebensmittel, deren Zutaten zu 95 Prozent aus ökologischem Anbau stammen, dürfen als »Bio«-Produkte verkauft werden. So regelt es die EU-Verordnung von 1991 für pflanzliche Produkte, seit Mitte 2000 auch für tierische Produkte. Alle Biobetriebe werden einmal im Jahr kontrolliert, zusätzlich gibt es unangemeldete Kontrollen, und diese ergaben bisher so gut wie nie Beanstandungen.

Seit 1993 sind die Begriffe »Bio« und »Öko« EU-rechtlich geschützt und am entsprechenden Siegel zu erkennen. Ferner gibt es noch eine EU-Kontrollstellennummer, welche garantiert, dass in dem Produkt auch wirklich »bio« drin ist (für Deutschland zum Beispiel DE-099-Öko-Kontrollstelle). Bioprodukte werden nicht nur im Bioladen oder Reformhaus verkauft, auch viele Supermarktketten haben inzwischen ein entsprechendes Sortiment aufgebaut. Auch diese Produkte sind an der EU-Kontrollstellennummer als »wirklich bio« zu erkennen.

In Deutschland arbeiteten Anfang 2000 etwa 7500 Betriebe auf knapp 400 000 Hektar nach den Kriterien der Arbeitsgemeinschaft ökologischer Landbau (AGÖL). In Österreich bewirtschaften sie etwas über zehn Prozent der landwirtschaftlich genutzten Fläche.

Einfache Wege von Normal- zu Vollwertkost (Verbesserungen von links nach rechts)

Essen am Kiosk oder im Schnellrestaurant	Von zu Hause Mitgebrachtes verzehren	Viel frisches Obst und Gemüse als Zwischenmahlzeit	Kantinenessen mit Vollwertkost
Konservenessen	Tiefkühlkost	Fertigkost als »Baustein« mit frisch Zubereitetem	Frische Zubereitung
Einkauf nach Appetit und Laune	Jahreszeitenbezogener Einkauf (➡ Seite 245)	Obst und Gemüse aus dem allgemeinen Anbau	Produkte aus kontrolliert ökologischem Anbau
Zu jeder Mahlzeit Fleisch oder Wurst oder Ei	Jeden Tag zwei Mahlzeiten ohne Fleisch oder Wurst oder Fisch oder Eier	Zweimal wöchentlich Fleischmahlzeiten durch Fisch oder Geflügel ersetzen	Pro Woche nicht mehr als vier fleisch- oder fischhaltige Mahlzeiten
Wenig Obst und Gemüse	Erhitztes Obst und Gemüse	Etwa zur Hälfte rohes Obst und Gemüse	Beides aus kontrolliert ökologischem Anbau
Mit Süßstoff oder Zucker süßen	Honig oder Birnendicksaft verwenden	Deutlich weniger süßen	Keine süßenden Zusätze mehr
Weißbrot und Brötchen (Semmeln)	Helles und dunkles Vollkornbrot	Vollkornbrot und Frischkornmüsli	Beides aus kontrolliert ökologischem Anbau, häufig gekeimtes Getreide
Schweineschmalz	Margarine und Öl aus raffinierten Fetten	Butter, ungehärtete Pflanzenmargarine	Kaltgepresste, unraffinierte Öle
Steril-Milch	H-Milch	Pasteurisierte Milch in Wegwerfpackung	Pasteurisierte Milch in Pfandwertflasche

Zu ihren Anbauregeln gehören der Verzicht auf synthetische Dünge- und Pflanzenschutzmittel; ihre Anbauregionen liegen abseits von Emissionsgebieten und stark befahrenen Autostraßen. Beim ökologischen Anbau im Glashaus, für den sich allerdings nicht alle Gemüse- oder Salatarten eignen, wird mit Kompost gedüngt und auf Schädlingsbekämpfungsmittel verzichtet.

Ein Bauer, der auf eine ökologische Anbauweise umstellt, muss eine mehrjährige Übergangsphase durchschreiten. In dieser Zeit soll sich das Land langsam »entgiften«. Die Produkte eines Umstellungsbetriebes sind mit der Bezeichnung »Aus ökologischem Landbau in Umstellung« gekennzeichnet, wenn vor der Ernte ein Jahr ökologisch gearbeitet wurde. Das Umstellungszeichen gilt für zwei Ernten.

Bei der Tierhaltung beschränken sich ökologisch arbeitende Bauern auf eine Höchststückzahl. Damit wird eine artgerechte Tierhaltung sichergestellt und nicht mehr Gülle produziert, als die umliegenden Felder unbeschadet aufnehmen können. Beschränkungen beim Futterzukauf sorgen dafür, dass die Tiere weitgehend das Futter fressen, das der Hof selbst produziert. Auf solchen Höfen wird kein Tiermehl an Wiederkäuer verfüttert (➡ BSE, Seite 243). Die Arbeitsgemeinschaft ökologischer Landbau erteilt auch allem, was mit Gentechnik in Berührung gekommen ist, eine klare Absage. Teilweise kontrollieren die Anbauverbände die Arbeit ihrer Mitglieder selbst.

Eine Studie des Bundesinstituts für gesundheitlichen Verbraucherschutz und Veterinärmedizin ergab 1995, dass ökologisch erzeugte Nahrungsmittel deutlich weniger Nitrat enthalten als konventionell angebaute, und sie sind frei von Antibiotika und wachstumsfördernden Hormonen. Arbeitsintensivere Bewirtschaftung, geringere Erträge und wesentlich geringere staatliche Subventionen sind Gründe für die 20 bis 30 Prozent höheren Preise für solche Nahrungsmittel im Vergleich zu konventionell produzierten.

Ohne Fleisch leben

Vegetarisch zu leben bedeutet, auf Nahrungsmittel von getöteten Tieren zu verzichten. Drei Formen des Vegetarismus werden unterschieden:

- Ovo-Lacto-Vegetarier essen kein Fleisch oder Fisch, aber Eier und Milch und damit oder daraus hergestellte Produkte.
- Lacto-Vegetarier meiden außer Fleisch und Fisch auch Eier.
- Veganer verzichten auf jedes von Tieren kommende Produkt, auch auf Butter und Honig.

Vegetarier leben länger

Vegetarier haben gegenüber Fleischessern ein um 30 bis 70 Prozent vermindertes Risiko, koronare Herzkrankheiten zu erleiden. Ihr Magen-Darm-Trakt ist weniger krankheitsanfällig, Gicht ist seltener, Nierenfunktionsstörungen kommen seltener vor, an Krebs sterben sie zu 50 bis 75 Prozent seltener.

Risikofaktoren, von denen man weiß, dass sie die Entwicklung von Krankheiten begünstigen, kommen bei Vegetariern im Vergleich zu Fleischessern erheblich seltener vor.

● Sie sind viel seltener übergewichtig.
● Ihre Blutdruckwerte sind auffallend niedriger.
● Ihre Blutfettwerte sind niedriger.

Die Milch von Frauen, die jahrelang vegetarisch gelebt haben, ist erheblich weniger mit Schadstoffen belastet als die anderer Frauen.

Allerdings beruhen diese positiven Effekte nicht allein auf der Ernährung. Schließlich leben Vegetarier insgesamt meist gesundheitsbewusster als andere Menschen, so bewegen sie sich beispielsweise mehr und sind seltener Raucher.

Ausreichend versorgt

Vegetarier müssen den Nährstoffgehalt der einzelnen Lebensmittel gut kennen, um keinen Mangel zu riskieren. Veganer müssen dazu schon Ernährungsspezialisten sein. Wer Eier und/oder Milch zu sich nimmt, deckt seinen Eiweißbedarf leicht. Auch Hülsenfrüchte, die eiweißreichsten pflanzlichen Nahrungsmittel, die hierzulande wachsen, und Soja sind hervorragende Eiweißquellen. Allerdings wird Soja immer aus der Ferne importiert.

Veganer müssen die Art des Eiweißes in ihren Nahrungsmitteln sehr gut kennen und bewusst miteinander kombinieren, um keinen Eiweißmangel zu riskieren.

Schwangere, Stillende und Säuglinge sollten nicht vollkommen auf tierisches Eiweiß verzichten. Auch bei Heranwachsenden kann die Eiweißversorgung problematisch sein. Eine Portion Fleisch pro Woche führt diesen Personen außerdem so viel Eisen zu, dass ihre Versorgung nicht ins Minus rutscht.

Das in Pflanzen vorkommende Eisen kann der Körper schlechter aufnehmen als das aus tierischen Produkten. Sinkt die Eisenversorgung unter einen Grenzwert ab, gleicht der Körper das aus, indem er die Aufnahmemenge steigert. Darum haben vegetarisch lebende Männer keinen Eisenmangel. Bei Frauen liegt der Eisengehalt des Blutes etwa zehn Prozent unter dem von Fleischesserinnen. Trotzdem sind sie weniger anfällig für Krankheiten. Bei veganer Ernährung gibt es allerdings eine Reihe von Problemen. Da Veganer keine Milchprodukte zu sich nehmen, können sie ihren Kalziumbedarf nur schwer decken. Mit diesem Mangel geht oft ein Vitamin-D-Mangel ein-

---

Die folgenden Verbände sind Mitglied in der Arbeitsgemeinschaft ökologischer Landbau (AGÖL):

ANOG	EcoVin
Bioland*	Gäa
Biokreis	Naturland
Biopark	Ökosiegel
Demeter*	

* Diese beiden Verbände sind am 31.3.2001 wegen Unstimmigkeiten im Vorgehen in der derzeitigen Lebensmittelkrise aus der AGÖL ausgetreten.

Ökologisch arbeitende Verbände in Österreich:
Österreichischer Demeter Bund
Fördergemeinschaft für gesundes Bauerntum ORBI
Biolandwirtschaft Ennstal
Ernte für das Leben
Konsumenten-Produzenten-Arbeitsgemeinschaft KOPRA
Verein organisch-biologischer Landbau Weinviertel
Verein der biologisch wirtschaftenden Ackerbauern BAF
Ernte und Saat
DINATUR
Freiland – Verband für ökologisch-tiergerechte Nutztierhaltung und gesunde Ernährung

---

her. Ferner besteht das Risiko eines Mangels an Iod, Selen und Vitamin B_{12}. Letzteres kommt nur in tierischen Produkten vor und in milchsauer vergorenen (z. B. Sauerkraut) oder in einigen Algenarten. Bei Menschen, die sich über lange Jahre vegan ernährt haben, wurden häufig solche Mangelerscheinungen festgestellt. Ganz besonders gefährdet durch diese Kostform sind aber Kinder.

Energielieferanten

Manche Nahrungsmittel oder ihre Bestandteile haben Schlagzeilen gemacht, weil sie für Krankheiten verantwortlich gemacht wurden. Nur selten ist jedoch ein Stoff allein die Ursache einer Krankheit.

Fett

Fette kommen in tierischen Nahrungsmitteln, wie Fleisch, Fisch, Eiern und Milch, vor, aber auch in Früchten und Samen. Fett wird nicht nur »rein« als Streich- oder Bratfett gegessen. Einen großen Anteil machen die »versteckten« Fette aus, z. B. in Fertiggerichten, Schokolade, Mayonnaise, Backwaren, Käse, Wurst, Frittiertem oder paniert Gebackenem.

Fette sind Energielieferanten und Grundstoffe, um z. B. Hormone aufzubauen.

Fette werden danach unterschieden, ob sie aus gesättigten oder ungesättigten Fettsäuren entstanden sind. Die gesättigten Fettsäuren kann der Körper aus anderen Nährstoffen selbst aufbauen, die mehrfach ungesättigten nicht. Weil sie wie Vitamine von außen zugeführt werden müssen, nannte man sie eine Zeit lang Vitamin F. Reich an mehrfach ungesättigten Fettsäuren sind Distelöl (75 %), Leinöl (72 %), Sonnenblumenöl (60 %) und Maiskeimöl (55 %).

Cholesterin

Cholesterin, auch als Cholesterol bezeichnet, ist ein fettähnlicher Stoff und kommt nur in Nahrungsmitteln vor, die vom Tier stammen. Der Körper produziert Cholesterin in ausreichender Menge. Er braucht es als Baustein aller Zellen und u. a. für die Bildung von Gallensäuren, Hormonen und Vitamin D. Der Gehalt des Blutes an Cholesterin schwankt stark.

Cholesterin ist ein Faktor bei der Entstehung von Herz- und Gefäßerkrankungen. Welcher Cholesteringehalt des Blutes als »normal« gilt, hängt vom Alter und noch mehr vom Standpunkt der bewertenden Wissenschaftler ab. Werte über 200 gelten heute als kontrollbedürftig (➡ Erhöhte Blutfettwerte, Seite 546).

300 Milligramm Cholesterin gelten als Obergrenze für die tägliche Aufnahme. Die übliche Zivilisationskost enthält jedoch meist mehr als das Doppelte. Sie können den Cholesteringehalt Ihres Blutes niedrig halten, indem Sie

- cholesterinreiche Nahrungsmittel meiden. Besonders cholesterinhaltig sind (Gehalt in 100 Gramm): Kalbshirn (2000 mg), Eigelb (1400 mg), Ei (290 mg), Butter (240 mg); alle Innereien enthalten mehr als 200 mg.
- wenig tierische Fette essen, da diese immer Cholesterin enthalten.
- fettarme und ballaststoffreiche Nahrung bevorzugen. Der Körper scheidet dann mehr Cholesterin aus.
- pflanzliche Fette bevorzugen.

Butter/Margarine

Ein überreichlicher Fettkonsum kann immer zum Problem werden, egal, ob Butter oder Margarine. Butter hat zwar einen relativ hohen Gehalt an Cholesterin und Trans-Fettsäuren, doch bei einem Tagesverbrauch bis zu 25 Gramm fällt das nicht ins Gewicht.

Margarine ist nicht grundsätzlich »reich an essenziellen Fettsäuren«. Margarinen sind oft Mischungen von tierischen und pflanzlichen Fetten. Die ungesättigten Fettsäuren der Pflanzenöle müssen dabei teilweise in gesättigte verwandelt werden. Die Fetthärtung zerstört die meisten Vitamine. Sie werden der Margarine wieder künstlich zugesetzt.

Achtung für Menschen mit Nickelallergie: Die Fetthärtung geschieht mit einem Nickelzusatz. Manchen Herstellern gelingt es nicht, dieses Metall vollkommen aus der Margarine zu entfernen.

Ein weiterer Bestandteil von Streichfetten ist ins Gerede gekommen: Trans-Fettsäuren, die beim Härtungsprozess der Pflanzenöle entstehen. Je nach Qualität enthalten Margarinen 3 bis 4 Prozent Trans-Fettsäuren, Diätmargarinen so gut wie keine. Butter bringt es auf 4 bis 7 Prozent Trans-Fettsäuren. Es ist wahrscheinlich, dass eine hohe Zufuhr von Trans-Fettsäuren das Risiko einer Fettstoffwechselstörung ansteigen lässt. Damit steigt auch das Risiko, einen Herzinfarkt oder Schlaganfall zu erleiden.

Kohlenhydrate

Sie finden sich fast nur in pflanzlichen Nahrungsmitteln, ausgenommen Milch. Zucker, Stärke und Ballaststoffe sind Kohlenhydrate. Die beiden Letzten sind Riesenmoleküle, die aus einzelnen Zuckermolekülen zusammengeknüpft sind. Zucker in diesem chemischen Sinn ist nicht der Haushaltszucker, sondern z. B. Traubenzucker (Glukose) oder Fruchtzucker (Fruktose). Verdauen bedeutet unter anderem, Kohlenhydrate in diese kleinsten Einheiten zu zerlegen. Diesen Zucker spült das Blut zu den Zellen, die ihn dann verbrauchen.

Zucker

Der süße Stoff – ob weiß, ob braun – bringt nur »leere« Kalorien und kann schadlos vom Speiseplan gestrichen werden. Den Zucker, den die Nerven als Nahrung brauchen, bekommen sie ausreichend aus den Kohlenhydraten von Obst, Gemüse und Getreide.

Dass Zucker der Gesundheit schaden kann, ist eindeutig belegt. Zucker fördert die Entstehung von Karies. Eine über lange Zeit genossene überreichliche Zuckermenge wandelt der Körper in Fett um und lagert es in seinen Depots ab.

> **Zuckerkonsum einschränken**
> - *Verzichten Sie auf Süßigkeiten zu Gunsten von Obst.*
> - *Verwenden Sie statt Marmelade Quarkaufstrich, mageren Käse, oder legen Sie Obst aufs Brot.*
> - *Backen Sie Kuchen mit einer geringeren Zuckermenge.*
> - *Achten Sie beim Einkaufen auf Bezeichnungen, hinter denen sich Zucker verstecken kann: Fruchtzucker, Fruktose, Glukose, Glukosesirup, Invertzucker, Maltodextrose, Maltose, Malzzucker, Saccharose, Traubenzucker.*

Honig

Er besteht zu 80 Prozent aus Zuckern und 20 Prozent Wasser und enthält nur winzige Mengen Azetylcholin, Enzyme und Mineralstoffe, vor allem Kalium und Phosphor, Vitamine nur in Spuren. Für das Aroma sind über hundert andere Substanzen verantwortlich.

Obwohl Honig im Vergleich zu raffiniertem Zucker das »natürlichere« Nahrungsmittel ist, hat er all die gesund machenden oder gesund erhaltenden Eigenschaften nicht, die man ihm nachsagt. Er ist im Gegenteil sogar stärker kariesfördernd als andere Zucker, weil er an den Zähnen klebt.

Ballaststoffe

Ballaststoffe sind Pflanzeninhaltsstoffe, deren größten Teil der Körper nicht verwerten kann. Sie werden im Dickdarm von den Bakterien teilweise abgebaut oder mit dem Kot ausgeschieden. Ballaststoffreich sind Gemüse, Kartoffeln, Salat, Obst und (Vollkorn-)Getreide und seine Produkte.

Ballaststoffe

- füllen den Magen lange. Das verlängert das Sättigungsgefühl. Für Diabetiker hat es den Vorteil, dass die Kohlenhydrate langsamer ins Blut übertreten, sodass das Blutzuckerprofil gleichmäßiger verläuft.
- füllen den Darm gut. Sein Inhalt gleitet besser, weil die Ballaststoffe Wasser binden. Dadurch klappt die Verdauung besser.
- binden im Darm Gallensäuren, die so ausgeschieden werden. Um diesen Verlust auszugleichen, produziert der Körper neue Gallensäuren. Dafür entzieht er dem Blut Cholesterin als Baustein für Gallensäuren: Der Cholesterinspiegel sinkt. Zugleich wird verhindert, dass überschüssige Gallensäuren zu potenziell Krebs fördernden Produkten abgebaut werden.
- können Blähungen verursachen, weil die Darmbakterien noch Teile der Ballaststoffe verwerten. Nach kurzer Gewöhnungszeit vergeht diese unerwünschte Wirkung meist.

Eiweiß (Protein)

Eiweiße sind Riesenmoleküle. Ihre Bausteine heißen Aminosäuren. Der Körper zerlegt Eiweiß in diese Aminosäuren und setzt daraus seine eigenen Eiweiße zusammen. Eiweiße sind z. B. auch Bestandteile von Enzymen und Hormonen.

Einige so genannte essenzielle Aminosäuren begrenzen die Eiweißverwertung im Körper: Fehlt nur eine von ihnen, kommt der Eiweißaufbau zum Stillstand, obwohl alle anderen Bausteine ausreichend vorhanden sind. Nur eine vielseitige Ernährung deckt die breite Palette aller lebensnotwendigen Aminosäuren ab. Allerdings nehmen Durchschnittsbürger deutlich mehr Eiweiß zu sich, als es wünschenswert wäre.

Nicht mehr als ein Drittel des Eiweißes sollte von Tieren stammen (Milch, Eier, Fleisch, Fisch). Eiweißreich sind Sojabohnen (37 %), Bohnen, Erbsen, Linsen (23 %), mageres Fleisch (16 bis 20 %), Ei (13 %), Käse (10 bis 35 %), Getreide (7 bis 12 %).

Milch

Milch und Milchprodukte sind als Kalziumlieferanten unersetzlich. Wer Frischmilch nicht verträgt, kann auf Milchprodukte ausweichen.

Rohmilch ist unbehandelt und kann viele Keime enthalten. Diese müssen zwar nicht krank machen, doch es besteht die Gefahr, dass Krankheitserreger, wie der gefürchtete EHEC (→ Seite 243), darunter sind. Früher fürchtete man vor allem die Übertragung von Tuberkulosebakterien. Im Handel vertriebene Rohmilch heißt in Deutschland »Vorzugsmilch« und stammt aus besonders streng kontrollierten Beständen. Doch auch sie muss nicht keimfrei sein.

»Normale« Milch ist pasteurisiert und damit keimfrei. Darum gilt sie als die »gesündeste« Milch. Der Vorgang hat einen Teil der Milcheiweiße verändert; die Vitamine sind weitgehend erhalten geblieben.

In H-Milch ist der größte Teil der Eiweiße verändert, daher der »Kochgeschmack«. Der Verlust an Vitaminen und Folsäure liegt bei zehn Prozent.

In Sterilmilch ist das Eiweiß verändert und der Vitaminverlust erheblich.

Eier

Eiklar stellt von allen Lebensmitteln das höchstwertige Eiweiß dar, weil es alle lebensnotwendigen Aminosäuren enthält. Es ist fettfrei. Eigelb hingegen enthält viel Fett und Cholesterin.

Rohe Eier gelten als »ungesund«, da sie zwei Stoffe enthalten, von denen der eine das Vitamin Biotin bindet und der andere ein Verdauungsenzym hemmt. Hitze macht beide Stoffe unwirksam.

Neu auf dem Markt der unbegrenzten Möglichkeiten sind »cholesterinneutrale Eier« bzw. »Omega-DHA-Eier«. Erstere werden von Hühnern gelegt, deren Futter Leinöl oder Rapsöl beigemischt wurde. Dadurch verschiebt sich das Fettmuster in Richtung weniger Cholesterin. Dennoch enthalten diese Eier immer noch 200 bis 220 mg Cholesterin.

Hühner, die »Omega-DHA-Eier« legen sollen, werden mit Algen gefüttert. Algen enthalten viel Omega-3-Fettsäuren, die sich zum großen Teil in den Hühnereiern wiederfinden. Da Omega-3-Fettsäuren eine positive Wirkung auf die Blutfettwerte haben, verspricht man sich von diesen Eiern, dass sie das Risiko für Herz- und Gefäßkrankungen zumindest nicht noch mehr vergrößern. Ob sie die Erwartungen erfüllen, ist jedoch noch nicht erwiesen.

Kochsalz

Der Körper braucht Natriumchlorid, um den Salz-Wasser-Haushalt zu regulieren. Ernährungswissenschaftler raten, täglich nicht mehr als fünf Gramm Kochsalz aufzunehmen. Durchschnittsesser bringen es jedoch täglich auf das Doppelte bis Dreifache. Der Überschuss belastet die Nieren und das Herz. Wer zu hohen Blutdruck oder eine Herz- oder Nierenerkrankung hat, sollte seine Kochsalzzufuhr auf drei Gramm täglich begrenzen.

Wenn Ärztin oder Arzt Ihnen raten, sich kochsalzarm zu ernähren, dann achten Sie auf die Angaben. Heißt es: Nicht mehr als x Gramm Natrium, oder sagen sie: Kochsalz? Ein Gramm Kochsalz entspricht ungefähr 0,4 Gramm Natrium. Fast alle Lebensmittel enthalten Kochsalz. Die gewohnten, aber unnötigen Salzbeigaben zu Speisen kann man durch Gewürze ersetzen (➡ Natriumarme Produkte, Seite 251). In industriell vorgefertigten Produkten soll Kochsalz oft den faden Geschmack übertönen. Besonders salzhaltig sind Brüh- und Kochwürste, gepökeltes Fleisch, Käse, Brot, Kartoffelprodukte, fertige Suppen, Soßen und Gerichte.

Gewicht

Die einen schlemmen mehrmals in der Woche und bleiben schlank, andere sitzen vor Salat und Mineralwasser und halten doch nur mühsam ihr Gewicht. Fast alle kennen den Frust, nach einer erfolgreichen Diät den Zeiger der Waage wieder nach oben schnellen zu sehen.

Langsam beginnt sich das Rätsel um diese Unterschiede zu lösen. Genetische Anlagen, frühe Prägungen und später Ernährung und vor allem Bewegung sind daran entscheidend beteiligt.

Offenbar eicht jeder Mensch während zweier Prägephasen sein individuelles Normalgewicht, das der Körper später zäh verteidigt. Die erste Phase liegt in der Schwangerschaft. Ist das Nahrungsangebot für das noch ungeborene Kind besonders knapp, scheint sich sein Körper für die ihm anscheinend bevorstehenden »Hungersnöte« zu wappnen, indem es seinen Stoffwechsel so polt, dass er aus allem Angebotenen das Maximale herausholt. Frauen, die sich während der Schwangerschaft mit Kalorien knapp halten, geben ihrem Kind so die Anlage zu einem »guten Futterverwerter« mit. Das Gewicht am Ende der Pubertät markiert einen weiteren »set-point«. Wer dieses persönliche Normalgewicht korrigieren will, beginnt einen lebenslangen, fast immer aussichtslosen Kampf.

Der Jo-Jo-Effekt

Für den Körper ist jede Nahrungsreduktion ein Angriff auf sein Überleben. Also drosselt er seinen Energieverbrauch drastisch. Für Abnehmwillige beginnt damit die Zeit, in der sich der Erfolg nur noch in wenigen Gramm pro Woche bemisst. Nach dem Ende der Diät schaltet der Stoffwechsel wieder um und sorgt schnellstmöglich für einen üppigen Fettvorrat, um für die nächste »Hungersnot« gewappnet zu sein. Nach mehreren Abspeckkuren hat sich der Körper darauf eingestellt, dass solche Notzeiten offenbar immer wiederkehren. Er verwertet nun auch die normale Kost besser als je zuvor. Am Ende einer Reihe vergeblicher Schlankheitskuren wiegt der Mensch dann mehr als zuvor.

Kleine Dickmacher als Wohlfühlhilfen

Frust-Fress und Kummerspeck – so mancher hilft sich in Zeiten großer Belastung mit Schokolade oder Sahnetorte. Wenn gar nichts mehr läuft, kursieren nur wenige Endorphine, körpereigene »Wohlfühlhormone«, im Blut, die mit dem Lustzentrum des Gehirns in Verbindung stehen. Der Genuss zart schmelzender Fettcreme im Mund verschafft dem Körper dann einen kleinen Endorphin-Kick. Nur leider hält der nicht lange an, und der häufige Süßigkeitennachschub bleibt dann als Speck auf den Hüften liegen.

Ein weiterer Botenstoff in den Gehirnzellen ist Serotonin. Niedergeschlagene, traurige Menschen haben einen niedrigen Serotoninspiegel. Kohlenhydrathaltige Nahrungsmittel, wie Zucker, Nudeln oder Brot, heben ihn an. So kann die Verstimmung leichter abklingen. Mit dem niedrigen Serotoninspiegel erklärt sich auch der Heißhunger auf Süßes, der manche Frauen kurz vor Beginn der Periode überfällt.

Das Fett-Gen

18 Prozent der erwachsenen Deutschen sind deutlich übergewichtig. Bei ihnen ist der Mechanismus gestört, der dafür sorgt, dass das Gewicht auf lange Zeit gesehen in etwa gleich bleibt.

Verantwortlich für die Regulation ist das Fett- oder Ob-Gen (von engl. »obese« – fett), das bei Mäusen, aber mittlerweile auch bei Menschen gefunden wurde. Ist dieses Gen verändert, wird das Hormon nicht mehr ausreichend gebildet, das den Steuerungszentren im Gehirn »Stopp!« signalisiert. In der Folge können sich die Fettspeicher ungehemmt aufbauen.

Immer noch ist die Broca-Formel (➡ Seite 241) eine brauchbare Größe, mit der man seinen Platz auf der Ska-

Diäten in der Übersicht

Erlaubt	Verboten	Vorteile	Nachteile
Atkins-Diät *Fleisch, Fisch, Geflügel, Eier, Fett ohne Begrenzung. 4 Essl. Sahne pro Tag, 110 g Hartkäse, Götterspeisen mit Süßstoff, Saft einer Zitrone. Nach mehreren Wochen langsames Hinzufügen von kohlenhydrathaltigen Nahrungsmitteln. Die Menge wird nach dem Ergebnis von Urintests bestimmt.*	*Alles andere.*	*Einfach durchzuführen.*	*Gewichtsabnahme nur dann, wenn durch Überdruss weniger gegessen wird. Viel zu viel Fett und tierisches Eiweiß. Stoffwechsellage ähnlich verändert wie beim Fasten, daher gleiche Gefahren. Teure Diät durch teure Nahrungsmittel und Zubehör: Vitaminpräparate, Mineralsalztabletten, Teststäbchen für Urin.*
Brigitte-Diät *Kalorienreduzierte Mischkost.*	*Fast jedes Fett und Zucker.*	*Abwechslungsreich, exakte Rezeptangaben. Hiermit können Sie eine ausgewogene Ernährung einüben.*	
Brotdiät *Brot, Kartoffeln, Fleisch, etwas Wurst und Käse; Eier, Gemüse, Obst.*	*Milch und Zucker.*	*Ballaststoffreich, abwechslungsreich, preiswert.*	
Hay'sche Trennkost *Kalorienreduzierte Mischkost aus 80 % Obst und Gemüse und 20 % anderen eiweiß- und kohlenhydrathaltigen Nahrungsmitteln.*	*Eiweißhaltige und kohlenhydrathaltige Nahrungsmittel dürfen nicht gleichzeitig bei einer Mahlzeit gegessen werden.*	*Nur durchführbar, wenn Sie viel über die Zusammensetzung von Nahrungsmitteln wissen.*	*Komplizierte Nahrungszusammenstellung.*
Fit for life (Diamonds) *Durchführung ähnlich der Hay'schen Trennkost, doch soll erst ab mittags gegessen werden. Als Getränk ist nur destilliertes Wasser erlaubt.*	*Milch(produkte), möglichst alle tierischen Nahrungsmittel.*	*Pflanzenbetonte Ernährung.*	*Destilliertes Wasser versorgt den Körper nicht mit Mineralstoffen.*
Herbalife *Fünf Fertigprodukte, Formula 1 bis 4 und Thermojetics, ein aromatisierter Tee.*	*Alles andere.*	*Keine.*	*Die proklamierte »Natürlichkeit« wird nicht geboten. Minderwertige Haferspelzen werden zu hochwertigen Ballaststoffen erklärt. Die Tagesmengen einiger Nährstoffe werden über-, andere unterschritten. Teure Produkte für kurzfristigen Gewichtsverlust.*
Hollywood-Kur *Steak, Fisch, Eier unbegrenzt; eine Scheibe Toast, 5 Apfelsinen oder Pampelmusen.*	*Alles andere.*	*Einfach durchzuführen.*	*Keine ausgewogene Nahrung, Folgen ähnlich wie beim Fasten. Teuer. Man lernt nicht, falsche Essgewohnheiten durch bessere zu ersetzen.*

Diäten in der Übersicht

Erlaubt	Verboten	Vorteile	Nachteile
Humplik-Diät *Täglich mindestens 4 kg rohes Obst und Gemüse, 1 kg Fleisch, viel Öl.*	*Leicht verdauliche Nahrungsmittel.*	*Sättigend.*	*Übermäßig viel Eiweiß und Fett, keine ausgewogene Nahrung. Man lernt nicht, falsche Essgewohnheiten durch bessere zu ersetzen.*
Kartoffeldiät *Gekochte Kartoffeln, Salate, rohes Gemüse.*	*Alles andere (auch kein Öl zum Anmachen der Salate).*	*Ballaststoffreich, vitaminreich, preiswert.*	*Keine ausgewogene Nahrung. Eintönig.*
Max-Planck-Diät *In begrenzter Menge Eier, Steaks, Schinken, Huhn, Salat, Tomaten. 4 Brötchen pro Woche.*	*Alles andere.*	*Einfach durchzuführen.*	*Zu wenig Kohlenhydrate, ähnliche Folgen wie beim Fasten. Man lernt nicht, falsche Essgewohnheiten durch bessere zu ersetzen.*
Mayo-Diät *Hart gekochte Eier, mageres Fleisch, Geflügel, Obst und Gemüse.*	*Jedes sichtbare Fett.*	*Einfach durchzuführen.*	*Zu viele Eier, eintönig. Man lernt nicht, falsche Essgewohnheiten durch bessere zu ersetzen.*
Punktediät *Unbegrenzt Rind- und Schweinefleisch, Bouillon. Alles andere richtet sich nach einem Punktesystem, bei dem 1 Punkt 1 g Kohlenhydrate entspricht. 40 Punkte müssen mindestens, 60 dürfen höchstens zugeführt werden.*		*Bei geschickter Zusammenstellung ausgewogene Mischkost.*	*Bei unbedachter Zusammenstellung Folgen ähnlich denen der Atkins-Diät. Sehr kompliziert durchzuführen.*
Reisdiät *Gekochter Reis, Apfelmus. Nach vier Wochen: Fleisch und Gemüse.*	*Alles andere.*	*Einfach durchzuführen, preiswert, stark entwässernd.*	*Zu wenig Eiweiß, eintönig. Man lernt nicht, falsche Essgewohnheiten durch bessere zu ersetzen.*
Saftfasten *Ein bis eineinhalb Liter frisch gepresster Obst- und Gemüsesaft.*	*Alles andere.*	*Einfach durchzuführen.*	*Eintönig. Ähnliche Folgen wie beim Fasten möglich. Man lernt nicht, falsche Essgewohnheiten durch bessere zu ersetzen.*
7-Tage-Körner-Kur *Jeden Tag eine andere Sorte Vollkorngetreide; Gemüse, Obst, Kräuter, Magermilchprodukte.*	*Alles andere.*	*Ballaststoffreich, vitaminreich, preiswert.*	*Man lernt nicht, falsche Essgewohnheiten durch bessere zu ersetzen.*
Zitronensaftkur *Zitronensaft, Ahornsirup, Cayennepfeffer. »Blutreinigungs«- und Abführtees, Glaubersalz (Abführmittel).*	*Alles andere.*	*Einfach durchzuführen.*	*Kein Eiweiß, daher gefährlich für Herz und Kreislauf. Unerwünschte Wirkung von Abführmitteln. Man lernt nicht, falsche Essgewohnheiten durch bessere zu ersetzen.*

Broca-Formel

Männer: *Körpergröße in cm minus 100 = kg Normalgewicht.*

Frauen: *Körpergröße in cm minus 100 minus 10 Prozent = kg Normalgewicht.*

Body Mass Index (BMI)

Körpergewicht in Kilogramm, geteilt durch das Quadrat der Körpergröße in Metern. Bei drei Personen gleicher Größe, aber unterschiedlichen Gewichts lautet die Berechnung:

68 (kg Gewicht) : 1,68 (m Körpergröße)² = 24,11 BMI

75 (kg Gewicht) : 1,68 (m Körpergröße)² = 26,59 BMI

78 (kg Gewicht) : 1,68 (m Körpergröße)² = 27,65 BMI

Das Gewicht der ersten Person liegt im Bereich des Normalen. Ein BMI zwischen 20 und 25 gilt als Zone mit dem geringsten gesundheitlichen Risiko. Ab einem BMI von unter 18 spricht man von Untergewicht, über 25 beginnt das Übergewicht, das ab einem Wert von 30 als behandlungsbedürftig gilt.

Weight-Watcher-Gruppen

Deutschland: 01 80 / 2 23 45 64

Internet: http://www.weightwatchers.de

Österreich: 01/5 32 53 53

Internet: http://www.weightwatchers.at

---

la zwischen dünn und dick in etwa bestimmen kann. Eine genauere Einordnung ist mit dem BMI (➡ Seite 241) möglich, der den Körperbau berücksichtigt. Das vielfach zitierte »Idealgewicht«, das noch unter dem Broca-Gewicht liegt, entstand als eine von amerikanischen Lebensversicherungen errechnete Zahl. Die Annahme, dass Idealgewichtige die höchste Lebenserwartung hätten, erwies sich jedoch als falsch.

Menschen mit gutem Gespür für ihren Körper brauchen keine Waage. Sie fühlen sich bei dem Gewicht wohl, bei dem der Hosenbund nicht kneift, das Treppensteigen keine Qual ist und bei dem Ärztin oder Arzt keine Krankheitszeichen feststellen können.

Übergewicht (Adipositas)

Übergewichtige Menschen haben ein größeres Krankheitsrisiko. Das Risiko, an einer koronaren Herzkrankheit zu sterben, liegt 60 Prozent und das, an den Folgen eines Unfalls zu sterben, 30 Prozent über dem Durchschnitt. An Lebererkrankungen und an den Folgen eines Diabetes sterben sie zweieinhalbmal öfter, bei Operationen doppelt so oft. Diagnoseverfahren, wie Ultraschall, Sonografie oder Röntgen, sind bei Adipösen schlechter durchzuführen und weniger aussagekräftig.

45 Prozent der Frauen, deren Regel unerwartet längere Zeit ausbleibt, sind übergewichtig. Wenn ein Kinderwunsch unerfüllt bleibt, kann das mit der Körperfülle zusammenhängen.

Übergewicht gilt als Risikofaktor für Darm-, Gebärmutterschleimhaut- und Brustkrebs.

Gewicht reduzieren

Das individuelle Normalgewicht, das der Körper bei Dünnen und Dicken so zäh verteidigt, lässt sich nur ganz langsam neu definieren. Seine Ernährung umzustellen und zukünftig schlanker durchs Leben zu spazieren, ist ein langfristiges Programm. Es besteht aus vielen aneinander gereihten Zielen, die Schritt für Schritt angesteuert werden.

Die erste Maßnahme ist, sich klarzumachen, welche Bedeutung das Essen für einen hat. Wer damit Angst, Einsamkeit, Langeweile oder unbefriedigte Bedürfnisse ausgleicht, kann das nicht von heute auf morgen aufgeben und diese Emotionen ungeschützt über sich hereinbrechen lassen.

Um seine Essmotive aufzudecken, hilft manchen Menschen ein Ernährungstagebuch, in das sie eine Zeit lang jeden Bissen und jeden Schluck eintragen. Anderen hilft eine Gruppe Gleichgesinnter, wie man sie bei den »Weight Watchers« findet; vielleicht ist auch für kurze Zeit eine psychotherapeutische Beratung notwendig (➡ Seite 892).

In einer Hinsicht kann sich Abnehmen auch negativ auswirken: Viele Schadstoffe (➡ Seite 242) werden im Fettgewebe gespeichert. Sie werden freigesetzt, wenn die Fettdepots dahinschmelzen.

Die hohe Schadstoffkonzentration im Blut kann dann unter Umständen akute Beschwerden hervorrufen: Konzentrationsstörungen, Schlafstörungen, Kopfschmerzen, Verstimmungen.

Stillende Frauen sollten keinesfalls versuchen abzunehmen. Die freigesetzten Schadstoffe gehen in ihre Milch über und belasten so das Kind.

Viel Bewegung, wenig Fett

Die wichtigste Maßnahme, um einen niedrigeren »setpoint« zu stabilisieren, ist Bewegung. Immer wieder bestätigen Untersuchungen, dass Kalorienreduktion und Bewegung die Pfunde am schnellsten schwinden lassen. An der Dauer des Erfolgs hat die Bewegung mehr Anteil als die Kost.

Bei der Bewegung ist besonders wichtig, dass sie kontinuierlich durchgeführt wird: täglich eine halbe Stunde Sport oder intensive Bewegung.

Das langfristige Ziel einer Ernährungsumstellung ist ein verändertes Empfinden dessen, was gut schmeckt. Meist muss sich dazu vor allem das Bedürfnis nach Fett wandeln. Die übliche Ernährung besteht zu etwa 45 Prozent aus Fett. Diesen Anteil zu reduzieren, hat auch auf der Waage den größten Effekt. Der Grund: Auf einen hohen Eiweiß- und Kohlenhydratkonsum antwortet der Stoffwechsel schnell, indem er seine Verbrennungsrate erhöht. Der Fettstoffwechsel reagiert jedoch nur langsam. Heute zu viel zugeführtes Fett wird nicht schnell »weggebrannt«, sondern kursiert weiter im Körper, bis es der Stoffwechsel nach und nach in die Depots schafft.

Der »Plan« einer »vernünftigen Schlankheitskur« lautet demnach: An Fett sparen, wo es nur geht, und sich an Kartoffeln, Gemüse, Obst, Nudeln oder Brot satt essen. Kalorien braucht dann niemand mehr zu zählen.

Diäten

Jedes Frühjahr bringt eine sicheren Erfolg versprechende Schlankheitskur hervor. Wie es um ihren Erfolg wirklich bestellt ist, zeigt ein Blick auf die Passanten in den Straßen und die offensichtliche Notwendigkeit, immer wieder neue, absolut wirksame Diäten zu kreieren.

Gegenüber jeder Kostform, bei der ein Nahrungsmittel unbegrenzt, andere dagegen gar nicht gegessen werden dürfen, ist Skepsis angebracht. Alle Ernährungsempfehlungen, die nicht im Großen und Ganzen auf eine vollwertige Kost mit begrenzter Menge hinauslaufen, sind zum Scheitern verurteilt. Zumindest ist von ihnen nicht zu erwarten, dass sie dauerhaft schlank machen (➡ Der Jo-Jo-Effekt, Seite 238).

Fasten (Nulldiät)

Wer gar nichts mehr isst, verliert pro Tag etwa 400 Gramm Gewicht. Bevor jemand einige Tage zu fasten beginnt, sollte er sich von seiner Ärztin oder seinem Arzt versichern lassen, dass dagegen keine Bedenken bestehen.

Fasten über längere Zeit als etwa eine Woche sollte nur unter ständiger ärztlicher Aufsicht erfolgen (Klinik oder Kurheim).

Der Stoffwechsel stellt sich beim Fasten vollkommen um. In der Anfangszeit deckt er einen großen Teil seines Energiebedarfs aus den Eiweißreserven. Erst später baut er mehr Fett als Eiweiß ab.

Über das Risiko, das die zum Teil erheblichen Eiweißverluste vor allem für das Herz bedeuten können, sind sich die Mediziner nicht einig.

Schlafstörungen gehören zum Fasten dazu. Gichtanfälle und Nierensteine können besonders bei denjenigen auf-

> **Energielieferanten**
>
> *Fett, Kohlenhydrate und Eiweiß liefern dem Körper Energie in Form von Wärme. Die Wärmemenge wird in kJ (Kilojoule) oder kcal (Kilokalorien) angegeben.*
>
> *Seit 1978 ist »Joule« die offizielle Maßeinheit für den Energiegehalt der Nahrung. Im allgemeinen Sprachgebrauch hat sich die »Kalorie« jedoch noch immer gehalten.*
>
> *1 g Fett liefert etwa 9 kcal (38 kJ).*
> *1 g Kohlenhydrate liefert etwa 4 kcal (16 kJ).*
> *1 g Eiweiß liefert etwa 4 kcal (16 kJ).*
> *1 g Alkohol liefert etwa 7 kcal (30 kJ).*

treten, die nicht genügend trinken. Mindestens drei Liter Flüssigkeit pro Tag sind beim Fasten unbedingt wichtig. Die schnelle Gewichtsabnahme beim Fasten kann motivieren, nun die Ernährung so umzustellen, dass der Erfolg dauerhaft wird. Wenn das allerdings nicht gelingt, bahnt auch die Nulldiät nur den Weg zu mehr Pfunden.

Formuladiäten

Formuladiäten sind Pulver oder Körner aus Nährstoffen, Vitaminen, Mineralien, Spurenelementen und Ballaststoffen. Sie dürfen in 100 Gramm nicht mehr als 100 kcal enthalten. Sie werden aus dem Paket angerührt und kalt oder warm getrunken.

Nach einiger Zeit wird die Ernährung eintönig, weil nur wenige Geschmacksvarianten zur Verfügung stehen; außerdem gibt es nichts zu beißen. Eine solche Diät ist relativ teuer.

Eine Umstellung der Geschmacks- und Ernährungsgewohnheiten ist mit Formuladiäten nicht möglich. Ein langfristiger Erfolg ist unwahrscheinlich.

Schadstoffe im Essen

Nicht jeder Schadstoff in Lebensmitteln muss ein Fremdstoff sein. Geruch und Geschmack bitterer Mandeln beruhen auf ihrem Gehalt an giftiger Blausäure. Die grünen Flecken, die bei Tomaten oder Kartoffeln immer weggeschnitten werden sollten, entstehen durch Solanin, ein Bio-Gift.

Lebensmittel können mit krank machenden Keimen verunreinigt sein (Salmonellen, EHEC), das Schimmelpilzgift Aflatoxin enthalten oder bei der Zubereitung Krebs erregende Stoffe hervorbringen (Benzpyrene).

Andere mehr oder minder gesundheitsgefährdende Stoffe finden sich in Lebensmitteln auf Grund von Umwelt- und Produktionsbedingungen.

Krankheitskeime

Alle unbehandelten Lebensmittel enthalten Keime. Wie viele es sind und welche, hängt auch von den Produktionsbedingungen ab. Die Salmonellose ist beim Menschen die bedeutendste durch Bakterien hervorgerufene Krankheit. Sie äußert sich vornehmlich als Durchfall, kann aber auch zu einer lebensbedrohlichen Allgemeinerkrankung werden. Salmonellen gelangen vor allem durch das Verfüttern von Mehl aus infizierten Tierkörpern in das Gedärm von Geflügel. Nach dem Schlachten übertragen die infizierten Tiere die Keime auf die anderen, wenn alle gemeinsam in einem Bottich mit Kühlwasser landen.

EHEC, eine bösartige Form der sonst harmlosen Darmbakterien Escherichia coli, verursacht eine schwere Erkrankung, die durch Blutveränderungen und eine Störung der Nierenfunktion besonders für Kinder gefährlich ist. Diese Erreger werden vornehmlich, aber nicht nur durch Rohmilch und rohes Rindfleisch übertragen.

Erhitzen tötet die meisten Krankheitskeime ab. Wie zuverlässig das geschieht, hängt von der Temperatur und der Dauer der Hitzeeinwirkung ab. In dieser Hinsicht ist das Garen oder Erwärmen in der Mikrowelle konventionellen Arten des Erhitzens, wie Kochen oder Braten, unterlegen.

BSE

BSE ist die Abkürzung für bovine spongiforme Enzephalopathie, Hirnschwamm bei Rindern, und bezeichnet jene Krankheit bei Rindern, welche sehr wahrscheinlich vom gleichen Erreger verursacht wird wie die vCJK.

1996 wurde in England diese neue Variante der Creutzfeldt-Jakob-Krankheit (vCJK) entdeckt. Die Krankheit ähnelt der schon lange bekannten Krankheit CJK, welche das Gehirn zerstört; nur betrifft die neue Version erheblich jüngere Menschen, und diese sterben etwa innerhalb

Schutz vor Keimen
- *Tiefgekühltes Geflügel im Kühlschrank auftauen. Auftauwasser wegschütten.*
- *Gerätschaften und Hände nach dem Kontakt mit Geflügel und rohen Eiern gründlich waschen.*
- *Für Speisen aus rohen Eiern (Mayonnaise, Tiramisu, Zitronencreme) nur ganz frische, gekühlt gelagerte Eier verwenden.*
- *Fleisch und Eier durchgaren.*
- *Keine Rohmilch oder -käse. Pasteurisieren tötet alle Keime zuverlässig ab, erhält aber die Vitamine weitgehend.*

Eigeninitiative zum Schutz vor BSE
Das sicherste Fleisch ist zurzeit das aus ökologischem Landbau. Ansonsten bleibt Ihnen nur, Produkte mit hohem BSE-Risiko zu meiden, da sich der Erreger weder durch Kochen noch Braten oder Desinfektionsmaßnahmen abtöten lässt. Hohes Risiko:
- *Rindfleisch aus Großbritannien, erkennbar an dem Zeichen »XEL«.*
- *Hirn, Darm, Rückenmark, Milz, Thymus (Bries), Leber, Lunge, Herz.*
- *T-Bone-Steaks vom Rind.*
- *Schaf-, Lamm- und Ziegenfleisch, da auch diese Tiere mit Tiermehl gefüttert wurden.*
- *Alle Wurstarten und alle Fleisch- und Fertiggerichte, da ihre Inhaltsstoffe kaum zu kontrollieren sind.*
- *Fleischbrühe, -soßen und -fonds, da sie mit Hilfe von angebratenen Wirbelknochen hergestellt werden.*

eines Jahres. Zwischen Infektion und Ausbruch der Krankheit vergehen etwa 15 bis 20 Jahre. Mit großer Wahrscheinlichkeit gibt es zwischen der vCJK und BSE eine direkte Verbindung. Bis Ende 2000 sind in England 83 Menschen an dieser neuen Form von CJK gestorben.

Der Infektionsweg dieser Erkrankung ist wahrscheinlich eine Kette von Ereignissen, die von Schafen ausgegangen ist, über Rinder weitergetragen wird und beim Menschen endet.

Schaf, Rind, Mensch

Bei Schafen kennt man die Krankheit »Scrapie« (Traberkrankheit), bei der die Tiere an einer Zerstörung des Gehirns verenden. Als Erreger wurde ein bislang unbekanntes infektiöses Prinzip ausgemacht, »Prion« genannt. Seit Jahren wurden in England Schlachthofabfälle von infektiösen Schafen zu Tiermehl verarbeitet und als billiges Kraftfutter an Rinder verfüttert. Seit 1979 wurde die Tiermehlproduktion jedoch, um Kosten zu sparen, bei niedrigerer Temperatur und geringerem Druck durchgeführt. Unter diesen veränderten Bedingungen werden – wie man heute weiß – die Prionen nicht inaktiviert. Heute ist auch gesichert, was man bisher für unmöglich hielt: Die Erreger können die Artenschranke überspringen. Das heißt, dass die Scrapie-Prionen unter entsprechenden Voraussetzungen Rinder infizieren können, wobei sie zu BSE-Erregern werden. Diese wiederum können auf Menschen übertragen werden und vCJK hervorrufen.

Nach und nach erkrankten in Großbritannien immer mehr Rinder, aber auch andere Tierarten, die mit Tiermehl von infizierten Schafen gefüttert worden waren, an BSE. Bis Ende 2000 gab es in Großbritannien 176 879 bestätigte BSE-Fälle bei Rindern. Weitere Länder mit einer bedeutenden Zahl an BSE-Rindern sind Frankreich, Deutschland, Portugal, die Schweiz und Irland. Als BSE-frei gelten u. a. die USA und Südamerika. Ob Mensch oder Tier mit dem Erreger infiziert ist, ist erst nach dem Tod eindeutig nachweisbar.

1989 stoppte die deutsche Bundesregierung die Einfuhr von Tiermehl aus Großbritannien. 1994 verbot dann die EU das Verfüttern von Tiermehl an Pflanzenfresser. Seit entsprechende Maßnahmen ergriffen wurden, gehen die Infektionszahlen bei Rindern drastisch zurück. Wie sich allerdings die Erkrankungszahlen an vCJK entwickeln werden, ist wegen der langen Inkubationszeit noch nicht abzusehen.

Grenzwerte schützen nur wenig

Schadstoffrückstände gelten offiziell als harmlos, solange sie ein gesetzlich festgelegtes Quantum nicht überschreiten. Solche Grenzwerte sind jedoch abhängig vom Stand der Wissenschaft, der Technik der Nachweismöglichkeiten und von unterschiedlichen Bewertungen. So ist zum Beispiel nicht festzumachen, welche Wirkung die Kombination vieler Schadstoffe im Körper hat. Außerdem ist die Definition eines Grenzwertes immer ein Kompromiss zwischen den Interessen aller Beteiligten – auch derjenigen, für die niedrige Grenzwerte finanziellen Profit bedeuten. Zudem bestätigen Kontrolluntersuchungen immer wieder, dass Grenzwerte überschritten und Verbote missachtet werden.

Höchstmengenverordnungen orientieren sich an der durchschnittlichen Belastung eines durchschnittlichen Menschen in einer durchschnittlich belasteten Region mit durchschnittlichen Ernährungsgewohnheiten. Die Bedingungen eines einzelnen Individuums können davon erheblich abweichen.

Für manche Lebensmittel gibt es festgelegte Grenzwerte, die nicht überschritten werden dürfen, wenn das Produkt verkauft werden soll. Wer jedoch häufig und in großer Menge Produkte konsumiert, deren Schadstoffmenge knapp unterhalb der Belastungsgrenze liegt, nimmt von dem Schadstoff mehr auf, als die WHO als »täglich duldbare Aufnahmemenge« zulässt. Bei einer gut gemischten Kost ist die Schadstoffaufnahme meist gering.

Blei

Das Schwermetall stört den Aufbau der roten Blutkörperchen und beeinträchtigt das Nervensystem. Es gefährdet bereits das Ungeborene. Kinder von Frauen, die in besonders bleihaltiger Luft leben, bleiben in ihrer geistigen Entwicklung relativ zurück.

Kadmium

Kadmium sammelt sich im Körper an. Es dauert etwa 30 Jahre, bis zumindest die Hälfte des aufgenommenen Schwermetalls wieder ausgeschieden ist. In geringen Dosen beeinträchtigt Kadmium die Fruchtbarkeit und die Funktion des Immunsystems und verursacht Störungen im Nervensystem.

Quecksilber

Menschen und Tiere wandeln das Metall in eine hochgiftige Verbindung um. Sie lähmt die Nerven und schädigt das Gehirn. Sogar das Ungeborene kann dadurch schon gefährdet werden.

Nitrat, Nitrit

Geschlucktes Nitrat verwandeln die Bakterien der Mundhöhle in Nitrit. Dieses wird im Magen mit Eiweißbestandteilen zu Nitrosaminen. Sie sind der eigentliche Grund, warum Nitrate zu den Schadstoffen zählen: Nitrosamine sind hochgiftig und Krebs erregend.

Eine hohe Belastung mit Nitrat fördert das Risiko einer Kropfentstehung (➡ Seite 734).

Gemüse, vor allem Spinat, Kopfsalat, Rote Bete und Radieschen, enthalten Nitrat. Die massive Düngung der Felder und das Aufbringen von Gülle aus der Massentierhaltung belasten den Boden mit Nitrat, das sich dann im Grundwasser wiederfindet. Nitrit ist Bestandteil des Pökelsalzes in Fleisch- und Wurstwaren.

Achtung: Säuglinge sind besonders empfindlich für Nitrit. Es verändert ihr Blut und kann die so genannte Blausucht hervorrufen. Wärmen Sie nitrathaltige Speisen (Spinat, Karotten) für kleine Kinder niemals auf, denn auch dabei wird aus Nitrat gefährliches Nitrit.

Pflanzenschutzmittel, Schädlingsbekämpfungsmittel

In hoher Dosierung stehen fast alle im Verdacht, die Krebsentstehung zu begünstigen. Sie verursachen Blutschäden bis hin zu Blutkrebs (Leukämie, ➡ Seite 578), beeinträchtigen die Fruchtbarkeit und schädigen das werdende Leben. In den Mengen jedoch, in denen unsere Lebensmittel mit derartigen Schadstoffen belastet sind, stellen sie für die Gesundheit kein Risiko dar.

Einheimische Obst- und Gemüsesorten sind deutlich weniger belastet als importierte Waren.

Antibiotika

Antibiotika dämmen die Infektionsgefahr in Ställen ein, in denen viele Tiere auf engem Raum beieinander stehen, und sie beschleunigen ihr Wachstum. 1997 wurden innerhalb der EU-Staaten 48 Prozent aller produzierten Antibiotika bei Tieren eingesetzt. Die Ausgaben für Tierarzneimittel stiegen von 1994 bis 1997 um 26 Prozent. Zwischen der letzten Antibiotikagabe und dem Schlachttag muss eine vorgeschriebene Wartezeit verstreichen. Überprüfungen ergaben jedoch bei ein bis zwei Prozent der Kälber ein positives Resultat, bei den anderen Tieren war es weniger als ein Prozent. Chloramphenicol, ein seit 1994 verbotenes Antibiotikum, wurde sogar wieder häufiger gefunden.

Antibiotikagaben begünstigen in den Tieren das Wachstum von Bakterienstämmen, die gegen die üblichen Medikamente resistent sind. Diese widerstandsfähigen Keime können Menschen gefährden, weil die bisher gebräuchlichen Medikamente gegen sie nicht mehr wirken. Besonders empfindliche Menschen reagieren auf Restmengen der Antibiotika im Fleisch, als hätten sie das Mittel eingenommen. Allergische Reaktionen treten bereits bei winzigen Substanzspuren auf.

Hormone

In der EU darf das Wachstum von Rindern nicht durch Hormonbehandlung beschleunigt werden. Allerdings schätzen Experten den Umsatz auf dem illegalen europäischen Hormonmarkt auf etwa drei Milliarden Mark jährlich.

Bisher spricht nichts dafür, dass der Einsatz von Geschlechtshormonen, so genannten Anabolika, bei Tieren den Menschen schadet, die die Produkte dieser Tiere verzehren. Dass die EU die Hormone dennoch verbietet, liegt am Verbraucherverhalten: Auf dem europäischen Markt gibt es ohnehin zu viel Rindfleisch, und der Absatz wird immer geringer, weil die Verbraucher nach Hormonskandalen und BSE (➜ Seite 243) dem Rindfleisch nicht mehr so recht trauen.

Den Beschluss der EU, dass kein Fleisch hormonbehandelter Tiere in ihre Länder importiert werden darf, wollen die USA mit einer Klage zu Fall bringen. In den USA und in Südamerika ist die beschleunigte Tieraufzucht mit Hormonen erlaubt.

Andere Arzneimittel

Herz- und Beruhigungsmittel werden Schweinen und Rindern gespritzt, damit sie den Transport zum Schlachthof überstehen. Bis zu ihrem Tod sind die Mittel oft noch nicht abgebaut. Das Fleischstück, in das hineingespritzt wurde, kann besonders viel von dem Medikament enthalten.

Besonders häufig wird Clenbuterol missbräuchlich eingesetzt. In Italien erkrankten insgesamt 32 Personen nach dem Verzehr von clenbuterolhaltigem Rindfleisch. In Irland wurden Bauern wegen des illegalen Einsatzes der Substanz verurteilt.

Schadstoffaufnahme vermindern

»Richtiger« Einkauf und »richtige« Zubereitung sichern eine ausgewogene Ernährung. Doch Regeln, die noch vor wenigen Jahren gültig waren, müssen heute verändert oder erweitert werden.

Jahreszeitengerecht einkaufen

Wer zu jeder Jahreszeit nahezu jedes Obst und Gemüse erwartet, fordert von den Produzenten eine intensive Düngung und den massiven Einsatz von Chemikalien aller Art. Anders lassen sich rentable Ernten in Treibhäusern nicht erzwingen.

Nicht alle diese Mittel wirken nur oberflächlich und können abgewaschen werden. »Durchdringende« Mittel werden dann mit gegessen. Auch das Schälen beseitigt nicht automatisch alle Schadstoffe. Salat, Radieschen, Kohlrabi und anderes, was im Glashaus gezogen wurde, kann auf Grund des fehlenden Sonnenlichts doppelt so viel Nitrat enthalten wie Freilandprodukte.

So verringern Sie die Schadstoffaufnahme

- *Importprodukte meiden.*
- *»Jahreszeitengerecht« einkaufen (➜ Seite 245).*
- *Möglichst Produkte von Erzeugern kaufen, deren Anbauweise Sie kennen.*
- *Besonders belastete Nahrungsmittel nicht bei einer Mahlzeit kombinieren.*
- *Wöchentlich nicht mehr als 200 Gramm der stark belasteten Nahrungsmittel.*
- *Nitratbelastete Nahrungsmittel nicht warm halten oder aufwärmen. Dabei entsteht viel Nitrit.*
- *Nitrathaltige Gemüse oder Gepökeltes nicht mit Käse überbacken. Dabei können Krebs erregende Nitrosamine entstehen.*

Obst
- *Gründlich und heiß abwaschen (Nitrat, Spritzmittel).*
- *Etwa ein bis zwei Millimeter dick abschälen.*

Gemüse und Salat
- *Obere Blätter wegwerfen (Spritzmittel).*
- *Große Mittelrippen und Stiele von beispielsweise Salat oder Kohl nicht verwenden (Nitrat).*
- *Gemüse blanchieren oder kochen, das Wasser weggießen (Nitrat, Spritzmittel).*

Erntezeit für die in Mitteleuropa wachsenden Obst- und Gemüsesorten

	Januar	Februar	März	April	Mai	Juni	Juli	August	September	Oktober	November	Dezember
Aprikosen (Marillen)					●	●	●	●				
Auberginen (Melanzani)						●	●	●	●			
Äpfel								●	●	●	●	
Birnen								●	●	●		
Blumenkohl (Karfiol)							●	●	●	●	●	
Bohnen (Fisolen)						●	●	●				
Brokkoli							●	●	●			
Brombeeren							●	●	●	●		
Chicorée	●								●	●	●	●
Chinakohl									●	●	●	
Erbsen					●	●						
Erdbeeren					●	●	●	●				
Fenchel	●									●	●	●
Grünkohl	●	●								●	●	●
Gurken								●	●	●	●	
Himbeeren							●	●				
Johannisbeeren, rot							●	●				
Johannisbeeren, schwarz							●	●				
Karotten (Möhren)				●	●	●	●	●	●	●		
Kartoffeln (Erdäpfel)							●	●	●	●		
Kohlrabi				●	●	●	●					
Kopfsalat						●	●	●	●	●	●	
Mais (Kukuruz)									●	●	●	
Mangold						●	●	●	●	●		
Mirabellen								●	●	●		

	Januar	Februar	März	April	Mai	Juni	Juli	August	September	Oktober	November	Dezember
Paprika						X	X	X	X	X		
Pastinaken	X	X	X	X								X
Pfirsiche							X	X	X			
Pflaumen						X	X	X				
Porree (Lauch)	X	X					X	X	X	X	X	X
Radieschen						X	X	X	X	X		
Renekloden								X	X	X		
Rettich					X	X	X	X	X			
Rhabarber					X	X	X					
Rosenkohl (Kohlsprossen)	X	X							X	X	X	X
Rote Bete	X	X							X	X	X	X
Rotkohl	X	X	X						X	X	X	X
Sauerkirschen (Weichseln)						X	X					
Schwarzwurzeln	X									X	X	X
Sellerie (Zeller)								X	X	X	X	X
Spargel					X	X						
Spinat			X	X	X	X	X					
Spitzkohl					X	X	X					
Stachelbeeren						X	X	X				
Süßkirschen						X	X					
Tomaten (Paradeiser)							X	X	X	X	X	
Weintrauben									X	X		
Weißkohl	X	X					X	X	X	X	X	X
Zucchini								X	X	X		
Zwiebeln							X	X	X	X	X	X

Importprodukte werden teilweise unter Bedingungen gezogen, die problematischer sind als die hiesigen. Einen Schutz vor Schadstoffen durch gesetzliche Vorschriften kann man in wenig industrialisierten Ländern nicht unbedingt erwarten.

Außerdem müssen solche Produkte unreif geerntet werden, um während der Anlieferungszeit nicht zu verderben. Das bedeutet in jedem Fall Vitaminverlust, weil die Früchte nicht genügend Zeit hatten, Vitamine zu bilden. Oft enthalten sie noch chemische Beigaben, um die Anreise schadlos zu überstehen und künstlich nachzureifen.

Zusatzstoffe in Lebensmitteln

Etwa 430 Zusatzstoffe dürfen im Bereich der EU Lebensmittel haltbarer, farbiger, dickflüssiger, saurer, süßer, geschmackvoller oder anderes machen. Sie haben eine Codezahl, die so genannte E-Nummer. E 200 ist zum Beispiel das Konservierungsmittel Sorbinsäure. Die meisten Fertignahrungsmittel sind heute mit Zusatzstoffen versetzt. Zusätzlich gibt es noch mehr als 2000 größtenteils künstliche Aromastoffe.

Welche Zusatzstoffe ein Lebensmittel enthält, muss auf der Packung angegeben sein. Unter der Bezeichnung der Stoffgruppe folgt der Name der Substanz oder ihre E-Nummer.

Für die Herstellung von Fertiglebensmitteln sind einige Zusatzstoffe notwendig, viele sind jedoch überflüssig, und manche sind bedenklich. Vor allem Farbstoffe und einige Konservierungsmittel können Allergien auslösen; bei einigen Zusatzstoffen ist nicht sicher auszuschließen, dass sie die Krebs erregende Wirkung anderer Stoffe verstärken.

Farbstoffe (E 100 bis E 180)

Verwendet in Süßigkeiten, Dessertspeisen, Obstkonserven, Fischerzeugnissen, Likören.
Notwendig sind sie nicht.
Nachteilig können vor allem synthetische Farbstoffe sein. Sie sind häufig an Allergien beteiligt. In dieser Hinsicht besonders problematisch ist Tartrazin (E 102). Oft suggerieren Farbstoffe den Kunden eine Qualität, die nicht vorhanden ist.

Konservierungsmittel (E 200 bis E 290)

Verwendet in Salaten, Marinaden, Senf, Fischkonserven, Margarine, Limonaden, Marmeladen, Marzipan, geschnittenem Brot.
Notwendig sind sie nicht, wenn leicht verderbliche Lebensmittel frisch gekauft und bald verzehrt werden.

Vorteilhaft sind sie, weil Fertigkost damit länger haltbar bleibt, wenn andere Verfahren zum Haltbarmachen nicht in Frage kommen.
Nachteilig ist, dass einige gesundheitsschädlich sein können.
Achtung für Allergiker: E 210 bis E 213, Benzoesäure und ihre Salze (Benzoate), können Allergien auslösen. Sie werden für Mayonnaise, Salate, Marinaden, Gemüse- und Obstkonserven verwendet.
Schwefeldioxid und seine Verbindungen (Sulfite, E 220 bis E 228) können bei empfindlichen Menschen Übelkeit, Kopfschmerzen und Durchfälle hervorrufen. Asthmatiker können dadurch Erstickungsanfälle bekommen. Möglicherweise verstärkt Schwefeldioxid die Gefährlichkeit von Krebs erregenden Stoffen. Geschwefelt sind Trockenfrüchte, getrocknete Gemüse, Kartoffelprodukte, Marmeladen, Wein und Bier.
Natamyzin (E 235) soll Hartkäse vor Pilzbefall bewahren. Dieses Pilzmittel hat eine allergisierende Wirkung.

Antloxidanzien (E 300 bis E 330)

Notwendig sind sie nicht.
Hilfreich sind sie, um Lebensmittel vor dem verderblichen Einfluss des Luftsauerstoffs zu schützen. Fette werden dann nicht so schnell ranzig. Zu den Antioxidanzien gehört Vitamin E (Tokopherol).
Nachteile sind nicht bekannt.

Emulgatoren

Notwendig sind sie, wenn Fett und Wasser miteinander gemischt werden sollen.
Nachteile sind nicht bekannt.

Geschmacksverstärker

Notwendig sind sie nicht.
Nachteilig ist, dass zum Beispiel Natriumglutamat Überempfindlichkeitsreaktionen auslösen kann, wie das »Chinarestaurant-Syndrom«. Anzeichen sind Taubheitsgefühl im Nacken, das sich nach unten ausbreitet, Kopfschmerzen, Schwindel, Schwächegefühl, Herzklopfen, Spannungsgefühl in Gesicht und Brust.

Süßstoffe (Acesulfam, Aspartam, Cyclamat, Saccharin)

Verwendet: U. a. in Getränken, Dessertspeisen, Joghurt (»Light«-Produkte), als Tafelsüße.
Positiv: Hilfreich für Menschen, die abnehmen wollen, aber auf Süßes nicht verzichten wollen. In der üblicherweise zugesetzten Menge sind Süßstoffe wahrscheinlich

unschädlich. Allerdings: Wer mehr als zwei Liter Light-Getränke zu sich nimmt und vielleicht auch noch mit Süßstoff Gesüßtes isst, überschreitet leicht die zulässige Höchstmenge.

Negativ: Aspartam müssen diejenigen als Phenylalaninquelle berücksichtigen, die eine phenylalaninfreie Diät einhalten müssen.

Zuckeraustauschstoffe (Fruktose, Isomalt, Lactit, Maltit, Mannit, Sorbit, Xylit)

Verwendet in Süßigkeiten, Kaugummis (»zahnschonend«), Getränken, Diabetikernahrungsmitteln (➡ Seite 251).
Notwendig sind sie nicht.
Hilfreich können sie für diejenigen sein, die auf Süßigkeiten und Kaugummi nicht verzichten, ihre Zähne aber nicht mehr als unvermeidlich gefährden wollen.
Vorteilhaft können sie für Diabetiker sein, weil Zuckeraustauschstoffe den Blutzuckerspiegel nicht so schnell ansteigen lassen.
Nachteilig ist, dass alle kalorienhaltig sind und Durchfall auslösen können.

Haltbarkeitsdatum

In Deutschland muss auf fast allen Waren ein Mindesthaltbarkeitsdatum aufgedruckt sein. Es ist eine Orientierungshilfe des Herstellers für Verkäufer und Verbraucher. Diese haben aber weder vor Ablauf des Datums die Gewissheit, dass das Lebensmittel einwandfrei ist, noch ist es hinterher sicher verdorben.

Abgelaufene Ware darf weiterhin verkauft werden. Sie sollten darum beim Kauf nicht nur auf das Datum schauen, sondern auch darauf achten, ob das Produkt merkwürdig riecht oder aussieht. Verdorbene Ware dürfen Sie immer umtauschen – unabhängig davon, ob das Verfalldatum überschritten ist oder nicht.

Reklamationen

Bemerken Sie zu Hause, dass Sie verdorbene Ware eingekauft haben, können Sie sie beim Händler umtauschen. Haben Sie den Verdacht, dass ein grober Verstoß gegen das Lebensmittelgesetz vorliegt, beispielsweise ein unerlaubter Zusatz von Chemikalien, dann können Sie in Deutschland in selbstständigen Städten das Ordnungsamt, sonst das Veterinäramt alarmieren. In Wien ist dafür das Marktamt zuständig, in den anderen Bundesländern die Lebensmittelpolizei.

Damit Sie Ihre Beschwerde vorbringen können, sollten Sie parat haben: Wann? Wo? Was gekauft? Wo war die Ware gelagert? Beschwerdegrund? Wenn möglich: Kassenbon!

Untersuchungen durch diese Ämter sind kostenlos. Das Amt ist nicht verpflichtet, das Untersuchungsergebnis mitzuteilen. Wollen Sie es trotzdem erfahren, sollten Sie ausdrücklich darum bitten.

Lebensmittel haltbar gemacht

Auf Lebensmitteln können sich Bakterien und Pilze ansiedeln. Schimmelpilze produzieren die giftigsten und stärksten Krebs erregenden Stoffe, die bisher bekannt sind. Besonders in wasserhaltigen Produkten verteilen sich die Giftstoffe schnell. Nahrungsmittel mit einem Schimmelbart gehören darum immer zur Gänze in den Mülleimer.

Konservierungsverfahren schützen Lebensmittel, die länger gelagert werden sollen, vor dem Verderben. Bekann-

Folgende Farbstoffe können Allergiekranke gefährden

Name (Farbe)	u. a. enthalten in
E 102: Tartrazin (zitronengelb)	Süßigkeiten, Puddingpulver, Brausen, Eis, Senf, Fruchtessenzen, Sirup, Kunsthonig
E 104: Chinolingelb (gelb)	Puddingpulver, Brausen
E 110: Gelborange (orange)	Konserven
E 120: echtes Karmin (Cochenille, rot)	Konfitüren, alkoholischen Getränken
E 122: Azorubin (rot)	Eis, Süßigkeiten
E 123: Amaranth (in Ö nicht zugelassen, kirschrot)	Pudding, Eis, Likör
E 124: Cochenillerot (rot)	Brausen, Süßigkeiten, Fruchtgelees, Lachsersatz
E 127: Erythrosin (rosa)	Eis, Konservenfrüchten
E 142: Brillantsäure grün (grün bis blau)	Süßigkeiten
E 151: Brillantschwarz (schwarz)	Süßigkeiten, Lakritze, Soßen, Fischrogen (deutscher Kaviar)
E 153: Kohlenschwarz (schwarz)	Wachsüberzügen von Käse
E 160 b: Bixin (orange)	Käse, Margarine, Bonbons

te Methoden sind das Einkochen mit Zucker (Marmelade), Einsalzen (Käse, Fisch, Fleisch), Einlegen in Essig (Gurken) oder die Milchsäuregärung (Sauerkraut). Haltbar machen kann man auch mit Wärme, Kälte oder mit chemischen Stoffen (➡ Konservierungsmittel, Seite 248).

Konserven

Zu Hause eingekocht oder in der Fabrik zur Konserve gemacht: Der Vitaminverlust liegt zwischen fünf und 50 Prozent. Bei ein- bis zweijähriger Lagerung sind es noch einmal etwa 20 Prozent. Was Industriekonserven noch beigegeben ist, steht auf dem Etikett (➡ Zusatzstoffe in Lebensmitteln, Seite 248). Bei Gemüsen ist es vor allem Salz, bei Obst Zucker.

Weißblechdosen sind zur Konservierung besser geeignet als lichtdurchlässiges Glas. Der Inhalt einer geöffneten Dose sollte möglichst bald verbraucht werden. Reste sollten aus der Dose in ein anderes Gefäß umgefüllt werden.

Tiefkühlkost

Gemüse wird vor dem Einfrieren blanchiert (mit heißem Wasser übergossen). Die Hitze zerstört einen Teil der Vitamine, Mineralstoffe werden mit dem Wasser weggegossen. Der Verlust ist jedoch erheblich geringer als bei Konserven. Nach einem Jahr Lagerzeit bei minus 18 Grad beträgt er für Vitamin C je nach Produkt zwischen 10 (Spargel) und 70 Prozent (Blumenkohl, Spinat). Möglicherweise enthält Tiefkühlgemüse damit aber noch mehr Vitamine als im Supermarkt gekauftes, weil es schneller vom Feld in die Packung als das andere auf den Tisch kommt. Bei Tiefkühlgemüse kann man auch darauf vertrauen, dass der Nitrat- und Schadstoffgehalt die gesetzlich festgelegten Mengen nicht überschreitet.

Nach dem Auftauen sollten vor allem tiefgekühltes Fleisch bald verzehrt, Reste nicht wieder aufgewärmt und nicht wieder eingefroren werden. Tiefkühlen ist die energieaufwändigste Lagerungsart für Lebensmittel.

Fertiggerichte

Sie werden durch Kälte (Tiefkühlkost) oder Hitze (Konserven) haltbar gemacht.

Je länger ein Produkt gelagert wird, desto mehr wertgebende Inhaltsstoffe verliert es. Schon bei der üblichen Zubereitung verlieren Nahrungsmittel bis zu 25 Prozent ihres Vitamin-C-Gehalts. Tiefkühlen oder Sterilisieren verringert ihn weiter. Wie viel Vitamine die Käufer letztlich zu sich nehmen können, hängt unter anderem davon ab, wie lange das Fertigprodukt vorher auf Halde lag. Warmhalten zerstört Vitamin C allerdings in kurzer Zeit restlos.

Für Fertiggerichte werden gerne Abfälle in »Delikatessen« verwandelt: Minderwertige Bestandteile, wie grätenhaltige Fischmasse, werden durch Zusatzstoffe in eine präsentierbare Form gebracht.

Wer sich vornehmlich von Fertigkost ernährt, sollte seine Ernährung unbedingt mit frischem Obst und Gemüse aufbessern. Sonst sind Defizite sehr wahrscheinlich.

Bestrahlung

Um schnell verderbliche Lebensmittel, wie Fisch und Fleisch, Obst und Gemüse, aber auch Gewürze durch Bestrahlung haltbar zu machen oder Kartoffeln und Zwiebeln am Keimen zu hindern, können sie mit radioaktiven Strahlen bestrahlt werden. Dabei schädigt die Strahlung die Erbsubstanz und die Eiweiße von Zellen. Je höher ein Lebewesen entwickelt ist, desto leichter nimmt es Schaden. Darum können Insekten und Parasiten mit einer geringer dosierten Strahlenmenge abgetötet werden als Bakterien.

Viren sind gegen Strahlung unempfindlich. Das Lebensmittel selbst oder die Verpackung werden beim Bestrahlen nicht radioaktiv.

Die Strahlen zerstören teilweise Aminosäuren, Fettsäuren und Vitamine. Diese Qualitätsminderung können Käufer nicht erkennen. Geruch und Geschmack, Farbe und Konsistenz können sich durch die Bestrahlung verändern. Mit Zusatzstoffen wird das womöglich wieder ausgeglichen. Die gesundheitlichen Folgen des Verzehrs größerer Mengen bestrahlter Lebensmittel sind bislang noch immer ungeklärt.

Auge und Nase signalisieren Verbrauchern normalerweise, ob ein Lebensmittel verdorben ist. Bestrahlte Lebensmittel zeigen weder ein verändertes Aussehen noch einen unangenehmen Geruch, obwohl sie trotzdem verderben. Das begünstigt die »Schönung« von an sich schon verdorbenen Produkten. Die Erreger der Lebensmittelvergiftung (*Botulismus*) werden beim Bestrahlen nicht abgetötet.

Mittlerweile gibt es für fast alle Lebensmittel Verfahren, um eine Bestrahlung nachzuweisen.

Keimfreie Gewürze sind nur notwendig, wenn man damit »veredelte« Lebensmittel lange lagert. Bei frisch zubereiteten Speisen gibt es dieses Problem nicht.

Rohes Geflügel ist heute zu 80 bis 90 Prozent mit Keimen verseucht. Diese Keime mit Strahlen abzutöten wäre unnötig, wenn beim Füttern, Schlachten und Verpacken mehr auf Hygiene geachtet würde. Selbst ein salmonellenhaltiges Huhn muss nicht krank machen: Eine hygienische Zubereitung und vollständiges Garen können das verhindern (➡ Krankheitskeime, Seite 243).

In Deutschland und Österreich ist es verboten, Lebensmittel mit Strahlen zu behandeln oder Bestrahltes ohne

Genehmigung zu verkaufen. Doch da das Verfahren in vielen EU-Ländern und in mehr als 50 Nicht-EU-Ländern zugelassen ist, tauchen im Handel solche Produkte immer wieder auf. Auch die EU-Vorschrift, solche Produkte zu kennzeichnen, wird nicht immer eingehalten. Eine EU-einheitliche Entscheidung über die Bestrahlung von Lebensmitteln und ihre Kennzeichnung ist noch nicht erfolgt.

Diätetische Lebensmittel

Nur ganz wenige Arten von Kranken- oder Schonkost haben noch ihre Berechtigung, wie zum Beispiel die eiweißarme Kost bei unzureichender Nierentätigkeit. Alle anderen Diäten, mit denen früher Krankheiten ergänzend behandelt wurden, gelten heute als überflüssig.

Ansonsten dienen Diätetika, und da vornehmlich die »Light«-Produkte, einer »Ernährung ohne Genussverzicht«. Die Käufer verschaffen sich damit die Illusion, gesund zu leben, obwohl sie immer noch zu viel, meist sogar noch mehr als zuvor und das Falsche essen.

Light-Produkte

Die Begriffe »light« oder »leicht« sind nicht geschützt. Sie können alles beschreiben. Erst wenn »light« kalorienreduziert bedeuten soll, ist die Aussage gesetzlich definiert: Das Lebensmittel hat mindestens 40 Prozent weniger Kalorien als die sonst übliche Ware. Ein Produkt, das sich »kalorienarm« nennt, darf nicht mehr als 50 kcal pro 100 Gramm enthalten; bei Getränken sogar nur 20 kcal pro 100 ml.

Meist wird die Kalorienreduktion dadurch erreicht, dass das Produkt mit Gas aufgeschäumt und voluminöser gemacht wird (z. B. bei Süßspeisen), oder es wird unter Zusatz vieler Hilfsstoffe Wasser eingearbeitet (z. B. bei Halbfettmargarinen), oder es werden kalorienarme Ersatzstoffe für die eigentlichen Bestandteile verwendet, die nach eingreifenden chemischen Prozessen entstanden sind (z. B. in Light-Wurst).

Viele dieser technologisch fabrizierten Speisen füllen zwar den Magen, sättigen aber nicht. Das Sättigungszentrum im Gehirn lässt sich nicht täuschen und registriert sehr sensibel, dass der Fettpegel noch nicht hoch genug ist, um sich satt zu fühlen. Die Konsumenten geben ihrem Appetit nach und essen mehr als zuvor in dem trügerischen Glauben, dass diese Produkte ja »nicht dick machen«.

Nach einiger Zeit zeigt die Waage mehr an als vorher, und dem Ziel einer Ernährungsumstellung ist man keinen Schritt näher gekommen (➡ Seite 238).

Die gesunde Alternative zu diesen Artikeln sind die in der Natur vorkommenden Light-Produkte: Obst, Gemüse, Getreideprodukte.

Diätfette

Eine »Diätmargarine« enthält mindestens 40 Prozent ungesättigte Fettsäuren; Fette mit der Kennzeichnung »besonders reich an ungesättigten Fettsäuren« müssen mindestens einen Anteil von 50 Prozent ungesättigte Fettsäuren haben; »Diätöle« mindestens 60 Prozent ungesättigte Fettsäuren. Zusätzlich enthalten diese Fette noch Vitamin E.

Als natürliche Alternative bieten sich Distelöl oder Sonnenblumenöl an; sie enthalten von Natur aus reichlich ungesättigte Fettsäuren.

Diabetikerkost

Diabetologen sehen diese Produkte gar nicht gern, da die wichtigsten Behandlungsmaßnahmen bei Diabetes Gewichtsreduktion und Bewegung sind (➡ Seite 726). Light-Produkte können dabei allenfalls hilfreich sein.

Diabetikerschokolade ist ebenso fettreich wie Lebensmittel für Nicht-Diabetiker, sodass das Abnehmen schwer fällt.

Das Gleiche gilt für andere Diabetikernahrungsmittel. Diese Nahrungsmittel dürfen zwar keine Zucker enthalten, die den Blutzuckerspiegel schnell ansteigen lassen, doch wenn sie durch Zuckeraustauschstoffe (➡ Seite 249) ersetzt wurden, hat das Produkt ebenso viele Kalorien wie das sonst übliche.

Natriumarme Produkte

Wer natriumarm leben soll, verzichtet am besten ganz auf Fertigprodukte, denn sie enthalten immer Kochsalz – oft sogar undeklariert. Ferner sind kochsalzreiche Produkte (➡ Kochsalz, Seite 238) zu meiden, und der Salzstreuer sollte vom Tisch verschwinden.

In Deutschland gibt es drei Stufen der Kennzeichnung: »Natriumreduziert« oder »kochsalzvermindert« bedeutet, dass diese Produkte – je nach Art – in 100 Gramm weniger als 0,5 Gramm Natrium enthalten; das entspricht etwa 1,25 Gramm Kochsalz. »Natriumarm« bedeutet, dass diese Produkte in 100 Gramm weniger als 0,12 Gramm Natrium enthalten; das entspricht etwa 0,3 Gramm Kochsalz.

»Streng natriumarm« bedeutet, dass diese Produkte in 100 Gramm weniger als 0,04 Gramm Natrium enthalten; das entspricht etwa 0,1 Gramm Kochsalz.

Kochsalzersatz

Kochsalzersatz enthält meist um 40 Prozent Kalium. Außerdem darf ihm Jod zugesetzt sein. Kalium sollte meiden,
wer einen gestörten Kaliumhaushalt hat oder dessen Nieren nicht ausreichend funktionieren. Der Geschmack aller
Kochsalzersatz-Mischungen lässt zu wünschen übrig.
Fleischerzeugnisse, die mit Kochsalzersatz hergestellt
wurden, heißen in Deutschland »Diätwurst«.

Jodiertes Speisesalz

Wer in der Küche jodiertes Speisesalz verwendet, beugt
einem Jodmangel vor. Allerdings bekommt Salz, von dem
die Deutschen ohnehin zu viel aufnehmen, damit einen
positiven Wert. Mittlerweile gibt es in Deutschland auch
Salz, das gleichzeitig Jodid und Fluorid enthält.
Ein »Jodsiegel« kann in Deutschland Lebensmittel kennzeichnen, die mit jodiertem Salz hergestellt worden sind.
In Österreich ist jedes Salz jodiert, das nicht besonders
gekennzeichnet ist. Jodiertes Salz heißt »Vollsalz«
(➡ Kropf, Seite 733).
Lebensmittel zum allgemeinen Verzehr, wie Wurst, Brot
oder Käse, können mit Jodsalz hergestellt werden. Nur
bei abgepackten Produkten muss das gekennzeichnet
sein. Dann ist in der Zutatenliste »jodiertes Salz« aufgeführt. Solche Lebensmittel müssen Menschen, die auf Jod
überempfindlich reagieren, meiden (➡ Kropf, Seite 733).

Essen für viele

In Betrieben, Schulen, Kindergärten, Krankenhäusern, Al-
tenheimen und Gefängnissen richten wenige das Essen
für viele her. Kochen kann man das kaum noch nennen,
denn zunehmend mehr Kantinen sind nur noch Auftau-,
Aufwärm- und Verteilerstation industriell vorgefertigter
Mahlzeiten (zur Beurteilung von tiefgekühlten oder ste-
rilisierten Produkten ➡ Seite 250).
Die Qualität dieser Kost können die Essenden selbst kaum
beurteilen, nur ihren Geschmack. Der Speiseplan von
mehreren Wochen gibt jedoch Hinweise darauf, wie weit
allgemeine Ernährungsempfehlungen umgesetzt werden
(➡ Speiseplan in Kantinen, Seite 252).
Die Zusammensetzung der Mahlzeiten orientiert sich immer noch weitgehend am durchschnittlichen Bedarf von
Durchschnittsbürgern mit durchschnittlichem Geschmack und soll möglichst wenig kosten. Das Ergebnis
ist entsprechend: schlecht. Doch so muss Kantinenessen
nicht unvermeidlich bleiben. Auch für eine größere Gemeinschaft lässt sich eine vollwertige Ernährung zu nicht
wesentlich höheren Preisen anbieten.
Mit »alt raus«, »Vollwert rein« ist es allerdings nicht getan.
Einige Indizien zeigen, ob die Prinzipien der Vollwerternährung in Kantinen berücksichtigt werden:

Speiseplan in Kantinen

Bedenklich: Folgendes taucht häufiger auf	Indizien für eine Vollwerternährung:
Fleisch mit deutlich sichtbarem Fett	*Nur ein- bis zweimal wöchentlich Fleisch oder Fisch*
Hackfleischgerichte (Faschiertes)	*Vollkorngetreide, z. B. als Bratling, Auflauf, Nudeln, in der Suppe*
Eiergerichte	*Häufig Hülsenfrüchte als Gemüse, Salat, in Suppen oder Bratlingen*
In Fett gebackenes Fleisch (Paniertes)	*Rohkostsalate*
Frittierte Kartoffeln (Pommes frites, Kroketten)	*Als Nachtisch frisches Obst mit Nüssen, Milchspeisen, Getreidezubereitungen*
	Oft milchhaltige Zuberei- tungen, z. B. als Dessert, Joghurtsoßen, Käse zum Überbacken

Wenn Sie gemeinsam mit anderen festgestellt haben, dass Ihre Werksverpflegung neu überdacht werden sollte, wenden Sie sich direkt an die Betriebsleitung oder mobilisieren Sie den Betriebsrat. Unterstützung bekommen Sie bei den auf Seite 252 genannten Adressen.

Fastfood

Es gibt viele Gründe, den schnellen Biss in Schnellrestaurantketten abzulehnen – egal, ob sie Fleisch-Burger, Pizzas, Würste oder Kuchen anbieten. Im Hinblick auf die Versorgung des Körpers mit Nahrung gilt: Wer sich häufig dort versorgt, isst zu viel, zu fett und zu eiweißreich. Er muss mit den anderen Mahlzeiten gezielt ausgleichen, um keinen Mangel zu riskieren.

Mit etwas Überlegung lässt sich allerdings auch in den meisten Fastfood-Ketten »vernünftig« essen:

- Roastbeef statt Burger wählen.
- Lieber kleine als Mammut-Burger wählen.
- Mayonnaise nicht mitessen.
- Salat dazu essen.
- Milch oder Mineralwasser statt Cola oder Milchshakes trinken.
- In Fett Gebackenes meiden (Pommes frites). Folienkartoffeln oder Brot wählen.

Trinken

Zur Ernährung gehört auch das Trinken.

Kinder haben großen Durst. Zweijährige trinken etwa so viel wie Erwachsene: 1,3 bis 1,5 Liter. Sechsjährige brauchen etwa 2 Liter, ab etwa 14 braucht man etwa 2,5 Liter Flüssigkeit am Tag.

Ältere Menschen verspüren meist wenig Durst. Trotzdem sollten sie dafür sorgen, dass sie täglich mindestens 1,5 Liter trinken. Notfalls sollten sie ihre Trinkmenge notieren.

Durst signalisiert, dass der Körper Wasser braucht. Leitungs-, Tafel- und Mineralwasser sind kalorienfrei. Als Tee oder Kaffee bekommt Wasser unterschiedliche Farben und Geschmacksrichtungen. Mit Zucker und/oder Milch wird es kalorienhaltig wie andere Getränke auch. Als Durstlöscher und Mineralstofflieferant eignen sich mit Wasser verdünnte Obstsäfte. Andere Getränke sind kalorienhaltige Nahrungsmittel.

Leitungswasser

Bei den für die Schadstoffbelastung von Trinkwasser definierten Grenzwerten ist davon auszugehen, dass Menschen keinen Schaden nehmen, wenn sie dieses Wasser ein Leben lang täglich trinken. Regelmäßige Überprüfungen sorgen dafür, dass dieser Anspruch erfüllt wird. Wer allerdings sein Trinkwasser aus einem hauseigenen Brunnen bezieht – in Österreich sind das immer noch recht viele –, muss die Qualität selbst prüfen lassen. Untersuchungen ergaben, dass der Nitratgrenzwert relativ oft erheblich überschritten wird.

Ein zweiter Problemstoff mit noch gravierenderen Auswirkungen als Nitrat ist Blei. Bei Säuglingen und Kleinkindern schädigt es die Nerven und mindert die Intelligenz. Darum wurde mit der EU-Trinkwasserrichtlinie der Grenzwert von früher 40 Mikrogramm Blei pro Liter auf 10 Mikrogramm abgesenkt. Allerdings geschieht das erst stufenweise bis zum Jahr 2013. Während der letzten zehn Jahre sind als Mittelwert 25 Mikrogramm Blei pro Liter statthaft. Analysen haben gezeigt, dass das Trinkwasser in vielen Regionen Deutschlands deutlich mehr als 40 Mikrogramm Blei pro Liter enthält. Besonders oft war das in Ostdeutschland der Fall, vor allem in der Gegend um Leipzig, und in Teilen Norddeutschlands.

Das zuständige Wasserwerk braucht den Verbrauchern lediglich über die Wasserhärte Auskunft zu geben. Meist erhält man bei Nachfragen aber die komplette Wasseranalyse.

Manche Schadstoffe gelangen erst auf dem Weg vom Wasserwerk zum Wasserhahn ins Trinkwasser. Es ist sinnvoll, das Leitungswasser in einem anerkannten Labor oder zum Beispiel im Gesundheitsamt überprüfen zu lassen, wenn das Wasser

- aus einem eigenen Brunnen kommt,
- durch sehr alte Wasserleitungen läuft,
- durch bleierne Wasserleitungen fließt,
- zur Zubereitung von Säuglingsnahrung dienen soll.

Hauseigentümer müssen dafür sorgen, dass ihre Mieter einwandfreies Trinkwasser bekommen. Wenn deren Gesundheit gefährdet ist, weil sich der Vermieter weigert, zum Beispiel Bleirohre auszutauschen oder den Anschluss an das öffentliche Netz statt des hauseigenen Brunnens zu bezahlen, können die Mieter klagen.

Leitungswasser für Säuglingsnahrung

Für Säuglinge ist Nitrat besonders gefährlich. Das daraus entstehende Nitrit verbindet sich mit dem Sauerstoffüberträger des Blutes. Es kann zu einer Nitritvergiftung kommen (Blausucht).

Wenn der Grenzwert von 50 mg/l Nitrat im Trinkwasser kurzzeitig nicht eingehalten werden kann, müssen die Wasserwerke weniger belastetes Wasser zur Verfügung stellen. Enthält das hauseigene Trinkwasser mehr Nitrat, sollten Sie für die Babyflasche Tafelwasser verwenden. Wasser mit dem Zusatz »Geeignet für die Zubereitung von Säuglingsnahrung« muss im Liter weniger als 10 mg

Nitrat, 0,02 mg Nitrit und 1,5 mg Fluorid enthalten. Die auf dem Flaschenetikett abgedruckten Analysenangaben geben darüber Auskunft.

Einen groben Anhaltspunkt über den Nitratgehalt Ihres Trinkwassers gibt Ihnen ein Stäbchentest (Nitrat-Test aus der Apotheke).

Saures Wasser (pH-Wert unter 6,7) kann aus kupfernen Wasserleitungen das Metall herauslösen. Solches Wasser kann bei Säuglingen lebensbedrohliche Leberveränderungen zur Folge haben. Bei solchem Wasser ist es besser, die Säuglingsnahrung mit Tafelwasser zuzubereiten. Leitungswasser darf nicht mehr als 2 mg Kupfer im Liter enthalten.

Wasserhärte

Trinkwasser ist für den Körper eine wichtige Kalzium- und Magnesiumquelle. Weil Haushaltsmaschinen jedoch kalkarmes Wasser erfordern, bemühen sich die Wasserwerke um immer weicheres Wasser. Welchen Härtegrad das Wasser hat, erfährt man beim Wasserwerk.

Mit Enthärtungsanlagen das gesamte Leitungswasser zu entkalken, ist nicht sinnvoll. Dabei werden Kalzium und Magnesium durch Natrium ersetzt. Zu viel Natrium kann den Blutdruck ansteigen lassen. Besonders gefährdet sind Säuglinge.

Auch auf Tischwasserfilter sollten Sie besser verzichten. In ihnen vermehren sich Keime so sehr, dass gefiltertes Wasser daraus keine Trinkwasserqualität mehr hat. Zudem geht das Silber, mit dem viele Hersteller Ihre Filter bestücken, in das Wasser über, was gesundheitlich unerwünscht ist. Da außerdem einige gefährliche Bakterienarten gegenüber der Wirkung des Silbers resistent sind, sollte gefiltertes Wasser nur abgekocht als Trinkwasser verwendet werden.

Mineralwasser

Mineralwässer entstammen natürlichen Quellen. Ein Auszug der Analyse der Zusammensetzung des Wassers ist auf dem Etikett angegeben. Diese Angaben helfen bei der Auswahl eines geeigneten Wassers. Wer natriumarm leben soll, muss auf den Natriumgehalt achten. Viele Mineralwässer enthalten mehr Natrium als Leitungswasser (in Deutschland höchstens 150 mg), nur wenige sind natriumarm (➡ Natriumarme Produkte, Seite 251). Ein kalziumreiches Wasser kann helfen, einer Osteoporose vorzubeugen (➡ Seite 667).

Mineralwasser kann erheblich mit Keimen verunreinigt sein, wenn zwischen Abfüllung und Verbrauch einige Zeit verstrichen ist. Dadurch können vor allem Menschen gefährdet werden, deren Immunabwehr geschwächt ist. Die Gefahr ist bei Kunststoffflaschen besonders groß.

Zuckeranteil in Fruchtsäften

(In der angegebenen Reihenfolge nimmt der Fruchtsaftanteil bei Fertiggetränken ab und der Anteil an Zucker und chemischen Zusätzen zu):

Deutschland:

Fruchtsaft naturrein oder aus 100 Prozent Konzentrat (15 Gramm Zucker ohne Angabe erlaubt, wenn das Wetter eine »zuckerarme« Ernte bedingt hat.)

Fruchtnektar (bis zu 20 Prozent Zucker erlaubt)

Fruchtsaftgetränk

Fruchtsaftsirup

(Fruchtsaft-)Limonade (mindestens 7 Prozent Zucker)

Kunstlimonade (Brause) (mindestens 7 Prozent Zucker)

Österreich

Fruchtsaft naturrein oder aus 100 Prozent Konzentrat (zuckerfrei)

Fruchtsaftgetränk (Saftanteil 60 Prozent)

Fruchtnektar (mindestens 40 Prozent Fruchtanteil)

Fruchtsaftlimonade (bei Kernobst mindestens 30 Prozent Saftanteil, bei Zitrusfrüchten mindestens 10 Prozent)

Limonade

Kunstlimonade (Kracherl) (nur künstliche Bestandteile, mindestens 8 Prozent Zucker)

Angebrochene Flaschen sollten Sie möglichst schnell austrinken und bis dahin im Kühlschrank aufbewahren.

Saft, Nektar, Limonade und Co.

Diese Durstlöscher sind wegen ihres Kaloriengehalts Nahrungsmittel. Da sie aber fremde Zusätze enthalten und/oder zwischen Gewinnung und Verbrauch allerlei Bearbeitungsvorgänge liegen, sind es Nahrungsmittel minderer Qualität.

Wer Früchte pur trinken will, muss den Saft selbst machen. Industriell hergestellte Säfte dürfen – in unterschiedlicher Menge – Zucker enthalten (➡ Seite 254).

Die »Light«-Versionen der Kunstlimonaden enthalten keinen oder nur sehr wenig Haushaltszucker.

Achtung beim Einkauf: Beim Aufdruck »zuckerfrei« kann das Getränk Zuckeraustauschstoffe (➡ Seite 249) enthalten – für Diabetiker ist es geeignet, hat aber kaum weniger Kalorien als gezuckerte Getränke. Kalorienarme Getränke dürfen nur 200 kcal pro Liter haben.

Cola-Getränke

Die braunen Brausen sind Zuckerwasser (etwa 80 Gramm im Liter) mit bis zu 250 mg Koffein, 700 mg Phosphorsäure und allerlei chemischen Zutaten. Der Koffeingehalt eines Liters entspricht ungefähr dem von eineinviertel Tassen Kaffee. Cola ist nicht gerade gesundheitsschädlich, aber sicher kein Bestandteil einer ausgewogenen Ernährung.

Bitter-Getränke (Tonics)

Trotz des bitteren Geschmacks sind es stark zuckerhaltige Limonaden. Sie enthalten bis zu 85 mg Chinin pro Liter. Getränke mit diesem Zusatz wurden von den Kolonisatoren Afrikas zur Malariavorbeugung erfunden: Chinin zur Malariavorbeugung ist heute überholt, und bei uns gibt es keine Malaria.

Kinderernährung

Bis zum 6. Lebensmonat brauchen Säuglinge nichts als Muttermilch (➡ Stillen, Seite 345) oder – wenn das nicht möglich ist – Säuglingsanfangsnahrung. Je später zugefüttert wird, desto besser für das Kind.

Als Flaschennahrung eignet sich die Milch am besten, die Muttermilch am ähnlichsten ist. Das ist die Anfangsnahrung, früher »adaptierte« Milch genannt. Sie gibt sich an dem »Pre« vor dem Produktnamen zu erkennen. Mit dieser Milch kann man sein Kind wie mit Muttermilch nach Bedarf füttern. Die Zahl »1« nach dem Namen kennzeichnet Milch, die früher »teiladaptiert« hieß und außer Milchzucker noch andere Kohlenhydrate enthalten darf. Von dieser Milch sollte das Kind nur die seinem Alter bzw. Gewicht entsprechende Menge gefüttert bekommen; sonst könnte es zu viel zunehmen.

Folgenahrungen tragen eine »2« nach dem Namen. Ihre Zusammensetzung kommt der Muttermilch nicht mehr

so nahe, denn sie enthalten Kohlenhydrate, die länger sättigen sollen. Folgenahrungen sind erst für Kinder geeignet, die älter sind als vier Monate. Doch auf »1« »2« folgen zu lassen, ist nicht unbedingt nötig. Wer will, kann seinem Kind so lange »1«-Nahrung geben, bis es Vollmilch aus der Tasse trinkt.

Nicht jedes Wasser ist geeignet, um damit Babys Milchflasche zuzubereiten (➡ Trinken, Seite 253).

Flaschennahrung selbst gemacht?
Es ist nicht möglich, in der eigenen Küche eine Nahrung zuzubereiten, die dem empfindlichen Verdauungssystem eines Säuglings gerecht wird. Wenn es denn aber unbedingt selbst gemachte Milch sein muss, dann nach folgendem Rezept:

200 g pasteurisierte Vollmilch (3,5 % Fett)
10 g = 4 gestrichene Teelöffel Maisstärke
16 g = 4 gestrichene Teelöffel Haushaltszucker
6 g = 1,5 Teelöffel Maiskeim- oder Sonnenblumenöl
bis 400 g mit Wasser auffüllen.

Ab dem dritten Lebensmonat wird diese Zubereitung besser vertragen als noch früher.

Vollkornmischungen sind ungeeignet. Ihnen fehlt es meist an Fett, dafür enthalten sie zu viel Kohlenhydrate. Für eine ausreichende Vitaminversorgung muss das Kind ab der 6. Woche zusätzlich Karotten- und Orangensaft gefüttert bekommen.

Beikost

Zwei Faktoren begrenzen die so genannte Beikost: Bis zu einem bestimmten Alter darf das Kind einige Nahrungsmittel nicht bekommen, weil sein Verdauungsapparat sie noch nicht verkraftet; ab einem bestimmten Alter sollte es manches erhalten, um mit allem Notwendigen versorgt zu sein.

Der Aufdruck auf Fertignahrungen »nach dem 6. Monat« bedeutet, dass das Verdauungssystem des Säuglings inzwischen so weit ausgereift ist, dass es diese Kost vertragen kann. Es bedeutet nicht, dass das Kind dieses Nahrungsmittel dann »braucht«. Säuglinge brauchen noch kein vielfältiges Nahrungsangebot. Es genügt, wenn die Kinder im zweiten Lebensjahr am Familientisch die dort üblichen Nahrungsmittel kennen lernen. Meistens wird viel zu früh zugefüttert. Das kann Nachteile haben:

● Das Verdauungssystem wird mit Nahrungsmitteln belastet, die es noch kaum verkraftet. Blähungen können die Folge sein.

● Nahrungsmittelallergien treten umso häufiger auf, je früher zugefüttert wird und je vielfältiger das Lebensmittelangebot ist. Auch das Zufüttern von exotischen Früchten und Gemüsen vergrößert das Allergierisiko.

● Das Kind wird überfüttert.

Säuglingsanfangsnahrung

Aponti Pre	Pre Aptamil	Pre Lactana A
Beba Pre	Pre Hipp	Pre Milasan
Pre Aletemil	Pre Humana	

Dauermilchnahrung

Aletemil 1	Humana 1	Milasan 1
Aponti 1	Humana 1-babyfit	Milumil 1
Aptamil 1	Ki-Na	
Beba 1	Lactana B	

Folgemilch

Aletemil 2 plus	Beba 2	Humana 2-babyfit
Aponti 2	Hipp 2	Lactana C
Aptamil 2	Humana 2	Milumil 2/2 kf

Beim Füttern von Fertigprodukten kommt vor allem bei Produkten ab 6. Monat hinzu:

- Das Kind gewöhnt sich an süßes Essen, weil fast alle Produkte (zu sehr) gesüßt sind.
- Das Kind bekommt zu viel Vitamine, da fast alle Produkte künstlich vitaminisiert sind.
- Das Kind nimmt zu viel Salz auf, da Babykost immer noch am Erwachsenengeschmack orientiert ist.

Von der Mutterbrust zum Teller

- Im 5. Monat mittags teelöffelweise mit gedünsteten, zermusten Karotten beginnen. Im Laufe des Monats die ganze Mittagsmahlzeit als Karotten-Kartoffel-Fleisch-Brei mit Fettzusatz füttern (90 g Karotten + 40 g Kartoffeln + 20 g mageres, gekochtes, püriertes Fleisch + 10 g Öl + 30 g Orangensaft). Die anderen Mahlzeiten: Mutter- oder Fertigmilch.
- Im 6. Monat langsam als zweites einen ungesüßten Vollmilch-Getreide-Brei in den Speiseplan einführen (200 ml Vollmilch + 20 g Getreideflocken + 20 g Orangensaft). In den Mittagsbrei einmal pro Woche statt Fleisch ein Eigelb einrühren. Die anderen Mahlzeiten: Mutter- oder Fertigmilch.
- Im 7. Monat gibt es als weitere milchfreie Mahlzeit einen Getreide-Obst-Brei (20 g Getreideflocken + 90 g Wasser + 100 g Obst + 5 g Butter).
- Im 9. Monat wird der Getreide- zum Frischkornbrei. Dazu wird das gemahlene Getreide nicht mehr aufgekocht, sondern vor dem Füttern nur noch eine Stunde eingeweicht. Auch ein Rohkostbrei aus fein geriebenen frischen Gemüsen ist jetzt möglich.
- Im 2. Lebensjahr: Vollwerternährung wie für Erwachsene, anfänglich noch feiner zerkleinert. Mit Tomaten, Hülsenfrüchten und Kohl vorsichtig beginnen. Sie können blähen. Der Frischkornbrei kann nun grob geschrotet sein, muss dann aber 8 bis 12 Stunden im Kühlschrank quellen. Täglich etwa 400 ml Vollmilch.

Essen in Gläsern

Fertige Babykost ist ohne Arbeitsaufwand ständig verfügbar und garantiert Qualität: Frisches Obst und Gemüse wird sofort nach der Ernte schonend zubereitet und konserviert. Laufende Kontrollen schützen das Kind vor unerwünschten Schadstoffen.

Bei selbst gemachter Babynahrung wissen die Eltern, welche Zutaten sie verwendet haben. Kartoffeln beispielsweise sind in Fertigmenüs nur selten enthalten. Wegen der Schadstoffbelastung sollten Sie aber unbedingt Produkte aus kontrolliert-ökologischem Anbau verwenden. Gerade das wichtigste Babygemüse, Karotten, ist ein »Nitratsammler«.

Kinderportionen

Ebenso wenig wie für Erwachsene gibt es für Kinder einen festgelegten Kalorienfahrplan. Im Verhältnis zum Ausgewachsenen brauchen Kinder jedoch mehr Energie. Im 5. bis 7. Lebensjahr entspricht der Kalorienbedarf dem einer erwachsenen Frau bei leichter körperlicher Arbeit. Ab dem 10. Lebensjahr bis nach der Pubertät kann der Bedarf zeitweise den eines Schwerarbeiters erreichen.

Kinder haben mal mehr, mal weniger Appetit. Besonders Kleinkinder können noch keinen festgelegten Essensplan einhalten. Mit drei Mahlzeiten können sie ihren Energiebedarf nicht decken. Sie brauchen vor- und nachmittags Zwischenmahlzeiten.

Pausenbrot

Eine transportfähige Zwischenmahlzeit aus dem Vollwertprogramm ist ein Vollkornbrot mit Aufstrich (Nussmus, Gemüsepaste, Streichkäse usw.), ergänzt durch rohes Gemüse oder Obst, Trockenfrüchte und Nüsse, begleitet von Milch oder Joghurt.

Ernährung älterer Menschen

Beim älteren Menschen läuft vieles langsamer ab als beim jüngeren, so auch die Verdauung. Trotzdem ist das kein Grund, für ältere Menschen eine spezielle Ernährung zu propagieren. Eine Vollwerternährung deckt auch hier den Bedarf. Wer Schwierigkeiten mit dem Kauen hat, kann Obst, Gemüse und Nüsse fein reiben, Getreide als Vollkornmehl verarbeitet essen. Mehrere kleine Mahlzeiten statt drei großer garantieren, dass der Magen nicht überladen wird.

Mit einigen Slogans wird immer wieder für Zusatz- oder Fertigkost für ältere Menschen geworben:

- »Senioren brauchen mehr Eiweiß«. Möglicherweise ist ihr Eiweißbedarf geringfügig erhöht. Das braucht jedoch niemand zu beachten, da die übliche Ernährung ohnehin viel zu eiweißreich ist.
- »Senioren brauchen mehr Kalzium«. Milchprodukte und Gemüse decken den Bedarf.

Viel wichtiger ist es, mit Ärztin oder Arzt oder in der Apotheke zu besprechen, ob die Medikamente, die jemand einnimmt, den Ernährungszustand beeinflussen können oder umgekehrt die Nahrung die Wirkung von Medikamenten stören kann.

Wer für sich allein nicht kochen mag, der kann sich »Essen auf Rädern« ins Haus bestellen oder industriell vorgefertigte Produkte kaufen, vorzugsweise tiefgekühlte Kost. Sie sind zwar teuer, aber als Ernährung besser geeignet als dreimal täglich Butterbrote.

Vitamine, Mineralstoffe, Spurenelemente

Mineralstoffe, Vitamine und Spurenelemente sind lebensnotwendig. Jeder einzelne Bestandteil muss in ausreichender Menge vorhanden sein. Um das zu gewährleisten, hat der Körper für all diese Stoffe Speicherkapazitäten. Wenn eine dieser Substanzen fehlt, kann das nicht dadurch ausgeglichen werden, dass eine andere im Überschuss vorhanden ist. Zwischen den einzelnen Stoffen existiert eine fein abgestimmte Mengenbalance. Wird sie gestört, weil ein Stoff überwiegt, kann das die Funktionsweise anderer Substanzen stören.

Eine ausgewogene Ernährung bietet dem Körper alle diese Substanzen in ausreichender Menge und in einem über lange Zeit betrachtet ausgewogenen Mischungsverhältnis an.

Die Produktwerbung schreibt besonders den Vitaminen gerne Eigenschaften zu, die sie nicht haben: Sie machen niemanden stress- oder leistungsfähiger, Kinder nicht intelligenter, sie verhindern weder Erkältungen noch Krebs, sie machen nicht munter und verlängern auch nicht die Jugendzeit. Die ersten Anzeichen für eine Unterversorgung mit Vitaminen sind oft Müdigkeit, Konzentrationsstörungen und eine größere Anfälligkeit für Infekte. Es lässt sich jedoch nur selten feststellen, ob das wirklich durch Vitaminmangel oder durch anderes verursacht ist. Selbst für Belastungssituationen wie Krankheit oder Stress ist die positive Wirkung von Vitaminen, Mineralstoffen und/oder Spurenelementen nicht sicher nachgewiesen. Hingegen kann die Einnahme von hoch dosierten Präparaten Nebenwirkungen haben (➡ Die einzelnen Vitamine ab Seite 258).

Mangelzustände können auftreten

- *Wenn Sie zwar reichlich, aber »das Falsche« essen (➡ Ausgewogene Ernährung, Seite 233).*
- *Bei einigen Krankheiten. Diese beeinträchtigen Sie aber so sehr, dass Sie deshalb in ärztlicher Behandlung sein werden.*
- *Wenn Sie bestimmte Medikamente einnehmen. In den Beipackzetteln der Arzneimittel finden Sie Hinweise, ob die Medikamente, die Sie einnehmen, dazugehören. Auch in der Arztpraxis oder Apotheke sollte man darüber Auskunft geben können.*
- *Wenn Ihr Körper mehr Mineralstoffe und Vitamine braucht als durchschnittlich angenommen. Gründe dafür können sein:*
- *Schwangerschaft und Stillzeit.*
- *Alkoholkrankheit.*

Wie viel ist genug?

Die in Tabellen empfohlene durchschnittliche Tagesmenge gilt für gesunde Erwachsene. Die Zahl berücksichtigt individuelle Schwankungen. Allerdings lässt sie Ausnahmen außer Acht, zum Beispiel dass extremer Stress, wie eine Operation, den Bedarf an manchen Spurenelementen erhöht. Dennoch sind die empfohlenen Mengenangaben so bemessen, dass sie bei 98 Prozent der Bevölkerung den Bedarf decken. Die angegebene Menge müssen Einzelne nicht täglich aufnehmen, nur über einen längeren Zeitraum hinweg sollte sie sich möglichst als Durchschnitt ergeben.

Wenn Sie vermuten, dass Ihnen Vitamine, Mineralstoffe oder Spurenelemente fehlen, sollten Sie sich von Ärztin oder Arzt daraufhin untersuchen lassen. Wurde ein Mangel festgestellt,

- sollten Sie Ihre Ernährung so gestalten, dass Sie möglichst viel von den Stoffen zu sich nehmen, die Ihnen fehlen.
- Halten Ärztin oder Arzt es für notwendig, dass Sie das Fehlende als Medikament einnehmen, dann sollten sie Ihnen auch wirklich nur die eine Substanz verordnen und kein Kombinationspräparat.
- Ärztin oder Arzt sollten den Erfolg der Behandlung kontrollieren und das Medikament absetzen, wenn das gewünschte Ziel erreicht ist und die Körperdepots wieder gefüllt sind.

Vitamine

Nur Vitamin D, H und K kann der Körper selbst herstellen, die anderen muss er von außen bekommen. Der Körper speichert Vitamine, sodass er Schwankungen in Angebot und Nachfrage für einige Zeit ausgleichen kann.

Seitdem die übliche mitteleuropäische Kost aus einer Vielzahl von Nahrungsmitteln relativ abwechslungsreich zusammengestellt wird, kommen Vitaminmangelkrankheiten praktisch nicht mehr vor.

Trotzdem bekommen manche Menschen die Vitamine, die sie brauchen, nicht in ausreichender Menge, weil sie sich nicht ausgewogen ernähren.

Vitamine werden in wasser- und fettlösliche unterschieden. Wasserlösliche Vitamine (B_1, B_2, B_6, B_{12}, Folsäure, Niacin, Pantothensäure, C und H) begleiten vornehmlich kohlenhydrathaltige Nahrungsmittel. Einen Überschuss an diesen Vitaminen kann der Körper ausscheiden. Trotzdem bleibt auch bei ihnen ein Überangebot nicht immer folgenlos (➡ z. B. Vitamin B_6). Fettlösliche Vitamine (A, D, E und K) sind in fetthaltigen Nahrungsmitteln enthalten. Bei einem Überangebot speichert der Körper sie, sodass es zu Vergiftungen kommen kann.

Achten Sie darauf, dass Sie nicht gleichzeitig
- sich vitaminreich ernähren und/oder
- vitaminierte Lebensmittel verzehren und/oder
- Vitaminpräparate oder Lebertran einnehmen.

Multivitaminpräparate

Eine Mischung aus verschiedenen Vitaminen und manchmal noch anderen Stoffen, so genannte Multivitaminpräparate, kurzzeitig einzunehmen, kann für denjenigen sinnvoll sein, der
- während einer Abmagerungskur sehr wenig isst.
- sich einseitig ernähren muss.
- schwere Krankheiten des Magen-Darm-Traktes oder der Leber hat.

Vitaminzusätze

In Form von Vitaminzusätzen scheint Gesundheit mittlerweile käuflich zu sein. Mit Vitaminen werden Produkte, die wegen ihrer stark bearbeiteten Inhaltsstoffe nur noch als minderwertig anzusehen sind, aufgepeppt. Bei einer ausgewogenen Ernährung ist eine solche Vitaminierung des Alltags unnötig. Vitaminzusätze finden sich in:
- Fruchtsäften, Limonaden (Brausen)
- Bonbons, Müsliriegeln und anderen Süßigkeiten
- Marmeladen und anderen süßen Brotaufstrichen
- Joghurts, Fertigpuddings und ähnlichen Milchzubereitungen
- Margarine, Butter und Pflanzenölen

Vitamine und Krebs

Zum neuen Schlagwort ist der »oxidative Stress« geworden, den »freie Radikale« bewirken. Solche Radikale entstehen immer und überall im Körper, teilweise schützt sich der Körper mit ihnen vor schädlichen Stoffwechselprodukten. Allerdings können die aggressiven Radikale auch gesunde Zellen schädigen oder sogar zu Krebszellen machen.
Gegen diese bösartigen Wirkungen hat der Körper Schutzmechanismen entwickelt, an denen auch Vitamin C, E und Beta-Karotin beteiligt sind, also Substanzen aus der Gruppe der Vitamine.
Dennoch haben mehrere große Studien gezeigt, dass eine zusätzliche Gabe dieser Stoffe Krebs nicht vorbeugen kann (➡ Krebsschutz aus der Nahrung, Seite 710).

Sekundäre Pflanzeninhaltsstoffe

Dieser Begriff erfasst Inhaltsstoffe von pflanzlichen Nahrungsmitteln, die in nur sehr geringer Menge vorkom-

men, aber für die gesundheitliche Wirkung der Nahrung bedeutsam sind.
- Allicin im Knoblauch und Isothiocyanate in Kohlgemüsen wirken antibakteriell.
- Flavonoide, die in allen Gemüsen vorkommen, ein Inhaltsstoff des Brokkoli und einer von Sojabohnen, können Krebs erregende Substanzen entgiften.
- Die Flavonoide in Tee, Zwiebeln, Knoblauch und roten Trauben können das Herzinfarktrisiko senken.
- Inhaltsstoffe von Grünkohl, Karotten und Tomaten binden »freie Radikale«.
- Die Säuren in Erdbeeren, Ananas und Tomaten neutralisieren Krebs erregende Nitrosamine.

Vitamin A (Retinol)

Notwendig für
- Wachstum und Aufbau von Haut und Schleimhaut,
- Funktion des Immunsystems,
- Sehen im Dunkeln.

Durchschnittlich empfohlene Tagesmenge
- Männer 1 mg Retinol (ca. 3350 IE Vitamin A), Frauen 0,8 mg Retinol (ca. 2650 IE Vitamin A); während der Schwangerschaft 1,1 mg Retinol (ca. 3650 IE Vitamin A), in der Stillzeit 1,5 mg Retinol (ca. 5025 IE Vitamin A).

Vorkommen
Tierische Nahrungsmittel enthalten vorgebildetes Vitamin A (Retinol), pflanzliche Produkte Vitamin-A-Vorstufen wie z. B. ß-Karotin. Daraus kann der Körper Vitamin A selbst herstellen.
Vitamin-A-reich sind u. a.:
Leber, Butter, Eier, Vollmilch, Käse, grüne und gelbe Gemüse (z. B. Karotten, Spinat, Brokkoli).
Vitamin-A-Mangel kann auftreten, wenn jemand Folgendes gar nicht isst:
Milch, Milchprodukte, Butter, vitaminierte Margarine, Karotten, Blattgemüse.
Anzeichen eines Vitamin-A-Mangels
- Appetitlosigkeit,
- trockene Haut,
- Nachtblindheit,
- bei Kindern Wachstumsstörungen.

Vitamin-A-Überschuss
Nur möglich, wenn man durch vitaminierte Lebensmittel oder Medikamente (auch Lebertran gilt hier als Medikament) übergroße Mengen zuführt.
Anzeichen eines Vitamin-A-Überschusses
- Kopfschmerzen,
- Müdigkeit,
- Appetitlosigkeit,
- Übelkeit,
- Haarausfall,

- trockene Haut,
- Sehstörungen (Sehen von Doppelbildern).

Achtung

Frauen sollten während einer Schwangerschaft keinesfalls mehr als die angeratene Vitamin-A-Menge zu sich nehmen. Nur bei Mengen unter 3 mg Retinol (10 000 IE Vitamin A) pro Tag sind sicher keine Missbildungen beim Kind beobachtet worden.

Für jeden Erwachsenen gilt diese Menge als Grenze, bis zu der die Einnahme von Vitamin A als unbedenklich angesehen wird.

Vitamin B$_1$ (Thiamin, Aneurin)

Notwendig für
- den Abbau von Kohlenhydraten und Alkohol.

Durchschnittlich empfohlene Tagesmenge
- Männer bis 1,3 mg, Frauen 1 mg; während der Schwangerschaft 1,2 mg.

Erhöhter Bedarf bei schwerer körperlicher Arbeit, Fieber und Schilddrüsenüberfunktion.

Vitamin-B$_1$-reich sind u. a.:

Schweinefleisch, Erdnüsse, Linsen, Vollkornbrot.

Vitamin-B$_1$-Mangel kann auftreten, wenn jemand weder Schweinefleisch, Getreideprodukte noch Kartoffeln zu sich nimmt.

Anzeichen eines Vitamin-B$_1$-Mangels
- Kopfschmerzen,
- Appetitlosigkeit,
- Magenschmerzen,
- Verstopfung,
- Gedächtnis- und Konzentrationsstörungen.

Vitamin-B$_1$-Überschuss kann nur durch Medikamente zu Stande kommen.

Anzeichen eines Vitamin-B$_1$-Überschusses

Die Nerven reagieren auf Reize überempfindlich.

Vitamin B$_2$ (Riboflavin)

Notwendig für den Abbau von Fett und Eiweiß.

Durchschnittlich empfohlene Tagesmenge
- Männer bis 1,5 mg, Frauen 1,2 mg; während der Schwangerschaft 1,5 mg.

Vitamin-B$_2$-reich sind u. a.:

Rinderherz, Parmesankäse.

Vitamin-B$_2$-Mangel kann auftreten, wenn jemand weder Fleisch noch Eier oder Milchprodukte isst.

Anzeichen eines Vitamin-B$_2$-Mangels
- Rissige Lippen und Mundwinkel,
- trockene, entzündete Haut,
- brennende, juckende Augen,
- Lichtscheu, Lichtempfindlichkeit.

Vitamin-B$_2$-Überschuss ist nicht bekannt.

Vitamin B$_6$ (Pyridoxin)

Notwendig für
- den Eiweißstoffwechsel.

Durchschnittlich empfohlene Tagesmenge
- Männer bis 1,6 mg, Frauen 1,2 mg; während der Schwangerschaft 1,9 mg.

Menschen, die Medikamente gegen Epilepsie oder Tuberkulose einnehmen, haben einen erhöhten Bedarf an Vitamin B$_6$.

Vitamin-B$_6$-reich sind u. a.:

Vollkornprodukte, Banane, Lachs, Makrele.

Vitamin-B$_6$-Mangel kann ernährungsbedingt praktisch nicht auftreten.

Anzeichen eines Vitamin-B$_6$-Mangels
- Appetitlosigkeit,
- Übelkeit, Brechreiz,
- entzündete Mundschleimhaut,
- trockene Haut.

Vitamin-B$_6$-Überschuss kann nur auftreten, wenn das Vitamin als Medikament in einer Dosierung von mehr als 50 mg am Tag über lange Zeit eingenommen wird.

Anzeichen eines Vitamin-B$_6$-Überschusses
- »Ameisenlaufen« und brennende Schmerzen in Armen und Beinen,
- Unsicherheit beim Gehen.

Vitamin B$_{12}$ (Cyanocobalamin)

Notwendig für
- den Aufbau der roten Blutkörperchen.

Durchschnittlich empfohlene Tagesmenge
- 3 Mikrogramm (µg); während der Schwangerschaft 3,5 µg, in der Stillzeit 4 µg.

Vitamin-B$_{12}$-reich sind

nur tierische Produkte: Rind-, Schweinefleisch, Vollmilch(produkte), Hering, Makrele, Rotbarsch.

Vorkommen

Vitamin B$_{12}$ kommt ausschließlich in tierischen Nahrungsmitteln oder milchsauer vergorenen Gemüsen (Gurken, Sauerkraut) vor.

Vitamin-B$_{12}$-Mangel ist ernährungsbedingt nur bei denjenigen bekannt, die gar keine tierischen Produkte essen. Bei schweren Darmerkrankungen kann die Vitaminaufnahme behindert sein. Wenn der Magen den Stoff nicht bildet, der notwendig ist, um Vitamin B$_{12}$ aufzunehmen, entsteht die »perniziöse Anämie« (→ Seite 576).

Anzeichen eines Vitamin-B$_{12}$-Mangels
- Widerwillen gegen Fleisch,
- brennende Zunge.
- Alle Symptome einer »Blutarmut«: Müdigkeit, Schwindel, Herzschwäche.

Vitamin-B$_{12}$-Überschuss ist bisher nicht bekannt.

Folsäure

Notwendig für die Bildung der roten Blutkörperchen (gemeinsam mit Vitamin B12).

Durchschnittlich empfohlene Tagesmenge

- 400 Mikrogramm (µg), während der Schwangerschaft 600 µg. Frauen, die schwanger werden wollen, sollten unbedingt täglich 400 µg Folsäure in Tablettenform einnehmen und das auch im ersten Schwangerschaftsdrittel beibehalten.

Folsäurereich sind u.a.:

Vollkornprodukte, Spinat, Fenchel, Grünkohl, Spargel.

Folsäuremangel tritt bei normaler Ernährung nicht auf. Säuglinge, die mit hitzebehandelter Kuhmilch (➡ Milch, Seite 255) ernährt werden, bekommen möglicherweise zu wenig Folsäure. Fertiger Säuglingsmilch ist Folsäure zugesetzt.

Schwere Darmerkrankungen können die Aufnahme des Vitamins ebenso behindern wie Medikamente, z. B. gegen Krebskrankheiten und Rheuma.

Anzeichen eines Folsäuremangels

- wie bei Vitamin B12.

Frauen, die zu Beginn einer Schwangerschaft nicht ausreichend mit Folsäure versorgt sind, haben ein deutlich erhöhtes Risiko, dass ihr Kind mit einer Fehlbildung der Wirbelsäule (Spina bifida, »offener Rücken«, Wasserkopf) geboren wird. Darum ist die Empfehlung sinnvoll, vor einer geplanten Schwangerschaft und in den ersten drei Monaten täglich 400 µg Folsäure als Tabletten einzunehmen.

Überschuss an Folsäure ist nur durch künstliche Zufuhr zu erreichen.

Anzeichen eines Folsäureüberschusses

- Magen-Darm-Beschwerden.

Zu viel Folsäure kann die Diagnose der »perniziösen Anämie« (➡ Seite 576) erschweren. Bei älteren Menschen kann zu viel Folsäure einen Vitamin-B-Mangel verdecken.

Niacin (Nikotinamid, Nikotinsäure, Vitamin PP)

Notwendig für

- den Energiehaushalt der Zellen.

Durchschnittlich empfohlene Tagesmenge

- Männer bis 17 mg, Frauen 13 mg; während der Schwangerschaft 15 mg.

Niacinreich sind u. a.: Erdnüsse, Hühnerfleisch, Hering.

Niacinmangel kann auftreten, wenn jemand gar kein Fleisch oder Brot isst oder bei schweren Erkrankungen von Magen oder Darm.

Anzeichen eines Niacinmangels

- Kopfschmerzen,
- Appetitlosigkeit,
- Magenbeschwerden,
- Durchfall,
- Hautveränderungen ähnlich einem Sonnenbrand,
- raue, schuppende, gerötete, entzündete Haut.

Überschuss an Niacin kann auftreten, wenn jemand Durchblutungsstörungen oder hohe Blutfettwerte mit nikotinsäurehaltigen Medikamenten behandelt.

Anzeichen eines Niacinüberschusses

- Trockene, gerötete Haut,
- Haarausfall,
- Juckreiz,
- Durchfall, Erbrechen,
- Leberschäden.

Pantothensäure (Dexpanthenol)

Notwendig für den Stoffwechsel aller Nährstoffe.

Durchschnittlich empfohlene Tagesmenge

- etwa 6 mg.

Weder Mangel noch Überschuss sind bekannt.

Vitamin C (Askorbinsäure)

Notwendig für

- die Bildung von Bindegewebe,
- die Immunabwehr.

Die Blut bildenden Stoffe Folsäure und Eisen kann der Körper nur aufnehmen, wenn Vitamin C vorhanden ist.

Durchschnittlich empfohlene Tagesmenge

- Üblicherweise 100 mg, Raucher 150 mg. Während der Schwangerschaft 110 mg, in der Stillzeit 150 mg.

Bei einer täglichen Aufnahme von 90–100 mg Vitamin C verringert sich das Auftreten und die Sterblichkeit an chronischen Krankheiten (Arteriosklerose, Krebs) am stärksten.

Vitamin-C-reich sind u. a.:

Paprika, Brokkoli, schwarze Johannisbeeren, Kiwi, Zitrusfrüchte, Kohl, Kartoffeln.

Vitamin-C-Mangel

- ist möglich, wenn jemand wenig frisches Obst, Gemüse und Kartoffeln isst.

Anzeichen eines Vitamin-C-Mangels

- Schwäche,
- Gewichtsverlust,
- Hautblutungen, besonders am Zahnfleisch,
- schlechte Wundheilung,
- Blutarmut.

Vitamin-C-Überschuss kann man durch Ernährung und Medikamente bewirken.

Anzeichen eines Vitamin-C-Überschusses

- Durchfall,
- Verdauungsbeschwerden,
- Bildung von Nierensteinen.

Vitamin D (Calciferol, Cholecalciferol)

Notwendig für den Stoffwechsel von Kalzium und Phosphat und damit für den Knochenauf- und -abbau.
Durchschnittlich empfohlene Tagesmenge
● 200 IE. Säuglinge bis 1 Jahr 400 IE Vitamin D.
Vorstufen des Vitamins D werden mit der Nahrung aufgenommen, in der Haut gespeichert und durch den UV-Anteil des Sonnenlichts in das eigentliche Vitamin umgewandelt. Bei Erwachsenen deckt die Eigenproduktion normalerweise den Bedarf.
Vitamin-D-reich sind u. a.:
Fetthaltiger Fisch, Lebertran, Eier, Butter.
Vitamin-D-Mangel kann auftreten
● bei gestillten Säuglingen, deren Mutter sich nicht ausreichend mit Vitamin D versorgt.
● bei Säuglingen, deren Milchnahrung selbst hergestellt wird. Fertigmilchnahrung ist immer mit Vitamin D angereichert.
● bei Menschen, an deren Haut kein Sonnenlicht herankommt.
● bei Krankheiten von Leber oder Nieren, sodass der Körper Vitamin D nicht in seine wirksame Form umwandeln kann.
Anzeichen eines Vitamin-D-Mangels
● Beim Kind: Unruhe, schlechter Schlaf, häufiges Schwitzen, schlaffe Muskeln. Es entsteht eine Rachitis (Knochenerweichung, ➡ Seite 669).
● Beim Erwachsenen: Die Knochenmasse verringert sich, die Knochen verbiegen sich (Knochenerweichung, ➡ Seite 669).
Vitamin-D-Überschuss kann nur durch Medikamente auftreten. Auch Lebertran gilt als Medikament.
Anzeichen eines Vitamin-D-Überschusses
● Starker Durst und häufiges Wasserlassen,
● Kopfschmerzen,
● Müdigkeit,
● Appetitlosigkeit,
● Brechreiz,
● Durchfall,
● Fieber.
Im fortgeschrittenen Stadium können Nierensteine und Ablagerungen in den Blutgefäßen und Knochenveränderungen auftreten.

Vitamin E (Tokopherol)

Notwendig, um Substanzen, die Zellen schädigen könnten, in weniger gefährliche Stoffe umzuwandeln.
Durchschnittlich empfohlene Tagesmenge
● Männer 15 mg, Frauen 12 mg; während der Schwangerschaft 13 mg, in der Stillzeit 17 mg.
Vitamin-E-reich sind u. a.:
Pflanzliche Öle (z. B. Weizenkeimöl, Sonnenblumenöl).
Vitamin-E-Mangel hat beim Tier unter anderem Störungen der Fruchtbarkeit verursacht. Diese Beobachtungen sind auf den Menschen nicht übertragbar.
Schwere Magen-Darm-Erkrankungen, bei denen die Fettaufnahme gestört ist, können die Aufnahme von Vitamin E behindern.
Anzeichen eines Vitamin-E-Mangels
● Veränderungen der roten Blutkörperchen,
● Muskelschwäche,
● Netzhautveränderungen.
Vitamin-E-Überschuss durch Nahrungsmittel ist nicht bekannt.

Vitamin H (Biotin)

Notwendig für
● den Stoffwechsel aller Nährstoffe.
Durchschnittlich empfohlene Tagesmenge
● 30 bis 60 mg.
Biotinreich sind u. a.:
Eigelb, Sojabohnen, Erdnüsse.
Biotinmangel und -überschuss sind nicht bekannt.

Vitamin K (Phyllochinon)

Notwendig für die Blutgerinnung.
Durchschnittlich empfohlene Tagesmenge
● Männer bis 80 mg, Frauen bis 65 mg.
Vitamin-K-reich sind u. a.:
Grüne Gemüse (Kohl), Eier.
Vitamin-K-Mangel kann auftreten bei schweren Magen-Darm-Erkrankungen, die die Fettaufnahme stören, und wenn eine lang dauernde Behandlung mit Antibiotika die Darmbakterien abtötet. Bei manchen voll gestillten Säuglingen kann sich in der 4. bis 6. Lebenswoche ein Vitamin-K-Mangel bemerkbar machen, der möglicherweise dadurch entsteht, dass Brustkinder andere Bakterienarten in ihrem Darm beherbergen als Flaschenkinder.
Anzeichen eines Vitamin-K-Mangels
Die verstärkte Blutungsneigung wird durch viele blaue Flecken sichtbar. Auch Nasenbluten ist häufig.
Vitamin-K-Überschuss ist nicht bekannt.

Mineralstoffe

Kalium

Notwendig für den Wasserhaushalt innerhalb der Zellen, damit Muskel- und Nervenzellen arbeiten können.
Durchschnittlich empfohlene Tagesmenge
● 2 Gramm pro Tag, die die normale Ernährung deckt.

Kaliumreich sind u. a.:
Aprikosen, Walnüsse, Bananen, Vollkornbrot.
Kaliummangel kann auftreten, wenn
- Sie regelmäßig Abführmittel einnehmen.
- Sie entwässernde Medikamente einnehmen (sog. Diuretika z. B. bei Bluthochdruck und unzureichender Herztätigkeit).

Anzeichen eines Kaliummangels
- Muskelschwäche,
- Müdigkeit,
- Antriebslosigkeit,
- Blähungen,
- Verstopfung.

Kaliumüberschuss kann auftreten, wenn der Körper durch Krankheit oder Medikamenteneinnahme zu wenig Kalium ausscheidet oder wenn jemand kaliumhaltige Medikamente einnimmt.

Anzeichen eines Kaliumüberschusses
- Müdigkeit,
- Schwäche,
- Hörstörungen,
- metallischer Geschmack im Mund.

Im fortgeschrittenen Stadium stellen Ärztin oder Arzt unregelmäßigen Herzschlag, Blutdruckabfall und Verwirrtheitszustände fest.

Vorbeugung
Wenn Ihre Nieren nicht mehr einwandfrei funktionieren oder Sie entwässernde Medikamente einnehmen, sollten Sie den Kaliumgehalt des Blutes regelmäßig kontrollieren lassen.

Kalzium

Notwendig für Knochen und Zähne,
- damit Muskel- und Nervenzellen auf Reize reagieren können,
- zur Abwehr von Entzündungen und Allergien,
- bei der Blutgerinnung.

Durchschnittlich empfohlene Tagesmenge
- 1000 mg.

Damit Kalzium aus dem Darm aufgenommen werden kann, ist Vitamin D notwendig. Eine reichliche Kalziumzufuhr am Abend verringert die nächtlichen Knochenabbauprozesse.

Kalziumreich sind u. a.:
Vollmilch, Milchprodukte, Hartkäse, Brokkoli, Grünkohl, Fenchel, Lauch, ausgesuchte Mineralwässer.
Kalziummangel kann auftreten, wenn jemand keine Milchprodukte isst oder sein Trinkwasser enthärtet (➡ Wasserhärte, Seite 254).

Anzeichen eines Kalziummangels
- Blasse, schweißige Haut,
- Unruhe,

- Erbrechen,
- Durchfall,
- »Ameisenlaufen« in den Gliedmaßen,
- sehr schmerzhafte Krämpfe, besonders in den Armen.

Kalziumüberschuss im Blut kann auftreten, wenn jemand übermäßig viel Vitamin D eingenommen hat.

Anzeichen eines Kalziumüberschusses
- Appetitlosigkeit,
- Gewichtsabnahme,
- Blähungen,
- Verstopfung,
- Herzrhythmusstörungen.

Es besteht die Gefahr, dass sich Nierensteine bilden.

Phosphat

Notwendig
- für die Knochen,
- für die Vermehrung von Zellen.

Phosphataufnahme und -ausscheidung werden ebenso geregelt wie die von Kalzium. Für die Aufnahme aus dem Darm ist ebenfalls Vitamin D notwendig.

Durchschnittlich empfohlene Tagesmenge
- 700 mg.

Vorkommen
Sowohl tierische als auch pflanzliche Nahrungsmittel enthalten in ausreichender Menge Phosphat.

Phosphatüberschuss
Im Verhältnis zur Kalziumaufnahme nehmen die meisten Menschen viel zu viel Phosphat auf, da vielen Fertignahrungsmitteln (Schmelzkäse, Kondensmilch, Soft-Drinks, Brühwürsten u. a.) Phosphat zugesetzt ist. Möglicherweise verringert sich dadurch die Festigkeit der Knochen.

Magnesium

Notwendig für Knochen und Zellen, besonders Muskelzellen.

Durchschnittlich empfohlene Tagesmenge
- 350 mg.

Magnesiumreich sind u. a.:
Vollkornprodukte, Milch und Milchprodukte, Leber, Geflügel, Fisch, Kartoffeln, Gemüse, Beerenobst, Orangen, Bananen.

Magnesiummangel kann auftreten, wenn man
- immer viel Alkohol trinkt.
- sehr bestimmte Arzneimittel über lange Zeit einnimmt; dazu gehören Diuretika (z. B. bei hohem Blutdruck, Nierenstörungen), Kortison (z. B. bei Rheuma, Asthma) und die Pille.

Anzeichen eines Magnesiummangels
- Nervöse Störungen,
- Herzbeschwerden,

● Übelkeit,
● Magen- und Wadenkrämpfe.

Fluorid

Notwendig für Knochen- und Zahnaufbau. Fluoridhaltige Zähne sind widerstandsfähiger gegen Karies als fluoridarme (➡ Karies, Seite 597).

Durchschnittlich empfohlene Tagesmenge
● Säuglinge bis 4 Monate 0,25 mg, bis 12 Monate 0,5 mg.
● Kinder bis 4 Jahre 0,7 mg, bis 10 Jahre 1,1 mg, bis 13 Jahre 2 mg.
● Jungen bis 19 Jahre 3,2 mg, Mädchen bis 19 Jahre 2,9 mg.
● Erwachsene Männer 3,8 mg, Frauen 3,1 mg.

Vorkommen
Trinkwasser, Fisch, Meersalz, schwarzer Tee. Fluoridiertes Speisesatz enthält 250 mg Fluorid pro Kilogramm. Die von Erwachsenen mit gemischter Ernährung täglich aufgenommene Fluoridmenge liegt zwischen 0,4 und 0,6 mg. Der Hauptanteil stammt aus dem Trinkwasser (➡ Leitungswasser, Seite 253). Bei einem Fluoridgehalt von mehr als 0,7 mg/l Wasser dürfen weder Fluoridtabletten eingenommen noch fluoridiertes Speisesalz verwendet werden.

Fluoridmangelkrankheiten sind nicht bekannt.

Fluoridüberschuss
Werden mehr als 1 mg Fluorid pro Kilogramm Körpergewicht aufgenommen, treten als Vergiftungszeichen Übelkeit, Erbrechen und Bauchschmerzen auf. Die Langzeitgabe von etwa dem Doppelten der oben empfohlenen Menge führt bei Kindern zu weißen Flecken auf den Zähnen (Fluorose), eine noch höhere Dosierung zu braunen Verfärbungen.

Mehr als 10 mg Fluorid täglich über mehr als zehn Jahre kann eine Knochenfluorose entstehen lassen.

Achtung
Viele Zahnpasten, Mundwässer, Kaugummis usw. enthalten Fluoridzusätze »zur Kariesvorbeugung«.

Eisen

Notwendig für das Hämoglobin der roten Blutkörperchen.

Durchschnittlich empfohlene Tagesmenge
Männer und nicht menstruierende Frauen 10 mg täglich,
menstruierende Frauen 15 mg,
Kinder 8 bis 12 mg,
Schwangere 30 mg.
Von dem mit der Nahrung angebotenen Eisen nimmt der Körper nur etwa 10 bis 15 Prozent auf. Bei einem Eisenmangel steigert sich die Aufnahmequote um das Zwei- bis Dreifache.

Vorkommen
Gemischte Kost enthält etwa bis zu 20 mg Eisen. Das reicht aus, um den Bedarf zu decken.

Eisenreich sind u. a.:
Fleisch, Fisch, Geflügel. Das darin enthaltene Eisen kann der Körper besser verwerten als das Eisen aus pflanzlichen Produkten (Vollkorngetreide, Vollkornreis, Mais, Hülsenfrüchte).

Eisenmangel kann entstehen, wenn
● der Körper das angebotene Eisen nicht ausreichend aufnehmen kann, weil es z. B. an Magensäure fehlt oder Magen-Darm-Krankheiten die Aufnahme behindern.
  Auch Kalziumsalze (z. B. in Milchprodukten), Sojaprodukte, schwarzer Tee und Kaffee behindern die Aufnahme von Eisen in den Körper. Das Gleiche gilt für Mittel gegen Magenübersäuerung und Clofibrate (zur Senkung erhöhter Blutfettwerte).
● der Körper Blut verliert. Unbemerkt geschieht das z. B. bei Blutungen aus dem Magen-Darm-Trakt durch Geschwüre, Hämorrhoiden oder die Einnahme von schmerz- und entzündungshemmenden Medikamenten. Sichtbar sind Blutverluste z. B. bei großflächigen Wunden, Operationen oder häufigen, lang dauernden Menstruationsblutungen.
● jemand lang dauernde Infektionen oder
● entzündliches Rheuma hat.

Anzeichen eines Eisenmangels sind
● Müdigkeit,
● Schwäche,
● blasse Haut,
● kalte Hände und Füße,
● Schlaflosigkeit,
● brüchige Haare und Nägel,
● Übelkeit
● Verstopfung,
● Durchfall,
● Libidostörungen und Impotenz.

Behandlung
Bevor jemand Medikamente gegen »Blutarmut« einnimmt, sollten Ärztin oder Arzt mit einer Blutuntersuchung den Mangel nachgewiesen haben. Damit sollte auch der Erfolg der Behandlung kontrolliert werden. Eisenpräparate sollte man mindestens eine halbe Stunde vor dem Frühstück mit einem großen Glas Wasser oder Vitamin-C-haltigem Saft einnehmen.

Eisenüberschuss kann auftreten, wenn mit der Nahrung oder mit Medikamenten zu viel Eisen zugeführt wird. Der Körper lagert den Überschuss in inneren Organen ab und schädigt sie damit. Die späte Folge kann z. B. eine Leberzirrhose (➡ Seite 628) sein. Es wird diskutiert, ob ein hoher Eisengehalt des Blutes an der Entstehung von Herzinfarkt und Krebs beteiligt sein kann.

Spurenelemente

Viele der im menschlichen Körper nachgewiesenen Elemente kommen nur in Spuren vor. Von einigen ist bekannt, dass sie lebensnotwendig sind:

Kupfer wirkt mit beim Aufbau von Hämoglobin.

Kobalt ist wichtig für die Blutbildung.

Zink ist ein Bestandteil des Hormons Insulin.

Chrom ist wichtig für die Wirkung des Insulins.

Mangan, Molybdän und *Selen* sind Bestandteile von Enzymen.

Sie alle sind in normaler Kost in ausreichender Menge enthalten. Es gibt keinen Nachweis dafür, dass ihre gezielte Einnahme in hohen Dosen vorbeugend gegen Krankheiten wie Krebs wirkt.

Von vielen anderen Spurenelementen ist nicht bekannt, ob sie eine Wirkung haben oder entbehrlich sind.

Jodid

Die Schilddrüse braucht Jodid, um einwandfrei arbeiten zu können (➡ Kropf, Seite 733). Erwachsene benötigen täglich bis 0,2 mg, Kinder bis etwa 9 Jahre brauchen 0,14 mg, Säuglinge bis vier Monate 0,04 mg, bis ein Jahr 0,08 mg.

Eine große Studie von 1996 ergab, dass nur neun Prozent der Bundesdeutschen ausreichend mit Jod versorgt sind. Die frühere Annahme, dass Menschen, die in Küstennähe wohnen, besser mit Jod versorgt seien als die im Süden Deutschlands, gilt nicht mehr.

Alles, was im Meer gelebt hat, ist jodidreich (Jodidgehalt von Nahrungsmitteln ➡ Tabelle Seite 264 f.). Allerdings deckt eine Seefischmahlzeit pro Woche den Bedarf noch nicht. Ein Liter Milch pro Tag kann einen nennenswerten Beitrag leisten, auch die japanischen Algen Arame oder Kombu (aus dem Bioladen) können als Gewürze etwas zur Jodversorgung beitragen. Andere Möglichkeiten sind jodhaltige Heil- oder Mineralwässer oder jodhaltige Zahnpasten (*Kaliklora Jod med*).

Jodiertes Speisesalz wird mittlerweile auch in der Vollwerternährung empfohlen. Unjodiertes Meersalz enthält in aller Regel nicht mehr Jodid als normales Salz.

Seit dem Reaktorunfall von Tschernobyl gibt es Empfehlungen für eine Jodprophylaxe bei einem erneuten Zwischenfall. In Kernreaktoren liegt Jod gasförmig vor und kann bei einem Unfall in die Atmosphäre austreten. Schilddrüsen, die nicht genügend Jod enthalten, nehmen 60 bis 70 Prozent des eingeatmeten radioaktiven Jods auf. Damit sind sie stark krebsgefährdet. Um das zu verhindern, soll das Organ so mit Jod gesättigt werden, dass es höchstens noch ein Prozent des radioaktiven Elements einlagert. Konkret heißt das, dass Erwachsene – noch bevor die erwartete Wolke mit radioaktivem Gas sie er-

reicht – einmal 200 mg Jodid einnehmen und anschließend alle acht Stunden noch einmal 100 mg, bis sie insgesamt 1000 mg Jod geschluckt haben bzw. so lange das Risiko, radioaktives Jod aufzunehmen, immer noch weiter besteht. Kinder erhalten die Hälfte der angegebenen Menge.

Diese Einnahme soll jedoch niemals eigenmächtig, sondern nur auf behördliche Anordnung hin geschehen. Die Gesundheit von Menschen mit einer Überfunktion der Schilddrüse (➡ Seite 737), die oft genug auch unerkannt besteht, ist durch diese Jodprophylaxe sehr gefährdet.

Diese Vorbeugemaßnahme kann zwar die Schilddrüse vor Strahlenschäden bewahren. Alle anderen Organe sind jedoch nach wie vor gefährdet.

Das Schlucken der Jodtabletten darf also nicht zu der trügerischen Annahme verleiten, man sei dadurch vor den gefährlichen Auswirkungen der Strahlung allgemein geschützt.

In 100 Gramm essbarem Anteil sind enthalten:

Vitamin A

Karotten (Möhren)	6600 *IE*
Spinat	2300 *IE*
Butter	1950 *IE*
Emmentaler Käse	1065 *IE*
Hühnerei	730 *IE*
Vollmilch	100 *IE*

Vitamin B1

Erdnüsse	0,9 *mg*
Schweinekotelett	0,8 *mg*
Hinterschinken	0,8 *mg*
Linsen	0,4 *mg*
Haselnüsse	0,4 *mg*
Vollkornbrot	0,3 *mg*

Vitamin B2

Rinderherz	0,9 *mg*
Weizenkeime	0,7 *mg*
Parmesankäse	0,6 *mg*
Champignons	0,4 *mg*
Hühnerei	0,3 *mg*
Vollmilch	0,2 *mg*

Vitamin B6

Lachs	1 *mg*
Sardine	0,9 *mg*
Haselnüsse	0,5 *mg*
Vollkornbrot	0,4 *mg*
Bananen	0,4 *mg*

Vitamin B$_{12}$

Austern	0,015 mg
Hering, Makrele	0,009 mg
Rindfleisch	0,005 mg
Schweinefleisch	0,005 mg
Käse	0,002 mg
Vollmilchjoghurt	0,001 mg

Folsäure

Fenchel	0,1 mg
Spargel	0,083 mg
Spinat	0,078 mg
Hühnerei	0,065 mg
Grünkohl	0,06 mg
Vollkornbrot	0,06 mg
Erdnüsse	0,053 mg

Niacin

Erdnüsse	15,3 mg
Hühnerfleisch	8,8 mg
Hering	3,8 mg
Forelle	3,41 mg
Vollkornbrot	3,3 mg

Vitamin C

Kiwi	250 mg
schwarze Johannisbeere	180 mg
Paprikaschoten	140 mg
Grünkohl	105 mg
Rosenkohl	85 mg
Brokkoli	60 mg
Zitronen	53 mg
Orangen	50 mg
Tomaten	24 mg
Pellkartoffeln	14 mg

Vitamin D

Sardine	300 IE
Tunfisch	215 IE
Hühnerei	71 IE
Butter	52 IE

Vitamin E

Weizenkeimöl	215 mg
Sonnenblumenöl	56 mg
Margarine	16 mg
Butter	2 mg
Maiskörner	2 mg

Vitamin H

Hühnerei	0,025 mg
Erdnüsse	0,035 mg

Vitamin K

Rosenkohl	0,57 mg
Spinat	0,35 mg
Blumenkohl	0,30 mg
Brokkoli	0,13 mg
Hühnerei	0,045 mg

Eisen

Salzhering	20 mg
Sesamkörner	10 mg
Hirse	9 mg

Jodid

Schellfisch	0,4 mg
Seelachs	0,26 mg
Garnele	0,13 mg
Zitrone	0,07 mg
Hering	0,05 mg
Spinat	0,02 mg
Hühnerei	0,01 mg

Kalium

getr. Aprikosen	1700 mg
getr. Datteln, Feigen, Rosinen	700–800 mg
Erdnüsse	740 mg
Spinat	660 mg
Walnüsse	450 mg
frische Aprikosen	440 mg
Bananen	420 mg
Pilze	400–500 mg
Vollkornbrot	400 mg
Erbsen	370 mg

Gentechnik

Hund und Katze werden niemals Eltern gemeinsamer Mischlinge. Dass sich Flunder und Erdbeere kreuzen, ist unmöglich. Doch was in freier Wildbahn nicht geht, ermöglicht die Gentechnik. Mit ihrer Hilfe werden Organismen gezielt verändert und Artenkombinationen geschaffen, die die Natur nicht vorgesehen hat. Sie überschreitet die Grenzen, die der klassischen Züchtung gesetzt sind. Die Biomedizin hat begonnen, das Leben neu zu buchstabieren.

In Deutschland wird in vielen Universitätsinstituten und anderen Institutionen gentechnisch gearbeitet. Der Glaube, dass dieser Technologie die Zukunft gehört, ist so groß, dass nahezu sämtliche Forschungsgelder in Projekte fließen, die mit Bio- oder Gentechnologie zu tun haben.

Eingesetzt wird Gentechnik, um industriell genutzte Substanzen aus lebendem Material zu gewinnen, zur Nahrungsmittelproduktion, zur Arzneimittelherstellung, zur Krankheitsdiagnose beim Menschen und – die große Zukunftshoffnung – vielleicht auch einmal zur Krankheitsbehandlung.

Kenner der Szene meinen, schon bald werde es kein Lebensmittel mehr geben, das nicht irgendwie mit Gentechnik in Berührung gekommen ist. Die Verbraucher sind davon allerdings nicht sonderlich begeistert. Eher akzeptieren sie den Einsatz dieser Technik schon zu medizinischen Zwecken. Breite Ablehnung schlägt hingegen Gentests entgegen, mit denen befruchtete Eizellen auf eine Reihe von Eigenschaften getestet werden können.

Ziele

Die Befürworter der Gentechnik führen als Argumente ins Feld: die weltweite Versorgung mit hochwertigen Nahrungsmitteln sicherstellen, das Leid durch Krankheiten verhindern, Produktivität, Gewinn und wirtschaftlichen Erfolg sichern. Die Kritiker halten diese hehren Ziele für den Deckmantel einer ungeahnten Hybris, mit der Menschen versuchen, sich die Schöpfung anzueignen und zu beherrschen.

In jedem Fall geht es um sehr viel Geld. Geld, das zunächst einmal investiert wird und dann natürlich möglichst bald wieder hereinkommen soll. Ein Sicherungsinstrument, um die Investitionen zu amortisieren, ist die Patentierung von Lebewesen. Bis 1995 registrierte das Europäische Patentamt mehr als 800 Patentanmeldungen allein für genmanipulierte Pflanzen. Weltweit wurden mehr als tausend Patente auf menschliches Erbgut erteilt. Und auch für Diagnostika und Therapien wurden bereits Patente vergeben. Wer künftig solche Behandlungen braucht, muss dafür unter Umständen viel Geld aufbringen.

Wohin das führen kann, erfahren Landwirte bereits. Das Saatgut gentechnisch veränderter Pflanzen ist teurer als das Übliche. Es muss jedes Jahr wieder gekauft werden und lässt sich nicht, wie sonst, erneut aussäen. Zu den Pflanzen, die auf Grund der Manipulation gegen Unkrautvernichter resistent sind, »passt« nur ein bestimmtes Herbizid. Hersteller der genmanipulierten Pflanze und des dazu passenden Herbizids ist derselbe Konzern. So verdient dieser sowohl an der Chemisierung der Landwirtschaft als auch an der Anpassung der Pflanzen daran.

Bedenkliche Auswirkungen

Zunächst einmal gibt es grundsätzliche ethische Bedenken, wie weit Menschen in die Grundlagen der Natur eingreifen »dürfen«. Des Weiteren stellt die völlig neuartige Vermischung der Arten unser in Jahrtausenden gebildetes Wissen über Pflanzen, Tiere und ihre Verwendbarkeit als Nahrungsmittel in Frage. Wenn Erdbeeren Fischgene enthalten (➡ Allergien, Seite 590), kann zukünftig niemand mehr dem Erfahrungswissen vertrauen, das bis dahin überliefert wurde.

Darüber hinaus stellen sich für jeden Anwendungsbereich der Gentechnik gesonderte Risiken dar, deren Nutzen-Risiko-Abwägung jeweils verschieden ausfallen wird. Bei Arzneimitteln, die nur kurze Zeit angewandt werden, sind die Kriterien weniger streng als im Lebensmittelbereich, wo die Produkte ein Leben lang täglich gegessen werden können.

Als allgemeine Risiken nennt eine Expertengruppe der Weltgesundheitsorganisation:

- Durch die gentechnische Veränderung könnten Organismen gefährliche Substanzen bilden.
- Sie könnten unerwartete Produkte herstellen.
- Die produzierten Substanzen könnten Nebenwirkungen haben, zum Beispiel Allergien hervorrufen.
- Genabschnitte, die eine Antibiotikaresistenz bedingen, könnten auf andere Mikroorganismen übertragen werden, sodass sich das ohnehin schon gravierende Problem der Antibiotikaresistenz verschärft.
- Die gentechnisch veränderten Mikroorganismen könnten Veränderungen im Magen-Darm-Trakt bewirken.
- Bei Lebensmitteln könnten sich die Nährstoffzusammensetzung, die Bioverfügbarkeit und der Nährwert verändern.

Zu den speziellen Risiken ➡ die einzelnen Einsatzbereiche.

Allergien

Stammt das übertragene Gen aus einem Organismus, der Allergien hervorruft, kann man unter bestimmten Voraussetzungen testen, ob der genmanipulierte Organismus oder seine Produkte als Allergen wirken können. Weiß man jedoch nichts über das allergene Potenzial des Genlieferanten, ist auch keine Testung möglich. Diese Allergien können erst nach Jahren oder Jahrzehnten auftreten. Allerdings hat sich jetzt schon gezeigt, dass transgene Pflanzen ein größeres allergenes Potenzial haben als normal gezüchtete – allemal dann, wenn sie mit der Manipulation gegen Krankheiten oder Insekten resistent gemacht wurden.

Ein Beispiel illustriert das Risiko unerwarteter Allergien: Erdbeeren werden durch das eingepflanzte Gen eines Fisches gegen Frost unempfindlicher gemacht. Konsumenten, die kein Fischeiweiß vertragen, müssten diese Erdbeeren meiden – wenn sie denn wüssten, was mit ihnen geschehen ist.

Unvorhersehbare Risiken

Mit der Gentechnik verbindet sich auch die Angst vor Risiken, an die bisher noch niemand gedacht hat. Schließlich suchen auch Forscher nur nach dem, was sie kennen. Vielleicht zerstört das neue Gen arteigene Gene im Erbfaden oder »verwirrt« sie so, dass der Organismus anders reagiert als vorher. Vielleicht greift es in noch unerforschte Bereiche des Stoffwechsels ein und löst dort Reaktionen aus, auf die niemand prüft, weil sie noch niemand kennt.

Abschreckendes Beispiel war das frei verkäufliche Schlafmittel L-Tryptophan. 15 Jahre lang wurde es ohne nennenswerte Nebenwirkungen eingesetzt. Ab 1989 trat nach der Einnahme dieses Mittels eine seltene Blutkrankheit gehäuft auf. Weltweit erkrankten 1500 Menschen daran schwer, 38 starben. Möglicherweise hat der Organismus, der das Arzneimittel produzierte, auf Grund seiner gentechnischen Veränderungen giftige Nebenprodukte gebildet. Restlos aufklären lässt sich das jedoch nicht, denn die Herstellerfirma weigert sich, den zur Produktion verwendeten Bakterienstamm für Untersuchungszwecke zur Verfügung zu stellen.

Bei einer gentechnisch veränderten Bierhefe fanden japanische Forscher heraus, dass sich ein giftiges Zwischenprodukt des Stoffwechsels auf das 200-fache des sonst üblichen Werts anreichert.

Gentechnik bei Nahrungsmitteln

In den Industriestaaten dient die Gentechnik in erster Linie dazu, Produktionstechniken nach marktwirtschaftlichen Gesichtspunkten zu optimieren. In zweiter Linie kann noch das Ziel hinzukommen, die Zusammensetzung der Inhaltsstoffe von Nahrungsmitteln so zu verändern, dass sie die Folgen bedenkenlosen Luxuskonsums min-

Freisetzungen

Wer in den Industriestaaten gentechnisch veränderte Pflanzen unter freiem Himmel wachsen lassen möchte, muss sich diese »Freisetzung« genehmigen lassen. Anfänglich war dieses in Deutschland ein schwieriges Unterfangen mit vielen Auflagen; seit 1994 ist es deutlich vereinfacht und erleichtert.

Die Zahl der Freisetzungen ist weltweit auf mehrere tausend gestiegen. Die größten Anbaugebiete liegen in den USA, in Kanada und Argentinien. Auch China baut auf riesigen Flächen gentechnisch veränderte Tomaten- und Tabaksorten an. Die Entwicklungsländer sind bei den Konzernen für den Anbau besonders beliebt. Dort erfahren sie wenig Widerstand, weil es in der Regel keine entsprechende Gesetzgebung gibt, aber großen Nutzen, weil sie wegen des günstigen Klimas zwei Wachstumsperioden pro Jahr erreichen.

In den Ländern der EU durften bis zum Jahr 2000 Mais, Radicchio und Tabak als gentechnisch veränderte Pflanzen angebaut werden.

Alle Freisetzungen sind eine Zeitbombe. Ob sie scharf ist und ob sie hochgehen wird, weiß man erst nach der Explosion. Ein Kritiker goss diese Unwägbarkeit in den Satz: »Freisetzen ist weiter werfen als sehen können.«

Folgende Risiken bestehen bei Freisetzungen grundsätzlich:

● *Der Pollen transgener Pflanzen kann fremde Kreuzungspartner befruchten. So können sich die neuen Eigenschaften unkontrolliert im gesamten Ökosystem ausbreiten. Für genmanipulierten Raps haben dänische Forscher nachgewiesen, dass er seine neu eingebauten Gene auf Wildpflanzen übertragen kann.*

● *Die modulierte Pflanze könnte sich auf Grund ihres neuen Merkmals besser im Ökosystem durchsetzen als die unveränderte; sie verdrängt dann andere Pflanzenarten.*

● *Die durch das neue Gen gebildete Substanz könnte für Tiere, Pflanzen und Mikroorganismen schädlich sein.*

● *Wenn sich die Organismen, gegen die gentechnische Resistenzen in die Pflanze eingebaut wurden, an die veränderte Lage anpassen, können noch aggressivere Lebewesen entstehen, denen man dann noch hilfloser gegenübersteht.*

dern. Dies geschieht zum Beispiel, indem ihr Ballaststoffgehalt erhöht wird, ihr Fettsäuremuster so verändert wird, dass man sich bei regelmäßiger Ernährung damit einen Schutz des Herzens erhofft, und die Mischung von Mikro- und Makronährstoffen so gestaltet wird, dass sie den in Industriestaaten üblichen Durchschnittsbedarf deckt.

In den Entwicklungsländern steht eher die Versorgung mit lebenswichtigen Nähr- und Zusatzstoffen im Vordergrund, so zum Beispiel, wenn im Reis der Gehalt an Provitamin A erhöht wird, um dem häufigen Vitamin-A-Mangel zu begegnen. Nur bleibt die Frage unbeantwortet, wie diese ohnehin armen Staaten die teuren Gentechprodukte finanzieren sollen. Den geringen Ertragsaussichten entsprechend schlapp ist denn auch das Engagement für solche Projekte.

Außerdem entlarvt sich dieses Argument der Hilfe für Arme selbst, denn die meisten gentechnisch veränderten Pflanzen werden bisher als nachwachsende Rohstofflieferanten eingesetzt (➡ Gentechnik für die Industrie, Seite 269).

Transgene Tiere

Die Erbgutveränderung bei Nutztieren geschieht unter der Prämisse: Erträge optimieren, Verluste minimieren. So entsteht zum Beispiel »Turbolachs«, wenn Lachse das Gen zur Produktion von Wachstumshormon vom Dorsch eingepflanzt bekommen, damit sie schneller wachsen und schneller verkauft werden können. Um zu erreichen, dass die Tiere in der Massentierhaltung weniger anfällig für Krankheiten werden, bekommen sie Resistenzgene eingebaut. Das spart die Gabe von Antibiotika ein. Antifrostgene befähigen die Tiere, widrigem Klima standzuhalten.

Transgene Pflanzen

Auch bei Nahrungspflanzen (Weizen, Tomate, Zuckerrübe, Kartoffel) wird das Erbgut direkt verändert. Durch Blockierung des Gens, das den Alterungs- und Zerfallsprozess steuert, entstand die »Anti-Matsch-Tomate« (engl. Handelsname: flavor savor, zu Deutsch: Geschmacksretter). Sie war ab 1994 in den USA auf dem Markt. Aber sie verschwand bald wieder, denn die Erntemaschinen waren auf die großen Früchte nicht eingerichtet; zudem platzten diese Tomaten beim Transport auf, und den Verbrauchern schmeckten sie nicht. Der Herstellerfirma hat das rote Wunderding keinen Erfolg beschert: Sie ging Pleite und wurde von einem größeren Gentechnikkonzern geschluckt.

Durch den Einbau von Genen aus anderen Arten können Pflanzen resistent gemacht werden gegen

- bestimmte Herbizide. Wird das Feld mit diesen Mitteln gespritzt, geht alles zu Grunde außer den Anbaupflanzen.

- Insekten. Die Pflanze wird veranlasst, Gifte zu produzieren, die sie für Fraßinsekten ungenießbar machen. Damit ist sie selbst zum Pestizid geworden.
- Pilze und Viren. Damit soll der Ernteverlust bei Reis und Kartoffeln verhindert werden.

Folgen und Risiken

Wenn Unkrautvernichter den Nutzpflanzen nichts anhaben, können diese Herbizide ungehindert gespritzt werden. Damit bekommen Menschen das, was an Rückständen auf, an und in den Pflanzen verbleibt, in erheblich größerer Menge als vorher. Der bedenkenlose Einsatz von Unkrautvernichtern belastet zudem den Boden und das Wasser.

Ob das Gifteiweiß, mit dem Pflanzen Fraßinsekten abschrecken und das mit der Pflanze schließlich auch der Mensch zu sich nimmt, unschädlich ist, weiß niemand. Systematische Untersuchungen über die Wirkung nach langer Aufnahmezeit sind nicht veröffentlicht.

Das Beispiel einer Maisart, die gegen Raupenfraß »immunisiert« wurde, zeigt jedoch, dass die Fraßinsekten nach etwa 17 Generationen – in warmen Ländern sind das etwa fünf Jahre – gegen die Giftstoffe immun sind.

Transgene Bakterien, Pilze und Hefen

Eine Reihe von lebenden Mikroorganismen – Bakterien, Hefen und Pilze – dürfen bei der Herstellung und Verarbeitung von Lebensmitteln angewandt werden, auch als genmanipulierte Organismen. Sie sollen effektiver arbeiten als die herkömmlichen und zum Beispiel störende Keime unterdrücken oder abtöten. Damit produzieren Joghurtbakterien dann ihre eigenen »Konservierungsmittel«.

Genmanipulierte Mikroorganismen oder aus ihnen hergestellte Produkte dienen zur Herstellung von Joghurt, Wein, Käse, Bier, Salami, Sauerkraut und Brot.

Transgene Mikroorganismen als Produzenten

Durch Genmanipulation können Mikroorganismen vielerlei Hilfs- und Zusatzstoffe für die Nahrungsmittelindustrie produzieren: Enzyme, Aromastoffe, Vitamine, Dickungsmittel, Süßstoffe, Fruchtsäuren, Aminosäuren, Geschmacksverstärker, Antioxidanzien usw.

Etwa 40 Prozent der durchschnittlich konsumierten Lebensmittel werden mit Hilfe von Enzymen und Mikroorganismen produziert. Der Gesamtumsatz an Enzymen in Europa wird für das Jahr 2000 auf ca. 590 Mio. US-Dollar geschätzt. Ein Großteil davon soll demnächst aus gentechnischer Herstellung kommen.

In Holland wird bereits mehr als die Hälfte des Weißbrots mit einem gentechnisch hergestellten Enzym gebacken. In den USA werden damit unter anderem Zu-

Gentechnik für die Industrie

Bei nahezu allen bekannten Nutzpflanzen sind gentechnisch veränderte Varianten erzeugt worden. So schuf man in Europa eine Kartoffelart, die einen für die Industrie interessanten Stärketyp in ungewöhnlich hoher Konzentration anreichert. Die Ölsaatpflanzen Raps, Soja und Sonnenblume wurden gentechnisch so verändert, dass ihre Fettsäuremuster dem möglichst nahe kommen, was die jeweilige verarbeitende Industrie benötigt.

Folgen und Risiken

Die Manipulation der Ölsaatpflanzen hat immense Bedeutung für den Weltwirtschaftsmarkt. Durch sie werden für die Industriestaaten Öle und Fette in großer Menge billig verfügbar, die heute aus den weniger entwickelten Staaten teuer eingekauft werden müssen. Länder, für deren Handel solche Rohstoffe, wie Kakaobutter, Erdnuss- oder Kokosöl, eine große Rolle spielen, werden damit um ihre Exportprodukte gebracht. Ein dramatischer Preisverfall, Exporteinbußen und schlimmstenfalls ein Zusammenbruch der Handelsbilanz sind für diese Staaten, die immer zu den Entwicklungsländern gehören, vorprogrammiert.

Gentechnik für Arzneimittel

Von einer Reihe von Faktoren des Immunsystems, die tierische oder menschliche Körper normalerweise produzieren, verspricht man sich Erfolge bei der Behandlung von Krebs und Erkrankungen des Immunsystems – wenn man sie in nennenswerter Menge zu akzeptablem Preis gewinnen könnte. Mit Hilfe der Gentechnik gelingt das, indem man in die befruchteten Eizellen von Tieren genetische Informationen von anderen Lebewesen einpflanzt, die dafür sorgen, dass die Brustdrüsen der Tiere die gewünschte Arzneisubstanz reichlich produzieren. Auch eine Substanz wie zum Beispiel Wachstumshormon kann auf diese Weise gewonnen werden.

Genmanipulierte Mikroorganismen produzieren unter anderem Insulin, welches Diabetiker spritzen, Betaferon, das bislang einzige Medikament bei Multipler Sklerose, und Erythropoietin, auf das Dialysepatienten angewiesen sind. Eine Reihe von Impfstoffen wird ebenfalls gentechnisch hergestellt.

Doch auch bei den Arzneimitteln steht der finanzielle Nutzeffekt obenan. Alle gentechnisch hergestellten Arzneimittel wurden mit immensem Werbeaufwand auf dem Markt platziert. Sie sind erheblich teurer als die bis dahin üblichen, wirken aber dafür nicht besser. Vielmehr verursachte das so hergestellte Insulin Probleme in bisher nicht bekanntem Ausmaß: Unterzuckerungen kamen

---

Labferment Chymosin

Schon heute kann niemand sicher sein, noch nichts gegessen zu haben, was mit Gentechnik in Berührung gekommen ist. In den USA werden bereits 40 Prozent des Hartkäses mit dem gentechnisch hergestellten Enzym Chymosin hergestellt. Auch in England, Italien und Spanien bedient man sich des so produzierten Enzyms. Dieser Käse darf jederzeit ohne besondere Kennzeichnung nach Deutschland importiert werden.

Chymosin ist als natürliches Enzym im Labferment enthalten, das aus dem Labmagen von Kälbern gewonnen wird. Es leitet den ersten Schritt der Käseherstellung ein. Nun wird bei der Käseherstellung Chymosin verwendet, das von gentechnisch veränderten Bakterien produziert worden ist.

Der Weltmarkt für gentechnisch hergestelltes Chymosin wird auf ein Volumen von etwa 180 Mio. US-Dollar geschätzt.

Mäuse, die Käse mit gentechnisch hergestelltem Chymosin gefüttert bekamen, zeigten leichte Veränderungen an den inneren Organen. Die Herstellerfirma des Enzyms interpretierte diese Veränderungen als »im Rahmen der natürlichen Variationsbreite«.

---

ckersirup und Fruchtsäfte hergestellt. England hat das erste Bier zugelassen, das mit Gen-Hefe gebraut wurde. Alle diese Produkte haben sich im Handel längst etabliert.

Folgen und Risiken

Gentechnisch veränderte Bakterien in Joghurt oder Sauerkraut werden mitgegessen. Ob diese Bakterien ihre eingepflanzten Eigenschaften, zum Beispiel andere Bakterien zu unterdrücken, auch im menschlichen Körper entfalten, ist ungeklärt.

Aussagekräftige Untersuchungen dazu würden sehr viel Zeit in Anspruch nehmen, konkrete Ergebnisse lägen erst in Jahren oder Jahrzehnten vor. Würden diese Bakterien auch im Körper wirken, könnte sich dadurch die Bakterienflora der Haut und Schleimhäute in Mundhöhle, Magen und Darm nachhaltig verändern. Die Folge wären immer wiederkehrende Infektionen.

Die zur Enzymproduktion eingesetzten Mikroorganismen gelangen mit den Abwässern der Betriebe in die Umwelt. Die Hersteller behaupten zwar, die Organismen seien außerhalb der Fermenter nicht überlebensfähig, doch Untersuchungen belegen, dass durchaus nicht alle sicher absterben und dass die Überlebenden ihre neuen Eigenschaften an andere Mikroorganismen weitergeben.

durch dieses Insulin erheblich öfter vor. Über Interferon-alpha spottete die Fachpresse gar: »Ein Medikament auf der Suche nach seiner Indikation«.

Gentechnik für die Diagnostik

Mit den Werkzeugen der Gentechnik lassen sich die menschlichen Chromosomen abtasten und vererbbare Krankheiten aufdecken. Die beiden Gene, die bei fünf Prozent der Frauen das Brustkrebsrisiko auf 85 Prozent hochschnellen lassen, können bereits identifiziert werden, desgleichen das Gen, das die Krankheit Mukoviszidose (➡ Seite 361) bedingt.

Für eine ganze Reihe von Krankheiten werden bereits Gentests angeboten, mit denen festgestellt werden soll, ob jemand eine Veranlagung für diese Krankheit hat oder nicht.

Mit Gentests lassen sich Krankheitserreger relativ schnell und preiswert identifizieren. In der Kriminologie und bei Vaterschaftstests sind sie ebenfalls nützlich.

Gentests gelten als riesiger Zukunftsmarkt, den eine Reihe privater Anbieter bereits heute mit großem Werbeaufwand für sich nutzt.

Folgen und Risiken

Zur Zeit vermitteln Gentests Wissen, auf das man nicht angemessen reagieren kann. Selbst wenn ein Gen entdeckt wurde, das für bestimmte Krankheiten prädisponiert, weiß niemand, ob und wann sich die Krankheit wirklich zeigen wird. Das Gen selbst zu »therapieren«, war bisher nicht erfolgreich.

In ihrer Not haben viele Frauen, bei denen der Gentest ein erhöhtes Brustkrebsrisiko bestätigte, sich ihre Brüste »vorsorglich« amputieren lassen.

Das große Interesse von Krankenversicherungen und Arbeitgebern an solchen Tests lässt befürchten, dass sie sie zur Grundlage von Entscheidungen machen. Dann könn-

te es Menschen geben, die für bestimmte Arbeiten genetisch besonders »tauglich« oder »untauglich« sind, und Personen, die auf Grund ihrer genetischen Ausstattung in keine Krankenkasse mehr aufgenommen werden – wenn sie denn überhaupt geboren werden. Denn selbstverständlich verlockt diese Technik, den Embryo noch vor der Einnistung in die Gebärmutter auf seine genetische Ausstattung hin zu testen.

Gentechnik für die Krankheitsbehandlung

Angeborene Krankheiten, die durch ein fehlendes oder fehlfunktionierendes Gen bedingt sind, könnten geheilt werden, indem man das Gen einfügt bzw. »repariert«. Bei einer seltenen Krankheit des Immunsystems und der Mukoviszidose ist das bereits geschehen – bislang allerdings ohne bleibenden Erfolg.

Bei Mäusen ist es gelungen, das Insulin-Gen in Leberzellen hineinzubringen, sodass sie in der Lage sind, Insulin produzieren.

1999 hingegen starb der erste Mensch an den Folgen einer Gentherapie, der er sich freiwillig unterzogen hatte, um eine seltene Krankheit beheben zu lassen. Danach wurden in den USA weitere Todesfälle bekannt und mehr als 600 Fälle mit zum Teil schwerwiegenden Nebenwirkungen nach gentherapeutischen Versuchen.

Zur Krebstherapie

Zwei Drittel aller klinischen Genstudien betreffen Tumorpatienten. Mit verschiedenen Strategien versucht man, den Krebs zu bekämpfen: Man steigert die Produktion körpereigener Abwehrfaktoren, macht die Tumorzellen angreifbarer, oder man bringt sie dazu, sich selbst zu vernichten.

Die Ergebnisse all dieser Bemühungen lassen sich in einem Satz zusammenfassen: »Die Gentherapie von Krebs steckt noch im experimentellen Stadium.«

Führende Molekularbiologen aus den USA halten die Gentherapie sogar für einen vom Grundsatz her falschen Ansatz.

Folgen und Risiken

Genersatz und Genreparatur als Krankheitsbehandlung führen sehr schnell zum Gedanken der »Keimbahntherapie«.

Hierbei werden die Geschlechtszellen verändert, sodass sich die neu eingebrachten Eigenschaften auf die nachfolgenden Generationen vererben.

Damit wird die Vision des »Menschen nach Maß« Wirklichkeit.

Kennzeichnung

Seit Mitte 1997 ist in allen Staaten der EU die so genannte »Novel food«-Verordnung gültig. Sie regelt, was ein solches neuartiges Lebensmittel ist, dessen Handel geregelt werden muss, beschreibt das Verfahren, das solche Produkte durchlaufen müssen, bevor sie in den Handel kommen dürfen, und gibt vor, welche Produkte besonders gekennzeichnet werden müssen. Durch dieses Gesetz gibt es zum ersten Mal Lebensmittel, die nur dann auf dem Markt sein dürfen, wenn ihr Hersteller wissenschaftlich nachgewiesen hat, dass ihr Verzehr gesundheitlich unbedenklich ist. Wie neuartige Produkte mit gentechnischen Inhaltsstoffen genau gekennzeichnet sein müssen, ist allerdings immer noch nicht geklärt.

Die »Novel food«-Verordnung sieht eine Reihe von Ausnahmen vor. So brauchen Produkte, deren Anteil an gentechnisch veränderten Soja- oder Maisbestandteilen unter einem Prozent liegt und so genannte Verunreinigungen darstellen, nicht gekennzeichnet zu werden. Gentechnisch veränderte Aromen und Zusatzstoffe brauchen nur dann angegeben zu sein, wenn Bestandteile des gentechnisch veränderten Organismus nachgewiesen werden können. Gentechnisch produzierte Enzyme fallen nicht unter diese Regelung und können in Lebensmitteln undeklariert enthalten sein.

Genussmittel und Drogen

Illegale Stoffe wie Heroin, Kokain oder LSD sind im öffentlichen Bewusstsein als Drogen verankert. Für Alkohol und Nikotin gelten andere Standards, obwohl sie ebenfalls Drogen sind. Diese unterschiedliche Bewertung der »legalen« und »illegalen« Stoffe verstellt den Blick auf eine realistische Einschätzung der Suchtproblematik, die vor allem durch die Droge Alkohol geprägt ist.

Sucht – was ist das?

Ob Alkohol, Nikotin oder Heroin – alle Süchte entstehen im Kopf nach dem gleichen Muster. Man nimmt an, dass der Botenstoff Dopamin, der vom Gehirn ausgeschüttet wird und alle Gefühle des Wohlbefindens begleitet, dabei eine entscheidende Rolle spielt. Das Dopamin setzt einen Lernprozess in Gang, mit dem sich das Gehirn gezielt Situationen einprägt, die Angenehmes, Lustvolles und Wohltuendes versprechen. Später wird das Gehirn immer wieder solche Situationen suchen, erkennen und den Körper automatisch dorthin lenken. Es ist eine Art Dressur, die dazu führt, dass schon beim Anblick von Zigaretten, Alkohol oder Heroin der Befehl aus dem Gehirn kommt: »Konsumieren«. Dieser Prozess läuft auch dann ab, wenn man die Sucht selbst schon als negativ, belastend und störend erlebt. Dies erklärt, warum es so schwierig ist, vom Stoff die Hände zu lassen, denn die Art und Weise, wie die Nervenzellen im Gehirn funktionieren, hat sich unter der Droge extrem verändert. Beim Entzug und bei der Entwöhnung müssen Kopf und Körper gegen alte, wohltuende Erinnerungen und gegen das uralte Lernprogramm aus den Tiefen des Gehirns anarbeiten.

Rauchen (Nikotin)

Der durchschnittliche Pro-Kopf-Verbrauch an Zigaretten liegt in Deutschland bei etwa 1800 Stück jährlich; der Trend ist damit leicht rückläufig. Vor allem Männer scheinen in puncto Rauchen mehr Gesundheitsbewusstsein zu entwickeln, während der Anteil der Frauen unter den Rauchenden zugenommen hat. Von den über 14-Jährigen raucht etwa ein Drittel, 17 Prozent haben mit dem Rauchen bereits wieder aufgehört, knapp die Hälfte hat noch nie zu einer Zigarette gegriffen.

»Raucherkarrieren« beginnen meist früh. Zur Gewohnheit wird die Zigarette besonders leicht, wenn sie in der Pubertät als ein Mittel entdeckt wird, das Unsicherheiten und Nervosität überspielen hilft. Wo anfangs nur psychische Gründe wirken, lernt man sehr schnell auch die physiologischen Wirkungen schätzen. Nach dem Inhalieren erreicht das Nikotin in wenigen Sekunden das Gehirn, regt an, baut Spannungen ab, löst Ängste und verscheucht vorübergehend Unlust und Hungergefühle. Diese Wirkung klingt nach fünf bis zehn Minuten wieder ab – die Lust auf die nächste Zigarette wächst.

Rauchen macht krank

Nikotin ist ein Gift, das das gesamte Nerven- und Gefäßsystem angreift. 50 Milligramm reichen aus, um einen Menschen zu töten, wenn sie auf einmal in die Blutbahn gelangen. Das ist in etwa die Menge, die starke Raucher täglich in vielen kleinen Einzeldosen aufnehmen. Nikotin beschleunigt die Herztätigkeit, verengt die Blutgefäße und stört dadurch die Durchblutung. Gewebe und Organe werden unzureichend mit Sauerstoff und Nährstoffen versorgt, was sich besonders negativ auf die Herzkranzgefäße, das Gehirn und die Gliedmaßen auswirkt. Weltweit sterben jährlich rund drei Millionen Menschen an Lungenkrebs, Lungenemphysem, chronischer Bronchitis oder an Herzkrankheiten. In Deutschland sind es etwa 111 000 im Jahr. Insgesamt verkürzt das Rauchen die Lebenserwartung, denn es begünstigt die Entstehung zahlreicher Krankheiten und die Störung der hormonellen Kreisläufe.

Warnsignale
- Oft Husten mit Auswurf.
- Luftnot bei körperlicher Anstrengung.
- Schmerzen in den Beinen beim Gehen.
- Herzstiche oder Herzschmerzen bei Anstrengungen.

Raucherhusten und chronische Bronchitis
Flimmerhärchen in Luftröhre und Bronchien schützen die Atemwege, indem sie verhindern, dass von außen kommende Teilchen in die Lunge geraten. Diesen Schutz legt der Tabakteer lahm, weil er die Flimmerhärchen zerstört. Durch Husten versucht der Körper nun, die auf den Schleimhäuten abgelagerten Schadstoffe loszuwerden. Der morgendliche Reizhusten wird langfristig oft zur chronischen Bronchitis (➡ Seite 532).

> ### Giftiges Gemisch
> *Tabakrauch enthält neben Nikotin, Teerstoffen und Kohlenmonoxid noch über 1000 weitere chemische Substanzen, wie etwa Stickoxide, Formaldehyd, radioaktives Polonium, Arsen, Blausäure und Ammoniak. Zwischen 20 und 80 Prozent dieser Stoffe dringen tief in die Lungen ein, und zwar umso mehr, je tiefer der Rauch inhaliert wird. Teerstoffe belasten die Atemwege und die Lunge zusätzlich. Wer täglich 20 Zigaretten raucht, legt im Jahr etwa eine Tasse Teer in seinen Lungen ab.*

Atemnot und Raucherbein

Für die Atemnot bei körperlicher Anstrengung ist das giftige Kohlenmonoxid verantwortlich. Es gelangt über die Lungenbläschen ins Blut, wo es sich mit den roten Blutkörperchen verbindet. Sie können dadurch weniger Sauerstoff transportieren. Leidet das Gehirn Mangel, wirkt sich dies durch Müdigkeit, Kopfschmerzen oder Übelkeit aus. Kohlenmonoxid erhöht außerdem den Fettgehalt des Bluts erheblich. Es kann zu Durchblutungsstörungen bis hin zum gefürchteten »Raucherbein« kommen. Etwa 20 000 Amputationen und gefäßchirurgische Eingriffe werden jährlich bei Rauchern in Deutschland durchgeführt.

Magenleiden und Krebs

Rauchende Menschen erhöhen ihr Risiko, an einem Magenleiden zu erkranken. Wenn sie mit dem Rauchen aufhören, heilen Magengeschwüre schneller.

Wer bis zu zehn Zigaretten am Tag raucht, hat ein fünffaches Lungenkrebsrisiko, bei über 35 Zigaretten steigt es auf ein 40faches. Zigarren- und Pfeifenraucher haben zwar »nur« ein etwa vierfach erhöhtes Lungenkrebsrisiko, dafür erkranken Zigarrenliebhaber häufiger an Mundhöhlen- und Speiseröhrenkrebs, Pfeifenraucher häufiger an Lippen- und Zungenkrebs.

Rauchen begünstigt außerdem die Entstehung von bösartigen Neubildungen am Kehlkopf, an der Blase, den Nieren und an der Bauchspeicheldrüse.

Herzinfarkt

Die Wahrscheinlichkeit, an einem Herzinfarkt zu sterben, ist für Raucher zwei- bis fünfmal so groß wie für Nichtraucher. Das Risiko wächst mit der Zahl der gerauchten Zigaretten, bei hohem Blutdruck, erhöhten Cholesterinwerten sowie bei Raucherinnen, die die »Pille« einnehmen.

Passivrauchen

Nichtrauchende Menschen werden häufig zum (passiven) Mitrauchen gezwungen. Wer am Arbeitsplatz dadurch gesundheitlich beeinträchtigt wird, kann unter Umständen über die Arbeitsgerichte Schadenersatz geltend machen. Die Arbeitgeber sind dazu verpflichtet, nichtrauchende Mitarbeiter vor den gesundheitlichen Schäden des Nikotins zu schützen. Besonders gefährdet sind Beschäftigte in der Gastronomie, vor allem aber die Kinder rauchender Eltern. Längeres passives Mitrauchen beeinträchtigt die Lungenfunktion und erhöht das Risiko von Herzerkrankungen und Krebs deutlich. Asthma und Allergien können verstärkt werden oder wieder zum Ausbruch kommen. Das Einatmen von Tabakrauch kann die Wirksamkeit von Medikamenten herabsetzen.

Nikotin: Gefahr am Steuer

In einem geschlossenen PKW reichen wenige Zigaretten, um die Kohlenmonoxidwerte der Atemluft extrem ansteigen zu lassen. Durch den Sauerstoffmangel lässt die körperliche und geistige Leistungsfähigkeit rasch nach, die Sehleistung kann schon nach drei Zigaretten herabgesetzt sein.

Wirkungen auf das Ungeborene

Wenn Schwangere rauchen, gelangen die mit dem mütterlichen Blut transportierten Giftstoffe durch die Plazenta in den Blutkreislauf des Embryos und beeinträchtigen seine Sauerstoffversorgung.

Als Folge der schlechteren Durchblutung kommt es zu Mangelernährung und -entwicklung. Babys von Raucherinnen sind bei ihrer Geburt im Durchschnitt 170 bis 400 Gramm leichter und fünf bis zehn Zentimeter kleiner als Babys nichtrauchender Mütter.

Mit dem Rauchen aufhören

Körper und Gehirn gewöhnen sich schnell an Nikotin. Die Zahl der Rezeptoren im Gehirn, die die wohltuenden Wirkungen vermitteln, hat zugenommen. Werden diese Verbindungsstellen nun nicht mehr besetzt, reagiert der Körper mit Kopfschmerzen, Schwindel und Unruhe. Nur fünf Prozent aller Raucher schaffen es allein mit der Kraft ihres Willens, länger als ein Jahr tabakfrei zu bleiben, wesentlich größer sind die Erfolge, wenn man psychologisch und/oder von Nikotinpflastern und Nikotinkaugummis begleitet wird. Dann schaffen 20 bis 30 Prozent den dauerhaften Ausstieg. Medikamente können diesen Prozess bestenfalls unterstützen, die eigentliche Therapie besteht darin, das Verhalten zu ändern.

Wer es schafft, kann mit einer wieder steigenden Lebenserwartung rechnen. Nach 15 Jahren ohne Zigarette ist das Lungenkrebsrisiko bei ehemaligen Rauchern auf das Niveau der Nichtraucher gesunken. Die Gefahr eines Herzinfarkts sinkt bereits nach wenigen Jahren auf das Übliche. Lästige Nebenwirkungen des Rauchens, wie Husten, fettige Haut oder verstärktes Schwitzen, verschwinden nach wenigen Tagen oder Wochen.

Veränderungen

Nach der »letzten Zigarette« dauert es einige Wochen, bis alle Körperfunktionen wieder normal reagieren und sich der Stoffwechsel neu eingestellt hat. Die meisten angehenden Nichtraucher sind in dieser Phase psychisch angegriffen, nervös und gereizt, sie fühlen sich müde, wenig belastbar und erschöpft. Fast alle nehmen sie an Gewicht zu, denn ohne Nikotin läuft der Stoffwechsel gemächlicher, und man setzt selbst dann mehr an, wenn man nicht mehr isst als früher. Die Zunahme beläuft sich auf etwa drei bis fünf Kilo im ersten Jahr. Dieses »Mehr« an Pfunden geht wieder zurück, wenn auf eine ausgewogene Ernährung (➡ Seite 233) und möglichst viel Bewegung (➡ Sport, Seite 222) geachtet wird.

Tipps für das sofortige Aufhören

Wenn Sie beschließen, sich von einem Tag auf den anderen von der Zigarette zu verabschieden, können Sie zunächst einmal überlegen, ob Sie sich dabei von Nikotinkaugummis unterstützen lassen wollen. Ansonsten kann Ihnen in den ersten rauchlosen Wochen Folgendes helfen:

- Halten Sie sich wenig in geschlossenen Räumen auf; bewegen Sie sich möglichst viel an der frischen Luft. So kann zum Beispiel eine Ski-, Wander- oder Fahrradwoche der ideale Einstieg in den Ausstieg sein.
- Sorgen Sie für ausreichenden Schlaf und für Entspannung – ohne in den Zustand der Trägheit zu verfallen.
- Erklären Sie in Ihrem Bekanntenkreis, dass Sie keine Zigarette mehr angeboten bekommen möchten und dass Sie auch dann keine haben wollen, wenn Sie in einem Moment der Schwäche darum bitten.
- Überbrücken Sie den Rauchwunsch mit zuckerfreien Kaugummis, Pfefferminz, Lakritze oder sauren Drops.
- Beginnen Sie Ihre gewohnten Rauchzeiten neu zu gestalten: statt der Zigarette nach dem Essen ein Spaziergang um den Häuserblock, statt des verrauchten Fernsehabends ein Kinobesuch.
- Meiden Sie Orte, wo viel geraucht wird, und Situationen, in denen Sie früher gerne geraucht haben.
- Meiden Sie Getränke, die Lust auf eine Zigarette machen, wie Kaffee oder Alkoholisches.
- Belohnen Sie sich mit dem Ersparten für Ihren Erfolg.

Tipps für das schrittweise Aufhören

Wenn Sie sich das Rauchen allmählich abgewöhnen wollen, müssen Sie die Anzahl der täglich gerauchten Zigaretten planmäßig reduzieren. Sehr hilfreich kann es sein, diese Zeit mit Nikotinpflastern zu begleiten.
Nehmen Sie sich folgende Schritte vor:

- Die erste Zigarette erst eine Stunde nach dem Frühstück rauchen; verlängern Sie diese Wartezeit Tag für Tag.
- Führen Sie in Ihrer Wohnung rauchfreie Zonen ein, möglichst dort, wo Sie sich länger aufhalten müssen.
- Keine Zigarette in den Zeiten, in denen Sie mit den Händen beschäftigt sind, zum Beispiel beim Autofahren.
- Keine Zigarette, während Sie in Bewegung sind.
- Verändern Sie Ihre gewohnten Rauchzeiten und markieren Sie sich spätestens in fünf Wochen den Endpunkt.

Tipps für Unverbesserliche

- Rauchen Sie nicht in Gegenwart von Nichtrauchern.
- Versuchen Sie, zu bestimmten Tageszeiten, zum Beispiel morgens, oder zu bestimmten Gelegenheiten, wie Spaziergängen, nicht mehr zu rauchen.
- Schaffen Sie rauchfreie Zonen in Ihrer Wohnung oder bei der Arbeit, oder suchen Sie solche auf, im Zug z. B. die Nichtraucherwaggons.
- Rauchen Sie alle Zigaretten nur bis zur Hälfte.
- Machen Sie weniger Lungenzüge.
- Vermeiden Sie »selbst gedrehte« Zigaretten, auch die mit Filter, denn sie weisen viel höhere Schadstoffwerte auf als Fertigzigaretten.
- Generell Zigaretten mit niedrigem Teer- und Nikotingehalt rauchen, doch achten Sie darauf, dass Sie dann nicht öfter zugreifen.

Therapeutische Entwöhnung

Verhaltenstrainings, so genannte Antiraucherprogramme, können helfen, vom Nikotin loszukommen (➡ Seite 273). Sie müssen allerdings aus eigener Tasche bezahlt werden. Auch Volkshochschulen und die Gesundheitszentren der Krankenkassen bieten Gruppenkurse zur Entwöhnung an.

Medikamente und Akupunktur

Aus dem relativ breiten Angebot von »Anti-Raucher-Mitteln« sind zu empfehlen:

- Nikotinkaugummis (z. B. *Nicorette* [D/Ö], *Nicotinell* [D/Ö]). Sie enthalten Nikotin in unterschiedlich hoher Dosierung; die Dosis wird während der Behandlungszeit allmählich verringert.
- Nikotinpflaster (z. B. *Nicorette Membranpflaster* [D/Ö], *Nikofrenon Pflaster* [D], *Nicotinell TTS* [D/Ö]). Sie können den allmählichen Nikotinentzug – ähnlich wie die Kaugummis – unterstützen; auch bei den Pflastern wird die Dosis allmählich verringert, die körperlichen Entzugserscheinungen fallen dadurch schwächer aus.

Auch Akupunktur (➡ Seite 847) kann helfen, die Anfangsschwierigkeiten zu überbrücken. Die Wirkung ist individuell sehr unterschiedlich.

Alkohol

Alkohol (Äthylalkohol) ist neben Nikotin der einzige Stoff, der suchtauslösend wirken kann und trotzdem nicht unter staatlicher Kontrolle steht. Das Trinken von Wein, Bier und Spirituosen bei geselligen Anlässen ist anscheinend unverzichtbar mit unserer Kultur verbunden. Trotz Fitness- und Gesundheitswelle hat sich der Alkoholkonsum in den letzten Jahren auf hohem Niveau eingependelt: Mehr als zehn Liter reinen Alkohol verbrauchen die Deutschen pro Kopf und Jahr.

Das leise Gift

Die Fähigkeit, mäßig und genussvoll zu trinken, haben Alkoholgefährdete nicht. Der Übergang vom Gelegenheitstrinken, bei dem die spannungs- und hemmungslösende Wirkung des Alkohols geschätzt wird, zum süchtigen Trinken, bei dem die getrunkene Menge stetig weiter erhöht werden muss, ist fließend. Die Betroffenen bemerken diese Grenzüberschreitung meist nicht.

Hinzu kommt, dass der Alkoholmissbrauch im Vorfeld zum Alkoholismus oft noch als »Normalkonsum« eingeschätzt wird. Ein Irrglaube, zu dem auch die Annahme gehört, dass die so genannten »sozialen« Trinker, die sich ausschließlich in Gesellschaft anderer voll laufen lassen, nicht wirklich suchtgefährdet seien.

Alkohol macht krank

Bei regelmäßigem Dauerkonsum schädigt Alkohol
- den Vitamin- und Kaliumhaushalt im Körper.
- die Verdauungs- und Stoffwechselorgane, vor allem die Leber (➡ Leberzirrhose, Seite 628), die Bauchspeicheldrüse und den Magen.
- das Herz und die Gefäße.
- die Schleimhäute, auf die der Alkohol stark reizend und entzündungsfördernd wirkt (Gastritis).
- die Haut durch die Erweiterung der Hautgefäße.
- Libido und Potenz.
- die peripheren Nerven und die Gehirnzellen. Die Folgen sind verminderte Auffassungsgabe, gestörte Kritik- und Urteilsfähigkeit, leichte Erregbarkeit und euphorische Gefühle, die sich mit depressiven Verstimmungen abwechseln.

Darüber hinaus erhöht Alkohol das Risiko, an Krebs im Mund- und Rachenbereich, am Kehlkopf, an der Speiseröhre und der Bauchspeicheldrüse zu erkranken. Und Alkohol macht dick: 10 bis 20 Prozent der von Erwachsenen verbrauchten Kalorien stammen aus Alkohol.

Schädigung des Ungeborenen

Alkohol und seine Abbauprodukte erreichen den Fötus direkt durch den Mutterkuchen. Die Wirkungen sind Untergewicht, Wachstumsstörungen, körperliche und geistige Entwicklungsverzögerungen sowie mögliche Fehlbildungen am Gesicht und an den inneren Organen. In Deutschland kommt jährlich eines von 300 Neugeborenen wegen Alkoholmissbrauchs der Mutter schwerstbehindert zur Welt. Je länger und ausgiebiger eine werdende Mutter trinkt, umso größer ist die Wahrscheinlichkeit kindlicher Schäden.

Eine schwangere Frau sollte deshalb unbedingt ganz auf Alkohol verzichten. Darin braucht sie die Unterstützung des werdenden Vaters. Wenn dieser trinkt und seine »soziale Schwangerschaft« nicht ernst nimmt, wird es der Schwangeren schwerer fallen, auf Alkohol zu verzichten.

Alkoholkonsum

Durchschnittlich 10,6 Liter reinen Alkohol verbrauchten die Deutschen pro Kopf im Jahr 1999, Säuglinge und alte Menschen statistisch mit eingerechnet. In erster Linie tranken sie Bier (127,5 l), gefolgt von Wein (18 Liter) und Spirituosen (5,9 Liter). In Europa sind nur noch die Russen trinkfreudiger.

Als medizinisch unbedenklich gilt für Männer eine tägliche Alkoholmenge bis etwa 30 g, für Frauen etwa 20 g. Das entspricht etwa einem Glas Wein (0,2 l) oder einer Flasche Bier (0,5 l). Etwa 20 Prozent der Männer und 10 Prozent der Frauen über 30 Jahre trinken aber täglich mehr als diese Menge.

Nach Schätzung der Deutschen Hauptstelle gegen die Suchtgefahren (DHS) müssten sich rund 1,6 Millionen Bundesbürger einer Behandlung wegen Alkoholkrankheit unterziehen und etwa 2,4 Millionen müssten ihren missbräuchlichen Konsum überprüfen.

Wirkung des Alkohols

Alkohol wird zum Teil direkt vom Magen aufgenommen und gelangt so ins Gehirn. Deshalb ist es wichtig, wie schnell getrunken wird und ob der Alkohol im Magen auf eine »Grundlage« trifft. Essen, besonders von fetthaltigen Speisen, und Milch trinken verzögern die Alkoholaufnahme erheblich. Niedrigprozentige oder mit Wasser oder Eis verdünnte alkoholische Getränke werden langsamer aufgenommen als hochprozentige oder zucker- und kohlensäurehaltige Getränke, wie zum Beispiel Sekt.

Wie schnell Alkohol wirkt, hängt außerdem vom Körpergewicht, von der körperlichen Verfassung und von der persönlichen Stimmung ab.

Promille leben lange

Blutalkohol baut sich nur langsam ab: Für einen einfachen Klaren oder ein mittelgroßes Glas Wein braucht der Körper zwischen sechzig und neunzig Minuten. Wer also einen über den Durst getrunken hat, dann nach kurzer Nachtruhe, einer kalten Dusche und einer Tasse Kaffee am nächsten Morgen wieder ins Auto steigt, mag sich zwar vorübergehend fit fühlen, ist aber auf Grund des Restalkohols im Blut immer noch fahruntüchtig. Daran ändert auch der Kaffee nichts. Es gibt nichts, was den Körper dazu bringt, den Alkoholabbau zu beschleunigen.

Gefahr am Arbeitsplatz

An fast drei Millionen Arbeitsplätzen in der Bundesrepublik steht neben dem Schreibtisch oder der Werkbank die Flasche. Elf Prozent der Berufstätigen geben an, dass in ihrem Betrieb täglich Alkohol getrunken wird. Am Arbeitsplatz gibt es deutlich mehr Unfälle, wenn Alkohol im Spiel ist. Die Aufmerksamkeit lässt nach, das Blickfeld ist eingeschränkt, das Reaktionsvermögen herabgesetzt.

Gefahr am Steuer

Unfälle, bei denen Alkohol im Spiel ist, enden häufig tödlich. Etwa 1000 Menschen lassen pro Jahr auf diese Weise auf Deutschlands Straßen ihr Leben – als Verursacher oder unschuldig Beteiligte. Dabei ist bei vielen alkoholisierten Autofahrern die gesetzliche Grenze für den Blutalkoholgehalt noch gar nicht erreicht. Die Beeinträchtigung der Reaktionsfähigkeit beginnt bereits bei 0,3 Promille.

Vorweg die durchschnittlichen Alkoholgehalte der üblichen Getränke: Bier ca. 5 Prozent, Wein ca. 12 Prozent, Klarer ca. 40 Prozent.

Bei einem 70 Kilogramm schweren Menschen führt der Konsum der nachfolgend angegebenen Alkoholmenge in etwa zu dem genannten Promillegehalt im Blut und folgenden Verhaltensveränderungen:

0,3 bis 0,5 Liter Bier oder 2 Klare oder 1/8 bis 1/4 Liter Wein: 0,3 Promille. Verhalten und Reaktionsfähigkeit sind leicht verändert; erste Gangstörungen und die Überschätzung der eigenen Fähigkeiten.

0,4 bis 0,8 Liter Bier oder 3 bis 4 Klare oder 0,2 bis 0,35 Liter Wein: 0,5 Promille. Die offizielle Grenze der Verkehrstüchtigkeit ist erreicht. Verhalten und Reaktionsfähigkeit sind verlangsamt, eine euphorische Stimmung kommt auf.

0,7 bis 1,5 Liter Bier oder 5 bis 7 Klare oder 0,3 bis 0,5 Liter Wein: 0,8 Promille. Die Reaktionsfähigkeit ist entscheidend verlangsamt. Urteilskraft und Selbstkritik sind gemindert.

1,4 bis 2,8 Liter Bier oder 8 bis 15 Klare oder 0,5 bis 1,0 Liter Wein: 1,0 bis 2,0 Promille. Das Reaktionsvermögen hat stark abgenommen, die Selbstkontrolle schwindet, zur Euphorie können aggressive Gefühle kommen. Die Grenze der Zurechnungsfähigkeit ist erreicht.

3,6 bis 10 Liter Bier oder 20 Klare bis zu 0,75 Liter oder 1,5 bis 3,5 Liter Wein: 3,0 bis 5,0 Promille. Der Gleichgewichtssinn ist empfindlich gestört, neben der allgemeinen Bewusstseinstrübung leidet die gesamte Wahrnehmungsfähigkeit. Bei 4 bis 5 Promille kann es zum Tod durch Atemlähmung und Kreislaufversagen kommen.

Tipps zum Maßhalten

- *Trinken Sie Alkohol nicht als Durstlöscher.*
- *Trinken Sie Alkohol nie, um körperliche oder seelische Probleme zu überwinden.*
- *Trinken Sie Alkohol nicht gedankenlos oder aus Langeweile. Entscheiden Sie sich bewusst für ein Glas, und genießen Sie langsam Schluck für Schluck.*
- *Trinken Sie Alkohol nicht regelmäßig in derselben Situation, sondern entscheiden Sie sich jeweils neu.*
- *Trinken Sie alkoholische Getränke nicht auf nüchternen Magen, mischen Sie sie mit Wasser.*
- *Trinken Sie immer etwas weniger als Sie meinen, »vertragen« zu können, und verteilen Sie diese Menge über mehrere Stunden.*
- *Animieren Sie Ihre Gäste nicht zum Alkoholtrinken. Bieten Sie immer auch Säfte und andere alkoholfreie Getränke an. Lassen Sie nicht den Druck entstehen, unbedingt mittrinken zu müssen.*
- *Scheuen Sie sich nicht, nein zu sagen, wenn Sie selbst nicht trinken wollen.*

Wechselwirkung mit Arzneimitteln

Alkohol verstärkt die Wirkung von Schlaf- und Beruhigungsmitteln, Psychopharmaka und starken Schmerzmitteln. Vermindert wird die Wirkung von Medikamenten gegen Epilepsie, Diabetes und Gicht. Die Nebenwirkungen von Tetrazyklinen, durchblutungsfördernden Mitteln, Betablockern und Medikamenten gegen koronare Herzerkrankungen werden verstärkt. Meiden Sie Alkohol, wenn Sie Medikamente einnehmen!

Was tun bei einem Kater?

Ein »Kater« entsteht durch Wasserverlust und das Absinken des Blutzuckerspiegels.

- Vermeiden Sie am Morgen nach einer durchzechten Nacht das erneute Gläschen. Der Alkoholspiegel schaukelt sich sonst schneller wieder hoch.
- Wenn Sie nicht ohne schmerzlindernde Präparate auskommen wollen, wählen Sie ein Mittel, das nur eine Substanz enthält, wie zum Beispiel ASS, Parazetamol oder Ibuprofen (➡ Einfache Schmerzmittel, Seite 838).
- Trinken Sie viel Mineralwasser, und sorgen Sie mit einem zuckerhaltigen Getränk oder Obst für den Zuckernachschub.

Koffein

Mit 185 Litern pro Kopf der Bevölkerung ist Bohnenkaffee das beliebteste Getränk der Bundesdeutschen. Auch Tee, Kakao und Cola-Limonaden beziehen ihre belebende

Wirkung aus diesem Stoff. Der Inhaltsstoff des Tees, den manche als »Thein« bezeichnen, ist Koffein. Allerdings enthält Tee weniger davon. Die fehlenden Röststoffe machen den Tee besser magenverträglich, und weil die Gerbstoffe im Tee die Aufnahme von Koffein verlangsamen, belebt er weniger schnell, dafür aber länger.

Wann ist es zu viel?

- Ab 0,5 Gramm Koffein (rund vier bis fünf Tassen Kaffee) können Vergiftungssymptome auftreten: Erregung, Unruhe, Pulsbeschleunigung, Herzklopfen und vorzeitige Kontraktionen des Herzens innerhalb der normalen Herzschlagfolge (Extrasystolen). Kreislauf- und Atemzentrum sind deutlich erregt.
- Ab einem Gramm Koffein (zehn Tassen starker Kaffee und mehr) kommt es zu Erregungszuständen, die von Muskelzuckungen bis zu Krämpfen reichen können. Die Störungen werden von Schwindel und Kopfschmerzen begleitet, es kann zu Übelkeit, Erbrechen und Durchfall kommen. Die tödliche Koffeindosis liegt bei zehn Gramm.
- Chronischer übermäßiger Kaffeegenuss kann zu einer gewissen Abhängigkeit führen. Wenn die gewohnte Anregung durch Koffein ausbleibt, treten Kopfschmerzen und Schläfrigkeit auf.
- Kaffee wirkt durch die in ihm enthaltenen pflanzlichen Öle leicht abführend.
- Umgekehrt verhält es sich beim Tee. Die enthaltene Gerbsäure hat eine gewisse stopfende Wirkung.
- Die Röstprodukte des Kaffees wirken auf den Magen und die Säureproduktion »reizend«. Magen- und auch Gallenkranke sollten Kaffee möglichst meiden. Tee wird hingegen relativ gut vertragen.
- Empfindlich gegen Koffein sind vor allem Kinder. Die ersten Vergiftungserscheinungen treten bei ihnen weitaus schneller auf als bei Erwachsenen.
- Schwangere sollten mit Koffein vorsichtig sein. Das Ungeborene trinkt mit und reagiert erheblich empfindlicher als sie selbst. Es gibt Hinweise darauf, dass mehr als 600 Milligramm Koffein am Tag die Abort- und Frühgeburtenrate erhöhen.
- Bei Schlafstörungen sollten Sie Kaffee, Tee und Cola in den späteren Nachmittagsstunden generell meiden.

Illegale Drogen

Zum meistdiskutierten Teil des Drogenkonsums gehören die illegalen Drogen Heroin, Kokain, synthetische Drogen und Cannabis (Haschisch). Dabei sind weitaus weniger Menschen von harten Drogen abhängig als meist angenommen wird: 96 Prozent der so genannten Rauschgiftdelikte drehen sich um die »weiche« Droge Haschisch.

Abgesehen vom eher harmlosen Haschisch geht der Trend weg vom Heroin und hin zum Kokain, ebenso wie zu den aufputschenden synthetischen Drogen Amphetamin und Ecstasy. Es ist »out«, sich zu betäuben, dafür »in«, sich zu stimulieren.

Haschisch

Das Rauschmittel aus der weiblichen Pflanze des indischen Hanfes – Cannabis – ist nach Alkohol die im deutschen Sprachraum am weitesten verbreitete Rauschdroge. Schätzungsweise drei bis vier Millionen Menschen konsumieren regelmäßig Cannabis in den unterschiedlichen Formen: Marihuana, Haschisch oder Haschischöl. Haschisch besteht aus dem harzigen Sekret der Hanfpflanze, Marihuana wird aus den getrockneten Stängeln, Blättern und Blüten gewonnen. Für die Rauschwirkung verantwortlich ist das THC (Delta-9-Tetrahydrocannabinol), das je nach Herkunft, Alter und Qualität des Stoffs zu drei bis zehn Prozent im Haschisch enthalten ist.
Nach dem deutschen Betäubungsmittelgesetz werden Herstellung, Handel, Besitz und Erwerb von Haschisch grundsätzlich strafrechtlich verfolgt. Seit einigen Jahren jedoch wird beim Besitz von kleinen Mengen von der Strafverfolgung abgesehen. Allerdings entscheidet jedes Bundesland anders darüber, was unter »kleiner Menge« zu verstehen ist.

Wirkung

Haschisch wirkt relativ schnell auf das vegetative Nervensystem, und es wirkt schmerzlindernd. Deshalb ist die Zulassung von THC als Schmerzmittel immer wieder in der Diskussion. Es beruhigt, beschleunigt aber gleichzeitig den Herzschlag. Es kommt zu einem Gefühl der Entspannung, zu einer milden Euphorie und gleichzeitigen Apathie. Die Sinneswahrnehmungen werden intensiver, das Zeiterleben verlangsamt sich, die Konzentrations- und Merkfähigkeit nehmen ab. Höhere Dosierungen können zu ängstlicher Unruhe, Sinnestäuschungen und eingeschränkter Realitätseinschätzung führen.

Folgen

Die größten körperlichen Schäden für Cannabiskonsumenten entstehen durch den Tabak (Nikotin): Die Joints werden immer tief inhaliert und schädigen die Lunge ungleich mehr als das Rauchen normaler Zigaretten.

Haschisch am Steuer

Bei zehn Prozent der auf Drogen untersuchten Unfallfahrer wird das im Haschisch enthaltene THC festgestellt. Haschisch beeinträchtigt die räumliche Orientierung, die Reaktionsfähigkeit, die Muskelkoordination und damit die Fähigkeit, ein Auto zu fahren. Diese Verkehrsuntüchtigkeit kann unter Umständen drei bis vier Stunden über den Rausch hinaus anhalten. In seltenen Fällen kommt es zu einem Echo-Rausch (*flashback*), der ohne direkt vorausgehenden Cannabis-Konsum auftritt und bis zu einigen Minuten dauern kann.

Heroin (Opiate)

Rohopium wird durch das Anritzen der unreifen Fruchtkapsel des Schlafmohns gewonnen. Opium ist das Ausgangsprodukt für Morphin und für eine Reihe von morphinähnlichen Verbindungen wie Heroin.

Wirkung

Es wirkt im Zwischenhirn, wo Lust erzeugt und Schmerz gedämpft wird. Opiate bewirken sehr schnell das Gefühl eines Zustands seelischer Ruhe und Unbeschwertheit und Euphorie, die die Sorgen des Alltags überdeckt.

Abhängigkeit

Die Abhängigkeit von Heroin beginnt schon fast beim ersten Versuch. Gleichgültig, ob geschnupft oder gespritzt, das Gehirn gewöhnt sich fast sofort daran. Die Menge muss stetig erhöht werden, um die gleiche Wirkung zu erzielen, und es werden immer größere Mengen vertragen. Ohne eine neue Ration kommt es zu extremer innerer Unruhe, Nervosität, Schlaflosigkeit, Schüttelfrost, Schweißausbrüchen, Erbrechen, Krämpfen und starken Schmerzen. Um diese Entzugssymptome zu vermeiden, fühlen sich die Abhängigen getrieben, für regelmäßigen Nachschub zu sorgen.
Die Abhängigkeit von Heroin ist stark ausgeprägt. Im Wechselspiel zwischen dem erwarteten Glücksgefühl und den Entzugsschmerzen signalisiert das dressierte Gehirn immer wieder: Konsumieren, konsumieren!

Folgen

Inwieweit eine Heroinabhängigkeit zum »körperlichen Verfall« führen muss, ist in der Fachliteratur umstritten. Ein Hauptrisiko des Heroinkonsums liegt darin, dass es im Schwarzhandel hochgradig verunreinigt angeboten wird. Um die Droge zu strecken, wird sie von den Dealern meist mit allen möglichen Substanzen versetzt, von Milchpulver bis zu Strychnin. In der Folge kommt es zu körperlichen Störungen und Veränderungen, die nicht kontrollierbar sind.
Die Verwendung nichtsteriler Spritzbestecke begünstigt Infektionen. Das Risiko steigt, an Geschwüren oder Gelbsucht mit nachfolgendem Leberschaden zu erkranken. Durch die Weitergabe der nichtsterilen Spritzbestecke werden Krankheiten übertragen; am bekanntesten und fatalsten ist die Gefahr der Ansteckung mit Hepatitis und AIDS.

Weitere körperliche Schäden entstehen durch Überdosen, unbekannte Konzentrationen, den allgemein ungesunden Lebensstil und das Leben in einer kriminalisierten Subkultur.

Kriminalisierung

Die Heroinpreise auf dem Schwarzmarkt variieren je nach Intensität der polizeilichen Verfolgung und der Breite des Angebots. Bei steigender Dosis reichen die normalen Löhne zur Beschaffung nicht mehr aus; es folgen Drogenhandel, Diebstähle, Einbrüche und Beschaffungsprostitution.
Die Abhängigen geraten auf irgendeiner Ebene des Konsums – beim Kauf, beim Handel, bei der Geldbeschaffung oder bei der Prostitution – auf jeden Fall an die Polizei und damit in die Kriminalisierung. Viele Fachleute meinen, dass die Verelendung der Fixer vermieden werden könnte, wenn sie nicht mehr vom Schwarzmarkt abhängig wären. International wird deshalb in der Drogentherapie – neben der Methadonbehandlung – die kontrollierte Freigabe von Heroin diskutiert, beides kombiniert mit einer psychosozialen Langzeittherapie.

Kokain

In den Blättern des südamerikanischen Coca-Strauches ist Kokain als natürlicher Wirkstoff enthalten. Kokain wird als weißes Pulver auf dem Schwarzmarkt gehandelt, meist mit einem Gehalt von höchstens 25 Prozent Kokain. Gestreckt wird es mit Borax, Milch- und Fruchtzucker, aber auch mit anderen Drogen sowie mit Anregungs- und Betäubungsmitteln. Kokain wird am häufigsten geschnupft. Dabei gerät es über die Schleimhäute in die Blutbahn und von dort ins Gehirn.

Wirkung

Dem Kokain eilt der Ruf voraus, klare Gedanken, Glücksgefühle und ein sensationelles körperliches Wohlbefinden zu verschaffen. Schon geringe Kokainmengen beschleunigen Atmung und Herzschlag und erhöhen die Körpertemperatur. Die Pupillen weiten sich, die Verdauungstätigkeit wird verlangsamt. Bei größeren Mengen kommt es zu Totenblässe, schnellem und flachem Puls. Zittern, Erbrechen, Schwindel, Atemstörungen und Krampfanfälle sind Anzeichen einer Vergiftung, die zu Bewusstlosigkeit und Atemstillstand führen kann.

Folgen

Das Schnupfen von Kokain über längere Zeit greift die Nasenschleimhäute an. Sie können sich entzünden und Geschwüre entwickeln. Wer regelmäßig Kokain einnimmt, leidet an Konzentrationsschwierigkeiten, Ruhe- und Schlaflosigkeit. Die Fähigkeit, klare Gedanken zu fassen, geht verloren. Kokainisten können Anfälle von panischer Angst und Halluzinationen erleiden. In diesem Zustand sind sie hochgradig suizidgefährdet. Kokain unterdrückt das Hungergefühl. Daraus resultiert unter Umständen eine Mangelernährung.

Crack

Das handelsübliche Kokain wird mit Backpulver und Wasser zu Crack verbacken, das in kleinen weißen Klümpchen mit speziellen Glas- oder Blechpfeifen geraucht wird. Unter der Hitzewirkung krachen die Klümpchen – daher der Name Crack. Es ist in Europa weit weniger verbreitet als in den USA.
Crack ist extrem gefährlich. Der Wirkstoff gerät innerhalb von Sekunden ins Gehirn und schädigt die Gehirnnerven auf Jahre. Es kann zu Atem- und Kreislaufstörungen kommen, die nicht selten tödlich enden. Crack birgt, verglichen mit anderen Drogen, das höchste Todesrisiko und führt sehr schnell zu quälender Abhängigkeit.

Ecstasy

Ecstasy gilt als bewusstseinserweiternd und leistungssteigernd. Es ist die »Partydroge« der Techno-Fans, die sich damit durch nächtelange Tanzmarathons pushen können. Ursprünglich wurde das Mittel als Appetitzügler entwickelt, der jedoch wegen seiner psychogenen Nebenwirkungen nie auf den Pharmamarkt kam. Heute wird Ecstasy mit zahlreichen Variationen und Abkömmlingen in privaten Labors hergestellt.
Etwa 5,5 Prozent der 18- bis 24-Jährigen haben bereits einmal Ecstasy genommen. Die Deutsche Hauptstelle gegen die Suchtgefahren gibt an, dass etwa 1,2 Millionen der 18- bis 59-Jährigen damit Erfahrungen haben.

Wirkung

Die Wirkung beginnt etwa 20 bis 60 Minuten nach der Einnahme und dauert etwa drei bis vier Stunden. Es setzen Gefühle von seelischer Ausgeglichenheit ein, von geistiger Klarheit und erhöhter Konzentration, verbunden mit der Freisetzung körperlicher Energien. Euphorische und zärtliche Gefühle erleichtern es den Jugendlichen, miteinander in Kontakt zu kommen. Die größte Gefahr liegt in der unkontrollierbaren Beimischung anderer Substanzen wie LSD.

Folgen

Ecstasy wird in extrem geringer Dosierung genommen. Aber selbst diese kann zu unerwünschten Wirkungen führen: erhöhter Blutdruck und Temperatur, beschleunigter Puls. Besonders risikobelastet sind die unkalkulierbare Rauschintensität sowie die Wirkung durch Beimischungen. Ecstasy kann beim Langzeitgebrauch zu Nervenschäden und Störungen der Gehirnfunktion führen. Die mittelbaren Folgen liegen in der Wirkung als Aufputschmittel, um stundenlanges Tanzen durchzustehen. Bei hohen Raumtemperaturen kann es zur Austrocknung kommen und zur Aufheizung des Körpers bis zum Hitzschlag. Da Ecstasy die Warnsignale, wie Erschöpfung, Durst oder Schmerzen, unterdrückt, besteht die Gefahr eines Kreislaufzusammenbruchs.

Im Falle des Falles

Der Besuch von Techno-Partys ist nicht zwangsläufig mit Drogenkonsum verbunden, und einmaliger Konsum bedeutet noch keine Sucht. Wichtig ist das Gespräch zwischen Eltern und Jugendlichen und das Wissen, wie die gefährlichen Wirkungen reduziert werden können:

- Reichlich alkohol- und koffeinfreie Getränke trinken, um den Flüssigkeitsverlust beim Tanzen auszugleichen.
- Beim Tanzen Pausen einlegen und ab und zu frische Luft tanken.
- Minimal dosieren.

Impfung

Mit seinem Abwehrsystem wehrt sich der Körper gegen Fremdes. Zu diesem Abwehrsystem gehört auch eine Art »Gedächtnis«. Dieses erkennt noch nach Jahren Krankheitserreger wieder, die es einmal bekämpft hat, und kann sie sofort unschädlich machen: Der Körper ist dagegen immun. Gegen Infektionskrankheiten, die man selbst durchgemacht hat, hält die Immunität meist ein Leben lang. Der Schutz nach Impfungen dauert unterschiedlich lange an und lässt nach einiger Zeit nach.

Aktive Immunisierung

Abgeschwächte oder abgetötete Keime oder »entgiftete« Giftstoffe werden in den Körper gebracht. Das Immunsystem bildet Abwehrstoffe gegen die Eindringlinge. Man merkt das an der »Impfreaktion«, die sich mit leichtem Fieber und Unwohlsein äußern kann.

Impfungen dieser Art schützen unterschiedlich lange vor Krankheiten. Auffrischungsimpfungen verlängern die Wirkungsdauer. Eine solche Auffrischung kann auch unbemerkt stattfinden, wenn ein Geimpfter wieder mit dem Erreger in Kontakt kommt. So schützen die noch »wild« vorkommenden Erreger die bereits Geimpften.

Passive Immunisierung

Bei der passiven Immunisierung werden Abwehrstoffe, die andere Menschen oder Tiere gegen den Erreger gebildet haben, in den Körper gespritzt. Das geschieht, wenn sich jemand höchstwahrscheinlich infiziert hat, es für die Bildung eigener Abwehrstoffe durch eine Impfung aber schon zu spät ist, oder wenn zum Beispiel vor Reisen nicht mehr genügend Zeit für eine aktive Immunisierung ist. Diese Immunglobuline oder Gammaglobuline mildern den Verlauf von Krankheiten. Dazu muss das Immunglobulin innerhalb der ersten drei Tage nach einer möglichen Ansteckung gespritzt werden. Die volle Wirkung hält nur etwa drei bis vier Wochen an.

Beim Injizieren von körperfremdem Eiweiß besteht immer die Gefahr einer allergischen Reaktion, die im schlimmsten Fall durch einen Schock lebensbedrohlich werden kann. Wann es sinnvoll ist, Immunglobuline zu spritzen, lesen Sie bei den einzelnen Krankheiten.

Impfen ja oder nein?

Bei Krankheiten wie Tetanus stellt sich diese Frage für die meisten Menschen nicht, da sie froh sind, einer schweren und oft tödlichen Krankheit vorbeugen zu können. Anders ist das bei »Kinderkrankheiten« wie Masern oder Keuchhusten. Vor etwa dreißig Jahren ließen Eltern ihr Kind impfen, um ihm und sich die Belastung der Krankheit zu ersparen. Andernfalls machten sie bis zur Pubertät meist alle Krankheiten durch.

Durch die immer größer werdende Zahl von Geimpften und die abnehmende Kinderzahl ist die Situation heute anders: »Wild« vorkommende Erreger werden immer seltener. Das verringert die Ansteckungsmöglichkeit für Nichtgeimpfte. Sie bekommen diese Krankheiten nicht als Kleinkinder und sind als größere Kinder oder Erwachsene sehr viel stärker bedroht, weil sie bei ihnen erheblich schwerer verlaufen können und Folgeschäden häufiger sind. In den tropischen Ländern infizieren sich beispielsweise nahezu alle Säuglinge in der Zeit, in der sie noch durch mütterliche Antikörper geschützt sind, mit Polioviren. Lähmungen kommen dort nur selten vor. Im Alter von vier Jahren sind dort die meisten Kinder immun gegen Polio. Verbesserte hygienische Bedingungen verhindern nun einen so frühzeitigen Kontakt und machen Impfungen notwendig.

Nicht jede Impfung schützt zuverlässig. Immer wieder gibt es so genannte Impfversager, weil der Impfstoff nicht gewirkt hat oder weil die Person auf ihn nicht anspricht. Ob eine Impfung einen ausreichenden Schutz erbracht hat, lässt sich nur mit einer Blutuntersuchung feststellen. Ist die Impfung nicht »angegangen«, kann man schwer erkranken, obwohl man sich sicher geschützt glaubte.

Schutzimpfungen sind freiwillige Maßnahmen. Das Risiko, das mit einer Krankheit verbunden sein kann, sollten Sie sorgfältig gegen das Impfrisiko abwägen. Diese Nutzen-Risiko-Kalkulation kann für jeden anders ausfallen, und sie ist nicht für alle Krankheiten gleich (➡ ab Seite 283). Bedenken Sie Folgendes:

- Krankheiten treten leichter auf, wenn der Körper geschwächt oder belastet ist. Impfungen finden am gesunden Menschen statt, sodass der Körper seine Schutzstoffe dann bilden kann, wenn er dazu stark genug ist.
- Bei einigen Krankheiten werden Immunglobuline gespritzt, wenn Sie sich möglicherweise infiziert haben,

---

Hinweise für Eltern

- *Besprechen Sie vor der Geburt Ihres Kindes mit den Klinikärzten, ob Ihr Kind gegen Tuberkulose geimpft werden soll (➡ Seite 283).*
- *Meiden Sie Reihenimpfungen, bei denen Ihr Kind vorher nicht gründlich untersucht wird, ob es auch wirklich gesund ist.*
- *Lassen Sie sich von Impfarzt oder -ärztin das Risiko erklären, das eine Impfung bei Ihrem Kind haben kann.*
- *Lassen Sie sich die ersten Anzeichen eines Impfschadens erklären und sagen, was Sie im Verdachtsfall tun sollen.*

aber nicht geimpft sind und die Krankheit noch nicht durchgemacht haben. Das Risiko unerwünschter Wirkungen kann bei der passiven Immunisierung größer sein als bei einer Impfung (siehe dazu die einzelnen Krankheiten).

Impfungen sind sinnvoll,

- wenn die Krankheit, gegen die geimpft werden soll, häufig auftritt.
- wenn ein großes Risiko besteht, dass die Krankheit schwerwiegende Folgen hat.
- wenn es kein Heilmittel gegen die Krankheit gibt.
- wenn der Schutz durch die Impfung lange besteht.
- wenn das Impfrisiko kleiner ist als das Krankheitsrisiko.

Bei einer Impfung ist Vorsicht geboten,

- wenn der zu Impfende Medikamente einnimmt, die das Abwehrsystem schwächen (z. B. Kortisone bei Allergien oder Rheuma, Immunsuppressiva bei Krebs, Rheuma oder nach Transplantationen, andere Krebsmittel).
- wenn das zentrale Nervensystem erkrankt ist.
- wenn eine Eiweißallergie vorliegt.
- wenn das Immunsystem erkrankt ist (z. B. bei Leukämie oder Lymphknotenkrebs).

Eine Impfung sollte verschoben werden,

- wenn der zu Impfende nicht gesund ist.
- wenn eine Allergie zum Zeitpunkt der Impfung besonders stark ist.

Impfschäden

Impfungen sind nicht ohne Risiko. Gefürchtet sind vor allem Hirnschäden, die sich durch Krampfanfälle oder Intelligenzverlust äußern und das Kind zu einem schwer behinderten Menschen machen. Um einen Hirnschaden als Impffolge anerkannt zu bekommen, verlangen die Behörden den Nachweis, dass Symptome wie Bewusstlosigkeit, Krampfanfälle und Lähmungen zwischen dem dritten und 18. Tag nach der Impfung aufgetreten sind. Ferner wollen sie wissen, ob die Symptome keine anderen Ursachen haben. Das ist schwer nachzuweisen. Außerdem sind diese Symptome die Anzeichen eines Impfschadens bei größeren Kindern oder Erwachsenen. Bei Kleinkindern sind die Zeichen schwächer und erheblich schwerer zu bemerken.

Doch nicht nur schwerwiegende Komplikationen sind Impfschäden. Es gehören auch Rötungen, Schwellungen und Schmerzen dazu, die über das Maß einer üblichen Impfreaktion hinausgehen. Durch das manchen Impfstoffen zugesetzte Konservierungsmittel kann es außerdem zu Allergien kommen.

Nach der Impfung Kind beobachten

- *Ist es ungewöhnlich schläfrig?*
- *Ist es ungewöhnlich interessenlos?*
- *Schreit es ohne erkennbaren Grund?*
- *Ist es ungewöhnlich unruhig?*
- *Ist es ungewöhnlich schreckhaft?*
- *Ist es ungewöhnlich reizbar?*
- *Erbricht es sich?*
- *Bekommt es Fieber?*

Schutzverband für Impfgeschädigte e.V.
Postfach 5228, 58829 Plettenberg
Tel.: 0 44 33/91 83 15
Fax: 0 23 91/60 93 66
e-mail: sfi-ev@t-online.de
Internet: http://www.impfschutzverband.de

Die meisten Mediziner sehen Impfungen als praktisch gefahrlos an. Die bei den Versorgungsämtern in Deutschland eingereichten Anträge, ein Leiden als »entschädigungspflichtigen Impfschaden« anzuerkennen, sprechen jedoch eine andere Sprache: Anfang 1994 waren es 14 361. Allerdings wurden 45 Prozent dieser Impfschadensanträge abgelehnt.

Der deutsche Staat haftet nur für schwerwiegende Folgen nach »öffentlich empfohlenen Schutzimpfungen«. Diese Impfungen sind in den öffentlich empfohlenen Impfplänen (➡ Seite 282) aufgeführt.

Wenn Sie den Verdacht haben, dass bei Ihnen oder Ihrem Kind nach der Impfung irgendetwas »nicht stimmt«, sollten Sie zunächst die Ärztin oder den Arzt aufsuchen, die geimpft haben. Haben Sie Zweifel, ob sie Sie in Ihrem Sinne betreuen, wenden Sie sich an jemand anderen oder an das Gesundheitsamt. Ansprüche müssen Sie letztlich beim Versorgungsamt geltend machen. Für diesen langwierigen Instanzenweg können Sie sich bei der auf Seite 281 genannten Organisation Rat und Hilfe holen.

In Österreich sind die Landesinvalidenämter für Entschädigungen nach dem Impfschadengesetz zuständig. Leistungen werden nur für die öffentlich empfohlenen Impfungen erbracht.

Wann gegen was impfen?

Die öffentlich empfohlenen Impfungen sind eine Richtlinie, in welchem Alter Kinder gegen welche Krankheiten geimpft werden sollten. Es ist jedoch kein starres Schema, nach dem man vorgehen muss. Impfpläne verändern sich mit dem Stand der Wissenschaft: Sie müssen immer wieder der sich verändernden Krankheitssituation im

Lande angepasst werden. Außerdem sollten sie neue Forschungsergebnisse über Nutzen und Risiko einer Impfung berücksichtigen.

Die öffentlich empfohlenen Impfungen werden durch »Sonderimpfungen« wie z. B. die gegen FSME (Zeckenimpfung, ➡ Seite 287) ergänzt, wenn es notwendig ist.

**Öffentlich empfohlene Impfungen
für Kinder und Jugendliche in Deutschland**
(Abweichungen in einzelnen Bundesländern möglich)

Alter	Impfungen
3. Monat	Diphtherie, Tetanus, Keuchhusten, Polio, Hib, Hepatitis B
4. Monat	Diphtherie, Tetanus, Keuchhusten, Hib
5. Monat	Diphtherie, Tetanus, Keuchhusten, Polio, Hib, Hepatitis B
12.–15. Monat	Diphtherie, Tetanus, Keuchhusten, Polio, Hib, Hepatitis B, Masern, Mumps, Röteln
5.–6. Jahr	Masern, Mumps, Röteln, Tetanus, Diphtherie (mit Td-Impfstoff)
11.–18. Jahr	Tetanus, Diphtherie (mit Td-Impfstoff), Keuchhusten, Polio (Hepatitis B, Masern, Mumps, Röteln)*

* nur, wenn vorher nicht geimpft wurde

**Öffentlich empfohlene Impfungen
in Österreich**

Alter	Impfungen
3. Monat	Diphtherie, Keuchhusten, Tetanus, Hib, Polio, Hepatitis B
4. Monat	Diphtherie, Keuchhusten, Tetanus, Hib, Polio, Hepatitis B
5. Monat	Diphtherie, Keuchhusten, Tetanus, Hib, Polio, Hepatitis B
ab 14. Monat	Masern, Mumps, Röteln
15.–18. Monat	Diphtherie, Keuchhusten, Tetanus, Hib, Polio, Hepatitis B
7. Jahr	Tetanus, Diphtherie (mit Td-Impfstoff), Polio, Masern, Mumps, Röteln
13. Jahr	Hepatitis B, bei Mädchen Masern, Mumps, Röteln (wenn nicht schon zweimal geimpft)
15. Jahr	Tetanus, Diphtherie (mit Td-Impfstoff), Polio

Empfohlene Auffrischungsimpfungen für alle

Tetanus	alle 10 Jahre
Diphtherie (mit »d«-Impfstoff)	alle 10 Jahre

Die Kosten

Die öffentlich empfohlenen Impfungen für Kinder werden in Deutschland von den gesetzlichen und privaten Krankenkassen bezahlt. Bei der relativ teuren Hepatitis-B-Impfung ist das allerdings nicht immer sicher. Fragen Sie besser vorher bei Ihrer Krankenkasse nach. In Österreich sind alle empfohlenen Impfungen von der Geburt bis zum Ende der Schulpflicht kostenfrei erhältlich.

Reiseimpfungen und die Impfungen gegen FSME und Tollwut bezahlen die deutschen Krankenkassen nur, wenn die Berufsausübung es ratsam erscheinen lässt, dass das Mitglied sich vor diesen Krankheiten schützt.

Reiseimpfungen

Reiseimpfungen werden erst notwendig, wenn Sie Europa verlassen (Ausnahme in bestimmten Fällen: Zeckenimpfung, ➡ Seite 287). Reiseimpfungen dienen unterschiedlichen Zwecken. Die Gastländer erlassen Impfbestimmungen, um ihre Bewohner vor Krankheiten zu schützen, die bei ihnen nicht vorkommen, aber eingeschleppt werden könnten. Die Reisenden können sich mit Impfungen vor Krankheitserregern schützen, mit denen sie zu Hause kaum je in Kontakt kommen.

Welche Länder für die Einreise welche Impfungen verlangen und welche Impfungen die WHO empfiehlt, ändert sich recht schnell. Die meisten Apotheken können Ihnen aktuelle Impfempfehlungen geben. Bei den vorgeschriebenen Impfungen haben Sie keine Wahl. Bevor Sie jedoch die von der WHO lediglich empfohlenen Impfungen durchführen lassen, sollten Sie zusätzlich zu den auf Seite 281 genannten Punkten noch Folgendes überlegen:

● Die Ansteckungsgefahr ist gering, wenn Sie in den westlich geprägten Bezirken der Großstädte oder in den Touristikzentren bleiben. Sie wird größer, wenn Sie in hygienisch noch wenig erschlossene Gebiete reisen.

● Cholera und Typhus sind Krankheiten, die man »isst«. Mit entsprechenden Vorsichtsmaßnahmen können Sie vorbeugen (➡ Allgemeine Vorbeugemaßnahmen beim Reisen, Seite 293).

● Wenn Sie Intimkontakte mit Einheimischen nicht ausschließen können, sollten Sie das bei der Frage berücksichtigen, ob Sie sich gegen Hepatitis B impfen lassen wollen.

Die wichtigste Impfung vor Reisen nach Afrika und Südamerika ist die gegen Gelbfieber. In Asien gibt es diese Krankheit nicht. Wenn eine Malariavorbeugung empfohlen wird, so ist diese nicht für jede Region gleichermaßen notwendig. In manchen Staaten kommt Malaria nur in genau umschriebenen Regionen vor, oder die Infektionsgefahr besteht nur in bestimmten Monaten.

Impfpass

Alle Impfungen sollten in Ihren Impfpass eingetragen sein. Nur so können Sie zu häufige Impfungen vermeiden.
Den Impfpass sollten Sie ständig bei sich tragen, damit sich alle Mediziner im Falle eines Unfalls daraus die notwendigen Informationen holen können. Sie ersparen sich damit überflüssige Impfungen und eventuell unangenehme oder sogar gefährliche Begleiterscheinungen (➡ Tetanus, Seite 283).

Schutzimpfungen

Tuberkulose

Häufigkeit
Die »Schwindsucht« ist in West- und Mitteleuropa selten. An Tuberkulose erkranken vornehmlich ältere Menschen, Personen, die unter schlechten sozialen und hygienischen Bedingungen leben, und solche, deren Immunsystem geschwächt ist (➡ Tuberkulose, Seite 539).
Viele Menschen kommen mit den Bakterien unbemerkt in Kontakt. Ihr Körper bildet dann Abwehrstoffe, die verhindern, dass die Krankheit lebensbedrohlich verläuft. Bei diesen Menschen fällt ein Test auf Tuberkulose positiv aus (Tuberkulintest).
1999 erkrankten in Deutschland 9974 Personen neu an Tuberkulose.

Gefährdung durch die Krankheit
Gefürchtet ist die tuberkulöse Gehirnhautentzündung, die vorrangig bei kleinen Kindern vorkommt.

Behandlungsmöglichkeit
Gegen Tuberkulose gibt es wirksame Medikamente. Doch die Erreger, die gegen die gängigen Mittel resistent sind,

nehmen zu. Ursache ist, dass die wirksame Medikamentenkombination – vor allem in den weniger entwickelten Ländern – nicht lange genug eingenommen wird.

Durchführung der Impfung
Neugeborene können ohne vorherigen Test gegen Tuberkulose geimpft werden. Nach der sechsten Lebenswoche darf das nur nach vorhergegangenem Tuberkulintest geschehen.

Verträglichkeit und Risiko der Impfung
Einen Säugling belastet die Impfung sehr. Drei bis vier Wochen nach der Impfung kann Fieber auftreten. Bei vier von 1000 geimpften Personen bildet sich an der Impfstelle oder am benachbarten Lymphknoten ein Geschwür. Drüsenschwellungen sind selten.

Verlässlichkeit des Impfschutzes
Die Impfung verhindert nur etwa fünf Jahre lang einigermaßen sicher, dass die Erkrankung bedrohlich wird. Sie kann weder vor der Infektion schützen noch davor, dass Infizierte die Erreger ausscheiden.
Zwölf Jahre nach der Impfung ist nicht mehr mit einem Schutz zu rechnen.

Empfehlung
Die BCG-Impfung wird von den Behörden nicht mehr empfohlen. (In Österreich seit Juni 2000)

Tetanus (Wundstarrkrampf)

Häufigkeit
Die Erreger des Wundstarrkrampfs finden sich überall. Man infiziert sich mit ihnen besonders leicht durch tiefe, verschmutzte Wunden. Aber auch durch kleine Verletzungen, die unbemerkt bleiben, können die Erreger in den Körper gelangen. Ansteckend ist Tetanus nicht. Im Jahr 2000 gab es in Deutschland acht Tetanuserkrankungen. Eine überstandene Tetanuserkrankung sichert keinen bleibenden Schutz.

Gefährdung durch die Krankheit
Etwa die Hälfte der Erkrankten stirbt am Tetanus, der sich anfänglich durch Muskelschmerzen und Krämpfe der Kau- und Rückenmuskulatur äußert und durch Kreislauf- oder Atemversagen nach längerer Zeit intensiver Krämpfe der gesamten Muskulatur zum Tode führt.

Behandlungsmöglichkeit
Passive Impfung, Antibiotika, beruhigende und krampflösende Maßnahmen können die Krankheitszeichen mildern. Gegen das Gift der Tetanusbakterien gibt es keine Medizin.

Durchführung der Impfung

Für einen wirksamen Schutz sind drei Impfungen notwendig. Zwischen den drei ersten Impfungen sollten mindestens vier Wochen, aber möglichst nicht mehr als vier Monate liegen. Nach dieser »Grundimmunisierung« sollten Sie den Schutz im Abstand von zehn Jahren auffrischen lassen.

Bei Verletzungen impfen viele Ärzte wie selbstverständlich gegen Tetanus. Eine Impfung nach schweren Verletzungen ist nur angebracht, wenn die letzte Tetanusimpfung länger als fünf Jahre zurückliegt. Bei leichten Verletzungen gelten zehn Jahre als Grenze.

Verträglichkeit und Risiko der Impfung

Selten rötet sich die Haut an der Einstichstelle und schwillt an. Wird jedoch geimpft, obwohl noch reichlich Antikörper im Blut vorhanden sind – der Schutz vergangener Impfungen also noch besteht –, kann sich das Gewebe um die Einstichstelle bretthart verspannen, oder die benachbarten Lymphknoten können anschwellen. Auch Reaktionen des gesamten Körpers sind möglich.

Wurde bei Ihnen festgestellt, dass Ihr Blut große Mengen Tetanus-Antikörper enthält, sollte das in Ihrem Impfpass stehen, damit Sie bei Verletzungen nicht erneut geimpft werden. Der Test ist allerdings relativ teuer und wird nicht routinemäßig durchgeführt.

Verlässlichkeit des Impfschutzes

Geimpfte sind mindestens zehn Jahre geschützt.

Empfehlung

Ein ausreichender Schutz gegen Tetanus gehört zur persönlichen Gesundheitsvorsorge. Alle zehn Jahre sollte die Impfung – am besten gemeinsam mit Diphtherie – aufgefrischt werden.

Passive Tetanusimpfung

Verletzte sollten nur dann Tetanus-Immunglobulin gespritzt bekommen, wenn

- sie noch nicht oder nur einmal gegen Tetanus geimpft wurden oder
- nicht bekannt ist, ob und wann sie geimpft wurden.

Diphtherie

Häufigkeit

In Westeuropa ist die Diphtherie selten geworden, im Osten kommt sie jedoch noch häufiger vor. Die Erkrankung betrifft jetzt vornehmlich Erwachsene bis etwa 40 Jahre. Die meisten Älteren sind immun, weil sie mit dem Erreger unbemerkt in Kontakt gekommen waren. 1998 und 1999 gab es in Deutschland je einen Diphtheriekranken, im Jahr 2000 keinen.

Gefährdung durch die Krankheit

Etwa 22 Prozent der mit Diphtherie Infizierten leiden unter schweren Folgeerkrankungen oder sterben. Wer eine Diphtherieinfektion überstanden hat, ist lebenslang immun. Er kann allerdings immer noch Erreger im Körper tragen und ausscheiden.

Behandlungsmöglichkeit

Gegen Diphtherie gibt es kein Medikament.

Durchführung der Impfung

Gegen Diphtherie wird im ersten Lebensjahr dreimal geimpft. Dazwischen liegen vier Wochen Abstand. Im zweiten und siebten Lebensjahr wird die Impfung wiederholt. Meistens kombiniert man Diphtherie-, Keuchhusten- und Tetanusimpfung. Gemäß Impfplan sollen diese Impfungen gemeinsam mit denen gegen Polio, Hib und Hepatitis B durchgeführt werden.

Verträglichkeit und Risiko der Impfung

Die Einstichstelle kann sich röten oder anschwellen. Ist diese Impfreaktion sehr stark, sollte die Impfung nicht fortgesetzt werden. Mit zunehmendem Alter wird die Impfung schlechter vertragen. Nervenlähmungen und -entzündungen oder Nierenentzündungen kommen dann häufiger vor. Um das zu vermeiden, wird nach dem Einschulungsalter eine niedrigere Impfstoffdosis verwendet (»d«-Impfstoff).

Verlässlichkeit des Impfschutzes

Der Schutz der Grundimmunisierung währt etwa sieben Jahre, der der Auffrischungsimpfung mindestens zehn Jahre. Die Impfung schützt zwar nicht völlig vor einer Infektion, doch eine eventuelle Erkrankung verläuft milder.

Empfehlung

Die Diphtherieimpfung gehört zu den für Kinder wie Erwachsenen sinnvollen Impfungen. Der Schutz sollte alle zehn Jahre – am besten gemeinsam mit dem gegen Tetanus – aufgefrischt werden.

Keuchhusten (Pertussis)

Häufigkeit

Keuchhustenerkrankungen sind immer noch sehr häufig.

Gefährdung durch die Krankheit

Säuglinge im ersten Lebenshalbjahr sind durch Keuchhusten besonders gefährdet, weil sie gegen diese Krankheit von der Mutter keinen Schutz mitbekommen. Infolge der Impfungen erkranken nun allerdings nur noch wenig kleine Kinder; mehr als die Hälfte aller Keuchhustenerkrankungen betrifft Über-15-Jährige. Aus diesem

Grund soll bei Jugendlichen der Impfschutz noch einmal aufgefrischt werden.

Behandlungsmöglichkeit
In der Phase, wo Antibiotika den Krankheitsverlauf mildern könnten, wird der Keuchhusten nur selten erkannt. Später ist er mit Medikamenten nicht mehr zu beeinflussen (➡ Keuchhusten, Seite 366).

Durchführung der Impfung
Für eine ausreichende Immunität ist eine dreimalige Impfung im Abstand von jeweils vier Wochen notwendig.

Verträglichkeit und Risiko der Impfung
Die Einspritzstelle kann schmerzen, die benachbarten Lymphknoten können anschwellen, es kann Fieber auftreten. Bei dem heute gebräuchlichen Impfstoff treten diese und andere Nebenwirkungen nur noch selten auf.

Verlässlichkeit des Impfschutzes
Die Impfung schützt etwa 85 Prozent der Geimpften. Nach den ersten drei Impfungen sind die Kinder für eineinhalb Jahre geschützt.

Empfehlung
Alle Säuglinge sollten gegen Pertussis geimpft werden. Eine kritische Einstellung zur Keuchhustenimpfung beruhte auf den Nebenwirkungen des alten Impfstoffs und gilt heute nicht mehr.

Polio (Poliomyelitis, Kinderlähmung)

Häufigkeit
Seit die Schluckimpfung gegen Kinderlähmung eingeführt wurde, trat diese Krankheit in Europa praktisch nicht mehr auf. In Deutschland gab es im Jahr 2000 einen Poliokranken. In den Entwicklungsländern scheidet etwa ein Zehntel aller Kinder unter drei Jahren die Viren aus, ohne sichtbar krank zu sein.

Gefährdung durch die Krankheit
Nervenlähmungen machen den Erkrankten bewegungsunfähig (➡ Polio, Seite 436).

Behandlungsmöglichkeit
Gegen Polioviren gibt es kein Medikament.

Durchführung der Impfung
Früher wurde der Polioimpfstoff geschluckt (Schluckimpfung). Seit 1998 wird er in Deutschland jedoch gespritzt. Der Grund für diesen Wechsel ist folgender: Hierzulande kann man sich an noch wild vorkommenden Viren praktisch nicht mehr anstecken. Die zwölf seit 1991 aufgetre-

tenen Polioinfektionen beruhten auf Impfviren, mit denen sich Ungeschützte infiziert hatten. Um dieses Risiko zu vermeiden, wurde die Schluckimpfung mit den abgeschwächten Erregern (OPV) aufgegeben und durch eine Spritzimpfung (IPV) ersetzt, deren nicht vermehrungsfähige Polioviren niemanden mehr infizieren können.
Die Polioimpfung wird meist gemeinsam mit den anderen »Kinderimpfungen« verabreicht.
Die Impfung aufzufrischen ist nur noch bei bestimmten Berufen und bei Reisen in gefährdete Gebiete notwendig.

Verträglichkeit und Risiko der Impfung
Die Impfung ist gut verträglich.

Verlässlichkeit des Impfschutzes
Mindestens zehn Jahre, wahrscheinlich lebenslang. In Österreich wird geraten, die Impfung alle zehn Jahre aufzufrischen.

Empfehlung
Die Polioimpfung gehört zu den sinnvollen Impfungen.

Masern

Häufigkeit
Immer weniger kleine Kinder erkranken an dieser früher typischen Kinderkrankheit.

Gefährdung durch die Krankheit
Je später Menschen masernkrank werden, desto öfter bleiben nach schwerwiegenden Komplikationen Schäden zurück. Ab etwa dem Schulalter schädigt die Krankheit bei einem von 800 Erkrankten das zentrale Nervensystem.

Behandlungsmöglichkeit
Die Masernerkrankung selbst kann man nicht behandeln. Medikamente können nur die Begleiterscheinungen lindern (➡ Masern, Seite 364).

Durchführung der Impfung
Mittlerweile soll zweimal gegen Masern geimpft werden, um auch die Kinder zu schützen, die auf die erste Impfung nicht angesprochen haben.

Verträglichkeit und Risiko der Impfung
Fünf bis fünfzehn Prozent der Kinder bekommen etwa eine Woche nach der Impfung Fieber. Drei bis fünf Prozent entwickeln nach etwa zehn Tagen einen leichten masernähnlichen Hautausschlag. Beides verschwindet schnell wieder und braucht nicht behandelt zu werden. Einer britischen Untersuchung zufolge treten bei einem von 15 000 Kindern schwere Impffolgen auf.

Verlässlichkeit des Impfschutzes

Je mehr Menschen geimpft sind, desto unwahrscheinlicher wird es, dass eine einmalige Impfung lebenslang schützt. Eine Auffrischung des Impfschutzes mit »Wildviren« ist kaum noch möglich.

Empfehlung

Eltern, die ihr Kind nicht gegen Masern impfen lassen wollen, könnten bei dem etwa Zehnjährigen den Masern-Antikörper-Titer bestimmen lassen. Ist das Kind nicht immun, sollten sie es dann impfen lassen, weil das Risiko schwerer Krankheitsfolgen mit dem Alter steigt.

Passive Masernimpfung

Mit Gammaglobulin (z.B. *Beriglobin* [D/Ö]) passiv vor Masern zu schützen, ist höchstens dann sinnvoll, wenn sich Säuglinge vor der ersten Impfung angesteckt haben könnten. Dann muss es innerhalb von drei Tagen nach der vermuteten Ansteckung gespritzt werden.

Mumps

Häufigkeit

Immer weniger Kinder erkranken an Mumps.

Gefährdung durch die Krankheit

Eine Mumpsinfektion (➡ Mumps, Seite 367) kann bei jüngeren Kindern eine Gehirnhautentzündung hervorrufen, die aber meist relativ gutartig verläuft.
Ältere Kinder entwickeln im Gefolge von Mumps öfter eine Hoden- oder Eierstockentzündung.
Erkranken geschlechtsreife Männer an Mumps, tritt als Folgeerkrankung bei einem Drittel von ihnen eine Hodenentzündung auf. Diese ist dann häufig die Ursache einer Unfruchtbarkeit.

Behandlungsmöglichkeit

Gegen Mumpsviren gibt es kein Medikament.

Durchführung der Impfung

Gegen Mumps und Masern wird ab dem 15. Lebensmonat meist kombiniert geimpft.

Verträglichkeit und Risiko der Impfung

Komplikationen werden als selten angegeben. Bei 19 Kindern trat zwar im Gefolge der Impfung ein Diabetes auf, doch es ist umstritten, ob das ein Impfschaden ist.

Verlässlichkeit des Impfschutzes

Weil die durchgemachte Erkrankung nicht lebenslang schützt, nimmt man Gleiches auch für die Impfung an. Schweizer Untersuchungen zeigen, dass die Impfung bei weitem nicht so sicher schützt wie erwartet.

Empfehlung

Erwachsene Männer können testen lassen, ob sie gegen Mumps immun sind, und sich impfen lassen, wenn das Ergebnis negativ war. Eine Impfung sollten dann vor allem Männer erwägen, die viel mit kleinen Kindern zu tun haben.

Röteln

Gefährdung durch die Krankheit

Wenn eine Frau während der ersten Schwangerschaftswochen eine Rötelninfektion durchmacht, ist das sich entwickelnde Kind stark gefährdet, Fehlbildungen zu entwickeln. Die Impfung soll also Kinder schützen, die zum Zeitpunkt der Impfung der Mutter noch nicht einmal geplant sind.

Behandlungsmöglichkeit

Nur ein Schwangerschaftsabbruch kann die Geburt eines fehlgebildeten Kindes sicher verhindern, wenn sich eine gegen Röteln nicht immune Frau während der ersten Schwangerschaftsmonate ansteckt.

Durchführung der Impfung

Mit der Empfehlung, Mädchen wie Jungen im zweiten und sechsten Lebensjahr gegen Röteln zu impfen, hofft man die Zahl der Rötelnerkrankungen so zu verringern, dass die Ansteckungsgefahr für schwangere Frauen sinkt. Mit einem Test lässt sich der Gehalt des Blutes an Rötelnantikörpern bestimmen. Ist er hoch genug, braucht nicht geimpft zu werden.

Verträglichkeit und Risiko der Impfung

Bei acht bis vierzehn Prozent der Frauen, die älter sind als 25 Jahre, können vorübergehende, rheumaähnliche Gelenkbeschwerden auftreten. Halten diese Beschwerden länger als zwei Wochen an und kommt Fieber hinzu, sollte ärztlich abgeklärt werden, ob die Rötelnimpfung möglicherweise eine echte rheumatische Erkrankung zum Ausbruch gebracht hat. Bei jüngeren Frauen und Mädchen sind diese Beschwerden seltener. Zwei bis fünf Prozent der Geimpften bekommen leichtes Fieber und Hautausschlag.

Verlässlichkeit des Impfschutzes

Der Schutz einer durchgemachten Rötelninfektion ist besser als der durch eine Impfung. Von denen, die einmal Röteln hatten, erkranken nur zwei bis fünf Prozent noch einmal. Bei den Geimpften sind es mehr als die Hälfte. Der Impfschutz hält mindestens 15 Jahre lang an. Wenn Sie vor einer geplanten Schwangerschaft nicht sicher sind, wie es um Ihren Schutz gegen Röteln bestellt ist, können Ärztin oder Arzt einen Test machen.

Empfehlung

Die Erkrankung verläuft so leicht, dass es sinnvoll ist, gesunde Mädchen möglichst mit rötelnkranken Kindern zusammenzubringen, damit sie so einen natürlichen Schutz erhalten (➡ Röteln, Seite 365). Bei etwa zehnjährigen Mädchen sollte der Röteln-Antikörper-Titer bestimmt und dann gegebenenfalls geimpft werden.

Passive Rötelnimpfung

Sie kommt nur für schwangere Frauen in Frage, die nicht gegen Röteln immun sind, mit Rötelnkranken Kontakt hatten und einen Schwangerschaftsabbruch ablehnen. Röteln-Immunglobulin schützt weder die Frau noch ihr Kind sicher vor einer Infektion.

Hämophilus influenzae (Hib)

Häufigkeit

Die Hib-Impfung hat ihren Namen von dem Erreger, der einige Krankheiten im Kindesalter hervorruft, wie einen bestimmten Typ von Gehirnhautentzündung und die Kehlkopfdeckelentzündung (➡ Epiglottitis, Seite 360).
Angeblich soll in Deutschland einer von 300 Säuglingen eine durch Hib hervorgerufene schwere Krankheit durchmachen. Etwa die Hälfte aller Hirnhautentzündungen sollen durch Hib hervorgerufen sein. Allerdings gibt es darüber keine verlässlichen Statistiken.

Gefährdung durch die Krankheit

Über die Gefährlichkeit der Hib-Hirnhautentzündung gibt es keine verlässlichen Daten. Mediziner sprechen davon, dass jedes fünfte Kind nach einer Hib-Meningitis leichte bleibende geistige und körperliche Behinderungen davonträgt und etwa ein Drittel dauerhafte Schäden. Dazu gehören Gleichgewichtsstörungen, Lähmungen, Krampfanfälle, Hör-, Seh- und Sprachstörungen. Fünf von hundert erkrankten Kindern sterben trotz frühzeitiger Behandlung an dieser Form der Hirnhautentzündung.

Behandlungsmöglichkeit

Je früher die Hib-Hirnhautentzündung erkannt und mit Antibiotika und Kortison behandelt wird, desto günstiger sind die Heilungschancen. Ein Kind mit Kehlkopfdeckelentzündung muss im Krankenhaus behandelt werden.

Durchführung der Impfung

Die Impfempfehlungen sehen vier Hib-Impfungen vor: im 3., 4., 5. und 13. Monat. Impft man gegen Hib erst nach dem 18. Lebensmonat, genügt eine einmalige Dosis.

Verträglichkeit und Risiko der Impfung

Die Impfung gilt als gut verträglich. Bisher gemeldete Nebenwirkungen: Rötung und Schwellung an der Einstichstelle, Fieber, Hautausschläge und die Verstärkung von Allergien.

Verlässlichkeit des Impfschutzes

Mindestens 85 Prozent der Kinder sind durch die Impfung für wenigstens drei Jahre ausreichend vor Hib-Infektionen geschützt.

Empfehlung

Die Hib-Impfung erscheint empfehlenswert. Allerdings ist es nicht »die Impfung gegen Hirnhautentzündung«. Vor Hirnhautentzündungen, die durch andere Erreger verursacht werden, schützt die Hib-Impfung nicht.

Zeckenimpfung – FSME (Frühsommer-Meningoenzephalitis)

Häufigkeit

Bei weitem nicht jede Zecke trägt die Erreger der FSME in sich. Selbst in den Gebieten, in denen es virustragende Zecken gibt, ist nur jedes 100. bis jedes 1000. Tier infiziert.
In Deutschland kommt FSME im süddeutschen Raum vor, vor allem im nördlichen Bodensee-Raum, im südlichen Schwarzwald, in der Umgebung von Stuttgart, Passau und Ingolstadt und in den Seitentälern der Donau. Auch in Sachsen, Thüringen und Mecklenburg-Vorpommern sind einige Fälle aufgetreten. In Österreich tritt FSME entlang der Donau und ihren Seitentälern auf, im Waldviertel, Wienerwald, in der Steiermark, in Kärnten mit Ausnahme des Hochgebirges und in vereinzelten Bereichen im Westen Österreichs.

Gefährdung durch die Krankheit

Eine FSME-Infektion verläuft grippeähnlich und bleibt oft unbemerkt. Gefährlich ist, dass bei Erwachsenen auch das Gehirn infiziert werden kann. Bei Kindern bis zu drei Jahren ist das nur ganz selten der Fall. Nach dem Biss einer infizierten Zecke erkrankt etwa ein Drittel der Personen leicht, bei etwa zehn von hundert Gebissenen reagiert das Zentralnervensystem. Für Baden-Württemberg wurde ein FSME-Erkrankungsrisiko von 1: 80 000 ausgerechnet.

Behandlungsmöglichkeit

Eine ursächliche Behandlung ist nicht möglich.

Durchführung der Impfung

Zecken sind in der warmen Jahreszeit aktiv. Die geeignete Impfzeit ist darum Dezember bis März.
Die erste Impfung muss nach ungefähr vier Wochen wiederholt werden. Nach einem Jahr ist die dritte Teilimpfung fällig.

Verträglichkeit und Risiko der Impfung

Fieber, Hautrötung und Gliederschmerzen treten nach der Impfung relativ häufig auf. Komplikationen, die das Nervensystem betreffen, sind so häufig, dass Schätzungen von einem ernst zu nehmenden Schaden bei 5000 FSME-Impfungen ausgehen. Problematisch ist bei der Zeckenimpfung ferner, dass mit ihr ein falsches Sicherheitsgefühl gegenüber der Lyme-Borreliose (➡ Seite 437) vermittelt wird, einer anderen, ebenfalls durch Zecken übertragenen Infektionskrankheit. Weitaus mehr Zecken tragen die Erreger dieser Krankheit als die FSME-Viren. Borrelien tragende Zecken kommen überall gleichermaßen vor. Eine Häufung in bestimmten Regionen gibt es nicht.

Verlässlichkeit des Impfschutzes

Die Wirkung der Impfung hält drei bis fünf Jahre an. Ist eine Auffrischung notwendig, sollte sie nach fünf Jahren erfolgen.

Empfehlung

Folgende Fragen helfen, das Risiko eines Gehirnschadens als Folge einer FSME-Infektion abzuschätzen:

- Leben Sie ständig in einem Gebiet, in dem FSME-Erkrankungen häufig vorkommen? Die jeweils gültige Verbreitungskarte der FSME können Sie anfordern.
- Leben Sie in sehr engem Kontakt mit der Natur?
- Sind Sie sehr ängstlich? Es ist unsinnig, auf die Impfung zu verzichten, sich aber nach Zeckenbissen eine Immunglobulinspritze geben zu lassen.

Kinder sollten vor dem ersten Geburtstag nicht geimpft werden. Ab dem vierten Lebensjahr ist die Impfung eher anzuraten. Die größte Gefahr, an FSME zu erkranken, haben Menschen im dritten Lebensjahrzehnt. Todesfälle nach FSME-Infektionen betrafen praktisch nur alte Menschen.

Passive Zeckenschutzimpfung

Die passive Immunisierung bietet keinen sicheren Schutz. Sie kann aber, besonders bei Kindern, so ungewöhnlich schwere Krankheitsverläufe mit bleibenden Schäden auslösen, dass sie bei ihnen nicht mehr angewandt werden darf.

Hepatitis B (Infektiöse Gelbsucht)

Häufigkeit

Etwa 0,5 Prozent der Deutschen haben eine Hepatitis-B-Infektion durchgemacht. Im Jahr 2000 gab es in Deutschland 4513 Menschen mit einer Hepatitis-B-Infektion.
In Asien und Afrika sind erheblich mehr Menschen mit dem Virus infiziert.

Gefährdung durch die Krankheit

Etwa zwei Drittel der Infektionen mit Hepatitis-B-Viren verlaufen unbemerkt. Etwa zwei Prozent führen jedoch schnell zum Tod, etwa zehn Prozent der Betroffenen entwickeln eine chronische Leberentzündung mit dem Risiko, dass daraus ein Krebs entsteht. Auch eine Leberzirrhose kann sich daraus entwickeln (➡ Seite 628).
Mit Hepatitis B infiziert man sich ausschließlich durch Kontakt mit Blut. Dementsprechend ist vor allem medizinisches Personal infektionsgefährdet, außerdem Personen, die Blut oder Blutprodukte übertragen bekommen, spritzende Drogensüchtige, Menschen mit riskanten Sexualpraktiken und die Neugeborenen infizierter Frauen.

Behandlungsmöglichkeit

Gegen Hepatitis gibt es noch keine sicher wirkenden Medikamente.

Durchführung der Impfung

Die Grundimmunisierung besteht aus drei Impfungen. Eine Auffrischungsimpfung ist meist nach drei bis fünf Jahren notwendig.

Verträglichkeit und Risiko der Impfung

Gelegentlich schmerzt die Injektionsstelle etwas.

Verlässlichkeit des Impfschutzes

Jüngere, gesunde Menschen schützt die Impfung gut, Über-50-Jährige weniger gut. Durch einen Antikörpertest lässt sich der Impferfolg feststellen

Empfehlung

Menschen mit hohem Infektionsrisiko ist die Impfung sehr zu empfehlen.
Der Empfehlung, bereits kleine Kinder zu impfen, liegen folgende Gedanken zu Grunde: Bei Kindern wird die Krankheit besonders oft chronisch; sie sollen geschützt sein, wenn sie ins sexuell aktive Alter kommen; die WHO möchte erreichen, dass weltweit die Zahl der Virusträger zurückgeht.
Solange es noch keinen Impfstoff gegen eine HIV-Infektion gibt, sollten sich jedoch alle Jugendlichen mit dem Gebrauch von Kondomen vertraut machen, die dann auch vor der Ansteckung mit HVB schützen.

Hepatitis A (Reisehepatitis)

Häufigkeit

Etwa ein Viertel aller Leberentzündungen wird durch Hepatitis-A-Viren hervorgerufen. Häufig ist die Infektion in Ländern mit schlechten hygienischen Verhältnissen, besonders in Afrika, Asien und Südamerika. In diesen Ländern wird das Erkrankungsrisiko für Normaltouristen auf

3 bis 6 auf 1000 beziffert; für so genannte Rucksacktouristen jedoch sechsmal höher.
In Deutschland gab es im Jahr 2000 2768 Menschen mit einer Hepatitis-A-Infektion.

Gefährdung durch die Krankheit
Bei Kindern unter fünf Jahren verläuft eine Hepatitis A meist unbemerkt. Erwachsene entwickeln meist eine Gelbsucht. Nach wenigen Wochen, selten erst nach einem halben Jahr ist eine Hepatitis A folgenlos ausgeheilt. Sie wird nie chronisch (➡ Hepatitis, Seite 626).

Behandlungsmöglichkeit
Es gibt keine spezifischen Behandlungsmöglichkeiten.

Durchführung der Impfung
Mit der ersten Impfung vier Wochen vor Reisebeginn sind Sie bereits gut geschützt; nach der zweiten nach einem halben Jahr hält der Schutz zehn Jahre an.

Verträglichkeit und Risiko der Impfung
Müdigkeit, Fieber und Hautreaktionen treten relativ oft auf. Schwerere Nebenwirkungen sind selten.

Verlässlichkeit des Impfschutzes
Nach der ersten Impfung sind etwa 70 Prozent geschützt, nach der zweiten sind es fast alle für zehn Jahre.

Empfehlung
Die Impfung empfiehlt sich für Menschen, die in Ländern mit schlechten hygienischen Verhältnissen abseits der Touristikzentren reisen, und für solche, die dort arbeiten. Wer sich längere Zeit dort aufgehalten hat, kann mit einem Bluttest überprüfen lassen, ob er bereits ausreichend Antikörper gegen Hepatitis A im Blut hat.

Grippe

Häufigkeit
Die meisten »Winterkrankheiten« sind Erkältungen (Verkühlungen). Ob es sich bei einer »Grippeepidemie« um eine durch Influenzaviren hervorgerufene »echte Grippe« handelt, kann nur durch eine Blutuntersuchung in einem Speziallabor festgestellt werden.

Gefährdung durch die Krankheit
Besonders bei chronisch kranken und alten Menschen kann die echte Grippe sehr schwer verlaufen. Auch Todesfälle sind möglich.

Behandlungsmöglichkeit
Es können nur die Symptome gelindert werden (➡ Erkältung, Seite 520).

Durchführung der Impfung
Eine Injektion im Oktober oder November.

Verträglichkeit und Risiko der Impfung
Bei etwa zehn Prozent der Geimpften kann sich die Haut an der Einstichstelle röten und anschwellen. Zwei bis drei Prozent der Geimpften bekommen leichtes Fieber.

Verlässlichkeit des Impfschutzes
Grippeviren sind sehr veränderungsfreudig. Darum werden die Impfstoffe alljährlich den veränderten Bedingungen angepasst. Trotzdem schützt die Impfung nur zu etwa 60 Prozent. Jedes Jahr muss mit dem gerade aktuellen Impfstoff wieder neu geimpft werden.

Empfehlung
Eine Grippeimpfung empfiehlt sich nur für Personen, die durch eine echte Grippe besonders gefährdet wären, z. B. ältere Menschen, chronisch Kranke, Asthmakranke, Herzleidende.

Cholera

Häufigkeit
Die WHO schätzt die Zahl der Cholerakranken weltweit auf etwa eine Million. Die in Europa bekannt gewordenen Cholerafälle waren eingeschleppt.

Gefährdung durch die Krankheit
Selbst in Epidemiezeiten erkranken von 100 Menschen, die sich mit Cholera infiziert haben, nur 15. Die Krankheit gefährdet vor allem Menschen, die in schlechten sozialen und hygienischen Verhältnissen leben.

Behandlungsmöglichkeit
Sofortiger reichlicher Ersatz der durch die Durchfälle verloren gegangenen Salze und des Wassers verhindert den Tod durch Cholera (➡ Darminfektionen, Seite 637). Antibiotika sind gegen die Erreger wirksam.

Durchführung der Impfung
Die Grundimmunisierung gegen Cholera besteht aus zwei Injektionen im Abstand von einer bis zwei Wochen. Wenn eine Auffrischung notwendig ist, erfolgt sie nach einem halben Jahr.
In der Schweiz gibt es einen besser verträglichen Schluckimpfstoff.

Verträglichkeit und Risiko der Impfung
Die Choleraimpfung ist schlecht verträglich. Fast immer treten Kopfschmerzen, Fieber und Schmerzen auf. Die Umgebung der Impfstelle schwillt häufig stark an. Wer ohnehin eine schlechte Durchblutung hat, kann durch

die Impfung innere Organe schädigen. Im Körper schlummernde Entzündungsherde können aufbrechen. Wegen der starken Nebenwirkungen kann die Impfung nicht beliebig oft wiederholt werden.

Verlässlichkeit des Impfschutzes
Vor einer Infektion schützt die Impfung nur unzureichend und auch das nur zwei bis drei Monate lang.

Empfehlung
Die WHO empfiehlt die Choleraimpfung nicht mehr. Nur wenn das Reiseland es verlangt, ist die Impfung unumgänglich.
Zur Vorbeugung einer Choleainfektion ➡ Allgemeine Vorbeugemaßnahmen beim Reisen, Seite 293.

Gelbfieber

Häufigkeit
Gelbfieber ist eine häufige Krankheit in den tropischen Gebieten Afrikas und Südamerikas. In Asien kommt es nicht vor.

Gefährdung durch die Krankheit
Gelbfieber äußert sich zunächst durch Fieber, Schmerzen und Erbrechen. Schäden an Leber, Nieren und Gefäßen führen bei etwa zehn Prozent der Erkrankten zum Tode.

Behandlungsmöglichkeit
Es können nur die Symptome gelindert werden.

Durchführung der Impfung
Die Gelbfieberimpfung ist eine einmalige Impfung, die in Deutschland nur in einer autorisierten Gelbfieberimpfstelle (z. B. Gesundheitsamt, Tropeninstitut) durchgeführt werden darf, in Österreich vornehmlich in den Gesundheitsämtern, weil Aufbewahrung und Herstellung des Impfstoffes komplizierter sind als bei anderen Impfstoffen und auch der Impfvorgang Vorsichtsmaßnahmen für den Arzt erfordert.
Adressen der Gelbfieberimpfstellen ➡ Seite 283.

Verträglichkeit und Risiko der Impfung
Die Impfung ist gut verträglich.

Verlässlichkeit des Impfschutzes
Die Impfung schützt für mindestens zehn Jahre. Die internationalen Gesundheitsvorschriften verlangen nach zehn Jahren eine Auffrischungsimpfung.

Empfehlung
Gelbfieberimpfung ist »die eigentliche« Tropenimpfung.

Typhus

Häufigkeit
Typhus und Paratyphus sind infolge der guten hygienischen Verhältnisse in Mitteleuropa selten geworden. Die Infektionsgefahr für Typhus ist in Nord- und Zentralafrika relativ groß, die für Paratyphus in Südostasien und Fernost.

Gefährdung durch die Krankheit
Entzündungen von Darm, Herzmuskel, Lunge, Gehirnhaut und Gallenblase sind möglich.
Trotz rechtzeitiger Behandlung stirbt immer noch ungefähr einer von hundert Erkrankten (➡ Darminfektionen, Seite 637).

Behandlungsmöglichkeit
Antibiotika sind wirksam.

Durchführung der Impfung
Typhusimpfstoff gibt es zum Schlucken und zum Spritzen.
Für die Schluckimpfung gegen Typhus wird an drei Tagen mit jeweils einem Tag Pause dazwischen täglich eine Kapsel eingenommen (*Typhoral L* [D], *Vivotif* [D/Ö]). Der Impfstoff (*Typhim VI* [D/Ö]) braucht nur einmal gespritzt zu werden.

Verträglichkeit und Risiko der Impfung
Der geschluckte Impfstoff ist sehr gut verträglich. Bei dem gespritzten Impfstoff sind Nebenwirkungen zehnmal häufiger; sie verlaufen aber milde.

Verlässlichkeit des Impfschutzes
Die Schluckimpfung schützt ein Jahr; der injizierte Impfstoff drei Jahre.
Die Schutzwirkung liegt bei beiden Impfungen jedoch kaum über 60 Prozent.

Empfehlung
Die Typhusimpfung ist nur für Personen notwendig, die in Ländern mit unzureichenden hygienischen Verhältnissen abseits der Touristikzentren reisen.

Tollwut

Häufigkeit
Vor allem Füchse übertragen das Tollwutvirus. In Deutschland hat die Zahl tollwutkranker Tiere jedoch erheblich abgenommen, seit Füchse mit einer Schluckimpfung immunisiert werden können.
Gefährdet sind vor allem Menschen, die häufig mit Wildtieren zu tun haben.

Gefährdung durch die Krankheit

Nicht jeder Biss eines Tollwut-verdächtigen Tieres führt zum Ausbruch der Krankheit: Je weiter die Bissstelle vom Kopf entfernt ist, desto unwahrscheinlicher ist es. Bei einem Biss in den Gesichts-, Hals- oder Daumenbereich liegt das Erkrankungsrisiko bei 40 bis 60 Prozent.

Behandlungsmöglichkeit

Eine Impfung ist auch noch nach einem Biss sinnvoll und sollte so schnell wie möglich erfolgen.

Eine unbehandelte Tollwutinfektion ist immer tödlich.

Durchführung der Impfung

Wer viel mit möglicherweise infizierten Tieren zu tun hat, kann sich vorsorglich impfen lassen. Die erste Impfung wird nach einer und nach drei Wochen wiederholt. Das erste Mal wird nach einem Jahr, anschließend alle fünf Jahre aufgefrischt.

Wer von einem Tollwut-verdächtigen Tier gebissen wurde, bekommt sechs Impfungen: Eine so schnell wie möglich nach dem Unfall, dann im Abstand von 3, 7, 14, 30 und 90 Tagen nach dem Biss.

Verträglichkeit und Risiko der Impfung

Die so genannten HDC-Impfstoffe sind gut verträglich.

Empfehlung

Eine Tollwutimpfung ist sinnvoll für Menschen, die mit Wildtieren arbeiten, und evtl. für Reisende in abgelegene Regionen in Fernost.

Reisen

Reiseimpfungen

Manche Länder schreiben für die Einreise spezielle Impfungen vor; in diesem Fall hat man keine andere Wahl, als sich impfen zu lassen. Oft gibt die Weltgesundheitsorganisation jedoch nur Impfempfehlungen. Bevor man eine solche Impfung durchführen lässt, sollte man sich überlegen, ob man bei seiner Art zu reisen überhaupt gefährdet ist, sich mit bestimmten Krankheiten anzustecken. Möglicherweise ist das Risiko von Impfnebenwirkungen größer als das Risiko, sich zu infizieren (➡ Impfung, Seite 280).

Allgemeine Maßnahmen, die Infektionen durch Nahrungsaufnahme verhüten oder Insektenstiche verhindern (➡ Seite 488), sollten immer die erste Schutzmaßnahme vor Infektionen sein.

Malariavorbeugung

Malaria ist ein Sammelbegriff für Infektionen mit Einzellern, die Plasmodium heißen. Malaria wird durch den Stich der Anophelesmücke übertragen. Die Mücke sticht Malariainfizierte und nimmt mit deren Blut die Erreger auf. Diese entwickeln sich in der Mücke fort und wandern in ihre Speicheldrüsen.

Beim nächsten Stich gelangen die Erreger in das Blut des Gestochenen, werden zu seiner Leber transportiert und vermehren sich. Schließlich dringen sie in die roten Blutkörperchen des gestochenen Menschen ein und bringen sie zum Platzen. Das löst einen Fieberschub aus. Dieses wiederholt sich in rhythmischen Abständen. Je nach Art des Malariaerregers können ein bis vier Wochen zwischen dem Mückenstich und dem Auftreten von Fieber vergehen. Nach den Abständen zwischen den Fieberschüben werden die verschiedenen Malariaformen benannt: Malaria quartana, tertiana und tropica. Malaria tropica ist die schwerste, lebensgefährliche Form.

Wenn Teile der zerstörten roten Blutkörperchen in den feinen Blutgefäßen des Gehirns oder in denen lebenswichtiger Organe hängen bleiben, kann das tödlich sein. In den vergangenen Jahren wurden in Deutschland jedes Jahr zwischen 800 und 1000 Malariakranke gemeldet.

Vorbeugungsmaßnahmen gegen Malaria

- Mücken stechen vornehmlich zwischen Abenddämmerung und Morgengrauen. In dieser Zeit sollten Sie sich in Räumen aufhalten, in die keine Mücken eindringen können.
- In nichtklimatisierten Hotelzimmern ist der wichtigste Mückenschutz ein Moskitonetz, das in vielen Reiseländern zur Standardausrüstung der Hotels gehört. Wer sichergehen will, sollte sich von zu Hause eines mitnehmen.
- Einen mehr als einen Millimeter dicken Stoff können die Mücken nicht durchstechen. Nackte Haut kann mit einem Insekten abweisenden Mittel (Repellent, z. B. Autan [D], Pellit [D]) eingerieben oder -gesprüht werden. Die Wirkung dieser Mittel hält etwa sechs bis acht Stunden an.
- Insektensprays und Elektroverdampfer schützen Schlaf- und Wohnräume zwar wirksam, können jedoch Atembeschwerden, Unwohlsein, Übelkeit und Kopfschmerzen verursachen. Der Einnahme von Vitamin B oder der Wirkung so genannter Mückenpiepser sollten Sie nicht vertrauen – ein Nutzen ist nicht nachgewiesen.

Malariavorbeugung mit Medikamenten

Medikamente können das Risiko einer Malariaerkrankung erheblich verringern, aber nicht völlig ausschalten. Bei allen Malariamitteln können Nebenwirkungen auftreten, die das Wohlbefinden stark beeinträchtigen und manchmal sogar gefährlich sein können.

Weil immer häufiger Malariaerreger gegen die bisher gebräuchlichen Medikamente resistent sind, verändern sich die Empfehlungen zur Vorbeugung ständig. Der Schutz vor Malaria wird zunehmend problematischer. Für eine sichere Vorbeugung ist eine kompetente Beratung etwa sechs Wochen vor Reisebeginn erforderlich. Am ehesten ist sie in den Tropeninstituten oder den Hygieneinstituten der Universitäten zu bekommen (Adressen ➡ Seite 283).

Die Entscheidung zur Malariavorbeugung sollte sich an folgenden Fragen orientieren:

- Ist das Reiseland bzw. der Urlaubsort Malariagebiet?
- Wie groß ist das Malariarisiko? Bei der Prophylaxe mit den Medikamenten Chloroquin (Resochin [D/Ö]) oder Mefloquin (Lariam [D/Ö]) ist das Risiko, wegen einer schweren Nebenwirkung das Krankenhaus aufsuchen zu müssen, etwa 1:10 000. Reist jemand in ein Gebiet, in dem das Malariarisiko kleiner als 1:10 000 ist, kann man erwägen, auf die Prophylaxe zu verzichten. Hier empfiehlt sich eher die Notfallmedikation als Selbstbehandlung.

Die Vorbeugung mit Medikamenten geschieht nach folgendem Schema:

- Beginn ein bis zwei Wochen vor der Abreise. Zum einen hat der Blutspiegel des Medikaments dann schon bei der Ankunft im Reiseland einen schützenden Pegel erreicht; zum anderen kann man noch zu Hause die Verträglichkeit des Mittels testen.
- Während des Aufenthalts nach Vorschrift einnehmen.
- Nach der Rückkehr noch vier Wochen lang weiter einnehmen. Wenn sich Malariaerreger in der Leber befinden, schwärmen sie in den kommenden vier Wochen ins Blut aus. Dort kann sie das Medikament unschädlich machen.

Malariabehandlung für den Notfall

Falls Sie aus irgendeinem Grund auf die vorbeugende Einnahme von Malariamedikamenten verzichten, sollten Sie für den Notfall folgende Ausrüstung mitnehmen:

- Mala Quick Test. Er ist rezeptfrei in Apotheken erhältlich und kostet etwa 35 Euro. Der Test ist bei Raumtemperatur neun Monate haltbar und enthält alle benötigten Materialien, einschließlich Alkoholtupfer zur Hautdesinfektion und Lanzette für die Blutabnahme. Achtung: Dieser Test hat nur eine Treffsicherheit zwischen 70 und 100 Prozent. Für den Test muss ein Tropfen Blut aus der Fingerkuppe entnommen werden und auf eine Testkarte aufgebracht werden. Eine farbige Markierungslinie zeigt an, ob eine Malariainfektion vorliegt oder nicht.
- Beim Verdacht auf eine Malariaerkrankung haben Sie mehrere Möglichkeiten einer Behandlung: Sie können entweder das Medikament *Lariam* oder *Halfan* schlucken. Besprechen Sie vor Ihrer Reise mit einem Arzt, was für Sie am günstigsten ist. Schreiben Sie sich genau auf, wie viele Tabletten und in welchem Abstand Sie diese im Notfall einnehmen müssen.
- Wenn Sie den Verdacht haben, an Malaria erkrankt zu sein, sollten Sie in jedem Fall möglichst rasch einen Arzt oder eine Ärztin aufsuchen – auch dann, wenn Sie die Notfallbehandlung durchführen. Je mehr Zeit zwischen dem ersten Auftreten von Malariaanzeichen und einer optimalen Behandlung vergeht, umso geringer wird Ihre Überlebenschance. Malaria ist oft eine lebensgefährliche Erkrankung!

Reiseapotheke

Die Reiseapotheke sollte einerseits Mittel zur Selbstbehandlung von unkomplizierten Erkrankungen enthalten, andererseits eine ausreichende Menge der Medikamente, die ständig eingenommen werden müssen. Die folgende Liste gibt Anhaltspunkte:

- Impfpass, Fieberthermometer, mindestens drei Einmalspritzen.
- Verbandstoff, Pflaster, Mullbinden und elastische Binden.
- Desinfizierendes Mittel (*Betaisodona* [D/Ö] oder *Merfen* [D]).
- Einfaches Schmerzmittel, das Azetylsalizylsäure (*Aspirin* [D/Ö]) oder Parazetamol (*Benuron* [D], *Kratofin simplex* [Ö]) enthält. Damit kann man auch Fieber senken (➡ Einfache Schmerzmittel, Seite 838).
- Abschwellende Nasentropfen (*Tyzine* [D], *Olynth* [D/Ö], *Otrivin* [Ö], *Otriven* [D]).
- Die Salzmischung, aus der man sich ein Getränk bereiten kann, das den Salz- und Wasserverlust bei Durch-

fall ausgleicht (➡ Darminfektionen, Seite 637), oder das Gleiche in Form eines Fertigpräparats (*Elotrans* [D/Ö], *Oralpädon* [D/Ö], *Normolyt* [Ö]).
- Wer sich bei schweren Reisedurchfällen die notwendige Zeit der Ruhe nicht nehmen will, kann sich ein »stopfendes« Mittel wie zum Beispiel *Imodium* (D/Ö) einpacken. Dieses Medikament dürfen Sie jedoch nur in Ausnahmefällen und ohne ärztlichen Rat keinesfalls länger als zwei Tage verwenden! (➡ Darminfektionen, Seite 637)
- Wer anfällig ist für Verstopfungen, kann ein leichtes Abführmittel mitnehmen (*Combizym* [D/Ö]).
- Für Menschen, die oft unter Pilzinfektionen leiden, eventuell ein Pilzmittel (*Canesten* [D/Ö]).
- Sonnenschutzmittel mit ausreichend hohem Schutzfaktor (➡ Sonnenbrand, Seite 297).
- Wer anfällig ist für Reisekrankheit, sollte ein entsprechendes Medikament mitnehmen, z.B. *Echnatol* (Ö), *Peremesin Zäpf.* (D), *Superpep* (D), *Vomex A Zäpf.* (D). Für längere Seereisen eignet sich *Scopoderm TTS* (D/Ö), das als Pflaster hinter das Ohr geklebt wird und zwei bis drei Tage lang wirkt.
- Ein Insekten abweisendes Mittel, wie zum Beispiel *Autan, Pellit*.
- Die keimtötende Wirkung von chemischen Mitteln zum Desinfizieren von Wasser (*Micropur* [D]) ist unzuverlässig.
- Eventuell Kondome zum Schutz vor Ansteckung durch sexuell übertragbare Krankheiten.

Allgemeine Vorbeugemaßnahmen beim Reisen

Der Aufenthalt in Touristenzentren erfordert weniger Vorsichts- und Vorbeugungsmaßnahmen als das Reisen in wenig erschlossene Gebiete.

Englischsprachige fassen die wichtigste Vorbeugung in einem Satz zusammen, der frei übersetzt lautet: Schäl es, koch es, oder iss es nicht.

Allgemeine Vorbeugemaßnahmen, die das Risiko von Durchfällen, Typhus, Cholera und Hepatitis A stark verringern:

- Trinken Sie nur in Flaschen oder Dosen abgefüllte oder frisch gekochte (nicht nur warm aufgegossene) Getränke.
- Essen Sie nur frisch zubereitete Speisen, bei denen es sehr wahrscheinlich ist, dass die Zubereitungsart (kochen, dünsten, braten, grillen) eventuell vorhandene Krankheitskeime zerstört hat.
- Meiden Sie Eiswürfel, Speiseeis und Leitungswasser.
- Meiden Sie Früchte und rohe Gemüse, die nicht geschält werden können.

Verhalten am Urlaubsort

- Nach langen Flügen mit Zeitverschiebung sollten Sie einen Ruhetag einlegen.
- Versuchen Sie, sich dem Lebensrhythmus der einheimischen Bevölkerung anzupassen. In warmen Ländern ist es sinnvoll, zeitig aufzustehen, während der heißen Mittags- und frühen Nachmittagsstunden zu ruhen und erst am späten Nachmittag wieder aktiv zu sein.
- Leichte körperliche Aktivität hilft dem Körper, sich an das neue Klima anzupassen. Schwere körperliche Arbeit und Untätigkeit sind ungünstig.
- Trinken Sie in warmen Ländern viel. In extrem trockenem Klima unterschätzt man den Wasserverlust leicht. Ob Ihre Trinkmenge ausreichend ist, können Sie daran erkennen, dass der Urin hellgelb und nicht dunkel ist.
- Laufen Sie in tropischen Ländern nicht barfuß. Es besteht die Gefahr von Hakenwurminfektionen, Insektenstichen oder Bissen durch Gifttiere.
- Vermeiden Sie das Baden in Flüssen und Seen Afrikas oder Südamerikas, weil die Gefahr der Ansteckung mit Saugwürmern (*Bilharziose*) besteht.
- Tragen Sie in warmen Ländern leichte, Schweiß aufnehmende Kleidung.

Fernreisen

Flugtauglichkeit

Manche Menschen scheinen zu glauben, solange sie das Flugzeug ohne fremde Hilfe erreichen, seien sie unbeschränkt flugtauglich. Dem ist jedoch nicht so.
Bei einem Flug in großer Höhe wird in der Kabine ein Luftdruck gehalten, wie er etwa in 2500 Metern Höhe herrscht. Demnach ist die Kabinenluft etwas sauerstoffärmer als die in Meereshöhe. Das versucht der Körper auszugleichen, indem er die Herz- und Atemfrequenz steigert. Dadurch steigt der Druck in den Lungengefäßen an, die rechte Herzhälfte wird stärker belastet.
Grundsätzlich sollten Menschen, die einen der nachfolgenden Zustände aufweisen, nicht fliegen:

- Bluthochdruck über 220/120 mm Hg.
- Erkrankungen der Herzkranzgefäße, bei denen häufig Angina-pectoris-Anfälle auftreten.
- Ungenügende Herzleistung.
- Schwere Herzrhythmusstörungen.
- Herzinfarkt, der nicht länger als sechs Monate zurückliegt.
- Pneumothorax (➡ Seite 542).
- Ungenügende Atemleistung, z. B. bei schwerem Asthma.
- Akute Infektionskrankheiten.
- Schwangerschaft ab der 36. Woche.

Wer sich jedoch eine ärztliche Begleitung mitnimmt und/oder sich bei der Fluggesellschaft eine angemessene Hilfe organisiert, kann seinen Bewegungsspielraum trotz Handikaps erweitern.

Jetlag

Längere Reisen mit dem Flugzeug haben Zeitverschiebungen zur Folge. Uhren kann man leicht umstellen, aber der Körper ändert den gewohnten biologischen Rhythmus erst nach und nach (➡ Biorhythmus, Seite 216).
Körperliche Beschwerden während dieser Umstellungsphase nennt man Jetlag. Die Anpassung kann unterschiedlich lange dauern. Manche Menschen benötigen nur einen oder zwei Tage, manche eine Woche. Mit zunehmendem Alter braucht der Körper länger, um mit der Zeitverschiebung fertig zu werden.
Legen Sie nach einem langen Flug auf alle Fälle eine Ruhepause von einigen Stunden ein.
Wenn Sie in Richtung Westen fliegen, passt sich der Körper aus nicht genau bekannten Gründen schneller an die Zeitverschiebung an als bei Flügen in Richtung Osten. Es gibt bislang keine Möglichkeit, den Jetlag zu verhindern. Folgende Maßnahmen verringern jedoch die Beschwerden:

- Versuchen Sie vor langen Reisen, Ihren Körper schon an die Zeitzone Ihres Zieles anzupassen: Ändern Sie einige Tage vor dem Abflug langsam Ihren Ess- und Schlafrhythmus. Wenn Sie westwärts fliegen, sollten Sie jeden Tag eine Stunde später essen, später zu Bett gehen und länger im Bett bleiben. Wenn Sie ostwärts fliegen, sollten Sie jeden Tag etwas früher essen, früher zu Bett gehen und früher aufstehen.
- Es erleichtert die Anpassung, wenn Sie den Flug ausgeruht antreten. Vermeiden Sie schwere Mahlzeiten oder Alkohol vor oder während des Fluges.
- Wenn Sie am Zielort Schwierigkeiten beim Einschlafen haben, sind leichte körperliche Aktivität (Gymnastik) oder ein warmes Bad hilfreich.

Verhalten bei Dauermedikation

- Transportieren Sie einen 10-Tage-Vorrat an Medikamenten immer im Handgepäck.
- Kleinere Zeitverschiebungen von zwei bis drei Stunden sind bedeutungslos.
- Bei den meisten Medikamenten – z. B. bei der »Pille« – ist es ratsam, das Einnahmeschema beizubehalten und sich an der wirklich verstrichenen Zeit zu orientieren, nicht an der Ortszeit des Zielortes. Frauen, die längere Zeit in einem Land bleiben, dessen Tageszeit vom Heimatland sehr verschieden ist, können sich folgendermaßen umstellen:

- Am Ankunftstag die »Pille« nachmittags einnehmen. Am folgenden Tag zum Abendessen schlucken, von da ab wie gewohnt abends bzw. vor dem Schlafengehen.
- Bei manchen Erkrankungen – z.B. Diabetes – kann es notwendig sein, vorübergehend ein anderes Medikament zu nehmen (z.B. zweimal Normalinsulin zu spritzen statt eines gemischten Insulins). Bei der Einstellung des Stoffwechsels mit einem anderen Insulin brauchen Sie ärztlichen Rat.

Gefahr von Thrombosen

Das lange Stillsitzen während eines Langstreckenfluges birgt die Gefahr, dass sich eine Thrombose entwickelt. Besonders gefährdet sind Schwangere oder Menschen mit Krampfadern und Venenentzündungen.

Jede Art von Bewegung beugt einem solchen »Blutstau« vor: Herumgehen, am Platz Kniebeugen machen, im Sitzen immer wieder die Zehen zusammenkrallen und mit den Füßen wechselweise wippen. Wer um seine diesbezüglichen Probleme weiß, sollte Stützstrümpfe tragen und sich vom Arzt oder von der Ärztin vorsorglich eine Heparininjektion geben lassen.

Durch die niedrige Luftfeuchtigkeit in manchen Flugzeugtypen verliert der Körper Flüssigkeit, was die Gefahr von Thrombosen ebenfalls erhöht. Trinken Sie ausreichend, jedoch keinen Kaffee, Tee oder Alkohol, weil diese die Flüssigkeitsausscheidung beschleunigen.

Höhenkrankheit

Viel zu wenig Reisende sind sich bewusst, dass sie bei Reisen in hoch gelegene Regionen oder bei Bergtouren an der Höhenkrankheit erkranken können. Bei Menschen, die aus dem Flachland kommen, treten die ersten Beschwerden einige Stunden nach Erreichen einer Höhe von über 3000 Metern auf.

Beschwerden

Leichte Symptome einer akuten Höhenkrankheit sind Kopfschmerzen, Appetitlosigkeit, Übelkeit, Müdigkeit und unruhiger Schlaf. Ernstere Anzeichen sind Atemnot, rascher, kräftiger Herzschlag, Schwindel und Erbrechen, Apathie, aber auch Euphorie.

Ursachen

Verringerter Sauerstoffgehalt der Luft. Dadurch beschleunigt sich die Atmung, das Herz schlägt schneller; es kommt zu Stoffwechselstörungen. Der Blutdruck in den Lungengefäßen steigt.

Weil die Luft mit sinkender Temperatur immer weniger Wasser enthält, verliert der Körper beim Ausatmen viel Wasser. Dadurch kann sich das Blut »verdicken«, was die Versorgung des Gewebes mit Sauerstoff zusätzlich erschwert.

Erkrankungsrisiko

Jeder Zweite, der ohne ausreichende Akklimatisierung rasch auf über 3000 Meter Höhe aufsteigt, leidet an der Höhenkrankheit. Besonders empfindlich sind Kinder unter sechs Jahren. Auch ein guter körperlicher Trainingszustand schützt nicht davor, dass sich eine Höhenkrankheit entwickelt.

Mögliche Folgen und Komplikationen

In seltenen Fällen können Netzhautblutungen, lebensbedrohliche Lungenödeme mit pfeifender Atmung und Blaufärbung der Lippen sowie ein Hirnödem entstehen. Ein Hirnödem ist dann anzunehmen, wenn sich Kopfschmerzen nicht mehr mit Schmerzmitteln lindern lassen.

Vorbeugung

Nicht zu schnell aufsteigen, das heißt in Höhen zwischen 1500 und 3000 Metern nicht mehr als 300 Meter Höhe pro Tag überwinden. Die Höhe, auf der das Nachtlager aufgeschlagen wird, sollte möglichst etwas unterhalb dessen liegen, was beim Tagesaufstieg erreicht wurde, weil nachts die Atemfrequenz und die Sauerstoffaufnahme sinken. Dadurch vergrößert sich die Gefahr, dass sich ein Lungenödem entwickelt.

Während des Aufstiegs sollten Sie mehr als gewohnt trinken – so viel, dass Sie ein bis zwei Liter Urin am Tag ausscheiden.

Meiden Sie Alkohol. Er verlangsamt die Atmung und beeinträchtigt Ihre Wahrnehmung der Frühsymptome.

Die Einnahme des Medikaments Azetazolamid (*Diamox* [D/Ö]) verringert die Zeit der Eingewöhnung um ein bis zwei Tage. Durch das Mittel tritt eine akute Höhenkrankheit weniger oft auf, und wenn, verläuft sie nicht so schwer.

Das Medikament muss zwei Tage vor dem Aufstieg und bis zu fünf Tage in höheren Lagen eingenommen werden. Als Nebenwirkungen können auftreten: Kribbeln in den Gliedmaßen, vermehrtes Urinieren, Übelkeit und Müdigkeit. Kohlensäurehaltige Getränke schmecken während der Einnahme von *Diamox* ungenießbar.

Diamox einzunehmen ist jedoch nicht uneingeschränkt zu empfehlen – zum einen wegen der Nebenwirkungen, zum anderen ersetzt es nicht die unbedingt notwendige Anpassung.

Selbsthilfe

Viel trinken. Wer erste Symptome verspürt, sollte körperliche Aktivitäten meiden und nicht weiter aufsteigen. Azetylsalizylsäure (➜ Einfache Schmerzmittel, Seite 838) kann die Beschwerden lindern.

Verschlechtert sich der Zustand, ist ein sofortiger Abstieg bzw. Abtransport um mindestens 1000 Meter Höhe notwendig.

Behandlung

Wirksamste und in manchen Fällen lebensrettende Maßnahme ist der sofortige Abstieg in geringere Höhen. Dieses hat absoluten Vorrang vor allen anderen Maßnahmen.

Bei einem Höhenlungenödem kann die Gabe von Sauerstoff notwendig werden. Nifedipin (z.B. *Adalat* [D/Ö]) in Form von Zerbeißkapseln kann die Atemnot bessern.

Ein Hirnödem muss mit der Injektion hoher Dosen Kortison behandelt werden.

Häufige Krankheiten auf Reisen

Bei folgenden Beschwerden sollten Sie unbedingt Ärztin oder Arzt aufsuchen:

- Bei anhaltenden Kopfschmerzen, vor allem, wenn sie mit Benommenheit verbunden sind.
- Bei Nierenschmerzen, vor allem, wenn sie mit Fieber und Beschwerden beim Urinieren verbunden sind.
- Bei Schmerzen in der Brust während des Atmens, besonders in Verbindung mit Fieber oder Atemnot.
- Bei akut auftretenden Bauchschmerzen in Verbindung mit Fieber, Übelkeit oder Erbrechen.
- Bei Schnupfen in Verbindung mit starken Kopfschmerzen oder gelblich-eitrigem Nasenschleim.
- Bei pochenden Schmerzen im Ohr; bei plötzlichem Hörverlust; bei Absonderung von Flüssigkeit aus dem Ohr.
- Bei eitriger Angina mit starken Schluckbeschwerden und Schwellung der Lymphknoten.
- Bei starkem Durchfall mit blutigem oder schleimigem Stuhl verbunden mit Fieber.

Reisekrankheit

Die Anfälligkeit für Reisekrankheit ist von Person zu Person sehr verschieden. Manchen Menschen wird bereits schwindlig, wenn sie nur wenige Minuten mit einem Auto fahren, andere haben auch nach tagelangen stürmischen Seereisen keinerlei Beschwerden.

Die Krankheit beginnt meist mit Müdigkeit, Appetitlosigkeit, Blässe und häufigem Gähnen. In der Folge entwickeln sich Kopfschmerzen, Schwindel, Übelkeit, Erbrechen und Kreislaufbeschwerden. In schweren Fällen kommt es zu Apathie und Angstgefühlen.

Vorbeugung

- Setzen Sie sich auf einen Platz, an dem die Bewegungen am wenigsten stören: Im Flugzeug zwischen die Tragflächen; bei Seereisen mittschiffs; im Autobus vorne hinter die Vorderachse.
- Versuchen Sie, auf dem Schiff oder im Auto immer den Horizont bzw. die Gegend im Auge zu behalten. Das vermittelt dem optischen System die Eindrücke, die mit dem übereinstimmen, was der Gleichgewichtssinn registriert. Am schlechtesten ist die Situation im Inneren eines Schiffs. Der Raum ist dabei optisch stabil, aber der Gleichgewichtssinn empfängt gegensätzliche Eindrücke.
- Während der Fahrt sollten Sie nicht lesen.
- Ein leerer Magen schützt nicht vor der Reisekrankheit. Leichte Mahlzeiten vor und während der Reise sind günstig.
- Medikamente zur Vorbeugung sollten Sie ein bis zwei Stunden vor der Reise einnehmen.

Selbsthilfe

Wenn möglich flach hinlegen, die Beine hoch lagern, tief durchatmen und die Augen schließen. Wenn wegen des Brechreizes das Schlucken von Medikamenten sinnlos ist, können Zäpfchen verwendet werden.

Durchfall

Durchfall ist die häufigste Krankheit beim Reisen. Ursache ist meist eine bakterielle Infektion durch verunreinigte Speisen oder Getränke (➜ Darminfektionen, Seite 637). Die Beschwerden, die in manchen Fällen mit Fieber und/oder Erbrechen verbunden sind, dauern auch unbehandelt meist nur zwei bis vier Tage.

Vorbeugungsmaßnahmen (➜ Seite 293) können das Risiko von Durchfällen stark verringern.

Das Wichtigste bei Durchfall ist das Trinken von viel Flüssigkeit, die mit Salz und Zucker angereichert ist (➜ Darminfektionen, Seite 637). Falls Sie kein Fertigpräparat wie *Eleotrans* oder *Oralpädon* zur Verfügung haben, können Sie sich mit folgender Mischung behelfen: Einem Liter Wasser (abgekocht oder aus industriell abgefüllten Flaschen), $1^1/_2$ Teelöffel Salz und 2–3 Esslöffel Zucker oder 2 Esslöffel Honig beimischen.

Medikamente, wie *Imodium* (D/Ö), heilen den Durchfall nicht. Wer aber auf die Teilnahme an geplanten Aktivitäten nicht verzichten möchte, kann mit diesem Mittel die Zahl der Toilettengänge verringern. Besser wäre es allerdings, sich die zwei oder drei Tage Ruhe zu gönnen, die der Körper braucht, um den Durchfall allein zu stoppen.

Durchfallmittel sollten keinesfalls eingenommen werden, wenn die Körpertemperatur 38,5 °C übersteigt oder wenn der Stuhl Blut und Schleim enthält. Dann liegt wahrscheinlich eine schwere Infektion vor, und die chemische Ruhigstellung des Darmes kann gefährlich sein (➡ Darminfektionen, Seite 637).

Bessert sich der Durchfall nicht innerhalb von zwei bis drei Tagen, sollten Sie eine Ärztin oder einen Arzt aufsuchen.

Sonnenbrand

Viele Reisende unterschätzen die Kraft der Sonne in tropischen Gegenden. Sorgen Sie für ausreichenden Sonnenschutz: Hut, entsprechende Kleidung, Sonnenschutzmittel (➡ Sonnenbrand, Seite 482).

Nach der Rückkehr

Wer sich länger als drei Monate in den Tropen aufgehalten hat, sollte nach der Rückkehr eine Blut-, Urin- und Stuhluntersuchung durchführen lassen, auch wenn keine Beschwerden bestehen. Wer nach der Rückkehr von einem Tropenaufenthalt an unerklärlichen Beschwerden leidet – Fieber, Durchfälle, Übelkeit, Brechreiz, Husten, Hautausschlag –, sollte unbedingt eine Ärztin oder einen Arzt, am besten im Tropeninstitut (Adressen ➡ Seite 283), aufsuchen und sie über die Reise, die Malariaprophylaxe und eventuell durchgemachte Krankheiten informieren.

Lust und Liebe

Sex ist eine der mächtigsten Triebkräfte des Menschen: Offen und unbeschwert mit Freude, Sinnlichkeit und Leidenschaft – oder auch verborgen hinter Angst, Verzweiflung und Zurückhaltung. In schwierigen Lebensphasen wird Sex meist relativ bedeutungslos und tritt vielleicht wenig später umso mächtiger und fordernder auf. Bei jedem Menschen kommt es auch zu Phasen der Enthaltsamkeit, ohne dass es eine Norm dafür gäbe, wann und wie oft als »normal« und »gesund« zu gelten hat. Zeitpunkt, Intensität, Leidenschaft und Ausdruck bestimmt jeder Einzelne für sich gemeinsam mit seinem Gegenüber, ob Mann oder Frau. Die Grenze liegt dort, wo versucht wird, sich gegen den Willen der Partnerin oder des Partners durchzusetzen – und dort, wo man unter der Art leidet, wie der andere seine sexuellen Wünsche ausleben möchte.

Üppige Sinnlichkeit und Lust an der Sexualität entfalten sich meist bei jenen Menschen am besten, die schon als Kinder erleben durften, dass der Körper Freude bereitet: durch (Selbst-)Streicheln, Bewegung, Zuwendung und Zärtlichkeit. Das Gefühl, in der eigenen Haut gut aufgehoben zu sein – abseits aller Schönheitsideale –, ist die wichtigste Grundlage für ein glückliches, körperliches Empfinden. Gleichzeitig aber gilt: Sexuelle Probleme sind eine Art Volkskrankheit, und niemand sollte sich dem Ideal des stets leidenschaftlichen und lustbereiten Menschen verpflichtet fühlen.

> *LSVD – Lesben- und Schwulenverband in Deutschland*
> *Pippinstraße 7, 50667 Köln*
> *Tel.: 02 21/92 59 61-0, Fax: –11*
> *e-mail: nrw@lsvd.de*
> *Internet: http://www.lsvd.de*

Lesbisch, bi oder schwul?

In jedem Einzelnen von uns sind alle möglichen sexuellen Bedürfnisse angelegt, wobei die jeweils geltende Norm wenig über die eigene sexuelle »Gesundheit« aussagt. So wurde jahrhundertelang die Liebe zum gleichen Geschlecht tabuisiert, bestraft und mit aller Härte sanktioniert. Wer in homosexuellen Zusammenhängen – ob schwul oder lesbisch – ertappt wurde, verlor das soziale Ansehen, unter Umständen auch die Arbeit, und bis in die Mitte des 20. Jahrhunderts hinein drohte dafür sogar eine Gefängnisstrafe. Inzwischen bekennen sich Künstlerinnen und Künstler, Politiker und Medienstars öffentlich zur Homosexualität, und die Möglichkeit, sich als »Eingetragene Partnerschaft« registrieren zu lassen, ist der erste Schritt zur staatlichen Anerkennung von eheähnlichen lesbischen und schwulen Partnerschaften.

Störungen des Sexuallebens

Sexuelle Probleme sind die häufigsten »Störungen« überhaupt; manche Ärzte meinen, dass sie das am häufigsten unterbehandelte Krankheitsbild sind. Doch was ist »krank«? Die weitaus überwiegende Zahl sexueller Störungen hat nichts mit der Funktion der Geschlechtsorgane (➡ Organische Ursachen, Seite 300, 304) zu tun, sondern ist seelischen Ursprungs. Wenn Schwierigkeiten auftreten, kann dieses auch mit »problematischem Sex« zusammenhängen, nämlich dann, wenn man völlig andere sexuelle Vorlieben als der Partner oder die Partnerin durchsetzen will. Tiefes Befremden, Abscheu, Abwehr oder Ekel gegenüber den sexuellen Wünschen des (oder der) anderen lassen sich auf Dauer nicht verstecken oder ertragen. Wer sich selbst achtet, sollte sich diesen Gefühlen entsprechend verhalten und die Situation auf jeden Fall ändern. Sex nur zu erdulden, macht unglücklich und unter Umständen auch krank.

Sexualstörungen bei Frauen

Probleme mit der Sexualität gehören zu den häufigsten psychosomatischen Störungen in der gynäkologischen Praxis. Ein Viertel aller Frauen berichtet über mangelnde Lust oder beklagt das Ausbleiben des Orgasmus, rund zehn Prozent leiden unter Schmerzen beim Geschlechtsverkehr. Viele Lehrbücher trennen diese Beschwerden in künstliche Kategorien wie »Frigidität«, »Anorgasmie« und »Vaginismus«. Diese Begriffe beschreiben Krankheitsbilder, die keine Krankheiten im eigentlichen Sinn sind. Sie haben fast immer psychosoziale Ursachen, ihre Behandlung und die Selbsthilfemöglichkeiten sind ähnlich. Nur die Beschwerdebilder unterscheiden sich. Statt »Frigidität« setzt sich heute mehr und mehr der Begriff der »Libidostörung« durch.

Mangelnde Lust, Schmerzen beim Geschlechtsverkehr, Orgasmusschwierigkeiten
(Libidostörung, Vaginismus, Anorgasmie)

Beschwerden

Geringes oder fehlendes Verlangen nach Sex äußert sich in völliger Lustlosigkeit auf sexuelle Kontakte. Man hat einfach keinen Appetit auf Sexualität und leidet darunter.

Bei manchen Frauen besteht dieses Gefühl seit ihrer frühen Jugend, und sie haben noch niemals bewusst sexuelle Lust verspürt (primäre Hemmung). Manche haben bereits Phasen der Lust erlebt und vermissen dieses Gefühl in der derzeitigen Lebenssituation bzw. mit dem momentanen Partner (sekundäre Hemmung).

Bei Orgasmusschwierigkeiten wünschen die Frauen zwar das Liebesspiel, doch sie vermissen den Höhepunkt, den Orgasmus. Auch dabei kann es sein, dass sie noch niemals in ihrem Leben zum Höhepunkt gekommen sind (primäre Hemmung) oder aber in der derzeitigen Lebenssituation keinen Orgasmus erleben können, obwohl sie ihn bereits kennen gelernt haben (sekundäre Hemmung).

Der Vaginismus (Scheidenkrampf) ist eine funktionelle Störung (➡ Seite 390), die vom vegetativen Nervensystem ausgelöst wird. Dabei wird die Scheidenöffnung so eng, dass der Versuch, mit dem Finger und/oder mit dem Penis einzudringen, misslingt und Schmerzen auslöst. Ein solcher Scheidenkrampf wird – wenn keine organischen Ursachen (Fehlbildungen) zu finden sind – als (Schutz-)Reaktion auf tiefe, unbewusste innere Konflikte verstanden. Wie alle anderen sexuellen Beschwerden kann auch diese seit der Kindheit oder Jugend bestehen (primär) oder erst aktuell (sekundär) aufgetreten sein (➡ Psychosomatische Störungen, Seite 390).

Was passiert?

Die körperlichen Unterschiede der Beschwerden zeigen sich während des Geschlechtsverkehrs bzw. im Ablauf des Orgasmus (➡ rechts).

Mangelndes Verlangen: Die Frau spürt keine Lust auf Sex und leidet darunter (= Libidostörung). Diese Lustlosigkeit umfasst rund 55 Prozent der sexuellen Probleme bei Frauen.

Mangelnde Erregbarkeit: Im Kopf gibt es Sex, aber nicht in den Genitalien. Die Erregungsphase wird kaum oder gar nicht erlebt. Es bleiben daher auch alle psychischen und körperlichen Veränderungen der folgenden Phasen aus, die Vagina wird kaum feucht, die Klitoris schwillt nur geringfügig oder gar nicht an.

Orgasmushemmung oder Orgasmusstörung: Die Sexualität wird intensiv und leidenschaftlich bis zur Plateauphase erlebt, danach jedoch bleibt der Höhepunkt aus. Ohne Orgasmus kommt es zur Rückbildungsphase. Manche Frauen erleben dieses als durchaus befriedigend, andere leiden unter der fehlenden Möglichkeit, die Spannung zu entladen, manche haben dabei sogar Schmerzen *(präorgastische Hemmung).*

Ursachen

Kaum ein anderer Lebensbereich reagiert so sensibel auf Krisen, Konflikte und Probleme wie die Sexualität (➡ Seelische Störungen des Sexuallebens, Seite 303). Dennoch sollten auch organische Ursachen (➡ Seite 300) untersucht werden:

Erregungsphase

- *Die Scheide wird feucht und vergrößert sich im hinteren Bereich, die Venuslippen und die Klitoris schwellen an, an der Scheidenöffnung wird Schleim abgesondert.*
- *Die Brüste werden etwas größer und berührungsempfindlicher.*
- *Die Gebärmutter wird größer und hebt sich hinauf in das Becken.*
- *Die Atmung und der Herzschlag beschleunigen sich.*
- *Die Muskeln spannen sich, vor allem im Genitalbereich.*

Plateauphase

- *Die hinteren Teile der Scheide erweitern sich weiter, während sich das vordere Drittel verengt.*
- *Der gesamte Genitalbereich schwillt weiter an, die Sinneswahrnehmungen beginnen sich auf diese Körperzone zu konzentrieren.*
- *Die Gebärmutter zieht sich weiter nach oben, die Atmung wird immer schneller, die Muskeln spannen sich weiter an.*
- *Die Klitoris zieht sich unter ihre Vorhaut zurück.*

Orgasmusphase

- *Der Orgasmus beginnt mit Muskelkontraktionen, die zwei bis vier Sekunden dauern, danach folgen meist weitere rhythmische Kontraktionen im vorderen Scheidendrittel.*
- *Es entsteht meist ein Gefühl der Entspannung und Wärme, das den ganzen Körper durchflutet.*
- *Je nach Lust und Stimulation sind weitere Orgasmen möglich.*

Rückbildungsphase

- *Die Schwellungen gehen im Laufe einer halben Stunde zurück, die Muskeln entspannen sich.*
- *Die Klitoris, Scheide und Gebärmutter kehren in ihre Ausgangslage und -stellung zurück.*

Primäre Lust- oder Orgasmushemmungen bzw. Schmerzen: Sie haben mit frühkindlichen Erfahrungen zu tun, die mit inneren, meist unbewussten Konflikten verbunden sind. Oft stecken dahinter schwerwiegende Kindheits- und Jugenderlebnisse. Unnachgiebige Strenge, Kälte, Lieblosigkeit oder Sexualitätsabwehr (Puritanismus) der Eltern, gewalttätige Übergriffe, Vergewaltigung, sexuelle Gewalt, Alkohol, Trennungen, dauerhafte Ablehnung oder Entwertung der weiblichen Identität. All dieses verwehrt den jungen Mädchen das Wachsen der eigenen Person. Ihre Erlebnisfähigkeit, ihr Selbstvertrauen und ihr

Vertrauen in andere Menschen können sich kaum entwickeln: Dadurch wird schließlich auch das sexuelle Erleben gehemmt (➡ Psychosomatische Störungen, Seite 390). *Sekundäre Lust- oder Orgasmushemmungen:* Sie treten erst im späteren Leben – nach gelungenen Phasen der sexuellen Lust – auf. Die drei wichtigsten Fragen, die dabei beantwortet werden sollten, sind:

- Beziehung: Wie verstehen Sie sich mit Ihrem Partner oder Ihrer Partnerin? Was hat sich verändert? Haben Sie Vertrauen in Ihr Gegenüber, teilen Sie miteinander (noch) intime Erfahrungen, Fantasien, Wünsche, Gespräche oder Spiele?
- Umfeld: Wie fühlen Sie sich in Ihrem familiären und beruflichen Umfeld? Sind Sie überarbeitet, überlastet, gestresst, überfordert, erschöpft, unruhig, nervös, im allgemeinen Befinden beeinträchtigt?
- Körpergefühl: Mögen Sie sich, egal, ob Sie mollig oder dünn, mit großem oder kleinem Busen, langen oder kurzen Beinen ausgestattet sind? Wie fühlen Sie sich in Ihrer Haut?

Beziehung

Konflikte mit dem Partner, zermürbender Streit, Missachtung, Kälte, Kränkung, Lieblosigkeit, Misstrauen und/oder Gewalt (➡ Alkoholismus, Seite 417) sind die häufigsten Ursachen für den Verlust der Lust. Viele Frauen leben in extrem abhängigen Beziehungen, die das Selbstwertgefühl, das Selbstbewusstsein und die Selbstachtung dauerhaft untergraben.

Oft ist der Partner aber auch sexuell ungeschickt, ungeduldig oder schlecht informiert (➡ Klitoris, Seite 768). Zur Kunst der Liebe gehört das Bemühen, sich wechselseitig ineinander einzufühlen, zu hören und zu spüren, was dem oder der anderen besondere Freude bereitet. Man muss die Äußerungen, Gestik und Mimik des anderen richtig interpretieren lernen.

Auf die Kunst, sich einzufühlen, verstehen sich Männer offenbar schlechter als Frauen – was zu erheblichen Missverständnissen und Enttäuschungen führt. Einer Untersuchung aus dem Jahre 1994 zufolge waren 88 Prozent der befragten Männer überzeugt, eine Frau sexuell beglücken zu können; doch nur sieben Prozent der befragten Frauen bestätigten, regelmäßig einen Orgasmus zu bekommen.

Umfeld

Überlastung, Überarbeitung, Erschöpfung und Dauermüdigkeit lassen die sexuelle Lust erlahmen – dies geschieht besonders häufig nach einer Geburt, wenn Kleinkinder zu versorgen sind oder extrem anspruchsvolle Arbeitsphasen die Kräfte beanspruchen.

Soziale Konflikte verstärken die Last mit der Lust. Wenn es an Anerkennung in der Familie und/oder im Berufsle-

ben fehlt, schlägt sich dies ebenfalls auf das sexuelle Erleben nieder.

Hemmend sind oft auch scheinbar harmlose Dinge: enge Wohnungen, in denen man das Schlafzimmer mit den Kindern teilt oder Tür an Tür mit den (Schwieger-)Eltern schläft. Licht und Lärm können ebenso stören, wie die Dauerberieselung durch Fernsehen und Video passiv macht.

Körpergefühl

Das körperliche Wohlbefinden von Frauen wird stark vom herrschenden Schönheitsideal beeinflusst. Doch die eigenen Formen sind nie so perfekt, wie es das Ideal vorschreibt. So sind viele Frauen versucht, bestimmte Körperpartien zu verbergen und zu verdecken, Gerüche zu vermeiden. Ein extremer Reinlichkeits- und Sauberkeitswunsch kann hinzukommen.

Die Freude an der Bewegung, an der Vielfalt der möglichen Sinneseindrücke und Empfindungen kann dabei verloren gehen; die Lust auf die Entdeckung des eigenen Körpers ebenso.

Entscheidend ist auch die Frage der Verhütung: Eine schlecht vertragene Pille oder Spirale, die Angst, schwanger zu werden, oder Angst vor möglichen Schwangerschaftskomplikationen beeinträchtigen die sexuelle Lust empfindlich (➡ Empfängnisverhütung, Seite 307).

Organische Ursachen

Selten rufen organische Faktoren sexuelle Probleme hervor. Die Ärztin oder der Arzt können bei Routinekontrollen feststellen, ob die Probleme zurückgeführt werden können auf:

- Veränderungen, Entzündungen, Tumoren, Vernarbungen oder Fehlbildungen an, in oder um die Geschlechtsorgane. Diese lokalen Faktoren können Schmerzen hervorrufen oder das Liebesspiel behindern, zum Beispiel die »klitorale Phimose«, eine Hautverengung der Klitorisspitze.
- Nervenerkrankungen, wie zum Beispiel traumatische Schäden, Entzündungen im unteren Teil des Rückenmarks oder Veränderungen im Hypothalamus (➡ Seite 742). Diese neurologischen Faktoren können ebenfalls die sexuelle Lust beeinträchtigen.
- Hormonelle Veränderungen können das Liebesspiel in den Wechseljahren und im Alter beeinflussen. Durch die Abnahme der Östrogenproduktion verliert die Scheidenhaut an Elastizität und wird trockener. Dem lässt sich mit Gleitmitteln abhelfen. Inzwischen werden immer häufiger auch männliche Hormone zur Förderung der Lust empfohlen, zum Beispiel niedrige Dosen von Testosteron oder DHEA (➡ Älter werden, Seite 370).
- Manche chronischen oder lang andauernden Krankheiten können erheblich an der sexuellen Lust zehren.

Risiko

Die Sexualität ist der sensibelste Seelenbarometer, entsprechend hoch ist das Risiko einer Störung. Alle Untersuchungsergebnisse weisen darauf hin, dass Frauen mit dem Problem mangelnder Lust und mit Orgasmusschwierigkeiten mehr zu kämpfen haben als Männer. So ermittelten zum Beispiel Wissenschaftler an der Universität Hamburg, dass zu Beginn einer Partnerschaft noch 70 Prozent der Männer und Frauen Sex haben wollen, bei den Frauen sackt die Quote nach sieben Jahren dann auf gerade mal 20 Prozent ab.

Mögliche Folgen und Komplikationen

Langjährig andauernder Mangel an Lust oder schmerzhafte Scheidenkrämpfe wirken auf das gesamte körperliche, psychische und soziale Wohlbefinden. Dauerhafte Beziehungen werden dadurch erschwert oder unmöglich gemacht. Wer an Trennung oder Scheidung auf Grund sexueller Schwierigkeiten denkt, sollte sich jedoch darüber im Klaren sein, dass Beziehungsprobleme meistens die Ursache sexueller Probleme sind und nicht deren Folge.

Vorbeugung

Um Sexualität lustvoll zu erleben, muss man sich selbst mögen. Auf der Grundlage der Eigenliebe werden intime Zuwendung und Öffnung möglich. Hinzu kommen die Freude am eigenen Körper, an den eigenen Gefühlen und Fantasien. Gleichzeitig gilt: Man darf auch nicht zu viel erwarten. Wer sexuelle Begegnungen zum Gradmesser überwältigenden Glücks und höchster Liebe macht, tötet die körperliche Lust und stört den unbefangenen Spaß. Weibliche Fantasien können zart und sanft, aber auch gewalttätig, obszön, kraft- und machtvoll sein. Sie müssen keineswegs in das »typische« Frauenbild weiblicher Passivität passen und können sich im Laufe der Partnerschaft auch ändern. Je nachhaltiger man sich dabei von den gesellschaftlichen Idealen des jungen, attraktiven, sauberen und anständigen Sex befreit, umso besser können sich auch ältere Frauen (wieder-)entdecken. Die Enttabuisierung sollte allerdings nicht mit Wahllosigkeit verwechselt werden. Nicht alles Erlaubte macht glücklich und befriedigt. Im Gegenteil, alle Untersuchungen zeigen: Die Lust überlebt am besten in festen Beziehungen – auch, wenn man seltener miteinander schläft.
Um eine geglückte sexuelle Beziehung im Gleichgewicht zu halten, hilft es, Gegensätzlichkeiten bewusst zu leben. Die Spannung aus Nähe und Distanz, Eigenleben und Verschmelzung, Dominanz und Unterwerfung kann die Lust immer wieder neu beflügeln. Was man dafür braucht, ist Zeit und die Bereitschaft, in die Erotik zu investieren.

Wann zur Ärztin oder zum Arzt?

Wenn Ihre sexuellen Probleme zur bedrückenden Belastung werden, im Gespräch mit dem Partner oder der Partnerin nicht zu lösen sind und Selbsthilfe ohne Erfolg bleibt, sollten Sie eine Beratungsstelle, eine Ärztin oder einen Arzt Ihres Vertrauens aufsuchen.

Adressen

Hamburger Sexualberatungsstelle der Abteilung für Sexualforschung der Universitätsklinik
Popenhusenstraße 12, 22305 Hamburg
Tel.: 0 40/4 28 32 24 98
Internet: http://www.uke.uni-hamburg.de

Zentrum für Partnerschaft und sexuelle Gesundheit
Bödekerstraße 65, 30161 Hannover
Tel.: 05 11/66 10 67
Internet: http://www.zpsg.de

Institut für Sexualwissenschaft der Universitätsklinik Frankfurt
Theodor-Stern-Kai 7, 60590 Frankfurt
Tel.: 0 69/63 01-76 14
Internet: http://www.klinik.uni-frankfurt.de

Institut für Sexualmedizin der Charité
Luisenstraße 57, 10117 Berlin
Tel.: 0 30/4 50 52 93 01
Internet: http://www.charite.de

Sexualwissenschaftliche Ambulanz der RWTH Aachen
Pauwelstraße 30, 52074 Aachen
Tel.: 02 41/8 08 94 61

Selbsthilfe

- Entdecken Sie Ihren Körper, und tun Sie sich viel Gutes: Die Selbsthilfemaßnahmen aus dem Bereich der psychosomatischen Störungen (➡ Seite 390) können Sie dabei unterstützen.
- Entdecken Sie Ihre Fantasien: Hilfreich können dafür erotische Bücher, Bilder oder Videos sein. Viele Frauen schämen sich allerdings ihrer Gedanken und verdrängen oder verleugnen ihre Fantasien. Häufig ist damit die Angst verbunden, dass ihre »schamlosen« Gedanken als Wunsch nach realer Ausführung missverstanden werden könnten. Doch das eine muss mit dem anderen nichts zu tun haben. Außerdem gibt es keine Verpflichtung, die eigenen Fantasien offen zu legen – auch eine verschwiegene Lust kann zum Höhepunkt führen.

- Entdecken Sie Ihre Gefühle: Vielleicht fühlen Sie sich zu Frauen mehr hingezogen als zu Männern und wagen es nicht, diesem Wunsch nachzugeben. In Frauenselbsthilfe- oder Beratungszentren finden Sie Unterstützung, in Frauenlokalen Gleichgesinnte (➡ Lesbisch, bi oder schwul? Seite 298).
- Entdecken Sie Ihre Sinne: Die Haut ist das größte und gleichzeitig das wichtigste Sinnesorgan. Sie kann von Quadratzentimeter zu Quadratzentimeter sinnlich, erregend, beruhigend oder aufreizend wirken. Hinzu kommen Gerüche, die Sie vielleicht als erotisierend empfinden, Geschmacksnuancen, die Sie lieben, Laute oder Worte, die Sie erregen.
- Entdecken Sie die Selbstbefriedigung: Die Klitoris ist eines der wichtigsten Lustzentren der Frau. Brüste, Venuslippen, Scheidenöffnung oder After können – individuell verschieden – ebenfalls auf Stimulation reagieren. Für viele Frauen ist die Masturbation eine üppige Quelle sexueller Lust. Sie kann auch in das Liebesspiel mit dem Partner oder der Partnerin integriert werden.
- Entdecken Sie Ihre Beziehung: Bei vielen Paaren wächst die Qualität des sexuellen Zusammenseins mit der Dauer der Partnerschaft. Hemmend wirken Langeweile, Gleichgültigkeit und Kälte – Dinge, die unabhängig von der Dauer einer Beziehung sind. Wichtig ist, die Erotik nicht dem Zufall zu überlassen, sondern bewusst zu planen, mit Zeit, Aufmerksamkeit, optischen und mentalen Reizen. Allerdings: Bauen Sie sich keine allzu hohen romantischen Hürden auf: Bis zum rotgoldenen Sonnenuntergang unter Palmen mit harmonischer Musik, ruhig schlafenden Kindern, erlesenen Speisen und Getränken können Jahre vergehen. Die Sexualität sollte nicht so lange warten.
- Entdecken Sie das Gespräch: Vielleicht bevorzugen Sie bestimmte Spiele, Zärtlichkeiten, Körperpartien oder Stellungen, von denen Ihr Partner oder Ihre Partnerin nichts weiß. Sprechen Sie über Ihre Wünsche und Bedürfnisse, wenn Sie diese befriedigt haben wollen. Vor allem bei Scheidenkrämpfen kann das Entdecken neuer Formen der Sexualität entspannen.
- Entdecken Sie Ihre Phasen: Es gibt Zeiten, in denen Sie sexuell sehr aktiv sind, und andere, in denen der Kopf, das Gefühl und damit die Fantasie von anderen Dingen – zum Beispiel von einem neugeborenen Kind – gefangen genommen werden. Vielleicht befinden Sie sich in einer solchen Phase. Sprechen Sie mit Ihrem Partner oder mit Ihrer Partnerin darüber.

Behandlung

In Familienberatungsstellen finden Sie professionelle Unterstützung. Bei primären sexuellen Beschwerden, die Sie seit Ihrer Jugend mit sich herumtragen, ist in jeden Fall eine tiefer gehende Psychotherapie sinnvoll (➡ Konfliktzentrierte Verfahren, Seite 894).

Bei sekundären Hemmungen kann eine Paartherapie wirkungsvolle Hilfe bieten (➡ Paar- und Familientherapie, Seite 893).

Inzwischen gibt es Hinweise, dass männliche Hormone, so genannte Androgene (z.B. Testosteron, DHEA), die weibliche Sexualität, vor allem in späteren Jahren, unterstützen können. Allerdings ist noch unklar, mit welchen unerwünschten Wirkungen (z.B. Vermännlichung oder Krebsrisiko) die dauerhafte, langjährige Einnahme dieser Hormone verbunden ist. Dieses gilt auch für Selbstversuche mit *Viagra*, dem Potenzmittel für Männer, das manche Frauen zur Steigerung der Lust einnehmen.

Sexualstörungen bei Männern

Der Penis hat eine hohe symbolische Bedeutung: Zeichen der Stärke – »Potenz« im übertragenen Sinn – herrliches Spielzeug mit »Eigenwillen«. Liebende behandeln ihn gelegentlich wie »einen Dritten im Bunde«. Die männliche Identität ist mit dem Penis eng verbunden. Wenn »er« nicht funktioniert, sind die Folgen für den Mann verheerend: Er gilt als »Schlappschwanz«. Doch »Manneskraft« kann nicht in Penislänge gemessen werden, und der Orgasmus einer Frau hängt nicht davon ab, wie weit der Penis eindringt. Kein Penis ist zu groß, keiner zu klein für gemeinsames Vergnügen. Unter dem »Leistungsdruck« kommt Männern jedoch kaum die Idee, dass es neben dem Koitus unzählige andere Spielarten sexueller Belustigung gibt.

Wie der Koitus im Detail abläuft, hängt nicht nur vom »Werkzeug« ab, sondern auch von seelischen und kulturellen Faktoren: von der erwartungsvollen Motivation, vom Grad des Verlangens, von der wirkungsvollen Gefäßdurchblutung und vom Orgasmus. Nach dem Entladen löst sich die Spannung, die Muskeln erschlaffen, und das Gefühl von Wohlbefinden breitet sich aus. Erst nach einiger Zeit ist dem Mann eine weitere Erektion und ein erneuter Orgasmus möglich. Der ganze sexuelle Zyklus aus Reflexen wird durch ein sorgfältig ausbalanciertes Zusammenspiel der beiden unwillkürlichen Nervensysteme gesteuert. Alle diese Reflexe können in den einzelnen Phasen durch Einflüsse aus der Gedanken- und Gefühlswelt, durch Einwirkungen des Hormon- und Nervensystems oder durch Medikamente und Krankheiten gehemmt und gestört werden. Auch soziale Faktoren, wie das gesellschaftlich geltende Verhältnis zwischen Männern und Frauen, können sich störend auf die »Potenz« auswirken.

Sex im mittleren und späteren Lebensalter

Die sexuelle Leistungskraft ist bei Männern um das 20. Lebensjahr am höchsten. Erektion und Samenerguss kommen schnell und sind schon nach einigen Minuten wiederholbar. Im fünften Lebensjahrzehnt lässt die sexuelle Potenz deutlich nach.

Dann kann es länger dauern, bis man die volle Erektion erreicht, und es braucht oft eine längere und stärkere Stimulation. Der Samenerguss ist meist nicht mehr so stark und kann sich verzögern.

All das muss kein Nachteil sein. Viele Frauen haben Spaß an einem genussvollen Spiel, wünschen sich mehr sanfte Zärtlichkeit, als sie bei einem »zielstrebigen« Partner bekommen. Und sie haben meistens viel Freude an oraler oder manueller Befriedigung.

Auch wenn der Penis nicht mehr ganz so steif wird wie gewohnt und nur noch selten Orgasmen auftreten, hindert das nicht die Lust und Fantasie.

Ein erfülltes Sexualleben ist auch in späteren Jahren möglich und auch dann, wenn das Bedürfnis nach Sex phasenweise ausbleibt.

Die Krise in der Lebensmitte

In der Lebensmitte häufen sich oft berufliche Leistungszwänge, Probleme mit der Partnerin, mit den Kindern. Dazu kommt das Bewusstsein, von der Jugend Abschied nehmen zu müssen.

Und auch im Verhältnis der Geschlechtshormone zueinander ändert sich einiges. Jeder fünfte Mann leidet unter diesen »Wechselbeschwerden«. In den letzten Jahren wird zunehmend eine Behandlung der männlichen »Wechseljahre« mit Hormonen versucht und nicht nur von Fachärzten für Andrologie, sondern auch von Gynäkologen durchgeführt.

Doch vor der Gabe von Testosteron wird gewarnt, weil in der Folge die körpereigene Produktion dieses männlichen Hormons zurückgeht und andererseits die Gefahr besteht, dass durch die Hormongabe ein ruhender Prostatakrebs (➡ Seite 787) zum Wachsen angeregt werden könnte. Es gibt noch keine Langzeiterfahrung mit den Ergebnissen der Behandlung.

Manchmal stellen sich in der Lebensmitte chronische Krankheiten ein. Obwohl Sex Lebensfreude spendet und für Gesundheit und Ausgeglichenheit sorgt, wird er dann oft schwierig oder verdrängt.

Sprechen Sie darüber ganz offen mit Ihrer Partnerin, und suchen Sie Hilfe bei Ärzten Ihres Vertrauens oder bei Sexualtherapeuten. Diese Phase ist nicht Ende, sondern Wendezeit.

Mangelnde Lust, Impotenz, Erektions- und Ejakulationsstörung

Mangelndes Verlangen: Man könnte, aber es fehlt dauerhaft jegliches Interesse an sexuellen Unternehmungen.
Impotenz und Erektionsstörung: Das Glied wird für den Geschlechtsverkehr nicht ausreichend steif. Die Zeugungsfähigkeit muss nicht beeinträchtigt sein.
Bei einer Dauererektion *(Priapismus)* bleibt das Glied dauerhaft steif. Starke Schmerzen sind die Folge. Schmerzhaft kann der Verkehr werden, wenn das Glied ungewöhnlich verkrümmt oder die Vorhaut verengt ist.
Ejakulationsstörung: Die meisten Männer (müssen) lernen, ihren Orgasmus zu verzögern, da der Drang zum Samenerguss schon bald nach dem Einführen des Glieds kommt und für die meisten Frauen eine so kurze Zeit der Vereinigung nicht befriedigend ist. Die Beschwerde besteht also darin, dass entweder Mann oder Frau nicht ausreichend Zeit haben, ihre Lust zu genießen. Als Krankheit gilt, wenn es zum Samenerguss kommt, ohne dass das Glied vorher mechanisch gereizt worden ist.

Ursachen

Gelegentliche Erektionsstörungen kommen im Leben jedes Mannes vor. Anhaltende Libido- und Potenzstörungen sind zu etwa 30 Prozent seelisch bedingt.

Seelische Ursachen
Ein lebenslang weitgehend gehemmtes Liebesleben beruht meist auf belastenden sexuellen Erlebnissen in Kindheit oder Jugend oder in einer Erziehung, die sexuelle Fantasie und Lust massiv unterdrückt hat.
Libidostörungen können Probleme – auch unbewusste – im Zusammenleben mit der Partnerin ausdrücken. Hat man die falsche Lebenspartnerin gewählt, drückt das Glied häufig aus, was »Mann« sich nicht zu sagen traut: »Nein«. Dass man nicht zusammenpasst, zeigt sich mitunter darin, dass man sich buchstäblich »nicht riechen«

> **Medikamente, die als Nebenwirkung Potenzstörungen auslösen können**
> - *»Hauptschuldige« sind Mittel gegen Bluthochdruck, vor allem die so genannten Betablocker (➡ Hoher Blutdruck, Seite 549)*
> - *Mittel gegen Depressionen und gegen Psychosen*
> - *Mittel gegen Magengeschwüre, so genannte H2-Blocker*
> - *Aufputschmittel (Amphetamine)*
> - *Weibliche Hormone*
> - *Krebsmittel*

kann. Oder man bleibt von Sexualpraktiken des anderen unberührt oder fühlt sich gar davon abgestoßen. Häufig zeigt sich dies erst im Laufe des Zusammenlebens, wenn abnehmendes Verlangen und Langeweile unüberbrückbar werden. Auch Überarbeitung, Erschöpfung, Stress, Unruhe, Nervosität, Depressionen, beengte Wohnverhältnisse und Reizüberflutung durch Fernsehen oder Lärm können die Lust vergällen.

Gleiches kann auch von unbewussten Ängsten vor Frauen allgemein oder vor einer bestimmten Frau, vor ungewollter Vaterschaft oder vor Versagen ausgehen.

Wenn Sie sich von Frauen nicht angezogen fühlen oder während des Beischlafs Fantasien über Männer haben, kann es sein, dass Sie homosexuelle Neigungen verspüren. Viele Männer haben solche Fantasien, ohne sie auch leben zu wollen. Mindestens fünf Prozent der Männer sind homosexuell veranlagt, jeder sechste Mann (15 Prozent) ist bisexuell interessiert.

Ejakulationsstörung: Manche Männer lernen erst allmählich, den Samenerguss zu kontrollieren und den unterschiedlichen Erregungsphasen und Wünschen der Partnerin anzupassen. Vielerlei Ängste können den Samenerguss beschleunigen und die Angst wachsen lassen, die Partnerin nicht befriedigen zu können – das kann den frühzeitigen Samenerguss zur Regel machen.

Organische Ursachen

Es kommt nur selten vor, dass das *sexuelle Verlangen* fehlt, weil die Keimdrüsen von Geburt an unterentwickelt sind oder weil die Hoden nicht genügend Testosteron bilden. Dass das sexuelle Verlangen mit zunehmendem Alter allmählich zurückgeht, ist natürlich.

Die Ursache für *Potenzstörungen* sind häufig erworbene, selten angeborene Gefäßerkrankungen, gefolgt von chronischen, belastenden Krankheiten, wie z. B. Diabetes, Leberschäden, Unterfunktion der Schilddrüse, Asthma, Bluthochdruck.

Selten verursacht Hormonmangel sexuelle Probleme. Folgendes kann die sexuelle Aktivität beeinträchtigen: Erschlaffung der Schwellkörperkapsel, Schädigung des Schwellkörpergewebes; Störung des Zentralnervensystems, wie z. B. Lähmung, Multiple Sklerose (➡ Seite 433), Gürtelrose (➡ Seite 507), Tumoren; Störungen der Nervenleitung zwischen dem Erektionszentrum im Rückenmark und den Geschlechtsorganen, wie z. B. nach Operationen im kleinen Becken.

Jede organische Störung führt mit der Zeit unweigerlich auch zu seelischen Problemen und kann damit einen Teufelskreis aus Angst und Versagen anregen.

Sonstige Ursachen

Medikamente, übermäßiger Alkoholkonsum, Übergewicht, Nikotinmissbrauch.

Risiko

Werden die Ursachen der Störungen nicht erkannt und behoben, können die Probleme ausufern.

Mögliche Folgen und Komplikationen

Versagen steigert die Angst und beschwört wiederum Versagen herauf. Ein Teufelskreis entsteht. Enttäuschungen können eine Partnerschaft gefährden. Aus Angst vor Versagen meidet mancher Mann die Annäherung an Frauen.

Vorbeugung

Für Eltern

Eine offene Sexualerziehung kann viele dieser Probleme vermeiden helfen. Vor sexuellem Missbrauch können Sie Ihrem Kind einen gewissen Schutz vermitteln, indem Sie mit ihm darüber sprechen, was sexuelle Übergriffe sein können. Zögern Sie nicht, sich für das Kind einzusetzen, wenn es von Annäherungen oder Übergriffen durch Verwandte, Bekannte oder Betreuern berichtet.

Für Betroffene

Vermeiden Sie zu viel Alkohol, Nikotin und Übergewicht, Stress, Überarbeitung und zu wenig Schlaf.

Achten Sie bei der Wahl Ihrer Sexualpartnerin und im Zusammenleben auf Ihre »innere Stimme«. Seien Sie gewärtig, dass sich an Eigenheiten und Situationen, die bei Ihnen schon zu Beginn der Partnerschaft Gefühle von Abwehr auslösen, nichts ändern wird.

Verzichten Sie – wenn es irgend möglich ist – wenigstens vorübergehend auf empfängnisverhütende Maßnahmen, die die Lust hemmen können. Mögliche Alternativen ➡ Empfängnisverhütung, Seite 307.

> **Sexualtherapeutische Beratung**
>
> *Für eine sexualtherapeutische Beratung müssen Sie nicht unbedingt Spezialisten aufsuchen. Auch Hausärzte, die Sie genau kennen und die Bescheid wissen, wie Sie leben, können helfen. Sie können abschätzen, ob Krankheiten, Gewohnheiten oder Medikamente die Probleme verursachen. Für eine medizinische Abklärung werden Sie meist in die urologische Abteilung eines Krankenhauses verwiesen. Dort stehen Ihnen psychosomatisch geschulte Ärzte zur Seite. Manchmal raten Hausärzte auch zu einer Psychotherapie (➡ Beratung und Psychotherapie, Seite 892). Sprechen Sie Ihre Entscheidung in jedem Fall vorher mit Ihrer Partnerin ab.*

Wann zur Ärztin oder zum Arzt?

Wenn Sie unter dem Nichtwollen, Nichtkönnen oder Nicht-wie-gewünscht-Können leiden.

Selbsthilfe

Mit einer einfühlsamen Partnerin müssen sexuelle Schwierigkeiten nicht notwendigerweise ein behandlungsbedürftiges Problem sein. Allerdings sollten Sie von ihr nicht erwarten, dass sie Sie »kuriert«. Spottet sie jedoch über den »Schlappschwanz«, ist das ein Anlass, die Beziehung zu überdenken.

Befinden Sie sich bereits in dem Teufelskreis aus Leistungsdruck und Versagensangst, leidet möglicherweise auch Ihre Partnerin an dem Gefühl der Enttäuschung oder sogar der Zurückweisung, ist es am besten, Sie verzichten einstweilen darauf, »richtig« zusammen zu schlafen. In dieser Zeit können Sie das ausprobieren, was vielen Frauen sehr gefällt: Das sanfte, zärtliche, sinnliche Spiel mit dem ganzen Körper, »Handarbeit« oder »Zungenfertigkeit«. Vielleicht entdecken Sie dabei neue Formen des Zusammenseins und erfahren, dass sich Ihre Partnerin anderes von Ihnen wünscht, als Sie bisher dachten.

- Offenbaren Sie sich im Gespräch mit Ihrer Partnerin gegenseitig Ihre sexuellen Wünsche und Abneigungen: Wer welche Praktiken besonders erregend findet und welche eher abstoßend. Missverständnisse und »Grenzüberschreitungen« können Sie so vermeiden.
- Schaffen Sie sich allein oder gemeinsam erotisierende Situationen. »Inszenieren« Sie neue Situationen, versuchen Sie neue Positionen. Entdeckungsreisen mit Zärtlichkeit und Fantasie vertreiben die Routine.
- Es gibt Positionen, bei denen »weiches Eindringen« auch mit geringer Erektion möglich ist, zum Beispiel, wenn die Frau in der Seitenlage den oben liegenden Schenkel ein wenig hochzieht und das Hinterteil vorstreckt.
- Distanz voneinander für eine vereinbarte Zeitspanne kann neues Interesse wecken oder klären, ob Sie die Beziehung besser lösen sollten.
- Wenn Sie homosexuelles Interesse haben, nehmen Sie Kontakt zu einer Selbsthilfegruppe für Männer oder zu einer Homosexuelleninitiative auf. Im offenen Gespräch in der Gruppe können Sie vielleicht klären, welche Wünsche Sie leben können und wollen.

»Lustmacher«

Die Volksmedizin kennt etliche Nahrungsmittel, die Lust auf Liebe machen sollen. Meist beruht ihre Wirkung auf magischem Glauben. So soll zum Beispiel die Spargelstange dem Mann »Standfestigkeit« verleihen. Sellerie, Knoblauch und Brennnesselsamen sollen anregen. Wer

---

Vorsicht vor Aphrodisiaka

Ginseng *steigert die Widerstandskraft, ist aber kein Potenzmittel für den Mann. Bei Frauen kann Ginseng die sexuelle Empfänglichkeit steigern und die Brustwarzen anschwellen lassen. Die Nebenwirkungen sind zahlreich: Bluthochdruck, Durchfall, Hautausschlag, Ödeme, Nervosität, Schlaflosigkeit, Euphorie und Depression. In hoher Dosierung löst Ginseng Verwirrung aus. Viele Ginsengpräparate enthalten synthetische oder kaum wirksame Bestandteile.*

Spanische Fliege. *Bei einigen Arten dieses Insekts kommt der Wirkstoff Cantharidin vor. Das getrocknete Tier wird zerrieben. Einreibungen der Genitalien mit dem Pulver reizen Haut und Schleimhäute. Die Einnahme führt bei Frauen zu Gebärmutterblutungen, bei Männern zu schmerzhafter Erektion ohne erhöhtes sexuelles Verlangen. Bei hoher Dosierung greift Cantharidin das Zentralnervensystem ähnlich wie Senfgas an. Es kommt innerhalb von zwölf Stunden zum Tod durch Lebervergiftung, Kreislaufzusammenbruch, Nieren- und Herzversagen.*

Yohimbin *wirkt gefäßerweiternd auf die Schwellkörper. Bei Leber- oder Nierenschwäche darf es nicht eingenommen werden.*

Amyl-, Butyl-, Isobutylnitrite *sind in Raumsprays enthalten und werden häufig von homosexuellen Männern als »Orgasmusexpander« inhaliert. Nach jahrelanger Anwendung tritt bei diesen Menschen das Kaposi-Sarkom, ein Krebs der Haut und Schleimhäute, besonders häufig auf.*

Strychnin *wirkt auf den gesamten zentralnervösen Bereich anregend. Es führt zu Zuckungen und Muskelkrämpfen sowie Steifheit in Gesicht und Nacken.*

---

dran glaubt, mag es genießen. Zweifelhaft und zum Teil gefährlich ist die Wirkung der verschiedenen Aphrodisiaka, die seit Jahrhunderten die Taschen von Geschäftemachern füllen.

Bei Ejakulationsstörungen:

- Nach einem vorzeitigen Samenerguss kann ein neuerlicher Versuch erfolgreich sein.
- Dehnen Sie die Zeit des Spielens aus. Eine aufsteigende Ejakulation können Sie oder Ihre Partnerin mit festem Druck auf den Penisschaft unterhalb der Eichel (→ Seite 780) hinauszögern.
- Auch ein Stellungswechsel während des Geschlechtsverkehrs verzögert den Samenerguss. In der Reitstellung kann die Frau durch entsprechende Bewegung ihren Kitzler besonders stark erregen.
- Sie können »Zeit gewinnen«, indem Sie sich gedanklich ablenken.

Behandlung

Organische Ursachen müssen geklärt und gezielt behandelt werden. Wenn Sie Medikamente aus den auf Seite 303 genannten Gruppen einnehmen müssen, sprechen Sie mit einer Ärztin oder einem Arzt darüber. Hören Sie aber nicht eigenmächtig auf, sie einzunehmen.

Ärzte verordnen bei Sexualstörungen oft männliche Hormone (Testosteron). Das ist nur dann sinnvoll und hilfreich, wenn tatsächlich ein Hormonmangel besteht. Bei einer Testosteronbehandlung müssen Urologen wegen möglicher Nebenwirkungen auf die Prostata (Krebsgefahr) dieses Organ regelmäßig kontrollieren.

Behandlung psychisch bedingter Libidostörungen

Bei Störungen im seelischen Bereich kann die Beratung durch professionelle Helfer sinnvoll sein. Sie in Anspruch zu nehmen, ist kein Grund, sich zu schämen. Im Gegenteil: Wer sich entschließt, den »Seelenmüll« zu entrümpeln, und sich der mühsamen Aufgabe stellt, den Wurzeln des Problems nachzuspüren, beweist viel Mut. Es ist jedoch wichtig, sich an Experten zu wenden, die in sexualtherapeutischen Fragen bewandert sind. Kompetente Hinweise bekommen Sie in Urologischen Ambulanzen (➡ Beratung und Psychotherapie, Seite 892).

Eine Methode der Sexualtherapeuten, den Teufelskreis zu durchbrechen, ist, für eine bestimmte Zeit ein »Koitusverbot« auszusprechen. Die Zeit des geleiteten Verbots läuft in drei Phasen ab und ist eine Übung für beide Beteiligten:

Stufe 1:

Schaffen Sie an drei Abenden in der Woche mit Ihrer Partnerin eine entspannte Atmosphäre: Genießen Sie die Ruhe, ein leichtes Essen bei Kerzenschein, gemeinsames Musikhören. Sorgen Sie dafür, dass die Wohnung wohlig warm ist und Sie keine Unterbrechung zu befürchten haben.

Ziehen Sie sich aus, streicheln Sie sich nacheinander gegenseitig. Erforschen Sie jeden Körperbereich Ihrer Partnerin – ausgenommen Brust, Genital- und Afterbereich. Gönnen Sie sich dafür jeweils eine halbe Stunde Zeit. Der Genuss kann mit duftender Hautlotion gesteigert werden. Geben Sie sich den Gefühlen hin und genießen Sie es, den anderen Körper mit den Fingern zu spüren. Nach drei oder vier Abenden können Sie zur Stufe zwei übergehen.

Stufe 2:

Hüllen Sie sich gegenseitig in erotisches Wohlbefinden mit dem, was Sie in Stufe 1 gelernt haben. Nun erweitern Sie Ihre Entdeckungsreise, streicheln und massieren Sie nun auch die Brust, die Genitalien und den Afterbereich.

Stufe 3:

Meist stellt sich schon nach wenigen Tagen der Übungen der Stufe 2 das drängende Verlangen nach vollkommener körperlicher Vereinigung ein. Wenn Sie das Verbot übertreten, war das Trainingsprogramm erfolgreich.

Behandlung von Erektionsstörungen

Für organisch bedingte Erektionsprobleme gibt es eine Reihe von medizinischen Möglichkeiten, die das Problem aber nicht immer zufrieden stellend lösen.

Medikamente

Viagra (D/Ö): Der Wirkstoff Sildenafil sorgt bei sexueller Anregung im Lauf einer halben Stunde für eine Versteifung des Glieds und verbessert die Stärke und Dauer der Erektion. Das Mittel wird etwa eine Stunde vor dem Verkehr eingenommen und bewirkt, dass das in den Penis eingeflossene Blut nicht so schnell wieder abfließen kann. Bei etwa jedem dritten Mann wirkt *Viagra* aber nicht.

Nebenwirkungen: Es können Sehstörungen und Schwindel auftreten, bei jedem Zehnten kommt es zu Kopfschmerzen, Nasenschleimhautkatarrh, gelegentlich zu Erbrechen, Muskelzittern, Ohrgeräuschen, allergischen Reaktionen, Blutarmut sowie Dauerversteifung des Glieds (*Priapismus*). Bei einem von 200 Anwendern tritt eine akute Durchblutungsstörung am Herzen auf, es gibt Berichte über mehrere hundert Todesfälle. Wer wegen Angina pectoris Nitrate und ähnliche Mittel, z. B. Molsidomin, beziehungsweise das Aidsmittel *Ritonavir* einnimmt, sollte wegen der Gefahr lebensbedrohlicher Herzattacken *Viagra* nicht einnehmen. Das Gleiche gilt für Männer, die eine koronare Herzkrankheit, deutlich erhöhten Blutdruck oder eine Herzschwäche haben.

Schwellkörperautoinjektion (SKAT): Ein durchblutungsförderndes Mittel wie Alprostadil (*Caverject* [D/Ö], *Viridal* [D]) wird direkt in die Schwellkörper hineingespritzt. Wenn das Medikament in der ärztlichen Praxis gespritzt wird, führt es nur bei zwei Dritteln der Männer tatsächlich zu einer Erektion. In privater Atmosphäre selbst oder von der Partnerin injiziert, ist die Methode meist erfolgreicher. Reicht die Wirkung eines durchblutungsfördernden Mittels allein nicht aus, kann eine Mischung aus Papaverin mit Phentolamin (*Androskat* [Ö]) gespritzt werden.

Bei einer anderen Anwendungsform (genannt MUSE, nach engl.: medicated urethral system for erection) wird der Wirkstoff Alprostadil mit einem Kunststoffapplikator in die Harnröhre eingeführt. So vermeidet man die bei der SKAT notwendige Injektion. Das Verfahren ist aber nicht ganz so erfolgreich wie SKAT.

Die Medikamente lassen mehr Blut in die Schwellkörper einfließen und verengen die Venen, sodass das Blut nicht gleich wieder abfließen kann. Die Injektion muss etwa eine Viertelstunde vor dem geplanten Koitus gesetzt werden. Ist die Dosierung richtig gewählt, erschlafft das Glied nach der Erektion wieder. Wurde zu hoch dosiert, kann eine Dauererektion die gefährliche Folge sein.

Nebenwirkungen: Spannung bis Schmerzen im Penis, auch Orgasmusstörungen kommen vor. Zwei bis fünf Prozent der Männer bekommen eine schmerzhafte Dauererektion, die mit Blutentnahme aus den Schwellkörpern oder Gegenmitteln bekämpft werden muss.

Beim Einspritzen der durchblutungsfördernden Mittel kann man Nerven oder Harnröhre mit der Injektionsnadel verletzen.

Produziert der Körper zu wenig Testosteron, kann das Hormon als Medikament verordnet werden. Wegen möglicher Nebenwirkungen (Gefahr von Krebs) muss die Prostata regelmäßig fachärztlich kontrolliert werden.

Technische Hilfsmittel

Um eine Erektion zu bekommen und aufrechtzuerhalten, gibt es eine Reihe verschiedener Vakuumvorrichtungen, die über den schlaffen Penis passen und mit einer Pumpe, Spritze oder einem Rohrstück versehen sind. Durch Ansaugen am Rohr wird ein leichtes Vakuum geschaffen, sodass Blut in die Penisarterien gezogen wird. Ist der Penis dann erigiert, wird eine Bindevorrichtung angebracht, die verhindert, dass das Blut durch die Venen abfließt. Auf diese Weise kann die Erektion etwa dreißig Minuten aufrechterhalten werden. Dann muss die Vorrichtung wieder entfernt werden, um einen Blutstau zu verhindern.

Nebenwirkungen: Vakuumvorrichtungen gelten als sicher, doch wenn sie zu häufig benutzt werden, können sie Blutergüsse verursachen.

Operationen

- Verhindert eine verschlossene Beckenarterie eine ausreichende Blutversorgung des Penis und damit eine Erektion, so kann eine Bypassoperation eine »Umleitung« durch eine Vene oder Arterie schaffen.
- Ein Kunststoffimplantat im Penis kann diesen so versteifen, dass er in die Scheide eingeführt werden kann. Erfahrungsgemäß erfüllen Penisprothesen jedoch die Erwartungen der meisten Männer nicht.

Behandlung von Ejakulationsstörungen

Verzögerungstraining: Die Partnerin reizt mit der Hand das Glied, jedoch nur bis kurz vor dem Samenerguss. Ist es fast so weit, drückt sie mit der Hand knapp unter der Eichel den Penisschaft, bis die Erektion nachlässt. Nach kurzer Zeit stimuliert sie den Penis wieder. Dies wird einige Male wiederholt, endlich bis zu Ende gebracht.

Empfängnisverhütung

Das ideale Verhütungsmittel müsste zuverlässig, unschädlich und billig sein, nur bei Bedarf und einfach anzuwenden, ohne bei der Liebe zu stören. Ein solches Mittel gibt es immer noch nicht. Doch auch die vorhandenen Verhütungsmethoden werden nicht optimal genutzt. Vielfach mangelt es an ausreichender Information, oder die Frauen finden bei ihren Partnern nicht die Unterstützung, die nötig wäre.

Verhütung ist immer noch vorwiegend Frauensache. Dabei blenden Männer aus, dass die Geburt eines ungeplanten Kindes auch für sie erhebliche Folgen haben wird.

Bei der Auswahl der am besten geeigneten Verhütungsmethode spielen verschiedene Faktoren eine Rolle:

- Die Sicherheit der Methode. Sie wird durch den »Pearl-Index« bezeichnet. Dieser gibt an, wie viele von 100 Frauen, die die Verhütungsmethode ein Jahr lang anwenden, schwanger werden. Je niedriger der PI, desto sicherer die Methode.
- Das mögliche gesundheitliche Risiko.
- Die monatlichen Kosten.
- Die Einstellung zur täglichen Einnahme von pharmazeutischen Produkten.
- Die Einstellung zu einem Kind beziehungsweise zu einem Schwangerschaftsabbruch, falls die Methode versagen sollte.
- Die Regel- bzw. Unregelmäßigkeit der Lebensumstände.
- Ob Sie eher vergesslich oder eher diszipliniert sind.
- Wie stark der Partner einbezogen werden soll oder kann.
- Die Häufigkeit des Verkehrs.
- Wie viel Zeit und Aufmerksamkeit Sie der Verhütung widmen wollen oder können.
- Ob nach Weglassen der jeweiligen Methode gesunde Kinder empfangen und geboren werden können.

Natürliche Verhütung

Kalendermethode (»Tage zählen«)

Die Versagerquote der von Knaus-Ogino entwickelten Kalender- oder Rhythmusmethode ist berüchtigt. Nach dem Pearl-Index kommen bei dieser Methode auf 100 Frauen jährlich 15 bis 35 Schwangerschaften.

Beim »Tage-Zählen« wird versucht, den Eisprung und damit die fruchtbare Zeit auf Grund von Informationen aus den vergangenen Zyklen rechnerisch vorherzubestimmen. Doch selbst ein normalerweise regelmäßiger Zyklus ist unberechenbar: Er kann sich durch Umwelt- und Gefühlseinflüsse verändern. Das macht die Methode so unsicher.

Coitus interruptus (»Aufpassen«)

Der unterbrochene Koitus ist eine der ältesten und unsichersten Methoden zur Verhütung einer Empfängnis. Der Pearl-Index liegt bei dieser Methode bei 10 bis 20 Schwangerschaften pro 100 Frauenjahren. Der Mann »passt auf«, indem er seinen Penis kurz vor dem Samenerguss aus der Scheide zieht.

Auch wenn der Mann es gelernt hat, sich gezielt zurückzuhalten: Bei großer Erregung ist es oft nicht vermeidbar, dass bereits ein Tropfen Samenflüssigkeit in die Scheide gelangt, ehe das Glied herausgezogen wird. Dieser eine Tropfen Samenflüssigkeit kann schon eine Empfängnis bewirken.

Außerdem kommen viele Frauen bei dieser Methode nicht zum Orgasmus, und beide Partner bringen sich um den Moment des »Loslassens«.

Selbstbeobachtung (»Natürliche Familienplanung«)

Wenn diese Methode richtig und konsequent angewandt wird, ist sie sehr sicher: Ihr Pearl-Index liegt bei 0,8 bis 3. Sie hat keinerlei Nebenwirkungen und kostet nichts, ist aber nicht für jede Frau/jedes Paar und nicht für jede Lebenssituation geeignet.

Frauen sind nur während etwa 60 Stunden innerhalb eines Zyklus empfängnisbereit. Bei der »natürlichen Familienplanung« kommt es darauf an, den eigenen Körper genau zu kennen, zu beobachten und die fruchtbaren Tage mit Sicherheit zu erkennen.

Zur Verhütung lässt sie sich mit anderen Methoden kombinieren, wie der Anwendung von Kondom oder Diaphragma an den fruchtbaren Tagen. Mit einiger Erfahrung kann man aber auch ohne andere Mittel auskommen, wenn man an diesen Tagen auf Geschlechtsverkehr verzichtet.

Sie können diese Methode natürlich auch bewusst nutzen, wenn Sie sich ein Kind wünschen.

Bei der natürlichen Familienplanung werden die Beschaffenheit des Vaginalschleims (*Zervixschleim*) und die Körpertemperatur (*Basaltemperatur*) kontinuierlich beobachtet. Voraussetzungen sind allerdings eine große Vertrautheit mit dem eigenen Körper, ein einigermaßen regelmäßiges Leben und ein ebensolcher Zyklus, Erfahrung mit der Methode über längere Zeit und ausreichend Selbstdisziplin.

Bei nur gelegentlichen und unregelmäßigen sexuellen Kontakten ist die Methode nur bedingt geeignet. Aber auch in einer festen Beziehung bedarf es der Kooperation des Partners: Während der fruchtbaren Tage muss auf Geschlechtsverkehr verzichtet werden, beziehungsweise es müssen Kondome oder Diaphragma verwendet werden. Nicht geeignet ist die Methode während der Stillzeit.

Basaltemperaturmessung

Durch den Einfluss der Gestagene steigt die Körpertemperatur um die Zeit des Eisprungs von etwa 36,5 °C auf etwa 37 °C an und bleibt ungefähr bis zum Eintritt der nächsten Blutung erhöht. Dann fällt sie wieder ab.

Der genaue Tag des Eisprungs lässt sich durch Temperaturmessung nicht bestimmen. Man kann nur nachträglich feststellen, ob ein Eisprung stattgefunden hat. Daher muss diese Methode immer mit der Schleimbeobachtung kombiniert werden. Beachten Sie:

● Die Basaltemperatur ist die »Aufwachtemperatur«. Sie muss täglich etwa zur gleichen Zeit, morgens vor dem Aufstehen, gemessen werden. Am genauesten ist die Messung im After oder in der Vagina.

● Messen Sie Ihre Temperatur mindestens fünf Minuten lang, nachdem Sie mindestens sechs Stunden lang geschlafen haben. Tragen Sie den Wert immer in ein Kurvenblatt ein.

● Wenn Sie weniger geschlafen haben oder eine unruhige Nacht hatten, ist die Aufwachtemperatur verändert; daher wird auf dem Kurvenblatt alles eingetragen, was die Temperatur beeinflussen kann: sei es eine durchtanzte Nacht oder Schichtdienst. Auch psychischen Stress sollten Sie notieren. So lernen Sie mit der Zeit, Temperaturschwankungen zu deuten.

● Andere Störfaktoren sind: fieberhafte Erkrankungen, Alkoholkonsum am Vorabend (erhöht die Temperatur); die Einnahme bestimmter Schmerzmittel, z. B. Aspirin, Parazetamol (senken die Temperatur)

● Wenn Sie unter normalen Bedingungen dreimal hintereinander Temperaturen messen, die um mindestens 0,2 °C höher liegen als die Temperaturen der sechs Tage zuvor, können Sie den Tag des Eisprungs nachträglich feststellen (➡ Seite 310).

● Verwenden Sie immer dasselbe Thermometer, reinigen Sie es nur mit lauwarmem Wasser, und schütteln Sie es schon am Vorabend hinunter.

Schleimbeobachtung

Vor dem Eisprung steigt der Östrogenspiegel, wodurch sich im Gebärmutterhals (*Zervix*) vermehrt Schleim bildet. Der natürliche Ausfluss wird dadurch stärker und zeigt an, dass die mögliche Eisprungphase begonnen hat. Jede Frau kann im Verlauf ihres Zyklus nicht nur die unterschiedliche Menge an Zervixschleim, sondern auch Veränderungen in seiner Festigkeit (*Konsistenz*) beobachten. Beides zusammen macht es möglich, die Eisprungphase vorherzusagen.

Wichtig ist, keine Vaginalduschen, Sprays oder ähnliche Produkte zu verwenden. Sie zerstören das chemische Gleichgewicht des Scheidenmilieus, begünstigen Infek-

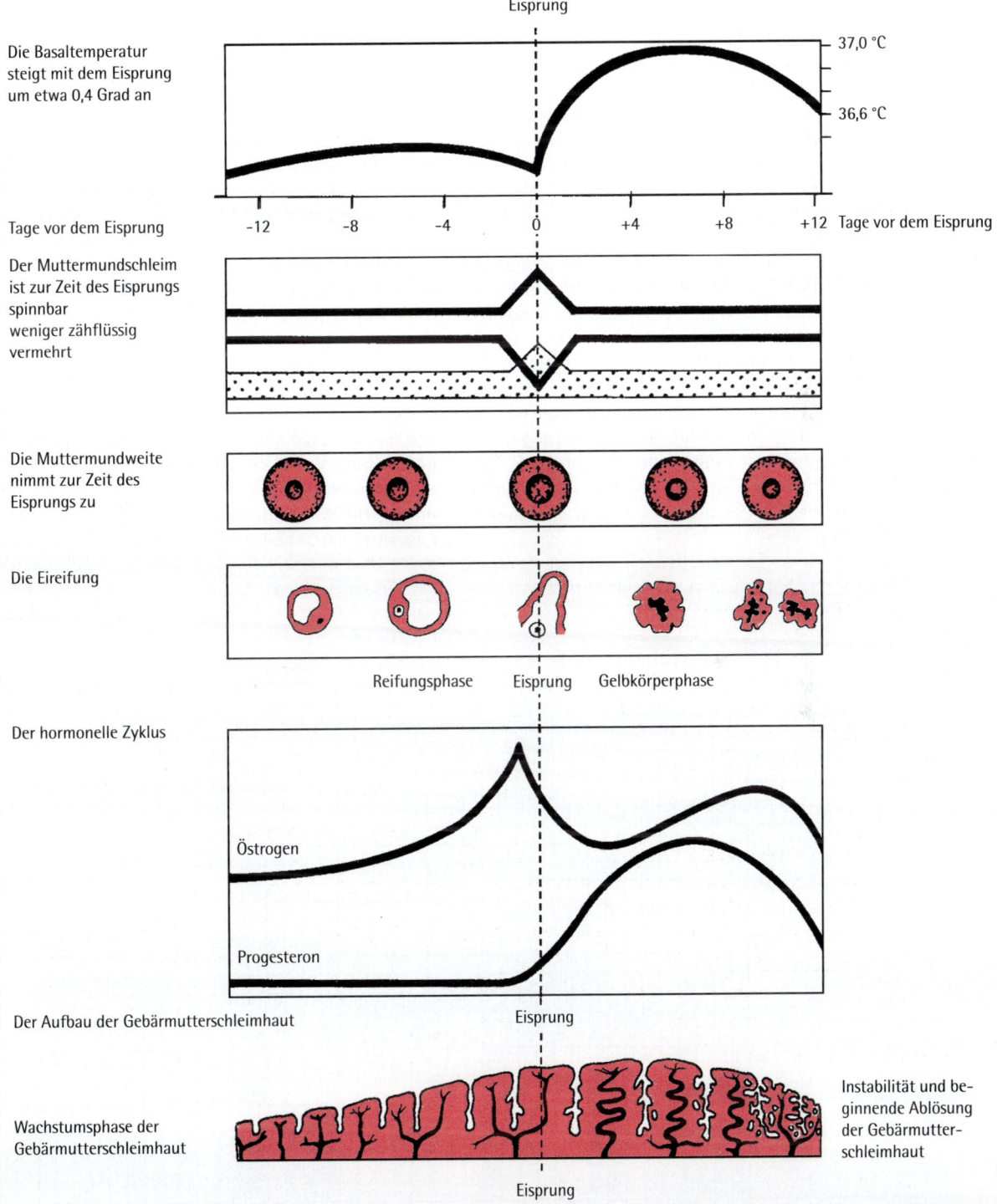

Eisprung

Die Basaltemperatur
steigt mit dem Eisprung
um etwa 0,4 Grad an

37,0 °C

36,6 °C

Tage vor dem Eisprung

−12   −8   −4   0   +4   +8   +12   Tage vor dem Eisprung

Der Muttermundschleim
ist zur Zeit des Eisprungs
spinnbar
weniger zähflüssig
vermehrt

Die Muttermundweite
nimmt zur Zeit des
Eisprungs zu

Die Eireifung

Reifungsphase   Eisprung   Gelbkörperphase

Der hormonelle Zyklus

Östrogen

Progesteron

Der Aufbau der Gebärmutterschleimhaut

Eisprung

Instabilität und be-
ginnende Ablösung
der Gebärmutter-
schleimhaut

Wachstumsphase der
Gebärmutterschleimhaut

Eisprung

tionen und verändern die Schleimstruktur. Vorsicht auch, wenn Sie Zäpfchen oder Salben für die Verhütung verwenden: Auch sie verändern den Schleim. Die Methode der Schleimbeobachtung ist nur bei einem gesunden Scheidenmilieu anwendbar. So müssen Sie beispielsweise bei einer Scheidenentzündung eine andere Verhütungsmethode wählen; wegen der Ansteckungsgefahr sind dann aber ohnehin Kondome ratsam.

Der Schleim ist im Allgemeinen an der Scheidenöffnung spürbar. Tasten Sie nicht mit dem Finger in die Scheide, da sie gewöhnlich feucht ist, was die Deutung erschwert. Tragen Sie alle Beobachtungen ebenso wie die Basaltemperatur in Ihr Kurvenblatt ein.

Beachten Sie:

● Ein Zyklus beginnt am ersten Tag der Regel. Die Menstruationsflüssigkeit überdeckt die Schleimabsonderung, daher ist bei Frauen mit einer besonders langen Blutung und einem sehr frühen Eisprung die Menstruation keine »sichere« Zeit für ungeschützten Geschlechtsverkehr.

● Nach dem Ende der Menstruation kommt es zu einem »trockenen« Gefühl rund um den Scheidenausgang. Es ist kaum Ausfluss sichtbar oder spürbar. Diese Tage sind unfruchtbar. Die Samenzellen können ohne schützenden Schleim im sauren Scheidenmilieu nicht überleben.

● Um die Zeit des Eisprungs (Ovulation) bildet die Zervix bei den meisten Frauen so viel Schleim, dass er herab-

fließt und die Vagina mit einem dünnen Flüssigkeitsfilm überzieht. In diesem Milieu können die Spermien bis zu 72 Stunden lang auf den Eisprung »warten«.

● Der Schleim ist am Anfang weißlich oder gelblich, zäh, klumpig oder cremig. Fast immer wird er unmittelbar vor dem Eisprung flüssiger und klarer. Prüfen Sie die Konsistenz, indem Sie ein wenig Schleim zwischen Daumen und Zeigefinger nehmen und versuchen, einen Faden zu ziehen. Das ist das Zeichen für den Zeitpunkt des Eisprungs. Manche Frauen spüren an diesem Tag ein Ziehen im Unterleib, den »Mittelschmerz«.

● Die fruchtbaren Tage beginnen, wenn erstmals im Zyklus Feuchtigkeit oder Schleim auftritt, und enden am Abend des vierten Tages nach dem Höhepunkt des Schleimsymptoms.

● Von da an bis zum Einsetzen der Menstruation dauert die unfruchtbare Phase. Einige Tage nach dem Eisprung empfinden die meisten Frauen ihre Scheide wieder als trockener, oder die Absonderung wird dickflüssiger. Die Regel setzt spätestens zwölf bis sechzehn Tage nach dem Höhepunkt der Schleimproduktion ein.

Nur die Kombination aus Temperaturmessung und der Beobachtung von Menge und Beschaffenheit des Zervixschleims ermöglicht eine zuverlässige »natürliche« Verhütung. Die Versagerquote ist so niedrig wie bei der Spirale, wenn ein Sicherheitsabstand von sieben Tagen vor dem – über mehrere Monate ermittelten – Eisprungtermin eingehalten wird.

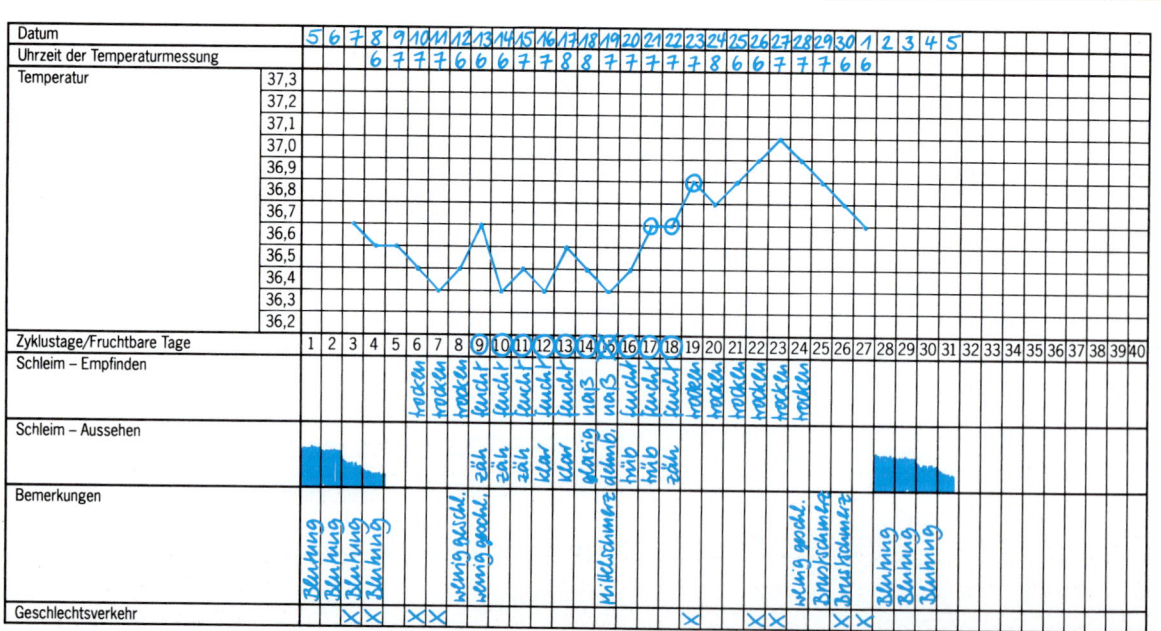

Kondom

Als Kondom oder Präservativ bezeichnet man einen etwa 18 Zentimeter langen Überzug aus dünnem Gummi, der vor dem Geschlechtsverkehr über den erigierten Penis gestreift wird. Das Kondom ist eines der wenigen Verhütungsmittel, bei dem auch der Mann Verantwortung übernimmt. Manche Männer lehnen es ab, ein Kondom zu benutzen, weil sie meinen, es verringere ihre sexuelle Erregung. Doch die sexuelle Lust wird nur dann beeinträchtigt, wenn sie das Überstreifen als störende Ablenkung betrachten. Wie bei so vielem in der Sexualität sitzt das Problem im Kopf. Hat man gelernt, das Präservativ »spielerisch« in den Liebesakt einzubeziehen, stört es meist auch nicht mehr. Wenn man es mit der »natürlichen Verhütungsmethode« kombiniert, braucht es außerdem nicht immer benutzt zu werden. Kondome sind der bisher einzig wirksame Schutz vor Aids und den meisten anderen sexuell übertragbaren Krankheiten. Kondome sind gebrauchsfertig verpackt, preiswert, überall erhältlich, leicht anzuwenden und nahezu frei von Nebenwirkungen. Einige der Befeuchtungsmittel, mit denen Präservative präpariert sind, enthalten Spermien tötende Substanzen, die den Schutz erhöhen. Bei einer Latexallergie kann man auf latexfreie Kondome ausweichen.

Wenn Kondome korrekt angewendet werden, sind sie zu 96 bis 97 Prozent zuverlässig, das entspricht einem Pearl-Index von circa 3,3. Die häufigsten Fehler werden gemacht, weil das Kondom zu früh, unvollständig oder zu spät übergezogen wird. Die tatsächliche, aber unnötig hohe Versagerquote – Anwendungsfehler inbegriffen – liegt bei etwa 10 bis 15 Schwangerschaften pro 100 Anwendungsjahren. Um die Sicherheit zu erhöhen, können Sie zusätzlich Schaumzäpfchen verwenden (➡ Seite 312). Beachten Sie:

- Das Kondom muss über das vollständig erigierte Glied gezogen werden, bevor der Penis in die Scheide eindringt, und darf nicht erst kurz vor dem Samenerguss übergestreift werden.
- Das Kondom muss komplett über den Penisschaft ausgerollt werden. An der Spitze muss genügend Raum für die Samenflüssigkeit bleiben, wenn das Kondom nicht schon selbst ein Reservoir hat.
- Beim Herausziehen des Penis aus der Scheide den unteren Rand des Kondoms am Penis festhalten, um zu verhindern, dass Samenflüssigkeit in die Scheide gelangt.
- Nach dem Samenerguss und dem Abstreifen des Kondoms darf der noch feuchte Penis nicht in die Nähe der Scheidenöffnung geraten.
- Bei jedem Geschlechtsverkehr ein neues Kondom verwenden; eine Wiederverwendung ist generell ausgeschlossen.

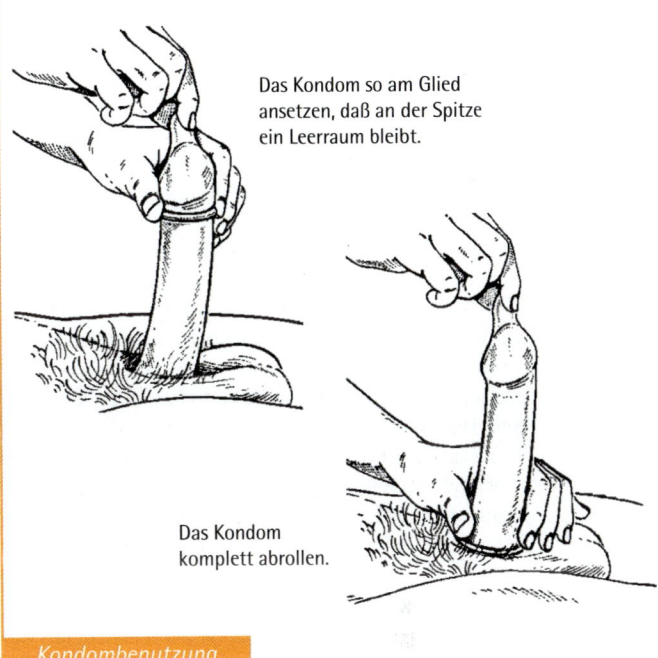

Das Kondom so am Glied ansetzen, daß an der Spitze ein Leerraum bleibt.

Das Kondom komplett abrollen.

Kondombenutzung

- Es ist ratsam, das Kondom später auf Beschädigung zu überprüfen. Findet sich ein Loch, kann innerhalb von 48 Stunden nach der »Panne« eventuell noch die »Pille danach« angewandt werden.
- Kondome sind aus Gummi und altern. Nach längerer oder unsachgemäßer Lagerung (Hitze, Sonne) werden sie rissig und können platzen. In Aluminiumfolie verpackte Kondome halten länger. Kaufen Sie nur Markenkondome, und achten Sie auf das Herstellungsdatum. Verlässliche Marken tragen in Deutschland das Prüfzeichen der deutschen Latexforschung.
- Als Gleitmittel nur wasserlösliche Cremes verwenden. Auf Ölbasis hergestellte Mittel können das Gummi angreifen. Dies gilt auch für zusätzlich verwendete Verhütungsmittel wie Schaumzäpfchen oder Medikamente gegen Infektionen.

Diaphragma

Ein Diaphragma besteht aus einer gewölbten Gummischeibe, in deren Rand ein elastischer Ring eingelassen ist. Es verschließt den Muttermund und verhindert so, dass Sperma von der Scheide in die Gebärmutter gelangt. Der Entscheidung für ein Diaphragma sollte eine ausführliche ärztliche Beratung vorausgehen. Das Diaphragma muss von einer erfahrenen Gynäkologin oder einem Gynäkologen jeweils individuell angepasst werden. Ärztliche Hilfestellung ist auch danach nötig, um das korrekte Einsetzen zu üben. Auch in Frauengesundheitszentren und manchen -beratungsstellen kann man sich ein Diaphragma anpassen lassen und sich hinsichtlich des richtigen Gebrauchs Hilfe holen.

Das Diaphragma wirkt nur in Kombination mit Spermien tötenden Gels oder Cremes zuverlässig. Es lässt sich gut mit der »natürlichen Verhütungsmethode« kombinieren. Wie diese erfordert der Gebrauch des Diaphragmas eine gute Kenntnis des eigenen Körpers.

Bei richtigem Gebrauch sind Nebenwirkungen kaum bekannt. Bleibt das Diaphragma jedoch zu lange in der Vagina (über zwölf Stunden), kann es zu übel riechendem Ausfluss oder Scheidenentzündungen kommen. Bei manchen Frauen erhöht das Diaphragma die Anfälligkeit für Blasenkatarrh. Hautreizungen oder allergische Reaktionen auf die jeweiligen Gels oder Cremes treten selten auf. In solchen Fällen empfiehlt es sich, das Produkt zu wechseln und die Ärztin oder den Arzt zu Rate zu ziehen.

Nach einer Geburt oder bei einer Gewichtsveränderung von mehr als drei bis fünf Kilo muss das Diaphragma neu angepasst werden. Auch sehr junge Mädchen, deren Geschlechtsorgane noch wachsen und sich verändern, müssen die Größe ihres Diaphragmas in mindestens halbjährlichen Abständen überprüfen lassen. Das Diaphragma wird von vielen Frauengruppen empfohlen, weil es den Hormonhaushalt der Frau nicht beeinflusst, das Kennenlernen des eigenen Körpers fördert und bei richtiger Anwendung eine relativ hohe Zuverlässigkeit bietet (Pearl-Index für Diaphragma kombiniert mit Gel: 2 bis 4).

Das Einsetzen des Diaphragmas ist vergleichbar mit dem Einführen eines Tampons und geht mit jedem Mal schneller und leichter. Zuerst wird gelernt, den Muttermund zu erkennen und zu ertasten. Vor dem Einsetzen wird die Gummikappe des Diaphragmas an der Innenseite je nach Größe mit etwa einem Tee- bis Esslöffel Gel bestrichen. Dann den Diaphragmarand zwischen Daumen und Mittelfinger zusammendrücken und entlang der hinteren Scheidenwand tief in die Scheide einführen, bis nichts mehr hinausragt. Den vorderen Diaphragmarand mit dem Finger in der Scheide nach oben drücken, bis er sich hinter dem Schambein anpasst. Wichtig ist nachzutasten, ob der Muttermund vollständig von der Kappe bedeckt ist.

Beachten Sie:

- Das Diaphragma darf nicht früher als sechs Stunden vor dem Geschlechtsverkehr eingesetzt werden, weil nach dieser Zeit die Cremes und Gels ihre Spermien tötende Wirkung zu verlieren beginnen. Je kürzer Sie es vor dem Geschlechtsverkehr einsetzen, desto besser.
- Sie können das Diaphragma vorher einsetzen oder ins Liebesspiel integrieren. Auch Ihr Partner kann lernen, es richtig einzusetzen.
- Bei wiederholtem Geschlechtsverkehr muss zusätzlich Gel mit einem Applikator tief in die Scheide gebracht werden, ohne das Diaphragma herauszunehmen.
- Das Diaphragma darf frühestens acht und sollte spätestens zwölf Stunden nach dem Verkehr wieder entfernt werden.

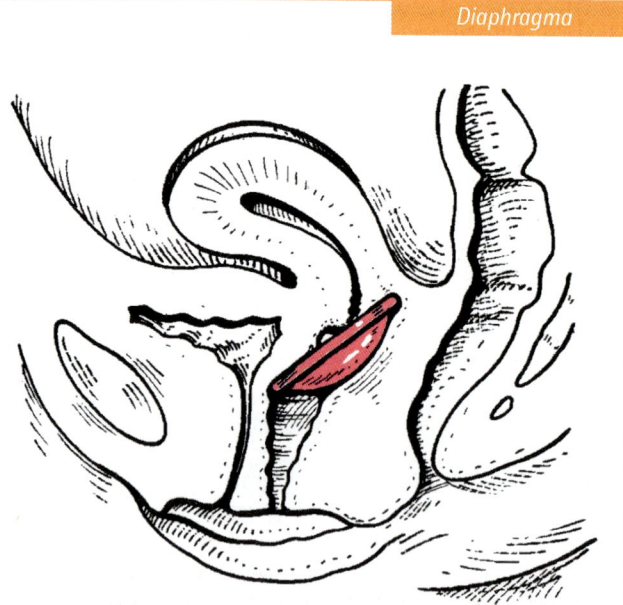

Das Diaphragma umschließt den Muttermund vollkommen.

Zäpfchen, Salben und Gels

Am häufigsten werden chemische Verhütungsmittel als so genannte Schaumzäpfchen, wie *A-Gen 53 N* (D/Ö) oder *Patentex* (D/Ö), angewandt. Sie müssen mindestens zehn Minuten vor dem Geschlechtsverkehr in die Scheide eingeführt werden. Dort entfalten sie einen zähen Schaum, der den Muttermund abschirmt, die Beweglichkeit der Spermien lähmt und überdies eine Spermien tötende Substanz enthält.

Nebenwirkungen sind vor allem Hautreizungen und Allergien sowie ein unangenehmes Brennen und Wärmegefühl.

Frauen, die für Scheideninfektionen anfällig sind, sollten keine solchen Mittel anwenden.

Die Zuverlässigkeit von Schaumzäpfchen als Verhütungsmittel wird in Fachkreisen unterschiedlich eingeschätzt. Der Pearl-Index hat daher eine große Bandbreite: 8 bis 36! Schaumzäpfchen sollten deshalb nur in Kombination mit einem Diaphragma benutzt werden. Das dünne Gummi eines Kondoms kann unter den Mitteln leiden (➡ Kondom, Seite 311).

Intrauterinpessar (IUP, »Spirale«)

Spiralen sind sehr zuverlässig, greifen aber in die Körpervorgänge ein. Ihr Pearl-Index liegt bei 0,9 bis 3.
Moderne Intrauterinpessare haben mit dem ursprünglichen Typ der 1960 entwickelten Spirale kaum mehr als die Bezeichnung gemein. Die heute gebräuchlichen IUPs bestehen aus flexiblem Kunststoff und sind entweder mit einem dünnen Kupferdraht umwickelt (z.B. *Multiload CU 375, Kupfer-T*) oder enthalten eine gestagenes Hormon (z.B. *Mirena*). Sie werden in die Gebärmutter eingeführt. Am unteren Ende sind ein oder zwei Fäden befestigt. Sie reichen bis in die Scheide, sodass die Frau selbst überprüfen kann, ob die Spirale noch an ihrem Platz ist.
Es ist empfehlenswert, zwei Wochen und drei Monate nach dem Einsetzen der Spirale ihren Sitz per Ultraschall überprüfen zu lassen; danach genügt eine halbjährliche Kontrolle. Die erste kupferhaltige Spirale sollte nach drei Jahren gezogen und auf Korrosionserscheinungen überprüft werden. Gibt es keine, kann das nächste Kupfer-IUP fünf Jahre und länger liegen bleiben. Ein gestagenhaltiges IUP muss nach drei Jahren ausgetauscht werden.

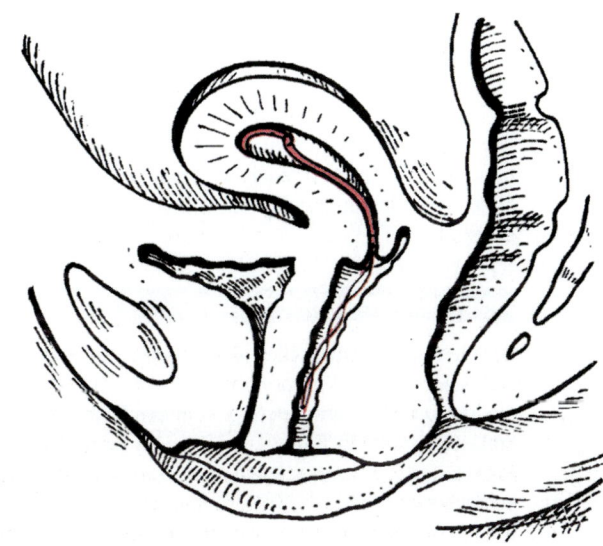

Die Spirale liegt in der Höhlung der Gebärmutter.

Wie wirkt die Spirale?

Durch den Einfluss des Kupfers können sich die Samenzellen nur eingeschränkt bewegen und den Schleimpfropf des Muttermundes nur schlecht durchdringen. Außerdem verändert sich die Gebärmutterschleimhaut, sodass sich ein evtl. befruchtetes Ei in ihr nicht einnisten kann. Alle diese Vorgänge normalisieren sich sofort nach der Entfernung des IUPs wieder.
Zu den Unverträglichkeitserscheinungen gehören schmerzhafte, verstärkte oder verlängerte Blutungen. Frauen mit häufig wechselnden Sexualpartnern haben durch die Spirale ein höheres Risiko für Entzündungen im Becken.
Für Frauen mit stärkeren Monatsblutungen eignet sich die gestagenhaltige Spirale besonders gut, denn nach einigen Monaten verringern sich die Blutungen deutlich.

Einlegen des IUPs

Vor dem Einsetzen einer Spirale findet eine gründliche gynäkologische Untersuchung statt. Die meisten Ärztinnen oder Ärzte legen die Spirale während der Periodenblutung ein, weil der Gebärmutterhalskanal in dieser Zeit weiter geöffnet ist und außerdem sicher ist, dass keine Schwangerschaft besteht.
Das Einlegen der Spirale kann schmerzhaft sein, weil die innere Öffnung des Muttermundes schmerzempfindlich ist. Außerdem wird die Gebärmutterhöhle durch die Spirale gereizt, und die Muskulatur zieht sich zusammen, um den Fremdkörper auszustoßen. Sehr selten kann es zu Verletzungen kommen beziehungsweise zur Durchstoßung der Gebärmutter. Dann ist manchmal ein operativer Eingriff nötig.

»Pille« (Ovulationshemmer)

In Deutschland schluckt gut ein Drittel aller Frauen zwischen 15 und 45 Jahren täglich die Antibabypille. Die häufig beobachtete »Pillenmüdigkeit« entsteht bei vielen Frauen nach jahrelangem Pillenkonsum und durch be-

---

Schwanger trotz IUP

- *Wenn eine Frau trotz Spirale schwanger wird, ist das Risiko für eine Eileiterschwangerschaft zehn- bis fünfzehnfach erhöht. Deshalb und wegen der Möglichkeit von Entzündungen mit nachfolgender Unfruchtbarkeit sollten junge Frauen, die noch keine Kinder haben, besser anders verhüten.*
- *Tritt bei liegender Spirale eine normale Schwangerschaft ein, kann das IUP noch bis zur zwölften Woche gezogen werden. Später lässt man es meist liegen, kontrolliert die Schwangerschaft aber intensiver. Bei der Geburt wird das IUP dann mit dem Schwangerschaftsgewebe ausgestoßen. Ein erhöhtes Fehlbildungsrisiko gibt es durch die Spirale für das Kind nicht.*

rechtigte Zweifel, ob die dauernde Zufuhr von Hormonen nicht auch negative Auswirkungen haben kann.

Richtig eingenommen, hat die »Pille« eine Zuverlässigkeit von 99 Prozent. Doch selbst bei fehlerhafter Einnahme beträgt die Sicherheit noch 97 Prozent. Generell sind Einphasenpräparate sicherer als Zwei- oder Dreiphasenpräparate.

Einphasenpille (Kombinationspräparat)

Bei dieser »konventionellen Pille« nimmt die Frau eine fixe Kombination der Hormone Östrogen und Gestagen ein. Das Östrogen verhindert, dass in den Eierstöcken ein Eibläschen reift. Es findet kein Eisprung statt. Die Gestagene verhindern zusätzlich, dass die Spermien den Schleimpfropf, der den Muttermund verschließt, durchdringen können, und verändern zudem die Gebärmutterschleimhaut so, dass sich in ihr kein Ei einnisten könnte. Das Östrogen ist in den heutigen Einphasenpräparaten sehr gering dosiert: 0,02 bis 0,035 mg Ethinylestradiol. Diese »Mikropillen« sind genauso sicher wie höher dosierte Präparate, östrogenbedingte Nebenwirkungen treten aber seltener auf. Zu bevorzugen sind Produkte mit einem Gestagen, das schon lange angewendet wird und dessen unerwünschte Wirkungen gut bekannt sind (Präparate z. B.: *Leios* [D], *Minisiston* [D], *Microgynon* [D/Ö]). Problematischer sind Pillen mit den neueren Gestagenen Desogestrel, Dienogest, Gestoden und Norgestimat (Präparate z. B.: *Cilest* [D], *Cileste* [Ö], *Lovelle* [D], *Marvelon* [D/Ö], *Minulet* [D/Ö], *Femovan* [D]). Bei ihnen ist das Risiko nahezu doppelt so hoch, eine tiefe Beinvenenthrombose oder sogar eine Lungenembolie zu erleiden.

Die Pillen werden 21 Tage lang eingenommen, dann folgt meist eine Einnahmepause von sieben Tagen. In dieser Zeit löst sich durch den plötzlichen Abfall des Östrogen- und Gestagenspiegels die Gebärmutterschleimhaut ab. Die Blutung beginnt.

»Pillenblutungen« sind künstlich hervorgerufene Hormonentzugsblutungen. Nur wenigen Frauen ist bewusst, dass der Pillenzyklus kein natürlicher Monatszyklus ist, sondern nur aus psychologischen Gründen einem 28-Tage-Zyklus angepasst wird. Bei einer ununterbrochenen Einnahme der »Pille« könnte es allerdings zu unregelmäßigen und teilweise länger anhaltenden Durchbruchsblutungen kommen. Sie entstehen, wenn sich die Gebärmutterschleimhaut durch die Hormone immer weiter aufbaut, sodass sie letztlich nicht mehr ernährt werden kann. Dann wird sie im Rahmen einer Blutung abgestoßen.

Zweiphasenpille (Sequenzpräparat)

Mit dieser »Pille« wird versucht, den Verlauf eines natürlichen 28-Tage-Zyklus nachzuahmen. Der Wirkungsmechanismus ähnelt den Einphasenpräparaten. Zweiphasenpräparate enthalten jedoch in der ersten Phase ausschließlich Östrogene, in der zweiten Phase werden Östrogene und Gestagene kombiniert. Damit diese »Pillen« sicher sind, enthalten sie relativ hohe Östrogenmengen. Diese »Pillen« müssen unbedingt in der vorgeschriebenen Reihenfolge eingenommen werden. Sie kommen in 21- und in 28-Pillen-Packungen auf den Markt. Die in Deutschland am häufigsten verschriebenen Präparate sind *Biviol* (D), *Lyn-ratiopharm Sequenz* (D), *Oviol* (D).

Stufenpräparate (Phasenpräparate)

Meistens handelt es sich um Drei-, seltener um Zwei-Stufen-Präparate, deren Östrogengehalt mit dem der Mikropille vergleichbar ist. Gestagene und Östrogene werden gleichzeitig eingenommen, wobei sich das Verhältnis der Hormonmengen im Präparat von Stufe zu Stufe ändert. Stufenpräparate versuchen am deutlichsten, den natürlichen Zyklus von 28 Tagen nachzuahmen.

Die gebräuchlichsten Präparate sind: *Neo-Eunomin* (D), *Trinordiol* (D), *Triquilar* (D), *Trisiston* (D), *Tristep* (D).

Minipille

Die Minipille enthält nur das Hormon Gestagen. Manche dieser Pillen verhindern den Eisprung, andere nicht sicher. Die wichtigsten empfängnisverhütenden Effekte sind jedoch, dass der Schleim im Gebärmutterhalskanal für Samenzellen undurchlässig wird, dass die Samenzellen in ihrer Beweglichkeit beeinträchtigt werden und dass die Gebärmutterschleimhaut sich so verändert, dass sich in ihr kein Ei einnisten könnte.

Anfänglich läuft der Zyklus ebenso ab wie sonst. Bei langer Einnahme der Minipille können sich die Zyklen jedoch verändern. Die Blutungen können immer schwächer werden oder ganz aufhören. Möglich sind auch länger dauernde Schmierblutungen.

Die regelmäßige Einnahme täglich zum selben Zeitpunkt ist bei der Minipille wesentlich. Sie darf höchstens um drei Stunden abweichen. In jeder Packung sind 35 gleichartige »Pillen«, die vom ersten Tag der Periode an ohne Unterbrechung genommen werden.

Auch bei optimaler Anwendung hat die Minipille eine Versagerquote von 0,5 bis 4. Die Minipille eignet sich als Verhütungsmittel für stillende Mütter, weil sie kein Östrogen enthält. Der Östrogenbestandteil der Kombinationspräparate kann die Milchproduktion hemmen.

Abgesehen von Blutungsunregelmäßigkeiten hat die Minipille viel geringere Nebenwirkungen als die anderen Pillenpräparate, vor allem sind negative Auswirkungen auf die Gefäße seltener. Deshalb ist sie auch für Diabetikerinnen eher geeignet (➜ Diabetes, Seite 722).

Dreimonatsspritze

Mit der Dreimonatsspritze werden große Mengen von Langzeit-Gestagenen injiziert. Die Hormonspritze kann Menstruationsstörungen hervorrufen, die auch nach dem Absetzen des Präparats noch monatelang andauern können. Blutungsstörungen sind relativ häufig.

»Pille danach«

Sie enthält relativ große Mengen Östrogen und Gestagen. Sie wird ausschließlich im Notfall, nach ungeschütztem Geschlechtsverkehr in der fruchtbaren Phase, eingenommen. Üblicherweise wird heute *Tetragynon* (D) eingesetzt, das spätestens 48 Stunden nach dem Verkehr einzunehmen ist. Der »Hormonstoß« führt meist zu Übelkeit und Erbrechen, Spannungsgefühl in den Brüsten sowie Blutungsunregelmäßigkeiten nach der Einnahme.

Risiken der »Pille«

Für Frauen, die an Bluthochdruck oder Herzerkrankungen leiden und die »Pille« nehmen, steigt das Risiko für Blutgerinnsel, Herzinfarkt und Schlaganfälle. Wenn sie zusätzlich rauchen, steigt ihr Risiko für Herz- und Gefäßerkrankungen erheblich, wobei das Hauptrisiko jedoch das Nikotin und nicht die »Pille« ist.

Weitere Nebenwirkungen können Leberschädigungen sein. Besonders gefährdet sind Frauen, die schon einmal eine Gelbsucht hatten. Außerdem können Pigmentveränderungen der Haut, Migräne, Übelkeit, Nervosität, Depressionen, Brustschmerzen, Gewichtszunahme, Veränderung der Sexualempfindung, Zwischenblutungen und Pilzinfektionen der Scheide auftreten.

In einander widersprechenden Studien wird immer wieder ein erhöhtes Risiko für Brust- und Gebärmutterhalskrebs diskutiert. Dagegen soll die »Pille« in stärkerer Dosierung und abhängig von der Einnahmedauer vor Eierstockskrebs und Gebärmutterkrebs schützen.

Frauen sollten auf keinen Fall die »Pille« einnehmen
- bei Gefäßerkrankungen,
- nach einem Herzinfarkt,
- nach einem Schlaganfall,
- bei Bluthochdruck (1. Wert über 160, 2. Wert über 95),
- bei Diabetes,
- als starke Raucherin über 35 Jahre,
- bei schweren Leber- und Gallenerkrankungen,
- bei einem hormonabhängig wachsenden Tumor (z. B. Brustkrebs).

Nur mit Vorbehalten und unter besonders sorgfältiger Kontrolle sollten Frauen die »Pille« einnehmen
- als Raucherinnen,
- bei ausgeprägten Krampfadern,
- bei Epilepsie,
- bei Migräne,
- bei leicht erhöhtem Blutdruck,
- bei erhöhten Blutfettwerten,
- bei Auftreten von Thrombose, Lungenembolie oder Herzinfarkt bei Verwandten 1. Grades unter 40 Jahren,
- bei Anfälligkeit für Scheideninfektionen, zum Beispiel durch Pilze,
- bei Langzeitimmobilisierung (z. B. Rollstuhl).

Sofort abgesetzt werden muss die »Pille«,
- wenn Blutgerinnsel auftreten (Schwellung, Schmerzen im Bein),
- wenn der Blutdruck stark ansteigt,
- wenn Sehstörungen auftreten,
- bei Schwangerschaft,
- vor größeren Operationen oder Beinoperationen,
- bei Gelbsucht,
- bei schweren Durchblutungsstörungen (z. B. Angina pectoris, Herzinfarkt),
- bei schweren Migräneanfällen.

Grundsätzlich sollten bei jeder Frau, die die »Pille« nimmt, regelmäßig Kontrolluntersuchungen der Leber- und Nierenfunktion, des Blutdrucks, des Blutzuckers sowie alle sechs Monate gynäkologische Früherkennungsuntersuchungen mit Zellabstrich durchgeführt werden.

Insgesamt treten schwere Nebenwirkungen bei den heute überwiegend verschriebenen »Mikropillen« selten auf – bis auf ein erhöhtes Thromboserisiko bei Präparaten mit neueren Gestagenen (➡ Einphasenpille, Seite 314). Das Risiko einer Gesundheitsschädigung durch Schwangerschaft und Geburt oder Schwangerschaftsabbruch ist größer als das durch Pilleneinnahme. Wenn keine Risiken und Kontraindikationen bestehen, ist die Einnahme der »Pille« bis zum Eintritt der Wechseljahre möglich.

Vorteile der »Pille«

- Weniger starke und weniger schmerzhafte Monatsblutungen und ein regelmäßiger Zyklus.
- Selteneres Auftreten von Eierstockzysten.
- Besserung prämenstrueller Beschwerden.
- Positive Wirkungen auf Akne, Haarausfall (bei den Präparaten *Diane [D/Ö]*, *Valette* [D]) oder Endometriose (bei *Ovysmen* [D/Ö]).

Anwendungsfragen

Wenn Sie eine »Pille« vergessen
Nehmen Sie die vergessene »Pille«, sobald Sie sich daran erinnern, und die nächste »Pille« zur üblichen Zeit, auch wenn das bedeutet, an einem Tag zwei »Pillen« einzunehmen. Wenn die Einnahmepause zwischen zwei »Pillen« länger als 36 Stunden dauerte, können Sie nicht mehr

mit einem vollen Empfängnisschutz rechnen. Dann sollten Sie sicherheitshalber bis zur nächsten Blutung zusätzlich ein anderes Verhütungsmittel verwenden.
Wichtig: Bei der Minipille darf die Einnahmezeit höchstens um drei Stunden überschritten werden.

Wann sind Sie geschützt?

Wenn Sie mit der Einnahme am ersten Blutungstag beginnen, können Sie mit einem sicheren Schutz rechnen. Beginnen Sie später, empfiehlt es sich, gleich eine andere Verhütungsmethode anzuwenden.
Weitere Unsicherheitsfaktoren sind:

● Durchfallerkrankungen.
● Erbrechen bis vier Stunden nach »Pillen«einnahme.
● Einnahme von bestimmten Medikamenten (z. B. Antibiotika, Mitteln gegen Epilepsie oder Tuberkulose).

Wenn Sie schwanger werden wollen

Auch nach langjähriger Einnahme der »Pille« sind Sie normalerweise noch fruchtbar. Bei dem Wunsch nach einem Kind sollten Sie die »Pille« mindestens drei Monate vor der gewünschten Empfängnis absetzen und in der Wartezeit auf andere Verhütungsmittel umsteigen. Dadurch bekommt der Körper genügend Zeit, seinen natürlichen Hormonhaushalt wieder optimal einzustellen.

Sterilisation

Die Sterilisation ist eine endgültige Verhütungsmethode, die sowohl für Männer als auch für Frauen geeignet ist. Sie kann nicht mehr oder nur durch eine komplizierte Operation rückgängig gemacht werden. Die statistische Versagerquote des Eingriffs liegt bei ein bis zwei Fällen pro 1000 Sterilisationen. In Deutschland sind 6 Prozent der Frauen und 0,4 bis 1,3 Prozent der Männer sterilisiert.

Gesetzeslage

Deutschland: Wenn medizinische, soziale oder andere Indikationen vorliegen, aber auch bei einer freiwilligen Sterilisation, für die sich ein Paar entscheidet, haben die Versicherten theoretisch Anspruch auf Kostenübernahme durch die gesetzlichen Krankenkassen, sofern die Sterilisation nicht »gegen die guten Sitten« verstößt. Diese Formulierung lässt Ärztinnen und Ärzten einen großen Interpretationsrahmen. Eine konkrete juristische Auslegung dieser »guten Sitten« gibt es bis heute nicht.
Falls keine klaren medizinischen Gründe vorliegen, z. B. eine schwere Herzkrankheit der Mutter oder Erbkrankheiten, richten sich viele Kliniken nach folgenden Kriterien: Bei Frauen unter 30 werden Sterilisationen nur in Ausnahmefällen durchgeführt, zum Beispiel dann, wenn sie

mehr als drei Kinder haben. Frauen über 30 mit Kindern sowie Frauen ab 35 ohne Kinder werden auf Wunsch sterilisiert.
Österreich: Die Sterilisation ist ab dem 25. Lebensjahr beim Mann und bei der Frau erlaubt. Die Krankenkassen übernehmen die Kosten nicht.

Tubensterilisation bei der Frau

Bei der heute üblichen Sterilisationsmethode werden die Eileiter bei einer Laparoskopie (➡ Seite 830) an einer Stelle verschweißt (*endoskopische Sterilisation*) und oft noch zusätzlich durchtrennt. Sie wird meist unter Vollnarkose, im Krankenhaus oder ambulant durchgeführt. Bei der älteren Methode werden die Eileiter von einem Bauchschnitt aus durchtrennt, an beiden Enden abgebunden und in die umliegenden Gewebefalten versenkt (Unterbindung der Eileiter). Diese Methode wird heute fast nur noch bei einer Sterilisation während eines Kaiserschnitts angewandt, da hier ohnehin ein Bauchschnitt gemacht werden muss.

Komplikationen

Im Gegensatz zur Sterilisation des Mannes handelt es sich bei der Sterilisation der Frau um eine größere Operation. Mögliche Komplikationen sind:

● Eileiterschwangerschaften (selten).
● Stärkere (10 bis 40 Prozent) und unregelmäßigere Blutungen als zuvor sowie ausgeprägtere Menstruationsbeschwerden (20 bis 30 Prozent).

Worauf die Blutungsbeschwerden genau zurückzuführen sind, ist umstritten. Gelegentlich beeinträchtigt die Unterbrechung der Eileiter die Eierstockdurchblutung und lässt damit die Hormonproduktion schwächer und unregelmäßiger werden. Das wird auch als Grund dafür angenommen, dass sterilisierte Frauen etwas früher in die Wechseljahre kommen als andere.

Vasektomie beim Mann

Die Durchtrennung der Samenleiter des Mannes heißt Vasektomie und wird meist in der ärztlichen Praxis in einem knapp halbstündigen Eingriff ambulant durchgeführt. Der Arzt oder die Ärztin macht nach örtlicher Betäubung auf der Rückseite des Hodensacks zwei Hautschnitte von etwa zwei Zentimeter Länge, ertastet den Samenstrang, schneidet aus jedem ein kleines Stück heraus und unterbindet die durchtrennten Enden mit Fäden, um sie zu verschließen. Nach etwa zwei Stunden kann der Mann die Praxis verlassen.
Nach einigen Wochen erfolgt eine Nachuntersuchung, um zu überprüfen, ob noch befruchtungsfähige Samenzellen in der Samenflüssigkeit vorhanden sind.

Komplikationen

Es können leichte Wundschmerzen, örtlich begrenzte Blutergüsse oder leichte Entzündungen auftreten.

Nebenwirkungen

Die Funktionsfähigkeit der Sexualorgane des Mannes ändert sich durch den Eingriff nicht. Die Hoden produzieren die gleiche Menge an männlichen Sexualhormonen und auch an Samenzellen wie zuvor. Die Spermien gelangen dann in die Nebenhoden, wo sie zur Befruchtungsfähigkeit heranreifen. Reife Zellen gelangen jetzt aber nicht mehr ins Ejakulat, sondern nur noch bis zu den abgeschnittenen Enden der Samenleiter. Dort werden sie vom Gewebe aufgenommen und aufgelöst.
Die Menge des Ejakulats vermindert sich um etwa zehn Prozent – den Anteil der Samenfäden. Geruch, Aussehen und Geschmack bleiben unverändert.
Die Potenz bleibt körperlich unbeeinflusst. Selten kann Trauer über den Verlust der Zeugungsfähigkeit vorübergehende psychisch bedingte Probleme auslösen.

Unfruchtbarkeit

Längst nicht alle Menschen haben die Möglichkeit, sich bewusst für Kinder zu entscheiden oder die Entscheidung dem Zufall zu überlassen. In den letzten 35 Jahren ist die Zahl der ungewollt Kinderlosen auf mehr als das Doppelte gestiegen. Blieb Anfang der sechziger Jahre nur bei acht Prozent der Jungverheirateten der Kinderwunsch fruchtlos, trifft das heute auf jedes sechste Ehepaar zu. Die Diagnose Unfruchtbarkeit kann eine tiefe Lebenskrise auslösen – auch bei Frauen und Männern, die ihr Lebenskonzept und ihre Identität nicht auf die Elternrolle abgestimmt haben. Als unfruchtbar gilt ein Paar, wenn sich trotz regelmäßigen Geschlechtsverkehrs ohne Empfängnisverhütungsmittel nach ein bis zwei Jahren kein Kind eingestellt hat.

Ursachen der Unfruchtbarkeit

Für die Gründe der wachsenden Unfruchtbarkeit hat die Forschung bisher noch keine ausreichenden Erklärungen. Es wird jedoch angenommen, dass Schadstoffe, die zunehmende Umweltbelastung und psychosoziale Probleme die Zeugung, die Empfängnis und auch die Entwicklung eines Embryos stören. Ein Drittel der Unfruchtbarkeiten dürfte darauf beruhen, dass heute viele Menschen erst spät – nach der beruflichen Absicherung – ein Kind planen. Mit steigendem Alter nimmt die Fruchtbarkeit ab.

Risiko Arbeitsplatz

Dass sich Umweltgifte negativ auf die Fruchtbarkeit auswirken, ist erwiesen. Hinweise darauf gibt die Zahl der Betroffenen in bestimmten Berufsgruppen. Männer und Frauen, die in den folgenden Berufen arbeiten, sind häufiger unfruchtbar als andere, wobei für die Frauen auch ein erhöhtes Fehlgeburtsrisiko besteht:

- Landwirte, Weinbauern, Forstarbeiter und Floristen, die mit Unkraut- und Schädlingsvernichtungsmitteln arbeiten.
- Labor- und Chemiearbeiter.
- Narkoseärzte und -pflegekräfte.
- Krankenpflegekräfte und medizinisches Personal auf Krebsstationen, die ungeschützt mit Krebsmitteln hantieren.
- Beschäftigte in Zahnarztpraxen.
- Beschäftigte in der Textil- und Lederverarbeitung.
- Maler und Anstreicher.
- Arbeiter in Blei- und Kupferhütten.

Risiko Umwelt

Ganz sicher können die allgegenwärtigen und auch in Arbeitsstoffen verbreiteten chlorierten Kohlenwasserstoffe Spermien abtöten. Schwermetalle, wie Quecksilber (möglicherweise auch das aus Amalgamfüllungen), Kadmium, Blei, sowie Schädlings- und Unkrautvernichtungsmittel

Substanzen, die Fruchtbarkeitsstörungen bewirken können		
Substanz	Mann	Frau
Äthylalkohol	+	
Kadmium	+	
Schwefelkohlenstoff	+	+
Chlordecon	+	+
Chloropren	+	
DDT		+
Dibromchlorpropan (DBCP)	+	+
Äthylenbromid	+	+
2-Äthoxyäthanol (EGEE)	+	+
2-Methoxyäthanol (EGME)	+	+
Ätylenoxid	+	+
Hexachlorbenzol		+
Blei	+	+
Quecksilber	+	+
Bromierte Biphenyle (PBB)		+
Polychlorierte Biphenyle (PCB)	+	
TCDD		+
Toluol		+
Vinylchlorid	+	+

Was tun, wenn's nicht klappt?

Für beide Partner:

- *Meiden Sie Medikamente, die die Fruchtbarkeit beeinträchtigen (➡ Seite 317), und halten Sie Ihren Zigaretten- und Alkoholkonsum in Grenzen.*
- *Schlafen Sie miteinander, besonders während der fruchtbaren Tage (➡ Empfängnisverhütung, Seite 307). Allerdings: Allzu kurze Abstände verringern die Erfolgschance, denn die Spermienkonzentration im Ejakulat verringert sich dann. Nach dem Koitus sollte die Frau noch zehn Minuten auf dem Rücken liegen bleiben (am besten mit einem Kissen unter dem Po).*
- *Nehmen Sie sich Zeit für sich und füreinander. Entrümpeln Sie Ihren Alltag von Stress und Hektik.*
- *Noch besser ist ein Urlaub mit »Tapetenwechsel«. So können Sie abschalten und tun, was Ihnen Freude macht.*
- *Erlernen Sie Entspannungstechniken (➡ Seite 878).*
- *Massagen (➡ Seite 863) und Moorbäder (➡ Wärmepackungen, Seite 875) entspannen. Erleben Sie diese nicht als »Behandlungen«, sondern genießen Sie die »Streicheleinheiten« für den Körper.*
- *Halten Sie sich mit ausgleichendem (nicht Leistungs-)Sport fit (➡ Seite 222).*
- *Vielleicht ist eine Umstellung Ihrer Essgewohnheiten fällig. Vollwertkost mit frischem Gemüse und Obst kann ein Stimulans sein (➡ Seite 233).*

Für die Frau:

- *Falls Sie immer wieder mit Schlankheitsdiäten versuchen, sich eine Idealfigur zu erhungern: Machen Sie Schluss damit. Diäten stören den Hormonkreislauf. Essen Sie abwechslungsreich, aber nicht allzu reichlich.*
- *Eine Reihe von Pflanzen stimulieren den Hormonregelkreis. Dazu gehören Storchenschnabel, Frauenmantel und Mönchspfeffer, Granatapfelsamen und Hahnenfuß. Diese Pflanzen sollten Sie einige Monate als Tee trinken.*

Für den Mann:

- *Tragen Sie keine engen Slips oder Hosen. Bevorzugen Sie Unterhosen und Hosen aus Naturfasern. Schlafen Sie nicht unter einer Daunendecke. Meiden Sie häufige Besuche in der Sauna und im Thermalbad, und baden Sie nicht über 37 Grad. Schalten Sie die Sitzheizung im Auto ab. Nach drei bis sechs Monaten sind die Nachteile einer zu starken Wärmeeinwirkung, die einen Rückgang der Spermienqualität bewirken, überwunden.*

erhöhen die Gefahr. Auch ionisierende Strahlen können die Keimdrüsen schädigen (➡ Röntgen, Seite 823).

Umweltschadstoffe vergiften auch das werdende Kind: Wissenschaftler schätzen, dass Schadstoffe 20 bis 30 Prozent aller Fruchtabgänge verursachen. Bei Untersuchungen von Frühgeburten fand man im Blut der Mutter und des Fötus die Stoffe Lindan, Aldrin, DDT und PCB – alle aus der Gruppe der CKW (➡ Substanzen, die Fruchtbarkeitsstörungen bewirken können, Seite 317).

Risikofaktor Stress

Bei jedem sechsten Paar vermutet man seelische Ursachen für die Unfruchtbarkeit. Stress kann direkt und indirekt den empfindlichen Regelkreis von Hormonen und Sexualfunktionen stören: beruflicher Druck und Unzufriedenheit am Arbeitsplatz, exzessive körperliche Anstrengung, Arzneimittelmissbrauch, der Konsum von Koffein, Nikotin und Alkohol, aber auch der unerfüllte Kinderwunsch selbst oder der Druck, bei der Sterilitätsbehandlung erfolgreich sein zu müssen, können die Lust auf Sex vertreiben. Partnerschaftskonflikte und die unbewusste Ablehnung einer Schwangerschaft wirken sich oft ebenfalls empfängnisverhütend aus.

Dass der drängende, unerfüllte Wunsch nach einem Kind eine nicht zu unterschätzende Rolle spielt, gilt mittlerweile als sicher. In Nachuntersuchungen hat sich gezeigt, dass viele Frauen ohne medizinische Hilfe schwanger wurden, wenn sie nach erfolglosen künstlichen Befruchtungen ihre Mühen um eine Schwangerschaft endgültig aufgegeben und sich mit ihrer Kinderlosigkeit abgefunden hatten. Eine ähnliche Wirkung kann der Entschluss haben, ein Kind zu adoptieren. Wenn der Druck wegfällt, unbedingt schwanger werden zu müssen, ist das oft fruchtbarer als alle medizinischen Versuche.

Das unfruchtbare Paar

Fruchtbarkeitsstörungen sind zwischen den Geschlechtern gleich verteilt. Bei etwa jedem dritten Paar bleibt die Ursache medizinisch ungeklärt. Da die Fruchtbarkeit eines Paares vom Potenzial beider Partner abhängt und da die herabgesetzte Fruchtbarkeit der einen Person durch hohe Fruchtbarkeit der anderen ausgeglichen werden kann, lässt sich kaum eine Aussage über die individuelle Fruchtbarkeit machen.

Stellt sich das ersehnte Kind nicht ein, müssen von Anfang an beide Partner gynäkologisch beziehungsweise andrologisch untersucht werden. Es ist sinnvoll, gemeinsam eine Beratungsstelle aufzusuchen, die sich speziell mit Fertilitätsfragen beschäftigt. Das kann die Zeit für die notwendigen Untersuchungs- und Behandlungsschritte wesentlich verkürzen.

In jedem Fall muss mit drei bis sechs Monaten gerechnet werden, in denen tägliche Temperaturmessungen bei der Frau sowie viele Wege und ein hoher Zeitaufwand für Untersuchungen und Kontrollen notwendig werden. Der verordnete Sex auf Kommando – an bestimmten Tagen, zu bestimmter Uhrzeit – kann das sexuelle Erleben abkühlen, das ständige Warten auf Erfolg kann zu Problemen in der Beziehung führen.

Unfruchtbarkeit beim Mann

Männliche Unfruchtbarkeit kann angeboren oder erworben, dauerhaft oder vorübergehend sein. Da Spermien zu ihrer Entwicklung drei Monate benötigen, wirkt sich eine Störung meist erst nach dieser Zeit aus. Die Regeneration dauert ebenso lange.

Das wichtigste Kriterium für die Befruchtungsfähigkeit ist die Anzahl gesunder und ausreichend beweglicher Spermien im Ejakulat. Ist ihre Zahl vermindert, verringert sich die Chance, dass der Samen die natürlichen Barrieren überwindet: den Schleimpfropf des Gebärmutterhalses, das Milieu der Gebärmutter und die Eihülle.

Ursachen

Bei etwa zehn Prozent der Männer, die wegen Unfruchtbarkeit ärztliche Hilfe suchen, bleibt die Ursache ungeklärt. Die möglichen Gründe für eine Unfruchtbarkeit können auch kombiniert auftreten.

Partnerschaftsprobleme können eine große Rolle spielen. Sie bleiben oft unbewusst.

Nicht selten verbirgt sich hinter der Zeugungsunfähigkeit eine nicht eingestandene Ablehnung von Schwangerschaft, Kind und Vaterrolle.

Angeborene Störungen
Sie sind selten. Zu ihnen gehören:
- Hodenhochstand, wenn er nicht erfolgreich behandelt wird: Bei fünf Prozent der neugeborenen Knaben liegt der Hoden nicht im Hodensack (➡ Hodenhochstand, Seite 356).
- Klinefelter-Syndrom: Im Erbgut ist neben dem X- und Y-Chromosom, die gemeinsam das männliche Geschlecht bestimmen, ein weiteres X-Chromosom angelegt.

Erworbene Störungen
Fruchtbarkeitsstörungen, die erst im Laufe des Lebens auftreten und auch durch äußere Einwirkungen bedingt sein können, entstehen durch:
- Ausfall der hormonellen Hodenfunktion vor oder während der Pubertät.

- Hodenentzündung. Sie kann durch Mumps, Syphilis oder eine Schlagverletzung ausgelöst werden und auch nach dem Abheilen die Spermienproduktion verhindern (➡ Seite 782).
- Entzündung der Nebenhoden (➡ Seite 783).
- Entzündung der Prostata (➡ Seite 785).
- Entzündung der Samenblase und Harnröhre (➡ Seite 781). Sie kann die ableitenden Samenwege verschließen, Entleerungsstörungen und Irrtümer des Immunsystems verursachen. Diese Irrtümer können sich ereignen, wenn Samen aus dem Gangsystem austreten. Dadurch können sich Antigene gegen die eigenen Spermien bilden. Bei jedem dritten unfruchtbaren Mann werden Antikörper gefunden.
- Infektion mit Chlamydien und Ureaplasmen (➡ Seite 748). Der Zusammenhang mit der verminderten Spermienqualität ist nicht eindeutig geklärt, doch werden solche Infektionen bei unfruchtbaren Männern sehr häufig nachgewiesen. Sexuell übertragbare Erkrankungen können die samenableitenden Wege durch Verklebungen oder Vernarbungen behindern.

Medikamente, die die Spermienproduktion hemmen

- *Herzmittel und Mittel gegen Bluthochdruck mit dem Kalziumantagonisten Nifedipin (z. B. Adalat [D/Ö]).*
- *Mittel gegen Magengeschwüre mit dem Wirkstoff Cimetidin (Cimetag [Ö], Neutromed [Ö], Tagamet [D]) und Ranitidin (Sostril [D], Ulsal [Ö], Zantac [Ö], Zantic [D]).*
- *Sulfasalazin gegen Colitis ulcerosa und bei Rheumatoider Arthritis (Azulfidine [D], Azulfidine RA [D], Colo Pleon [D/Ö], Salazopyrin [Ö]).*
- *Mittel gegen Harnweginfektionen mit den Inhaltsstoffen Nitrofurantoin (Cystit [D], Furadantin [D/Ö], Urolong [Ö], Uro Tablinen [D]) und Trimethoprim (Eusaprim [D/Ö], Cotrim- [D]).*
- *Mittel gegen Krebs (Methotrexat, Cyclophosphamid), die länger als sechs Monate genommen werden.*
- *Mittel gegen Psychosen (➡ Neuroleptika, Seite 413).*
- *Die Antiepileptika Phenytoin und Carbamazepin.*
- *Betablocker (vor allem Propranolol) gegen Bluthochdruck, Durchblutungs- und Herzrhythmusstörungen, Migräne und als Beruhigungsmittel.*
- *Alle Kortisone, die eingenommen werden.*
- *Alle Anabolika, um sportliche Leistungen zu steigern, vor allem bei Kraftsportarten und Bodybuilding. Auch andere Hormone wie Östrogene, Gestagene, Androgene und Antiandrogene beeinträchtigen die Spermienproduktion.*

- Krampfadern und Venenbruch im Hoden, durch die der Hoden nicht ausreichend kühl gehalten werden kann.
- Chronische Blutarmut (➡ Seite 574).
- Diabetes.
- Mangel an männlichen Hormonen (sehr selten).

Äußere Störungen

Etwa zehn Prozent der Ursachen für Unfruchtbarkeit bei Männern kommen »von außen«, meist hemmen sie die Samenproduktion. Dazu zählen:

- Angst, Berufs- und Leistungsdruck, Partnerschaftsprobleme und der Stress des unerfüllten Kinderwunschs.
- Zu enge Hosen, die einen Wärmestau erzeugen. Das gilt auch für Saunabesuche und zu warme Bettdecken.
- Intensives Training auf dem Rennrad.
- Übermäßiger Alkoholkonsum, starkes Rauchen.
- Der Gebrauch von Haarwuchsmitteln mit Kadmium oder Östradiol.
- Die Einnahme von Medikamenten, die die Produktion der Spermien vorübergehend oder ganz hemmen (➡ Kasten unten links).
- Folgeschäden von Röntgenbestrahlungen (➡ Seite 824).
- Ein erlittener Schock.
- Unterernährung.
- Aufenthalt in großen Höhen und Tiefen (Piloten, Bergsteiger, Taucher).

Notwendige Untersuchungen

- Gespräche über das Sexualleben mit der Partnerin, Fragen nach der Krankheitsgeschichte (Infektionskrankheiten, Operationen, Diabetes, Nervenerkrankungen), nach Zigarettenkonsum, Alkohol- und Medikamentenmissbrauch.
- Untersuchung der Geschlechtsorgane.
- Spermiogramm aus Sperma, das vier bis sechs Tage nach dem letzten Samenerguss gewonnen wurde. Die Spermauntersuchung muss zweimal durchgeführt werden, weil die Ergebnisse stark schwanken können.
- Nur wenn die Anzahl der Spermien unter fünf Millionen liegt: Untersuchung des Hormonhaushalts.
- Nur bei Verdacht auf einen Verschluss der samenableitenden Wege: Entnahme von Hodengewebe.
- Nur bei Verdacht auf Störung der Chromosomenzusammensetzung: Mikroskopische Untersuchung von Haarwurzelzellen oder Zellen aus der Mundschleimhaut.

Behandlung

- Operation bei einem Krampfaderbruch (➡ Seite 784).
- Antibiotikabehandlung bei akuten oder chronischen Entzündungen.

- Ersatz der fehlenden Hormone bei einem nachgewiesenen Mangel.
- Bei Antikörpern sind Behandlungen mit Kortison oder Immunsuppressiva oder der Versuch, Antikörper herauszuwaschen, möglich, aber selten erfolgreich.
- Eine mikrochirurgische Operation kann die Wege bei Samenleiterstörungen wieder durchlässig machen.

Spermienstimulation

Akupunktur kann in leichten Fällen möglicherweise die Samenproduktion und -mobilität stimulieren. Solche Versuche umfassen meist zehn Sitzungen.

Die beste Behandlung eingeschränkter Zeugungsfähigkeit des Mannes ist jedoch die optimale Einstellung des Zyklus bei der Frau: Versuche, mit Medikamenten, zum Beispiel Hormonen oder Enzymen, eine eingeschränkte Samenqualität zu verbessern, zeigen kaum Erfolg. Auch die Anwendung von Pentoxifyllin zur Anregung der Durchblutung ist kaum erfolgreich.

Bei geringer Samenzahl lässt sich durch eine künstliche Befruchtung (➡ IVF, Seite 322) eher eine Schwangerschaft erzielen. Es werden aus dem Ejakulat die aktivsten Zellen gewonnen, aufbereitet und für die Befruchtung in der Petrischale genutzt. Selbst wenn sich im Ejakulat keine Samen finden, ist heute sogar eine Befruchtung möglich. Oft kann der Arzt aus dem Hodengewebe oder den Nebenhoden einzelne Samen gewinnen und eine ICSI (intracytoplasmatische Spermieninjektion, ➡ Seite 323) versuchen. Dabei wird eine einzelne Samenzelle mit einer Mikropipette in die vorbereitete Eizelle der Frau injiziert. Da sich bei Männern mit hochgradiger Einschränkung der Fortpflanzungsfähigkeit häufig genetische Veränderungen im Erbgut finden, ist es ratsam, vorher eine Erbgutanalyse durchführen zu lassen. Dafür wird eine Blutprobe entnommen. ICSI ist eine aufwändige und teure Behandlung, welche die deutschen Krankenkassen seit kurzem bezahlen müssen. In Österreich übernimmt der IVF-Fonds in bestimmten Fällen einen Teil der Kosten.

Unfruchtbarkeit bei der Frau

Die wichtigsten Gründe für weibliche Unfruchtbarkeit verteilen sich prozentual in etwa so:

- Bei 45 Prozent der Frauen ist die komplizierte hormonelle Steuerung der Eierstöcke gestört (➡ Menstruationsstörungen, Seite 756). Das führt zum Beispiel dazu, dass die Eier nicht reifen können, dass es nicht zum Eisprung kommt oder dass sich das befruchtete Ei nicht in der Gebärmutter einnisten kann, weil es keine optimal vorbereitete Schleimhaut vorfindet.
- Bei 35 Prozent ist mangelnde Durchlässigkeit oder eingeschränkte Beweglichkeit der Eileiter verantwortlich.

- Bei 5 Prozent sind die Probleme auf den Gebärmutterhals zurückzuführen.
- Bei 15 Prozent liegen andere Ursachen vor.

Ursachen

Störungen des Hormonzyklus durch
- Mangel bzw. Überproduktion von anderen Hormonen als den Geschlechtshormonen, zum Beispiel bei einer Über- oder Unterfunktion der Schilddrüse, bei Leber- und Nierenerkrankungen, Erkrankungen der Nebennierenrinden und Tuberkulose. Das Gleiche gilt für eine Überproduktion männlicher Hormone oder für die Überproduktion des Hormons Prolaktin, das die Milchbildung steuert.
- Übergewicht.
- Untergewicht sowie Abmagerungskuren und jede sehr einseitige Ernährungsweise.
- Medikamente, vor allem Mittel gegen seelische Erkrankungen (Psychosen) und alle Hormonpräparate. Nach dem Absetzen der Pille muss sich der hormonelle Zyklus meist erst wieder einpendeln.
- Missbrauch von Alkohol und Nikotin.
- Stress, Kummer und Aufregungen.

Undurchlässigkeit der Eileiter
- Eileiterverwachsungen können durch vorangegangene Entzündungen entstehen. Sie können die Folge von sexuell übertragbaren Krankheiten sein (Chlamydien und Ureaplasmen, ➡ Seite 748), von Endometriose (➡ Seite 773) oder auch die Folge von Operationen, zum Beispiel des Blinddarms oder von Eierstockzysten.
- Die Eileiterpassage kann nach einer Eileiterschwangerschaft oder durch eine Sterilitätsoperation (➡ Seite 316) unterbrochen sein.
- Verwachsungen des Bauchraumgewebes können dazu führen, dass die Eileiter das im Eierstock gereifte Ei nicht einfangen können.

Gebärmutterhalsprobleme
- Der Gebärmutterhals kann zu wenig geöffnet sein oder zu wenig Schleim erzeugen.
- Der Zervixschleim kann infiziert sein.
- Der Gebärmutterhalsschleim kann Antikörper gegen den männlichen Samen enthalten.

Notwendige Untersuchungen

- Am Anfang der Untersuchungen stehen immer Gespräche über das Sexualleben und die Partnerschaft, die Krankengeschichte, Hinweise auf Fruchtbarkeitsstörungen in der Familie, eventuelle Allgemeinerkrankungen oder vergangene Kinderkrankheiten.

- Zur Routine der frauenärztlichen Untersuchung gehört ein Abstrich des Scheiden- und Gebärmutterhalssekrets, mit Hilfe dessen Infektionen festgestellt werden können.
- Bei unregelmäßigem Zyklus muss auf Abweichungen der Hormone im Blutserum untersucht werden. Dazu sind meist mehrere Blutabnahmen notwendig.
- Über drei Zyklen hindurch muss die Frau ihre Basaltemperatur (➡ Natürliche Verhütung, Seite 307) messen. Der Vergleich der Temperaturkurve mit den Ergebnissen der Hormonuntersuchung bestimmt die weitere Vorgangsweise.
- Meist folgt als nächster Schritt der »Sameneinwanderungstest«. Dabei wird untersucht, ob sich genug bewegliche Spermien im Zervixschleim finden. Werden keine bzw. zu wenige normale Samenzellen gefunden, kann dies an der schlechten Samenqualität liegen, aber auch ein Hinweis auf mangelnde Durchlässigkeit des Gebärmutterhalsschleims für Spermien sein. Der Test muss einige Stunden nach einem Koitus gemacht werden. Hierfür bekommen Sie von Ärztin oder Arzt gesagt, wann innerhalb des Zyklus Sie miteinander schlafen sollen. Davor dürfen Sie fünf Tage lang keinen Verkehr haben.
- Besteht der Verdacht, dass sich Schleim und Samen der Partner nicht vertragen, erfolgt ein Labortest mit einer Schleimprobe und Fremdsamen.
- Bei einer Bauchspiegelung (➡ Laparoskopie, Seite 830) können die Eileiter mit einer Farbstofflösung durchspritzt werden, um sie auf ihre Durchgängigkeit zu prüfen. Bei einer zusätzlichen Gebärmutterspiegelung kann nach Myomen oder Polypen geschaut werden. Leichte Verwachsungen, leichte Endometriose oder kleine Zysten können während derselben Laparoskopie behoben werden. Der Eingriff findet unter Vollnarkose ambulant oder stationär statt.
- Wenn ein spezielles Kontrastmittel eingesetzt wird, kann die Durchgängigkeit der Eileiter auch mit Ultraschall geprüft werden. Dazu ist keine Narkose notwendig.
- Die Untersuchung sollte vor dem zehnten Zyklustag vorgenommen werden, da sich bei dieser Untersuchung Verklebungen der Eileiter lösen können und so öfter ohne weitere Behandlung eine Schwangerschaft entsteht.

Behandlung

- Infektionen werden mit Antibiotika behandelt.
- Für den seltenen Fall der Unverträglichkeit von Sperma und Zervixschleim gibt es kaum wirksame Behandlungsmöglichkeiten. Die Schleimbarriere ist nur durch künstliche Befruchtung zu überwinden.

- Bei hormonellen Störungen können verschiedene Maßnahmen die Eireifung verbessern oder ein hormonelles Gleichgewicht herstellen. In vielen Fällen kann eine Hormon- oder Medikamentenbehandlung die Voraussetzung für eine natürliche Empfängnis schaffen. Hormonbestimmung und -behandlung können aber monatelang dauern und wegen der genau einzuhaltenden Zeitpläne sehr belastend sein. Unter Umständen muss die Frau ihre Berufstätigkeit deshalb unterbrechen.
- Verklebte Eileiter können bei etwa 50 bis 60 Prozent der Frauen durch einen mikrochirurgischen Eingriff wieder durchgängig gemacht werden. Das Risiko einer Eileiterschwangerschaft liegt dabei allerdings bei zehn Prozent. Nur selten gelingt es, die Eileiter wieder durchgängig zu machen, indem man CO_2 durchbläst.
- Bei starken Verwachsungen sollte man von einer Operation absehen. Die Häufigkeit einer spontanen Schwangerschaft liegt meistens unter 15 Prozent. Andererseits ist die Gefahr, dass es nach der Operation zu einer Eileiterschwangerschaft kommt und der Eileiter entfernt werden muss, sehr groß. Versuche, Eileiter zu transplantieren bzw. künstliche Eileiter einzupflanzen, sind bis jetzt nicht erfolgreich gewesen.
- Können die Eileiter nicht durchgängig gemacht werden, besteht nur dann eine Chance für eine Schwangerschaft, wenn Ei und Samen getrennt gewonnen werden. Dann kann Folgendes geschehen:
- »Gametentransfer«. Hierzu werden Ei und Samen gemeinsam in die Eileiter eingebracht. Diese Methode wird jedoch nur noch selten angewandt, seit mit IVF eine höhere Erfolgsrate erzielt werden kann.
- »IVF«. Hierbei wird die Eizelle im Reagenzglas befruchtet und der Embryo in die Gebärmutter eingepflanzt (➡ Außerkörperliche Befruchtung und Embryotransfer, Seite 322).

Künstliche Befruchtung

Wenn die oben genannten Einzelbehandlungen für Mann und Frau keinen Erfolg hatten, bleibt als letzter Weg die künstliche Befruchtung oder ein IVF-Programm. Dieser Schritt sollte wegen der damit verbundenen seelischen und körperlichen Belastungen und der rechtlichen Probleme gründlich überlegt werden. Ein Beratungsgespräch über die auf jedes Paar zukommenden Belastungen durch eine psychosomatisch geschulte Ärztin oder einen Arzt ist eine der Voraussetzungen dafür, dass die Krankenkasse die Kosten für die IVF übernimmt.
Die Beratung muss von einer anderen Person durchgeführt werden als von jener, welche die IVF vornimmt (➡ Seite 322).

Insemination

Für die künstliche Befruchtung muss der Mann seinen durch Masturbation gewonnenen Samen abgeben. Er wird bei Bedarf »aufgebessert« (➡ Spermienstimulation, Seite 320). Mit einer Spritze wird die Samenflüssigkeit in einer Kappe vor dem Muttermund der Frau deponiert, wenn der ideale Zeitpunkt für eine Befruchtung gekommen ist. Bestehen im Bereich des Gebärmutterhalses Probleme oder ist das Sperma von geringer Qualität, ist das Einbringen des Samens direkt in die Gebärmutter erfolgreicher. Die Erfolgsrate ist jedoch wie immer abhängig von der Ursache der Kinderlosigkeit.
Die Befruchtung mit dem Samen des Partners heißt homologe Insemination. Ist der Partner unfruchtbar, besteht die Möglichkeit der heterologen Insemination mit Fremdsamen. In Deutschland verlangt die ärztliche Berufsordnung als Voraussetzung für die heterologe Insemination, dass das Paar verheiratet ist. Unverheiratete Frauen und lesbische Paare können sich nur in anderen Ländern, z. B. in Holland, inseminieren lassen. Jeder Spendersamen wird routinemäßig auf Infektionen (z. B. Aids, Hepatitis) getestet, ein Restrisiko bleibt allerdings bestehen. Der Samen wird tiefgefroren und in Samenbanken gesammelt. Nach dem Auftauen sind die Spermien voll lebensfähig, jedoch um 30 bis 50 Prozent weniger beweglich, was die Erfolgsquote der Befruchtung vermindert.

Außerkörperliche Befruchtung und Embryotransfer (IVF – ET)

Die Fruchtbarkeitstechnologie ist viel weniger erfolgreich, dafür aber risikoreicher als gemeinhin angenommen. Sie hat bedrohliche Möglichkeiten eröffnet, wie zum Beispiel die Manipulation am menschlichen Gen (Präimplantationsdiagnostik), und sie ist – obwohl der Handel mit Ei und Embryo gesetzlich verboten ist – für menschenfeindliche Geschäfte wie Eiankauf und Mietmutterschaft missbraucht worden. Die gesellschaftlichen Folgen der IVF und ihre psychische Wirkung auf Eltern, Leiheltern und Kinder sind noch nicht abzusehen.
Die rechtlichen Konsequenzen sind in Deutschland seit 1991 im Embryonenschutzgesetz festgelegt. Verboten sind Miet- und Leihmutterschaft, die missbräuchliche Verwendung von Embryonen, künstliche Befruchtung nach dem Tode sowie die Manipulation menschlicher Keimzellen.

Medizinische Indikation
Medizinisch gerechtfertigt ist die außerkörperliche Befruchtung nur bei einer irreparablen Störung der Funktion beider Eileiter, bei immunologisch bedingter Sterilität und Eileiterstörungen bei Endometriose.

Auf Grund sinkender Schwangerschaftschancen wird die IVF – ET sinnlos, wenn beim Mann die Spermiendichte und -beweglichkeit sehr gering sind oder wenn die Frau über 40 Jahre alt ist.

Die Erfolgsrate pro Behandlungszyklus liegt bei 19,5 Prozent. Bei mehreren Versuchen steigen die Befruchtungschancen. Da jedoch etwa ein Drittel der durch IVF entstandenen Schwangerschaften vorzeitig mit einer Fehlgeburt endet, entstehen aus entnommenen Eizellen zu nur zwölf Prozent tatsächlich lebendige Kinder.

Vorbehandlung und Eigewinnung

Im normalen Zyklus wächst jeweils nur ein sprungreifer Follikel heran. Wenn man die Eierstöcke mit einer Kombination verschiedener Hormone überstimuliert, reifen mehrere Eibläschen heran. So können mehrere Eier gewonnen und im Glas befruchtet werden.

Je nach Lage der Eierstöcke werden die Eier entweder von der Scheide her oder durch die Bauchdecke, meist durch Laparoskopie (➡ Seite 830), gewonnen.

Spermagewinnung

Nur die Hälfte der Männer der Paare, die sich für eine Retortenbefruchtung melden, weist eine normale Samenqualität auf. Bei stark verminderter Samenqualität wird die intracytoplasmatische Spermainjektion (ICSI) angewendet. Mit einem mikroskopisch kleinen Glasröhrchen wird ein einzelnes Spermium unterm Mikroskop direkt in die Eizelle eingespritzt.

Die Schwangerschaftsquote liegt bei diesem Verfahren bei 13 Prozent, die Fehlgeburtsrate bei 37 Prozent. Enthält das Ejakulat überhaupt keine Spermien, kann versucht werden, durch eine Spermapunktion direkt aus dem Nebenhoden Samenzellen für eine künstliche Befruchtung zu gewinnen (mikrochirurgische epididymale Spermaaspiration, MESA).

Befruchtung und Embryotransfer

Ei und Samen werden auf einer Glasschale zusammengebracht. Nach etwa 18 Stunden hat normalerweise die Befruchtung stattgefunden. 20 bis 30 Stunden nach der Befruchtung teilt sich die Eizelle erstmals. Ungefähr 48 Stunden nach der Befruchtung werden die Zellhäufchen in die Gebärmutter eingepflanzt.

Dazu werden die Embryonen mit einem weichen Plastikkatheter durch den Gebärmutterhals in die Gebärmutter eingebracht. In Deutschland dürfen der Frau nicht mehr als drei Embryos innerhalb eines Zyklus übertragen werden.

Ein Embryo aus dem Reagenzglas hat eine Chance von 1:10, sich zu einem Kind zu entwickeln. Hat die IVF Erfolg, kommt es jedoch überdurchschnittlich häufig zu Mehrlingsschwangerschaften. Das Risiko einer Schwangerschaft außerhalb der Gebärmutter liegt nach dem Embryotransfer bei etwa 5 Prozent.

Kostenübernahme

Ungewollte Kinderlosigkeit ist eine von der WHO anerkannte Krankheit. Die gesetzlichen Krankenkassen in Deutschland sind verpflichtet, alle anfallenden Kosten zu übernehmen, dazu zählt auch die In-Vitro-Befruchtung für ein verheiratetes Paar, bei dem andere Maßnahmen nicht zur erhofften Schwangerschaft geführt haben. Allerdings wird, wenn die Maßnahmen nicht erfolgreich waren, nur eine begrenzte Zahl von Versuchen bezahlt.

Rechtliche Probleme

Die IVF-Technik hat es möglich gemacht, dass ein Kind theoretisch bis zu sechs Eltern haben kann: eine »Mutter«, die ihr Ei spendet; eine, die es austrägt; eine, die das Kind aufzieht. Einen »Vater«, der den Samen spendet; einen, der das Kind mit aufzieht, und einen, der ihm zum Leben verholfen hat: den Arzt.

Die künstliche Befruchtung hat durch die Trennung von Sex und Zeugung ungeahnte und fragwürdige Möglichkeiten eröffnet: Ab nun kann eine Frau »fremde« Kinder oder eine Großmutter ihr Enkelkind zur Welt bringen.

Die rechtlichen Fragen, die die Befruchtungstechnologie aufgeworfen hat, sind so schwierig zu beantworten, dass trotz aller Richtlinien und Gesetze nur wenige Probleme tatsächlich gelöst sind. Ziel der gesetzlichen Überlegungen ist es bisher, das »Eigentum« zu sichern: Wem »gehört« das Kind? Wer ist unterhaltspflichtig? Wen kann es beerben? Wem gehören die überzähligen Samen, Eier, Embryonen?

Psychische Folgen

Die wenigen Studien zu den Langzeitfolgen der künstlichen Befruchtung deuten darauf hin, dass sich die seelischen Belastungen während der Behandlung steigern und auch danach noch fortbestehen. Der hohe Zeitaufwand für Diagnostik und Therapien, die fraglichen Erfolgschancen, die Depressionen und Enttäuschungen beim Misserfolg, die Medikamentennebenwirkungen und die Angst vor Komplikationen während der Schwangerschaft sind die häufigsten Stressfaktoren. Die Hälfte aller Paare bleibt trotz aller Versuche kinderlos, nach Versuchen der Retortenbefruchtung sogar 85 bis 90 Prozent.

Schwangerschaft und Geburt

Schwangerschaft und Geburt sind natürliche Ereignisse im Leben einer Frau, für die der Körper perfekt ausgestattet ist. In der modernen Geburtshilfe kommt dieser Gedanke oft zu kurz. Sie sieht die Schwangerschaft als Krankheit und die Geburt als Risiko, dem man mit allen Mitteln der modernen Technik begegnen muss. Und obwohl die Weltgesundheitsorganisation längst Empfehlungen gibt, die vielem widersprechen, was mit Frauen in unseren Kreißsälen geschieht, werden die meisten Geburten immer noch elektronisch dauerüberwacht, wird betäubt, geschnitten und operiert. Und das alles oft ohne medizinische Notwendigkeit, denn mehr als 80 Prozent aller Geburten könnten ohne Eingriffe verlaufen.

Die Erwartungen und Einstellungen der Frauen können die Geburt wesentlich beeinflussen. Wenn sie als normale Lebensfunktion gesehen werden kann, erhöht sich die Wahrscheinlichkeit, dass sie zu einem positiven Erlebnis wird. Dennoch: Eine Geburt bereitet Schmerzen und kann Angst machen. Die Entscheidung, wie viel Sie davon spüren wollen, muss bei Ihnen selbst liegen.

Eine erfolgreiche Geburtshilfe orientiert sich an folgenden Zielen:

- Maximale Sicherheit für Mutter und Kind durch eine optimale Betreuung – mehr Menschen, weniger Maschinen.
- Die Gesundheit des Kindes und der Mutter stehen obenan. Medikamente, Eingriffe und Operationen sollten möglichst vermieden werden.
- Mutter und Kind sollen die Geburt positiv erleben. Dahinter steht das Wissen, dass sich dieses wesentlich auf die physische und psychische Gesundheit beider im gesamten Leben auswirkt.
- Die Geburt soll ein persönlichkeitsstärkendes Erlebnis sein und für die Beziehung zwischen Mutter und Kind eine optimale Ausgangssituation schaffen.

Eine normale Schwangerschaft dauert zehn Mondmonate, das sind 280 Tage oder 40 Wochen (plus/minus 14 Tage). So lange haben Sie Zeit, sich an das neue Wesen in Ihrem Leben zu gewöhnen. Eine Gewöhnung, die meistens von starken Gefühlsschwankungen begleitet ist. Glück und Zweifel, Zufriedenheit und Angst können einander ablösen. Es ist auch eine Zeit der gut gemeinten Ratschläge. Allerdings beruhen die meisten von ihnen auf Legenden, die sich um die Schwangerschaft ranken. Weder erleiden Sie nach einem heißen Bad eine Frühgeburt, noch entsteht eine Nabelschnurumschlingung, wenn Sie sich oft strecken. Und dass ein Schock zu einem fehlgebildeten Kind führen kann, gehört ebenfalls zu den Märchen. Auch ein lustvolles Liebesleben schadet Ihrem Baby nicht – im Gegenteil. Entspannte Mutter, entspanntes Kind, ist die Kurzformel, auf die man das Wohlbefinden Ihres Ungeborenen bringen kann. Vertrauen Sie Ihrem Körper und Ihren Gefühlen, und versuchen Sie, so gut wie möglich nach Ihren Bedürfnissen zu leben. Das ist die beste Garantie für eine angenehme Schwangerschaft.

Erstes Schwangerschaftsdrittel
(1. bis 12. Woche)

Eine Schwangerschaft kann frühestens eine Woche nach der Befruchtung durch einen Test, der das Hormon ß-HCG im Harn nachweist, festgestellt werden. So lange dauert es, bis sich die Eizelle in der Gebärmutter eingenistet hat. Sie können aber auch einfach das Ausbleiben der Regel abwarten. Wenn Sie in dieser Zeit Alkohol getrunken oder Medikamente eingenommen haben, ist das kein Grund zur Besorgnis. Geschädigte Zellen haben wenig Chancen zu überleben und nisten sich meistens gar nicht erst ein. Wenn Sie das Baby in den ersten drei Monaten verlieren, dürfen Sie davon ausgehen, dass es nicht gesund war. Übertriebene Schonung oder Vorsicht sind daher nicht notwendig. Einschränken müssen Sie sich nur dann, wenn Ihr Körper Alarmsignale zeigt. Allerdings sollten Sie von nun an möglichst keinen Alkohol mehr trinken und nicht rauchen. Wenn Sie Medikamente einnehmen, müssen Sie mit Ihrem Arzt besprechen, ob Sie sie weiter verwenden können.

Körperliche und seelische Veränderungen

Das erste Drittel der Schwangerschaft ist eine Zeit intensiver Veränderungen. Die Eierstöcke und später der Mutterkuchen produzieren Hormone, die den Organismus beeinflussen. Die Haut wird besser durchblutet, der Busen wird voller. Die inneren Organe werden leistungsfähiger. Die Umstellung des Körpers macht Sie vielleicht müde, manchmal kommt es auch zu Übelkeit und Erbrechen, vor allem am Morgen. Dem Bauch ist die Schwangerschaft meistens noch nicht anzusehen. Möglicherweise nehmen Sie aber schon ein oder zwei Kilo zu, weil Ihr

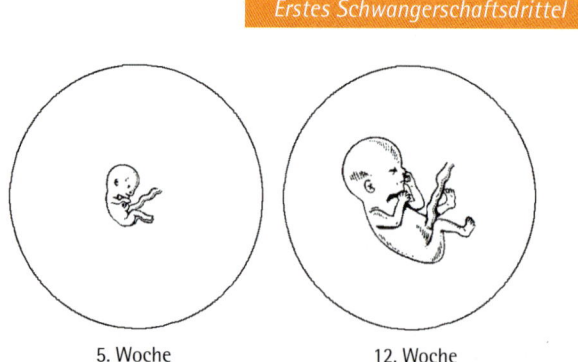

Erstes Schwangerschaftsdrittel

5. Woche   12. Woche

Körper mehr Wasser einlagert oder Ihre »Gelüste« kalorienreich sind.

Das Gefühl, dass in Ihnen ein anderes Wesen wächst, macht Sie vielleicht aufmerksamer, dünnhäutiger und an manchen Tagen gereizter. Wenn Sie die Schwangerschaft nicht geplant haben, müssen Sie sich damit auseinander setzen, ob Sie das Kind haben wollen. Aber selbst wenn ein lang gehegter Kinderwunsch in Erfüllung geht, können das Gefühl, dass es kein Zurück mehr gibt, die neue Verantwortung, finanzielle Probleme und berufliche Sorgen das Leben beschwerlich machen.

Entwicklung des Kindes

In der ersten Woche teilt sich das befruchtete Ei mehrmals, wandert durch den Eileiter zur Gebärmutter und nistet sich als Zellhaufen in der Gebärmutterschleimhaut ein. Aus dem Zellhaufen entstehen der Embryo, der Mutterkuchen und die Nabelschnur. Der Embryo und die Nabelschnur schwimmen, von Eihäuten umgeben, im Fruchtwasser. Ab der dritten Woche bilden sich die ersten Organe. In der fünften Woche entwickeln sich das zentrale Nervensystem (Gehirn und Rückenmark), der Kopf mit Augen und Mund sowie das Magen-Darm-System. Das Herz beginnt zu schlagen, die Armknospen wachsen und kurz darauf auch die Beinknospen. Das Skelett wächst ebenfalls mit. In der achten Schwangerschaftswoche haben sich die Arme mit angedeuteten Händen, die Gesichtskonturen, die Ohren und Atemwege gebildet. In der neunten bis zehnten Woche entwickeln sich bei einem Jungen die Hoden, bei einem Mädchen die Eierstöcke. Jetzt beginnt die Verknöcherung des noch weichen Skeletts. Am Ende des dritten Monats ist der Embryo sieben bis neun Zentimeter lang.

Untersuchungen

Bei der ersten Untersuchung können Arzt oder Ärztin durch die Größe der Gebärmutter bestimmen, wie lange Sie schon schwanger sind. Mit der ersten Ultraschalluntersuchung (➜ Ultraschall, Seite 329) wird der Tastbefund dann noch präzisiert. Die genaue Krankengeschichte wird erhoben und eine gynäkologische Untersuchung gemacht. Dazu gehören die Kontrolle der Eileiter und Eierstöcke und eine Beurteilung des Scheidensekrets unter dem Mikroskop. Die Beckengröße wird gemessen, um zu prüfen, ob eine Geburt durch die Scheide möglich ist. Laboruntersuchungen bringen Klarheit über Blutgruppe, Rhesusfaktor und Blutbild. Ein Abstrich aus dem Muttermund wird auf Chlamydien als Krankheitserreger untersucht. Außerdem wird das Blut getestet, ob es Antikörper gegen eine fremde Blutgruppe enthält oder solche gegen Röteln, Syphilis oder Hepatitis B. Auf andere Infektions-

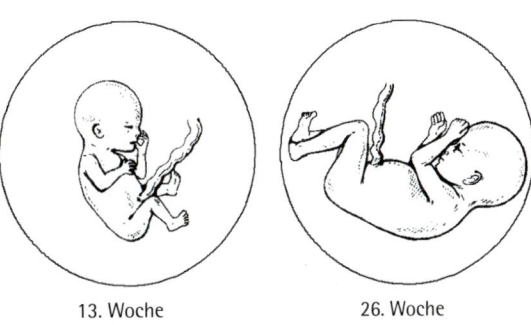

13. Woche   26. Woche

Zweites Schwangerschaftsdrittel

krankheiten wird in Deutschland nur bei Verdacht geprüft; in Österreich gehört der Test auf Toxoplasmose zum üblichen Vorsorgeprogramm.

Zweites Schwangerschaftsdrittel
(13. bis 26. Woche)

Die Aufregungen der ersten Monate sind vorbei, das Baby legt Ihnen noch keine Beschränkungen auf – für viele Schwangere eine entspannte Zeit. Wenn Sie sich wohl fühlen, können Sie unbesorgt sein. Wichtig ist, dass Sie Signale Ihres Körpers, wie Erschöpfung, Unlust, Schmerzen, wahrnehmen und darauf sofort möglichst angemessen reagieren.

Körperliche und seelische Veränderungen

Das Kind wird immer mehr Realität, denn zwischen der 16. und 23. Woche können Sie schon seine ersten Bewegungen spüren. Die morgendliche Übelkeit ist meist verschwunden, der Körper wird zusehends runder. Ob Sie drei oder fünf Kilo zugenommen haben, ist nicht wichtig. Solange Sie sich wohl fühlen und das Gewicht im Verlauf der Schwangerschaft weder extrem noch sprunghaft ansteigt (➜ Schwangerschaftshochdruck, Seite 334), sollten Sie sich nicht von Gewichtstabellen terrorisieren lassen. Die WHO spricht sich in ihren neuesten Empfehlungen gegen regelmäßige ärztliche Gewichtskontrollen aus, weil sie die Frauen oft unter Druck setzen.

Ein leichtes Anschwellen der Hände, Unterschenkel und Füße durch die vermehrte Wassereinlagerung ist normal. Wenn Sie zu Gefäßschwäche neigen, können durch den Blutrückstau in den Venen Krampfadern und Hämorrhoiden entstehen. Manchmal wird auch der Darm träge (➜ Mögliche Beschwerden während der Schwangerschaft, Seite 330).

In der Mitte der Schwangerschaft fühlen sich viele Frauen trotz kleiner Beschwerden rundum wohl. Es kann aber auch sein, dass es Ihnen schwer fällt, Ihre Üppigkeit und den wachsenden Bauch zu akzeptieren. Das verinnerlichte eigene, aber auch das gesellschaftliche Schönheitsideal spielen eine große Rolle. Sprechen Sie mit Ihrem Partner, oder tun Sie sich mit Gleichgesinnten zusammen. Es gibt ein großes Angebot an Selbsthilfegruppen und Kursen, die Entspannungstechniken anbieten, die speziell auf Schwangere zugeschnitten sind.

Entwicklung des Kindes

Ihr Baby trainiert jetzt seine Muskeln. Es stößt mit den Beinen, beginnt seine Zehen zu spreizen, seine Hände zu öffnen und wieder zu schließen, und kann den Kopf bewegen. Schon im vierten Monat sind die wichtigsten Reflexe ausgebildet. In diesen Wochen beginnt die Entwicklung des Geschmacks- und Tastsinns und ab dem fünften Monat des Gehörs und der Gleichgewichtsorgane. Das Sehvermögen ist schon so weit entwickelt, dass das Baby hell und dunkel unterscheiden kann. Es trainiert jetzt das Atmen und Schlucken und kann bereits sinnvoll reagieren, z. B. seine Lage korrigieren, wenn es unbequem liegt. Am Ende des fünften Monats können Sie Ihr Baby wahrscheinlich zum ersten Mal spüren. Zuerst ist es nur ein zartes Klopfen, später sind das Strampeln und die Purzelbäume, die es schlägt, genau wahrnehmbar. Im sechsten Monat nimmt das Kind zunehmend an Ihrem körperlichen und seelischen Leben teil. Es dreht sich z. B. von einer störenden Schallquelle weg und reagiert unterschiedlich auf laute und leise Musik. Es spürt Ärger, Stress, Unruhe, aber auch Geborgenheit, Freude und Ruhe.
Am Ende des sechsten Monats ist Ihr Baby ungefähr 30 Zentimeter lang und wiegt 500 bis 800 Gramm. Wenn es jetzt zur Welt kommt, hat es schon geringe Überlebenschancen.

Untersuchungen

Jetzt sollten Sie alle vier Wochen zur Kontrolle gehen, wie es im Mutterpass angegeben ist. Bei jeder dieser Untersuchungen werden Sie gewogen, die kindlichen Herztöne werden abgehört, der Harn wird auf Eiweiß und Zucker getestet, der Blutdruck gemessen und der Hämoglobingehalt im Blut bestimmt. Außerdem gehören eine Untersuchung durch die Scheide, das Messen der Gebärmutter von außen und die Beurteilung von Ödemen und Krampfadern zu jeder Kontrolluntersuchung.
In der 19. bis 22. Schwangerschaftswoche ist eine zweite Ultraschalluntersuchung vorgesehen.

Letztes Schwangerschaftsdrittel

Das Baby wächst und mit ihm die Ungeduld. Vielleicht können Sie die Ruhe vor dem Sturm genießen, vielleicht geht Ihnen aber auch der rasch wachsende Bauch auf die Nerven.
Nach wie vor ist alles erlaubt, womit Sie sich wohl fühlen. Auch jetzt gilt das Rezept der Monate davor: Beachten Sie die Signale Ihres Körpers, und überfordern Sie sich nicht. Es ist ein Unterschied, ob Ihr Kind einige Wochen zu früh oder zum richtigen Termin zur Welt kommt.

Körperliche und seelische Veränderungen

Dem Baby wird es in der Gebärmutter zunehmend eng, es macht sich durch Stöße und Tritte bemerkbar. Durch sein rasch wachsendes Gewicht wird Ihre Wirbelsäule belastet, der Blutstrom in den Beckenvenen noch stärker behindert. Rückenschmerzen, Krampfadern, Hämorrhoiden, Schwellungen und Schweregefühle in den Beinen können sich verstärken. Der Druck auf die Blase erzeugt häufig Harndrang. Nächtliches Urinieren ist jetzt normal. Der Magen wird von der Gebärmutter nach oben gedrückt und kann nur noch kleine Nahrungsmengen aufnehmen. Der Darm wird träge, die Neigung zu Verstopfung nimmt zu. Die Gelenkknorpel und die Haut sind jetzt dehnbar und weich – bereit für die Geburt.
Zu den Beschwerden kommen Ängste vor der Geburt und Sorgen um die Gesundheit des Babys. Gefühlsschwankungen von »Wann kommt es endlich« bis »Ich will es noch nicht hergeben« sind ganz normal.
Jetzt ist es Zeit für eine Geburtsvorbereitungsgruppe. Dort können Sie sich unter gezielter Anleitung optimal auf Ihre Geburt einstellen. Ideal wäre es, wenn Sie auch schon Ihre Hebamme, die Sie bei der Geburt betreuen wird, kennen lernen können. In manchen Krankenhäusern ist es möglich, dass Sie Ihre eigene Hebamme zur Geburt mitbringen.

Letztes Schwangerschaftsdrittel

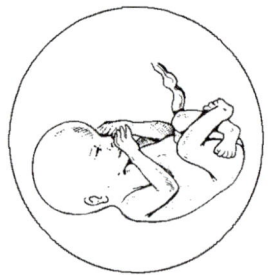 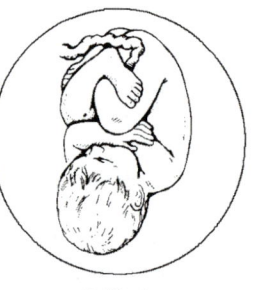

27. Woche   40. Woche

Entwicklung des Kindes

Das Baby bereitet sich mit großer Geschwindigkeit auf seinen Auftritt im Leben vor. In den letzten Monaten nimmt es am meisten zu und »isst« sich seinem Geburtsgewicht entgegen. Das Nervensystem und damit das Bewusstsein des Kindes und sein Gedächtnis entwickeln sich. Im achten Monat bringt es sich meistens schon in seine Geburtsposition. 95 von 100 Babys wenden den Kopf nach unten. Nach 40 Schwangerschaftswochen ist das Kind zwischen 48 und 54 Zentimeter groß und wiegt 2500 bis 4500 Gramm.

Untersuchungen

Bis zur 37. Woche genügt es, wenn Sie einmal im Monat zur Untersuchung gehen. Danach stehen die Untersuchungen in zweiwöchigem Abstand auf dem Plan. In der 29. bis 32. Woche ist die letzte Ultraschalluntersuchung vor der Geburt vorgesehen.

Ungewollt schwanger

Nur 25 bis 40 Prozent aller Schwangerschaften sind von den Eltern geplant. Bis zur zwölften Woche haben Sie Zeit, sich mit der unerwarteten Situation auseinander zu setzen. So lange bleibt ein Schwangerschaftsabbruch straffrei. In Deutschland ist die Bedingung dafür die Beratung bei einer staatlich anerkannten Beratungsstelle. In Österreich gibt es keine Einschränkung, während in der Schweiz ein Abbruch nur aus medizinischer Indikation erlaubt ist. Ein Abbruch nach der zwölften Woche bedarf in den genannten Ländern einer speziellen Indikation. Bitte informieren Sie sich bei Ihrem Arzt oder Ihrer Ärztin.

Wenn Sie keinen Partner haben, mit dem Sie diese schwere Entscheidung treffen können, suchen Sie Rat bei Freunden oder professionellen Beratern. Aber auch für ein Paar wirkt sich die Entscheidung für oder gegen das Kind aus. Beides kann das Ende der Beziehung bedeuten. Ehrlichkeit ist unbedingt notwendig. Allzu häufig gehen Verbindungen noch Jahre später zu Bruch, weil man »wegen des Kindes« zusammengeblieben ist oder der Abbruch der Schwangerschaft als Schuld zwischen den Partnern steht.

Methoden

Eine Schwangerschaft wird meistens sieben bis neun Wochen nach der letzten Regel auf relativ ungefährliche Weise abgebrochen. Komplikationen sind selten. Trotzdem ist es ein Eingriff, der Frauen Angst macht: Angst vor Verletzung, Angst vor der Entscheidung, aber auch vor späterer Kinderlosigkeit.

Absaugen

Die Absaugmethode ist die schonendste Art, eine Schwangerschaft zu beenden. In örtlicher Betäubung oder unter Vollnarkose wird der Muttermund vorsichtig gedehnt und ein Metall- oder Kunststoffrohr in die Gebärmutter eingeführt. Das Röhrchen ist mit einer Saugpumpe verbunden, die das Schwangerschaftsgewebe aus der Gebärmutter heraussaugt. Meist ist noch eine Ausschabung notwendig, um alle Reste zu entfernen.

Der Eingriff dauert wenige Minuten, der Blutverlust ist gering. Manche Ärzte spritzen der Frau ein Mittel, das die Gebärmutter zusammenzieht. Es stillt die Blutung und beugt Infektionen vor. Eine Stunde nach dem Eingriff können Sie wieder nach Hause gehen.

Prostaglandine

Sie werden meistens verwendet, wenn die Schwangerschaft nach der zwölften Woche abgebrochen wird. Der häufigste Grund dafür sind Fehlbildungen am Embryo, die bei einer vorgeburtlichen Untersuchung festgestellt wurden.

Prostaglandine sind Hormone, die den Gebärmutterhals erweichen und die Gebärmutter veranlassen, sich zusammenzuziehen. Dadurch wird eine Fehlgeburt ausgelöst. Sie müssen für diesen Eingriff stationär aufgenommen werden. Das Hormon Prostaglandin wird durch eine Tropfinfusion in die Blutbahn gebracht oder als Gel oder Tablette vor den Muttermund gebracht. Es löst Wehen aus, durch die das Schwangerschaftsgewebe abgeht. Weil Prostaglandin nur sehr langsam wirkt, kann sich der Eingriff ein bis zwei Tage hinziehen. Oft muss noch zusätzlich mit einem Wehenmittel (Oxytozin) nachgeholfen werden. Gegen die meist starken Schmerzen werden Schmerzmittel gegeben. Um eine Infektion zu vermeiden, werden nach der Fehlgeburt die Schleimhaut- und Plazentareste aus der Gebärmutter ausgeschabt. Einen Tag nach dem Eingriff können Sie wieder nach Hause gehen, wenn keine Komplikationen, wie Fieber oder Blutungen, aufgetreten sind.

Antigestagen

Das bekannteste Antigestagen hat als »Abtreibungspille« Schlagzeilen gemacht: RU 486, als *Mifegyne* im Handel, mit dem Wirkstoff Mifepriston. Mit dieser Pille ist bis 49 Tage nach Beginn der letzten Menstruation ein ambulanter Schwangerschaftsabbruch möglich. Manche Frauen empfinden es als positiv, dass sie »nur« Tabletten einnehmen müssen und ihnen die operative Methode des Absaugens erspart bleibt. Allerdings müssen zwei Tage nach der Mifegyne-Einnahme auch noch Prostaglandintabletten geschluckt werden. Die Nachwirkungen der Medikamente halten meist einige Tage an. Bei manchen Frauen ist nachträglich noch eine Ausschabung notwendig. Der

Zeitdruck – je früher, umso einfacher – erschwert Frauen, die sich ihrer Entscheidung nicht sicher sind, eine Auseinandersetzung mit dem Kinderwunsch. In Deutschland darf Mifegyne nur an Ärzte und Kliniken geliefert werden, die zum Schwangerschaftsabbruch berechtigt sind; in Österreich ist es nur in wenigen Krankenhäusern erhältlich.

Frauen, die älter sind als 35 Jahre und rauchen, die Diabetes oder eine gestörte Blutgerinnung haben, dürfen Mifegyne nicht anwenden. Das Gleiche gilt bei einer Bauchhöhlenschwangerschaft.

Die Zeit danach

Sie kann von Schuldgefühlen begleitet sein, die manchmal die Trauer überdecken. Auch wenn Sie sich von einer schweren Last befreit fühlen, so haben Sie doch ein Kind verloren. Gestehen Sie sich die Trauer darüber zu, und erlauben Sie sich, langsamer zu treten. Nehmen Sie sich Zeit für die Verarbeitung des Eingriffs, und lassen Sie sich dabei vom Partner, von Freunden oder professionellen Helfern unterstützen.

Die körperlichen Wunden heilen schnell. Nachblutungen hören meist nach acht bis zehn Tagen auf. Normalerweise stellt sich die Regel nach vier bis sechs Wochen wieder ein.

Ernährung in der Schwangerschaft

Wenn Sie in der Schwangerschaft »für zwei« essen, bringt Ihnen das nur überflüssige Pfunde. Es genügt, wenn Sie sich ausgewogen und mit frischen Produkten ernähren (➡ Ernährung, Seite 232). Ihr Kind nimmt sich alles, was es braucht. In den ersten vier Monaten brauchen Sie kaum mehr Kalorien, später sollten Sie mit einer gesunden, vollwertigen Ernährung den etwas erhöhten Kalorienbedarf decken. Folgen Sie ruhig Ihren »Gelüsten«. Wahrscheinlich entspricht Ihr Verlangen den tatsächlichen Bedürfnissen des Körpers nach bestimmten Nahrungsmitteln.

Sexualität in der Schwangerschaft

Vergessen Sie alles, was Sie über die Gefährlichkeit von Sex in der Schwangerschaft gehört haben. Ihr Baby liegt gut geschützt in seinem Wasserpolster und wird durch Ihr Liebesleben nicht gestört. Im Gegenteil: Wenn Sie sich wohl fühlen, fühlt es sich auch wohl. Die äußeren Bedingungen für entspannten Sex sind optimal. Durch die Schwangerschaft produziert der Körper mehr Sexualhormone, die Scheide ist feuchter und besser durchblutet, die Angst vor einer ungewollten Empfängnis fällt weg. Viel-

leicht genießen Sie und Ihr Partner unbeschwert die neue Üppigkeit, den größeren Busen, die runden Hüften.

Es kann aber auch sein, dass Ihr Partner sich von so viel Weiblichkeit bedroht fühlt oder dass in seinem Frauenbild »üppig« für »unattraktiv« steht. Kehren Sie solche Probleme nicht unter den Tisch. Ein offenes Gespräch kann Verständnis und Veränderung bringen.

Wenn Sie keine Lust auf Sex haben, setzen Sie sich nicht unter Druck. Vielleicht ist Ihnen Ihr behäbiger Körper im Weg, vielleicht haben Sie das Gefühl, dass das Kind zwischen Ihnen und Ihrem Partner steht. Sprechen Sie über Ihre Empfindungen. Seelischer Stress belastet das Baby. Sie sollten auf Sex verzichten, wenn

- Sie keine Lust dazu haben.
- Sie Schmerzen im Unterleib haben.
- Blutungen auftreten.
- die Gefahr einer Frühgeburt besteht.
- die Fruchtblase gesprungen ist.

Untersuchungen

Humangenetische Beratung

Bei einer humangenetischen Beratungsstelle werden Sie und Ihr Partner über Ihr persönliches Risiko aufgeklärt, ein krankes oder behindertes Kind zu bekommen. Eine solche Beratung kann angebracht sein, wenn Sie bereits ein behindertes Kind haben, in einer der beiden Familien schwerwiegende erbliche Krankheiten aufgetreten sind oder die Partner miteinander verwandt sind.

Aus den Informationen über die Krankengeschichte der Familien beider Partner kann man bei Erbkrankheiten ausrechnen, wie groß die Wahrscheinlichkeit ist, dass das geplante Kind diese Krankheit oder Behinderung ebenfalls bekommen wird (➡ Behinderungen, Seite 788). Bei einem berechtigten Verdacht kann Ihr Erbmaterial und das Ihres Partners untersucht werden.

Genetische Beratungsstellen gibt es in fast allen großen Städten. Ihr Frauenarzt oder Ihre -ärztin weiß, wo Sie die nächstgelegene finden können.

Vorgeburtliche Untersuchungen

Manche Behinderungen lassen sich während der Schwangerschaft feststellen (z. B. Down-Syndrom, ➡ Seite 789). Ob Sie sich derartigen Tests unterziehen, können nur Sie selbst entscheiden. Bevor solche Untersuchungen jedoch eingeleitet werden, sollten Sie die Frage geklärt haben, wie Sie sich bei einem auffälligen Befund verhalten werden. Da es für fehlgebildete Feten kaum Behandlungsmöglichkeiten gibt, stehen Sie fast immer vor der Frage, ob Sie die Schwangerschaft abbrechen lassen wollen.

So verständlich der Wunsch von Eltern nach einem gesunden Kind ist – die Entscheidung zur pränatalen Diagnostik (PND) will gut überlegt sein. Zum einen lassen sich damit nur einige wenige definierte Krankheiten des Kindes ausschließen. Viele andere Möglichkeiten für Fehlbildungen, Geburtsschäden oder Erkrankungen bleiben weiterhin bestehen. Außerdem besteht durch die Verfahren ein nicht zu unterschätzendes Risiko für eine Fehlgeburt. So kommt es, dass viele Frauen ihren Zustand als »Schwangerschaft auf Probe« erleben, bis das Ergebnis der Untersuchungen vorliegt.

Fruchtwasseruntersuchung (Amniozentese)

In den 60er-Jahren wurden erstmalig Fruchtwasseruntersuchungen in der zweiten Schwangerschaftshälfte durchgeführt. Inzwischen ist diese Technik weltweit hunderttausendfach eingesetzt worden, um Chromosomenstörungen und Fehlbildungen des Zentralnervensystems und der Wirbelsäule (Neuralrohrdefekte) vor der Geburt festzustellen.

Bei der Untersuchung wird eine Hohlnadel durch die Bauchdecke in die Fruchtblase eingeführt und mit einer Kanüle Fruchtwasser abgesaugt. Eine lokale Betäubung der Einstichstelle, die durch Ultraschall bestimmt wird, ist meistens nicht notwendig.

Die Untersuchung kann erst zwischen der 15. bis 17. Schwangerschaftswoche durchgeführt werden, und es dauert zwei bis drei Wochen, bis das Ergebnis vorliegt. Dementsprechend weit fortgeschritten ist die Schwangerschaft, wenn Sie sich auf Grund eines auffälligen Befunds zu einem Abbruch entschließen. Etwa eine von 200 Fruchtwasseruntersuchungen führt zu einer Fehlgeburt, welche durch Infektionen oder einen vorzeitigen Blasensprung ausgelöst wird.

Eine Fruchtwasseruntersuchung kann sinnvoll sein, wenn:
- Sie älter als 35 Jahre sind.
- es in der Familie vererbte Krankheiten oder Fehlbildungen gibt.
- Sie schon ein Kind mit einer schweren, vererbten Krankheit haben.
- sich im Ultraschallbild Hinweise auf eine Chromosomenstörung des Kindes finden.

Chorionzottenuntersuchung

Diese Untersuchung wird zwischen der 10. und 12. Schwangerschaftswoche durchgeführt. Sie eignet sich, um beim Baby Erbgutschäden festzustellen.

Chorionzotten sind Bestandteile des Mutterkuchens, die dasselbe Erbgutmuster haben wie das Kind. Die Chorionzotten werden mit Hilfe einer Kanüle gewonnen, welche unter Ultraschallsicht durch die Bauchdecke und die Gebärmutterwand oder durch die Scheide zum Mutterkuchen geführt wird. Bereits am nächsten Tag liegen die Ergebnisse vor. Im Vergleich zur Amniozentese muss diese Untersuchung häufiger wiederholt werden, außerdem sind falsche positive Befunde häufiger.

Der Vorteil gegenüber einer Fruchtwasseruntersuchung ist der frühe Zeitpunkt, zu dem man eine Chromosomenschädigung feststellen kann. Mehrere psychologische Studien haben gezeigt, dass der späte Schwangerschaftsabbruch nach einer Amniozentese bei den Frauen schwere Depressionen auslösen kann.

Allerdings ist die Chorionzottenbiopsie mit einem nicht unerheblichen Risiko verbunden. Die Gefahr, dass die Gewebeentnahme eine Fehlgeburt auslöst, ist doppelt so groß wie bei der Amniozentese. Außerdem wurde festgestellt, dass nach einer Chorionzottenbiopsie, die vor der 10. Schwangerschaftswoche durchgeführt wurde, besonders häufig Kinder mit Deformationen an Fingern und Zehen geboren wurden.

Eine Chorionzottenuntersuchung wird aus denselben Gründen durchgeführt wie die Fruchtwasseruntersuchung.

Nackenödem

Etwa um die 12. Schwangerschaftswoche herum wird im Ultraschallbild die Nackenfalte des Kindes ausgemessen. Eine Dicke ab 2,5 bis 3 mm deutet auf eine Chromosomenstörung hin, und es wird der Frau empfohlen, eine Amniozentese durchführen zu lassen. Diese Messung der Nackenfalte führt jedoch zu 90 Prozent zu einem unberechtigten Fehlbildungsverdacht, der die Eltern dann die ganze Zeit der Schwangerschaft lang belasten kann.

Triple-Test (Mom-Test)

Für den Triple-Test wird der Gehalt des Bluts der Frau an Alphafetoprotein, einem vom Kind gebildeten Eiweiß, dem Schwangerschaftshormon HCG und dem Hormon Östriol bestimmt. Aus den Einzelwerten wird eine Wahrscheinlichkeit errechnet, mit der das Kind eine Fehlbildung haben könnte. Obwohl der Triple-Test äußerst ungenau ist, dient er vielen Ärzten als Grundlage, um der Frau eine Fruchtwasseruntersuchung anzuraten.

Ultraschall

Ultraschalluntersuchungen in der Schwangerschaft sind derart üblich und beliebt, dass Kritiker schon manchmal von »Babyfernsehen« sprechen. Die Weltgesundheitsorganisation lehnt den Ultraschall als Routinemaßnahme für alle Schwangeren ab. Sie hält den Beweis, dass diese Untersuchungen für Mutter und Kind sinnvoll sind, für noch nicht erbracht. Außerdem werden die Bilder häufig fehlinterpretiert und führen dann zu unnötiger Verunsicherung und voreiligen Eingriffen.

Die einzelnen europäischen Länder handhaben das Angebot für Ultraschalluntersuchungen in der Schwangerschaft sehr unterschiedlich. Manche geben keine Empfehlung ab, in Deutschland sieht der Mutterpass drei verpflichtende Untersuchungen vor, in Österreich sind es zwei. Die WHO empfiehlt eine Untersuchung nur bei begründetem Verdacht, nämlich wenn

- der Termin der letzten Regel oder der Empfängnis nicht bekannt ist.
- die Größe der Gebärmutter durch Tasten nicht bestimmt werden kann.
- Blutungen oder Schmerzen auftreten.
- es Anzeichen für Mehrlinge gibt.
- der Verdacht bzw. das Risiko für eine Eileiterschwangerschaft besteht.
- die Herztöne des Kindes nicht zu hören sind.
- das Baby sich längere Zeit nicht bewegt hat.
- eine Mangelentwicklung des Kindes zu befürchten ist.
- sich die Geburtslage des Kindes nicht mit Sicherheit feststellen lässt.
- der Geburtstermin um mehr als zehn Tage überschritten ist.
- der Verdacht auf Fehlbildungen besteht. Die Untersuchung soll dann an einem Zentrum für Fehlbildungsdiagnostik vorgenommen werden.
- eine Fruchtwasserpunktion durchgeführt werden soll.

Doppler-Ultraschall

Mit Hilfe dieser Methode wird der Zustand von Blutgefäßen ermittelt, hier vor allem der Nabelschnur- und Gebärmutterarterie, der kindlichen Aorta und einer Arterie des kindlichen Gehirns. Die vorliegenden Untersuchungsergebnisse zeigen jedoch, dass es ohne Vorteil ist, diese Methode routinemäßig anzuwenden. Sie ist nur sinnvoll bei:

- Verdacht auf eine Mangelentwicklung des Kindes.
- Schwangerschaftshochdruck.
- ungleichem Wachstum von Zwillingen.
- Verdacht auf Fehlbildungen, insbesondere Herzfehler.

In der ersten Schwangerschaftshälfte sollte der Doppler-Ultraschall nicht angewandt werden. Er kann falsche Ergebnisse liefern, und es besteht die Gefahr einer Gewebeschädigung. In der zweiten Schwangerschaftshälfte sollte er nur bei den oben genannten Risiken eingesetzt werden. Der Doppler-Ultraschall ist nicht geeignet, um die Geburt oder eine zu lange dauernde Schwangerschaft zu überwachen.

Blutuntersuchungen

Das Blut wird bei allen werdenden Müttern untersucht. Die Werte weichen vielfach von den Normalwerten ab, die auf den vorgedruckten Formularen oder auf Computerauszügen stehen (➡ Untersuchungsmethoden, Seite 812). Das ist jedoch selten ein Grund zur Beunruhigung. Sprechen Sie mit Ärztin oder Arzt darüber.

Blutbild

Rote Blutkörperchen (Erythrozyten): Während der Schwangerschaft nimmt das Blutvolumen um 40 Prozent zu. Die Zahl der roten Blutkörperchen sinkt ab. Der Normalwert wird häufig unterschritten. Das muss aber nicht bedeuten, dass Sie an Blutarmut leiden. Wichtiger ist der Gehalt an Blutfarbstoff.
Blutfarbstoff (Hämoglobin): Die kritische Untergrenze liegt bei ca. 10 Gramm/dl.
Weiße Blutkörperchen (Leukozyten): Erhöhte Werte der weißen Blutkörperchen sind normal. Bei der Geburt können die Leukozyten-Werte bis 15 000 ansteigen (Normalwert 4800 bis 10 000/mm^3).

Eisen im Blutserum

Während der Schwangerschaft liegt der Eisengehalt des Blutes eher an der Untergrenze der Norm.

Blutsenkung

Die Senkungsgeschwindigkeit ist immer erhöht.

Antikörperbestimmung

Antikörper sind Abwehrstoffe im Blut, die gebildet werden, wenn der Körper z. B. mit Krankheitserregern, fremdem Blut usw. in Kontakt kommt.
Alle Schwangeren werden auf Antikörper gegen Röteln, Syphilis, Hepatitis B und in vielen Fällen gegen Toxoplasmose (in Österreich Pflichtuntersuchung) untersucht.
Wenn Sie einen negativen Rhesusfaktor haben, wird gleichzeitig untersucht, ob Sie Rhesusantikörper im Blut haben. Diese Untersuchung wird im letzten Schwangerschaftsdrittel oder wenn Blutungen auftreten wiederholt.

Beschwerden

Eine Schwangerschaft stellt den Körper vor Aufgaben, an die er nicht gewöhnt ist. Beschwerden, die dabei entstehen, sind meist harmlos. Wenn Sie sich aber nicht wohl fühlen, sollten Sie Ärztin oder Arzt aufsuchen.

Atemnot

Im letzten Schwangerschaftsdrittel drückt die wachsende Gebärmutter mit dem Kind auf das Zwerchfell. Das Atmen fällt vor allem bei Belastungen wie Treppensteigen schwer. Keine Angst, das Baby bekommt trotzdem genug Sauerstoff. Etwa drei Wochen vor der Geburt rutscht der Bauch tiefer – die Atembeschwerden verschwinden wieder.

Selbsthilfe

Versuchen Sie, nicht übermäßig zuzunehmen, und schlafen Sie möglichst auf der linken Seite ein.

Ausfluss

Das Scheidenmilieu verändert sich, ein leichter Ausfluss, der nicht unangenehm riecht, ist jetzt normal. Wenn Sie starken Ausfluss oder zusätzliche Beschwerden haben, ➡ Scheidenentzündung, Seite 768.

Selbsthilfe
Manchmal nützt es, wenn Joghurt, der nicht hitzebehandelt ist, in die Scheide eingeführt wird (➡ Seite 768).

Blasenschwäche

In den letzten Schwangerschaftsmonaten drückt der Kopf des Kindes oft auf die Blase. Es ist normal, dass Sie häufiger urinieren müssen oder manchmal unfreiwillig etwas Harn verlieren. Wenn andere Beschwerden hinzukommen, wie zum Beispiel Schmerzen beim Urinieren oder in der Nierengegend, ➡ Seite 652.

Selbsthilfe
Tragen Sie Slipeinlagen, wenn Sie sich unsicher fühlen. Trinken Sie nicht weniger, Ihr Körper braucht Flüssigkeit.

Blähungen

Blähungen können oft sehr schmerzhaft sein. Wenn andere Beschwerden dazukommen, ➡ Blähungen, Seite 636.

Selbsthilfe
Meiden Sie blähende Speisen und trinken Sie Tee gegen Blähungen. ➡ Nervöser Darm, Seite 635.

Erhöhter Blutdruck

Hoher Blutdruck, der in der Schwangerschaft zum ersten Mal auftritt, kann ein Warnsignal für einen Schwangerschaftshochdruck sein (➡ Seite 334). Damit sollten Sie immer zu Ärztin oder Arzt gehen.

Niedriger Blutdruck

Niedriger Blutdruck kann in der Schwangerschaft zu Kreislaufbeschwerden führen.

Selbsthilfe
Regelmäßige Bewegung und Kneippgüsse helfen meistens (➡ Güsse, Seite 856).

Blutungen

Blutungen aus der Scheide müssen Sie immer ernst nehmen. Nur Ärztin oder Arzt können beurteilen, ob sie harmlos sind oder eine schwere Störung anzeigen (➡ Fehlgeburt, Seite 334; ➡ Frühgeburt, Seite 334).

Braune Flecken

Braune Flecken im Gesicht, dunklere Brustwarzen und eine braune Linie in der Mitte des Bauchs sind normale Begleiterscheinungen der Schwangerschaft. Sie entstehen durch Pigmentveränderungen (➡ Dunkle Flecken im Gesicht, Seite 501).

Selbsthilfe
Keine. Die Flecken verschwinden bald nach der Geburt.

Hämorrhoiden

Sie entstehen während der Schwangerschaft leichter, weil sich das Blut in den Venen im kleinen Becken durch den Druck der schweren Gebärmutter staut (➡ Seite 651).

Selbsthilfe
Waschen Sie den Afterbereich regelmäßig kalt. Drängen Sie schmerzende Knoten mit einer Heilsalbe in den After zurück. Sorgen Sie durch ballaststoffreiche Kost für regelmäßigen und weichen Stuhlgang (➡ Seite 237).

Heißhunger

Heißhunger auf bestimmte Speisen ist ganz normal. Sie können ihm getrost nachgeben. Manchmal macht der Körper Sie damit darauf aufmerksam, dass er einen Mangel an bestimmten Nährstoffen ausgleichen möchte.

Krampfadern

Die Schwangerschaft kann eine vererbte Bindegewebeschwäche verstärken. Der Druck der Gebärmutter behindert außerdem den Rückfluss des Blutes aus den Venen (➡ Krampfadern, Seite 556).

Selbsthilfe
Bewegen Sie sich viel (schwimmen, Rad fahren). Tragen Sie Kompressionsstrümpfe. Arbeiten Sie möglichst oft im Sitzen, beim Stehen kann sich das Blut in den Venen stauen. Lagern Sie die Beine hoch. Machen Sie Kaltwasseranwendungen (➡ Wasserbehandlungen, Seite 876).

Muskelkrämpfe

Muskelkrämpfe sind meist harmlos und treten häufig in den Waden auf. Anhaltende Krämpfe können ein Hinweis auf einen Kalzium-, Magnesium- oder Vitamin-B-Mangel sein.

Selbsthilfe

Versuchen Sie, mit dem verkrampften Bein fest aufzutreten oder die Zehen nach vorne zu biegen, damit sich der Wadenmuskel streckt (➡ Seite 671).

Müdigkeit

Vor allem in den ersten Schwangerschaftsmonaten, in denen sich der Körper an die Veränderungen gewöhnen muss, ist es normal, müde zu sein. Wenn Sie sich aber immer erschöpft fühlen, zeigt das eine Überforderung an.

Selbsthilfe

Gönnen Sie sich Ruhe, wenn Sie müde sind. Müdigkeit beruht oft auch auf Bewegungsmangel. Gehen Sie an die frische Luft, und treiben Sie jenen Sport, an den Sie gewöhnt sind.

Rückenschmerzen

Rückenschmerzen, vor allem gegen Ende der Schwangerschaft, entstehen durch den Druck des kindlichen Kopfes gegen das Kreuzbein, durch die allgemeine Mehrbelastung, das Gewicht oder durch eine Körperfehlhaltung, die durch die Schwangerschaft verstärkt wird (➡ Rücken- und Kreuzschmerzen, Seite 703).

Selbsthilfe

Entlasten Sie so oft wie möglich die Wirbelsäule, indem Sie sich hinlegen (in Seitenlage, mit einem »Katzenbuckel«). Machen Sie gezielt Gymnastik und Entspannungsübungen (➡ Seite 878), und entlasten Sie sich durch Rückenschwimmen.

Schlafstörungen

Im letzten Schwangerschaftsdrittel können der große Bauch oder die »Turnübungen« des Babys Ihnen den Schlaf rauben. Vielleicht haben Sie aber auch Ängste und Sorgen.

Selbsthilfe

Nehmen Sie ein beruhigendes Bad oder gehen Sie spazieren. Verzichten Sie auf ein üppiges Abendessen, trinken Sie einen beruhigenden Tee (z. B. Baldrian, Melisse, Passionsblume, ➡ Schlafstörungen, Seite 397).

Schwellungen an Händen und Füßen

Meistens sind geschwollene Hände und Füße harmlos. Der Körper speichert in der Schwangerschaft mehr Wasser als sonst. Trotzdem sollten Sie Ärztin oder Arzt aufsuchen. In seltenen Fällen können Schwellungen erste Anzeichen für einen gefährlichen Schwangerschaftshochdruck sein (➡ Seite 334). Dieser gehört unbedingt in ärztliche Behandlung.

Selbsthilfe

Lagern Sie die Beine hoch, sooft es Ihnen möglich ist. Bürsten Sie Ihre Beine täglich in Richtung des Herzens. Kneippgüsse (➡ Güsse, Seite 856), aber auch warme Bäder für mindestens eine Stunde können helfen (➡ Vollbad, Seite 876).

Sodbrennen

Sodbrennen kann schon am Anfang der Schwangerschaft entstehen, weil der Schließmuskel am Mageneingang schlaffer wird und dadurch saurer Magensaft in die Speiseröhre zurückfließen kann. In der fortgeschrittenen Schwangerschaft kann auch die Gebärmutter auf den Magen drücken und diese Beschwerden verursachen.

Selbsthilfe

Meiden Sie scharfe, schwer verdauliche Speisen. Nehmen Sie kleine Mahlzeiten zu sich, und essen Sie lieber häufiger. Kauen Sie Nüsse oder trockene Brötchen, sie neutralisieren die Säure (➡ Saures Aufstoßen, Seite 614).

Übelkeit und Erbrechen

Es dauert eine Weile, bis sich Körper und Seele auf den veränderten Zustand eingestellt haben. Deshalb sind Übelkeit und Erbrechen in den ersten Schwangerschaftsmonaten eine mögliche Begleiterscheinung. Wenn Sie abnehmen oder die Beschwerden nicht aufhören, sollten Sie Ihren Arzt oder Ärztin aufsuchen.

Selbsthilfe

Frühstücken Sie im Bett, und bleiben Sie möglichst noch eine Zeit lang liegen. Trinken Sie über den ganzen Tag verteilt Mineralwasser oder Kräutertee in kleinen Schlucken. Meiden Sie fette, schwere Mahlzeiten.

Verstopfung

Durch die entspannte Darmmuskulatur wird der Speisebrei langsamer transportiert, es kommt leichter zu Verstopfung. Vielleicht haben Sie aber auch eine falsche Vorstellung über »normalen« Stuhlgang. Solange Sie sich dreimal in der Woche entleeren können, besteht kein Grund zur Beunruhigung (➡ Verstopfung, Seite 638).

Selbsthilfe

Sie dürfen auf keinen Fall ohne ärztliche Anleitung Abführmittel einnehmen. Sie können für das Ungeborene schädlich sein. Ballaststoffreiche Ernährung und Dörrobst lösen das Problem fast immer (➡ Verstopfung, Seite 638).

Gefahren in der Schwangerschaft

Kaffee

Gegen die gewohnte Tasse Kaffee ist auch in der Schwangerschaft nichts einzuwenden. Große Mengen können aber schaden. Mehr als 600 Milligramm Koffein täglich kann eine Fehl- oder Frühgeburt begünstigen. Je nach Zubereitungsart sind das zwei bis vier Tassen Kaffee (➡ Koffein, Seite 276).
Obwohl im Tee Koffein enthalten ist, ist seine Schädlichkeit während der Schwangerschaft nicht nachgewiesen.

Rauchen

Jede Zigarette, die Sie rauchen, raucht Ihr Kind mit. Nikotin verengt die Blutgefäße und behindert so den Sauerstofftransport – Ihr Baby bekommt weniger »Luft«. Babys von starken Raucherinnen wiegen bei der Geburt nicht nur 170 bis 400 Gramm weniger, sie sterben auch eher als Kinder von Nichtraucherinnen. Auch der Vater kann dem Baby schaden, wenn er in den Monaten vor der Zeugung stark raucht (➡ Rauchen, Seite 272). Versuchen Sie Ihren Zigarettenkonsum einzuschränken, sodass Sie bis spätestens vier Wochen vor der Geburt gar nicht mehr rauchen. Den Entzug, den Sie vor der Geburt nicht schaffen, muss das Kind nach der Geburt durchmachen. Es wird also wahrscheinlich gereizt und unruhig sein.

Alkohol

Gelegentlich ein Glas Wein oder Bier wird Ihrem Kind nicht schaden. Wenn Sie allerdings regelmäßig Alkohol trinken, verdoppelt sich Ihr Risiko, eine Fehlgeburt zu erleiden. Alkohol bremst das Wachstum des Babys und kann die Ursache für eine Frühgeburt sein. Ein Drittel bis die Hälfte der Kinder von Alkoholikerinnen kommen geschädigt zur Welt (➡ Alkohol, Seite 274).

Drogen

Alle Drogen passieren den Mutterkuchen und beeinflussen das Kind. Drogen unmittelbar vor der Geburt können beim Neugeborenen Atem- und Kreislaufstörungen auslösen. Drogensüchtige Mütter gebären drogensüchtige Kinder, deren Entzugserscheinungen (Atemstörungen, Zittern, Unruhe, Schreien usw.) behandelt werden müssen (➡ Illegale Drogen, Seite 277).

Medikamente

Fast jedes Medikament gelangt über den Mutterkuchen zu Ihrem Kind. Ob es dem Ungeborenen schaden kann, müssen Sie mit Ärztin oder Arzt abklären.

Infektionen

Infektionen der Mutter, vor allem im ersten Drittel der Schwangerschaft, können das Kind schwer schädigen.

Röteln
Wenn Sie weder rötelnkrank waren noch gegen Röteln geimpft sind, sollten Sie vor einer geplanten Schwangerschaft Ihren Rötelntiter bestimmen lassen. Haben Sie keine Antikörper gegen Röteln im Blut, sollten Sie sich impfen lassen (➡ Impfung, Seite 280).
Nach der Impfung sollten Sie vorsichtshalber drei Monate lang nicht schwanger werden. Die Fehlbildungs- und Schädigungsrate des Kindes bei einer Rötelninfektion ist extrem hoch: Mehr als die Hälfte der Kinder, deren Mütter im ersten Schwangerschaftsmonat erkranken, kommt geschädigt zur Welt. Im zweiten Schwangerschaftsmonat sind es immer noch ein Viertel und im dritten 15 Prozent. Neuere Forschungen haben ergeben, dass Kinder, deren Mutter erst im vierten Schwangerschaftsmonat mit Röteln in Berührung kam, kaum Schäden zu befürchten haben. Allerdings kann es zu vorübergehenden Entwicklungsstörungen und Wachstumsverzögerungen kommen. Wenn Sie mit einem Rötelnkranken Kontakt hatten und nicht wissen, ob Infektionsgefahr besteht, müssen Sie sofort im Labor Ihren Rötelntiter feststellen lassen und – falls er zu niedrig ist – innerhalb von vier Tagen nach dem Kontakt eine Injektion mit Röteln-Immunglobulin bekommen. Falls die Ansteckung in den ersten drei Monaten der Schwangerschaft erfolgte, sollten Sie einen Schwangerschaftsabbruch überlegen.

Masern, Mumps, Windpocken
Fast alle Frauen sind gegen diese Kinderkrankheiten immun. Wenn Sie während der Schwangerschaft mit einem Erkrankten Kontakt hatten und keine Antikörper haben, sollte Ihre Ärztin oder der Arzt Immunglobulin spritzen (➡ Impfung, Seite 280).

Toxoplasmose
Toxoplasmose ist eine sehr seltene Infektionskrankheit, die vor allem durch rohes Fleisch übertragen wird. Studien haben gezeigt, dass die Gefahr, durch Toxoplasmose ein geschädigtes Kind zu bekommen, weitaus geringer ist, als früher angenommen wurde. In Österreich gehört ein Toxoplasmosetest zu den Pflichtuntersuchungen im Mutter-Kind-Pass.

Röntgenstrahlen

Ob Röntgenstrahlen dem Kind schaden, hängt vom Stadium der Schwangerschaft, der Art der Bestrahlung, der Höhe der Dosis und dem Gesundheitszustand der Mutter ab. Für die Zeit vom 1. bis 20. Tag kann man davon ausgehen, dass der Fötus abstirbt, wenn er geschädigt wird. Wenn Sie in den ersten vier Schwangerschaftsmonaten geröntgt wurden, lassen Sie die mögliche Schädigung Ihres Babys nur von einem erfahrenen Strahlenexperten beurteilen (➡ Röntgen, Seite 823).

Schadstoffe

Alle Schadstoffe, die die Fruchtbarkeit mindern (➡ Seite 317), können auch die Entwicklung des ungeborenen Kindes stören. Die Folgen ähneln denen des Rauchens in der Schwangerschaft (➡ Seite 333). Selbst für geringe Dosen PCB und Blei ist nachgewiesen, dass sie die Entwicklung des kindlichen Gehirns beeinträchtigen. Daraus können eine geringere Intelligenz, eine verminderte Konzentrationsfähigkeit und Hyperaktivität resultieren. Für Schwermetalle und halogenierte Kohlenwasserstoffe besteht ein entsprechender Verdacht.

Schwangerschaftshochdruck (EPH-Gestose, Präeklampsie)

Im Volksmund wird diese seltene Erkrankung fälschlicherweise »Schwangerschaftsvergiftung« genannt. Die Ursachen sind noch nicht geklärt. Man weiß nur, dass Frauen, die ihr erstes Kind erwarten, häufiger dazu neigen und dass Frauen aus sozial schwachen Schichten gefährdeter sind.

Ein Schwangerschaftshochdruck muss sofort behandelt werden, weil er dem Kind schadet. Durch die Mangeldurchblutung des Mutterkuchens wird das Kind nicht ausreichend mit Sauerstoff versorgt.

Die wichtigsten Anzeichen:

- Hoher Blutdruck (mehr als 135/85 mmHg).
- Geschwollene Beine, Füße, Hände und ein aufgequollenes Gesicht (Ödeme) – aber nur in Verbindung mit hohem Blutdruck.
- Eiweiß im Harn ist ebenfalls nur in Verbindung mit den oben genannten Anzeichen verdächtig.
- Plötzliche, starke Gewichtszunahme.

Behandlung

Wenn die Erkrankung rechtzeitig erkannt wird, genügen oft schon Ruhe und Entlastung. Die an vielen Krankenhäusern verordnete strenge Bettruhe ist umstritten. Die erzwungene Ruhe am Tag führt oft zu Schlaflosigkeit in der Nacht.

Ein Schwangerschaftshochdruck, den Sie nicht aufhalten können, indem Sie Ihre Belastungen verringern und ausreichend schlafen, muss im Krankenhaus behandelt werden. Der Nutzen der immer wieder verordneten salzarmen Kost ist umstritten.

In schweren Fällen muss die Schwangerschaft manchmal vorzeitig durch einen Kaiserschnitt beendet werden, um das Baby zu retten. Wenn das Kind geboren ist, bilden sich die Symptome meist von selbst zurück.

Fehlgeburt (Abort)

Viele Schwangerschaften enden – von den Frauen oft unbemerkt – schon in den ersten Tagen. Insgesamt beträgt das Abortrisiko in den ersten drei Monaten etwa 15 Prozent. Danach ist eine Fehlgeburt sehr selten. Wenn Sie Ihr Baby in diesem frühen Stadium verlieren, dann bedeutet das oft, dass es nicht gesund war. Machen Sie sich keine Vorwürfe: Eine Fehlgeburt ist fast immer unabhängig von Ihrer Lebensweise, vor allem unabhängig von körperlicher und sexueller Aktivität. Eine besondere Schonung ist daher nicht notwendig. Im Gegenteil – sie hat nur Nachteile: schlechtere Verdauung, labilerer Kreislauf, mehr Neigung zur Übelkeit, Schlafstörungen und Depressionen. Auch »Hormonmangel« kommt als Ursache für eine Fehlgeburt nicht in Frage.

Es ist derzeit keine medizinische Methode bekannt, die nachweislich die Fehlgeburtsrate in den ersten drei Monaten senken kann. Wenn Sie aber zu jenen Frauen gehören, die bereits mehrere Babys vorzeitig verloren haben, kann eine Behandlung mit Kortison versucht werden.

Eine drohende Fehlgeburt kündigt sich durch Kontraktionen und Schmierblutungen an. Die häufigsten Ursachen sind Infektionen wie z. B. Viruserkrankungen, Schädigungen durch Umweltgifte (z. B. Schwermetalle), verschiedene Allgemeinerkrankungen (z. B. Immunerkrankungen, Nierenerkrankungen, Diabetes).

Wenn eine Fehlgeburt nicht mehr verhindert werden kann, kommt es zu starken Blutungen und Bauchkrämpfen. Vielfach muss dann die Gebärmutter ausgeschabt werden (Curettage).

Geschlechtsverkehr ist nach einer Fehlgeburt wieder möglich, sobald Sie Lust dazu haben. Medizinisch gesehen können Sie nach der Normalisierung der Regel sofort eine neue Schwangerschaft planen. Aber lassen Sie sich lieber Zeit. Ein Kind sollte nicht durch ein anderes ersetzt werden.

Frühgeburt

Ein Kind, das vor der 37. Woche zur Welt kommt, wird als Frühgeburt bezeichnet. Es gibt eine ganze Reihe von Faktoren, die eine Frühgeburt begünstigen. Dazu gehören starkes Rauchen, Alkohol, Umweltbelastungen, schwere Arbeit, Stress, bewusste oder unbewusste Ablehnung des Kindes, Überforderung durch die Familiensituation (z. B. Probleme mit dem Partner, ein großer Haushalt, Umzug usw.). Frauen, die eine gute Geburtsvorbereitung machen, erleiden seltener eine Frühgeburt als Frauen, die mit ihren Sorgen sich selbst überlassen bleiben.

Wenn Sie die Alarmsignale Ihres Körpers beachten, können Sie die Frühgeburt vielleicht noch verhindern. Bei folgenden Anzeichen sollten Sie eine Ärztin oder einen Arzt aufsuchen:

- Sie müssen mehr als zweimal in jeder Nacht zur Toilette, haben aber keine Blasenentzündung. Das kann das Anzeichen einer nervösen Störung sein.
- Sie können nicht einschlafen, obwohl Sie müde sind oder in der Nacht öfter aufwachen. Wahrscheinlich sind Sie überfordert.
- Die Gebärmutter zieht sich mehrmals am Tag für 30 bis 60 Sekunden und öfter als dreimal pro Stunde zusammen. Diese Kontraktionen machen sich oft nur durch das Hartwerden des Bauches bemerkbar. Trotzdem sind sie ein Alarmzeichen.

Medizinische Maßnahmen

Medikamente

Frauen mit drohender Frühgeburt bekommen oft wehenhemmende Medikamente, obwohl sie umstritten sind. Eine Studie in Irland hat anhand von mehr als 104 000 Geburten nachgewiesen, dass die Zahl der Frühgeburten nicht ansteigt, wenn man auf Wehenhemmer verzichtet. Außerdem können wehenhemmende Medikamente den Herzmuskel des Kindes schädigen und für die Mutter oft unangenehme Nebenwirkungen haben. Der Blutdruck kann rapide sinken, es kann zu Herzrasen, Schwitzen, Zittern und Angstgefühlen kommen.

Wehenhemmer können gerechtfertigt sein, um Zeit zu gewinnen, damit die Lunge des Kindes noch reifen kann. Auch in Notsituationen, zum Beispiel, wenn während der Geburt Zeit gewonnen werden muss, sind sie angebracht.

Gebärmutterstütznaht

Die Gebärmutterstütznaht (*Cerclage*) ist der künstliche Verschluss des Gebärmutterhalses durch eine Naht. Sie ist nur bei einer echten Schwäche des Muttermundes zum Beispiel nach mehrfachen Fehlgeburten, bei krankhaften Veränderungen (Myome, ➡ Seite 772) oder nach Operationen nötig. Früher wurde dieser Eingriff zu häufig vorgenommen. Viele Geburtskliniken haben die Rate der von ihnen gelegten Cerclagen mittlerweile von mehr als zehn Prozent auf zwei Prozent gesenkt. Die Frühgeburtenrate hat sich dadurch nicht erhöht.

Als Alternative zur Cerclage kann ein Stützring aus Gummi in die Scheide eingelegt werden (*Pessar*).

Das Verschließen des Muttermundes, nachdem schon Wehen aufgetreten sind, ist ein Eingriff gegen jede wissenschaftliche Erkenntnis.

Bettruhe

Die Engländer nennen es »tender loving care«, das Herausnehmen der gestressten Frau aus ihrem Lebensrhythmus. Manchen Schwangeren gelingt es aber nicht, sich zu schonen; sie müssen durch die Aufnahme ins Krankenhaus zu einer Auszeit gezwungen werden.

Risikoschwangerschaft

Der Begriff der »Risikoschwangerschaft« wird viel zu sorglos verwendet. Die ärztliche Ausbildung ist auf Komplikationen ausgerichtet. Wenn man die Risikolisten der medizinischen Lehrbücher ernst nimmt, dann ist die »normale« Schwangerschaft eine Ausnahme. Eine Frau, die zum Risikofall erklärt wird, fühlt sich auch so. Typische Beispiele für die unnötige Verunsicherung von Frauen sind die »alte Erstgebärende«, die »zu junge Schwangere«, Zwillinge, Beckenendlage und negativer Rhesusfaktor. Ganz wenige Schwangerschaften sind »echte Risikofälle«:

- Frühere Totgeburt oder vorangegangene Frühgeburt.
- Drohende Frühgeburt.
- Verdacht auf mangelndes Wachstum des Kindes (Dystrophie).
- Innere Erkrankungen (Diabetes, Nierenerkrankungen).
- Seelische Probleme.

Geburtsvorbereitung

Am besten fangen Sie im siebten Monat Ihrer Schwangerschaft mit einer Geburtsvorbereitung an. Der Aufwand lohnt sich. Zahlreiche Studien belegen, dass es bei gut vorbereiteten Frauen seltener zu Frühgeburten und Schwangerschaftshochdruck kommt, dass sich die Geburt verkürzt, weniger Schmerzmittel gebraucht werden und geburtshilfliche Operationen weniger häufig sind.

Welche Methode der Vorbereitung Sie wählen, bleibt Ihnen überlassen. Wichtig ist, dass Sie sich gut begleitet fühlen und das Angebot Ihren Bedürfnissen entspricht. Was eine Geburtsvorbereitungsgruppe bieten soll:

- Gespräche über Fragen, Ängste, Sorgen, mögliche geburtshilfliche Eingriffe, veränderte Lebensumstände.
- Empfehlungen für eine gesunde Ernährung.
- Gymnastik zur Lockerung Ihres Körpers, damit er für die Anstrengungen der Geburt gut trainiert ist.
- Entspannungsmethoden und Atemtechniken. Auch hier ist es nicht wichtig, dass Sie sich an eine bestimmte Technik halten. Finden Sie heraus, womit Sie sich wohl fühlen.

Geburt

Die Geburt Ihres Kindes ist ein Erlebnis, das Sie nach eigenen Wünschen gestalten sollten. Mit oder ohne Partner, technisch oder sanft, natürlich oder mit medizinischen Hilfsmitteln – Sie können weitgehend selbst entscheiden, wo und wie Sie Ihr Kind zur Welt bringen möchten. Inzwischen gibt es in den meisten Städten vielfältige Angebote. Wichtig ist, dass Sie sich rechtzeitig informieren und wissen, was Sie wollen. Es ist schwer, erst mit beginnenden Wehen seine Wünsche durchzusetzen.

Wahl des Orts

Der beste und damit auch der sicherste Ort, Ihr Kind zur Welt zu bringen, ist der Platz, an dem Sie sich am wohlsten fühlen. Ob das im Krankenhaus ist, ambulant in einer Klinik oder Arztpraxis oder zu Hause, können nur Sie selbst (und eventuell Ihr Partner) entscheiden. Es gibt nur wenige Bedingungen, die Ihre freie Wahl beschränken (➡ Risikogeburt, Seite 343).

Geburt im Krankenhaus

Die meisten Kinder kommen im Krankenhaus zur Welt. Die Qualität der geburtshilflichen Abteilungen ist allerdings so unterschiedlich, dass sich ein Vergleich lohnt. Haben Sie keine Hemmungen, genaue Fragen zu stellen. Es geht um Ihr Geburtserlebnis.

Ambulante Geburt

Wenn Sie mit Ihrem Baby möglichst schnell wieder nach Hause möchten, eignet sich für Sie eine Geburt in Krankenhäusern, privaten Entbindungsheimen oder Arztpraxen, die darauf eingestellt sind, Mutter und Kind wenige Stunden nach der Entbindung zu entlassen. Manche Krankenhäuser erlauben den Frauen inzwischen, ihre eigene Hebamme mitzubringen. Falls es in Ihrer Nähe keine Möglichkeit zu einer ambulanten Geburt gibt, können Sie immer noch – sofern es Ihnen und Ihrem Kind gut geht – das Krankenhaus auf eigenen Wunsch verlassen. In jedem Fall brauchen Sie eine Hebamme, die Sie zu Hause nachbetreut.

Hausgeburt

In den Niederlanden wird ein Drittel aller Kinder zu Hause geboren. Bei uns kommt nur eines von hundert Babys in der vertrauten Umgebung seiner neuen Familie zur Welt. Dabei ist eine gut vorbereitete Hausgeburt genauso sicher wie eine Entbindung im Krankenhaus, wenn Sie einige wichtige Punkte beachten:

- Eine Hausgeburt eignet sich nur dann für Sie, wenn Sie vollkommen gesund sind und eine komplikationslose Geburt erwarten dürfen (➡ Risikogeburt, Seite 343).
- Sie müssen sich mit Ihrer Entscheidung wohl und sicher fühlen.
- Sie brauchen eine gute Geburtsvorbereitung.
- Die Hebamme ist Ihre Hauptbezugsperson während der Geburt. Finden Sie eine, der Sie vertrauen und die Sie noch mindestens zehn Tage nach der Geburt betreut.
- Der Transport ins nächste Krankenhaus darf nicht länger als 20 Minuten dauern.

Unterstützung bei der Geburt

Überlegen Sie sich gut, wen Sie bei Ihrem großen Ereignis dabei haben wollen, wer Sie am besten unterstützen kann. Die meisten Frauen schätzen es, wenn in ihrer »schweren Stunde« der Partner dabei ist.

Aber vielleicht gibt es keinen Partner, oder er fühlt sich der Situation nicht gewachsen. Dann ist es besonders wichtig, dass Sie sich mit der Frage des passenden Beistands auseinander setzen. Sie tun sich nichts Gutes, wenn Sie jemanden nur deshalb dazu bitten, weil Sie ihm damit einen Gefallen tun wollen. Schließlich geht es um Sie und Ihr Baby! Ideal ist es, wenn Sie Ihre Hebamme schon vor der Geburt kennen lernen können. In großen Krankenhäusern mit wechselnden Diensten ist das allerdings meistens schwierig.

Phasen der Geburt

Eröffnungsphase

Der Beginn der Geburt kündigt sich meist durch ziehende Schmerzen im Rücken an. Diese ersten Anzeichen können wieder aufhören oder sich in unregelmäßigen Abständen über Stunden und Tage hinziehen.

Wenn die Geburt näher rückt, drücken die oberen und seitlichen Muskeln der Gebärmutter immer regelmäßiger auf das Baby und schieben es dadurch in Richtung Muttermund. Solange Ihre Wehen im Abstand von 10 bis 20 Minuten kommen, können Sie zu Hause bleiben, wenn Sie sich wohl fühlen. Entspannung in der vertrauten Umgebung kann Ihre Eröffnungszeit verkürzen. Wie lange Ihr Baby braucht, um sich seinen Weg zu bahnen, ist nicht genau zu bestimmen. Manchmal genügen sechs Stunden, beim ersten Kind kann es aber auch 16 Stunden dauern, bis der Muttermund zur Geburt bereit ist.

Falls Sie Ihr erstes Kind erwarten, fürchten Sie sich nicht, dass Sie zu spät ins Krankenhaus fahren. Die Erfahrung hat gezeigt, dass Sie bis zur Geburt noch mindestens drei bis vier Stunden Zeit haben.

Fahren Sie ins Krankenhaus oder verständigen Sie Ärztin, Arzt und/oder Hebamme, wenn

Fragen an das Krankenhaus

- Gibt es einen Geburtsvorbereitungskurs, bei dem ich die Hebammen des Hauses kennen lernen kann?
- Wen darf ich zu meiner Unterstützung mitbringen, und dürfen diese Personen in allen Phasen der Geburt bei mir bleiben?
- Wie viele Hebammen stehen zur Verfügung? (Ideal wäre eine pro Schwangere.)
- Kann ich meine eigene Hebamme ins Krankenhaus mitbringen?
- Darf ich die Entbindung selbst gestalten: frei herumgehen, baden, die Geburtsposition wählen usw.? (➡ Geburtserleichterungen, Seite 341; ➡ Gebärhaltung, Seite 340)
- Wie wird die Geburt überwacht?
- Kann ich mich während der Kontrolle mit dem Herzton-Wehen-Schreiber frei bewegen? (➡ Seite 339)
- Welche Routinemaßnahmen gibt es rund um die Geburt, z. B. Rasieren, Wehentropf, Öffnen der Fruchtblase, Scheidendammschnitt usw.? (➡ Routinemaßnahmen bei der Geburt, Seite 340; ➡ Methoden der Geburtseinleitung, Seite 344; ➡ Medizinische Eingriffe, Seite 342)
- Werden routinemäßig schmerzstillende Medikamente verabreicht?
- Wie viele von 100 Geburten werden mit Kaiserschnitt, Saugglocke oder Zange beendet?
- Wie viele Scheidendammschnitte werden gemacht?
- Was sind Gründe für einen routinemäßigen Kaiserschnitt? (➡ Seite 342)
- Kann das Baby nach der Geburt bei der Mutter (den Eltern) bleiben?
- Wann wird es abgenabelt, kann es sofort an die Brust angelegt werden usw.? (➡ Die ersten Stunden, Seite 338)
- Wie lange kann die junge Familie nach der Geburt ungestört zusammenbleiben?
- Gibt es Rooming-in und in welcher Form? (➡ Rooming-in, Seite 345)
- Ist eine Neugeborenen-Intensivstation angeschlossen? In welches Kinderkrankenhaus wird das Baby im Notfall gebracht? Kann sich die Mutter mit verlegen lassen?

- die Wehen regelmäßig in etwa alle fünf Minuten auftreten.
- die Fruchtblase gesprungen ist (Blasensprung). Sie müssen sich rasch hinlegen (nicht mehr duschen oder einpacken) und, falls Sie keine Hausgeburt geplant haben, sich liegend ins Krankenhaus bringen lassen. Es könnte sonst in ganz seltenen Fällen passieren, dass die Nabelschnur beim Abfließen des Fruchtwassers in die Scheide gespült wird und die Atmung des Babys behindert. Wenn Ärztin oder Arzt durch eine Untersuchung festgestellt haben, dass die Nabelschnur nicht vorgefallen ist und der Kopf die Scheide abdichtet, dürfen Sie sofort wieder aufstehen.
- Sie ungewöhnliche Schmerzen haben, die nicht wie Wehen in regelmäßigen Abständen kommen und wieder abklingen.
- Blutungen auftreten, die nicht durch das selbstständige Lösen des gallertartigen Schleimpfropfens, der die Gebärmutter bis zur Geburt verschließt, verursacht werden.

Übergangsphase

Der Muttermund ist jetzt vollständig eröffnet, die Wehen kommen in kurzen, oft unregelmäßigen Abständen und sind meistens sehr schmerzhaft. Wahrscheinlich spüren Sie schon einen heftigen Drang zu pressen, sollen ihm aber noch nicht nachgeben. Diese üblicherweise kurze Phase der Geburt wird von fast allen Frauen als unangenehm empfunden.

Die letzte Geburtsphase

Jetzt ist es Zeit, dass Sie Ihrem Baby durch Pressen ans Licht der Welt helfen. Jahrzehntelang wurden Frauen dazu angeleitet, tief Luft zu holen und mit großer Anstrengung das Kind herauszudrücken. Besser ist es meist, wenn Sie Ihren eigenen Rhythmus finden. Es hat sich gezeigt, dass die meisten Frauen, die nicht gezwungen werden, einer bestimmten Technik zu folgen, kürzer pressen und längere Pausen machen, als üblicherweise vom Krankenhauspersonal angeordnet wird. In diesen Pausen können Sie sich erholen, und Ihr Baby wird besser mit Sauerstoff versorgt.

Die in vielen Krankenhäusern noch immer übliche Rückenlage der Frauen erschwert die Geburt. Einfacher und schonender sind Gebärhaltungen, bei denen der Druck des kindlichen Kopfes hilft, den Muttermund aufzudehnen (➡ Seite 338).

Einige Zeit nach der Geburt wird mit der letzten Wehe der Mutterkuchen (Plazenta) geboren. Ob die Nachgeburt nach 15 Minuten oder nach einer Stunde kommt, ist nicht von Bedeutung, solange keine Gebärmutterblutung auftritt.

Abnabeln

In vielen Krankenhäusern ist es immer noch üblich, die Nabelschnur eines gesunden Babys sofort nach der Geburt zu durchtrennen. Dafür gibt es keinen medizinischen Grund. Im Gegenteil: Für das Baby ist es einfacher, sich an die Lebensbedingungen außerhalb des Mutterleibes anzupassen, wenn zum Schock der Geburt nicht fast gleichzeitig der Schock der Abnabelung hinzukommt. Besonders wichtig wäre diese sanfte Behandlung für Kinder in schlechtem Zustand (z. B. Frühgeborene). Das erfordert allerdings ein Umdenken in der Krankenhausroutine. Derzeit werden fast überall kranke oder schwache Säuglinge sofort abgenabelt und zu den entsprechenden Notfalleinrichtungen gebracht. Besser wäre es, die Geräte zum nicht abgenabelten Säugling zu bringen. Wesentlich ist allerdings, dass das Neugeborene tiefer als der Mutterkuchen gelagert wird, damit das Blut zu ihm fließen kann.

Nur bei ganz seltenen Bluterkrankungen und bei einer Rhesusunverträglichkeit von Mutter und Kind ist eine sofortige Abnabelung notwendig.

Die ersten Stunden nach der Geburt

Nehmen Sie sich Zeit für das Wunder. Ihr Baby ist da und braucht Ruhe und Geborgenheit. Nicht immer wird in Krankenhäusern darauf Rücksicht genommen. Oft werden Neugeborene nach kurzer Zeit gemessen, gewogen und untersucht. Dabei gibt es keinen Grund, ein gesundes Kind nach der Geburt von seiner Mutter bzw. den Eltern zu trennen. Alle Erstuntersuchungen nach dem so genannten »Apgar-Score«, die Aufschluss über Aussehen, Atmung, Herzfrequenz, Reflexe und Muskelaktivität geben, sind auch möglich, während das Neugeborene auf dem Bauch oder im Arm der Mutter liegt. Alle anderen Untersuchungen können nach ein paar Stunden gemacht werden.

Wehren Sie sich, wenn Ihr Kind sofort gewaschen und angezogen wird, weil es unterkühlen könnte. Sie sind der beste Wärmespender für das Baby. Alles, was Sie brauchen, ist eine Decke. Jetzt sollten Sie das Kind auch zum ersten Mal an die Brust legen. Es lernt sofort zu saugen. Die Vormilch, die es dabei bekommt, ist besonders nahrhaft.

Wählen Sie ein Krankenhaus, das den ersten Kontakt der neuen Familie respektiert.

Geburtslagen des Kindes

In den ersten Monaten kann sich das Baby im Bauch noch frei bewegen. Doch dann wird es zunehmend enger in der Gebärmutter. Um die 32. Woche haben 90 Prozent der Kinder ihre endgültige Position eingenommen, aus der sie dann auch geboren werden. Die restlichen zehn Prozent »überlegen« sich noch bis zur 37. Woche, wie sie zur Welt kommen möchten, und einige verändern sogar kurz vor der Geburt noch einmal ihre Lage oder werden mit verschiedenen Wendetechniken von außen dabei unterstützt.

Schädellage

Ungefähr 94 Prozent der Babys werden mit dem Kopf zuerst geboren. Das ist ideal für Mutter und Kind, weil der Kopf den Weg bahnen kann und die Scheide sich leichter dehnt.

Beckenendlage (Steißlage)

Die Angst vieler Frauen und Ärzte vor der Steißlage ist unbegründet. Das Risiko für Mutter und Kind ist durch diese Geburtslage nur gering erhöht. Der schmale Körper muss sich zuerst den Weg bahnen, die Geburt dauert meistens länger. Die häufig geübte Praxis, zur »Sicherheit« einen Kaiserschnitt zu machen, ist umstritten (➡ Kaiserschnitt, Seite 342). Die größte weltweit durchgeführte Untersuchung kam zu dem Ergebnis, dass diese Vorgangsweise dem Baby keinen Vorteil bringt. Dem widerspricht jedoch eine andere Studie, bei der es mit Kaiserschnitt zu besseren Ergebnissen kam. In jedem Fall bedeutet ein Kaiserschnitt für Mutter und Kind die größere Belastung gegenüber einer natürlichen Geburt.

In manchen Krankenhäusern fehlt dem Personal jedoch die Übung, Kinder aus einer Beckenendlage vaginal zu entbinden. Ein Arzt, der das im Jahr nur zweimal tut, ist gut beraten, wenn er sich darauf nicht einlässt. Wenn Sie Wert auf eine natürliche Geburt legen, erkundigen Sie sich, ob es in Ihrer Nähe eine Geburtshilfestation gibt, an der Beckenendlagen routinemäßig vaginal entbunden werden. Erfahrenen Geburtshelferinnen und -helfern gelingt es manchmal, das Kind zu wenden. Machen Sie aber auf keinen Fall eigenmächtige Versuche ohne Anleitung durch Hebamme, Ärztin oder Arzt!

Die »indische Brücke«

Bauch und Becken werden täglich zweimal zehn Minuten lang in etwa 25 bis 30 Zentimeter Höhe gelagert. Kopf und Beine sollen möglichst entspannt nach unten hängen. Die Bauchdecke wird dadurch straff gespannt. Eine unangenehme Haltung für Mutter und Kind. Angeblich ist das auch der Grund, warum sich einige Kinder umdrehen: Sie finden diese Position zu unbequem.

Die »sanfte Wende«

Manchmal führen körperliche und seelische Anspannung zu Verspannungen, die so stark sind, dass sich das Kind nicht mehr drehen kann. Gespräche, Massagen und gezielte Übungen sollen das Gewebe lockern, damit sich das Baby drehen kann.

Die »äußere Wende«

Hier versuchen Ärztin oder Arzt mit beiden Händen von außen, das Kind zu drehen. Selten kann sich dabei die Pla-

Geburtslagen

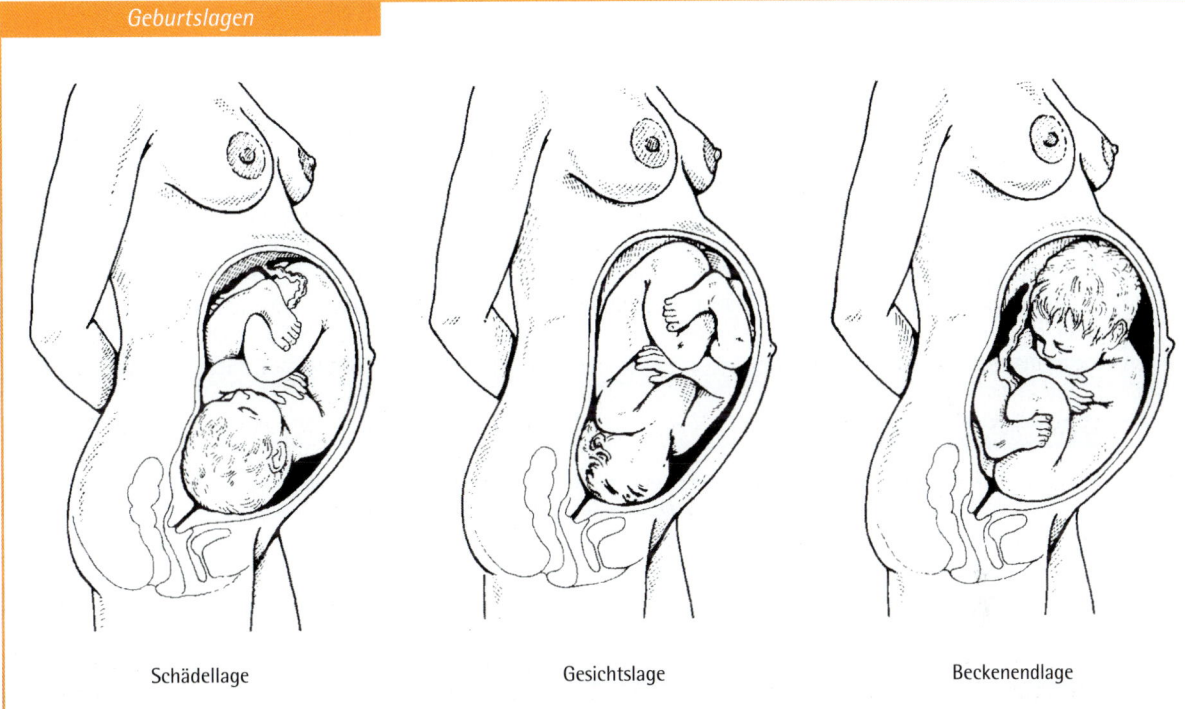

Schädellage   Gesichtslage   Beckenendlage

zenta vorzeitig lösen. Weil dann sofort ein Kaiserschnitt nötig wird, sollte die äußere Wende nur bei entsprechender Bereitschaft zur Operation durchgeführt werden.

Querlage

Nur 0,5 Prozent aller Kinder liegen zum Geburtstermin in Querlage. Eine Geburt ist nur mit Kaiserschnitt möglich. Wie bei der Beckenendlage können auch hier Ärztin, Arzt oder Hebamme versuchen, das Kind zu drehen.

Überwachung der Geburt

Das Wort »Überwachung« sagt es schon: Ein »gefährlicher« Vorgang soll kontrolliert werden. Viele Eingriffe, die Frauen bei ihrer Geburt erleiden müssen, sind Folgen dieser Überwachung, die immer wieder zu Maßnahmen verleitet, die entweder falsch oder zumindest nicht notwendig sind.

Herzton-Wehen-Schreiber (Cardiotokografie, CTG)

Die elektronische Überwachung der kindlichen Herztöne wird in vielen Krankenhäusern an allen Frauen angewandt, obwohl sie nutzlos ist. Es gibt keinen Beweis dafür,

dass die routinemäßige Anwendung das Geburtsergebnis positiv beeinflusst. Dafür mehren sich bei elektronischer Dauerüberwachung Eingriffe wie Kaiserschnitt, Zangengeburt und Saugglocke, weil öfter »verdächtige Herztöne« festgestellt werden. Aus diesem Grund sollte der Herzton-Wehen-Schreiber nur bei sorgfältig ausgewählten Risikofällen angewandt werden.

Ultraschalldoppler (Dopton)

Das ist ein kleines, tragbares Ultraschallgerät zum Abhören der Herztöne – nicht zu verwechseln mit der Doppler-Ultraschall-Methode. Bei einer »sanften Geburt«, die der Frau maximale Freiheit in ihren Bewegungen erlaubt und elektronische Dauerüberwachung durch optimale Betreuung ersetzt, verwenden Hebamme und Arzt häufig dieses Gerät.

Hörrohr (Stethoskop)

Das althergebrachte Hörrohr kommt wieder in Mode. So empfiehlt die Weltgesundheitsorganisation zum Beispiel bei einer normalen Geburt statt elektronischer Dauerüberwachung das Abhören der kindlichen Herztöne mit Hilfe eines Holzstethoskops. Anhand von 13 000 Geburten, bei denen die Hälfte der Frauen auf diese Weise und die andere Hälfte elektronisch überwacht wurde, konnte nachgewiesen werden, dass es keinen Unterschied in der Qualität der Ergebnisse gab.

Routinemaßnahmen während der Geburt

Nicht immer geht es bei der Geburt um das Wohl von Mutter und Kind, wenn Hebammen, Ärztinnen oder Ärzte Routinemaßnahmen vornehmen. Manches ist althergebracht, anderes dient der Bequemlichkeit und entbehrt der medizinischen Begründung.

Rasieren der Schamhaare

In den meisten Krankenhäusern werden die Schamhaare vor der Geburt nicht mehr rasiert, weil diese Maßnahme medizinisch nicht zu rechtfertigen ist. Das Argument, dass beim Nähen einer Dammnaht Haare in die Wunde kommen, die eine Infektion hervorrufen können, ist längst widerlegt.

Einlauf

Mit einem Einlauf oder einem Abführzäpfchen werden viele Frauen auf die Geburt vorbereitet, obwohl auch das nicht notwendig ist. Stuhl, der bei der Geburtsarbeit abgeht, mag für die Helfer ein ästhetisches Problem sein, sicher ist es aber kein medizinisches oder hygienisches.

Essen und Trinken

Meist dürfen Frauen, sobald die Wehen begonnen haben, nichts mehr zu sich nehmen. Der Grund dafür ist die Vorbereitung auf eine möglicherweise notwendige Narkose. Wenn man bedenkt, dass mindestens 90 Prozent aller Frauen keinen operativen Eingriff zu erwarten haben, ist dieses als generelle Maßnahme nicht zu rechtfertigen. Leicht verdauliche Speisen (Suppen, Weißbrot usw.) sind vor allem dann zu empfehlen, wenn die Geburt länger dauert, damit die Gebärende bei Kräften bleibt. In manchen Krankenhäusern wird den Frauen als Ersatz ein »Glukosetropf« angehängt. Eine Infusion mit einer Zuckerlösung soll den Kalorienmangel ersetzen. Diese Maßnahme ist bei einer normalen Geburt abzulehnen. Der Tropf schränkt die Bewegungsfähigkeit ein und vermittelt das Gefühl, krank und abhängig zu sein.

Natürliche Geburtserleichterungen

Vieles kann Ihnen helfen, den Schmerz besser zu verarbeiten und die Geburt Ihres Kindes zu beschleunigen.

Wohlfühlatmosphäre

In zunehmendem Maße erkennen auch Krankenhausmanager, dass sich das Gefühl von Geborgenheit und eine angenehme Umgebung positiv auf den Geburtsverlauf auswirken. Je wohler Sie sich fühlen, umso besser entspannt sich Ihr Körper, und die Wehen werden leichter. Meist bedeutet das weniger Medikamente, weniger Eingriffe und daher eine bessere Chance für Ihre Gesundheit und die Ihres Kindes. Moderne Geburtsräume gleichen daher eher einem Wohnzimmer als einem Operationssaal. Wenn Sie zu den Frauen gehören, denen technisches Gerät ein sicheres Gefühl bei der Geburt vermittelt, suchen Sie sich ein Krankenhaus aus, das sich darauf ausgerichtet hat.

Bewegung

Meistens brauchen Frauen, die sich frei bewegen können, weniger Schmerzmittel und haben seltener operative Eingriffe während der Geburt als andere. Wenn Sie also Lust haben umherzugehen, sollten Sie das unbesorgt tun. Ihr Baby kann so besser mit dem Kopf auf den Muttermund drücken und damit die Geburt beschleunigen.

Lagewechsel

Der Wechsel zwischen verschiedenen Positionen (Sitzen, Stehen, Hocken, Knie-Ellenbogen-Lage, Liegen usw.) ist für viele Frauen angenehm. Die Wehentätigkeit nimmt durch den häufigen Lagewechsel ab, dafür verdoppelt sich ihre Wirksamkeit. Das verkürzt die Eröffnungsphase.

Warme Bäder

Warmes Wasser entspannt, beruhigt und senkt die Schmerzempfindlichkeit. Durch die Entspannung verkürzen sich die Wehen meist und die Geburt beschleunigt sich. Wo eine Badewanne angeboten wird, entscheiden sich 60 Prozent der Frauen während der Eröffnungsphase dafür.

Etwa 10 bis 20 Prozent der Frauen entbinden sogar im Wasser. Die Angst, dass das Baby im Wasser ertrinken könnte, ist unbegründet. Selbst wenn das Kind eine ungeplante Geburt im Wasser erlebt, kann ihm nichts geschehen. Es beginnt erst zu atmen, wenn es aus dem Wasser gehoben wird. Auch eine höhere Infektionsrate bei der Mutter ist nicht zu befürchten.

In einigen Krankenhäusern und Entbindungsheimen werden Geburten im Wasser gefördert oder sogar geplant. Die Erfahrungen damit sind ausgezeichnet.

Massagen

Massagen vom Partner oder einer anderen Bezugsperson tun Ihnen wahrscheinlich gut. Es gibt einige einfache Handgriffe, die leicht zu erlernen sind und den Geburtsschmerz lindern können.

Kreuzbeinmassage

Über dem Gesäß befinden sich einige Zentimeter von der Wirbelsäule entfernt zwei kleine Grübchen. Eine kräftige Druckmassage mit Daumen oder Knöcheln kann besonders in der Übergangsphase angenehm sein.

Reflexzonenmassage

Knapp unter dem Rippenbogen, vier Querfinger rechts und links der Wirbelsäule wird die Haut durch großflächiges kräftiges Reiben so lange gereizt, bis sie gerötet ist.

Bauchmassage

Eine Massage des Bauchs, in der Mitte hoch und an den Seiten herunter, empfinden viele Frauen als angenehm.

Schenkelmassage

Diese Massage hilft besonders, wenn die Scheide verspannt ist. An den Innenseiten der Oberschenkel in Richtung Knie streichen, am besten im Atemrhythmus der Frau.

Es kann immer wieder Phasen geben, in denen Sie vielleicht gar nicht berührt werden wollen. Manche Frauen empfinden im letzten Geburtsabschnitt Massage als unangenehm. Zögern Sie nicht, Ihren Partner darauf aufmerksam zu machen.

Akupunktur, Autogenes Training, Yoga, Hypnose

Sie sind sanfte Methoden der Geburtserleichterung, die alle nur von speziell geschulten Fachleuten angewandt und gelehrt werden sollten (➡ Entspannung, Seite 878).

Medizinische Geburtserleichterungen

Fast alle medizinischen Maßnahmen zur Geburtserleichterung haben Nachteile für das Kind. Trotzdem sind sie nicht generell abzulehnen. Wenn Sie große Angst vor der Geburt haben oder die Schmerzen nicht mehr ertragen können, können Sie sich ohne schlechtes Gewissen für eine dieser Hilfen entscheiden.

Medikamente

Alle Medikamente, die Sie während der Geburt einnehmen, gelangen über den Mutterkuchen zum Kind. Das am häufigsten verabreichte schmerzstillende und entkrampfende Mittel Pethidin (*Dolantin* [D], *Alodan* [Ö]) kann zu Wehenschwäche und Atemproblemen des Säuglings führen. Unmittelbar vor der Geburt sollten Sie kein Pethidin mehr bekommen, weil das Baby vier Stunden braucht, um nur die Hälfte der verabreichten Menge abzubauen.

Eingriffe zur Schmerzbetäubung

Es gibt verschiedene Methoden, die Schmerzen während der Geburt zu betäuben oder auszuschalten. Solche Eingriffe in den Geburtsablauf sind allenfalls in Einzelfällen zweckmäßig, wenn die Belastung durch die Geburt größer ist als die durch das Medikament.

In der Regel sind sie jedoch nicht sinnvoll: Gerade die Phase, in der das Kind die Scheide und den Damm passiert, wird von den meisten Frauen zwar als schmerzhaft, aber durch die kurze Dauer und die aktive Mitarbeit beim Pressen als wenig belastend empfunden.

Pudendusblockade

Es wird ein Betäubungsmittel (Lokalanästhetikum) in die Gegend des Sitzbeinhöckers gespritzt. Dadurch wird die Nervenleitung des Schamnervs (*Nervus pudendus*) zu den äußeren Genitalien unterbrochen und der Schmerz gemildert.

Es ist nicht sinnvoll, diesen Eingriff für einen Scheidendammschnitt oder zu einer Saugglocken- oder Zangengeburt zu verwenden. Die Betäubung des Dammes ist genauso wirksam.

Damminfiltration

Ein lokal wirkendes Betäubungsmittel wird dort in den Damm gespritzt, wo der Dammschnitt erfolgen soll. Dieser Eingriff ist nur bei einem vorzeitigen Scheidendammschnitt notwendig (➡ Seite 342), sonst wird ohne Narkose während einer Wehe geschnitten.

Die Infiltration des Dammes eignet sich auch zum Nähen des Dammschnitts. Der Eingriff ist harmlos, Nebenwirkungen sind selten.

Parazervikalblockade

Meiden Sie Krankenhäuser, die diese Methode anwenden. Das Kind kann dadurch geschädigt werden.

**»Schmerzlose Geburt«
(Peridural- oder Epiduralanästhesie)**

Unter diesem Namen hat eine Methode weite Verbreitung gefunden, die für Sie und Ihr Kind nicht unproblematisch ist: In den Wirbelkanal wird ein Betäubungsmittel gespritzt, das den Unterleib schmerzunempfindlich macht. Die Folgen sind gravierend:

- Die Geburt muss intensiv überwacht werden, weil der Blutdruck sinkt (➡ Herzton-Wehen-Schreiber, Seite 339).
- Oft muss ein Wehentropf angehängt werden (➡ Seite 345).
- Zangen- und Saugglockengeburten sind wesentlich häufiger.
- Tagelange Kopfschmerzen und Harnverhalten sind keine Seltenheit.

● Manche Frauen leiden im Nachhinein unter dem Gefühl, versagt zu haben.

Ein absolut gerechtfertigter Grund, einer Peridural- oder Epiduralanästhesie zuzustimmen, ist, wenn Sie große Angst vor der Geburt haben oder sich während der Geburt so stark verkrampfen, dass Ihr Kind Mühe hat, durch den Geburtskanal zu gelangen. Richtig eingesetzt, kann diese Anästhesie manchmal einen Kaiserschnitt überflüssig machen.

Medizinische Eingriffe während der Geburt

Öffnen der Fruchtblase (Blasensprengung, Amniotomie)

Je länger die Fruchtblase intakt bleibt, desto schonender die Geburt. Meist springt sie am Ende der Eröffnungsphase von allein.

Viele Geburtshelfer können diesen Zeitpunkt jedoch nicht abwarten und stechen die Fruchtblase schon auf, wenn der Muttermund noch kaum fünf Zentimeter geöffnet ist. Dadurch verstärken sich die Wehen. Einrisse am Muttermund und eine stärkere Belastung des kindlichen Kopfes können die Folge sein. Eine künstliche Öffnung der Fruchtblase ist nur dann gerechtfertigt, wenn die Geburt schon lange dauert und Sie sehr erschöpft sind.

Eine Blasensprengung zur Einleitung der Wehen ist abzulehnen (➡ Seite 345).

Scheidendammschnitt (Episiotomie)

Obwohl der Scheidendammschnitt chirurgisch gesehen ein kleiner Eingriff ist, verursacht er unangenehme Belastungen nach der Geburt. Seine Folgen sind noch über Wochen, manchmal Monate spürbar: Beschwerden beim Sitzen, Brennen beim Urinieren, Schmerzen beim Geschlechtsverkehr. Trotzdem wird an vielen Krankenhäusern noch immer routinemäßig ein Dammschnitt gemacht.

Einen medizinischen Grund gibt es dafür nicht. Weder verhindert der Scheidendammschnitt die – sehr seltenen – schweren Dammrisse (sie kommen bei Routineschnitten sogar häufiger vor), noch beugt er einer möglichen Gebärmuttersenkung vor. Außerdem bluten Risse weniger, heilen schneller, tun weniger weh und verursachen kaum Narbenschmerzen.

Sollte während der Geburt dennoch ein Dammschnitt nötig sein, wird er bei guter Versorgung auch problemlos heilen.

Wenn Sie während der Schwangerschaft den Damm, den Scheideneingang und die Schamlippen mit Weizen-

keimöl geschmeidig massieren, kann sich Ihr Gewebe bei der Geburt besser dehnen. Außerdem sollte Ihre Hebamme wissen, wie man einen guten »Dammschutz« macht. Ein Scheidendammschnitt ist gerechtfertigt, wenn

● das Kind kurz vor dem Austritt aus der Scheide an Sauerstoffmangel leidet.

● das Kind nicht ausgereift und daher wenig belastbar ist (Frühgeburt).

● sich der Damm schlecht dehnt.

● eine Saugglocken- oder Zangengeburt notwendig ist.

● die Mutter aus medizinischen Gründen nicht pressen darf (Herz-, Augenleiden usw.).

Erkundigen Sie sich in dem Krankenhaus, in dem Sie die Geburt planen, nach der Dammschnittrate. Wenn Sie mehr als 30 bis 40 Prozent beträgt, ist das fast immer ein Zeichen dafür, dass man hier noch nicht auf dem letzten Stand einer humanen, zeitgemäßen Geburtshilfe ist.

Techniken des Scheidendammschnitts

Ein mittlerer Scheidendammschnitt (*mediane Episiotomie*) ist für Sie viel angenehmer als ein seitlicher (*laterale Episiotomie*).

Die Wunde befindet sich am weniger empfindlichen Damm, ist kleiner und heilt leichter. Trotzdem bevorzugen manche Ärzte den seitlichen Scheidendammschnitt, weil der After nicht so leicht verletzt werden kann. Gerechtfertigt ist diese Technik aber nur bei Steißlagen, Zangen- oder Saugglockengeburten oder wenn der Damm sehr kurz ist.

Zange und Saugglocke

Manchmal muss die Geburt rasch beendet werden, weil sich die Herztöne des Kindes sehr verlangsamen oder die Mutter schon zu erschöpft ist, um zu pressen. Auch wenn das Baby in einer ungünstigen Kopfhaltung zur Welt kommt, ist Hilfe von außen notwendig.

Ob sich Ihre Geburtshelfer für Zange oder Saugglocke entscheiden, hängt davon ab, womit sie mehr Übung haben. Wissenschaftlich ist nicht geklärt, welches die bessere Methode ist. Die Zange kann dazu verleiten, zu früh einzugreifen, weil man mit ihr den kindlichen Kopf auch dann fassen kann, wenn er noch nicht am Beckenausgang steht.

Kaiserschnitt

In Deutschland und in Österreich werden viel zu viele Kaiserschnitte gemacht. Ärzte argumentieren fast immer mit der Sicherheit des Kindes, in Wirklichkeit steht jedoch oft ihre eigene Sicherheit im Vordergrund: Sie haben »alles getan«, was sie konnten. Krankenhäuser, in denen geduldige Ärztinnen, Ärzte und Hebammen sorgfältig jede Entbindung prüfen, kommen meistens mit fünf bis zehn Prozent Kaiserschnittentbindungen aus.

Ein Kaiserschnitt ist gerechtfertigt, wenn

- sich die Herztöne des Kindes plötzlich verlangsamen und der Muttermund noch nicht vollständig geöffnet ist.
- das Kind so liegt, dass es nicht durch die Scheide geboren werden kann, z. B. bei einer Querlage.
- das Kind bei einer erstgebärenden Frau in Beckenendlage (Steißlage) liegt und laut Ultraschall das Gewicht auf mehr als 3600 Gramm geschätzt wird.
- das Becken der Mutter ungewöhnlich eng ist (äußerer Durchmesser weniger als 20 cm). Die Praxis hat gezeigt, dass oft falsch gemessen wird. Lassen Sie vor der Entscheidung zum Kaiserschnitt einen anderen Arzt nachmessen.
- die Wehen schwach sind und auch durch Wehenmittel nicht stärker werden.
- der Mutterkuchen (Plazenta) vor dem Muttermund liegt.
- sich der Mutterkuchen vorzeitig löst.
- die Nabelschnur vor dem Kopf des Kindes liegt.
- durch starke Wehen oder durch eine vorangegangene Operation ein Gebärmutterriss droht.
- sich der Muttermund trotz starker Wehen über längere Zeit nicht öffnet.

Technik des Kaiserschnitts

Beim Kaiserschnitt wird der Bauch durch einen Längs- oder Querschnitt geöffnet.

Ein Querschnitt ist für die Mutter nur wenig belastend, weil er am Oberrand der Schamhaare angesetzt wird, schnell wieder verheilt und später kaum sichtbar ist. Das Argument, dass Ärzte im Notfall aus Sicherheitsgründen einen Längsschnitt machen sollten, ist nicht stichhaltig. Die Operationsdauer verkürzt sich nur um 30 bis 60 Sekunden.

Ein Längsschnitt sollte nur in seltenen Ausnahmefällen gemacht werden: wenn ein vorangegangener Kaiserschnitt mit einem Längsschnitt ausgeführt wurde, bei vorangegangener Unterbauchoperation und bei Dickleibigkeit.

Der sanfte Kaiserschnitt (Misgav-Ladach Sectio)

Diese Technik ist nach dem Misgav-Ladach-Krankenhaus in Jerusalem benannt. Dabei werden nach einem Querschnitt fast alle Schichten der Bauchdecke nur gering mit dem Skalpell geöffnet, in weiterer Folge aber nur gedehnt. Vernäht werden nur die Gewebeschichten, für die das unbedingt notwendig ist. Die Folgen sind verblüffend: Die Frauen sind rasch nach der Geburt wieder mobil, können normal essen und brauchen deutlich weniger Schmerzmittel nach der Operation.

Epidural- bzw. Spinalanästhesie beim Kaiserschnitt

Diese beiden Anästhesiemethoden, bei denen nur der Unterleib betäubt wird, haben die Allgemeinnarkose beim Kaiserschnitt inzwischen fast ganz verdrängt. Wenn schon vor dem Eingriff eine Epiduralanästhesie angelegt worden ist, wird mit dieser Schmerzbetäubung auch gleich der Kaiserschnitt durchgeführt. Wenn die Anästhesie erst gesetzt werden muss, wählt man die Spinalanästhesie, weil sie sofort wirkt (➡ Seite 341).

Die Vorteile dieser Betäubungsmethode

- Mutter und Kind werden nicht durch eine Allgemeinnarkose belastet.
- Die Mutter verschläft nicht den ersten Kontakt zum Kind.
- Das Gefühl des »Krankseins« hält sich in Grenzen. Es gibt weniger Komplikationen (Fieber, Erschöpfung, Verstopfung), und die Schmerzen nach dem Eingriff sind geringer.

Risikogeburt

Der Begriff »Risikogeburt« wird viel zu häufig verwendet. Die »Risikoschwangere«, die dann auch noch auf eine »Risikogeburt« vorbereitet wird, muss sich zwangsweise fürchten und den Mut verlieren. Angst und Stress machen aber die Geburt erst recht zum Risiko, das medizinische Eingriffe erfordert. Ein Teufelskreis, dem man nur entkommt, indem man allen Frauen die Einteilung in »Güteklassen« erspart. Denn jede Geburt sollte so sorgfältig betreut werden, dass die Geburtshelfer im Notfall sofort eingreifen können.

Dennoch gibt es Frauen und Kinder, die unbedingt besonderer Aufmerksamkeit bedürfen.

Frühgeburt

Frühgeborene brauchen eine besonders schonende Geburt. Medikamente sollten möglichst vermieden werden, weil sie das Baby belasten.

Ein Scheidendammschnitt ist jedoch immer notwendig. Ein Kinderarzt oder eine Kinderärztin und eine Intensivstation für das Neugeborene sollten jederzeit verfügbar sein.

Zwillingsgeburt

Zwillinge oder gar Drillinge (Mehrlinge) brauchen eine besonders aufmerksame Betreuung, weil die Kinder meistens klein und zart sind und die Kontrolle der Herztöne schwieriger ist.

Rhesusunverträglichkeit

Wenn die Mutter das Blutgruppenmerkmal Rh-negativ hat, ist das nur dann von Bedeutung, wenn sie auch Rhesus-Antikörper im Blut hat. Dann muss das Kind beobachtet werden und im Notfall sofort einen Blutaustausch bekommen.

Schwere Erkrankungen der Mutter

Kranke Mütter (z.B. Diabetikerin, Herzkranke usw.) müssen besonders sorgfältig betreut werden, weil die Geburt für sie eine starke Belastung ist.

Fehlbildungen

Wenn es Hinweise auf eine Fehlbildung des Kindes gibt (durch Ultraschall- und Fruchtwasseruntersuchungen), sollte das Kind nach Möglichkeit in einem geburtshilflichen Zentrum geboren werden, in dem eine entsprechende Betreuung möglich ist. In jedem Fall muss ein rascher Transport in eine kinderchirurgische Abteilung möglich sein.

Beckenendlage

Die Beckenendlage wird immer wieder den Risikogeburten zugeordnet, obwohl zahlreiche Untersuchungen nachweisen, dass eine Steißlage das Geburtsrisiko nur gering erhöht, wenn die wichtigsten Grundsätze beachtet werden (➡ Beckenendlage, Seite 339).

Die Geburt nach dem Termin

Nur wenige Babys halten sich an den errechneten Geburtstag. Eine echte Übertragung ist trotzdem selten, weil meist die Berechnung des Termins nicht stimmt. Eine normale Schwangerschaft dauert 280 Tage plus/minus 14 Tage. Die Weltgesundheitsorganisation definiert als Übertragung eine Schwangerschaft, die mehr als 293 Tage andauert. Bei einer echten Übertragung besteht die Gefahr, dass das Kind nicht mehr ausreichend ernährt und mit Sauerstoff versorgt wird. Ärztin oder Arzt können, wenn der Geburtstermin um zehn Tage überschritten ist, mit folgenden Untersuchungen feststellen, ob die Geburt eingeleitet werden soll.

Fruchtwasserspiegelung (Amnioskopie)

Ein Metallrohr wird durch die Scheide in den Muttermund eingeführt, durch das die Geburtshelfer das Fruchtwasser betrachten. Dazu muss der Muttermund allerdings bereits geöffnet sein. Anhand der Farbe des Fruchtwassers kann man beurteilen, wie es dem Kind geht. Verfärbtes Fruchtwasser entsteht, wenn es dem Kind schlecht geht und es Darminhalt ausgeschieden hat. Die Untersuchung sollte alle zwei Tage wiederholt werden. Oft werden dadurch die Wehen ausgelöst, und die Geburt beginnt.

Herzton-Wehen-Schreiber (Cardiotokografie, CTG)

Durch eine halbstündige Kontrolle jeden zweiten Tag können die kindlichen Herztöne genau überprüft werden. Zugleich wird bei dieser Untersuchung die Wehentätigkeit aufgezeichnet. Bei Unklarheiten muss zusätzlich ein Oxytozinbelastungstest durchgeführt werden. Bei diesem wird die Herzfrequenz des Kindes registriert und zu den Wehen ins Verhältnis gesetzt, die sich durch die Gabe des Hormons Oxytozin auslösen lassen.

Eingeleitete Geburt

Natürliche Maßnahmen zur Geburtseinleitung

Wenn der Geburtstermin überschritten ist, können Sie selbst einiges dazutun, damit die Wehen in Gang kommen:

Hungern und Dursten

Eine alte Hebammenweisheit empfiehlt 48 Stunden kompletten Nahrungsentzug. Bei vielen Frauen ist diese Methode erfolgreich. Dem Baby schadet sie nicht, wenn Sie noch eine Kleinigkeit essen, sobald die Wehen in Gang kommen, damit Sie bei der Geburtsarbeit nicht geschwächt sind.

Reizen der Brustwarzen

Wenn Ihr Partner mehrmals am Tag an Ihren Brustwarzen saugt oder Sie die Warzen selbst durch Reiben stimulieren, kann das zum Geburtstermin Wehen auslösen. Haben Sie Geduld, und versuchen Sie es immer wieder, wenn es nicht gleich klappt.

Sex

Wenn Sie noch Lust auf Sex haben, dann ist das eine gute Methode, die Geburt in Gang zu setzen. Der männliche Samen enthält Prostaglandine, die Wehen auslösen können.

Einlauf

Die Nervenreizung durch einen Einlauf kann Wehen auslösen. Unterstützen Sie die Wirkung durch ein warmes Bad (➡ Einlauf, Seite 340).

Medizinische Maßnahmen zur Geburtseinleitung

Die künstliche Einleitung der Geburt ist ein Eingriff in den natürlichen Ablauf und sollte nur in begründeten Fällen vorgenommen werden. Zunächst sollten alle sanften Methoden ausgeschöpft werden.

Wehentropf

Das Hormon Oxytozin, das der Körper bei einer spontanen Geburt produziert, wird als Medikament in die Vene gespritzt und löst künstlich erzeugte Wehen aus. Für Mutter und Kind eine zusätzliche Anstrengung, weil die Gebärmutter wesentlich mehr beansprucht wird und der Muttermund noch nicht weich ist. Außerdem können Nachgeburtsblutungen auftreten, weil sich die Gebärmutter nicht mehr richtig zusammenzieht.

Ein Wehentropf kann während der Geburt manchmal sinnvoll sein, wenn die Geburt zu langsam vorangeht.

Prostaglandintabletten

Prostaglandine sind Hormone, die unter anderem im männlichen Samen vorkommen und auf natürliche Weise die Wehen auslösen. Der Vorteil: Die Hormone machen gleichzeitig den Muttermund weich. Der Nachteil: Sie werden als Tabletten oder Gel in die Scheide eingeführt, eine genaue Dosierung wie beim Wehentropf ist daher nicht möglich.

In seltenen Fällen können sie einen »Wehensturm« auslösen, der dann wieder mit Wehenhemmern gedämpft werden muss. Inzwischen werden Tabletten mit einer Schnur hergestellt, die man bei Bedarf wieder herausziehen kann.

Blasensprengung

Die künstliche Öffnung der Blase ist abzulehnen, wenn damit die Geburt eingeleitet werden soll.

»Programmierte Geburt«

In den natürlichen Ablauf einer Geburt sollte nicht ohne medizinische Notwendigkeit eingegriffen werden. Sie kennen zwar den genauen Geburtstermin, weil die Wehen an einem bestimmten Tag eingeleitet werden, müssen dafür aber wahrscheinlich mit vermehrten Komplikationen bei der Geburt rechnen.

Die Geburt künstlich einzuleiten ist gerechtfertigt, wenn
- eine »echte« Übertragung besteht (➡ Seite 344).
- Sie unter schwerem Schwangerschaftshochdruck leiden (➡ Seite 334).
- der Mutterkuchen das Kind nicht mehr ausreichend mit Sauerstoff und Nahrung versorgt (*Plazentainsuffizienz*). Durch einen Oxytozin-Belastungstest, bei dem ein Wehenmittel gespritzt und gleichzeitig die Herztätigkeit des Kindes überwacht wird, kann der Zustand des Kindes überprüft werden. Mit einer Ultraschalluntersuchung allein lässt sich die Funktion des Mutterkuchens nicht korrekt bestimmen. Jede zweite Schwangerschaft wird falsch beurteilt.
- Sie körperlich und psychisch erschöpft sind. Eine erschöpfte, kraftlose Mutter ist ein größeres Risiko für das Kind als eine eingeleitete Geburt.

Nach der Geburt

Nach den ersten Stunden des Glücks, der Aufregung, Erschöpfung und Erleichterung kehrt der Alltag ein. Vieles ist ungewohnt und fremd. Plötzlich ist rund um die Uhr ein neuer Mensch in Ihrem Leben, der ständig umsorgt werden muss. Versuchen Sie nicht, krampfhaft dem Klischee der glücklichen Mutter zu entsprechen. Erlauben Sie sich, auch Ihre Ängste, Ihre Überforderung, Ihre Ernüchterung zu zeigen. Vielleicht spannen die Brüste, schmerzt die Dammnaht, und wenn der Hormonspiegel sinkt, kann es sein, dass Sie eine depressive Verstimmung ereilt. Jetzt ist Hilfe von außen besonders wichtig. Sorgen Sie dafür, dass Sie Unterstützung bekommen, und schrauben Sie Ihre Ansprüche an sich selbst zurück. Sie dürfen getrost noch am Nachmittag ungeduscht im Nachthemd dasitzen, wenn Sie der Alltag mit dem Baby überfordert.

Rooming-in

Ein neuer Name für die natürlichste Sache der Welt: Ein Neugeborenes bleibt bei seiner Mutter. Die Vorteile liegen auf der Hand. Wärme, Zärtlichkeit, Zuwendung – alles, was ein Baby dringend braucht, ist ständig verfügbar. Die »Milchbar« ist offen, wenn es Hunger hat, sein Weinen wird erhört.

Vergessen Sie trotzdem nicht Ihre eigenen Bedürfnisse. Wenn Sie Ruhe brauchen, können Sie Ihr Baby ohne schlechtes Gewissen jemand anderem überlassen – sei es den Säuglingsschwestern im Krankenhaus oder Ihren Helfern zu Hause.

Inzwischen gehört Rooming-in fast überall zum Angebot von Entbindungsstationen. Was Krankenhäuser darunter verstehen, ist allerdings sehr verschieden. Es lohnt sich, vorher zu klären, ob Sie Ihr Baby unbeschränkt nach Ihren eigenen Bedürfnissen betreuen dürfen. In manchen Säuglingsabteilungen ist es immer noch üblich, dass die Kinder am Abend wieder eingesammelt werden.

Stillen

Muttermilch ist für jedes Baby in den ersten Monaten die beste Nahrung. Trotzdem stillen viele Frauen gar nicht oder nur kurze Zeit, weil sie »zu wenig« Milch haben. Meist sind falsche Anleitung im Krankenhaus, Unverständnis, wie die Milchproduktion funktioniert, oder das Zufüttern schuld, wenn es nicht klappt.

Wie die Brust funktioniert

Angst und Verspannung sind die größten Feinde einer befriedigenden Stillbeziehung zwischen Mutter und

Kind. Die Nervosität, nicht genug Milch zu haben, überträgt sich nicht nur auf das Baby, sondern auch auf den Milchflussreflex.

Wenn Sie einige wichtige Tipps beachten, kann wenig schief gehen:

- Stillen braucht Geduld und Zeit. Lassen Sie sich durch nichts aus der Ruhe bringen. Machen Sie es sich und Ihrem Baby bequem. Vielleicht brauchen Sie einen geschützten Platz, an dem Sie allein sind. Besorgte Blicke von Angehörigen, ob es auch sicher klappt, können mehr schaden als nützen.
- Manche Kinder trinken schnell, andere sind langsame Genießer. Halten Sie sich nicht an vorgegebene Regeln. Das Märchen vom Vier-Stunden-Rhythmus und der Ordnung, die das Kind braucht, gehören der Vergangenheit an. Mit etwas Geduld finden Sie und Ihr Baby den richtigen Abstand zwischen den Mahlzeiten heraus.
- Die Milchproduktion ist ein Wechselspiel von Angebot und Nachfrage. Je früher und je öfter Sie Ihr Baby in den ersten Tagen anlegen, desto besser fließt die Milch und desto mehr Milch wird produziert.
- Das Baby sollte beim Trinken nicht nur die Brustwarze, sondern auch den Warzenvorhof in den Mund nehmen, weil die Brustwarzen sonst leicht wund werden können. Seine Nase muss frei bleiben. Drücken Sie die Brust mit dem Zeigefinger weg.
- Wenn die Brust zu prall ist, streichen Sie etwas Milch heraus, damit das Kind leichter saugen kann.
- Legen Sie den Säugling immer an beiden Brüsten an, damit die Milchproduktion gleichmäßig angeregt wird.
- Erlauben Sie dem Krankenhauspersonal nicht, Ihr Kind in den ersten zwei oder drei Tagen zu füttern, nur weil Sie noch keine Milch haben. Ein gesundes Kind kann sich mit ungesüßtem Tee begnügen. Kritiklos zugefütterte Kinder kommen halb satt an die Brust und sind süße Nahrung gewohnt. Kein Wunder, dass es ihnen an Mutters Brust nicht recht schmeckt.

Stillprobleme

Sie sollten Ihre Entscheidung, ob Sie stillen möchten, ohne Rücksicht auf das »ideale Mutterbild« treffen. Stillen wider Willen ist für Ihr Baby schädlicher als die Ernährung mit der Flasche. Wenn Sie aber gerne stillen möchten, gibt es wenig Gründe, die Sie daran hindern können.

Zu wenig Milch

Wahrscheinlich mangelt es Ihnen an der richtigen Anleitung. Manchmal sind auch geheime Familienbotschaften bestimmend: »Schon meine Mutter und meine Großmutter hatten zu wenig Milch.« Wenden Sie sich an Ihre Hebamme oder an eine Stillgruppe.

Brustschmerzen

Wenn Sie Schmerzen beim Stillen oder eingezogene Brustwarzen haben, können Sie ein »Brusthütchen« verwenden.

Eine Brustentzündung ist meistens kein Grund, mit dem Stillen aufzuhören, solange kein gelber oder grünlicher Eiter ausfließt.

Sollten Sie eine schmerzende, gerötete Brust haben, können Sie mit Quark(Topfen)- oder Krautwickel Abhilfe schaffen.

Auch eine homöopathische Behandlung (Phytolacca D6) verbessert den Milchfluss.

Wenn Sie Fieber bekommen, das länger als 48 Stunden anhält, müssen Sie zu Ärztin oder Arzt. Wahrscheinlich müssen Sie Antibiotika einnehmen, aber das ist kein Grund zum Abstillen.

Schadstoffe in der Milch

Die Menge an Schadstoffen in der Muttermilch hat in den vergangenen Jahren stetig abgenommen. Sie können unbesorgt stillen. Die spezielle Zusammensetzung der Muttermilch und der innige Kontakt zum Kind wiegen das Risiko durch die nur noch geringe Schadstoffbelastung auf. Allerdings sollten Sie unbedingt vermeiden, in der Stillzeit abzunehmen. Viele Schadstoffe sind im Fettgewebe eingelagert. Wenn der Körper die Fettzellen entleert, gelangen die Schadstoffe in die fetthaltige Muttermilch. Wenn Sie in einer Gegend wohnen, die besonders schadstoffbelastet ist, können Sie Ihre Milch am toxikologischen Institut der nächsten Universität untersuchen lassen.

Wenn Sie größere Mengen Kaffee trinken, kann Ihr Kind vielleicht schlecht schlafen, weil das Koffein in die Muttermilch gelangt.

Erkrankungen

Es gibt einige wenige Erkrankungen, bei denen Sie nicht stillen dürfen. Dazu gehört zum Beispiel eine offene Tuberkulose. Wenn Sie aber sehr geschwächt sind durch eine Erkrankung, zum Beispiel nach einer schweren Infektion oder bei einer Krebserkrankung, sollten Sie mit Rücksicht auf Ihre Gesundheit nicht stillen.

Medikamente

Ihr Kind trinkt die Medikamentenrückstände mit. Erkundigen Sie sich bei Ärztin oder Arzt, ob das Medikament schädlich sein kann.

Trinkschwierigkeiten des Babys

Wenn Ihr Kind nicht trinken kann, weil es zu schwach ist oder eine Fehlbildung im Bereich des Mundes oder des Rachens hat, ist Muttermilch besonders wichtig. Sie können Ihre Milch abpumpen. Das Baby wird dann mit der Flasche oder einer Magensonde gefüttert.

Abstillen

Wie lange Sie stillen, sollten Sie von Ihrem und dem Wohlbefinden des Kindes abhängig machen. Sie oder das Baby bestimmen den Zeitpunkt des Abstillens.

Kinder, die länger als neun Monate gestillt werden, wollen oft Mutters Brust nicht mehr kampflos aufgeben. Stillen Sie behutsam ab. Ersetzen Sie nach und nach die Brustmahlzeiten durch die Flasche oder Tasse, damit sich Ihr Baby sanft an die neue Situation gewöhnen kann.

Das »Flaschenkind«

Lassen Sie sich nicht einreden, dass Ihr Kind ein Leben lang benachteiligt ist, weil es mit der Flasche groß geworden ist. Die wichtigsten Vorteile der Brust – Nähe und Geborgenheit – können Sie Ihrem Baby genauso vermitteln, wenn Sie ihm die Nahrung aus der Flasche geben. Nehmen Sie es oft in den Arm, tragen Sie es am Körper, wenn Sie möchten. Wer will, kann sich auch beim Flaschefüttern die Brust freimachen und dem Kind so den unmittelbaren Hautkontakt vermitteln.

Füttern Sie Ihr Kind auch mit der Flasche nicht nach einem starren Rhythmus, sondern nach Bedarf des Kindes, und verwenden Sie einen Sauger mit kleinem Loch (➡ Kinderernährung, Seite 255).

> **Zum Weiterlesen**
> *Adam, Daimler, Korbei*
> *Rund ums Kinderkriegen. Das Wichtigste auf einen Blick*
> *Kösel, München, 1997*

Kinder

Kinder sind keine kleinen Erwachsenen. Ihr Körper reagiert in vielem anders als der von Jugendlichen oder Erwachsenen. Krankheitsphasen sind oftmals wichtige Abschnitte in der Entwicklung eines Kindes. Das Immunsystem übt sich in dieser Zeit darin, »fremd« und »eigen« zu unterscheiden.

Jedes Tun und Verhalten hat in der Kindheit seine Zeit. Als »normal« wird in der Entwicklung eines Kindes das angesehen, was innerhalb einer bestimmten Zeitspanne die meisten Kinder bei ungestörter Entwicklung tun. Das bedeutet aber nicht, dass Abweichungen davon nicht normal sind. Andererseits können sie natürlich auch auf Krankheiten hindeuten.

Die körperliche Entwicklung können Ärztin oder Arzt bei Früherkennungsuntersuchungen (➡ Seite 353) regelmäßig kontrollieren. Die seelische Entwicklung ist schwerer zu messen. Manche Verhaltensweisen sind aber so eng mit Entwicklungsphasen verknüpft, dass auffällige Abweichungen, die nach einiger Zeit nicht von selbst aufhören, mit Fachleuten besprochen werden sollten.

Meilensteine der Entwicklung

Im ersten Lebensjahr macht das Kind die wichtigsten Erfahrungen mit seiner Umwelt. Es lernt, sie zu »begreifen«, zu fühlen, zu sehen, zu hören, sich in ihr zu bewegen, sich zu äußern und zu reagieren. Einen exakten »Fahrplan« für diese Entwicklung gibt es nicht. Die jeweiligen Fähigkeiten können sich verschieden schnell und in unterschiedlicher Reihenfolge entwickeln. Sie sollten jedoch die Entwicklung Ihres Kindes aufmerksam beobachten. Jeder Verdacht einer verzögerten oder gar fehllaufenden Entwicklung sollte Anlass sein, mit Kinderärztin oder -arzt darüber zu sprechen. Manchmal deutet ein fehlender Entwicklungsschritt auf eine Beeinträchtigung hin, die leicht behoben werden kann, wenn sie rechtzeitig erkannt wird.

Eine Reihe so genannter Entwicklungsskalen zeigt an, über welche Fertigkeiten die meisten Kinder in einem bestimmten Alter üblicherweise verfügen. Sie sind die Grundlage für das, was Elternratgeber dann unter der Überschrift »Das sollte Ihr Kind jetzt können« verbreiten.

Bis zum dritten Monat

sollte ein Kind kräftig strampeln, den Kopf in Bauchlage um 90 Grad heben, mit den eigenen Fingern spielen, einen Gegenstand für kurze Zeit halten und mit den Augen verfolgen können, wenn er vor dem Gesicht vorbeibewegt wird. Um eine Geräuschquelle ausfindig zu machen, sollte das Kind den Kopf drehen. Wird das Kind angesprochen, sollte es aufmerksam werden und lächeln können.

Bis zum sechsten Monat

sollte sich ein Kind vom Bauch in die Rückenlage und umgekehrt drehen können, nach den Zehen greifen und damit spielen, mit zwei Würfeln oder mit anderem Spielzeug hantieren, mit einem Gegenstand spielen und an einer Rassel rütteln können. Das Kind sollte vier verschiedene Laute von sich geben können und reagieren, wenn es gerufen wird. Wenn es bemerkt, dass sich ihm jemand zuwendet, sollte sich das Kind entgegenrecken können, um hochgehoben zu werden.

Bis zum neunten Monat

sollte sich ein Kind krabbelnd fortbewegen können, an einem Möbelstück hochziehen und stehen, wenn es sich festhalten kann. Es sollte bereits längere Zeit auf dem Boden sitzen und spielen, Gegenstände werfen und mit Daumen und Zeigefinger etwas aufnehmen können. Das Kind sollte ein Kästchen mit Würfeln schütteln und zwei Klötze aneinander schlagen können, wenn man ihm dieses vormacht. Bekannte und Fremde sollte es unterscheiden können.

Bis zum zwölften Monat

sollte ein Kind mit fremder Hilfe laufen können, auf eine niedrige Stufe klettern, einen Gegenstand aus einem Stück Papier wickeln oder vor seinen Augen verstecktes Spielzeug wieder finden können. Mit einem Bleistift sollte es etwas aufs Papier kritzeln können, den eigenen Namen auf Zuruf erkennen, drei Wörter klar aussprechen und einfache Bitten befolgen können.

Hat ein Kind zu einem bestimmten Zeitpunkt die angegebene Entwicklungsstufe noch nicht erreicht, so bedeutet das keineswegs, dass es zurückgeblieben ist. Im Gespräch mit Kinderärztin oder -arzt sollten Sie herauszufinden versuchen, worin die Ursache der unterschiedlichen Entwicklung liegen kann.

Entwicklung der sexuellen Gefühlswelt

Sexualität »erwacht« nicht erst mit der Geschlechtsreife. Menschen werden als sexuelle Wesen geboren. Lustvoll erlebt das Baby das Saugen an der Mutterbrust, das Streicheln, das wohlige Gefühl des Gebadet- und Geschaukeltwerdens.

Die Entdeckung des eigenen Körpers und das unbekümmerte Spiel mit den Genitalien sind ein notwendiger Schritt zur sexuellen Reifung. Sie sind Voraussetzung dafür, dass Sexualität von der Kindheit an bis ins hohe Alter lustvoll erlebt werden kann.

Kleinkinder erkunden ihren Körper, für sie gibt es keine Tabus. Eltern, die selbst mit Tabus erzogen wurden, reagieren darauf oft erschrocken: »Das tut man nicht!« Besonders Mädchen werden an der Entdeckung ihres Körpers gehindert. Wer aber das Kind durch Worte oder Taten oder auch nur durch seine innere Missbilligung behindert, stört die sexuelle Gesundheit des Kindes.

Die strikten Sauberkeitsregeln Erwachsener beruhen häufig auf der Vorstellung, dass Ausscheidungen »schmutzig« seien. Diese Erziehung kann das sexuelle Leben ebenfalls beeinträchtigen.

Etwa im Kindergartenalter entdecken Kinder »den kleinen Unterschied«. Doktorspiele und Vater-Mutter-Kind-Spiele helfen ihnen, diejenigen kennen zu lernen, deren Körper sich von ihrem unterscheidet. In dieser Zeit lernen sie auch, Vater und Mutter als geschlechtliche Wesen zu begreifen. Wie sie den Vater als Mann, die Mutter als Frau erleben, prägt ganz wesentlich ihre eigene Geschlechtlichkeit.

Verschlossene Badezimmertüren und heimliches Getue kündigen etwa um das zehnte Lebensjahr herum die Entwicklung des Schamgefühls an. Dies ist der natürliche Schutz des Kindes vor einer Sexualität, die seiner Entwicklung noch nicht entspricht. Wer diese Grenze durchbricht, verletzt das Kind.

Vor dem Beginn der Pubertät erfreuen sich viele Jugendliche mit Selbstbefriedigung. Oft reagieren Erwachsene darauf mit Unverständnis und dem Verbot: »Ona-Nie!« Auch erste Berührungen, Fummeleien der Heranwachsenden beim gleichen oder anderen Geschlecht sind natürliche Phasen der Reifung der Sexualität. Das sexuelle Bedürfnis in dieser Zeit verdrängen zu müssen, macht unsicher. Werden die Jugendlichen über Sexualität offen informiert, dürfen sie mit dem eigenen Sexualleben frei umgehen, lässt das ihre Sexualität reifen.

Sexuelle Gewalt

Jedes vierte bis fünfte Mädchen und jeder zwölfte Junge in Deutschland oder Österreich erleben an sich sexuelle Gewalt. Die Täter sind fast immer Vertraute des Kindes, Menschen, die es beschützen, betreuen, pflegen oder ausbilden sollen. Bei fast der Hälfte ist der Täter ein Bekannter: Erzieher, Lehrer, Pfarrer oder Trainer. Bei 21 Prozent der missbrauchten Mädchen haben sich Vater, Stiefvater oder der neue Partner der Mutter an ihnen vergangen. Nur bei 6,2 Prozent der Verurteilten waren sich Opfer und Täter völlig fremd. Die Folgen eines so ausgenutzten Abhängigkeitsverhältnisses sind verheerend. Sichtbare Verletzungen der Geschlechtsorgane schmerzen dabei nicht so lange wie die seelischen Wunden. Sie beeinflussen das Leben, alle späteren Partnerschaften und Liebesbeziehungen (➡ Beratung und Psychotherapie, Seite 892).

Bettnässen

Beschwerden

Meist ist es für Eltern ein Problem, wenn ihr Kind »noch nicht trocken« ist. Ihre Vorstellungen, ab wann ein Kind windelfrei sein sollte, decken sich nicht mit der Entwicklungsgeschwindigkeit ihres Kindes. Von Bettnässen spricht man erst, wenn ein Kind, das älter ist als fünf Jahre, während des Schlafs wiederholt und unbemerkt das Bett nass macht.

Ursachen

Häufig sind seelische Probleme der Auslöser: Streit in der Familie, neue Geschwister, Schulprobleme, der Wunsch, wieder »klein« zu sein.

Oft ist Bettnässen auch die Folge einer Harnweginfektion (➡ Blasenentzündung, Seite 652) oder das erste Anzeichen eines bis dahin unbemerkt gebliebenen Diabetes (➡ Seite 722).

Risiko

Gezielte »Sauberkeitserziehung« macht die Ausscheidungen des Kindes zum zentralen Familienthema.

Befehle, Drohungen und Strafen machen Angst. Damit kann jedoch niemand ein Kind zwingen, Kot oder Urin herzugeben. Eher widersetzt sich das Kind den Forderungen.

Mögliche Folgen und Komplikationen

Ein Kind, das einnässt, ist damit meist selbst unglücklich. Wird es dann noch zusätzlich beschimpft oder bestraft, schwindet sein Selbstbewusstsein noch weiter. Aus dem an sich harmlosen Bettnässen kann ein Teufelskreis entstehen.

Vorbeugung

Geduld und Zuwendung sind die Voraussetzungen dafür, dass das »Trockenwerden« nicht zum Kampf zwischen Kind und Eltern wird. Wer dem Kind vertraut, wird merken, dass es selbst irgendwann den Wunsch hat, ohne das lästige Windelpaket zu sein. Eltern, die den gefüllten Topf ihres Kindes als Geschenk betrachten können, werden kaum größere Probleme mit der »Sauberkeitserziehung« haben.

Den Nachahmungsdrang der Kinder können sich diejenigen zunutze machen, die das Kind nicht durch geschlossene Toilettentüren von ihrem eigenen »Geschäft« fern halten.

Wann zur Ärztin oder zum Arzt?

Wenn ein Kind, das trocken war, wieder einzunässen beginnt, oder wenn ein Kind nach dem vierten Lebensjahr noch regelmäßig einnässt. In jedem Fall, wenn der Verdacht besteht, dass das Kind eine Blasenentzündung oder andere Krankheiten haben könnte.

Selbsthilfe

Kleine Belohnungen für jede »trockene Nacht« und das Führen eines Kalenders, in dem die »trockenen Nächte« gekennzeichnet sind, können das Selbstbewusstsein des Kindes stärken. Misserfolge sollte man übergehen.
Klingelmatratzen oder Ähnliches sind abzulehnen, weil sie nach dem Prinzip der Dressur arbeiten. Die zu Grunde liegenden Probleme bleiben unbearbeitet.
Es helfen nicht: Aufwecken in der Nacht, ab nachmittags das Trinken verbieten.

Behandlung

Wenn das nasse Bett für die ganze Familie zum Problem wird, empfiehlt sich eine psychotherapeutische Beratung (➡ Familientherapie, Seite 893). Bettnässen gehört zu den »klassischen« Themen der Kinderpsychotherapie.

Behandlung mit Medikamenten

Die Verordnung von Medikamenten gegen Bettnässen meist ein Mittel gegen Depressionen (z.B. *Tofranil* [D/Ö]) – betrachten Kinderärzte und -psychiater als letzte und meist dennoch erfolglose Möglichkeit. Bei etwa einem Drittel der so behandelten Kinder beseitigt das Medikament vorübergehend das Bettnässen. Bei vielen dieser Kinder ist das Bett aber drei Monate später doch wieder nass. Nebenwirkungen, wie Mundtrockenheit, Kreislauf- und Sehstörungen, sind relativ häufig.

Schlafschwierigkeiten

Beschwerden

Jedes Menschenkind braucht seine Zeit, um seinen Schlafrhythmus zu finden. Manche Kinder halten bereits im Alter von sechs Wochen eine zehnstündige Nachtruhe ein, andere schlafen auch mit neun Monaten nachts noch nicht durch. Beschwerden macht das vornehmlich denen, die aufstehen müssen, um das Kind zu beruhigen. Für das Kind ist nächtliches Aufwachen ganz »normal«. Ältere Kinder liegen manchmal lange wach im Bett, sind unruhig und »wühlen«.

Einschlafstörungen treten bei Kindern nur selten auf. Allerdings wollen viele Kinder nicht dann zu Bett gehen oder einschlafen, wenn die Eltern es anordnen.
Es braucht auch nicht zu beunruhigen, wenn Kinder manchmal nachts aufwachen. Bei Drei- bis Achtjährigen kommt das häufig vor.
Manche fünf- bis zwölfjährigen Kinder sind bisweilen Schlafwandler. Verwirrt und tollpatschig gehen sie während des Schlafens umher, ohne sich dabei jedoch wehzutun.

Ursachen

Junge Säuglinge werden nachts vor allem von Hunger geweckt. Lange Zeit noch kann nächtliches Weinen auch heißen: Ich bin ganz allein auf der Welt.
Ernsthafte Einschlafstörungen drücken fast immer ungewöhnliche, stark ängstigende psychische Belastungen aus. Dieselbe Ursache haben auch Angstträume, wenn sie häufig auftreten.

Risiko

Trennungsangst, Aufregung sowie die Unsicherheit, die eine neue, ungewohnte Umgebung hervorrufen kann, begünstigen Schlafprobleme aller Art.

Mögliche Folgen und Komplikationen

Schlafprobleme bei Kindern können das gesamte Familienleben und das der Partner miteinander belasten.

Vorbeugung

Vor allem Kleinkinder leiden leicht unter Trennungsängsten. Kinder brauchen das Gefühl der Sicherheit und müssen spüren können, dass sie sich auf ihre Betreuer verlassen können.

Wann zur Ärztin oder zum Arzt?

Wenn die Schlafstörungen häufig auftreten und Sie die Ursache nicht finden oder nicht beseitigen können. Kontaktieren Sie möglichst eine Ärztin oder einen Arzt, die oder der Kind und Familie gut kennt.

Selbsthilfe

Wenn der Partner bzw. die Partnerin nichts dagegen hat, schläft das Kind am ruhigsten im Bett der Erwachsenen. Die Angst, ein Säugling könne dort erdrückt oder erstickt werden, ist unbegründet. Der Erwachsene lernt sehr schnell, auch im tiefsten Schlaf hellhörig auf die Reaktionen des Kindes zu achten. Durch Strampeln wird ihm das Kind mitteilen, wenn ihm seine Lage missfällt.

Wer das nicht möchte, sollte sich zumindest mit einer weiteren Person die Betreuung des nächtlichen Ruhestörers teilen. Sonst hängt der Haussegen bald schief, weil einer (meistens die Mutter) vollkommen übermüdet und erschöpft ist.

Behandlung

Die Angst auslösende Ursache ausfindig zu machen und das Problem zu lösen, kann manchmal die Aufgabe der ganzen Familie sein (➡ Beratung und Psychotherapie, Seite 892). Medikamente einzugeben ist nur in Extremsituationen gerechtfertigt. Leider richten sich Ärztinnen und Ärzte oft weniger nach der Erkenntnis, dass Psychopillen, zu denen auch Schlaf- und Beruhigungsmittel gehören, Sucht erregend sein können, als vielmehr nach den Wünschen der Eltern.

Lernschwierigkeiten

Beschwerden

Störungen, die zu Lernschwierigkeiten führen, werden oft erst im Schulalter erkannt. So kann etwa ein Kind Probleme haben, Bilder oder Klänge richtig wahrzunehmen, Gehörtes zu behalten oder sich daran zu erinnern oder auch Zusammenhänge zu erkennen. Manchmal sind dieses die Folgen unbehandelter Störungen der Sinnesorgane: Das Kind sieht oder hört schon lange schlecht. Manche so genannte Lernstörungen sind in Wirklichkeit Verhaltensstörungen, etwa Störungen der Konzentration (➡ Hyperaktivität, Seite 351), der Kommunikation oder Abwehrverhalten.

Legasthenie: Dieses ist eine angeborene Wortblindheit. Trotz normalen Sehvermögens kann das Kind Wörter oder zusammenhängende Texte nicht lesen oder nicht verstehen. Vor allem bei noch unbekannten Worten stellt das Kind gerne Buchstaben um, lässt manches aus oder erfindet ein ganz neues Wort. Legastheniker liegen beim Lesen oft weit zurück, obwohl sie in anderen Fächern gute Leistungen erbringen und zumeist normal oder überdurchschnittlich intelligent sind. Deshalb fällt die Störung oft erst nach zwei bis drei Schuljahren auf.

Ursachen

Alle Störungen im körperlichen oder seelischen Bereich können Lernschwierigkeiten nach sich ziehen.

Legasthenie ist vermutlich eine Gehirnfunktionsstörung, die das Erkennen von grafischen Symbolen erschwert.

Risiko

Legasthenie tritt gehäuft in Familien auf, in denen Sprachschwierigkeiten vorkommen. Jungen sind davon öfter betroffen als Mädchen.

Mögliche Folgen und Komplikationen

Eine nicht erkannte Lernstörung kann das Kind in der Schule dauerhaft überfordern. Dadurch wächst die Schulangst, zusätzliche Verhaltensstörungen können sich entwickeln.

Vorbeugung

Aufmerksame Betreuung des heranwachsenden Kindes. Nutzen der Früherkennungsuntersuchungen (➡ Seite 353).

Wann zur Ärztin oder zum Arzt?

Beim Verdacht auf eine Lernstörung.

Behandlung

Um die Auslöser einer Lernstörung zu finden, ist eine sorgfältige ärztliche und psychologische Untersuchung erforderlich. Wichtig ist, dass Hör- und Sehbehinderungen als Ursache der Lernstörung ausgeschlossen werden. Werden die Stärken des Kindes gefördert und bekommt es Hilfe, seine Schwächen zu überwinden (etwa mit besonderen Lernprogrammen oder einer Verhaltenstherapie, ➡ Seite 895), kann viel erreicht werden.

Legasthenie: Ein Spezialunterricht lehrt Lesen durch Hören. Bis etwa zum zehnten Lebensjahr gelingt es damit den Kindern oft, die Legasthenie zu überwinden.

Behandlung mit Medikamenten

Medikamente, die die Konzentrationsfähigkeit oder das Lernvermögen steigern sollen, sind sinnlos und gefährlich. Sie bergen eine erhebliche Suchtgefahr. Außerdem lernen Kinder auf diese Weise den Griff zur Pille statt brauchbare Strategien, Probleme zu lösen. Manche Drogenkarriere hat so begonnen.

Hyperaktivität

Beschwerden

Hyperaktive Kinder fallen meist schon mit zwei bis drei Jahren auf. Sie sind äußerst lebhaft und unfähig, sich längere Zeit mit einem Spielzeug zu beschäftigen. Wenn ihnen etwas nicht gelingt, geraten sie schnell in Wut, sie kommen mit anderen Kindern kaum zurecht.

Im Schulalter können sich hyperaktive Kinder nur schlecht konzentrieren und sind ausgesprochen unruhig (»Zappelphilipp«).

Ursachen

Viele Theorien werden diskutiert, kaum etwas ist gesichert.

Erkrankungsrisiko

Jungen sind häufiger betroffen als Mädchen.

Mögliche Folgen und Komplikationen

Hyperaktive Kinder haben oft ernsthafte Probleme mit ihren Spielkameraden. Möglicherweise neigen sie deshalb zu Aggressivität und Depressionen. Auch für die Familie wird der Umgang oft schwierig, wodurch sich die Verhaltensstörung oft noch verstärkt.

Ihr unkontrolliertes Handeln bringt diese Kinder oft in gefährliche Situationen, z.B. im Straßenverkehr oder beim Klettern und Toben.

Vorbeugung

Ist nicht möglich.

Wann zur Ärztin oder zum Arzt?

Wenn die Hyperaktivität für das Kind und die Umgebung zur Belastung wird.

Selbsthilfe

Dass eine phosphatarme Diät Besserung bringt, ist nicht erwiesen. Das Wichtigste ist, sich immer wieder klarzumachen, dass hyperaktive Kinder nicht »böse« sind: Sie können nicht anders.

Behandlung

Sinnvoll ist eine verhaltenstherapeutische Betreuung des Kindes und seiner Eltern. Diese können lernen, mit dem »schwierigen« Kind richtig umzugehen, das Kind wiederum lernt, sich besser auf seine Umgebung einzustellen. Man kann versuchen, die Konzentrationsschwäche mit einem psychostimulierenden Medikament zu überwinden (*Ritalin* [D]). Diese Behandlung ist allerdings sehr umstritten. Besondere Diäten oder hoch dosierte Vitaminpräparate sind sinnlos und oft auch gefährlich.

Autismus

Beschwerden

Autismus wird bereits im ersten Lebensjahr sichtbar. Das Kind nimmt keinen Kontakt mit seiner Umwelt auf, z.B. besteht kein Augenkontakt, kein Bedürfnis nach Körperkontakt, die Sprachentwicklung ist gestört oder gar nicht vorhanden. Stattdessen entwickeln sich besondere Eigenwilligkeiten: Beharren auf bestimmten Ritualen, sich stets wiederholende Bewegungen, Beschäftigung mit den immer gleichen Gegenständen.

Ursachen

Man vermutet einen Gehirnschaden, der angeboren ist oder sich in der allerersten Lebensphase entwickelt hat. Er führt wahrscheinlich dazu, dass die Kinder zwischen »Dingen« und »Menschen« nicht unterscheiden können.

Erkrankungsrisiko

Jungen erkranken häufiger als Mädchen.

Mögliche Folgen und Komplikationen

Autismus tritt in unterschiedlichen Schweregraden auf: Manche Kinder sind unterdurchschnittlich intelligent und bedürfen ihr ganzes Leben lang einer besonderen Betreuung.

Normal oder überdurchschnittlich intelligente Kinder können bei gezielter Förderung als Erwachsene durchaus ein selbstständiges Leben führen.

In seltenen Fällen kommt im höheren Alter zum Autismus noch eine Psychose hinzu (➡ Seite 412).

Vorbeugung

Ist nicht möglich.

Wann zur Ärztin oder zum Arzt?

Beim Verdacht auf Autismus.

Selbsthilfe

Ist nicht möglich.

Behandlung

Eltern und Kinder brauchen eine verhaltenstherapeutische Betreuung. Mit einer Sprachtherapie sollte so früh wie möglich begonnen werden.

Vorbeugemaßnahmen

Unfälle und Unfallverhütung

Kinder sind besonders unfallgefährdet: Einerseits sind sie lebhaft und erkunden gern Unbekanntes, andererseits wird ihre Umgebung für sie immer gefährlicher. Bei Säuglingen und Kleinkindern sind Sturzverletzungen recht häufig. Zudem halten sie sich oft in der Küche und im Badezimmer auf: Kleinkinder sind die häufigsten Opfer von Verbrennungen durch heißes Wasser, Herdplatten, Bügeleisen usw.

Trotz aller Warnungen vergiften sich immer noch viele Kinder im Haushalt vor allem durch Medikamente und Haushaltsmittel. Sobald die Kinder das Schulalter errei-

chen, überwiegen Unfälle im Freien, vor allem Verkehrsunfälle.

Unfällen von Säuglingen kann man nur durch Schutzmaßnahmen und Umsicht vorbeugen. Als beste Vorsorge für ältere Kinder erweist sich die Einsicht des Kindes. Verbote, die nicht erklärt werden, sind langfristig sinnlos. Doch Ge- und Verbote können Kinder erst einsehen, wenn sie sie verstehen. Dann muss das Kind lernen, Gefährdungen selbst einzuschätzen. Sowohl zu Hause als auch in der Umwelt sollte man sich jedoch bemühen, die Gegebenheiten auch dem kindlichen Verhalten anzupassen, und nicht nur vom Kind verlangen, dass es sich in die Welt der Erwachsenen eingliedert.

Unfällen vorbeugen

Säuglinge

- Nie einen Säugling auf einer Kommode, einem Bett oder einer Couch unbeobachtet lassen.
- Keine verschluckbaren und kleinen Gegenstände in Reichweite lassen.

Krabbel- und Kleinkinder

- Treppen und niedrige Fenstersimse durch Kindergitter absichern.
- Keine Gegenstände zum Daraufklettern in Fensternähe aufstellen.
- Keine schweren Gegenstände oder Gefäße mit heißem Inhalt in Reichweite des Kindes stehen lassen. Vorsicht bei Tischtüchern: Kinder versuchen oft, sich daran hochzuziehen.
- Steckdosen mit Kindersicherungen ausrüsten.
- Wasch- und Putzmittel, Farben, Lacke, Alkoholika (auch alkoholgefüllte Süßigkeiten) und Medikamente nie unverschlossen und ganz besonders nicht in Bodennähe aufbewahren.
- Zigaretten, Aschenbecher und Streichhölzer (Feuerzeug) nie auf einem Stuhl, Couchtisch usw. liegen lassen. Alle Rauchutensilien für Kinder unerreichbar aufbewahren.
- Im Garten keine giftigen Ziersträucher anpflanzen (z. B. Goldregen, Eibe, Laternenpflanze, Tollkirsche).

Kindergarten- und Schulalter

- Frühzeitig und durch gutes Vorbild mit der Verkehrserziehung beginnen. Verkehrsregeln zu Hause nachspielen.
- Kinder nie unbeaufsichtigt in der Nähe eines Schwimmbeckens, Teiches oder Baches lassen, solange sie nicht ausreichend gut schwimmen können. Schwimmflügel verwenden, ein Schwimmreifen genügt nicht.

Früherkennungsuntersuchungen

Viele Entwicklungsstörungen oder gar Krankheiten könnten verhindert werden, wenn die ersten Anzeichen dafür rechtzeitig erkannt und anschließend richtig behandelt würden. Deshalb erhalten die Eltern aller Neugeborenen in Deutschland ein »Kinder-Untersuchungsheft«, in dem alle gesetzlich festgelegten Früherkennungsuntersuchungen verzeichnet sind. In Österreich heißt das »Mutter-Kind-Pass«.

Die ersten beiden Untersuchungen werden üblicherweise in der Entbindungsklinik durchgeführt, alle weiteren bei niedergelassenen Ärzten oder beim Gesundheitsamt, in Österreich auch in den Ambulatorien für Kinderheilkunde oder in den Mutterberatungsstellen. Leider nutzen Eltern die kostenlose Gesundheitsvorsorge für ihre Kinder immer noch zu wenig: In Deutschland können bei der zweiten Untersuchung nach drei bis zehn Lebenstagen noch mehr als 80 Prozent der Kinder kontrolliert werden; bei der achten Untersuchung dreieinhalb bis vier Jahre nach der Geburt sind es nur noch gut die Hälfte. In Österreich werden die Kinder nach dem Ablauf der »Mutter-Kind-Pass«-Früherkennungsuntersuchungen auch im Kindergarten noch jährlich untersucht.

Ärztliche Früherkennungsuntersuchungen

Die wichtigste Vorsorge leisten Eltern selbst, wenn sie ihr Kind aufmerksam beobachten. Zögern Sie nicht, vermutete Fehlentwicklungen mit Kinderärztin oder -arzt zu besprechen. Wer grundsätzlich darauf vertraut, dass die Zeit alles heilt, verpasst vielleicht die Möglichkeit einer frühzeitigen Behandlung und schadet damit dem Kind, ohne es zu wollen.

Was wird untersucht?

U1: Die erste Untersuchung erfolgt sofort nach der Geburt. Es wird vor allem geprüft, wie das Kind die Geburt überstanden hat und ob es Fehlbildungen aufweist. Größe, Gewicht und Kopfumfang werden gemessen.

U2: Sie findet drei bis zehn Tage nach der Geburt statt. Noch einmal wird überprüft, ob das Kind bei der Geburt vielleicht verletzt wurde, ob Fehlbildungen zu erkennen sind und wie sich das Kind entwickelt (körperlicher Reifezustand).

Mit Hilfe von Reflexproben kann man die Funktion des Nervensystems überprüfen.

Blutuntersuchungen sollen klären, ob eine Stoffwechselkrankheit vorliegt. Die wichtigste dieser Erkrankungen ist die Phenylketonurie (PKU oder Fölling'sche Krankheit). Etwa eines von 6000 bis 10 000 Kindern wird damit geboren. Kinder mit unbehandelter PKU können schwachsinnig werden. Diese Folge lässt sich vermeiden, wenn das Kind etwa acht bis zehn Jahre lang eine Diät einhält, die den krankheitsverursachenden Stoff meidet. Danach ist die Reifung des Gehirns abgeschlossen, und die Diät braucht meist nicht mehr so streng befolgt zu werden. Zwischen der vierten und sechsten Woche soll bei allen Kindern eine Hüft-Ultraschall-Untersuchung durchgeführt werden.

U3 bis U9: Die dritte Untersuchung sollte drei bis vier Wochen nach der Geburt, die abschließende neunte bis zum vollendeten sechsten Lebensjahr durchgeführt werden. Dabei überprüft die Ärztin oder der Arzt die körperliche und geistige Entwicklung des Kindes. Es ist vorteilhaft, wenn das stets dieselbe Person tut, da sie die Entwicklungsschritte dann besser miteinander vergleichen kann.

U10: Diese so genannte Jugendgesundheitsuntersuchung erfolgt zwischen 12 und 15 Jahren.

Gewicht und Größe

Im Rahmen der Früherkennungsuntersuchungen werden Kinder auch gemessen und gewogen. Kinder wachsen zwar ständig, doch manchmal schubweise besonders schnell: üblicherweise im ersten Lebensjahr, dann wieder zwischen dem fünften und siebten Lebensjahr und schließlich während der Pubertät.

Auf den letzten Seiten des »Kinder-Untersuchungsheftes« finden sich Tabellen, in die die untersuchenden Ärztinnen und Ärzte das jeweilige Gewicht und die Größe des Kindes eintragen.

Beim Verdacht auf eine Wachstumsstörung kann eine Röntgenaufnahme der Hand den Entwicklungsstand der Knochen zeigen (➡ Kinderknochen, Seite 665).

Wachstums- und Gewichtskurven

Mädchen

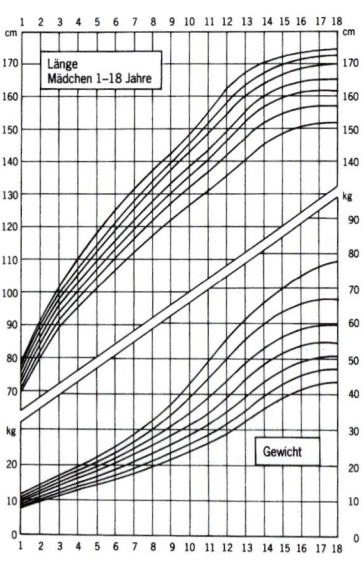

Die Linien geben Auskunft über die durchschnittliche Entwicklung: Die Hälfte aller Kinder sind zum jeweils angegebenen Zeitpunkt größer, die Hälfte noch kleiner, als die mittlere Linie angibt. Nur wenn die Entwicklung Ihres Kindes um mehr als zwei Linien von der mittleren Linie abweicht, wäre es ungewöhnlich. Die Ärztin oder der Arzt sollte dann nach den Ursachen suchen. Bedeutsam ist außerdem, in welchem Tempo sich Gewicht und Größe entwickeln: War das Kind beispielsweise immer überdurchschnittlich groß und erreicht es plötzlich nur noch die Durchschnittsgröße, kann das (muss aber nicht) auf eine Wachstumsstörung hinweisen. Durch einen Vergleich der Größenkurve mit der Gewichtskurve lässt sich auch erkennen, ob ein Kind unter- oder übergewichtig ist.

Jungen

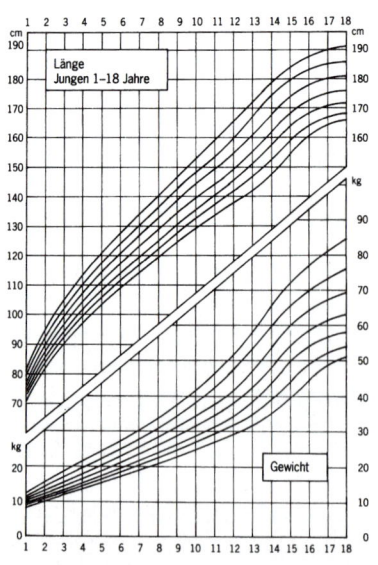

Hüftfehlbildung

Normalerweise liegen Hüftkopf und -pfanne so zueinander, dass sie sich in ihrer Ausformung gegenseitig unterstützen.

Bei einer *Hüftdysplasie* passen Hüftkopf und -pfanne schlecht zusammen, sodass diese gegenseitige Ausformung gestört ist. Bei dem schwerwiegendsten Fall, der *Hüftluxation*, »springt« der Hüftkopf immer wieder aus der Pfanne heraus.

Beschwerden

Hüftdysplasie: Sie wird oft nur bei der Früherkennungsuntersuchung erkannt. Ein Hinweis kann die Abduktionshemmung sein: Liegt ein gesunder Säugling auf dem Rücken, so können die Beine weit auseinander fallen. Bei einer Fehlbildung der Hüfte werden die Beine dichter am Körper gehalten.

Hüftluxation: Das Bein auf der Seite der fehlgebildeten Hüfte scheint verkürzt. Die Pofalten und Falten in den Oberschenkeln des Kindes sind nicht symmetrisch.

All diese Anzeichen können beim Säugling leicht übersehen werden, besonders, wenn beide Hüftgelenke gleichzeitig betroffen sind.

Ursachen

Warum Hüftkopf und -pfanne schlechten Kontakt zueinander haben, ist nicht bekannt.

Erkrankungsrisiko

Zwei bis vier Prozent aller Kinder kommen mit einer Hüftfehlbildung (*Dysplasie*) zur Welt. Fehlbildungen der Hüfte sind besonders häufig bei Kindern,

- die aus einer Beckenendlage geboren wurden (die so genannte Steißgeburt).
- in deren Familie bereits eine solche Erkrankung aufgetreten ist.
- die Fehlbildungen der Wirbelsäule oder der Beine oder Füße haben.

Mädchen sind sechsmal häufiger betroffen als Jungen. Bei jedem tausendsten Kind entwickelt sich aus einer Hüftfehlbildung eine Hüftluxation.

Mögliche Folgen und Komplikationen

Bleibt die Fehlstellung unbehandelt, kommt es später zu Gehbehinderungen.

Auch bei nur leichten Fehlbildungen wird die Hüfte beim Gehen so stark belastet, dass sie früh Verschleißerscheinungen (Arthrose) zeigt.

Vorbeugung

So notwendig eine möglichst frühe Behandlung ist: Eine vorsorgliche Abspreizbehandlung kann den Hüftkopf schädigen.

Wann zur Ärztin oder zum Arzt?

Beim Verdacht auf eine Hüftfehlstellung sollten Sie sofort eine orthopädische Praxis aufsuchen. Doch eigentlich sollte eine Hüftfehlstellung bereits bei der Früherkennungsuntersuchung zwischen der vierten und sechsten Lebenswoche erkannt und das Kind zum Orthopäden überwiesen worden sein.

Mittels Ultraschall ist es möglich, die Dysplasie bereits beim Neugeborenen sicher zu erkennen. Da die Diagnose aber ziemlich schwierig ist, sollte eine Sonografie nur von Ärzten durchgeführt werden, die dafür eigens ausgebildet wurden.

Durch eine frühe Behandlung verkürzt sich die Behandlungszeit deutlich. Da so zeitig meist noch keine Luxation eingetreten ist, ist die Gefahr geringer, dass der Hüftkopf geschädigt sein könnte.

Bei Kindern, deren Hüften längere Zeit intensiv behandelt worden sind, muss einige Zeit nach Abschluss der Behandlung eine Röntgenuntersuchung den Erfolg kontrollieren.

Selbsthilfe

Ist nicht möglich.

Behandlung

Während der Behandlung werden die Beine des Kindes immer weiter auseinander gespreizt. Der Oberschenkelkopf wird dadurch in die Hüftpfanne gedrückt und dort gehalten.

Der auf diese Weise hergestellte Kontakt sorgt dafür, dass sich Kopf und Pfanne normal ausbilden. Die Abspreizbehandlung muss so lange fortgesetzt werden, bis das Gelenk normal ausgeformt ist.

Zum Auseinanderspreizen der Beine dienen Spreizhosen, -zügel, -gips oder -schienen. Die ersten Abspreizgeräte können später durch andere ersetzt werden, mit denen das Kind krabbeln und sogar laufen lernen kann. Alle diese Hilfsmittel müssen Tag und Nacht getragen werden. Bei einer ausgeprägten Hüftluxation muss – meist im Krankenhaus – eine Dehnungsbehandlung die Therapie einleiten.

Bleiben all diese Versuche erfolglos oder wird mit der Behandlung zu spät begonnen, kann das Hüftgelenk nur noch operativ eingerenkt werden.

Hodenhochstand

Beschwerden

Während der letzten Schwangerschaftswochen wandern die Hoden des Kindes aus dem Bauchraum durch den Hodenkanal in den Hodensack. Bei einem normal entwickelten männlichen Neugeborenen kann man beide Hoden im Hodensack fühlen. Bei einem Hodenhochstand sind einer oder beide Hoden nicht zu ertasten (»Bauchhoden«) oder nur am Ende des Leistenkanals (»Leistenhoden«).

Ursachen

Manchmal verhindert ein zu enger Leistenkanal das Herabwandern der Hoden. In anderen Fällen sprechen die Hoden auf die Sexualhormone nicht an, die ihr Herabwandern auslösen, oder die Hormone werden nicht in ausreichendem Maß produziert.
Offenbar können auch hormonwirksame Schadstoffe die Entwicklung der Hoden im Mutterleib behindern.

Erkrankungsrisiko

Bei etwa fünf Prozent der neugeborenen Jungen befindet sich der Hoden noch nicht im Hodensack. Bei einigen Kindern reguliert sich die Verspätung in den ersten Lebensmonaten allerdings von allein.
Vermutlich auf Grund der Umweltbelastung mit hormonwirksamen Schadstoffen hat sich in den vergangenen 40 Jahren die Zahl der angeborenen Entwicklungsstörungen im Uro-Genitaltrakt etwa verdreifacht.

Mögliche Folgen und Komplikationen

Bleiben die Hoden länger als zwei bis drei Jahre im Bauchraum, schädigt die höhere Temperatur das Samengewebe. Zeugungsunfähigkeit kann die Folge sein.
Darüber hinaus haben Männer, die mit einem Hodenhochstand geboren wurden, ein um etwa das Zwanzigfache erhöhtes Risiko, einen Hodenkrebs zu entwickeln (➡ Seite 784). Das Risiko verringert sich, wenn die Hoden früh an ihren eigentlichen Platz gebracht werden.

Vorbeugung

Ist nicht möglich.

Wann zur Ärztin oder zum Arzt?

Wenn einer oder beide Hoden nicht oder nur im Leistenkanal zu ertasten sind und das Kind Schmerzen hat, wenn sie heruntergezogen werden.

Selbsthilfe

Ist nicht möglich.

Behandlung

Die Behandlung sollte mit sechs Monaten einsetzen. Der Junge bekommt mit einem Nasenspray Hormone (z. B. *Kryptocur* [D/Ö]) verabreicht. Ist der Junge bei Behandlungsbeginn schon älter ein Jahr, werden Hormone gespritzt.
Beide Therapieformen bewirken, dass in den Hoden das männliche Hormon Testosteron gebildet wird, durch das sich die Hoden in Bewegung setzten.
Die Hormonkur kann einmal wiederholt werden. Sind die Hoden dann immer noch nicht an ihrem Platz, muss operiert werden.
Nach der Behandlung müssen die Hoden ein Jahr lang alle drei Monate, später halbjährlich ärztlich kontrolliert werden.

Vorhautverengung (Phimose)

Beschwerden

Die Vorhaut des Penis ist zur Spitze hin so verengt, dass sie sich nicht über die Eichel zurückschieben lässt. Dadurch kann sich Sekret zwischen Vorhaut und Eichel ansammeln, manchmal wird das Wasserlassen beschwerlich.

Ursachen

Eine Vorhautverengung kann angeboren sein, aber auch nach einer Entzündung oder durch Narben entstehen.

Erkrankungsrisiko

Im Neugeborenen- und Säuglingsalter ist eine Vorhautverengung durchaus normal, ein Teil der Vorhaut ist mit der Eichel »verklebt«.
Während des zweiten, spätestens dritten Lebensjahrs lässt die Vorhaut sich dann aber üblicherweise leicht zurückschieben.

Mögliche Folgen und Komplikationen

Eine Vorhautverengung kann beim Erwachsenen durch Schmerzen die Erektion behindern. Außerdem wächst das Risiko, an einem Peniskrebs zu erkranken, weil man durch die Verengung das Glied nicht regelmäßig von allen Sekreten säubern kann.

Vorbeugung

Vorbeugung

Im Neugeborenen- und Säuglingsalter niemals die Vorhaut gewaltsam zurückziehen. Der Versuch, sie damit langsam zu »dehnen«, führt zu kleinen Einrissen, die durch ihre Narben dann eine echte Vorhautverengung bedingen.

Wann zur Ärztin oder zum Arzt?

- Wenn der Säugling Probleme beim Wasserlassen hat.
- Bei Verdacht auf eine Entzündung (Rötung, Schwellung, Schmerzen vor allem beim Wasserlassen).
- Wenn sich nach Vollendung des dritten Lebensjahres die Vorhaut nicht über die Eichel zurückschieben lässt.

Selbsthilfe

Ist nicht möglich.

Behandlung

Entstand die Vorhautverengung durch Narben, kann sie manchmal operativ korrigiert werden. Sonst ist eine Beschneidung (*Zirkumzision*) notwendig.

Krankheiten im Kindesalter

Neugeborenen-Gelbsucht

Beschwerden

Bei vielen Neugeborenen verfärbt sich die Haut in den ersten Lebenstagen etwas gelblich. Diese »Gelbsucht« klingt nach fünf bis sieben Tagen langsam wieder ab. Bei gestillten Kindern kann sie etwas länger anhalten. Das bedeutet aber keinesfalls, dass die Mutter deshalb abstillen sollte.

Ursachen

In den ersten Lebenstagen baut der Säugling einen Teil seiner roten Blutkörperchen ab. Da die Leber des Neugeborenen aber noch nicht in der Lage ist, den dabei entstehenden Farbstoff rasch abzubauen, entwickelt sich eine »Gelbsucht«.

Erkrankungsrisiko

Alle Neugeborenen bekommen eine leichte »Gelbsucht«. Sehr stark kann sie bei den Kindern werden, deren Blut-

gruppe sich mit jener der Mutter nicht verträgt oder die nach der Geburt an einer Infektion erkranken.

Mögliche Folgen und Komplikationen

Eine leichte Neugeborenen-Gelbsucht ist ungefährlich. Übersteigt die Farbstoffmenge im Blut jedoch einen bestimmten Wert, kann das das Gehirn schädigen.

Vorbeugung

Ist eine Blutgruppenunverträglichkeit von Mutter und Kind vor der Geburt bekannt, wird sie entsprechend behandelt.

Wann zur Ärztin oder zum Arzt?

Wenn das Kind eine gelbliche Hautfarbe bekommt. Die Ärztin oder der Arzt kann feststellen, ob eine Blutgruppenunverträglichkeit oder eine Infektion vorliegt. Sie können auch die Farbstoffmenge bestimmen. Bei stärkerer Gelbsucht sind dann weitere tägliche Blutuntersuchungen notwendig.

Selbsthilfe

Bei leichter Gelbsucht nicht nötig, bei starker nicht möglich.

Behandlung

Manchmal genügt es, dem Kind Zuckerlösung zu infundieren, damit der Farbstoff besser ausgeschieden wird.
Bei starker Gelbsucht bekommt das Kind eine so genannte Fototherapie. Dabei wird es nackt unter eine Blaulichtlampe gelegt. Das Blaulicht verwandelt den gelben Farbstoff in der Haut in einen wasserlöslichen Stoff, der dann durch die Nieren ausgeschieden wird.

Drei-Monats-Koliken

Beschwerden

Die Beschwerden treten häufig während der ersten drei Lebensmonate auf. Besonders nach den Mahlzeiten, aber auch nachts schreit der Säugling laut und lässt sich nur schwer beruhigen. Häufig ist dabei der Bauch gebläht.

Ursachen

Sie sind nicht eindeutig bekannt. Man vermutet, dass sich durch hastiges Trinken viel Luft im Magen-Darm-

Trakt ansammelt. Auch jene Kohlenhydrate, die den Säuglingsnahrungen 1 oder 2 zugefügt werden (➡ Seite 255), sind möglicherweise für die Koliken mit verantwortlich.

Erkrankungsrisiko

Ist nicht bekannt.

Mögliche Folgen und Komplikationen

Beim Schreien schlucken die Säuglinge häufig reichlich Luft, die dann neuerlich zu Koliken führt.

Drei-Monats-Koliken sind zwar unangenehm für das Kind und seine Betreuer, doch sie sind ungefährlich. Im Laufe des dritten oder vierten Lebensmonats legen sie sich von selbst. Gefährlich kann es nur werden, wenn irrtümlich andere, seltene Erkrankungen des Magen-Darm-Trakts (beispielsweise eine Darmverschlingung) für eine harmlose Drei-Monats-Kolik gehalten und nicht rechtzeitig behandelt werden.

Vorbeugung

Ist nicht möglich.

Wann zur Ärztin oder zum Arzt?

Wenn andere Krankheitsanzeichen hinzukommen: Fieber, Trinkschwäche, Erbrechen, Stuhlverhaltung, dünnschleimiger oder blutiger Stuhlgang, oder wenn das Kind schwer krank wirkt und eine gräuliche Hautfarbe hat.

Selbsthilfe

● Nach den Mahlzeiten gründlich aufstoßen lassen.
● Häufiger kleine Mahlzeiten anbieten.
● Einen Sauger mit größerem Loch verwenden.
● Den Bauch des Kindes sanft massieren.

Behandlung

Keine sinnvolle bekannt.

Mundsoor, Windeldermatitis

Beschwerden

Weißliche Beläge auf der Mundschleimhaut, die sich nicht wie Milchreste einfach abwischen lassen. Sehr starker Soor erschwert das Trinken. Manchmal dehnt sich der Mundsoor nach einigen Tagen aus. Es entsteht die so ge-

nannte Windeldermatitis: In dem Bereich, den die Windel bedeckt, bilden sich feine Bläschen, die sich vergrößern und abschuppen. Darunter ist die Haut gerötet und wund.

Ursachen

Hefepilze.

Das Erkrankungsrisiko steigt

● Bei der Behandlung des Kindes mit Antibiotika.
● Wenn die Mutter zur Zeit der Geburt des Kindes eine Pilzinfektion der Scheide hat.
● Wenn Schnuller und Sauger nicht desinfiziert werden.

Mögliche Folgen und Komplikationen

Mundsoor ist nur für Kinder gefährlich, die eine schwere angeborene Abwehrschwäche haben.

Vorbeugung

Für Neugeborene sollten Sauger und Schnuller gründlich gewaschen und einmal täglich ausgekocht werden.

Wann zur Ärztin oder zum Arzt?

Wenn der Verdacht auf Soor besteht.

Selbsthilfe

Während der Zeit, in der das Kind gegen Soor behandelt wird, sollten Sauger und Schnuller mehrmals täglich ausgekocht werden.

Mundsoor ist kein Grund zum Abstillen. Die Mutter kann sich mit dem Medikament, das zum Pinseln des Kindermundes verwendet wird, vor dem Stillen die Brustwarze einreiben.

Alles, was die Entstehung einer »feuchten Kammer« am Kinderpo vermeidet, hilft, die Windeldermatitis zu heilen: Möglichst oft mit nacktem Hinterteil strampeln lassen; Stoffwindeln ohne Gummihose statt Papierwindeln mit Kunststoffbeschichtung benutzen.

Behandlung

Nach den Mahlzeiten wird die Mundhöhle des Kindes mit einer nystatinhaltigen Lösung ausgepinselt (z.B. *Candio-Hermal* [D/Ö], *Moronal* [D], *Mycostatin* [Ö]). Es ist unerheblich, wenn das Kind davon etwas verschluckt. Bei einer Windeldermatitis verwendet man eine nystatinhaltige Creme.

Milchschorf

Beschwerden

Milchschorf tritt meistens innerhalb der ersten drei Lebensmonate auf. Im Bereich der Kopfhaut und der Körperfalten schuppt sich die Haut fettig und juckt.

Ursachen

Sind nicht bekannt.

Erkrankungsrisiko

Ist nicht bekannt.

Mögliche Folgen und Komplikationen

Aufgekratzte Stellen können sich entzünden. Der Juckreiz kann dem Kind und damit auch mindestens einem Elternteil oft den Schlaf rauben. Milchschorf kann der Vorbote einer Neurodermitis sein (➡ Seite 493).

Vorbeugung

Ist nicht möglich.

Wann zur Ärztin oder zum Arzt?

Wenn der Juckreiz und der Hautausschlag sehr belasten.

Selbsthilfe

Baumwollkleidung. Feuchte Umschläge kühlen, fetthaltige Badezusätze lindern den Juckreiz. Die Kopfhaut kann man mitsamt den Haaren mit Öl einfetten.

Behandlung

Ist meist nicht notwendig.

Pseudokrupp

Beschwerden

Der »echte Krupp« (eigentlich »croup«) ist ein Krankheitsanzeichen der Diphtherie. Treten solche Zeichen auf, ohne dass eine Diphtherie die Ursache ist, spricht man von Pseudokrupp. Der Pseudokrupp ist eine Viruserkrankung: Er tritt entweder auf, nachdem das Kind Anzeichen einer ganz leichten Erkältung hatte, oder auch ohne Vorwarnung »aus heiterem Himmel«. Der Anfall ereignet sich meist nachts. Er beginnt mit einem bellenden Husten, das Kind wird heiser. Weil sich die Stimmritze verengt, fällt das Atmen immer schwerer. Das Gefühl, keine Luft mehr zu bekommen, löst Angst aus.

Das Kind wird unruhig, hat Herzklopfen und einen ängstlichen Gesichtsausdruck. Am Morgen gehen die Beschwerden normalerweise von allein zurück. Am nächsten Tag entwickelt sich manchmal eine ausgeprägte Erkältung mit Husten und Fieber.

Ursachen

Meistens Viren. Luftverschmutzung trägt zur Entstehung eines Pseudokrupp bei. Luftverschmutzung im kleinen Rahmen bewirken rauchende Menschen.

Das Erkrankungsrisiko steigt

- Wenn Kinder in verrauchter Luft heranwachsen.
- In Gegenden mit stark schadstoffbelasteter Luft, besonders während der Wintermonate.

Mögliche Folgen und Komplikationen

In schweren Fällen kann es zu deutlicher Atemnot und Erschöpfung kommen, sodass das Kind im Krankenhaus behandelt werden muss.

Vorbeugung

Sie verringern die Häufigkeit der Anfälle, indem Sie
- so oft wie möglich in Gegenden mit wenig belasteter Luft fahren (Gebirge, Seen, ans Meer).
- in der Wohnung nicht rauchen.

Wann zur Ärztin oder zum Arzt?

Wenn das Kind einen Pseudokruppanfall gehabt hat. *Sofort ins Krankenhaus (Kinderklinik), wenn*
- das Kind eine kloßige Sprache und/oder starke Halsschmerzen oder Schluckbeschwerden hat.
- hohes Fieber hinzukommt.
- sich die Atemnot trotz Behandlung innerhalb einer Stunde nicht bessert.
- das Kind eine bläuliche Hautfarbe bekommt.

Selbsthilfe

- Stellen Sie sich mit dem Kind ans offene Fenster: Kühle, feuchte Luft tut ihm gut. Wer Bedenken gegen die Außenluft hat, kann feuchte Tücher im Zimmer verteilen oder sich mit dem Kind ins Badezimmer setzen und dort die Dusche aufdrehen.

- Das Kind beruhigen. Ruhiges Sprechen und sicheres Handeln vermitteln dem Kind Sicherheit. Tragen Sie es umher, damit es sich nicht allein fühlt. Anstrengung und Weinen vergrößern die Atemnot.
- Wenn das Kind schon einmal einen Anfall hatte: Geben Sie ihm eines der Zäpfchen, die die Ärztin oder der Arzt Ihnen für diesen Notfall verordnet hat.

Behandlung

Kortisonhaltige Präparate lassen die Schleimhaut abschwellen. Sie sind hochwirksam, können aber bei längerfristiger Einnahme schwerwiegende Nebenwirkungen haben (➡ Kortisone, Seite 842). Diese Medikamente stehen als Zäpfchen in unterschiedlicher Dosierung zur Verfügung (z. B. *Rectodelt* [D]), sodass das Kind die seinem Gewicht angepasste Dosierung erhalten kann. Brauchten Sie die Zäpfchen mehr als ein halbes Jahr lang nicht zu benutzen, fragen Sie, ob nicht bereits eine andere Dosierung notwendig geworden ist. Notieren Sie Datum und Dosierung auf der Packung, damit Sie im Notfall die richtigen Informationen zur Hand haben.
Die Wirkung dieser Mittel tritt nach etwa einer halben bis ganzen Stunde ein.
In schweren Fällen muss das Kind vorübergehend im Krankenhaus mit abschwellenden Inhalationen und einem leicht beruhigenden Medikament behandelt werden.

Epiglottitis

Beschwerden

Als Epiglottitis bezeichnet man eine entzündliche Schwellung des Kehlkopfes beziehungsweise des Kehldeckels, die fast ausschließlich im Kindesalter auftritt. Dabei schwellen der Kehldeckel und dessen Umgebung sehr schnell an und können schließlich den Atemweg völlig versperren. Die Epiglottitis beginnt meist mit hohem Fieber und Halsschmerzen, die Sprache wird kloßig, das Schlucken fällt schwer, manchmal rinnt Speichel aus dem Mund. Sehr schnell kann es dann zu Atemnot kommen.

Ursachen

Bakterien, vor allem Haemophilus influenzae (Hib).

Erkrankungsrisiko

Kinder zwischen dem dritten und sechsten Lebensjahr erkranken besonders häufig an Epiglottitis.

Mögliche Folgen und Komplikationen

Eine Epiglottitis kann durch die Erstickungsgefahr sehr schnell lebensbedrohlich werden.

Vorbeugung

Die Hib-Impfung schützt vor dem Erreger, der die Epiglottitis meist hervorruft (➡ Seite 287).

Wann zur Ärztin oder zum Arzt?

Sofort ins Krankenhaus, wenn das Kind hohes Fieber, eine kloßige Sprache und Schluckbeschwerden hat und laut einatmet.

Selbsthilfe

Ist nicht möglich.

Behandlung

Eine Epiglottitis muss so schnell wie möglich mit Antibiotika behandelt werden. Die Medikamente müssen über die Vene gespritzt werden. Wegen der Schluckbeschwerden muss manchmal auch Flüssigkeit über die Vene verabreicht werden. In schweren Fällen muss dem Kind ein Schlauch in die Luftröhre geschoben werden, und es muss einige Tage lang künstlich beatmet werden.

Spastische Bronchitis
(Obstruktive Bronchitis, Bronchiolitis)

Beschwerden

Die spastische Bronchitis beginnt meistens mit einem leichten Schnupfen. Nach ein bis zwei Tagen tritt dann – oft in Anfällen – Husten auf. Das Kind beginnt, schneller zu atmen, und beim Atmen kann man ein pfeifendes Geräusch hören: das Giemen.
Die Atmung kann dabei so stark erschwert sein, dass es zu Atemnot kommt und sich die Haut bläulich verfärbt.

Ursachen

Meistens lassen Viren die Schleimhaut der Bronchien anschwellen. Da die Bronchien bei Kindern viel enger sind als bei Erwachsenen, führt das sehr viel schneller zu Atemnot.
Ähnlich wie beim Asthma (➡ Seite 533) können höchstwahrscheinlich auch Reizstoffe in der Luft und allergisierende Stoffe die Erkrankung auslösen.

Erkrankungsrisiko

Am häufigsten erkranken Kinder in der Zeit zwischen dem sechsten Lebensmonat und dem dritten Geburtstag an einer spastischen Bronchitis.

Mögliche Folgen und Komplikationen

Bei manchen Kindern, die immer wieder an einer obstruktiven Bronchitis erkranken, kann sich daraus langsam ein Asthma entwickeln.
Weil bronchiolitiskranke kleine Kinder das Atmen sehr anstrengt, trinken sie oft zu wenig. Flüssigkeitsmangel verschlimmert jedoch die Beschwerden. Dann ist unter Umständen ein Krankenhausaufenthalt notwendig.

Vorbeugung

Bei Kindern, die immer wieder an einer obstruktiven Bronchitis erkranken, ist es besonders wichtig, die Raumluft frei von Tabakrauch und anderen Schadstoffen zu halten. Bei ersten Erkältungsanzeichen sollten die Kinder eine physiologische Kochsalzlösung inhalieren.

Wann zur Ärztin oder zum Arzt?

- Wenn das Kind bei Hustenanfällen pfeifend atmet.
- Wenn zum Husten noch Fieber hinzukommt.
Manchmal muss dann ein Röntgenbild gemacht und eine Blutuntersuchung vorgenommen werden. So wird geprüft, ob zur Bronchitis nicht noch eine Lungenentzündung hinzugekommen ist.
Sofort ins Krankenhaus (am besten in eine Kinderklinik), wenn
- das Kind unter Atemnot leidet oder seine Haut sich bläulich verfärbt oder wenn es nicht ausreichend trinkt.
- das Kind einen schwer kranken Eindruck macht.

Selbsthilfe

Das Kind so gut wie möglich beruhigen. Auch Weinen strengt an und kann die Atemnot verschlimmern.
Kinder, die häufig an obstruktiver Bronchitis leiden, können mit Hilfe eines Inhalationsgeräts angefeuchtete Luft inhalieren. Immer sollte das Kind möglichst viel trinken.

Behandlung

Bei starker Atemnot bekommt das Kind angefeuchtete und mit Sauerstoff angereicherte Luft zum Einatmen, Flüssigkeit wird möglicherweise über eine Sonde oder die Vene zugeführt. Oft bringt die Inhalation von bronchien-

erweiternden Medikamenten (➡ Seite 533) Erleichterung. In schweren Fällen muss ein Kortisonpräparat gespritzt werden.

Mukoviszidose

Beschwerden

Eine Mukoviszidose bemerken die Betreuer eines Kindes oft zuerst daran, dass das Kind viel und stark schwitzt und der Schweiß bzw. die Haut besonders salzig schmeckt.

Beschwerden in den Atemwegen

Mukoviszidosekranke Kinder leiden oft schon im Säuglingsalter unter schwerer Bronchitis, die sich im Laufe der Jahre zu einer chronischen Bronchitis mit Husten, starker Schleimproduktion und dauernder Atemnot entwickelt. Häufig kommen Lungenentzündungen hinzu.

Beschwerden im Verdauungstrakt

Obwohl die Kinder gut trinken, gedeihen sie schlecht. Ihr Stuhlgang ist häufig dünn, glänzt hell und riecht faulig. Durch Eiweißmangel kommt es zu Wassereinlagerungen im Körper, die Kinder wirken »aufgeschwemmt«.

Ursachen

Mukoviszidose ist eine erbliche Erkrankung.

Erkrankungsrisiko

Mukoviszidose ist eine häufige Stoffwechselstörung.

Mögliche Folgen und Komplikationen

Die sich über Jahre erstreckenden, täglich regelmäßig durchzuführenden Maßnahmen erleichtern zwar das Leben mit der Krankheit, belasten aber das Kind und seine Familie sehr. Die Lebenserwartung von Kindern mit Mukoviszidose ist verkürzt.

Mögliche Folgen und Komplikationen an den Atemwegen

Das Kind kann den Schleim der Bronchien schlecht abhusten. Dadurch entsteht Atemnot. Der Schleim begünstigt das Wachstum von Krankheitserregern, die dann wieder Lungenentzündungen entstehen lassen.
Im Laufe der Jahre verändern sich die Lungen des Kindes dauerhaft: Es kommt zur Lungenüberblähung, Lungen-

bläschen gehen unter (➡ Emphysem, Seite 537). Lungenveränderungen können immer wieder zum Pneumothorax führen (➡ Seite 542). Die Lungenveränderungen können auch das Herz in Mitleidenschaft ziehen.

Mögliche Folgen und Komplikationen im Verdauungstrakt

Das ungewöhnlich zähe Verdauungssekret der Bauchspeicheldrüse beeinträchtigt die Verdauung. Dadurch kommt es zu Unterernährung und mangelhaftem Wachstum. Bei manchen Kindern ist der schon im Mutterleib gebildete Stuhl (*Mekonium*) so zäh, dass es zu einem Darmverschluss kommt. Dieser muss nach der Geburt operiert werden.

Vorbeugung

Einer Mukoviszidose kann man nicht vorbeugen. Rechtzeitiges Erkennen und frühzeitige Behandlung können den Betroffenen aber das Leben mit der Krankheit erleichtern. Die Früherkennung ist mit dem Schweißtest möglich. Dabei wird der Schweiß des Kindes auf seinen Salzgehalt untersucht. Ist bereits ein anderes Familienmitglied an Mukoviszidose erkrankt, sollten Eltern bereits ihr Neugeborenes auf die Krankheit untersuchen lassen.

Wann zur Ärztin oder zum Arzt?

- Wenn ein Familienmitglied mukoviszidosekrank ist.
- Bei den oben angegebenen Beschwerden.

Selbsthilfe

Sie ist ohne ärztliche Anleitung nicht möglich.

Mukoviszidose e. V.
Bendenweg 101, 53121 Bonn
Tel.: 02 28/98 78 00, Fax: 9 87 80 77
e-mail: info@mukoviszidose-ev.de
Internet: http://www.mukoviszidose-ev.de

Cystische Fibrose Hilfe
Obere Augartenstraße 26–28/13, 1020 Wien
Tel. u. Fax: 01/3 32 63 76
e-mail: cf-aktiv@netway.at
Internet: http://www.cf-austria.at

Behandlung

Mukoviszidose ist eine lebenslang andauernde Erkrankung. Die Beschwerden lassen sich nur in enger Zusammenarbeit zwischen Kind, Eltern, Ärztin und Arzt lindern. Kinder, die an einer Mukoviszidose leiden, brauchen ständige ärztliche Behandlung und Betreuung, am besten in einem Zentrum, das auf die Behandlung dieser Krankheit spezialisiert ist.

Behandlung der Beschwerden der Atemwege

Klopf- oder Vibrationsmassagen mehrmals täglich und die Inhalation angefeuchteter Luft (»Aerosoltherapie«) sorgen dafür, dass der Schleim abgehustet werden kann. Größere Kinder lernen, sich durch automatische Drainage, Lagerungsdrainage und besondere Abhusttechniken selbst zu helfen.
Wichtig: Bei jeder Verschlechterung des Allgemeinzustandes, bei verstärkter Atemnot und bei jeder Infektion zu Ärztin oder Arzt!

Behandlung der Beschwerden im Verdauungstrakt

Eiweiß- und kalorienreiche Ernährung. Säuglinge müssen manchmal mit einer besonderen Fertigmilch ernährt werden (so genannte MCT-Diät). Zu jeder Mahlzeit müssen die Kinder außerdem Verdauungsenzyme als Medikament einnehmen (z. B. *Kreon* [D/Ö], *Pankreatan* [D], *Pankreon* [D/Ö], *Panpur* [D]).
Mukoviszidose zählt zu den wenigen Erkrankungen, bei denen ständig Vitaminpräparate eingenommen werden müssen. Sie bieten die fettlöslichen Vitamine in ausreichender Menge an, die ein mukoviszidosekranker Körper aus der Nahrung nicht ausreichend aufnehmen kann.

Kuhmilchunverträglichkeit

➡ auch Allergie, Seite 590.

Beschwerden

Die Kinder gedeihen schlecht, erbrechen häufig, der Stuhl enthält manchmal Blut. Ohne erkennbare Ursache bekommt das Kind immer wieder mal Fieber.

Ursachen

Die Darmschleimhaut verträgt das Eiweiß der Kuhmilch nicht. Das kann angeboren sein oder nach einer Darminfektion entstehen.

Das Erkrankungsrisiko steigt

- Bei Kindern, die eine schwere Darminfektion mit Durchfall und Erbrechen hatten.

- Bei Kindern aus vorbelasteten Familien, die in den ersten Lebenstagen normale Säuglingsnahrung zugefüttert bekommen. Bei Kindern, die diese erst zu einem späteren Zeitpunkt bekommen, ist das Risiko nicht erhöht.

Mögliche Folgen und Komplikationen

Anhaltende Durchfälle lassen das Kind austrocknen und führen zu Gedeihstörungen mit Mangelerscheinungen. In diesen seltenen Fällen muss das Kind vorübergehend im Krankenhaus mit Infusionen ernährt werden.

Vorbeugung

Möglichst lange stillen. Soll ein Neugeborenes gestillt werden und reicht die Muttermilch anfänglich noch nicht aus, sollte es nur schwach gesüßtes Wasser bekommen.
Fließt die Milch dauerhaft nicht, kann man versuchen, das Allergierisiko zu verringern, indem man hypoallergene Fertigmilchnahrung füttert (z.B. *Aletemil HA* [D/Ö], *Aptamil HA* [D/Ö], *Beba HA* [D/Ö]).

Wann zur Ärztin oder zum Arzt?

Bei den oben genannten Beschwerden.

Selbsthilfe

Völliger Verzicht auf Kuhmilchprodukte. Etwa einem Drittel der Kinder, die Kuhmilcheiweiß nicht vertragen, bekommt auch Sojaeiweiß nicht. Für sie muss eine entsprechende Kindernahrung ausgesucht werden.

Behandlung

Der Krankheit angepasste Ernährung.

Magen-Darm-Infektionen

Beschwerden

Wie bei Erwachsenen führen auch bei Kindern Infektionen des Magen-Darm-Trakts zu Durchfall und Erbrechen, nur selten kommt Fieber hinzu.
Säuglinge und Kleinkinder erkranken jedoch oft viel schwerer als Erwachsene, da ihre Körper viel schneller »austrocknen« können. Die Kinder reagieren auf den Flüssigkeitsverlust infolge Durchfall und Erbrechen nicht, indem sie mehr trinken, sondern verweigern häufig sogar die Flüssigkeitsaufnahme.

> **Flüssigkeitsersatz bei Durchfall**
> *2,5 Gramm Speisesoda*
> *3,5 Gramm Kochsalz*
> *1,5 Gramm Kaliumchlorid*
> *20 Gramm Traubenzucker*
> *In einem Liter abgekochtem Wasser auflösen.*
>
> **Karottensuppe**
> *Ein halbes Kilo Karotten schälen. In einem Liter Wasser ein bis zwei Stunden kochen. Die Karotten durch ein Sieb streichen oder pürieren. Den so entstandenen Brei mit einem Liter abgekochtem Wasser aufgießen und einen Teelöffel Salz dazurühren.*

Ursachen

Viren, die durch Stuhl oder Speichel übertragen werden.

Das Erkrankungsrisiko steigt

Wenn in der Umgebung (z.B. Familie oder Kindergarten) jemand an einer Magen-Darm-Infektion erkrankt ist.

Mögliche Folgen und Komplikationen

Die Austrocknung kann besonders bei Säuglingen, aber auch bei Kleinkindern zu schwerwiegenden Folgeschäden oder gar zum Tod führen.

Vorbeugung

Wenn bereits jemand an einer Magen-Darm-Infektion erkrankt ist, wird Hygiene sehr wichtig: Gründliches Händewaschen vor und nach dem Wickeln. Sauger und Schnuller des erkrankten Kindes sollten von denen anderer Kinder getrennt aufbewahrt und benutzt werden.

Wann zur Ärztin oder zum Arzt?

- Wenn das Kind bei Durchfall nicht ausreichend trinkt.
- Wenn der Durchfall länger als drei Tage anhält.
- Wenn das Kind sich über einen Zeitraum von zwölf Stunden immer wieder erbricht.
- Wenn das Kind auf jeden Versuch zu trinken mit Erbrechen reagiert.
- Wenn ein Säugling länger als vier bis sechs Stunden keinen Urin ausscheidet.
- Wenn die Haut des Kindes »schlaff« ist und »stehen bleibt«, wenn man sie zwischen den Fingern abhebt.
- Wenn Augen und Fontanelle eingesunken scheinen.
- Wenn das Kind schwer krank wirkt.

Bei Durchfall und Erbrechen verloren gegangenes Wasser und Mineralsalze müssen ersetzt werden. Lassen Sie deshalb das Kind so viel wie möglich trinken (»Teepause«). In dem Getränkerezept auf Seite 363 ist alles Notwendige enthalten. Als Fertigmischung gibt es *Elotrans* (D/Ö), *Normolyt* (Ö) oder *Oralpädon* (D/Ö).

Wenn das Kind essen mag, kann es seine gewohnte Kost weiter bekommen. Als leichte Aufbaunahrung eignen sich Karottensuppe, Reisschleim, geriebene Äpfel oder Bananen, Reis, Salzgebäck, trockener Toast oder gebundene Suppen. Teure Fertigprodukte sind nicht erforderlich.

Behandlung

Stark ausgetrocknete und geschwächte Kinder müssen für einige Tage im Krankenhaus behandelt und mit einer Infusion ernährt werden. Medikamente, die das Erbrechen hemmen oder die »stopfen« sollen, sind unnötig.

Nur die wenigen Kinder, bei denen Bakterien die Magen-Darm-Infektion ausgelöst haben und die schwer krank sind, bekommen Antibiotika verordnet.

Kinderkrankheiten

Masern

Beschwerden

Von der Ansteckung bis zum Beginn der Erkrankung vergehen 8 bis 14 Tage (Inkubationszeit). Gewöhnlich beginnen Masern mit Schnupfen, Husten, Bindehautentzündung und Fieber um 39 °C. Drei bis vier Tage später zeigt sich dann der Masernausschlag, das Fieber steigt auf bis zu 40 °C. Der typische Masernausschlag beginnt mit hellroten Flecken hinter den Ohren und breitet sich über den Kopf und den Oberkörper zu den Beinen hin aus. Meistens juckt er nicht. Nach drei Tagen wird der Ausschlag dunkler und bildet sich wieder zurück. Manchmal bleiben für ein bis zwei Wochen noch bräunliche Flecken auf der Haut.

Den Kindern machen bei einer Masernerkrankung vor allem ihre entzündeten und lichtempfindlichen Augen sowie ein trockener Husten und Halsschmerzen zu schaffen.

Ursachen

Virusinfektion, die durch direkten Kontakt, aber nicht durch Gegenstände übertragen wird.

Das Erkrankungsrisiko steigt

Bei Kontakt mit an Masern erkrankten Kindern.

Mögliche Folgen und Komplikationen

Masern können von bakteriellen Infektionen begleitet sein, die zu einer Mittelohr- oder Lungenentzündung führen. Ihre gefürchtetste Folge ist eine Gehirnentzündung (➡ Seite 425).

Vorbeugung

Masern gehören zu den besonders ansteckenden Kinderkrankheiten. Säuglinge unter vier Monaten sind im Allgemeinen gegen Masern durch Abwehrstoffe geschützt, die sie noch von der Mutter mitbekommen haben.

Vier Tage vor bis vier Tage nach Beginn des Ausschlags kann das erkrankte Kind andere anstecken. Um das zu verhindern, sollte das masernkranke Kind erst eine Woche nach Beginn des Ausschlags wieder mit anderen Kindern in Kontakt kommen.

Impfung ➡ Seite 280.

Wann zur Ärztin oder zum Arzt?

- Wenn der Verdacht auf Masern besteht. Durch eine gründliche Untersuchung kann die Ärztin oder der Arzt erkennen, ob eine bakterielle Infektion hinzugekommen ist, die mit Antibiotika behandelt werden muss.

Achtung: Wegen der Ansteckungsgefahr sollte die Kinderärztin oder der -arzt vor dem Besuch telefonisch auf den Masernverdacht aufmerksam gemacht werden.

Sofort in die kinderärztliche Praxis oder in eine Kinderklinik, wenn

- der Nacken steif wird: Das Kinn lässt sich nicht mehr auf die Brust drücken.
- Krämpfe auftreten.
- das Kind lethargisch und kaum ansprechbar wirkt.
- es zu ungewöhnlichen Blutungen (z. B. an den Schleimhäuten) kommt und sich unter der Haut dunkelrote Flecken bilden (Hinweis auf eine Veränderung der Blutgerinnung).

Selbsthilfe

Bettruhe. Durch die erhöhte Temperatur und das Schwitzen verliert das Kind Flüssigkeit. Sie sollten es deshalb ermuntern, möglichst viel zu trinken.

Oft werden fiebernde Kinder zu warm angezogen. Günstiger ist Baumwollkleidung bzw. eine leichte Decke und eine etwas kühlere Zimmertemperatur (etwa 18 bis 20 °C).

Wadenwickel helfen dem Körper, sich abzukühlen (➡ Wickel, Seite 877). Sie sollten nur dann angewandt werden, wenn Hände und Füße des Kindes warm sind.

Kühle Getränke und kühle, feuchte Zimmerluft lindern Halsschmerzen. Fruchtsäfte reizen durch ihren Säuregehalt die Rachenschleimhaut. Bei Schluckbeschwerden fällt das Essen von weicher oder pürierter Kost leichter als das von fester. Ein abgedunkeltes Zimmer schont die schmerzenden Augen.

Behandlung

Wie bei allen Viruserkrankungen können nur die Beschwerden gelindert werden.

Fieber senkende Medikamente sollten nur dann eingesetzt werden, wenn das Fieber über 39,5 °C steigt oder das Befinden des Kindes anhaltend stark beeinträchtigt ist. Verwenden Sie nur Medikamente mit dem Inhaltsstoff Parazetamol (➡ Einfache Schmerzmittel, Seite 838).

Röteln

Beschwerden

Die Röteln lassen sich fast immer zuerst am Ausschlag erkennen, der 11 bis 21 Tage nach der Ansteckung auftritt (Inkubationszeit). Die linsengroßen, hellroten Flecken zeigen sich zuerst im Gesicht und breiten sich dann über den Körper aus. Typisch sind auch Lymphknotenschwellungen am Hals und am Nacken, die als kleine Knötchen getastet werden können. Die Kinder haben kaum Fieber oder andere Krankheitsanzeichen. Bei einem Viertel bis Drittel der Kinder bemerkt man die Röteln nicht einmal.

Ursachen

Virusinfektion, die durch direkten Kontakt, aber nicht durch Gegenstände übertragen wird.

Erkrankungsrisiko

Meist erkranken Kinder erst im Schulalter an Röteln.

Mögliche Folgen und Komplikationen

Röteln sind nur äußerst selten von bakteriellen Entzündungen oder einer Gehirnentzündung begleitet.

Vorbeugung

Vorsicht: An Röteln erkrankte Kinder müssen unbedingt von schwangeren Frauen fern gehalten werden. Bei Verdacht auf einen Rötelnkontakt sollten sich Schwangere so rasch wie möglich mit Frauenärztin oder -arzt in Verbindung setzen.

Röteln sind schon sieben Tage vor Beginn des Ausschlags und die ersten fünf Tage danach ansteckend. Eine überstandene Rötelninfektion schützt sicherer vor der Krankheit als eine Impfung. Da Röteln Kinder kaum beeinträchtigen, sollten sich Mädchen möglichst früh anstecken und dadurch einen lebenslangen Schutz erwerben.

Impfung ➡ Seite 280.

Wann zur Ärztin oder zum Arzt?

● Wenn zu den Röteln andere Krankheitszeichen, wie Husten oder Ohrenschmerzen, hinzukommen. Wegen der Ansteckungsgefahr sollte die Ärztin oder der Arzt zuvor telefonisch auf den Rötelnverdacht aufmerksam gemacht werden.

Sofort in die kinderärztliche Praxis oder in eine Kinderklinik, wenn

● das Kind Krämpfe hat.
● das Kind teilnahmslos oder unansprechbar wirkt.

Selbsthilfe

Die Erkrankung beeinträchtigt die Kinder kaum, besondere Maßnahmen sind nicht notwendig.

Behandlung

Ist meistens nicht notwendig.

Scharlach

Beschwerden

Zwei bis drei Tage nach der Ansteckung steigt das Fieber plötzlich bis 41 °C an. Kopfschmerzen, starke Halsschmerzen und Schluckbeschwerden kommen hinzu. Vielfach erbricht sich das Kind ein- oder zweimal.

Zwei bis drei Tage später steigt das Fieber erneut an, und der für Scharlach typische Ausschlag wird sichtbar: viele dicht nebeneinander liegende, rote, raue Flecken, von der Größe von Stecknadelspitzen, ähnlich »rotem Samt«. Beim Draufdrücken verblassen die Flecken.

Der Ausschlag beginnt im Brustbereich und in der Leistengegend. Dann breitet er sich über den Körper aus, das Gesicht bleibt allerdings meist verschont. Nach ein bis zwei Wochen schuppt sich die Haut, an Händen und Füßen kann sich die oberste Hautschicht sogar in Fetzen ablösen.

Weitere typische Scharlachzeichen: rote Wangen, geschwollene, belegte Zunge mit leuchtend roten Punkten (»Himbeer«- oder »Erdbeerzunge«); geschwollene, schmerzhafte Lymphknoten an Hals und Kiefer.

Ursachen

Infektion mit Bakterien (Streptokokken).

Das Erkrankungsrisiko steigt

Wenn in der Umgebung Scharlach aufgetreten ist. Scharlach ist in der kalten Jahreszeit häufiger.

Mögliche Folgen und Komplikationen

Seit Scharlach mit Antibiotika behandelt werden kann, hat er seinen Schrecken weitgehend verloren. Früher war Scharlach gefürchtet, weil die Krankheit sehr schwer verlaufen konnte oder einzelne Organe besonders befallen waren.
Folgekrankheiten des Scharlach können Herzmuskelentzündung und rheumatisches Fieber sein.

Vorbeugung

Nach der Einnahme von Antibiotika ist ein scharlachkrankes Kind nach fünf Tagen nicht mehr ansteckend. Ohne den Einsatz von Antibiotika besteht wochenlang Ansteckungsgefahr. Bis zum Ende dieser Gefahrenzeit muss das Kind zu Hause bleiben.
Manchmal müssen auch die Personen, die mit einem scharlachkranken Kind zusammenleben, Antibiotika schlucken.

Wann zur Ärztin oder zum Arzt?

● Beim Verdacht auf Scharlach. Wegen der Ansteckungsgefahr sollten Sie Kinderärztin oder -arzt vorher telefonisch auf den Verdacht aufmerksam machen.
Sofort in die kinderärztliche Praxis oder in eine Kinderklinik, wenn
● die Körpertemperatur trotz Fieber senkender Medikamente nicht unter 40 °C sinkt.
● das Kind Krämpfe bekommt.
● das Kind benommen und sehr unruhig wirkt.
● sich das Kind stark erbricht und Durchfall bekommt.

Selbsthilfe

Halsschmerzen ➡ Seite 526; Kopfschmerzen ➡ Seite 401. Den Hals kann man mit einer Eiskrawatte kühlen (➡ Kältepackung, Seite 861).

Behandlung

Beim Verdacht auf Scharlach muss immer die Kinderärztin oder der -arzt gerufen werden. Ein scharlachkrankes Kind sollte unbedingt mit Antibiotika behandelt werden. Überdies muss es weiterhin genau beobachtet und untersucht werden (Harnuntersuchungen, Rachenabstriche).

Keuchhusten

Beschwerden

Keuchhusten ist eine sehr ansteckende und sehr langwierige Krankheit. Der Volksmund weiß: »Drei Wochen kommt er, drei Wochen steht er, drei Wochen geht er.«
Von der Ansteckung bis zum Ausbruch der Erkrankung vergehen ein bis zwei Wochen. Da ein Keuchhusten in den ersten beiden Wochen einer Erkältung ähnelt, wird er oft nicht erkannt. Erst im Verlauf der folgenden drei bis sechs Wochen kommt es zu den typischen Hustenanfällen mit ziehendem Einatmen, kurzen, harten Hustenstößen und einem abschließenden »Juchzen«, das dem Keuchhusten seinen Namen gab. In der Endphase der Anfälle ist das Gesicht des Kindes gerötet, die Augen sind glasig. Meistens ist das Kind sehr erschöpft. Gewöhnlich haben die Kinder kein Fieber und wirken zwischen den Hustenanfällen, die 15- bis 20-mal pro Tag auftreten können, gesund. Keuchhustenkranke Säuglinge haben manchmal Nies- statt Hustenanfälle. Erst nach etwa sechs bis neun Wochen werden die Anfälle seltener.

Ursachen

Infektion mit Bakterien. Das Hustenzentrum des Gehirns erkrankt durch die Giftstoffe der Bakterien.

Erkrankungsrisiko

Im Gegensatz zu den meisten anderen Kinderkrankheiten können auch schon Säuglinge an Keuchhusten erkranken. Ein erhöhtes Erkrankungsrisiko besteht bei Kindern, die Kontakt mit einem keuchhustenkranken Kind hatten, noch ehe der Keuchhusten erkannt wurde.

Mögliche Folgen und Komplikationen

Säuglingen kann Keuchhusten ausgesprochen gefährlich werden. Säuglinge mit Keuchhusten müssen ununterbrochen beobachtet werden, da bei ihnen während der Husten- oder Niesanfälle die Atmung aussetzen kann. Geschieht das, muss man das Kind sofort hochnehmen und schütteln bzw. beatmen, wenn seine Atmung aussetzt.

Vorbeugung

Keuchhusten ist ausgerechnet in den ersten zwei Wochen am ansteckendsten, in denen er fast nie erkannt wird. Bei Säuglingen kann die Krankheit wesentlich gefährlicher verlaufen als bei älteren Kindern. Darum sollten Säuglinge von hustenden Kindern möglichst fern gehalten werden. Gab es dennoch Kontakt zwischen einem Säugling und keuchhustenkranken Kindern, ist eine vorbeugende Behandlung des Babys mit Antibiotika (Erythromyzin) sinnvoll.

Bis etwa drei Wochen nach den ersten typischen Hustenanfällen ist die Krankheit ansteckend, wenn sie nicht mit Antibiotika behandelt wird. Bei einer entsprechenden Behandlung verkürzt sich diese Zeitspanne auf etwa eine Woche.

Impfung ➡ Seite 280.

Wann zur Ärztin oder zum Arzt?

- Wenn der Verdacht auf Keuchhusten besteht.
- Wenn das Kind zu fiebern beginnt.
- Wenn Ohrenschmerzen hinzukommen.

Wegen der Ansteckungsgefahr sollten Kinderärztin oder -arzt vorher telefonisch auf den Verdacht hingewiesen werden.

Sofort in die kinderärztliche Praxis oder in eine Kinderklinik, wenn

- das Kind eine leicht bläuliche Gesichtsfarbe bekommt und die Nasenflügel beim Atmen zittern.
- Krämpfe, Lähmungen oder Bewusstlosigkeit auftreten.

Selbsthilfe

Das kranke Kind muss nicht im Bett liegen, aber es sollte in warmer Umgebung (bis 21 °C) mit mindestens 40 Prozent Luftfeuchtigkeit bleiben. In diesem Fall kann ein Luftbefeuchter sinnvoll sein. Das Zimmer sollte außerdem häufig gelüftet werden.

Da das Kind nach den Anfällen häufig erbricht, sollte man ihm mehrmals am Tag kleine, leichte Mahlzeiten anbieten.

Wenn das Kind erbricht, ist es wichtig, dass es viel trinkt, um den Flüssigkeitsverlust auszugleichen und den Husten etwas zu lindern.

Behandlung

Husten dämpfende Medikamente unterdrücken die starken Hustenanfälle kaum.

Antibiotika sind bei Keuchhusten nur notwendig,

- wenn damit rechtzeitig einem Keuchhusten vorgebeugt werden kann.

- bei Kindern bis zu einem Jahr.
- wenn das Kind etwa durch eine andere Erkrankung besonders gefährdet ist.
- wenn eine andere Infektion hinzugekommen ist.

Beruhigungsmittel sind sehr problematisch. Sie können dem Kind zwar die Angst und Verkrampfung während der Hustenanfälle nehmen, doch diese Medikamente bekämpfen die Krankheit nicht und beeinträchtigen oft die Atmung.

Mumps

Beschwerden

18 bis 21 Tage nach der Ansteckung (Inkubationszeit) kommt es zu einer Schwellung hinter den Ohren. Sie fühlt sich teigig-weich an und schmerzt sehr.

Zuerst bekommen die Kinder auf der einen, nach ein bis zwei Tagen auf der anderen Seite eine »dicke Backe«. Die Kinder klagen über leichte Ohrenschmerzen und Schmerzen beim Drehen des Kopfes und beim Kauen. Sie können bis zu 40 °C Fieber bekommen oder auch fieberfrei bleiben.

Nach etwa einer Woche heilt die Krankheit meist folgenlos wieder ab.

Ursachen

Virusinfektion, die vor allem die Ohrspeicheldrüsen betrifft.

Erkrankungsrisiko

Kinder zwischen vier und zehn Jahren erkranken am häufigsten an Mumps. Wenn der Schutz einer Impfung nachlässt oder jemand in der Kindheit keinen »Ziegenpeter« gehabt hat, kann er noch als Erwachsener an Mumps erkranken.

Mögliche Folgen und Komplikationen

Nur selten kommt es durch das Mumpsvirus zu Folgekrankheiten, wie etwa einer Entzündung der Bauchspeicheldrüse oder der Gehirnhäute. Bei Jungen ist die Hodenentzündung eine gefürchtete Folgeerkrankung, weil sie zu Sterilität führen kann.

Vorbeugung

Mumps ist vier Tage vor bis sieben Tage nach Beginn der Erkrankung ansteckend.

Impfung ➡ Seite 280.

Wann zur Ärztin oder zum Arzt?

- Wenn sich die Schmerzen bei Wärmeanwendung verstärken.
- Wenn das Kind über sehr starke Ohrenschmerzen klagt oder sehr starke Ohrenschmerzen plötzlich aufhören und das Ohr zu »laufen« beginnt.
- Wenn die Temperatur trotz Fieber senkender Mittel nicht unter 40 °C sinkt.

Sofort in die kinderärztliche Praxis oder in eine Kinderklinik, wenn

- Kopfschmerzen auftreten, der Nacken steif wird (das Kinn lässt sich nicht mehr auf die Brust drücken) oder das Kind nicht ansprechbar wirkt.
- Erbrechen oder starke Bauchschmerzen hinzukommen.
- Jungen nach der Pubertät über Hodenschmerzen klagen.

Selbsthilfe

Wärme über den Drüsen mildert die Beschwerden.

Behandlung

Antibiotika beeinflussen die Krankheit nicht. Es genügt, Ohren und Wangen warm zu halten und, falls nötig, das Fieber zu senken.

Windpocken (Feuchtblattern)

Beschwerden

Die Erkrankung beginnt mit Kopfschmerzen und Fieber. Meist tritt zwei bis drei Wochen nach der Ansteckung am Rumpf plötzlich ein Ausschlag auf, der sich rasch ausbreitet.

Die hellroten Knötchen werden innerhalb von wenigen Stunden zu kleinen, leicht platzenden Blasen. Aus ihnen kann eine klare Flüssigkeit rinnen. Schubweise kommen immer neue Bläschen hinzu und verkrusten nach und nach. Sie können auch an der Kopfhaut oder an den Schleimhäuten (Mund, Genitalien) auftreten.

Die Körpertemperatur ist meistens nur wenig erhöht, andere Krankheitszeichen außer den Bläschen sind selten. Der Ausschlag juckt sehr stark.

Ursachen

Sehr ansteckende Viruserkrankung. Ihren Namen erhielt sie, weil sie »mit dem Wind« übertragen wird. Auch in einem Abstand von zehn Metern vom Kranken kann man sich noch anstecken.

Erkrankungsrisiko

Am häufigsten treten Windpocken im Alter von zwei bis sieben Jahren auf.

Mögliche Folgen und Komplikationen

Normalerweise erkrankt man nur einmal im Leben an Windpocken. Wer als Kind Windpocken hatte, kann als Erwachsener eine Gürtelrose bekommen, wenn die im Körper »schlafenden« Viren wieder »wach« werden (➡ Gürtelrose, Seite 507). Selten sind bei Windpocken auch Gehirnbereiche betroffen. Das Kind leidet dann häufig unter Gleichgewichtsstörungen, die aber fast immer binnen weniger Wochen wieder vergehen.

Vorbeugung

Eine Ansteckung bei Kindern zu verhindern ist fast unmöglich.

In Ausnahmefällen können bei Säuglingen unter einem Monat, deren Mutter nie Windpocken hatte, und bei Kindern, die mit Zytostatika, Kortison oder anderen so genannten immunsuppressiven Wirkstoffen behandelt werden (etwa wegen schweren Rheumas oder bei Krebserkrankungen), nach einem Kontakt mit Windpocken Antikörper gespritzt werden (z. B. *Varitect* [D/Ö]).

Wann zur Ärztin oder zum Arzt?

Die Kinderärztin oder der -arzt sollte zunächst telefonisch befragt werden, wenn

- sich der Juckreiz nicht lindern lässt (➡ Selbsthilfe).
- sich der Ausschlag entzündet hat. Dann sind die Bläschen gerötet und sondern eine gelbliche Flüssigkeit ab.

Sofort in die kinderärztliche Praxis oder in eine Kinderklinik, wenn

- das Kind Kopfschmerzen bekommt, der Nacken steif wird (der Kopf lässt sich nicht mehr auf die Brust drücken) oder es sich stark erbricht.
- das Kind teilnahmslos und unansprechbar wirkt.
- das Kind taumelt oder Sprachstörungen bekommt.

Selbsthilfe

Nägel: Fingernägel möglichst kurz schneiden, damit sich das Kind die Pusteln nicht aufkratzen kann. Häufiges Händewaschen und Nägelbürsten verringern die Infektionsgefahr zusätzlich. Manchmal ist es notwendig, dem Kind Baumwollhandschuhe anzuziehen, damit es sich nicht kratzen kann.

Kleidung: Locker sitzende Baumwollkleidung reizt den Ausschlag am wenigsten.

Spülen: Sind auch Mund oder Augen vom Ausschlag befallen, so lindern Gurgeln bzw. das Auswaschen der Augen mit abgekochtem Salzwasser den Juckreiz. Geben Sie einen Teelöffel Salz in ein Glas Wasser.

Baden: Häufiges Duschen oder Abwaschen mit lauwarmem Wasser lindert den Juckreiz und beugt einer Entzündung der Bläschen vor. Auch ein tägliches lauwarmes Bad, in das eine Tasse Backpulver geschüttet wurde, hilft. Benutzen Sie immer einen frischen Waschlappen.

Säuglinge: Sorgfältige Körperpflege und häufiges Wechseln der Leib- und Bettwäsche ist bei ihnen besonders wichtig, um einer bakteriellen Infektion der Bläschen vorzubeugen.

Behandlung

Ob Puder oder Lotionen den Juckreiz stillen, ist zweifelhaft. Wahrscheinlich ersetzen diese Mittel lediglich die Empfindung »Jucken« durch das Gefühl »kalt« oder »warm«. Den gleichen Effekt erzielt man einfacher und billiger mit Lotio alba aquosa (aus der Apotheke). Kinder fühlen sich oft gleich weniger krank, wenn man mit einer solchen Lösung alle Windpocken betupft und sie so in einen lustigen »Fliegenpilz« verwandelt.

Drei-Tage-Fieber

Beschwerden

Die Erkrankung beginnt fast immer mit hohem Fieber über drei bis vier Tage hinweg, ohne dass weitere Krankheitszeichen wie Schnupfen oder Husten hinzukommen. In seltenen Fällen muss sich das Kind erbrechen oder bekommt Durchfall. Nach drei bis vier Tagen fällt das Fieber dann schnell ab. Besonders am Bauch und am Rücken tritt ein Ausschlag mit feinen roten Stippen auf. Er bildet sich innerhalb von ein bis zwei Wochen zurück.
Die Erkrankung steckt kaum an.

Ursachen

Unbekannt, vermutlich ein Virus.

Erkrankungsrisiko

Kinder erkranken am Drei-Tage-Fieber zumeist zwischen dem dritten Monat und dem vierten Lebensjahr.

Mögliche Folgen und Komplikationen

Das Drei-Tage-Fieber ist eine harmlose Erkrankung. Auf Grund des hohen Fiebers und weil die Erkrankung in einem Alter auftritt, in dem das Gehirn schnell auf Fieber reagiert, können jedoch Fieberkrämpfe auftreten.

Vorbeugung

Ist nicht möglich.

Wann zur Ärztin oder zum Arzt?

- Wenn die Körpertemperatur trotz Fieber senkender Maßnahmen nicht sinkt (➡ Wickel, Seite 877).
- Wenn die Temperatur länger als zwei Tage lang über 38 °C liegt, ohne dazwischen abzusinken.
- Wenn das Kind vor allem abends immer wieder erhöhte Temperatur hat.
- Wenn andere schwere Krankheitszeichen hinzukommen (z. B. Schmerzen beim Wasserlassen).

Selbsthilfe

Bettruhe hilft dem Körper, Energie zu sparen und alle Reserven für die Krankheitsabwehr einzusetzen. Durch die erhöhte Temperatur verliert das Kind Flüssigkeit. Sie sollten es deshalb ermuntern, möglichst viel zu trinken.
Oft werden fiebernde Kinder zu warm angezogen. Besser sind Baumwollkleidung bzw. eine leichte Decke und eine etwas kühlere Zimmertemperatur als üblich (etwa 18 bis 20 °C).
Wadenwickel können dem Körper helfen, sich abzukühlen (➡ Wickel, Seite 877).

Behandlung

Bei Bedarf Fieber senkende Maßnahmen.

Älter werden

Die Menschen erreichen ein immer höheres Lebensalter. Glaubt man den Prognosen, dann erreichen Frauen in Deutschland im Jahre 2010 durchschnittlich 81 Jahre, Männer können mit 75 Jahren rechnen. Jeder vierte Mensch auf der Straße wird dann älter als 65 sein – und alle werden den Wunsch haben, möglichst fit und jugendlich zu bleiben. Denn: Lange leben will fast jede und fast jeder, alt sein jedoch niemand. Das Prinzip »Altern« gilt jedoch für jeden Organismus und macht alle Menschen gleich. Wer sich darauf möglichst früh einstellt, hat die besten Chancen, die dritte Lebensphase gut zu bewältigen.

Wie das Älterwerden jeweils verläuft, hängt vom bisherigen Lebensalltag ab: Wer sich ein sicheres Einkommen erarbeiten kann, wird später relativ gelassen in die Zukunft blicken. Wer den Körper in der Arbeit nicht auspowern musste und Freude am Sport hat, wird auch später in Bewegung bleiben. Wer immer neugierig auf Neues war, wird sich auch noch nach dem 70. Geburtstag vital und engagiert verhalten. Hinzu kommen genetische Faktoren, die manche Menschen später ergrauen lassen als andere, und das Risiko, im Alter krankheitsanfällig zu werden.

> **Zum Weiterlesen**
>
> *Stiftung Warentest*
> *50 und aufwärts*
> *Ein Begleitbuch für die zweite Lebenshälfte*
> *Test, Berlin, 1999*
>
> *Sybill Gräfin Schönfeldt*
> *Die Jahre, die uns bleiben*
> *Gedanken einer Alten über das Alter*
> *Piper, München, 1997*
>
> *Willy E., J. Schneidrzik*
> *Älter werden, na und?*
> *Urban & Fischer, München, 2000*

Für immer jung?

Die Erkenntnisse der Gen- und Biotechnologie legen den meisten Menschen nahe, dass wir bald den Schlüssel zur andauernden Jugend entdeckt haben werden. Sei es durch die Möglichkeiten des Klonens, sei es durch das Verändern des individuellen genetischen Codes, sei es durch das »Züchten« einzelner Organe, sei es durch Medikamente oder Hormone. Damit wäre ein uralter Menschheitstraum erfüllt: die Entdeckung des ewigen Jungbrunnens. Doch bisher ist das natürliche Programm des Alterns nicht zu überlisten, es ist bestenfalls zu verlangsamen. Zum Bremsen des Prozesses kann jede und jeder Einzelne selbst beitragen:

- Durch vollwertige Ernährung, mit wenig Fett, reichlich Brot und Getreideprodukten, häufig Kartoffeln, Gemüse und Obst (➡ Seite 233).
- Durch viel Trinken, zum Beispiel von kalziumreichem Mineralwasser, Tee oder Saftschorle, am besten immer mehr als zwei Liter pro Tag (➡ Seite 253).
- Durch körperliches und geistiges Training, intensive persönliche Beziehungen und sexuelle Aktivität.

Geistig fit bleiben

Der erfüllte »Lebensabend« sollte ab 50 vorausgeplant werden. Denn eines zeigen alle Untersuchungen: Zu ganz neuen Ufern, zu einem neuen Job oder neuen Beziehungen brechen im Alter nur wenige auf. Neue Lebens- und Verhaltensformen, die nicht schon erprobt und in den Alltag integriert sind, werden später nur selten neu gelernt.

- Wollen Sie etwas für sich tun? Die Möglichkeiten des Wissens und Erfahrens sind fast unbegrenzt: Reisen, eine neue Sportart oder Sprachen lernen, Kurzfilme drehen, neue Medien entdecken, Akupressur erlernen, Autos reparieren oder das Doktorat in Orientalistik abschließen.
- Wollen Sie sich politischen Zielen widmen? Vielleicht haben Sie sich schon immer über Missstände geärgert, hatten aber nie Zeit, sich ernsthaft mit der Sache zu beschäftigen. Bürger- und Umweltinitiativen, politische Parteien und Verbände leben von und mit dem Engagement ihrer Mitglieder – auch der älteren.
- Wollen Sie etwas für andere tun? Sie können Ihre beruflichen Fähigkeiten und Erfahrungen an junge Kolleginnen und Kollegen weitergeben, zum Beispiel im Rahmen von Wissensbörsen oder einem Senioren-Experten-Service, eines Internetforums oder einer Dritten-Welt-Initiative. Sie können ausländischen Kindern bei den Schulaufgaben helfen, bei der freiwilligen Krankenbetreuung mitmachen oder als Tagesmutter (-vater) arbeiten. Im Ehrenamt sind überall helfende Hände gesucht.

Wie wir altern

Schon mit dem ersten Atemzug beginnen Alterungsprozesse. Zellen teilen sich, sterben ab und werden durch neue ersetzt. In der Jugend geschieht das rasch und reibungslos, mit zunehmendem Alter geschehen bei der Steuerung des Erneuerungsprozesses jedoch immer mehr Fehler. Die einzelnen Phasen der Zellteilung verlaufen langsamer, Irrtümer bei der Zell- und Kernteilung nehmen zu. Die Fähigkeit des Organismus, solche Fehler auszugleichen, nimmt ab, und die Fähigkeit der Zellen, sich zu teilen, ist begrenzt. Diese Veränderungen sind sichtbar und/oder spürbar.

Der Körper

- Der Wassergehalt im Gewebe eines jüngeren Menschen beträgt 62 Prozent, im Laufe der Jahre sinkt er bis auf 54 Prozent. Die Organe werden durch diesen Wasserverlust in den Zellen kleiner und verlieren an Leistungskraft. Ältere Menschen sollten daher besonders viel trinken (➡ Trinken, Seite 253).
- Die Pumpkraft des Herzens lässt nach. Durch Verkalkung können sich die Herzkranzgefäße verengen.
- Die Lunge leistet nicht mehr so viel. Weil die Rippenknorpel verkalken, verliert der Brustkorb an Elastizität. Das erschwert die Atembewegung.
- In Magen und Darm ändert sich die Beschaffenheit von Schleimhaut und Muskulatur. Nahrung wird langsamer verdaut, Medikamente langsamer aufgenommen.
- Der Fettgehalt der Leber nimmt zu. Giftstoffe werden weniger schnell abgebaut. Als stark durchblutetes Organ leidet die Leber besonders unter der eingeschränkten Herztätigkeit und der verminderten Durchblutung.
- Die Nieren werden ebenfalls schlechter durchblutet und verkleinern sich. Rückstände und Giftstoffe – auch Medikamente – werden langsamer ausgeschieden.
- Im Gewebe des Bewegungsapparats wird der Wasserverlust teilweise durch mehr Fetteinlagerungen ersetzt. Es wird mehr Knochengewebe abgebaut als neu aufgebaut, die Muskelmasse nimmt ab. An Gelenken, Wirbelkörpern und Bandscheiben zeigen sich die Folgen des lebenslangen Gebrauchs.
- Die Augen verlieren etwa ab dem 40. Lebensjahr allmählich die Fähigkeit, nahe Gegenstände scharf zu sehen (➡ Alterssichtigkeit, Seite 445). Auch die Lichtempfindlichkeit nimmt ab, deshalb brauchen ältere Menschen mehr Helligkeit als junge.
- Das Gehör wird schlechter: Teile des Ohrs verknöchern, der Gehörgang wird enger, die Anzahl der Gehörzellen verringert sich (➡ Schwerhörigkeit, Seite 466).
- Die Haut wird weniger durchblutet und verliert die Fähigkeit, Wasser zu binden. Sie ist nicht mehr so elastisch, wird trockener und faltig.

Geist und Gedächtnis

Mit zunehmendem Alter verengen sich die Gefäße, die Durchblutung wird schlechter. Kommt es zu einer Unterversorgung, ist das Gehirn davon besonders betroffen (➡ Arteriosklerose, Seite 546). Die Folgen können sein:

Anti-Aging-Pillen?

Angeboten werden Vitamine und Hormone, die eine Vielzahl von Lebensprozessen steuern. Fraglich ist dabei immer, welche langfristigen Nebenwirkungen zu erwarten sind, wenn die Präparate über viele Jahre und in außergewöhnlich hoher Dosierung genommen werden. Zum Beispiel:

- *DHEA (Dihydroepiandrosteron) wird nachgesagt, dass es das Altern bremst, die Sexualität anregt und das Immunsystem stärkt. DHEA kann jedoch den Herzrhythmus und die Psyche stören; ferner besteht der Verdacht, es könnte Krebs der Prostata, der Brust und der Eierstöcke begünstigen.*
- *Melatonin, das in der Dunkelheit produziert wird und den Schlaf reguliert, gilt als »Radikalenfänger«. Die so genannten freien Radikale werden für Zellschädigung und altersbedingte Krankheitsanfälligkeit verantwortlich gemacht. Melatonin entfaltet seine schützende Zellwirkung allerdings nur in extrem hoher Dosierung. Melatonin wird in Deutschland als Arzneimittel eingestuft, weil es ein Hormon ist; es gibt aber kein zugelassenes Arzneimittel mit Melatonin. Importierte Produkte unterliegen keiner hiesigen Kontrolle.*
- *Die Vitamine C und E gelten ebenfalls als »Radikalenfänger«, die die Zellen schützen. Die dafür notwendige Menge kann allerdings mit der üblichen Nahrung aufgenommen werden. Eine zu hohe Dosierung birgt Gesundheitsschäden.*

- Nachlassen des Gedächtnisses und der Konzentrationsfähigkeit
- Orientierungsschwäche
- Rascher Stimmungswechsel

Die geistigen Fähigkeiten bleiben am ehesten erhalten, wenn sie dauernd beansprucht werden. Als Grundsatz gilt »Use it or lose it«, was in etwa heißt: »Was man nicht nutzt, verkümmert«.

Eine nachlassende Wahrnehmungs- und Reaktionsgeschwindigkeit können Sie dadurch ausgleichen, indem Sie sich für alles etwas mehr Zeit nehmen und mit größerer Sorgfalt handeln.

Andere Fähigkeiten nehmen mit dem Älterwerden zu: Urteilsfähigkeit, Erfassen von Sinnzusammenhängen, Selbstständigkeit, planendes Denken, Verantwortungsbewusstsein, Zuverlässigkeit.

Die sprichwörtliche Vergesslichkeit alter Menschen wird meistens überbewertet. Allerdings lässt im Alter das Kurzzeitgedächtnis – wenn auch individuell sehr unterschiedlich – nach, während das Langzeitgedächtnis in der Regel tadellos funktioniert.

Die so genannte »kristalline Intelligenz«, die befähigt, sowohl Details als auch das Ganze zu erfassen, steht so lange zur Verfügung, bis man entscheidet: »Das interessiert mich nicht (mehr).« Diese innere Gelassenheit, sich nicht mehr für alles interessieren zu »müssen«, ist ein Privileg des Alters, das auch frei macht: Man befasst sich eher mit den Dingen, die einem tatsächlich wichtig sind.

Ruhe und Schlaf

Die Verteilung der Schlaf- und Wachzeiten über den Tag verändert sich im Alter. Die Zeiten des Wachseins und des Schlafens teilen sich nicht mehr so deutlich in zwei Blöcke. 60-Jährige sind im Vergleich zu 20-Jährigen schon nach kurzer Schlafenszeit ausgeruht, fühlen sich aber nach einigen Stunden der Aktivität wieder erholungsbedürftig. Regelmäßige kurze Pausen im Alltagsgeschäft sind daher doppelt wichtig.

Am besten ist es, seine Lebensweise diesem neuen Rhythmus anzupassen, auf das eigene Ruhebedürfnis zu achten und Termine so zu planen, dass sie nicht gerade im erwarteten Tief stattfinden. Die Mittagssiesta gibt Kraft für den Nachmittag, mehrere kurze Nickerchen während des Tages können den verkürzten Nachtschlaf ausgleichen.

Liebe und Sexualität

Das Bedürfnis nach Liebe und Sexualität, Zärtlichkeit und Wärme ist im Alter ebenso groß wie in allen anderen Lebensphasen – vielleicht sogar größer! Wer seine Partnerin oder seinen Partner verloren hat, getrennt lebt und sich einsam fühlt, sollte sich daher auf die Suche nach der späten Liebe machen, zum Beispiel in den Chatrooms des Internet http://www.spaete-liebe.de, per Inserat, im

Sportclub, auf Reisen oder im Verein. Liebe und Sex sind Lebenselixiere.

Frauen

Die hormonellen Veränderungen während der Wechseljahre (→ Seite 760) beeinflussen das Lustempfinden kaum. Manche Frauen blühen in dieser Lebensphase sexuell erst richtig auf. Ältere Frauen haben meist mehr Erfahrung in der Liebe und kennen ihren eigenen Körper besser als jüngere. Der Sex kann richtig Spaß machen, und die Liebe muss sich nicht auf den Kontakt von Mann und Frau im »passenden« Alter beschränken, sondern sie kann auch die Selbstbefriedigung mit einschließen, die Erotik mit anderen Frauen oder den Sex mit jüngeren Männern.

Die körperlichen Veränderungen, wie die trockener werdende Haut der Scheide, lassen sich durch Gleitmittel oder neu zu erprobende sexuelle Techniken, wie ausgedehnte, genussvolle Spiele, ausgleichen.

Männer

Männer können sich – ebenso wie Frauen – die Orgasmusfähigkeit bis ins hohe Alter bewahren. Wichtig ist, sich innerlich auf die körperlichen Veränderungen einzustellen. Die Erektion stellt sich etwas langsamer als in jungen Jahren ein, manchmal erst nach längerer Stimulation, der Samenerguss verläuft eher fließend – der Orgasmus selbst jedoch bleibt unverändert lustvoll. Dabei gibt es keine generelle Regel, wie lange Männer potent bleiben. Ob sie mit 60 oder mit 90 ihr Geschlechtsleben reduzieren oder aufgeben, hängt von den persönlichen Lebensumständen und dem Glück einer bereits in der Jugend erworbenen körperlichen Erlebnisfähigkeit ab. Erektionsstörungen müssen kein Hindernis sein, die körperliche Liebe zu genießen. Männer sollten wissen, dass viele Frauen Sexualität auch ohne Koitus sehr genießen können (→ Lust und Liebe, Seite 298).

Medikamente bei älteren Menschen

Mehr als die Hälfte ihrer Arzneimittelkosten geben die Krankenkassen für die Altersgruppe der Über-60-Jährigen aus. Behandelt werden vor allem Herz-Kreislauf-Erkrankungen, Beschwerden des Bewegungsapparats, Stoffwechselprobleme, Erkrankungen der Atmungsorgane, aber auch psychische Probleme, wie Depressionen. Oft nehmen ältere Menschen regelmäßig mehrere Medikamente gleichzeitig ein. Dabei ist das Risiko von Nebenwirkungen auf Grund der altersbedingten Veränderungen des Organismus und des Stoffwechsels bei alten Leuten drei- bis siebenmal größer als bei jungen. Allgemein empfiehlt es sich, die Anzahl der Medikamente auf ein Minimum zu beschränken. Ältere Menschen sollten daher ihre Ärztin oder ihren Arzt stets befragen, wie notwendig die Medikation wirklich ist (➡ Umgang mit Medikamenten, Seite 834).

Hilfen aus der Apotheke

Die pharmazeutische Industrie liefert eine Vielzahl von Geriatrika (Arzneimittel in der Altersheilkunde), viele davon mit dem Versprechen, das Altern aufhalten zu können. Doch eine ausgewogene Ernährung, körperliche und geistige Bewegung vermögen das Älterwerden weitaus besser zu verzögern als jedes Medikament.

Neben den oft falschen Versprechungen haben Geriatrika einen weiteren Nachteil: Sie sind meist sehr teuer und können bei häufiger Einnahme unerwünschte Wirkungen haben.

Für die folgenden Pflanzenmittel, die in vielen Ländern zu allen Zeiten als Mittel gegen Altersbeschwerden bekannt sind, ist die Wirkung wissenschaftlich nachgewiesen: Eleutherokokkwurzel, Ginkgoblätter, Ginsengwurzel, Knoblauch, Rosmarinblätter, Weißdornfrüchte.

Wohnen im Alter

Die Wohnung für die dritte Lebensphase sollte möglichst früh gefunden werden, in einer Zeit, in der Sie noch geistig und körperlich fit sind. Dann ist es leichter, sich in einem neuen Appartement einzuleben, und es können auch noch neue Kontakte geknüpft werden. Sie sollten also möglichst früh über einen Umzug nachdenken, wenn Sie vorhaben, auch im Fall der Pflegebedürftigkeit oder Krankheit möglichst lange in den eigenen vier Wänden zu bleiben.

Wohnen in der idealen, altersgerechten Wohnung

- Die Wohnung sollte eher klein sein,
- Einkaufsmöglichkeiten und Dienstleistungsbetriebe in der Nähe haben,
- nicht zu weit von einer Arztpraxis entfernt liegen,
- gut mit öffentlichen Verkehrsmitteln erreichbar sein,
- Unterhaltungsmöglichkeiten (Kino, Theater, Seniorentreff usw.) in zu Fuß erreichbarer Nähe haben,
- einen Lift im Haus haben oder ebenerdig sein,
- einen Park in der Nähe haben, wenn sie nicht über einen Garten oder Balkon verfügt.

Einrichtung

- Die Wohnung sollte einfach und gut zu beheizen sein. In der Küche sollten alle wichtigen Dinge bequem erreichbar sein, ohne dass man sich bücken muss. Die Arbeitsflächen können individuell angepasst werden: Die ideale Höhe ist etwa zehn Zentimeter unter den waagerecht abgewinkelten Ellenbogen. Elektrische Geräte, z. B. Kochplatten, die sich nach einer bestimmten Zeit selbst abschalten, erhöhen die Sicherheit.
- Das Bad sollte eine Dusche mit einem möglichst flachen Rand haben, weil das Einsteigen in höhere Wannenformen schwierig werden kann. Wichtig: Rutschfeste Böden und spezielle Haltegriffe in der Dusche und in der Toilette.
- Die Möbel müssen stabil und kippsicher sein, damit man sich gefahrlos auf ihnen abstützen kann. Die ideale Sitzhöhe ist etwa 45 Zentimeter über dem Boden. Zu niedrige, zu tiefe oder zu weiche Sofas und Betten erschweren das Aufstehen.
- Pflegeleichte, auf keinen Fall gewachste Fußböden (Rutschgefahr) sind am besten. Teppiche so legen oder verlegen, dass man nicht darüber stolpert oder mit ihnen wegrutscht. Schwellen sollten Sie möglichst entfernen lassen.
- Elektrische Leitungen in alten Wohnungen auf ihre Sicherheit überprüfen lassen. Genügend Leuchtschalter erleichtern die Orientierung im Dunkeln. Generell gilt: Schaffen Sie so viel Licht wie möglich, an der Beleuchtung sollte nicht gespart werden. Veranlassen Sie den Vermieter, für genügend Licht im Hauseingang und im Treppenhaus zu sorgen.
- Ein schnurloses Telefon vermeidet die Stolpergefahr durch Leitungen. Hilfreich ist es, wenn es mehrere Apparate gibt, zum Beispiel einen im Schlafzimmer, einen im Wohnzimmer.

● Ideal ist ein Notfalltelefon, das mit einem sozialen Dienst verbunden ist. Die Telekom und die Sozialdienste helfen mit Informationen weiter.

Soziale Dienste

An den Angeboten und Kosten der ambulanten und sozialen Dienste (➡ Pflege, Seite 376) beteiligen sich meist die Kommunen, die Krankenkassen oder die gesetzliche Pflegeversicherung. Informationen sind bei den Kirchen, Wohlfahrtsverbänden, Krankenkassen, Gesundheits- und Sozialämtern (Abteilung Altenhilfe) zu erhalten.
Zum Beispiel über:

● Mahlzeitendienste wie »Essen auf Rädern«
● Mobile Reinigungsdienste
● Reparaturdienste
● Wäschedienste
● Fahr- und Begleitdienste
● Vorlese- und Schreibdienste
● Mobile Bücherdienste
● Mobile Krankendienste, Altenpflege und Therapie

Betreutes Wohnen und/oder Wohnen in der Wohnanlage

In einer Wohnanlage für Ältere kann man Wohnungen nach Wahl mieten oder kaufen. Der Vorteil: In der Anlage gibt es alle Hilfsleistungen, sie werden aber nur bei Bedarf abgerufen und auch nur dann bezahlt. So kann man zum Beispiel selber kochen oder sich das Essen in die Wohnung bringen lassen. Das Gleiche gilt für die Wohnungs- und Körperpflege. Pflegerische und ärztliche Hilfen sind jederzeit verfügbar. So ist es oft auch möglich, in den eigenen vier Wänden zu bleiben, wenn dauernde Pflege notwendig wird. Betreutes Wohnen ist oft eine Frage des Geldes, und es gibt noch keine einheitlichen Qualitätsstandards.
Achten Sie daher auf Folgendes:

● Welche Dienstleistungen sind im Grundpreis der Appartementmiete enthalten? Zum Beispiel: Wöchentliche Reinigung der Wohnung, tägliche Reinigung von Bad und WC, Grundgebühren für Telefon und Kabel-TV, Versicherungen, Wäschedienste, soziale Angebote wie Gesprächskreise, Ausflüge oder Gymnastikgruppen?
● Stehen die angebotenen Dienstleistungen im Mietvertrag? Gibt es eine klare vertragliche Vereinbarung über die Angebote?
● Wie viel kosten die Leistungen, wenn man sie einzeln kauft? Was ist der »Stundenlohn« für die Pflege bei Krankheit? Wie viel wird extra verrechnet, wenn das Essen aufs Zimmer kommt? Was kostet der Hausmeister, wenn er die Heizung einstellt? Vergleichen Sie unterschiedliche Angebote.

● Generell gilt: Je mehr im Grundpreis vertraglich abgesichert wird, umso besser. Es kann gefährlich sein, auf sehr attraktiv geschilderte Angebote einzugehen, die jedoch zu einem sehr hohen Einzelpreis hinzugekauft werden müssen.

In der Wohngemeinschaft

Wohngemeinschaften ermöglichen vor allem Menschen, die ohne festen Partner leben, sozialen Austausch. Was sich bei Jüngeren gut bewährt, kann auch älteren Menschen Vorteile bringen.

● Sie leben selbstständig und eigenverantwortlich.
● Sie erleben die Gemeinschaft in einer kleinen Gruppe.
● Sie sind in Ihrem Zimmer allein, wenn Ihnen danach ist.
● Der gemeinsame Haushalt ist billiger als das Leben allein.
● Sie suchen sich aus, mit wem Sie zusammenleben wollen.

Die Nachteile:

● Das tägliche Zusammenleben bringt Konflikte. Alten Menschen fällt es oft schwer, ihre Lebensgewohnheiten an die anderer anzupassen.
● Klären Sie die verschiedenen Bedürfnisse und Vorstellungen in ausführlichen Gesprächen vorher ab, denn in einer Wohngemeinschaft müssen Konflikte immer ausgetragen werden. Sie können sich auf Dauer nicht aus dem Weg gehen, wie es zum Beispiel in der größeren Anonymität eines Hauses oder einer Wohnanlage möglich ist.
● Der Pflege durch die Mitbewohner sind Grenzen gesetzt. Gut funktionierende ambulante Pflegedienste oder eine Verbindung zum öffentlichen Pflegeheim sind wichtig.

Zum Problem kann die Wohnungssuche auf dem freien Markt werden. Die Gemeinde informiert darüber, ob es geförderte Wohnungen oder Häuser gibt. Wenn die Wohnung zu teuer ist, kann man Wohngeld oder Sozialhilfe beantragen.

Altenwohnheim (Pensionistenheim)

Es ist für rüstige alte Menschen gedacht, die sich und ihre Wohnung eigenständig versorgen können. Kleine Einheiten, in der Regel 25 bis 35 Quadratmeter groß, werden selbst möbliert und haben eine eigene Küche oder Kochnische und ein Bad.
Der Vorteil des Wohnheims besteht darin, dass im Notfall Pflegepersonen zur Verfügung stehen und die hauseigene Küche genutzt werden kann.
Meist haben Altenwohnheime gute Freizeiteinrichtungen und ermöglichen sowohl Intimität als auch Kommunikation. Allerdings entscheiden Organisation und Bau-

weise darüber, wie leicht oder schwer soziale Kontakte aufgenommen werden können.

Wie finde ich ein gutes Altenheim?

Ideal ist, wenn Sie ein Heim in der näheren Umgebung Ihrer alten Wohnung finden. Die vertraute Nachbarschaft macht die Umstellung leichter.

Schicken Sie einen Fragenkatalog an verschiedene Heime in der von Ihnen gewählten Gegend. Fragen Sie nach

- der umliegenden Infrastruktur (Geschäfte, Parks usw.),
- den Verkehrsverbindungen,
- der Zahl der Bewohner, der Größe der Wohneinheiten, der Ausstattung der Zimmer,
- der genauen Aufschlüsselung der Kosten (Mahlzeiten, Wäscheservice, Zimmerreinigung),
- der ärztlichen Versorgung,
- der psychosozialen Versorgung,
- wie lange Sie bei längerer Bettlägerigkeit und bei Pflegebedarf im Heim bleiben können und welche Alternativen es gibt, falls keine eigene Pflegestation zur Verfügung steht,
- der Organisation des Heims (zum Beispiel verpflichtende Teilnahme an Mahlzeiten, eigener Hausschlüssel, Telefon, reglementierte Besuchszeiten, Verfügung über Geld),
- den Gemeinschaftseinrichtungen (Sauna, Bücherei, Café) und dem Freizeitangebot.

Schauen Sie sich die Heime an, die Ihnen interessant erscheinen, und unterhalten Sie sich mit möglichst vielen Bewohnerinnen und Bewohnern.

Pflege

Jeder Mensch muss damit rechnen, irgendwann in seinem Leben Hilfe und Pflege von anderen zu brauchen, zum Beispiel auf Grund einer Behinderung, einer Krankheit, nach einem Unfall oder wegen nachlassender Kräfte im Alter. Die Unterstützung kann vorübergehend nötig sein, für längere Zeit oder bis ans Lebensende andauern. Pflege – das heißt, man braucht Hilfe bei den vielen kleinen und großen Aufgaben des täglichen Lebens, bei der Körperpflege und im Haushalt. Bei schweren Erkrankungen, Bettlägerigkeit oder Altersdemenz ist oft eine Betreuung rund um die Uhr erforderlich.

Derzeit erhalten in Deutschland etwa 1,8 Millionen Menschen Leistungen aus der Pflegeversicherung. Die meisten von ihnen sind ältere Menschen, die zu Hause betreut und gepflegt werden. Zur Unterstützung von Pflegebedürftigen und ihren Angehörigen gibt es neben der Pflegeversicherung ein Netz allgemeiner und sozialer Hilfsdienste, ambulanter Pflegedienste und sozialpsychiatrischer Dienste. Je nach Fall übernehmen die Betreuer spezielle Aufgabenbereiche, wie die Körperpflege oder die Versorgung mit Essen; sie bieten Unterstützung bei Behördengängen oder medizinisch-pflegerische Leistungen an. Die Betreuungsarbeit lässt sich auf diese Weise auf mehrere, auch außenstehende Personen verteilen, sodass die direkten Angehörigen ein wenig entlastet werden. Wird die Arbeit von mehreren getragen, hat auch der Pflegebedürftige Vorteile. Er hat mehrere Ansprechpartner, es gibt öfter die Möglichkeit, auch Abstand voneinander zu gewinnen, was die Pflegesituation für alle Beteiligten entspannter und konfliktfreier macht. Trotz der bestehenden professionellen Unterstützungsangebote sollten sich Angehörige, die eine Hauspflege übernehmen möchten, gut vorbereiten und die eigenen Kräfte realistisch einschätzen. Die häusliche Betreuung chronisch Kranker und älterer Angehöriger ist nicht allein eine Frage des guten Willens. Die familiären Bedingungen müssen stimmen. Dazu gehören die finanzielle und sozialrechtliche Absicherung der Pflegenden, eine geeignete Wohnung, ausreichende Erholungsmöglichkeiten und die Unterstützung durch Freunde, Bekannte und Fachkräfte (➡ Krisenzeiten, Seite 377).

Hilfen für Pflegende

Häusliche Pflege wird noch immer zu 80 Prozent von Frauen geleistet – von Töchtern, Schwiegertöchtern, Schwestern, Ehefrauen und Lebensgefährtinnen. Viele von ihnen bezahlen ihre Fürsorglichkeit mit dem Verzicht auf Berufstätigkeit und eine eigene angemessene Rente. Inzwischen gewährleistet die Pflegeversicherung den Pflegenden einen geringen finanziellen Ausgleich – das Pflegegeld – sowie die Möglichkeit einer Pflegevertretung für bis zu vier Wochen im Jahr. Wer die eigene Erwerbstätigkeit auf Grund von Pflegeaufgaben einschränken muss, kann unter bestimmten Voraussetzungen Beiträge zur gesetzlichen Rentenversicherung erhalten. Nähere Informationen über die Bedingungen und Anträge hierfür erteilen die Pflegekassen sowie die Sozialämter der Städte und Gemeinden.

Arbeitsteilung und Austausch mit anderen

Die wichtigste Voraussetzung für die Betreuung kranker und älterer Menschen ist eine gute Aufgabenverteilung innerhalb der Familie. Daneben ist die Zusammenarbeit mit und die Unterstützung durch professionelle Kräfte, Freunde, Verwandte, Nachbarn und Bekannte sehr sinnvoll. Es ist deshalb ratsam, sich frühzeitig über die Angebote der ambulanten Pflegedienste und sozialen Hilfen vor Ort zu informieren und beraten zu lassen.

Optimale Bedingungen für eine häusliche Pflege sind gegeben, wenn ein gut organisiertes und eingespieltes Team aus Laienhelfern und professionellen Kräften zusammenarbeitet.

Neben einer guten Organisation der Pflege ist der regelmäßige Austausch mit anderen Pflegenden empfehlenswert, zum Beispiel in Angehörigengruppen. Außerdem bieten die Kranken- und Pflegekassen Pflegekurse für Angehörige an, in denen pflegerisches und medizinisches Wissen sowie praktische Tipps für den Pflegealltag vermittelt werden.

Abhängig und hilflos?

Chronische Krankheiten und Pflegebedürftigkeit können das Leben fundamental verändern. Wer sich plötzlich selbst nicht mehr waschen kann, Hilfe beim Anziehen braucht oder Mühe beim Einkaufen hat, fühlt sich meist hilflos und abhängig. Hinzu kommen das eigentliche Leiden an der Krankheit, Schmerzen oder Gebrechlichkeit, gepaart mit existenziellen Ängsten: vor der Zukunft und vor dem Tod, davor, anderen Menschen zur Last zu fallen oder zu vereinsamen. Das Gefühl, nicht mehr gebraucht zu werden oder nichts mehr leisten zu können, kann den Boden für tiefe Depressionen und Selbsttötungsgedanken (➡ Seite 409) bereiten.

Einen solchen Einbruch der Lebensperspektive zu bewältigen, erfordert viel Geduld und kleine Schritte, für die Betroffenen wie für die Angehörigen. Wer sich diese Zeit nimmt und die Möglichkeiten professioneller Hilfe in Anspruch nimmt, kann trotz Behinderung oder Krankheit wieder neue Perspektiven entwickeln (➡ Beratung und Psychotherapie, Seite 892).

Krisenzeiten

Auch in einem gut funktionierenden Pflegealltag kann es heftige Krisen geben, zum Beispiel, wenn sich die Grundkrankheit des Pflegebedürftigen verschlechtert, seine Schmerzen zunehmen oder Verständigungsprobleme auftauchen. Oder aber, wenn die Pflegenden selbst drückende Probleme haben und neben der Pflegearbeit kaum noch Raum für das eigene Leben sehen. Beziehungen, die vielleicht schon vorher belastet waren, können durch die Enge der Pflegesituation zusätzlich beschwert werden. Ungeduld, Abwehr, Wut, Überforderungsgefühle und ein daraus entstehendes schlechtes Gewissen sind häufig Gründe für Reibereien. Entscheidend ist, über aufkeimende Aggressionen sprechen zu können (➡ Beratung, Seite 892).

Anzeichen einer Krise sind: Der Pflegebedürftige lehnt bestimmte Pflegehandlungen ab, zieht sich immer mehr zurück, wirkt niedergeschlagen, hoffnungslos oder aber auch aggressiv und unruhig. Die Pflegenden sind gereizt, ungeduldig, rüde und harsch im Umgangston. Manche reagieren, indem sie selbst krank werden, oder sie vernachlässigen sich, ihre Interessen und vitalen Bedürfnisse, bis sie keine Kraft mehr haben. Einen solchen Zustand der Erschöpfung bezeichnet man als »burn-out«. Damit es gar nicht erst dazu kommt, ist es wichtig, die persönlichen Bedürfnisse ernst zu nehmen.

- Achten Sie auf den nötigen Abstand. Sie brauchen genügend ausgleichende Freizeitaktivitäten und Urlaub. Nehmen Sie Beratung in Anspruch, und nehmen Sie an Selbsthilfegruppen teil.
- Wird die Pflegesituation untragbar, sollten Sie überlegen, ob eine Tages- oder Kurzzeitpflegestation in Frage kommt oder ob es besser wäre, wenn Sie die Pflege ganz abgeben (➡ Pflegeheim, Seite 374).

Wohnen

Wer einen Menschen zu Hause pflegt, muss Gewohnheiten und häusliche Abläufe umstellen. Manchmal ist auch eine Anpassung der Wohnung nötig. Das muss nicht immer ein großer Umbau sein; schon einfache, praktische Vorrichtungen und pfiffige »Alltagshelfer« können die Pflege zu Hause wesentlich erleichtern.

Vielleicht muss die Wohnung oder das Haus aber auch völlig neu aufgeteilt werden, um ein geeignetes Zimmer für die oder den Pflegebedürftigen herzurichten. Zu allen Fragen rund um eine Wohnungsanpassung oder -umgestaltung kann man sich von Fachkräften eines ambulanten Pflegedienstes beraten lassen. Bei einem Hausbesuch erkennen sie leicht die »Problemzonen« der Wohnung und können direkt vor Ort konkrete Änderungsvorschlä-

Fachkundige Hilfen

Die wichtigsten Ansprechpartner sind:
- *Hausärztin und -arzt sowie Fachärzte.*
- *Sozialamt und Gesundheitsamt. Sie informieren über ambulante Pflegedienste, soziale Dienste, Altenhilfe, Körperbehindertenfürsorge und sozialpsychiatrische Dienste.*
- *Wohlfahrtsverbände. Diakonie, Caritas, Rotes Kreuz, Arbeiterwohlfahrt und Paritätischer Wohlfahrtsverband sind Träger unterschiedlicher Dienste und Einrichtungen. Sie helfen direkt, vermitteln Pflegedienste oder beraten.*
- *Kranken- und Pflegekassen. Sie informieren und beraten über Leistungen der Pflegeversicherung, über Hilfsmittel bis hin zum behindertengerechten Umbau der Wohnung. Die Kassen bieten auch Kurse zur häuslichen Pflege an.*
- *Seelsorge. Die Kirchen bieten durch Pastorinnen, Pastoren oder ehrenamtliche Mitarbeiter der Gemeinde seelischen Beistand für Pflegebedürftige und Pflegende. Viele Kirchengemeinden unterhalten Altentagesstätten.*
- *Selbsthilfeorganisationen. Für viele Erkrankungen oder Behinderungen gibt es regionale und überregionale Selbsthilfegruppen, in denen sich direkt oder indirekt Betroffene zusammenschließen.*
- *Amt für Zivildienst. Dort kann jeder anfragen, ob es möglich ist, für einen Schwerpflegebedürftigen einen Zivildienstleistenden zu bekommen. Dies kann über die ortsansässige Sozialstation geschehen und bedarf einer Einzelfallklärung.*
- *Wirtschaftliche Hilfen. Pflegebedürftige können einen Schwerbehindertenausweis beantragen (lassen). Die Sozialarbeiter in Krankenhäusern, Gesundheitsämtern, Wohlfahrtsverbänden und Sozialämtern helfen weiter.*

ge machen. Weitere kompetente Ansprechpartner sind die Wohnberatungsstellen der Gemeinden, der kirchlichen und freien Wohlfahrtsverbände. Auch Altenselbsthilfeorganisationen, Behindertenverbände, Sozialstationen und die Krankenkassen beraten und unterstützen. Sanitätshäuser bieten die Möglichkeit, sich umfassend über technische und Pflegehilfsmittel zu informieren, Produkte auszuprobieren und zu vergleichen.

Das Pflegezimmer

Um sich wohl zu fühlen, sind wichtig:
- Ein eigener Raum, der Ruhe und Rückzug ermöglicht, in dem der Betroffene aber auch am familiären Ge-

schehen teilnehmen kann, also zum Beispiel bei offener Tür die Stimmen der Angehörigen hören kann. Ideal, auch für die Pflegenden, ist außerdem die Nähe zum Bad und zur Toilette.

- Vertraute Möbelstücke, lieb gewonnene Gegenstände, Bücher, Bilder, Radio und/oder Fernseher.
- Viel Sonnenlicht und gute Beleuchtung. Bei Bedarf sollte der Raum abgedunkelt werden können.
- Eine leicht regelbare Heizung: Meist empfinden bettlägerige Kranke Zimmertemperaturen zwischen 18 und 20 °C als angenehm. Ältere Menschen sind jedoch oft kälteempfindlicher als jüngere.

Das Bett

Für chronisch Kranke oder gebrechliche ältere Menschen wird das Bett zum Lebensmittelpunkt. Entsprechend wichtig sind seine Beschaffenheit und Ausstattung:

- Die Matratze sollte das Körpergewicht auf der Auflagefläche gut verteilen, weder zu hart noch zu weich sein. Gute Stützeigenschaften haben Latexmatratzen. Sie sind für flexible, verstellbare Lattenroste besser geeignet als Federkernmatratzen. Ein rutschfester, abwaschbarer Schutzbezug verhindert bei inkontinenten Pflegebedürftigen das Durchnässen.
- Verstellbare Kopf- und Fußteile erleichtern das aufrechte Sitzen und das Hochlagern der Beine.
- Individuelle Wünsche, wie der nach dem Lieblingskissen, Extradecken für die Beine, Kopfrollen oder farbiger Bettwäsche, sollten immer berücksichtigt werden.
- Ein höhenverstellbares Pflegebett erleichtert das Ein- und Aussteigen und ermöglicht eine rückenschonende Arbeitsweise. Unter bestimmten Voraussetzungen bezahlt die Krankenkasse ein Pflegebett.
- Idealerweise ist das Bett von beiden Seiten begehbar oder lässt sich leicht von der Wand wegschieben. Es steht auf rutschfestem, leicht zu reinigendem Boden.
- Vom Bett aus sollte der Blick auf die Zimmertür und das Fenster möglich sein.
- Wichtig sind eine ausreichend große und gut erreichbare Ablage für Getränke, Radio, Bücher oder Telefon, eine gute Leselampe sowie eine Glocke oder elektrische Klingel, um sich bemerkbar machen zu können.

Pflege in der Praxis

Wer einen pflegebedürftigen Menschen betreuen möchte, braucht Kenntnisse in der Grundpflege. Es kann sinnvoll sein, sich darüber umfassenderes Wissen anzueignen. Bei vielen Pflegetätigkeiten – wie zum Beispiel Bett richten, Ganzkörperwäsche im Bett, richtiges Heben und Lagern oder Katheterpflege – ist es empfehlenswert, sie unter Anleitung erfahrener Fachkräfte zu erlernen und

praktisch zu üben. Dies geschieht am besten in einem Pflegekurs, wie ihn die Kranken- und Pflegekassen anbieten. Auch manche ambulanten Pflegedienste bieten Anleitung durch Fachkräfte zu Hause am Krankenbett.

Beweglichkeit erhalten

Die meisten Pflegebedürftigen sind in ihrer Beweglichkeit eingeschränkt. Das wirkt sich negativ auf die Körperfunktionen, auf Herz und Kreislauf aus. Aber auch die Seele wird in Mitleidenschaft gezogen: Dauernde Bewegungslosigkeit schlägt auf die Stimmung. Pflegebedürftige sollten daher so weit wie möglich in Bewegung bleiben und ihre verbliebenen Fähigkeiten trainieren. Was sie allein bewältigen können, darf ihnen nicht abgenommen werden.

Selbst im Krankenbett sind leichte Bewegungsübungen möglich. Wer bettlägerig ist, sollte sich immer wieder aufsetzen, um eine tiefere Atmung zu erzielen. Kompetente Hilfe geben Krankengymnasten, die auf ärztliche Verordnung das Lernen und Trainieren unterstützen. Auch Fachkräfte eines ambulanten Pflegedienstes helfen.

Wer Probleme mit dem Gehen hat, kann durch eine Gehhilfe verlorenes Terrain wiedergewinnen. Spezielle Übungen und regelmäßige kleine Rundgänge erhalten die Koordinationsfähigkeiten. Die Kosten für viele Hilfsmittel übernehmen die Kranken- und Pflegekassen. Bei einer ausgeprägten Gehschwäche finanziert die Kasse auch einen Rollstuhl.

Die Sinne anregen

Mit zunehmendem Alter lassen das Gehör, die Sehkraft und der Geschmackssinn nach (➡ Essen und Trinken, Seite 382). Korrekt angepasste Brillen, eine Lupe zum Lesen und passende Hörgeräte erhalten den Kontakt zur Umwelt. Sinnesanregungen, wie Blumen, Farben oder Musik, beleben die inneren Kräfte.

Stürze vermeiden

Wer meist sitzt und viel liegt, verliert auf die Dauer Reaktions- und Koordinationsfähigkeiten. Dadurch erhöht sich die Gefahr zu stürzen. Für ältere Menschen sind Stürze gefährlicher als für junge, weil sie sich leichter die Knochen oder Gelenke brechen. Gleichzeitig wächst nach einem Sturz die Angst vor weiteren Stürzen. Unsicherheit und Ängstlichkeit führen oft dazu, dass Pflegebedürftige sich immer weniger bewegen. Stürzen lässt sich jedoch vorbeugen:

- Vor dem Aufstehen nach längerem Liegen oder Sitzen ist es gut, die Beine einige Male zu beugen und zu strecken. Das fördert die Beweglichkeit der Gelenke und verbessert die Durchblutung der Muskulatur.
- Feste Schuhe mit geschlossener Ferse und rutschfester, flacher Sohle geben Sicherheit.

Wechsel des Betttuchs bei einem Bettlägerigen

1. Das alte Leintuch an allen vier Seiten lösen und den Kranken zunächst auf die Seite legen.

2. Fassen Sie Schulter und Hüfte des Kranken, und rollen Sie ihn zu sich an den Bettrand. Das untere Bein nach hinten legen, das obere Bein angewinkelt nach vorne ziehen. Das alte Leintuch bis zum Rücken des Kranken einrollen. Das frische Tuch der Länge nach in der Mitte falten und es mit der Bruchkante nach innen auf die freie Matratzenseite legen.

3. Die oben liegende Hälfte zur Mitte hin abrollen, die andere Hälfte spannen und unter die Matratze stecken. Den Kranken zunächst wieder auf den Rücken legen und dann an Schulter und Hüfte auf die andere Seite des Bettes rollen.

4. Jetzt können Sie das gebrauchte Leintuch entfernen, das frische ausrollen, spannen und unter der Matratze festmachen.

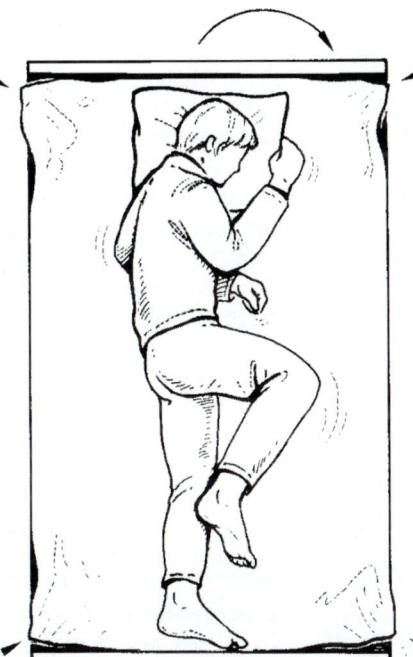
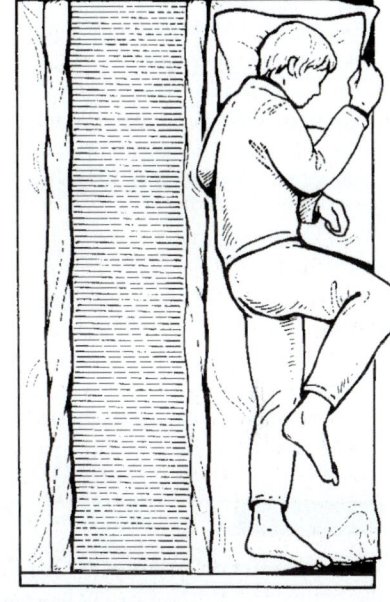
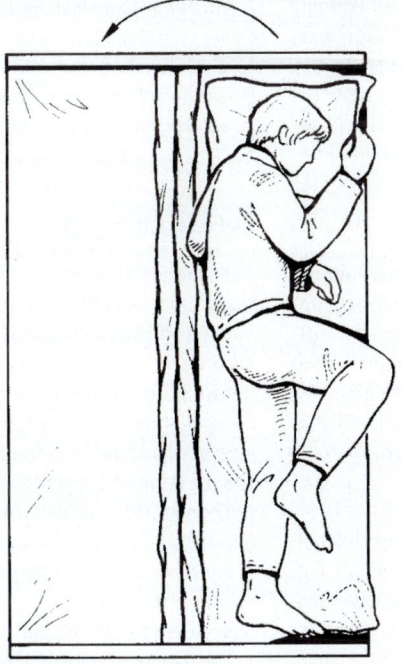
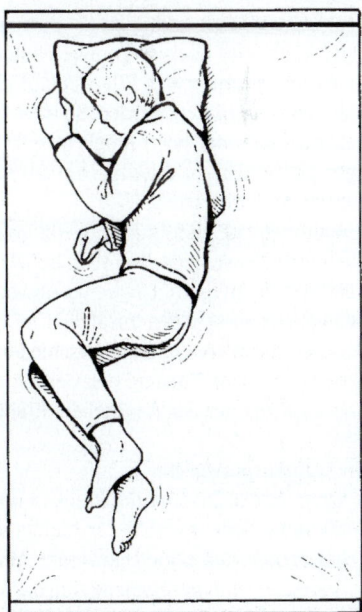
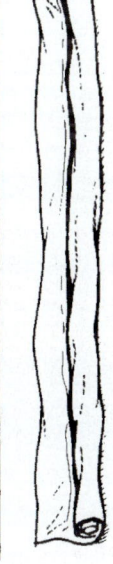

- Längere Strecken, zum Beispiel Flure, lassen sich leichter bewältigen, wenn ein Stuhl zum Pausieren bereitsteht oder Handläufe oder Handgriffe angebracht sind.
- Stolperfallen, wie hochkantige Teppiche, Türschwellen oder Telefonkabel, sollten unbedingt entfernt werden.
- Achten Sie auf die Nebenwirkungen von Medikamenten. Manche Beruhigungs- und Schlafmittel (➡ Älter werden, Seite 370) bewirken Gangunsicherheit, Schwindel oder Benommenheit.
- Eine Sturzneigung sollte immer von Ärztin oder Arzt abgeklärt werden. Muskelschwäche, Sensibilitätsstörungen oder Störungen des Gleichgewichtsorgans lassen sich nach einer Diagnose gezielt behandeln.

Einen Kranken betten

Das Bett sollte zweimal am Tag gerichtet werden, am besten morgens und abends nach dem Waschen. Achten Sie beim Wechseln des Leintuchs darauf, dass der oder die Kranke an der offenen Seite nicht aus dem Bett fällt: Stellen Sie eine unverrückbare Stütze, zum Beispiel einen schweren Stuhl, an die »ungeschützte« Seite oder besser und Rücken schonender: Arbeiten Sie zu zweit.

Körperpflege

Pflege bedeutet zu einem guten Teil Körperpflege. Für die meisten Menschen ist es sehr beschämend, sich nicht mehr selbstständig waschen und pflegen zu können. Prinzipiell sollte daher immer nur so viel geholfen werden, wie unbedingt nötig ist (➡ Beweglichkeit erhalten, Seite 378). Jede noch so geringe Fähigkeit des oder der Betroffenen kann in den Pflegeablauf eingebaut und auf diese Weise gefördert werden. So ist es auch schwer Pflegebedürftigen oft noch möglich, sich selbst die Hände oder das Gesicht zu waschen, sich zu kämmen oder sich die Hände einzucremen.

Körperpflege ist nicht nur notwendige Hygiene, sondern auch eine Möglichkeit, das Wohlbefinden des Pflegebedürftigen zu steigern. Ein wenig Abwechslung in Routineabläufen wirkt dabei zusätzlich mobilisierend – zum Beispiel die Verwendung verschiedener Pflegemittel, Schwämme oder Bürsten, der Geruch unterschiedlicher Badezusätze oder der Wechsel der Pflegezeiten.

Die Ganzkörperwäsche

- Wenn es der Zustand des kranken oder gebrechlichen Menschen erlaubt, sollte er täglich von Kopf bis Fuß gewaschen und seine Leibwäsche gewechselt werden. Abgesehen von der Hygiene sind das Waschen, Frottieren und Eincremen wichtig für das Körpergefühl. Nehmen Sie sich dafür genügend Zeit. Berührung hilft den Betroffenen, ihren Körper besser wahrzunehmen. Zudem rührt jede Berührung der Haut auch die Seele.

- Nehmen Sie nicht zu weiche Handtücher und Waschlappen: Etwas rauere Stoffe massieren die Haut und unterstützen die Durchblutung.
- Achten Sie bei Benutzung einer Waschschüssel darauf, dass das Wasser nicht auskühlt. Wenn nötig, verwenden Sie Flüssigseife, das erspart das mühevolle Hantieren mit Seife. Besser ist allerdings klares Wasser ohne Zusätze, um das Austrocknen der Haut zu vermeiden.

In welcher Reihenfolge der Körper gepflegt wird, sollte sich nach den Vorstellungen des zu Waschenden richten, ansonsten ist der folgende Ablauf erfahrungsgemäß für die meisten am angenehmsten:

Zuerst Hände und Arme waschen und anschließend abtrocknen, danach das Gesicht und den Hals. Es folgen Brust und Bauch, dann Beine und Genitalien. Zwischendurch muss immer sorgfältig abgetrocknet werden: Feuchtigkeit in Hautfalten fördert das Wundwerden und die Infektion mit Haut- und Genitalpilzen. Danach drehen Sie den Pflegebedürftigen zur Seite und waschen Rücken und Po. Nach dem letzten Abtrocknen Hautpflegelotion auftragen und leicht massieren.

> **Zum Weiterlesen**
>
> *Sabine Keller*
> *Pflege – So organisieren Sie die Hilfe*
> *Stiftung Warentest, Berlin 2000*
>
> *Erich Schützendorf, Wolfgang Dannecker*
> *Die liebe Last. Altenpflege in der Familie*
> *Fischer, Frankfurt am Main 1999*

Atmung und Puls

Bettlägerige Menschen, vor allem ältere, atmen meist zu flach und oberflächlich. Dadurch gelangt nur wenig Sauerstoff in den Kreislauf, was zu Müdigkeit und Schlafstörungen und zu einer Verschlechterung der Lungenfunktion führen kann. Die schwerwiegendste Folgekomplikation ist die Lungenentzündung (➡ Seite 538) – eine der häufigsten Todesursachen im höheren Alter.

Um die Atmung zu verbessern, sind viel frische Luft, ausreichende Flüssigkeitszufuhr und Bewegung entscheidend. Auch tägliches Atemtraining hilft.

- Fordern Sie den Pflegebedürftigen regelmäßig auf, sich kräftig zu recken und zu strecken und dabei ganz bewusst tief einzuatmen. Sie können ihm auch einen Luftballon zum Aufpusten geben oder sich gegenseitig Wattebäusche zupusten.
- Um die tiefen Lungenabschnitte gut zu belüften, können Sie die Zwerchfellatmung üben. Der Pflegebedürf-

tige liegt dabei entspannt auf dem Rücken und legt die Hände flach auf den Bauch. Fordern Sie ihn auf, bei geschlossenem Mund durch die Nase einzuatmen. Beim Ausatmen soll die Luft langsam stoßweise auf die Laute »p« oder »f« ausgeatmet werden.

- Bei Bettlägerigen kann man durch gezielte Lagerung die Atmung unterstützen: Legen Sie den pflegebedürftigen Menschen auf die Seite, und legen Sie seinen oben liegenden Arm über den Kopf. Das dehnt den oberen Lungenabschnitt.

Herz und Körpertemperatur

Bei gebrechlichen und bettlägerigen Kranken sollten regelmäßig Körpertemperatur und Puls, am besten morgens und vor dem Abendessen in Ruhelage, gemessen werden. Ab 80 Schläge in der Minute gilt der Pulsschlag als beschleunigt, unter etwa 60 Schlägen als verlangsamt. Weichen die Werte deutlich nach oben oder unten ab, sollten Sie die Ärztin oder den Arzt verständigen.

Ausscheidungen

Die meisten Pflegenden reagieren auf unerwartete Störungen der Urin- und/oder Stuhlausscheidung zunächst mit Abwehr, Ekel und Gefühlen von Überforderung. Auch die Pflegebedürftigen müssen mit der neuen Situation erst zurechtkommen. Die ersten »Missgeschicke«, verschmierte Bettpfannen oder Betttücher, lösen unweigerlich Scham- und Schuldgefühle aus. Eine Inkontinenz (➡ Blasenschwäche, Seite 653) erhöht die Arbeitsbelastung für Pflegende beträchtlich, denn die sorgfältige Reinigung des Pflegebedürftigen, Wäschewechsel und Hautpflege werden viel häufiger nötig.

Kontrollverlust und Selbstaufgabe

Neben krankheitsbedingten Ursachen für eine Inkontinenz (➡ Blasenschwäche, Seite 653), wie zum Beispiel Nervenerkrankungen, Diabetes oder Schlaganfall, stehen psychische Ursachen. So kann der Kontrollverlust über die Ausscheidungsfunktionen Zeichen von Vereinsamung, aber auch eine mögliche Reaktion auf Stress und Überforderung sein, zum Beispiel, wenn ein älterer Mensch eine besonders wichtige Bezugsperson verliert oder sich gegen Veränderungen in der Wohnung oder Familie innerlich wehrt. Auch die Überfürsorglichkeit von Pflegenden kann dazu führen, dass der betroffene Mensch jegliche Selbstkontrolle aufgibt.

Training bei Inkontinenz

Wenn die verbliebenen Kontrollfähigkeiten aktiv gefördert und gefordert werden, lassen sie sich länger erhalten, manchmal auch wieder verbessern. Dazu gehören regelmäßige Übungen zur Kräftigung der Beckenboden-

Sauberkeit und Hygiene

- *Tragen Sie bei der Pflege leicht waschbare Kleidung, legen Sie Ihren Schmuck ab, und binden Sie langes Haar zusammen. Nehmen Sie auch Ihre eigene Hygiene ernst.*
- *Mülleimer oder Abfall täglich aus dem Krankenzimmer entfernen und keine gebrauchte Wäsche liegen lassen.*
- *Krankenunterlagen, Vorlagen, Fixierhosen und Windelhosen saugen die Ausscheidungen gut auf.*
- *Nachttopf, Urinflasche, Waschschüssel und die übrigen Toilettengegenstände nach jedem Gebrauch gründlich reinigen. Allerdings ist es nicht nötig, eine sterile Krankenhausatmosphäre herzustellen. Ausgenommen davon ist der Blasenkatheter.*
- *Blasenkatheter sind Hohlschläuche, die unter sterilen Bedingungen durch die Harnröhre oder die Bauchdecke in die Harnblase eingeführt werden. Katheterpflege muss unter kompetenter Anleitung erlernt und sehr sorgfältig durchgeführt werden. Professionelle Hilfe ist unbedingt erforderlich.*
- *Kostenintensive Hilfsmittel, wie Toilettenstühle, können geliehen werden. Die Leihgebühr bezahlt die Krankenkasse, wenn Hausärztin oder Hausarzt die Pflegemittel verordnen. Die Kosten für Windelhosen, Vorlagen, Krankenunterlagen, Urinflaschen oder Bettpfannen übernimmt ebenfalls die Krankenkasse.*

muskulatur und ein gezieltes Blasentraining (➡ Blasenschwäche, Seite 653).

Inkontinente Menschen sollten immer eine Unterhose tragen, um sich warm zu halten. Kälte löst fast unweigerlich Harndrang aus. Ohne Unterwäsche verlieren die Betroffenen auch leicht das Gefühl für ihren Beckenboden und den Intimbereich, weil die fehlende regelmäßige Berührung nicht mehr auf ihn aufmerksam macht.

Viele inkontinente Menschen trinken aus Furcht vor unwillkürlichem Harnabgang zu wenig. Dies kann jedoch das Gegenteil bewirken: Auf zu hohe Schadstoffkonzentrationen reagiert die Blase mit verstärktem Harndrang.

Richtige Lagerung

Bettlägerige Menschen, die sich kaum noch bewegen und nicht mehr selbst umdrehen können, sind in Gefahr, sich wund zu liegen. Ihre Haut muss trocken gehalten, sorgfältig gepflegt und beobachtet werden. Gefährdete Hautstellen sind die, auf denen über längere Zeit Druck lastet, zum Beispiel die Ferse, der Steißbein- und Hüftbereich, die Wirbelsäule oder die Schulterblätter.

Auf ein entstehendes Druckgeschwür (*Dekubitus*) weist eine nicht wieder vergehende Hautrötung hin. Die betroffenen Körperstellen müssen von jeglichem Liegedruck entlastet und sofort ärztlich behandelt werden (➡ Wundliegen, Seite 510).

Auch Pflegebedürftige, die den Großteil ihres Tages im Rollstuhl oder im Sessel verbringen, sind dekubitusgefährdet. Wie Matratzen und Bettauflagen müssen deshalb Sitzpolsterung und Rollstuhlauflagen eine gute Druckverteilung gewährleisten. Hierfür eignen sich Gel- oder Rhombo-Fill-Kissen und Fellauflagen.

Umlagern

Die beste Vorbeugung gegen Wundliegen ist das regelmäßige Umlagern. Möglichst häufiges Umlagern wirkt sich positiv auf die durch das lange Liegen beeinträchtigte Körperwahrnehmung aus und wirkt mobilisierend. Die angenehmste druckentlastende Liegeposition für Bettlägerige ist erfahrungsgemäß die »30-Grad-Lagerung«. In dieser Position kann sich der Druck des Körpergewichts am besten verteilen. Mit Hilfe eines Lagerungskissens (weiches Kissen, Schaumstoffkeil) wird die oder der Pflegebedürftige so auf die Seite gedreht, dass zwischen Rücken und Matratze ein Winkel von etwa 30 Grad entsteht. Nach spätestens zwei Stunden muss umgelagert werden: zunächst auf den Rücken, beim erneuten Lagewechsel wieder in 30-Grad-Position auf die andere Körperseite. Die Druckbelastung und -entlastung durch die verschiedenen Lagerungspositionen sollte möglichst gleichmäßig geschehen.

Anti-Dekubitus-Matratzen

Um Druckgeschwüren vorzubeugen, sind Anti-Dekubitus-Matratzenauflagen oder Spezialmatratzen empfehlenswert. Besonders druckgefährdete Körperstellen sollten zusätzlich durch Gel- oder Rhombo-Fill-Kissen und Lagerungshilfen wie Ellenbogen- und Fersenschoner abgepolstert werden. Die Anschaffungskosten bzw. Leihgebühren werden von den Kranken- oder Pflegekassen getragen. Spezialmatratzen können das regelmäßige Umlagern jedoch nicht ersetzen.

Lassen Sie sich bei der Auswahl der geeigneten Hilfsmittel zur Lagerung ausführlich beraten, am besten von einer in der Hauspflege erfahrenen Pflegekraft.

Sich verständigen

Sich einander verständlich zu machen, kann in der häuslichen Pflege außerordentlich schwierig werden, wenn Pflegebedürftige nach einem Schlaganfall oder wegen eines Gehirntumors nicht mehr richtig sprechen können, fast taub oder sehr verwirrt sind.

Ist nur die Sprache beeinträchtigt, helfen Papier und Stifte. Bei schwereren Behinderungen können auch »Sprechtafeln« mit einfachen Symbolen aus dem täglichen Leben oder elektronische Tastaturgeräte in Form von Minischreibmaschinen die Kommunikation erleichtern.

Körperkontakt

Liebevolle und gezielte Berührungen sind nicht nur eine elementare Verständigungsform, sie helfen verwirrten oder gelähmten Menschen auch, sich besser wahrzunehmen und zu orientieren. Vor allem jene, die fast ausschließlich ans Bett gefesselt sind, sollten häufig, möglichst ruhig und deutlich berührt werden, weil sie immer in der Gefahr leben, ihr Körpergefühl zu verlieren (➡ Beweglichkeit erhalten, Seite 378). Alle Berührungen sollten immer eher am Körperstamm, zum Beispiel an der Schulter, beginnen; unerwarteter körperlicher Kontakt an den Fingern ruft häufig Abwehrreaktionen hervor.

Ohne viele Worte

- Üben Sie mit dem Pflegebedürftigen das Sprechen. Ziel ist eine funktionierende Kommunikation, nicht das fehlerlose Sprechen. Einigen Sie sich, wenn nötig, zusätzlich auf einfache mimische und gestische Zeichen.
- Sprechen Sie deutlich, formulieren Sie einfach, kurz und prägnant. Stellen Sie Fragen so, dass sie mit Ja oder Nein, mit Kopfnicken oder -schütteln, mit Handdrücken (1x = ja, 2x = nein) oder Augenschließen beantwortet werden können.
- Berücksichtigen Sie körperliche Beeinträchtigungen, wie einen trockenen Mund, Schmerzen oder Müdigkeit; sie behindern die Kommunikation zusätzlich.
- Vermeiden Sie es, für den Pflegebedürftigen zu sprechen. So weit wie möglich sollen sich die Betroffenen immer selbst verständlich machen.
- Informieren Sie ihn immer regelmäßig über Ort, Datum, Tageszeit und das Geschehen um ihn herum. Bereiten Sie auf Besuche und Veränderungen vor.

Essen und Trinken

Pflegebedürftige Menschen brauchen eine leichte, gesunde und ausgewogene Ernährung, Kranke oft eine Schonkost, oder sie müssen bestimmte Ernährungsrichtlinien einhalten. Die richtige Ernährung trägt entscheidend zum Wohlbefinden und zur Genesung bei. Das Planen und Zubereiten der Mahlzeiten ist deshalb auch ein wichtiger Bestandteil der Pflege.

Vor allem alten pflegebedürftigen Menschen fehlt häufig der Appetit, und sie haben kaum Durst. Das Geruchs- und Geschmacksempfinden ist im Alter schwächer ausgeprägt als in jungen Jahren, und die Stoffwechselfunktionen verlangsamen sich. Aber auch eine Krankheit, Kau- und Schluckbeschwerden, fehlende Zähne oder schlecht sitzende Prothesen, manche Medikamente oder auch depressive Verstimmungen können die Ursache für mangelnden Appetit sein.

Appetitlich, frisch und abwechslungsreich zubereitete und angerichtete Speisen und Getränke fördern die Freude am Essen und Trinken. Regelmäßige Mahlzeiten teilen den Tagesablauf ein und wirken auf chronisch Kranke und Pflegebedürftige aktivierend. Durch die Essenszeiten erhält der Tag seine Struktur. Das eigenständige Essen sollte daher so weit und so lange wie möglich erhalten und unterstützt werden – auch dann, wenn die Betroffenen bereits unter Greif- und Koordinationsproblemen, zittrigen Händen oder Kau- und Schluckbeschwerden leiden. Nützliche Hilfsmittel sind zum Beispiel Teller mit hohen Seitenrändern, Tassen mit großen Griffen, mit Deckel, Tülle (»Schnabel«) oder lange, gebogene Strohhalme zum Trinken. Behindertengerechtes Besteck kann das Essen sehr erleichtern. Eine Beratung in einem Sanitätshaus hilft bei der Auswahl.

- Um den Flüssigkeitskonsum anzuregen, hilft es, stets große Tassen oder Gläser anzubieten und diese regelmäßig aufzufüllen. Auch Fruchtsäfte, Früchtetees, Suppen oder Früchtemus helfen, die täglich nötigen zwei Liter zu »schaffen«.
- Pflegebedürftige brauchen meist viel Zeit zum Essen. Ungeduld und Zeitdruck verschlagen ihnen den Appetit.
- Essen und Trinken gelingen leichter, wenn man möglichst aufrecht sitzt, entweder bei Tisch oder gut abgestützt durch den hoch gestellten Kopfteil des Betts.
- Essen schmeckt in Gesellschaft und angenehmer Atmosphäre besser, z. B. mit leiser Hintergrundmusik.
- Fünf bis sechs kleine Mahlzeiten am Tag lassen sich leichter bewältigen als drei große.
- Lieblingsessen können den Appetit fast immer anregen. Die Geschmacksvorlieben der Pflegebedürftigen sollten deshalb so oft wie möglich berücksichtigt werden.

Pflege verwirrter Menschen

Die Betreuung verwirrter Menschen ist eine der schwierigsten Herausforderungen. Während leicht oder nur von Zeit zu Zeit verwirrte Menschen meist relativ einfach zu versorgen sind, kann sich die Pflege von Demenzkranken in der Endphase zu Hause zu einer kaum noch zu bewältigenden Aufgabe entwickeln. Demenzerkrankungen sind mittlerweile der Hauptgrund für den Umzug in ein Pflegeheim.

Um einen demenzkranken Menschen betreuen zu können, ist es wichtig, Genaueres über die Symptome und den Verlauf der Krankheit zu wissen. Einfühlungsvermögen, viel Geduld und innere Stärke sind wichtige Voraussetzungen. Hilfreich ist es, die Lebensgeschichte des Erkrankten zu kennen; dann ist es möglich, mit ihm über die Vergangenheit zu sprechen, und die oft rätselhaft erscheinenden Sätze, Verhaltensweisen und schwankenden Stimmungslagen lassen sich deuten. Auch Fantasie und Intuition sind gefragt, um die Kommunikation aufrechtzuerhalten.

Pflegende sollten von vornherein einer Überforderung vorbeugen, indem sie andere Menschen in die Betreuung einbeziehen. Demenzkranke neigen dazu, sich stark an die vertraute Pflegeperson zu klammern – bedeutet diese doch emotionale Sicherheit und Halt in einer als immer chaotischer erlebten Innen- und Außenwelt. Wenn sich von Anfang an mehrere Bezugspersonen um den Pflegebedürftigen kümmern, wird es für die Haupt-Pflegeperson einfacher, sich regelmäßig den nötigen Abstand von der Pflege zu verschaffen.

Für verwirrte ältere Menschen, aber auch für die Angehörigen ist es wichtig, dem Orientierungsverlust feste Strukturen und Regeln entgegenzusetzen, um nicht »unterzugehen«. Der Tagesablauf sollte möglichst konstant gehalten werden, mit regelmäßigem Essen, regelmäßigen Spaziergängen, regelmäßigen Ruhephasen. Gewohnheiten und alt vertraute Abläufe sind wesentliche Fixpunkte im Alltag und sollten – wenn möglich – »nach der Uhr« beibehalten werden. Vertrautes kann ein altersverwirrter Mensch leichter bewältigen als (anscheinend) Neues. Entlang der gewohnten Fixpunkte ist es auch beim altersverwirrten Menschen möglich, die vorhandenen Fähigkeiten zu fördern bzw. zu erhalten.

- Körperpflege und Ankleiden werden oft zu schwierig. Strukturieren Sie die Handlungen in kleinen Schritten vor, beispielsweise indem Sie die Kleider in der Reihenfolge hinlegen, in der sie angezogen werden sollen – oder indem Sie die Bestandteile eines Menüs einzeln hintereinander und nicht gleichzeitig anbieten.
- Der Kontakt zu Angehörigen und Freunden bleibt wichtig; ermöglichen Sie dem verwirrten Menschen so weit wie möglich, am Familienleben teilzunehmen.
- Kalender und große Uhren in der Umgebung des Kranken, eventuell auch Namensschilder an den Türen helfen, sich zu orientieren. Gegenstände, wie Bilder oder Andenken, unterstützen die Orientierung.
- Verwirrte Menschen neigen zu ängstlichem, erregtem oder auch gewalttätigem Verhalten, wenn sie überfordert sind. Deshalb ist eine ruhige Umgebung wichtig.
- Rastloses Umherwandern in der Wohnung erleichtert und entlastet manche Ältere und sollte ihnen daher ermöglicht werden (➡ Stürze vermeiden, Seite 378).

Mit dem Sterben leben

Früher wurden die Kinder zu Hause geboren, und die Alten und Kranken starben zu Hause. Heute wird der Wunsch vieler Menschen, in gewohnter Umgebung friedlich zu sterben – begleitet von Verwandten und Freunden –, nur noch für wenige wahr. Veränderte Lebensumstände und die Tatsache, dass Frauen sich nicht mehr automatisch als Pflegerinnen zur Verfügung stellen wollen, erschweren die Entscheidung, dem Sterbenden einen Tod zu Hause zu schenken. Oft verhindert auch die Hoffnung der Angehörigen, dass mit den modernen Maschinen im Krankenhaus noch etwas zu retten sei, ein friedliches Ende. Und so verbringen immer mehr Menschen ihre letzten Tage und Stunden in Krankenhäusern und Heimen.

Doch auch im Krankenhaus hat das Sterben keinen Platz. Die Erfolgsgeschichte der Medizin ist ein Kampf gegen den Tod, der buchstäblich mit »Todesverachtung« geführt wird. Die Ärzte sind bemüht, erfolgreich zu heilen. Der sterbende Mensch bedeutet für sie eine Niederlage. Kein Wunder, dass in der Ärzteausbildung der Umgang mit Sterbenden bisher wenig Platz fand.

Das soll sich in den nächsten Jahren grundlegend ändern. Große Organisationen, wie zum Beispiel die Caritas, fordern öffentliche Solidarität mit schwer kranken Menschen und verlangen, dass ihre Würde bis zur letzten Stunde wieder in den Mittelpunkt gerückt wird. Der Staat soll Möglichkeiten schaffen, die einerseits den Ärzten und dem Pflegepersonal eine Ausbildung in Palliativmedizin (Linderung ohne Anspruch zu heilen) und Pflege zwingend vorschreibt und andererseits die ambulante und stationäre Hospizbewegung in das offizielle Gesundheits- und Sozialwesen integriert. Während zurzeit der Großteil der Hospizarbeit von Wohlfahrtsverbänden und kirchlichen Einrichtungen durch Spenden finanziert und von ehrenamtlichen Mitarbeiterinnen geleistet wird, sollen in Zukunft öffentliche Mittel zur Verfügung gestellt werden. Angehörige, die bereit sind, ihre Verwandten zu Hause zu begleiten, sollen von der Berufsarbeit freigestellt und finanziell unterstützt werden.

Eine Sicherung der Lebensqualität bis zuletzt bedeutet aber auch, dass sich eine Gesellschaft, die sich »für immer jung« wähnt, der Tatsache stellen müsste, dass der Tod zum Leben dazugehört. Eine Idee, die bisher nicht in den öffentlich diskutierten Lebensentwurf passte.

Ein schwieriger Prozess. Und so haben oft nicht nur Ärzte, sondern auch Angehörige unerfüllbare Erwartungen an eine Lebensverlängerung, die dem Kranken, dessen Zeit zu Ende geht, einen selbst bestimmten Tod verwehren. Dabei sollte es in den letzten Tagen, Wochen und Monaten, die ein Mensch noch zu leben hat, ausschließlich darum gehen, wie er die kostbare Zeit, die ihm noch bleibt, verbringen möchte.

Sterbende brauchen jemanden, der sie liebevoll aus dem Leben begleitet. Sie sehnen sich nach Trost und Wärme, haben ein Recht auf Schutz vor sinnlosen Eingriffen und brauchen Hilfe gegen Schmerzen und Beistand bei der Angst und Einsamkeit, die sich oft ausbreitet, wenn ein Mensch an seinem Ende angelangt ist.

Sterben kann aber auch eine Zeit der klaren Entscheidungen, des inneren Wachstums sein. Das Wissen um den Tod macht Unwichtiges noch belangloser. Ehrgeiz und Getriebensein können sich in Frieden und Gelassenheit verwandeln. Was jetzt entschieden wird, kann morgen nicht mehr bereut werden, weil es kein Morgen gibt. Was jetzt erlebt wird, kann nicht mehr verblassen, weil es nicht durch neue Erlebnisse verwischt wird. Alles ist endgültig, wir können uns an nichts mehr klammern. Es gibt keine Sorge um die Zukunft mehr, nichts, was verschoben werden kann.

Wahrheit oder Schweigen?

Immer wieder werden Ärztinnen, Ärzte und Angehörige vor die schwierige Frage gestellt, ob sie Todkranken die Wahrheit über ihren Zustand sagen sollen.

Sterbeforscher meinen, Sterbende haben ein Recht auf die Wahrheit. Und sie soll ihnen so sanft, liebevoll und einfühlsam wie möglich vermittelt werden. Aber sie haben auch das Recht, im Ungewissen zu bleiben, wenn sie das möchten. Achten Sie auf die Signale, die Ihnen vermittelt werden. Manche Menschen brauchen Klarheit. Sie wollen planen, wissen, ihre letzten Tage und Monate selbst gestalten. Andere möchten lieber verdrängen, sich ablenken, fühlen sich wohler mit der Illusion, dass sie wieder gesund werden.

Die meisten Menschen wissen ohnehin intuitiv Bescheid. Sie spüren den nahen Tod an der veränderten Aufmerksamkeit, am Bemühen der Angehörigen, besonders rücksichtsvoll zu sein, am gesenkten Tonfall, an den ernsten Gesichtern.

Warten Sie geduldig, bis der Sterbende selbst die Wahrheit wissen will. Manchmal kommt die Bitte nach Ehrlichkeit auch verschlüsselt: Werde ich noch einmal dies oder jenes erleben? Wird mein Partner, meine Partnerin ohne mich zurechtkommen?

Flüchten Sie sich dann in Ausreden, könnte der Sterbende glauben, dass er das Thema vermeiden muss, weil es Ihnen unangenehm ist. Doch der Mangel an Aufrichtigkeit macht einsam. Ein Sterbender kann sich besser auf den Tod vorbereiten, wenn er die Chance hat, mit jemandem darüber zu sprechen, wenn er im Bewusstsein der begrenzten Zeit seine Tage verbringen kann, ohne Rücksicht auf seine Angehörigen nehmen zu müssen.

Sterbebegleitung

Wir brauchen Hilfe, wenn wir geboren werden, und wir brauchen Begleitung, wenn wir diese Welt verlassen. Eine große Herausforderung für Angehörige, aber auch für professionelle Begleiter, die diesen letzten Liebesdienst tun.

Die Beschäftigung mit dem Tod, die Hingabe an das Unabänderliche, das Loslassen von geliebten Menschen oder medizinischen Erfolgen bedeuten Auseinandersetzung mit den eigenen Ängsten und Schmerzen. Es bedeutet, sich selbst zurückzustellen und für einen anderen da zu sein, dessen Ende absehbar ist.

Bei diesem Ende verliert der Sterbende seine ganze Welt. Seine Lieben, seine Freunde, sein Haus, seinen Beruf, seinen Körper, seinen Geist.

Und auch der Tod ist nicht immer »friedlich«. Sterbende sind nicht nur gelassen, sondern vielleicht auch aggressiv. Sterben ist nicht nur sanft, es kann auch laut und erschreckend sein. Ein Mensch, der um seinen Abschied von der Erde ringt, ist nicht immer duldsam, er kann auch klagend und leidend sein. Vielleicht erträgt er seine Hilflosigkeit nicht, vielleicht kann er sich kaum noch bewegen und hat genug von seinem Leiden. Hilfe ist für ihn, wenn er Ihre Liebe spüren kann, die frei von Erwartungen ist.

Die Phasen des Sterbens

Jeder Mensch erlebt den Tod auf seine Weise. Dennoch ähneln sich die Phasen des Sterbens bei den meisten Menschen. Die Sterbeforscherin Elisabeth Kübler-Ross

---

Empfehlungen für Sterbebegleiter

- *Reden Sie dem Todkranken das Sterben nicht aus. Oft verhindern Angehörige durch ihr verzweifeltes Flehen, der geliebte Mensch möge noch nicht gehen, einen friedlichen Tod. Bestärken Sie ihn darin, dass er loslassen darf. Sätze wie »Ich brauche dich doch« oder »Bitte verlass mich nicht« können selbst Bewusstlosen das Sterben schwer machen.*

- *Manche Menschen lernen erst im Sterben, wie wichtig das Leben ist. Behandeln Sie den Betroffenen nicht, als ob er schon tot wäre. Wenn es möglich ist, lassen Sie ihn schöne Dinge erleben, planen Sie einen Ausflug oder eine kleine Reise, die er oder sie sich schon immer gewünscht hat.*

- *Sterbende haben dieselben Wünsche wie Lebende. Sie wollen geliebt und berührt werden. Wenden Sie sich nicht ab, nur weil Sie Ihr Leid verbergen möchten.*

- *Bleiben Sie bei dem geliebten Menschen, auch wenn er verwirrt ist und scheinbar nicht mehr auf Ihre Anwesenheit reagiert. Denken Sie daran, dass auch ein Mensch im Koma oder einer, der nicht mehr sprechen kann, liebevolle Zuwendung braucht. Ihre Stimme, Ihre Hände, Ihre Anwesenheit tun ihm gut, und er kann Sie spüren.*

- *Schenken Sie dem Todkranken geduldig Ihre Zeit und Gegenwart. Das ist das größte und letzte Geschenk, das Sie ihm machen können. Oft genügt es, ruhig am Bettrand zu sitzen.*

- *Hören Sie dem Sterbenden zu. Ein offenes, ruhiges Zuhören, in dem er sich angenommen fühlt, tut ihm gut.*

- *Geben Sie dem Sterbenden die Gelegenheit, über die Themen zu reden, die ihn beschäftigen. Blocken Sie Gespräche über Gefühle der Angst, Trauer oder Unsicherheit nicht ab.*

- *Drücken Sie sich nicht vor Gesprächen über Fragen des Testaments oder Beisetzungswünsche, wenn es dem Betroffenen wichtig ist, darüber zu sprechen. Auch die Frage, ob ein Priester anwesend sein soll, ist wichtig.*

- *Unterlassen Sie es, dem Sterbenden Predigten zu halten oder ihm Ihre eigenen spirituellen Rezepte aufzudrängen. Es ist nicht Ihre Aufgabe, jemanden zu bekehren. Versuchen Sie, nur zu begleiten.*

- *Versichern Sie dem Sterbenden, dass alles, was er fühlt, normal und in Ordnung ist. Sterben bringt viele unterdrückte Emotionen ans Licht. Nicht nur Trauer, auch Eifersucht, Schuld usw. müssen ihren Platz bekommen.*

- *Nehmen Sie es nicht persönlich, wenn Sie die Zielscheibe von Zorn und Vorwürfen werden. Machen Sie sich bewusst, dass dieses Verhalten aus Angst und Hilflosigkeit entsteht.*

- *Versuchen Sie zu erreichen, dass der Sterbende mit einer Schmerztherapie schmerzfrei, aber nicht bewusstlos gemacht wird.*

- *Alle Sterbebegleiter brauchen Begleitung für sich selbst. Finden Sie einen Menschen, bei dem Sie sich aussprechen können. Die eigene Trauer und Einsamkeit, vielleicht auch Wut und Ohnmacht, alles, was auftaucht, wenn man Sterbende begleitet, braucht ein Ventil.*

- *Achten Sie auf Ihre eigenen Grenzen. Sorgen Sie dafür, dass sich jemand mit Ihnen abwechselt. Fordern Sie von sich selbst nichts Menschenunmögliches.*

- *Nehmen Sie Hilfsdienste in Anspruch. Erkundigen Sie sich nach Möglichkeiten wie »mobiles Hospiz« oder andere Pflegedienste. Versuchen Sie im Freundes- oder Verwandtenkreis Unterstützung zu bekommen. Machen Sie einen »Betreuungsplan«, wenn das möglich ist, und wechseln Sie sich ab.*

hat diese verschiedenen Stadien als Hilfe für Betroffene und Pflegepersonal skizziert:

1. Schock und Verleugnung

   Die Betroffenen wollen nicht glauben, dass sie sterben müssen, und negieren ihr nahendes Ende. Pläne werden geschmiedet, Optimismus verbreitet.

2. Zorn, Ärger, Groll, aber auch Neid

   Sie richten sich gegen die, die weiterleben dürfen. In dieser Zeit brauchen Angehörige und Pflegepersonal viel Liebe und Geduld mit dem Sterbenden.

3. Verhandlungen

   Mit Gott und den Ärzten wird über eine Lebensverlängerung gefeilscht.

4. Depression und Ausweglosigkeit

   Wenn sich der Tod nicht mehr verdrängen, nicht vertreiben lässt, breitet sich oft Hoffnungslosigkeit aus.

5. Annahme und Zustimmung

   Das Loslassen beginnt. Die Versöhnung mit dem Sterben zeigt meistens, dass der Tod nah ist.

Zu Hause oder im Krankenhaus

Wenn Sie vor die schwierige Frage gestellt werden, ob Sie einen Sterbenden zu Hause oder in einem Pflegeheim bzw. im Krankenhaus begleiten wollen, ist das vor allem eine Frage der Möglichkeiten. Sterben ist nicht berechenbar. Vielleicht bedeutet Ihre Entscheidung, dass Sie monatelang mit der Pflege beschäftigt sein werden. In jedem Fall empfiehlt es sich, Kontakt mit Hilfsorganisationen aufzunehmen, die Pflege oder eine ambulante Sterbebegleitung anbieten.

Vielleicht können Sie aber auch mit dem Krankenhaus vereinbaren, dass Sie so rechtzeitig verständigt werden, wenn es zu Ende geht, dass Sie den Todkranken noch für ein paar Tage nach Hause holen können.

Ein anderer Weg ist die Begleitung des Sterbenden in einem Hospiz.

Die Hospizbewegung

Ein Lichtblick in der Problematik rund ums Sterben ist die Hospizbewegung, die sich – von England ausgehend – langsam in Europa ausbreitet. Aber noch gibt es viel zu wenige Hospizplätze und ambulante Hospize, um allen Kranken ein Sterben in Würde zu ermöglichen.

Kritiker werfen der Hospizbewegung vor, dass auch hier Sterben tabuisiert wird, indem Todkranke in speziell dafür geschaffenen Kliniken ghettoisiert und ausgegliedert werden. Sie halten es für besser, wenn alle Beschäftigten im Gesundheitswesen für die Begleitung von Sterbenden ausgebildet würden und jedes Krankenhaus diese Aufgabe kompetent erfüllte.

Die Schwierigkeit sehen Skeptiker vor allem darin, dass Ärzte und Pflegepersonal überfordert sind, wenn sie bei einem Patienten alles Erdenkliche tun sollen, um sein Leben zu retten, und bei einer anderen Patientin mit demselben Engagement loslassen und sich nur noch für ihren humanen Tod einsetzen sollen. Die Schaffung eines Lehrstuhls für Palliativmedizin (Linderung ohne Anspruch auf Heilung) wäre notwendig, damit ein Umdenken stattfinden kann. Die Hausärzte müssten in dieser Disziplin »nachgeschult« werden.

Noch gibt es in den meisten Krankenhäusern für einen würdigen Tod keinen Platz. Und so bleibt der Tod im privaten oder kirchlichen Hospiz das Privileg von wenigen und muss in den meisten Fällen teuer bezahlt werden.

Aber die Forderung nach einem humanen Tod für alle wird immer lauter. Ein humaner Tod im Sinne der Hospizbewegung bedeutet:

● Ein Minimum an Technik, ein Maximum an Berührung. Die Sterbenden stehen im Mittelpunkt. Mit ihrer Persönlichkeit, mit ihren wahren Bedürfnissen. Sie sollen die kostbare Zeit, die ihnen noch bleibt, in Würde verbringen können.

● Auf medizinische Aktivitäten, die das Leben künstlich verlängern, wird verzichtet. Sterbende sollen keine willenlosen Objekte therapeutischer Maßnahmen sein. Als Richtlinie für alle Handlungen gilt, dass das Sterben nicht verlängert, aber das Leben nicht verkürzt werden soll.

● Sterbehilfe wird abgelehnt. Kranke sollen »an der Hand eines Menschen« sterben und nicht »durch die Hand eines anderen«.

● Opiate und andere hochwirksame Schmerzmittel werden freizügig verabreicht, sodass die Kranken die letzte Lebensphase schmerzfrei und bei möglichst klarem Bewusstsein verbringen können. Das gefürchtete qualvolle Ende bleibt ihnen so meist erspart.

● Angehörige sind Tag und Nacht willkommen. Im Idealfall gibt es ein »Rooming-in«, wie es die Geburtshilfe schon lange kennt. Das bedeutet, dass es ein Zusatzbett für die Betreuer gibt, damit sie rund um die Uhr bleiben können.

● Die Tragik des Todes darf nicht »wegharmonisiert« werden. Es ist auch nicht zielführend, das unfassbare Leid glätten zu wollen. Der Tod als Teil der Schöpfung gehört zum Leben. Und der Respekt vor dem Leben schließt das Sterben mit ein.

Das mobile Hospiz

Immer mehr Organisationen bieten mobile Hospizdienste an. In Bologna gibt es seit 20 Jahren das weltweit größte »Home-Hospital« – mit großem Erfolg. Hier betreuen

Ärzte und Krankenschwestern, die in Palliativmedizin ausgebildet sind, fast 2000 Schwerkranke, die täglich bis zu zweimal besucht werden. Wie im traditionellen Krankenhaus gibt es Oberärzte und Chefärzte, die »Kontrollvisiten« machen. Alles, was der Patient braucht – vom Krankenhausbett bis zum Rollstuhl, wenn nötig –, bekommt er vom Home-Hospital. Transfusionen, Infusionen, Blutabnahmen, Physiotherapie, kleinere chirurgische Eingriffe werden zu Hause durchgeführt. Sollte einmal eine Untersuchung oder eine Therapie außer Haus notwendig werden, wird der Transport mit Spezialfahrzeugen organisiert. Für Familien, die ihre Sterbenden zu Hause begleiten, bedeutet das Sicherheit im Hintergrund und Entlastung.

In anderen europäischen Ländern ist ein Ausbau dieser Dienste erst im Aufbau. Erkundigen Sie sich, was in Ihrem Wohnort angeboten wird.

Die Betreuung zu Hause

Wenn Sie sich dafür entscheiden, den Menschen, den Sie lieben, zu Hause in den Tod zu begleiten, dann gibt es vieles zu bedenken:

- Ihre Wohnung sollte so groß sein, dass der oder die Kranke ein eigenes Zimmer zur Verfügung hat. Das heißt nicht, dass Sie ihn am Tag nicht in den Gemeinschaftsraum bringen können, sofern das möglich ist. Viele Kranke genießen es, dabei zu sein.
- Sie brauchen einen Hausarzt oder einen Arzt einer mobilen Hospizbewegung, der Ihnen mit Rat und Hilfe ständig zur Verfügung steht. Heute ist der größte Teil der notwendigen Diagnostik und Therapie auch schwerkranker Patienten daheim möglich. Die modernen Kommunikationsmittel gestatten problemlos den ständigen Kontakt zwischen Arzt und Patient auch außerhalb einer Klinik.
- Sie brauchen wahrscheinlich die Hilfe mobiler Pflegedienste.
- Krankenpflege zu Hause verursacht zusätzliche Kosten. Klären Sie, welche finanzielle Hilfen es gibt. Wenn die Voraussetzungen dafür gegeben sind, können Sie Anspruch auf Pflegegeld geltend machen.
- Versuchen Sie mit Ihrem Arbeitgeber eine Vereinbarung zu treffen, die es Ihnen ermöglicht, im Notfall zu Hause bleiben zu können.
- Nehmen Sie sich nicht zu viel vor. Lassen Sie sich von anderen Verwandten oder Freunden helfen. Kraft zu schöpfen, ist unbedingt notwendig. Sehen Sie zu, dass die Krankenpflege als Anliegen ALLER Familienmitglieder verstanden wird.
- Achten Sie auf Hygiene im Krankenzimmer und versuchen Sie, den Raum des Kranken, sein Bett, seine Wäsche und alle Gegenstände, die er benutzt, peinlich

sauber zu halten. Das soll nicht bedeuten, dass Sie seine Umgebung kalt und fremd gestalten, es soll nur Infektionen vorbeugen.
- Der oder die Kranke soll sich täglich waschen oder gewaschen werden. Holen Sie Hilfe, wenn Sie es nicht alleine können.
- Bewahren Sie die Medikamente an einem sicheren, kühlen und trockenen Platz auf. Achten Sie darauf, dass kleine Kinder keinen Zugriff darauf haben und dass es nicht zu Verwechslungen kommen kann.
- Sollten Freunde oder Bekannte einen Krankenbesuch machen wollen, fragen Sie den Kranken, ob er das überhaupt möchte, und finden Sie einen günstigen Moment für diejenigen, die willkommen sind.
- Sichern Sie sich ausreichend Nachtschlaf. Wenn ständige Nachtwachen notwenig sind, müssen Sie jemanden finden, der diese Aufgabe mit Ihnen teilt.
- Versuchen Sie trotz allem, täglich ein paar Minuten für sich selbst da zu sein.
- Sprechen Sie mit einem vertrauten Menschen darüber, was Sie tun werden, wenn der Tod eingetreten ist. Sie werden dann mit der Situation leichter fertig. Auf alle Fälle sollten Sie eine Liste mit Telefonnummern haben. Finden Sie jemanden, der Ihnen Anrufe, die Sie nicht unbedingt selbst machen müssen, abnimmt.
- Machen Sie sich keine Vorwürfe, wenn der oder die Kranke stirbt, während Sie nicht da waren. Manchmal »wählen« Sterbende diesen Zeitpunkt, weil sie dann leichter gehen können.

Therapie als Sterbebegleitung

Sie ist eine Möglichkeit, sich mit professioneller Hilfe auf den letzten Lebensabschnitt vorzubereiten. Die Thanatotherapie – von »thanatos«, dem griechischen Wort für Tod – will Menschen helfen, in Würde zu sterben. In szenischen Fantasien rollen Schwerkranke die eigene Lebensgeschichte auf und besprechen die Erinnerungen mit dem Therapeuten oder der Therapeutin. Gegenwart und Zukunft werden szenisch beleuchtet. Diese Bilanz bedeutet nicht Abschluss, sondern Neuorientierung, auch wenn sie befristet ist. Diese Neuorientierung soll es ermöglichen, die eigene Endlichkeit bewusst anzunehmen und damit innere Freiheit zu gewinnen.

Aber auch andere Therapierichtungen bieten die Begleitung von Schwerkranken an. Psychoonkologen zum Beispiel haben sich auf die Betreuung von Krebskranken spezialisiert.

Sterbende haben meistens ein großes Bedürfnis nach Kommunikation und der Aufarbeitung von Ungelöstem. Therapie kann vor allem für diejenigen Menschen eine Hilfe sein, die niemanden haben, mit dem sie sprechen können.

Sterbehilfe

Die Idee, Menschen, die unheilbar krank sind, von ihrem Leid zu erlösen, wird immer wieder heftig diskutiert, denn parallel zur Entwicklung der modernen Medizintechnologie, die unser Leben immer mehr verlängern kann, wurde die Frage nach einem menschenwürdigen Sterben immer drängender. In den meisten europäischen Ländern ist Euthanasie nach wie vor verboten, der Begriff lässt Erinnerungen an die grausame Menschenvernichtung in der NS-Zeit wach werden. Im ursprünglichen Sinn bedeutete »Euthanasie« in der griechisch-römischen Antike jedoch das »gute Sterben«, den »schönen«, schmerzlosen Tod.
In den letzten Jahren wurde in Bologna von Franco Panutti, dem Begründer des »Home-Hospital«, als Gegenbegriff das Wort »Eubiosie« – das »gute Leben« – kreiert. Gemeint ist damit ein gutes Leben bis zum Tod, ein Sterben in Würde und ohne Schmerzen, das alle grundlegenden medizinischen, sozialen und kulturellen Aspekte berücksichtigt.

Aktive Sterbehilfe

Aktive Sterbehilfe bedeutet, dass dem Kranken geholfen wird, seinem Leben ein Ende zu setzen. Die Angst vor Missbrauch hat bisher in fast allen Ländern Gesetze verhindert, die eine aktive Sterbehilfe erlauben. Lediglich in den Niederlanden wurde die Euthanasie legalisiert. Und obwohl die gesetzlichen Bestimmungen streng sind, gibt es Zweifel, ob der Mensch das Recht haben soll, über Leben und Tod zu entscheiden.
Gegner der aktiven Sterbehilfe befürchten, dass damit eigenmächtigen Entscheidungen Tür und Tor geöffnet werden. Dass zum Beispiel Kranke von ihren Angehörigen beeinflusst werden könnten, dem Ende ihres Lebens zuzustimmen, dass Diskussionen geführt werden könnten, ob ein Leben noch »wirtschaftlich« oder noch »finanzierbar« sei. Kranke könnten sich unter Druck gesetzt fühlen und nicht mehr zur Last fallen wollen.

Befürworter sind der Meinung, dass dann, wenn ein unheilbar Kranker sein körperliches und seelisches Leid als unerträglich empfindet, wenn er selbst um Erlösung bittet oder wenn ein Patiententestament mit diesem ausdrücklichen Wunsch vorliegt, Maßnahmen erlaubt sein sollen, um ein Ende in Würde zu ermöglichen. Vertreter des »Eubiosiegedankens« sind allerdings der Meinung, dass Menschen, die in Liebe und Würde begleitet werden, den Wunsch nach einem aktiv herbeigeführten Tod nicht haben.
Ausgehend von den USA, gibt es inzwischen in fast allen europäischen Ländern »Sterbehilfegesellschaften«, die Menschen und deren Angehörige beraten, die sich ein frei gewähltes Ende wünschen.

Passive Sterbehilfe

Passive Sterbehilfe bedeutet, dass keine lebensverlängernden Maßnahmen mehr getroffen werden. Gegen dieses Vorgehen gibt es weder juristische noch ethische Einwände. Passive Sterbehilfe ist ein Schritt zur medizinischen Selbstbegrenzung, die vor allem Ärzte, aber auch die Angehörigen des Sterbenden vor schwierige Entscheidungen stellt. Welche Operationen sollen noch vorgenommen werden? Wie lange sollen lebenserhaltende technische Maßnahmen fortgesetzt werden? Wer bestimmt, welche Interventionen noch sinnvoll sind oder welche zur sinnlosen Quälerei werden?
In der Praxis sind Sterbende und deren Angehörige meistens den institutionalisierten Abläufen im Krankenhaus ausgeliefert und müssen sich ihr Recht auf eine individuelle Behandlung erkämpfen. Die mangelnde Transparenz und Kommunikation erschweren nicht nur die Überprüfbarkeit von Entscheidungen der Ärzte, sie fördern Stress, Unsicherheit und Missverständnisse bei allen Beteiligten. Eine professionelle Palliativbetreuung ist an den meisten Krankenhäusern noch keine Selbstverständlichkeit.
Lebensverlängerung durch Ärzte darf nicht Sterbeverzögerung bedeuten, denn jeder Mensch hat das Recht auf

---

Bundesarbeitsgemeinschaft Hospiz
Wohnanlage Sophienhof
Am Weiherhof 23, 52380 Niederzier
Tel.: 0 24 28/80 29 37, Fax: 80 28 92
e-mail: bag.hospiz@hospiz.net
Internet: http://www.hospiz.net

Deutsche Hospiz Stiftung
Im Defdahl 5–10, 44141 Dortmund
Tel.: 02 31/7 38 07 30
Internet: http://www.hospiz.de

Dachverband Hospiz Österreich
Lainzerstraße 138, 1130 Wien
Tel.: 01/8 03 98 68, Fax: 8 04 97 43
e-mail: dachverband@hospiz.at
Internet: http://www.hospiz.at

Österreichische Caritaszentrale (ÖCZ)
Albrechtskreithgasse 19–21, 1160 Wien
Tel.: 01/4 88 31-0, Fax: 4 88 31-94 00
e-mail: office@caritas-austria.at
Internet: http://www.caritas.at

einen gnädigen Tod, meinen die Befürworter. Jeder Kranke muss bis zu seinem vom Schicksal bestimmten Ende durchhalten, ist die Replik der Gegner. Aber welches Ende ist das natürliche? Jenes, das durch medizinische Intervention hinausgezögert wird? Eine Diskussion, in der es noch keine Einigung gibt und Begleiter von Sterbenden letztendlich darauf angewiesen sind herauszufinden, was sich die von ihnen Betreuten wirklich wünschen.

Die passive Sterbehilfe, zum Beispiel das Abschalten von lebenserhaltenden Geräten bei unheilbar Kranken oder die Gabe von schmerzstillenden Medikamenten, die möglicherweise den Tod beschleunigen, ist an manchen Krankenhäusern längst geübte Praxis. Aber auch sie entbehrt der gesetzlichen Grundlage. Das bedeutet, dass Patienten vom Willen der Ärzte und ihrer Angehörigen abhängen.

Wenn Sie sicher sein wollen, dass Ihr Angehöriger nicht ohne seinen Willen weiter am Leben erhalten wird, dann ist es meistens besser, ihn zu Hause zu behalten oder nach Hause zu holen, wenn es eine Möglichkeit dazu gibt. Verständnisvolle Hausärzte haben es leichter, medizinische Maßnahmen zu unterlassen, als Klinikangestellte mit Vorgesetzten. Nach einem deutschen Bundesgerichtsentscheid muss der Wunsch des Kranken zwar berücksichtigt werden, aber auch ein Patiententestament, in dem Sie Ihre Wünsche bekannt geben, schützt Sie nicht, wenn der Arzt der Meinung ist, dass er Sie am Leben erhalten muss.

Noch haben wir, wenn wir sterben, nicht das selbstverständliche Recht auf einen würdigen Tod. Aber die öffentliche Diskussion ist nicht mehr aufzuhalten.

Psychosomatische Störungen

Viele gesundheitliche Störungen spielen sich im Gefühls-bereich ab, ohne dass man eine direkte körperliche Be-einflussung spürt. Dazu zählen beispielsweise Angst und innere Unruhe, Nervosität und Gereiztheit, Unlust oder Apathie. Damit eng verknüpft können funktionelle Be-schwerden sein, wie Durchfall, Kopfschmerzen oder Kreislaufschwäche. Dabei spielt das vegetative Nerven-system eine wichtige Rolle.

Das vegetative Nervensystem regelt ohne unser Zutun Atmung, Kreislauf, Verdauung, Stoffwechsel, Körpertem-peratur sowie die Fortpflanzungs- und Heilungsprozesse. Es wirkt auf die glatte Muskulatur, auf die Eingeweide-muskulatur und auf die Drüsen. Daher gehen emotionale Beschwerden oft Hand in Hand mit einer »funktionellen« Störung der Organe.

Prinzipiell muss jede Krankheit als psychosomatisches Er-eignis verstanden werden, weil kein körperlicher Zustand, keine Verletzung oder Krankheit ohne Einfluss auf das seelische Befinden bleibt und umgekehrt jede psychische Regung aufs Engste mit körperlichen Vorgängen verbun-den ist. Jeder muss daher individuell prüfen, welche Er-fahrungen für sein Krankwerden entscheidend sein könnten.

Signale der Überforderung

Wenn der Zustand der dauernden Überforderung Wo-chen, Monate oder gar Jahre anhält, kann ein »Leistungs-knick« entstehen, der das gesamte seelische Wohlbefin-den erfasst. Das Gefühl, nicht mehr zu können, nicht mehr zu wollen, von niemandem mehr angesprochen werden zu wollen, ist das deutlichste Zeichen vollständi-ger Überforderung. Teilnahmslosigkeit und Desinteresse signalisieren einen »psychischen Rückzug«, der die kör-perliche und seelische Erholung erzwingt.

Sie sind stressgefährdet, wenn
- *Sie sich spürbar gereizt fühlen und bei nichtigen Anlässen übermäßig reagieren.*
- *Sie sich innerlich gehetzt fühlen.*
- *Sie nur schwer zur Ruhe kommen und sich auch in der Freizeit zu dauernder Aktivität verpflichtet fühlen.*
- *Sie merken, dass Ihnen das keine Lust und Freude mehr bereitet, was Ihnen bisher Spaß machte.*
- *Sie auf Gespräche nicht mehr eingehen können und es Ihnen schwer fällt, anderen zuzuhören.*
- *die innere Unruhe Ihr Interesse an sozialen Bezie-hungen überlagert.*
- *Sie beginnen, sich vor der Außenwelt zu ver-schließen.*

Damit sind Schlappheit, Erschöpfung oder Konzentrati-onsschwäche »gesunde« Signale des Körpers. Sie zeigen an, dass die Grenze der Leistungsfähigkeit erreicht ist und dass die Kraftreserven verbraucht sind. Entspan-nung, Ruhe und Erholung werden nötig.

Man unterscheidet vier Arten von psychosomatischen Krankheiten oder Störungen, die allesamt auf ähnliche Ursachen zurückgeführt werden können und die man mit ähnlichen Behandlungs- und Selbsthilfemaßnahmen lin-dern oder heilen kann.

Befindlichkeitsstörungen

Das sind unangenehme – überwiegend psychisch emp-fundene – Stimmungen und Wahrnehmungen, die ohne nachweisbare körperliche Veränderungen ablaufen. Zu den typischen Befindlichkeitsstörungen zählen:
- Unbestimmte Angstgefühle
- Innere Unruhe
- Niedergeschlagenheit und Traurigkeit
- Nervosität und Gereiztheit
- Schlappheit und Abgespanntheit
- Benommenheit und Konzentrationsschwäche
- Unlust und Apathie
- Abnahme der sexuellen Lust und sozialer Rückzug
- Veränderung der Wahrnehmungsfähigkeit, der Wahr-nehmungsgenauigkeit und der Urteilsfähigkeit

Funktionelle Störungen

Dabei wird das Funktionieren der Organe oder deren Zu-sammenspiel gestört, ohne dass sich die Organe krank-haft verändern. Zu den bekanntesten funktionellen Be-schwerden zählen:
- Ess-, Schluck- und Verdauungsstörungen, zum Beispiel Durchfall, Verstopfung, Erbrechen oder Übelkeit und allgemeine Gewichtsveränderungen
- Atembeschwerden, Heiserkeit und Stimmverlust
- Herzklopfen, Herzjagen, Herzstechen, Kreislaufschwä-che oder Ohnmacht
- Schmerzhafte Menstruationen und fehlender Eisprung
- Scheidenkrämpfe, fehlender Orgasmus, Impotenz und frühzeitiger Samenerguss

Konversionssymptome

Hierzu zählen zum Beispiel Blindheit, Taubheit, Stumm-werden, Gehstörungen oder lähmungsähnliche Erschei-nungen, die nicht auf organischen Veränderungen beru-hen. Die »Krankheiten« existieren ausschließlich in der Wahrnehmung der Betroffenen – die messbaren Körper-funktionen sind nicht beeinträchtigt. Allerdings setzen die Betroffenen diese Körperfunktionen nicht ein, sodass sie zeitweise wirklich als behindert erscheinen: Sie hin-ken, sehen nichts mehr, hören schlecht oder können ganz bestimmte Dinge nicht mehr ausführen.

Autoimmunkrankheiten

Man vermutet, hat aber noch keinen sicheren Nachweis dafür, dass psychische Vorgänge auch an der Entstehung so genannter Autoimmunkrankheiten beteiligt sind. Hierbei greift das Immunsystem eines Menschen den eigenen Körper an. Der Körper produziert Substanzen, die er nicht als »eigen« erkennt. Das Immunsystem bildet Antikörper gegen das vermeintlich »Fremde« und versucht so, körpereigenes Material zu vernichten. Der entstehende Kreislauf von Produktion und Gegenproduktion lässt sich nur schwer durchbrechen. Meistens verselbstständigen sich die körperorganischen Prozesse. Lebensbedrohliche Krankheiten sind dann die Folge.

Zu den Krankheiten, denen selbstzerstörerische Prozesse zu Grunde liegen, gehören:

- Rheumatoide Arthritis (➡ Seite 690)
- Typ-1-Diabetes (➡ Seite 722)
- Schilddrüsenüberfunktion (➡ Seite 737)
- Lupus erythematodes (➡ Seite 696) und
- Polymyalgia rheumatica (➡ Seite 698)

Ursachen

Das Abschöpfen der körperlich-seelischen Reserven, ohne ihnen die Möglichkeit der Regeneration zu geben. Die Folge kann eine »Übererregung« sein. Man läuft auf Hochtouren und kann trotz Müdigkeit nicht schlafen, trotz Erschöpfung nicht entspannen.

Überforderung und Überlastung

Körper und Psyche streiken, wenn ein andauerndes Missverhältnis zwischen eigenem Können und eigenem Wollen oder Sollen besteht. Jeder kennt diesen Satz: »Ich möchte ja so gerne meinen Job wechseln, aber ich kann wegen der Kinder nicht.« »Ich möchte mich gerne trennen, aber ich kann wegen der Schulden nicht.« Dauern solche Situationen über viele Monate und Jahre an, versagen die Ausgleichsmechanismen, und die Hoffnungslosigkeit nimmt zu. Die innere Balance ist nachhaltig gestört, und es ist nahezu unvermeidbar, dass auch der Körper das Missverhältnis kommentiert.

Vergiftungen

Chemische Substanzen können als Giftstoffe auf das Nervensystem einwirken und dort verschiedene Störungen hervorrufen:

- Im zentralen Nervensystem Gedächtnisstörungen und Nervosität
- Im peripheren Nervensystem Sehstörungen und Gefühllosigkeit
- Im vegetativen Nervensystem Gleichgewichtsstörungen, Erschöpfungszustände und depressive Verstimmungen (➡ Seite 407)

Wetterfühligkeit

Je nach Hoch- oder Tiefdruck, Licht oder Dunkelheit, Dauer des Sonnenlichts oder Temperatur fühlen sich manche Menschen vital und lebenslustig, niedergeschlagen oder im Wohlbefinden beeinträchtigt. Vor allem Befindlichkeitsstörungen, wie Kopfschmerzen, Schlafstörungen, depressive Verstimmungen, Gefühle der Unruhe, Kreislaufstörungen oder Atembeschwerden, können sich in Föhn- oder Tiefdrucklagen, in kalten oder dunklen Jahreszeiten verstärken.

Bis heute herrscht in der Wissenschaft Unklarheit darüber, inwieweit diese Befindlichkeitsstörungen ursächlich auf das Wetter zurückzuführen sind oder erst im komplizierten Wechselspiel zwischen seelischem und sozialem Wohlbefinden einerseits und Wetterveränderungen andererseits entstehen.

Es ist schwierig, eine allgemeine Theorie der Wetterfühligkeit zu formulieren. Doch folgende Erscheinungen wurden zweifelsfrei beobachtet:

- *Es gibt eine körperliche Disposition dafür, dass bestimmte Organsysteme oder Organfunktionen etwa auf Druckschwankungen reagieren.*
- *Bei manchen Menschen ist die psychische Bereitschaft erhöht, bestimmte Befindlichkeitsstörungen eher »zuzulassen«, wenn das Wetter schlecht ist oder wenn es sich rasch ändert. Das Wetter kann jemanden auch davon entlasten, die tiefer liegenden Ursachen seiner Beschwerden zu erforschen.*
- *In einem Tiefdruckgebiet entstehen vor allem in städtischen Ballungsgebieten leicht Dunstglocken. Die sich in ihnen ansammelnde Konzentration von Umweltgiften kann sich auf das Wohlbefinden besonders negativ auswirken.*

Arzneimittel

Zahlreiche Medikamente führen in der Liste ihrer Nebenwirkungen Störungen an, wie Müdigkeit, Schlappheit und Abgespanntheit. Informieren Sie sich bei Arzt, Ärztin oder in der Apotheke. Nach dem Absetzen von Arzneimitteln, die gegen Angst, Unruhe und Nervosität eingenommen werden (Tranquilizer), können genau die Beschwerden auftreten, gegen die sie ursprünglich wirken sollen (➡ Umgang mit Medikamenten, Seite 834).

Krankheiten

Schlappheit, Unlust oder Apathie treten häufig im Gefolge von Krankheiten auf. Es ist die Aufforderung des Körpers, sich zurückzuziehen, weil er neue Kräfte mobilisieren will, die er für seine Regeneration braucht. Andererseits können vegetative und affektive Beschwerden einen körperlichen Mangel oder eine beginnende

Krankheit anzeigen. Müdigkeit, Erschöpfung und Schwäche kommen vor bei

- Mangel an Vitaminen, Eisen und Magnesium,
- mangelnder Bewegung und fehlendem Sauerstoff,
- Stoffwechselstörungen,
- (Infektions-)Krankheiten.

Erkrankungsrisiko

Psychosomatische Beschwerden, vor allem aber Befindlichkeitsstörungen, gehören zu den häufigsten Leiden überhaupt.

Rund zwei Drittel der Patientinnen und Patienten, die zum praktischen Arzt oder einer Allgemeinärztin kommen, leiden an Beschwerden des allgemeinen Wohlbefindens und davon wiederum rund die Hälfte an psychosomatischen Beschwerden.

Ein »Durchschnittsmensch« durchläuft in seinem Leben rund 600 verschiedene »Gesundheitsstörungen«, von denen sich die meisten ohne ärztliche Betreuung bessern und von selbst heilen. Nur etwa 140 dieser Störungen führen in ärztliche Behandlung und nur zwanzig zu Spezialisten oder ins Krankenhaus.

Das Zahlenverhältnis zeigt, dass die Selbstheilungskräfte viele Beschwerden meistern können. Das Erkrankungsrisiko steigt aber sehr deutlich, wenn gravierende Einschnitte im Leben verlangen, dass man sich sehr schnell an neue Lebensbedingungen anpasst. Dabei verlangen nicht nur negative Erlebnisse eine Neuorientierung, sondern auch positive Ereignisse müssen verarbeitet werden. Je bedeutsamer ein Lebensereignis ist, umso mehr Zeit und Kraft wird zur Anpassung gebraucht und umso größer ist auch das Erkrankungsrisiko. Die Störung tritt dabei meist nicht in der aktuellen Situation auf, sondern folgt den bedeutsamen Lebensereignissen in einem Abstand von sechs bis achtzehn Monaten nach. Am bekanntesten sind die Folgen des so genannten Pensionsschocks: Beim Wechsel vom Berufsleben in den Ruhestand kann es – mit bis zu einem Jahr Verzögerung – zu funktionellen Störungen, Herzbeschwerden und zum Herzinfarkt kommen.

Frauen leiden mehr als doppelt so oft an Befindlichkeitsstörungen wie Männer.

Folgen und Komplikationen

Leichte Störungen des Befindens können eine durchaus positive Bedeutung haben. Die herbstliche Erkältung ist dafür ein gutes Beispiel. Allerdings werden Menschen, die sich alljährlich eine Grippe »nehmen«, am Arbeitsplatz meist mit scheelen Blicken bedacht. Leider gilt das »Recht auf Krankheit« in der Berufswirklichkeit fast nie. Die Fitnesswelle hat das Problem zusätzlich verschärft.

Krankheit wird als Makel gesehen, der nicht zur Idee der lebenslangen, gesunden Jugendlichkeit passt.

Für diese Entfremdung kann sich der Körper bitter rächen. Ein plötzlicher Zusammenbruch nach jahrelanger scheinbarer Gesundheit signalisiert, dass die Erschöpfung extrem verleugnet wurde und dass körperliche Empfindungen jahrelang unterdrückt wurden.

Krankheiten und funktionelle Beschwerden haben also auch eine »seelenpflegende« Funktion. Ob akut oder chronisch, ob infektiös oder nicht, durch Krankheit können wir uns Ruhe und Abstand verschaffen. Mit diesem periodischen Sichfallenlassen schützt sich der Körper und verhilft sich zur Regeneration. Manche Beschwerden gewähren demjenigen Aufschub, der etwas entscheiden soll, was er eigentlich noch nicht lösen will. Vor allem aber können funktionelle Störungen einen Anstoß geben, sich mit seinen Konflikten auseinander zu setzen. Die Beschwerden können dazu zwingen, Probleme zu bearbeiten und neue Orientierungen zu suchen.

Krankheitsgewinn

Psychosomatische Beschwerden und funktionelle Störungen verschaffen Entlastung und Aufschub. Kranksein befreit vorerst von beruflichen Verpflichtungen und von der Verantwortung, den familiären Alltag zu organisieren. Die Umgebung wird rücksichtsvoll, Aufregung wird fern gehalten, man darf sich schonen und verwöhnen lassen.

Oft machen die kleinen Dinge den eigentlichen Gewinn aus. Der Magenkranke bekommt seine Lieblingsspeisen gekocht, mit Kopfschmerzen können unangenehme Einladungen abgesagt werden, mit Heiserkeit und Stimmverlust kann man sich unerfreulichen Gesprächen entziehen, mit Kreislaufschwäche kann man sich Unterstützung und Hilfe von anderen holen.

Funktionelle Beschwerden können also sinnvolle Aufgaben erfüllen, wenn man lernt, die Signale des Körpers zu verstehen und ihnen nachzugeben.

Ignorieren ist riskant

Wenn der psychosoziale Zusammenhang dauerhaft missachtet wird, können sich die Signale des vegetativen Nervensystems auf den gesamten Organismus ausdehnen. In der Folge können sich die Funktionen von Kreislauf, Verdauung, Atmung und Stoffwechsel verändern. Damit sind nicht nur Komplikationen durch eine Chronifizierung des Leidens zu erwarten, sondern es werden auch Organschädigungen möglich.

Medikamente können das Warnsystem des Körpers wirkungsvoll ausschalten und die Beschwerden lindern. Damit wird die Ursache des Leidens allerdings nicht beseitigt. Die häufigste Folge allgemeiner Befindlichkeitsstörungen ist ein chronischer Medikamentenkonsum.

Vorbeugung

Befindlichkeitsstörungen signalisieren, dass im körperlich-seelischen Wechselspiel das Gleichgewicht verloren gegangen ist. Nehmen Sie die Signale ernst. Die beste Vorbeugung ist, nicht mehr nach dauerhafter Fitness und ungebrochener Leistungsfähigkeit zu streben, sondern Schwächen, Müdigkeit und Erschöpfung als »normal« zuzulassen.

- Wehren Sie sich sofort und deutlich, wenn Sie sich überfordert oder ungerecht behandelt fühlen.
- »Explodieren« Sie, wenn Ihnen danach ist; ärgerliche Dinge müssen sofort klargestellt werden.
- Vermeiden Sie jedes passive Verharren in behinderndem Selbstmitleid.

Selbsthilfe

Eine überstundenreiche Woche, die arbeitsintensive Zeit nach einem Umzug oder die kräftezehrenden ersten Monate mit einem Säugling lassen sich wieder ausgleichen. Bei kurzzeitig auftretenden Befindlichkeitsstörungen helfen:

- Schlaf (➡ Seite 397)
- Entspannungsübungen (➡ Seite 878)
- Bewegung und Sport (➡ Seite 222)
- Naturheilmittel – Tees (➡ Seite 867)
- Tapetenwechsel: Ausflug aufs Land, ein Wochenende bei Freunden, Urlaub

Sich seiner selbst bewusst werden

- *Gönnen Sie sich Muße und Ruhe, um Ihre Wünsche und Bedürfnisse besser kennen zu lernen.*
- *Notieren Sie, wann genau die Angst oder Unruhe, die Nervosität oder Gereiztheit auftreten.*
- *Ermitteln Sie anhand Ihrer Aufzeichnungen, ob Ihre Stimmungen mit einem bestimmten Ereignis oder einer bestimmten Situation am Arbeitsplatz oder in der Familie zusammenhängen.*
- *Machen Sie sich die Forderungen klar, die andere und Ihr eigenes Gewissen an Sie stellen: Wie weit entsprechen sie Ihren eigenen Wünschen?*
- *Überdenken Sie Ihren Lebensstil: Wie sehen Ihre Beziehungen im Beruf und in der Familie aus? Wie ist Ihr Arbeitsverhalten? Wie ernähren Sie sich? Wie viel Alkohol trinken Sie? Wie viel rauchen Sie? Wie ist Ihr Bewegungsbedürfnis?*
- *Gewinnen Sie »Zeit für sich selbst«, die Sie nicht mit Haushaltstätigkeiten, Hobbys, Sport oder Fernsehen füllen. Tun Sie einfach einmal gar nichts, und verbummeln Sie die Zeit.*

Erfüllen Sie sich Bedürfnisse nach Verwöhnung, Fürsorge, Pflege und mehr Eigenliebe. Tun Sie sich etwas Gutes:

- Wasser und Wärme entspannen und schaffen ein neues Körpergefühl. Ein Vollbad, Dampfbad oder ein Saunabesuch können Wunder wirken.
- Gespräche entlasten. Treffen Sie regelmäßig Freunde und Freundinnen, und scheuen Sie sich nicht, über persönliche Stimmungen, Ängste oder Beunruhigungen zu sprechen.
- Halten Sie Ihre Emotionen nicht zurück. Traurigkeit oder Ängste, Aggressionen oder Verletzungen werden »leichter«, wenn man sie (mit-)teilt.
- Fordern Sie Hilfe und Unterstützung von anderen zu Ihrer Entlastung. Das kann vom einfachen Zuhören bis zur Übernahme größerer Aufgaben (z. B. Kinderbetreuung) reichen. Geben Sie Arbeiten an andere ab.
- Lassen Sie sich einladen, verwöhnen und umsorgen. Gehen Sie aus, gehen Sie tanzen und genießen Sie Kultur, Sex und Zärtlichkeit.

Wer sich die unterschiedlichen Formen von Rekreation allzu lange versagt hat, braucht unter Umständen eine längere »Auszeit«: sechs Wochen Urlaub oder vielleicht eine Kur (➡ Seite 884).

Organsprache

Meist kann man das Organ, das »leidet«, als Zeichen verstehen. Leib und Seele können sich wechselseitig darstellen und erklären. Diese Beziehung kann sich bei jedem Menschen anders äußern. Sie sollten sich fragen:

- Warum wird dieses Organ krank? Warum nicht ein anderes?
- Warum wird es zu diesem Zeitpunkt gestört? Warum nicht schon früher, warum nicht später?
- Gibt es einen Zusammenhang zwischen den Beschwerden und Veränderungen im Alltag?
- Was verbinde ich mit diesem Organ? Welche Bedeutung hat es für mich?

Am deutlichsten wird die wechselseitige Darstellung von Organ und Seele am Herzen. Das Herz ist für die meisten der eigentliche Ort des Gefühls. Sätze wie »An gebrochenem Herzen sterben«, »Es zerreißt mir das Herz«, »Er hat ein enges Herz« oder »Da schnürt sich mir das Herz zu« zeigen die enge Verbindung von Körper und Psyche. Versuchen Sie, bei der sprachlichen Beschreibung Ihrer Beschwerden diesen Bedeutungen auf die Spur zu kommen.

Wann zur Ärztin oder zum Arzt?

Funktionelle Störungen, gleichgültig in welchem Organ- oder Körperbereich, müssen immer und möglichst schnell ärztlich abgeklärt werden.

Anders ist es bei affektiven Beschwerden, wie Unruhe, Nervosität oder Apathie. Wenn sie durch einfache Selbsthilfemaßnahmen nicht zu bessern sind, sollten Sie fachliche Unterstützung entweder bei Ärztin oder Arzt oder in einer Beratung und Psychotherapie (➡ Seite 892) suchen.

Die Selbstbehandlung mit Medikamenten – auch mit frei verkäuflichen Mitteln – kann nicht die Lösung des Problems sein.

Behandlung emotionaler Befindlichkeitsstörungen

Nur sehr selten lassen sich Befindlichkeitsstörungen auf organische Veränderungen zurückführen. Trotzdem bekommen die emotionalen Beschwerden, wie Unruhe, Nervosität und Abgespanntheit, im traditionellen Medizinbetrieb Diagnosenamen, die das Gefühl von »Krankheit« vermitteln und damit eine medikamentöse Behandlung zu rechtfertigen scheinen:
- Neuro-dystonische Beschwerde
- Neurovegetative Dystonie
- Neurovegetative Dysregulation
- Vegetative Dystonie

Kritiker nennen diese Diagnosen eine Indikationslyrik, welche vor allem dazu verführt, Psychopharmaka (Tranquilizer, Benzodiazepine) zu verschreiben. Der Ursprung der Angst, Benommenheit oder Apathie bleibt dabei fast immer unerkannt. In der Mehrzahl der Fälle beginnt eine Arzneimitteltherapie, die das Leiden kurzfristig lindert, dabei aber zudeckt und nicht heilt. Langfristig kann diese Behandlung mehr schaden als nutzen, nämlich dann, wenn daraus Arzneimittelabhängigkeit und Sucht entstehen.

Beruhigungsmittel (Tranquilizer)

Die am häufigsten verschriebenen Beruhigungsmittel sind Tranquilizer vom Typ der Benzodiazepine: Diazepam (z. B. *Valium* [D/Ö], *Gewacalm* [Ö]), Oxazepam (z. B. *Adumbran* [D/Ö]), *Praxiten* [D/Ö]), Bromazepam (z. B. *Lexotanil* [D/Ö], *Normoc* [D]) und Lorazepam (z. B. *Laubeel* [D], *Tavor* [D], *Temesta* [Ö]).

Sie wirken wie eine Vielzahl ähnlicher Präparate aus derselben Familie
- bewusstseins- und gefühlsmindernd,
- Angst und spannungsdämpfend,
- zähmend-antiaggressiv,
- muskelentspannend und krampflösend.

Tranquilizer können in akuten seelischen Krisen und Extremsituationen, vor Operationen oder nach Herzinfarkten hilfreich sein. Doch die Einnahme der Mittel ist nur für kurze Zeit vertretbar. Sie machen sich meist selbst unentbehrlich.

Schon nach vier bis sechs Wochen Einnahme können beim Absetzen genau die Symptome verstärkt auftreten, gegen die die Mittel wirken sollten: Angstzustände, Unruhe, Panikgefühle, Schlafstörungen. Die Bitte an die Ärztin oder den Arzt um ein weiteres Rezept ist die Konsequenz. Damit wird die Spirale der Sucht in Gang gesetzt. Die Betroffenen müssen zwar nicht – wie bei anderen Suchtmitteln – die Dosis steigern, um sich wohl zu fühlen, sie können sie aber auch nicht reduzieren. In der Bundesrepublik sind rund 1,2 Millionen Menschen von Beruhigungsmitteln abhängig (➡ Umgang mit Medikamenten, Seite 834).

Behandlungsalternativen

Auf der Suche nach den Ursachen lang dauernder, allgemeiner Störungen des Wohlbefindens und eines anderen Umgangs damit unterstützen Sie:
- Psychotherapeutisch qualifizierte Ärztinnen, Ärzte, Psychologinnen und Psychologen
- Beratungseinrichtungen der Wohlfahrtsverbände
- Frauenhäuser und Frauengesundheitszentren
- Beratungseinrichtungen der kommunalen Gesundheitsämter

➡ Beratung und Psychotherapie, Seite 892

Behandlung körperlicher (funktioneller) Befindlichkeitsstörungen

Funktionelle psychosomatische Beschwerden verunsichern die meisten Patienten. Einerseits wird durch die ärztliche Untersuchung bestätigt, dass man eigentlich »nichts Organisches« hat, also anscheinend gesund ist. In der Fachsprache heißt das: ohne Organbefund. Andererseits fühlt man sich dennoch im Wohlbefinden teilweise stark beeinträchtigt und krank.

Für viele beginnt sich dann ein endloses Diagnosekarussell zu drehen. Lange Irrwege durch medizinische Institutionen entstehen, wenn Störungen, wie zum Beispiel Herzjagen oder Schwindel, als Organerkrankung behandelt werden.

Bei funktionellen Beschwerden gehören falsche Behandlungen zum medizinischen Alltag. Am Ende der medizinischen Odyssee können die Betroffenen tatsächlich seelisch oder körperlich krank sein. Bis sie eine wirkungsvolle psychosomatische Behandlung bekommen, vergehen meist fünf bis acht Jahre.

Die Erfolge einer rein organbezogenen Behandlungsform sind äußerst gering:
- Eine Verbesserung funktioneller Magenbeschwerden wurde in nur 32 Prozent der Fälle beobachtet.
- Bei Herzgefäßbeschwerden, nervösen Atembeschwerden oder anderen nicht lokalisierbaren funktionellen Störungen liegt die Erfolgsrate der Behandlungen bei 23 bis 25 Prozent.
- Bei Dauerkopfschmerzen ist von einer traditionellen Behandlung überhaupt keine Besserung zu erwarten.

Stress wirkt auf den ganzen Körper

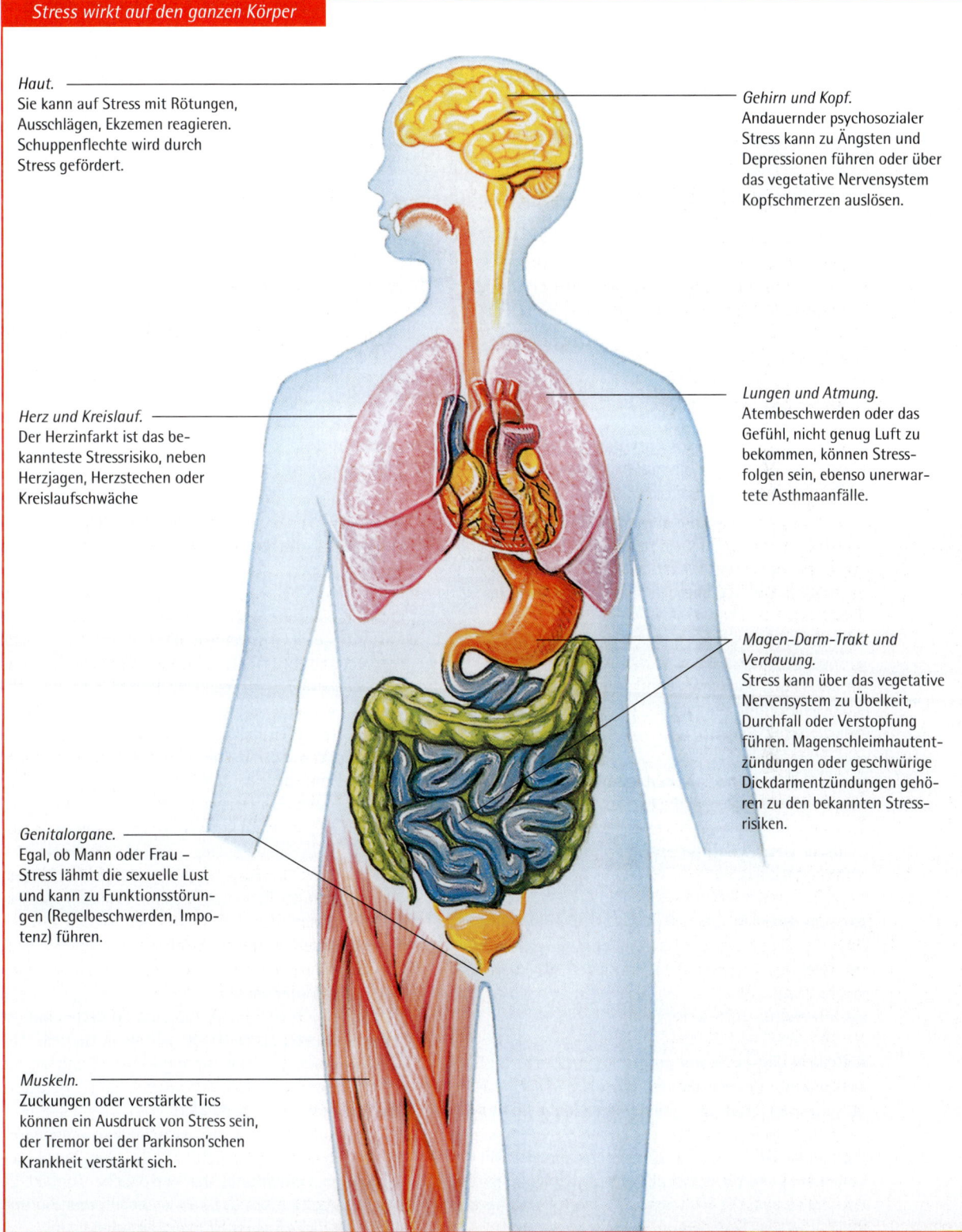

Haut.
Sie kann auf Stress mit Rötungen, Ausschlägen, Ekzemen reagieren. Schuppenflechte wird durch Stress gefördert.

Gehirn und Kopf.
Andauernder psychosozialer Stress kann zu Ängsten und Depressionen führen oder über das vegetative Nervensystem Kopfschmerzen auslösen.

Herz und Kreislauf.
Der Herzinfarkt ist das bekannteste Stressrisiko, neben Herzjagen, Herzstechen oder Kreislaufschwäche

Lungen und Atmung.
Atembeschwerden oder das Gefühl, nicht genug Luft zu bekommen, können Stressfolgen sein, ebenso unerwartete Asthmaanfälle.

Magen-Darm-Trakt und Verdauung.
Stress kann über das vegetative Nervensystem zu Übelkeit, Durchfall oder Verstopfung führen. Magenschleimhautentzündungen oder geschwürige Dickdarmentzündungen gehören zu den bekannten Stressrisiken.

Genitalorgane.
Egal, ob Mann oder Frau – Stress lähmt die sexuelle Lust und kann zu Funktionsstörungen (Regelbeschwerden, Impotenz) führen.

Muskeln.
Zuckungen oder verstärkte Tics können ein Ausdruck von Stress sein, der Tremor bei der Parkinson'schen Krankheit verstärkt sich.

Zum Weiterlesen
Ruediger Dahlke
Krankheit als Symbol. Handbuch der Psychosomatik
Bertelsmann, 2000

Peter Geißler
Über den Körper zur Sexualität finden
Psychosozial-Verlag, 2001

Hanne Seemann
Freundschaft mit dem eigenen Körper schließen
Über den Umgang mit psychosomatischen Schmerzen
Klett-Cotta, 2000

Kurt Tepperwein
Du machst mich krank. Die Sprache der Symptome erkennen und verstehen
MVG, 2001

Behandlungsalternativen

In Deutschland tragen die meisten psychosomatisch orientierten Ärztinnen und Ärzte den Zusatztitel »Psychotherapie« oder »Psychoanalyse«. Damit ist gekennzeichnet, dass sie eine spezialisierte Ausbildung abgeschlossen haben.

Die betreffenden Fachpersonen sind in den örtlichen Telefonbüchern verzeichnet.

Die jeweiligen Fachgesellschaften und die ihnen angeschlossenen Einrichtungen und Organisationen sind auch im Internet zu finden:

Deutsche Gesellschaft für Psychosomatische Medizin
http://www.dynpsych.de/dgpm

Deutsche Gesellschaft für psychotherapeutische Medizin
http://www.dgpm.de

psy-som-server
Dieses ist eine elektronische Plattform mit vielen Informationen zur Psychosomatik, aufgebaut für Ärzte und Psychotherapeuten
http://www.psy-som-server.com

Außerdem gibt es ein gut ausgebautes System von Spezialkliniken, in denen die psychosozialen Aspekte einer Störung in die Behandlung der Krankheit mit einbezogen werden: beispielsweise Sucht-, Schmerz-, Herz- und Kreislaufkliniken, Rheuma- und Asthmakliniken. Mit der Verbindung von medizinischer und psychologischer Betreuung steigen die Heilungschancen (➡ Beratung und Psychotherapie, Seite 892).

Neben diesen spezialisierten Einrichtungen gibt es in Deutschland ein Netz gut ausgestatteter Psychosomatikkliniken. Vorsicht ist geboten, denn der Begriff »Psychosomatische Klinik« ist nicht gesetzlich geschützt. Daher darf sich jede Kurklinik diese Bezeichnung selbst verleihen.

● Erkundigen Sie sich bei Ihrer Krankenkasse nach geeigneten und qualifizierten Einrichtungen in der Nähe Ihres Wohnorts.

● Erkundigen Sie sich bei der nächstliegenden Universitätsklinik mit einer psychosomatischen Abteilung nach qualifizierten Einrichtungen, die in der Nähe Ihres Wohn- oder Arbeitsortes praktizieren.

Beachten Sie folgende Kriterien:

● Qualifikation von Ärztin und Arzt: Die Klinik- oder Abteilungsleitung sollte von der zuständigen Landesärztekammer ermächtigt worden sein, den Zusatztitel »Psychotherapie« oder »Psychoanalyse« zu tragen. Außerdem kann es hilfreich sein, nach den Kontakten der Klinikmitarbeiter zum Deutschen Kollegium für Psychosomatische Medizin zu fragen. Diese Fachgesellschaft hat eigene Weiterbildungsrichtlinien entwickelt, die als Maßstab für die Qualifikation angelegt werden können.

● Qualifikation der Therapeuten ➡ Beratung und Psychotherapie, Seite 892.

● Kostenträger: Einrichtungen, die mit den Krankenkassen Verträge abgeschlossen haben, liegen meist im Zuweisungsnetz der umliegenden Praxen oder benachbarten Kliniken. Damit kann man bei einem stationären Aufenthalt in relativer Nähe zum Wohnort oder zu Verwandten und Freunden bleiben. Gibt es Verträge mit den Rentenversicherungsträgern (BfA, LVA u. a.), wird man meist in weiter entfernte Regionen überwiesen. Das kann vorteilhaft sein, wenn man Abstand von der Familie sucht.

● Verweildauer: Die Frage nach der durchschnittlichen Verweildauer der Patienten gewährt Einblick in das Arbeitsprogramm der Klinik. Inzwischen werden von den Krankenkassen oft nur noch Aufenthalte von drei Wochen gewährt, was meist zu kurz ist. Sechs Wochen sollten das Minimum sein.

● Bettenzahl: Ob eine Klinik 200 oder 50 Betten hat, ist weniger wichtig als die Frage, wie sie in spezielle Abteilungen oder Stationen untergliedert ist und welche Arbeitsschwerpunkte sie sich gesetzt hat (➡ Beratung und Psychotherapie, Seite 892).

● Information: Bevor Sie sich entscheiden, vereinbaren Sie ein Beratungsgespräch mit der von Ihnen gewünschten Einrichtung. Der persönliche Kontakt zu den Mitarbeitern bringt Ihnen mehr Information und gibt zusätzliche Sicherheit in der Entscheidung.

Schlafstörungen

Gesunder Schlaf ist der wichtigste Partner für die körperliche Erholung. Im Schlaf fällt die Körpertemperatur um einige Zehntelgrad ab, Atmung und Puls werden langsamer, der Blutdruck sinkt, die Muskelspannung lässt nach, der Körper schaltet auf Sparflamme. Die Sinne nehmen die Umwelt nur noch reduziert wahr, das Nervensystem ist vermindert erregbar, wichtige Rekreationsprozesse, vor allem im Immunsystem, beginnen. Die Schlafqualität entscheidet über unsere Leistungsfähigkeit und über die Gesundheit. Dennoch genießt der Schlaf wenig Ansehen: Wer viel schläft und vielleicht auch mittags ein Nickerchen macht, gilt als »faul«, wer mit nur vier Stunden Schlaf auskommt, als besonders fit. Diese Schlafnormen werden entscheidend von der jeweiligen Kultur geprägt, in der man lebt. Millionen Menschen halten sich – im Gegensatz zum typischen Mitteleuropäer – an die biologische Uhr, die in uns allen tickt: Sie ruhen und schlafen ganz bewusst nach der Mittagszeit und sind am Abend länger wach. Wie viele Stunden Schlaf zu welcher Zeit »gesund« sind, lässt sich nur individuell beantworten. Als Regel gilt: Wer gut einschläft und sich am nächsten Tag gut ausgeruht und erholt fühlt, hat »gesund« geschlafen. Das kann sechs, sieben, acht oder auch neun Stunden dauern. Säuglinge wollen meist mehr, ältere Menschen weniger schlafen.

Morgenmenschen – Abendmenschen

Bei den so genannten Lerchen, den »Morgenmenschen«, klingelt der innere Wecker sehr früh, sie erleben ihr erstes Leistungshoch am Vormittag, und sie gehen gerne wieder recht früh zu Bett. Etwa 20 Prozent der Bevölkerung zählen zu diesen Frühaufstehern. Ihnen stehen die so genannten Eulen oder »Abendmenschen« gegenüber, deren innere Uhr etwa zwei Stunden später klingelt, die erst um die Mittagszeit so richtig in Schwung kommen und sich abends topfit fühlen. Zu den überzeugten Nachteulen zählen etwa 30 Prozent aller Menschen, deren biologischer Rhythmus damit gegen den Takt der normalen Arbeitswelt läuft. Die verbleibenden 50 Prozent sind Mischformen. Die Unterschiede zwischen Lerchen und Eulen sind während des gesamten Tages am Verlauf der Körpertemperatur erkennbar.

Schlafdauer

Die Schlafdauer ist auch vom Lebensalter abhängig. Säuglinge schlafen fast zwei Drittel ihrer Zeit, Kleinkinder benötigen zwischen zehn und zwölf Stunden, größere Kinder nähern sich langsam einer Zeit von acht bis zehn Stunden, Erwachsene im mittleren Alter kommen mit acht Stunden Schlaf ganz gut zurecht. Mit höherem Alter sinkt das Schlafbedürfnis. Bis zu einem Alter von

70 Jahren kann die Schlafdauer auf fünf bis sechs Stunden täglich absinken.

Schlafstruktur

Der Schlaf einer Nacht gliedert sich in vier bis sechs rund 90-minütige Zyklen, in denen sich Tief- und Leichtschlafphasen abwechseln. Während der Leichtschlaf- bzw. Traumphase bewegen sich die Augen unter den Lidern rasch hin und her, was ihr den Namen REM-Phase eingetragen hat (REM: »rapid eye movement«, rasche Augenbewegung). Man nimmt an, dass diese Phase der emotionalen, seelischen Erholung dient, die Muskeln sind völlig entspannt, man träumt intensiv, Sexualhormone werden ausgeschüttet. In der Tiefschlafphase (Non-REM-Phase) findet die körperliche Erholung statt, es werden Wachstumshormone ausgeschüttet, das Reparatursystem in den Zellen läuft auf Hochtouren, das Immunsystem wird gestärkt. Dies erklärt, warum kranke Menschen besonders lange in der Kraft spendenden Tiefschlafphase bleiben, sich sozusagen »gesund schlafen«.

Beschwerden

- **Einschlafstörungen.** Man liegt quälend lange wach, in Extremfällen sogar stundenlang.
- **Durchschlafstörungen.** Man wacht häufig auf, der Schlaf ist oberflächlich und »zerhackt«.
- **Vorzeitiges Erwachen.** Man wacht »viel zu früh« auf und kann nicht mehr einschlafen.

Schlafbedürfnis

Durchschnittswert

Schwankungsbreite (»normales Schlafbedürfnis«)

Ursachen

Sorgen und Probleme

Ein gutes seelisches Gleichgewicht und ausgeglichenes Wohlbefinden sind die besten Ruhekissen. Dafür zerstören psychische Belastungen, lang andauernde Krisen, Konflikte in der Familie oder am Arbeitsplatz, lieblose oder unglückliche sexuelle Beziehungen die Schlafqualität »schleichend«. Sorgen und Probleme als häufigste Schlafstörer zeigen sich dadurch, dass man sich mit dem Einschlafen quält, ja, man fürchtet es, wälzt sich mit scheinbar sinnlosen Gedanken hin und her, steht öfter auf und kann erst in den frühen Morgenstunden einschlafen. Dann schläft man jedoch meist gut durch.

Depressionen und tiefe traurige Verstimmungen äußern sich meist anders. Man schläft gut ein, wacht aber nach wenigen Stunden wieder auf. Dann beginnt die Quälerei, das unruhige Wachliegen. Schlafstörungen können oft das einzige Symptom einer Depression sein (➡ Seite 407). Generell werden viele Krankheiten von Schlafstörungen begleitet. Auch die Sorge um die eigene Gesundheit zehrt an der Qualität des Schlafs.

Lärm und schlechte Wohnqualität

Während des Schlafs bleibt der Gehörsinn »wach«, das vegetative Nervensystem registriert alle Lärmbelästigungen. In einer ruhigen Wohngegend liegt der Geräuschpegel nachts bei 30 bis 35 Dezibel, mit Straßenlärm bei 70 bis 80 Dezibel und bei Baulärm um die 90 Dezibel (➡ Schwerhörigkeit, Seite 466). Die Schlaftiefe und damit die Schlafqualität nehmen bereits bei 50 Dezibel ab. Daher sollte das Schlafzimmer immer der ruhigste Raum in der Wohnung sein, gut gelüftet, mit nicht zu trockener Luft und nicht übermäßig geheizt. Die meisten Menschen schlafen bei etwa 18 Grad am besten. Das Bett soll viel Bewegungsfreiheit ermöglichen, die Matratze gute körperunterstützende Eigenschaften haben.

Alkohol

Wer viel trinkt, kann meist schnell einschlafen. Doch der Alkohol belastet während des Schlafs das Nervensystem und den gesamten Organismus, der mit der Abbauarbeit des Gifts beschäftigt ist. Die »Narkotisierten« wachen relativ schnell wieder auf, und von nun an ist der Schlaf gestört. Die wichtigste Schlafphase, der REM-Schlaf, wird unterdrückt, das Schlafprofil verändert sich. So ist Alkohol in größeren Mengen einer der häufigsten Schlafstörer, obwohl ein Glas Wein oder ein Glas Bier auch »Schlummertrunk« sein können.

Schichtarbeit

Schlafrhythmusgestört sind Beschäftigte im Schichtdienst. Der »Hell-Dunkel-Takt« gerät zusammen mit der »inneren Uhr« aus dem Gleichgewicht. Während des Tages ist der Schlaf meist »oberflächlich« oder verkürzt und kann die verlorenen Nachtstunden kaum wettmachen.

Gifte

Schlafstörungen sind oft das erste Symptom von Schäden, die Wohn- und Umweltgifte beim Menschen anrichten. Auch elektromagnetische Felder können die Schlafqualität beeinträchtigen.

Arzneimittel

Koffeinhaltige Schmerz- und Grippemittel beleben und können Schlafprobleme vergrößern. Ähnlich ist es bei Präparaten, die Ephedrin, Theophyllin oder verwandte Stoffe enthalten. Sie sind vor allem in Grippe-, Husten- und Schnupfenmitteln zu finden, in Mitteln gegen Bronchitis und Asthma und (eher selten) in durchblutungsfördernden Mitteln.

Fragen Sie bei Schlafstörungen in der Apotheke oder der Arztpraxis nach belebenden Stoffen in Ihren Medikamenten.

Schlafmittel können Schlaf bringen, ihn aber in der Folge ebenso nachhaltig stören. Wer versucht, das Medikament nach einiger Zeit der Gewöhnung abzusetzen, kämpft mit denselben Beschwerden wie vor Einnahme des Mittels; unter Umständen sogar mit schwer wiegenderen Störungen (➡ Umgang mit Medikamenten, Seite 834).

Erkrankungsrisiko

Rund ein Drittel der Bundesdeutschen klagt über gestörten Schlaf. Etwa zehn Prozent leiden unter behandlungsbedürftigen Schlafstörungen, aber nur die Hälfte aller Schlafstörungen wird diagnostiziert und nur jeder fünfte Patient therapiert. Frauen sind doppelt so oft betroffen wie Männer.

Folgen und Komplikationen

Die direkten Folgen von Schlafstörungen sind jedem bekannt: Man fühlt sich gerädert, erschöpft, ausgelaugt, benommen, man ist unkonzentriert und braucht viele Stunden, um sich wieder halbwegs fit zu fühlen. Anhaltender Schlafmangel wirkt auf das gesamte Nervensystem, er verändert die Wahrnehmung, stört die Sinne und schwächt das Immunsystem. Schlafentzug ist bis heute eine gängige Foltermethode in Militärregimes, um Menschen gefügig zu machen. Inzwischen weiß man, dass chronisch gestörter Schlaf zu schwerwiegenden Folgeerkrankungen führen kann. Dazu zählen vor allem Bluthochdruck, Herz- und Magen-Darm-Erkrankungen sowie psychische Krankheiten, zum Beispiel Depressionen. Oft

Tees gegen Schlafstörungen, Nervosität und Unruhe

Baldrianwurzel
Zubereitung:
Einen Teelöffel Baldrian mit einer mittelgroßen Tasse heißem Wasser übergießen;
10 bis 15 Minuten stehen lassen, danach abseihen.
Anwendung: *Zur Beruhigung während des Tages zwei- bis dreimal täglich einen frisch zubereiteten Teeaufguss trinken. Als schlafanstoßenden Tee kurz vor dem Zubettgehen eine frisch zubereitete Tasse Tee trinken.*

Hopfenzapfen
Zubereitung und Anwendung: *Wie Baldrianwurzel.*

Melissenblätter
Zubereitung:
Ein bis drei Teelöffel Melissenblätter mit einer mittelgroßen Tasse heißem Wasser übergießen;
zehn Minuten stehen lassen, danach abseihen.
Anwendung: *Mehrmals täglich eine Tasse frisch zubereiteten Tee trinken.*

Lavendelblüten
Zubereitung und Anwendung: *Wie Melissentee.*

Beruhigungstee-Mischung
Rezept: *40 g Baldrianwurzel, 20 g Hopfenzapfen, 15 g Melissenblätter, 15 g Pfefferminzblätter, 10 g Pomeranzenschale.*
Zubereitung und Anwendung: *Wie Melissentee.*

kommt es auch zum dauernden Gebrauch von Schlafmitteln und zur Arzneimittelabhängigkeit. Insgesamt schätzt man, dass die Schäden, die in Deutschland durch übermüdete Menschen in Autos oder an Maschinen entstehen, etwa 10 Milliarden Euro pro Jahr ausmachen; etwa 20 Prozent aller Unfälle auf den Straßen beruhen auf Müdigkeit.

Vorbeugung

- Abends nur leicht verdauliche Mahlzeiten essen.
- Abends Alkohol, Kaffee, grünen oder schwarzen Tee und Cola-Getränke meiden.
- Die Abendstunden zur Entspannung nutzen: lesen, plaudern, baden oder einfach Zeit verbummeln.
- Leichte Bewegung, ein Spaziergang – kein anstrengender Sport drei Stunden vor dem Zubettgehen.

- Feinstufige Kippstellungen am Fenster können Lüftung und Luftaustausch im Schlafzimmer regeln. Das Anlaufen der Fenster an kalten Tagen signalisiert eine zu hohe Luftfeuchtigkeit und zu starke Abdichtungen.
- Bei Schallschutzfenstern muss man innerhalb der Wohnung für ausreichenden Luftaustausch sorgen. Durch moderne Isolierfenster können die Wohnschadstoffe aus Textilien, Teppichen, Böden und Spanplatten bedrohliche Werte erreichen. Öffnen Sie die Türen zu Räumen, in denen Sie keine Isolierfenster haben.
- Heizung zurückstellen und, dem individuellen Bedürfnis entsprechend, das Schlafzimmer eher kühl halten.
- Für die Wirbelsäule ist ein flaches Bett mit Lattenrost optimal. Menschen, die nicht flach liegen können, sollten mit einem verstellbaren Teil den Oberkörper entlasten.
- Matratze und Bettdecke sollen aus natürlichem Material sein, das genug Feuchtigkeit aufnimmt. Pro Nacht gibt der Mensch rund einen halben Liter Schweiß ab.
- Oft vergessen: Sexualität und Zärtlichkeit, Hautkontakt und Wärmeaustausch beruhigen, entspannen und bringen gesunden Schlaf.

Wann zur Ärztin oder zum Arzt?

Wenn der Schlaf trotz Selbsthilfemaßnahmen nach zwei bis drei Wochen gestört bleibt. Nehmen Sie das Schlaftagebuch mit (➡ Selbsthilfe). Gemeinsames Lesen kann neue Aufschlüsse geben.
Treffen die Schlafschwierigkeiten, vor allem frühzeitiges Erwachen und zerhackter Schlaf, noch mit anderen Beschwerden, wie Antriebs- und Appetitlosigkeit, mit Schuld- und Unlustgefühlen, mit Gewichtsverlust, Konzentrationsschwierigkeiten und Leistungsstörungen zusammen, können das Anzeichen für eine ernsthafte depressive Verstimmung sein. Gehen Sie in solchen Fällen auf jeden Fall zum Arzt oder zur Ärztin, und bestehen Sie dort auf einem klärenden Gespräch. Die Verordnung eines Medikaments allein löst dieses Problem nicht.

Selbsthilfe

- Entspannende Rituale wie gemeinsam ein Spiel spielen, sich vorlesen lassen, eine Honigmilch trinken, sich von ruhiger Musik berieseln lassen.
- Entspannungsübungen (➡ Seite 878).
- Ein warmes Bad mit Melissenöl.
- Massagen (➡ Seite 863).
- Bewegung, zum Beispiel ein Spaziergang, aber keinen anstrengenden Sport (➡ Seite 222).
- Beruhigungstees.

Unterstützend wirkt alles, was die seelische Entspannung fördert. Man muss »innerlich und äußerlich loslassen«

können, um Ruhe zu finden. Viele Menschen bevorzugen dafür Kuschelstimmungen, individuelle Bein- und Armhaltungen, eigene Kissen oder Decken, die umschlungen werden. Geben Sie diesen Bedürfnissen nach.

Um der Ursache anhaltender Schlafstörungen auf die Spur zu kommen, ist ein Schlaftagebuch oft hilfreich. Die Auswertung nach ein bis zwei Wochen hilft Ihnen, die störenden Ursachen zu erkennen.

Schlafstörungen als Chance

Da vor allem psychische Probleme den Schlaf beeinträchtigen, kann die Nacht zu einer wichtigen Problemhelferin werden. Es ist still, Partner bzw. Partnerin und die Kinder schlafen, man ist ungestört und kann über sich selbst nachdenken. Wichtige Entscheidungen, Beziehungskrisen oder Probleme im Beruf können Sie im Schutz der Nacht neu überdenken. Dafür sollten Sie allerdings aufstehen und den Raum wechseln. Versuchen Sie, eine Zwischenbilanz aufzustellen oder Entscheidungshilfen zu formulieren. Überlegen Sie kleine Lösungsschritte. Schreiben Sie Ihre Gedanken auf, oder richten Sie Briefe an sich selbst. Belastende Situationen oder Ereignisse sind leichter zu lösen, wenn man sie mitteilt.

Der Inhalt des Schlaftagebuchs

- *Wann sind Sie schlafen gegangen? Wann sind Sie aufgestanden (wach geworden)?*
- *Welche Mahlzeiten, welche Getränke haben Sie nach 17 Uhr zu sich genommen?*
- *Welche Arzneimittel haben Sie während des Tages genommen?*
- *Was haben Sie während des Tages getan? Welche Arbeiten?*
- *Wie war die Stimmung während des Tages? Gab es besonders belastende Ereignisse oder Erlebnisse?*
- *Haben Sie während des Tages ein Nickerchen gemacht?*
- *Wie wurde der Schlaf beeinträchtigt: durch Ein- oder Durchschlafstörungen oder durch vorzeitiges Erwachen?*
- *Wie war Ihr allgemeines körperliches Befinden am nächsten Tag?*
- *Welche Gedanken haben Sie im Kopf gewälzt, während Sie wach lagen?*

Behandlung

Schlaflabor

In einem Schlaflabor können die verschiedenen Phasen des Schlafes in ihrer Dauer, Abfolge und Intensität analysiert werden. Dazu werden die elektrischen Ströme ge-

messen, die die Traum- und Tiefschlafphasen als charakteristisches Muster erscheinen lassen. Erfasst werden auch die Bewegungen der Augen, des Kiefers, der Arme und Beine, ebenso Herzschlag und Atemfrequenz.

Menschen, die unter ihrem schlechten Schlaf ernsthaft leiden, finden bei den Fachärzten eines solchen Schlaflabors qualifizierte Hilfe, um in einem geeigneten Verhaltenstraining »richtig schlafen zu lernen«. Inzwischen gibt es sogar »Schlafschulen«, die Wochen- oder Wochenendkurse anbieten. Dabei lernt man auch, wie man den Tag nach dem eigenen Biorhythmus strukturiert. Viele Menschen haben nämlich verlernt, mit ihrem natürlichen Schlafbedürfnis optimal umzugehen.

Kontakte

Deutsche Akademie für Gesundheit und Schlaf
Universitätsstraße 84, 93053 Regensburg
Tel. 09 41/9 42 82 71
Internet: http://www.dags.de

Schlafmedizinisches Zentrum der Charité
Luisenstraße 11-13, 10117 Berlin
Tel. 0 30/28 02 48 55
Internet: http://www.charite.de/schlaflabor

Schlafzentrum Klinik Rechts der Isar
Psychiatrische Klinik der TU
Ismaninger Straße 22, 81675 München
Internet: http://www.lrz-muenchen.de/schlafzentrum

Behandlung mit Medikamenten

Viele Ärztinnen und Ärzte reagieren auf eine Schlafstörung, indem sie Schlafmittel verordnen, obwohl die meisten Präparate bereits nach kurzer Einnahmezeit den Schlaf krass verschlechtern können.

- Die Verschlechterung des Schlafs verführt dazu, die Dosis zu erhöhen. Die größere Menge verändert den Schlaf in eine »Einheitsnarkose«.
- Schlafmittel beeinflussen die Schlafphasen. Durch die Nachttranquilizer (Benzodiazepine) verändert sich der Tiefschlaf, durch die meisten anderen der Traumschlaf.
- Wenn man nach längerer Zeit versucht, Nachttranquilizer abzusetzen, können Entzugserscheinungen auftreten. Schon nach drei Wochen Einnahme können sich diese Beschwerden in schweren Schlafstörungen, Schwindel, Kopfschmerzen, Zittern, Durchfall, Übelkeit, Gewichtsverlust oder Angst und Albträumen äußern.
- Diese Entzugserscheinungen verleiten dazu, die Mittel weiter einzunehmen. Die Spirale der Abhängigkeit und Sucht setzt sich damit in Bewegung, ohne dass man es merkt.

- Länger wirkende Durchschlafmittel werden im Körper nur langsam abgebaut, sie können bis in den nächsten Vormittag hinein wirken. Verwirrtheit und Benommenheit beeinträchtigen die Bewegungs- und Leistungsfähigkeit während des Tages.
- Manche Mittel können sich im Körper »anhäufen« (kumulieren). Damit bleiben die Substanzen noch viele Stunden nach der letzten Einnahme aktiv.

Fragen Sie Ärztin, Arzt oder in der Apotheke nach den möglichen Neben- und Folgewirkungen (➡ Umgang mit Medikamenten, Seite 834).

Schlafmittel sind nur in Ausnahmefällen sinnvoll:

- Kurzzeitig bei situationsbedingten Belastungen oder Umstellungen; meist genügt eine einmalige Einnahme, zum Beispiel bei der Verschiebung des Hell-Dunkel-Rhythmus nach Flugreisen.
- Bei kurzzeitigen Schlafstörungen durch körperliche oder seelische Belastungen, zum Beispiel bei schwerer Krankheit, vor Operationen oder in ungewohnter Umgebung.

Kopfschmerzen

Beschwerden

Die meisten Menschen werden dann und wann von Kopfschmerzen geplagt, einige leiden heftig, manche sogar regelmäßig darunter.

Kopfschmerzen können zu jeder Tageszeit auftreten und unterschiedlich heftig sein, vom leichten »Druck im Kopf« bis zu unerträglich stechenden Schmerzen. Sie können mit Sehstörungen und anderen Beschwerden kombiniert sein (➡ Migräne, Seite 402), und sie können chronisch auftreten.

Ursachen

Kopfweh ist ein Signal, mit dem der Körper auf eine Vielzahl von körperlichen Ursachen (➡ Kopfschmerzen, im Abschnitt Symptome und Beschwerden, Seite 131) reagiert, aber auch auf seelische Spannungen hinweist.

Alles, was unter »Stressfaktoren« ab Seite 390 besprochen ist, kann, wenn es sich nicht mehr ausgleichen lässt, zu Kopfschmerzen führen.

Schmerzen erlebt jeder Mensch anders. Seelische und soziale Erlebnisse, auch aus der Kindheit, beeinflussen das Schmerzempfinden. Wer getröstet wurde, wenn er sich als Kind verletzte, empfindet Schmerzen weniger gravierend als derjenige, der für sein Gejammer beschimpft wurde. Angst und Niedergeschlagenheit können Schmerzen ebenso hervorrufen wie verstärken. Das Gleiche gilt für Stress.

Mögliche Folgen und Komplikationen

Schmerzen, deren Ursache sich nicht beseitigen lässt und die lange Zeit nicht weichen wollen, können chronisch werden. Dann wird der Schmerz zur eigenständigen Krankheit, die auch als solche behandelt werden muss (➡ Migräne, Seite 402).

Wer bei Schmerzen immer wieder zur Tablette greift, handelt riskant. Einerseits wird das Warnsignal Schmerz unterdrückt und damit womöglich die Chance vertan, eine ernste Krankheit frühzeitig zu behandeln. Andererseits können Schmerzmittel ab einer gewissen Dosis substanzabhängige Kopfschmerzen hervorrufen. Außerdem besteht die Gefahr, dass sich eine Abhängigkeit entwickelt, und sie können Leber und Nieren dauerhaft schädigen (➡ Schmerzmittel, Seite 837).

Vorbeugung

Alles, was darauf abzielt, mit sich und seiner Umwelt im Gleichgewicht zu leben, beugt Kopfschmerzen vor (➡ Im Gleichgewicht sein, Seite 216).

Wann zur Ärztin oder zum Arzt?

Wenn Kopfschmerzen regelmäßig wiederkehren oder lange anhalten. Ärztin oder Arzt sollten abklären, ob organische Krankheiten die Kopfschmerzen verursachen. Wenn Schmerzen lange Zeit bestehen bleiben, ist es sinnvoll, sich an Zentren oder Kliniken zu wenden, die sich auf die Behandlung chronischer Schmerzen spezialisiert haben.

Selbsthilfe

- Ein Spaziergang in frischer Luft, ein warmes Bad können entspannen.
- Sich hinlegen, alle äußeren Geräuschquellen ausschalten, innerlich abschalten.
- Kalte oder heiße Kompressen auf Stirn und Nacken legen, die schmerzenden Stellen mit Eiswürfeln massieren.
- Beide Ohrläppchen fest reiben. Mit Daumen und Zeigefinger den Nasenrücken in den Augenwinkeln zusammendrücken.
- Haare in alle Richtungen bürsten.
- Entspannungstechniken (➡ Seite 878).
- Massagen (➡ Seite 863).
- Kalte Arm- und Fußbäder (➡ Seite 876).
- Wer unter chronischen Schmerzen leidet, sollte sich Rat in einer Selbsthilfegruppe holen. Die Anlaufadressen sind im Internet unter http://www.painweb.de zu finden.

Behandlung

Eine wirkungsvolle Behandlung akuter Kopfschmerzen muss die Ursachen angehen – auch wenn sie nicht körperlicher Natur sind. Dazu muss man sich meist mit jenen Problemen auseinander setzen, die nicht auf den ersten Blick zu erkennen sind. Möglicherweise gelingt das eher mit professioneller Hilfe. Akute, vorübergehende Kopfschmerzen lassen sich mit einfachen Schmerzmitteln (➡ Seite 838) gut lindern. Die Methoden der Alternativen Medizin, wie Akupressur (➡ Seite 848) oder Akupunktur (➡ Seite 847), können ebenfalls sehr hilfreich sein.

Bei chronischen Schmerzen sollte nach gutem fachärztlichen Rat gesucht werden, der sich hinter der Zusatzbezeichnung »Anästhesiologie« oder »Spezielle Schmerztherapie« verbergen kann. Ein großes Netz an Gesellschaften und Verbänden hat sich inzwischen auf Schmerztherapien spezialisiert und ist im Internet unter http://www.painweb.de zu finden.

Migräne

Beschwerden

Anfallartig treten immer wieder starke Kopfschmerzen auf. Sie beginnen zumeist in einer Kopfhälfte und breiten sich dann langsam aus.

Vorboten eines Migräneanfalls sind oft Erbrechen, Lichtempfindlichkeit und Sehstörungen, manchmal auch Kribbeln bzw. Schwäche in einem Arm oder Ohrklingeln.

Cluster-Kopfschmerzen

Sie sind eine Sonderform der Migräne. Die Schmerzen beginnen ebenfalls in einer Kopfhälfte, oft tränen die Augen, und die Nase läuft. Häufig treten die Schmerzen mitten in der Nacht auf, halten für einige Stunden an und beginnen nach ein paar Stunden Pause erneut. Die Schmerzattacken können sich mehrmals wiederholen und auch jahrelang nicht mehr auftreten. Ursachen und Behandlung sind die Gleichen wie bei der Migräne.

Ursachen

Im akuten Migräneanfall ist die Aktivität der Nervenzellen gehemmt. Dadurch verändert sich der Zustand der Blutgefäße im Gehirn. Sie setzen Botenstoffe frei, welche ihrerseits im Gewebe Entzündungsstoffe freisetzen. Letztlich entsteht um die Blutgefäße im Gehirn herum eine Entzündungsreaktion, welche den typischen Kopfschmerz auslöst.

Die Neigung zu Migräneanfällen scheint angeboren zu sein. Viele Betroffene können auslösende Faktoren benennen: Rotwein, Schokolade, bestimmte Käsesorten, Alkohol, körperliche Belastungen, grelles Licht, Wetterwechsel; bei Frauen hormonelle Veränderungen durch Menstruation, »Pillen«-Einnahme, Schwangerschaft.

Psychosomatiker haben herausgefunden, dass Menschen, die immer wieder unter Migräne leiden, schlechter als andere in der Lage sind, Belastungssituationen auf »gesunde« Weise zu bewältigen. Sie leiden unter einer Art von Dauerstress (➡ Im Gleichgewicht sein, Seite 216). Wenn er sich zu lösen beginnt, tritt der Kopfschmerz auf. So erklären sich die Schmerzattacken am Wochenende, zu Beginn eines Urlaubs oder nachdem weit reichende Entscheidungen getroffen sind.

Erkrankungsrisiko

Migräne beginnt meist nach der Pubertät, tritt aber nach dem 40. Lebensjahr nur noch selten auf. Vier Frauen mit Migräne stehen drei Männer gegenüber, die an Migräne leiden.

Menschen, in deren Verwandtschaft Migräne vorkommt, haben ein erhöhtes Erkrankungsrisiko. Damit ist aber nicht gesagt, dass Migräne vererbt wird. Möglicherweise lernen die Heranwachsenden von ihren Angehörigen nur die krank machende Art von Konfliktbewältigung und dass man sich auf diese Weise eine Zeit lang von allen Anforderungen zurückziehen kann.

Mögliche Folgen und Komplikationen

Migräne kann zum Leiden werden, obwohl sie aus medizinischer Sicht eine ungefährliche Erkrankung ist.

Wer häufig Migräneanfälle mit Medikamenten stoppen muss, läuft Gefahr, von diesen Mitteln abhängig zu werden oder damit seine Nieren oder Leber zu schädigen (➡ Schmerzmittel, Seite 837).

Vorbeugung

Ein ausgeglichenes Leben im Einklang mit sich und seiner Umwelt kann die Entstehung von Migräne möglicherweise verhindern (➡ Im Gleichgewicht sein, Seite 216). Einzelnen Anfällen kann man vorbeugen, indem man seine Ess-, Schlaf- und Lebensgewohnheiten sorgfältig beobachtet (Buchführung) und so versucht, den Auslöser des Anfalls zu ermitteln und dann gezielt zu vermeiden. Wer die Vorboten eines Anfalls rechtzeitig erkennt, kann ihm frühzeitig begegnen. Manchmal genügt schon eine Tasse starken Kaffees, eventuell mit Zitrone, oder die rechtzeitige Einnahme eines Schmerzmittels (➡ Einfache Schmerzmittel, Seite 838).

Verhaltenstherapeutische Konzepte zur Stressbewältigung und Gefäßtraining mit Hilfe von Biofeedback (➡ Seite 881) sind sehr erfolgreich, um Anfällen vorzubeugen.

Vorbeugung mit Medikamenten

Wer öfter als zweimal im Monat von Migräne attackiert wird, kann versuchen, weiteren Anfällen mit Medikamenten vorzubeugen.

- Gut geeignet sind Betablocker mit dem Wirkstoff Propranolol (z.B. *Dociton* [D], *Inderal* [Ö]) oder Metoprolol (z.B. *Beloc Zok* [D/Ö]). Auch Flunarizin (z.B. *Sibelium* [D/Ö]) ist effektiv.
- Naproxen (z.B. *Proxen* [D/Ö]) eignet sich, wenn die Migräneanfälle immer zur gleichen Zeit im Menstruationszyklus auftreten.

Nach sechs bis neun Monaten sollten Sie das Medikament innerhalb von vier Wochen langsam absetzen. Treten die Anfälle erneut auf, können Sie mit der Therapie auch weiter fortfahren.

Wann zur Ärztin oder zum Arzt?

Wenn Sie bislang nicht unter Migräne gelitten haben und es plötzlich zu heftigen, möglicherweise mit Sehstörungen verbundenen Kopfschmerzen kommt.

Selbsthilfe

Ruhe und das Liegen in einem abgedunkelten Raum bringen Erleichterung. Vielen Geplagten hilft eine sanfte Massage der Schultern und entlang der Wirbelsäule ebenso wie Rotlichtbestrahlung.

Entspannungsübungen (➡ Seite 878) helfen, die Attacke besser zu überstehen, und können – regelmäßig ausgeführt – gleichzeitig die Anfälligkeit für Migräne vermindern.

Behandlung

Viele nichtschulmedizinische Behandlungsmethoden sind bei Migräne recht erfolgreich: Akupunktur (➡ Seite 847), Neuraltherapie (➡ Seite 865) und die transkutane Nervenstimulation (➡ Seite 872). Auch die Homöopathie (➡ Seite 858) hat Erfolge bei der Migränebehandlung.

Ein akuter Migräneanfall wird heute verschieden behandelt – je nachdem, ob Sie ihn als »leicht« oder »schwer« einstufen. Bei einem leichten Anfall nehmen Sie zunächst ein Mittel gegen Übelkeit ein: Metoclopramid (z.B. *Paspertin* [D/Ö]) oder Domperidon (z.B. *Motilium* [D/Ö]). Eine Viertelstunde später schlucken Sie zwei Tabletten Azetylsalizylsäure oder Parazetamol (➡ Einfache Schmerzmittel, Seite 838). Bei einem schweren Anfall nehmen Sie eines der so genannten »Triptane« ein (z.B. *AscoTop* [D], *Imigran* [D/Ö], *Maxalt* [D], *Naramig* [D/Ö], *Zomig* [Ö]). Je nach Wirkstoff können Sie – wenn die Kopfschmerzen noch nicht vorüber sind – nach zwei oder vier Stunden die Einnahme noch einmal wiederholen.

Eine immer wiederkehrende Migräne kann zur chronischen Krankheit werden, mit deren angemessener Behandlung viele Allgemeinärzte überfordert sind. Hilfe bekommen Sie dann in einem auf Schmerzbehandlung spezialisierten Zentrum.

Kranke Seele

Wer sichtbar körperlich erkrankt, erhält meist viel Zuwendung von den Angehörigen, Freunden und Freundinnen. Psychisch Kranke haben es hingegen ungleich schwerer. Beim Umgang mit den Betroffenen sind die meisten Menschen unsicher, viele reagieren hilflos, und manche meiden überhaupt den Kontakt. Dabei kennt fast jeder aus dem eigenen Leben Wahrnehmungen, die den Krankheiten der Seele und des Geistes ähneln: Verwirrung, Panik oder zwanghaftes Handeln sind jedem Menschen ein wenig vertraut. Diese Nähe der Geisteskrankheiten zum »Normalen« löst Ängste aus, denn man spürt, dass psychische Krankheiten Extreme der unzähligen Variationen menschlichen Verhaltens, Fühlens und Denkens sind. Unter mehr oder weniger ausgeprägten neurotischen Störungen leiden fast alle Menschen mehrmals im Laufe ihres Lebens (➡ Im Gleichgewicht sein, Seite 216).

Neurosen

Menschen verändern sich in einem stetigen Prozess. Zu den wichtigsten Entwicklungsphasen zählen Kindheit und Jugend, in denen jeder bestimmte Muster der Lebens- und Konfliktbewältigung erlernt. Diese »Lernmaterialien« aus persönlichen Erfahrungen legen jedem ein bestimmtes Verhalten, eine bestimmte Wahrnehmung, ein bestimmtes Denken und Fühlen nahe. Sie sind die Grundlage für die Fähigkeit, im Leben zurechtzukommen.

In Konfliktsituationen wird auf diese erlernten Muster zurückgegriffen. Oft passen sie zur aktuellen Situation und helfen daher tatsächlich, Probleme zu lösen, Beziehungen zu knüpfen und ein weitgehend ausgeglichenes Leben zu führen.

Neurosen sind ebenfalls in der Vergangenheit erworbene Muster, mit denen ein Mensch versucht, Konflikte zu bewältigen, und die überwiegende Mehrzahl der Menschen lebt damit weitgehend komplikationslos. Kleinere oder größere Zwänge, Ängste oder Tics hat fast jeder einmal, ob phasenweise oder dauerhaft. Sie beeinflussen die Partnerwahl, die Berufswahl und das alltägliche Leben, das meist so gestaltet wird, dass die neurotischen Anteile wenig auffallen.

Beschwerden

Zu Beschwerden werden Neurosen dann, wenn die Muster der Vergangenheit die aktuelle Situation überlagern und die Betroffenen daran hindern, den Alltag angemessen zu bewältigen. Das erlernte Muster passt nicht zur aktuellen Situation, es entsteht ein Leidensdruck. Die psychische Energie wird nicht mehr dazu verwendet, ein Problem zu meistern, sondern dazu, um die von innen kommenden Konflikte abzuwehren.

Zu den klassischen neurotischen Störungen zählen Charakterneurosen, Zwänge, Phobien, Angstneurosen und Borderline-Störungen.

Charakterneurose

Darunter versteht man ein zwanghaftes Verhalten, das sich zum »Charakter« verfestigt hat, das nicht auf eine aktuelle Situation abgestimmt ist und sich trotzdem laufend wiederholt. Zum Beispiel:

- Hypochondrie, obwohl man nachweislich bei bester Gesundheit ist.
- Übertriebene Pingeligkeit, obwohl alles bestens aufgeräumt ist.
- Zwanghafter Geiz sich selbst und anderen gegenüber, obwohl ausreichend materielle Mittel vorhanden sind.
- Dauernde Selbstzweifel, obwohl man auf die eigene Lebensgestaltung durchaus stolz sein könnte.
- Zwanghaftes Zuspätkommen, obwohl es dafür keinen Grund gibt.
- Zwanghaftes Casanova-Verhalten, obwohl die Vielfalt der Beziehungen keineswegs beglückt.
- Depressive Grundstimmung, Antriebsschwäche.
- Übertrieben ängstliches Verhalten, Unselbstständigkeit.

Charakterneurosen haben – entsprechend unseren menschlichen Eigenschaften – eine unendliche Variationsbreite. Zum Leiden werden sie dadurch, dass die Betroffenen merken, dass ihnen etwas widerfährt (»es passiert«), was sie eigentlich nicht wollen.

Zwang

Zwänge beziehen sich nur auf einen bestimmten Lebensbereich oder auf eine bestimmte Situation in einem sich immer wiederholenden Handlungsablauf, der dem Betroffenen bewusst ist, dem er aber nicht entkommt. Zum Beispiel:

- Waschzwang. Die Menschen waschen sich wiederholt, obwohl ihr Körper völlig rein ist.
- Putzzwang. Die Menschen säubern immerfort die Wohnung, obwohl alles sauber ist.
- Ordnungszwang. Wenn der Schreibtisch oder Schrank zwanghaft immer wieder nach einer bestimmten Form geordnet wird.
- Sammelzwang oder Klauzwang.

Milde Ausprägungen von Zwängen lassen sich fast immer in das Leben integrieren. Zum Problem werden Zwänge erst dann, wenn es den Betroffenen nicht mehr möglich ist, einen normalen Alltag zu gestalten. So kann beispielsweise der Zwang, immer wieder die verschlossene Wohnungstür zu kontrollieren, so sehr behindern, dass es nicht mehr möglich ist, das Haus zu verlassen.

Phobie

Phobien sind intensive Angstgefühle, die durch keine reale Gefahr gerechtfertigt sind. Es gibt sie in unterschiedlichen Ausprägungen, in der Literatur sind 200 bis 250 verschiedene Phobien beschrieben, die sich auf verschiedene Objekte und Situationen beziehen. Zum Beispiel:

- Spinnenphobie. In unseren Breiten entbehrt eine übermäßige Angst vor Spinnen jeder realen Grundlage. Gleiches gilt für fast alle Tierphobien, wie zum Beispiel die Angst vor Mäusen, Ratten oder Schlangen.
- Platzangst. Die Unmöglichkeit, große, weite Flächen zu überqueren (*Agoraphobie*), Angst in engen Räumen (*Klaustrophobie*) oder der Horror davor, in einem Aufzug oder in der U-Bahn stecken zu bleiben, passt nicht zu der tatsächlichen Wahrscheinlichkeit oder der Gefahr, die daraus erwachsen kann.
- Ausgeprägte Flugangst. Sie orientiert sich nicht an der tatsächlichen Gefahr eines Flugzeugabsturzes.

Phobische Menschen können sehr gut einschätzen, dass ihre übermäßige Angst nicht »realitätsgerecht« ist, dennoch sind sie ihren Gefühlen ausgeliefert, die sich manchmal bis zu Panikattacken steigern können. Den Betroffenen ist es zwar meist möglich, mit ihren Phobien zu leben, indem sie die Angst auslösenden Situationen vermeiden. Ihr Vermeidungsverhalten führt allerdings oft zu massiven Einschränkungen, wenn es zum Beispiel nicht mehr möglich ist, die Straße zu betreten, Auto zu fahren oder einen Platz zu überqueren.

Angstneurose

Die Betroffenen werden von diffusen Ängsten überflutet, die sie nicht mehr kontrollieren können und die ohne direkten Auslöser auftreten. Das Gefühl der Angst kann so groß und übermächtig werden, dass es zu einer intensiven Panikstimmung kommt. Häufig richten sich Angstneurosen auf den eigenen Körper und haben hypochondrische Züge, zum Beispiel in der Herzneurose (Angst vor Herzstillstand), in der Angst vor Aids oder in der übermäßigen Angst vor Krebs.

Viele Menschen können mit ihren Angstneurosen ein relativ normales Leben führen. Wenn sie spüren, dass ein Angstanfall droht, ziehen sie sich zurück, versuchen, sich mit Entspannungstechniken oder Beruhigungsmitteln zu schützen, und warten, bis er vorüber ist. Gelingt dies nicht, können solche Angstanfälle ebenso wie lang andauernde, schwere Angstneurosen das Leben extrem beeinträchtigen.

Tic

Darunter versteht man unkontrollierbare, unmotivierte Körperreaktionen mit oder ohne organische Ursachen, wie zum Beispiel Augenzucken, Kopfwackeln, Grimassen-

---

Nervenzusammenbruch – Akute Belastungsstörung

Während eines Nervenzusammenbruchs, in der Fachsprache »Akute Belastungsstörung«, brennen wichtige psychische Sicherungen durch. Man gerät »aus der Fassung« mit manchmal aggressivem oder zerstörerischem Verhalten, haltlosem Weinen, anfallartigem Schreien und Zittern. Bei manchen Menschen erfasst der Zusammenbruch den ganzen Körper wie ein Beben, Halluzinationen können hinzukommen.

Die psychischen Reaktionen sind die Folge einer extremen psychischen Überlastung während oder nach plötzlichen Ereignissen, wie schwerer Operation, (Flugzeug-)Entführung, Geiselnahme, Vergewaltigung oder dem plötzlichen Tod von Angehörigen. Die massive Reizüberflutung kann emotional nicht mehr »verdaut« werden.

Um die Betroffenen zu beruhigen, werden – je nach Ausprägung der Symptome – für kurze Zeit Beruhigungsmittel, zum Beispiel Tranquilizer (➡ Beruhigungsmittel, Seite 394) oder Psychosemittel (➡ Neuroleptika, Seite 413), verordnet. Nach einer gewissen Stabilisierung ist eine Krisenintervention sinnvoll und notwendig. Dabei wird versucht, die extreme Belastungssituation in psychotherapeutischen Gesprächen (➡ Konfliktzentrierte Verfahren, Seite 894) zu verarbeiten und zu bewältigen.

---

schneiden oder Zungenschnalzen. Diese »Auffälligkeiten« werden vor allem dann zum Problem, wenn die Umgebung abwehrend oder diskriminierend reagiert.

Bei Tics muss jeweils sehr genau abgeklärt werden, ob es sich um eine psychisch bedingte oder eine organische Erkrankung handelt. Bekannt ist das so genannte Tourette-Syndrom, das durch insgesamt abnorme Bewegungs- und Sprechautomatismen gekennzeichnet ist. Die Erkrankung geht im Kindesalter mit gesteigerter Nervosität, geringer Aufmerksamkeit und typischem Zwangsverhalten einher.

Es gibt, vor allem bei Kindern, vielfältige milde Tics, die noch den Zusammenhang mit der Auslösesituation erkennen lassen – zum Beispiel heftiges Lidschlagen bei Aufregung – und die sich häufig ohne besondere Therapie verlieren.

Borderline-Störung

Der englische Begriff »Borderline« bedeutet »Grenze« und bezeichnet eine Persönlichkeitsstörung, deren Symptome an psychotische Störungen erinnern. Tatsächlich sind Menschen mit einer Borderline-Störung »Grenzgänger«. Nach Schätzungen sind etwa fünf bis zehn Prozent der Bevölkerung betroffen:

- Borderline-Persönlichkeiten sind meist sehr sensibel, mit einem zerbrechlichen Selbst, misstrauisch und leicht reizbar.
- Sie leiden unter quälender Verunsicherung, geringer Belastbarkeit, Minderwertigkeitsgefühlen und teilweise heftigen Aggressionen gegen sich selbst und/oder andere.
- Viele neigen zu übermäßiger Verletzlichkeit, Suchtverhalten, Reizbarkeit und Misstrauen mit manchmal wahnhaften Zügen.

Borderline-Persönlichkeiten wechseln häufig ihre Beziehungen und leben in der Gefahr, immer wieder Beziehungen einzugehen, in denen sie Gewalt und Demütigungen erfahren. Sie schädigen sich selbst, manche verletzen sich auch selbst, zum Beispiel mit Messern, glühenden Zigaretten oder durch Kratzen bis aufs Blut. Der Schmerz hilft, sich ihrer selbst zu vergewissern.

Je nach Schwere der Störung kann es nötig sein, sich stationär behandeln zu lassen. Die Klinik kann davor schützen, dass sich Wutanfälle in Selbstaggressionen entladen. Da die Störung oft tief im Charakter verwurzelt ist, kann es erforderlich sein, sich über Jahre hinweg einer ambulanten Psychotherapie zu unterziehen (➡ Seite 897).

Ursachen

Neurotische Störungen, wie Ängste, Zwänge, Phobien, Charakterneurosen oder Borderline-Störungen, haben meist eine lange Geschichte. Sie können entstehen durch

- übermäßige, erstickende und besitzergreifende Fürsorge ebenso wie durch mangelnde Zuwendung und Liebe oder fehlende Anerkennung und Aufmerksamkeit.
- fortgesetzte seelische Belastungen und/oder psychische Verletzungen.
- ambivalente Situationen und Entscheidungen. Das Aushalten von Widersprüchen und Ambivalenzen gehört zu den schwierigsten Aufgaben im Leben. Nur wenige Menschen können beispielsweise Liebe und Hass nebeneinander und gleichzeitig ertragen. Fast alle verdrängen einen Teil ihres Gefühlslebens, um diese Ambivalenzen auszugleichen.
- traumatische Ereignisse. Dazu gehören die Erfahrungen von Trennung oder Tod, extremer sozialer Not, jeder Form von brutaler psychischer oder physischer Gewalt, Verachtung, sexueller Gewalt, Vergewaltigung, Vertreibung oder Folter, Flucht oder Krieg, in Gefängnissen oder Konzentrationslagern.

Erkrankungsrisiko

Das Risiko, Konflikten auf neurotische Art zu begegnen, besteht für jeden Menschen in schwierigen und besonders belastenden Lebenssituationen. Auslöser können alle Lebensphasen sein, in denen es zu Um- und Neuorientierungen kommt: Pubertät, Verlassen des Elternhauses, Gründung einer eigenen Familie oder deren Auflösung, plötzliche Arbeitslosigkeit, Verluste oder Krankheit.

Mögliche Folgen und Komplikationen

Sie treten dann auf, wenn die neurotische Störung so übermächtig wird, dass es nicht mehr möglich ist, im »normalen« Rahmen zu leben, zu arbeiten und Beziehungen zu erhalten und zu pflegen. Viele neurotische Störungen, insbesondere Angst- und Zwangskrankheiten, können chronisch werden und die Lebensbewältigung über viele Jahre, wenn nicht ein Leben lang, beeinträchtigen.

Vorbeugung

Vorbeugend wirkt jede Form der Offenheit. Je besser es jemandem gelingt, frei über seine Gefühle, Bedürfnisse, Wünsche, Ängste und Hoffnungen zu sprechen, umso wirksamer ist er vor neurotischen Konfliktverarbeitungen geschützt (➡ Im Gleichgewicht sein, Seite 216).

Wann zur Ärztin oder zum Arzt?

Wenn neurotische Verhaltensweisen das Leben der Betroffenen oder auch der Angehörigen belasten. Der Leidensdruck ist dabei das ausschlaggebende Moment. Allgemeinmediziner können in solchen Situationen kaum helfen. Suchen Sie Unterstützung in Beratungsstellen, bei psychotherapeutisch ausgebildeten (Fach-)Ärztinnen und Ärzten. Auch bei neurotischen Störungen müssen organische Ursachen ausgeschlossen werden (➡ Beratung und Psychotherapie, Seite 892).

Selbsthilfe

Sie ist bei neurotischen Konfliktverarbeitungen kaum möglich, denn ihre Ursachen liegen im Unbewussten. Manchmal ist es bei Gesprächen im vertrauten Kreis möglich, in die tiefer liegenden Schichten der eigenen Störung vorzudringen. Je ehrlicher und offener Sie über sich sprechen, umso besser können Sie sich helfen.

Behandlung

Die Wahrscheinlichkeit einer Spontanheilung ist hoch, ihre auslösenden Momente sind unterschiedlich. Sie können mit neuen, glücklichen Beziehungen, Lebensveränderungen oder Neuorientierungen zusammenhängen. Je länger das Leiden besteht, desto geringer sind allerdings die Chancen einer Spontanheilung und umso größer ist die Gefahr, dass die Neurose chronisch wird.

Sehr gut können Neurosen in einer Psychotherapie (➡ Seite 894) aufgelöst werden. So ist es beispielsweise möglich, Phobien oder Tics in einer Verhaltenstherapie (➡ Seite 895) beherrschen zu lernen oder auch charakterliche Zwänge aufzulösen. Oft ist es schon nach dreißig Sitzungen möglich, wieder ein weitgehend normales Leben zu führen. Im Allgemeinen muss man damit rechnen, dass die Therapien umso länger dauern, je tiefer und umfassender der innere Konflikt ist (➡ Beratung und Psychotherapie, Seite 892).

In akuten Krisen und bei schweren Einbrüchen können auch antidepressive Mittel mit Angst lösenden Wirkungen eingesetzt werden. Sie lindern zum Beispiel akute zerstörerische Ängste oder depressive Verstimmungen und ermöglichen dadurch unter Umständen erst den erfolgreichen Einsatz psychotherapeutischer Verfahren. So genannte Tranquilizer sollten wegen ihres Suchtpotenzials vermieden werden (➡ Beruhigungsmittel, Seite 394; ➡ Umgang mit Medikamenten, Seite 834).

Affektive Störungen

Stimmungsschwankungen mit Höhen und Tiefen, zwischen Euphorie, Freude, Ausgeglichenheit, Selbstzweifel, Kummer und Grübelei kennt jeder Mensch. Wer an affektiven Störungen leidet, erlebt die Pendelschläge der Stimmung (Affekte, Emotionen) jedoch extrem und kann das, was im Innersten passiert, nicht mehr steuern. Die Stimmung »entgleist«, sie verselbstständigt sich und erscheint schließlich nicht mehr passend zum Anlass: Trauer wird zur Depression, Euphorie steigert sich zur Manie. Auffallend ist in beiden Extremformen die Veränderung des inneren Antriebs: Depressiv Erkrankte werden immer stiller, zurückgezogener, manchmal auch völlig starr – manisch Kranke geraten in einen wirbeligen Bewegungs- und Aktionsrausch.

Bei beiden Pendelschlägen der Stimmung in die äußersten Pole – Depression und Manie – sind die Auslöser oft nur noch unvollständig, schemenhaft oder auch gar nicht mehr zu erkennen. Damit bleibt die »Ursache« der Krankheit oft verborgen. Anzunehmen ist, dass Stoffwechselveränderungen eine wichtige Rolle spielen, wenn sich die Stimmung verselbstständigt und ihren äußersten Polen zustrebt.

Depression

Mediziner fassen den Begriff Depression relativ eng. Die Betroffenen sind nicht nur bedrückt und schwermütig, sondern richten auch massive Selbstvorwürfe und Selbstanklagen gegen sich. Sie leiden unter extremem

---

Versteckte und chronische Depressionen

Versteckte Depression (Atypische Depressionen)
Manche Depressionen sind kaum zu erkennen, denn sie werden nur durch geringe Gemütsveränderungen merkbar. Die Betroffenen sind nicht emotional »depressiv«, doch kränklich, oft körperlich erschöpft, sie leiden unter Schlafstörungen und unter einer nur sehr geringen Belastbarkeit. Viele Ärzte nehmen an, dass hinter dem so genannten »Chronic-Fatigue-Syndrom« (CFS) eine Depression steckt, die sich in einer tiefen Dauermüdigkeit und körperlichen Erschöpfung zeigt (➡ Im Gleichgewicht sein, Seite 216).

Manchmal schlägt sich eine Depression auch direkt in einer somatischen Krankheit nieder, zum Beispiel in dauernden Magenproblemen. Bildlich ausgedrückt versucht hier die Psyche, ihren Schmerz auf den Körper umzuladen (➡ Funktionelle Störungen, Seite 390; ➡ Psychosomatosen, Seite 390).

Chronische depressive Verstimmung (Dysthymie)
Wenn der Grundtenor des Lebens traurig und verhangen, grüblerisch, ohne Lust und Freude bleibt, sprechen Ärzte von einer chronisch depressiven Verstimmung (Dysthymie).

Diese Grundstimmung, die sich oft durch Medikamente nicht mehr aufhellen lässt, begleitet häufig das Leben von Flüchtlingen, Vertriebenen oder Auswanderern. Sie haben ihre Wurzeln verloren, ihnen fehlt die kulturelle Verankerung. Die meisten haben einen weitgehend normalen Alltag mit Beruf und Familie, doch es fehlt ihnen die Fähigkeit zu genießen. Es sind Menschen, die ihres Lebens nicht mehr richtig froh werden. Das kann auch nach dramatischen Ereignissen und Unfällen, zum Beispiel nach dem Tod eines Kindes, passieren, wenn sich Grübelei, Trauer und Unzulänglichkeitsgefühle im Leben und im Inneren anhaltend festsetzen.

Minderwertigkeitsgefühlen und setzen ihre eigene Person herab.

Am Beginn steht oft die Reaktion auf einen konkreten traumatischen Auslöser (➡ Neurosen, Seite 404).

Der Schweregrad der Depression kann zwischen leicht, mittel oder schwer liegen. Bei leichteren Formen ist der Auslöser, zum Beispiel die intensive Trauer nach dem Tod eines nahen Angehörigen, oft noch gut zu erkennen. Bei schwereren Formen hat sich die depressive Stimmung verselbstständigt. Die Betroffenen wissen meist selbst nicht mehr, warum das, was mit ihnen geschieht, passiert. Schwere Depressionen, auch Melancholien genannt, können von wahnhaften Symptomen begleitet sein. Es kann zu ausgeprägtem Schuldwahn, Verarmungswahn und/oder Vernichtungsideen kommen. Eine schwere Depression kann sich bis zur völligen Bewegungslosigkeit (*depressiver Stupor*) zuspitzen. Die Betroffenen sind stark suizidgefährdet, auch wenn die lebensmüden Gedanken nicht ausgesprochen werden.

Beschwerden

- Schwermut und Rückzug in sich selbst.
- Abkapselung nach außen, verbunden mit Selbstanklagen, Selbstunsicherheit und Selbstzweifeln, je nach Schwere der Depression mit wahnhaften Zügen.
- Gefühle der Leere und Sinnlosigkeit, häufig verbunden mit Angst, Abgeschlagenheit, Schlafstörungen (auch zu viel Schlaf), Appetitlosigkeit und Gewichtsverlust oder auch Esslust und Gewichtszunahme.
- Mangelnde Konzentrationsfähigkeit, Interesse- und Bewegungslosigkeit.
- Mehr oder weniger ausgeprägte Selbsttötungsgedanken oder Todeswünsche.

Ursachen

Depressive Menschen leiden oft an unbewussten aggressiven Gefühlen, die sich an keinen bestimmten Adressaten richten. Trauer, Wut, Verzweiflung, Enttäuschung oder Ärger finden kein Ziel. Damit kann sich die Aggression nur nach innen, gegen die eigene Person wenden. Die Erkrankten haben meist verlernt, ihre schmerzhaften Gefühle dorthin zu richten, wohin sie eigentlich gehörten.

Die extreme Stimmungsveränderung nach »unten« kann aber auch organische Ursachen haben. So ist unumstritten, dass Krankheiten von Leber, Darm, Schilddrüse oder Blutarmut depressionsanstoßend sind und dass fast alle chronischen Erkrankungen, wie Rheuma oder Krebs, depressives Befinden nach sich ziehen. Auch Stoffwechselveränderungen können sich in Depressionen niederschlagen (➡ Biorhythmus, Seite 216).

Depressive Stimmungen, begleitet von Müdigkeit, Appetitlosigkeit und Kopfschmerzen, können auch die Folge von Umwelteinflüssen sein, die das Zentralnervensystem schädigen: Störungen sind vor allem bekannt nach dem Kontakt mit Schwermetallen (Blei, Quecksilber, Thallium), mit Kunststoff-Grundsubstanzen (Acrylamid), mit Benzingemischen und Lösungsmitteln, mit aromatischen Kohlenwasserstoffen und organischen Phosphorverbindungen (Pflanzenschutzmitteln).

Erkrankungsrisiko

Depressionen treten meist zwischen dem 30. und 40. und zwischen dem 50. und 60. Lebensjahr auf. Die Weltgesundheitsorganisation schätzt die Zahl der depressiv Kranken weltweit auf drei bis fünf Prozent. Amerikanische Studien sprechen von fünf bis zehn Prozent. Nach Schätzungen sind etwa zwei Drittel der an Depressionen leidenden Menschen Frauen.

Frauen wird meist schon in der Kindheit nahe gelegt, Probleme und Konflikte nicht nach außen auszuagieren, sondern mehr innen zu tragen. Aggressive Gefühle passen nicht ins landläufige Frauenbild und werden oft versteckt, verleugnet und schließlich gegen die eigene Person gerichtet.

Auch der Lebenszusammenhang von Frauen begünstigt die Entstehung von Depressionen: Sie sind Armut und sozialen Risiken, Einsamkeit und Isolation eher ausgesetzt als Männer. Lieblose Beziehungen, verständnislose Partner und Abhängigkeiten, besonders wenn kleine Kinder zu betreuen sind und Zeit, Aufmerksamkeit und Energie über viele Jahre binden, erhöhen die Depressionsgefahr.

Mögliche Folgen und Komplikationen

Körperliche Folgen: Die betroffenen Personen vernachlässigen sich meist und ernähren sich ungenügend. Sie essen oft zu wenig oder das Falsche. Vitaminmangel und Durchblutungsstörungen können die Folge sein. Sie bewegen sich auch zu wenig.

Soziale Folgen: Es kann zum totalen Rückzug in sich selbst und die eigenen vier Wände, zur völligen Bewegungslosigkeit kommen. Depressive kapseln sich von ihrer Familie, von Freunden und Partnern ab. Vor allem bei Depressionen mit wahnhaften Zügen ist es schließlich kaum mehr möglich, mit den Kranken Kontakt aufzunehmen. Sie sind völlig in sich eingeschlossen.

Vorbeugung

Jeder Mensch hat depressive Anteile. Je besser man diese Anteile kennt, umso sorgsamer kann man in Krisensituationen mit sich selbst umgehen:

- Fragen Sie nach dem Sinn eines besonders korrekten, ordentlichen, genauen und pflichtbewussten Verhaltens. Vieles, was wir zur Norm erhoben haben und meinen, machen zu »müssen«, ist nicht notwendig.
- Machen Sie sich nicht kleiner, als Sie sind. Versagensängste hat jeder Mensch. Wichtig ist, darüber zu reden. Je größer der innere Rückzug, umso größer die Gefährdung.
- Trauer, Schmerz, Trennung und Aggression müssen gelebt werden. Je mehr Sie sich mit diesen Gefühlen an andere wenden, umso besser beugen Sie einer Depression vor. Mitteilen ist Teilen, und Teilen hilft (➡ Signale der Überforderung, Seite 390; ➡ Ausgleich ist möglich, Seite 219).

Die Selbsttötung – Der Freitod

Man schätzt, dass sich rund zwanzig Prozent der schwer depressiv Kranken irgendwann in einer kritischen Phase das Leben nehmen. Statistiken sagen darüber wenig aus, denn es gibt viele Verkehrstote und Opfer übermäßigen Alkohol- oder Drogenkonsums, die ihren bewusst gewählten Tod in solche »Unfälle« gekleidet haben. Fast jeder Mensch sendet Signale aus, bevor er sich das Leben nimmt.

- *Achten Sie auf solche Zeichen, auch wenn Sie meinen, es seien leere Drohungen. Jede Ankündigung eines erwünschten Todes, einer Todessehnsucht oder Selbsttötung muss ernst genommen werden.*
- *Nur ernsthafte Gespräche und Hilfsangebote können das nötige Vertrauen schaffen, wieder Kontakt mit der Außenwelt aufzunehmen. Jedes bagatellisierende Verhalten, Verkleinern oder Verharmlosen des Leids fördert die Grundstimmung der Hoffnungslosigkeit.*
- *Depressive Selbsttötungen sind oft lange und gut vorbereitet. Sie können so gut geplant sein, dass kaum jemandem die Chance gegeben wird, einzugreifen.*
- *Menschen, die ihren Suizid konsequent geplant haben, können nur selten von ihrem Vorhaben abgebracht werden. Etwa jede zehnte Selbsttötung bei Depressiven ereignet sich, während sie in einem psychiatrischen Krankenhaus oder ambulant behandelt werden.*

Wann zur Ärztin oder zum Arzt?

Sobald man merkt, dass man sich auf dem Weg des Rückzugs und der Abkapselung befindet. Ideale Ansprechpartner sind Ärztinnen und Ärzte mit einer psychotherapeutischen Ausbildung. Bei schweren Formen der Depression sollte unbedingt eine psychiatrische Praxis oder die Ambulanz eines psychiatrischen Krankenhauses aufgesucht werden. Die Gefahr eines Selbsttötungsversuchs ist bei Depressionen immer vorhanden, je ausgeprägter die Depression, desto akuter.

Aufgabe der Angehörigen ist es, Erkrankte möglichst frühzeitig zu einer Behandlung zu ermuntern und bei schweren Depressionen notfalls auch ohne deren Einverständnis eine Ärztin oder einen Arzt für Psychiatrie aufzusuchen.

Selbsthilfe

Individuelle Selbsthilfe ist der falsche Weg, um die Krankheit zu überwinden, denn es gilt, von dem Gedanken Abschied zu nehmen, alle Probleme allein lösen zu wollen. Dem für eine Depression charakteristischen Bedürfnis, sich in sich selbst zurückzuziehen, muss entgegengearbeitet werden.

Sie helfen sich am besten selbst, indem Sie sich an andere Menschen wenden, mit denen Sie offen und aufrichtig reden können. Bleiben Sie so lange wie möglich im Beruf und sozialen Leben; »Schonung« und Krankschreibung ist meist der erste Schritt in die Isolation und fördert die Krankheit.

Behandlung

Bei leichten Formen der Depression können beratende und stützende Gespräche ausreichen (➡ Beratung und Psychotherapie, Seite 892). Bei schwereren Formen der Depression ist eine fachärztliche Behandlung wichtig, am besten eine Kombination aus psychotherapeutischer, so-

Medikamente gegen Depressionen

Mittel gegen Depressionen (Antidepressiva) sind hoch wirksame Medikamente, die alle unterschiedlich stark stimmungsaufhellend und dazu antriebssteigernd oder antriebsdämpfend wirken. Sie können den Leidensdruck lindern und ermöglichen oft den Einstieg in psychotherapeutische Gespräche – die Ursache der Depression können die Medikamente aber nicht »heilen«. Eine medikamentöse Behandlung ohne therapeutische Betreuung ist daher ein schwerer ärztlicher Kunstfehler.

Häufigste Nebenwirkungen: Mundtrockenheit, Harnverhalt, Störungen beim Einstellen der Augen auf Fern- und Nahsehen, Störungen der Reizleitung im Nervensystem, vor allem am Herzen.

Achtung: Kombinationspräparate

Von Präparaten, in denen zusätzlich Psychose- oder Beruhigungsmittel zu finden sind, ist abzuraten. Sie bergen ein erhöhtes Nebenwirkungsrisiko (➡ Neuroleptika, Seite 413). Enthalten sie Tranquilizer (➡ Beruhigungsmittel, Seite 394), können sie zur Medikamentenabhängigkeit verführen. Das bekannteste Präparat aus dieser Gruppe ist Limbatril (D) bzw. Limbitrol (Ö). Wegen der häufig notwendigen Langzeitbehandlung ist das Suchtrisiko unverantwortbar hoch (➡ Umgang mit Medikamenten, Seite 834).

Die am häufigsten verordneten Antidepressiva

Aponal (D)	*Fluctin (D)*	*Saroten (D/Ö)*
Aurorix (D/Ö)	*Fluctine (Ö)*	*Sinquan (D)*
Dogmatil (D/Ö)	*Insidon (D/Ö)*	*Stangyl (D/Ö)*
Equilibrin (D)	*Neogama (D)*	

Kontakte

Das »Kompetenznetz Depression« vernetzt Forschungsgemeinschaften, Kliniken, niedergelassene Ärztinnen und Ärzte, Kriseninterventionszentren und Selbsthilfegruppen
Kompetenzzentrum Depression
Psychiatrische Klinik der LMU München
Neurophysiologie
Nussbaumstraße 7, 80336 München
Tel.: 0 89/51 60-55 40
Internet: http://www.kompetenznetz-depression.de

ziotherapeutischer und medikamentöser Behandlung. Je nach Einzelfall kommen auch Entspannungsverfahren (➡ Seite 878), Lichttherapie, Schlafentzug oder andere, den Biorhythmus beeinflussende Behandlungsmethoden in Betracht.

Eine stationäre Therapie ist unumgänglich bei akuter Suizidgefahr. Wenden Sie sich in diesem Fall an eine Fachärztin oder einen -arzt für Psychiatrie oder direkt an die psychiatrische Abteilung eines Krankenhauses. Vermeiden Sie Großinstitutionen (➡ Gemeindenahe Psychiatrie und Tagesklinik, Seite 411).

Manie

Manien sind die Kehrseite der Depression. Nicht Selbstzweifel und Mangelgefühle dominieren die Grundstimmung, sondern Größenfantasien mit der Überzeugung, alles meistern und bewältigen zu können. Manisch erkrankte Menschen fühlen sich meist wohl, euphorisch gestimmt und in einem Höhenflug der Emotionen.

Beschwerden

Manische Menschen empfinden die eigene Störung als normales Verhalten. Beschwerden im eigentlichen Sinn sind für die Betroffenen daher nicht zu spüren. Merkbar wird die Manie vor allem im Umfeld. Manische Personen sprengen mit ihrem Verhalten jeden Rahmen, sie verlassen die gesellschaftlichen Normen und präsentieren sich der Öffentlichkeit provozierend und respektlos.

- Die Stimmung ist ausgelassen, heiter, witzig und sprühend oder angriffslustig und gereizt.
- In rasendem Tempo werden unterschiedliche Aktivitäten angegangen. Es entsteht ein wirres Chaos von Handlungen.
- Die Betroffenen sind Umweltreizen völlig schutzlos ausgeliefert. Damit geht ihnen der »rote Faden« verloren: Sie beginnen vieles, was dann in unzähligen Ab-

lenkungen endet. Die Erkrankten können nicht mehr innehalten, um nachzudenken.

- Sie überhöhen sich selbst: Alles ist möglich, alles scheint machbar und einfach. Es werden riesige Kredite aufgenommen, Schulden gemacht, Häuser verkauft, Firmen gegründet oder wahllos Beziehungen geknüpft und wieder aufgelöst.
- Die körperlichen Leistungen erstaunen. Mit unvorstellbarer Energie und Geschwindigkeit wirbeln Manische durch die Tage. Sie benötigen kaum noch Schlaf, »vergessen« zu essen und spüren keinen Schmerz.
- Nach dem Abklingen der manischen Phase setzt fast immer eine depressive Stimmung ein (➡ Seite 407). In dieser Zeit sind die Betroffenen hochgradig selbsttötungsgefährdet.

Ursachen

Das Manisch-Sein ist vermutlich auf veränderte biochemische Prozesse im Gehirn zurückzuführen. Auch psychische Belastungssituationen können eine Manie entstehen lassen, meist ist der direkte Anlass jedoch nicht (mehr) zu erkennen.

Die manischen Phasen setzen allmählich ein und sind anfangs nur an der außergewöhnlich hohen Aktivität zu erkennen. In sehr seltenen Fällen können Infektionen, ein Schlaganfall oder eine Gehirnverletzung die Krankheit auslösen.

Erkrankungsrisiko

In Phasen des Um- und Aufbruchs steigt bei manisch-depressiv veranlagten Menschen das Erkrankungsrisiko (➡ Depression, Seite 407).

Mögliche Folgen und Komplikationen

Körperliche Folgen: Der chronische Schlafmangel, die Nichtbeachtung körperlicher Warnsignale und die rasende Geschwindigkeit der Aktivitäten können zur völligen Vernachlässigung, Erschöpfung und körperlichen Verausgabung führen.

Soziale Folgen: Manische Menschen verlangen von ihren Angehörigen außerordentlich hohe Sympathieleistungen. Die Kranken können nicht nur witzig und sprühend sein, sondern auch takt- und schamlos. Sie sprengen in maßloser Selbstüberschätzung alle Konventionen, zwischenmenschliche Beziehungen werden ohne weiteres Nachdenken geopfert, Scheidungen eingereicht, Kinder verlassen. Die ungeheure Energie, die in der manischen Phase frei wird, zerstört fast alle sozialen Bezüge und kann im finanziellen Chaos mit totaler Überschuldung enden.

Lithiumpräparate

Sie können den Betroffenen die Gestaltung eines weitgehend normalen Lebens mit Beruf und Familie ermöglichen.

Voraussetzung dafür ist eine kontinuierliche ärztliche Begleitung und die regelmäßige Einnahme dieser Mittel über mehrere Jahre oder auch bis ans Lebensende. Lithiumpräparate helfen, die Gefühlslandschaft »auszugleichen« und das Gefühlsleben gleichmäßiger zu gestalten.

Präparate: Hypnorex *(D)*, Neurolepsin *(Ö)*, Quilonorm *(Ö)*, Quilonum *(D)*.

Vorbeugung

Gegen das erstmalige Auftreten einer Manie gibt es keine Vorbeugungsmöglichkeit. Wenn jedoch eine Manie als Krankheit festgestellt wurde, wirkt die Einnahme von Lithiumpräparaten, auch von Carbamazepin und Valproinsäure, vorbeugend.

Wann zur Ärztin oder zum Arzt?

Sofort, wenn ungewöhnlich hohe Aktivitätsschübe auftreten, denen ohne jedes Nachdenken, in einem sich selbst völlig überschätzenden, chaotischen »Handlungszwang« nachgegangen wird.

Da Manische selbst kein Krankheitsgefühl entwickeln, ist es Aufgabe der Angehörigen und Freunde, die Kranken frühzeitig zu einer fachpsychiatrischen Therapie zu ermuntern. Wenn sie freiwillig keine Hilfe akzeptieren, muss notfalls (bei Gefährdung) der sozialpsychiatrische Dienst kontaktiert werden.

Selbsthilfe

Ist nicht möglich.

Behandlung

Die medikamentöse Therapie steht im Vordergrund. Psychotherapien nach einem akuten Schub können helfen, mit der Krankheit umzugehen, sie besser einzuschätzen und mit ihr leben zu lernen.

Gemeindenahe Psychiatrie und Tagesklinik

Die Psychiatrielandschaft in Deutschland hat sich verändert. Den Anstoß dazu gab die Psychiatriereformbewegung der siebziger Jahre. Die Zahl der großen, weit abgelegenen Landesnervenkliniken (»Anstalten«) mit mehr als 1000 Betten, vergitterten Fenstern und versperrten Türen geht zurück. Die Ghettoisierung der Kranken in Großinstitutionen hat sich aufgelockert, und die Aufenthalte in den Kliniken werden kürzer.

Häufiger werden kleine, gemeindenahe psychiatrische Einrichtungen geschaffen. Damit sind Psychiatrieabteilungen mit etwa 60 bis 120 Betten gemeint, die zum »normalen« Allgemeinkrankenhaus einer Stadt gehören. Die psychisch Kranken und ihre Angehörigen müssen nicht mehr weite Anfahrtswege in ein »Ghetto« auf sich nehmen; sie können genauso wie Herzkranke oder Unfallpatienten in »ihr« nächstgelegenes Krankenhaus gehen.

Neben der eigentlichen stationären Behandlung, die in einigen Abteilungen inzwischen auch ohne »geschlossene Türen« durchgeführt wird, finden sich meist eine Tagesklinik, eine Institutsambulanz, Tagesstätten, Patienten-Clubs, sozialpsychiatrische Dienste und Beratungsstellen für Suchtkranke, Selbsthilfegruppen für Psychoseerfahrene sowie Selbsthilfegruppen für Angehörige. Die meisten Psychiatrieabteilungen sind außerdem in das psychosoziale Netz der Gemeinde gut integriert.

In den psychiatrischen Tageskliniken erleben Psychosekranke, Neurose- und Abhängigkeitskranke – nach einer akuten Phase – werktags für acht Stunden ein vielfältiges und individuell abgestimmtes Therapieprogramm, das von Gesprächstherapien über kreatives Gestalten bis zu Tanz- und Bewegungstherapien den Heilungsprozess unterstützt. Abends kehren die Patienten nach Hause zurück und haben dadurch die Chance, schrittweise wieder zu einem selbstständigen Leben zu finden. Die Kosten des Aufenthalts in einer Tagesklinik übernehmen die Krankenkassen.

Kontakt

Bundesverband Psychiatrie-Erfahrener
Thomas-Mann-Straße 49 a, 53111 Bonn
Tel.: 02 28/63 26 46, Fax: 65 80 63
Mit einer umfassenden Homepage, mit Links und Kontakten zu den Betroffenenverbänden und -gruppen
Internet: http://www.bpe.berlinet.de
Das Psychiatrienetz mit Expertenforum und allgemeinen Foren, mit Links, juristischem Rat und Informationsangeboten für Psychiatrieerfahrene, Angehörige und Profis, getragen von:
Dachverband Psychosozialer Hilfsvereinigungen
Aktion Psychisch Kranke (APK)
Bundesverband der Angehörigen psychisch Kranker (BapK)
Deutsche Gesellschaft für Soziale Psychiatrie (DGSP)
Internet: http://www.psychiatrie.de

Psychosen

Bis vor kurzem galten wahnhafte Störungen und Wahrnehmungsveränderungen – die vor allem der Schizophrenie zugeordnet werden – als schicksalsgegeben, kaum heilbar und »untherapierbar«. Heute weiß man, dass den Betroffenen mit einer Kombination aus individuell genau abgestimmter medikamentöser Behandlung und psychotherapeutischen Verfahren geholfen werden kann. Wenn es eine entsprechende ambulante Versorgung (Tageskliniken, Wohngemeinschaften, Kriseninterventions- und Sozialzentren) gibt, können auch Psychosepatienten ein weitgehend normales Leben außerhalb psychiatrischer Krankenhäuser führen.

Früh erworbene Störungen spielen bei der Entstehung dieser Krankheiten die Hauptrolle. So können zum Beispiel organische Schäden, belastende Lebensbedingungen oder schizophrene Eltern den Bezug zur Außenwelt und die Wahrnehmungsfähigkeit bereits in der Kindheit stören. Familiäre und soziale Faktoren können Auslöser für die Krankheit sein und ihren Verlauf entscheidend beeinflussen.

Ein psychotischer Zustand ist am einfachsten durch »mangelnden Reizschutz« zu erklären. Unser Seelen- und Geistesleben ist dadurch geschützt, dass wir nur zehn Prozent der unzähligen Eindrücke und Empfindungen, die ununterbrochen auf uns einstürzen, bewusst wahrnehmen. Wenn uns stattdessen zwanzig Prozent bewusst werden, stehen wir kurz vor einem Nervenzusammenbruch (➡ Akute Belastungsstörung, Seite 405). Bei dreißig Prozent werden Geist und Seele krank. Den Betroffenen ist es dann nicht mehr möglich, richtig zu bewerten, was um sie herum vorgeht, und sie sind nicht mehr in der Lage, die Beziehungen zu anderen Menschen richtig einzuschätzen.

Kein Mensch ist vor Verunsicherungen dieser Art geschützt. Es ist relativ leicht, auch bei vermeintlich vollkommen »Gesunden« psychotische Schübe oder Wahnvorstellungen (Halluzinationen) hervorzurufen. So kann zum Beispiel chronischer Schlafentzug bereits nach einigen Tagen psychotische Störungen und Wahrnehmungsveränderungen auslösen.

Schizophrenie

In der Umgangssprache wird Schizophrenie mit »gespaltener Persönlichkeit« gleichgesetzt. Dieses Krankheitsbild kommt jedoch sehr selten vor.

Im Allgemeinen versteht man unter dieser Krankheit eine Zerrissenheit der Gedanken und Gefühle. Die Grenzen zwischen dem »Ich« und der Umwelt verwischen sich. Es ist nicht mehr möglich, zwischen wichtig und unwichtig zu unterscheiden, oder Dinge, die zusammengehören, auch als zusammengehörig zu erkennen. Die »Ich-Grenzen« lösen sich auf, es kommt zum Realitätsverlust.

Schizophrene Menschen sind nicht selten hoch sensibel, empfindsam und außerordentlich kreativ. Durch ihre Fähigkeit der überklaren Wahrnehmung werden sie für das normale Leben anscheinend untauglich. So können beispielsweise die meisten Schizophrenen durch ihre ausgeprägte Feinfühligkeit heuchlerisches Verhalten anderer Menschen glasklar erkennen, aber nicht mehr richtig einordnen.

Die übersteigerte Wahrnehmungsfähigkeit kann zu Wahrnehmungsstörungen, zu Wahnvorstellungen und Wahnbildern führen (Halluzinationen).

Beschwerden

Unterschieden werden drei Verhaltensweisen:

Hebephren: Das Verhalten wirkt jugendlich, ein bisschen distanzlos, unangepasst, bizarr; es ist nicht wirklich vorhersehbar: Lachen, Weinen und Kichern liegen anscheinend zusammenhangslos nebeneinander.

Kataton: Die Menschen wirken äußerst gespannt, verkrampft und innerlich erregt. Sie können wie zur Statue versteinern oder in wilde, kaum zu bremsende Bewegungen verfallen.

Paranoid: Sie ist die häufigste Form der Schizophrenie, meist begleitet von Halluzinationen:

- Die Wahrnehmung ist gestört. Sie mischt sich mit einer großen Erregung und Zerfahrenheit, wobei es den Betroffenen nicht mehr möglich ist, zwischen Wirklichem und Unwirklichem, zwischen Gedachtem und real Vorhandenem zu unterscheiden.
- Ereignisse, die nicht zusammenhängen, werden miteinander verknüpft. Es kommt zu Wahnvorstellungen: Man fühlt sich Manipulationen, fremden Einflüssen und Mächten ausgesetzt oder von Außerirdischen oder Komplotten bedroht.
- Wahnvorstellungen (Halluzinationen) können alle Sinne erfassen. Die Betroffenen sehen ungewöhnliche Dinge, riechen und schmecken ungewöhnliche Speisen oder hören Stimmen. Die Betroffenen handeln so, als wäre dies alles Realität.

Ursachen

- Alkohol, Drogen oder Medikamente können Psychosen auslösen.
- Fast immer werden in wissenschaftlichen Untersuchungen bei schizophrenen Menschen veränderte hirnorganische Prozesse festgestellt. Ihre Ursachen sind unklar, man vermutet, dass Stoffwechselstörungen oder Enzymdefekte eine Rolle spielen.

- Erbanlagen sind beteiligt. Während die Wahrscheinlichkeit, an Schizophrenie zu erkranken, im Durchschnitt bei 0,8 Prozent liegt, sind Kinder eines kranken Elternteils mit 5 bis 10 Prozent, Geschwister mit 8 bis 14 Prozent belastet.
- Ebenso ist es möglich, dass innerhalb einer Familie schizophrene Erlebnismuster weitergegeben, also »erlernt« werden.

Erkrankungsrisiko

Etwa ein Prozent der Bevölkerung erleidet im Laufe des Lebens eine schizophrene Episode, die sie mit der Psychiatrie in Kontakt bringt. 80 Prozent der Betroffenen erkranken vor dem 40. Lebensjahr. Eine so genannte Altersschizophrenie kann auch noch nach dem 60. Lebensjahr beginnen. Frauen erkranken meist nach dem dritten Lebensjahrzehnt, Männer davor.

Mögliche Folgen und Komplikationen

Paranoid Schizophrene sind häufig selbsttötungsgefährdet, meist am Anfang oder Ende einer extrem belastenden Phase. Die Betroffenen werden oft ausgegrenzt und sind gefährdet, ihren Arbeitsplatz, Freunde und Beziehungen zu verlieren.
Schizophrenien treten oft phasenförmig auf, jede Phase – früher nannte man es Schub – kostet immense Energie. Die Spirale ins soziale Abseits kann sich dadurch immer schneller drehen.

Vorbeugung

Sie ist bei Erwachsenen nicht möglich. Kinder eines an Schizophrenie erkrankten Elternteils bedürfen besonderer Fürsorge durch den gesunden Elternteil, da sonst das Risiko eines gelernten (induzierten) Wahns sehr hoch ist.

Wann zur Ärztin oder zum Arzt?

Sofort, wenn Wahrnehmungsstörungen oder -veränderungen auftreten.

Selbsthilfe

Schizophrene Menschen haben nur dann eine Möglichkeit zur Selbsthilfe, wenn sie ihr Leiden als Krankheit erkennen.
Hilfe können den Betroffenen andere Menschen, Freunde, Bekannte oder Familienangehörige geben. Lassen Sie die Kranken nicht allein und überzeugen Sie sie, dass psychotherapeutische und fachärztliche Hilfe vom Leidensdruck befreien kann.

Neuroleptika

Am häufigsten wird eine Schizophrenie mit Neuroleptika behandelt. Die Medikamente drängen den Wahn zurück. Das andauernde Gefühl, bedroht und/oder verfolgt zu werden, lässt nach. Die Halluzinationen verschwinden, die Angst geht zurück. Allerdings ist die Wirkung der Präparate mit zahlreichen unerwünschten Begleiterscheinungen verbunden.
Häufigste Nebenwirkungen:

- Abstumpfung gegen äußere Reize und Verlangsamung der Reaktionen.
- Verminderung des Antriebs bis zur Apathie.
- Augen- und Zungenkrämpfe, Zittern, Sitzunruhe, Mundtrockenheit und Hemmung der intellektuellen Leistungsfähigkeit.
- Spätdyskinesien, die sich in Bewegungsstörungen, zum Beispiel Grimassen, äußern und zur Dauererscheinung werden können.

Die am häufigsten verordneten Neuroleptika

Atosil (D)	Haldol (D/Ö)	Neurocil (D)
Dipiperon (D)	Imap (D)	Promethazin (D)
Eunerpan (D)	Lyogen (D)	Prothazin (D)
Fluanxol (D/Ö)	Melleril (D/Ö)	Taxilan (D)

Neue sog. atypische Neuroleptika

- Zu ihnen gehört die Substanz Clozapin (Leponex [D/Ö]), die Wahnvorstellungen und Halluzinationen zurückdrängt, ohne zur Apathie und Abstumpfung zu führen. Allerdings darf Leponex nur unter fachärztlicher Aufsicht mit wöchentlicher Blutkontrolle verordnet werden. Das Präparat ist mit einem sehr hohen Risiko der allergischen Reaktion des Blutes verbunden.

Weitere atypische Neuroleptika sind:

- Risperidone (Risperdal [D/Ö]), Olanzapin (Zyprexa [D/Ö]), Quetiapin (Seroquel [D]), Amisulprid (Solian [D]), die zum Teil mit geringeren unerwünschten Wirkungen belastet sind als Clozapin.

In vielen Großstädten gibt es Selbsthilfegruppen für Angehörige, in denen diese ihre Unsicherheiten im Umgang mit den Kranken bewältigen lernen. In vielen Regionen haben sich Gruppen/Seminare von Psychoseerfahrenen gebildet, die sich gegenseitig Mut machen, Informationen und Erfahrungen austauschen.
Bundesweite Kontakte sind über http://www.psychiatrie.de zu knüpfen oder über die Deutsche Gesellschaft für soziale Psychiatrie, Stuppstraße 14, 50823 Köln, Tel. 02 21/51 10 02.

Behandlung

Sozialpsychiatrische und medikamentöse Therapien helfen im Umgang mit der Krankheit. Diese Therapieformen ermöglichen den Betroffenen, allmählich ihre persönlichen Fähigkeiten, Gefühle, Denk- und Verhaltensmuster wiederzuerlangen.

Nach einer akuten Phase ist eine Psychotherapie hilfreich. Leider gibt es jedoch nur wenige Psychotherapeuten, die sich dieser schwierigen Aufgabe widmen, da es sich meist um eine langjährige, mit Ausdauer und Empathie geführte Begleitung handelt.

Arzneimittel helfen, Rückfälle zu vermeiden und Phasen mit akuter Symptomatik zu verkürzen. Während früher zahllose Menschen »lebenslänglich« in der Psychiatrie endeten, ist es heute vielen Patienten möglich, einen weitgehend normalen Alltag mit einer ambulanten medikamentösen, sozialpsychiatrischen und gesprächstherapeutischen Behandlung zu leben.

Die Krankheit ist kein lebenslängliches Urteil, sie kann auch wieder völlig verschwinden. Unentbehrlich sind dabei das Verständnis und die Zuwendung von anderen Menschen.

Essstörungen

Essgestörte Menschen können ein ganz normales Gewicht haben, auch wenn ihr Verhältnis zum Essen suchtartige Züge annimmt. Die »Störung« liegt in der Beziehung zum Essen. Die Art und Weise der Nahrungsaufnahme wird zum Dreh- und Angelpunkt der Gedanken, in ihr drücken sich tiefe seelische Konflikte aus. Essstörungen werden zu den psychosomatischen Krankheiten (➡ Seite 390) gezählt.

Magersucht, Ess-Brech-Sucht
(Anorexia nervosa, Bulimie)

Beide Krankheiten sind miteinander verwandt und wurzeln in denselben Ursachen.

Die Betroffenen wechseln häufig zwischen beiden Krankheitsbildern: Magersüchtige werden ess-brechsüchtig oder umgekehrt.

Die beiden Krankheiten äußern sich jedoch völlig verschieden.

Beschwerden bei Magersucht

Magersüchtige, häufig Mädchen in der Pubertät, erleben die Anzeichen ihrer Krankheit selbst kaum als Beschwerden. Aufmerksame Eltern können sie jedoch erkennen:

- Zwanghaftes Achten auf das Essen, Auszählen und Berechnen von Kalorien.
- Verschleiern der tatsächlichen Essensmenge. Es werden nur zwei bis drei Bissen genommen, dann heißt es: »Ich bin satt, ich habe schon vorher gegessen.«
- Geist und Psyche sind vom Essen völlig gefangen genommen. Die Gedanken kreisen ohne Unterlass darum, wie man Nahrung und Kalorien einsparen kann. Die Betroffenen können nicht mehr davon lassen, nichts oder fast nichts zu essen.
- Manchmal ist die Sucht mit außerordentlichen sportlichen Aktivitäten – wie dem Laufen von Marathonstrecken – oder mit dem Gebrauch von Abführmitteln und Appetitzüglern kombiniert.
- Die Eigenwahrnehmung ist gestört. Obwohl die Betroffenen bereits sehr dünn sind, fühlen und empfinden sie sich als dick. Sie leben oft tagelang mit nicht mehr als 200 Kalorien. Dass sie dabei zum Skelett abmagern, erkennen sie nicht als krankhaft.
- Viele Magersüchtige erleben so genannte »Triebdurchbrüche«. Dann schlingen sie plötzlich Unmengen an Essen ohne jede Kontrolle in sich hinein. Sie selbst erleben solche Heißhungeranfälle als Niederlage. Meist versuchen sie dann, das Essen mittels Erbrechen wieder loszuwerden. Hier liegt für viele Magersüchtige der Übergang zur Bulimie.

Beschwerden bei Ess-Brech-Sucht

- Anfallartig werden Unmengen an Nahrung gegessen, bis zu 30 000 Kalorien auf einmal.
- Die Momente des Essens sind die einzig ruhigen im Leben. Sonst kreisen – wie bei der Magersucht – die Gedanken um nichts anderes als Nahrung: Wann kaufe ich ein? Was kaufe ich ein?
- Ein übermäßig großer Anteil des zur Verfügung stehenden Geldes wird für Essen ausgegeben.
- Das Essen wird sofort wieder erbrochen. Dieser Vorgang zwischen Essen und Erbrechen ist mit großen Schamgefühlen verbunden. Die Essensgier und das folgende Erbrechen werden meist geheim gehalten.
- Die Betroffenen sind meist normalgewichtig und kennen ihre Krankheit. Für Außenstehende ist die Essstörung kaum zu erkennen.

Ursachen

Essstörungen sind eine »Kulturkrankheit«. Man kennt sie nur in den hoch industrialisierten Ländern, in denen die »Zurichtung« und Dressur des Körpers auf eine androgyne Norm zum Schönheitsideal erhoben wurde, fest verbunden mit dem Image der geistigen und seelischen Disziplin. Der gertenschlanke Erwachsene, der seinen Körper unter absoluter Kontrolle hat, ist die Ikone des dritten Jahrtausends, an ihm orientieren sich die Jugendlichen, wenn sie sich in der Pubertät von der Familie ablösen und versuchen, eine eigene Identität zu finden.

Magersüchtige Mädchen haben zu ihrem Körper ein gestörtes Verhältnis, sie nehmen ihn nicht so wahr, wie er ist. Viele versuchen unbewusst, sich über ihre körperliche Dürre von der Mutter und damit vom Frausein abzugrenzen. Weibliche Formen, wie Busen, Po, Hüften oder Schenkel, fallen der Magersucht zum Opfer. Die dann oft ausbleibende Regel ist ein zusätzlicher »Sieg« über das Frauwerden. Aus dem Triumph über den Hunger wird zusätzlich eigene Autonomie gewonnen. Hinzu kommt die Erfahrung, dass die Hungergefühle nach einigen Tagen einer Hungereuphorie weichen.

Bei magersüchtigen Jungen steht weniger die Frage der Geschlechtsidentität im Vordergrund, sondern noch deutlicher das Streben nach Autonomie und Abgrenzung.

Ess-brech-süchtige Frauen kämpfen ebenfalls um ihre weibliche Identität und ihr Selbstbewusstsein. Sie leiden jedoch an ihren süchtigen Heißhunger- und Brechanfällen und können keinen »Gewinn« aus ihrer Krankheit ziehen. Im Gegenteil: Sie erleben sich selbst in einer permanenten Niederlage. Sie wissen, dass sie krank sind, haben jedoch große Scham, darüber zu sprechen. Sie versuchen meist lange Zeit erfolglos, ihr Suchtverhalten selbst in den Griff zu bekommen, bevor sie sich schließlich in fachärztliche Behandlung begeben.

Erkrankungsrisiko

Mädchen und Frauen sind noch immer häufiger von Essstörungen betroffen als Männer, obwohl die zerstörerische Kraft des geltenden Schlankheitsideals auch die Männer bedrängt.

Man schätzt, dass etwa zwei von 100 Mädchen im Alter zwischen 15 und 18 Jahren magersüchtig sind. Eine zunehmende Anzahl Frauen wird erst mit etwa 30 Jahren magersüchtig. Bei der Bulimie gibt es eine riesige Dunkelziffer, hier liegen die Schätzungen bei vier bis sechs von 100 Mädchen im jugendlichen Alter. Manchen Erwachsenen gelingt es ein Leben lang, ihre Bulimie zu verbergen. Das Erkrankungsrisiko steigt, wenn mit Diäten oder Fastenkuren experimentiert wird (➡ Gewicht, Seite 238).

Mögliche Folgen und Komplikationen der Magersucht

- Veränderung des Stoffwechsels und der hormonellen Kreisläufe; die Folgen dessen sind Ausbleiben des Eisprungs und der Menstruation (➡ Blutungsstörungen, Seite 757).

Kontakte

Die Universität Leipzig unterhält einen umfangreichen Beratungs- und Informationsserver zu Anorexia nervosa und Bulimia nervosa mit einem bundesdeutschen Verzeichnis von Beratungsstellen, Selbsthilfegruppen und Vereinen, dem Verzeichnis der deutschen Therapie- und Forschungseinrichtungen, e-mail- und Telefonberatung und mit Diskussionsforen für Betroffene und Angehörige:
Internet: http://www.ab-server.de

An der Universität Wien wird das »Europäische Projekt Essstörungen« koordiniert, über dessen Homepage Institutionen, Beratungseinrichtungen und Selbsthilfegruppen für Betroffene und Angehörige in Deutschland, Österreich und der Schweiz zu erfragen sind:
Europäisches Projekt Essstörungen
Universitätsklinik für Neuropsychiatrie des Kindes- und Jugendalters, PF 42, 1097 Wien
Tel.: 06 99/11 03 26 06
Internet: http://www.univie.ac.at/essstoerungen

NAKOS Deutsche Arbeitsgemeinschaft Selbsthilfegruppen
Albrecht-Achilles-Straße 65, 10709 Berlin
Tel.: 0 30/8 91 40 19, Fax: 0 30/8 93 40 14
Internet: http://www.nakos.de

FrauenGesundheitsZentrum e. V.
Alte Eppelheimer Str. 38. 69115 Heidelberg
Internet: http://www.praevention-von-essstoerungen.de

- Extreme Abmagerung und Austrocknung mit Schwächung des gesamten Körpers, Schäden am Herzen und an den Nieren, Ödembildung.
- Schließlich völlige Entgleisung des Stoffwechsels und Elektrolythaushalts durch langsames Verhungern. Das Gehirn wird am längsten und besten mit Nährstoffen versorgt. Wenn das nicht mehr funktioniert, kommt es zu psychotischen Zuständen.
- Rund zehn Prozent aller Magersüchtigen sterben im Verlauf ihrer Jahre andauernden Krankheit.
- Zwanzig Prozent bleiben gefährdet und pendeln jahrelang zwischen Kliniken, künstlicher Ernährung und Phasen eines relativ normalen Lebens.
- Dreißig Prozent der betroffenen Menschen haben ihr Leben lang Essprobleme. Sie können sich jedoch so weit stabilisieren, dass keine weiteren Klinikaufenthalte notwendig werden.

● Bei den restlichen Betroffenen wächst sich die Magersucht von selbst aus und verschwindet für immer.

Mögliche Folgen und Komplikationen der Ess-Brech-Sucht

● Das häufige Erbrechen kann den Wasser- und Elektrolythaushalt stören und
● zur chronischen Entzündung der Speiseröhre oder des Magens führen.
● Bei Bulimie besteht keine Lebensgefahr.

Soziale Folgen

Sie sind bei beiden Krankheitsformen dramatisch:
● Magersüchtige verlieren oft ihre sozialen Kontakte, haben keine Partnerbeziehungen, keine Sexualität und leben sehr isoliert.
● Bulimische Frauen leben meist normal, angepasst und bemüht unauffällig, sind aber durch die enormen finanziellen Aufwendungen für das Essen bedroht. Wenn das Geld nicht mehr reicht, kann es zur Verschuldung und zu Diebstählen kommen.

Vorbeugung

Vorbeugend können der möglichst natürliche Umgang mit dem Körper und ein hohes Maß an Autonomie und Freiheit sein, das bereits den Kindern und Jugendlichen zugestanden wird.

Allerdings: Essstörungen sind psychosomatische Krankheiten, die durch das herrschende Schönheitsideal positiv gestützt sind: »Nur sehr schlanke Menschen sind erfolgreich, werden geliebt und anerkannt«, heißt die Devise. Jugendliche werden durch dieses Wertesystem extrem verunsichert.

Wann zur Ärztin oder zum Arzt?

Bei der Magersucht so bald und so regelmäßig wie möglich, um die körperliche Verfassung überwachen zu lassen.

Ess-Brech-Süchtige benötigen kaum die Unterstützung der Allgemeinmedizin, da ihr körperlicher Zustand selten gefährdet ist. Besser ist bei ihnen der sofortige Beginn einer Psychotherapie (➡ Beratung und Psychotherapie, Seite 892).

Selbsthilfe

Wichtig sind Gespräche mit anderen. Es gibt in fast jeder Stadt Selbsthilfegruppen für Frauen mit Essstörungen, die Treffen der Gruppen werden häufig therapeutisch begleitet.

Behandlung

Magersüchtige in kritischem Zustand werden fast immer in eine Klinik eingewiesen, um zunächst ihr Gewicht durch künstliche Ernährung stabilisieren zu können. Daneben sollte bereits in der Klinik mit einer Psychotherapie begonnen werden. Meist ist eine mehrmonatige stationäre Behandlung in einer psychosomatischen Klinik oder einer Spezialklinik für Essstörungen erforderlich, danach die ambulante Fortführung der Psychotherapie über ein bis zwei Jahre (➡ Beratung und Psychotherapie, Seite 892). Viele Magersüchtige werden aber auch nur ambulant behandelt.

Esssucht (Adipositas)

Sie äußert sich in chronischem, anfallartigen und süchtigen Verschlingen von Nahrung. Auch bei der Esssucht kreisen die Gedanken beständig um das Essen. Weil Esssüchtige im Gegensatz zu den Ess-Brech-Süchtigen ihre Nahrung bei sich behalten, werden sie extrem dick und sind allen körperlichen Risiken ausgesetzt, die sich mit Übergewicht verbinden: Herz-Kreislauf-Erkrankungen, erhöhter Blutdruck, Diabetes, Stoffwechselerkrankungen, Gelenkerkrankungen und Arthrose. Die Lebenserwartung ist drastisch reduziert.

Die Betroffenen verlieren ihr Gefühl für Hungrig- und Sattsein, weil das wahllose Essen die Appetit- und Sättigungszentren im Gehirn irritiert. Das verstärkt die Störung ihres Körpergefühls: Sie spüren sich selbst nicht mehr und haben kaum Kontakt zu ihrem Körper und ihren Gefühlen.

Esssüchtige spüren meist genau, dass sich unter ihrem Übergewicht viele Probleme verbergen: Daher macht es ihnen Angst, abzunehmen und sich bewusst mit dem eigenen Körper auseinander zu setzen. Eine Psychotherapie, unterstützend auch die Teilnahme an einer Selbsthilfegruppe, ist anzuraten (➡ Beratung und Psychotherapie, Seite 892).

In den letzten Jahren sind mehrere Medikamente mit der Indikation »Adipositas« auf den Markt gekommen, deren Wert jedoch bisher als zweifelhaft zu bezeichnen ist, da das Nutzen-Risiko-Verhältnis noch nicht ausreichend geprüft ist.

Chirurgische Maßnahmen sollten ausschließlich als letzte Möglichkeit in Erwägung gezogen werden. Möglich sind Operationen,
● die den Magen verkleinern (Teilentfernung).
● die den Verdauungstrakt so verändern, dass der Nahrung weniger Kalorien entzogen werden.
● bei denen Ballons in den Magen eingeführt werden, um seine Aufnahmefähigkeit zu reduzieren.

Abhängigkeiten

Alle Süchte entstehen im Gehirn nach dem gleichen Muster, das dabei nach einem uralten Lernprogramm vorgeht: Es ist die Jagd nach Wohlgefühl, Lust und Genuss, die auf Irrwege geraten ist. Manche Forscher sehen in Süchten daher eine Art inneren »Unfall« auf der Suche nach Glück. Man nimmt an, dass dabei der Botenstoff Dopamin, eine Überträgersubstanz im Gehirn, die alle Gefühle des Wohlbefindens begleitet, wichtig ist. Wenn eine Belohnung winkt, wird im Kopf Dopamin ausgeschüttet, zugleich wird das Gedächtnis in Bereitschaft versetzt – das Gehirn soll sich gezielt Situationen einprägen, in denen Angenehmes passiert und die Entspannung versprechen. Süchtiges Verhalten muss daher nicht unbedingt an einen Stoff, wie Nikotin, Alkohol oder Medikamente (➡ Genussmittel und Drogen, Seite 727), gebunden sein. Man kann auch von besonders intensiven Empfindungen abhängig werden, wie dem Spiel»fieber«, dem Hochgefühl beim andauernden Arbeiten oder der Euphorie des Hungerns (➡ Essstörungen, Seite 414). All dies kann Wohlgefühle in tief liegenden Regionen des Gehirns aktivieren, die sich an die jeweilige Situation erinnern und auf Wiederholung drängen.

Alkoholismus

➡ auch Alkohol, Seite 274.

Beschwerden

Die Anzeichen einer Alkoholabhängigkeit sind:
- Sie müssen eine bestimmte Menge trinken, um sich entspannt und wohl zu fühlen.
- Sie meinen, belastende Situationen nur mit Alkohol bewältigen zu können.
- Sie trinken, um Ärger, Sorgen oder Streit zu vergessen.
- Sie glauben, immer mehr Alkohol »vertragen« zu können.
- Sie haben feste Trinkzeiten, mit denen Sie versuchen, Normalität zu zeigen.
- Sie verlegen die Tageszeit, zu der Sie mit dem Trinken beginnen, immer weiter nach vorne, bis Sie schließlich schon morgens den ersten Schluck nehmen.
- Sie werden unruhig und fühlen sich von einem starken Verlangen getrieben, wenn Sie keinen Alkohol haben.
- Sie belügen sich selbst und verheimlichen die Menge und Regelmäßigkeit Ihres Trinkens auch unter Kollegen, Freunden und Bekannten.
- Sie leiden unter Schlaflosigkeit und Libidostörungen.
- Sie haben sich einen Vorrat an alkoholischen Getränken angelegt, den Sie vor anderen verstecken.

Kontakte

Alle Anschriften bundesdeutscher Beratungsstellen und Selbsthilfegruppen sind zu erfragen über die Bundeszentrale für gesundheitliche Aufklärung (BZgA)
Postfach 91 01 52, 51071 Köln
Info-Tel.: 02 21/89 20 31
e-mail: telefonberatung@bzga.de
Internet: http://www.bzga.de

Anonyme Alkoholiker
Postfach 46 02 27, 80910 München
Tel.: 0 89/31 69 50-0, Fax: 3 16 51 00
e-mail: Kontakt@Anonyme-Alkoholiker.de
Internet: http://www.anonyme-alkoholiker.de

Al-Anon Familiengruppen
Emilienstraße 4, 45128 Essen
Tel.: 02 01/77 30 07, Fax: 77 30 08
e-mail: al-anon.zdb@t-online.de
Internet: http://www.al-anon.de

Ursachen

Alkoholismus entsteht aus einem Bündel individueller, psychischer und sozialer Bedingungen (➡ Alkohol, Seite 274), bis sich die hirnorganische Struktur des Gehirns geändert hat.
Meist wird Trinken erlernt. Ob und wie die Eltern trinken, zum Beispiel, wenn es Probleme gibt, beeinflusst die Kinder. Sie lernen, dass es gut tut, für Entspannungsmomente zur Flasche zu greifen. Die unangenehme Situation löst sich auf, Ängste verringern sich. Diese zunächst positive Erfahrung verführt dazu, sich in Konflikt- oder Belastungssituationen immer wieder in den Alkohol zu flüchten.

Erkrankungsrisiko

Es ist in unserer Gesellschaft außerordentlich hoch. Die Gründe dafür sind unter anderem:
- Alkohol ist ausgesprochen leicht und preiswert zu bekommen und genießt einen hohen Stellenwert in unserer »Lebenskultur«.
- Alkohol verschafft als legale Droge die Illusion, private oder berufliche Spannungen »wegtrinken« zu können.

Mögliche Folgen und Komplikationen

Alkoholismus hat sowohl für die Betroffenen als auch für ihre Angehörigen und die Gesellschaft weit reichende Folgen.

Geistig-seelische Folgen

Störungen des Langzeitgedächtnisses und der Merkfähigkeit, herabgesetzte Aufmerksamkeit, gesteigerte Ermüdbarkeit, Abnahme der Urteilsfähigkeit, Euphorie, die mit depressiven Stimmungen abwechselt, gesteigertes Misstrauen gegenüber der Umgebung.

Alkoholdelirium

Die Betroffenen haben ihre Orientierung verloren. Sie sehen Wahnbilder, haben Angstzustände und sind gleichzeitig reizbar, euphorisch und albern.
Unbehandelt dauert das Alkoholdelirium meist vier bis zehn Tage und weist eine Todesrate von 15 bis 30 Prozent auf.

Wernicke-Korsakow-Syndrom

Diese Störung des Nervensystems tritt bei etwa drei bis fünf Prozent aller Alkoholkranken auf. Betroffene können ihre Blickrichtung nicht mehr willkürlich wählen, sie können nur noch unsicher gehen und stehen. Sie können ihr Gedächtnis verlieren und werden unfähig, sich neue Gedächtnisinhalte einzuprägen, sie können sich nicht mehr konzentrieren und nur noch schlecht orientieren. Sich etwas vorzustellen und in Worten auszudrücken, fällt schwer.

Körperliche Folgen

- Unterernährung und Vitaminmangel, weil der Alkohol den größten Teil der Kalorien liefert.
- Massive Durchfälle und gelegentlich Magenblutungen.
- Leberzirrhose (➡ Seite 628).
- Bauchspeicheldrüsenentzündung (➡ Seite 633).
- Häufiges Erbrechen kann tiefe Risse am Übergang von der Speiseröhre zum Magen entstehen lassen, die dann bluten.
- Taubheitsgefühle in Füßen und Beinen, Kribbeln in den Unterschenkeln, Wadenschmerzen und Gangunsicherheiten, Muskelschwäche (*Polyneuropathien*).
- Herzmuskelerkrankungen und in der Folge Lungenstauung.
- Große Anfälligkeit für Infektionskrankheiten, zum Beispiel Lungenentzündung (➡ Seite 538) und Lungentuberkulose (➡ Seite 539).

Soziale Folgen

Alkoholkranke verlieren häufig Partner und Freunde. Durch den Verlust des sozialen Rahmens kommt es oft zu Gewalttätigkeiten, Arbeitsplatzverlust und/oder Verschuldung.
Die volkswirtschaftlichen Folgen, wie Krankheits- und Sozialkosten, Arbeitsunfälle und -ausfälle, Produktionsmängel und Verkehrsunfälle, lassen sich kaum in Zahlen fassen.

Vorbeugung

Alkohol in Belastungs- und Konfliktsituationen, als Angst- und Problemlöser ist unbedingt zu meiden (➡ Alkohol, Seite 274).

Wann zur Ärztin oder zum Arzt?

Wenn Sie nach den unter »Beschwerden« genannten Anzeichen annehmen müssen, dass Sie von Alkohol abhängig geworden sind oder Alkohol missbrauchen, sollten Sie sich in ärztliche Behandlung begeben.

Selbsthilfe

Alkoholkranke Menschen haben sich in großen Selbsthilfeorganisationen zusammengeschlossen, um sich gegenseitig bei der Abstinenz zu unterstützen (➡ Kontakte, Seite 417).

Behandlung

- Qualifizierte Entgiftung (Entzugsbehandlung): Stationärer, »trockener« Aufenthalt in einer (Fach-)Klinik, bei dem die Entzugssymptome medizinisch kontrolliert und therapiert und die bereits aufgetretenen Folgeerkrankungen behandelt werden.

Co-Abhängigkeit

Co-Abhängige gehen ein Bündnis mit dem Alkoholismus ihres Partners oder ihrer Partnerin ein: Sie versuchen, das Trinkverhalten des geliebten Menschen zu steuern, zu kontrollieren oder zu unterbinden. Was als Fürsorge beginnt, kann von zunehmender Isolation und Vernachlässigung der eigenen Person begleitet werden und bleibt fast immer ohne Erfolg. Der Partner oder die Partnerin trinken weiter.
In den meisten Fällen sind es Frauen, deren gesamtes Denken, Fühlen und Handeln sich irgendwann nur noch um den Alkoholkranken an ihrer Seite dreht. Wie kann ich ihm helfen? Was muss ich tun, damit er nicht mehr trinkt? Wie kann ich verhindern, dass die Umgebung es nicht bemerkt? Wie helfe ich ihm, seinen Arbeitsplatz zu behalten?
Eine vergleichbare Co-Beziehung gibt es bei allen Süchten. Co-Abhängige tragen oft unbewusst dazu bei, die Suchterkrankung aufrechtzuerhalten, indem sie den äußeren Schein zu wahren versuchen. Selbsthilfegruppen für Angehörige können den Betroffenen helfen, ihre Isolation zu durchbrechen (➡ Kontakte, Seite 417).

- Entwöhnungsphase: Nach der Entgiftung beginnt die eigentliche Entwöhnungstherapie. Gemeinsam mit den Alkoholkranken wird entschieden, ob die nun folgende Psychotherapie ambulant (z. B. bei niedergelassenen Ärzten), teilstationär (z. B. in Nachtkliniken oder therapeutischen Wohngemeinschaften) oder stationär (z. B. in Übergangsheimen oder Alkoholikerheilstätten) stattfinden soll. Die Behandlung dauert meist mehrere Monate (➡ Beratung und Psychotherapie, Seite 892).
- Nachsorge durch Suchtberatungsstellen, Selbsthilfeorganisationen oder Laienhelfer.

Medikamentenabhängigkeit

Arzneimittel sind in den westlichen Industriestaaten nach dem Alkohol das Suchtmittel Nummer zwei. Arzneimittel mit Missbrauchs-, Gewöhnungs- und Suchtpotenzial sind:

- *Stark wirkende Schmerzmittel*: Dazu zählen Morphin und seine Verwandten, Mittel aus der Pethidin-Gruppe und Methadon-Derivate. Die meisten stark wirksamen Schmerzmittel unterstehen dem Betäubungsmittelgesetz bzw. der Suchtmittelverordnung. Sie führen bereits nach kurzem Gebrauch zur Abhängigkeit. Je nach Dauer der Einnahme kann es zu Persönlichkeitsveränderungen kommen.
- *Stark wirkende Hustenmittel*: Sie enthalten meist Kodein oder verwandte Substanzen, die von einer bestimmten Menge an ebenfalls dem Betäubungsmittelgesetz bzw. der Suchtgiftverordnung unterstehen. Missbräuchlich verwendet werden vor allem rezeptpflichtige kodeinhaltige Hustenmittel. Bei Missbrauch kann es zu Wahrnehmungsveränderungen, Verwirrtheit und Gedächtnisstörungen kommen.
- *Einfache Schmerz- und Migränemittel:* Häufig werden vor allem rezeptfrei erhältliche Kombinationspräparate aus Schmerzmittel und Koffein missbräuchlich verwendet (➡ Umgang mit Medikamenten, Seite 834).
- *Schlaf- und Beruhigungsmittel*: Sie haben fast alle ein Suchtpotenzial, besonders jedoch die, die Clomethiazol oder Benzodiazepine enthalten. Bei chronischem Gebrauch kann es zu Verwirrtheit, Konzentrationsstörungen und Gefühlsveränderungen kommen.
- *Tranquilizer*: Dazu gehören die am häufigsten missbrauchten Arzneimittel, die Benzodiazepine (➡ Beruhigungsmittel, Seite 394). Ihre regelmäßige Einnahme über längere Zeit hinweg kann auch in »normaler« Dosis zu Abhängigkeit, Wahrnehmungs- und Gefühlsveränderungen, Schlafstörungen und Bewusstseinstrübungen führen.
- *Alkohol:* In vielen Hustensäften oder so genannten Stärkungsmitteln (*Tonika*) befinden sich bis zu 20 Volumen-Prozent Alkohol, die Konzentration kann jedoch auch bis 79 Volumen-Prozent gehen.
- *Abführmittel*: Jede Form des chronischen Abführmittelgebrauchs kann zur Gewöhnung und Abhängigkeit führen (➡ Verstopfung, Seite 638).

Beschwerden

Merkmal jeder Medikamentenabhängigkeit ist, dass sich die Präparate unentbehrlich machen. Wenn man versucht, sie abzusetzen, entstehen die Symptome, gegen die man sie genommen hat. Es gibt eine »low-dose«-Abhängigkeit, bei der man zwar die Menge nicht zu steigern braucht, ohne das Mittel aber nicht mehr leben kann. Anzeichen für Medikamentenabhängigkeit sind, wenn Sie

- sich »Sicherheitspackungen« Ihres Medikaments mitnehmen, sobald Sie das Haus verlassen.
- beim Gedanken, einen Tag ohne Ihr Mittel auskommen zu müssen, verunsichert und unruhig werden.
- beim Absetzen körperlich und seelisch zu leiden beginnen.
- zu verschiedenen Ärzten oder Apotheken gehen, um Ihr Mittel verschrieben oder ausgehändigt zu bekommen.
- sich selbst und Ihre Ärztin, Ihren Arzt, Ihre Freunde und Bekannten über die tatsächliche Menge der geschluckten Pillen beschwindeln.

Ursachen

- *Ärztlich verursacht*: Rund drei Viertel aller Medikamentenabhängigkeiten beginnen in einer Arztpraxis. Alljährlich werden in Deutschland große Mengen Arzneimittel aus der Gruppe der Benzodiazepine (Tranquilizer) als Schlaf- oder Beruhigungsmittel verordnet. Rund zwei Drittel werden länger als drei Wochen geschluckt. Bereits nach dieser kurzen Zeit kann die Abhängigkeitsspirale in Gang gesetzt sein (➡ Beruhigungsmittel, Seite 394).
- *Selbstmedikation*: Menschen, die unter chronischen Schmerzen leiden, sind sehr abhängigkeitsgefährdet. Für sie sind Tabletten oft der einzige – trügerische – Ausweg, den Alltag schmerzlos zu bewältigen. Anders ist es beim chronischen Missbrauch von Abführmitteln. Sie werden häufig, vor allem von Frauen, unter dem Eindruck eines (krank machenden) Schlankheitsideals geschluckt.
- *Soziale und individuelle Konfliktsituationen*: ➡ Im Gleichgewicht sein, Seite 216, und ➡ Neurosen, Seite 404.
- *Kombination verschiedener Medikamente*: Schmerz- und Beruhigungsmittel werden auch zur wechselseitigen Wirkungssteigerung von Alkohol oder anderen Drogen verwendet.

Erkrankungsrisiko

Für Deutschland schätzt man, dass rund 1,5 Mio. Menschen arzneimittelabhängig sind, davon rund 1,2 Millionen von Benzodiazepinen (Tranquilizern). Bis zu zwei Drittel aller Schmerz- und Psychopharmaka landen in Frauenhänden. Das Erkrankungsrisiko ist damit für Frauen ungleich höher als für Männer.

Mögliche Folgen und Komplikationen

Je nach Arzneimittelgruppe sind die körperlichen und geistigen Folgen dauernden Missbrauchs unterschiedlich. Ein Beispiel für körperliche Schäden ist das Nierenversagen als Folge eines langjährigen Gebrauchs von Schmerzmittel-Kombinationspräparaten (➡ Nierenversagen, Seite 660).

- Durch das herabgesetzte, gestörte oder veränderte Reaktionsvermögen steigt die Gefahr von Unfällen am Arbeitsplatz, im Verkehr oder im Haushalt.
- Die Seele kann Schaden nehmen durch Gefühls- und Wahrnehmungsstörungen (➡ Psychosen, Seite 412), Sinnes- und Persönlichkeitsveränderungen nach dem chronischen Gebrauch von Tranquilizern. Allgemeinstörungen, wie zum Beispiel Unterernährung, Vitamin- oder Eiweißmangelzustände begleiten nicht selten eine Medikamentenabhängigkeit.
- Die sozialen Folgen dieser Krankheit sind unter anderem der Verlust von persönlichen Beziehungen oder des Arbeitsplatzes. Es kann zum Abrutschen in die Kriminalität durch den Versuch der illegalen Arzneimittelbeschaffung kommen.

Vorbeugung

Die individuelle Vorbeugung beginnt früh: Bevor Sie ein Medikament einnehmen, sollten Sie sich überlegen, was Sie sich davon erwarten und ob es auch andere Möglichkeiten des Umgangs mit Missbefinden oder Krankheit gibt (➡ Umgang mit Medikamenten, Seite 834).
Außerdem gilt es, darauf hinzuweisen, dass jede Verschreibung Sucht erzeugender Präparate eine genaue Diagnose und umfassende Aufklärung der Patienten sowie eine sorgfältige Nutzen-Risiko-Abwägung der Mittel erfordert: Das Verschreiben Sucht erzeugender Arzneimittel ohne Indikation kann den Tatbestand der Körperverletzung erfüllen und strafrechtlich verfolgt werden.

Wann zur Ärztin oder zum Arzt?

Sobald Sie die unter Beschwerden aufgezählten Anzeichen eines Missbrauchs oder einer Abhängigkeit an sich bemerken.

Selbsthilfe

Auskunft über Selbsthilfegruppen und Beratungsstellen in Ihrer Nähe erhalten Sie bei den auf Seite 417 genannten Einrichtungen (➡ Kontakte, Seite 417). Einen Entzug auf eigene Faust durchzuführen, ist gefährlich, weil es zum Beispiel durch zu schnelles Absetzen mancher Medikamente zu Krampfanfällen kommen kann.

Behandlung

Die Behandlungsphasen verlaufen genauso wie beim Alkoholismus, je nach Schwere und Art der Erkrankung ambulant und stationär (➡ Seite 418).
Je nach Arzneimittelgruppe werden in der Entgiftungsphase die Präparate abrupt abgesetzt oder die Dosis langsam reduziert. Oft geschieht das im so genannten verdeckten Entzug, bei dem die Betroffenen nicht wissen, wie viel sie von ihrem Medikament tatsächlich bekommen.
Da Partner- und Familienprobleme oft auslösende Faktoren für eine Medikamentensucht sind, empfehlen sich entsprechende Therapieformen (➡ Beratung und Psychotherapie, Seite 892).

Abhängigkeit von illegalen Drogen

Bei der Abhängigkeit von so genannten illegalen Drogen müssen die gebrauchten Stoffe genau unterschieden werden. Eine starke, sich schnell entwickelnde körperliche Abhängigkeit ist nur für Heroin (Opiate) und Crack dokumentiert. Bei Haschisch, Ecstasy und Kokain entwickelt sich die Abhängigkeit langsamer (➡ Illegale Drogen, Seite 277).

Ursachen

In der jugendlichen Szene erfolgt der erste Schritt zum Experimentieren mit Drogen fast immer unter dem Eindruck des »Nachahmens« und »Dazu-Gehörens«. Wenn die Freunde und Freundinnen sniffen, rauchen oder gar Heroin fixen, ist oft die Versuchung groß, wissen zu wollen, »wie das ist«. Da Drogen wie Heroin meist schon nach der ersten Probe abhängig machen, kommt ein solcher Einstieg fast schon dem Absturz gleich. Viele Erstkonsumenten nehmen ihre zweite Dosis noch am selben Tag. Entscheidende Sucht auslösende Faktoren sind:

- die Gruppe, in der man sich bewegt (»Szene«).
- die Verfügbarkeit des Stoffs (Angebotenes wird probiert).
- Neugier auf Unbekanntes und Verbotenes.
- das Lernen an Vorbildern (Freunde, Idole).

Problem- oder Konfliktsituationen, in denen die Droge als Fluchtmittel dient, können hinzukommen, aber sie sind nicht spezifisch für den Einstieg.

Erkrankungsrisiko

Es steigt mit dem Grad der persönlichen Verunsicherung (Pubertät, individuelle Probleme), des Gruppendrucks (Szene) und der Verfügbarkeit von Drogen (Schwarzmarkt).

Methadonprogramm

Die über Gesundheitsämter und Ärzte kontrollierte Abgabe der Substanz Methadon (Polamidon) macht Beschaffungskriminalität überflüssig und verhindert die weitere Verbreitung der HIV-Infektion, weil die Abhängigen aufhören, infiziertes Nadel- und Spritzmaterial zu verwenden.

Flächendeckende Substitutionsangebote gibt es etwa in den USA, in Australien, den Niederlanden, Österreich und in der Schweiz, aber nicht in Deutschland, wo es nur ein unzureichendes Angebot von niedergelassenen Ärztinnen und Ärzten gibt, die an der Substitution teilnehmen. Die notwendige psychosoziale Betreuung ist nicht gesichert, da die Krankenkassen nicht zu einer Kostenübernahme verpflichtet werden konnten.

Mögliche Folgen und Komplikationen

Die gravierenden Folgen für die Gesundheit entstehen vor allem durch das Leben in der Subkultur, nicht durch das Heroin an sich:

- Verelendung, Verschuldung, Prostitution und das Abrutschen in die Kriminalität durch die gigantischen Schwarzmarktpreise, die die Endverbraucher bezahlen müssen.
- Das Leben am sozialen Rand der Gesellschaft ist von einem allgemein schlechten körperlichen Zustand begleitet und macht generell krankheitsanfällig (mangelnde Ernährung, mangelnder Schlaf, mangelnde Hygiene).

- Bakterielle Infektionen und Virusinfektionen (Aids) durch unsaubere Spritzbestecke und verunreinigtes Heroin gehören zum Alltag der Abhängigen (z. B. Entzündungen der Herzinnenhaut, von Leber, Nieren und Lungen, Blutvergiftungen).
- Überdosierungen (bis hin zum tödlichen »Goldenen Schuss«) hängen häufig mit verunreinigtem Stoff zusammen oder mit dem Versuch, heroinlose Phasen mit Medikamenten und/oder Alkohol zu überbrücken. Nach einer langen Abstinenz kann die früher gewohnte Dosis leicht zur Überdosis werden.

Vorbeugung

Die Illegalität ist für einen Großteil der gesundheitlichen und sozialen Folgen verantwortlich und übt zudem auf manche Jugendliche den Reiz des Verbotenen aus. Eine Enttabuisierung von illegalen Drogen, auch im Strafrecht, könnte hilfreich sein, um ein Abrutschen in die Kriminalität mit all ihren sozialen und gesundheitlichen Folgen zu vermeiden (➡ Kriminalisierung, Seite 278).

Wann zur Ärztin oder zum Arzt?

Sofort.

Selbsthilfe

Ist nur in sehr vereinzelten Fällen möglich. Besser ist der sofortige Weg in die nächste Drogenberatungsstelle, die heute in fast jeder größeren Kommune über das zuständige Gesundheitsamt zu erfragen ist.

Behandlung

Sie verläuft in denselben Phasen wie beim Alkoholismus (➡ Seite 417). Wichtig sind die freien Entscheidungsmöglichkeiten der Patienten beim Entzug: ob mit Medikamenten oder ohne, denn der so genannte kalte Entzug (»Cold-Turkey«) verlangt abrupte Abstinenz. Die Angst vor den Entzugsschmerzen lässt viele Abhängige vor dieser radikalen Methode zurückschrecken, und sie wählen lieber eine medikamentöse Unterstützung, zum Beispiel mit Methadon.

Gehirn und Nerven

Das Nervensystem ist der vielfältigste und gleichzeitig komplizierteste Teil des Körpers. Nach dem Ort, an dem sich die Nervenbahnen befinden, teilt man es ein in das zentrale Nervensystem (ZNS), zu dem Gehirn und Rückenmark gehören, und das periphere Nervensystem, dem man alle übrigen Nervenbahnen zurechnet.

Gehirn

Im Gehirn (*Enzephalon*) spielt sich all das ab, was wir Denken, Fühlen, Empfinden und Handeln nennen. Aber auch viele Körperfunktionen, die wir nicht bewusst wahrnehmen, wie Atmung oder Gleichgewichthalten, werden vom Gehirn aus gesteuert.

Das Gehirn ist der Ursprungsort der zwölf Paar Kopf- und Hirnnerven, die zum einen Impulse an Körperregionen geben, zum anderen aber auch Impulse aufnehmen, weiterleiten und verarbeiten.

Das Gehirn ist von drei Häuten (*Meningen*) umgeben. Zwei weiche Schichten liegen der Hirnoberfläche dicht an. Sie sind mit einer härteren Schicht verbunden, die eine Schutzkapsel für das Gehirn darstellt und das Innere des Gehirns mit dem Inneren der Schädelknochen verbindet. Bei einer Gehirnhautentzündung sind diese drei Schichten entzündet.

Die Hohlräume im Inneren des Gehirns sind von der Gehirnflüssigkeit (*Liquor cerebrospinalis*) ausgefüllt. Sie befindet sich auch zwischen den beiden weichen Hirnhäuten. Die weiche Masse des Gehirns muss in der Gehirnflüssigkeit »schwimmen«, um ihre Form nicht zu verlieren. Gleichzeitig ist die Flüssigkeit Schutz und Stoßdämpfer. Diese Gehirnflüssigkeit umgibt das gesamte ZNS und befindet sich somit auch im Rückenmarkkanal.

Viele krankhafte Prozesse im Bereich des Gehirns und der Hirnhäute verändern die Zusammensetzung der Gehirnflüssigkeit. Der Arzt kann sie untersuchen lassen und damit Krankheiten feststellen oder ausschließen, indem er bei einer Lumbalpunktion in Höhe der Lendenwirbel Gehirnflüssigkeit entnimmt.

Rückenmark

Als »Fortsetzung« des Gehirns kann man das Rückenmark ansehen, das sich im Inneren der Wirbelsäule bis in den Lendenbereich zieht. Auch dieses ist von Gehirnflüssigkeit und Meningen umgeben.

Das Rückenmark endet in Höhe des dritten Lendenwirbels, füllt also die Wirbelsäule nicht in ganzer Länge aus. Durch Öffnungen zwischen den Wirbeln verlaufen die Nerven in den gesamten Körper.

Periphere Nervenbahnen

Die peripheren Nervenbahnen erfüllen zwei Aufgaben: Sie leiten Empfindungen und Wahrnehmungen, die der Körper von außen oder innen bekommt, zum Zentralnervensystem, und sie geben die »Anweisungen« des Zentralnervensystems an Muskeln und Organe weiter.

Der Transport von Informationen geschieht, indem sie als ganz schwache elektrische Ströme oder als chemische Reaktionen oder durch körpereigene Überträgerstoffe übermittelt werden. Im Zentralnervensystem werden alle diese Informationen gesammelt, miteinander verbunden und verarbeitet.

Vegetatives und autonomes Nervensystem

Eine andere Einteilungsform benennt das Nervensystem nach seinen Funktionen: Das vegetative oder autonome Nervensystem arbeitet selbstständig, vom Wollen nicht beeinflussbar. Ohne dass wir uns dessen bewusst sind, steuert es jede einzelne Körperfunktion – von der Anspannung einzelner Muskeln, zum Beispiel, um sich zu bewegen oder um zu sprechen, bis zur Atmung, dem Herzschlag oder der Verdauung.

Innerhalb des autonomen Nervensystems steuern zwei große Nervenbereiche gegensätzliche Funktionen und ergänzen sich so.

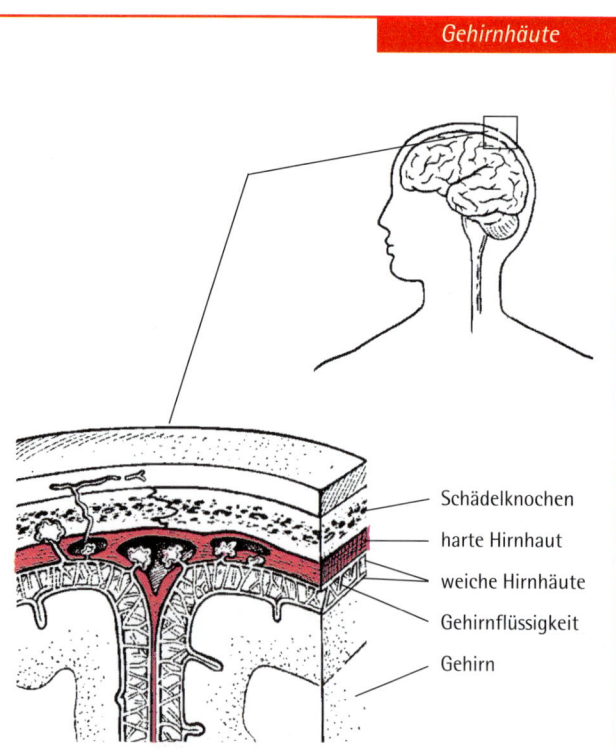

Gehirnhäute

Schädelknochen

harte Hirnhaut

weiche Hirnhäute

Gehirnflüssigkeit

Gehirn

Der Sympathicus ist zuständig für Aktivität, Anstrengung und Energieabbau, der Parasympathicus sorgt für die Erholung und Speicherung von Energie.

Im Gegensatz zum vegetativen kann man dem willkürlichen Nervensystem bewusst Aufträge erteilen. Den Entschluss »Ich gehe jetzt« setzt das willkürliche Nervensystem in Gehbewegungen um. Doch auch in diesem System geschieht bei Erwachsenen bereits manches »automatisch«. Auf Grund von erlernten Reflexen ziehen wir die Hand beim Berühren einer heißen Herdplatte zurück oder sind in der Lage, aufrecht zu gehen.

Gehirnerschütterung (Commotio cerebri)

Beschwerden

Im Moment des Unfalls kommt es für Sekunden oder Minuten zur Bewusstlosigkeit. Darauf folgt meist eine Zeit, in der das Bewusstsein noch etwas getrübt sein kann. Diese Phase ist häufig begleitet von Erbrechen, Kopfschmerzen und/oder Schwindelgefühlen.

Für die Zeit unmittelbar vor dem Unfall besteht häufig eine Gedächtnislücke, die manchmal nur Bruchteile von Sekunden umfasst.

Dauert die Bewusstlosigkeit länger als eine Viertelstunde oder die anschließende Bewusstseinstrübung länger als eine Stunde, besteht der dringende Verdacht, dass der Schaden über eine einfache Gehirnerschütterung hinausgeht (➡ Gehirnprellung, Seite 424; Gehirnblutung, Seite 427).

Ursache

Einwirkung von Gewalt auf den Kopf. Die Gehirnerschütterung ist zwar ein Zeichen dafür, dass die Funktion der Nervenzellen vorübergehend gestört wurde, es ist aber kein bleibender Schaden im Gewebe entstanden.

Mögliche Folgen und Komplikationen

Kopfschmerzen, Schwindelgefühl und Konzentrationsschwäche können noch monatelang nach dem Unfall Beschwerden machen.

Selten kommt es nach zwei bis vier Wochen noch zu Blutungen (➡ Seite 427). Die Kopfschmerzen nehmen dann zu, auch Lähmungen sind möglich.

Vorbeugung

Einen Sturzhelm tragen. Sturzhelme fangen die Wucht eines Aufschlags ab und verlangsamen die Geschwindigkeit, mit der der Kopf aufschlägt.

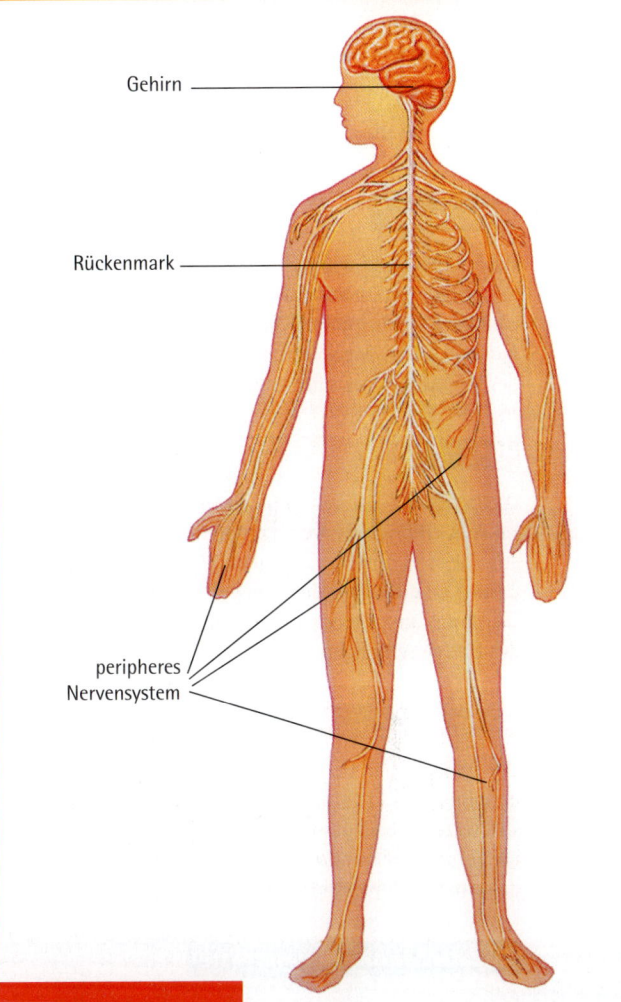

Gehirn

Rückenmark

peripheres Nervensystem

Wann zur Ärztin oder zum Arzt?

Sofort ins Krankenhaus, wenn jemand nach einem Unfall, bei dem der Kopf in Mitleidenschaft gezogen wurde, bewusstlos wird oder sich erbricht. Je nach Intensität der Beschwerden muss der Schädel geröntgt oder eine Computertomographie gemacht werden (➡ Ins Bild gesetzt, Seite 823).

Selbsthilfe

Wenn sicher ist, dass außer der Gehirnerschütterung keine anderen Schäden bestehen, genügen zwölf Stunden bis zwei Tage Bettruhe.

Behandlung

Bei längerer Bewusstlosigkeit oder Bewusstseinstrübung oder immer wiederkehrendem Erbrechen sollten die Kranken zur Beobachtung einige Tage im Krankenhaus verbringen.

Gehirnprellung (Contusio cerebri)

Beschwerden

Bewusstlosigkeit, oftmals länger als 15 Minuten. Heftige Kopfschmerzen, steifer Nacken, Erbrechen. Halbseitige Lähmungserscheinungen, Sprach-, Seh- und Atemstörungen sind selten. Meist treten die Beschwerden gleich nach der Verletzung auf, selten erst ein bis vier Tage später.

Ursachen

Wenn Gewalt auf den Kopf einwirkt, können in seinem Inneren Blutgefäße verletzt werden. Die Prellung, die zum Beispiel am Bein als »blauer Fleck« erscheint, ist im Gehirn eine Blutung mit schwerwiegenden Folgen. Der Druck des austretenden Bluts und Gewebewassers kann das Gehirn schädigen.

Mögliche Folgen und Komplikationen

Die Folgen einer Gehirnprellung hängen von ihrer Ausdehnung und Lage ab. Sie reichen von häufigen Kopfschmerzen, Krampfanfällen und Gedächtnisstörungen bis zu schweren Lähmungen, Verhaltensstörungen oder dauerhafter Bewusstlosigkeit.

Wann zur Ärztin oder zum Arzt?

Sofort ins Krankenhaus bei den oben genannten Beschwerden.

Selbsthilfe

Ist nicht möglich.

Behandlung

Die Patienten werden im Krankenhaus im Bett gehalten, bis sie beschwerdefrei sind. Ist eine große Menge Blut ausgetreten, muss das Blutgerinnsel abgesaugt oder herausoperiert werden. Je nach Art der Schädigung müssen dann heilgymnastische, sprachtherapeutische und ähnliche Behandlungen folgen, um die Schäden auszugleichen.

Schädelbruch

Beschwerden

➡ Gehirnerschütterung, Seite 423. Weitere Beschwerden: Bläuliche Schwellung um ein oder beide Augen. Es kann klare Flüssigkeit aus der Nase rinnen.

Mögliche Folgen und Komplikationen

Sie entstehen durch Blutungen oder Flüssigkeitsansammlungen im Gehirn.

Wann zur Ärztin oder zum Arzt?

Sofort ins Krankenhaus beim Verdacht auf Schädelbruch. Eine Röntgenaufnahme des Schädels oder eine Computertomographie zeigt, welche Schäden entstanden sind.

Behandlung

Ein Schädelbruch heilt folgenlos ab, wenn außer dem Knochen nichts verletzt wurde. Zur Behandlung bei Blutungen ➡ Seite 427.
Gelangte Gehirnflüssigkeit nach außen, sollte mit Antibiotika einer Infektion vorgebeugt werden.

Gehirnhautentzündung (Meningitis)

Beschwerden

Kopfschmerzen, Fieber, Lichtempfindlichkeit, Nackensteifigkeit und manchmal Erbrechen können sich binnen weniger Stunden entwickeln. In schweren Fällen wird man benommen oder bewusstlos.
Kleine Kinder entwickeln diese Anzeichen nur selten; bei ihnen stehen Bauchschmerzen im Vordergrund, manchmal auch Krampfanfälle.
Kinder können an einer besonders schweren Form der Gehirnhautentzündung erkranken, bei der zunächst nur Fieber und dunkle Punkte oder Flecken auf der Haut auftreten.
Insbesondere bei Säuglingen besteht die Gefahr, dass eine Gehirnhautentzündung zunächst übersehen wird, weil sie sich manchmal nur in Trinkschwäche, schrillem Schreien oder Schlaffheit äußert.

Ursachen

Bei einer Gehirnhautentzündung infizieren sich die Gehirnhäute mit Bakterien oder Viren, die entweder das Blut von einem anderen Organ hierher getragen hat, oder die Erreger breiten sich direkt vom entzündeten Ohr (➡ Seite474) bzw. den Nasennebenhöhlen (➡ Seite 524) auf die Gehirnhäute aus.

Erkrankungsrisiko

Kinder haben ein besonders großes Risiko, an einer Gehirnhautentzündung zu erkranken.

Vorbeugung

Eine angemessene Behandlung von Mittelohr- und Nasennebenhöhlenentzündungen kann die Ausbreitung der Keime verhindern. Gegen Haemophilus influenzae, einen Erreger, der oft auch für eine Art von Gehirnhautentzündung bei Kindern verantwortlich ist, gibt es eine Impfung (➡ Seite 287). Auch gegen Meningokokken A und C, die eine spezielle Form von Hirnhautentzündung verursachen, kann geimpft werden.

Mögliche Folgen und Komplikationen

Eine Gehirnhautentzündung kann in schweren Fällen geistige Behinderung nach sich ziehen oder sogar zum Tod führen.

Wann zur Ärztin oder zum Arzt?

Sofort in die ärztliche Praxis oder ins Krankenhaus beim Verdacht auf Gehirnhautentzündung. Dort wird Gehirnwasser aus dem Rückenmarkkanal entnommen, um es auf Infektionszeichen und Krankheitserreger zu untersuchen.

Selbsthilfe

Ist nicht möglich.

Behandlung

Eine Gehirnhautentzündung muss fast immer im Krankenhaus beobachtet und behandelt werden. Hat die Untersuchung des Gehirnwassers ergeben, dass Bakterien die Erkrankung verursacht haben, müssen Antibiotika gespritzt werden. Bei virusbedingten Gehirnhautentzündungen kann man nicht mehr tun, als die Kranken gut zu pflegen und zu hoffen, dass der Körper stärker ist als die Krankheit.

Gehirnentzündung (Enzephalitis)

Beschwerden

Je nach Schwere der Erkrankung reichen die Beschwerden von Fieber, Kopfschmerzen und Abgeschlagenheit bis zu Lähmungen, Sehstörungen mit Doppelbildsehen, Krämpfen und Bewusstlosigkeit.

Ursachen

Fast immer ist eine Gehirnentzündung die Folge von Virusinfektionen, wie etwa Grippe, Masern, Röteln oder Mumps. Auch das durch Zecken übertragene FSME-Virus kann eine solche Entzündung auslösen (➡ Zeckenimpfung – FSME, Seite 287).

Erkrankungsrisiko

Säuglinge und sehr alte Menschen sind stärker gefährdet, als Folge einer Virusinfektion eine Gehirnentzündung zu entwickeln.

Mögliche Folgen und Komplikationen

Eine leichte Gehirnentzündung im Rahmen einer Grippe wird häufig nicht einmal bemerkt und klingt mit der Grippe wieder ab.
Viren wie etwa Herpes simplex können zu einer schweren Erkrankung führen, die einen wochenlangen Krankenhausaufenthalt notwendig macht. Dabei kann es für längere Zeit zu Lähmungen und Sprachstörungen kommen. In seltenen Fällen kann sich aus einer Gehirnentzündung später einmal die Parkinson-Krankheit entwickeln (➡ Seite 431).

Vorbeugung

Impfungen können Menschen schützen, die durch Viruskrankheiten besonders gefährdet sind, eine Gehirnentzündung zu entwickeln (➡ Impfungen, Seite 280).

Wann zur Ärztin oder zum Arzt?

Wenn der Verdacht auf eine Gehirnentzündung besteht. Möglicherweise müssen Blut und Gehirnwasser auf Anzeichen einer Infektion und Krankheitserreger untersucht werden. Manchmal muss ein EEG angefertigt werden (➡ Seite 823).

Selbsthilfe

Bei leichten Gehirnentzündungen ist Selbsthilfe nicht nötig, bei schweren Formen nicht möglich.

Behandlung

Schwere Gehirnentzündungen müssen immer im Krankenhaus beobachtet und behandelt werden, um hinzukommende Probleme, wie etwa Bewusstlosigkeit oder Krämpfe, rechtzeitig zu erkennen und fachgerecht behandeln zu können.
Besteht der Verdacht, dass Herpes-simplex-Viren die Erkrankung ausgelöst haben, kann das Spritzen des virushemmenden Medikaments Aciclovir sinnvoll sein (z. B. *Zovirax* [D/Ö]).

Gehirnabszess

Beschwerden

Lähmungserscheinungen, Gefühllosigkeit in Arm oder Bein, manchmal Sprachstörungen, Fieber, Schwindel und Erbrechen, Kopfschmerzen und Benommenheit, Krampfanfälle.

Ursachen

Bei einem Gehirnabszess sammelt sich im Gehirn Eiter an, der dann auf bestimmte Hirnteile drückt. Verursacher sind stets Bakterien. Sie können im Rahmen einer bakteriellen Gehirnhautentzündung oder einer durchbrechenden Nasennebenhöhlen- oder Mittelohrentzündung ins Gehirn gelangen; sie können auch aus einer offenen Kopfverletzung stammen.

Das Erkrankungsrisiko steigt

- Wenn eine Nasennebenhöhlen- oder Mittelohrinfektion nicht behandelt wird.
- Bei Menschen mit einem zyanotischen Herzfehler (➡ Seite 573).

Mögliche Folgen und Komplikationen

Bei rechtzeitiger Behandlung kann die Erkrankung ohne Folgeschäden abheilen. Ein großer Hirnabszess, der stark auf das Gehirn drückt, kann zu dauerhaften Lähmungen führen.

Vorbeugung

Rechtzeitige Behandlung von bakteriellen Infektionen mit Antibiotika.

Wann zur Ärztin oder zum Arzt?

Sofort in die ärztliche Praxis oder ins Krankenhaus beim Verdacht auf einen Gehirnabszess.

Selbsthilfe

Ist nicht möglich.

Behandlung

Manchmal genügt eine Behandlung mit Antibiotika, die in die Vene gespritzt werden. In schweren Fällen muss die Eiteransammlung operativ entfernt werden. Ein erhöhter Hirndruck muss gesenkt werden.

Vorübergehende Durchblutungsstörung (TIA)

Beschwerden

Die Beschwerden einer Gehirndurchblutungsstörung hängen davon ab, wo die Arterie liegt, die kein Blut mehr hindurchlässt, bzw. für welche Funktion das von ihr versorgte Gehirngebiet zuständig ist. Vielfach ist ein Arm, ein Bein oder eine Körperhälfte gefühllos und/oder gelähmt. In anderen Fällen ist das Sehen oder Sprechen gestört, der Betroffene ist verwirrt oder bewusstlos. Die Beschwerden können wenige Minuten bis mehrere Stunden anhalten.

Ursachen

Eine Gehirnarterie, die zumeist durch Arterienverkalkung bereits etwas eingeengt ist, wird durch ein Blutgerinnsel verschlossen. Das Gerinnsel kann sich dort gebildet haben oder aus einer ferneren Arterie (meist der Halsschlagader) eingeschwemmt worden sein. Der Sauerstoffmangel in dem betreffenden Gehirngebiet bedingt Funktionsstörungen.

Bei einer vorübergehenden Durchblutungsstörung löst sich das Gerinnsel innerhalb weniger Minuten wieder auf. Der Gehirnbezirk wird wieder durchblutet, und die Funktionsstörungen bilden sich wieder zurück.

Erkrankungsrisiko

Alles, was eine Arterienverkalkung fördert, erhöht das Risiko von Gehirndurchblutungsstörungen: Übergewicht, Bluthochdruck, Rauchen, Diabetes und hohes Alter (➡ Arteriosklerose, Seite 546).

Mögliche Folgen und Komplikationen

Gehirndurchblutungsstörungen können sich wiederholen und gehen eines Tages nicht mehr vorüber. Es kann zu einem Schlaganfall kommen.

Vorbeugung

Alles meiden, was eine Arteriosklerose fördert: zu hohen Blutdruck und zu hohe Blutfettwerte senken, Diabetes gut einstellen, Gewicht reduzieren, nicht rauchen. Sind Gehirndurchblutungsstörungen bereits mehrfach aufgetreten, so kann unter Umständen die lebenslange Einnahme von gerinnungshemmenden Medikamenten wie Azetylsalizylsäure oder *Marcumar* oder in seltenen Fällen eine Operation den Durchblutungsstörungen vorbeugen.

Wann zur Ärztin oder zum Arzt?

Rufen Sie sofort einen Krankenwagen, wenn
- ein Arm oder Bein plötzlich gefühllos und/oder gelähmt ist,
- plötzlich Seh- oder Sprachstörungen oder Bewusstlosigkeit auftreten.

Der Ort der Durchblutungsstörung kann durch Untersuchungen (Ultraschall, EEG, Blutuntersuchung, Röntgenschichtaufnahme [CT/MRT] oder Kontrastmittelröntgenaufnahme der Gehirnarterien) gefunden werden. Ein Großteil dieser Untersuchungen sind nur im Krankenhaus möglich.

Selbsthilfe

Alles, was die Risikofaktoren einer Arteriosklerose verringert, beugt einer Gehirndurchblutungsstörung vor (➡ Arteriosklerose, Seite 546).

Behandlung

Je nach Ursache der Erkrankung kann die Einnahme eines blutdrucksenkenden oder blutverflüssigenden Medikaments sinnvoll sein. Nur selten ist eine Operation der Halsschlagader notwendig.

Gehirnblutung (Apoplexie)

Beschwerden

Eine Gehirnblutung ist ein »blutiger Schlaganfall«, bei dem das betroffene Gebiet nicht mehr mit Sauerstoff versorgt wird. Die Beschwerden entsprechen denen eines Schlaganfalls (➡ Seite 427) und richten sich in Art und Schweregrad danach, welches Gebiet betroffen ist und wie groß es ist.
Wenn sich der Bewusstseinszustand zum Beispiel nach einem Unfall verschlechtert oder eine Bewusstlosigkeit ohne ersichtlichen Grund länger als 15 Minuten andauert, deutet das auf eine Gehirnblutung hin. Im fortgeschrittenen Stadium ist die Pupille starr und weit geöffnet.

Ursachen

Aus einem Gefäß blutet es in das Gehirn hinein. Je nachdem, wie viel Blut austritt, wird der Gehirnteil mehr oder weniger zusammengepresst. Die Ursachen eines Gefäßrisses können zum Beispiel zu hoher Blutdruck sein, eine Gefäßverkalkung, ein Aneurysma (➡ Seite 560) eines Gehirngefäßes oder eine Kopfverletzung.

Erkrankungsrisiko

Etwa zehn Prozent der Schlaganfälle beruhen auf akuten Blutungen. Wenn ein jüngerer Mensch einen Schlaganfall erleidet, ist es wahrscheinlicher, dass es sich um solch einen »blutigen Schlaganfall« handelt, als bei älteren Menschen.

Mögliche Folgen und Komplikationen

Unbehandelt führt eine Blut- oder Flüssigkeitsansammlung im Gehirn zum Tod. Doch auch nach entsprechender Behandlung können Schäden zurückbleiben. Ihre Art und ihr Ausmaß richten sich nach der Lage der Blut- bzw. Flüssigkeitsansammlung im Gehirn.

Vorbeugung

Ist nicht möglich.

Wann zur Ärztin oder zum Arzt?

Sofort ins Krankenhaus, wenn sich bei jemandem, der nach einem Unfall kurz bewusstlos war, der Zustand wieder verschlechtert. Eine spezielle computertomographische Untersuchung gibt Lage und Ausdehnung der Blutung zu erkennen. Mit ihr kann man Blutungen und Flüssigkeitsansammlungen voneinander unterscheiden.

Selbsthilfe

Ist nicht möglich.

Behandlung

Eine Blutansammlung im Gehirn muss so schnell wie möglich operativ entfernt werden. Eine Gehirnschwellung kann durch die Infusion von Stoffen, die dem Gewebe Wasser entziehen, und mit hohen Dosen Kortison behandelt werden.

Schlaganfall (Apoplexie, Apoplektischer Insult)

Beschwerden

Beim Schlaganfall ist die Gehirndurchblutung dauerhaft gestört. Die Beschwerden sind von der Lage der betroffenen Arterie bzw. von der Funktion des versorgten Gehirngebiets abhängig. Vielfach ist ein Arm, ein Bein oder eine Körperhälfte gefühllos und/oder gelähmt. In anderen Fällen ist das Sehen oder Sprechen gestört, der Betroffene ist verwirrt oder bewusstlos.

Häufig treten die Beschwerden nach dem Aufwachen auf. Anders als bei der Gehirndurchblutungsstörung bleiben sie jedoch meistens länger als 24 Stunden bestehen.

Ursachen

60 Prozent der Schlaganfälle entstehen durch den Verschluss einer Arterie, die außerhalb des Gehirns liegt, dieses aber versorgt. Sehr viel seltener beruhen sie auf einer Blutung in das Gehirn (➡ Gehirnblutung, Seite 427).

Erkrankungsrisiko

Wer Symptome einer Mangeldurchblutung des Gehirns aufweist, ist schlaganfallgefährdet. Alles, was eine Arterienverkalkung fördert, erhöht das Risiko eines Schlaganfalls (➡ Arteriosklerose, Seite 546).

Schlaganfall

Bei einer langsam fortschreitenden Gefäßverkalkung fällt es dem Blutstrom immer schwerer, die Adern zu passieren und das Gehirn mit Sauerstoff und Nährstoffen zu versorgen. Blutgerinnsel können bereits verengte Gefäße schneller als weite Gefäße komplett verschließen. Ein Gefäßverschluss bedeutet, dass kein Blut das hinter dem Verschluss liegende Gehirngewebe mehr erreicht.

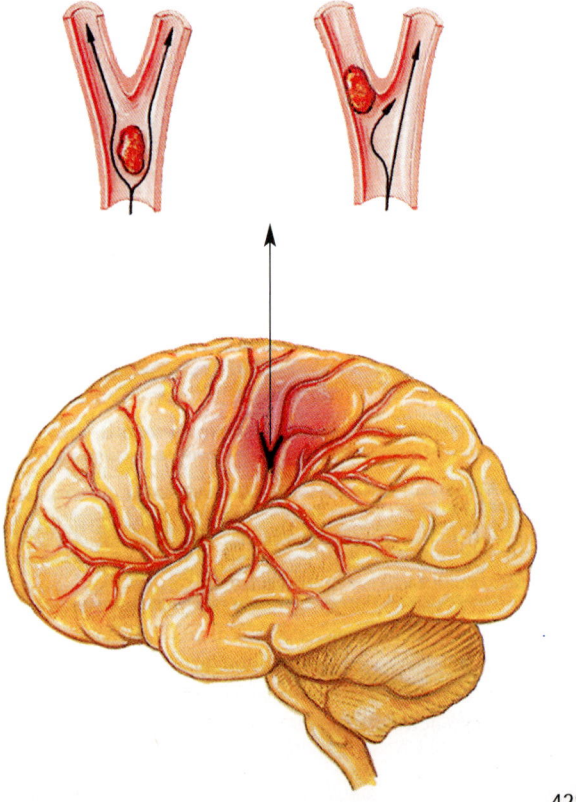

Mögliche Folgen und Komplikationen

Bei etwa einem Drittel aller Schlaganfälle bilden sich die Beschwerden im Laufe von Wochen oder Monaten zurück, bei einem weiteren Drittel bleiben Lähmungen oder Sprach- bzw. Sehstörungen zurück. Ein Drittel verläuft tödlich.
Jeder Schlaganfall ist ein Alarmsignal – auch wenn er ohne dauerhafte Schädigung abläuft: Weitere, vielleicht schwerere Schlaganfälle sind jederzeit möglich.

Vorbeugung

Risikofaktoren vermindern (➡ Arteriosklerose, Seite 546). Unter Umständen kann die lebenslange Einnahme von gerinnungshemmenden Medikamenten oder in speziellen Situationen eine Operation an den Gefäßen, die das Gehirn versorgen, die Durchblutungssituation verbessern.

Wann zur Ärztin oder zum Arzt?

Schnellstmöglich ins Krankenhaus, wenn der Verdacht auf einen Schlaganfall besteht – möglichst in eines mit einer so genannten »stroke unit«. Sie ist für die Erstversorgung von Schlaganfallopfern optimal ausgestattet. Durch verschiedene Untersuchungen (Ultraschall, EEG, Blutuntersuchung, Röntgenschichtaufnahme [CT/MRT] oder Kontrastmittelröntgenaufnahme der Gehirnarterien) kann die betreffende Arterie ausfindig gemacht werden.

Selbsthilfe

Es braucht viel Lebensmut und Kraft, mit Sprachübungen und Heilgymnastik die möglicherweise schweren Sprach- und Bewegungsstörungen zu überwinden. Doch nur regelmäßiges Üben gibt die Chance, wieder selbstständig zu werden. Familie und Betreuer sollten daran denken, dass die Kranken zumeist recht gut verstehen, was in ihrem Beisein gesprochen wird, auch wenn sie sich selbst nicht bewegen und nicht sprechen können.

Behandlung

Die erste Behandlung eines Menschen, den »der Schlag getroffen« hat, erfolgt immer im Krankenhaus. Schon dort sollte eine möglichst frühzeitige heilgymnastische Behandlung die Rehabilitationschancen erhöhen. Leider geschieht das immer noch nicht in ausreichendem Maß. An die Krankenhausbehandlung sollten sich Rehabilitationsmaßnahmen anschließen, die von den jeweiligen Sozialversicherungsträgern finanziert werden.
Über alle notwendigen und möglichen sprachtherapeutischen, heilgymnastischen, arbeits- und beschäftigungs-

therapeutischen Hilfestellungen geben die Krankenkassen Auskunft.

Je nach Ursache der Erkrankung kann die Einnahme eines blutdrucksenkenden oder eines blutverflüssigenden Medikaments sinnvoll sein. In manchen Fällen ist eine Operation an der Halsschlagader notwendig.

Epilepsie (Fallsucht)

Beschwerden

Es gibt unterschiedliche Formen von Krampfanfällen. Einem großen Krampfanfall (*Grand mal*) gehen manchmal tagelang anhaltende Kopfschmerzen, Unwohlsein, Unruhe und Verstimmungen voraus. Beim Anfall selbst werden die Betroffenen plötzlich bewusstlos, fallen zu Boden, werden steif und beginnen, mit Armen und Beinen zu zucken. Während der Zuckungen kann die Atmung unregelmäßig sein. Bewusstlosigkeit und Zuckungen können minutenlang andauern, danach fallen die Betroffenen oft in tiefen Schlaf, aus dem sie benommen wieder erwachen. Urin geht meistens unwillkürlich ab, Stuhl seltener.

Bei kleinen Anfällen (*Petit mal*) stürzen die Betroffenen nicht zu Boden. Besonders im Kindesalter äußern sich kleine Anfälle oft nur dadurch, dass die Kinder ihre momentane Tätigkeit kurz unterbrechen und abwesend vor sich hinstarren. Hinterher ist ihnen das oft gar nicht bewusst. Anfälle dieser Art werden deshalb oft für Tagträume gehalten.

Bei *Temporallappenanfällen* verlieren die Betroffenen ihr Bewusstsein häufig nicht, wohl aber benehmen sie sich zumeist einige Minuten »seltsam«: Sie nesteln, schmatzen und lachen.

Bei *fokalen Anfällen* kommt es zu Zuckungen, die in einer Gesichtshälfte oder in einer Hand beginnen und sich dann allmählich über eine Körperhälfte ausbreiten.

Als *Status epilepticus* wird der Zustand bezeichnet, bei dem ein Anfall den anderen jagt.

Von »Epilepsie« spricht man erst, wenn die Krampfanfälle immer wieder auftreten. Der Fieberkrampf eines Kindes oder der Krampf von Diabetikern bei einer Unterzuckerung hat nichts mit Epilepsie zu tun.

Ursachen

Fehlerhafte elektrische Entladungen der Nervenzellen im Gehirn rufen die Krampfanfälle hervor. Ursache dafür können sein: Schädigungen während der Geburt, Gehirninfektionen, Abbauvorgänge im Gehirn, Stoffwechselkrankheiten, Verletzungen des Gehirns, Hirntumore, Vergiftungen, sehr häufig auch Alkoholvergiftungen. Vielfach ist die Ursache der Epilepsie unbekannt.

Erkrankungsrisiko

In Deutschland leben etwa 800 000 anfallkranke Menschen; jährlich werden etwa 40 000 neue Anfallkranke registriert. Menschen mit Gehirnerkrankungen, wie etwa einem Tumor oder nach einer schweren Kopfverletzung, haben ein erhöhtes Risiko, Krampfanfälle zu erleiden. Das Gleiche gilt für Kinder, die bei der Geburt unter Sauerstoffmangel litten. Manche Epilepsien treten in einzelnen Familien gehäuft auf.

Mögliche körperliche Folgen und Komplikationen

Der Sturz bei einem großen Anfall bedeutet eine erhebliche Verletzungsgefahr. Bissverletzungen der Zunge sind sehr häufig. Alle Krampfanfälle können die Epileptiker selbst und andere gefährden, wenn sie sich zum Beispiel im Straßenverkehr ereignen. Rasch aufeinander folgende Anfälle sind ein lebensbedrohlicher Notfall.

Soforthilfe bei einem Krampfanfall

- *Alle Gegenstände wegräumen, an denen sich der Krampfende verletzen könnte.*
- *Den Krampfenden nur dann an einen anderen Ort bringen, wenn es unbedingt nötig ist, etwa wenn er auf einer Treppe liegt.*
- *Den Krampfenden nicht festhalten und nicht versuchen, ihn an seinen Zuckungen zu hindern.*
- *Ihm nichts zwischen die Zähne schieben.*
- *Beengende Kleidung am Hals öffnen.*
- *Trotz möglicherweise unregelmäßiger Atmung ist eine Mund-zu-Mund-Beatmung weder notwendig noch sinnvoll.*
- *Schläft der Kranke nach dem Anfallende ein, bringen Sie ihn in Seitenlage und lassen Sie ihn ausschlafen.*
- *Sofort Ärztin oder Arzt rufen, wenn der Anfall länger als drei Minuten dauert oder bald nach dem ersten ein weiterer Anfall auftritt.*

Epilepsie ist nur selten heilbar. Bei manchen Kindern endet die Erkrankung im Erwachsenenalter. Wer zu den Glücklichen gehören wird, lässt sich nicht vorhersagen.

Mögliche soziale Folgen und Komplikationen

Der Umgang mit der Krankheit Epilepsie ist auch heute noch vielfach von Vorurteilen und Ängsten geprägt. Unbewusste Furcht vor dieser rätselhaften Krankheit lässt viele Menschen innerlich zurückschrecken, wenn sie hören, dass jemand Epileptiker ist. Unter dieser Ausgrenzung haben Epilepsiekranke sehr zu leiden.

Wie sehr das soziale Leben von Epileptikern von dem anderer Menschen abweicht, richtet sich danach, wie gut die Anfälle durch Medikamente beherrscht werden können und wie sehr die Nebenwirkungen der Medikamente die Betroffenen beeinträchtigen.

Einen Führerschein bekommen Epileptiker allerdings nur, wenn sie bestimmte Auflagen erfüllen. Voraussetzung für den Erwerb der Fahrerlaubnis sind mindestens zwei bis drei anfallfreie Jahre.

Epileptikern, die eine Familie gründen wollen, stellt sich die Frage nach der Vererbbarkeit ihrer Krankheit. Sie kann nicht generell beantwortet werden, sondern muss mit Ärztin oder Arzt, die in der Behandlung der Epilepsie erfahren sind, besprochen werden.

Epilepsiekranke Frauen müssen nicht grundsätzlich auf eigene Kinder verzichten. Vor einer geplanten Schwangerschaft sollten sie sich jedoch in jedem Fall mit einer Ärztin oder einem Arzt beraten. Die allgemeinen Richtlinien lauten:

● Frauen, die mehrere Jahre anfallfrei waren, sollten nach Möglichkeit vor einer Schwangerschaft ihre Medikamente absetzen.
● Epileptikerinnen, die Medikamente einnehmen müssen, haben zu 90 Prozent die Chance, ein gesundes Kind zur Welt zu bringen. Das Risiko einer Fehlbildung beim Kind ist infolge der Epilepsie der Mutter und/oder ihrer Behandlung um das Zwei- bis Dreifache erhöht.
● Frauen, die erst nach dem ersten Schwangerschaftsdrittel den Rat von Ärztin oder Arzt suchen, sollten sich nicht zu einem Schwangerschaftsabbruch drängen lassen. Sie können sich auf Fehlbildungen bei ihrem wachsenden Kind untersuchen lassen – wenn sie es wollen und bereit sind, gegebenenfalls einen Schwangerschaftsabbruch vornehmen zu lassen (➡ Untersuchungen in der Schwangerschaft, Seite 328).
● Das Schädigungsrisiko ist bei den verschiedenen Medikamenten in den verschiedenen Phasen der Schwangerschaft unterschiedlich. Es ist nicht ratsam, in der Schwangerschaft auf neue Medikamente umzusteigen, deren Risiko noch nicht so gut untersucht ist wie das der bekannten Mittel.
● Epilepsiemedikamente während der Schwangerschaft abzusetzen kann Anfälle auslösen, die Mutter und Kind schädigen.

Epilepsiekranke Kinder sollten so normal wie möglich aufwachsen dürfen. Ihre Berufswahl sollte Tätigkeiten ausschließen, bei denen ein eventueller Anfall sie selbst oder andere gefährden könnte.

Bis zum sechsten Lebensjahr sollten anfallkranke Kinder normalerweise nicht geimpft werden. Später muss die Indikation zu einer Impfung mit Ärztin oder Arzt sorgfältig beraten werden.

Vorbeugung

Einer Epilepsie kann man nicht vorbeugen. Doch die Behandlung der Epilepsie besteht fast ausschließlich darin, Krampfanfällen vorzubeugen.

Wann zur Ärztin oder zum Arzt?

Wenn es zu einem Krampfanfall gekommen ist. Je nach Art des Anfalls und der Begleitumstände müssen dann Blut- und manchmal Gehirnwassertests, ein EEG (➡ Seite 823), eine Computertomographie (➡ Seite 827) oder eine MRT (➡ Seite 827) gemacht werden. Manchmal lässt sich schon auf Grund der Schilderung des Anfalls feststellen, ob es sich um Epilepsie handelt.

Selbsthilfe

Durch eine überlegte Lebensweise können manche Epilepsiekranke die Zahl der Anfälle verringern. Schlafmangel oder Alkoholkonsum fördert bei vielen die Krampfanfälle.

Behandlung

Eine gelungene Behandlung macht 50 bis 60 Prozent der Epileptiker anfallfrei und bessert den Zustand von 20 bis 30 Prozent wesentlich. Solche Ergebnisse erzielen aber nur Ärzte, die in der Behandlung der Epilepsie erfahren sind.

Bewährte Mittel gegen Epilepsie

Carbium (D)	Maliasin (D/Ö)	Rivotril (D/Ö)
Convulex (D/Ö)	Mylepsinum (D)	Sabril (D/Ö)
Ergenyl (D)	Neurontin (D)	Sirtal (D/Ö)
Finlepsin (D)	Orfiril (D)	Tegretal (D)
Lamictal (D/Ö)	Ospolot (D)	Tegretol (Ö)
Lepinal(etten) (D)	Phenhydan (D/Ö)	Timonil (D)
Liskantin (D)	Phenytoin (D)	Zentropil (D)

Kontakte

Gesellschaft für Epilepsieforschung
Saronweg 46, 33617 Bielefeld
Tel.: 05 21/144-48 01, Fax: 144-404 8
e-mail: dzu@mara.de

ÖIFAK – Österreichische Interessengemeinschaft für Anfallskranke
Wichtelgasse 55/17, 1170 Wien
Tel. und Fax: 01/48 952 78
e-mail: ifak-zak@netway.at
Internet: http://www.myworld.privateweb.at/epilepsie/

Wenn irgend möglich, versucht man, mit *einem* Medikament auszukommen. Manchmal dauert es Monate, um das geeignete Präparat und die richtige Dosierung zu finden, da jeder verschieden reagiert. Besonders bei Kindern ist für diese Einstellung manchmal ein Krankenhausaufenthalt notwendig. Zur Kontrolle dienen EEG-Untersuchungen und die Bestimmung der Arzneimittelmenge im Blut. Jede eigenmächtige Veränderung der Dosierung kann den Behandlungserfolg der vergangenen Zeit wieder zunichte machen.

Nach mehr als drei anfallfreien Jahren können Ärztin oder Arzt versuchen, die Medikamente im Verlauf eines halben oder ganzen Jahres langsam »ausschleichend« abzusetzen. Zur Kontrolle dient wieder das EEG. Es kann aber auch notwendig sein, die Medikamente lebenslang einzunehmen. Wer Mittel gegen Epilepsie einnimmt, muss das bei der Einnahme jedes anderen Medikaments berücksichtigen: Antiepileptika und andere Medikamente sowie Alkohol beeinflussen sich gegenseitig und auf vielfältige Art und Weise in ihrer Wirksamkeit.

Bei einigen Anfallkranken lässt sich in klinischen Spezialzentren der Gehirnabschnitt, der für die Anfälle verantwortlich ist, in der Absicht lokalisieren, ihn zu operieren. Solche stereotaktischen Operationen haben etwa 55 Prozent der Schläfenlappen-Epileptiker anfallfrei gemacht, bei knapp 30 Prozent die Zahl der Anfälle vermindert.

Verhaltenstherapeutische Maßnahmen werden überprüft, inwieweit sie Betroffenen helfen, ihre Anfälle besser zu kontrollieren. Biofeedbackverfahren (➡ Seite 881) waren in dieser Hinsicht bereits erfolgreich.

Parkinson-Krankheit (Schüttellähmung)

Beschwerden

Oft beginnt die Erkrankung mit einem leichten Zittern, das nur in Ruhe auftritt und bei Bewegung oder im Schlaf verschwindet. Typisch ist dabei das Aneinanderreiben von Daumen und Zeigefinger, das so genannte »Pillendrehen«.

In manchen Fällen ist plötzlich eine bestimmte Bewegung erschwert oder nicht möglich.

Parallel zu den Bewegungsstörungen kommt es bei vielen Betroffenen zu depressiven Verstimmungen. Sprache und Denken verlangsamen sich.

Auf Grund der Bewegungsstörung verlangsamen und vermindern sich Bewegungen wie Gehen, Armbewegungen und Lidschlag im Laufe der Zeit immer mehr. Besonders der Bewegungsbeginn fällt schwer. Die Schritte werden klein und schlurfend. Weil sich die Arme nicht mehr mit bewegen, ist das Gleichgewicht gestört. Die Mimik

Deutsche Parkinson-Vereinigung
Moselstraße 31, 41464 Neuss
Tel.: 0 21 31/4 10 16, 740270, Fax: 4 54 45
e-mail: parkinsonv@aol.com

Parkinson Selbsthilfe Österreich
c/o Selbsthilfe Center
Innrain 43, 6020 Innsbruck
Tel.: 05 12/57 71 98
e-mail: tirol@parkinson-sh.at
Internet: http://www.parkinson-sh.at

wird starrer, die Sprache monoton und unverständlich, die Schrift klein und unleserlich. Die Muskulatur versteift zunehmend, was häufig sehr schmerzhaft sein kann.

Ursachen

Bestimmte Nervenzellen, die den Überträgerstoff Dopamin produzieren, gehen zu Grunde. Dadurch ist das Gleichgewicht chemischer Substanzen, die für das Funktionieren des Nervensystems notwendig sind, gestört.

Warum diese Nervenzellen bei manchen Menschen untergehen, ist nicht bekannt. Nur selten lassen sich als Verursacher Nervengifte, wie Mangan, Kohlenmonoxid oder Methylalkohol, festmachen oder bestimmte Formen von Gehirnentzündung.

Neuroleptika – Medikamente zur Behandlung von Schizophrenie – können die gleichen Beschwerden hervorrufen wie die Parkinson-Erkrankung.

Erkrankungsrisiko

Mit Ausnahme der durch Gehirnentzündung oder Vergiftung verursachten Erkrankung tritt die Parkinson-Krankheit meist bei über 50-Jährigen auf. In sehr seltenen, schweren Fällen kann sie auch schon wesentlich früher beginnen. In manchen Familien kommt es gehäuft zu dieser Erkrankung.

Die durch Neuroleptika bedingten parkinsonähnlichen Beschwerden (Parkinsonoid) können, wenn auch nicht immer ausreichend, mit einem Gegenmittel (z. B. Akineton [D/Ö]) behandelt werden. Die parkinsonähnlichen Beschwerden vergehen nicht immer, nachdem die Neuroleptika abgesetzt wurden.

Mögliche Folgen und Komplikationen

Die zunehmenden Bewegungsstörungen erschweren die Bewältigung des Alltagslebens immer mehr. In sehr schweren Fällen kommt es zu geistigem Verfall und Depressionen. Viele Menschen sind jedoch bei geeigneter Behandlung in der Lage, ein beinahe normales Leben zu führen.

Vorbeugung

Ist nicht möglich.

Wann zur Ärztin oder zum Arzt?

Im Alter beginnende Zittrigkeit ist kein Grund zur Beunruhigung. Sind Bewegungen jedoch plötzlich erschwert oder verändert sich die Sprache, sollte eine Ärztin oder ein Arzt aufgesucht werden. Frühzeitiges Erkennen der Erkrankung und Anpassung der Lebensweise beziehungsweise vorsichtiger Beginn der medikamentösen Behandlung erleichtern den Umgang mit den Beschwerden.

Bewährte Mittel gegen Parkinson

Akineton (D/Ö)	*Nacom (D)*	*Requip (D)*
Artane (D/Ö)	*Parkinsan (D)*	*Sifrol (D/Ö)*
Comtess (D)	*Parkotil (D)*	*Sinemet (Ö)*
Delpral (Ö)	*Parlodel (Ö)*	*Sormodren (D/Ö)*
Dopergin (D/Ö)	*PK-Merz (D/Ö)*	*Tiapridex (D)*
Madopar (D/Ö)	*Pravidel (D)*	*Tremarit (D)*
Movergan (D)		

Wichtigste Nebenwirkungen: *Herzklopfen, Hitzegefühl, Mundtrockenheit, unwillkürliche schnelle Bewegungen, Psychosen, Verwirrtheitszustände, Halluzinationen.*

Selbsthilfe

Stress und Überforderung sollten vermieden werden, damit die Betroffenen ein möglichst normales Leben führen können. Praktische Hilfen, wie Treppengeländer, hohe Armlehnen oder Schuhe mit Klettverschlüssen, können den Alltag erleichtern. Für viele Betroffene ist die Teilnahme an einer Selbsthilfegruppe ein wichtiger erster Schritt aus der krankheitsbedingten Isolation.

Behandlung

Das Medikament Levodopa (z. B. *Madopar* [D/Ö]) kann zwar das im Gehirn fehlende Dopamin ersetzen, doch mit fortschreitender Zerstörung der Nervenzellen muss immer mehr Levodopa zugeführt werden. Nach drei bis fünf Jahren wird die Behandlung wirkungslos. Um die Wirkung von Levodopa so lange wie möglich zu erhalten, sollte die Dosierung so gering wie möglich gehalten werden. Levodopa verändert die Bewegungsabläufe ähnlich wie

die Krankheit selbst. Besonders bei zu hoher Dosierung entstehen überschießende, unwillkürliche Bewegungen. Bei einer anderen Behandlungsform wird versucht, mit so genannten Dopaminagonisten (z. B. *Dopergin* [D/Ö]) die Bildung von Dopamin anzuregen. Möglich ist auch, beide Arzneimittel kombiniert zu geben, um Levodopa einzusparen.

Als weitere Arzneigruppe kommen Anticholinergika in Frage (z. B. *Akineton* [D/Ö], *Tremarit* [D]). Sie sollen die Balance der Botenstoffe im Gehirn zu Gunsten des Dopamin verschieben. Mit ihrer Anwendung verbindet sich das belastende Gefühl des »Ausgedörrtseins«. Sowohl bei den Dopaminagonisten als auch bei den Anticholinergika können psychische Störungen auftreten, die bis zu Psychosen mit Halluzinationen gehen können.

Ein sehr wichtiger Teil der Parkinson-Behandlung ist Heilgymnastik, bei der die verkrampften Muskeln passiv und aktiv bewegt werden.

Betablocker (➜ Seite 551) können manchmal das sehr starke Zittern lindern. Es gibt erste Versuche, embryonale Dopamin produzierende Zellen in das erkrankte Gehirn zu implantieren. Eine ernst zu nehmende Behandlungsmethode ist daraus jedoch noch nicht erwachsen.

Alzheimer-Krankheit
(Altersschwachsinn, Senile Demenz)

Es gibt eine ganze Reihe von Demenz-Erkrankungen; die vom Alzheimer-Typ ist nur eine von ihnen.

Beschwerden

Die Betroffenen werden zunehmend vergesslicher: Sie verlegen Gegenstände, wiederholen schon beantwortete Fragen. Logisches Denken, Wissen und Können gehen nach und nach verloren. Die Sprache wird immer ärmer und monotoner. Im fortgeschrittenen Stadium sind sie nicht mehr in der Lage, einfache Tätigkeiten des Alltags zu verrichten. Sie erkennen vertraute Menschen nicht mehr. Zum Ende der Erkrankung verlieren die Betroffenen auch die Kontrolle über ihre Körperfunktionen.

Empfinden und Gefühle bleiben bei Alzheimer-Patienten lange erhalten. Dadurch registrieren sie ihre zunehmenden Unfähigkeiten und leiden unter den Reaktionen der Umgebung. Oft resultieren daraus Depressionen oder wachsende Aggressivität.

Ursachen

Bei der Alzheimer-Krankheit gehen Nervenzellen im Gehirn zu Grunde. Ihre Zellreste ballen sich zusammen und blockieren den Stofftransport. Es werden immer weniger

Stoffe produziert, die die Informationen von Nervenzelle zu Nervenzelle leiten.

Warum es bei manchen Menschen zu solchen Gehirnveränderungen kommt, ist unbekannt. Sicher spielen genetische Faktoren eine Rolle, denn bei manchen tritt die Krankheit familiär gehäuft auf.

Menschen, die einmal eine Gehirnverletzung hatten, haben ein größeres Risiko, an der Alzheimer-Krankheit zu erkranken.

Erkrankungsrisiko

Etwa 660 000 der etwa zwölf Millionen Menschen in Deutschland über 65 Jahren gelten als dement. Die Häufigkeit steigt mit zunehmendem Alter. Von den über 90-Jährigen haben 40 Prozent eine Altersdemenz.

Mögliche Folgen und Komplikationen

Der Verlauf der Krankheit kann sehr unterschiedlich sein. Je weiter die Krankheit fortschreitet, desto abhängiger werden die Betroffenen von der Pflege durch andere. Der vollständige körperliche und seelische Verfall führt nach fünf bis zehn Jahren zum Tod.

Vorbeugung

Ist nicht möglich.

Wann zur Ärztin oder zum Arzt?

Bei der Vermutung, an dieser Krankheit zu leiden. Es müssen andere, behebbare Störungen als Ursache für die Beschwerden ausgeschlossen werden. Ob es sich bei den ersten Beschwerden jedoch um normale Alterserscheinungen oder um eine beginnende Alzheimer-Erkrankung handelt, ist oft schwer zu unterscheiden.

Selbsthilfe

Die Mitmenschen können viel dazu beitragen, dass die Betroffenen mit ihrer zunehmenden Behinderung möglichst lange zurechtkommen und nicht noch zusätzlich unter dem ungeschickten oder ablehnenden Verhalten ihrer Umgebung leiden müssen.

Deutsche Alzheimer Gesellschaft
Friedrichstraße 236, 10969 Berlin
Tel.: 0 30/31 50 57 33, Fax: 31 50 57 35
e-mail: deutsche.alzheimer.ges@t-online.de
Internet: http://www.deutsche-alzheimer.de

Genaue Informationen über die Erkrankung und ihren Verlauf helfen, das richtige Verhalten zu finden. Dabei können Selbsthilfegruppen sehr nützlich sein.

- Zeigen Sie weiterhin Wärme und Zuneigung.
- Erhalten Sie dem Kranken wenn irgend möglich die vertraute Umgebung und seinen regelmäßigen Tagesablauf.
- Eine große Uhr, ein Kalender und Beschriftungen können als Orientierungshilfen dienen.
- Lassen Sie den Betroffenen so weit wie möglich seine täglichen Verrichtungen selbst erledigen.

Behandlung

Medikamentöse Therapien können die Erkrankung zwar nicht heilen, aber ihren Verlauf günstig beeinflussen. Der Azetylcholinesterasehemmer Donepezil (*Aricept* [D/Ö]) hat gezeigt, dass er das Fortschreiten der Demenz etwa ein halbes bis ganzes Jahr lang aufhalten kann. Auch Pirazetam (z. B. *Nootrop* [D], *Nootropil* [Ö], *Normabrain* [D]) kann gelegentlich helfen. Neuroleptika (➡ Seite 413) können Schlafstörungen und Unruhezustände ausgleichen. Auch Behandlungsformen, die darauf ausgerichtet sind, die noch verbliebenen intellektuellen Möglichkeiten der Patienten zu nutzen, ohne sie zu überfordern, sind geeignet, den Krankheitsverlauf günstig zu beeinflussen.

Im Endstadium der Erkrankung ist die häusliche Pflege oft nicht mehr möglich. Es kann notwendig werden, die Hilfe ambulanter Pflegedienste in Anspruch zu nehmen oder die Kranken in ein Heim zu geben.

Multiple Sklerose

Beschwerden

Die Beschwerden können sehr verschieden sein und zu Beginn nur flüchtig auftreten: Schwäche in Armen oder Beinen, Taubheitsgefühl, Zittrigkeit, verwaschene Sprache oder Sehstörungen. Meistens verschwinden die Beschwerden wieder, manchmal auf Dauer.

Oft tauchen sie jedoch nach einer Pause von Monaten oder gar Jahren wieder auf. Manchmal bilden sich einige Beschwerden dann nicht wieder vollständig zurück. So kann jeder neuerliche Krankheitsschub eine zunehmende Behinderung bedeuten.

Ursachen

Eine fleckförmige Zerstörung des Myelins, das als Markscheide an vielen Stellen des Nervensystems die Nerven umhüllt und für ihre Versorgung mit Nährstoffen bzw. die Weiterleitung von Nervenimpulsen notwendig ist. Die Schädigung kann an verschiedenen Stellen des Gehirns und des Rückenmarks auftreten, sich aber auch wieder zurückbilden. Wird durch die Myelinzerstörung der Nerv selbst geschädigt, bleibt ein Teil der Beschwerden bestehen.

Warum es zu solchen Myelinschädigungen kommt, ist unklar. Möglicherweise sind ganz »langsame«, über Jahre hin wirksame Viren die Ursache.

Erkrankungsrisiko

Die Multiple Sklerose beginnt zumeist zwischen dem 20. und 40. Lebensjahr. Frauen sind etwas häufiger betroffen als Männer.

Mögliche Folgen und Komplikationen

Bei vielen Menschen verläuft die Erkrankung langsam und sehr leicht: Die einzelnen Krankheitsschübe liegen viele Jahre auseinander.

Da sich die Beschwerden während einer Schwangerschaft verstärken, wird Multiple-Sklerose-kranken Frauen bisweilen angeraten, auf eigene Kinder zu verzichten.

Vorbeugung

Ist nicht möglich.

Wann zur Ärztin oder zum Arzt?

Beim Verdacht auf eine Multiple Sklerose sind neurologische Untersuchungen notwendig. Durch eine Prüfung des Gehirnwassers lässt sich häufig feststellen, ob es sich um MS handelt. Manchmal ist außerdem noch eine Röntgenschichtaufnahme (CT, ➡ Seite 827) oder ein EEG (➡ Seite 823) notwendig.

Selbsthilfe

So aktiv wie möglich bleiben. Manchmal können Entspannungsübungen die Verkrampfungen der gelähmten Muskeln lindern. Hilfen von und Austausch mit ebenfalls Betroffenen findet man in den Selbsthilfegruppen.

Behandlung

Multiple Sklerose ist nicht heilbar. Allerdings wird mit verschiedenen Medikamenten versucht, das Immunsystem zu schwächen. Dazu gehören die Krebsmittel Azathioprin, Cyclophosphamid und Methotrexat. Auch Kortison dient diesem Zweck. All diese Mittel haben allerdings zahlreiche erhebliche Nebenwirkungen. Bei einem Teil der Kranken kann eine Behandlung mit Interferon die Zahl der Krank-

---

Deutsche Multiple Sklerose Gesellschaft
Vahrenwalder Straße 205-207, 30165 Hannover
Tel.: 05 11/9 68 34-0, Fax: -50
Internet: http://www.dmsg.de

Österreichische MS-Gesellschaft
Univ. Klinik für Neurologie
Währinger Gürtel 18-20, 1090 Wien
Tel.: 01/4 04 00-31 21, Fax: -31 41
Internet: http://www.ms-ges.or.at

---

heitsschübe verringern und ihre Intensität abschwächen. Die Behandlung mit Botulinumtoxin, das die schmerzhaften Verkrampfungen der Muskulatur lindern soll, befindet sich noch in der Erprobungsphase. Manchmal können muskelentspannende Medikamente (z. B. *Lioresal* [D/Ö]) Erleichterung bringen, in anderen Fällen verschlimmern sie jedoch die Beschwerden.

Krankengymnastik ist bei MS von zentraler Bedeutung. Ergotherapie kann wesentlich helfen, den Alltag trotz der Behinderungen zu bewältigen.

Gehirntumor

➡ auch Krebs, Seite 708.

Beschwerden

Je nach Lage und Ausbreitung des Tumorgewebes im Gehirn können die Beschwerden sehr unterschiedlich sein. Kopfschmerzen, die sich im Liegen verstärken, sind häufig. Zusätzlich ist Erbrechen möglich, das plötzlich und ohne vorherige Übelkeit auftritt. Außerdem können Schwäche oder Lähmungserscheinungen in einer Körperhälfte, Gefühllosigkeit, Gleichgewichtsstörungen, Sehstörungen oder Krampfanfälle auftreten.

Ursachen

Wie andere Körperzellen auch können Gehirnzellen die Grenzen des normalen Wachstums überschreiten (➡ Krebs, Seite 708).

Besonders bei Erwachsenen können Gehirntumore auch durch Einwanderung von Krebszellen von einem Brust- oder Lungentumor entstehen (Metastasen).

Erkrankungsrisiko

Das Risiko, an einem Gehirntumor zu erkranken, ist relativ gering.

Mögliche Folgen und Komplikationen

Da sich das Gewebe innerhalb des knöchernen Schädels nur begrenzt ausdehnen kann, drückt ein fortschreitend wachsender Tumor sehr auf das Gehirn. Deshalb kann auch ein gutartiger Gehirntumor zum Tod führen, wenn nicht rechtzeitig eingegriffen wird. Sehr selten können Tumorzellen aus einem Gehirntumor auch zu einem Rückenmarktumor führen.

Vorbeugung

Ist nicht möglich.

Wann zur Ärztin oder zum Arzt?

Bei Lähmungserscheinungen oder dauerhaftem Taubheitsgefühl. Wenn häufig Kopfschmerzen auftreten, die sich besonders im Liegen verstärken oder mit plötzlichem Erbrechen einhergehen. Der Arzt kann durch eingehende Untersuchungen und mit Hilfe von Röntgenschichtaufnahmen (CT, ➡ Seite 827; MRT, ➡ Seite 827) und einem EEG (➡ Seite 823) feststellen, ob es sich tatsächlich um einen Gehirntumor handelt. Manchmal ist auch eine Kontrastmittelaufnahme der Gehirnarterien notwendig.

Selbsthilfe

Ist nicht möglich.

Behandlung

Vielfach kann bei einer Operation der ganze oder zumindest ein großer Teil des Tumors entfernt werden. Manchmal ist außerdem eine Bestrahlungsbehandlung notwendig. In einigen Fällen gelingt es allerdings nur, die Beschwerden vorübergehend zu lindern.
In manchen Fällen müssen Medikamente gegen Hirndruck oder gegen Krampfanfälle eingenommen werden.

Rückenmarkverletzungen

Beschwerden

Verletzungen des Rückenmarks äußern sich immer durch Lähmungen oder Taubheitsgefühl. Sie können vorübergehend sein oder bestehen bleiben. Welche Teile des Körpers beeinträchtigt sind, hängt vom Ort der Verletzung ab: Verletzungen des Rückenmarks im Bereich der Halswirbelsäule können Arme und Beine lähmen, die Funktionen der Verdauungs-, Ausscheidungs- und Sexualorgane lahm legen und die Atmung beeinträchtigen. Bei Verletzungen des Rückenmarks im oberen Brustwirbelbereich sind die Beine und oft auch die Ausscheidungsorgane gelähmt, nicht immer jedoch Arme und Hände.
Bei Rückenmarkverletzungen im unteren Brust- oder Lendenwirbelbereich können beide Beine gelähmt sein.

Ursachen

Schwellung, die durch Aufprall oder Zerrung entstanden ist; Einblutung oder Durchtrennung des Rückenmarks.

Erkrankungsrisiko

Nicht jede Wirbelsäulenverletzung ist automatisch mit einer Verletzung des Rückenmarks verbunden. Diese schwere Verletzungsfolge trifft etwa 10 bis 20 von hundert Menschen mit einer Wirbelsäulenverletzung.
Experten schätzen, dass etwa die Hälfte der Querschnittgelähmten deshalb eine so schwere Unfallfolge erlitten haben, weil sie falsch transportiert wurden.

Mögliche Folgen und Komplikationen

Jede Rückenmarkverletzung ist ein massiver Einschnitt im Leben des Betroffenen. Es bedeutet zunächst einen langen Krankenhausaufenthalt, später dann Mobilisierungs- und Rehabilitationsversuche, die sich oft über Jahre hinziehen können und deren Erfolg nicht immer sicher vorherzusagen ist.
Querschnittgelähmt zu sein heißt für viele – wenn auch nicht für alle –, von der Pflege durch andere abhängig zu sein. Viele können sich nur im Rollstuhl fortbewegen. Manchmal ist es möglich, den Aktionsradius durch ein Auto zu erweitern, das auf Handbetrieb umgerüstet wurde.
Als körperliche Folge der Harnblasenlähmung treten häufig Harnweginfekte auf, die unbemerkt »aufsteigen« und eine Nierenbeckenentzündung nach sich ziehen. Kreislauf, Schweißproduktion und Temperaturregelung sind oft gestört.

Fördergemeinschaft der Querschnittgelähmten
Silcherstraße 15, 67591 Mölsheim
Tel.: 0 62 43/52 56, Fax: 90 59 20
e-mail: FGQ-moelsheim@t-online.de
Internet: http://www.FGQ.de

Verband der Querschnittgelähmten Österreichs
Sahulkastraße 3/9/R 10, 1110 Wien
Tel. u. Fax: 01/6 16 86 78
Internet: http://www.vqo.at

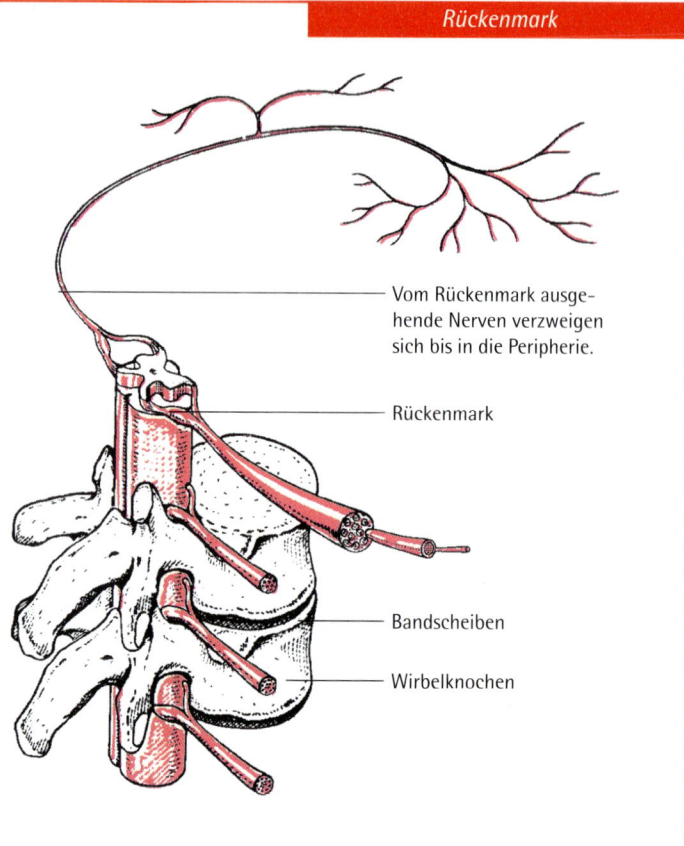

Rückenmark

Vom Rückenmark ausge-
hende Nerven verzweigen
sich bis in die Peripherie.

Rückenmark

Bandscheiben

Wirbelknochen

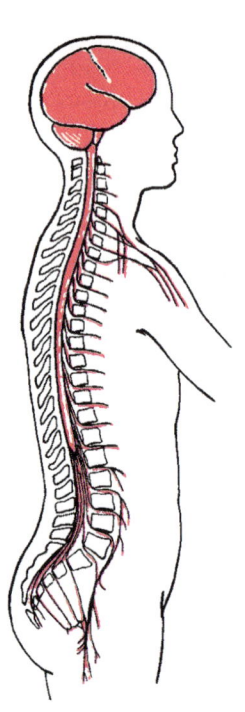

Als »Fortsetzung« des Gehirns zieht sich
das Rückenmark im Inneren der Wirbelsäule
bis in den Lendenbereich

Wann zur Ärztin oder zum Arzt?

Sofort Krankenwagen rufen beim Verdacht auf eine Rückenmarkverletzung!
Rückenmarkverletzte müssen vor allem »richtig« versorgt
werden. Die Geschwindigkeit ist dabei zweitrangig. Das
Wichtigste ist der stabile Transport auf einer harten,
geraden Unterlage, den aber unbedingt nur geschultes
Personal vornehmen sollte. Laien sollten einen Rücken-
markverletzten lieber gar nicht anfassen, als ihn falsch zu
behandeln.

Selbsthilfe

Ist nicht möglich.

Behandlung

Sie richtet sich nach der Art der Verletzung und findet in
jedem Fall im Krankenhaus statt. Mobilisierungs- und
Rehabilitationsmaßnahmen schließen sich an. Mit allen

Fragen und Problemen, die ein solcher Einbruch im Leben
nach sich zieht, kann man sich an die Kontaktadressen
wenden.

Poliomyelitis (Kinderlähmung)

Beschwerden

90 Prozent aller Polioinfektionen gehen vorüber, ohne
dass die Betroffenen davon etwas bemerken. Sie sind anschließend immun gegen die Krankheit.
Solche »stillen« Infektionen sind in den Industrieländern
jedoch relativ selten. Sie kommen vor allem in den Entwicklungsländern vor, wo sich die kleinen Kinder im ersten Lebensjahr infizieren, während sie noch durch die
Antikörper geschützt sind, die sie von ihrer Mutter während der Schwangerschaft mitbekommen haben.
Die nachfolgend genannten Krankheitszeichen können
in der genannten Reihenfolge sich steigernd auftreten,
sie können aber auch nach jedem Stadium abbrechen.

- Zwei bis fünf Tage lang Fieber, Übelkeit, Rücken- und Gliederschmerzen, Heiserkeit, Verstopfung, Durchfall.
- Zwei bis drei Tage später: sehr hohes Fieber, Kopf-, Muskel-, Rückenschmerzen, Erbrechen.
- Muskelschwäche, die fließend in Lähmungserscheinungen übergeht.

Ursachen

Infektion durch das Poliovirus, das die graue Substanz des Rückenmarks befällt.

Erkrankungsrisiko

Je älter ein Mensch ist, wenn er sich mit Polioviren infiziert, desto höher ist das Erkrankungsrisiko.
Das Risiko steigt erheblich, wenn sich Erwachsene ohne ausreichenden Impfschutz in Ländern aufhalten, in denen die Krankheit noch häufig vorkommt (➡ Impfung, Seite 285).

Mögliche Folgen und Komplikationen

Die Polioinfektion kann Lähmungen der Gliedmaßen nach sich ziehen, die nicht rückgängig zu machen sind. Auch Atemlähmungen und Lähmungen des Blasenmuskels sind möglich.

Vorbeugung

Ist durch Impfung möglich (➡ Seite 285).

Wann zur Ärztin oder zum Arzt?

Beim Verdacht auf eine Polioinfektion.

Selbsthilfe

Ist nicht möglich.

Behandlung

Polio ist bislang unheilbar.

Lyme-Borreliose

Beschwerden

Etwa eine Woche nach einem Zeckenbiss, der oft unbemerkt bleibt, breitet sich kreisförmig um die Bissstelle herum ein roter, juckender Hautausschlag aus. Fieber und Gliederschmerzen können hinzukommen.

Zwei bis sechs Wochen später treten manchmal heftige Gliederschmerzen auf. Der Geschmacks- und Gehörsinn können beeinträchtigt sein. Sehr oft ist die Muskulatur einer Gesichtshälfte gelähmt.
Herzrhythmusstörungen und Fieber weisen auf eine Herzentzündung hin. Gliederschmerzen, Kopfschmerzen und Nackenschmerzen können hinzukommen.
Wird die Krankheit nicht behandelt, tritt nach Monaten oder Jahren das dritte Stadium auf, das sich durch Schmerzen im Knie oder anderen großen Gelenken äußert. Andere Beschwerden weisen darauf hin, dass die Nerven geschädigt sind; Hautveränderungen können ebenfalls auftreten.

Ursachen

Infektion mit Bakterien (*Borrelien*), die durch den Biss einer Zecke übertragen werden.

Erkrankungsrisiko

Zecken tragen etwa einhundertmal öfter Borrelien als das Virus, das die FSME auslösen könnte (Frühsommer-Meningoenzephalitis, ➡ Impfung, Seite 287). Damit ist das Risiko einer solchen Infektion nach einem Zeckenbiss um den Faktor 100 größer gegenüber dem Risiko einer FSME-Infektion.

Mögliche Folgen und Komplikationen

Die Schädigungen der Hirnnerven, des Herzens und der großen Gelenke können bestehen bleiben, wenn die Erkrankung nicht rechtzeitig erkannt und behandelt wird.

Vorbeugung

Eine »Zeckenimpfung« beugt der Lyme-Borreliose nicht vor! (➡ Impfung/FSME, Seite 287) Eine sinnvolle Vorbeugung besteht darin, sich bei Spaziergängen im Freien so zu kleiden, dass die Zecken die nackte Körperhaut nicht erreichen können bzw. durch aufgetragene Mittel abgeschreckt werden.

Wann zur Ärztin oder zum Arzt?

Sofort, wenn die genannten Beschwerden auftreten. Sie sind jedoch so unspezifisch, dass Sie die Ärztin oder den Arzt unbedingt darauf hinweisen sollten, dass Sie vor einiger Zeit von einer Zecke gebissen worden sind.
Mit einer Blutuntersuchung können die Ärzte und Ärztinnen die Erreger meistens nachweisen. Manchmal ist dazu allerdings auch eine Untersuchung des Gehirnwassers notwendig.

Selbsthilfe

Ist nicht möglich.

Behandlung

Penizillin oder Cephalosporin (➡ Mittel gegen Infektionen, Seite 839) für etwa zwei Wochen. Die Schädigungen bilden sich dann meistens vollständig zurück, und die Krankheit kann nicht fortschreiten.

Nervenerkrankungen (Polyneuropathie)

Beschwerden

»Ameisenlaufen« an Fußsohlen und Handflächen. Körperteile werden langsam berührungs- und schmerzunempfindlich, können aber dennoch brennende Schmerzen verursachen. Die üblichen Reflexe fehlen. Die Muskelkraft lässt nach.

Ursachen

Nerven können sich durch Infektion mit Bakterien, Viren und anderen Erregern entzünden.
Ursachen nichtentzündlicher Nervenerkrankungen können sein:
- Alkoholismus (➡ Seite 417)
- Vergiftung mit Chemikalien wie Thallium (Metall verarbeitende Industrie, Rattengift), Arsen (Pflanzenschutzmittel), Blei (Farben-, Metall- und Akkumulatorenindustrie)
- Eine Vielzahl von Medikamenten
- Folge eines Diabetes
- Leber- und Nierenerkrankungen
- Störungen im Hormonhaushalt
- Stoffwechselstörungen

Erkrankungsrisiko

Die ersten vier genannten Ursachen machen nahezu drei Viertel aller Nervenerkrankungen aus. Bei Kindern und Jugendlichen sind sie selten.

Mögliche Folgen und Komplikationen

Die meisten Schäden durch Nervenerkrankungen entstehen durch die nachlassende Temperatur- und Schmerzempfindlichkeit: Wunden heilen nicht, weil man sie nicht bemerkt und dementsprechend nicht behandelt, Körperkrankheiten bleiben unbehandelt, weil man Schmerzen als Vorboten nicht empfindet.

Vorbeugung

Bei Diabetes ➡ Seite 722. Besondere Vorsicht im Umgang mit Schwermetallen oder Lösungsmitteln.

Wann zur Ärztin oder zum Arzt?

Bei Gefühllosigkeit oder Schmerzen.

Selbsthilfe

Ist nicht möglich.

Behandlung

Die eigentlichen Nervenerkrankungen kann man nicht beeinflussen. Die angebotenen Medikamente haben ihren Nutzen nicht nachweisen können. Betroffene sollten allerdings versuchen, die zu Grunde liegende Krankheit angemessen zu behandeln: ➡ Diabetes, Seite 722; ➡ Alkoholismus, Seite 417; ➡ Gesundheit am Arbeitsplatz, Seite 217.

Nervenschmerzen (Neuralgien)

Beschwerden

Meist setzt der Schmerz plötzlich ein, ist stechend, hält nur einige Sekunden an, kann jedoch bis zu 100-mal täglich auftreten. Manchmal ruft Berührung an genau zu bestimmenden Stellen oder eine bestimmte Bewegung die Schmerzattacken hervor.
Mediziner bezeichnen die verschiedenen Neuralgien nach den Nerven, in deren Versorgungsgebiet sich die Schmerzen ausbreiten.
Trigeminusneuralgie: Schmerzen meist im Bereich des Ober- und Unterkiefers.
Interkostalneuralgie: Sie spielt sich im Bereich der Nerven zwischen den Rippen ab.

Ursachen

Vielerlei kann Nerven so irritieren, dass sie Schmerzen verursachen: Entzündungen, Gewebewucherungen, Narben. Bei Nervenschmerzen, deren organische Ursachen sich nicht ermitteln lassen, ist es gerechtfertigt, mit psychosomatisch erfahrenen Ärztinnen und Ärzten nach psychischen Ursachen zu suchen (➡ Im Gleichgewicht sein, Seite 216).

Erkrankungsrisiko

Ältere Menschen erkranken häufiger als junge.

Vorbeugung

Ist nicht möglich.

Wann zur Ärztin oder zum Arzt?

Wenn derartige Schmerzattacken auftreten.

Selbsthilfe

Ist nicht möglich.

Behandlung

Akupunktur (➡ Seite 847), Neuraltherapie (➡ Seite 865) und TENS (➡ Seite 872) können bei Neuralgien erfolgreich sein. Ein einfaches Schmerzmittel, das nur Parazetamol enthält (➡ Seite 839), kann die Schmerzen nur selten erträglicher machen. Schwere Neuralgien müssen unter Umständen mit starken Schmerzmitteln oder dem entkrampfenden Mittel *Tegretal* (D), *Tegretol* (Ö) behandelt werden. Sind die Schmerzen anhaltend und unerträglich stark, kann man erwägen, den Schmerz auslösenden Nerv zu durchtrennen. Bevor das jedoch geschieht, sollten nach Möglichkeit psychosomatisch arbeitende Ärzte befragt werden.

Gesichtslähmung

Beschwerden

Je nach Art der Erkrankung sind unterschiedliche Muskeln einer Gesichtshälfte gelähmt. Bei jeder Bewegung verzieht sich das Gesicht. Die Lähmung tritt innerhalb weniger Stunden auf und bildet sich meist binnen einiger Wochen wieder zurück.

Ursachen

Gesichtslähmungen können häufig eine Begleiterscheinung von Infektionen, wie zum Beispiel der Lyme-Borreliose (➡ Seite 437), sein.
Manchmal sind Gesichtslähmungen die Folge einer Operation an den Ohren, bei denen versehentlich Nerven verletzt wurden.

Bei der so genannten *Bell'schen Parese* schwillt aus unbekannter Ursache einer der beiden Gesichtsnerven an der Stelle an, wo er aus dem Schädel austritt.

Erkrankungsrisiko

Es steigt bei Operationen an den Ohren.

Mögliche Folgen und Komplikationen

Bei manchen Menschen bildet sich die Lähmung bereits nach vier bis sechs Wochen zurück, bei anderen erst im Lauf von mehreren Monaten. Dass sie dauerhaft bestehen bleibt, kommt nur sehr selten vor.
Eine Gesichtslähmung kann sehr entstellen. Die Betroffenen brauchen viel einfühlendes Verständnis von ihren Mitmenschen, um die Zeit bis zur Heilung ohne seelischen Schaden zu überstehen.
Wenn der Augenlidmuskel betroffen ist, lässt sich das Auge beim Schlafen nicht vollständig schließen. Dadurch trocknen Binde- und Hornhaut aus. Hornhautverletzungen können die Folge sein.

Vorbeugung

Ist nicht möglich.

Wann zur Ärztin oder zum Arzt?

Wenn es zu einer Gesichtslähmung kommt.

Selbsthilfe

Gegen die Lähmung kann man nichts tun. Bei fehlendem Lidschluss kann die Anwendung künstlicher Tränenflüssigkeit (➡ Augenbelastungen, Seite 452) die Augenhornhaut feucht halten. Nachts muss das Auge eventuell zugeklebt werden.

Behandlung

Es kann versucht werden, verletzte Nerven chirurgisch zu reparieren bzw. durch eine Verpflanzung von intakten Nerven zu ersetzen. Keine der gebräuchlichen medikamentösen Behandlungen konnte bisher ihre Wirksamkeit beweisen.

Augen

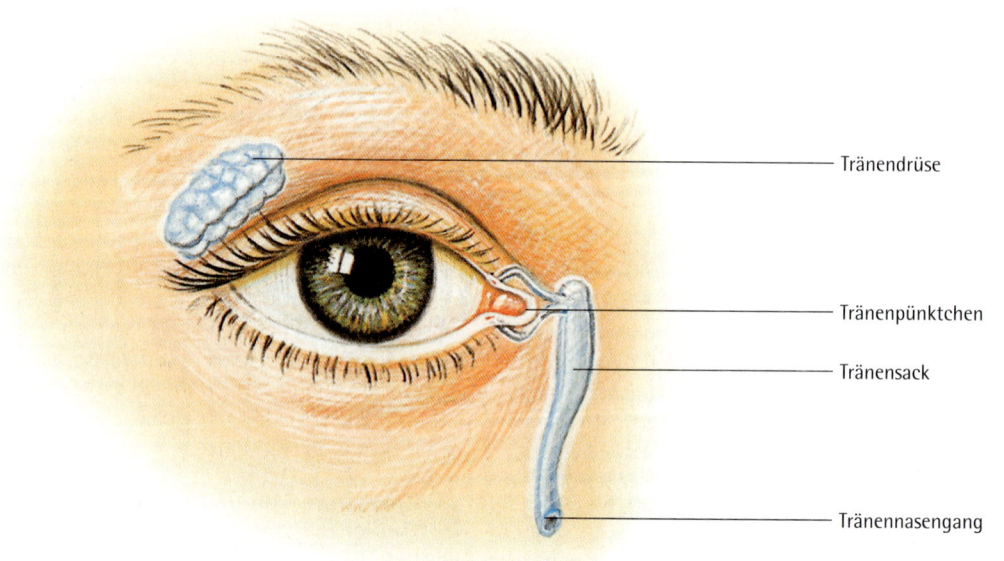

Tränendrüse

Tränenpünktchen

Tränensack

Tränennasengang

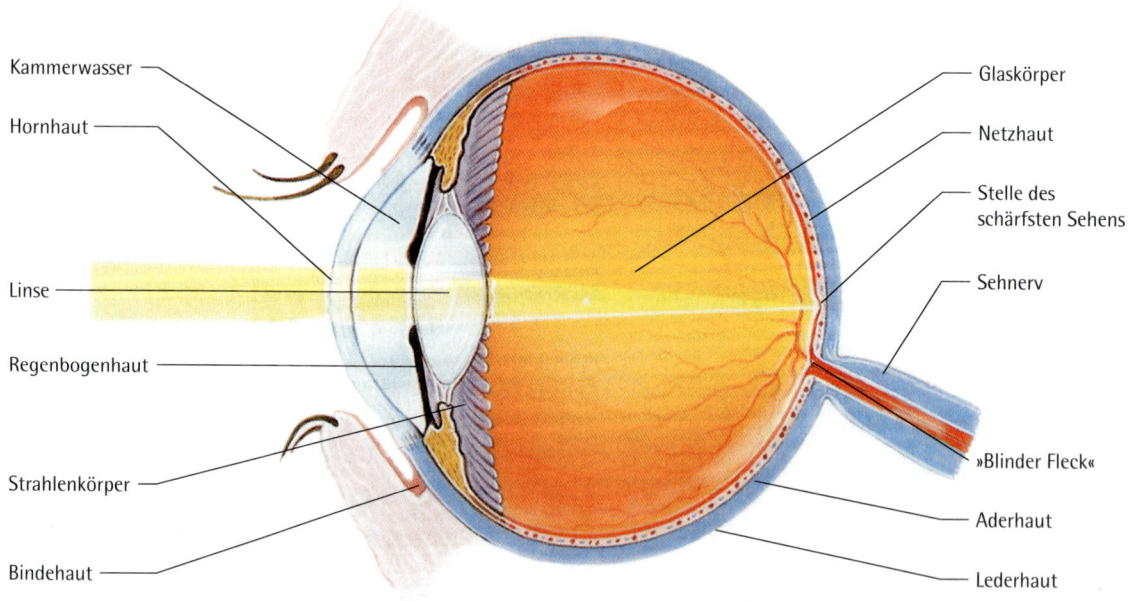

Kammerwasser

Hornhaut

Linse

Regenbogenhaut

Strahlenkörper

Bindehaut

Glaskörper

Netzhaut

Stelle des
schärfsten Sehens

Sehnerv

»Blinder Fleck«

Aderhaut

Lederhaut

In die Augen schauen wir einem Menschen, wenn wir ihn kennen lernen wollen. Augen sind der »Spiegel der Seele« und unser »Fenster zur Welt«. Das Auge arbeitet im Einklang mit und abhängig vom ganzen Menschen.

Das Auge kann sich in alle Richtungen drehen, weil es in der Augenhöhle von sechs Muskeln bewegt wird. Das Augenlid sorgt mit jedem Lidschlag dafür, dass sich der Tränenfilm, der aus den Tränendrüsen fließt, gleichmäßig verteilt. Vor eindringenden Keimen schützt die Bindehaut den Augapfel. Er besteht aus drei Schichten: der festen Lederhaut, in deren Ausschnitt sich die durchsichtige Hornhaut wie ein Uhrglas einpasst, der Aderhaut und der Netzhaut, die vom Augenhintergrund bis zur Regenbogenhaut (*Iris*) reicht. Diese formt die Öffnung der Pupille, hinter der die Linse sitzt. Der Ziliarmuskel sorgt dafür, dass sich die Linse derart krümmen kann, dass die einfallenden Lichtstrahlen auf der Netzhaut ein scharfes Bild erzeugen (Brechkraft). Die beiden Kammern zwischen Hornhaut und Iris regeln den Innendruck im gallertartigen Glaskörper. Die Sehzellen nehmen das Bild der Umgebung auf – in der Dämmerung grau, bei Tageslicht farbig – und leiten es über den Sehnerv zum Gehirn. Dieses koordiniert die Bilder der beiden Augen zu einem räumlichen Seheindruck.

Der Lichteinfall auf der Netzhaut bestimmt den körpereigenen Tagesrhythmus mit und beeinflusst die Stimmung.

Fehlsichtigkeit

Fehlsichtigkeit ist keine Krankheit. Weitsichtigkeit ist stärker verbreitet als Kurzsichtigkeit; Alterssichtigkeit trifft alle Menschen im fünften Lebensjahrzehnt. Ab diesem Alter treten auch Augenerkrankungen häufiger auf. Deshalb ist es sinnvoll, vom vierzigsten Lebensjahr an die Augen alle ein bis zwei Jahre augenärztlich kontrollieren zu lassen. Zwei von hundert Erwachsenen können nicht räumlich sehen, weil sie die Sehkraft eines Auges weitgehend verloren haben. Grund ist eine Störung, die sich im Vorschulalter entwickelt, aber nicht rechtzeitig erkannt und behandelt worden ist. Der Verlust des räumlichen Sehens wäre vermeidbar, wenn Eltern mit ihren Kindern die Früherkennungsuntersuchungen wahrnähmen, zu denen auch augenärztliche Kontrollen gehören.

Hinweise auf Fehlsichtigkeit

Das Kind klagt über Kopfschmerzen, Schwindel und Müdigkeit beim Schauen in der Nähe; es schielt einwärts, blinzelt und kneift häufig die Augen zu; es stellt den Kopf beim Sehen schräg, stolpert häufig, stößt an, greift daneben, reibt sich die Augen, trifft mit dem Bleistift eine Linie nicht.

Nicht alle Menschen sehen scharf

Das Auge liefert scharfe Bilder, wenn das Verhältnis zwischen seiner Brechkraft und der Achsenlänge ausgewogen ist.

Die Brechkraft ist die Fähigkeit des »optischen Systems« Auge, einfallende Lichtstrahlen zu bündeln. Sie wird in Dioptrien gemessen. Eine Dioptrie entspricht der Brechkraft einer Linse, die das Licht einen Meter hinter sich bündelt. Das Auge kann seine Brechkraft der Entfernung anpassen (*Akkommodation*): Rückt der fixierte Gegenstand näher, so verengt sich die Pupille, die Linse wölbt sich. Bei schwachem Licht und größerer Entfernung wird die Pupille weiter und die Linse schlaffer.

Stimmt der Abstand von der Hornhautmitte zur Netzhautmitte (Achsenlänge) nicht mit der Brechkraft überein, so fällt der gebündelte Lichtstrahl nicht genau auf die Netzhaut.

Vereinigen sich parallel einfallende Lichtstrahlen schon vor der Netzhaut, sieht man weiter entfernte Gegenstände nur verschwommen: Man ist kurzsichtig.

Treffen die gebündelten Strahlen hinter der Netzhaut zusammen, spricht man von Weitsichtigkeit.

Weitsichtigkeit (Hyperopie)

Beschwerden

Weit Entferntes sieht man scharf, Nahes unscharf.

Ursachen

Meistens ist der Augapfel schon bei der Geburt zu kurz. Das Bild entsteht nicht exakt auf der Netzhaut, sondern dahinter. Je nach »Bauplan« wächst der Augapfel beim Heranwachsen noch in die Länge.

Risiko

Etwa 55 Prozent der Bevölkerung sind weitsichtig. Aber sie sind dadurch nicht alle so beeinträchtigt, dass sie eine Brille tragen müssen.

Mögliche Folgen und Komplikationen

Junge Augen können Weitsichtigkeit ausgleichen. Diese Anstrengung des Linsenmuskels führt rasch zu Ermüdung, Kopfschmerzen, Augenschmerzen und zeitweiligem Einwärtsschielen. Gleicht eine passende Brille dieses nicht rechtzeitig aus, kann das Schielen bestehen bleiben. In der Folge kann ein Auge an Sehkraft einbüßen. Weitsichtige entwickeln im höheren Alter häufig ein Glaukom (➡ Seite 459).

Fehlsichtigkeiten

Normalsichtigkeit

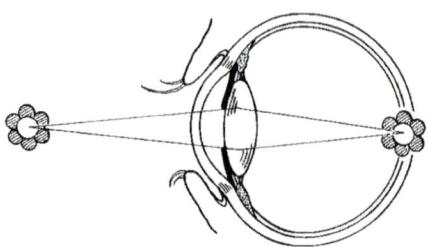

Die Lichtstrahlen treffen auf der Netzhaut zusammen. Das Bild ist scharf.

Kurzsichtigkeit

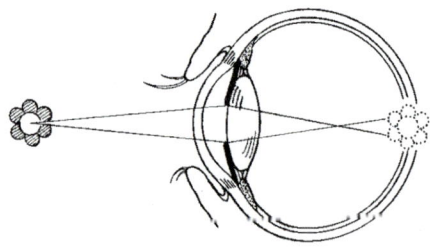

Die Lichtstrahlen treffen vor der Netzhaut zusammen. Das Bild ist unscharf.

Weitsichtigkeit

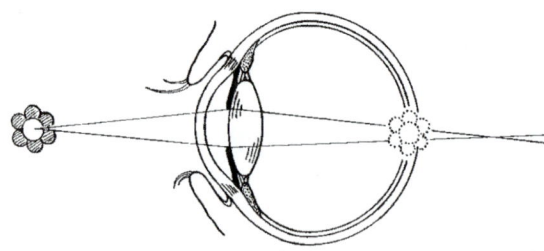

Die Lichtstrahlen treffen hinter der Netzhaut zusammen. Das Bild ist unscharf.

Vorbeugung

Frühzeitige augenärztliche Untersuchung und bei Bedarf Brille oder Kontaktlinse.

Vermeiden Sie Nachtarbeit und Arbeit in künstlich erleuchteten Räumen. Immer sollte

● der Arbeitsplatz nach Bedarf ausgeleuchtet sein.

● der Arbeitsabstand genau eingehalten werden: beim Lesen 35 bis 40 Zentimeter, bei Bildschirmarbeit 50 Zentimeter (➡ Arbeit am Bildschirm, Seite 452).

Vermeiden Sie Überanstrengung durch zu lange Feinarbeit. Sind die Augen müde, sollten Sie Pausen einlegen, bis Sie sich wieder entspannt fühlen.

Wann zur Ärztin oder zum Arzt?

Sobald die oben genannten Beschwerden oder Einwärtsschielen auftreten.

Für Kinder ist es wichtig, die Früherkennungsuntersuchungen rechtzeitig wahrzunehmen, die augenärztliche Kontrollen vorsehen.

Selbsthilfe

Ist nicht möglich.

Behandlung

Augenärztin oder -arzt müssen rechtzeitig eine Brille mit konvexen Gläsern anmessen (➡ Brille, Seite 449). Sie lässt alles größer und näher erscheinen, den Raum aber flacher. Kontaktlinsen (➡ Seite 450) können Weitsichtigkeit korrigieren, beeinflussen aber die Entwicklung der Fehlsichtigkeit nicht. Erkundigen Sie sich bei Ihrer Krankenkasse, ob sie die Kosten für Kontaktlinsen ganz oder teilweise übernimmt.

Kurzsichtigkeit (Myopie)

Beschwerden

Kurzsichtige können – je nach Dioptrienanzahl – in der Nähe scharf sehen, weiter Entferntes sehen sie verschwommen.

Ursachen

Bei Kurzsichtigen entsteht das Bild dessen, was sie in der Ferne betrachten, vor und nicht auf der Netzhaut. Selten ist der Grund dafür eine zu starke Krümmung von Hornhaut und Linse, meist ist der Augapfel aus ungeklärter Ursache zu lang.

Es gibt zwei Arten von Kurzsichtigkeit. Bei der *Schulmyopie* verstärkt sich die Kurzsichtigkeit in der Jugendzeit bis zum 25. Lebensjahr und bleibt unter -6 Dioptrien. Die zweite Art, die anlagebedingte degenerative Kurzsichtigkeit, tritt nur selten auf. Hierbei schreitet die Dehnung des Augapfels bis ins höhere Alter fort.

Risiko

Kurzsichtigkeit kann sich durch körperliche oder seelische Überbelastung, schlechte Beleuchtung und ungünstige Arbeitsbedingungen vorübergehend verstärken. Medikamente, wie Sulfonamide oder Acetazolamid, Prellungen und Blutzuckeranstieg können vorübergehend kurzsichtig machen. Die Hormonumstellung in der Schwangerschaft kann Kurzsichtigkeit bleibend verschlechtern.

Die Alterstrübung der Linse verändert das Sehvermögen oft in Richtung Kurzsichtigkeit. Unter Umständen sehen Weitsichtige dann vorübergehend wieder scharf genug, um ohne Brille lesen zu können.

Mögliche Folgen und Komplikationen

Kurzsichtige sehen häufig im Dunkeln schlechter (»Nachtblindheit« genannt, eigentlich aber »Nachtmyopie«). Ohne passende Brille sollten sie nächtliche Autofahrten meiden.

Durch den langen Augapfel wird die Netzhaut sehr gedehnt. Dadurch treten Netzhautdefekte häufiger auf. Bei der anlagebedingten Kurzsichtigkeit können Netzhautablösung und -blutung zum Verlust des scharfen Sehens führen, wenn nicht rechtzeitig behandelt wird.

Vorbeugung

Vermeiden Sie Nachtarbeit und Arbeit in künstlich erleuchteten Räumen. Immer sollte
- der Arbeitsplatz nach Bedarf ausgeleuchtet sein.
- der Arbeitsabstand genau eingehalten werden: beim Lesen 35 bis 40 Zentimeter, bei Bildschirmarbeit 50 Zentimeter (➡ Arbeit am Bildschirm, Seite 452).

Vermeiden Sie Überanstrengung durch zu lange Feinarbeit. Sind die Augen müde, sollten Sie Pausen einlegen, bis Sie sich wieder entspannt fühlen.

Da Kurzsichtige meist lichtempfindlich sind, sollten sie bei Sonnenschein Lichtschutzgläser tragen. Brillengläser für Innenräume sollten jedoch nur wenig getönt sein.

Wann zur Ärztin oder zum Arzt?

Wenn Sie die Lider zusammenkneifen müssen, um in der Ferne scharf zu sehen. Kurzsichtige Kinder merken selbst lange nichts von der Sehschwäche.

Regelmäßige augenärztliche Untersuchungen helfen eine Netzhautveränderung frühzeitig zu erkennen. Die Untersuchung sollte unbedingt eine Biomikroskopie der Netz- und Aderhaut umfassen. Diese Untersuchung ist nicht allgemein üblich.

Selbsthilfe

Bis etwa 0,75 Dioptrien Kurzsichtigkeit empfinden viele Menschen das unscharfe Sehen in der Ferne nicht als störend und tragen keine Brille. Wer jedoch am Straßenverkehr teilnimmt, muss optimal sehen – zur eigenen Sicherheit und der der anderen.

Entspannung von Körper und Seele entlastet auch die Augen und kann Kurzsichtigkeit mildern. Besonders eignen sich dazu Atemübungen (➡ Seite 878) und Muskelentspannung nach Jacobson (➡ Seite 881).

Behandlung

Eine Brille mit konkav geschliffenen Gläsern korrigiert die Kurzsichtigkeit (➡ Brille, Seite 449). Durch sie erscheint alles kleiner, der Raum tiefer, der Boden näher. Beim Blick durch die Randbereiche der Brille werden aus geraden Linien gebogene – je stärker die Kurzsichtigkeit ist, umso mehr. Das Gehirn korrigiert dieses verzerrte Bild allmählich durch Erfahrung. Steigt man jedoch auf eine größere oder stärkere Brille oder auf Kontaktlinsen um, muss sich das Gehirn erst umstellen. Es kann einige Tage dauern, bis die Beschwerden – ein verbogenes Bild, Kopfweh, Schwindel – wieder vergehen.

Bei Kontaktlinsen gibt es keine Verzerrungen im Randbereich des Bildes. Erkundigen Sie sich bei Ihrer Krankenkasse, ob sie die Kosten für Kontaktlinsen ganz oder teilweise übernimmt.

Stabsichtigkeit (Astigmatismus)

Beschwerden

Man sieht unscharf, wie »unter Wasser«. Ein Punkt wird wie eine verzerrte Linie gesehen. Stabsichtige sind zusätzlich meist noch kurz- oder weitsichtig.

Ursachen

Stabsichtigkeit ist eine Hornhautverkrümmung und entsteht wahrscheinlich anlagebedingt. Veränderungen der Hornhaut, zum Beispiel durch Hornhautnarben nach Verletzungen oder Entzündungen, oder eine extreme Hornhautvorwölbung können ebenfalls eine Stabsichtigkeit entstehen lassen.

Akkommodation der Augenlinse

Beim Blick in die Ferne ist der Linsenmuskel entspannt, die Linse streckt sich, die Brechkraft nimmt ab.

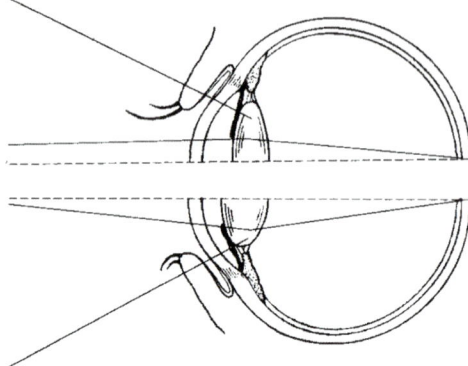

Beim Nahsehen zieht sich der Linsenmuskel zusammen, die Linse wölbt sich, die Brechkraft nimmt zu.

Risiko

Stabsichtigkeit, die durch Verletzungen, Entzündungen und Geschwüre bedingt ist, kann sich verschlechtern.

Mögliche Folgen und Komplikationen

Wird die Stabsichtigkeit bei Kindern nicht korrigiert, ist die Entwicklung einer Sehschwäche möglich. Bei Feinarbeiten ohne Korrektur schmerzen und röten sich die Augen.

Vorbeugung

Ist nicht möglich.

Wann zur Ärztin oder zum Arzt?

Wenn die Beschwerden auftreten.

Selbsthilfe

Ist kaum möglich. Selten kann gezielte Entspannung (➡ Seite 878) die Stabsichtigkeit zurückgehen lassen.

Behandlung

Brillengläser mit zylindrischem Schliff korrigieren die Stabsichtigkeit. Tritt sie zusammen mit Kurz- oder Weitsichtigkeit auf, müssen die Gläser beides ausgleichen.

Formstabile Kontaktlinsen (➡ Seite 450) korrigieren die Stabsichtigkeit besonders gut. Eine starke Verzerrung der Hornhaut kann mit dem Excimer-Laser oder einer Keratotomie (➡ Seite 444) korrigiert werden.

Operationen bei Fehlsichtigkeit

Sie sind kritisch zu sehen, da dieser Eingriff aus ästhetischen, nicht aus krankheitsbedingten Gründen durchgeführt wird und gesundes Gewebe verletzt. Die Operation ist auch nicht für alle Fehlsichtigkeiten geeignet, nicht in jedem einzelnen Fall angebracht und nur in bestimmten Dioptriebereichen erfolgreich. Überdies ist noch nicht bekannt, welche Spätfolgen, insbesondere im höheren Alter, die Hornhautoperation haben kann.

Es ist nicht gesichert, dass die Operation die Fehlsichtigkeit so behebt, dass anschließend keine Brille mehr getragen zu werden braucht; auch die Alterssichtigkeit kann sie nicht verhindern, sodass später in jedem Fall eine Lesebrille notwendig wird. Nach der Operation können Schmerzen auftreten: Komplikationen wie bleibende Hornhautschäden durch Narbenbildung sind möglich.

Lasik-Verfahren

Seit einigen Jahren ist diese Methode anerkannt, sie hat die anderen Verfahren verdrängt. Mit dem computergesteuerten Laser wird eine Hornhautschicht abgehoben, die darunter liegende Hornhautebene mit dem Laser abgetragen und der Hornhautdeckel wieder aufgelegt. Diese Methode eignet sich für Kurzsichtigkeit bis zehn Dioptrien, ist schmerzarm und führt sofort zu klarer Sicht. Nach anfänglichen Komplikationen in jedem zehnten Fall treten heute nur bei ein bis drei Prozent der Behandelten Nebenwirkungen auf.

Weitsichtigkeit kann mit dieser Methode ebenfalls korrigiert werden, doch sind die Langzeiterfolge noch nicht so gut abgesichert.

Für Eingriffe am gesunden Auge mit dem ausschließlichen Ziel, Brille oder Kontaktlinse loszuwerden, tragen die Kassen die Kosten nicht. Diese betragen bis zu 2000 Euro pro Auge. Der Eingriff kann ambulant durchgeführt werden.

Operation mit Excimer-Laser (Fotorefraktive Keratektomie)

Der Laser trägt im Zentrum der Hornhaut eine dünne Schicht ab. Dies ist nur bei mäßiger Kurzsichtigkeit von 2 bis 6 Dioptrien und Astigmatismus erfolgreich, bringt nach der Operation starke Schmerzen und für Monate oder sogar auf Dauer Schleiersehen und verminderte Sehschärfe mit sich. Es ist eine lange Nachbehandlung mit Kortison nötig, die das Risiko einer Augeninnendruckerhöhung mit sich bringt. Bei oberflächlichen Hornhautkratzern und -narben kann das Verfahren sinnvoll sein.

Radiäre Keratotomie

Das sternförmige Einschneiden der Hornhaut kann bei Kurzsichtigkeit bis –6 Dioptrien etwa 90 Prozent der Operierten ein nahezu normales Sehvermögen bringen. Allerdings schwankt die Sehschärfe, es gibt Probleme durch Narben, die Personen werden sehr lichtempfindlich.

Hornhauttransplantation (Keratoplastik)

Die irregulär gewölbte (Keratokonus) oder trübe Hornhaut wird durch eine Spenderhornhaut ersetzt.

Epikeratophakie

Eine Lamelle einer Spenderhornhaut wird als »Hornhautlinse« aufgenäht. Sinnvoll ist dieses Verfahren nur bei ausgewählten Fällen eines Keratokonus.

Alterssichtigkeit (Presbyopie)

Beschwerden

Nach dem vierzigsten Lebensjahr sieht jeder Normal- oder Weitsichtige in der Nähe zunehmend verschwommener.

Ursachen

Die Augenlinse verhärtet sich mit dem Alter. Ihre Fähigkeit, sich für die Naheinstellung zu wölben, nimmt ab.

Risiko

Alterssichtigkeit trifft jeden Menschen im fünften Lebensjahrzehnt. Die Veränderung der Linse schreitet allmählich voran.

Mögliche Folgen und Komplikationen

Die Sehschärfe in der Nähe lässt nach, bei Naharbeiten und beim Lesen ermüden die Augen rasch.

Vorbeugung

Ist nicht möglich.

Wann zur Ärztin oder zum Arzt?

Wenn Probleme beim Nahsehen auftreten.
Ab dem vierzigsten Lebensjahr sollte jeder einmal jährlich seine Augen kontrollieren lassen.

Selbsthilfe

Ist nicht möglich.

Behandlung

Eine Brille muss die nachlassende Akkommodationsfähigkeit der Linse ausgleichen, zum Beispiel beim Lesen in etwa 35 bis 40 Zentimeter Abstand. Wer beim Arbeiten auch weiter Entferntes genau sehen muss, braucht evtl. noch eine zweite Brille. Je mehr Feinarbeit man leisten muss, desto genauer sollte die Brillenkorrektur sein.
Schmale Lesebrillen, über deren oberen Rand man in die Ferne schauen kann, bieten nur ein kleines Gesichtsfeld. Besteht bereits eine Fehlsichtigkeit, muss zum korrigierenden Glas die Korrektur für die Naheinstellung hinzukommen.
Alterssichtigkeit hebt Kurzsichtigkeit nur selten auf. Wenn, dann verändert sich nur das Nahsehen.
Fehlsichtige brauchen von nun an zwei Sehhilfen: eine Brille oder Kontaktlinse für die Ferne, eine Brille für die Naharbeit.
Da das dauernde Wechseln der Brille unbequem ist, haben sich so genannte *Bifokalgläser* eingebürgert. Bifokalgläser enthalten den Nah- und den Fernbereich in einem Glas.

● Sind Nah- und Fernteil durch eine Trennlinie voneinander abgesetzt, entsteht an der Grenze zwischen den zwei Sehbereichen ein Bildsprung, an den man sich erst nach einigen Wochen gewöhnt.
● Der Nahteil kann in Form eines oben abgeschnittenen Kreises in den Fernteil eingeschmolzen sein.

Sind eine Nah- und eine Fernbrille erforderlich, bezahlen die Kassen in Deutschland und Österreich den Kostenanteil einer Bifokalbrille. Sie ist auch zum Autofahren geeignet.
Dreistärken- oder *Trifokalbrillen* haben zwischen Nah- und Fernsichtteil zusätzlich einen Bereich für mittlere Entfernungen. Die Größe des Nahteils kann den Arbeitsbedingungen angepasst werden. Sind die Unterschiede in den Sehbereichen nicht zu groß (z. B. gering kurzsichtig, gering alterssichtig), gewöhnt man sich gut an diese Brille. Zum Autofahren ist sie *nicht* gut geeignet, weil das Sehfeld für die Ferne zu klein ist. Die gesetzlichen Krankenkassen tragen nur in Ausnahmefällen einen Teil der Kosten für Trifokalgläser.
Gleitsicht- oder *Progressivgläser (Multifokalbrille)* vereinen mehrere Sehbereiche. Sie sehen aus wie normale Brillengläser, weil sie keine Trennlinien haben. Nachteile sind: Das mittlere Gesichtsfeld ist schmal; außerhalb des Nahbereichs erscheint das Bild anfangs verbogen; bewegt man den Kopf, scheint sich das Bild zu bewegen. Manche Menschen reagieren darauf mit Kopfschmerzen und Schwindel bis zum Erbrechen. Gleitsichtgläser sind teuer, und da die Alterssichtigkeit eine Zeit lang fortschreitet, braucht man etwa alle zwei Jahre eine neue Brille.

Gleitsichtgläser sind geeignet, wenn
- die Alterssichtigkeit noch nicht stark ist.
- Fehlsichtigkeit exakt auskorrigiert ist.
- die Brille ständig getragen wird.

Gleitsichtgläser sind ungeeignet, wenn
- Sie im Zwischenbereich optimale Sehschärfe brauchen und zwischen Nah- und Fernsicht große Unterschiede bestehen.

Bei der Gewöhnung an Gleitsichtgläser bestehen individuell sehr große Unterschiede. Schwierigkeiten können insbesondere auftreten, wenn
- Sie im Alltag oder bei der Arbeit ständig den Blick schweifen lassen (z. B. Bauarbeiter, Lehrer).
- Sie Auto fahren müssen.

Vertragen Sie Gleitsichtgläser schlecht, sollten Sie für Nähe und Ferne getrennte Brillen oder eine Bifokalbrille tragen.

Schielen (Strabismus)

Schielen ist kein Schönheitsfehler, sondern eine folgenreiche Störung. Auch wenn die Augen nur wenig von der Parallelstellung abweichen, ist das beidäugige Sehen gestört. Etwa vier Prozent der Erwachsenen leiden an Schielfehlstellungen. Vielfach hätte eine frühzeitige Behandlung das verhindern können.

Im Kindesalter ist Schielen der häufigste Sehfehler. Er sollte so bald wie möglich behandelt werden.

Es gibt verschiedene Formen des Schielens:
- Die Augen können von der parallelen Stellung nach außen oder nach innen abweichen. Selten stehen die Augen in der Höhe verschieden.
- Der Schielwinkel kann immer gleich bleiben. Dabei kann entweder immer ein Auge den Blick führen oder beide dies abwechselnd tun.
- Ein Auge kann aus der Normalstellung nur gelegentlich abweichen, das andere führt den Blick.

Verborgenes Schielen

(Latenter Strabismus, Heterophorie)

Beschwerden

Die Augen weichen gelegentlich von der Normalstellung ab, ohne dass man dies bemerkt. Nur wenn man ein Auge abdeckt, kann man sehen, dass es von der Parallelstellung abweicht. Das kann zu so genannten *asthenopischen Beschwerden* führen: Augenbrennen, rasche Ermüdung beim Lesen, Probleme beim Fixieren, Empfindlichkeit gegen Blendung, Sehen von Doppelbildern, Lidrandentzündung und Kopfschmerzen.

Ursachen

Die Augenmuskeln arbeiten nicht synchron. Deshalb »rasten« die Augen nicht immer zur regelrechten Zusammenarbeit »ein«. Ein Auge weicht etwas (meist nach außen) von der Blickrichtung ab. Das tritt bereits in der Kindheit auf.

Risiko

Bei Ermüdung, Erkrankung oder unter Alkoholeinfluss kann verborgenes Schielen sichtbar werden.

Mögliche Folgen und Komplikationen

Aus dem verborgenen Schielen kann sich dauerhaftes Schielen entwickeln.

Vorbeugung

Meiden Sie Alkohol und Überbelastung.

Wann zur Ärztin oder zum Arzt?

Sobald das Schielen bemerkt wird. Da Eltern und Ärzte das verborgene Schielen oft nicht wichtig nehmen oder übersehen, sollten Augenärzte bei jeder Kontrolluntersuchung das Kind daraufhin untersuchen – insbesondere wenn es Leseschwierigkeiten gibt.

Selbsthilfe

Konvergenzübungen: Strecken Sie eine Hand aus, bewegen Sie den Zeigefinger in Richtung Augen, und fixieren Sie ihn möglichst lange. Wiederholen Sie das mehrmals, schließen Sie die Augen, und entspannen Sie sich.

Behandlung

Selten kann Schieltraining (➜ Seite 447) verborgenes Schielen bei Kindern heilen.

Wenn die orthoptischen Übungen nicht helfen, sollten Brillen mit Prismengläsern versucht werden. Eingeschliffene Gläser sind besser als aufgeklebte Rillenfolien. Diese Behandlung ist auch bei Erwachsenen möglich.

Dauerhaftes Schielen

(Manifestes Schielen, Strabismus)

Gelegentliches Schielen wird bei Kindern oft nur bei seltenen Anlässen beobachtet, doch es ist eine Vorstufe des dauerhaften Schielens.

Beschwerden

Der Schönheitsfehler fällt auf. Man sieht nicht räumlich.

Ursachen

- Angeborene oder durch z.B. Masern, Keuchhusten oder Scharlach erworbene Fusionsschwäche
- Weitsichtigkeit
- Seitenungleiche Brechungsfehler
- Seelische Krisen
- Tumoren
- Unfälle mit Gehirnerschütterung
- Augenmuskelschwäche oder -lähmung
- Ausfall oder Fehlsteuerung einer Sehbahn
- Verletzung, einseitige Linsentrübung

Risiko

Fehlsichtigkeit muss früh behandelt werden, damit sich nicht als Folge dauerhaftes Schielen einstellen kann.

Mögliche Folgen und Komplikationen

Entweder bleibt das fixierende Auge für immer schwachsichtig, obwohl es keinen organischen Fehler hat, oder der Betroffene »steuert« die Augen so, dass das rechte oder das linke Auge abwechselnd schauen (*Strabismus alterans*). Bei diesem abwechselnden Schielen bleibt die Sehkraft beider Augen erhalten.
In beiden Fällen ist das räumliche Sehen beeinträchtigt. Das Risiko, das gut sehende Auge bei einem Unfall zu verlieren, steigt auf das Dreifache.

Vorbeugung

Regelmäßige Früherkennungsuntersuchungen.

Wann zur Ärztin oder zum Arzt?

Sobald Schielen bemerkt wird.
Bei der Augenuntersuchung der Kinder bis zum fünften Lebensjahr sollten Eltern auf einer Skiaskopie nach dem Eintropfen von Cyclopentolat-Augentropfen (»Schattenprobe«) bestehen. Dabei wird das Mittel in beide Augen zweimal im Abstand von zehn Minuten eingetropft, nach weiteren 20 Minuten wird untersucht. Diese Vorbehandlung lähmt den Linsenmuskel und schaltet die Akkommodation aus. Nur so können Ärztin oder Arzt die Fehlsichtigkeit genau bestimmen und erkennen, dass ein Auge schwachsichtig (➡ Seite 448) zu werden droht. Bei Kindern mit Krampfanfällen dürfen diese Augentropfen nicht angewandt werden.

Selbsthilfe

Ist nicht möglich.

Behandlung bei Kindern

Sie erfolgt am besten in der Sehschule, die es an jeder Augenklinik gibt. Erkundigen Sie sich, welches Krankenhaus einen guten Ruf für Schielbehandlung hat.
Lassen Sie sich von Augenärztin oder -arzt die einzelnen Behandlungsschritte genau erklären. Es gilt, die Sehschwäche und das falsche Programmieren der Netzhaut abzubauen und die richtige Führung beider Augen für die Fern- und Naheinstellung zu erreichen.
Bei etwa jedem dritten schielenden Kind sind zwei oder drei Schieloperationen notwendig, häufig wird auch eine Nachbehandlung erforderlich. Das bedeutet, dass Eltern, Kind und Arzt gut zusammenarbeiten und viel Geduld aufbringen müssen.
Meist lohnt sich die Mühe aber: Der »Schönheitsfehler« geht zurück, und beiden Augen bleibt die Sehkraft erhalten. Räumliches Sehen kann allerdings nicht immer erreicht werden.

Brillen- und Okklusionsbehandlung

Ist frühe Weitsichtigkeit die Ursache des Schielens, muss sie mit einer Brille korrigiert werden. Dies ist bereits im ersten Lebensjahr möglich. Bis auf die Schlafenszeit muss das Kind die Brille immer tragen. Wird sie weggelassen, kann das den Behandlungserfolg zunichte machen.
Bei der anschließenden *Okklusionsbehandlung* wird abwechselnd eines der beiden Augen verdeckt, das führende Auge länger, das andere kürzer. Dafür wird eines der drei folgenden Verfahren angewandt:
- Über der Augenhöhle wird ein Verband mit einem Heftpflaster angeklebt. Er ist luftdurchlässig.
- Ein Brillenglas wird verklebt. Dazu werden je nach Störung verschiedene Folien verwendet.
- Es wird ein pupillenerweiterndes Mittel ins Auge getropft.

Die Okklusionsbehandlung kann Monate und Jahre dauern. Die ärztlich festgesetzten Behandlungszeiten sollten unbedingt eingehalten werden.
Lassen Sie sich nicht entmutigen, wenn die verbesserte Sehkraft neuerlich zum Schielen führt. Eine weitere Behandlung kann das beheben.
Das *Schieltraining* sollte möglichst von Spezialisten gemeinsam mit dem Kind durchgeführt werden. Heute gelten optomotorische Reizmethoden als bestes Verfahren. Dabei wird das »gute« Auge verklebt, das schwachsichtige dazu gebracht, den Bewegungen des »Muskeltrainers« zu folgen. Schieltraining kann vor oder nach Operationen notwendig sein.

Schieloperation

Bei etwa jedem dritten schielenden Kind muss eine Operation die Fehlstellung der äußeren Augenmuskeln korrigieren. Dabei wird ein Augenmuskel verkürzt oder der andere rückgelagert, so dass sie möglichst gerade stehen. Je nach Störung und Vorbehandlung kann eine solche Operation mehrmals notwendig sein.

Angeborenes Schielen, großer Schielwinkel, Schielen nach außen, Augenzittern und Schielen mit Zwangshaltung des Kopfes werden heute schon etwa ab dem zweiten Lebensjahr operiert. Sonst wartet man bis zum fünften Lebensjahr. Vorher muss einseitiges Schielen in Wechselschielen umgewandelt worden sein. Tritt das Schielen erst später auf, sollte möglichst rasch operiert werden.

Behandlung bei Erwachsenen

Eine Schieloperation ist bei Erwachsenen meist eine rein kosmetische Maßnahme. Dabei besteht das Risiko, dass die Betroffenen nachher doppelt sehen und die Parallelstellung nicht erreicht wird. Die Chancen für gutes Gelingen können nur erfahrene Schieloperateure abschätzen. Wer zur Vorbehandlung Prismen getragen und in der Folge Doppelbilder gesehen hat, sollte auf die Operation verzichten: Die Erfolgschancen sind zu gering.

Schwachsichtigkeit eines Auges
(Amblyopie)

Beschwerden

Dass ein Auge schwachsichtig ist, bemerkt man kaum.

Ursachen

Wahrscheinlich führt eine frühkindliche Entwicklungsstörung, die keine erkennbaren organischen Ursachen hat, zur Schwachsichtigkeit.

Folgendes kann die Schwachsichtigkeit auslösen: Liderkrankungen, Schielen, Linsentrübung, Fehlsichtigkeit, Augenzittern, Störungen der Sehzentren, ererbte und erworbene Störungen der Sehbahn, einseitige, überlange Behandlung mit Atropin.

Risiko

Etwa jeder Zehnte ist auf einem Auge schwachsichtig. Die Erscheinung entwickelt sich bis zum achten Lebensjahr. Wird die Schwachsichtigkeit nicht behandelt bzw. wenn die oben genannten Faktoren nicht ausgeschaltet werden, steigt das Risiko.

Mögliche Folgen und Komplikationen

Einseitige Schwachsichtigkeit schließt von Berufen aus, in denen gutes räumliches Sehen Bedingung ist, wie z. B. Feinmechanik, Arbeit an schnell rotierenden Maschinen, Pilot, Lokführer, Chirurg.

Erhebliche Sehschwäche eines Auges verdreifacht die Gefahr, bei einem Unfall das gute Auge zu verlieren.

Vorbeugung

Regelmäßige Früherkennungsuntersuchungen. Ab dem ersten Lebensjahr augenärztliche Kontrolle, spätestens beim Auftreten von Schielen oder bei Auffälligkeiten wie Stolpern und Danebengreifen. Mit dem Test nach *Lang* können Augenärzte die Störung leicht erkennen.

Behandlung

Gezieltes Schieltraining (➡ Seite 447) kann Schwachsichtigkeit verbessern. Sehhilfen beeinflussen sie beim Erwachsenen nicht.

Nachtblindheit (Nyktalopie)

Beschwerden

Wenn die Anpassung an das Sehen im Dunkeln gestört ist, spricht man von »Nachtblindheit«, obwohl die Betroffenen durchaus Formen erkennen können.

Ursachen

Schlechte Dunkelanpassung kann ererbt sein. Sie tritt auch bei Kurzsichtigkeit auf, bei Vitamin-A-Mangel, bei Gelbsucht, im Alter und wenn ein Licht brechender Teil des Auges getrübt ist.

Risiko

Die Dunkelanpassung kann gestört sein.

Mögliche Folgen und Komplikationen

Unsicherheit bei der Bewegung im Dunkeln. Gefährdung beim Autofahren. Die Unfallgefahr steigt nachweislich auf ein Mehrfaches.

Vorbeugung

Ist nur möglich, wenn Vitamin-A-Mangel die Ursache ist (➡ Vitamin A, Seite 258).

Wann zur Ärztin oder zum Arzt?

Sobald Sie die Beschwerden bemerken.

Selbsthilfe

Ist nicht möglich. Vorsicht bei nächtlichen Autofahrten!

Behandlung

Ist nur möglich, wenn Vitamin-A-Mangel die Ursache ist.

Brille

Die Verordnung einer neuen Brille sollte möglichst mit einer kompletten augenärztlichen Untersuchung verbunden werden. Vor allem nach dem vierzigsten Lebensjahr dient das gleichzeitig der Früherkennung von Augenkrankheiten.

Die für eine Brillenanpassung notwendigen Messungen können auch Optiker vornehmen. Computergesteuerte Messungen sind der traditionellen mit Probegläsern unterlegen.

Die Qualität der für Fassungen und Gläser verwendeten Materialien regelt eine Norm. Bei Billiganbietern (z. B. Optik-Filialketten) sollten Sie nachfragen, ob die Ware dieser Norm entspricht. Brillen aus dem Versandhandel sollten Sie nicht einmal als Reservebrille verwenden, da sie weder dem Augenabstand noch der Kopfform angepasst sind.

Fassung

Sie sollte der Kopfform angepasst sein und das Gesichtsfeld nicht einengen.

Metallfassungen sind länger haltbar als solche aus Kunststoff. Bei Metallallergien (verbreitet ist die Nickelallergie) bleibt jedoch keine andere Wahl als die einer Kunststofffassung.

Weitsichtige sollten mit ansteigender Dioptrienzahl einen zarteren Brillenrahmen wählen, dadurch steigt der Sehkomfort, und die Brille wird leichter.

Kurzsichtige sollten mit ansteigender Dioptrienzahl einen dickeren Rahmen wählen, dadurch fällt die Dicke der Gläser nicht so stark auf. Günstig sind Formen mit kleineren Gläsern, weil sich dadurch die Verzerrungen im Gesichtsfeldrand verringern, der Schliff nicht so auffällt und die Brille leichter wird.

Die Krankenkassen in Deutschland zahlen keinen Zuschuss zum Brillengestell. Nur wenn Sonderanfertigungen nötig sind, ist eine Kostenübernahme möglich, und auch bei medizinisch notwendigen Lichtschutzbrillen wird der

---

Tipps für Brillenträger

Weil Brillengläser – vor allem die aus Kunststoff – leicht zerkratzen, sollten Sie Ihre Brille

- *immer in ausreichend großen Etuis aufbewahren.*
- *nie mit dem Glas nach unten abgelegen.*
- *möglichst mit warmem Wasser und Seife reinigen. Ab und zu können Optiker den Rahmen generalreinigen.*
- *Obwohl die Kassen keine Reservebrille bezahlen, sollten Sie beim Autofahren, beim Sport und bei starker Fehlsichtigkeit generell immer eine Zweitbrille bei sich tragen.*

---

seitliche Lichtschutz bezahlt. Die österreichischen Kassen tragen die Kosten für eine Kassen-Brillenfassung.

Gläser

Die Krankenkassen in Deutschland und in Österreich geben zur Sehhilfe einen Kostenzuschuss, bei Kindern bis zum 14. Lebensjahr bei jeder neuen Verschreibung. Später wird er nur noch mit Einschränkungen gewährt: Bei einer Änderung um 0,5 dpt, bei zwingendem medizinischen Bedarf (z. B. Lichtschutzgläser), oder wenn bei Kurzsichtigkeit mit den Folgegläsern eine Sehkraftverbesserung um 20 Prozent erreicht werden kann.

Glas

Kronglas, das von den Kassen bezahlte Brillenglas, wird bei starker Fehlsichtigkeit sehr dick und schwer. Dann drückt die Brille sehr auf die Nase. Spezialgläser mit höherer Brechzahl sind dünner, aber wesentlich teurer. Diese Gläser bezahlen die Krankenkassen üblicherweise nicht, nur bei Kurzsichtigkeit über –15 dpt.

Kunststoff

Bei Kunststoff ist die Verletzungsgefahr durch Bruch gering. Gläser aus Kunststoff sind leichter als aus Kronglas, bei starker Fehlsichtigkeit aber sehr dick. Sie zerkratzen leicht, was beim Sehen stören kann. Es gibt Kunststoffgläser mit höherer Brechzahl, die durch eine Quarzoberfläche weniger empfindlich gemacht sind.

In Österreich bezahlen die Krankenkassen Kunststoffgläser bei Kindern bis 15 Jahre ohne Einschränkungen, bei Erwachsenen nicht.

In Deutschland bezahlen sie Kunststoffgläser:

- bei Kindern im Vorschulalter unabhängig von der Gläserstärke.
- bei Kindern bis 14 Jahre ab +/- 5 Dioptrien.
- bei Erwachsenen wegen des Gewichts der Gläser ab + 6 oder – 8 Dioptrien.

- wenn sich die Sehkraft beider Augen um drei und mehr Dioptrien unterscheidet.
- bei Einäugigen und bei besonderen Gesichtsfehlbildungen.
- bei Kindern für die Teilnahme am Schulsport.

Entspiegelung

Glas- und Kunststoffbrillen können einfach oder mehrfach entspiegelt werden. Dieses verhindert Lichtreflexe auf der Brille. Mit entspiegelten Gläsern sieht man kontrastreicher und im Dunkeln besser. Die Krankenkassen zahlen diesen Komfort nicht.

Sonnenbrille

Die Belastung durch UV-Strahlung nimmt zu. Zum Schutz der Linse und der Netzhaut ist es sinnvoll, bei Sonnenlicht eine Sonnenbrille zu tragen. Dies gilt besonders

- für Kinder unter zwei Jahren.
- wenn Schnee-, Wasser- oder Sandflächen blenden (beim Skifahren, Surfen, auf Safari, beim Segeln), bei Flug- und Autoreisen.
- bei Linsentrübung, Hornhautnarben und Fehlen der Augenlinse, bei krankhafter andauernder Pupillenerweiterung und Iriserkrankungen, andauernden Reizzuständen, Deformation der Lider, blendungsbedingten Netzhaut- und Sehnervschäden, bei Albinismus sowie totaler Farbblindheit. In diesen Fällen und bei Gläsern über +10 Dioptrien bezahlen die Kassen einen Teil des Lichtschutzes.

Die DIN-Nummer 58 217 garantiert eine Sonnenbrille, die UV-Strahlen aus dem Sonnenlicht filtert und eine naturgetreue Farbwiedergabe gewährleistet. Die Sonnenbrille sollte braun gefärbt sein und 65 Prozent Tönung haben, nur bei Höchstbelastung 100 Prozent. Die Abdunklung sagt jedoch nichts über den UV-Schutz aus. Lassen Sie den UV-Schutz von Ihrem Optiker nachmessen.

Wer Sonnenschutz mit veränderlich getönten Gläsern (*fototrop*) wählt, sollte bedenken, dass bei nächtlichen Autofahrten der Filter nicht mehr als 15 Prozent Helligkeit wegnehmen darf. Diese Gläser verdunkeln sich, wenn UV-Strahlen darauf fallen. Werden sie dauernd getragen, sollten sie nur zu etwa 10 bis 15 Prozent getönt und mehrfach entspiegelt sein. Für die Arbeit in Innenräumen eignen sie sich vor allem bei Kurzsichtigkeit *nicht*.

Kontaktlinsen

Kontaktlinsen brechen nicht beim Tragen, beschlagen nicht, drücken nicht auf der Nase, behindern nicht bei Berufen, wo die Brille im Weg ist, verzerren oder engen bei starker Fehlsichtigkeit das Sichtfeld nicht ein. Die Linse ist allerdings ein Fremdkörper im Auge. Voraussetzung für das Tragen ist, dass

- Linsen- und Pflegematerial das Auge nicht reizen.
- genügend Tränenfilm vorhanden ist, um die Linse ausreichend zu benetzen.

Keine Kontaktlinsen bei chronischen Erkrankungen der Augen, der Tränenwege, bei Hornhautentzündung und -geschwüren.

Wer an Allergien und trockenen Augen leidet, sollte auf das Tragen von Linsen verzichten.

Nach Staroperationen brauchen manche alte Menschen Kontaktlinsen – und jemand, der ihnen beim Einsetzen und der Pflege der Linsen zur Hand geht, wenn sie es selbst nur schlecht tun können.

Linsenmaterial

Kontaktlinsen können sein:

- Formstabil (hart)/gasundurchlässig
- Formstabil (hart)/gering gasdurchlässig
- Flexibel/hoch gasdurchlässig
- Weich/wasserhaltig
- Weich/hoch wasserhaltig

Prinzipiell gilt: Je formstabiler, desto kleiner ist die Linse, desto mehr Fremdkörpergefühl entsteht anfangs und desto länger dauert die Gewöhnung. Je weicher, desto größer ist die Linse und desto rascher wird sie vertragen. Die Wahl der Linse wird bestimmt von dem Augenfehler, der ausgeglichen werden muss, und von individuellen Bedingungen und Wünschen.

Formstabile Linsen

Sie sind relativ preiswert und halten lange. Zur Gewöhnung trägt man sie anfangs nur wenige Stunden täglich, dann steigert man die Tragezeit. Unterbricht man die Trageroutine, braucht es wieder einige Tage, bis man sich erneut an sie gewöhnt hat. Die Umstellung von der Linse zur Ersatzbrille braucht oft einige Zeit, in der man verschwommen sieht.

Gasdurchlässige Linsen

Sie sind gut verträglich, weil sie viel Sauerstoff an die Hornhaut heranlassen. Sie sind teurer als formstabile Linsen, werden aber als angenehmer empfunden. Ihre Haltbarkeit liegt bei etwa zwei Jahren.

Weiche Linsen

Sie bestehen aus wasserhaltigem Kunststoff und passen sich dem Auge an. Nach kurzer Gewöhnungszeit kann man sie ganztägig ebenso gut wie kurzfristig tragen. Solche Linsen müssen sorgfältig gepflegt werden. Wer das nicht beachtet, riskiert Schäden an Binde- und Hornhaut. Außerdem müssen diese Linsen etwa jährlich erneuert werden. Das Risiko, nach langjährigem Tragen einen – auch dauernden – Schaden am Auge zu erleiden, ist bei weichen Linsen erheblich größer als bei harten.

Dauertragelinsen (vT) und Einmallinsen

vT-Linsen werden ohne Unterbrechung Tag und Nacht getragen. Sie sind nur angebracht bei linsenlos Geborenen, bei alten Menschen nach Staroperation oder bei behinderten Menschen. Die Anpasser kontrollieren alle drei bis vier Wochen die Augen und reinigen die Linsen.
Das Tragen von Einmallinsen erhöht das Risiko von Hornhautgeschwüren um das Vierzehnfache.

Farbige Kontaktlinsen

Sie verringern den Lichtdurchlass. Das kann in der Dämmerung und vor allem beim Autolenken ein Sicherheitsrisiko sein.

Linsenanpassung

Linsen werden von Augenärzten und Optikern angepasst. Kontaktlinsenoptiker müssen dafür eine spezielle Ausbildung und zwei Jahre praktische Arbeit absolvieren, Augenärzte brauchen dies nicht.
Die Anpasser müssen sich über die Lebens- und Arbeitsbedingungen informieren, über mögliche Allergien, Einnahme von Medikamenten und Augenprobleme. Nach gründlicher Untersuchung werden die geeigneten Linsen ausgewählt. Sie müssen so lange probiert und kontrolliert werden, bis sie wirklich exakt sitzen.
Zur Anpassung gehört die gründliche Information über richtige Pflege und maximale Tragezeit und darüber, wie man sich beim Auftreten von Problemen verhält.
Der Linsenpreis sollte zusätzlich einschließen: einen Satz Pflegemittel, Zubehör und Kontrollen innerhalb des ersten Halbjahres. Normalerweise kann man die Linsen drei Monate lang kostenlos probieren, tauschen und zurückgeben.

Kosten

Die Krankenkassen Deutschlands und Österreichs bezahlen Linsen nur in Ausnahmefällen: Bei Kurzsichtigkeit ab 8 bzw. ab 6 Dioptrien, bei Weitsichtigkeit ab 8 bzw. 7 Dioptrien, bei Astigmatismus, wenn damit die Sehschärfe merklich verbessert werden kann, in der Schielbehandlung, sofern andere Maßnahmen nicht möglich sind, und als Behandlungsmaßnahme bei Augenerkrankungen. Als Regelversorgung gelten formstabile Linsen. Nur bei Säuglingen können gasdurchlässige Linsen verordnet werden. Eine zusätzliche Kostenteilübernahme von Brillen ist möglich.
Pflegemittel bezahlen die Kassen nicht.

Tipps für Linsenträger

- *Setzen Sie die Linsen erst 30 Minuten nach dem Aufstehen ein.*
- *Waschen Sie vor jeder Berührung der Linse Ihre Hände.*
- *Behandeln Sie jede Linse einzeln, um Verwechslungen zu vermeiden.*
- *Pflegen Sie die Linsen regelmäßig und gründlich.*
- *Niemals mit den Linsen schlafen gehen (vT-Linsen ausgenommen); gönnen Sie der Hornhaut die notwendige Erholung.*
- *Aufbewahrungsbehälter und aktuelle Ersatzbrille (auf Reisen auch Pflegemittel) immer mitführen.*
- *Benutzen Sie wasserlösliche Kosmetika. Sprays immer vor dem Linseneinsetzen anwenden.*
- *Ausgetrocknete weiche Linsen können Sie in Abspüllösung legen (Vorsicht, Bruchgefahr!), bis sie wieder weich sind. Vor dem Einsetzen desinfizieren.*
- *Wenn eine Linse unter das Oberlid rutscht: Lid hochziehen, Linse mit dem Finger herunterschieben. Keine Angst, die Linse kann nicht hinter den Augapfel rutschen, das verhindert die Bindehaut.*
- *Tragen Sie bei Ballsportarten Schutzbrillen. Schwimmen Sie möglichst ohne Linsen, weiche können Chlor aus dem Wasser speichern, harte gehen schnell verloren.*
- Wichtig: *Vor dem Eintropfen von Augenmitteln und vor Operationen Linsen entfernen.*
- Wichtig: *Bei Brennen, Jucken, Schleimabsonderungen, roten Augen, Sehverschlechterung oder Schmerzen sollten Sie die Linsen sofort aus dem Auge nehmen. Sie können es sich mit einem Tropfen Benetzungsflüssigkeit erleichtern. Anschließend zur augenärztlichen Kontrolle!*

Linsenpflege

Die Anpasser geben die zur Pflege der Linsen geeigneten Mittel mit: Meist sind das ein Reinigungsmittel und eine Aufbewahrungslösung. Für weiche Linsen können noch eine Abspüllösung und ein Proteinentferner hinzukommen. Niemals sollten Sie Mittel verschiedener Hersteller gleichzeitig anwenden.
Die Zusatzstoffe in Pflegemitteln können Probleme verursachen. Sie sollten deshalb unkonservierte Mittel in Ein-Dosis-Packungen vorziehen.
Die Linsen sollten täglich aus dem Auge entfernt und gereinigt werden. Dazu reibt man sie mit der Reinigungslösung ab, anschließend werden sie gründlich abgespült. Es folgt das Desinfizieren in der Aufbewahrungslösung, um Bakterien, Viren und Pilze abzutöten.

Wenn das Trageyefühl schlechter wird, sollten Sie Augen und Linsen im Anpassinstitut kontrollieren lassen. Probleme mit Linsen können entstehen durch:

- Altern der Linsen.
- Unverträglichkeit der Pflegematerialien: Die Augen röten sich und brennen.
- Krankheiten, Schwangerschaft, seelische Belastung: Sie verändern die Tränenflüssigkeit. Kurzzeitig können Tränenersatzmittel (➡ Seite 453) helfen.
- Smog, Zigarettenrauch und Klimaanlagen: In Berufen mit trockener, staubiger Luft und bei konzentrierter Arbeit (z. B. am Bildschirm) werden gasdurchlässige Kontaktlinsen besser vertragen.
- Weiche Linsen können gasförmige Stoffe speichern.
- Medikamente: Mittel gegen Allergien, Depressionen und zu hohen Blutdruck, Entwässerungsmittel und Hormone können die Tränenflüssigkeit verändern.

Schäden durch Kontaktlinsen

Heute gehen bakterielle Hornhautentzündungen überwiegend auf den Gebrauch von Kontaktlinsen zurück. Bei formstabilen Linsen findet sich pro 10 000 Träger eine Hornhautentzündung, bei weichen Linsen, die täglich gereinigt werden, vier, bei Wegwerflinsen, die ein bis zwei Wochen getragen werden, ist das Risiko fünfmal so hoch. In jedem achten Fall handelt es sich um Keime, die die Hornhaut stark schädigen und die Sehleistung bleibend einschränken.

Augenbelastungen

Die Augen sind immer auf Höchstleistung eingestellt, ohne Schaden zu nehmen. Bei Stress und Übermüdung jedoch nimmt die Sehleistung vorübergehend ab.

Gutes Sehen setzt ausreichende Beleuchtung voraus, vor allem bei Feinarbeit und Lesen: Fehlenden Kontrast versucht das Auge durch verstärkte Anpassung (*Akkommodation*) auszugleichen. Mit der Zeit können dann die Augen schmerzen. Mit dem Alter steigt der Bedarf nach Licht.

Gleichgültig, welche Arbeit jemand tut – am günstigsten ist es, wenn das Licht von hinten in Blickrichtung einfällt und nicht flimmert. Beim Fernsehen oder bei Computerarbeit sollte der Raum so beleuchtet sein, dass sich das Licht nicht im Bildschirm spiegelt und die Augen nicht blendet (➡ Arbeit am Bildschirm).

Selbsthilfe bei müden Augen

- Lassen Sie die Augen regelmäßig überprüfen und Fehlsichtigkeiten korrigieren.
- Entspannung (➡ Seite 078) hilft müden, brennenden Augen, die schlecht sehen: Legen Sie sich eine Viertelstunde hin, und bedecken Sie die geschlossenen Augen mit den hohlen Händen oder einer warmen Kompresse.
- Brillenträger entspannt es, wenn sie die Brille beim Lesen absetzen (nicht bei Alterssichtigkeit).
- Fixieren Sie einige Minuten einen weit entfernten Punkt.
- Massieren Sie mit den Fingerkuppen sanft Stirn, Wangen, Schläfen und Brauenbogen, mit Druck die Nasenwurzel.

Selbsthilfe bei trockenen Augen

Überheizte Räume, Tabakrauch, Parfüm und Aerosole bewirken Augenjucken, -brennen und -schmerzen (*Sicca-Syndrom*). Das Ozon des »Sommersmogs« dünnt den Tränenfilm der Augen aus. Autogebläse und Klimaanlagen verteilen überdies Staub und Bakterien im Raum. All das trocknet den Tränenfilm aus, der die Augen umspült.

- Stellen Sie – wenn möglich – den Luftstrom ab.
- Sorgen Sie für Luftfeuchtigkeit, indem Sie in der Heizperiode feuchte Tücher aufhängen. Verwenden Sie keinen elektrischen Luftbefeuchter!

- Legen Sie Arbeitspausen ein, und blinzeln Sie öfter mit den Lidern.
- »Künstliche Tränen« verringern die Beschwerden. Enthalten sie Konservierungsmittel, können sie bei langer Anwendung jedoch das Auge ebenfalls reizen.
- Keine Spülungen mit Tees. Sie können neuerlich reizen und Infektionen nach sich ziehen.
- Keine »Weißmacher« (gefäßverengende Mittel) verwenden; diese Mittel trocknen das Auge weiter aus, das Auge rötet sich erneut und die Beschwerden verstärken sich.

Selbsthilfe bei einem Fremdkörper im Auge

Staubkörner und kleine Fremdkörper werden meist durch die Tränen aus dem Auge hinausgespült. Das kann man unterstützen, indem man sauberes Wasser über das Auge laufen lässt und den Fremdkörper mit einem Tuch zum inneren Augenwinkel hin wischt.

Gelingt dies nicht und schmerzt das Auge nachhaltig, ist wahrscheinlich die Hornhaut verletzt: Sie sollten Augenärztin oder -arzt aufsuchen (➡ Hornhautgeschwür, Seite 457).

Selbsthilfe bei einem blauen Auge

Ein blaues Auge kann mit kalten Kompressen (➡ Kältepackung, Seite 861) besänftigt werden.

Gehen die Schmerzen jedoch nicht bald zurück, sollten Sie *unbedingt* Augenärztin oder Augenarzt aufsuchen. Stöße und Prellungen können das Augeninnere schwer schädigen.

Sinnvoll bei trockenem Auge: Tränenersatzmittel (Filmbildner)

Es gibt viele verschiedene Mittel von sehr ähnlicher Qualität. Sie werden bei Bedarf eingetropft. Die meisten enthalten Konservierungsmittel. Bei längerer Anwendung können diese das Auge reizen. Kontaktlinsenträger sollten sich mit ihrem Kontaktlinsenspezialisten beraten, ob sich das Material ihrer Linsen mit dem Konservierungsmittel verträgt.

Tränenersatzmittel ohne Konservierungsstoffe sind besser, aber wesentlich teurer. Sie können auch von Kontaktlinsenträgern längere Zeit angewendet werden. Das sind: Artelac EDO *(D),* Lacophtal sine *(D),* Lacrimal O.K. *(D),* Liposic EDO *(D),* Oculect fluid sine *(D),* Thilo-Tears SE *(D).*

Mittel, die Vitamin A enthalten, sind wenig sinnvoll, weil trockene Augen hierzulande kaum je auf Vitamin-A-Mangel beruhen.

Augenerkrankungen

Gerstenkorn (Hordeolum)

Beschwerden

Das Augenlid schwillt an und schmerzt stark. Der Lidrand entzündet sich eitrig, die Bindehaut rötet sich.

Ursachen

Infektion der Schweißdrüsen am Rand oder an der Innenseite des Lides mit Eiter erregenden Bakterien (*Furunkel*).

Erkrankungsrisiko

Gerstenkörner treten wiederholt auf bei herabgesetzter Widerstandskraft, bei chronischer Lidentzündung oder wenn durch Unsauberkeit die Infektion immer wieder übertragen wird.

Vorbeugung

Händewaschen vor und nach dem Berühren der Augen.

Wann zur Ärztin oder zum Arzt?

Wenn die Beschwerden nicht innerhalb von fünf bis acht Tagen von selbst abgeklungen sind.

Selbsthilfe

Wärme tut dem Auge gut: Rotlichtbestrahlung oder heiße Umschläge. Tauchen Sie ein sauberes Tuch in abgekochtes, warmes Wasser, und legen Sie es auf das geschlossene Auge. Mehrmals wiederholen.

Behandlung

Eine lokale Therapie mit antibiotischer Augensalbe verhindert eine Ausbreitung der Infektion. Gelingt es mit Rotlicht nicht, den Durchbruch des Eiters zu erreichen, öffnet die Ärztin oder der Arzt das Gerstenkorn. Antibiotika sollten genau nach ärztlicher Anleitung angewendet werden.

Hagelkorn (Chalazion)

Beschwerden

An der Oberseite des Augenlids entsteht ein schmerzfreier, reizloser Knoten, der oft wochenlang unverändert bleibt. Typisch ist, dass man über dem Knoten die Haut frei beweglich verschieben kann. Das unterscheidet ein Hagelkorn von anderen, unter Umständen bösartigen Geschwüren.

Ursachen

Ein Sekretstau der Talgdrüsen.

Erkrankungsrisiko

Es ist erhöht bei Sekretstörungen.

Mögliche Folgen und Komplikationen

Manchmal entzündet sich das Hagelkorn, dann schwillt das Lid an und schmerzt stark.

Vorbeugung

Ist nicht möglich.

Wann zur Ärztin oder zum Arzt?

Wenn eine schmerzende Entzündung entsteht.

Selbsthilfe

Kleine Hagelkörner schwinden meist von selbst innerhalb einiger Wochen.
Sie können ihre Entleerung beschleunigen, wenn Sie das Lid zum Lidrand hin sanft massieren.

Behandlung

Größere Hagelkörner müssen häufig operativ entfernt werden. Dies ist ambulant möglich.

Lidrandentzündung (Blepharitis)

Beschwerden

Die Lidränder sind gerötet, jucken und brennen. Zwischen den Wimpern bilden sich Schuppen. Die Wimpern können ausfallen. Bisweilen bilden sich eitrige Krusten und Borken. Fremdkörpergefühl. Während des Schlafens kleben die Lider durch austrocknendes Sekret zusammen.

Ursachen

Reizung durch Rauch, Staub, Kosmetika (Lidschatten), Klimaanlagen und bakterielle Infektion.

Erkrankungsrisiko

Es steigt bei den oben genannten Reizungen. Eine Form von Lidrandentzündung tritt häufiger auf bei fettiger Gesichts- und Kopfhaut.

Mögliche Folgen und Komplikationen

Die Lidrandentzündung kann immer wieder auftreten. Dann können die Wimpern ausfallen und die Lidränder vernarben.

Vorbeugung

Meiden Sie Reizungen. Wenn Sie Brillenträger sind, lassen Sie regelmäßig die Sehkraft überprüfen.

Wann zur Ärztin oder zum Arzt?

Wenn die Beschwerden nach wenigen Tagen nicht von selbst vergehen.

Selbsthilfe

Lindern Sie die Beschwerden mit kühlen Umschlägen: Tauchen Sie ein reines Tuch in abgekochtes, abgekühltes Wasser, und legen Sie es auf die geschlossenen Augen.

Behandlung

Lidrandentzündungen können hartnäckig sein. Meist helfen nur Antibiotika, die eingetropft oder auf den Lidrand gestrichen werden. Vor der Behandlung sollte eine bakteriologische Untersuchung durch Facharzt und Labor den Erreger bestimmt haben. Die häufig ungezielte Anwendung von Antibiotika führt immer öfter dazu, dass die Hornhaut von Pilzen befallen wird.
Die Behandlung dauert ein bis zwei Wochen. Ist zusätzlich zu den anderen Behandlungsmaßnahmen der Einsatz von Kortison für längere Zeit notwendig, muss der Arzt oder die Ärztin vorher den Augeninnendruck kontrollieren.

Knötchen und Geschwüre am Augenlid

➡ auch Krebs, Seite 708.
Am Lid kann eine Reihe gutartiger Tumoren auftreten: Fett-, Blutgefäß- und Talggeschwülste (Hagelkorn) oder Warzen. Auch bösartige Wucherungen können entstehen.

Beschwerden

Meist treten keine Beschwerden auf.

Ursachen

Warum Lidkrebs entsteht, ist nicht bekannt. Auslöser sind verschiedene Gewebewucherungen, chronische Entzündungen der Talgdrüse.

Erkrankungsrisiko

Plattenartige Tumoren mit derbem Rand, meist im inneren Augenwinkel (*Basaliome*), sind relativ selten. Noch seltener sind die gefährlichen *Spinaliome*.

Mögliche Folgen und Komplikationen

Basaliome bilden kaum Tochtergeschwülste. Wird Lidkrebs rechtzeitig erkannt, kann er chirurgisch entfernt werden und ist vollkommen heilbar. Wird er nicht behandelt, kann er in die Augenhöhle wuchern und das Augenlicht gefährden.

Vorbeugung

Ist nicht möglich.

Wann zur Ärztin oder zum Arzt?

Sofort zu Haut- oder Augenarzt, wenn warzige Wucherungen oder verkrustete Geschwüre auftreten. Häufig beginnt Lidrandkrebs mit immer wiederkehrenden Krusten am Lid.

Selbsthilfe

Ist nicht möglich.

Behandlung

Meist bilden sich die kleinen gutartigen Geschwüre nach Monaten von selbst zurück. Wenn nicht, können sie chirurgisch entfernt werden. Dies ist einfach und ambulant möglich. Oft ist nicht einmal eine schmerzstillende Spritze notwendig.

Ein- oder auswärts gedrehtes Unterlid

Beschwerden

Der Lidrand zieht sich nach innen in Richtung Augapfel ein (*Entropium*): Die Wimpern scheuern und reizen die Bindehaut und die Hornhaut. Der Lidrand kippt nach außen (*Ektropium*): Bindehaut, Hornhaut und Lidinnenseite trocknen aus und schmerzen dadurch.

Ursachen

Im höheren Alter wird das Fasergewebe schlaff. Bei Schönheitsoperationen am Auge kann das nach außen gekippte Unterlid als Komplikation auftreten.

Erkrankungsrisiko

Das Risiko steigt mit zunehmendem Alter.

Mögliche Folgen und Komplikationen

Erkrankung von Bindehaut und Hornhaut durch Dauerreizung, trockenes Auge.

Vorbeugung

Es gibt keine Vorbeugung.

Wann zur Ärztin oder zum Arzt?

Wenn die Beschwerden stören.

Selbsthilfe

Augenspülungen mit abgekochtem, abgekühltem Wasser oder das Eintropfen von Tränenersatzmitteln (➡ Seite 453) können die Reizungen lindern.

Behandlung

Mit einer kleinen Operation kann das Lid wieder aufgerichtet werden. Dies ist unter örtlicher Betäubung ambulant möglich und schmerzt kaum.

Verlegung der Tränen abführenden Wege

Beschwerden

Bei Kindern: Die Augen tränen dauernd und sind häufig entzündet.
Bei Erwachsenen: oft keine Beschwerden. Manchmal schlechte Sicht und Schmerzen, Tränen.

Ursachen

Die Tränenpünktchen und/oder ableitenden Tränenwege können sich nach chronischem Schnupfen oder Bindehautentzündung verlegen.
Tränenpünktchen und/oder Tränenwege können aber auch von Geburt an verstopft sein.

Erkrankungsrisiko

Bei Neugeborenen tritt dies relativ häufig auf.

Mögliche Folgen und Komplikationen

Bleiben die Tränenwege längere Zeit verschlossen, kann sich der Tränensack infizieren. Er schwillt an. Als Folge davon kann sich ein gefährliches Geschwür auf der Hornhaut bilden.

Vorbeugung

Ist nicht möglich.

Wann zur Ärztin oder zum Arzt?

Wenn die oben genannten Beschwerden auftreten.

Selbsthilfe

Der angeborene Verschluss der Tränenwege öffnet sich bis zum sechsten Lebensmonat oft von selbst.
Man kann die Öffnung der Tränenwege fördern, wenn man den Tränenweg zum Tränenpünktchen hin behutsam massiert.

Behandlung

Augenärztin oder -arzt müssen die Tränenwege sondieren und spülen. Der Eingriff sollte unter Kurznarkose in einer Augenklinik durchgeführt werden. Nachher wird für einige Tage mit Schleimhaut abschwellenden Tropfen behandelt.

Bindehautentzündung (Konjunktivitis)

Beschwerden

Die Bindehaut wird rot, schwillt an, juckt manchmal, schmerzt und produziert Absonderungen. Beim Aufwachen ist das Auge verklebt.

Ursachen

- *Allergische Reaktion* (➡ Allergien, Seite 590), zum Beispiel auf Pollen oder Augenkosmetika.
- Belastung durch Reizgase (z. B. Ozon, Dämpfe aus Reinigungs- und Lösungsmitteln, Tabakrauch), vor allem in Kombination mit Kontaktlinsen.
- Reizung durch Fremdkörper oder UV-Strahlen (auch im Solarium).

Infektion mit
- *Bakterien:* schleimig-eitrige Absonderung; meist sind beide Augen betroffen.
- *Chlamydien* (➡ Seite 748): Sie gelangen durch Schmierkontakt auf das Auge.
- *Viren:* wässrig-schleimige Absonderung. Die Viren befallen zuerst nur ein Auge, erst einige Tage später das zweite. Bei epidemischen Erkrankungen der gesamten Familie, Schulklasse usw. treten zusätzlich Kopfweh, Abgeschlagenheit und Drüsenschwellungen im Kieferbereich auf.

Erkrankungsrisiko

Bindehautentzündung ist die häufigste Augenerkrankung. Das Erkrankungsrisiko steigt
- bei Anwendung von Kosmetika,
- bei Besuchen in Schwimmbädern mit unzureichender Hygiene,
- beim Benutzen schmutziger Handtücher,
- beim Reiben des erkrankten Auges mit verunreinigten Fingern,
- bei Solarium- oder Sonnenbädern ohne Schutzbrille.

Mögliche Folgen und Komplikationen

Die Entzündung kann auf Horn- und Lederhaut übergreifen.
Was mit einer allergischen Bindehautentzündung beginnt, kann sich später als Heuschnupfen oder Asthma fortsetzen.

Vorbeugung

Vermeiden Sie die oben genannten Gefahren.

Wann zur Ärztin oder zum Arzt?

Bei Beschwerden möglichst bald.

Selbsthilfe

Wegen der Gefahr weiterer Infektionen sollten Sie keine »Augenbäder« oder Teespülungen machen und stets nur Ihr eigenes Handtuch verwenden.

Behandlung

Die Ursache muss augenärztlich abgeklärt werden.
Allergischen Bindehautentzündungen kann man mit antihistaminikahaltigen Augentropfen begegnen. Sie mildern oder unterdrücken die allergische Reaktion (*Levophta* [D], *Livocab* [D], *Livostin* [Ö]).

Bakterielle Bindehautentzündungen können mit antibiotikahaltigen Augentropfen und Salben behandelt werden. Sie sollten nur nach augenärztlicher Anweisung angewendet werden.

Die wahllose Anwendung von Antibiotika führt immer häufiger zu Pilzerkrankungen am Auge.

Kortison soll prinzipiell nicht angewendet werden, solange die Ursache der Bindehautentzündung nicht feststeht. Wenn Herpes-simplex-Viren beteiligt sind, könnte die Hornhaut sonst schweren Schaden nehmen.

Virusbedingte Bindehautentzündung (ausgenommen die durch Herpes-simplex-Viren) heilt nach einigen Wochen von selbst. Bei dieser Art von Entzündung kann manchmal die Anwendung von Kortison für wenige Tage sinnvoll sein. Damit versucht man, das Übergreifen der Entzündung auf die Hornhaut zu verhindern. Eine Behandlung mit Virusmitteln kann ebenfalls versucht werden (z. B. *Zovirax* [D/Ö]).

Hornhautentzündung (Keratitis)

Beschwerden

Die Beschwerden wirken banal: Das Auge ist gerötet und schmerzt leicht, das Sehen ist leicht beeinträchtigt.

Ursachen

Häufig sind Reizungen durch UV-Licht, z. B. beim Sport, »Verblitzen« beim Schweißen oder am Kopiergerät. Seltener ist die Entzündung durch bakterielle Infektionen oder Herpesviren ausgelöst.

Erkrankungsrisiko

Die nicht angebrachte Verwendung von Kortison am Auge führt immer häufiger zu Herpes-Infektionen der Hornhaut.

Mögliche Folgen und Komplikationen

Hornhautnarben können die Sehkraft schwächen.

Vorbeugung

Tragen Sie bei langer UV-Bestrahlung und beim Schweißen Schutzbrillen. Schauen Sie nicht in den Blitz des Kopiergeräts.

Wann zur Ärztin oder zum Arzt?

So bald wie möglich.

Selbsthilfe

Gönnen Sie sich Ruhe.

Behandlung

Bei der banalen Hornhautentzündung helfen kalte Umschläge mit sauberen Tüchern auf den geschlossenen Augen.

Bei Schneeblindheit und »Verblitzen« muss das Auge einige Tage mit Schleimhaut abschwellenden Tropfen und lokal schmerzstillenden Mitteln behandelt werden. Die Arbeitsfähigkeit ist in dieser Zeit beeinträchtigt.

Haben Ärztin oder Arzt Pilzbefall festgestellt, werden Pilzmittel angewendet.

Eine Virusinfektion erkennen Augenärzte an den typischen Hornhautveränderungen. Sie muss mit Virusmitteln, wie Aciclovir (z. B. *Zovirax* [D/Ö]), behandelt werden. Dies ist meist langwierig.

Hornhautgeschwür

Beschwerden

Meist ist in der Hornhautmitte ein grauweißes bis grüngelbes Geschwür zu sehen. Die Sehkraft ist vermindert, starke Schmerzen lassen das Lid krampfen. In der vorderen Augenkammer kann sich Eiter bilden.

Ursachen

Geschwüre können aus kleinen Hornhautabschürfungen entstehen. Seltener bilden sie sich nach Infektionen durch Bakterien und Viren. Geschwüre können sich auch entwickeln, weil die Lider nicht schließen. Außerdem kann das Tragen weicher Kontaktlinsen Auslöser sein. Weitere Ursachen: Vitamin-A-Mangel, Pilzbefall.

Erkrankungsrisiko

Es steigt durch Kratzer und Verletzungen der Hornhaut und beim Dauertragen von Kontaktlinsen.

Mögliche Folgen und Komplikationen

Ein Hornhautgeschwür ist immer von einer Hornhautentzündung begleitet. Es ist eine der gefährlichsten Augenerkrankungen, da das Risiko besteht, dass sich eine Regenbogenhautentzündung entwickelt, die Hornhaut einschmilzt oder sich ein Grüner Star (➡ Seite 459) bildet. Trotz laufender Behandlung kann das Auge ganz zerstört werden.

Vorbeugung

Keine Kontaktlinsen in ein gerötetes Auge geben. Das gilt insbesondere für weiche Kontaktlinsen, weil sich unter ihnen Bakterien stark vermehren können. Im Gegensatz zu den weichen Linsen schmerzt bei formstabilen Linsen in der Regel das entzündete Auge sofort nach dem Einsetzen.

Wann zur Ärztin oder zum Arzt?

Sofort zu Augenärztin oder -arzt beim Auftreten der Beschwerden.

Selbsthilfe

Ist nicht möglich.

Behandlung

Zuerst werden Arzt oder Ärztin versuchen, das Auge mit Antibiotika in Form von Augentropfen oder -salben zu behandeln und dies durch eine Allgemeinbehandlung mit Infusionen und Injektionen zu unterstützen.
Nur wenn diese Maßnahmen nicht ausreichen, muss der Geschwürrand elektrisch zerstört werden.
Nach der Heilung bleiben Narben, die den Blick verzerren. Dieses kann man eventuell mit Kontaktlinsen ausgleichen.

Regenbogenhautentzündung (Iritis)
Entzündung des Strahlenkörpers (Zyklitis)

Beschwerden

Der Augapfel ist stark gerötet, und dumpfe Schmerzen sind zu verspüren. Die Sicht ist verschlechtert und die Pupille verengt.

Ursachen

- Allergie gegen Eiweiß von Bakterien oder Viren, das von einer Infektionsquelle an einer anderen Stelle des Körpers durch das Blut ins Auge gelangt.
- Folge von Allgemeinerkrankungen (z.B. entzündliches Rheuma, Toxoplasmose, Tuberkulose, Syphilis), Verletzungen, Hornhaut- und Netzhauterkrankungen.

Erkrankungsrisiko

Es steigt durch Infektionen, Rheuma und Augenverletzungen.

Mögliche Folgen und Komplikationen

Durch Verkleben von Iris und Linse kann der Augendruck ansteigen (➜ Grüner Star, Seite 459). Ist der Strahlenkörper mit betroffen, kommt es zu weiterer Komplikationen: Glaskörpertrübung und Druckschwankungen im Auge. Das Sehvermögen ist gefährdet.

Vorbeugung

Ist nicht möglich.

Wann zur Ärztin oder zum Arzt?

Sofort in augenärztliche Behandlung, wenn dumpfe Augenschmerzen und Einschränkung der Sehkraft auftreten.

Selbsthilfe

Ist nicht möglich.

Behandlung

Die Ursachen müssen ausgeschaltet bzw. behandelt werden. Nach ärztlicher Anleitung wird zweimal täglich ein atropinhaltiges Mittel eingetropft: Das erweitert die Pupille. Es verhindert das Verkleben der Regenbogenhaut, und die Entzündung geht zurück. Meist muss die Regenbogenhautentzündung mit hohen Dosen kortisonhaltiger Mittel – zum Einnehmen und/oder am Auge anzuwenden – behandelt werden.

Grauer Star (Katarakt)

Beschwerden

Allmählich verliert das gesehene Bild immer mehr an Schärfe. Die Entwicklung führt über Monate oder Jahre dazu, dass man die Umwelt nur noch nebelhaft sieht. Das Auge wird empfindlich gegen Blendung.

Ursachen

- Natürliche Alterung der Linse. Diese kann entweder vom Rand oder vom Zentrum her eintrüben. Ist nur der Linsenkern getrübt, kann man kurzfristig wieder ohne Brille lesen.
- Selten ist Grauer Star angeboren: durch Vererbung oder Erkrankung der werdenden Mutter (Mumps, Masern, Röteln, Windpocken, Kinderlähmung, Hepatitis). Das Baby kann schon im ersten Lebensjahr operiert werden.

- Jugendliche Linsentrübung. Sie ist vererbt.
- Folge von Diabetes oder Wundstarrkrampf.
- Folge lang dauernder Kortisonbehandlung.
- Erhöhte UV-B-Strahlung aus dem Sonnenlicht, weil die schützende Ozonschicht ausgedünnt ist (Ozonloch).
- Blitz- oder Feuereinwirkung, Röntgenstrahlen.
- Prellung, Verletzungen und Entzündungen am Auge.

Erkrankungsrisiko

Das Risiko steigt bei den oben genannten Faktoren.

Mögliche Folgen und Komplikationen

Die Sehkraft schwindet zunehmend, das Auge kann schließlich nur noch hell und dunkel unterscheiden, es wird jedoch nicht blind.

Vorbeugung

Ist nur möglich, indem Sie die vier letztgenannten Ursachen meiden.
Tragen Sie bei längerem Aufenthalt im Freien, beim Sonnenbaden, Bergwandern, bei Sport und Wassersport immer eine Sonnenbrille mit UV-Filter (➡ Seite 482).
Arbeitsschutzbrille und Abdecken der Augen bei Röntgenaufnahmen.

Wann zur Ärztin oder zum Arzt?

Wenn Beschwerden auftreten.

Selbsthilfe

Achten Sie auf gute Beleuchtung im Raum: Feinarbeit bei Tageslicht verrichten; Lampen mit Schirmen wählen, die nicht blenden. Schützen Sie das Auge mit einer Schirmmütze gegen Sonnenlicht. Legen Sie beim Lesen ein dunkles Blatt mit Leseschlitz auf die Buchseite.

Behandlung

Alle Medikamente gegen Grauen Star sind unwirksam. Man muss lernen, damit zu leben. Sie sollten gemeinsam mit Augenärztin oder -arzt über die Operation beraten und sich dafür entscheiden, wenn Sie sich in Ihrer Lebensqualität und Lebensfreude beeinträchtigt fühlen.
Als beste Lösung für den Ausgleich der verlorenen Augenlinse gilt die bei der Operation eingesetzte Kunststofflinse.
Die Kassen tragen die Kosten für die Operation, die eingesetzte Linse und alle nötigen Sehhilfen.

Staroperation

Als sicherste Operationstechnik bei älteren Personen gilt heute die *Kleinschnittoperation*, die meist bei örtlicher Betäubung durchgeführt wird. Der Linsenkern wird mit Ultraschall zertrümmert und abgesaugt, sofort anschließend kann eine *Kunststoff-Faltlinse* eingesetzt werden. Die Operation ist ambulant möglich.
Gleich nach der Entfernung des Verbandes können die Operierten wieder normal sehen. Nach drei Monaten können sie wieder normal arbeiten. Eine zusätzliche Brille für das Sehen in der Nähe ist notwendig.
Komplikationen sind selten, wenn die Operation von einem geübten Arzt oder einer geübten Ärztin durchgeführt wird. Durch die kleine Narbe entsteht oft Stabsichtigkeit.

Korrektur des Sehvermögens

Üblicherweise wird die fehlende Linse durch eine künstliche Linse ersetzt werden. Ist das nicht möglich, muss nach der Operation eine Brille 10 bis 12 Dioptrien die Brechkraft der Linse ersetzen. Diese Brille ist entsprechend dick. Man braucht eine Fernbrille und eine für die Nähe – zuerst Provisorien, nach einigen Wochen die endgültig passenden Brillen.
Das mit der Brille gesehene Bild erscheint um ein Drittel größer. Diese Umstellung ist schwierig. Funktioniert das zweite Auge noch gut, muss das operierte Auge durch ein Milchglas verdeckt werden, bis die Operation des zweiten Auges notwendig ist.
Das operierte Auge kann auch mit einer *Kontaktlinse*, unter Umständen mit Dauertragelinsen (➡ Seite 451), versorgt werden. Dann ist der Bildunterschied gering, die Gewöhnung leichter. Für die Nähe ist in jedem Fall zusätzlich eine Lesebrille notwendig.
Brille oder Kontaktlinse für das linsenlose Auge müssen einen UV-Filter haben, um die Netzhaut zu schonen.

Grüner Star (Glaukom)

Ein Glaukom ist bei den meisten Menschen mit einem erhöhten Augeninnendruck verbunden. Dieser ist unabhängig vom Blutdruck. Im Bereich von 10 bis 21 mmHg – im Mittel bei 15,5 mmHg (Millimeter-Quecksilber) – gilt er bei Erwachsenen als normal; alles was über 22 mmHg ist, gilt als dringend behandlungsbedürftig. Bei einem akuten Glaukom kann er bis zu 70 mmHg ansteigen.

Beschwerden

Chronisches Glaukom: Jahrelang bleibt die schleichende Erkrankung unbemerkt, weil sie völlig schmerzfrei verläuft. Gelegentlich sehen die Betroffenen verschwommen,

haben Kopfweh, das Dämmerungssehen ist gestört. Erst spät bemerken sie, dass Teile des Gesichtsfelds ausfallen.
Akutes Glaukom: Der sehr seltene, akute Anfall trifft nur ein Auge. Plötzlich treten Augen- und Stirnkopfschmerzen auf, das Lid schwillt an, das Auge rötet sich, tränt und schmerzt pulsierend. Man sieht plötzlich Farbringe oder gar nichts. Übelkeit bis zum Erbrechen stellt sich ein, Schüttelfrost, Vernichtungsgefühl, Fieber. Das Sehvermögen schwindet, der Augapfel ist steinhart.
Oft werden die Beschwerden am geröteten Auge übersehen, und manche Ärzte vermuten dann eine Erkrankung im Oberbauch.
Warnzeichen: Mitunter sieht man hin und wieder »Nebel« oder Farbringe um Lichtquellen.

Ursachen

Im Innenauge steigt der Druck, weil der Abfluss des Kammerwassers gestört ist oder zu viel Kammerwasser gebildet wird. Mit zunehmendem Alter tritt das häufiger auf. Es kann die Folge von entzündlichen Erkrankungen der Gefäßhaut, späte Folge einer Thrombose der Netzhautvene, einer Verletzung, Augenoperation oder Blutungen im Auge sein. Ein Sekundärglaukom kann sich als Folge von Infektionen, Entzündungen, Tumoren, Verletzungen, ausgedehnter Linsentrübung, Gefäßneubildungen im Auge oder lang dauernder Anwendung von kortisonhaltigen Medikamenten entwickeln.
Es gibt auch ein angeborenes Glaukom beim Kleinkind.
Engwinkelglaukom: Bei manchen Menschen ist der Kammerwinkel des Auges zu eng gebaut. Dies führt zu ähnlichen Beschwerden wie die Vorwarnzeichen des akuten Glaukoms und – häufig nachts – zu Augen- und Kopfschmerzen.
Weitwinkelglaukom: So wird ein überhöhter Augeninnendruck genannt, der auftritt, obwohl die Abflusskanäle offen sind.
Normaldruckglaukom: In seltenen Fällen kann der Augeninnendruck normal sein und doch ein Glaukom bestehen.
Akuter Glaukomanfall: Er wird meist durch Erregung und Dunkelheit (z. B. Fernsehkrimi) ausgelöst. Auch ungewohnte körperliche Anstrengung, Koffein-, Alkoholoder Nikotinmissbrauch, aber auch pupillenerweiternde Medikamente (z. B. Mittel gegen Depressionen) können ihn auslösen.

Erkrankungsrisiko

Vier Prozent aller Menschen entwickeln – meist nach dem 40. Lebensjahr – ein Glaukom. Die Anlage zum Glaukom ist erblich. Ein Glaukom kommt im Zusammenhang mit Diabetes vor und ist häufiger und schwerer bei Kurz-

sichtigkeit. Das Risiko für ein Glaukom ist größer bei Menschen, die lange Zeit Kortison einnehmen müssen.

Mögliche Folgen und Komplikationen

Das Augenlicht ist gefährdet, da der Überdruck zunehmend den Sehnerv schädigt. Eine Behandlung kann das Fortschreiten der Erkrankung und das Erblinden in den meisten Fällen jedoch verhindern.

Vorbeugung

Ab dem 40. Lebensjahr jährliche augenärztliche Kontrolle. Wichtig sind die Untersuchung des Augenhintergrunds (Sehnerv) und eine Gesichtsfeldbestimmung mit dem Perimeter.
Sind Augen wegen ihrer Bauweise von ansteigendem Innendruck gefährdet, wird unter Umständen vorbeugend operiert (➡ Operationen, Seite 444).

Wann zur Ärztin oder zum Arzt?

- Beim geringsten Anzeichen von Nebelsehen und wenn Sie Farbringe um Lichtquellen herum sehen.
- *Sofort in augenärztliche Behandlung* bei den ersten Attacken von Sehstörung, die mit roten Augen, Kopfschmerzen und Übelkeit gekoppelt sind. Jeder Glaukomanfall setzt die Zerstörung des Sehnervs fort.

Selbsthilfe

Chronisches Glaukom: Vermeiden Sie zu rauchen, es vermindert die Blutzufuhr zum Sehnerv. Meiden Sie Stress und Gefühlsbelastungen.
Normale und anstrengende Berufstätigkeit, Betätigungen wie Sport, Sex, Flugreisen schaden nicht. Von der Ernährung wird ein Glaukom nicht beeinflusst. In manchen Fällen kann Radfahren, dreimal wöchentlich eine halbe Stunde, den Augeninnendruck senken.
Sie sollten augenärztlich abklären lassen, ob Ihr Sehvermögen für das Lenken eines Fahrzeugs ausreicht.
Akutes Glaukom: Sofort zum Arzt.

Behandlung des chronischen Glaukoms

Ärztin oder Arzt müssen die Medikamentenkombination herausfinden, die das Druckniveau möglichst schonend ausgleicht. Dazu ist manchmal ein Krankenhausaufenthalt nötig, bei dem mehrere Tage von morgens bis nachts hindurch in Abständen von vier Stunden der Augeninnendruck schmerzlos gemessen und der persönliche Rhythmus der Druckschwankungen aufgezeichnet wird. Nach dieser Kurve kann dann das Minimum an Medikamenten ausgewählt werden. Reicht die Behandlung mit Medikamenten nicht aus, muss das Auge operiert werden. Die Glaukomkrankheit sollte lebenslang vom Augenarzt überwacht werden. Betroffene sollten alle drei Monate zur augenärztlichen Kontrolle gehen.

Medikamente

Das Weitwinkelglaukom kann meist mit Augentropfen behandelt werden.

Blutdruck senkende Mittel (Betablocker) sind das Mittel der ersten Wahl. Andere werden verordnet, wenn Betablocker nicht in Frage kommen. Betablocker wirken vermutlich dadurch, dass sie die Produktion von Kammerwasser verringern. Sie wirken zwölf Stunden und müssen nur zweimal täglich eingetropft werden. Sie rufen keine Sehstörungen hervor. In seltenen Fällen kann allerdings bei älteren Menschen durch Minderversorgung der Sehnerv weiter geschädigt werden. Wird mit einem Betablocker allein der Augeninnendruck nicht gesenkt, kann eine Kombination von Pilocarpin und Betablockern helfen (z.B. *Normoglaucon* [D], *Timpilo* [D]).

Pilocarpin eignet sich eher für ältere und normal- oder weitsichtige Menschen. Die Augentropfen müssen alle fünf bis sechs Stunden eingetropft werden. Während der Nacht kann man eine Salbe verwenden. Die jahrelange Anwendung von pupillenverengenden Mitteln kann zu Sehstörungen und allergischen Reaktionen führen.

Auch *Alpha-2-Sympathomimetika* verengen die Pupillen. Sie verbessern den Abfluss des Kammerwassers. *Karboanhydrasehemmer* wirken dadurch, dass weniger Kammerwasser produziert wird. Es gibt Augentropfen und Mittel zum Einnehmen.

Diese gelten als Ergänzung, wenn bewährte Medikamente nicht ausreichend helfen, haben aber erhebliche Nebenwirkungen. Neuerdings wird auch ein Prostaglandin eingesetzt, eine hormonähnliche Substanz, die den Kammerwasserabfluss fördert.

Die Nebenwirkungen aller Mittel gegen Glaukom sind häufiger, als bis vor kurzem angenommen. Manchmal sind sie so stark, dass dadurch die Aktivitäten des täglichen Lebens stark eingeschränkt werden.

Operationen

Sie kommen nur in Frage, wenn Medikamente das Fortschreiten des chronischen Glaukoms nicht aufhalten können.

Lasertrabekuloplastik (LTP)

Diese Methode ist oft erfolgreich. Dabei wird das Bindegewebe im Kammerwinkel mit Laserstrahlen beschossen. Dadurch kann das Kammerwasser besser abfließen, der Druck sinkt. Diese Behandlung kann ambulant durchgeführt werden. Sie ist nicht schmerzhaft und nicht riskant, doch häufig hält ihre Wirkung nur einige Jahre an.

Cyclophotokoagulation und Kryokoagulation des Ziliarkörpers

Dabei wird unter lokaler Schmerzbetäubung der Ziliarkörper mit Laser- beziehungsweise mit Kältesonden behandelt, um die Produktion von Kammerwasser zu senken. Kann der Druck auf diese Weise nicht gesenkt werden, wird operiert. Bei der *Fisteloperation* bzw. der *Erweiterung des Kammerwinkels* liegen die Erfolgsaussichten bei 80 Prozent. Dabei wird entweder mit dem Laser oder operativ ein Loch in die Sklera geschnitten. Als letzter Ausweg bleibt der Einbau eines Kunststoffventils nach außen.

Bei allen Methoden können Probleme auftreten. Ein Drittel der Operierten entwickelt in der Folge schneller als üblich einen Grauen Star.

Nach einer das Auge öffnenden Operation sind zwei Wochen Schonung nötig, nach zwei Monaten kann auch wieder schwere körperliche Arbeit verrichtet werden. Regelmäßige Druckkontrollen sind weiterhin wichtig. Nach der Fisteloperation muss zeitlebens ein desinfizierendes Mittel eingetropft werden.

Behandlung des akuten Glaukomanfalls

Die dramatischen Beschwerden beim akuten Glaukomanfall lindert man mit der Infusion von drucksenkenden Mitteln und Beruhigungsmitteln. Mit Medikamenten wird die Pupille verengt, die Kammerwasserbildung gehemmt, durch eine Mannitinfusion dem Auge Wasser entzogen und mit Betablockern der Druck gesenkt. Dann wird möglichst mit Laserbehandlung operiert. Das Auge muss dazu *nicht* geöffnet werden.

Iridektomie: Aus der Regenbogenhaut wird ein kleines Stückchen ausgeschnitten – entweder mit Laserstrahl oder operativ –, damit das Kammerwasser in die Vorderkammer abfließen kann.

Da in den meisten Fällen auch das zweite Auge von einem akuten Glaukomanfall bedroht ist, sollte auch dieses Auge vorbeugend operiert werden.

Schon zwei Wochen nach der Operation ist wieder ein normales Leben möglich.

Erkrankung der Netzhautmitte
(Makuladegeneration)

Beschwerden

Schrittweise verliert man nacheinander oder gleichzeitig an beiden Augen die Fähigkeit, scharf zu sehen. Das bleibt von den Betroffenen oft lange Zeit unbemerkt, bis man nicht mehr lesen kann. In der Dämmerung sieht man besser.

Ursachen

Ererbte Veranlagung; Arteriosklerose; Kreislauferkrankungen; Stoffwechselstörungen; hoher Cholesterinspiegel; Diabetes.

Erkrankungsrisiko

Jeder Zwanzigste muss damit rechnen, dass ab etwa dem 60. Lebensjahr die Stelle des schärfsten Sehens abbaut und er an Sehschärfe verliert.

Mögliche Folgen und Komplikationen

Das Scharfsehen lässt mit der Zeit immer mehr nach. Sie werden jedoch den blauen Himmel und das Grün der Landschaft immer sehen.

Bei der *trockenen Makuladegeneration* bleiben die Randbereiche des Gesichtsfeldes sehtüchtig. Deshalb kann man sich recht gut orientieren und ein normales Leben führen.

Vorbeugung

Nach dem vierzigsten Lebensjahr sollte mindestens alle zwei Jahre regelmäßig eine augenärztliche Kontrolle durchgeführt werden.

Wann zur Ärztin oder zum Arzt?

Sobald Sie in der Mitte des Gesehenen einen unscharfen Fleck bemerken, der sich mit der Zeit vergrößert, oder Linien verzerrt erscheinen.

Selbsthilfe

- *Unbedingt* das Rauchen einstellen, Alkohol nur maßvoll genießen.
- Gesunde Ernährung, → Seite 232.
- Entspannende Nacht- und Mittagsruhe.
- Kreislauftraining durch regelmäßige Bewegung (→ Seite 222).

Behandlung

Wirksame Medikamente gegen diese Erkrankung gibt es nicht. Der Nachweis, dass durchblutungsfördernde Mittel zur besseren Ernährung der Makula führen, steht noch aus.

Bei der seltenen *feuchten Makuladegeneration* können Gefäßneubildungen am Rande der Makula mit Laserstrahlen behandelt werden. Das beugt Blutungen vor. Diese Behandlung ist schmerzlos und geschieht ambulant ohne Narkose. Sie sollte von darin erfahrenen Ärzten in einer Klinik durchgeführt werden. Das Sehen wird durch den Eingriff nur selten verbessert.

Neu ist für eine Untergruppe der feuchten Makuladegeneration der Einsatz der *Photodynamischen Therapie (PDT)*. Dabei wird ein Medikament (*Visudyne*) gespritzt und die betroffene Stelle der Makula mit einem speziellen Laser bestrahlt.

Diese Behandlung kann der Mehrheit der Behandelten helfen und die Sehleistung verbessern.

Chirurgische Maßnahmen werden erst erprobt.

Sehhilfen

Für das Sehen in der Ferne gibt es keine verbessernde Hilfe. Eine stärkere Lesebrille bringt zwar ein größeres Netzhautbild, aber das Lesen in der dann notwendigen kurzen Entfernung ist sehr ermüdend. Außerdem wird nicht nur die Schrift, sondern auch der Ausfall im Gesichtsfeld mit vergrößert.

Die richtige Sehhilfe, wie z.B. eine *Lupenbrille* bzw. *Bifokallupenbrille*, die bis zum Vierfachen vergrößern kann, muss individuell angepasst werden. Seriöse Optiker bieten Geräte zum Ausprobieren an, mit denen Sie zu Hause in Ruhe testen können, ob sich ihre Sehfähigkeit verbessert.

In seltenen Fällen kann ein *Fernsehlesegerät* die Lesefähigkeit verbessern. Es besteht aus einer kleinen Kamera, die die Lesenden selbst über den Text führen können und die das Bild auf einem Bildschirm bis zum 25fachen vergrößert.

Wird augenärztlich bestätigt, dass die Erkrankung so langsam voranschreitet, dass das Gerät voraussichtlich lange eine Hilfe sein kann, übernehmen die meisten Krankenkassen in Deutschland und Österreich einen Teil der Kosten.

Bedürftigen im Rentenalter wird der Zuschuss oft verweigert. Über die Behindertenhilfe kann ein Kostenanteil eingefordert werden.

Durchblutungsstörung der Netzhaut

Beschwerden

Bei akuten Durchblutungsstörungen:
- Plötzlich erblindet ein Auge schmerzlos und ohne Vorwarnung.
- Plötzlich fehlen Teile des Gesichtsfeldes des einen, selten beider Augen, wie von einem schwarzen Vorhang verdeckt. Das Auge schmerzt nicht.
- Starke Sehverschlechterung.

Bei chronischen Durchblutungsstörungen:
- Langsame Sehverschlechterung.

Ursachen

- Verschluss der Zentralarterie der Netzhaut oder akute Durchblutungsstörung des Sehnervs, weil Gefäße des Schädeläußeren entzündet sind (rheumatoide Arthritis des Alters, ➡ Seite 690).
- Verschlüsse der Äste von Blutgefäßen der Netzhaut.
- Verschluss der Zentralvene der Netzhaut.
- Bluthochdruck, Gefäßverkalkung.

Die Ursachen können nur durch eine Untersuchung des Augenhintergrunds festgestellt werden.

Erkrankungsrisiko

Das Risiko steigt mit dem Alter. Auch Blutgerinnungsstörungen, hoher Blutdruck, Stress und Nikotin sind Risikofaktoren.

Mögliche Folgen und Komplikationen

Bei Gefäßverschlüssen der Zentralarterie der Netzhaut und der den Sehnerv ernährenden Gefäße kann die Erblindung zumeist nicht verhindert werden.

Bei massiven Blutungen nach Venenthrombosen in der Netzhaut bleibt die Sehkraft hochgradig vermindert. Blutungen können trotz Behandlung wiederholt auftreten.

In seltenen Fällen besteht die Gefahr, dass sich ein Grüner Star entwickelt.

Vorbeugung

Bei Blutgerinnungsstörungen kann die vorbeugende Behandlung mit Azetylsalizylsäure (ASS) sinnvoll sein.

Wann zur Ärztin oder zum Arzt?

Sofort in augenärztliche Behandlung, wenn Teile des Gesichtsfeldes ausfallen.

Selbsthilfe

Ist nicht möglich.

Behandlung

Wichtig ist die Behandlung mit Azetylsalizylsäure (ASS); der Wirkstoff vermindert die Klebrigkeit der Blutplättchen. Unter Umständen muss das Medikament über Monate hinweg eingenommen werden. Mittel zur Blutverdünnung (z.B. mit dem Wirkstoff Phenprocoumon bzw. Heparin) sind nur in seltenen Fällen sinnvoll, aber risikoreich.

Behandlung mit Laserstrahlen kann die Gefäßneubildungen im erkrankten Netzhautgebiet verzögern. Eine Behandlung mit Laserstrahlen kann ohne Narkose ambulant durchgeführt werden.

Erkundigen Sie sich nach in dieser Technik erfahrenen Ärzten in einer klinischen Augenabteilung. Nach der Behandlung ist eine Zeit lang Ruhigstellung notwendig.

Netzhautablösung (Ablatio retinae)

Beschwerden

Die Betroffenen sehen Lichtblitze, »Mücken«, später »steigt eine schwarze Wand auf«, oder »es fällt ein dunkler Vorhang«. In der Folge sieht man stark verzerrt, sehr unscharf oder nimmt nur noch Lichteindrücke, keine exakten Bilder mehr wahr.

Warnsignale: Mit Lichtblitzen, Rauchschwaden und Schleiersehen – vor allem in der Dunkelheit – kündigt sich eine Glaskörperabhebung an. In ihrer Folge kann sich die Netzhaut abheben.

Ursachen

Die Anlage, diese Krankheit zu entwickeln, ist angeboren. Die beiden aufeinander liegenden Netzhautblätter lösen sich, weil sich der Glaskörper löst und ein Loch in die Netzhaut reißt. Flüssigkeit vom Glaskörper dringt zwischen die beiden Netzhautschichten. Unbehandelt kann sich dadurch die ganze Netzhaut ablösen und das Auge erblinden.

Auch ein Unfall kann plötzlich zu einer Netzhautablösung führen.

Erkrankungsrisiko

Das Risiko steigt bei Kurzsichtigkeit zwischen 6 und 8 Dioptrien, mit dem Alter und bei Unfällen. Nach der Operation eines Grauen Stars kann sich – besonders bei kurzsichtigen Menschen – plötzlich die Netzhaut ablösen.

Vorbeugung

Ist ein Auge bereits erkrankt, sollte unbedingt auch das andere regelmäßig mit untersucht werden. Zur Vorbeugung von Netzhautrissen wird die Netzhaut mit Hilfe von Laserstrahlen verklebt. Trotzdem – oder gerade deswegen – kann es in der Folge zur Netzhautablösung kommen.

Mögliche Folgen und Komplikationen

Starke Beeinträchtigung der Sehkraft bis zur Erblindung.

Wann zur Ärztin oder zum Arzt?

Sofort in augenärztliche Behandlung bei den oben genannten Beschwerden.

Selbsthilfe

Ist nicht möglich.

Behandlung

Medikamente können nicht helfen. Eine Netzhautablösung muss möglichst rasch von erfahrenen Augenchirurgen operiert werden.

Unter örtlicher Betäubung oder Narkose werden die beiden Netzhautblätter durch »Eindellen« des Augapfels wieder fest miteinander verbunden. Die schwierige Operation kann mehrere Stunden dauern. Anschließend ist eine Woche Krankenhausaufenthalt notwendig.

Nach der Entlassung müssen die Augen noch geschont werden: Möglichst keine ruckartigen Bewegungen (wie etwa beim Lesen) machen. Fernsehen dagegen schadet nicht.

Je früher operiert wird, desto größer ist die Chance, dass man das ursprüngliche Sehvermögen wiedererlangt.

Der Misserfolg kann bei zehn Prozent liegen und bis auf 30 Prozent ansteigen, wenn zu lange mit der operativen Behandlung gewartet wird. Dann ist eine weitere, kompliziertere Operation nötig. Wird jedoch nicht operiert, erblindet das Auge auf jeden Fall.

Nur wenn die Netzhautrisse noch auf ihrer Unterhaut anliegen, kann mit dem Argonlaser operiert werden.

Erbliches Netzhautleiden
(Retinitis pigmentosa)

Beschwerden

Erste Anzeichen: Nachtblindheit, Störungen der Helligkeitsanpassung und Blendung. Gesichtsfeldausfälle entwickeln sich meist vom Rand der Netzhaut aus nach innen bis zum »Röhrenblick«.

Ursachen

Vererbbare Krankheit, deren Ursache unbekannt ist. Bei bestimmten Formen ist ein Gentest möglich.

Erkrankungsrisiko

Retinitis pigmentosa kann in jedem Alter auftreten. Beginnt sie schon im ersten Lebensjahrzehnt, führt sie oft

> *Pro Retina Deutschland e.V.*
> *Vaalser Str. 108, 52074 Aachen*
> *Tel.: 02 41-87 00 18, Fax: 87 39 61*
> *e-mail: pro-retina@t-online.de*
> *Internet: http://www.pro-retina.de*
>
> *Österreichisches Retinitis Pigmentosa Forschungs-*
> *projekt (ÖRPF)*
> *Marxergasse 27, 1030 Wien*
> *Tel. u. Fax: 01/7 10 35 25*

schon in der Lebensmitte zur Erblindung. Beginnt sie erst in höherem Alter, bleibt es oft bei einer zunehmenden Sehbehinderung.

Mögliche Folgen und Komplikationen

Erblindung.

Vorbeugung

Ist nicht möglich.

Wann zur Ärztin oder zum Arzt?

Bei den ersten Krankheitszeichen.

Selbsthilfe

Der Austausch mit anderen Betroffenen kann das Leben mit dem Leiden erleichtern. Bei den Selbsthilfegruppen erhalten Sie Informationen über die Krankheit, über Hilfsmittel und humangenetische Beratung.

Behandlung

Bis heute gibt es keine wirksame Behandlung gegen diese Erkrankung. Hightech-Verfahren, wie das Einpflanzen von Chips, sind noch in der Erprobungsphase.

Ohren

Die Ohren nehmen nicht nur Töne und Geräusche wahr, sie helfen uns auch, das Gleichgewicht zu halten.
Zum Ohr gehören das äußere Ohr, das Mittelohr, das Innenohr und der Hörnerv mit den zentralen Hörbahnen.

Äußeres Ohr

Es besteht aus der knorpeligen Ohrmuschel und dem etwa drei Zentimeter langen äußeren Gehörgang, der vom Trommelfell begrenzt wird. Das äußere Ohr hat die Aufgabe, den Schall von außen zum Trommelfell zu leiten und das Mittelohr zu schützen.

Mittelohr

Es besteht aus dem Trommelfell, der Paukenhöhle, den Gehörknöchelchen, einem Verbindungsgang zum Nasen-Rachen-Raum (*Eustachische Röhre*), Muskeln und lufthaltigen Hohlräumen des hinter dem Ohr gelegenen Warzenfortsatzes (*Mastoid*).
Das Trommelfell ist eine Membran von etwa 1 cm Durchmesser. Es hat die Aufgabe, Schallschwingungen der Luft aufzunehmen, in Bewegungsenergie umzuwandeln und auf die Kette der Gehörknöchelchen – Hammer, Amboss und Steigbügel – zu übertragen. Über die Eustachische Röhre wird der Druckausgleich hergestellt. Die lufthaltigen Hohlräume sollen die Kaugeräusche dämpfen.
Das Mittelohr hat die Funktion, Bewegungsenergie am Trommelfell in Druckenergie umzuwandeln und weiterzuleiten.

Innenohr

Das Innenohr enthält das eigentliche Hörorgan (*Cochlea*) und das Gleichgewichtsorgan. Das Hörorgan hat die Form einer Schnecke und wandelt die mechanischen Bewegungen der Steigbügelfußplatte in elektrische Impulse um.
Das Gleichgewichtsorgan besteht aus zwei Bläschen und drei Bogengängen, die mit Flüssigkeit gefüllt sind.

Hörnerv und zentrale Hörbahnen

Diese nehmen die elektrischen Impulse der Cochlea auf und leiten sie zum Gehirn weiter, wo sie an die Strukturen weitergeleitet werden, die daraus »Verstehen« machen.

Schwerhörigkeit

Beschwerden

- Sie hören das Ticken von Uhren nicht.
- Sie haben beim Telefonieren immer wieder Schwierigkeiten, die Gesprächspartner zu verstehen.
- Sie können im Kino oder Theater nur in den vorderen Reihen den Text verstehen.
- Sie können der Unterhaltung mehrerer Personen nur mit Mühe folgen.
- Als Fußgängerin oder Fußgänger nehmen Sie herannahende Autos erst im letzten Moment wahr.

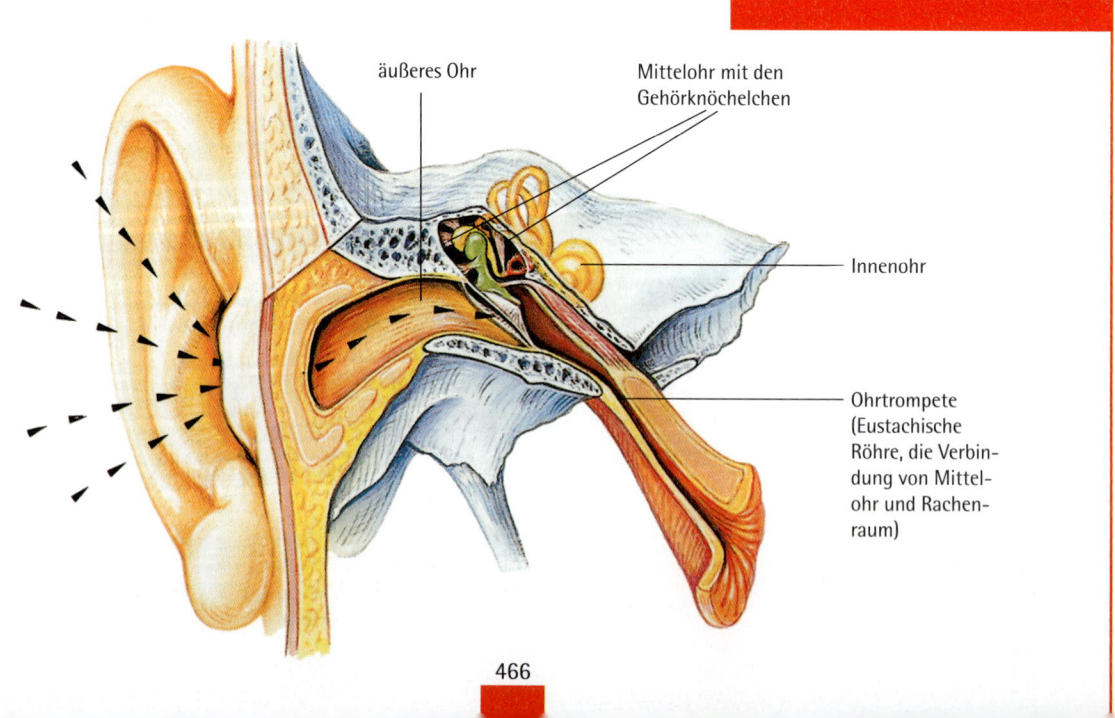

äußeres Ohr

Mittelohr mit den Gehörknöchelchen

Innenohr

Ohrtrompete (Eustachische Röhre, die Verbindung von Mittelohr und Rachenraum)

Ursachen

Man unterscheidet zwei Arten von Hörstörungen:

Schallleitungsschwerhörigkeit. Der Ort der Schädigung liegt im Gehörgang, am Trommelfell oder im Mittelohr. Diese Art von Schwerhörigkeit wird verursacht durch Ohrschmalzpropfen (➡ Seite 471), Verschluss des äußeren Gehörganges durch Fremdkörper oder Entzündung des äußeren Gehörgangs (➡ Seite 472), Fehlbildungen des äußeren und/oder mittleren Ohrs, Folgen von Verletzungen des äußeren und/oder mittleren Ohrs, Tubenmittelohrkatarrh (➡ Seite 472), akute und chronische Mittelohrentzündung (➡ Seite 473), Otosklerose (➡ Seite 478). Schallleitungsschwerhörigkeit kann in vielen Fällen durch medizinische oder chirurgische Behandlung beseitigt oder gebessert werden.

Schallempfindungs-Schwerhörigkeit, bei der entweder die feinen Haarzellen im Innenohr oder die Weiterleitung zum Gehirn geschädigt ist. Diese Art der Schwerhörigkeit wird verursacht durch:

Lärm: Er ist die weitaus häufigste Ursache für Hörschäden. Die Gefahr einer dauerhaften Hörschädigung besteht dann, wenn 85 Dezibel und mehr regelmäßig und länger dauernd auf die Ohren einwirken. Das entspricht etwa einer lauten Tanzmusik. Ein schwerer LKW kann in einem Abstand von wenigen Metern bis zu 90 Dezibel Lautstärke erreichen. Bei einem Rockkonzert werden üblicherweise etwa 100 Dezibel erreicht. Ein Straßenbauarbeiter, der ohne Hörschutz über Jahre hinweg mit Presslufthämmern arbeitet – dabei entstehen Lautstärken zwischen 110 und 120 Dezibel –, wird mit Sicherheit schwerhörig.

Weitere Ursachen der Schallempfindungs-Schwerhörigkeit können sein:

Vererbung, Folge von Verletzungen, Nebenwirkung von Medikamenten, chronische Mittelohrentzündung (➡ Seite 474), Folge von Gehirnhautentzündungen, Entzündungen des Innenohrs, Entzündung der bindegewebsartigen Membran des Gehirns und Rückenmarks, bestimmte Hirntumoren, Ménièr'sche Krankheit (➡ Seite 477), Fehlbildungen des Innenohrs, Alterungserscheinungen der Gehörschnecke, Hörsturz (➡ Seite 478), Multiple Sklerose (➡ Seite 433).

Erkrankungsrisiko

Nach statistischen Erhebungen in Deutschland ist etwa jede 15. Person hörbehindert. Ältere Menschen sind wesentlich häufiger betroffen als junge.

Das Erkrankungsrisiko steigt

- an einem lärmbelasteten Arbeitsplatz. In Deutschland betrifft dies über zwei Millionen Arbeitnehmerinnen und Arbeitnehmer.
- bei häufigen Diskobesuchen.

Richtwerte für Lärm (Dezibel)	
Tickende Armbanduhr	20
Grundgeräusch in Wohngebieten/nachts	30–35
Ruhiges Wohnzimmer	40
Grundgeräusch in Wohngebieten/tagsüber	40–45
Normale Konversation	60
Büroräume	70
Lautes Restaurant	70
Laute Musik, belebte Straße	80
LKW in fünf Meter Entfernung	90
Motorrasenmäher	90–100
Durchschnittliche Lautstärke eines Walkman	95
Rockkonzert oder Diskothek	100–110
Aufheulender Fahrzeugmotor	110
Presslufthammer in etwa 1 Meter Abstand	100–120
Flugzeugtriebwerk in 30 Meter Entfernung	120–130

- bei häufiger Benutzung eines Walkman, der besonders laut eingestellt ist.
- wenn Sie an einer stark befahrenen Straße wohnen.
- wenn Sie in der Nähe eines Flughafens oder in einem Tieffluggebiet wohnen.

Die Lautstärke – gemessen in Dezibel (dB) – verdoppelt sich nicht linear, sondern subjektiv etwa alle sechs dB. Das heißt, 120 Dezibel sind nicht doppelt so laut wie 60 Dezibel, sondern etwa zehnmal so laut.

Wenn Lautstärken ab etwa 85 Dezibel lange auf das Gehör einwirken, können sie es schädigen. Ab etwa 120 Dezibel verursacht Lärm Ohrenschmerzen. Ein Knall von 125 Dezibel kann einen bleibenden Hörschaden verursachen.

Vorbeugung

Arbeitsplatz

Sie sollten sich davor schützen, dass Lärmquellen von mehr als 85 Dezibel längere Zeit auf Ihr Gehör einwirken. Der Aufenthalt an einem Arbeitsplatz mit Lautstärken bis 85 Dezibel sollte acht Stunden nicht überschreiten.

Weil diese Lautstärken und die jeweils erlaubte Aufenthaltsdauer häufig überschritten werden, empfehlen Gewerkschaften und Versicherungen ab 85 Dezibel individuelle Gehörschutzmaßnahmen wie

- Gehörschutzwatte: Sie ist billig und bequem zu tragen; geeignet für Lärm bis etwa 100 Dezibel.
- elastische Kunststoffstöpsel (*Antiphone*): Sind oft unbequem, dämmen jedoch besser als Watte.
- Dehnschaumstöpsel: Eine Kombination von Gehörschutzwatte und Kunststoffstöpsel mit relativ guter Wirkung, öfter verwendbar.
- Ohrenschützer: Sie sind vor allem dort geeignet, wo nur zeitweilig Gehörschutz notwendig ist.

Erkundigen Sie sich bei der Gewerkschaft, welche gesetzlichen Möglichkeiten es gibt, eine Verminderung des
Lärms am Arbeitsplatz einzufordern.

Disko und Walkman

In Deutschland leidet bereits jeder siebte Jugendliche
unter Hörschäden – meist verursacht durch zu laute Musik in Diskos und Walkman.

Fluglärm

Tief fliegende Militärmaschinen können Lautstärken bis
130 Dezibel verursachen. Vor allem Kinder können dadurch Hörschäden erleiden.

Mögliche Folgen und Komplikationen

Hörschäden können Berufschancen und Sozialkontakte
erheblich beeinträchtigen. Bei schweren berufsbedingten Hörschäden besteht ein gesetzlicher Anspruch auf eine Rente.

Wann zur Ärztin oder zum Arzt?

Sobald Sie den Eindruck haben, dass Sie schlechter hören.

Selbsthilfe

Die beste Selbsthilfe ist, Hörschäden vorzubeugen.
Der BdS bietet Informationen über alle Probleme im Zusammenhang mit Schwerhörigkeit: Juristische Hilfe, Rehabilitationsmaßnahmen, Hörtrainingskurse, Vermittlung
von Kontakten, Information über finanzielle Ansprüche
gegenüber Krankenkassen und Rentenversicherung.
Verhaltensregeln für Schwerhörige und Ertaubte im Umgang mit Normalhörenden:

- Wenn Sie möchten, dass Ihr Gesprächspartner auf Ihre
  Hörbehinderung eingeht, müssen Sie ihm diese Behin-
  derung mitteilen.
- Tragen Sie Ihr Hörgerät immer und gut sichtbar.
- Fordern Sie Ihr Gegenüber auf, zu Ihnen hingewendet
  zu sprechen. Sie brauchen nicht zu schreien, nur deut-
  lich zu sprechen.
- Achten Sie darauf, dass Sie den Mund bzw. das Gesicht
  Ihrer Gesprächspartner sehen können.

- Sprechen Sie ruhig und deutlich, damit man auch zu
  Ihnen so spricht.
- Bleiben Sie geduldig, und bitten Sie den anderen
  freundlich um Wiederholung, wenn Sie ihn nicht verstanden haben.
- Täuschen Sie nicht vor, verstanden zu haben, wenn das
  nicht der Fall ist. Missverständnisse sind sonst unvermeidlich.
- Wenn Ihnen die Lautstärke nicht ausreichend erscheint, kontrollieren Sie zuerst, ob Ihr Hörgerät richtig eingestellt ist oder ob eine neue Batterie eingesetzt
  werden muss. Durch die richtige Benutzung des Hörgerätes vermeiden Sie Ärger und Irritation Ihres Ge-
  sprächspartners.

Behandlung

Hat ein Medikament den Hörschaden verursacht, müssen
Sie es – nach Rücksprache mit Ärztin oder Arzt – sofort
absetzen.
Kann der Hörschaden durch ein Hörgerät ausgeglichen
werden, müssen Sie an einen Hörgeräteakustiker überwiesen werden. Dieser sucht in Zusammenarbeit mit Ihnen das passende Hörgerät aus.
Schwerhörigkeit besteht nicht nur darin, dass jemand
»leiser« hört. Das Hörvermögen ist bei Tönen verschiedener Höhe meist auch verschieden stark beeinträchtigt.
Ältere Menschen haben besonders oft Schwierigkeiten,
hohe Töne zu hören.
Dementsprechend muss das Hörgerät bei jedem unterschiedliche Aufgaben erfüllen und individuell angepasst
werden.
In Österreich werden die Kosten für Hörgeräte zur Gänze,
ohne Selbstbehalt, von den Krankenkassen getragen. In
Deutschland übernehmen die Kassen einen Kostenanteil
zwischen 350 und 500 Euro pro Gerät. Die Kosten für
Batterien – etwa 10 Euro im Monat – müssen die Hörge-
rätebesitzer selbst tragen.

Beratung und Information für Schwerhörige
Bund der Schwerhörigen e.V. (BdS)
Wagnerstr. 42, 22081 Hamburg
Tel.: 0 40/29 16 05, Fax: 2 99 72 65
e-mail: bds-hamburg@t-online.de

VOX, Schutzverband der Schwerhörigen Österreichs
Sperrgasse 8, 1150 Wien
Tel.: 01/8 97 31 31 (Mittwoch 11–17 Uhr),
Fax: 8 97 31 32, Mobil: 06 76/7 01 57 40
e-mail: info@vox.at
Internet: http://www.vox.at

Taubheit

Beschwerden

Es ist nichts mehr zu hören.

Ursachen

Jedes Jahr werden in Deutschland mehr als 600 Kinder taub geboren, etwa 200 ertauben zum Beispiel nach einer Gehirnhautentzündung.
Später wird Taubheit durch dieselben Faktoren verursacht, wie sie bei Schwerhörigkeit aufgezählt sind (➡ Seite 467).

Erkrankungsrisiko

Das Risiko steigt durch dieselben Faktoren, die bei Schwerhörigkeit beschrieben sind (➡ Seite 467). In Deutschland gibt es etwa 80 000 Gehörlose.

Vorbeugung

Bis heute ist es nicht möglich zu verhindern, dass ein Kind taub geboren wird. Lediglich eine Taubheit, die im Gefolge einer Rötelninfektion der Mutter während der Schwangerschaft eintritt, lässt sich durch eine rechtzeitige Impfung der Frau verhindern.
Zur Gefährdung des Hörvermögens durch Lärm ➡ Schwerhörigkeit, Seite 466.

Mögliche Folgen und Komplikationen

Taub geborene Kinder bleiben in ihrer geistigen Entwicklung zurück; viele lernen das Sprechen erst spät oder gar nicht. Taubheit beeinträchtigt Sozialkontakte und Berufschancen ganz erheblich.

Wann zur Ärztin oder zum Arzt?

Wenn das Hörvermögen deutlich nachlässt.

Selbsthilfe

Die Gehörlosen in Deutschland und in Österreich haben eigene Organisationen (➡ Kasten). Diese veranstalten so genannte »Absehkurse«, bei denen man lernt, durch »Absehen« vom Mund des anderen zu erkennen, was gesprochen wird.
Wenn das Absehen schwer fällt, bietet sich die Möglichkeit an, die Gebärdensprache zu erlernen. Dazu ist es allerdings notwendig, dass die Gesprächspartnerinnen und -partner diese »Sprache« auch erlernen.

Welches Hörgerät?

Taschengeräte: Bei ihnen befinden sich Mikrofon, Verstärker, Lautstärkenregler und Batterien in einem zigarettenschachtelgroßen Kästchen. Der Hörer muss ins Ohr gestöpselt werden und ist über einen Draht mit dem Kästchen verbunden. Diese Hörhilfe ist deutlich sichtbar, weil das Kästchen so getragen wird, dass man Reibegeräusche der Kleidung vermeidet. Sie sind geeignet für große bis sehr große Hörverluste.
Hinter-dem-Ohr-Geräte (HdO-Gerät): Diese Geräte nehmen mittels Mikrofon Töne und Geräusche auf, verstärken sie elektrisch und leiten sie über einen kleinen Plastikschlauch in den Gehörgang. Diese Art von Hörgerät kann auch am oder im Brillenbügel angebracht werden. HdO-Geräte sind geeignet für geringe bis große Hörverluste.
Ohrmuschelgeräte: Der Hörgeräteakustiker fertigt eine Hohlform, in die er das Hörgerät einmontiert. Diese Geräte füllen die Ohrmuschel aus und bieten gegenüber den HdO-Geräten den Vorteil, dass sich das Mikrofon für die Schallaufnahme genau im Ohr, also an der natürlichen Stelle befindet. Auch die Wiedergabe von hohen Tönen und das Hören, aus welcher Richtung die Töne kommen, sind besser als bei HdO-Geräten. Der Nachteil dieser Geräte ist die schwierigere Bedienung. Ohrmuschelgeräte sind geeignet für geringe bis mittelgroße Hörverluste.
Gehörganggeräte: Diese Geräte passen in den Gehörgang und sind praktisch unsichtbar. Die Qualität der Verstärkung und Tonwiedergabe sind ähnlich gut wie bei den Ohrmuschelgeräten. Die Bedienung erfordert allerdings eine gewisse Geschicklichkeit. Gehörganggeräte sind geeignet für geringe bis mittelgroße Hörverluste.

Behandlung

Sind beide Ohren ganz oder fast taub, kann man so genannte *Cochlearimplantate* einsetzen. Die wichtigste Voraussetzung dafür ist ein funktionsfähiger Hörnerv. Es gibt eine Vielzahl von Implantattypen. Alle bestehen aus einem inneren zu implantierenden Teil und einem äußeren Teil, dem Sprachprozessor, sowie einem Sender, der die aufgenommenen Schallwellen direkt ins Gehirn weiterleitet. Bei Kindern, die von Geburt an taub sind, sollten solche Implantate bis zum vierten Lebensjahr eingepflanzt werden, damit sich ihre Sprechfähigkeit herausbilden kann. Nach dem achten Lebensjahr ist das nicht mehr möglich. Bei Menschen, die als Erwachsene ertauben, ist eine Cochlearimplantation ebenfalls Erfolg versprechend, wenn sie bereits sprechen konnten.

Beratung und Hilfe für Gehörlose

Deutscher Gehörlosen-Bund e.V.
Hasseerstr. 47, 24113 Kiel
Tel.: 04 31/6 43 44 68, Fax: 04 31/6 43 44 93
e-mail: info@gehoerlosen-bund.de
Internet: http://www.gehoerlosen-bund.de

Österreichischer Gehörlosenbund
Haus der Gehörlosen, Waldgasse 13, 1140 Wien
Schreibtelefon: 01/6 03 08 53, Fax: 01/6 02 34 59

Die Kosten dieser Implantationen, die bei 30 000 bis 40 000 Euro liegen können, übernehmen fast immer die Krankenkassen.

Geräusche im Ohr (Tinnitus)

Beschwerden

Klingen, Summen, Pfeifen oder Zischen im Ohr – Geräusche ohne äußere Geräuschquelle, die andere Personen am selben Ort nicht vernehmen. Diese Beschwerden können dauerhaft sein oder auch in Abständen immer wieder auftreten.

Ursachen

- Ohrschmalzpfropfen (➡ Seite 471).
- Fremdkörper im äußeren Gehörgang.
- Otosklerose (➡ Seite 478).
- Trommelfellverletzung (➡ Seite 475).
- Schädigung durch Lärm oder Explosionen.
- Ménièr'sche Erkrankung (➡ Seite 477).
- In seltenen Fällen Nebenwirkung von Medikamenten.
- Vergiftung durch Blei, Kohlenmonoxid, Quecksilber.
- Kopfverletzung.
- Stress.
- Überfunktion der Schilddrüse (➡ Seite 737).
- Kreislauferkrankung.

Erkrankungsrisiko

Etwa eine Million Menschen in Deutschland leiden ständig an Ohrgeräuschen. Besonders häufig betroffen sind Lärmgeschädigte und Menschen, die stressbelastet sind.

Vorbeugung

Vermeiden von Hörschäden durch zu starken Lärm und Explosionen.

Mögliche Folgen und Komplikationen

Störung des Wohlbefindens, Schlafprobleme, Depressionen, Ängste, sozialer Rückzug. Tinnitus führt nicht zu Gehörlosigkeit.

Wann zur Ärztin oder zum Arzt?

Wenn die Beschwerden nicht nach kurzer Zeit vergehen.

Selbsthilfe

Sind die Geräusche im Ohr nicht allzu stark, hilft es manchmal, leise Hintergrundmusik laufen zu lassen. Dazu eignen sich vor allem hochfrequente Streichkonzerte ohne Bässe. Entspannungsübungen können die Beschwerden bessern (➡ Seite 878).

Behandlung

Eine allgemeinmedizinische und eine spezielle Ohrenuntersuchung sind unbedingt notwendig, um mögliche Ursachen festzustellen. Bei den meisten Kranken, die an Tinnitus leiden, ist zwar keine Heilung, aber eine bedeutsame Linderung der Beschwerden möglich. Nur akut auftretender Tinnitus ist heilbar. Betroffene müssen in den ersten Stunden oder Tagen mit Medikamenten behandelt werden, die die Innenohrfunktion verbessern, zum Beispiel mit dem Glutamatantagonisten Caroverin (*Spasmium* [Ö]), mit Kortison oder mit durchblutungsfördernden Medikamenten.

Haben Ärztin oder Arzt eine Krankheit als Ursache gefunden, muss diese behandelt werden. Medikamente, die als Ursache in Frage kommen, sollten abgesetzt werden. Hören die Ohrgeräusche trotzdem nicht auf, können eventuell Medikamente wie *Betaserc* (Ö), *Sibelium* (D/Ö), *Spasmium* (Ö), *Vasomotal* (D), *Vertirosan* (Ö), *Vomex A* (D) helfen.

Die gegen Tinnitus angebotenen Soft-Laserstrahl- oder Sauerstoff-Überdrucktherapien sind meist teuer, in der Wirkung jedoch fragwürdig. Sinnvoller sind psychologi-

Beratung und Hilfe für Tinnitus-Betroffene

Deutsche Tinnitus-Liga
Postfach 210351, 42353 Wuppertal
Tel.: 02 02/24 65 20, Fax: 2 46 52 20
e-mail: dtl@tinnitus-liga.de
Internet: http://www.tinnitus-liga.de
Auf Anfrage werden kostenlose Informationsbroschüren zugeschickt und Adressen von Kliniken genannt, die spezielle Therapien anbieten.

sche Stressbewältigungsprogramme, wie sie etwa in der HNO-Abteilung an der Universitätsklinik Düsseldorf und an anderen Kliniken angeboten werden. Dabei lernen die Betroffenen in einem Bewältigungstraining mit Hilfe von Yoga, Musik und Gruppengesprächen, sich zu entspannen und besser mit dem »Mann im Ohr« umzugehen.

Falls sich die Beschwerden trotz Behandlung nicht bessern, kann unter Umständen ein so genannter Tinnitus-Masker oder -Noiser helfen.

Das ist ein kleiner Apparat, der ähnlich aussieht wie ein Hörgerät und ein Geräusch produziert, das die im Ohr befindlichen Geräusche überdeckt und im Idealfall neutralisiert. Die Kosten für solche Geräte liegen bei etwa 500 bis 1000 Euro.

Abstehende Ohren

Beschwerden

Abstehende Ohren können Aussehen und Befinden sehr beeinträchtigen.

Selbsthilfe

Es ist sinnlos, abstehende Ohren beispielsweise in der Nacht an den Kopf zu binden oder zu kleben und darauf zu hoffen, dass sich die Ohren mit der Zeit »anlegen«.

Behandlung

Die einzig Erfolg versprechende Behandlung ist eine Operation. Dabei wird ein Knorpelstück hinter dem Ohr herausgeschnitten, die Ohrmuschel wird nach hinten gezogen, die Hautschnitte werden vernäht. Dazu ist fast immer ein Krankenhausaufenthalt von ein bis zwei Tagen notwendig.

Die Operation sollte nicht vor dem fünften Lebensjahr erfolgen, weil die Ohrmuscheln vorher noch nicht voll entwickelt sind. Dann empfiehlt sie sich aber recht bald, damit das Selbstbewusstsein der Kinder nicht durch dauernde Hänseleien beeinträchtigt wird.

Die Korrektur abstehender Ohren bei Kindern ist eine der wenigen ästhetisch-plastischen Operationen, die die Krankenkassen anstandslos bezahlen.

Ohrschmalzpfropfen (Cerumen)

Beschwerden

Das Gefühl von verstopften Ohren, man hört schlechter. In seltenen Fällen Ohrgeräusche.

Ursachen

Jeder Mensch produziert unterschiedlich viel Ohrschmalz. Manchmal sammelt es sich im Gehörgang an und verstopft ihn.

Erkrankungsrisiko

Etwa 170 000-mal im Jahr suchen die Deutschen wegen Ohrschmalzpfropfen eine Ärztin oder einen Arzt auf.

Wer unter sehr staubigen Bedingungen arbeitet oder wer zu den Menschen zählt, die von Natur aus eine sehr starke Ohrschmalzproduktion haben, hat ein höheres Risiko, dass sich Ohrschmalzpfropfen entwickeln.

Mögliche Folgen und Komplikationen

Ohrschmalzpfropfen sind harmlos.

Vorbeugung

Die Bildung von Ohrschmalzpfropfen kann möglicherweise durch Aufsetzen von Ohrenschützern bei staubigen Arbeiten verhindert werden.

Wann zur Ärztin oder zum Arzt?

Wenn Sie einen Ohrschmalzpfropfen im Gehörgang spüren.

Selbsthilfe

Die Entfernung des Ohrschmalzpfropfens gehört in ärztliche Hände. Versuchen Sie nicht, mit Wattestäbchen oder spitzen Gegenständen das Ohrschmalz selbst zu entfernen.

Behandlung

Wenn das Trommelfell intakt ist, spülen Ärztin oder Arzt lauwarmes Wasser in das äußere Ohr hinein und den Schmalzpfropfen damit heraus.

Falls das nicht gelingt oder wenn das Trommelfell verletzt ist, entfernt man den Pfropfen mit kleinen Häkchen oder saugt ihn dann ab.

Fremdkörper im Ohr

Beschwerden

Fremdkörpergefühl im Ohr; Druckschmerz; Geräusche im Ohr; Hörverminderung oder Hörstörung, wenn der Fremdkörper den Gehörgang ausfüllt.

Wann zur Ärztin oder zum Arzt?

Sie sollten in jedem Fall Ärztin oder Arzt aufsuchen, damit der Fremdkörper – Insekten, Erbsen, Radiergummi, Plastilin, Watte usw. – fachgerecht entfernt wird.

Selbsthilfe

Ein Insekt im Ohr kann sehr unangenehm sein.
Erste Hilfe: Träufeln Sie einige Tropfen Öl in den Gehörgang. Dadurch wird das Insekt meist getötet oder zumindest ruhig gestellt. Anschließend in ärztliche Behandlung.

Behandlung

Wenn das Trommelfell nicht verletzt ist, spülen Ärztin oder Arzt den Gehörgang mit lauwarmem Wasser aus. Bleibt dieses erfolglos, entfernen sie den Fremdkörper mit Instrumenten. Bei Kleinkindern ist dies meist nur in Narkose möglich.
Wenn der Gehörgang stark verschwollen ist, werden zunächst Alkoholstreifen eingelegt oder Ohrentropfen eingeträufelt, anschließend wird der Gehörgang mit Wasser gespült.

Entzündung des äußeren Gehörgangs
(Otitis externa)

Beschwerden

Juckreiz im äußeren Ohr, sehr häufig verbunden mit Schmerzen. Bei einer schweren Infektion kann aus dem Ohr gelbgrüner Eiter fließen. Das Hörvermögen ist dann eingeschränkt. Kopfbewegungen sind mit Schmerzen verbunden.

Ursachen

Entweder ist die gesamte Gehörganghaut entzündet, oder es besteht eine lokal begrenzte Infektion, wie ein Furunkel oder ein Abszess. Ursache der Infektion sind meist Bakterien oder Viren, in seltenen Fällen Pilze.
Infektionen des äußeren Gehörgangs können durch Kratzen, durch unsachgemäßes Stochern mit spitzen Gegenständen, durch Haarspray, Schmutz, Staub oder durch Baden in stark verunreinigtem Wasser entstehen (Badeotitis).

Erkrankungsrisiko

Der äußere Gehörgang reinigt sich normalerweise selbst durch Bewegungen der obersten Hautschicht, mit denen das Ohrschmalz nach außen befördert wird. Wer den Gehörgang regelmäßig mit Wattestäbchen reinigt, stört diesen Selbstreinigungsmechanismus.
Das Entzündungsrisiko steigt
- durch Feuchtigkeit im Ohr nach Baden, Schwimmen oder Tauchen.
- durch feuchtwarmes Klima.
- bei Personen mit Hauterkrankungen.
- durch Verletzungen bei der Reinigung des äußeren Gehörgangs.

Mögliche Folgen und Komplikationen

Wenn die Infektion unbehandelt bleibt, kann sie auf Knorpel, Knochen und auf das Mittelohr übergreifen.

Vorbeugung

Kratzen oder stochern Sie nicht mit Gegenständen im Ohr. Benutzen Sie keine Wattestäbchen zum Reinigen der Ohren. Diese reinigen sich normalerweise selbst.
Schützen Sie vor dem Schwimmen oder Tauchen den Gehörgang mit in Öl getränkter Watte.

Wann zur Ärztin oder zum Arzt?

Sobald Sie den Verdacht haben, dass der äußere Gehörgang verlegt ist oder sich entzündet hat.

Selbsthilfe

Träufeln Sie nicht eigenmächtig Ohrentropfen ein, sondern überlassen Sie die Behandlung Fachleuten.
Um die manchmal sehr starken Schmerzen zu stillen, können Sie ein einfaches Schmerzmittel wie Parazetamol oder Ibuprofen einnehmen (➡ Seite 839).

Behandlung

Die Ärztin oder der Arzt kann Folgendes tun:
- Gehörgang reinigen (Spülungen).
- Alkoholhaltige Streifen zur Abschwellung einlegen.
- Kortisonhaltige Streifen einlegen und kortisonhaltige Ohrentropfen anwenden. Antibiotika müssen eingenommen werden, äußerlich wirken sie nicht ausreichend.

Tubenmittelohrkatarrh

Beschwerden

Druck- und Völlegefühl im Ohr; Hörstörung; manchmal Geräusche im Ohr.

Ursachen

Verschluss der Eustachischen Röhre. Dieses wird meist durch entzündliche Erkrankungen im Nasen- und Rachenbereich verursacht, kann jedoch auch Folge von plötzlichen Luftdruckänderungen (beim Fliegen oder Tauchen, ➡ Druckschmerz Seite 476) sowie von Nasen- und Rachentumoren sein.

Erkrankungsrisiko

Die Erkrankung tritt häufig bei Kindern auf.

Mögliche Folgen und Komplikationen

Wenn die Erkrankung nicht behandelt wird, bildet sich zähflüssiges Sekret im Mittelohr. Das kann zu bleibenden Hörstörungen führen.

Vorbeugung

Entzündliche Erkrankungen im Nasen-Rachen-Bereich sollten – vor allem bei Kindern – immer behandelt werden.

Wann zur Ärztin oder zum Arzt?

So bald wie möglich.

Selbsthilfe

Ist nicht möglich.

Behandlung

Am wichtigsten ist es, abschwellende Nasentropfen zu verwenden (➡ Seite 522).
Um das Mittelohr zu belüften, sind außerdem folgende Maßnahmen sinnvoll:

- Halten Sie bei geschlossenem Mund die Nase zu, und pressen Sie vorsichtig Atemluft gegen die geschlossene Nase.
- Wenn dieses nicht hilft, bläst die Ärztin oder der Arzt mit einem Ballon Luft in ein Nasenloch, während das andere zugehalten wird. Gleichzeitig muss man »Kuckuck« sagen. Dadurch wird das Gaumensegel angehoben, der Nasen-Rachen-Raum abgeschlossen und Luft in die Tuben gepresst.
- Wenn das ebenfalls erfolglos bleibt, wird die Nasenschleimhaut betäubt und über die Nase ein Katheter in die Tube eingeführt.
- Falls sich im Mittelohr Flüssigkeit befindet, muss nach örtlicher Betäubung das Trommelfell ein klein wenig angeritzt und die Flüssigkeit abgesaugt werden.

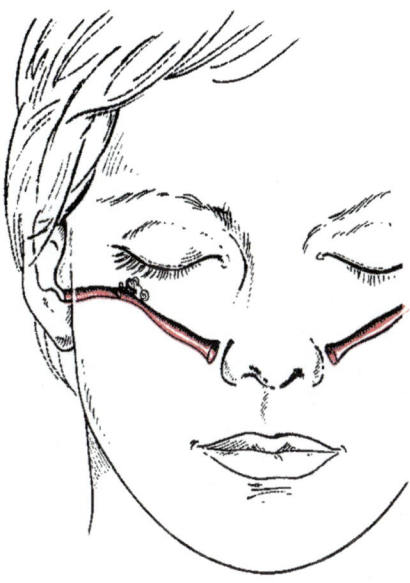

Die Eustachische Röhre verbindet Ohr und Rachenraum

- Langfristig muss für eine ausreichende Belüftung des Mittelohrs gesorgt werden. Das bedeutet unter Umständen: Adenoide (Nasenpolypen, ➡ Seite 525) operativ entfernen; die entzündlichen Erkrankungen der Nase und Nebenhöhlen sachgerecht behandeln; für einige Monate ein kleines Röhrchen (Paukenröhrchen) ins Trommelfell einsetzen.

Akute Mittelohrentzündung
(Akute Otitis media)

Beschwerden

Gefühl eines »vollen« Ohrs, gefolgt von pulsierenden Schmerzen, die nachts zunehmen können. Weitere Beschwerden sind Hörstörung und hohes Fieber, bei Kleinkindern manchmal verbunden mit Übelkeit und Erbrechen.
Sehr kleine Kinder können manchmal noch nicht angeben, dass ihnen das Ohr wehtut. Sie schreien dann sehr schrill.
Durch die Entzündung im Mittelohr entsteht Druck, durch den innerhalb von Tagen das Trommelfell einreißt und eitriges, manchmal auch blutiges Sekret aus dem Ohr fließt. Dadurch vermindern sich die Schmerzen au-

genblicklich. Das Fieber sinkt. In der Heilungsphase hört der Eiterfluss schließlich auf, das Trommelfell verheilt von selbst, und das Gehör normalisiert sich.

Ursachen

Infektion durch Bakterien, meist als Folge einer Virusinfektion der oberen Atemwege (Schnupfen, Erkältung, Masern).

Erkrankungsrisiko

Etwa 3,5 Millionen Mal im Jahr werden in Deutschland Ärztinnen oder Ärzte wegen akuter Mittelohrentzündung aufgesucht. Die Hälfte dieser Kranken sind Kinder im Alter bis elf Jahre.
Das Erkrankungsrisiko steigt bei Personen mit Schnupfen, wiederkehrenden Adenoiden (➡ Nasenpolypen, Seite 525), Nasen- und Halsentzündungen und nach Masern, Mumps und Scharlach.

Mögliche Folgen und Komplikationen

Bei einer falschen oder verzögerten Behandlung kann die akute Mittelohrentzündung chronisch werden. Ein weiteres Risiko besteht, wenn sich die Infektion auf den Knochen hinter dem Ohr ausbreitet (Mastoiditis, ➡ Seite 475). In diesem Fall ist eine Operation notwendig, bei der der infizierte Knochen zum Großteil entfernt wird.
Eine schwere Komplikation der akuten Mittelohrentzündung ist eine Gehirnhautreizung (➡ Seite 424).

Wann zur Ärztin oder zum Arzt?

So bald wie möglich.

Selbsthilfe

Bettruhe, Wärmflasche oder ein in heißes Wasser getauchtes, ausgewrungenes Handtuch auf das Ohr legen, eventuell ein Schmerzmittel einnehmen. Eine Behandlung mit Ohrentropfen ist nicht sinnvoll.

Behandlung

Zur Behandlung der Infektion verordnet der Arzt oder die Ärztin in erster Linie Antibiotika zum Schlucken (➡ Mittel gegen Infektionen, Seite 839), außerdem Nasentropfen, Antihistaminika und Schmerzmittel.
Während der Heilungsphase muss das Mittelohr über die Tube gut belüftet werden. Dazu wird eventuell mit Hilfe eines Ballons Luft in ein Nasenloch geblasen, während das andere zugehalten wird. Gleichzeitig muss man »Kuckuck« sagen. Dadurch wird das Gaumensegel angehoben, der Nasen-Rachen-Raum abgeschlossen und Luft in die Tuben gepresst.
Bei stechenden Schmerzen, die durch großen Druck im Mittelohr verursacht werden, muss ein kleiner Schnitt im Trommelfell angebracht werden. Dadurch kann der Eiter ablaufen.
Bei Kindern wird dieser Eingriff im Krankenhaus unter Narkose vorgenommen. Das verletzte Trommelfell heilt in ein bis zwei Wochen von selbst.

Chronische Mittelohrentzündung
(Chronische Otitis media)

Beschwerden

Es fließt ständig oder immer wieder eitriger Ausfluss aus dem Ohr, das Hörvermögen ist eingeschränkt. Häufig ist auch das Gefühl, Wasser und Geräusche im Ohr zu haben.

Ursachen

Chronische Infektion des Mittelohres mit Bakterien oder Viren. Folgende Faktoren begünstigen die Entstehung:
- Verschleppte oder unsachgemäße Behandlung einer akuten Mittelohrentzündung.
- Angeborene Anfälligkeit der Mittelohrschleimhaut.
- Angeborene oder erworbene Veränderungen im Mittelohr und in der Eustachischen Röhre.
- Bakterien oder Viren, die schlecht zu bekämpfen sind.

Erkrankungsrisiko

Chronische Mittelohrentzündungen treten am häufigsten bei Kindern im Alter von ein bis fünf Jahren und bei Erwachsenen ab 40 Jahre auf.

Mögliche Folgen und Komplikationen

Hörstörungen durch ein Loch im Trommelfell oder Schäden der Gehörknöchelchenkette.
Das eingeschränkte Hörvermögen behindert Kinder in ihrer sprachlichen Entwicklung, sodass sie fälschlicherweise für »tollpatschig« oder »dumm« gehalten werden.
Als schwere Komplikation von chronischen Mittelohrentzündungen kann sich eine Gehirnhautreizung entwickeln (➡ Seite 424).

Vorbeugung

Sachgerechte Behandlung von akuten Mittelohrentzündungen (➡ Seite 474).

Wann zur Ärztin oder zum Arzt?

So bald wie möglich.

Selbsthilfe

Halten Sie die Ohren trocken und sauber. Wischen Sie eitrigen Ausfluss mit einem sauberen Tuch ab. Vermeiden Sie das Eindringen von Wasser in die Ohren.

Behandlung

Reinigung und Austrocknung des Ohres durch alkoholhaltige Ohrentropfen und Einnahme von Antibiotika. Bei Mastoiditis (➡ Seite 475) ist eine Operation notwendig. Geschädigte Gehörknöchelchen können durch Prothesen ersetzt werden. In vielen Fällen können sie das Hörvermögen verbessern.

Mastoiditis

Als Mastoiditis bezeichnet man die Entzündung der lufthaltigen Hohlräume des hinter dem Ohr gelegenen Warzenfortsatzes (*Mastoid*).

Beschwerden

Ansteigende Temperatur bei akuter Mittelohrentzündung (Eiter fließt aus dem Ohr); Ohrenschmerzen; Schmerzen beim Klopfen auf die Umgebung der Ohren; abstehendes Ohr; zunehmende Schwerhörigkeit.

Ursachen

Kann bei einer akuten Mittelohrentzündung der Eiter nicht ungehindert abfließen, breitet sich die Entzündung auf den umgebenden Knochen aus.

Erkrankungsrisiko

Mastoiditis kann als Komplikation einer akuten Mittelohrentzündung auftreten.

Mögliche Folgen und Komplikationen

Bei entsprechender Behandlung kann eine Mastoiditis abheilen, ohne dass das Hörvermögen geschädigt wird.

Vorbeugung

Behandlung mit Antibiotika bei einer akuten Mittelohrentzündung.

Wann zur Ärztin oder zum Arzt?

So bald wie möglich.

Selbsthilfe

Ist nicht möglich.

Behandlung

Um eine Mastoiditis feststellen zu können, muss der Kopf geröntgt werden. Zur Behandlung wird ein Antibiotikum gespritzt. Penizillin ist das am besten geeignete Mittel. Die Behandlung muss mindestens zwei Wochen lang durchgeführt werden. Ist die Entzündung bereits so weit fortgeschritten, dass sich hinter der Ohrmuschel eine Rötung und Schwellung zeigt, ist eine sofortige Operation notwendig. Dabei wird das Mastoid eröffnet und der infizierte Knochen entfernt.

Trommelfellverletzung

Beschwerden

Starke Schmerzen im Ohr, manchmal gefolgt von einer Blutung aus dem Ohr; zusätzlich Hörverminderung.
Schwindel deutet darauf hin, dass auch das Innenohr verletzt ist.
Innerhalb von Tagen kann infolge einer Infektion Eiter aus dem Ohr fließen, besonders dann, wenn Wasser ins Mittelohr gelangt.

Ursachen

Verletzung des Trommelfells durch eingeführte Gegenstände, wie Wattestäbchen, Bleistifte usw.; schwere Mittelohrentzündung; Schläge auf das Ohr; Explosionen; Unfälle beim Tauchen oder Wasserskifahren.

Erkrankungsrisiko

Der äußere Gehörgang reinigt sich normalerweise selbst durch Bewegungen der obersten Hautschicht, mit denen das Ohrschmalz nach außen befördert wird. Wer den Gehörgang regelmäßig mit Wattestäbchen reinigt, stört diesen Selbstreinigungsmechanismus. Das Erkrankungsrisiko steigt
- durch Schläge auf das Ohr.
- durch den Lärm bei Sprengungen, wenn man die Ohren nicht schützt.
- durch Verletzungen beim Reinigen des Ohres, auch mit Wattestäbchen.

Mögliche Folgen und Komplikationen

Aus Trommelfellverletzungen kann eine Mittelohrentzündung entstehen. Ein verheiltes Trommelfell bringt keine weiteren Probleme mit sich, die Hörverminderung ist meist gering.

Vorbeugung

Nicht mit Gegenständen im Ohr kratzen oder stochern, auch nicht mit Wattestäbchen.

Wann zur Ärztin oder zum Arzt?

So bald wie möglich.

Selbsthilfe

Bei starken Schmerzen kann für kurze Zeit ein Schmerzmittel angebracht sein (➡ Einfache Schmerzmittel, Seite 838). Eine Wärmflasche auf dem Ohr wirkt schmerzlindernd.

Behandlung

Abschwellende Ohrentropfen und Antibiotika helfen, Infektionen vorzubeugen. Die Ärztin oder der Arzt kann das Ohr örtlich betäuben und dann das Trommelfell mit einer Plastikfolie abdecken, um den Heilungsprozess zu beschleunigen. Meist heilt die Verletzung innerhalb von zwei Wochen.
Falls sich das Trommelfell nicht innerhalb von zwei Monaten verschließt, ist eine Operation notwendig, bei der ein Ersatztrommelfell eingesetzt wird (*Tympanoplastik, Myringoplastik*).

Druckschmerz (Barotrauma)

Beschwerden

Heftige Schmerzen im Ohr, pulsierende Ohrgeräusche, das Gefühl eines verstopften Ohres und Hörverminderung; manchmal Schwindel.

Ursachen

Bei Schnupfen kann sich die Öffnung der Tube verengen oder ganz verschließen. Beim Fliegen, Tauchen, Schilift- und Seilbahnfahren wird der Luftdruck im Mittelohr normalerweise über die Tube ausgeglichen. Ist sie blockiert, ist das nicht möglich. Dann baut sich ein Druckunterschied zwischen Mittelohr und äußerem Gehörgang auf, der das Trommelfell dehnt. Es kann sogar einreißen.

Mögliche Folgen und Komplikationen

Starke Druckunterschiede können zu Blutungen im Mittelohr führen. Bei entsprechender Behandlung leidet das Hörvermögen nicht.

Vorbeugung

Vermeiden Sie Flugreisen, Tauchen, Schilift- und Seilbahnfahrten, wenn Sie Schnupfen haben und merken, dass Sie den Druckausgleich nur schlecht herstellen können. Babys sollten beim Landen eines Flugzeuges aufrecht gehalten werden, damit sich die Eustachischen Röhren nicht verschließen.
Kauen Sie während des Fluges Kaugummi oder öffnen Sie den Mund wie zum Gähnen. Falls das nichts nutzt, halten Sie die Nasenlöcher zu und drücken Sie bei geschlossenem Mund die Luft durch die Nase. Dadurch wird Luft in die Eustachische Röhre gepresst und ein Druckausgleich hergestellt. Hilfreich sind auch abschwellende Nasentropfen (Schnupfenmittel), die Sie vor dem Start und der Landung in die Nase tropfen.

Wann zur Ärztin oder zum Arzt?

Wenn die Beschwerden nicht innerhalb von drei bis fünf Stunden von selbst zurückgehen, sollten Sie sich in ärztliche Behandlung begeben.

Selbsthilfe

➡ Vorbeugung.

Behandlung

Falls Selbsthilfemaßnahmen die Schmerzen nicht bessern, belüften Ärztin oder Arzt das Mittelohr, indem sie die Nasenschleimhaut betäuben und über die Nase einen Katheter in die Tube einführen.
Bringt das keine Besserung, kann die Ärztin oder der Arzt im Trommelfell einen kleinen Schnitt anbringen (*Paracentese*) und ein Paukenröhrchen einlegen.
Das Trommelfell heilt normalerweise innerhalb von zwei Wochen von selbst.

Sinnvoll: Schnupfenmittel zur Vorbeugung gegen Druckschmerzen		
Coldan (Ö)	*Otrivin (Ö)*	*Tyzine (D)*
Nasivin (D/Ö)	*Privin (D/Ö)*	*Vibrocil (D/Ö)*
Olynth (D/Ö)	*Rhinon (Ö)*	
Otriven (D)	*Rhinospray (D/Ö)*	

Cholesteatom

Cholesteatome sind gutartige Geschwüre der obersten Hautschicht.

Beschwerden

Leichtes bis stark eingeschränktes Hörvermögen. Manchmal stinkender Ausfluss aus dem Ohr; Kopfschmerzen, Ohrenschmerzen und Schwindel.

Ursachen

Meistens entstehen Cholesteatome nach Verletzungen des Trommelfells als Folge von chronischer Mittelohrentzündung.
Selten können Cholesteatome angeboren sein, und es kommt auch nur selten vor, dass Cholesteatome durch länger andauernde Belüftungsstörungen des Mittelohrs (z. B. Tubenmittelohrkatarrh) entstehen.

Erkrankungsrisiko

Mittelohrentzündungen, die bis an den Rand des Gehörgangs reichen, begünstigen Verletzungen des Trommelfells.

Mögliche Folgen und Komplikationen

Ein unbehandeltes Cholesteatom kann sich ausbreiten und die Kette der Gehörknöchelchen zerstören. Die Konsequenz davon sind dauerhafte Hörstörungen. Bei jedem Fünften treten Cholesteatome nach einer Operation erneut auf. Das ist nur dann gefährlich, wenn sie nicht sofort behandelt werden.

Vorbeugung

Sachgerechte Behandlung von chronischen Mittelohrentzündungen.

Wann zur Ärztin oder zum Arzt?

So bald wie möglich.

Selbsthilfe

Ist nicht möglich.

Behandlung

Cholesteatome müssen operiert werden. Bei fortgeschrittener Erkrankung muss die Funktion der Gehörknö-

chelchenkette durch Prothesen aus Metall, Keramik oder Knochen wiederhergestellt werden. In etwa 20 Prozent aller Fälle tritt die Erkrankung nach der Operation erneut auf.

Ménièr'sche Krankheit

Beschwerden

Anfälle von Drehschwindel, die in unregelmäßigen Abständen auftreten können – alle paar Wochen bis zu alle paar Jahre. Die Anfälle sind häufig begleitet von Ohrensausen, Beklemmungsgefühl, Übelkeit, Erbrechen, Schweißausbrüchen und einer Hörverminderung, besonders im Tieftonbereich. Manchmal haben Betroffene vor dem Anfall ein Druckgefühl im Ohr. Der Anfall kann Minuten bis Stunden dauern.
Besteht die Krankheit dauerhaft, verlieren die Anfälle an Intensität, das Hörvermögen bleibt dauernd eingeschränkt.
Der zunehmende Hörverlust betrifft in etwa 70 Prozent der Fälle nur ein Ohr.

Ursachen

Die Flüssigkeitsmenge im Labyrinth, jenem Teil des Innenohrs, der das Gleichgewicht regelt, nimmt zu. Dadurch erhöht sich der Druck innerhalb des Labyrinths, die empfindlichen Membranwände werden beschädigt und der Gleichgewichtssinn gestört.
Warum sich die Flüssigkeitsmenge erhöht, ist nicht bekannt.

Erkrankungsrisiko

In Deutschland wird etwa 280 000-mal jährlich die Diagnose Ménièr'sche Krankheit gestellt.

Mögliche Folgen und Komplikationen

Die Beschwerden sind oft nur geringfügig. Schwere Erkrankungsfälle sind von heftigen Angstzuständen und Migräneattacken begleitet.
In seltenen Fällen kann die Erkrankung aber zu völliger Taubheit führen – mit all den negativen Folgen für die psychische Gesundheit und das soziale Leben der Betroffenen (➡ Taubheit, Seite 469).

Vorbeugung

Durch salzarme Ernährung verringert sich das Risiko von Ménièr'schen Anfällen (➡ Ernährung, Seite 232).

Wann zur Ärztin oder zum Arzt?

Sobald Sie die beschriebenen Beschwerden wahrnehmen. Für die Diagnose sind genaue Untersuchungen notwendig: Gleichgewichtsprüfung, Hörbefund, Nervenuntersuchungen, Röntgenaufnahmen und Untersuchungen des Hörzentrums im Gehirn.

Selbsthilfe

Beim Auftreten der Anfälle möglichst ruhig liegen. Schränken Sie Ihren Salz- und Flüssigkeitskonsum ein.

Behandlung

Alle verwendeten Arzneimittel können die Beschwerden lediglich lindern, nicht heilen.

Behandlung eines akuten Anfalls
Bettruhe und intravenöse Injektion von Mitteln gegen Übelkeit und Erbrechen.

Langfristige Behandlung
Gegen Beklemmungsgefühle, Angstgefühle und Schweißausbrüche haben sich Beruhigungsmittel (Psychopharmaka) bewährt.

Operation
Falls die medikamentöse Behandlung nicht hilft, ist eine Operation notwendig. Dabei wird häufig im Knochen des Mittelohrs ein Bohrloch angelegt und so das Innenohr vom Druck entlastet. In etwa 70 Prozent aller Fälle vergehen dadurch die Schwindelanfälle. Die Beschwerden treten nach einiger Zeit jedoch erneut auf.

Verkalkung im Ohr (Otosklerose)

Beschwerden

Ohrensausen, das häufig als Grillenzirpen beschrieben wird; zunehmende Schwerhörigkeit, wobei ein Ohr meist schwerer betroffen ist als das andere.

Ursachen

Bei der Otosklerose verkalkt nicht »das Ohr«, sondern das knöcherne Labyrinth des Innenohrs. Die Erkrankung betrifft meist die Verbindungsstelle zwischen der Fußplatte des Steigbügels des Mittelohrs und dem ovalen Fenster des Innenohrs. Das bedeutet, dass der Steigbügel »eingemauert« wird und die Fähigkeit verliert, den Schall zu übertragen.

Warum die »Verkalkung« auftritt, ist unbekannt. Man vermutet jedoch, dass Erbfaktoren eine Rolle spielen.

Erkrankungsrisiko

Jedes Jahr wird in Deutschland etwa 30 000-mal die Diagnose Otosklerose gestellt. Die Erkrankung betrifft vorwiegend ältere Personen.

Mögliche Folgen und Komplikationen

Eine Operation kann das Hörvermögen in vielen Fällen bessern. Je mehr aber das Innenohr von der Sklerose betroffen ist, umso eher wird sich das Gehör trotz erfolgreicher Operation verschlechtern.

Vorbeugung

Ist nicht möglich.

Wann zur Ärztin oder zum Arzt?

Sobald Sie den Verdacht haben, an Otosklerose zu leiden.

Selbsthilfe

Ist nicht möglich.

Behandlung

Wenn das Innenohr noch funktionstüchtig ist, wird durch eine Operation der Steigbügel im Mittelohr durch eine Prothese ersetzt. Etwa einer von hundert Operierten ist nach der Operation taub.
In Ausnahmefällen, wenn keine Operation möglich ist, kann ein Hörgerät das Hörvermögen verbessern.

Hörsturz

Beschwerden

Plötzlich auftretender, einseitiger, kompletter oder teilweiser Hörverlust, oft verbunden mit Schwindel, Druckgefühl und Geräuschen im Ohr sowie begleitet von starken Angstgefühlen. Nur bei etwa jedem Zehnten sind beide Ohren betroffen.

Ursachen

Als Ursache vermutet man Durchblutungsstörungen im Innenohr, Virusinfektionen oder Nebenwirkungen von Medikamenten.

Sehr selten können auch Krebs oder neurologische Erkrankungen die Ursache für einen Hörsturz sein.

Da auch »Stress« als Ursache oder auslösender Faktor vermutet wird, liegt der Verdacht nahe, dass jene Menschen hörsturzgefährdet sind, die nicht in der Lage sind, das Gleichgewicht zwischen Spannung und Entspannung in ihrem Leben herstellen zu können (➡ Im Gleichgewicht sein, Seite 216).

Erkrankungsrisiko

Meist sind Personen im Alter zwischen 30 und 40 Jahren betroffen.

Mögliche Folgen und Komplikationen

Der Hörsturz ist eine Notfallsituation, die sofort behandelt werden sollte. Meist normalisiert sich das Hörvermögen spontan wieder.

Vorbeugung

Ist nicht möglich.

Wann zur Ärztin oder zum Arzt?

Sofort.

Selbsthilfe

Ist nicht möglich.

Behandlung

Sofortige Aufnahme ins Krankenhaus und unter anderem Infusionen mit so genannten niedermolekularen Dextranen, durchblutungsfördernden Mitteln, Vitaminen und Prokain. Danach Umstellung auf Medikamente zum Einnehmen.

Haut

Die Haut ist das größte Organ des Menschen, mit einer Fläche von etwa zwei Quadratmetern und einem Gewicht von etwa zwei Kilogramm. Die Haut bildet die Grenze zur Außenwelt und hat mehrere Funktionen.

Sie ist Organ des Tast-, Schmerz- und Wärmesinnes. Sie hat große Bedeutung im Kontakt mit anderen Menschen und für das eigene Wohlbefinden. Sie bietet Schutz vor mechanischen Einflüssen. Sie reguliert die Körpertemperatur durch die äußere Isolationsschicht (Haare), die Fettschicht, das Kühlungssystem des Blutgefäßnetzes und die Schweißdrüsen. Durch die Hornschicht und ein keimfeindliches Milieu der Hautoberfläche (trocken und sauer) schützt sie vor Krankheitskeimen. Sie bietet Schutz vor den schädigenden UV-Strahlen der Sonne. Als Barriere zwischen Organismus und Umwelt verhindert sie das Austrocknen des Körpers und das Eindringen körperfremder Erreger.

Die Haut ist ein sichtbares Organ. Hauterkrankungen wirken sich darum auch immer auf das psychische Wohlbefinden aus. Beispielsweise kann Akne, eines der häufigsten medizinischen Probleme von Jugendlichen, die Persönlichkeitsentwicklung nachhaltig beeinträchtigen. Ausschläge, Hautverfärbungen und Muttermale können so entstellend wirken, dass sich andere Menschen davon abgestoßen fühlen.

Welche Bedeutung der Zustand von Haut und Haaren für unser Wohlbefinden hat, lässt sich an den unzähligen Produkten ablesen, die die Kosmetikindustrie dazu anbietet.

Umgekehrt kann die Haut auch unser Befinden ausdrücken: Angst macht uns schwitzen; aus Scham erröten wir; Situationen, die zum »Aus-der-Haut-Fahren« sind, können bei manchen Menschen zu Hautausschlägen führen. Die Haut ist damit auch ein Spiegel der Seele.

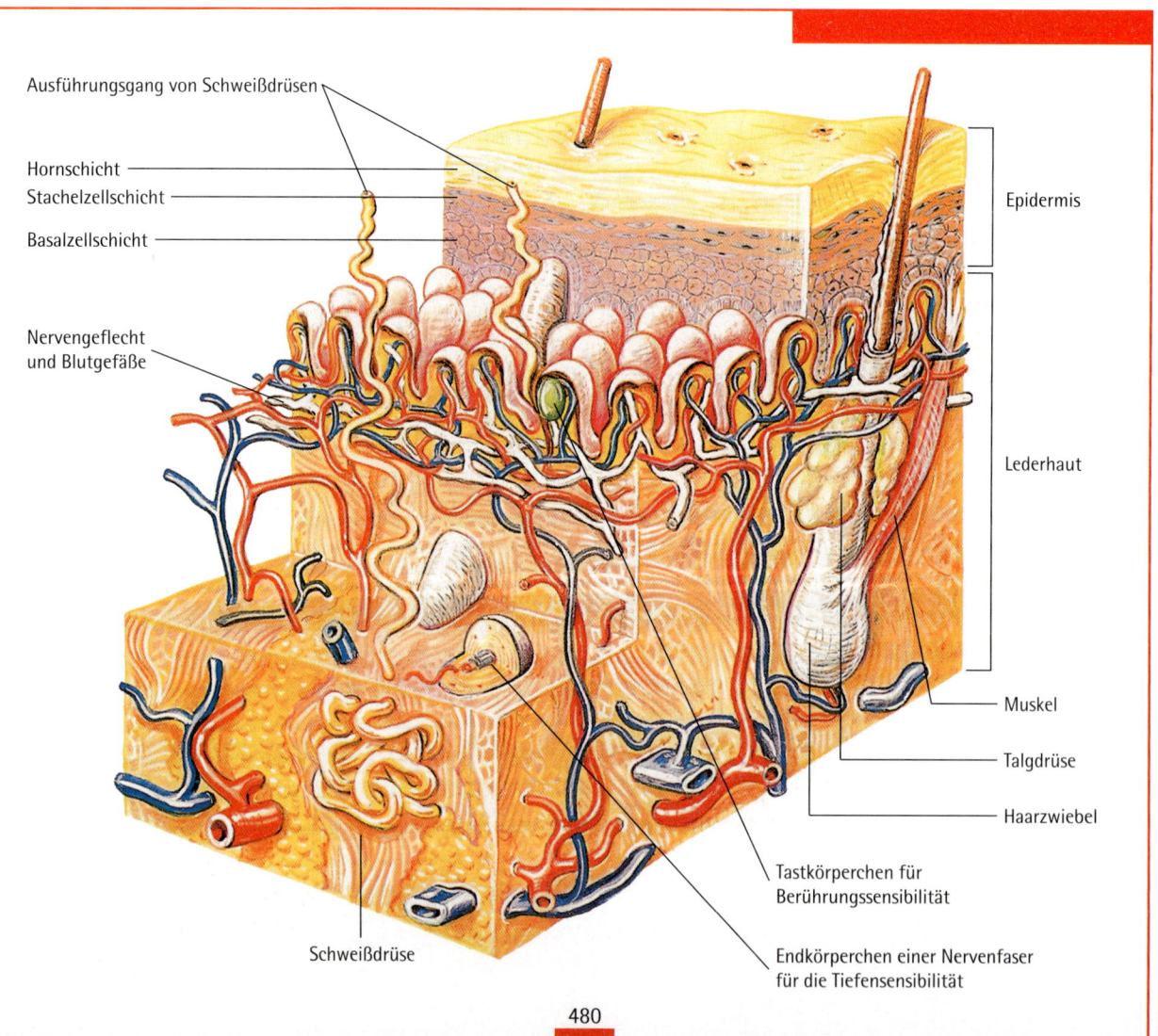

Ausführungsgang von Schweißdrüsen

Hornschicht
Stachelzellschicht
Basalzellschicht

Epidermis

Nervengeflecht und Blutgefäße

Lederhaut

Muskel

Talgdrüse

Haarzwiebel

Tastkörperchen für Berührungssensibilität

Schweißdrüse

Endkörperchen einer Nervenfaser für die Tiefensensibilität

Hautpflege

Regelmäßige Hautpflege trägt zum Wohlbefinden bei, erhält die Haut sauber und kann Krankheiten verhindern. Eine angemessene Pflege berücksichtigt den Hauttyp: trocken, normal oder fettig. Allerdings schwankt der Hauttyp bei fast allen in Abhängigkeit von der Jahreszeit (im Winter ist die Haut trockener als im Sommer), vom Hormonspiegel und vom allgemeinen Gesundheitszustand. Manche Menschen weisen sogar im Gesicht verschiedene Hauttypen auf.

Hautpräparate für Pflege und Behandlung gibt es als Salben, Cremes, Lotionen und Lösungen.

Fettsalben sind fettig und enthalten wenig oder gar kein Wasser. Sie eignen sich zum Einfetten, besonders auf feuchter Haut, und bleiben als fettige Schicht auf der Haut.

Salben sind Wasser-in-Öl-Emulsionen, wobei mehr Öl als Wasser enthalten ist. Ähnlich wie Fettsalben fetten Salben die Haut und erweichen sie bei zu starker Verhornung. *Cremes* sind Öl-in-Wasser-Emulsionen, wobei der Wasseranteil überwiegt. Cremes sind wenig fettend. Auf Grund ihres hohen Wasseranteils (bis 70 Prozent) dunsten sie stark ab und wirken dadurch entzündungshemmend. Cremes sind recht anfällig für den Befall mit Mikroorganismen und werden darum durch Konservierungsstoffe stabilisiert.

Lotionen (Schüttelmixturen) sind Suspensionen fester Stoffe in Wasser oder in Alkohol-Wasser-Gemischen. Sie werden auch flüssige Puder genannt. Da sie sich beim Stehen in flüssige und feste Stoffe trennen, müssen sie vor Gebrauch geschüttelt werden. Sie sind einfach aufzutragen, wirken kühlend und trocknen akut entzündete und nässende Hautstellen aus.

Lösungen bestehen aus Wasser oder einem Alkohol-Wasser-Gemisch, in dem Wirkstoffe gelöst sind, die Juckreiz stillend, gerbend, durchblutungsfördernd, entzündungshemmend oder antimikrobiell wirken. Nach dem Auftragen von Lösungen kann die Haut relativ leicht austrocknen und jucken.

Hautreinigung

Bei jedem Waschen lösen Wasser, aber noch mehr Seifen, Duschbäder usw. von der Haut Schmutz, Fettstoffe, Schuppen und feuchtigkeitsbindende Substanzen ab. In der Folge wird die Haut trocken und rau. Die gesunde Haut ersetzt das entzogene Fett normalerweise innerhalb relativ kurzer Zeit. Außerdem enthalten die meisten Hautreinigungsmittel rückfettende Substanzen.

Zu häufiges Waschen ohne nachträgliches Einfetten des Körpers kann die Haut austrocknen lassen und schuppig machen.

Seifen, Syndets, Reinigungsmilch, Gesichtswasser

Syndets sehen aus wie Seifen, enthalten jedoch künstlich hergestellte waschaktive Wirkstoffe. Syndets haben gegenüber Seifen den Vorteil, dass ihr pH-Wert von etwa 6 dem leicht sauren Milieu der Haut entspricht, während Seifen einen alkalischen pH-Wert um 10 haben.

- Bei fettiger Haut sind Syndets vorzuziehen, weil sie die Haut stärker entfetten als Seife.
- Bei trockener Haut ist Seife vorzuziehen, besonders dann, wenn sie einen hohen Anteil an rückfettenden Stoffen enthält (Babyseife).
- Wer sich zu häufig wäscht, kann der Haut schaden.
- Pflegeprodukte für Babys sollten möglichst wenige Zusatzstoffe, also auch keine Duftstoffe, enthalten.
- Feste Seifen und Syndets haben gegenüber flüssigen Waschlotionen den Vorteil, dass sie keine Konservierungsmittel enthalten.
- Besonders schonend reinigt man die Haut mit Reinigungsmilch. Das ist eine dünnflüssige Öl-in-Wasser-Emulsion, die auf die Haut aufgetragen und mit Wasser abgewaschen wird. Reinigungsmilch entfettet verhältnismäßig wenig. Mit ihr entfernt man vor allem Make-up.
- Gesichtswasser enthält Alkohol und wirkt erfrischend. Fachleute raten jedoch wegen der stark entfettenden und austrocknenden Wirkung von ihrer Anwendung ab.

Trockene Haut

Trockene Haut neigt zur Schuppenbildung, ist glanzlos, wird eher faltig und erzeugt häufig ein gespanntes Gefühl auf der Haut.

Trockene Haut kommt häufig vor bei

- älteren Menschen auf Grund der eingeschränkten Talgdrüsenfunktion.
- Menschen, die sich viel in zentral geheizten Räumen oder Räumen mit Klimaanlage aufhalten.
- Personen, die stark entfettende Seifen oder Dusch- und Badezusätze in Schaumform verwenden.

Trockener Haut missfällt häufiges Baden. Je heißer ein Bad oder eine Dusche, umso mehr Feuchtigkeit wird der Haut entzogen. Nach dem Waschen oder Baden sollte man trockene Haut mit Cremes oder Lotionen pflegen. Sie sorgen dafür, dass die Haut Feuchtigkeit besser speichern kann. Pflegemittel für trockene Haut sind eher fettreich.

Die Wahl des Pflegemittels

Welches Pflegemittel sich am besten eignet, zeigt eine »Streichelprobe«: Wenn sich die Haut schon bald nach dem Auftragen wieder trocken anfühlt, empfiehlt sich ein fettreicheres Produkt (meist ist das eine Wasser-in-Öl-Emulsion). Ein klebriger Fettglanz zeigt hingegen, dass die

Haut übersättigt ist und eine Öl-in-Wasser-Emulsion ausreicht.

Leider geben die Hersteller von Allzweckcremes, wie *Kaloderma*, *Nivea*, *Kamill-Glycerin* usw., nur selten an, welchen Emulsionstyp sie verwenden. Bei so genannten Tagescremes handelt es sich meist um Öl-in-Wasser-Emulsionen, während die Nachtcremes meist Wasser-in-Öl-Emulsionen sind.

Normale Haut

Die normale Haut ist mit einem Wasser- und Fettmantel überzogen, der meist keiner besonderen Pflege bedarf. Ab etwa dem 25. Lebensjahr sondern die Talgdrüsen der Haut weniger Talg ab. Das bedeutet, dass die Haut mit zunehmendem Alter langsam trockener wird.

Die normale Haut ersetzt das bei der Reinigung entzogene Fett innerhalb relativ kurzer Zeit von selbst.

Fettige Haut

Bei der fettigen Haut sondern die Talgdrüsen vermehrt Fett ab. Dabei erweitern sich die Poren. Fette Haut kann glänzend erscheinen, wenn der vermehrte Fettfluss ölig ist, oder trocken, wenn das Fett bereits im Haarbalg eintrocknet. Viele Menschen haben beide Arten von fetter Haut: Häufig sind Stirn, Nase und Kinn ölig und die Wangen trocken.

Pflegemittel für die fette Haut sind fettarm und enthalten entfettende Wirkstoffe.

Sonnenbrand

In der Basalschicht, einer tieferen Hautschicht, bilden Zellen den schwarzen Farbstoff Melanin. Es verteilt sich in der Epidermis und färbt sie an. Die Bestrahlung mit UV-Licht sorgt für eine vermehrte Melaninbildung und regt außerdem die Epidermis zu erhöhter Zellproduktion an. Mit einer »dickeren« und dunkleren Haut (*Lichtschwiele*) schützt sich der Körper vor UV-Strahlen.

Beschwerden

Gerötete, heiße, empfindliche Haut, die manchmal anschwillt. Bei starkem Sonnenbrand bilden sich Blasen.

Ursachen

Entzündung der Haut durch zu lange Sonnenbestrahlung. Durch die Ausdünnung der Ozonschicht gelangen mehr UV-B-Strahlen auf die Erdoberfläche als noch vor Jahren. Damit hat sich die Zeit bis zum Auftreten eines Sonnenbrandes verkürzt. Reflektierte Sonnenstrahlen können auch bei dunstiger Witterung oder im Schatten Sonnenbrand verursachen. Dieses Risiko unterschätzen viele, weil sie die Sonnenstrahlung nicht als Hitze spüren.

Risiko

Das Sonnenbrandrisiko ist erhöht bei hellhäutigen Menschen, in heißem Klima und beim Aufenthalt im Hochgebirge.

Mögliche Folgen und Komplikationen

Bei regelmäßigem Sonnenbaden über viele Jahre hinweg altert die Haut frühzeitig und verliert an Elastizität. Sonnenbrände – vor allem in der Kindheit – erhöhen das Risiko von Hautkrebs (➡ Seite 509).

Vorbeugung

Tragen Sie einen Hut und Kleidung, welche die Haut bedeckt. Bis zu 20 Prozent der UV-Strahlen können durch Kleidungsstücke dringen. Nasse und helle Kleidung schützt weniger als trockene und dunkle.

Selbst 50 Zentimeter unter der Wasseroberfläche wirken noch 60 Prozent der UV-Strahlen.

Stimmen Sie Intensität und Dauer des Sonnenbads und die Stärke des Sonnenschutzmittels auf den Hauttyp ab. Eine langsame Bräunung hält länger an und ist gleichmäßiger. Wiegen Sie sich aber durch Sonnenschutzmittel nicht in der falschen Sicherheit, damit von Sonnenbrand und Hautkrebs verschont zu bleiben. Amerikanische Studien haben gezeigt, dass das Hautkrebsrisiko bei Menschen, die regelmäßig Sonnenschutzmittel verwenden, genauso groß ist wie das von jenen, die diese Präparate nicht gebrauchen.

Dauer des Sonnenbads

Jeder Hauttyp hat eine ihm entsprechende Eigenschutzzeit, die die betreffende Person gefahrlos in der Sonne bleiben kann. Der Lichtschutzfaktor eines Sonnenschutzmittels gibt an, um wie viel länger die Person in der Son-

Hauttypen

Haut-typ	Haut	Sommer-sprossen	Haare	Brust-warzen	Sonnenbrand	Eigenschutz in der Sonne
I	*auffallend hell*	*stark*	*rötlich*	*sehr hell*	*immer stark schmerzhaft*	*5 Minuten*
II	*hell*	*selten*	*blond, braun*	*hell*	*immer stark schmerzhaft*	*10 Minuten*
III	*hell, hellbraun*	*keine*	*dunkelblond, braun*	*dunkler*	*seltener, mäßig*	*25 Minuten*
IV	*hellbraun, oliv*	*keine*	*dunkelbraun*	*dunkel*	*kaum*	*45 Minuten*

ne bleiben kann, ohne einen Sonnenbrand zu bekommen. Beispiel: Eine Person des Hauttyps III kann etwa 20 Minuten ungeschützt sonnenbaden, ohne einen Sonnenbrand zu bekommen. Mit einem Sonnenschutzmittel mit Faktor sechs kann sie sechsmal länger, also zwei Stunden, in der Sonne bleiben.

Vorsicht: Die angegebene Eigenschutzzeit ist nur ein grober Anhaltspunkt und kann individuell sehr verschieden sein. Außerdem kann der bei Sonnenschutzmitteln angegebene Lichtschutzfaktor auch bei gleichen Produkten stark schwanken. Zudem ist der Lichtschutzfaktor nicht in allen Ländern einheitlich definiert.

Alle Sonnenschutzmittel erreichen erst etwa 20 Minuten nach dem Auftragen ihre volle Wirkung! Verwenden Sie keine Deodorants, Kosmetika oder Parfüms, während Sie sonnenbaden – es besteht die Gefahr von bleibenden Hautverfärbungen.

Tragen Sie Sonnenschutzmittel auch auf und hinter den Ohren auf.

Sonnenschutzmittel, die als »wasserfest« deklariert sind, schützen nach dem Schwimmen nicht mehr ganz so gut wie vorher. Sie sollten sich darum nach dem ausgiebigen Kontakt mit Wasser erneut eincremen.

Sonnenmilch, -creme, -öl, Selbstbräuner

- Sonnenmilch wird für den ganzen Körper benutzt. Ein Test der Stiftung Warentest hat ergeben, dass billige Mittel genauso gut schützen wie teure. Sehr gut und preisgünstig sind »dm Sun Dance Sonnenmilch«, »Edeka/elkos Sun Care Sonnenmilch« und »Rossmann Sun Ozon Sonnenmilch«. Präparate mit höheren Schutzfaktoren halten meist, aber nicht immer, was sie versprechen.
- Sonnencreme ist fettreicher als Milch und schwerer auf der Haut zu verteilen. Sie wird deshalb meist für das Gesicht verwendet.
- Sonnenöle schützen kaum vor Sonnenstrahlung und sollen vornehmlich die Haut feucht und gefettet halten.
- Vorbräuner (so genannte Pretan-Produkte) sollen die Hautzellen dazu veranlassen können, mehr Bräune zu produzieren. Fachleute bezweifeln das.

- Selbstbräuner enthalten Dihydroxyaceton (DHA), das die oberste Hautschicht bräunlich verfärbt. Dieses Braun entspricht allerdings nicht immer dem natürlichen Sonnenbraun und ersetzt auch nicht den Sonnenschutz. Die Produkte lassen sich nur schlecht gleichmäßig auftragen; ihr Geruch wird oft als unangenehm empfunden. Selbstbräunung hält etwa eine Woche an und ist ohne gesundheitliche Risiken.
- UV-Sensoren (Piepser) werden als Möglichkeit gepriesen, um sich vor Sonnenbrand zu schützen. Das bundesdeutsche Test-Magazin hat in einer Untersuchung festgestellt, dass man sich auf diese Geräte nicht verlassen kann. Von einer Verwendung wird deshalb abgeraten.

Wann zur Ärztin oder zum Arzt?

Wenn der Sonnenbrand sehr schmerzhaft ist oder von Fieber und Übelkeit begleitet wird oder wenn sich Blasen bilden.

Solarien

In modernen Solarien werden die aggressiven UV-B-Strahlen meist ausgefiltert und vorwiegend UV-A-Strahlen verwendet. Dadurch wird die Haut zwar braun, bildet aber keine »Lichtschwiele« aus, sodass die Haut in der »echten« Sonne dennoch verbrennen kann.

Sauberkeit und Hygiene sowie die Art und Weise der Beratung durch das Personal können einen Anhaltspunkt geben für die Qualität von Solarien.

Halten Sie sich an folgende Vorsichtsregeln:
- *Keine Sonnenschutzmittel verwenden.*
- *Nicht am selben Tag ins Solarium und in die Sonne gehen.*
- *Schutzbrille verwenden.*
- *Nicht mehr als 50 Bestrahlungen jährlich, Solariumsbesuche und Sonnenbäder zusammengerechnet.*

Selbsthilfe

Kühlen Sie die schmerzenden Stellen mit feuchten Umschlägen, die Sie öfter erneuern. Tragen Sie auf die geröteten Stellen ein Hautpflegemittel auf. Gegen die Schmerzen und die Entzündung hilft Azetylsalizylsäure (➡ Einfache Schmerzmittel, Seite 838).

Behandlung

Der Arzt oder die Ärztin kann ein entzündungshemmendes Mittel mit Kortison verschreiben (➡ Seite 842).

Verbrennung

Wann zur Ärztin oder zum Arzt?

Wenn Selbsthilfemaßnahmen nicht auszureichen scheinen. In jedem Fall dann, wenn bei Kindern mehr als fünf Prozent der Hautoberfläche verbrannt sind. Das ist bei Säuglingen und Kleinkindern zum Beispiel ein Unterarm oder ein Viertel des Kopfes. Erwachsene müssen in ärztliche Behandlung, wenn mehr als 20 Prozent der Hautoberfläche verbrannt sind. Dabei kommt es nicht auf den Schweregrad der Verbrennung an.

Selbsthilfe

Die betroffene Hautstelle sofort und so lange in kaltes Wasser tauchen oder unter fließendes kaltes Wasser halten oder kalte Umschläge auflegen, bis der Schmerz aufgehört hat. Das kann mehrere Minuten bis zu einer halben Stunde dauern. Diese Maßnahme verhindert meist, dass sich Blasen bilden und sich die Haut entzündet.
Bei ausgedehnteren Verbrennungen: Viel trinken.
Hinweis: Keinen Puder, kein Mehl, keine Salbe, kein Öl auf die Wunde auftragen. Nur mit sterilem Verband abdecken.

Behandlung

Je nach dem Grad und der Ausdehnung der Verbrennung notfallmäßig in der Klinik.

Erfrierung

Beschwerden

Je nach dem Grad der Erfrierung unterschiedlich:
I. Grad: Rötung.
II. Grad: Rötung und Blasen.

III. Grad: weiße, steif gefrorene Hautstellen ohne Gefühl; nach dem Auftauen lederartige, trockene, schwarze, abgestorbene Hautstellen.

Ursachen

Teile des Körpers waren ungeschützt zu lange tiefen Temperaturen ausgesetzt.

Risiko

Personen, die unter Arteriosklerose (➡ Seite 546) leiden oder Betablocker einnehmen, sind durch Erfrierungen stärker gefährdet.
Müdigkeit, Alkohol und Sauerstoffmangel in hoch über dem Meeresspiegel liegenden Regionen können dazu führen, dass man das Gefühl für Erfrierungsrisiken verliert. Auch Kinder nehmen diese Gefahr häufig nicht wahr.

Mögliche Folgen und Komplikationen

Abhängig vom Grad der Erfrierungen. Bei sofortiger Selbsthilfe oder Behandlung bestehen gute Chancen, dass keine Beschwerden zurückbleiben. Bei schweren Erfrierungen muss unter Umständen amputiert werden.

Vorbeugung

Ausreichender Kälteschutz, besonders an Ohren, Händen und Füßen und eventuell an der Nase.

Wann zur Ärztin oder zum Arzt?

Wenn Selbsthilfemaßnahmen nicht ausreichen.

Selbsthilfe

Hinweis: Die erfrorenen Stellen nicht massieren, nicht mit Schnee abreiben und nicht direkt erhitzen (Heizgeräte, Heizdecken, Fön oder Ähnliches)! Heiße Getränke geben, aber keinen Alkohol!
Mit erfrorenen Füßen nicht umhergehen!
So erwärmt man die erfrorenen Körperteile richtig:
● Erfrorene Hände unter die Achselhöhlen oder in lauwarmes Wasser halten.
● Gesichtsteile mit trockenen, behandschuhten Händen so lange bedecken, bis sie wieder eine normale Hautfarbe aufweisen.
● Erfrorene Zehen oder Füße hoch lagern und warm halten oder in lauwarmes Wasser tauchen. Die aufgewärmten Stellen vorsichtig bewegen.
Die Erwärmungsphase kann sehr schmerzhaft sein und 45 Minuten bis eine Stunde andauern. Gegen die

Schmerzen eventuell ein Schmerzmittel einnehmen (➡ Einfache Schmerzmittel, Seite 838).

Achtung: Durch wiederholtes Erfrieren und Auftauen entstehen besonders ausgedehnte Gewebeschäden, daher ist das Auftauen erst dann sinnvoll, wenn sich der Betroffene anschließend nicht wieder der Kälte aussetzt.

Behandlung

Bei schweren Erfrierungen wird mit Infusionen behandelt, unter Umständen werden chirurgische Maßnahmen erforderlich.

Fußpilz

Beschwerden

Zunächst gerötete, später nässende und juckende Haut, die sich abschält und unangenehm riecht. Im Verlauf der Erkrankung kann die Haut schmerzhaft einreißen.

Der Fußpilz sitzt meist zwischen den Zehen, kann jedoch auch Fußsohlen, Zehenspitzen und Fußsohlenränder betreffen.

Ursachen

Eine ansteckende Infektion mit Pilzen.

Erkrankungsrisiko

Fußpilz gehört zu den häufigsten Erkrankungen. Das Risiko steigt, wenn die Haut durch Wasser oder Schweiß aufgeweicht ist. Wer sich nach dem Schwimmen die Zehenzwischenräume nicht gut trockenreibt, bekommt besonders leicht Fußpilz.

Mögliche Folgen und Komplikationen

Fußpilz ist zwar unangenehm, aber harmlos. Pilze werden übertragen, doch bei Menschen mit intakter Haut und intakter Immunabwehr entsteht daraus kein Fußpilz. Auch am eigenen Körper kann sich ein Pilz nur ausbreiten, wenn eine vorgeschädigte Haut oder eine verringerte Immunabwehr die Möglichkeit dafür schafft.

Vorbeugung

Nach dem Baden die Füße zwischen den Zehen immer gut abtrocknen. Immer das eigene Handtuch verwenden. Nur Socken und Schuhe aus Naturmaterialien tragen. Viel barfuß gehen, aber nicht auf Teppichböden und Badezimmermatten in Hotels.

Wann zur Ärztin oder zum Arzt?

Wenn die Selbsthilfemaßnahmen nichts nutzen.

Selbsthilfe

Ist keine Entzündung vorhanden oder ist diese bereits abgeklungen, ist die Verwendung eines Pilzmittels (*Antimykotikum*) zum Auftragen sinnvoll.

Wichtig: Das Pilzmittel muss mindestens zwei bis drei Wochen aufgetragen werden, und zwar auch dann, wenn der Eindruck besteht, dass die Beschwerden nach wenigen Tagen verschwunden seien. Sonst besteht die Gefahr, dass Reste des Pilzgeflechtes in tieferen Hautschichten verbleiben und dass der Fußpilz erneut auftritt.

Stark entzündete Füße sollten zunächst in desinfizierender Kaliumpermanganat-Lösung gebadet oder mit einer Lotion eingepinselt werden, die Zinkoxid, Talk, Glyzerin und Wasser enthält (*Lotio alba aquosa*) und austrocknend und kühlend wirkt.

Keine Desinfektionsmittel verwenden, die Formaldehyd enthalten. Formaldehyd kann häufig Kontaktekzeme verursachen.

Behandlung

Bei Jugendlichen heilt der erste Fußpilz häufig von allein, wenn sie Vorbeuge- und Selbsthilfemaßnahmen beachten und ihre Selbstheilungskraft nicht durch aggressive Behandlung stören. Diese Menschen entwickeln eine Art von Immunität; erneute Infektionen sind dann unwahrscheinlich.

Wenn auch die Zehennägel vom Pilz befallen sind, ist die Behandlung meist sehr langwierig. Pilzmittel zum Auftragen nützen hier wenig. In diesem Fall helfen nur Pilzmittel, die nach ärztlicher Verordnung mehrere Monate lang geschluckt werden müssen.

Hühnerauge

Beschwerden

Schmerzhafte Hornhautstellen an den Füßen, meist an der Stelle des größten Schuhdrucks.

Ursachen

Meist enge und/oder hochhackige Schuhe.

Mögliche Folgen und Komplikationen

Hühneraugen können sehr schmerzhaft sein.

Vorbeugung

Tragen von bequemen Schuhen (➡ Füße, Seite 680).

Wann zur Ärztin oder zum Arzt?

Wenn Selbsthilfemaßnahmen keinen Erfolg haben.

Selbsthilfe

Tragen Sie ausreichend große Schuhe.
Aufkleben eines Hühneraugenpflasters (z. B. *Guttaplast*). Hühneraugenpflaster sind in Drogerie oder Apotheke erhältlich.

Behandlung

Falls die Selbsthilfemaßnahmen nichts nutzen, können die Hühneraugen chirurgisch entfernt werden. Entscheidend ist jedoch die Beseitigung der Ursache – des Drucks – durch Einlagen oder auch Operationen zur Wiederherstellung einer normalen Fußarchitektur.

Hautblasen durch Reibung

Vorbeugung

● Tragen Sie neue Schuhe zum Einlaufen maximal eine halbe Stunde. Tragen Sie ein zweites Paar bequeme Schuhe mit sich, die Sie gegen die neuen Schuhe auswechseln können.
● Reiben Sie Ihre Füße mit Vaseline ein.
● Socken aus Acryl bieten guten Schutz gegen Blasen. Socken, die nicht genau passen, erhöhen das Risiko von Blasenbildung.
● Kleben Sie den blasengefährdeten Bereich vorbeugend mit einem breiten Streifen Leukotape-Pflaster ab.

Selbsthilfe

Kleben Sie die Stelle mit einem speziellen Blasenpflaster (z. B. *Compeed*) ab. Das bleibt dort kleben, bis sich neue Haut gebildet hat und sich das Pflaster von selbst ablöst. Stechen Sie die Blase an, und drücken Sie die Flüssigkeit heraus. Das mindert den Schmerz.
Dazu drücken Sie mit einem Finger die Flüssigkeit auf eine Seite der Blase und stechen die Blase horizontal mit einer Nadel an. Die Nadel muss vorher durch Alkohol oder kochendes Wasser oder kurzes Über-eine-Flamme-Halten desinfiziert werden.
Keinesfalls die Haut entfernen! Die geöffnete Blase mit einem Pflaster überkleben.

Hornhaut

Beschwerden

Verdickte Hautstellen, meist an der Fußunterseite und an den Händen.

Ursachen

Wiederholte Reibung oder Druck an den betroffenen Hautstellen.

Mögliche Folgen und Komplikationen

Schmerzhafte Hauteinrisse.

Wann zur Ärztin oder zum Arzt?

Ärztliche Behandlung ist nicht notwendig.

Selbsthilfe

Aufweichen der Hornhaut z. B. durch Baden. Anschließend Abreiben der Hornhaut mit Bimsstein (erhältlich in Drogerie oder Apotheke) und Eincremen mit Vaseline.

Lippenrisse

Ursachen

Trockene Lippen und Lippenrisse treten meist während der Winterzeit auf, verursacht durch trockenen Wind und trockene Luft in Innenräumen. Manche Zahnpasten, Süßigkeiten und Kaugummis enthalten allergisierende Inhaltsstoffe und können zu Lippenrissen führen.
Lippenrisse können auch durch UV-Strahlung (Sonnenlicht) verursacht werden.

Selbsthilfe

● Vermeiden Sie es, mit der Zunge über die Lippen zu fahren, weil dies die Haut noch mehr austrocknet.
● Luftbefeuchter in Innenräumen verwenden.
● Viel trinken.
Fettstifte, die Glyzerin enthalten, trocknen die Lippen noch stärker aus.

Wann zur Ärztin oder zum Arzt?

Wenn Risse an den Mundwinkeln nicht heilen – sie sind meist durch Infektionen mit Bakterien oder Pilzen verursacht.

Warzen

Beschwerden

Hügelige, hornige, hautfarbene, manchmal getönte Knoten, die überall am Körper auftreten können. Warzen selbst schmerzen nicht, sie können jedoch Schmerzen verursachen, wenn sie z. B. auf der Fußunterseite auftreten. Zu Feigwarzen im Genitalbereich ➡ Seite 748.

Ursachen

Zur Entstehung sind zwei Bedingungen notwendig:
- Ein Warzenvirus (*Humanes Papillomvirus*).
- Dieses Virus muss in die Haut eintreten können.

Warzen können durch direkten Hautkontakt übertragen werden, aber auch durch Aufenthalt in Schwimmbädern und Turnsälen.
Die durchschnittliche Zeit zwischen Ansteckung und Sichtbarwerden der Warze (*Inkubationszeit*) beträgt drei bis vier Monate.

Erkrankungsrisiko

Etwa 1,2 Millionen Mal im Jahr werden in Deutschland Arztpraxen wegen Warzen aufgesucht. Warzen können in jedem Alter auftreten, finden sich jedoch vorwiegend bei Kindern und Jugendlichen, nur selten bei älteren Menschen.

Mögliche Folgen und Komplikationen

Warzen sind harmlos, sie können sich jedoch am ganzen Körper ausbreiten. Dann können sie die äußere Erscheinung und das Wohlbefinden beeinträchtigen (➡ Im Gleichgewicht sein, Seite 216).

Vorbeugung

Ist theoretisch möglich, indem man direkten Hautkontakt mit Warzenbefallenen vermeidet. In Schwimmbädern und Saunen stets gut abtrocknen und immer ein eigenes, trockenes Handtuch verwenden. In Gemeinschaftseinrichtungen Schuhe tragen.

Wann zur Ärztin oder zum Arzt?

- Bei ausgedehntem Befall.
- Wenn das Aussehen darunter leidet.
- Bei Warzen am Penis oder an den Schamlippen.
- Nach dem 45. Lebensjahr, damit ein Hautkrebs ausgeschlossen werden kann.
- Wenn Selbsthilfemaßnahmen erfolglos bleiben.

Selbsthilfe

Unzählige Volksmittel wirken gegen Warzen – angefangen vom »Besprechen« bis zu geheimnisvollen Kräutertinkturen. Beim Warzenbesprechen vermuten die Forscher, dass das Immunsystem so angeregt wird, dass es die Warzen besiegt.
Ein Großteil der Warzen verschwindet innerhalb von sechs Monaten von selbst, ohne dass man etwas tut.
Als medizinische Maßnahme wird das Aufkleben von Warzenpflastern empfohlen, die Salizylsäure enthalten. Das Pflaster wird alle drei Tage gewechselt, bis die Warze weiß ist. Das kann bis zu drei Monate dauern. Die aufgeweichte Hornschicht wird mit Schere, Feile oder Hornhauthobel immer wieder abgetragen. Diese Behandlung verhindert nicht, dass erneut Warzen auftreten.

Behandlung

Sie hängt von der Art und der Anzahl der Warzen sowie dem Ort ab, an dem sie auftreten. Meistens versucht man zunächst, die Warze mit Lösungen und Pflastern mit Salizylsäure, Podophyllin, Benzoesäure, Tretinoin usw. abzulösen.

Medikamente

- Sohlen- oder Dornwarzen und so genannte gewöhnliche Warzen werden meist mit Salizylsäure-Lösungen oder -Pflastern behandelt (*Collomack, Guttaplast, Lebewohl*). In extremen Fällen können Ärztin oder Arzt kleine Mengen des Zytostatikums Bleomyzin in die Warze injizieren. Nach drei bis vier Wochen löst sich das trockene Warzengewebe ab. Diese Methode hilft fast immer. Bleomyzin darf während der Schwangerschaft nicht verwendet werden.
- Flache Warzen an Gesicht und Handrücken kann man täglich mit Tretinoin (*Airol* [D/Ö], *Eudyna* [Ö]) bestreichen. Dieses Mittel wird zur Behandlung von Akne verwendet und bewirkt in vielen Fällen eine Schälung und damit Ablösung der Warze.

Operationen

Falls die medikamentöse Behandlung nicht hilft, kann die Warze operativ entfernt werden.
- Vereisen der Warze mit flüssigem Stickstoff. Eine örtliche Betäubung ist nicht notwendig. Nach einigen Stunden entsteht eine Blase, die abgetragen und mit Antibiotika behandelt werden muss. Dieser Eingriff ist schmerzhaft. Es bilden sich jedoch keine Narben. Gewöhnliche Warzen brauchen meist mehrere derartige Behandlungen.
- Elektrische Verschorfung: Unter örtlicher Betäubung wird mit Hochfrequenzstrom das Warzengewebe ver-

kohlt und mit einem scharfen Löffel entfernt. Nachteilig ist, dass sich häufig schmerzhafte Narben bilden und bei etwa einem Drittel der Operierten erneut Warzen wachsen.

- Warzen können bei lokaler Betäubung mit einem Kohlendioxid-Laser verdampft werden. Danach blutet es nicht, und es treten nur geringe Schmerzen auf.

Insektenstiche

Beschwerden

Gerötete, juckende, angeschwollene Quaddeln.

Ursachen

Stiche von Mücken (Gelsen), Moskitos, Beißfliegen, Wespen, Bienen, Hornissen, Spinnen.

Mögliche Folgen und Komplikationen

Insektenstiche in der Haut sind meistens harmlos. Bei Bienen-, Wespen- und Hornissenstichen oder Spinnenbissen sind in seltenen Fällen lebensbedrohliche allergische Reaktionen möglich: heftiger Juckreiz an Kopfhaut und Zunge, großflächige Hautrötung, Atemnot, Erbrechen, Stuhlabgang, Schweißausbruch, rascher Puls, Bewusstlosigkeit.
Lebensbedrohlich können durch die Schwellung Bienen-, Wespen- oder Hornissenstiche im Mundraum werden.

Vorbeugung

Unter einem Moskitonetz schlafen oder an den Fenstern feinmaschige Netze anbringen.

Insektenbekämpfung

Insektenstrips: Manche der darin enthaltenen Wirkstoffe können beträchtliche Nebenwirkungen haben. Der Hinweis »Nicht in Kranken-, Schlaf-, Säuglings- und Kleinkinderzimmern oder in Campingwagen oder Zelten anbringen« hat seine Berechtigung!
Insektensprays sind aus zwei Gründen abzulehnen:

- Untersuchungen in Deutschland haben ergeben, dass sieben Prozent aller Benutzer unter Nebenwirkungen leiden: Atembeschwerden, Unwohlsein, Übelkeit, Kopfschmerzen.
- Die Treibgase der Sprays schädigen die Umwelt.

Elektroverdampfer (Insektenschutz aus der Steckdose) sind zwar wirksam, aber mit gesundheitlichen Risiken verbunden. Sie setzen nicht nur Insekten, sondern auch die im Zimmer anwesenden Menschen einer ständigen Giftdusche aus. Sowohl der Leiter der Vergiftungszentrale an der Wiener Universitätsklinik als auch das deutsche Bundesinstitut für Arzneimittel und Medizinprodukte äußern Bedenken.
Mückenpiepser: Die Geräte senden Ultraschallwellen aus, die zwar unschädlich für den Menschen, aber – laut Test-Magazin – auch unwirksam gegen Mücken sind. Ihre Verwendung ist nutzlos.
UV-Insektenfallen: Diese angebliche Wunderwaffe hat zwei entscheidende Nachteile: Stechmücken lassen sich von UV-Licht kaum anlocken. Stattdessen müssen zahlreiche nützliche und harmlose Insekten dran glauben.
Repellents sind insektenabweisende Mittel, wie etwa *Autan*, die auf die Haut aufgetragen werden. Sie sind etwa sechs bis acht Stunden wirksam. Bis jetzt gibt es keine Hinweise auf eine gesundheitsschädigende Wirkung solcher Mittel.

Wann zur Ärztin oder zum Arzt?

Wenn allergische Reaktionen auftreten.
Sofort bei Stichen im Mund oder im Halsinnern.

Selbsthilfe

Der Stachel von Bienen kann in der Haut stecken bleiben und sollte ohne Druck auf die daran hängende Giftblase vorsichtig entfernt werden (eventuell Giftblase abschneiden). Die betroffene Stelle mit Wasser und Seife waschen. Einen Eiswürfel oder kalten Umschlag auflegen. Eis nicht direkt auf die Haut auflegen, sondern mit Stoff abdecken.

Behandlung

Bei stark entzündeten Insektenstichen kann ein kortisonhaltiges Mittel zum Auftragen verschrieben werden.

Läuse

Läuse sind Blutsauger.

Beschwerden

Kopfläuse: Juckreiz am Kopf und ekzemartige Hauterscheinungen an der Haargrenze hinter den Ohren und im Nacken. Helle, schuppenähnliche Gebilde, die Nissen, die fest an den Haaren haften.
Kleiderläuse: Papeln, Quaddeln und Hauteiterungen am Rumpf und an den Gliedmaßen, verbunden mit Hautjucken. Häufig finden sich zwei bis drei rote Pickel am Rücken.

Filzläuse: Ekzemartige Veränderungen und kleine, blaue Flecken im Bereich der Scham- und Achselhaare, an der Brustseite und unter Umständen auch an den Wimpern. Die Flecken sind verursacht durch Bisse und jucken sehr stark. Die Filzläuse sind als ein bis zwei Millimeter große, gelbgraue Punkte auf der Haut sichtbar. Die winzigen, punktförmigen Eier befinden sich auf den Schamhaaren.

Ursachen

Kopfläuse sind etwa zwei bis drei Millimeter lang und leben am liebsten am Haar hinter den Ohren oder an der Kopfrückseite. Weil sich ihre Farbe der des Haars anpasst, sind sie nur schwer zu sehen. Kopfläuse legen im Laufe ihres 30-Tage-Lebens etwa 50 bis 150 kleine weiße, durchsichtige Eier, die sie nahe der Kopfhaut an den Haaren »zementieren« (*Nissen*).
Kopfläuse können nicht springen oder fliegen, aber sehr schnell laufen. Sie gelangen von einem Menschen zum anderen durch Kontakt von Kopfhaaren, ausgeliehene oder dicht beieinander hängende Kämme, Schals, Mützen und Hüte, aber auch durch Kontakt mit einem von Nissen belegten abgefallenen Haar.
Kleiderläuse sind etwa vier Millimeter lang. Sie leben nicht am Körper, sondern in der Kleidung.
Filzläuse sind flach und rundlich, etwa zwei Millimeter im Durchmesser. Sie werden beim Geschlechtsverkehr, gelegentlich auch durch Kleidung und Bettwäsche übertragen. Filzläuse können bis zu vier Tagen in Bettwäsche überleben.

Risiko

Entgegen einer weit verbreiteten Ansicht schützen Sauberkeit und Ordnung nicht vor dem Befall mit den lästigen Läusen.
Dass Läuse in den vergangenen Jahren wieder zur Plage geworden sind, hat wenig mit den hygienischen Verhältnissen in den »verlausten« Familien zu tun. Vielmehr sind die Übertragungsmöglichkeiten gegenüber früher vielfältiger geworden, seit Kinder untereinander mehr Kleidungsstücke austauschen, ihre Garderobe beim Sport dicht beieinander hängt, sie in Bussen eng zusammengedrängt stehen, »weggelaufene« Läuse auf stoffbezogenen Nackenstützen gemächlich auf den nächsten Kopf warten können, der sich anlehnt, usw.

Mögliche Folgen und Komplikationen

Infektionen der Lausbisse sind möglich. Meist sind mehrere Familienmitglieder und enge Freunde gleichzeitig betroffen.

Läusemittel

Goldgeist forte (D); Wirkstoff: Pyrethrum-Extrakt und Piperonylbutoxid.
Tötet lebende Läuse zuverlässig in etwa einer halben Stunde ab. Aus etwa einem Drittel der Nissen schlüpfen erneut Läuse.
Ersatzweise: Organoderm (D); Wirkstoff: Malathion. Tötet in 5 Minuten die Läuse und schädigt 95 Prozent der Eier.
Jacutin (D/Ö), Quellada H (D); Wirkstoff: Lindan.
Jacutin Gel muss drei Tage auf dem Kopf bleiben. Das 1%ige Shampoo braucht drei Stunden, um die Läuse abzutöten. Diese Substanz eignet sich nicht zur Behandlung von Kindern!

Vorbeugung

Meiden Sie jeden Körperkontakt mit Personen, die Läuse haben.
Kämme, Haarbürsten, Hüte, Mützen, Schals, Handtücher oder Bettwäsche nicht ausleihen.

Wann zur Ärztin oder zum Arzt?

Bei dem Verdacht, dass Sie bzw. Ihr Kind Läuse haben.

Selbsthilfe

Falsche Scham ist mit ein Grund für die weite Verbreitung von Läusen. Informieren Sie Kindergarten, Schule und die Eltern der Freundinnen oder Freunde Ihrer Kinder. Wer wen angesteckt hat, lässt sich nicht herausfinden. Durch gezielte Behandlung aller lässt sich aber verhindern, dass aus Läusen »Haustiere« werden.
Kinder mit Läusen dürfen am Unterricht erst dann wieder teilnehmen, wenn Arzt, Ärztin oder Gesundheitsamt (in Österreich auch Desinfektionsanstalt) bestätigt haben, dass das Kind wieder lausfrei ist.
Kopfläuse: Bei mehr als 51°C sterben Läuse ab. Haarbürsten, Kämme und Haarschmuck also in entsprechend heißes Wasser legen, Handtücher und Bettwäsche einer 60°-Wäsche unterziehen. Die Läuse auf anderen Gegenständen aushungern, indem Sie sie in einem Plastiksack verschließen und diesen mindestens zwei Wochen lang so warm wie möglich aufbewahren.
Kopfläuse verschwinden mit ihren Nissen prompt, wenn die Haare so kurz wie möglich abgeschnitten werden.
Kleiderläuse: Bettwäsche, Handtücher und Kleidungsstücke kochend heiß waschen oder reinigen lassen.
Filzläuse: Unterwäsche, Nachtzeug und Bettwäsche so heiß wie möglich waschen.

Behandlung

Keine vorbeugende Behandlung mit Läusemitteln. Sie sind giftig! Behandlung nach sieben bis zehn Tagen wiederholen, um die noch ausgeschlüpften Läuse abzutöten. Säuglinge und Kleinkinder wegen der möglichen Vergiftungsgefahr nur unter ärztlicher Anleitung behandeln. Besondere Vorsicht, wenn das Mittel durch aufgekratzte Stellen leichter in den Körper eindringen kann.

Kopfläuse: Nach der Behandlung enthalten die sichtbaren Nissen nur noch leere Eier. Das Spülen der Haare mit Essigwasser erleichtert das Auskämmen der Nissen mit dem Läusekamm.

Flöhe

Beschwerden

Gerötete, stark juckende Quaddeln mit zentralem Blutpunkt (Einstichstelle).

Das Risiko steigt

Unter schlechten hygienischen Bedingungen und bei intensivem Kontakt zwischen Menschen und Haustieren.

Mögliche Folgen und Komplikationen

Flohbisse sind wegen des starken Juckreizes sehr unangenehm, aber harmlos. Es dauert mehrere Tage, bis die Bissstellen verheilt sind.

Vorbeugung

Engen Kontakt mit Haustieren vermeiden. Die Flöhe aller Haustiere beißen auch Menschen.

Wann zur Ärztin oder zum Arzt?

Wenn der Juckreiz unerträglich ist.

Selbsthilfe

Flöhe kommen nur zum Blutsaugen zum Menschen. Ansonsten leben sie unsichtbar in Textilien. Ein Flohspray tötet die Tiere in ihren »Behausungen«: Bett, Polstermöbel, Teppichboden, Vorhänge, Kleidungsstücke. Haustiere und ihre Lager- und Liegeplätze müssen ebenfalls flohfrei gemacht werden. Flohhalsbänder für Haustiere haben eine sehr unsichere Wirkung. Falls Sie allein die Plage nicht besiegen, ist die Hilfe von professionellen Kammerjägern notwendig.

Behandlung

Starken Juckreiz kann man durch Mittel lindern, wie sie gegen Insektenstiche verwendet werden.

Krätze (Skabies)

Beschwerden

Starker Juckreiz. Kleine, gerötete, linienförmige Knötchen und Pusteln an den Fingerseitenflächen, an der Beugeseite der Handgelenke, an den Fußknöcheln, den Pobacken und im Genitalbereich. Der Juckreiz ist kurz nach dem Schlafengehen am stärksten. Die Hautveränderungen können leicht als Allergie oder Ekzem missdeutet und falsch behandelt werden (z. B. mit Kortisonsalbe).

Ursachen

Befall der Haut durch Milben, die sich kleine Gänge in die Hornschicht der Haut graben. Krätze bekommt man durch direkten Hautkontakt mit infizierten Personen (z. B. beim Geschlechtsverkehr) oder – selten – durch Kontakte mit befallener Bettwäsche oder Kleidung. Der Juckreiz beginnt etwa drei bis vier Wochen nach der Ansteckung. Krätze kann unter den besten hygienischen Bedingungen auftreten.

Erkrankungsrisiko

Es steigt, wenn Menschen sehr eng zusammenleben.

Mögliche Folgen und Komplikationen

Meist ist die ganze Familie von Milben befallen. Der starke Juckreiz verführt zum Kratzen. Aufgekratzte Stellen können sich entzünden.

Vorbeugung

Eine sichere Vorbeugung ist nicht möglich. Krätze kann auf jede Person übertragen werden.

Wann zur Ärztin oder zum Arzt?

Sobald Sie den Verdacht haben, Krätze zu haben.

Selbsthilfe

Alle eventuell befallenen Wäsche- und Kleidungsstücke kochend heiß waschen. Wenn das nicht möglich ist, sollte man sie mindestens vier Tage lang nicht benutzen. Innerhalb dieses Zeitraums sterben alle Milben von selbst ab, wenn sie nicht wieder mit Haut in Kontakt kommen.

Behandlung

Alle engen Kontaktpersonen müssen behandelt werden, auch wenn sich keine Beschwerden zeigen. Einreiben des ganzen Körpers mit dem Wirkstoff Lindan (z.B. *Jacutin* [D/Ö], *Quellada H* [D]) oder Mesulfen (z.B. *Citemul* [D]). Benzylbenzoat (*Antiscabiosum* [D]) und Crotamiton (*Eurax* [Ö], *Euraxil* [D]) haben eine unsichere Wirkung. Schwangere und Kinder unter zehn Jahren sollten Mesulfen wegen der Gefahr schwerer Vergiftungen nicht verwenden. Zehn Stunden vor und nach der Behandlung keine Vollbäder nehmen, weil dadurch die Haut aufgeweicht wird und die Gefahr schwerer Nebenwirkungen steigt.

Kontaktekzem (Kontaktdermatitis)

➡ auch Allergien, Seite 590.

Beschwerden

Gerötete, geschwollene Hautstellen; meist verbunden mit Juckreiz und Bläschenbildung. Im späteren Verlauf können die Bläschen platzen, nässen und verkrusten. Wenn sich die Entzündung bessert, schuppt sich die Haut. In chronischen Fällen verdickt sich die Hornhaut. Kontaktekzeme können überall am Körper auftreten. Häufig werden sie nach dem Ort unterteilt, an dem sie auftreten, z.B. Handekzem, Unterschenkelekzem usw. Das Ekzem kann sich von der ersten Kontaktstelle aus auf andere Bereiche ausdehnen.

Ursachen

- Direkter Kontakt mit einem hautreizenden oder hautschädigenden Stoff. Starke Reizmittel wie Säuren, Laugen oder Phenol verursachen sichtbare Hautveränderungen innerhalb weniger Minuten. Bei schwach reizenden Stoffen können Tage vergehen, bis Hautveränderungen auftreten.
- Allergische Reaktion, bei der zwischen dem ersten Kontakt und dem erneuten Kontakt, der das Ekzem hervorruft, ein Zeitraum von einigen Tagen bis mehreren Jahren liegen kann. So kann es geschehen, dass man plötzlich auf eine Substanz allergisch reagiert, die man vorher jahrelang problemlos vertragen hat (➡ Allergien, Seite 590).

Die Suche nach den Ursachen kompliziert sich dadurch, dass Kontaktekzeme manchmal erst im Zusammenwirken von hautreizenden oder allergisierenden Stoffen mit Son- nenlicht entstehen (fototoxische oder fotoallergische Kontaktekzeme). Die Entstehung einer Allergie setzt meist eine genetische Bereitschaft voraus (➡ Im Gleichgewicht sein, Seite 216).

Erkrankungsrisiko

Die Zahl der jährlich bei Erwachsenen in Deutschland diagnostizierten Ekzeme bleibt seit Anfang der 80er-Jahre relativ konstant: rund 17,5 Millionen, davon etwa 40 Prozent Männer und 60 Prozent Frauen.
Das Erkrankungsrisiko steigt

- bei Personen mit einer Bereitschaft zur Allergie.
- bei Personen, die ständig mit allergisierenden Stoffen in Kontakt kommen, z.B. Bauarbeiter, Friseure usw.
- in stark belastenden Situationen.

Mögliche Folgen und Komplikationen

Bei lang dauernder Einwirkung der direkt schädigenden oder allergisierenden Substanz kann sich das Ekzem auf den ganzen Körper ausbreiten.
Solange die Hautveränderungen bestehen und unmittelbar nach der Abheilung ist die gesamte Haut hoch empfindlich gegen alle möglichen Stoffe.
Auf einer bereits durch ein Ekzem geschädigten Haut können sich zusätzlich Infektionen mit Bakterien oder Pilzen ausbreiten. Ekzeme sind nicht ansteckend.

Vorbeugung

Wenn man weiß, welche Substanz das Kontaktekzem verursacht hat, kann man sie meiden. Vermeiden Sie so weit wie möglich die Verwendung von Kosmetika. Ziehen Sie bei Putzarbeiten PVC-Handschuhe an und darunter Baumwollhandschuhe. Gummihandschuhe können ebenfalls Ekzeme verursachen.

Wann zur Ärztin oder zum Arzt?

Sobald Beschwerden auftreten.

Selbsthilfe

Gegen den Juckreiz hilft eine simple Kältebehandlung: Geben Sie Eiswürfel in eine Plastiktüte, und legen Sie diese auf die mit Stoff abgedeckte juckende Stelle. Führen Sie diese Behandlung mehrmals täglich durch.
Gegen nässende Ekzeme empfiehlt die amerikanische Ärzteschaft: Tauchen Sie ein Stück Stoff in kalte Milch, und legen Sie es für etwa drei Minuten auf die betreffende Stelle. Zwei- bis dreimal wiederholen. Spülen Sie die Haut danach mit kaltem Wasser, weil die Milchreste sonst

Ort und Ursache des Auftretens von Kontaktekzemen

Behaarte Kopfhaut
Alle Kosmetika einschließlich Haarfärbe- und Haarpflegemitteln und Haarspray. Weil die Kopfhaut besonders widerstandsfähig gegen allergisierende Stoffe ist, zeigen sich die Auswirkungen oft nur an der benachbarten Haut (Augenlider, Ohren, Nacken, Gesicht) und an den Händen.

Augenlider
Alle Stoffe, die auf die behaarte Kopfhaut, das Gesicht und die Hände gelangen, insbesondere Nagellack. Außerdem Pflegemittel für Kontaktlinsen, Lidschatten, Wimperntusche, Eyeliner und Kajal. Augentropfen und -salben, besonders solche mit Konservierungsmitteln.

Stirn
Hutbänder (Verursacher sind Chromat und Stoffe, mit denen Hüte präpariert werden, z.B. Lorbeeröl, Kunststoffe)

Gesicht
Alle Kosmetika, die im Gesicht und in der Nähe des Gesichts verwendet werden. Außerdem alle Stoffe, die von den Händen oder aus der umgebenden Luft auf das Gesicht übertragen werden.

Zwischen den Augenbrauen, hinter den Ohrmuscheln
Brillenteile (Verursacher ist Kobalt), Hörgeräte

Ohrläppchen
Ohrringe, besonders Modeschmuck aus Nickel

Nase
Nasensalben und -tropfen, Sprays, Parfüme, mentholhaltige Taschentücher

Lippen, Mundbereich
Zahnpasten, Mundwässer, Zitrusfrüchte, Konservierungsstoffe, Lippenstifte, Lippensalben, Endstücke von Zigaretten und Zigarren, Zigarettenhalter

Nacken, Hals
Parfüm, Kosmetika, Farbstoffe in Kleidungsstücken (besonders schwarze Kleidung), Schmuck

Achseln
Deodorants und schweißhemmende Mittel, Enthaarungsmittel, Schweißblätter in Kleidungsstücken (sind oft unsichtbar eingenäht), Farbstoffe in Kleidungsstücken, Parfüms

Hände, Handrücken, Unterarme
Wasch- und Reinigungsmittel, Zement, Modeschmuck

Innenfläche der Hand
Plastik oder Farbstoff vom Steuerrad

Rückseite der Finger
Gummihandschuhe

Zeigefinger
Brillengestell, Schreibgeräte, mit den Fingern eingeführte Zäpfchen, aufgestrichene Salben, Pflanzenzwiebeln, Knoblauch, Tomaten, Mohrrüben, unzählige andere Stoffe aus Beruf und Freizeit

Oberkörper
Kleidungsstücke, Bademittel, Seifen, Massagemittel

Genitalbereich
Alle lokal eingesetzten Materialien und Stoffe zur Empfängnisverhütung, Mittel zur Intimhygiene, Parfüm, Medikamente

Bauch
Knöpfe, Hosennieten

Gesäß
Klosettdeckel, Kissenbezüge, Unterlagen

After
Hämorrhoidenzäpfchen und -salben, Gegessenes und Getrunkenes, Abführmittel

Oberschenkel
Strumpfhalter, Inhalt der Hosentaschen, schlecht ausgespülte Waschmittelreste in der Unterwäsche

Bein
Strumpfmaterial und -farben, vor allem schwarze Legging, Behandlung bei Unterschenkelgeschwüren

Füße
Schuhmaterial (z.B. Leder, Kunststoffe, Klebstoffe), Schuhcreme, Antipilzmittel, Schweiß hemmende Mittel, Desinfektionsmittel (Formaldehyd)

zu riechen beginnen. Generell empfiehlt es sich, Hautkontakt mit reizenden oder allergisierenden Stoffen zu vermeiden. Bei Kosmetika gelingt das dann leichter, wenn die Zutatenliste auf der Packung abgedruckt ist.
Verwenden Sie bei Handekzemen zum Waschen eine milde Seife oder Reinigungsmilch.
Nach dem Waschen die Hände immer gut abtrocknen und mit unparfümierter Creme mehrmals am Tag eincremen.
Bei allen Reinigungsarbeiten sollten Sie Baumwollhandschuhe und darüber PVC-Handschuhe tragen.

Behandlung

Kontaktdermatitis kann anderen Hauterkrankungen (z. B. Pilzerkrankungen) ähneln. Vor jeder Behandlung muss darum eine sorgfältige Diagnose stehen. Solange die Ursache nicht ausgeschaltet ist, kann die Behandlung unwirksam sein oder die Erkrankung wieder auftreten.
Den verursachenden Stoff aufzufinden kann schwierig sein. Dazu ist eine genaue Befragung über Beruf, Hobbys, Tätigkeiten im Haushalt, Urlaubsgewohnheiten, Kleidung, verwendete Arzneimittel und Kosmetika notwendig.
Spezielle Pflastertests, mit denen nach dem Verursacher des Ekzems gesucht wird, führt man erst nach der akuten Krankheitsphase durch (➡ Allergien, Seite 590).
Das akute Kontaktekzem wird mit kortisonhaltigen Einreibemitteln behandelt. Sie sollten wegen der möglichen Nebenwirkungen nur in Ausnahmefällen länger als drei Wochen verwendet werden (➡ Kortisone, Seite 842).
Gegen starken Juckreiz hilft die Einnahme von Antihistaminika (➡ Allergien, Seite 590).
Bei einem massiv ausgeprägten Ekzem wird Kortison direkt ins Blut infundiert.

Neurodermitis (Atopische Dermatitis, atopisches Ekzem, endogenes Ekzem)

Beschwerden

Chronische, stark juckende, oberflächliche Entzündung der Haut mit unterschiedlichem Verlauf und unterschiedlichen Krankheitszeichen:
- Säuglingsekzem (»Milchschorf« oder »Vierziger«): ab etwa dem dritten Lebensmonat Rötung, Bläschenbildung und Schuppung an Wangen, Gesicht, Kopfhaut.
- Atopische Dermatitis Jugendlicher und Erwachsener: meist symmetrische Hauterscheinungen an Gesicht, Nacken, Ellenbogen, Kniekehlen mit trockener, geröteter, verdickter, schuppender, zerkratzter Haut; starker Juckreiz, flächenhafte Pigmentverschiebungen.

Ursachen

Die genaue Ursache der Erkrankung ist nicht bekannt.
Neurodermitis beginnt häufig schon im Säuglingsalter und zeigt die vererbte Bereitschaft, auf bestimmte Allergene besonders empfindlich zu reagieren. Bei etwa vier von fünf Kindern besteht die Chance, dass sich das atopische Ekzem nach der Pubertät »auswächst«.
Die Krankheit tritt besonders in emotional belastenden Situationen in immer wiederkehrenden Schüben auf (➡ Im Gleichgewicht sein, Seite 216).
Neuere Untersuchungen weisen darauf hin, dass gewisse Nahrungsmittel – besonders Milchprodukte, Eiklar, Zitrusfrüchte – Rötung und Juckreiz hervorrufen können. Die meisten medizinischen Lehrbücher bestreiten allerdings, dass es einen Zusammenhang zwischen Nahrungsmitteln und Neurodermitis gibt.
Andere Faktoren wie extreme Temperaturschwankungen, Wollbekleidung, bestimmte Öle und Fette oder allergisierende Chemikalien können Erkrankungsschübe auslösen. Baden in Süßwasser kann die Erkrankung verschlimmern, während Baden in Meerwasser zu keiner Verschlechterung führt.

Erkrankungsrisiko

Von der atopischen Dermatitis sind etwa 15 Prozent aller Säuglinge und Kinder betroffen. Die Erkrankung tritt häufig bei Menschen auf, die selbst oder deren Familienmitglieder an allergischem Heuschnupfen, Asthma oder Bindehautentzündung leiden.

Mögliche Folgen und Komplikationen

Typisch für die Neurodermitis ist der heftige, in Phasen auftretende Juckreiz, der zum Zerkratzen der Haut führt. Die Folge sind oft schwere Hautschäden und die Gefahr von zusätzlichen Infektionen.
Die Erkrankung belastet die Betroffenen und ihre Familie meist sehr. Kinder leiden vor allem nachts unter starkem Juckreiz. Das kann das Zusammenleben der ganzen Familie stören. Weil emotionaler Stress die Beschwerden aber verschlimmert und sie nach Ansicht mancher Ärzte sogar auslösen kann, entsteht hier oft ein Teufelskreis, der Haut und Psyche gleichermaßen betrifft.
Durch ihr Verhalten können Eltern die Neurodermitis des Kindes oft unbewusst aufrechterhalten: Die intensive Zuwendung während eines Krankheitsschubes kann für das Kind eine »Belohnung« bedeuten, die das Leid durch die Erkrankung übertrifft (➡ Im Gleichgewicht sein, Seite 216). Das bedeutet nicht, dass man das Kind nicht liebevoll umsorgen sollte, aber man sollte die Vorgänge schon aufmerksam und kritisch betrachten.

Selbsthilfegruppen

*Bundesverband Neurodermitiskranker in Deutschland
Postfach 1165, 56135 Boppard
Tel.: 0 67 42/87 13-0, Fax: 27 95
e-mail: Bvneuro@aol.com oder
Info@neurodermitis.net
Internet: http://www.neurodermitis.net*

*Österreichische Neurodermitiker Vereinigung (ÖNV)
Neulerchenfelderstraße 40, 1160 Wien
Tel.: 01/5 33 10 40, Fax: 01/5 33 10 80-14
e-mail: info@neurodermitis.or.at
Internet: http://www.neurodermitis.or.at*

Neurodermitis kann zu Selbstunsicherheit, Zurückgezogenheit und Depression führen und psychotherapeutische Hilfe notwendig machen (➡ Seite 892).

Vorbeugung

Eine möglichst lange Stillzeit vermeidet, dass das Kind früh mit Fremdstoffen in Kontakt kommt, gegen die es eine Allergie entwickeln kann.

Manche Fachleute empfehlen, Kinder aus »Atopikerfamilien« mit hypoallergener Fertignahrung zu füttern, wenn sie nicht gestillt werden (*Aletemil HA* [D/Ö], *Aptamil HA* [D/Ö], *Beba HA* [D/Ö]). Der Nutzen einer solchen Ernährung ist nicht eindeutig erwiesen.

Wann zur Ärztin oder zum Arzt?

Wenn Selbsthilfe keine Besserung bringt oder wenn es sich um eine schwere Form der Erkrankung handelt.

Selbsthilfe

Da es bei Neurodermitis meist keine Heilung, sondern oft nur eine Linderung von Beschwerden gibt, haben sich an vielen Orten Selbsthilfegruppen gebildet. Dort kursieren häufig Empfehlungen für manchmal auch obskure Behandlungen. Bei manchen Kranken bewirkt jede Art von Therapie eine Besserung, egal, ob es sich um Diäten, Entspannung, Homöopathie oder Ähnliches handelt. Folgende Maßnahmen werden von fast allen Therapierichtungen als sinnvoll beschrieben:

● Eine möglichst stabile emotionale Situation schaffen. Eventuell Entspannungstechniken erlernen (➡ Seite 878), um einerseits Spannungen und damit Anlässen für neue Krankheitsschübe besser begegnen zu können und um andererseits zu üben, bei Juckreiz nicht zu kratzen. Wer das Gefühl hat, allein mit den Problemen nicht mehr fertig zu werden, sollte sich nicht scheuen, professionelle Hilfe zu suchen (➡ Beratung und Psychotherapie, Seite 892).

● Extrem feuchtes und extrem trockenes Klima meiden.

● Bei trockener Raumluft Luftbefeuchter verwenden.

● Kleidungsstücke aus Wolle oder rauen Kunststofffasern meiden; günstig sind Stoffe aus Baumwolle.

● Die Haut möglichst selten mit Reinigungsmitteln traktieren. Meist genügt klares Wasser zum Säubern.

● Keine schäumenden Badezusätze, sondern Ölbäder verwenden. Nicht mit heißem, sondern nur mit warmem Wasser waschen, duschen oder baden.

● Nach der Reinigung die Haut mit Pflegelotionen, -cremes oder -salben fetten.

● Kleidungsstücke nach der Wäsche besonders gut spülen. Keine Klar- oder Weichspüler verwenden, dem letzten Spülgang eventuell ein bis zwei Esslöffel Speiseessig beifügen.

● Wenn die Füße von Ekzemen befallen sind: Hohe und unnötig dicht schließende Schuhe, wie zum Beispiel Gummistiefel, vermeiden. Keine Hausschuhe aus Filz oder Fell tragen, günstiger sind offene Leder- oder Leinenschuhe.

● Wärme fördert den Juckreiz.

● Jede Hautinfektion ohne Verzögerung behandeln.

● Alle Nahrungsmittel meiden, die nicht vertragen werden. Dazu gehören oft Zitrusfrüchte (auch Orangensaft), Kuhmilch, Fisch, Eier, Nüsse, Mandeln, Hülsenfrüchte und Schokolade. Die Belastungen durch eine sehr rigorose Diät können – vor allem bei Kindern – erheblich sein.

● Mehrwöchiger Aufenthalt in einem für die Haut günstigen Klima (z. B. an der Nordsee oder im Hochgebirge auf mindestens 2000 Meter). Manche Kassen bezahlen solche Kuraufenthalte. Der Wert dieser Kuren ist jedoch umstritten, weil Rückfälle häufig sind.

Behandlung

Falls die Selbsthilfemaßnahmen keinen Erfolg haben oder die Beschwerden unerträglich sind, wird der Arzt oder die Ärztin wahrscheinlich Kortisonsalbe oder -creme verschreiben. Kortison heilt nicht, sondern hemmt nur die Entzündung. Nach dem Ende der Anwendung können die Beschwerden oft vermehrt auftreten. Vielfältige Nebenwirkungen sind möglich (➡ Kortisone, Seite 842). Eine Neurodermitis kann Monate oder Jahre andauern. So lange darf man aber keinesfalls ununterbrochen mit Kortison behandeln. Deshalb sollte die Verwendung von Kortisonen »Not«situationen vorbehalten bleiben.

Starken Juckreiz in der Nacht können Antihistaminika lindern (➡ Allergien, Seite 590). Bei chronischer Krankheit können teerhaltige Mittel zweckmäßig sein.

Akne

Beschwerden

Schwarze Pünktchen auf der Haut (offene Mitesser, *Komedonen*); weißliche, stecknadelkopfgroße Knötchen (geschlossene Mitesser). Entzündete Mitesser erscheinen als rote Aknepusteln. In schweren Fällen knotige, entzündliche Einlagerungen in der Haut; ausgedehnte Abszesse mit Narbenbildung.

Ursachen

Akne wird nicht verursacht durch mangelnde Hygiene oder eine bestimmte Frisur. In der Pubertät muss sich im Körper ein Gleichgewicht zwischen weiblichen und männlichen Hormonen einpendeln. Das männliche Hormon Testosteron regt die Talgdrüsen zu vermehrter Produktion an. Eine gesteigerte Hornproduktion am Ausgang der Talgdrüsen behindert den Abfluss des Talgs. Der Talgbeutel vergrößert sich, bis sein Inhalt nach außen tritt und als Pünktchen sichtbar wird. Seine schwarze Färbung verdankt es chemischen Prozessen. Wenn sich dieses Talg-Horn-Gemisch entzündet, bilden sich »Pickel« oder »Pusteln«. Sind tiefere Hautschichten in den Entzündungsprozess mit einbezogen, spricht man von Akne. In psychischen Stresssituationen kann die Akne besonders heftig »aufblühen«.
Medikamente wie Kortison, Jod, Brom, Antiepileptika, Lithium, Vitamin B_6, B_{12} und D_2 können ebenfalls Akne verursachen. Typisch für eine medikamentös verursachte Akne ist, dass sie plötzlich beginnt, selbst ungewohnte Stellen (Rumpf, Arme, Beine) ausgedehnt befällt und sogar außerhalb der Pubertät auftritt.
Auch die Vergiftung mit polychlorierten Kohlenwasserstoffen (z. B. Dioxin) kann zu Akne führen.
Akne, die durch längeren Hautkontakt mit Teer, Pech oder Öl entsteht, tritt in der Regel an den Stellen des direkten Kontakts auf, z. B. an den Oberschenkeln durch öldurchtränkte Hosen.
Cremes mit sehr fetten Salbengrundstoffen können gleichfalls Akne verursachen.

Erkrankungsrisiko

Etwa 5,5 Millionen Mal im Jahr werden in Deutschland Ärztin oder Arzt wegen Akne aufgesucht. Die Betroffenen sind vorwiegend zwischen zwölf und zwanzig Jahre alt. In diesem Lebensabschnitt, in dem sich das Gleichgewicht der Hormone erst einpendeln muss, sind fast alle mehr oder weniger von Akne betroffen. Bei Frauen prägt sich die Akne meist in der zweiten Zyklushälfte stärker aus.

Mögliche Folgen und Komplikationen

Jugendliche leiden in der Zeit, in der ihr Selbstbewusstsein und Identitätsgefühl noch kaum gefestigt sind, unter einem Aussehen, das nicht dem Bild makelloser Schönheit entspricht.
Schwere Formen der Akne, eine unsachgemäße Behandlung und das Aufkratzen oder Ausdrücken von Pickeln können bleibende Narben hinterlassen.

Entwicklung von Akne

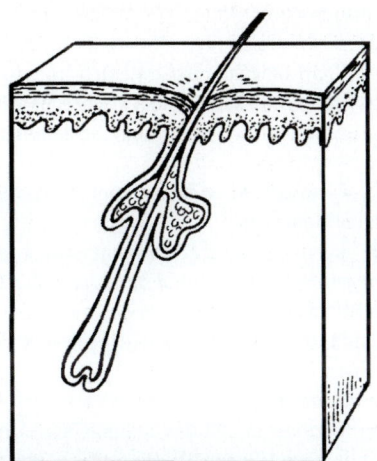
Normale Talgdrüse

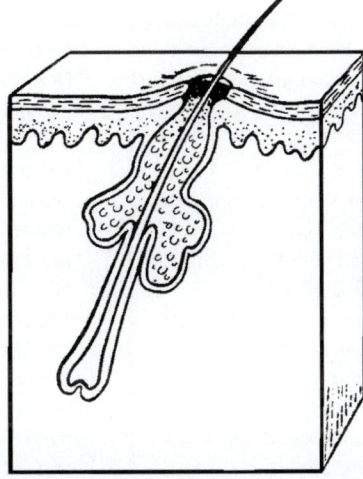
Mitesser: vermehrte Talgsekretion

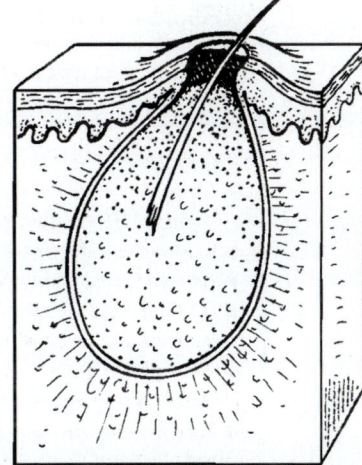
Pickel: entzündetes Gewebe

Vorbeugung

Ist nicht möglich.

Wann zur Ärztin oder zum Arzt?

- Wenn Selbsthilfemaßnahmen den Zustand der Haut nicht bessern.

Selbsthilfe

- Die betroffenen Hautstellen zweimal täglich mit einer milden Reinigungsmilch waschen.
- Cremes nur bei Bedarf verwenden; es gibt sie auch getönt als Make-up (z. B. *Aknefug* [D]).
- Benzoylperoxidhaltige Schälmittel (➡ Seite 496) erweichen die verhornte Haut, verringern die Talgproduktion und hemmen das Bakterienwachstum.
- Am besten ist es, die Pickel in Ruhe zu lassen oder von einer Kosmetikerin entfernen zu lassen. Wenn das nicht gelingt, dann wenigstens die richtige »Ausdrücktechnik« anwenden (➡ Kasten).
- Es gibt keinen gesicherten Zusammenhang zwischen einer bestimmten Ernährung und der Verschlimmerung von Akne.

Behandlung

Fast jede Akne verschwindet von allein, wenn die Hormonproduktion die individuelle Balance erreicht hat. Wenn die Akne in der unruhigen Zeit sehr ausgeprägt ist, ist eine ärztliche Behandlung angebracht.

Äußerliche Behandlung

Wirksam, aber von Nebenwirkungen begleitet sind Schälbehandlungen mit Vitamin-A-Säure (z. B. *Cordes-VAS* [D]), *Retin A* [Ö]) – nicht zu verwechseln mit Vitamin A und auch durch dieses nicht zu ersetzen – oder mit Benzoylperoxid. Durch die Verwendung einer milden Rei-

---

Pickel richtig ausdrücken
- *Für zehn Minuten eine heiße Kompresse auflegen, damit die Haut aufweicht.*
- *Die Haut mit 70 %igem Isopropanol desinfizieren.*
- *Finger mit einem sauberen Tuch umwickeln.*
- *Die Haut um den Pickel herum auseinander ziehen, dann aus der Tiefe herausdrücken.*
- *Eiterpickel mit einer Einmal-Injektionsnadel aufstechen, dann leer drücken.*
- *Mit einer Packung aus Heilerde oder Kamillenextrakt die Haut wieder beruhigen.*

Sinnvoll: äußerliche Behandlung mit Benzoylperoxid

Aknefug oxid (D)	*Sanoxit (D)*
Akneroxid (D/Ö)	*Scherogel (D)*
Panoxyl (D/Ö)	

In Deutschland rezeptfrei, in Österreich verschreibungspflichtig.
Nebenwirkungen: *ganz selten Allergien.*

Sinnvoll: äußerliche Behandlung mit Vitamin-A-Säure

Airol (D)	*Eudyna (Ö)*
Cordes-VAS (D)	*Retin A (Ö)*

Nebenwirkungen: *Hautreizungen. Sie verstärken sich bei höherer Dosierung, ohne dass das die Wirksamkeit verbessert.*

---

nigungsmilch und einer leichten Gesichtscreme lassen sich die Nebenwirkungen (Schuppung, Rötung) unter Kontrolle halten. Die Akne verschlimmert sich dabei zunächst; doch nach spätestens zwei Monaten wird der Erfolg sichtbar.

Innerliche Behandlung

Sie ist erst angebracht, wenn die äußerliche Behandlung nicht erfolgreich war. Dann können beide Maßnahmen einander ergänzen.

- Antibiotika aus der Gruppe der Tetrazykline verringern die Bakterienbesiedlung der Talgdrüsen. Äußerlich aufgetragen und zusätzlich geschluckt, bessert sich die Akne nach zwei Monaten bei 40 Prozent, nach vier Monaten bei 60 Prozent und nach einem halben Jahr bei 80 Prozent. Schwangere dürfen Tetrazykline nicht einnehmen.
- Bei sehr ausgeprägter Akne, die anders nicht einzudämmen ist, hat sich der Wirkstoff Isotretinoin (*Roaccutan* [D/Ö]) bewährt, der innerlich und äußerlich angewandt werden kann. Dabei können beträchtliche Nebenwirkungen an Haut und Schleimhäuten auftreten.
  Weil dieses Medikament während der Schwangerschaft Fehlbildungen des Kindes verursachen kann, muss vor der Behandlung eine Schwangerschaft sicher ausgeschlossen sein und während der Behandlung zuverlässig verhindert werden. Bei *Roaccutan* muss der Empfängnisschutz noch einen Monat nach dem Ende der Behandlung fortgesetzt werden.
- Frauen, die mit der »Pille« verhüten, können sich Präparate verordnen lassen, die den männlichen Hormonen entgegenwirken (*Climen* [D], *Diane* [D], *Diane mite* [Ö], *Gestamestrol N* [D]).

Übermäßiges Schwitzen (Hyperhidrosis)

Beschwerden

In der Wärme, bei Anstrengungen und Anspannungen ist Schwitzen eine normale Körperreaktion. Lästig ist, dass es bisweilen mit unangenehmem Geruch verbunden sein kann. Manche Menschen schwitzen derart, dass ihnen bei Stress das Wasser den Körper entlangrinnt.

Ursachen

Mithilfe der Schweißabsonderung reguliert der Körper seine Temperatur. Übermäßiges Schwitzen am ganzen Körper kann verursacht sein durch Fieber, Überfunktion der Schilddrüse (➡ Seite 737), Hormonstörungen oder Medikamente (z. B. Kortison).
Handflächen, Fußsohlen und Achselhöhlen schwitzen bei psychisch belastenden Situationen meist stark (➡ Im Gleichgewicht sein, Seite 216).

Risiko

Es schwitzen meist besonders stark:
- Stark übergewichtige Menschen.
- Jugendliche in der Pubertät.

Mögliche Folgen und Komplikationen

Vermehrte Schweißbildung ist harmlos, doch diejenigen, die schwitzen, empfinden es oft als peinlich. Unangenehm ist meist der Geruch.
Schweißnasse Haut ist relativ anfällig für Reizungen und Entzündungen.

Vorbeugung

Kleidung aus Baumwolle, Seide und Leinen saugt die Feuchtigkeit auf. Getränke wie Tee, Kaffee und Alkohol sind schweißtreibend. Eventuell vorhandenes Übergewicht reduzieren.

Wann zur Ärztin oder zum Arzt?

Wenn Selbsthilfemaßnahmen nichts nutzen.

Selbsthilfe

- Waschen verhindert den Schweißgeruch.
- Salbeitee hemmt die Schweißproduktion.
- Bei vermehrtem Schwitzen auf Grund von Stress oder Angst können Entspannungsmethoden hilfreich sein (➡ Seite 878).

Körpergeruch mindern

- *Vermeiden Sie Speisen, die Zwiebeln, Knoblauch, Fisch und/oder Curry enthalten. Extrakte dieser Nahrungsmittel werden mit dem Schweiß ausgeschieden und sind dann meist zu riechen.*
- *Eine haarlose Achselhöhle verhindert zwar nicht das Schwitzen, aber möglicherweise den Schweißgeruch.*
- *Füße täglich waschen, Socken täglich wechseln.*
- *Täglich die Füße etwa 30 Minuten in einem Absud aus mehreren Beuteln Schwarztee, der 15 Minuten lang gezogen ist, baden. Das enthaltene Tannin gerbt die Haut. Nach acht bis zehn Tagen bessern sich die Beschwerden. Falls dieses nicht hilft: Verwenden Sie ein Deodorant.*

- Deodorants enthalten Alkohol, Parfüm und Deo-Wirkstoffe. Alkohol trocknet die Haut aus und vermittelt das Gefühl von Frische; Parfüm überdeckt den Schweißgeruch; Deo-Wirkstoffe sollen jene Bakterien abtöten, die den Schweiß zersetzen und den unangenehmen Geruch verursachen. Alle Deodorants wirken ähnlich. Unterschiede bestehen lediglich im Preis und in der Duftnote. Als Nebenwirkung können Hautreizungen auftreten. Aus ökologischen Gründen sollten Pumpsprays, Roller oder Stifte bevorzugt werden.
- Schweißhemmende Mittel (Anti-Transpiranzien, Deo-Steine) können eine sehr starke Schweißproduktion um 20 bis 50 Prozent verringern. Sie enthalten Aluminiumsalze, die die Schweißdrüsen verengen und Bakterien abtöten. Nach langer Anwendungszeit stellt ein Teil der Drüsen seine Tätigkeit ein. Die Mittel können Hautreizungen und Entzündungen verursachen.

Behandlung

- Medikamente, so genannte Anticholinergika wie Atropin, blockieren das sympathische Nervensystem, das die Schweißproduktion steuert. Die Nebenwirkungen sind jedoch beträchtlich und machen sich schon bemerkbar, bevor sich die Schweißmenge verringert.
- Operative Entfernung von Schweißdrüsen oder chirurgische Durchtrennung der Nerven, die die Schweißdrüsen anregen. Die Nebenwirkungen und Risiken dieser Eingriffe sind jedoch so groß, dass man den möglichen Nutzen genau abwägen sollte.
- Iontophorese. Hierbei werden Hände und Füße in Wasser getaucht, durch das ein Gleichstrom fließt. Drei Wochen lang tägliche Behandlung, dann einmal pro Woche kann die Schweißproduktion auf Normalmaß bringen.

- Injektionen von Botulismus-Toxin A (ein Nervengift) in die Haut der Hände oder Achselhöhlen verringert die Schweißproduktion auf längere Zeit verlässlich. Nachteile sind die große Schmerzhaftigkeit und die hohen Kosten: etwa 700 Euro für eine Behandlung beider Hände.

Schuppende Haut (Seborrhoisches Ekzem)

Beschwerden

Eine leichte Form des seborrhoischen Ekzems sind fettig-gelbliche, kleieförmige Kopfschuppen. Bei Erwachsenen schuppen sich auch Augenbrauen, Augenlider und die Haut seitlich der Nase. Rote, juckende und schuppende Haut in den Gesichtfalten und am Haaransatz. Bei Männern breitet sich dieses Ekzem manchmal auf den Bartbereich und die behaarten Teile der Brust und des Rückens aus.
Die Beschwerden treten oft schon in der Kindheit auf, Rückfälle sind häufig.

Ursachen

Die Ursache dieses Ekzems ist eine fehlerhafte Talgproduktion, die die Vermehrung einer bestimmten Pilzart auf der Haut begünstigt. Man vermutet erbliche Anlagen, wobei die Erkrankung durch Stresssituationen (➡ Im Gleichgewicht sein, Seite 216), niedrige Temperaturen oder geringe Luftfeuchtigkeit (zentral geheizte Räume) ausgelöst oder verstärkt wird.

Erkrankungsrisiko

In Deutschland und Österreich leiden etwa zwei Prozent der Bevölkerung daran.

Mögliche Folgen und Komplikationen

Die Krankheit ist nicht ansteckend, kann sich aber im Extremfall auf den ganzen Körper in Form von Rötung und Schuppung ausdehnen. In der Fachsprache heißt dies *Erythrodermie*.

Vorbeugung

Ist nicht möglich.

Wann zur Ärztin oder zum Arzt?

Wenn sich die Beschwerden nicht bessern oder wenn es sich um eine schwere Erkrankungsform handelt.

Selbsthilfe

Ist nicht möglich.

Behandlung

Meist helfen kortisonhaltige Einreibemittel. Diese Medikamente sollten nicht länger als drei Wochen verwendet werden; bei lang dauernder Anwendung besteht die Gefahr von bleibenden Hautschäden (➡ Kortisone, Seite 842). Ein sehr wirksames Medikament ist das Pilzmittel Ketoconazol (*Fungoral* [Ö], *Nizoral* [D]).

Vererbbare Verhornungsstörung
(Ichthyosis)

Beschwerden

Schon in der frühen Kindheit trockene, raue Haut. Je nach Art der Störung entstehen weiße bis graue, fest haftende Schuppen (»Eidechsenhaut«) oder feine Schuppen. Arme und Beine sind stärker betroffen als Rumpf und Gesicht, Handflächen und Fußsohlen sind schwielig verdickt.
Auch diese Verteilung und die Ausprägung richten sich nach der Art der Störung.

Ursachen

Übermäßige Hornproduktion. Die Störung wird vererbt.

Erkrankungsrisiko

Im Bevölkerungsdurchschnitt leiden etwa drei von 1000 Personen an vererbten Verhornungsstörungen. Männer und Frauen sind etwa gleich häufig betroffen.
Es gibt außerdem eine sehr seltene Form der vererbten Ichthyose, an der nur Männer erkranken.

Mögliche Folgen und Komplikationen

Die Krankheit ist nicht ansteckend und nicht schmerzhaft. Durch die Behandlung wird sie zwar nicht geheilt, aber das Aussehen und die Beschwerden werden deutlich verbessert.

Vorbeugung

Ist nicht möglich.

Wann zur Ärztin oder zum Arzt?

So bald wie möglich.

Selbsthilfe

Kaltes Wetter verschlimmert die Erkrankung normalerweise. Bei kalter Witterung also warm anziehen und Handschuhe tragen.
Wichtig ist, die Haut geschmeidig zu halten:
- Seife nur sehr sparsam verwenden.
- Etwa zehn Minuten Baden reichert die Hornschicht der Haut mit Feuchtigkeit an. Anschließend sollte man die Haut zum Beispiel mit Vaseline einfetten.

Behandlung

Zur Entfernung der Schuppen verwendet man salizylsäurehaltige Salben. Harnstoffhaltige Salben oder Lotionen sollen dafür sorgen, dass die Haut Feuchtigkeit länger speichern kann.
Sehr wirkungsvoll sind Medikamente, die Tretinoin oder Isotretinoin enthalten und auch zur Aknebehandlung verwendet werden.
Die Behandlung erfordert vor allem bei Frauen besondere Vorsichtsmaßnahmen hinsichtlich einer sicheren Empfängnisverhütung (➡ Akne, Seite 495).

Schüppchenrose (Pityriasis rosea)

Beschwerden

Die Erkrankung beginnt meist am Rumpf mit einem oder mehreren großen, hellrot bis blassrosa schuppenden Hautflecken. In den folgenden Tagen breitet sie sich über den ganzen Rumpf, die Oberarme und Oberschenkel aus. Gesicht, Hände und Füße bleiben meist verschont. Meist dauern die Beschwerden etwa vier bis zwölf Wochen.

Ursachen

Die Ursache ist nicht genau bekannt, man vermutet, dass es sich um eine Virusinfektion handelt.

Erkrankungsrisiko

Der Ausschlag kann in jedem Lebensalter auftreten, befällt jedoch vorwiegend Frauen im Alter zwischen 12 und 40 Jahren. Die meisten Erkrankungen treten im Frühjahr und im Herbst auf. Jedes Jahr sind in Deutschland rund 180 000 Menschen davon betroffen.

Mögliche Folgen und Komplikationen

Die Erkrankung ist nicht ansteckend und heilt normalerweise innerhalb von vier bis sechs Wochen von selbst.

Vorbeugung

Ist nicht möglich.

Wann zur Ärztin oder zum Arzt?

Sobald die beschriebenen Beschwerden auftreten, um andere Krankheiten mit ähnlichen Hauterscheinungen auszuschließen.

Selbsthilfe

Die Erkrankung ist oft besonders hartnäckig bei Personen, die sich häufig und intensiv waschen. Bei besonders starken Beschwerden sollten Sie darum heiße Bäder, Duschen, Schwitzen, Sauna und Massagen vermeiden.

Behandlung

Eine spezielle Behandlung ist nicht notwendig, denn die Hauterscheinungen verschwinden von selbst wieder. Sonnen- oder Solarienlicht kann die Rückbildung beschleunigen.
Bei sehr starkem Hautausschlag und Juckreiz kann der Arzt oder die Ärztin ein kortisonhaltiges Medikament zum Auftragen verschreiben. Wegen der Nebenwirkungen sollte es nicht länger als drei Wochen verwendet werden (➡ Seite 842).

Schuppenflechte (Psoriasis)

Beschwerden

Ziegelrote, erhabene, meist nicht juckende Hautflecken, die von silbrigweißen Schuppen bedeckt sind. Diese Psoriasisherde sind oft klein und punktförmig, können jedoch auch münz- oder sogar handtellergroß werden.
Am häufigsten treten sie an Knien, Ellenbogen, über dem Kreuzbein und auf der Kopfhaut auf. An der Achselhöhle, Brust, Genitalien und am After sind sie selten.
An Händen und Füßen tritt die Psoriasis üblicherweise in Form von scharf begrenzten, geröteten Herden mit schmerzhaften Hautrissen oder Bläschen auf.
Bei etwa einem Drittel bis der Hälfte der Betroffenen befällt die Krankheit auch die Fingernägel: Sie verdicken sich, es bilden sich Grübchen (so genannte *Tüpfelnägel*); manchmal sind die Nägel gelblichweiß verfärbt und haben einen Rand, der wie ein Ölfleck aussieht. Die Fingernägel wachsen bei Menschen mit Psoriasis schneller als normal und lösen sich teilweise vom Nagelbett.
Der Verlauf ist schubartig. Häufigkeit, Dauer und Intensität der Schübe sind jedoch sehr verschieden.

Ursachen

Eine erblich übertragene Störung, die zu einer überdurchschnittlich schnellen Hautzellenproduktion führt. Auslöser der Krankheit können sein:
- Infektionskrankheiten, wie Angina, Grippe, Bronchitis.
- Medikamente, wie Lithiumsalze zur Behandlung von Depressionen, Antimalariamittel und so genannte Betablocker zur Behandlung von Herz- und Kreislauferkrankungen.
- Emotionale Belastungen (➡ Seite 219).
- Verletzungen der Haut.

Erkrankungsrisiko

Etwa zwei Prozent der Bevölkerung leiden unter dieser Krankheit. Das Erkrankungsrisiko steigt bei Kindern auf etwa 25 Prozent, wenn ein Elternteil psoriasiskrank ist, und auf 60 bis 70 Prozent, wenn beide Eltern Psoriatiker sind.

Mögliche Folgen und Komplikationen

Psoriasis kann einen ein Leben lang begleiten. Bei etwa zwei Drittel der Betroffenen gibt es allerdings immer wieder länger dauernde Perioden, in denen sich die Krankheit kaum bemerkbar macht.

Psoriasis ist nicht ansteckend. Viele Kranke leiden aber darunter, dass sie – wenn die Krankheitszeichen deutlich sichtbar sind – von ihren Mitmenschen wie Aussätzige behandelt werden. Minderwertigkeitsgefühle und sozialer Rückzug können die Folge sein. Wer dadurch in seinem Wohlbefinden beeinträchtigt ist, kann in einer Selbsthilfegruppe Aussprachemöglichkeiten finden oder professionelle Hilfe suchen (➡ Beratung und Psychotherapie, Seite 892).

Problematisch ist die Psoriasis vor allem, wenn sie an den Händen auftritt. Dann ist sie für die Mitmenschen sichtbar, und die Ausübung des Berufs kann schwierig werden. Die notwendigen Cremes und Salben sind fettig, schmieren und beflecken Schreibpapier und Gegenstände, mit denen man beruflich umgehen muss.

In seltenen Fällen kann Psoriasis zu Komplikationen führen, die schwierig zu behandeln sind.
- Die Psoriasisflecken dehnen sich auf den ganzen Körper aus. Der medizinische Fachausdruck dafür ist *Erythrodermie*.
- An den Psoriasisherden treten Pusteln auf (*Psoriasis pustulosa*).

Bei etwa einem Fünftel der Psoriasiskranken verbinden sich mit den Hautveränderungen auch Gelenkbeschwerden (➡ Psoriasis-Arthritis, Seite 694).

Vorbeugung

Ist nicht möglich.

Wann zur Ärztin oder zum Arzt?

So bald wie möglich.

Selbsthilfe

Spezielle Ernährungsformen beeinflussen die Krankheit nicht.

Sonnenbaden bessert die Beschwerden meist. Allerdings verschlimmert sich die Erkrankung durch Sonnenbrand. Die Haut sollte geschmeidig gehalten werden durch
- regelmäßige Bäder, denen ein Glas Milch mit zwei Teelöffeln Olivenöl zugesetzt wurde.
- regelmäßiges Einreiben mit fetthaltigen Körperlotionen oder einem Körperöl.

Um psoriasisbetroffene Körperpartien zu rasieren, ist ein Elektrorasierer günstig. Rasierklingen führen häufig zu kleinen Verletzungen und erhöhen das Risiko, dass die Hauterscheinungen aufflammen.

Eine entspanntere Lebenshaltung kann unter Umständen die Zahl der Psoriasisschübe verringern (➡ Entspannung, Seite 878).

Selbsthilfegruppen für Psoriasiskranke

Deutscher Psoriasis-Bund
Oberaltenallee 20 a, 22081 Hamburg
Tel.: 0 40/22 33 99-0, Fax: 22 33 99-22
e-mail: dpb.hamburg@t-online.de
Internet: http://www.psoriasis-bund.de

Psoriatiker-Verein-Austria (PSO)
Stromstr. 39-45/7, 1200 Wien
Tel.: 01/3 32 40 03
e-mail: pso.austria@chello.at
Internet: http://www.members.chello.at/renate.reichl

Behandlung

Die äußerliche Behandlung ist zwar unbequem und aufwändig. Doch erst wenn ihre Möglichkeiten ausgeschöpft sind, sollte eine innerliche Behandlung in Betracht gezogen werden.

Äußerliche Behandlung
- Salizylsäurehaltige Medikamente lösen die Schuppen ab (z. B. *Squamasol* [D]).
- Teerhaltiges Shampoo für die behaarte Kopfhaut.

- Teerhaltige Mittel bessern der Zustand den Haut – wenn es auch zwei bis drei, manchmal sogar acht Wochen braucht. Allerdings lehnen viele Psoriasiskranke sie wegen des Geruchs und der Fleckenbildung ab.
- Bei besonders hartnäckigen, chronischen Psoriasiserkrankungen können teerhaltige Mittel und die Bestrahlung mit ultraviolettem Licht (UV-B) kombiniert werden. Dabei wird zwei- oder dreimal täglich die Haut mit einem Steinkohleteer-Präparat eingerieben, das vor der Bestrahlung wieder entfernt wird. Die Behandlung dauert etwa vier bis sechs Wochen; eine Besserung zeigt sich meist nach etwa drei Wochen.
- Kortisonhaltige Hautmittel bessern die Beschwerden zwar schnell, aber nach dem Behandlungsende tritt die Erkrankung manchmal viel stärker wieder auf. Zu den Nebenwirkungen von Kortisonen ➡ Seite 843.
- Seit langem bewährt ist der Wirkstoff Dithranol (z.B. *Micanol* [D/Ö]), der manchmal auch mit Salizylsäure kombiniert ist (*Psoralon MT* [D]). Weil Dithranol Wäsche und Haut gelbbraun verfärbt, kann dieses Mittel praktisch nur während eines Krankenhausaufenthalts angewendet werden.

Innerliche Behandlung
- Die PUVA-Therapie gilt als wirkungsvollste innerliche Behandlung. Der Wirkstoff Methoxsalen (*Meladinine* [D/Ö]) wird geschluckt. Bei anschließender Bestrahlung mit UV-A-Licht blockiert das Medikament die Teilung von Zellen und verhindert die Bildung der Psoriasisherde.
- Diese Behandlung ist relativ aufwändig – viermal pro Woche eine Bestrahlung – und schädigt bei langer Anwendung die Haut. Die Bestrahlung vergrößert möglicherweise das Risiko, dass ein Hautkrebs entsteht. Darum bleibt die PUVA-Therapie schweren Krankheitsfällen vorbehalten.
- Erst wenn alle anderen Therapien versagen, ist eine Behandlung mit dem Krebsmedikament Methotrexat vertretbar. Die Anwendung ist mit schwerwiegenden Nebenwirkungen verbunden (➡ Krebs-Chemotherapie, Seite 714).
- Kortisonhaltige Medikamente zum Schlucken sollten bei Psoriasis nicht verwendet werden.

Streifen (Striae distensae)

Beschwerden

Unterschiedlich lange und breite, parallel oder auseinander laufende Streifen auf der Haut, meist an den Hüften und der Brust, aber auch an den Oberschenkeln, Achseln, an Unterbauch und Gesäß. Anfangs sind die Streifen rötlich bis blaurot, später werden sie hell.

Ursachen

Durch einen über längere Zeit erhöhten Gehalt des Blutes an Nebennierenrinden-Hormonen (➡ Kortisone, Seite 842) werden die elastischen Fasern der Haut überdehnt.

Risiko

Solche Streifen treten häufig auf:
- in der Pubertät und in der Schwangerschaft.
- bei stark übergewichtigen Menschen.
- bei krankhaft erhöhter Hormonproduktion der Nebennierenrinden (➡ Cushing-Erkrankung, Seite 744).
- bei einer Kortisonbehandlung.

Mögliche Folgen und Komplikationen

Die Streifen sind zwar harmlos, können die Betroffenen aber belasten, weil sie der allgemeinen Meinung von ästhetischem Aussehen nicht entsprechen.

Vorbeugung

Streifen aus »hormonbewegten« Zeiten, wie Pubertät und Schwangerschaft, kann man wahrscheinlich nicht vorbeugen. Bei Kortisonbehandlung ➡ Seite 843.

Wann zur Ärztin oder zum Arzt?

Wenn Unklarheit über die Bedeutung der Streifen besteht und Sie das beunruhigt.

Selbsthilfe

Nicht möglich.

Behandlung

Eine wirksame Behandlung ist nicht möglich.

Dunkle Flecken im Gesicht
(Hyperpigmentierungen, Chloasma, Parfümflecken)

Beschwerden

Gelblichbraune Flecken an Stirn, Schläfen und Wangen.

Ursachen

- Hormonelle Veränderungen während der Schwangerschaft oder durch die Einnahme der »Pille«; Sonnenlicht verstärkt die Verfärbung.

- Sonnenbestrahlung in Verbindung mit vaselinhaltigen Hautcremes.
- Sonnenbestrahlung in Verbindung mit bestimmten Parfümstoffen (Bergamotteöl).

Risiko

Durch Kosmetika und Körperpflegemittel hervorgerufene dunkle Hautflecken treten etwa fünf- bis zehnmal häufiger auf als durch hormonelle Veränderung verursachte.

Mögliche Folgen und Komplikationen

Die Flecken sind harmlos und nicht ansteckend. Sie verschwinden meist von selbst wieder, wenn die Verursacher nicht mehr wirken.

Vorbeugung

Vor dem Sonnen keine Kosmetika oder Parfüms verwenden. Wer Produkte benutzt, deren Zusammensetzung deklariert ist, kann diejenigen meiden, die Bergamotteöl enthalten.
Sonnenbestrahlung im Gesicht vermeiden oder Sonnenschutzmittel mit hohem Lichtschutzfaktor verwenden (➡ Sonnenbrand, Seite 482).

Wann zur Ärztin oder zum Arzt?

Wenn die Farbflecken Sie sehr stören.

Selbsthilfe

Abdecken der betroffenen Hautstellen mit Make-up.

Behandlung

Der Arzt oder die Ärztin kann die dunklen Stellen mit flüssigem Stickstoff »einfrieren«. Es bilden sich Krusten, die nach acht bis zehn Tagen abfallen. Nach etwa drei Wochen hat sich an den behandelten Stellen eine neue Haut mit normaler Pigmentierung gebildet.

Weißfleckenkrankheit (Vitiligo)

Beschwerden

Scharf begrenzte, weiße Hautflecken mit Rändern, die oft dunkler als normal gefärbt sind. Bei gebräunter Haut fallen die Flecken besonders stark auf. Meist vergrößern sich die Flecken langsam. Die Flecken kommen bereits im Säuglings- und Kleinkindalter vor.

Ursachen

Sie sind nicht bekannt. Man vermutet eine Störung des allgemeinen Abwehrsystems.

Risiko

Es ist groß bei Menschen, die an Diabetes oder Schilddrüsenerkrankungen leiden oder deren Abwehrsystem erkrankt ist.

Mögliche Folgen und Komplikationen

Die Flecken sind zwar harmlos und stecken nicht an, doch sie können sehr belasten, wenn sie das ästhetische Empfinden stören. Die hellen Stellen sind sonnenbrandgefährdet.

Vorbeugung

Ist nicht möglich.

Wann zur Ärztin oder zum Arzt?

Wenn die Flecken sehr unangenehm auffallen.

Selbsthilfe

Wer Sonnenbestrahlung vermeidet oder die Bräunung der normal gefärbten Haut durch Sonnenschutzmittel mit hohem Lichtschutzfaktor gering hält (➡ Sonnenbrand, Seite 482), verhindert, dass sich der Kontrast noch weiter verstärkt. Die weißen Hautflecken kann man mit Make-up abdecken oder mit Selbstbräunungsmitteln anfärben.

Behandlung

- Lokale Fotochemotherapie: Auf kleine Flecken wird das Medikament *Meladinine* (D/Ö) aufgetragen. Dann bräunt eine Bestrahlung mit UV-A-Licht in manchen Fällen die weißen Hautstellen.
- PUVA-Therapie, wie sie bei Psoriasis durchgeführt wird (➡ Seite 501). Diese Behandlung ist sehr aufwändig. Es kann Monate bis Jahre dauern, bis eine kosmetisch befriedigende Hautfärbung erreicht ist. Die Bestrahlung erhöht möglicherweise das Hautkrebsrisiko.
- Statt die weißen Stellen dunkel zu färben, kann man versuchen, die normale Hautfarbe im Gesicht und an den Händen irreversibel zu bleichen, um so eine einheitlich helle Haut zu erhalten (➡ Dunkle Flecken im Gesicht, Seite 501). Möglicherweise wird das als weniger störend empfunden als der Kontrast zwischen hellen und dunklen Stellen.

Hautpilz an Brust- und Rückenmitte
(Pityriasis versicolor, Pityriasis versicolor alba)

Beschwerden

Dort, wo an Brust- und Rückenmitte viele Talgdrüsen sitzen, erscheinen unterschiedlich gefärbte Hautflecken: schmutziggelb oder bräunlich. Meist schuppen sich diese Stellen kleieartig.

Eine Sonderform der Erkrankung (*Pityriasis versicolor alba*) verursacht ausgeprägte Entfärbungen der befallenen Hautstellen, die dann als weiße Flecken sichtbar werden, weil die Pilzbesiedelung verhindert, dass die Haut durch Licht gebräunt wird.

Ursachen

Eine harmlose, oberflächliche, nichtentzündliche Infektion durch Pilze führt dazu, dass die befallene Hautstelle mit der Zeit ihren Farbstoff verliert. Die umgebende Haut erscheint dadurch dunkler, besonders nach dem Sonnen. Es kann deshalb sein, dass man die Erkrankung nur im Sommer bemerkt.

Erkrankungsrisiko

In Deutschland wird diese Diagnose jedes Jahr etwa 170 000-mal gestellt.

Das Erkrankungsrisiko steigt bei Menschen, die stark schwitzen. Die Angewohnheit, nicht waschbare Kleidungsstücke unmittelbar auf der Haut zu tragen, fördert Rückfälle. Sonnenlotionen und -cremes fördern das Wachstum des Pilzes.

Mögliche Folgen und Komplikationen

Die Erkrankung ist harmlos und kaum ansteckend. Wie alle Erkrankungen, die das Aussehen beeinflussen, kann sich auch diese auf das psychische Wohlbefinden auswirken (➡ Im Gleichgewicht sein, Seite 216).

Vorbeugung

Regelmäßiges Waschen, Abrubbeln der Haut mit einer Massagebürste.

Wann zur Ärztin oder zum Arzt?

Wenn die Flecken als störend empfunden werden.

Selbsthilfe

Ist ohne genaue Diagnose nicht sinnvoll.

Behandlung

Auf die befallenen Stellen wird ein bis zwei Wochen lang regelmäßig ein Pilzmittel aufgetragen (z. B. *Canesten* [D/Ö], *EpiPevaryl* [D]). Weil auch die Kopfhaut befallen sein kann, sollte das Haar während dieser Zeit mit einem Selendisulfidhaltigen Shampoo gewaschen werden (z. B. *Selsun* [D/Ö], *Selukos* [D/Ö]) oder mit einem Shampoo mit einem Pilzmittel (z. B. *Fungoral* [Ö], *Nizoral* [Ö], *Pevaryl-Hautshampoo* [Ö]). Unter Umständen werden spezielle Tinkturen zum Einreiben verschrieben.

Wenn die äußerliche Behandlung erfolglos geblieben ist, der Pilzbefall sehr ausgedehnt ist und immer wiederkehrt, ist das Schlucken des Pilzmittels Itraconazol (*Sempera* [D], *Siros* [D], *Sporanox* [Ö]) angebracht. Dieses Medikament muss etwa zwei Wochen lang eingenommen werden. Als Nebenwirkung kommen zwar selten, aber dann schwere Leberschäden vor. Nach Behandlung der Pilzinfektion bleiben die Flecken unter Umständen noch eine Zeit lang bestehen, bis die Haut wieder denselben Farbton annimmt wie der umgebende Bereich.

Kupferfinne (Rosacea)

Beschwerden

Zunächst fleckförmige Rötungen der grobporigen Haut, vor allem auf Nase, Stirn und Wangen. Später entwickeln sich Knötchen und Pusteln. In manchen Fällen tritt diese Erkrankung über Jahre hinweg immer wieder auf oder bleibt lebenslang bestehen. Die Erkrankung befällt meist hellhäutige Personen im Alter zwischen 30 und 50 Jahren. Wenn die Kupferfinne unbehandelt bleibt, kann sich – fast ausschließlich bei Männern – eine so genannte Knollennase (*Rhinophym*) entwickeln.

Ursachen

Es werden viele Ursachen vermutet, z. B. erbliche Veranlagung und innere Erkrankungen. Entgegen landläufiger Meinung spielt Alkohol für die Entstehung der »roten Nase« keine Rolle. Vielfältige unspezifische Reize können die Gesichtsrötung auslösen: Erregung, emotionaler Stress, Hitze, stark gewürzte Nahrungsmittel, heiße Getränke. Nach Ansicht vieler Fachleute spielt die Zusammensetzung des Talgs für die Entstehung der Erkrankung eine wesentliche Rolle.

Erkrankungsrisiko

In Deutschland wird etwa 360 000-mal im Jahr die Diagnose »Kupferfinne« gestellt.

Mögliche Folgen und Komplikationen

Die Erkrankung steckt nicht an und ist harmlos, wirkt sich aber wegen des auffälligen Aussehens häufig sehr auf das psychische Wohlbefinden aus (➡ Im Gleichgewicht sein, Seite 216).

In manchen Fällen sind die Augen von der Erkrankung mit betroffen, es entwickelt sich dann eine Bindehautentzündung.

Vorbeugung

Ist nicht möglich.

Wann zur Ärztin oder zum Arzt?

Bei den oben genannten Beschwerden.

Selbsthilfe

Ähnlich wie bei der Akne ist die Hautreinigung sehr wichtig: Waschen Sie die betroffenen Hautstellen zweimal täglich mit einer milden Reinigungsmilch. Verwenden Sie nur Salben, Cremes oder Lotionen, die ärztlich verschrieben oder empfohlen wurden.

Behandlung

Die Behandlung der Kupferfinne ähnelt der der Akne: sorgfältige Hautreinigung, antibiotikahaltige Cremes, Einnahme von Antibiotika, wie z.B. Tetrazyklin, über mehrere Wochen, in schweren Fällen auch die Einnahme von Isotretinoin (*Roaccutan* [D/Ö]).

Erweiterte, auf der Haut sichtbare Gefäße können mit einer feinen Nadel elektrisch »verbrannt« und so entfernt werden. Diese »Elektrodesikkation« ist etwas schmerzhaft. Für die Behandlung sind mehrere Sitzungen notwendig, die Erfolge sind mäßig, und die Beschwerden können nachher erneut auftreten.

Eine Knollennase kann nur operativ entfernt werden. Die Heilung erfolgt sehr schnell, allerdings können sich mit der Zeit erneut Wucherungen bilden.

Nesselsucht, Nesselfieber (Urtikaria)

➡ auch Allergien, Seite 590.

Beschwerden

Hauterscheinungen, wie sie die Berührung mit einer Brennnessel hervorruft: rote oder weiße, flüchtige, juckende, beetartige Flecken der Haut. Bei schweren For-

men können ganze Körperteile, wie Gesicht, Hände, Füße, Gelenke oder auch der Hals, anschwellen (*Angioödem*). Hautausschläge, die durch Medikamente verursacht sind, beginnen meist am Rumpf und breiten sich am ganzen Körper in Richtung Füße aus. Solche Ausschläge dauern normalerweise zwei bis drei Wochen.

Bei Nesselsucht durch Medikamenten- oder Insektenstichallergie treten Übelkeit, Kopfschmerzen, Atemnot, Schweißausbrüche, Bauchkrämpfe und starker Blutdruckabfall auf. In seltenen Fällen können diese Beschwerden einen anaphylaktischen Schock auslösen und lebensbedrohlich sein (➡ Allergien, Seite 590).

Ursachen

Nesselsucht ist häufig, aber nicht immer allergisch bedingt. Die Ausschläge können eine Reaktion sein auf:

- Nahrungsmittel (häufig Fisch, Eier, Getreide, Kuhmilch, Krustentiere, Muscheln, Nüsse, Beeren).
- Lebensmittelzusatzstoffe (z.B. Chinin in Tonicwater, Menthol in Pfefferminz und Zahnpasta, das gelbe Färbemittel Tartrazin = E 102; ➡ Zusatzstoffe in Lebensmitteln, Seite 248).
- Rückstände von Spritzmitteln in Obst und Gemüse oder Medikamente im Fleisch (➡ Schadstoffe im Essen, Seite 242).
- Arzneimittel zum Schlucken (besonders Penizillin, Salizylate wie z.B. *Aspirin* [D/Ö] u. a.).
- Salben und Zäpfchen.
- Metalle im Körper, wie Amalgam in Zahnplomben oder bei Operationen verwendete Metalle.
- Insektenstiche, vor allem durch Wespen und Bienen.
- Seelischen Stress.
- Hautkontakt mit Pflanzen oder mit Tierhaaren.
- Sonnenstrahlen, Röntgenstrahlen.
- Druck auf die Haut, besonders unter den Fußsohlen und auf der Sitzfläche.
- Extreme Temperaturschwankungen, große Kälte.
- Chronische eitrige Infekte, etwa der Nebenhöhlen.
- Virusinfektionen.

Erkrankungsrisiko

In Deutschland wird etwa 880 000-mal im Jahr die Diagnose Nesselsucht gestellt. Frauen sind etwa doppelt so häufig betroffen wie Männer.

Mögliche Folgen und Komplikationen

Allergische Hautausschläge sind zwar unangenehm, aber nicht gefährlich. Selten können jedoch lebensbedrohliche Zustände auftreten, die sofort ärztlich behandelt werden müssen.

Vermeidung aller Faktoren, die Nesselsucht verursachen können.

Wann zur Ärztin oder zum Arzt?

Wenn die Beschwerden unangenehm sind oder häufig auftreten.

Selbsthilfe

Feuchte Umschläge kühlen die betroffenen Körperstellen. Herauszufinden, ob Nahrungsmittel oder Chemikalien die Allergie verursachen, kann sehr schwierig sein, weil die meisten Nahrungsmittel chemische Rückstände oder künstliche Zusätze aufweisen.
Eine Vollwertkost (➡ Vollwerternährung, Seite 233) vermeidet den größten Teil der Belastung mit Schadstoffen und Lebensmittelzusatzstoffen.
Vielfach verschwindet die Anfälligkeit für allergische Reaktionen nach einiger Zeit von selbst wieder.

Behandlung

Zur Frage der Hyposensibilisierung ➡ Allergien, Seite 590. Akute Nesselsuchtbeschwerden verschwinden meist von selbst innerhalb von ein bis sieben Tagen. Antihistaminika können die Beschwerden lindern (➡ Allergien, Seite 590).
Lebensbedrohliche allergische Reaktionen werden mit Injektionen oder Infusionen von Kortison und Adrenalin behandelt.

Grindflechte (Impetigo)

Beschwerden

Kleine Bläschen auf der Haut, meist um Mund und Nase, die nach kurzer Zeit eintrocknen. Die Hautstellen überziehen sich mit einer honiggelben Kruste, die wie brauner Zucker aussieht.
Die Erkrankung verursacht Juckreiz und breitet sich durch Kratzen weiter aus.

Ursachen

Eine bakterielle Infektion der Haut, die sehr ansteckend ist.

Erkrankungsrisiko

Die Krankheit befällt in erster Linie Kinder.

Mögliche Folgen und Komplikationen

Die Krankheit ist normalerweise relativ harmlos. Bleibt sie jedoch unbehandelt, kann sie sich am ganzen Körper ausbreiten und besonders für Kleinkinder lebensbedrohlich werden. Eine sachgemäße Behandlung führt normalerweise prompt zur Heilung. Danach weisen die betroffenen Hautstellen eine hellere Färbung auf, die sich nach kurzer Zeit wieder der übrigen Hautfarbe angleicht. Es bleiben keine Narben zurück.
In seltenen Fällen, wenn es sich um Bakterien von der Art Streptokokkus handelt, kann die Erkrankung auch die Nieren befallen.

Vorbeugung

Kontakt mit Infizierten meiden.

Wann zur Ärztin oder zum Arzt?

Sobald Sie den Verdacht haben, dass es sich um diese Erkrankung handelt.

Selbsthilfe

Die Krusten vorsichtig mit Seife und Wasser entfernen, sodass eine von Ärztin oder Arzt verschriebene Salbe die betroffenen Hautstellen erreichen kann.
Seife und Handtücher des Kranken sind streng von denen anderer zu trennen.
Kinder sollten während der Zeit der Erkrankung nicht in den Kindergarten oder in die Schule gehen.

Behandlung

Normalerweise werden die Krusten mit antibiotikahaltigen, fettenden Salben abgelöst. Bei ausgedehnter Bläschenbildung müssen die Antibiotika geschluckt werden. Um auszuschließen, dass die Erkrankung auch die Nieren erfasst hat, sollte drei und fünf Wochen nach der Heilung der Urin untersucht werden.

Wundrose (Erysipel)

Beschwerden

Scharf begrenzte, schmerzhafte, gerötete Schwellung der Haut mit flammenförmigen Ausläufern. An den betroffenen Hautstellen – meist Unterschenkel und Gesicht – zeigen sich manchmal Blasen verschiedener Größe. Die Erkrankung ist mit Schüttelfrost und hohem Fieber verbunden.

Ursachen

Bakterien (Streptokokken), die durch eine Hautschädigung – z.B. Fußpilz, Unterschenkelgeschwür, Hautrisse am Naseneingang – in das Gewebe eindringen und sich über die Lymphgefäße ausbreiten.

Erkrankungsrisiko

Die Erkrankung kann alle Altersgruppen betreffen.

Mögliche Folgen und Komplikationen

Chronisch immer wieder auftretende Wundrose kann zur Verödung der Lymphbahnen führen. Die Folgen können sein: unförmiges Anschwellen von Körperteilen mit Hautverdickungen, besonders an den Beinen; fortschreitend eitrige Entzündung des Zellgewebes (*Phlegmone*); Blutvergiftung (*Sepsis*).

Vorbeugung

Behandlung der Hautschäden, die die Entstehung von Wundrose begünstigen.

Wann zur Ärztin oder zum Arzt?

Sobald Sie den Verdacht haben, dass Sie an dieser Krankheit leiden.

Selbsthilfe

Ist nicht sinnvoll.

Behandlung

Bettruhe und hoch dosierte Antibiotika, wie Penizillin oder Erythromyzin.

Furunkel, Karbunkel

Beschwerden

Tief sitzender, entzündlicher, schmerzhafter Knoten mit zentraler eitriger Einschmelzung, der aus einer Haarbalgentzündung entsteht. Furunkel entstehen nur an Haarbälgen, und zwar häufig dort, wo Schweißstellen oder stark durch Reibung beanspruchte Hautflächen sind: Genick, Gesicht, Achselhöhlen, Pobacken. Wenn es sich um ein besonders großes Furunkel oder um mehrere beieinander liegende handelt, nennt man das Karbunkel. Ein Furunkel am Rand des Augenlids heißt Gerstenkorn (➡ Seite 453).

Ursachen

Eine eitrige Entzündung eines Haarbalgs durch Bakterien (*Staphylokokken*).

Erkrankungsrisiko

Das Risiko steigt bei allgemein schlechtem Gesundheitszustand, mangelnder Körperhygiene und Diabetes.

Mögliche Folgen und Komplikationen

Furunkel und Karbunkel treten bei manchen Personen über einen längeren Zeitraum immer wieder auf.

Vorbeugung

Ist bis zu einem gewissen Grad durch die übliche Körperhygiene möglich.

Wann zur Ärztin oder zum Arzt?

- Wenn das Furunkel nicht innerhalb von zwei Wochen durch Selbsthilfe heilt.
- Wenn Furunkel immer wieder neu auftreten.
- Wenn es sich um Karbunkel handelt.
- Wenn Fieber dazukommt.
- Wenn das Furunkel im Gesicht auftritt.

Selbsthilfe

Die meisten Furunkel »reifen« und brechen innerhalb von zwei Wochen auf. Heiße, feuchte Umschläge, die alle paar Stunden gewechselt werden, beschleunigen die »Reifung«. Das Auftragen von »Zugsalben« fördert ebenfalls den Reifungsprozess.
Die Bakterien im Furunkel können durch Kontakt auf die Hände und von dort unter Umständen in die Nahrung gelangen. Dort können sie sich ausbreiten und zu Lebensmittelvergiftungen führen. Wer an Furunkeln leidet und Speisen zubereitet, sollte vorher immer die Hände waschen. Beim Duschen ist das Risiko geringer als beim Baden, dass sich die Bakterien des Furunkels über den ganzen Körper verbreiten. Handtücher häufig wechseln.

Behandlung

Wenn das Furunkel »reif« ist, öffnet es sich von selbst oder die Ärztin oder der Arzt kann es durch einen kleinen Schnitt unter Vereisung öffnen. Dadurch fließt der Eiter ab.
Antibiotika einzunehmen ist nur notwendig, wenn das Furunkel oder Karbunkel in der Nase oder im Gesicht

sitzt, wenn zusätzlich Fieber auftritt, sich die Entzündung auf umliegendes Gewebe ausbreitet oder wenn Furunkel immer wieder auftreten.

Gürtelrose (Herpes zoster)

Beschwerden

Halbseitige, brennende Schmerzen, Rötung und Bläschen. Gürtelrose kann überall an der Körperoberfläche auftreten, häufig zeigt sie sich jedoch an Rumpf oder Gesicht. Die Bläschen erscheinen nach und nach entlang des Versorgungsgebietes eines Nervs, verkrusten, verschwinden nach etwa zwei bis drei Wochen und hinterlassen kleine Narben. Die brennenden Schmerzen können noch wochen- oder monatelang anhalten.
Die Betroffenen fühlen sich häufig schon vor dem Auftreten des Hautausschlags unwohl und abgeschlagen und spüren Schmerzen in jenem Hautbereich, auf dem sich später der Ausschlag zeigen wird.

Ursachen

Eine Infektion mit dem *Varicella-zoster*-Virus. Infiziert sich ein Mensch zum ersten Mal mit diesem Virus, heißt die auftretende Krankheit Windpocken. Nach der Infektion verbleiben die Viren in bestimmten Nervenzellen, den Spinalganglien. Werden die Viren bei einer Schwäche des Immunsystems wieder aktiv, heißt die entstehende Krankheit Gürtelrose.

Erkrankungsrisiko

Gürtelrose kann in jedem Alter auftreten, ist aber bei Personen über 50 Jahre am häufigsten. Die Wahrscheinlichkeit, an Gürtelrose zu erkranken, ist bei immungeschwächten Personen erhöht.

Mögliche Folgen und Komplikationen

Für Personen, die noch keine Windpocken hatten, ist die Erkrankung ansteckend, solange Bläschen vorhanden sind. Infizieren sie sich mit dem Bläscheninhalt, bekommen sie Windpocken.
Gürtelrose heilt meist innerhalb von zwei bis vier Wochen ohne bleibende Schäden. Allerdings können die betroffenen Stellen manchmal jahrelang schmerzen.
Bei einer Gesichtsrose können Gesichtsnerven zeitweise gelähmt sein.
Sind die Augen betroffen, besteht die Gefahr, dass Bindehaut und Hornhaut des Auges geschädigt werden und dass das Augenlicht verloren geht.

Vorbeugung

Ist nicht möglich. Allerdings kann die frühzeitige Behandlung mit Virusmitteln den Verlauf der Erkrankung wesentlich mildern. Gürtelrose tritt bei Menschen mit intakter Immunabwehr nur einmal im Leben auf.

Wann zur Ärztin oder zum Arzt?

Bei den allerersten Anzeichen einer Gürtelrose. Ist das Gesicht betroffen, möglichst rasch zu Augenärztin oder -arzt.

Selbsthilfe

Feuchtigkeit, Zugluft und Kälte meiden. Wärme lindert. Einem erkrankten Auge tut Ruhe wohl. Man kann versuchen, die Schmerzen mit einem einfachen Schmerzmittel zu lindern (➡ Seite 838).

Behandlung

Bei einer unkomplizierten Gürtelrose können zunächst antibiotikahaltige Puder die Bläschen eintrocknen und dann fetthaltige Salben helfen, die verkrusteten Bläschen abzulösen. Die betroffenen Stellen können mit einem Verband abgedeckt werden.
Bei sehr ausgeprägter oder sehr schmerzhafter Gürtelrose helfen Aciclovir (z.B. *Zovirax* [D/Ö]), Famciclovir (*Famvir* [D/Ö]) und Valaciclovir (*Valtrex* [D/Ö]), die Krankheit zu mildern und zu verkürzen.

Fieberblasen (Herpes simplex)

Beschwerden

Schmerzende Bläschen auf Haut und Schleimhäuten. Meist kündigen sie sich durch Jucken, Spannen und Kribbeln an den betroffenen Stellen an. Der zunächst durchsichtige Bläscheninhalt trübt sich, dann trocknen die Bläschen bräunlich ein. Die Borken fallen nach einigen Tagen von selbst ab. Die Beschwerden dauern meist nicht länger als zehn Tage.

Ursachen

Die erste Infektion mit Herpes-simplex-Viren findet meist schon im frühen Kindesalter unbemerkt statt. Die Ansteckung erfolgt durch direkten Körperkontakt mit Sekreten aus oder vom Mund. Nach der Infektion verbleibt das Virus im Körper und wird von ihm in Schach gehalten. Reize können diese »ruhenden« Viren aktivieren und erneut Fieberblasen an Lippen und im Mund hervorrufen. Jede Art von Stress kann ein solcher Reiz sein: eine fieberhafte Erkrankung, intensive Sonnenbestrahlung, zahnärztliche Behandlung, Abschürfungen an den Lippen, Allergie auf Nahrungsmittel, hormonelle Veränderungen.

Erkrankungsrisiko

Fast alle Menschen sind mit Herpes-simplex-Viren infiziert. Etwa 1,5 Millionen Mal im Jahr werden in Deutschland Arztpraxen wegen Herpes simplex aufgesucht.

Mögliche Folgen und Komplikationen

Fieberblasen sind ansteckend, lösen jedoch bei Menschen mit intaktem Immunsystem keine Krankheitszeichen aus. Fieberblasen hinterlassen nur selten Narben. Sie neigen allerdings dazu, immer wieder im selben Hautbereich aufzutreten.
Bei Personen mit schweren Immunstörungen kann sich die Erkrankung ausbreiten und lebensgefährlich werden (➡ Gehirnentzündung, Seite 425). Herpesinfektionen der Hornhaut gefährden das Augenlicht (➡ Hornhautentzündung, Seite 457).

Vorbeugung

Das vorsorgliche Auftragen von Virusmitteln, zum Beispiel bei starker Sonnenbestrahlung, verhindert die Bläschenbildung nicht. Sie können nur den Verlauf mildern. Jedoch ist ein hoher UV-Schutz empfehlenswert.

Wann zur Ärztin oder zum Arzt?

Bei ausgedehntem Befall oder wenn sich der Zustand nach einigen Tagen nicht bessert.

Selbsthilfe

Ist nicht möglich. Bei Fieberblasen im Mund kann das Spülen mit Salbeitee lindern (➡ Mundschleimhautentzündung, Seite 611).

Behandlung

Sinnvoll ist das Auftragen von austrocknend und desinfizierend wirkenden Lotionen (Schüttelmixturen).
Bei den ersten Anzeichen, dass sich erneut Bläschen bilden, können Virusmittel aufgetragen werden (Präparate z. B. *Famvir*, *Valtrex*, *Zovirax*). Erfolgt diese Behandlung früh genug und intensiv, kann sie verhindern, dass sich die Fieberblasen stark ausprägen; zumindest kann sie aber den Verlauf deutlich verkürzen.

Treten die Fieberblasen öfter als sechsmal im Jahr auf und verläuft die Erkrankung schwer, kann mit den Virusmitteln eine Dauerbehandlung durchgeführt werden.

Muttermal (Naevus)

Beschwerden

Muttermale können unterschiedlich groß sein, hautfarben, gelbbraun oder schwarz, mit glatter, behaarter oder warziger Oberfläche, plan oder erhaben. Muttermale verursachen keine körperlichen Beschwerden, können jedoch im Aussehen störend wirken.

Ursachen

In den meisten Fällen besteht eine erbliche Anlage zur Muttermalbildung.
Sonnenbestrahlung kann die Bildung von Muttermalen fördern.

Erkrankungsrisiko

Bei der Geburt sind Muttermale nur ausnahmsweise vorhanden, doch fast jeder Mensch bekommt im Laufe seines Lebens welche.

Mögliche Folgen und Komplikationen

Muttermale sind fast immer harmlos, in seltenen Fällen kann sich daraus ein Hautkrebs entwickeln (➡ Seite 509). Diese Entwicklung kündigt sich meist durch äußerliche Veränderungen des Muttermals an. Verdacht auf Hautkrebs besteht, wenn sich plötzlich zahlreiche Muttermale bilden oder wenn ein Muttermal
● sich vergrößert.
● seine Farbe verändert.
● rau, schuppig oder knotig wird.
● schmerzt, juckt, blutet oder sich entzündet.
Etwa 40 bis 50 Prozent der bösartigen Hautkrebse entstehen aus den farbbildenden Zellen von Muttermalen.

Vorbeugung

Ist nur sehr begrenzt möglich, indem man Sonnenbestrahlung weitgehend vermeidet.

Wann zur Ärztin oder zum Arzt?

Wenn Muttermale durch ihr Aussehen das Wohlbefinden beeinträchtigen oder wenn sich Veränderungen zeigen, die den Verdacht auf Hautkrebs nahe legen.

Ist nicht sinnvoll.

Behandlung

Kosmetisch störende oder krebsverdächtige Muttermale werden unter örtlicher Betäubung herausgeschnitten.

Hautkrebs

➡ auch Krebs, Seite 708.

Beschwerden

Anzeichen oder Vorstadien von Hautkrebs können sein:
- Hautflecken oder Muttermale, die sich verändern (➡ links).
- Neu auftretende Muttermale.
- Veränderungen an den Geschlechtsteilen einschließlich der Brustwarzen (warzenförmige Veränderungen, weißliche oder rötliche Verfärbungen, Verdickungen).

Ursachen

Bösartige Zellveränderungen. Vorgeschädigte Haut begünstigt die Entstehung von Hautkrebs: bestehende Geschwüre, straffe Narben, Röntgenbestrahlung, aber vor allem Sonnenbrand durch UV-Bestrahlung.

Erkrankungsrisiko

Hautkrebs ist zu einer der häufigsten Krebsarten avanciert. Ein Grund dafür ist die Ausdünnung der schützenden Ozonschicht über der Erde, ein anderer das derzeitige Schönheitsideal, das mit »attraktiv« auch »sportlich gebräunt« verbindet. Um diesem Ideal nahe zu kommen, setzen sich viele Menschen übermäßiger UV-Bestrahlung in der Natur und in Solarien aus. Die Mehrzahl der Hautkrebse entsteht bei Menschen über 50 Jahre auf Hautbereichen, die der Sonnenbestrahlung besonders stark ausgesetzt sind.

Mögliche Folgen und Komplikationen

Fachleute unterscheiden drei Arten von Hautkrebs:
- Die Mehrzahl der Hautkrebse sind *Basaliome*. Sie wachsen sehr langsam, sind nur gering bösartig und bilden keine Metastasen (➡ Krebs, Seite 708).
- *Plattenepithelkarzinome* dringen öfter als Basaliome von der Hautoberfläche in die Tiefe des Körpers vor und neigen im späteren Stadium zur Metastasenbildung.

- *Maligne Melanome* wachsen sehr schnell und bilden schon recht früh Metastasen aus.

Bei frühzeitiger Behandlung sind fast alle Formen von Hautkrebs heilbar. Bei Nichtbehandlung können sich die Krebszellen im ganzen Körper ausbreiten.

Vorbeugung

Extreme Sonnenbestrahlung und Solarienbräunung vermeiden. Unbedingt Sonnenbrand verhindern (➡ Sonnenbrand, Seite 482).

Frühzeitig erkannt, können fast alle Arten von Hautkrebs geheilt werden. Deshalb ist es wichtig, auf Warnzeichen zu achten. Menschen über 20 Jahre sollten einmal im Monat ihre Haut – insbesondere die dem Sonnenlicht ausgesetzte – selbst auf Veränderungen hin untersuchen und bei Verdacht möglichst bald Hautärztin oder -arzt aufsuchen.

Im Alter zwischen 20 und 30 Jahren empfiehlt es sich, seine Haut monatlich selbst zu kontrollieren, ab 30 dann einmal jährlich ärztliche Kontrolle.

Wann zur Ärztin oder zum Arzt?

Sobald Sie eine ungewöhnliche Hautveränderung bemerken.

Obwohl die meisten Hautveränderungen harmlos sind, ist es im Zweifelsfall immer besser, ein fachkundiges Urteil einzuholen.

Selbsthilfe

Ist nicht möglich.

Behandlung

Nach einer genauen Untersuchung der verdächtigen Hautstelle durch eine Untersuchung im Auflichtmikroskop und eventuell einer Gewebeentnahme und einem Labortest wird bei Verdacht auf Hautkrebs das Gewebe chirurgisch entfernt. Dazu ist meist kein Krankenhausaufenthalt notwendig.

Um Rückfälle rechtzeitig zu erkennen, ist es notwendig, den Zustand nach der Behandlung in regelmäßigen Abständen ärztlich kontrollieren zu lassen.

Unterschenkelgeschwür (Ulcus cruris)

Beschwerden

Schlecht heilende Wunde an den Unterschenkeln, meist im Bereich der Knöchel.

Ursachen

Unterschenkelgeschwüre sind fast immer die Folge eines gestörten Blutrückflusses in den Beinvenen (➡ Venenentzündung, Seite 558; ➡ Tiefe Venenthrombose, Seite 558). Weitere Ursachen können sein:
● Arterielle Durchblutungsstörungen
● Diabetes
● Infektionen durch Bakterien oder Pilze
● Hautkrebs
● Syphilis
● Bestimmte Formen der Anämie

Erkrankungsrisiko

Unterschenkelgeschwüre treten sehr häufig auf. Jedes Jahr werden in Deutschland etwa 3,6 Millionen Mal Arztpraxen wegen dieses Problems aufgesucht. Mit zunehmendem Alter steigt das Risiko für diese Erkrankung.

Mögliche Folgen und Komplikationen

Bei sachgerechter Behandlung heilt das Geschwür schnell ab. Ohne oder durch falsche Behandlung können zusätzlich Kontaktekzeme sowie Infektionen mit Bakterien und Pilzen entstehen.

Vorbeugung

Sie ist möglich, indem man venöse Stauungen verhindert:
● Ausreichende Bewegung der Beine.
● Längeres Stillstehen vermeiden.
● So oft wie möglich die Füße hoch lagern.
● Kompressionsstrümpfe tragen.
● Sachgerechte Behandlung von Krampfadern (➡ Seite 556), Venenentzündungen (➡ Seite 558) und tiefen Venenthrombosen (➡ Seite 558).

Wann zur Ärztin oder zum Arzt?

Sobald die Beschwerden auftreten.

Selbsthilfe

Keine Selbstbehandlung mit Salben oder Arzneimitteln, weil die Haut bei einem venösen Unterschenkelgeschwür besonders anfällig ist für reizende und sensibilisierende Substanzen.

Behandlung

Krustige oder schmierige Geschwüre werden mit feuchten Umschlägen gereinigt.

Das Geschwür heilt nur, wenn die Stauung in den Venen beseitigt wird. Dieses geschieht durch einen Druckverband, der immer am Fußrücken in Höhe des Zehenansatzes beginnt und unterhalb des Knies endet. Der Druck muss im Bereich des Fußes und Knöchels am größten sein und in Richtung Knie abnehmen. Dadurch entsteht ein Druckgefälle in Richtung Herz, das den Rückfluss des Blutes unterstützt. Durch entsprechende Einlagen muss der Verband auch auf das Geschwür selbst Druck ausüben. Dieser Verband muss jeden Morgen noch vor dem Aufstehen neu angelegt werden. Lassen Sie sich vom Arzt oder Pflegepersonal genau erklären, wie man das Bein wickelt, damit Sie oder ein Angehöriger dieses zu Hause sachgerecht tun können.

Wundliegen (Dekubitus)

Beschwerden

Anfangs Rötung, Schwellung und Verhärtung der Haut an Stellen, auf denen lange Zeit Druck gelastet hat, z. B. durch lange Bettlägerigkeit, Rollstuhl, Verbände, Schienen. Später Zersetzung des Haut- und Muskelgewebes. In schweren Fällen Zerstörung von Knochen und Blutvergiftung.

Ursachen

Lang dauernder Druck, der die Blutzirkulation unterbindet. Dies führt zu einem Sauerstoffmangel im Gewebe und zur Zersetzung der Haut und des darunter liegenden Muskelgewebes.

Erkrankungsrisiko

Bei Menschen, die lange Zeit bettlägerig sind und deren Wahrnehmungsvermögen und Schmerzempfinden vermindert sind, ist das »Durchliegen« ein Problem. Reibung und Reizung durch raue Unterlagen, Falten in Bettlaken oder Bekleidung können dazu beitragen, dass sich jemand in kurzer Zeit wund liegt. Feuchtigkeit durch Schwitzen, Harn- oder Stuhlinkontinenz können bei Bettlägerigen innerhalb kurzer Zeit einen Dekubitus bewirken.

Mögliche Folgen und Komplikationen

Wird ein Dekubitus nicht schnell behandelt, können bleibende Muskel- und Knochenschäden entstehen.

Vorbeugung

Bettlägerige müssen mindestens alle zwei Stunden ihre Lage verändern. Wer sich nicht selbst umdrehen kann, muss »gewendet« werden (➡ Richtige Lagerung, Seite 381). Spezielle Silikongel- oder Wassermatratzen verteilen das Gewicht. Günstig ist ein Schaffell als Unterlage zum Liegen.

Im Rollstuhl Sitzende sollten auch dann, wenn sie ein druckminderndes Kissen benutzen, alle fünf bis zehn Minuten die Lage verändern können.

Die Haut sollte sauber und trocken gehalten, Bettwäsche häufig gewechselt werden (➡ Pflege/Körperpflege, Seite 380). Das Abreiben mit Franzbranntwein fördert die Durchblutung ebenso wie jede Art von Aktivität – auch im Liegen.

Wichtig ist, die Haut mindestens einmal täglich genau zu untersuchen, weil sich schwere Gewebeschäden innerhalb kurzer Zeit bilden können.

Wann zur Ärztin oder zum Arzt?

So bald wie möglich.

Selbsthilfe

Eine frühzeitige Behandlung kann einen Dekubitus im Anfangsstadium sehr schnell heilen. Die betroffenen Stellen müssen trocken, unbedeckt und frei von Druck bleiben. Im Sanitätshandel gibt es dafür aufblasbare Gummiringe und andere Hilfsmittel. Eine leichte Massage kann die Blutzirkulation anregen.

Behandlung

Die Ärztin oder der Arzt muss die Geschwüre reinigen und das zerstörte Gewebe unter Umständen operativ entfernen.

Die Ursache des Wundliegens kann durch verschiedene Maßnahmen verhindert werden: Häufiger Lagerungswechsel, Klopfmassage zur Anregung der Blutzirkulation, Wasserkissen, spezielle Dekubitusmatratzen sowie Druck-, Hänge- und Rotationsbetten.

Haare

Haare beeinflussen das Erscheinungsbild und damit das Wohlbefinden.

Haar besteht aus Keratinzellen, die von den Haarbälgen (*Follikeln*) langsam aus der Haut herausgeschoben werden. Ein gesundes Haar wächst etwa zwei bis sechs Jahre lang – jeden Tag etwa 0,35 Millimeter. Auf diese Wachstumsphase folgt eine etwa dreimonatige Ruhephase. Schließlich fällt das Haar aus, und nach einiger Zeit wächst an derselben Stelle ein neues Haar.

Auf der Kopfhaut befinden sich im Durchschnitt etwa 100 000 bis 150 000 Haare, von denen man pro Tag etwa 30 bis 60 verliert. Ein Verlust von bis zu 100 Haaren pro Tag gilt als normal.

Haarpflege

Schönes Haar ist vielen Menschen so wichtig, dass sie weder Aufwand noch Kosten scheuen, dieses Ziel zu ereichen.

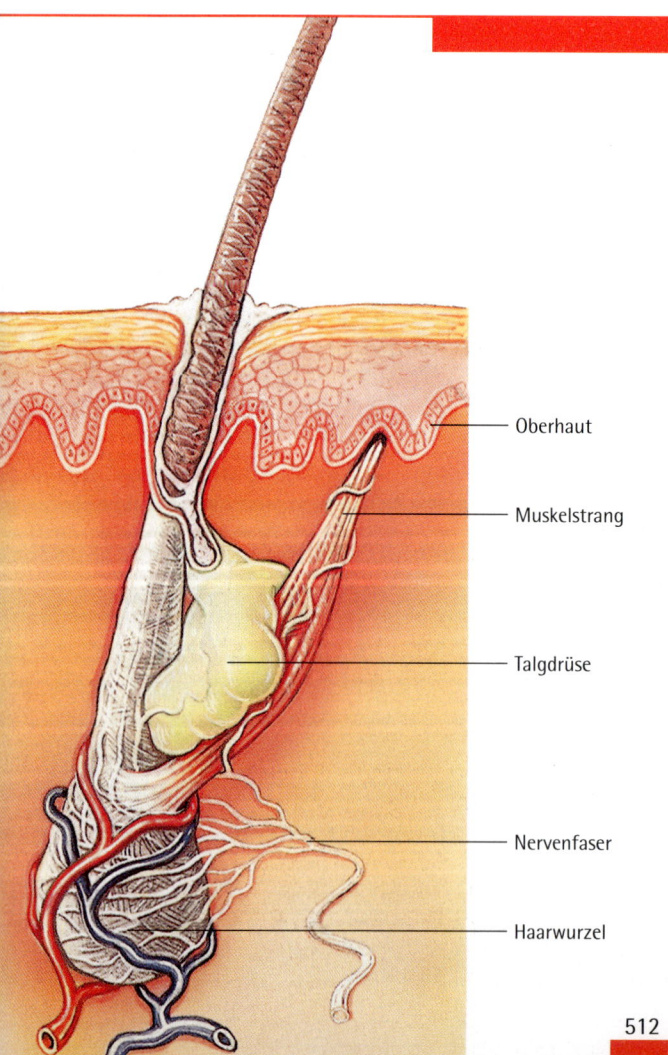

Oberhaut

Muskelstrang

Talgdrüse

Nervenfaser

Haarwurzel

Shampoo

Die Keratinzellen, aus denen die Haare bestehen, sind tote Zellen. Vitamine, Eiweiße oder andere »Nährstoffe« aus Haarpflegemitteln gehen an ihnen spurlos vorbei. Regelmäßiges Waschen genügt, um die Haare zu pflegen.

Zwischen den verschiedenen Shampoos gibt es kaum Unterschiede in der Wirksamkeit. Allenfalls unterscheiden sie sich in Preis und Duftnote.

Färben

Mehr als 30 Prozent aller Menschen in Deutschland und Österreich verwenden chemische Haarfärbemittel. Meist handelt es sich um so genannte Oxidationsfarben.

Beim Färben wird das Haar einer ziemlich schädigenden Prozedur unterworfen: Damit die Farbe ins Haarinnere vordringen kann, müssen die Haare vorher mit einem scharfen alkalischen Mittel aufgequollen werden.

Nach dem langjährigen Gebrauch von Färbemitteln, nicht jedoch Tönungen, ist vermehrt Blasenkrebs aufgetreten. Die häufige Verwendung von Haarfärbemitteln kann außerdem zu Allergien führen. Betroffen sind davon vorwiegend Friseure.

Eine haarschonende Alternative zu den Oxidationsfarben sind Naturfarben, wie Henna, Walnussblätter oder Tee.

Dauerwellen

Beim Dauerwellen wird das Haar mit chemischen Mitteln »angelöst«, dann geformt und mit einer weiteren Chemikalie gefestigt. Dauerwellen verursachen normalerweise keine Hautschäden, wenn sie sachgerecht durchgeführt werden.

Zu häufiges Dauerwellen oder zu starkes Bleichen kann zu gespaltenen Haarspitzen führen. Dagegen gibt es nur ein Mittel: abschneiden.

Spülungen

Haarspülungen machen die Haare nach dem Waschen leichter frisierbar und lassen sie glatter und dichter erscheinen. Spülungen sind meist Mischungen aus Ölen, Emulgatoren und Wachsen. Diese Mischung legt sich als dünner Film um die äußere Haarschicht.

Gel

Wer seine Haare mittels Haargel zu Berge stehen lassen will, geht damit keine gesundheitlichen Risiken ein und schadet auch den Haaren nicht. Tests der Stiftung Warentest ergaben durchweg zufrieden stellende oder gute Bewertungen.

Rasierschaum

Etwa 60 Prozent der Männer in Deutschland beseitigen ihre Bart- und viele Frauen ihre Körperhaare mit Rasierapparaten. Für Nassrasuren werden hauptsächlich Rasierschäume aus der Spraydose verwendet, deren Treibgas-Chemikalien sich in der Atmosphäre anreichern. Umweltfreundlicher sind Rasierseife oder Rasiercreme.

Kopfschuppen

Beschwerden

Starke Abschilferungen der Kopfhaut sind vor allem ein kosmetisches Problem. Schuppende Haut an anderen Körperteilen ➡ Schuppende Haut, Seite 498, und Schuppenflechte ➡ Seite 499.

Ursachen

Von der Kopfhaut schuppen sich ständig abgestorbene Zellen ab. Wenn sich – aus unbekannter Ursache – vermehrt Zellen bilden, wird dies als Schuppenbildung sichtbar. Manchmal ist die vermehrte Kopfschuppenbildung durch ein seborrhoisches Ekzem (➡ Seite 498) oder durch Psoriasis (➡ Seite 499) verursacht. Schuppenbildung entsteht nicht durch eine bestimmte Ernährungsform und ist durch Diäten nicht zu beeinflussen.

Vorbeugung

Ist nach derzeitigem Wissensstand nicht möglich.

Mögliche Folgen und Komplikationen

Kopfschuppen sind harmlos.

Wann zur Ärztin oder zum Arzt?

Bei starken Kopfschuppen oder wenn sich leichte Formen trotz Selbsthilfemaßnahmen nicht bessern.

Selbsthilfe

So können Sie die Schuppenbildung verringern:
- »Schuppen-Shampoos« wirken nach drei bis vier Wochen. Möglicherweise müssen Sie mehrere Shampoos ausprobieren, bis Sie das Richtige gefunden haben. Nach jeder Haarwäsche muss das Haar ausgiebig gespült werden. Zu viel Shampoo, zu häufiges Waschen und heißes Haaretrocknen können jedoch die Kopfhaut reizen und die Schuppenbildung anregen.

Tipps fürs Haarewaschen

- *Tägliche Kopfwäsche schadet dem Haar nicht. Das Haar wird dadurch nicht noch fettiger.*
- *Wählen Sie ein mildes Shampoo.*
- *Einmal shampoonieren genügt.*
- *Etwa fünfmal so lange mit Wasser nachspülen, wie Sie eingeseift haben.*
- *Der Preis des Shampoos sagt nichts über seine Qualität.*
- *Die Erwähnung des pH-Werts dient nur Werbezwecken: Alle Shampoos sind ungefähr dem pH-Wert der Haut angepasst.*
- *Die Haare am besten an der Luft trocknen. Heiße Fönluft kann das Haar schädigen.*

- Wenn es vehement vom Kopf rieselt, kann man die Haare mit einem selendisulfidhaltigen Shampoo waschen (*Selsun* [D/Ö], *Selukos* [D/Ö]). Die Schuppenbildung sollte sich innerhalb weniger Wochen verringert haben. Als Nebenwirkung kann das Haar schneller fettig werden und sich – wenn das Mittel nach dem Shampoonieren schlecht ausgespült wird – gelblich färben.
- Sehr hilfreich sind in der Apotheke erhältliche Hautmittel, die Ketoconazol enthalten (*Terzolin* [D], *Nizoral* [Ö]).

Haarausfall, Glatzenbildung

Beschwerden

Teilweiser oder vollständiger Verlust der Kopfhaare.

Ursachen

Ab etwa 25 Jahren beginnt sich das Haar bei allen Menschen zu verdünnen.
Bei Männern ist die Entstehung einer Glatze fast immer ein natürlicher Alterungsvorgang. Wie ausgeprägt der Haarverlust ausfällt, hängt von mütterlichen und väterlichen Erbfaktoren gemeinsam ab.
Bei vielen Frauen wird das Haar in der Schwangerschaft recht dicht und voll und dünnt etwa drei Monate nach der Geburt wieder aus. In der folgenden Zeit wächst das Haar jedoch wieder in normaler Dichte nach. Bei allen Frauen verdünnt sich das Haar nach den Wechseljahren. All diese Veränderungen sind durch die wechselnden Anteile von Östrogenen und männlichem Geschlechtshormon bedingt.
Akute schwere Erkrankungen, Operationen, Stress, Eisenmangel-Anämien (➡ Blutarmut, Seite 574) oder das Be-

---

Irrtümer über Haare und Haarausfall

- *Haarverlust ist* nicht *verursacht durch Schuppen oder zu häufiges Shampoonieren.*
- *Haare auszureißen führt* nicht *dazu, dass an den Stellen keine Haare mehr nachwachsen.*
- *Häufiges Haareschneiden lässt die Haare* nicht *schneller wachsen.*
- *Durch Rasieren oder Haareschneiden wachsen die Haare* nicht *kräftiger nach.*
- *Durch eine verbesserte Durchblutung der Kopfhaut wachsen die Haare* nicht *besser.*

---

enden der Einnahme der »Pille« können ebenfalls zu plötzlichem, vorübergehendem Haarverlust führen. Eine Krebsbehandlung mit Medikamenten ist relativ häufig von Haarausfall begleitet (➡ Krebs, Seite 715). Aber auch cholesterinsenkende Mittel, Arthritismedikamente, Vitamin A, Betablocker und Medikamente gegen Magengeschwüre können Haarausfall verursachen.

Risiko

Haarverlust ist bei Männern normal.

Vorbeugung

Ist nach heutigem Wissensstand nicht möglich.

Mögliche Folgen und Komplikationen

Haarverlust ist zwar harmlos, wirkt sich aber oft deutlich auf das Selbstwertgefühl aus.

Wann zur Ärztin oder zum Arzt?

Wenn Sie den Eindruck haben, dass es sich nicht um einen natürlichen Alterungsprozess handelt.

Selbsthilfe

Wenn Sie Ihr schütteres Haar nicht akzeptieren wollen, können Sie sich eine Perücke oder ein Haarteil anpassen lassen. Die Wirksamkeit der vielen angebotenen Wundermittel ist bisher nicht erwiesen.

Behandlung

Minoxidil-Lösung (*Regaine* [D/Ö], *Rogaine* [Ö]), mit der zweimal täglich die Kopfhaut eingerieben wird, bringt bei 80 bis 90 Prozent der Verwender den Haarausfall zum Stillstand; bei etwa der Hälfte der Anwender wachsen die Haare nach. Nach dem Ende der Therapie kann die Pracht wieder ausfallen.

Finasterid (*Propecia* [D]) ist ein Medikament, das bei Prostataerkrankungen eingesetzt wird, aber auch beginnenden Haarausfall bremsen soll. Sein Nutzen ist wegen der geringen Wirkung und wegen der möglichen schweren Nebenwirkungen sehr umstritten. Finasterid ist bei Männern über 40 Jahre wirkungslos und deshalb nur zur Verwendung für Jüngere zugelassen. Die Fachzeitschrift »arznei-telegramm« rät von der Verwendung ab.

Eigene kleine, behaarte Kopfhautstücke (»mini-grafts«) können auf die unbehaarte Kopfhaut transplantiert werden. Die Resultate sind relativ gut, es kann jedoch zu Komplikationen wie Infektionen oder Entzündungen kommen. Die Transplantation wird bei örtlicher Betäubung durchgeführt. Kleine Kopfhautstücke mit jeweils 10 bis 15 aktiven Haarfollikeln werden ausgestanzt und an der gewünschten Stelle eingepflanzt, an der zuvor die Haut entfernt wurde. Zwischen 10 und 40 solcher Hautstücke werden pro Sitzung übertragen. Für ein gutes kosmetisches Resultat sind etwa 100 bis 200 Übertragungen notwendig. An den Hautstellen, wo die Haare entnommen wurden, wachsen nie wieder Haare. Größere Transplantationen kosten 5000 bis 7500 Euro.

Oberflächliche Haarbalgentzündung, Eingewachsene Barthaare
(Folliculitis, Pseudofolliculitis barbae)

Beschwerden

Von rotem Randsaum umgebene, oberflächliche Pusteln, häufig durchbohrt von einem Haar. Haarbalgentzündungen treten häufig am Rumpf oder im Bereich des Bartes auf.

Ursachen

Eitrige Entzündung am oberen Teil des Haarbalgs, häufig ohne erkennbare Ursache.

Im Bereich des Bartes können sich Haare nach dem Rasieren seitwärts biegen, mit der Spitze wieder in die Haut eindringen und dadurch Reizungen und Entzündungen verursachen.

Vorbeugung

Ist nicht möglich. Um zu verhindern, dass sich eingewachsene Barthaare entzünden, kann man sie mit einer Pinzette ausreißen.

Wachsen Barthaare sehr häufig ein, kann man das Problem umgehen, indem man sich einen Bart wachsen lässt.

Risiko

Oberflächliche Haarbalgentzündungen können bei allen Menschen auftreten; eingewachsene Barthaare naturgemäß nur bei Männern.

Mögliche Folgen und Komplikationen

Aus oberflächlichen Haarbalgentzündungen können Furunkel und Karbunkel entstehen (➡ Seite 506).

Wann zur Ärztin oder zum Arzt?

Wenn die Beschwerden störend sind.

Selbsthilfe

Rasiermethode wechseln. Feuchtigkeit, Hitze, Schwitzen und fetthaltige Salben vermeiden.

Behandlung

Betupfen der betroffenen Stellen mit antibiotikahaltigen, alkoholischen Lösungen.

Kreisrunder Haar- oder Bartausfall
(Alopecia areata)

Beschwerden

Münzgroßer, kreisrunder Ausfall von Kopf- oder Barthaaren; er tritt plötzlich und schubartig auf.

Ursachen

Sie sind unbekannt.

Risiko

Die Erkrankung kann in jedem Lebensalter auftreten, ist jedoch besonders häufig bei Kindern.

Vorbeugung

Ist nicht möglich.

Mögliche Folgen und Komplikationen

Bei etwa einem Drittel der Betroffenen wächst die Stelle nach einigen Monaten von selbst wieder zu. Bei einem weiteren Drittel fallen die Haare immer wieder aus, teilweise ohne wieder nachzuwachsen. Bei dem restlichen Drittel weitet sich die Erkrankung aus und kann zum Verlust aller Körperhaare führen.

Wann zur Ärztin oder zum Arzt?

Wenn sich der Haarausfall sehr rasch ausweitet. Eine Blutuntersuchung kann zeigen, dass sich Antikörper gegen eine Reihe von Körperzellen gebildet haben.

Selbsthilfe

Kahle Stellen durch Frisuren, Haarteile oder Kopfbedeckungen bedecken.

Behandlung

Die innerliche Behandlung mit Kortison oder eine Fotochemotherapie (PUVA: Einnahme eines lichtsensibilisierenden Medikamentes und nachfolgende Bestrahlung mit langwelligem UV-Licht) bringt nur vorübergehende Erfolge.
Die örtliche Anwendung von Kortison ist der Einnahme von Tabletten vorzuziehen. Als Kortison sollte Triamcinolon (z. B. *Volon*) als Kristallsuspension in die Kopfhaut einzelner Herde injiziert werden oder als kortisonhaltige Creme bzw. Tinktur aufgetragen werden.
Ein erzielter Behandlungserfolg ist jedoch oft nicht von Dauer. Unter Umständen gelingt es, die Kopfhaut mit einer bewusst herbeigeführten Kontaktdermatitis wieder zu neuem Haarwuchs zu reizen. Diese Behandlungsmethode ist allerdings sehr mühsam und langwierig, und der Erfolg ist unsicher.

Nägel

Nägel bestehen aus Hornmaterial (*Keratin*), das langsam aus dem Nagelbett herauswächst. Fingernägel wachsen schneller als Zehennägel. Im Durchschnitt wächst ein Daumennagel etwa 0,1 Millimeter am Tag.

Wie kaum ein Körperteil sind die Nägel durch Wetter, Nässe, Kälte, Chemikalien oder durch Reibung bei der Arbeit der Gefahr kleinerer Verletzungen ausgesetzt. Zahlreiche Allgemeinerkrankungen können ebenfalls das Wachstum der Nägel verzögern, sie verdünnen, verformen oder verfärben (➡ Nägel, verformte, im Abschnitt Symptome und Beschwerden, Seite 153).

Spaltnägel können entstehen, wenn die Nägel allzu oft Wasser, Seife und Spülmitteln ausgesetzt sind. Die obers-ten Nagelschichten können sich ablösen und schicht-weise absplittern. Zur Vorbeugung sollten beim Kontakt mit Laugen immer Baumwollhandschuhe und darüber Gummihandschuhe getragen werden.

Brüchige oder weiche Nägel sind meist Anzeichen eines schlechten Allgemeinzustandes. Die Ursachen dafür soll-ten mit Arzt oder Ärztin abgeklärt werden. Der Zustand der Nägel kann durch Massieren mit Nagelcreme oder Olivenöl verbessert werden.

Grübchen oder Tupfen auf den Nägeln sind normale Erscheinungen und deuten auf keine Erkrankung hin. Treten Tupfen stark gehäuft auf, sollte jedoch ein Arzt aufgesucht werden – sie können Anzeichen einer Schup-penflechte sein (➡ Psoriasis, Seite 499).

Nagelfurchen entstehen durch kleine Verletzungen der Nagelwurzel und vergehen von selbst.

Blaue Nägel entstehen durch Blutungen unter den Nä-geln nach Schlägen oder Quetschungen. Derartige Ver-letzungen sind zwar meist schmerzhaft, gehen jedoch von selbst vorüber.

Gelbe Nägel entstehen vor allem durch farbige Nagel-lacke. Sie sind harmlos.

Weiße Flecken sind Anzeichen kleinerer Verletzungen der Nagelhaut und ebenfalls harmlos.

Manche Hauterkrankungen können die Nägel befallen, z. B. Pilzinfektionen (➡ Fußpilz, Seite 485).

Nagelpflege

- Schneiden Sie die Nägel regelmäßig. Kurze Nägel rei-ßen nicht so schnell ein oder spalten sich.
- Wenn die Zehennägel gerade statt kurvig abgeschnit-ten werden, können sie die Haut an den Nagelecken nicht so leicht beschädigen.
- Schieben Sie die Nagelhaut nach dem Händewaschen mit dem Daumennagel der anderen Hand oder dem Handtuch zurück. Schneiden Sie das Nagelhäutchen nicht weg.
- Wenn Sie die Nägel lackieren und Lack absplittert, ist es für den Nagel zuträglicher, diese Stellen auszubes-sern, anstatt den Lack am ganzen Nagel zu entfernen und komplett neu zu lackieren.
- Verwenden Sie Nagellackentferner nicht öfter als ein-mal die Woche, sonst werden die Nägel weich und brüchig.
- Trockene, brüchige Nägel können Sie öfter in Pflan-zenöl (Sonnenblumenöl, Olivenöl) baden.
- Ältere Menschen und solche, die an Diabetes leiden, sollten bei Nagelbettentzündungen immer Ärztin oder Arzt aufsuchen. Wenn irgend möglich, sollten sich Kranke mit Empfindungsstörungen von professionel-len Fußpflegern versorgen lassen.

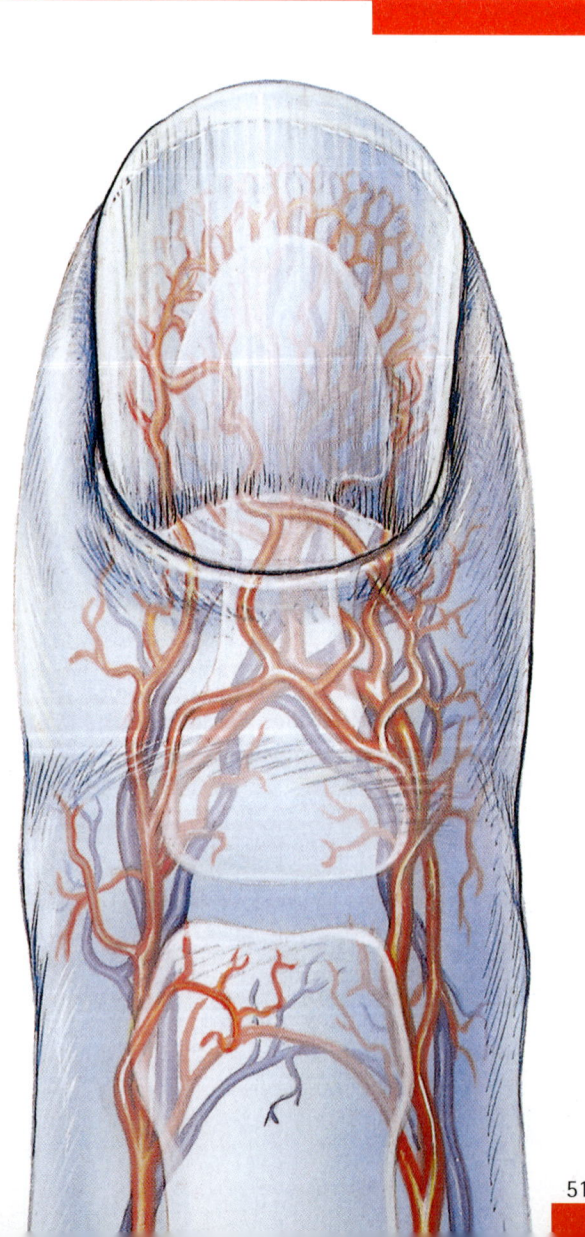

Nagelbettentzündung (Paronychie)

Beschwerden

Geschwollenes, gerötetes, oft sehr schmerzhaftes Nagelbett. Eitrige Einschmelzung des Gewebes.

Ursachen

Nagelbettentzündungen entstehen meist nach Verletzungen bei der Nagelpflege und anschließender Infektion der Nagelhaut durch Bakterien oder Pilze. Bakterien verursachen meist akute Infektionen, Pilzinfektionen verlaufen eher langsam.

Risiko

Diabeteskranke und Personen, deren Hände immer wieder längere Zeit im Wasser sind, bekommen relativ schnell eine Nagelbettentzündung.

Vorbeugung

Bei Arbeiten im Wasser Baumwollhandschuhe tragen, über die PVC-Handschuhe gezogen werden. Sorgfältige Nagelpflege.

Mögliche Folgen und Komplikationen

Wenn die Nagelwurzel entzündet ist, entstehen deformierte oder verfärbte Nägel.

Wann zur Ärztin oder zum Arzt?

Sobald Sie eine Nagelbettentzündung haben.

Selbsthilfe

Ist nicht möglich.

Behandlung

Wenn die Ursache der Entzündung Bakterien sind, werden Ärztin oder Arzt eine antibiotische Creme verschreiben. Bei Pilzinfektionen müssen die entzündeten Stellen regelmäßig monatelang mit einem Pilzmittel eingerieben werden. Versuchen Sie nicht, das Mittel gewaltsam unter den Nagel zu bringen. Wenn sich die Infektion nicht bessert, kann es notwendig sein, das Pilzmittel zu schlucken. Diese Medikamente können zwar selten, aber dann schwerwiegende Nebenwirkungen haben. *Wichtig:* Alle Pilzmittel, egal, ob Salben oder Tabletten, müssen Sie unbedingt so lange verwenden, wie es vorgeschrieben ist, also unter Umständen monatelang. Auch wenn die Krankheitszeichen auf der Haut nicht mehr sichtbar sind, kann immer noch ein Stück Pilzgeflecht im Gewebe sein.

Eingewachsener Nagel

Beschwerden

Die Fußnägel bohren sich an den Ecken in das umgebende weiche Gewebe und verursachen Schmerzen und Entzündungen. Meistens sind die großen Zehen davon betroffen.

Ursachen

Zu knapp an den Ecken abgeschnittene Nägel.

Risiko

Das Tragen von engen Schuhen begünstigt das Einwachsen der Nägel.

Vorbeugung

Fußnägel gerade abschneiden, so dass sie an den Ecken über die Haut hinausstehen.

Mögliche Folgen und Komplikationen

Schmerzhafte Entzündungen.

Wann zur Ärztin oder zum Arzt?

Wenn das umgebende Zehengewebe bereits entzündet ist oder wenn Sie Diabetes haben.

Selbsthilfe

Wenn das umgebende Zehengewebe noch nicht entzündet ist, kann man einen dünnen, sauberen Stofffleck aus Baumwolle unter die betreffende Nagelecke ziehen. Dadurch wächst der Nagel, ohne sich in das darunter liegende Zehengewebe zu bohren. Wechseln Sie den Stofffleck zweimal täglich. Tragen Sie Socken und Schuhe, die die Füße nicht beengen.

Behandlung

Unter Umständen ist eine kleine, meist ambulant durchgeführte Operation notwendig, bei der das eingewachsene Nagelstück entfernt wird.

Atmungsorgane

Wir atmen, indem wir durch die Atemmuskulatur des Brustkorbs und des Zwerchfells die Lunge dehnen. So wird die Luft durch Nase, Rachen, Kehlkopf und Bronchien in die Lunge gesogen. Die eingeatmete Luft wird in der Nase und im Rachen gefiltert, angewärmt und befeuchtet. Sie wird wie die Nahrung durch den Rachen befördert. Am Kehlkopf trennen sich dann die Wege: Beim Schlucken legt sich der Kehldeckel über die Luftröhre, die Nahrung wird in die Speiseröhre weiter transportiert. Beim Einatmen hingegen ist der Kehldeckel geöffnet, die Luft gelangt durch die Stimmritze in die Luftröhre und weiter in die Bronchien.

Die Bronchien sind ein Röhrensystem, das sich wie die Äste eines Baums immer weiter und feiner verzweigt und so die Luft zum eigentlichen Lungengewebe transportiert: zu den Lungenbläschen.

Feinste Blutgefäße umspinnen diese Lungenbläschen – hier wird das Blut wieder aufbereitet. Der Sauerstoff aus der eingeatmeten Luft gelangt in den Blutkreislauf, das im Körper entstandene Kohlendioxid wandert vom Blut in die Lungenbläschen und kann dann wieder ausgeatmet werden.

Beim Ausatmen entspannt sich die Atemmuskulatur, der Brustkorb »fällt zusammen«, und die Luft wird wieder herausgepresst.

Die Stimmbänder im Kehlkopf bringen beim Sprechen die herausströmende Luft zum Schwingen: Die Stimme entsteht.

Sämtliche Luftwege, von der Nase bis hinunter zu den feinsten Bronchien, sind mit Schleimhaut ausgekleidet. Um sie feucht und geschmeidig zu halten, befinden sich darin zahlreiche kleine Drüsen, die ständig »Schleim« erzeugen, das so genannte Sekret. Ein wirkungsvoller, aber höchst sensibler Reinigungsmechanismus: Das Sekret transportiert mit Hilfe zahlreicher kleiner Flimmerhärchen, die ebenfalls Bestandteil der Schleimhaut sind, Fremdstoffe, wie Staub und Ruß, in Richtung Mundhöhle. Wenn sich die Schleimhaut entzündet, schwillt sie an und produziert noch mehr Schleim, beim Schnupfen beispielsweise Nasensekret, bei einer Bronchitis den Schleim, den man aushustet.

Eine ständige Reizung, etwa durch Zigarettenrauch oder Luftschadstoffe, kann die Schleimhaut der Atemwege dauerhaft schädigen. Sie produziert dann zusätzlichen Schleim, verfügt aber über immer weniger Flimmerhärchen. Dadurch gelangt das Sekret schlechter nach oben in die Mundhöhle und bleibt als Reizstoff in den Bronchien.

Nase

Die Nase enthält nicht nur das Geruchsorgan, das über Nervenbahnen mit dem Gehirn verbunden ist und dort den Riecheindruck vermittelt. Für die eingeatmete Luft ist sie die erste Station auf dem Weg zu den Lungenbläschen. Die Luft wird von feinen Härchen am Naseneingang gefiltert, von der Nasenschleimhaut mit ihren Schleimdrüsen befeuchtet und vom Blut in zarten Blutgefäßen angewärmt. Die Luft gelangt von der Nasenhöhle weiter in den Rachen.

Nasenhöhle und Nasennebenhöhlen

Außerdem bestehen Verbindungskanäle von der Nasenhöhle zum Tränennasengang, zu den Nasennebenhöhlen und zum Mittelohr. Die Nasennebenhöhlen, mit Schleimhaut ausgekleidete Kammern in den Gesichtsknochen, wärmen die eingeatmete Luft ebenfalls an.

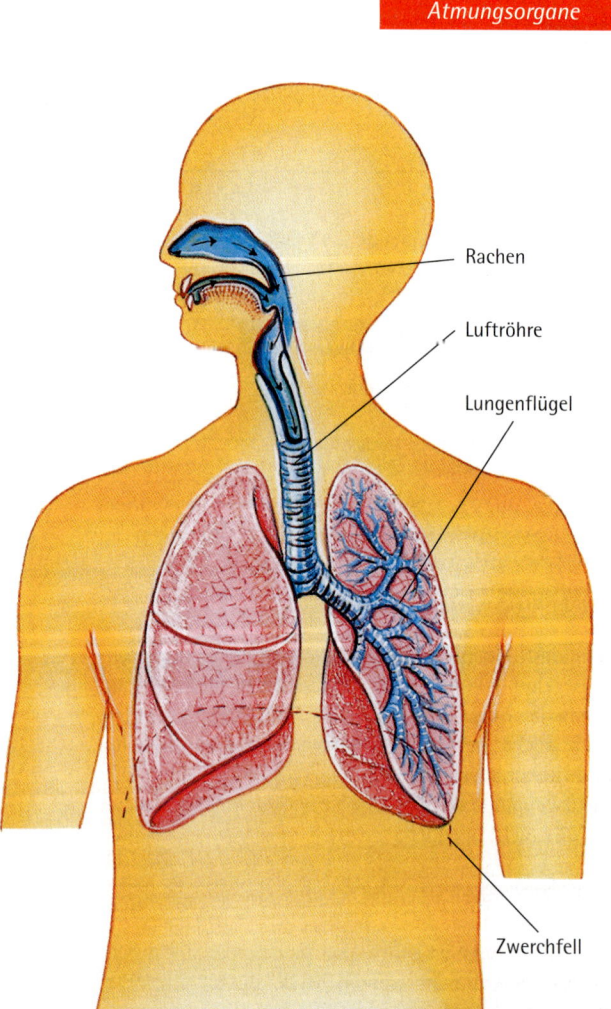

Atmungsorgane

Rachen

Luftröhre

Lungenflügel

Zwerchfell

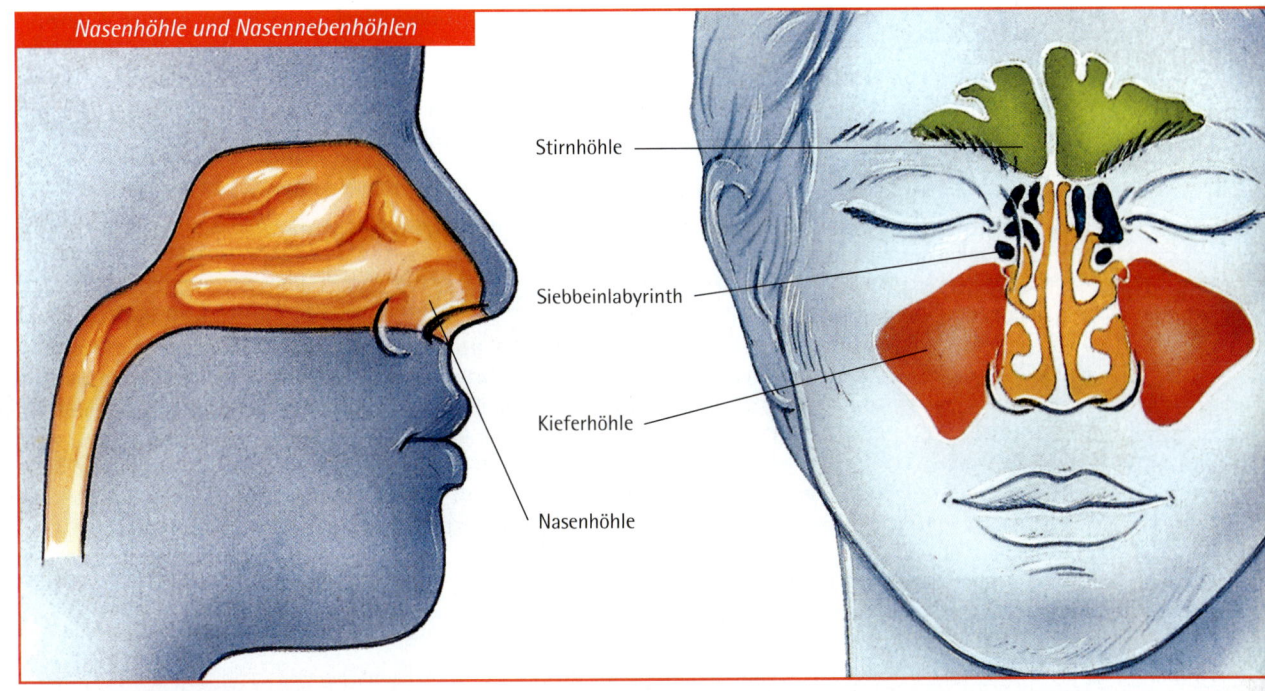

Nasenhöhle und Nasennebenhöhlen

Stirnhöhle

Siebbeinlabyrinth

Kieferhöhle

Nasenhöhle

Verletzungen, Nasenbluten

Nasenverletzungen können offene, also von außen sichtbare, blutende Verletzungen sein. Es können auch Verletzungen der feinen Blutgefäße in der Nasenschleimhaut
sein. Bei Unfällen kann das Nasenbein oder der Nasenknorpel verletzt werden.

Beschwerden

Nasenbluten.
Einen Bruch des Nasenbeins erkennt man an der äußeren
Verformung der Nase und daran, dass sich die Nase unter
Schmerzen weiter als gewöhnlich bewegen lässt.

Ursachen

Meistens ist ein Sturz oder ein Aufprall die Ursache einer
Nasenverletzung.
Nasenbluten entsteht, wenn die feinen Blutgefäße besonders im vorderen Abschnitt der Nase verletzt werden.
Sie können durch einen Aufprall einreißen, aber auch
durch zu heftiges Naseputzen oder dadurch, dass die
Nasenschleimhaut ausgetrocknet ist. Bei manchen Menschen blutet die Nase ohne besonderen Grund (*habituell*).
Bluthochdruck, Arteriosklerose und Lebererkrankungen
können ein Bluten aus den hinteren Nasenabschnitten
verursachen.

Erkrankungsrisiko

Menschen mit Bluthochdruck oder Arterienverkalkung
sowie Personen, die an einer Gerinnungsstörung leiden,
neigen besonders zu Nasenbluten.

Mögliche Folgen und Komplikationen

Nasenbluten: Obwohl es oft bedrohlich wirkt, ist es zumeist ungefährlich und kann recht einfach gestoppt
werden. Nur selten führt Nasenbluten zu starkem Blutverlust – etwa wenn bei den Betroffenen die Blutgerinnung gestört ist.
Äußere Verletzungen: Wie alle offenen Verletzungen können sie sich entzünden.
Innere Verletzungen: Ein Nasenbeinbruch oder eine Verschiebung des Nasenknorpels können manchmal den
Luftstrom durch die Nasenhöhlen behindern oder die
Verbindung zu den Nasennebenhöhlen einengen. Selten
kann sich dabei eine innere Blutung abkapseln und infizieren.

Vorbeugung

Wer zu Nasenbluten neigt, sollte darauf achten, dass die
Nasenschleimhäute nicht austrocknen. Die Raumluft soll-
te, vor allem in beheizten Räumen, angefeuchtet werden.
Allzu heftiges Naseputzen vermeiden.

Wann zur Ärztin oder zum Arzt?

- Bei Nasenbluten nur, wenn man es selbst nicht zum Stillstand bringen kann oder wenn die Nase häufiger ohne Schnupfen oder äußere Verletzung als erkennbare Ursache blutet.
- Bei offenen Verletzungen wie Schnitt- und Risswunden. Größere Verletzungen müssen nach einer örtlichen Betäubung genäht werden.
- Bei einer Verletzung des Nasenbeins, der Nasenscheidewand oder des Nasenknorpels. Durch eine Röntgenaufnahme lässt sich ein Bruch feststellen und dann entscheiden, ob er behandelt werden muss.

Selbsthilfe

Rasche Hilfe bei Nasenbluten: Bei starkem Nasenbluten den Kopf nach vorne beugen und die vordere Nasenhälfte mit Daumen und Zeigefinger fünf bis zehn Minuten lang fest zusammenpressen. Zusätzlich kann ein kalter Waschlappen oder ein Eiskissen im Nacken helfen. Durch die Kälte verengen sich die kleinen Blutgefäße.
Hat die Nase aufgehört zu bluten, möglichst zwölf Stunden lang nicht die Nase putzen, um die Blutgefäße nicht neuerlich zu verletzen.
Verletzungen: Offene Wunden im Nasenbereich sollten Sie mit einem sauberen, trockenen Tuch abdecken, bis Sie bei Ärztin oder Arzt eintreffen. Bei Verletzungen des Nasenbeins oder des Nasenknorpels ist keine Selbsthilfe möglich.

Behandlung

Nasenbluten: Bei heftigem Nasenbluten, das durch Druck von außen nicht zu stillen ist, legen Ärztin oder Arzt auf die blutende Stelle einen Gazestreifen, der auf die blutenden Gefäße drückt. Dieser innere Druckverband muss zwölf Stunden lang unverändert an seiner Stelle bleiben. Nur selten ist es bei anhaltendem Nasenbluten notwendig, die blutenden Gefäße zu veröden. Am schonendsten geschieht das mit einer Silbernitrat-Lösung.
Wird das Nasenbluten durch eine Krankheit verursacht (etwa durch Bluthochdruck oder eine Gerinnungsstörung), muss diese Grundkrankheit behandelt werden (➡ Hoher Blutdruck, Seite 549; ➡ Mangel an Blutplättchen, Seite 578).
Äußere Verletzungen: Die Verletzung muss fachkundig gereinigt und desinfiziert, manchmal auch genäht werden.
Innere Verletzungen: Wenn nach einem Nasenbeinbruch die Nase wieder gerichtet werden muss, genügt bei Erwachsenen zumeist eine örtliche Betäubung.
Ein verschobener Nasenknorpel im vorderen Teil der Nase, der keine Beschwerden macht, braucht nicht behandelt

zu werden. Wird allerdings nach einer solchen Verletzung das Atmen durch die Nase im Laufe der Zeit immer schwieriger oder treten häufiger Infektionen der Nasennebenhöhlen auf, kann der verschobene Nasenknorpel operativ begradigt werden.

Erkältung, »Grippe«

Beschwerden

Oft ist der Schnupfen das erste und manchmal auch einzige Anzeichen einer Erkältung. Halsschmerzen, leichter Husten, Kopfschmerzen, Gliederschmerzen, Abgeschlagenheit und Fieber können hinzukommen.
Handelt es sich um eine »echte Grippe«, treten die Symptome oft sehr plötzlich auf, Frieren oder Schüttelfrost können erste Zeichen sein. Das Fieber kann bis über 39 °C ansteigen, Glieder-, Rücken- und Kopfschmerzen sind heftig, der Rachen gerötet. Der Husten fördert Auswurf hervor. Bei Kindern können Übelkeit und Erbrechen hinzukommen.

Ursachen

Die »Erkältung« oder »Grippe« ist eine Infektion der oberen Luftwege mit Viren, die besonders leicht von einem Menschen auf den anderen übertragen werden. Die große Ansteckungsgefahr durch Kontakt, etwa mit infizierten Gebrauchsgegenständen oder beim Handschlag, oder ausgehustete oder ausgeniste Tröpfchen führt dazu, dass viele Menschen nacheinander erkranken.
Die Viren befallen zuerst die Nasen- und Rachenschleimhaut. Diese schwellen an und produzieren verstärkt Sekret. Von der Rachenschleimhaut aus können sich die Viren auf die Bronchien oder die Nasennebenhöhlen ausbreiten.
Grippeepidemien werden überwiegend durch die Influenza-A- und -B-Viren hervorgerufen.

Erkrankungsrisiko

Erkältungskrankheiten treten bei Kindern gehäuft auf, da der Körper erst schrittweise – nach jedem Kontakt mit einem neuen Virus – lernt, sich zu wehren.
Erkältungskrankheiten sind im Winter häufiger als in den wärmeren Jahreszeiten: Höchstwahrscheinlich deshalb, weil sich die Menschen bei Kälte öfter gemeinsam in geschlossenen Räumen aufhalten und Viren durch Kontakt und winzige Wassertröpfchen in der Luft übertragen werden. Die Anfälligkeit für die Infektion steigt, wenn Menschen übermüdet oder unglücklich sind und wenn sie zu Allergien im Rachenraum neigen.

Mögliche Folgen und Komplikationen

Eine Erkältung ist beschwerlich, aber harmlos. Sie klingt meist nach drei bis fünf Tagen von allein wieder ab. Manchmal kann sich die Infektion auf die Lunge, das Gehirn oder das Herz ausbreiten. Influenzaviren tun das häufiger als andere Virusarten.

Bei jeder Art von Erkältung können sich zusätzlich Bakterien auf den Schleimhäuten ansiedeln. Gefährdet sind vor allem kleine Kinder, alte Menschen und Personen, deren Abwehrkräfte durch eine Herz- oder Lungenkrankheit, eine Erkrankung des Nervensystems oder durch Medikamente bereits geschwächt sind. Deshalb kann eine Grippe auch tödlich enden.

Die gefährlichste Infektion ist die virusbedingte Lungenentzündung. Sie kann sehr rasch verlaufen und innerhalb von zwei Tagen zum Tod führen. Sehr selten führt eine Grippe zu einer Entzündung von Gehirn, Herz oder Muskeln.

Vorbeugung

Eine Ansteckung lässt sich kaum verhindern. Wer allerdings mit einer Erkältung einige Tage zu Hause bleibt, kann so vermeiden, seine Viren auf andere Personen zu übertragen.

Erkältungen können durch eine Vielzahl verschiedener Viren ausgelöst werden, Impfungen schützen jedoch immer nur gegen wenige Viren (➡ Impfung, Seite 280). Darum gibt es gegen Erkältungen keine Impfung.

Eine zusätzliche Vitaminzufuhr senkt das Erkrankungsrisiko nicht (➡ Ernährung, Seite 232).

Personen, die durch einen schweren Grippeverlauf gefährdet sind, sollten sich im Frühherbst impfen lassen. Die Impfstoffe richten sich aktuell gegen jene Virusstämme, von denen auf Grund der weltweiten Beobachtung durch die Weltgesundheitsorganisation im nächsten Winter vermutlich die größte Gefährdung ausgehen wird. Falls gefährdete Personen nicht geimpft werden können, kann sie während einer Influenza-A-Epidemie das Grippemittel Amantadin (z. B. in *Amantadin-ratiopharm* [D], *Infex* [D], *Virucid* [A]) schützen, nicht aber vor einer Infektion mit Grippeviren vom B-Typ.

Wann zur Ärztin oder zum Arzt?

Wenn die Erkältung länger als sieben Tage dauert.

Gehen Sie zum Arzt, wenn sich die Infektion ausbreitet und Selbsthilfemaßnahmen die Erkältung nach drei Tagen nicht zum Abklingen bringen. Hinweise für eine sich ausbreitende Erkältung: Fieber über 39 °C, heftige Hals- oder Ohrenschmerzen, trockener, schmerzender Husten, Atembeschwerden, starke Kopfschmerzen.

Fiebertees
Lindenblüten oder Holunderblüten (Fliedertee)

Ein bis zwei Teelöffel Blüten mit einer Tasse siedenden Wassers übergießen; fünf Minuten stehen lassen, danach abseihen.

Anwendung: *Zur Schwitzkur ein bis zwei Tassen frisch zubereiteten Tee am späten Nachmittag (15 bis 18 Uhr) so heiß wie möglich trinken und gut zugedeckt im Bett bleiben. Zu dieser Zeit ist die Schweißproduktion erheblich höher als sonst.*

Fiebertee-Mischung

30 g Lindenblüten, 30 g Holunderblüten, 20 g Mädesüßblüten, 20 g Hagebuttenschalen.

Einen Teelöffel der Mischung mit einer Tasse heißen Wassers aufgießen; fünf bis zehn Minuten stehen lassen, danach abgießen.

Anwendung: *wie Holunderblüten.*

Selbsthilfe

Möglichst in warmen, jedoch nicht überheizten Räumen bleiben und dem Körper Ruhe gönnen. Um die entzündeten Schleimhäute nicht zusätzlich zu reizen, kann man die Raumluft anfeuchten.

Wer keinen Appetit hat, muss sich nicht zum Essen zwingen. Er sollte jedoch unbedingt ausreichend trinken.

Fieber ist ein wichtiger Abwehrmechanismus des Körpers: Viele Viren sterben bei höheren Temperaturen ab. Bis 41 °C gilt Fieber als ungefährlich, wenn der Körper nicht durch andere Krankheiten geschwächt ist. Sind die Beschwerden groß, können kalte Wadenwickel helfen (➡ Wickel, Seite 877). Die Wärme bei Schwitzkuren kann ebenfalls gegen Viren wirken (➡ Überwärmungsbad, Seite 874). Keine körperliche Anstrengung bis zwei Tage nach Abklingen des Fiebers.

Behandlung

Sie können lediglich versuchen, die Beschwerden zu lindern (➡ Schnupfen, Seite 522; ➡ Rachenentzündung, Seite 527).

Wenn es gar nicht anders geht – etwa um das Fieber zu senken, um Kopfschmerzen zu lindern oder um das Einschlafen zu erleichtern –, können Medikamente sinnvoll sein, die nur den Wirkstoff Parazetamol enthalten (➡ Einfache Schmerzmittel, Seite 838). Mit Amantadin kann der Verlauf einer Influenza-A-Infektion verkürzt und gelindert werden. Hüten Sie sich vor so genannten »Grippemitteln«, die mehrere Wirkstoffe enthalten. Es ist nicht sinnvoll, solche gemischten Produkte einzunehmen; ihre therapeutische Wirksamkeit ist oft zweifelhaft. Manche dieser Medikamente können sogar gefährlich werden. Kinder sollten wegen der Gefahr der Reye-Syndrome keine Mittel mit dem Wirkstoff Azetylsalizylsäure erhalten.

Schnupfen

Beschwerden

Schnupfen ist meist das erste, oft auch das einzige Anzeichen einer Erkältung. Die Nase »rinnt«, das Atmen durch sie wird schwierig, die Stimme »näselt«, man kann schlecht riechen. Später kann das zunächst wässrig-klare Nasensekret grünlichgelb und dickflüssig werden.

Ursachen

Schnupfen wird meist durch Viren ausgelöst, die durch Kontakt, in feinsten Wassertröpfchen oder im Luftstrom von einem Menschen auf den nächsten übertragen werden. Anders ist es beim allergischen Schnupfen (➡ Seite 523). Durch die Krankheitserreger rötet sich die Nasenschleimhaut und schwillt an, die Schleimdrüsen erzeugen

---

Bei kurzzeitiger Anwendung sinnvolle Nasentropfen und -sprays

Ellatun (D)	Otrivin (Ö)
Gelonasal (D)	Olynth (D)
Imidin (D)	Rhinex (D)
Nasan (D)	Rhinon (Ö)
Nasivin (D/Ö)	Schnupfen Endrine (D)
Otriven (D)	Tetrilin (D)

Wichtigste Nebenwirkungen: *Nach Abklingen der Wirkung oft stärkere Schleimhautschwellung, bei längerem Gebrauch »medikamentöser Schnupfen«, bei Säuglingen Gefahr von Atemdämpfung, Bewusstlosigkeit und Erregungszuständen.*
Empfehlung: *Nur für zwei bis drei Tage anwenden.*

Naturheilmittel und homöopathische Mittel gegen Schnupfen
Die Wirksamkeit von pflanzlichen und homöopathischen Mitteln ist nicht ausreichend nachgewiesen.

Abzuraten: Schnupfen-Pillen
Manche dieser Mittel enthalten Antihistaminika, die bei Erkältungsschnupfen nicht helfen, aber müde machen. Andere Präparate können den Blutdruck ansteigen lassen. Einige Produkte können den Schnupfen sogar noch verschlimmern.

---

vermehrt Sekret. Manchmal siedeln sich auch Bakterien auf der entzündeten Nasenschleimhaut an. Wenn Sie Ihren Schnupfen schon lange mit Nasentropfen behandeln, ➡ Schnupfen durch Schnupfenmittel, Seite 523.

Das Erkrankungsrisiko steigt

Bei Kindern, da ein Schnupfen meist durch Viren ausgelöst wird und der Körper erst im Laufe einiger Jahre lernt, sich zur Wehr zu setzen.

Mögliche Folgen und Komplikationen

In den meisten Fällen ist ein Schnupfen harmlos und klingt nach drei bis fünf, höchstens zehn Tagen wieder ab. Wenn sich die Infektion auf die Nasennebenhöhlen ausbreitet, kann die Erkrankung langwierig werden (➡ Nebenhöhlenentzündung, Seite 524).
Säuglingen kann ein Schnupfen Probleme beim Trinken machen. Bei Kleinkindern begünstigt eine verstopfte Nase die Entstehung einer Mittelohrentzündung.

Vorbeugung

Ist nicht möglich.

Wann zur Ärztin oder zum Arzt?

- Wenn der Schnupfen länger als fünf bis sieben Tage dauert
- Wenn sich die Infektion in die Nasennebenhöhlen oder auf die tieferen Atemwege ausgebreitet hat. Hinweise dafür können sein: Fieber über 39 °C, heftige Hals- oder Ohrenschmerzen, trockener oder schmerzender Husten, Atembeschwerden, Schmerzen im Stirnbereich oder unter den Augen.

Selbsthilfe

- Trinken Sie viel, damit das Sekret dünnflüssig bleibt.
- Halten Sie sich in warmen, aber nicht überheizten Räumen auf. Um die entzündeten Nasenschleimhäute nicht zusätzlich zu reizen, kann die Raumluft angefeuchtet werden: Hängen Sie feuchte Tücher über die Heizkörper.
- Träufeln Sie Kochsalzlösung in die Nase.
- Inhalierter heißer Dampf (➡ Inhalation, Seite 860) lässt bei einer verstopften Nase die Nasenschleimhaut abschwellen und löst den verklebten Schleim. Erwachsene und ältere Kinder können die verstopfte Nase auch so wieder frei bekommen: Kochsalzlösung aufschnupfen, warm duschen, Schwitzpackung oder Dampfbad machen, Schwimmen gehen.

- Die Nase richtig putzen: Eine Nasenhälfte zudrücken und die Luft kräftig durch das andere Nasenloch blasen. Werden beide Nasenflügel gleichzeitig zusammengedrückt, kann der Naseninhalt nach oben gelangen. Dadurch vergrößert sich die Gefahr einer Stirnhöhlenentzündung.

Behandlung

Bei Schnupfen kann man nur versuchen, die Symptome zu lindern.

Nutzen alle Selbsthilfemaßnahmen nichts, so kann man versuchen, mit gefäßverengenden Medikamenten den Schnupfen zu lindern. Je nach Produkt hält die Wirkung solcher Nasentropfen drei (z. B. *Tyzine* [D]), sechs (z. B. *Olynth* [D]) oder sogar neun Stunden an (z. B. *Otriven* [D], *Otrivin* [Ö]).

Säuglingen kann man mit solchen Nasentropfen das Trinken erleichtern.

Schnupfen durch Schnupfenmittel

Werden Nasentropfen länger als zwei bis drei Tage verwendet, kann sich die Schwellung der Schleimhäute deutlich verstärken, wenn man das Mittel nicht mehr verwendet. Es entsteht ein so genannter medikamentöser Schnupfen.

Nimmt man dann wieder Nasentropfen, weil der Schnupfen nicht aufgehört hat, beginnt ein Teufelskreis, der zu chronischem Medikamentenschnupfen führen kann und die Nasenschleimhaut schwer schädigt.

Schnupfenmittel sollten deshalb nicht länger als drei Tage mit einer darauf folgenden Pause von zehn Tagen verwendet werden.

Wer Nasentropfen zu lange verwendet hat, tut sich bei der »Entwöhnung« schwer. Zwei Tricks können helfen:

- Die Nasentropfen in nur einem Nasenloch so lange weiter verwenden, bis die Schwellung im anderen abgeklungen ist. So bekommen Sie immer Luft.
- Statt Nasentropfen einige Zeit Kochsalzlösung verwenden (➡ Seite 523).

Allergischer Schnupfen (Heuschnupfen)

➡ auch Allergie, Seite 590.

Beschwerden

Beim allergischen Schnupfen schwillt die Nasenschleimhaut an und erzeugt übermäßig viel, meist wässriges, klares Nasensekret, man muss häufig niesen. Fast immer tränen, jucken und röten sich die Augen. Manche Personen bekommen Kopfschmerzen, Husten und keuchenden Atem, sie sind gereizt, appetit- und schlaflos.

Ursachen

Die Bereitschaft, allergisch zu reagieren, ist wahrscheinlich angeboren. Es braucht allerdings vielerlei Bedingungen, um eine allergische Reaktion auszulösen (➡ Allergie, Seite 590). Beim Heuschnupfen reagiert die Nasenschleimhaut allergisch auf die Pollen bestimmter Blüten, bei einem allergischen Dauerschnupfen auf Hausstaubmilben, Ausscheidungen von Haustieren oder Pilzsporen.

Das Erkrankungsrisiko steigt

- Wenn Sie zu allergischen Reaktionen neigen, etwa zu allergisch bedingten Hautausschlägen oder Asthma.
- Je länger Sie mit einem Allergieauslöser in Kontakt kommen.

Mögliche Folgen und Komplikationen

Wer an allergischem Schnupfen leidet, neigt häufig zu Nasennebenhöhlenentzündungen (➡ Seite 524), es kann zu Nasenpolypen (➡ Seite 525) kommen.

Bei Kindern kann die verstopfte Nase zur Blockierung der Ohrtrompete und Problemen mit dem Hören führen.

Ein Heuschnupfen kann im Laufe von Jahren »die Etage wechseln« und zu einem Asthma werden.

Vorbeugung

Sie ist nur möglich, wenn man den Allergieauslöser ausfindig macht und ihn meidet. An Beschwerden im Frühling oder Sommer sind meistens Blütenpollen schuld. Wer die auslösenden Pollen ausfindig machen kann, kann mit Hilfe eines »Pollenflugkalenders« den ihn belastenden Zeitraum erfahren und sich in dieser Zeit möglichst wenig im Freien aufhalten. Die regionalen Rundfunksender und Zeitungen geben Art, Menge und Richtung der fliegenden Pollen an. Ab 2000 Metern Höhe und an der See gibt es kaum Pollen. Vielleicht lässt sich der Jahresurlaub in diese Zeit und die sicheren Regionen verlegen.

Telefonische Pollenflugvorhersage
Ansage für das gesamte Bundesgebiet,
Tel.: 01 90/11 54 80
Ansage in Österreich: 01/15 29
Europäisches Polleninformationssystem, Wien
Tel.: 00 43/1/4 04 00-33 24
bzw. aus Österreich: 01/404 00-33 24
Im Internet zahlreiche Informationsmöglichkeiten,
z. B.:
http://www.dwd.de/forecast/pollen.htm
http://www.allergie-info.de
http://www.donnerwetter.de/pollen
http://www.wetteronline.de
http://www.cat.at/pollen

Sind Tierhaare oder -schuppen der Allergieauslöser, heißt »Auslöser meiden«, sich von lieb gewordenen Haustieren zu trennen. Zur Bekämpfung von Hausstaubmilben ➡ Allergie, Seite 592.

Wann zur Ärztin oder zum Arzt?

Wenn Sie den Verdacht haben, dass Ihr Schnupfen allergisch bedingt ist.

Selbsthilfe bei Pollenallergie

- Abends Haare waschen.
- Nachts Fenster geschlossen halten.
- In der Pollenflugzeit nicht den Rasen mähen oder Hecken schneiden.
- Cromoglicinhaltige Nasentropfen und andere Schnupfenmittel bekommen Sie rezeptfrei.

Behandlung

Da an der Entstehung von Allergien und an der Intensität ihrer Ausprägung auch immer die seelische Verfassung mit beteiligt ist, ist eine umfassende Beratung mit Ärztin oder Arzt, die in Psychosomatik erfahren sind, sehr anzuraten.

Es ist sinnvoller, einem allergischen Schnupfen vorzubeugen, als erst die laufende Nase zu behandeln. Durch gezielte Fragen und einen Hauttest können Ärzte helfen, den Allergieauslöser zu finden.

Eine Hyposensibilisierung (➡ Allergie, Seite 592) kann die Empfindlichkeit gegenüber den Auslösern herabsetzen. Sie gelingt am ehesten, wenn ein Heuschnupfen von nur wenigen Pollenarten ausgelöst wird.

Heuschnupfen kann man mit Medikamenten begegnen, die Cromoglicinsäure enthalten (z. B. *Cromoglin* [Ö], *Cro-*

mohexal [D], *Lomusol* [Ö], *Vividrin* [D/Ö]). Ihre Wirkung lässt allerdings mehrere Tage auf sich warten.

Nasentropfen, die auch bei Schnupfen die Schleimhaut abschwellen lassen, können die Beschwerden lindern (➡ Schnupfen, Seite 522).

Innerlich kann man Heuschnupfen mit Antihistaminika bekämpfen (➡ Allergie, Seite 593).

Wenn diese Mittel nicht helfen, kann der Arzt einen Spray mit Kortison verschreiben.

Wenn sich eine Nasennebenhöhlenentzündung oder Nasenpolypen gebildet haben, kann eine Operation nötig werden.

Nebenhöhlenentzündung (Sinusitis)

Die Nasennebenhöhlen sind Hohlräume in den Gesichtsknochen neben, hinter und über der Nase. Zu ihnen zählen auch die Stirnhöhlen. Alle Nasennebenhöhlen sind mit den Nasenhöhlen verbunden und wie diese mit Schleimhaut ausgekleidet.

Beschwerden

Kopfschmerzen, Schmerzen und Druckgefühl in den Backenknochen oder über den Augen einige Tage nach dem Beginn eines Schnupfens. Die Nase »läuft« aber meist nicht mehr. Die Beschwerden machen sich nach dem Aufstehen und beim Bücken besonders stark bemerkbar.

Ursachen

Bakterien oder Viren gelangen bei einem Schnupfen in die Nebenhöhlen. Die Schleimhaut der Verbindungsgänge schwillt an. Das in den Nebenhöhlen entstehende Sekret kann nicht mehr abfließen.

Auch bei einem allergischen Schnupfen können die Nebenhöhlen in Mitleidenschaft gezogen werden (➡ Allergischer Schnupfen, Seite 523).

Hartnäckige Nasennebenhöhlenentzündungen können auch durch Pilzinfektionen hervorgerufen werden, insbesondere bei geschwächtem Immunsystem oder schlecht eingestelltem Diabetes.

Das Erkrankungsrisiko steigt

- Wenn Sie Nasenpolypen (➡ Seite 525) haben.
- Wenn durch eine Verschiebung der Nasenscheidewand die Verbindungsgänge zu den Nebenhöhlen zusätzlich eingeengt sind.
- Wenn Sie an einem allergischen Schnupfen leiden.

Manchmal sind häufige Nasennebenhöhlenentzündungen das einzige Zeichen für eine Allergie (➡ Seite 590).

Mögliche Folgen und Komplikationen

Wenn bakteriell bedingte Nebenhöhlenentzündungen rechtzeitig erkannt und richtig behandelt werden, sind schwer wiegende Folgen selten. Unbehandelt können sie sich in seltenen Fällen ins Gehirn ausbreiten.

Vorbeugung

Bei Schnupfen viel trinken, die Raumluft anfeuchten und mehrmals täglich Dampf (etwa einer Kochsalzlösung) inhalieren. Das hilft gegen Schnupfen und beugt Nebenhöhlenentzündungen vor. Auch häufiges und richtiges Naseputzen ist hilfreich (➡ Schnupfen, Seite 522).
Wer immer wieder unter Nebenhöhlenentzündungen leidet, sollte bei Schnupfen regelmäßig Kochsalzlösung in die Nase einträufeln und nach ärztlicher Rücksprache auch die Schleimhaut abschwellende Nasentropfen verwenden (➡ Schnupfen, Seite 522).
Eventuell kann eine Untersuchung des Sekrets auf Pilzbefall sinnvoll sein.
Wer wegen Nasenpolypen oder einer Verschiebung der Nasenscheidewand häufig unter Nebenhöhlenentzündungen leidet, sollte mit Ärztin oder Arzt beratschlagen, ob es sinnvoll ist, die Polypen zu entfernen oder eine verschobene Nasenscheidewand zu korrigieren.
Treten Nebenhöhlenentzündungen häufig auf, sollte nach einer Allergie gesucht werden (➡ Seite 590).

Wann zur Ärztin oder zum Arzt?

- Wenn die Beschwerden länger als drei Tage andauern oder von hohem Fieber begleitet sind.
- Wenn Sie häufiger an einer Nebenhöhlenentzündung leiden.

Selbsthilfe

Oft heilt die Erkrankung nach zwei bis drei Tagen. Linderung wie bei einem Schnupfen: Wärme, Feuchtigkeit, Inhalationen (➡ Schnupfen, Seite 522).

Behandlung

Schleimhautabschwellende Nasentropfen sollen die Verbindung zwischen den Nebenhöhlen und den Nasenhöhlen offen halten bzw. wiederherstellen (➡ Schnupfen, Seite 522).
Bei einer bakteriellen Entzündung und wenn die Erkrankung länger als drei Tage dauert, ist eine Behandlung mit Antibiotika notwendig (➡ Mittel gegen Infektionen, Seite 839), bei einer Besiedlung mit Pilzen eine gezielte Behandlung mit Pilzmitteln.

Ganz selten ist eine Operation erforderlich, um eine künstliche Verbindung zwischen den Nebenhöhlen und der Nasenhöhle herzustellen.

Nasenpolypen

Beschwerden

Nasenpolypen verursachen nur selten Beschwerden. Manchmal können sie jedoch die Nasenatmung erschweren, die Stimme beginnt zu »näseln«.
Menschen mit Nasenpolypen atmen häufig mit offenem Mund. Da sie das im Schlaf auch tun, schnarchen sie oft.

Ursachen

Nasenpolypen sind gutartige Wucherungen der Nasenschleimhaut. Sie können nach akuten oder chronischen Infekten entstehen. Einseitige Polypen können auf einen Tumor in den Nasenhöhlen hinweisen.

Das Erkrankungsrisiko steigt

Bei Menschen mit allergischem Schnupfen.

Mögliche Folgen und Komplikationen

Nasenpolypen können die Nasenatmung behindern. Weil man deshalb besonders im Schlaf mit offenem Mund atmet und so die Luft den natürlichen »Filter« Nase umgeht, können sich Infekte der oberen Luftwege leichter festsetzen.
Manchmal kann ein Polyp den Verbindungsgang zu einer Nasennebenhöhle verlegen. Dann sind Nebenhöhlenentzündungen häufiger.
Bei Kindern können Nasenpolypen häufige Mittelohrentzündungen zur Folge haben.

Vorbeugung

Ist nicht möglich.

Wann zur Ärztin oder zum Arzt?

- Wenn die Nasenatmung behindert ist, die Stimme »näselt« und Sie heftig schnarchen.
- Wenn Sie häufig unter Nebenhöhlenentzündungen leiden.
- Wenn Kinder oft Mittelohrentzündungen haben. Dann können Ärztin oder Arzt mit Hilfe einer speziellen Lampe feststellen, ob tatsächlich Nasenpolypen die Ursache sind.

Ist nicht möglich.

Behandlung

Nasenpolypen brauchen nicht behandelt zu werden, solange sie keine Beschwerden verursachen. Viele Menschen haben Nasenpolypen, ohne es zu wissen. Wenn es auf Grund der Nasenpolypen jedoch häufiger zu Nebenhöhlen- oder Mittelohrentzündungen kommt, können sie mit einer relativ harmlosen Operation entfernt werden.

Hals und Rachen

Die eingeatmete Luft strömt durch den Rachen. Die Hinterwand des Rachens können Sie selbst betrachten, wenn Sie vor einem Spiegel den Mund weit öffnen und die Zunge nach unten drücken. Auf beiden Seiten der Hinterwand sind rundliche Vorwölbungen zu erkennen: die Gaumenmandeln. Sie sind Teil des körpereigenen Abwehrsystems und schwellen ähnlich wie Lymphknoten an, wenn sie sich gegen eine Infektion zur Wehr setzen. Beim Einatmen ist der Kehldeckel geöffnet, die Luft ge-

Nasenhöhle

Rachen

Kehlkopfdeckel

Luftröhre

Speiseröhre

langt durch den Kehlkopf, vorbei an den Stimmbändern in die Luftröhre und weiter in die Bronchien.
Im Kehlkopf kann die Luft beim Ausatmen mit Hilfe der Stimmbänder in Schwingungen versetzt werden: So entsteht die Stimme. Alle Teile des Rachens sind mit einer Schleimhaut überzogen.

Mandelentzündung (Tonsillitis, Angina)

Beschwerden

Bei einer Mandelentzündung schmerzt der Hals stark, das Schlucken fällt schwer, Fieber und Kopfschmerzen quälen. Manchmal kommen Fieber und allgemeines Krankheitsgefühl dazu.
Kinder klagen oft nicht über Halsweh, verweigern jedoch das Essen.
Auf der Rachenhinterwand sind die geröteten und angeschwollenen Gaumenmandeln zu erkennen. Sie sind oftmals mit kleinen gelben Punkten (Stippen) belegt.

Ursachen

Häufig entsteht eine Mandelentzündung durch Bakterien (*Streptokokken*), die mit feinen Speicheltropfen durch die Luft von Mensch zu Mensch übertragen werden können. Seltener röten sich die Mandeln während einer von Viren verursachten Racheninfektion und schwellen an.

Erkrankungsrisiko

Mandelentzündungen sind im Kindesalter häufig, bei Erwachsenen hingegen selten.

Mögliche Folgen und Komplikationen

Besonders im Kindesalter können Streptokokkeninfektionen schwere Erkrankungen am Herzen oder an den Nieren nach sich ziehen, wenn sie nicht rechtzeitig und ausreichend mit Antibiotika behandelt werden.

Vorbeugung

Wenn ein Familienmitglied an einer durch Streptokokken verursachten Mandelentzündung erkrankt ist, kann es sinnvoll sein, zur Vorbeugung Penizillin einzunehmen.

Wann zur Ärztin oder zum Arzt?

Wenn der Verdacht auf eine Mandelentzündung besteht und sich die Beschwerden nicht innerhalb von zwei Tagen bessern.

Selbsthilfe

Im Bett bleiben, für ausreichend Wärme sorgen und nur weiche oder flüssige Nahrung zu sich nehmen. Möglichst viel trinken, aber keinen Fruchtsaft, da dieser den Hals zusätzlich reizt (kalte Milch wirkt oft lindernd).

Behandlung mit Medikamenten

Zeigt eine Schleimprobe aus dem Rachen bei der Laboruntersuchung, dass Bakterien die Ursache sind, erfolgt die Behandlung mit Penizillin (➡ Mittel gegen Infektionen, Seite 840). Wurde die Mandelentzündung durch Viren verursacht, wird sie wie eine Rachenentzündung behandelt (➡ Seite 527).

Bei Fieber und Kopfschmerzen kann, vor allem um das Einschlafen zu erleichtern, die Einnahme eines schmerzstillenden und Fieber senkenden Medikaments sinnvoll sein, das nur den Wirkstoff Parazetamol oder Azetylsalizylsäure (ASS) enthält (➡ Einfache Schmerzmittel, Seite 838). Kinder sollten jedoch keine Azetylsalizylsäure erhalten.

Operation

Kindern sollte man die Schutzfunktion der Gaumenmandeln so lange wie möglich erhalten. Sie herauszuoperieren ist nur angebracht, wenn

- die Mandeln so stark vergrößert sind, dass lautes Schnarchen darauf hinweist, dass sie dauerhaft die Atmung behindern, oder wenn
- trotz Behandlung eine Mandelentzündung fortbesteht oder immer wieder auftritt. Bei Kindern gilt als Grenze: öfter als vier Racheninfektionen pro Jahr.

Wenn nicht zu befürchten ist, dass nach der Operation Komplikationen auftreten werden, können bei Kindern die Gaumenmandeln ambulant entfernt werden.

Rachenentzündung (Pharyngitis)

Beschwerden

Bei einer Entzündung des oberen Rachenteils kommt es zu Halsschmerzen, Schluckbeschwerden und möglicherweise Fieber. Die Rachenhinterwand ist gerötet und geschwollen.

Ursachen

Eine Rachenentzündung entsteht oft im Rahmen einer Erkältungskrankheit. Die Erreger sind zumeist Viren. Selten können auch Bakterien (*Streptokokken*) die Erkran-

kung auslösen. Auch eine länger dauernde Nasennebenhöhlenentzündung kann sich auf den Rachen ausbreiten.

Erkrankungsrisiko

Eine bereits vorgeschädigte Schleimhaut ist für Krankheitserreger stärker anfällig. Übermäßiger Alkoholkonsum, Zigarettenrauch, Industrie- und Autoabgase sowie schleimhautreizende Stoffe am Arbeitsplatz können eine Infektion der Rachenschleimhaut begünstigen.

Mögliche Folgen und Komplikationen

Bei Rauchern, starkem Alkoholkonsum oder häufigem Aufenthalt in Luft mit schleimhautreizenden Stoffen kann eine Rachenentzündung über Wochen oder gar Monate anhalten und chronisch werden. Es können sich Kehlkopf, Kehldeckel und Stimmbänder entzünden (➡ Seite 528).

Eine Racheninfektion, die durch eine Nasennebenhöhlenentzündung verursacht wurde, kann chronisch werden und erst heilen, wenn die Ursache beseitigt ist.

Vorbeugung

Schadstoffe meiden, die die Schleimhaut reizen.

Wann zur Ärztin oder zum Arzt?

Wenn sich die Beschwerden innerhalb von zwei bis drei Tagen nicht bessern.

Selbsthilfe

Das Wichtigste ist, die gereizte Rachenschleimhaut zu schonen.

- Halten Sie sich nicht in verrauchten oder überheizten, wohl aber in warmen Räumen auf. Nach Möglichkeit die Raumluft befeuchten, indem Sie nasse Tücher über die Heizkörper legen.
- Viel trinken, aber möglichst keine Fruchtsäfte, da deren Säure zusätzlich reizt.
- Bei starken Beschwerden möglichst nur breiige oder flüssige Nahrung zu sich nehmen.
- Durch Gurgeln oder Bonbonlutschen können Sie die Rachenschleimhaut zusätzlich befeuchten.

Behandlung

Gurgeln kann man mit lauwarmem Kamillen- oder Salbeitee oder mit einer einprozentigen Kochsalzlösung. Lösen Sie dazu ein Gramm Kochsalz in 100 Milliliter Wasser auf.

Wurde eine lang dauernde Infektion der Rachenschleimhaut durch eine andere Erkrankung verursacht (etwa durch eine Nasennebenhöhlenentzündung), kann sie nur beseitigt werden, indem man die zu Grunde liegende Krankheit heilt.

Von der Verwendung fertig gekaufter »Gurgelmittel« raten Fachleute ab. Sie enthalten vielfach Wirkstoffe, die nicht nur unnötig, sondern auch schädlich sein können. Auch »Lutschtabletten«, die Antibiotika, Antiseptika und/oder örtliche Betäubungsmittel enthalten, sind wenig sinnvoll. Beim Lutschen verdünnt der Speichel die Wirkstoffe. Mit den infizierten Gewebeschichten kommen die Wirkstoffe kaum in Kontakt. Tests ergaben, dass die meisten dieser Lutschtabletten gegen Racheninfektionen »teure Bonbons« sind. Wenn sie Antibiotika enthalten, können sie als unerwünschten Begleiteffekt auch noch die Resistenzentwicklung von Bakterien fördern. Sinnvoller und preiswerter ist es, einfache, aber zuckerfreie Bonbons oder Salzpastillen (z. B. *Emser Salz*) zu lutschen. Sie wirken, indem sie den Speichelfluss anregen. Wenn eindeutig festgestellt wurde, dass Bakterien die Entzündung ausgelöst haben, können Arzt oder Ärztin Antibiotika zum Einnehmen verordnen.

Kehlkopfentzündung, Stimmbandentzündung (Laryngitis)

Beschwerden

Häufig sind bei einer Rachenentzündung auch die tieferen Rachenanteile (Kehlkopf, Kehldeckel, Stimmbänder) betroffen. Dann kommt es neben Halsschmerzen und Schluckbeschwerden zu starker Heiserkeit und starken Schmerzen beim Sprechen. Das auffälligste und oft erste Zeichen ist, dass sich die Stimme verändert oder vorübergehend sogar wegbleibt. Bei schwererem Verlauf können allgemeines Krankheitsgefühl und Fieber hinzukommen. Bei Kindern, deren Atemwege recht eng sind, können Atemnot und bellender Husten (➡ Pseudokrupp, Seite 359) auftreten. Bei Erwachsenen ist das selten.

Ursachen

Eine Kehlkopfentzündung entsteht oft im Rahmen einer Erkältungskrankheit oder jeder anderen Entzündung der oberen Atemwege. Die Erreger sind zumeist Viren. Selten können Bakterien die Erkrankung auslösen. Eine länger dauernde Nasennebenhöhlenentzündung kann sich manchmal bis zum Kehlkopf und zu den Stimmbändern ausbreiten.

Übermäßiger Alkoholkonsum, Zigarettenrauch, Industrie- und Autoabgase sowie schleimhautreizende Stoffe am Arbeitsplatz können ebenfalls zu einer Laryngitis führen. Wenn hauptsächlich die Stimmbänder betroffen sind, kann die Reizung durch extreme Beanspruchung entstanden sein: durch ungewöhnlich langes und lautes Sprechen oder Singen.

Erkrankungsrisiko

Eine bereits vorgeschädigte Kehlkopfschleimhaut ist anfällig für Krankheitserreger.

Bei rauchenden Menschen oder solchen, die sich oft in Luft mit schleimhautreizenden Stoffen aufhalten, ist das Erkrankungsrisiko erhöht.

Mögliche Folgen und Komplikationen

Bei Kindern kann eine Kehlkopfentzündung lebensgefährlich werden (➡ Epiglottitis, Seite 360; ➡ Pseudokrupp, Seite 359).

Bei Erwachsenen besteht die Gefahr, dass ein Kehlkopftumor nicht rechtzeitig erkannt wird, da sich die Tumorbeschwerden von denen einer Kehlkopfentzündung kaum unterscheiden.

Vorbeugung

Schadstoffe meiden, die die Schleimhaut reizen.

Wann zur Ärztin oder zum Arzt?

- *Sofort ins Krankenhaus*: wenn Atemnot auftritt.
- Wenn Beschwerden wie Heiserkeit, Stimmverlust, Schmerzen beim Sprechen oder Halsschmerzen länger als drei Tage anhalten.

Selbsthilfe

Das Wichtigste ist, die gereizte Kehlkopfschleimhaut und die Stimmbänder zu schonen.

- Halten Sie sich nicht in verrauchten oder überheizten, wohl aber in warmen Räumen auf. Nach Möglichkeit die Raumluft befeuchten, indem Sie nasse Tücher über die Heizkörper legen.
- Sprechen Sie nur im Flüsterton oder vermeiden Sie überhaupt zu sprechen.
- Gurgeln Sie mit Kochsalzlösung.
- Trinken Sie heiße Milch, in der Sie einige Tabletten *Emser Salz* aufgelöst haben.

Behandlung

In den seltenen Fällen, in denen die Erkrankung durch Bakterien ausgelöst und diese Ursache eindeutig festgestellt wurde, können Antibiotika verordnet werden; diese allerdings nur innerlich angewandt, nicht als Lutschtabletten oder Gurgelmittel.

Kehlkopf- und Stimmbandtumor

➡ auch Krebs, Seite 708.

Beschwerden

Tumoren im Bereich des Kehlkopfs können gutartig oder bösartig sein. Die gutartigen Tumoren nennt man Stimmbandpapillome oder Stimmbandpolypen, die bösartigen werden als Kehlkopfkrebs bezeichnet.
Die ersten Krankheitsanzeichen sind meist langsam beginnende Stimmveränderungen, Heiserkeit, Halsschmerzen, Schmerzen beim Sprechen und Schluckbeschwerden. Später kann es zu Atembeschwerden kommen.

Ursachen

Gutartige Tumoren an den Stimmlippen oder am Kehlkopf können durch Überbeanspruchung der Stimmbänder (häufiges lautes Sprechen oder Singen), Reizstoffe in der eingeatmeten Luft (Zigarettenrauch, Industrieabgase) oder auch durch Viren entstehen.
Kehlkopfkrebs ist häufig bei Männern und steht in engem Zusammenhang mit hohem Alkoholkonsum und starkem Rauchen.

Erkrankungsrisiko

Das Erkrankungsrisiko steigt durch Rauchen und übermäßigen Alkoholkonsum.

Mögliche Folgen und Komplikationen

Werden bösartige, aber auch manche gutartigen Tumoren nicht rechtzeitig behandelt, kann es zu starken Atembeschwerden kommen.
Bei der Operation eines bösartigen Tumors müssen oft der Kehlkopf und/oder die Stimmbänder entfernt werden. Durch den fehlenden Kehlkopf und die fehlenden Stimmbänder ist die Sprache erheblich verändert. Meist wird bei der Operation jedoch eine künstliche Stimmritze angelegt, durch die man lernen muss zu sprechen. Dabei ist die Hilfe von Fachärzten und -ärztinnen für Phoniatrie dringend anzuraten, von denen es aber nur wenige gibt.
Eine solche Behinderung kann das Alltagsleben ganz erheblich belasten. Versuchen Sie, ob Ihnen der Kontakt mit Menschen hilft, die die gleichen Probleme haben. Diese finden Sie in Selbsthilfegruppen.

Bundesverband der Kehlkopflosen
Obererle 65, 45897 Gelsenkirchen
Tel.: 02 09/59 22 82, Fax: 59 77 48
e-mail: 101.64289@germanynet.de
Internet: http://www.paritaet.org/bvkl

Dachverband Verein der Kehlkopflosen und Halsatmer Österreichs
Bahnhofstr. 48/10/03, 2345 Brunn am Gebirge
Tel.: 06 64/4 62 37 04, Fax: 0 22 36/3 38 22
e-mail: maly@netway.at

Vorbeugung

Wer gutartige Tumoren der Stimmlippen hatte, kann neuen Tumoren vorbeugen, indem er seine Stimme schont. Eine Lebensweise, die den Körper möglichst wenig belastet, kann das Risiko eines bösartigen Tumors wahrscheinlich verringern.

Wann zur Ärztin oder zum Arzt?

● Wenn Heiserkeit, Halsschmerzen oder Schluckbeschwerden im Rahmen einer Erkältung länger als vier Tage anhalten.
● Wenn unerklärliche Heiserkeit mehr als zwei Wochen dauert.
Ärztin oder Arzt können mit einem Instrument den Kehlkopf untersuchen und einen Tumor erkennen. Durch die Entnahme eines kleinen Gewebestücks können sie feststellen lassen, ob es sich um eine gutartige Wucherung handelt oder nicht.

Selbsthilfe

Ist nicht möglich.

Behandlung

Gutartige Tumoren können mit einer wenig belastenden Operation entfernt werden. Oft genügt eine örtliche Betäubung.
Die Behandlung eines bösartigen Tumors hängt von seinem genauen Sitz im Kehlkopf ab. Wird er rechtzeitig erkannt, behandelt man ihn oft mit Strahlung, wobei die normale Stimme erhalten bleibt. Meistens muss ein Kehlkopfkrebs allerdings operiert und der Kehlkopf teilweise oder ganz entfernt werden. Daran schließt sich häufig eine Bestrahlung an. Hatte sich der Krebs weit ausgebreitet, muss bei einer Halsoperation eine Atemöffnung unterhalb des Kehlkopfes geschaffen werden. Nachher gibt

es drei Möglichkeiten, zu sprechen. Man kann lernen, beim Einatmen Luft in die Speiseröhre zu schlucken und anschließend langsam wieder auszustoßen; es kann ein Ventil zwischen Luft- und Speiseröhre angelegt werden, durch das beim Einatmen Luft gepresst wird; oder es wird von außen ein Apparat an die Halswand gehalten (Elektrolarynx), der elektronisch einen Summton erzeugt. Bei allen drei Methoden werden die erzeugten Laute in Sprache umgewandelt. Wie bei der normalen Sprache werden die Wörter mit Hilfe von Mund, Lippen, Zunge, Zähnen und Nase erzeugt.

Bronchien

Nachdem die eingeatmete Luft den Kehlkopf passiert hat, gelangt sie über die Bronchien zu den Lungenbläschen. Die Bronchien sind ein Röhrensystem, das weit verzweigt wie die Äste eines Baumes ist.

Die eingeatmete Luft wird bereits im Nasen-Rachen-Raum angewärmt, befeuchtet und gereinigt. Dieser Vorgang setzt sich in den Bronchien fort. Dazu sind die Innenwände der Bronchien mit einer dünnen Schleimhautschicht ausgekleidet. Sie erzeugt ständig Schleim. Dieser wird mitsamt den Ablagerungen wie zum Beispiel Staubteilchen, Pollen, Bakterien usw. von den Flimmerhärchen in Richtung Luftröhre und Rachen transportiert und dann verschluckt.

Die Schleimhaut der Bronchien reagiert empfindlich auf häufig wiederkehrende Reize wie Tabakrauch, Luftschadstoffe oder Infektionen. Diese Reize können die Flimmerhärchen schädigen.

Geschädigte Flimmerhärchen der Schleimhaut transportieren Staub und Schleim immer schlechter nach oben. Das Sekret staut sich, und der Körper versucht, sich durch Husten davon zu befreien. Eine gereizte Bronchialschleimhaut wird immer anfälliger für Infektionen. Bronchitis und Lungenentzündung treten dadurch häufiger auf.

Wie die Nasenschleimhaut kann auch die Schleimhaut der Bronchien allergisch reagieren. Es entsteht ein allergisches Asthma, bei dem sich die Bronchien verengen und die Atmung behindern.

Schließlich kann eine dauerhafte Reizung der Schleimhaut bösartige Wucherungen wie zum Beispiel Bronchialkrebs auslösen.

Akute Bronchitis

Beschwerden

Eine akute Bronchitis entsteht meist im Zusammenhang mit einer Erkältungskrankheit. Meist beginnt zwei bis drei Tage nach einer Erkältung schmerzhafter Husten, häufig verbunden mit weißlich-gelblichem, schleimigen Auswurf. Fieber ist häufig, bei schwerer Bronchitis steigt

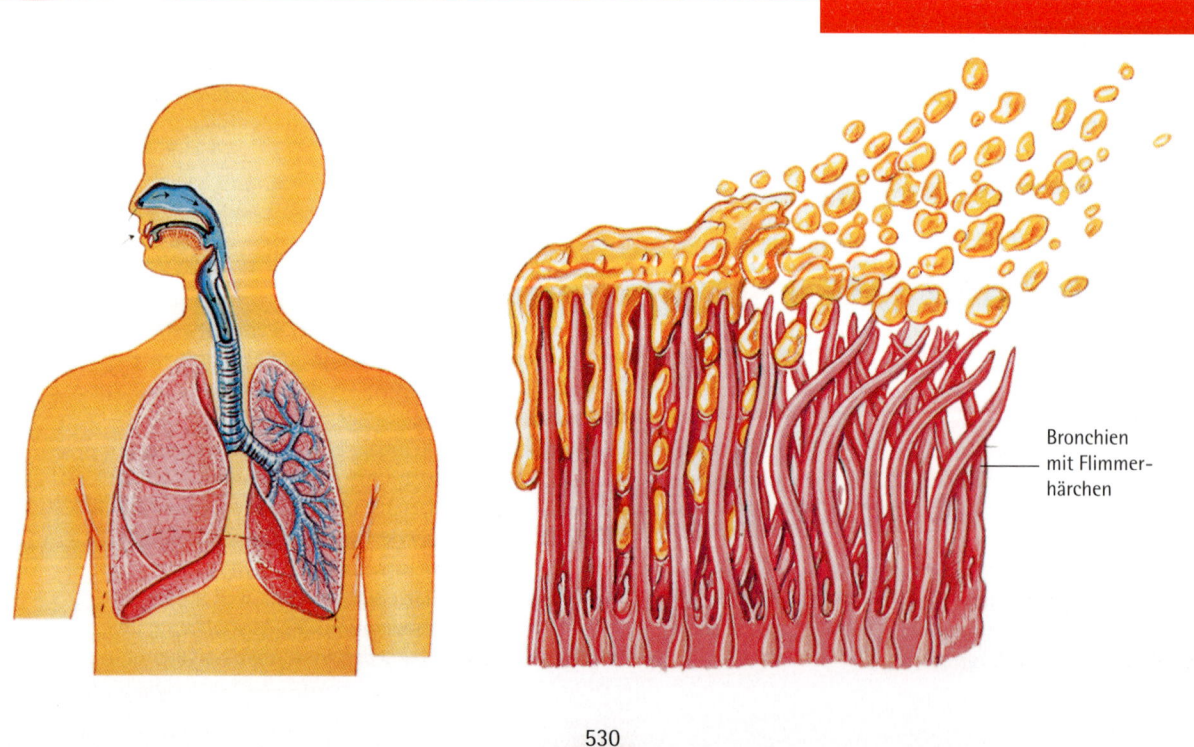

Bronchien
mit Flimmer-
härchen

es sehr hoch. Manchmal kommt es zu Atembeschwerden. Die meisten Beschwerden gehen von selbst zurück, der Husten kann aber einige Wochen lang anhalten.
Zur Bronchitis bei Kindern ➡ Spastische Bronchitis, Seite 360.

Ursachen

Die Erreger, die eine Erkältungskrankheit auslösen – meist sind es Viren –, können die Bronchialschleimhaut infizieren. Nur selten oder bei vorgeschädigter Bronchialschleimhaut können auch Bakterien oder bakterienähnliche Organismen eine akute Bronchitis verursachen. Verschiedene Luftschadstoffe können eine Bronchitis direkt auslösen.

Das Erkrankungsrisiko steigt

- Durch Rauchen (➡ Seite 272).
- In Gebieten mit stark schadstoffbelasteter Luft.
- Bei Herzkranken und Menschen mit Lungenleiden (Asthma, Emphysem, Bronchiektasien).
- Bei Kindern, da sie häufiger erkältet sind als Erwachsene.

Mögliche Folgen und Komplikationen

Bei alten Menschen oder Personen, deren Abwehrsystem geschwächt ist, kann sich manchmal eine Lungenentzündung entwickeln.
Wer häufiger als einmal jährlich an einer Bronchitis erkrankt, läuft Gefahr, dass die immer wiederkehrenden Infektionen die Bronchialschleimhaut dauerhaft schädigen.

Vorbeugung

Wenig belastende Lebensweise; schadstoffbelastete Luft meiden; vor allem: nicht rauchen.

Wann zur Ärztin oder zum Arzt?

- Wenn die Bronchitis nach zwei bis drei Tagen nicht abklingt.
- Wenn sie mit Fieber über 39 °C verbunden ist.
- Wenn Sie Blut husten.
- Wenn Atembeschwerden auftreten.

Selbsthilfe

Reizung der Atemwege durch verrauchte Luft, Auspuffgase, Küchendämpfe usw. meiden.
Möglichst in warmen, jedoch nicht überheizten Räumen bleiben und dem Körper Ruhe gönnen.

Hustentees
Thymiankraut
Thymian wirkt krampflösend und Auswurf fördernd. Einen Teelöffel Thymian mit einer Tasse heißen Wassers übergießen; zehn Minuten stehen lassen, danach abseihen.
Anwendung: *Mehrmals täglich eine Tasse frisch zubereiteten Tee trinken.*
Spitzwegerichkraut
Zubereitung und Anwendung wie Thymiantee, aber mit zwei Teelöffeln Spitzwegerichkraut.

Hustentee-Mischung
30 g Thymiankraut, 15 g Spitzwegerichkraut, 10 g Fenchel, 10 g Isländisches Moos, 10 g Süßholzwurzel. Zubereitung und Anwendung wie Thymiantee.

Um die Bronchialschleimhäute nicht zusätzlich zu reizen, können Sie die Raumluft anfeuchten: Hängen Sie feuchte Tücher über die Heizkörper. Sie sollten unbedingt ausreichend trinken, damit der Körper genügend Flüssigkeit hat, um den Schleim dünnflüssig zu halten. Bei Fieber braucht der Körper besonders viel Flüssigkeit.
Wadenwickel können hohes Fieber senken (➡ Seite 877). Hustentees können die Behandlung unterstützen.

Behandlung

Eine unkomplizierte Bronchitis erfordert keine medikamentöse Behandlung. Wer den Schmerzen und dem Krankheitsgefühl begegnen und das Fieber medikamentös senken möchte, kann ein einfaches Schmerzmittel einnehmen (➡ Seite 838).

Hustenmittel
In vielen Hustenmitteln sind Husten dämpfende Wirkstoffe enthalten, vor allem Kodein. Die chemische Dämp-

Möglicherweise sinnvoll: Schleimlösende Medikamente

ACC (D/Ö)	Fluimucil (D/Ö)
Ambroxol ...	Mucobroxol (D)
Azubronchin (D)	Mucophlogat (D)
Bisolvon (D/Ö)	Mucosolvan (D/Ö)
Bromhexin ...	NAC-ratiopharm (D)
Bromuc (D)	

Wichtigste Nebenwirkungen: *Magenbeschwerden mit Übelkeit und Erbrechen, Durchfall, Kopfschmerzen, allergische Reaktionen. Bei Inhalation: Hustenreiz.*

fung des Hustens ist aber meist nicht sinnvoll. Das Aushusten des Schleims wird dadurch verhindert, der Heilungsprozess verlangsamt.

Andere Hustenmittel enthalten Wirkstoffe, die den Schleim in den Bronchien verflüssigen und das Aushusten erleichtern sollen. Die Wirksamkeit dieser Mittel wird positiv beurteilt, obwohl immer noch sichere Nachweise für ihren Nutzen fehlen.

Antibiotika

In den seltenen Fällen, in denen die akute Bronchitis durch Bakterien ausgelöst wurde (mögliche Anzeichen: länger anhaltende Erkrankung, grünlicher Auswurf) und diese Ursache eindeutig festgestellt wurde, kann es sinnvoll sein, Antibiotika einzunehmen oder gespritzt zu bekommen (➡ Mittel gegen Infektionen, Seite 839).

Chronische Bronchitis

Beschwerden

Die Beschwerden gleichen denen einer akuten Bronchitis: schmerzhafter Husten, häufig verbunden mit weißlichgelblichem, schleimigen Auswurf, manchmal Fieber, Atembeschwerden. Die Beschwerden treten immer häufiger auf, bis sie schließlich das ganze Jahr über andauern. Raucher und Raucherinnen halten den Husten, der meist morgens auftritt, oft für den »normalen Raucherhusten«. Im Laufe der Zeit wird der Husten immer schlimmer und der ausgespuckte Schleim immer zäher. In einem späteren Stadium kommt es meistens zu Atemnot. Bronchitis bei Kindern ➡ Spastische Bronchitis, Seite 360.

Ursachen

Häufig wiederkehrende akute Bronchitiden schädigen die Bronchialschleimhaut dauerhaft. Das begünstigt das noch häufigere Auftreten von Infektionen. Die Bronchialwände verdicken sich und produzieren übermäßig viel Schleim, der immer schlechter ausgehustet wird. Der Husten wird zum Dauerzustand, Auswurf und Atemnot kommen hinzu.

Das Erkrankungsrisiko steigt

- Durch Rauchen (➡ Seite 272).
- Durch schadstoffbelastete Luft.
- Bei häufigem Kontakt mit schädlichen Arbeitsstoffen.
- Bei schlechten Wohnverhältnissen. Sozial schlecht Gestellte leiden bis zu sechsmal so oft an chronischer Bronchitis wie Bessergestellte, die in sauberer Umgebung arbeiten und wohnen können.

- In nebelreichen Gegenden.
- Bei Menschen, die bereits als Kinder in verschmutzter Luft leben mussten.

Mögliche Folgen und Komplikationen

Die chronische Bronchitis ist eine zunächst fast unbemerkt vor sich hin schwelende Krankheit und wird oft unterschätzt. Die Veränderung der Bronchialschleimhaut kann jedoch immer weiter fortschreiten und schließlich lebensbedrohlich werden. Lungenveränderungen (➡ Lungenemphysem, Seite 537), ständige Atemnot und Sauerstoffmangel können auftreten. Die eingeengten Lungenblutgefäße können das Herz zunehmend schwächen. Außerdem steigt die Gefahr, dass sich Lungenentzündungen entwickeln.

Wer raucht, leidet besonders häufig an chronischer Bronchitis. Da die Krankheitszeichen denen des Lungenkrebses sehr ähnlich sind, werden die ersten Anzeichen eines bösartigen Tumors oft nicht bemerkt.

Vorbeugung

Schadstoffbelastete Luft und Nebelklima meiden; vor allem: nicht rauchen.

Wann zur Ärztin oder zum Arzt?

Wenn Sie häufiger als einmal jährlich an einer Bronchitis erkranken. Ärztin oder Arzt sollten sich in einem ausführlichen Gespräch über Ihre Lebens- und Arbeitsbedingungen informieren. Möglicherweise folgen dann eine Röntgenaufnahme, ein EKG und eine Lungenfunktionsprüfung. Menschen mit chronischer Bronchitis müssen regelmäßig ärztlich betreut werden.

Selbsthilfe

Sie ist bei dieser Erkrankung besonders wichtig.
- Raucher und Raucherinnen sollten eine chronische Bronchitis als dringendes Alarmzeichen betrachten und sofort aufhören zu rauchen (➡ Rauchen, Seite 272).
- Vermeiden Sie den Aufenthalt in verrauchten Räumen.
- Bei einem mit Schadstoffen stark belasteten Arbeitsplatz sollten Sie sich um eine andere Arbeitsstelle bemühen.
- Halten Sie sich von erkälteten Menschen fern. Jede Erkältung, die ein gesunder Organismus leicht verkraftet, kann bei einem Bronchitiskranken bedrohlich werden.
- Vermeiden Sie übermäßige körperliche Anstrengung. Regelmäßige sportliche Betätigung an der frischen Luft kann jedoch hilfreich sein (➡ Bewegung und Sport, Seite 222).

Behandlung

Die Behandlung soll vor allem das Fortschreiten der Erkrankung verhindern. Häufig sind schleimlösende Mittel notwendig (➡ Akute Bronchitis, Seite 531).

Bronchienerweiternde Medikamente

Wenn es durch die chronische Bronchitis anfallweise oder ständig zu Atembeschwerden kommt, kann es notwendig werden, Aerosole mit bronchienerweiternden Wirkstoffen zu inhalieren oder solche Mittel einzunehmen (➡ Asthma, Seite 535).

Kortison-Inhalationen

Es kann sinnvoll sein, Kortison zu inhalieren (➡ Asthma, Seite 535). Wichtigste Nebenwirkung beim Inhalieren: Die Infektionsabwehr wird geringer. Die Folge kann eine Pilzinfektion im Mund sein (Soor, ➡ Seite 611). Ihr können Sie vorbeugen, indem Sie den Mund nach dem Inhalieren kräftig mit Wasser ausspülen.

Antibiotika

Bakterielle Infektionen der Bronchien müssen rechtzeitig mit Antibiotika behandelt werden. Vorher die Erregerart bestimmen zu lassen wäre zwar wünschenswert, geschieht aber meist nicht (➡ Mittel gegen Infektionen, Seite 839). Ob man durch die ständige Einnahme niedrig dosierter Antibiotika schweren Infektionen vorbeugen kann, ist umstritten.

Asthma

Beschwerden

Hustenanfälle und Atemnot. Die Beschwerden treten im Gegensatz zur Bronchitis anfallartig auf und klingen rasch wieder ab, wenn man sie behandelt.

Ein Asthmaanfall beginnt meistens mit Reizhusten, der immer quälender wird und mit schwerer Atemnot verbunden ist. Vor allem das Ausatmen fällt schwer. Die Luft verursacht dabei ein pfeifendes Geräusch. Bei leichten Anfällen kann es nur derjenige hören, der ein Ohr auf die Brust des Asthmakranken legt. Schließlich wird zäher, klarer Schleim hochgehustet. Der Versuch, mehr Luft zu bekommen, bringt keine Erleichterung. Er verschlimmert im Gegenteil den Anfall, weil sich die Lunge dabei überbläht. Nach dem Anfall normalisiert sich das wieder.

Ursachen

Bei Asthma ist die Bronchialschleimhaut überempfindlich. Bei einem Anfall schwillt sie an. Zusätzlich zieht sich

Was tun beim schweren Asthmaanfall?
- *Die Kranken möglichst an einen Tisch setzen, an dem sie aufrecht sitzen und sich mit den Armen abstützen können.*
- *Für ausreichend frische Luft sorgen.*
- *Für eine ruhige Atmosphäre sorgen: Angst verschlimmert den Anfall.*
- *Die für die Anfälle ärztlich verordneten Medikamente sollten alle Asthmakranken ständig bei sich tragen. Nach der Verwendung aufschreiben, wann und wie viel gebraucht wurde. Bei einem schweren Anfall sind drei Medikamente gleichzeitig notwendig: Theophyllinampullen zum Trinken, Kortisontabletten zum Schlucken, bronchienerweiternde Inhalationsmittel.*
- *Verschlimmern sich die Beschwerden oder bessern sie sich nicht binnen einer Stunde, muss die behandelnde Ärztin oder der Arzt gerufen werden. Sind sie nicht zu erreichen: Die Kranken ins nächste Krankenhaus bringen. Ärzte können Mittel, die die Bronchien erweitern, in die Vene spritzen. Die Atemnot lässt sich mit sauerstoffangereicherter Luft beheben. In bedrohlichen Fällen wird künstlich beatmet.*

die Muskulatur in der Bronchialwand zusammen und verengt so die Bronchien weiter. Gewebeflüssigkeit verdickt die Bronchialschleimhaut. Eingedickter Schleim verstopft die Öffnung der Bronchien. Die Bereitschaft für diese Überempfindlichkeit ist wahrscheinlich angeboren. Es braucht allerdings vielerlei Bedingungen, damit jemand auf Reizauslöser tatsächlich mit Asthma reagiert (➡ Allergie, Seite 590).

Auslöser für einen Asthmaanfall sind bei knapp der Hälfte der Betroffenen Infektionen der Atemwege. Nur etwa 20 Prozent der Asthmatiker leiden an allergischem Asthma, das vor allem durch Pollen, Tierschuppen und -haare, Hausstaubmilben, Küchenschaben, Chemikalien und Medikamente, besonders Schmerzmittel wie Azetylsalizylsäure, ausgelöst werden kann (➡ Allergie, Seite 590). Noch weniger leiden unter Belastungsasthma, das bei körperlicher Anstrengung auftritt. In einigen Fällen lässt es sich nicht feststellen, warum es immer wieder zu Asthmaanfällen kommt.

Das Erkrankungsrisiko steigt

- Durch Rauchen, verschmutzte Luft, Nebel, Haustiere, Chemikalien am Arbeitsplatz, und verschiedene Medikamente, z. B. Entzündungshemmer.
- Durch häufige Bronchialentzündungen.

- Wenn Sie selbst oder andere Familienmitglieder zu allergischen Erkrankungen neigen.
- Auch Weinen oder herzliches Lachen kann einen Asthmaanfall auslösen.
- Bei Kindern. Häufig erkranken sie zwischen dem fünften und zehnten Lebensjahr. Vielfach klingt das Asthma mit dem Ende der Pubertät ab.

Mögliche Folgen und Komplikationen

Das bedrohliche Erlebnis der Asthmaanfälle kann große Angst vor neuen Anfällen machen. Angst und psychischer Stress können dann das Auftreten weiterer Anfälle begünstigen oder diese verstärken. So kann im Verlauf der Erkrankung die psychische Situation zunehmend wichtiger werden.

Bei der Hälfte der Kranken verändert Asthma die Lunge dauerhaft. Nach mehreren Krankheitsjahren kann ein Dauerasthma entstehen. Das kann die Leistungsfähigkeit sehr beeinträchtigen. Eine Begleiterscheinung von langjährigem Asthma sind wiederkehrende Bronchialentzündungen.

Besonders bei älteren oder geschwächten Menschen kann ein unbehandelter Asthmaanfall durch Sauerstoffmangel zum Tod führen.

Gesundheitszustand und Befinden von Asthmakranken können sich sehr rasch ändern. Für die dann notwendige Behandlungsänderung ist ärztliche Hilfe unabdingbar. Dennoch sollten alle Asthmakranken so geschult sein, dass sie selbst angemessen reagieren können.

Die Abhängigkeit von Ärzten, Notdienst und Krankenhäusern ist sehr belastend. Unter den Einschränkungen, die sich im Alltagsleben aus der Krankheit ergeben, leiden Betroffene, Partner und die Familie gleichermaßen. In Selbsthilfegruppen finden sich verständige Gesprächspartner für diese Last.

Vorbeugung

Dem Asthma selbst kann man nicht vorbeugen, wohl aber der Häufigkeit und Schwere der Anfälle. Bei allergisch bedingtem Asthma ist es notwendig, sorgfältig nach dem Krankheitsauslöser zu suchen. Ist er gefunden, sollte man ihn so konsequent wie möglich vermeiden. Bei einer Pollenallergie ist eine Hyposensibilisierung möglich (➡ Allergie, Seite 592). Anstrengungsasthma kann vermieden werden, wenn man vor der Tätigkeit Medikamente einnimmt. Zur Vorbeugung der Anfälle siehe Selbsthilfe.

Wann zur Ärztin oder zum Arzt?

- Sobald Sie den Verdacht haben, an Asthma zu leiden. Ärztin oder Arzt können durch Abhören der Lunge und

> *Deutscher Allergie- und Asthmabund e.V. – DAAB*
> *Hindenburgstraße 110, 41061 Mönchengladbach*
> *Tel.: 0 21 61/8 14 94-0, Fax: 8 14 94-30*
> *e-mail: info@daab.de*
> *Internet: http://www.daab.de*
>
> *Österreichische Lungen Union – ÖLU*
> *Obere Augartenstraße 26-28, 1020 Wien*
> *Tel. und Fax: 01/3 30 42 86*
> *e-mail: lungenunion@chello.at*

durch gezielte Fragen feststellen, ob dem so ist. Gemeinsam können Sie dann versuchen, den Auslöser der Asthmaanfälle zu finden. Manchmal müssen außerdem die Lunge geröntgt sowie ein EKG und eine Lungenfunktionsprüfung durchgeführt werden.

Sind Sie bereits wegen Asthma in ärztlicher Behandlung, sollten Sie die Praxis aufsuchen, wenn

- trotz der Behandlung die körperliche Belastbarkeit eingeschränkt bleibt,
- Sie nachts mit Atemnot aufwachen,
- die Atembeschwerden auch noch 20 Minuten nach einer Medikamenteneinnahme, wie Ärztin und Arzt sie verordnet haben, fortbestehen,
- Sie die Medikamente häufiger als alle vier Stunden brauchen, um beschwerdefrei zu bleiben.

Selbsthilfe

Asthma kann nur in enger Zusammenarbeit zwischen Ärztin oder Arzt und Patient oder Patientin erfolgreich bekämpft werden. Sie können einiges tun, um einen Anfall zu verhindern:

- Finden Sie heraus, unter welchen Umständen er auftritt, und versuchen Sie diese Situationen zu vermeiden (➡ Allergie, Seite 590).
- Hören Sie auf zu rauchen (➡ Seite 272).

> **Informationen über Schulung von Asthmatikern**
> *Deutsche Atemwegsliga*
> *Burgstraße 12, 33175 Bad Lippspringe*
> *Tel.: 0 52 52/93 36 15, Fax: 93 36 16*
> *e-mail: atemwegsliga.Lippspringe@t-online.de*
> *Internet: http://www.atemwegsliga.de*
>
> *Universitätsklinik für Innere Medizin IV*
> *Abt. für Pulmologie*
> *Währinger Gürtel 18-20, 1090 Wien*
> *Internet: http://www.akh-wien.ac.at*

- Meiden Sie verrauchte Räume.
- Meiden Sie, wenn es irgend möglich ist, Reizstoffe wie starke Gerüche und Küchendämpfe, Schadstoffe in der Luft und am Arbeitsplatz. Trennen Sie sich von Haustieren.
- Treiben Sie Sport (➡ Bewegung und Sport, Seite 222). Hervorragend geeignet ist Schwimmen. Werden durch die Anstrengungen Beschwerden ausgelöst, müssen Sie Ihre Medikamente ein paar Minuten vor der Belastung einnehmen.
- Löst kalte Luft Atembeschwerden aus, sollten Sie Mund und Nase mit einem Schal bedecken, wenn Sie bei Kälte ins Freie gehen.
- Lernen Sie Autogenes Training (➡ Seite 881). Es kann einen Anfall manchmal verhindern, zumeist aber lindern. Auch für Yoga ist nachgewiesen, dass Asthmakranke von einem regelmäßigen Training profitieren.

Behandlung

Für die Behandlung von Asthma gibt es einen Stufenplan – für Erwachsene und Kinder unterschiedlich –, bei dem sich Art und Dosierung der Medikamente nach Häufigkeit und Schwere der Anfälle richten.

Eine chronisch entzündete Bronchialschleimhaut führt unweigerlich zu bleibenden Veränderungen. Oberstes Prinzip der Asthmabehandlung ist, diese Entzündung so effektiv wie möglich zu verhindern bzw. ihre Begleiterscheinungen zurückzudrängen. Dazu dient vor allem die Inhalation von Kortison. Es bekämpft die Symptome, macht weniger empfindlich gegen Reizstoffe und verringert dadurch die Zahl der Asthmaanfälle. Inhalierbare Kortisone wirken nahezu ausschließlich in der Lunge. Bei der üblichen Dosierung treten die bei der Einnahme von Kortisonen gefürchteten Nebenwirkungen nicht auf. Um einen Pilzbefall (Soor) im Mund zu verhindern, gebraucht man eine Inhalationshilfe (Spacer) und spült den Mund nach der Inhalation mit Wasser aus.

Einem allergischen Asthma kann durch die Anwendung von Cromoglicinsäure oder Nedocromil vorgebeugt werden. Diese Wirkstoffe verhindern, dass Körperzellen jene Stoffe frei setzen, die Asthmaanfälle hervorrufen. Für die Behandlung von Asthmaanfällen eignen sich diese Substanzen nicht.

Beim akuten Asthmaanfall muss ein schnell wirkendes bronchienerweiterndes Medikament inhaliert werden. Es entspannt die Muskulatur um die Bronchien herum und verhindert, dass sich die Bronchien bei einem Reiz verengen. Für Kinder gibt es eigene Inhaliervorrichtungen (z. B. Babyhaler). Jedes Mal, wenn man drückt, wird eine genau bemessene Wirkstoffmenge freigesetzt.

Wenn die Beschwerden mehrmals am Tag auftreten und die Leistungsfähigkeit der Betroffenen deutlich einge-

Medikamente bei Asthma
Basistherapie (Dauerbehandlung)
Kortisonhaltige Dosieraerosole

Aerobec (D)	Inhacort (D)
Atemur (D)	Pulmicort (D/Ö)
Beclomet (D/Ö)	Respicort (D)
Budecort (D)	Sanasthmax (D)
Flutide (D)	Sanasthmyl (D)

Wichtigste Nebenwirkungen: *Manchmal Pilzinfektionen im Mund- und Rachenraum (➡ Soor, Seite 611). Ihnen kann man vorbeugen, indem man nach jedem Inhalieren den Mund kräftig mit Wasser spült.*
Intal (D/Ö)
Wichtigste Nebenwirkungen: *Reizung von Rachen und Bronchien, sehr selten Bronchospasmen.*

Sinnvoll für den akuten Anfall: Kurz wirksame bronchienerweiternde Inhalationsmittel

Berotec (D/Ö)	Broncho Spray (D)
Bricanyl (D/Ö)	Sultanol (D/Ö)

Sinnvoll: bronchienerweiternde Medikamente zum Einnehmen

Aerobin (D)	Mundiphyllin retard (Ö)
Aerodyne (Ö)	PulmiDur (D/Ö)
Afonilum (D)	Solosin (D)
Alupent (D/Ö)	Spiropent (D/Ö)
Atenos (D)	Sultanol (D/Ö)
Bricanyl/-Duriles (D/Ö)	Theospirex (Ö)
Bronchoretard (D)	Unifyl (Ö)
Euphyllin (D/Ö)	Uniphyllin (D)
Euspirax (D)	

Wichtigste Nebenwirkungen: *Je nach Medikamentengruppe Magen-Darm-Störungen, Schlafstörungen oder Muskelzittern, Unruhe, Herzschmerzen, Herzklopfen.*

schränkt ist, müssen zusätzlich regelmäßig bronchienerweiternde Arzneimittel eingenommen werden und/oder als lang wirkende Mittel inhaliert werden. Sie dürfen nicht überdosiert werden.

Bei schwerem Asthma lässt sich die kontinuierliche Einnahme von Kortisontabletten meist nicht umgehen. Diese Mittel können gravierende Nebenwirkungen haben (➡ Kortisone, Seite 842).

Ein wichtiges Hilfsmittel für Asthmakranke ist der Peak-Flow-Meter. Hiermit messen sie die Stärke des Atemstroms, mit der sie die Luft beim Ausatmen maximal aus der Lunge herausdrücken können. Die Ergebnisse dieser »Lungenfunktionsprüfung für zu Hause« bestimmen mit, welche Medikamente Asthmakranke akut verwenden müssen. Die Ergebnisse der regelmäßigen Peak-Flow-Messungen werden in einem Tagebuch festgehalten. *Vorsicht:* Bestimmte Medikamente dürfen Asthmakranke keinesfalls einnehmen (z. B. Betablocker oder Azetylsalizylsäure). Infektionen können zwar Auslöser für Asthmaanfälle sein, dennoch verringert eine Behandlung mit Antibiotika weder die Häufigkeit noch die Schwere der Anfälle.

Patientenschulung

Die beste Asthmabehandlung ist die, bei der die Kranken ihren Zustand selbst richtig einschätzen und darauf angemessen reagieren können. Das können sie in einer mehrwöchigen Schulung durch kompetente Ärzte und Ärztinnen lernen. Zu einem solchen Schulungsprogramm gehören: Ursachen, Folgen und Krankheitsgeschehen verstehen lernen, Messen des Atemvolumens, Anwendung der für die verschiedenen Zustände geeigneten Medikamente, Atemgymnastik, Autogenes Training, Gesprächstherapie.

Die medikamentöse Behandlung von Asthma kann nur dann erfolgreich sein, wenn die Betroffenen genau wissen, was und warum sie etwas tun sollen. Unklarheiten sollten sie darum immer so lange mit Ärztin oder Arzt besprechen, bis sie ausgeräumt sind.

Zum Asthmamanagement gehört das Führen eines »Tagebuchs«. In dieses werden die im Tagesverlauf gemessenen Peak-Flow-Werte eingetragen, die Reaktion der Atemwege und die Medikation. So lassen sich gemeinsam mit der behandelnden Ärztin oder dem Arzt die tageszeitlichen Schwankungen der Erkrankung und die wirksamste Medikamentenkombination bei geringstem Nebenwirkungsrisiko herausfinden.

Zusätzliche Behandlungsmöglichkeiten

Da an der Entstehung eines Anfalls und an der Intensität seiner Ausprägung auch die seelische Verfassung mit beteiligt sein kann, ist die Beratung mit Ärzten, die in Psychosomatik erfahren sind, sehr anzuraten.

Entspannungstraining (➡ Seite 878) kann helfen, die anfallverstärkende Angst zu lindern. Auch Yoga wirkt Asthma lindernd, Akupunktur und Homöopathie können eine Behandlung mit Medikamenten eventuell unterstützen, nicht aber ersetzen.

Lunge

Die Atemluft gelangt durch die Bronchien in die Lunge. 300 Millionen Lungenbläschen mit etwa der Fläche eines Tennisplatzes nehmen die Atemluft auf. Den darin enthaltenen Sauerstoff leiten sie ans Blut weiter. Im Austausch dafür nehmen sie aus dem »verbrauchten« Blut Kohlendioxid auf, das dann ausgeatmet wird. Verschiedene Lungenerkrankungen können diesen Gasaustausch stören.

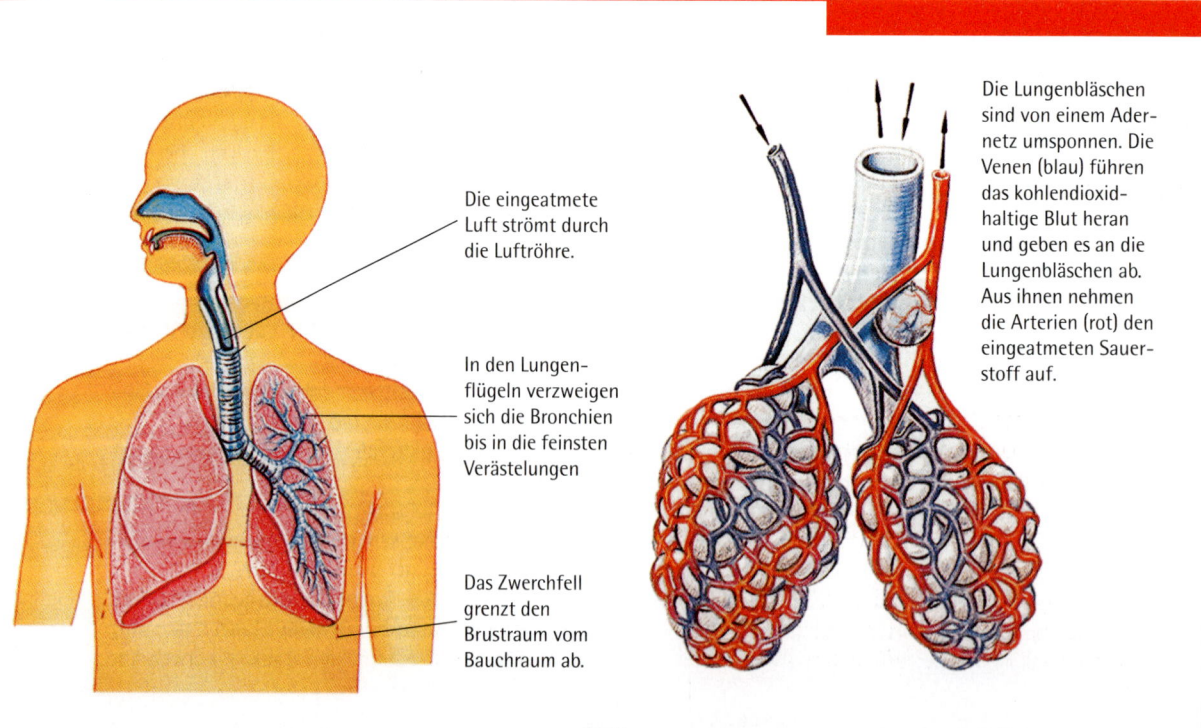

Die eingeatmete Luft strömt durch die Luftröhre.

In den Lungenflügeln verzweigen sich die Bronchien bis in die feinsten Verästelungen

Das Zwerchfell grenzt den Brustraum vom Bauchraum ab.

Die Lungenbläschen sind von einem Adernetz umsponnen. Die Venen (blau) führen das kohlendioxidhaltige Blut heran und geben es an die Lungenbläschen ab. Aus ihnen nehmen die Arterien (rot) den eingeatmeten Sauerstoff auf.

Lungenüberblähung (Lungenemphysem)

Beschwerden

Ein Lungenemphysem entwickelt sich langsam. Dementsprechend langsam setzen auch die Beschwerden ein. Sie verstärken sich schrittweise im Laufe von Monaten oder Jahren und werden darum oft nicht rechtzeitig beachtet. Die körperliche Belastbarkeit nimmt langsam ab. Bei körperlicher Anstrengung kommt man schneller als früher außer Atem. Manchmal hat man Atembeschwerden, wenn man flach liegt. Der Atem pfeift ähnlich wie beim Asthma. Manche Kranke leiden unter Hustenbeschwerden wie bei einer chronischen Bronchitis: Sie husten vor allem nach dem Aufstehen einen weißgelblichen Schleim ab.

Selten bemerkt man das Emphysem erst dann, wenn das Herz bereits in Mitleidenschaft gezogen ist und sich Wasser in Beinen und Füßen ansammelt.

Ursachen

Ein Lungenemphysem ist meist die Folge einer chronischen Bronchitis. Dabei sind die Bronchien ständig gereizt, die Bronchialschleimhaut ist angeschwollen. Dadurch sind die Lungenbläschen ständigem Druck ausgesetzt. Viele der kleinen Lungenbläschen gehen zu Grunde. An ihrer Stelle bilden sich wenige größere. Dadurch verringert sich die Fläche, auf der der Sauerstoff ausgetauscht werden kann. Nach einiger Zeit wird die Lunge immer starrer. Das Herz muss immer stärker arbeiten, um das Blut hindurchzupumpen.

Alle Faktoren, die eine chronische Bronchitis begünstigen (➡ Seite 532), können im weiteren Verlauf diese Lungenerkrankung verursachen. Asthma führt dagegen nur selten zu einem Emphysem.

Erkrankungsrisiko

Das Risiko ist bei Menschen sehr erhöht, die an einer chronischen Bronchitis leiden oder in deren Familie vermehrt Lungenemphyseme auftreten. Eine mit Schadstoffen und Staub stark belastete Luft fördert die Entstehung und auch das Fortschreiten eines Lungenemphysems, viel gefährlicher ist aber das Rauchen: 10 bis 15 Prozent der Raucher bekommen ein Emphysem. Je mehr jemand raucht, umso größer das Emphysemrisiko und das Tempo, in dem es sich entwickelt.

Mögliche Folgen und Komplikationen

Durch die verringerte Anzahl an Lungenbläschen gelangt nicht mehr genug Sauerstoff in den Körper. Die Betroffenen sind ständig in Atemnot, sie werden kurzatmig.

Die immer starrer werdende Lunge überfordert das Herz. Ein ausgeprägtes Lungenemphysem kann deshalb durch Lungen- und Herzversagen tödlich enden. Auch das Risiko für Lungenkrebs ist erhöht.

Vorbeugung

Alles, was vor einer chronischen Bronchitis schützt, beugt auch der Entstehung eines Lungenemphysems vor (➡ Seite 532), vor allem nicht zu rauchen. Wer bereits erkrankt ist, sollte sich jedes Jahr gegen Grippe und etwa alle sechs Jahre gegen Pneumokokken impfen lassen.

Wann zur Ärztin oder zum Arzt?

- Wenn sich die Beschwerden bei einer chronischen Bronchitis verstärken, Sie weniger belastbar sind und leicht in Atemnot geraten.
- Wer weiß, dass er ein Lungenemphysem hat, sollte bei jeder Erkältung, bei jedem Verdacht auf eine Infektion der Bronchien und bei jeder plötzlichen Verschlechterung des Befindens Ärztin oder Arzt aufsuchen.

Selbsthilfe

Am wichtigsten ist eine Lebensweise, die den Körper möglichst wenig belastet.
- Hören Sie sofort auf zu rauchen.
- Halten Sie sich nicht in verrauchten Räumen auf.
- Wenn Sie an einem mit Schadstoffen stark belasteten Arbeitsplatz arbeiten, sollten Sie sich um einen Wechsel bemühen.
- Halten Sie sich von Menschen fern, die erkältet sind. Jede Erkältung, die ein gesunder Organismus leicht verkraftet, kann bei einem Menschen mit einem Emphysem lebensbedrohlich werden.
- Vermeiden Sie übermäßige körperliche Anstrengungen. Regelmäßige, leichte Bewegung an der frischen Luft kann jedoch hilfreich sein. Günstig ist Konditionstraining auf dem Hometrainer, durch Treppensteigen und Gehen.
- Trinken Sie so viel, dass der Urin tagsüber immer hell ist. So vermeiden Sie die Bildung zähen Schleims in der Lunge.

Behandlung

Die Veränderungen in der Lunge lassen sich nicht mehr rückgängig machen. Man kann jedoch die Beschwerden lindern und ein Fortschreiten der Erkrankung verhindern. Jede Infektion der Bronchien oder der Lunge muss behandelt werden. Oftmals sind dazu Antibiotika notwendig. Vielfach können Medikamente, die den Bronchialschleim verflüssigen, Erleichterung bringen (➡ Chronische Bronchitis, Seite 532). Beginnt der Atem zu »pfeifen«, können Medikamente helfen, mit denen sich auch Asthmakranke wieder Luft verschaffen (➡ Asthma, Seite 533).

Menschen mit einem ausgeprägten Lungenemphysem müssen häufig während einer Infektion, manchmal auch ununterbrochen sauerstoffangereicherte Luft einatmen. Manchmal müssen sie zusätzlich noch herzstärkende (➡ Herzschwäche, Seite 567) und Wasser ausscheidende Medikamente einnehmen (➡ Hoher Blutdruck, Seite 551). Personen, deren schweres Emphysem sich im Frühstadium befindet und die seit einem halben Jahr wieder Nichtraucher sowie zu einem intensiven Training bereit sind, kann der erkrankte Lungenabschnitt operativ entfernt werden. Dieser Eingriff kann die Lungenfunktion verbessern.

Bei ausgewählten Personen unter 50 Jahren kann eine Lungentransplantation erwogen werden.

Lungenentzündung (Pneumonie)

Beschwerden

Je nachdem, welche Erreger die Lungenentzündung verursacht haben, sind die Beschwerden unterschiedlich. Sehr häufig verbindet sich hohes Fieber mit Schüttelfrost, Abgeschlagenheit, Glieder- und Kopfschmerzen, Husten. Der Husten ist meist trocken und schmerzhaft. Im abgehusteten Schleim können sich Blutspuren finden. Bei einer schweren Lungenentzündung atmet man immer sehr schnell. Die Patienten bekommen auch dann schlecht Luft, wenn sie flach liegen. Als Zeichen für den Sauerstoffmangel können sich Lippen und Fingernägel bläulich verfärben.

Ursachen

Eine Lungenentzündung kann von Bakterien und Viren, aber auch von bakterienähnlichen Erregern, Pilzen, chemischen Reizstoffen (z. B. Benzin) oder eingeatmeten Fremdkörpern (z. B. Essensbissen oder Magensäure) ausgelöst werden. Es entzünden sich die feinsten Teile des Lungengewebes. Davon können beide Lungenflügel oder nur ein Teil des Lungenlappens betroffen sein.

Das Erkrankungsrisiko steigt

- Bei Kindern unter zwei bis drei Jahren.
- Bei Kindern in Raucherhaushalten.
- Bei Personen mit Diabetes, Herzschwäche und chronischen Lungenerkrankungen.
- Bei sehr alten Menschen.
- Bei Rauchern und Alkoholabhängigen.

- Bei Menschen, deren körpereigene Abwehr besonders geschwächt ist oder deren Immunsystem durch Arzneimittel unterdrückt wird.

Mögliche Folgen und Komplikationen

Bei einem ansonsten gesunden Menschen heilt eine Lungenentzündung üblicherweise im Lauf von zwei bis drei Wochen ohne negative Folgen, wenn sie mit Antibiotika behandelt wird. Allerdings fühlen sich viele Erkrankte noch einige Wochen lang abgeschlagen und schwach. Bei sehr alten oder geschwächten Menschen oder bei Personen, die bereits an einer anderen schweren Erkrankung leiden, kann eine Lungenentzündung durch seltene, besonders schwer zu behandelnde Krankheitserreger hervorgerufen werden und in manchen Fällen lebensgefährlich sein.

Lungenerguss, Lungenabszess, Rippenfellentzündung
Manchmal sind bei einer Lungenentzündung auch die feinen Häute entzündet, die zwischen Lunge und Brustkorb liegen (Rippenfellentzündung). Zwischen den Lungenhäuten kann sich Flüssigkeit ansammeln. Dieser Lungenerguss drückt auf die Lunge und erschwert die Atmung. Um das Atmen zu erleichtern oder den Krankheitserreger festzustellen, muss manchmal etwas von dieser Flüssigkeit entnommen werden.

Wurde die Lungenentzündung durch einen eingeatmeten Fremdkörper oder durch Bakterien ausgelöst, kann sich die eitrige Entzündung abkapseln. Es entsteht ein Lungenabszess.

Vorbeugung

Sinnvolle allgemein vorbeugende Maßnahmen gibt es nicht. Gegen eine Lungenentzündung, die vom Bakterium Haemophilus Influenzae-Typ b verursacht wird, gibt es eine Impfung, die für Kinder empfohlen wird.

Wann zur Ärztin oder zum Arzt?

- Wenn Husten und hohes Fieber länger als zwei Tage anhalten.
- Wenn Atmen und Husten Schmerzen verursachen.
- Wenn sich im abgehusteten Schleim braune Spuren (altes Blut) finden.

Sofort sollten Sie Ärztin oder Arzt aufsuchen,
- wenn sich der Atem auch in Ruhelage beschleunigt oder Atemnot auftritt.

Ärztin oder Arzt können vielfach durch Abhören und Beklopfen der Lunge feststellen, ob es sich um eine Lungenentzündung handelt. Manchmal muss auch eine Röntgenaufnahme gemacht werden (➡ Lungenröntgen,

Seite 826). Die Untersuchung von Blut und Schleim kann Hinweise auf den Krankheitserreger geben.

Selbsthilfe

Ist nicht möglich.

Behandlung

Bei Menschen mit erhöhtem Risiko kann eine Behandlung oder Atemübungen, die eine Sekretabsonderung erleichtern, das Entstehen einer Lungenentzündung vermeiden helfen. Atemübungen helfen auch bei bestehender Lungenentzündung, die Sekrete auszuhusten.

Eine Lungenentzündung wird fast immer mit Antibiotika behandelt (➡ Mittel gegen Infektionen, Seite 839). Haben Viren die Erkrankung ausgelöst, können Antibiotika dagegen zwar nichts ausrichten, doch sie können einer zusätzlichen Infektion mit Bakterien vorbeugen. Bei einer Entzündung, die große Teile der Lunge erfasst hat, ist eine Behandlung im Krankenhaus notwendig. Die Medikamente werden dann direkt ins Blut infundiert. Möglicherweise muss auch mit Sauerstoff angereicherte Luft eingeatmet werden.

Tuberkulose (Schwindsucht)

Die Tuberkulose beginnt meist in der Lunge und breitet sich in Schüben auf andere Organe aus, wenn sie nicht behandelt wird. Die Beschwerden entstehen durch die Reaktion des Körpers: In den betroffenen Organen bilden sich entzündliche Herde, die das Gewebe zerstören und sich später abkapseln können.

Beschwerden

Anfangs bereitet die Tuberkulose Beschwerden, die man kaum mit dieser Erkrankung in Verbindung bringt: leichtes Fieber, Unwohlsein und Gewichtsverlust. Die typischen Anzeichen einer Lungentuberkulose sind Husten mit gelblich-grünlichem Schleim, vor allem morgens Abhusten von Blut, Brustschmerzen und Fieberschübe. Bis sie sich zeigen, können bis zu zwei Jahre vergehen.

Ursachen

Tuberkulosebakterien. Infizierte Menschen geben die Bakterien direkt weiter, oder Speicheltröpfchen übertragen sie durch die Luft. Die Bakterien sind so widerstandsfähig, dass sie in geschlossenen Räumen sogar ohne Feuchtigkeit tagelang überleben. Auch wer nichterhitzte Milch von tuberkulosekranken Rindern trinkt, kann sich anstecken.

Jugendliche und Erwachsene, deren Abwehrkräfte intakt sind, werden selbst dann nicht tuberkulosekrank, wenn sie sich mit diesen Bakterien infizieren. Ihr Körper produziert Abwehrstoffe, die verhindern, dass die Krankheit ausbricht.

Das Erkrankungsrisiko steigt

- Je schlechter die Ernährung ist und je mehr Menschen auf engem Raum leben.
- Bei Kontakt mit Menschen, die an Tuberkulose erkrankt sind oder waren und nicht behandelt wurden.
- Bei Menschen, deren Infektionsabwehr geschwächt ist, z. B. HIV-Infizierte.

Seit der Jahrhundertwende hat sich in Westeuropa die Tuberkulosegefahr vor allem durch hygienische und sozialpolitische Maßnahmen sehr vermindert. Insgesamt ist das Risiko, an einer Tuberkulose zu erkranken, in diesem Teil der Welt derzeit eher gering. Allerdings scheint die Tuberkulosehäufigkeit in den letzten Jahren wieder in dem Maße anzusteigen, in dem sich die sozialen Verhältnisse einiger Bevölkerungsteile Westeuropas verschlechtern.

Bei Reisen in den fernen Osten Europas trifft man noch häufiger auf Tuberkulose.

Mögliche Folgen und Komplikationen

Wird die Tuberkulose nicht rechtzeitig behandelt, kann sie andere Organe, Gehirn, Gelenke oder Knochen befallen und tödlich enden.

Vorbeugung

Die Tuberkuloseimpfung wird nicht mehr empfohlen (➡ Seite 283).

Die vorbeugende Behandlung mit Tuberkulosemedikamenten kann bei Menschen sinnvoll sein, die drei Voraussetzungen zugleich erfüllen: ein hohes Erkrankungsrisiko, keine ausreichenden eigenen Antikörper, wahrscheinlich bald Kontakt mit Tuberkulosebakterien (z. B. auf einer Reise). Auch für Menschen mit einer HIV-Infektion kann eine Tuberkulosevorbeugung sinnvoll sein.

Durch einen so genannten Tuberkulintest lässt sich feststellen, ob jemand bereits Tuberkuloseantikörper gebildet hat.

Wann zur Ärztin oder zum Arzt?

- Wenn der Verdacht besteht, dass Sie mit unbehandelten Tuberkulosekranken Kontakt hatten oder haben werden. Das gilt vor allem für Menschen, deren eigenes Abwehrsystem durch eine Erkrankung oder Medikamente geschwächt ist.

● Bei Gewichtsverlust, Abgeschlagenheit und Husten mit gelblich-grünlichem Schleim. Durch ein Lungenröntgenbild und die Untersuchung des Hustenschleims lässt sich feststellen, ob jemand tatsächlich tuberkulosekrank ist.

Selbsthilfe

Ist nicht möglich.

Behandlung

Eine Tuberkulose muss immer mit speziellen Tuberkulosemedikamenten behandelt werden. Je nachdem, wie weit sich die Krankheit bereits ausgebreitet hat, muss man zwei bis vier verschiedene Mittel gleichzeitig einnehmen. Die Behandlung kann mehrere Monate bis Jahre dauern. Tuberkulose sollte unbedingt mit mehreren Medikamenten gleichzeitig behandelt werden, um der Gefahr vorzubeugen, dass die Bakterien gegen einen Wirkstoff resistent werden und das Medikament dadurch seine

Bewährte Tuberkulosemedikamente

Wichtig: *Der Erfolg der Behandlung hängt davon ab, dass Sie die Medikamente ausreichend lange und in der vorgeschriebenen Menge einnehmen. Hören Sie keinesfalls eigenmächtig auf, die Medikamente einzunehmen, nur weil Sie sich besser fühlen und keine Krankheitszeichen mehr spüren.*

Die Tuberkulosebehandlung ist eine der wenigen Situationen, in denen die Einnahme eines Multivitaminpräparats notwendig ist.

Präparate:
INH-Agepha (Ö)
Tebesium (D)
Isozid (D)
Wichtigste Nebenwirkungen: *Schwindel, Kopfschmerzen, Magen-Darm-Störungen, Leberschäden, Blutschäden, Nervenschäden.*

Eremfat (D)   *Rimactan (Ö)*
Rifampicin ...   *Rifoldin (Ö)*
Wichtigste Nebenwirkungen: *Leberschäden, Magen-Darm-Störungen, Schwindel, Kopfschmerzen. Empfängnisverhütung durch die »Pille« unsicher.*

EMB (D)   *Myambutol (D/Ö)*
Etibi (Ö)
Wichtigste Nebenwirkungen: *selten Sehstörungen, Verstopfung, sehr selten Gicht.*

Wirksamkeit verliert. Deshalb muss der Behandlungsplan von den Erkrankten auch zuverlässig eingehalten werden. Wenn sich in letzter Zeit die Meldungen mehren, dass es viele resistente Tuberkuloseerreger gibt, hat das seine Ursache darin, dass eine solche Dreifachbehandlung nicht oder nicht lange genug durchgeführt wird.

Zwei Wochen nach Beginn der Behandlung ist eine Lungentuberkulose nicht mehr ansteckend. Früher mussten Tuberkulosekranke streng isoliert im Krankenhaus leben. Heute hält man einen Krankenhausaufenthalt nur zu Beginn der Behandlung und beim Auftreten von Komplikationen für notwendig. Bei jeder Tuberkuloseerkrankung ist unbedingt eine sorgfältige Untersuchung der Umgebung (Familien-, Haushaltsmitglieder) notwendig.

Lungenembolie, Lungeninfarkt

Beschwerden

Der Atem beschleunigt sich plötzlich, das Atmen fällt schwer. Dadurch bekommt man große Angst. Manchmal kommt noch ein dumpfer Schmerz hinter dem Brustbein hinzu, manchmal auch Husten oder Fieber.
Diese Beschwerden sind keineswegs nur für eine Lungenembolie typisch. Sie können auch bei einer Vielzahl anderer Erkrankungen auftreten.

Ursachen

In einer Vene, meist in der unteren Körperhälfte, haben sich Blutgerinnsel gebildet. Davon wird eines oder werden mehrere mit dem Blutstrom in die Lunge geschwemmt. Dort verlegen sie ganz oder teilweise ein oder mehrere Lungenblutgefäße. Auch anderes kann ein Gefäß blockieren und zu Atemnot führen: Nach einem Knochenbruch können es Pfropfen aus Fett oder Knochenmark sein, bei Krebs Teile des Tumors, bei einer Entbindung Fruchtwasser oder einfach Luftblasen. Äußerst selten kommt es zu einem Lungeninfarkt. Hierbei wird ein ganzer Lungenbezirk von der Blutzufuhr abgeschnitten, sodass er abstirbt.

Das Erkrankungsrisiko steigt

● Durch alle Erkrankungen und Umstände, die die Entstehung von Blutgerinnseln in den Venen begünstigen: lange Bettlägerigkeit, Venenentzündungen (➡ Seite 558), manche Krebserkrankungen.
● Bei Schwangeren und Frauen, die die »Pille« nehmen.
● Bei Übergewicht.
● Bei Menschen, die an einer chronischen Lungen- oder Herzerkrankung leiden.

- Bei Menschen, die schon einmal eine Lungenembolie hatten und nicht behandelt wurden.
- Bei bewegungslosem Sitzen während stundenlanger Flüge oder Fahrten.

Mögliche Folgen und Komplikationen

Die Anzahl der betroffenen Lungengefäße und ihre Größe bestimmen die Folgen einer Lungenembolie. Ist die Blutzufuhr zu größeren Lungenteilen behindert, kann es zu Sauerstoffmangel kommen. Das Herz muss sich nun mehr anstrengen, um Blut in die Lunge zu pumpen. Der Sauerstoffmangel schwächt den Herzmuskel zusätzlich. Dadurch kann sich eine Herzschwäche entwickeln.
Eine Lungenembolie kann immer lebensgefährlich sein. Sie kann aber auch folgenlos abheilen.

Vorbeugung

Um der Entstehung von Blutgerinnseln vorzubeugen, versorgt man nach einer Operation die Beine der Patienten mit Stützstrümpfen, veranlasst sie, Beingymnastik zu machen und so früh wie möglich wenigstens ein paar Schritte zu gehen. Wer ein erhöhtes Krankheitsrisiko hat und länger bettlägerig ist, bekommt meist Heparin gespritzt, das die Gerinnungsfähigkeit des Bluts herabsetzt. Bei Langstreckenflügen und -fahrten sollten Sie Fußgymnastik machen und jede Stunde eine Pause einlegen, in der Sie auf und ab gehen.

Wann zur Ärztin oder zum Arzt?

Eine Lungenembolie kann nur in einem Krankenhaus behandelt werden. Um festzustellen, ob tatsächlich eine Lungenembolie vorliegt, sind zahlreiche aufwändige Untersuchungen notwendig (Blutuntersuchungen, EKG, Röntgenaufnahme und Szintigraphie der Lunge, ➡ Untersuchungsmethoden, Seite 812).

Selbsthilfe

Ist nicht möglich.

Behandlung

Bei akuter Gefahr wird das Blutgerinnsel mit Medikamenten, so genannten Thrombolytika, aufgelöst. Diese »Lyse-Therapie« gelingt meistens. Selten ist eine Operation notwendig.
Außerdem kann es bei einer Lungenembolie notwendig sein, herz- und kreislaufstärkende Medikamente und Schmerzmittel einzunehmen und möglicherweise mit Sauerstoff angereicherte Luft einzuatmen. Anschließend

muss durch die Einnahme von gerinnungshemmenden Medikamenten die Entstehung neuer Blutgerinnsel verhindert werden (➡ Venenentzündung, Seite 558). Je nach Ursache wird diese Behandlung zwei bis sechs Monate, bei Dauerproblemen auch unbegrenzt durchgeführt.

Lungenödem

Beschwerden

Starke Atembeschwerden mit beschleunigter und erschwerter Atmung, Luftnot und Erstickungsgefühl. Häufig Blässe und Schweißausbrüche. Lippen und Fingernägel können sich als Folge des Sauerstoffmangels bläulich verfärben.

Ursachen

Bei einem Lungenödem tritt aus den Blutgefäßen Flüssigkeit in die Lungenbläschen und ihre Umgebung über. Dadurch gelangt der Sauerstoff aus der eingeatmeten Luft nur schwer oder gar nicht mehr ins Blut.
Meistens liegt die Ursache für ein Lungenödem nicht in der Lunge, sondern im Herzen. Es ist oft zu schwach, das Blut aus der Lunge wieder in den Kreislauf zu pumpen (➡ Herzschwäche, Seite 566).
Auch durch das Einatmen giftiger Dämpfe, wie etwa Fluor- oder Chlorgas, kann ein Lungenödem entstehen.

Erkrankungsrisiko

Es ist erhöht bei Menschen, die an einer schweren oder unbehandelten Linksherzinsuffizienz leiden (➡ Herzschwäche, Seite 566).

Mögliche Folgen und Komplikationen

Ein Lungenödem führt immer zu Sauerstoffmangel, der so rasch wie möglich behoben werden muss. Wird ein Lungenödem nicht rechtzeitig erkannt und behandelt, kann es tödlich enden.
Ist die Ursache beseitigt, bildet sich das Ödem schnell zurück, ohne die Lunge dauerhaft zu schädigen.

Vorbeugung

Behandlung einer Herzschwäche (➡ Seite 567).

Wann zur Ärztin oder zum Arzt?

Ein Lungenödem muss immer so schnell wie möglich in einem Krankenhaus behandelt werden. Beim Transport dorthin sollten die Kranken den Oberkörper möglichst aufrecht halten können, um die Luftnot zu vermindern.

Selbsthilfe

Ist nicht möglich.

Behandlung

Meist kann das Lungenödem durch sauerstoffangereicherte Luft und herzstärkende und Wasser ausscheidende Medikamente behandelt werden. Manchmal muss die Blutmenge, die das Herz in die Lunge pumpt, schnell verringert werden. Dazu werden mit Spritzen einige hundert Milliliter Blut abgenommen oder an Armen und Beinen Blutdruckmanschetten aufgeblasen.

Lungenkollaps (Pneumothorax)

Beschwerden

Sie sind je nach Ausmaß der Erkrankung unterschiedlich. Sie können von geringerer Belastbarkeit und Unwohlsein bis zu schwerer Atemnot und einem Kreislaufkollaps reichen. Häufig fühlt man stechende Schmerzen in der Brust, in der Schulter oder im Oberbauch, manchmal muss man auch husten, ohne dabei Schleim zu produzieren. Schmerzen können in der Schulter, im Nacken oder im Bauch auftreten.

Ursachen

Bei einem Lungenkollaps tritt Luft aus den Lungenbläschen aus und sammelt sich zwischen den feinen, die Lunge umgebenden Lungenhäuten an. Dadurch kann sich dieser Lungenanteil beim Einatmen nicht mehr mit Luft füllen.
Beim so genannten Spannungspneumothorax, einer Sonderform des Lungenkollapses, nimmt die Luftmenge zwischen den Lungenhäuten mit jedem Atemzug zu, bis sich die Lunge nicht mehr entfalten kann.
Ursache für ein solches »Leck« in der Lunge kann eine Verletzung von außen sein. Es können aber zum Beispiel auch bei einem Emphysem (➡ Seite 537), einer Mukoviszidose (➡ Seite 361), einem Lungenabszess oder einer Lungentuberkulose (➡ Seite 539) Lungenbläschen geplatzt sein.

Erkrankungsrisiko

Es ist stark erhöht bei Menschen, die an Mukoviszidose, Lungenemphysem, Lungenabszess oder Tuberkulose leiden. Ein einfacher Lungenkollaps kommt beim Tauchen und beim Fliegen in großer Höhe vor. Er kann auch durch einen Einstich bei einer Akupunktur entstehen.

Mögliche Folgen und Komplikationen

Kleine Luftansammlungen bilden sich meist innerhalb weniger Tage von selbst zurück. Kommt es durch den Lungenkollaps zu stärkerer Atemnot oder ist es gar ein Spannungspneumothorax, muss dringend in einer Klinik behandelt werden.
Ob es nach der Behandlung zu einem neuerlichen Lungenkollaps kommt, hängt von der Ursache der Erkrankung ab.

Vorbeugung

Wenn auf Grund großer Lungenemphysemblasen immer wieder Lungenkollapse auftreten, kann es notwendig werden, die Emphysemblase operativ zu entfernen.

Wann zur Ärztin oder zum Arzt?

Beim Verdacht auf einen Lungenkollaps.

Selbsthilfe

Ist nicht möglich.

Behandlung

Ist ein Lungenkollaps behandlungsbedürftig, so wird ein Schlauch von außen zwischen die Lungenhäute geschoben und dadurch die Luft mehrere Tage lang abgesaugt. Ob außerdem eine Operation notwendig ist (etwa um ein großes »Leck« wieder zu verschließen), hängt von der Ursache der Erkrankung ab.

Lungenkrebs (Bronchialkarzinom)

➡ auch Krebs, Seite 708.

Beschwerden

Meistens ähneln die ersten Beschwerden sehr denen einer chronischen Bronchitis: Husten mit gelblich-weißlichem Schleim, Atemnot bei Belastung oder pfeifender Atem. Manchmal kommt ein stechender Schmerz beim Einatmen hinzu oder ein dumpfer, anhaltender Schmerz im Brustkorb, später Appetit- und Gewichtsverlust.
Werden diese Beschwerden nicht beachtet, können sich Krebszellen aus der Lunge in anderen Organen ansiedeln, etwa in der Haut, in den Knochen, in der Leber oder im Gehirn.

Ursachen

Es gibt mehrere verschieden verlaufende Lungenkrebsarten. 80 bis 90 Prozent aller an Lungenkrebs Erkrankten waren Raucher. Wahrscheinlich sind die chronische Raucherbronchitis und die Veränderungen, die sie in den Bronchialzellen hervorruft, Vorläufer des Lungenkrebses. Damit sich jedoch ein Lungenkrebs entwickelt, ist auch bei Rauchern eine genetische Anlage notwendig. Welche Rolle eine erhöhte Radonbelastung oder die Luftverschmutzung für die Entstehung von Lungenkrebs spielt, ist noch nicht geklärt. Gelegentlich entsteht Lungenkrebs nach einer Vernarbung der Lunge durch andere Lungenkrankheiten.

Erkrankungsrisiko

Das Lungenkrebsrisiko steigt mit jeder Zigarette und hängt vom Alter ab, in dem man sich das Rauchen angewöhnt: Bei Menschen, die mit 15 Jahren begonnen haben, regelmäßig zu rauchen, ist das Lungenkrebsrisiko fünfmal so hoch wie bei jenen, die sich dies erst im 25. Lebensjahr angewöhnt haben. Wer bis zu zehn Zigaretten pro Tag raucht, hat ein fünffaches Lungenkrebsrisiko, wer über 35 Zigaretten raucht, ein 40faches.

Untersuchungen haben ergeben, dass nichtrauchende Frauen, die mit einem rauchenden Partner zusammenleben, ein um ein Drittel höheres Lungenkrebsrisiko haben als Frauen, deren Partner nicht raucht. Zigarren- und Pfeifenraucher haben ein etwa vierfach erhöhtes Lungenkrebsrisiko im Vergleich zu Nichtrauchern.

Das Risiko kann durch Alkoholkonsum und schadstoffbelastete Luft steigen. Viele Krebsarten, die in anderen Organen entstehen, bilden Absiedlungen in der Lunge.

Mögliche Folgen und Komplikationen

Nur etwa jeder zehnte Lungenkrebskranke kann durch Operation, Bestrahlung und/oder Chemotherapie geheilt werden – selbst wenn der Krebs frühzeitig entdeckt wird. Der Tumor kann sich bereits früh auf Leber, Gehirn, Nebennieren und Knochen ausbreiten.

Vorbeugung

Nicht rauchen oder mit dem Rauchen aufhören. Nach 15 Jahren ist das Erkrankungsrisiko bei Ex-Rauchern so gering wie bei Nichtrauchern.

Wann zur Ärztin oder zum Arzt?

Sobald die typischen Beschwerden auftreten.

Selbsthilfe

Ist nicht möglich.

Behandlung

Welche Behandlungsform sinnvoll ist, hängt von der Art und dem Ausbreitungsgrad der Erkrankung ab.

Wenn ein so genannter nichtkleinzelliger Lungenkrebs rechtzeitig erkannt wird, kann die betroffene Lungenklappe oder der Lungenflügel entfernt werden. Eine Bestrahlungstherapie muss folgen. Nur bei kleinzelligem Lungenkrebs kann eine Chemotherapie mit oder ohne Strahlenbehandlung sinnvoll sein. Sie ist als einzige sinnvoll, weil dieser Krebs dann, wenn er entdeckt wird, schon fast immer in den Körper hinein Metastasen gesetzt hat. Beide Behandlungsformen werden auch eingesetzt, wenn eine Operation nicht möglich ist und um Schmerzen zu lindern. Die Therapien haben jedoch belastende Nebenwirkungen. Eine Sauerstofftherapie mildert die Atembeschwerden.

Alles, was als wohltuend empfunden wird, kann die Lebensqualität verbessern. Begleitung durch Angehörige und Gespräche mit Psychologen können Kranke unterstützen.

Herz und Kreislauf

Es pumpt und pumpt und pumpt ... Das Herz schlägt unermüdlich, von der Geburt bis zum Tod, hunderttausendmal pro Tag, zweieinhalbmilliardenmal im Laufe eines siebzigjährigen Lebens.

Ob der Mensch arbeitet oder schläft, das Herz passt sich automatisch den unterschiedlichen Belastungen an und versorgt den gesamten Körper mit Blut. Es wird vom Herz weg in die Arterien gepresst – entweder zur Lunge oder zu allen übrigen Bereichen des Körpers. Die Arterien verzweigen sich immer wieder, werden enger und enger, formen sich zu Arteriolen, verzweigen sich weiter, bis sie zu winzigen Blutgefäßen werden, die Kapillaren heißen. Über diese Kapillaren wird das Gewebe mit Sauerstoff und Nährstoffen versorgt. Auf dem Weg durch die Kapillaren nimmt das Blut Abfallstoffe auf. Das beim Stoffwechsel entstehende Kohlendioxid färbt das Blut dunkel. Über die Venen wird es zum Herzen zurückgeleitet und von dort in die Lungen gepumpt.

Herz

Das Herz ist durch eine Scheidewand in zwei Hälften geteilt. Jede dieser Hälften besteht aus einem Vorhof und einer Kammer, die durch eine ventilartige Klappe miteinander verbunden sind. Der rechte Vorhof und die rechte Herzkammer sind für das verbrauchte, sauerstoffarme Blut zuständig, der linke Vorhof und die linke Herzkammer für das sauerstoffreiche Blut. Damit das Blut nur in eine Richtung fließt, gibt es vier Herzklappen: Zwei Segelklappen trennen die beiden Vorhöfe von den Herzkammern, und zwei Taschenklappen befinden sich an der Verbindungsstelle zwischen Herzkammern und abführenden Arterien.

Die Abfolge der Pumpbewegungen wird durch elektrische Impulse und ein Reizleitungssystem gesteuert. Ausgehend vom Sinusknoten im rechten Vorhof, wird der Herztakt über weitere Knoten und Fasern an die Herzmuskulatur weitergeleitet.

Die Pumpbewegungen vollziehen sich folgendermaßen:
1. Die Vorhöfe füllen sich mit Blut: Kohlendioxidbeladenes Blut fließt aus der Körperperipherie in den rechten Vorhof, sauerstoffreiches Blut aus der Lunge in den linken Vorhof.
2. Die Vorhöfe ziehen sich zusammen, die Segelklappen öffnen sich, und das Blut wird in die Herzkammern gepresst.
3. Wenn die Herzkammern gefüllt sind, ziehen sie sich zusammen; die Segelklappen schließen sich, die Taschenklappen zur Aorta und zur Lungenarterie öffnen sich; das kohlendioxidhaltige Blut der rechten Herzkammer wird in die Lunge gepumpt, das sauerstoffreiche Blut der linken Herzkammer in den Körperkreislauf.

Weil die linke Herzkammer am meisten Arbeit leisten muss, ist die Muskulatur dort am stärksten ausgeprägt. Das Herz selbst wird nicht direkt aus dem Blut ernährt, das in den Kammern und Vorhöfen pulsiert, sondern besitzt ein eigenes Blutgefäßsystem, die *Herzkranzgefäße*. Die Innenseite des Herzmuskels (*Myokard*) ist mit einer dünnen Schicht ausgekleidet, dem *Endokard*. Die Außenseite des Herzmuskels ist von einem doppelwandigen Sack umgeben, dem Herzbeutel. Die innere Seite dieses Sackes ist fest mit dem Herzmuskel verwachsen (*Epikard*), mit der äußeren Seite (*Perikard*) ist der Herzmuskel beweglich an Brustkorb, Wirbelsäule und Speiseröhre befestigt. Zwischen den beiden Wänden des Herzbeutels befindet sich Flüssigkeit.

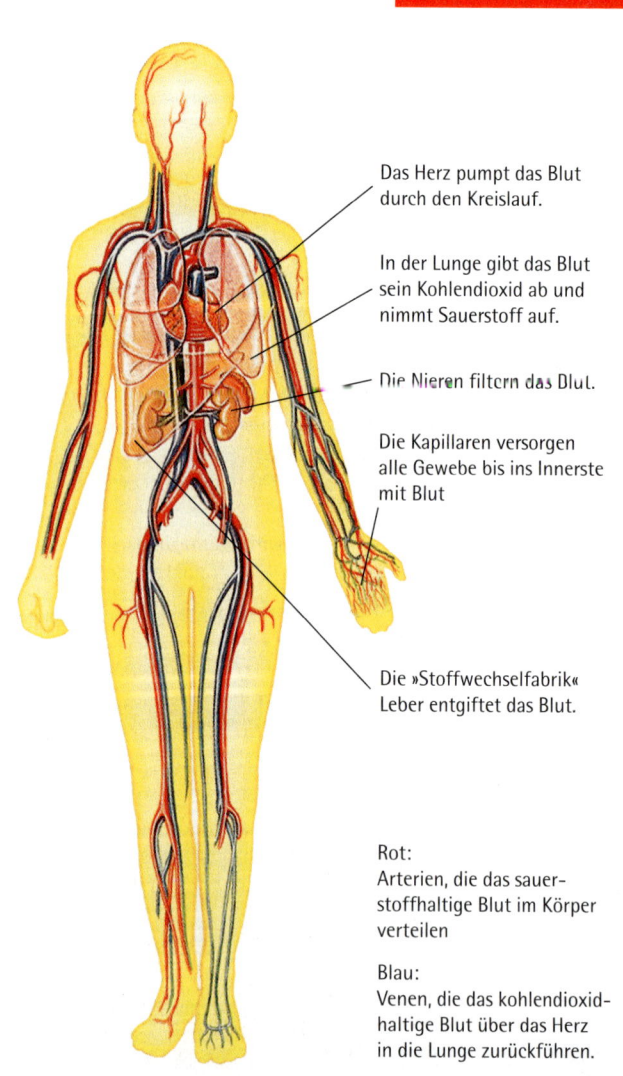

Das Herz pumpt das Blut durch den Kreislauf.

In der Lunge gibt das Blut sein Kohlendioxid ab und nimmt Sauerstoff auf.

Die Nieren filtern das Blut.

Die Kapillaren versorgen alle Gewebe bis ins Innerste mit Blut

Die »Stoffwechselfabrik« Leber entgiftet das Blut.

Rot:
Arterien, die das sauerstoffhaltige Blut im Körper verteilen

Blau:
Venen, die das kohlendioxidhaltige Blut über das Herz in die Lunge zurückführen.

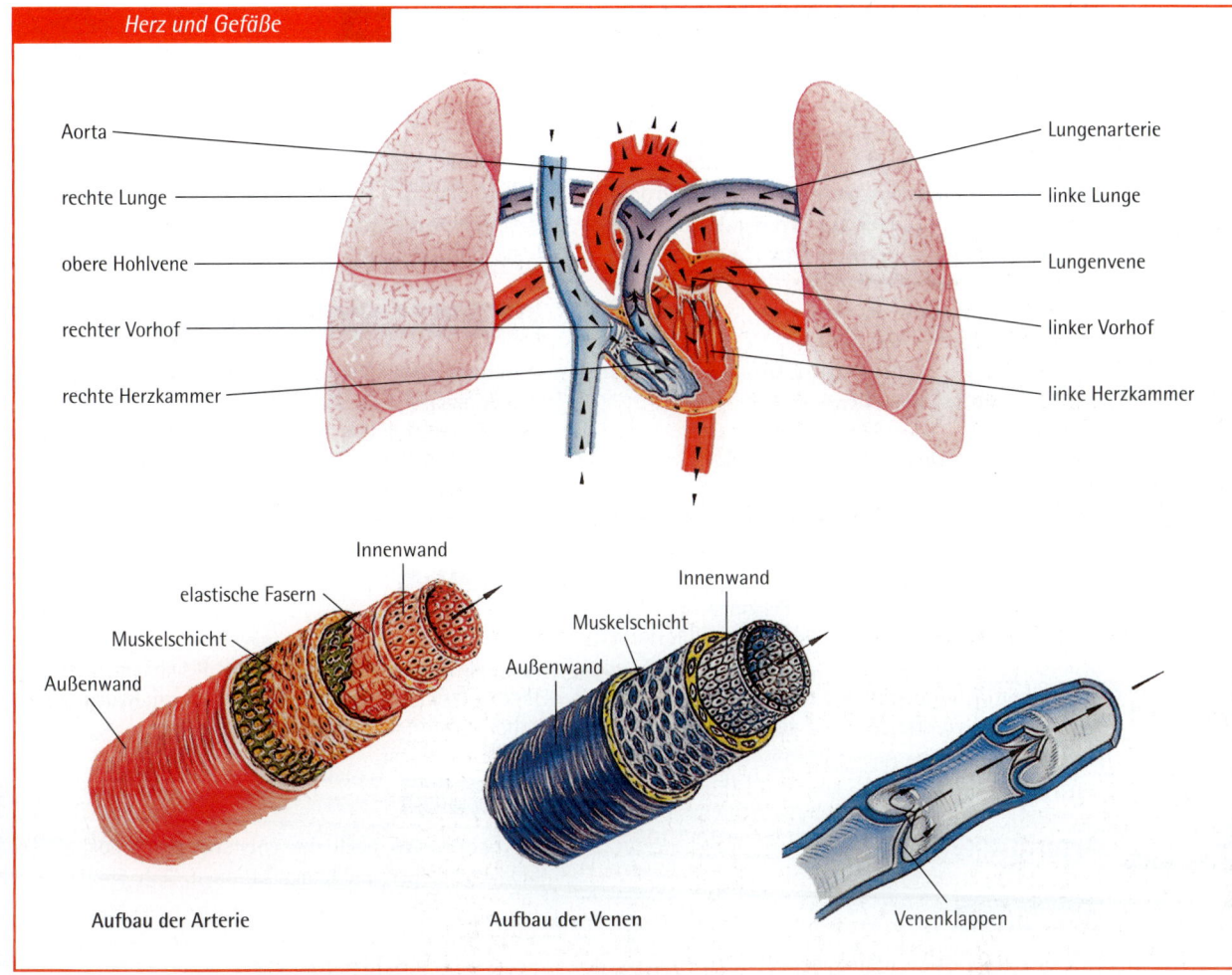

Herz und Gefäße

Aorta

rechte Lunge

obere Hohlvene

rechter Vorhof

rechte Herzkammer

Lungenarterie

linke Lunge

Lungenvene

linker Vorhof

linke Herzkammer

Innenwand

elastische Fasern

Muskelschicht

Außenwand

Innenwand

Muskelschicht

Außenwand

Aufbau der Arterie

Aufbau der Venen

Venenklappen

Kreislauf

Die Länge aller Blutgefäße beträgt etwa 100 000 Kilometer. Das Blut zirkuliert in ihnen in zwei getrennten Kreisläufen: dem Lungenkreislauf und dem Körperkreislauf (kleiner und großer Kreislauf).

Im Lungenkreislauf wird das venöse, »verbrauchte« Blut vom Herzen zur Lunge gepumpt, gibt dort Kohlendioxid ab und nimmt Sauerstoff auf. Dann wird das Blut wieder zum Herzen zurückgepumpt und über den großen Kreislauf auf den ganzen Körper verteilt.

Die vom Herzen wegführenden Blutgefäße – die Arterien – müssen bei jedem Herzschlag einen hohen Druck aushalten. Deshalb ist ihre Muskelschicht stärker als die der Venen. Venen sind auch weniger elastisch als Arterien. Bei jeder Bewegung ziehen sich die Muskeln zusammen, üben Druck auf die Venen aus und pressen dadurch das Blut mit Hilfe eingebauter Venenklappen zum Herz zurück.

Risikofaktoren

Vielerlei kann dazu beitragen, dass sich Herz- und Kreislauferkrankungen entwickeln. Die einzelnen Gründe heißen auch »Risikofaktoren«.

Die wichtigsten Risikofaktoren aus einer sehr langen Liste sind: erhöhter Blutdruck, zu viel Fettstoffe im Blut, ungünstige Zusammensetzung der Fettstoffe, Rauchen, Diabetes, Übergewicht. Männer haben insgesamt ein erhöhtes Risiko.

Weitere Risikofaktoren sind Bewegungsmangel, höheres Alter, wenn mehrere Verwandte frühzeitig eine Arteriosklerose entwickeln usw.

Je mehr Risikofaktoren zusammenkommen, umso größer ist die Wahrscheinlichkeit einer Herz- oder Kreislauferkrankung. Etwa jeder zweite Mensch in Österreich oder Deutschland stirbt an einer Herz- oder Kreislaufkrankheit.

Koronare Herzkrankheit

Die häufigste Erkrankung des Herzens ist die *koronare Herzkrankheit*, von Fachleuten als *ischämische Herzerkrankung* bezeichnet (*Ischämie* = Blutleere von Muskelgewebe auf Grund unzureichender Blutzufuhr).

Dieser Begriff umfasst verschiedene Krankheiten des Herzens, die alle auf eine Verengung der Herzkranzgefäße zurückzuführen sind (➡ Arteriosklerose, Seite 546):

- Angina pectoris (➡ Seite 562).
- Herzinfarkt (➡ Seite 564).
- Herzschwäche (➡ Seite 566).

Das Risiko, an einer koronaren Herzkrankheit zu erkranken, ist erhöht bei Menschen,

- die rauchen (➡ Seite 272).
- mit erhöhtem Blutdruck (➡ Seite 549).
- mit Diabetes (➡ Seite 722).
- mit ungünstiger Fettstoffzusammensetzung des Bluts (➡ Seite 546).
- mit Gicht (➡ Seite 698).

Außerdem vermutet man, dass Personen, die übergewichtig sind, sowie solche, die ihre Lebens- und Arbeitsbedingungen ständig als belastend empfinden, überdurchschnittlich gefährdet sind, an einer koronaren Herzkrankheit zu erkranken (➡ Im Gleichgewicht sein, Seite 216).

Arteriosklerose

Beschwerden

Arteriosklerose ist ein natürlicher Alterungsvorgang, der keinerlei Beschwerden verursacht. Arteriosklerose macht sich erst durch ihre Folgeerkrankungen bemerkbar.

Ursachen

Gesunde Arterien sind elastisch und muskulös. Sie passen sich unterschiedlichen Drucksituationen an, dehnen sich, ziehen sich zusammen.

Bei zu hohem Blutdruck, zu viel Cholesterin im Blut und bei geschädigten Arterienwänden können Fettstoffe an der Gefäßinnenwand »kleben« bleiben. Sie setzen sich fest und beginnen zu wachsen. Fachleute nennen diese Fetteinlagerungen *Atherome*.

Schließlich lagern sich an diesen Stellen weitere Stoffe wie zum Beispiel Kalzium ab. Die Arterienwände verhärten sich und behindern den Blutfluss. Dieser Prozess schreitet immer weiter fort, bis eines Tages das Körpergewebe nicht mehr ausreichend mit Blut versorgt wird. Mediziner nennen diese fortschreitende »Verkalkung« der Gefäße Arteriosklerose.

Erkrankungsrisiko

Es ist erhöht bei

- Personen mit sehr viel Cholesterin im Blut (➡ Seite 546).
- Männern.
- Personen, die rauchen.
- Personen, die sich nur wenig körperlich bewegen.
- Personen, die an Diabetes, Nierenschwäche oder Bluthochdruck leiden.

Mögliche Folgen und Komplikationen

- Durchblutungsstörungen der Gliedmaßen (➡ Seite 554).
- Nierenversagen (➡ Seite 660).
- Angina pectoris (➡ Seite 562).
- Herzinfarkt (➡ Seite 564) und Folgeerkrankungen wie Herzschwäche und Herzrhythmusstörungen.
- Schlaganfall (➡ Seite 427).

Vorbeugung

Das Wichtigste ist, nicht zu rauchen (➡ Rauchen, Seite 272). Nichtrauchen verringert das Risiko, einen Herzinfarkt zu erleiden, ganz erheblich. Mit dem Rauchen aufzuhören, ist in jedem Lebensalter sinnvoll.

Behandlung

Sie richtet sich nach der entstandenen Krankheit (➡ Mögliche Folgen und Komplikationen, Seite 546).

Erhöhte Blutfettwerte

Beschwerden

Wenn im Blut ungewöhnlich viel Cholesterin und Triglyzeride enthalten sind, verursacht das keine Beschwerden. Auf die erhöhten Blutfettwerte wird man nur durch Blutuntersuchungen aufmerksam (➡ Seite 813). Welcher Wert jedoch als »normal« gilt, ist heftig umstritten.

Die Mehrheit der Ernährungsfachleute vertritt die Meinung, dass ein erhöhter Cholesterinspiegel zur Entstehung von Arteriosklerose (➡ Seite 546) beiträgt und so Krankheiten, wie koronare Herzkrankheit, Herzinfarkt, Schlaganfälle, Durchblutungsstörungen usw., mit bedingt. Es ist allerdings umstritten, wann eine Senkung der Cholesterinwerte Gefäßkrankheiten tatsächlich günstig beeinflusst, und noch strittiger ist, wann Medikamente eingesetzt werden sollen.

Ob die Triglyzeride bei der Entstehung der Arteriosklerose eine Rolle spielen, ist nicht erwiesen. Erhöhte Triglyzeridwerte gelten bei Menschen mit Diabetes als sicherer Hinweis für ein erhöhtes Gefäßrisiko. Bei Triglyzeridspiegeln, die um mehr als das Zehnfache erhöht sind, besteht eine Gefahr für die Bauchspeicheldrüse.

Ursachen

Das Cholesterin im Körper stammt aus zwei Quellen: Der Körper produziert es vorwiegend in der Leber selbst; mit tierischen Nahrungsmitteln wird Cholesterin aufgenommen. Fettreiche Ernährung, Leber-, Schilddrüsen- und Nierenerkrankungen oder Diabetes können den Cholesterinspiegel des Bluts ansteigen lassen. Derartiges kann aber auch vererbt sein.

Verschiedene Fettstoffe

Was als »Blutfette« im Labor bestimmt wird, ist die Summe verschiedener Fettstoffe (Cholesterin, Triglyzeride, Phospholipide, freie Fettsäuren).
Die mit der Nahrung aufgenommenen Fette sind im Blut eigentlich nicht löslich. Darum gibt es einen speziellen Transportmechanismus. Die verschiedenen Fettstoffe »klammern« sich an dafür bestimmte Eiweiße, die *Lipoproteine*. Die verschiedenen Lipoproteine spielen bei der Arterienverkalkung eine unterschiedliche Rolle:
»Gut« sind die *HDL*-Lipoproteine (high density lipoproteins = Lipoproteine mit hoher Dichte), die wahrscheinlich vor Arteriosklerose schützen. Mehrere Untersuchungen haben gezeigt, dass koronare Herzerkrankungen, wie z. B. Angina pectoris, um die Hälfte weniger oft auftreten, wenn die HDL-Werte von 30 mg/dl auf 60 mg/dl ansteigen.
»Böse« sind die *LDL*-Lipoproteine (low density lipoproteins = Lipoproteine mit niedriger Dichte), weil sie vermutlich die Blutgefäße schädigen. Das heißt, hohe LDL-Werte erhöhen die Wahrscheinlichkeit, dass eine Arteriosklerose entsteht. Etwa zwei Drittel aller Fettstoffe im Blut werden in Form der LDL transportiert, während der Anteil der HDL nur etwa ein Drittel ausmacht.
Triglyzeride sind die »klassischen« Fette, die mit der Nahrung zugeführt werden. Ob ein hoher Triglyzeridgehalt im Blut zu Arteriosklerose führen kann, ist umstritten. Als gesichert gilt, dass erhöhte Triglyzeridwerte für die Gesundheit weniger gefährlich sind als erhöhte Cholesterinwerte. Die Triglyzeridwerte steigen sowohl bei fettreicher als auch bei kohlenhydratreicher Ernährung an. Auch Alkohol, Diabetes, Nierenerkrankungen, Schilddrüsenunterfunktion und bestimmte Medikamente verursachen erhöhte Werte. Hohe Triglyzeridwerte können auch vererbt sein.

Erkrankungsrisiko

Legt man die Werte der »Deutschen Cholesterininitiative« zu Grunde, die zu einem großen Teil von der Margarine-industrie finanziert wird, hätte die überwiegende Mehrheit der Deutschen erhöhte Cholesterinspiegel. Einer solchen »Kranksprechung« einer ganzen Bevölkerung widersprechen kritische Fachleute heftig.

Mögliche Folgen und Komplikationen

Über lange Zeit erhöhte Cholesterinspiegel können die Arteriosklerose beschleunigen und damit die Lebenserwartung verringern. Andererseits gibt es auch Hinweise, dass niedrige Cholesterinspiegel oder durch Behandlung gesenkte Cholesterinspiegel ein erhöhtes Risiko von Erkrankungen mit sich bringen können, die nicht den Herz-Kreislauf-Bereich betreffen.

Vorbeugung

Wie hoch ein Cholesterinspiegel sein darf, mit dem sich kein Krankheitsrisiko verbindet, ist umstritten.
Die amerikanische Herzgesellschaft empfiehlt Folgendes:
- Cholesterinspiegel bis 200 mg/dl sind ungefährlich.
- Bei Werten über 200 mg/dl sollte im Abstand von einigen Wochen der Wert erneut bestimmt werden, um Laborfehler auszuschließen.
- Ergibt die Untersuchung Werte zwischen 200 und 239 mg/dl und liegen keine Anzeichen einer Herzmuskelerkrankung, wie z. B. Angina pectoris, vor oder weniger als zwei Risikofaktoren, wie Rauchen, Diabetes, Bluthochdruck, Übergewicht, männliches Geschlecht, so genügt es, im Abstand von einem Jahr die Werte zu kontrollieren und auf die Ernährung zu achten (➡ Selbsthilfe, Seite 548). Es gibt Hinweise, dass durch eine Verringerung der Cholesterinspiegel auf unter 200 mg/dl die Lebenserwartung steigt.
- Gibt es Anzeichen für eine Herzmuskelerkrankung, sind mehr als zwei Risikofaktoren vorhanden oder liegen die Cholesterinwerte über 240 mg/dl, sollten in einer Blutuntersuchung alle Lipoproteine bestimmt werden. Ergeben sich dabei LDL-Werte von über 130 oder HDL-Werte von weniger als 35, sollte die Ernährung umgestellt werden (➡ Selbsthilfe, Seite 548).

Wann zur Ärztin oder zum Arzt?

Ein zu hoher Cholesterinspiegel wird meist »zufällig« entdeckt. Erwachsene über 20 Jahre sollten mindestens einmal in fünf Jahren den Cholesterinspiegel bestimmen lassen. Dies gehört zum Gesundheits-Check-up der Krankenkassen (➡ Gesundheitsuntersuchung, Seite 816).

Vorsicht vor falschen Diagnosen

Die Feststellung »überhöhter Cholesterinwert« gilt erst, wenn mindestens drei Blutuntersuchungen im Abstand

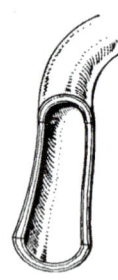
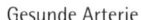

Gesunde Arterie

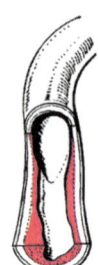

Fetteinlagerung an der Gefäßinnenwand

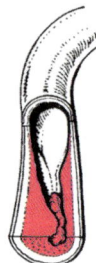

Blutpfropf verstopft die Arterie

von einer oder mehreren Wochen erhöhte Werte erbracht haben. In Untersuchungen wurde festgestellt, dass auf Grund ungenauer Messmethoden die ermittelten Fettstoffwerte häufig falsch waren. Vor einer Cholesterinspiegel-Untersuchung sollte man 12 bis 16 Stunden nichts essen und am Abend vorher keinen Alkohol trinken. Während einer Abmagerungskur, nach Operationen oder im Verlauf schwerer Krankheiten ändert sich der Cholesterinspiegel so stark, dass seine Messung sinnlos ist. In solchen Fällen muss mindestens sechs Wochen gewartet werden.

Cholesterinwerte in der Schwangerschaft

Im letzten Drittel der Schwangerschaft erhöht sich der Cholesterinspiegel normalerweise um 35 Prozent – unabhängig von der Ernährungsform.

Selbsthilfe

- Aufhören zu rauchen (➡ Rauchen, Seite 272).
- Körperliche Bewegung. Dadurch steigen die HDL-Werte, die vor Arteriosklerose schützen.
- Ausgewogene Ernährung (➡ Ernährung, Seite 232).

Es gibt Hinweise, dass durch eine veränderte Ernährung Cholesterinablagerungen, die noch nicht verkalkt sind, wieder zurückgehen können. Das würde bedeuten, dass der Prozess der Arteriosklerose bis zu einem Alter von etwa 60 bis 70 Jahren zumindest verlangsamt werden kann.

Behandlung

Generell gilt: Personen über 65 Jahre, die nicht an einer koronaren Herzkrankheit leiden, brauchen sich um ihre Cholesterinspiegel – außer bei extremen Werten – nicht mehr zu kümmern. Es gibt keinen seriösen Nachweis, dass eine »Normalisierung« der Spiegel, ob mit oder ohne Medikamente, in diesem Alter die Lebenserwartung erhöht.

Behandlung ohne Medikamente

Wenn ein schlecht eingestellter Diabetes, eine Leber- oder Nierenerkrankung die erhöhten Fettstoffwerte bedingt haben, normalisiert sich der Zustand allein durch die Behandlung dieser Krankheiten. Sonst ist das Wichtigste die Normalisierung des Körpergewichts.

Den Nutzen einzelner Ernährungsempfehlungen beurteilen viele Fachleute inzwischen sehr skeptisch. Eine Ernährungsumstellung ist nur nach einer individuellen Ernährungsberatung sinnvoll. In den letzten Jahren haben sich die Ernährungsempfehlungen mehrfach geändert. Zum Beispiel wurden in der Erstausgabe des »Kursbuch Gesundheit« noch Öle wie Sonnenblumenöl oder Maiskeimöl empfohlen. Heute gelten sie nicht mehr unbedingt als empfehlenswert. Zur Warnung vor Trans-Fettsäuren, die bei der Margarineherstellung entstehen, ➡ Seite 236.

Generell hat sich gezeigt, dass eine so genannte Mittelmeerkost – viel Brot, Gemüse, Obst, eher Fisch als Fleisch, Olivenöl – sich auf die Lebenserwartung von Menschen mit einem hohen Risiko an Herz-Kreislauf-Krankheiten günstig auswirkt. Und zwar auch dann, wenn sich die Serum-Cholesterinspiegel nicht verändern.

Sinnvoll ist auf es alle Fälle, den Konsum folgender Nahrungsmittel einzuschränken: Fleisch, Wurst, stark fetthaltige Milchprodukte, Eidotter.

Bei manchen Menschen verringert jedoch selbst eine rigorose Diät die Fettstoffwerte nicht.

Behandlung mit Medikamenten

Tabletten sind nur in Kombination mit Diät sinnvoll und erst dann, wenn diese allein versagt hat.

- Colestyramin (*Quantalan* [D/Ö]) ist zwar ein empfehlenswertes Mittel, wegen der Nebenwirkungen im Magen-Darm-Bereich und komplizierter Einnahmeregeln wird es jedoch nur selten verwendet. Dasselbe gilt für Colestipol (*Cholestabyl* [D]), ein ähnlich wirkendes Medikament.

- Lovastatin (*Mevinacor* [D], *Mevacor* [Ö]), Pravastatin (*Pravasin* [D], *Pravastatin* [Ö]) und Simvastatin (*Denan* [D], *Zocor* [D], *Zocord* [Ö]) hemmen ein Enzym, das der Körper zur Produktion von Cholesterin benötigt. Wegen möglicher Leberschäden müssen bei Behandlung mit diesen Mitteln Laborkontrollen erfolgen.

  Sehr selten können auch Muskelschäden auftreten – in diesem Fall muss das Medikament sofort abgesetzt werden. Ein Mittel, das dieses Problem häufiger verursacht hat und mit dem sich Todesfälle verbunden haben, musste aus dem Verkehr gezogen werden.
- Alle anderen Medikamente zur Behandlung von erhöhten Fettstoffwerten gelten als umstritten.

Hoher Blutdruck (Hypertonie)

Beschwerden

Erhöhter Blutdruck verursacht kaum Beschwerden. Kopfschmerzen, Herzklopfen und Unwohlsein treten nur auf, wenn der Blutdruck extrem stark erhöht ist. Das Messen des Blutdrucks gehört zur ärztlichen Routine. Meist wird erhöhter Blutdruck zufällig festgestellt.

Ursachen

Nur bei etwa fünf bis zehn von hundert Kranken lässt sich die Ursache des erhöhten Blutdrucks finden. Meist handelt es sich um Nieren-, Drüsen- oder Herzkrankheiten. In der Fachsprache heißt dieses *sekundäre Hypertonie*.

Eine oft unbeachtete Ursache von erhöhtem Blutdruck ist die Nebenwirkung von Medikamenten, die den Wirkstoff Phenylpropanolamin (= DL-Norephedrin) enthalten. Er ist Bestandteil einiger rezeptfrei erhältlicher Schnupfenmittel und eines Appetitzüglers. Besonders gefährdet ist, wer solche Medikamente mit Kaffee oder koffeinhaltigen Aufputschmitteln wie *Percoffedrinol* einnimmt. Der untere Blutdruckwert kann dadurch bei gesunden Personen auf 105 mmHg und mehr ansteigen.

Bei 90 bis 95 von hundert Erkrankten ist nicht bekannt, warum ihr Blutdruck erhöht ist. Fachleute sprechen in diesem Fall von *essentieller* oder *primärer Hypertonie*. Fachleute, die die gegenseitige Beeinflussung von Seele und Körper anerkennen, wissen, dass der Blutdruck auch

---

Vorsicht! – Folgende Mittel können den Blutdruck erhöhen

Schnupfenmittel:

Rhinopront Kaps. (D/Ö)

Contac 700 (D/Ö)   *Vibrocil (D/Ö)*

---

dann erhöht sein kann, wenn Menschen das für sie richtige Gleichgewicht zwischen Spannung und Entspannung nicht herstellen können (→ Im Gleichgewicht sein, Seite 216). Eine weitere Erklärungsmöglichkeit ist eine Überfunktion des Nebennierenmarks.

Erkrankungsrisiko

Mit zunehmendem Alter vergrößert sich das Risiko, dass der Blutdruck ansteigt: Bis zum 35. Lebensjahr ist etwa jeder Zehnte davon betroffen, ab 65 etwa jeder Vierte. Nur etwa jeder achte Mensch mit Bluthochdruck wird so behandelt, dass seine Blutdruckwerte wieder im Normalbereich liegen.

Verschiedene Untersuchungen bestätigten, dass eine Reihe von Faktoren die Entstehung von primärem Bluthochdruck begünstigen:

- Übergewichtige Menschen haben doppelt so häufig Bluthochdruck wie normalgewichtige.
- Bei manchen Menschen, nicht bei allen, steigt der Blutdruck durch hohen Salzkonsum.
- Alkohol ist eine »Kalorienbombe« und verursacht langfristig Stoffwechselveränderungen, die zu Übergewicht und Bluthochdruck führen können.
- Zu wenig körperliche Aktivität kann die Entstehung von Übergewicht begünstigen und in der Folge zu Bluthochdruck führen.
- Personen mit Diabetes haben häufiger Bluthochdruck.
- Durch kurzfristige Belastungen steigt der Blutdruck für kurze Zeit. Es ist jedoch umstritten, ob Stress langfristig Blutdrucksteigerungen verursacht (→ Im Gleichgewicht sein, Seite 216).
- Ein ständig hoher Geräuschpegel, etwa durch Tiefflieger, Straßenverkehr und Lärm am Arbeitsplatz, ist offenbar mitverantwortlich für die Entstehung von erhöhtem Blutdruck (→ Schwerhörigkeit, Seite 466).
- Aus Untersuchungen an Zwillingen schließen Forscher, dass Vererbung bei der Entstehung von Bluthochdruck eine gewisse Rolle spielt.
- Unzählige Arzneimittel können als Nebenwirkung den Blutdruck erhöhen, z. B. die »Pille«, manche Hustenmittel, Kortison, Augentropfen, Schnupfenmittel usw. Das Gleiche gilt für den Verzehr großer Mengen Lakritze.

Mögliche Folgen und Komplikationen

Wenn der Blutdruck über längere Zeit erhöht ist, steigt das Risiko, einen Gehirnschlag, Herzerkrankungen, Nierenleiden, Augenschäden und Gefäßschäden zu erleiden. Damit sinkt die Lebenserwartung. Dies vor allem dann, wenn noch andere belastende Faktoren, wie Rauchen, Übergewicht, hoher Cholesteringehalt des Bluts, Bewegungsmangel usw., hinzukommen.

Vorbeugung

- Übergewicht abbauen (➡ Gewicht, Seite 238).
- Regelmäßig Sport treiben. Günstig sind Ausdauersportarten, wie Skilanglauf, Dauerlauf (Jogging), Radfahren und Wandern (➡ Bewegung und Sport, Seite 222).
- Für ausreichenden und erholsamen Schlaf sorgen, Überforderungen beseitigen, Lärmquellen vermeiden.

Wann zur Ärztin oder zum Arzt?

Um Folgeschäden zu vermeiden, sollte ein erhöhter Blutdruck möglichst frühzeitig behandelt werden. Ob der Blutdruck erhöht ist, zeigen Messungen in der Arztpraxis oder in der Apotheke.

Blutdruck messen

Üblicherweise wird der Blutdruck folgendermaßen gemessen: Man legt eine Gummimanschette an den Oberarm und pumpt sie auf, bis die Schlagader kein Blut mehr durchlässt. Wenn durch Luftablassen der Druck vermindert wird, kann das Herz ab einem bestimmten Zeitpunkt das Blut wieder durch die zusammengedrückte Arterie pressen. Mit einem Stethoskop werden die Geräusche der Arterie (*Korotkoff-Geräusche*) in der Ellenbeuge abgehört:

- Das erste hörbare Geräusch ist der obere (*systolische*) Wert. Er wird gemessen, wenn sich der Herzmuskel zusammenzieht und das Blut in die Gefäße pumpt. Diese Welle ist auch als Pulsschlag am Handgelenk spürbar.
- Das Verschwinden des Geräusches markiert den unteren (*diastolischen*) Wert. Er wird gemessen, wenn das Herz erschlafft und sich wieder mit Blut füllt.

Der Blutdruck wird üblicherweise so angegeben: 140/90 mmHg (Millimeter Quecksilber – das bezeichnet die Verschiebung der Quecksilbersäule durch den jeweiligen Druck). Für die Beurteilung des Blutdrucks wird sowohl der obere als auch der untere Wert herangezogen. Der untere (diastolische) Wert ist jedoch bedeutsamer.

Der Blutdruck schwankt innerhalb eines Tages erheblich – je nachdem, ob man schläft, Sport treibt oder nervlichen Belastungen ausgesetzt ist. Von erhöhtem Blutdruck spricht man erst dann, wenn bei mehreren Blutdruckmessungen in Ruhe an verschiedenen Tagen der obere (systolische) Wert höher ist als 140 und der untere (diastolische) Wert höher als 90. Werte zwischen 140/90 und 160/95 bezeichnet man als grenzwertig (*borderline*). Für Diabetiker mit Folgeschäden gelten deutlich niedrigere Grenzwerte.

Falsche Messungen

Aus verschiedenen Untersuchungen weiß man, dass bei Blutdruckmessungen häufig Fehler gemacht werden. Meist entstehen Messfehler durch:

- Nervosität und Anspannung der Betroffenen während der Blutdruckmessung in der Praxis. Dadurch steigt der Blutdruck automatisch. Einen annähernd »richtigen« Wert erhält man bei Selbstmessungen (➡ Seite 550) oder wenn Arzt oder Ärztin über einen Zeitraum von zehn Minuten drei bis vier Messungen vornehmen und nur die letzte Messung bewerten.
- Bei Personen mit dicken Oberarmen werden oft zu schmale und zu kurze Manschetten benutzt. Damit wird der Blutdruck fälschlicherweise um zehn bis 15 mmHg zu hoch gemessen.
- Bei starren, verdickten Blutgefäßwänden kann der tatsächliche Blutdruckwert viel niedriger sein als der gemessene Wert. Ob das der Fall ist, kann man feststellen, indem man beim Aufpumpen der Blutdruckmanschette den Puls am Handgelenk fühlt. Wenn der Druck in der Manschette den oberen (systolischen) Blutdruckwert übersteigt, spürt man normalerweise weder den Puls noch das Blutgefäß. Ist die Blutgefäßwand hingegen starr und verdickt, spürt man zwar keinen Puls mehr, aber immer noch das Blutgefäß. In diesem Fall kann man davon ausgehen, dass der gemessene Blutdruckwert um zehn bis 60 mmHg zu hoch liegt.
- Bei älteren Menschen kann der Blutdruck im Sitzen erhöht und im Stehen normal sein. Bei älteren Menschen sollte deshalb immer auch der Blutdruck im Stehen gemessen werden.
- Bei der Messtechnik sind viele Fehler möglich: Man kann das Stethoskop an der falschen Stelle aufsetzen, die Luft zu schnell aus der Manschette entweichen lassen, Fehler beim Hören oder Ablesen machen oder schlechte Messgeräte benutzen.

Selbsthilfe

Wenn Ärztin oder Arzt erhöhten Blutdruck festgestellt haben, ist es überlegenswert, ob man sich ein Gerät zur Selbstmessung anschafft. Möglicherweise zeigen die Messungen in entspannter Atmosphäre, dass der Blutdruck normal ist. Dann ist keine Behandlung nötig.

Bei Menschen, die ihren hohen Blutdruck mit Medikamenten senken, hilft die Selbstmessung, die Behandlung zu kontrollieren. Dennoch sollten sie die Dosis der eingenommenen Medikamente nicht eigenmächtig verändern. In Deutschland zahlen die Krankenkassen ein Blutdruckmessgerät, wenn es ärztlich verordnet wurde. In Österreich übernimmt die Krankenkasse meist die Kosten, wenn man vor dem Kauf mit einem Verordnungsschein eines Facharztes zur Krankenkasse geht.

Blutdruck-Selbstmessung

- Lassen Sie sich beim Kauf des Geräts bzw. von Ärztin oder Arzt die Technik des Messens genau erklären.

- Messen Sie nach fünf bis zehn Minuten Ruhe im Sitzen und im Stehen.
- Messen Sie möglichst vormittags zwischen acht und zehn Uhr und immer dann, wenn Sie sich nicht wohl fühlen.
- Messen Sie immer an demselben Arm.
- Benutzen Sie eine Manschette, die dem Armumfang angepasst ist. Bei normalen Oberarmen ist eine Manschettenbreite von 13 bis 14 cm und eine -länge von 50 cm angebracht; bei dicken Oberarmen sollte sie 18 cm breit sein.
- Legen Sie die Manschette etwa zwei Finger breit oberhalb der Armbeuge an.
- Pumpen Sie die Manschette um etwa 30 mmHg über den zu erwartenden oberen Blutdruckwert auf (= etwa 170 mmHg).
- Halten Sie den Arm ruhig.
- Lassen Sie die Luft so ab, dass der Druck pro Sekunde um 2 bis 3 mmHg sinkt.
- Bevor Sie die Messung wiederholen, warten Sie mindestens eine Minute, und entlüften Sie die Manschette vollständig.
- Schreiben Sie die gemessenen Werte auf. Fügen Sie Datum, Uhrzeit, Situation wie Liegen, Sitzen usw. und besondere Belastungen hinzu.
- Wenn Sie kein automatisches Gerät verwenden und selbst immer wieder andere Werte messen, als andere Personen dies bei Ihnen tun, kann es vielleicht daran liegen, dass Ihr Hörvermögen eingeschränkt ist.

Behandlung ohne Medikamente

Bei dem Großteil der Hochdruck-Betroffenen ist der Blutdruck lediglich leicht erhöht (diastolische Werte zwischen 90 und 105 mmHg). Fast alle seriösen Fachleute empfehlen dann als erste Maßnahme eine Behandlung ohne Medikamente. Das bedeutet:

- Übergewicht abbauen (➡ Gewicht, Seite 238).
- Viel lachen. Denn Situationen, die zum Lachen reizen, sind entspannt, und das trägt dazu bei, dass der Blutdruck sinkt. Eine ebenfalls entspannende Wirkung hat es, sich ein Haustier zu halten.
- Alkoholkonsum einschränken. Manchmal normalisiert sich der Blutdruck dadurch wieder.
- Sich sportlich betätigen.
- Entspannungstechniken erlernen und regelmäßig durchführen (➡ Entspannung, Seite 878).
- Lebensweise überdenken: Für ausreichende und erholsame Nachtruhe sorgen, wenn möglich Überforderungen beseitigen.
- Medikamente, die den Blutdruck steigern können, wenn möglich absetzen: die »Pille«, Rheumamittel, Kortison, Aufputschmittel, Nasentropfen und Appetitzügler.

- Rauchen einstellen: Rauchen gefährdet Herz und Kreislauf viel mehr als hoher Blutdruck, obwohl es den Blutdruck nur wenig steigert.
- Kaffee, Tee, Kakao und Cola sind – in Maßen genossen – auch bei Bluthochdruck erlaubt.

Die früher oft empfohlene salzarme Ernährung (➡ Seite 232) hat sich bei Durchsicht der Untersuchungsergebnisse als nahezu wirkungslos herausgestellt. Sie wird nur noch älteren Blutdruckkranken angeraten.

Behandlung mit Medikamenten

Erst wenn die Behandlung ohne Medikamente erfolglos geblieben ist, der Blutdruck nicht ausreichend gesenkt wurde oder wenn gleichzeitig Nieren oder Herz krank sind, ist die Einnahme von Medikamenten sinnvoll.

Wenn der untere, diastolische Blutdruckwert höher liegt als 90 mmHg, muss wegen der Gefahr eines Schlaganfalls oder Herzversagens fast immer mit Medikamenten behandelt werden. Selbsthilfemaßnahmen sollten die Behandlung jedoch immer ergänzen.

Es gibt inzwischen unzählige Medikamente zur Behandlung erhöhten Blutdrucks. Die »Deutsche Liga zur Bekämpfung des hohen Blutdrucks« empfiehlt, nach einem Stufenplan vorzugehen.

1. Stufe: Man beginnt die Behandlung mit einem Medikament, das nur einen Wirkstoff enthält: Betablocker oder Diuretikum oder Kalziumantagonist oder ACE-Hemmer. Bei Menschen ab etwa dem 60. Lebensjahr sollte bevorzugt ein harntreibendes Mittel (*Diuretikum*) oder ein Kalziumantagonist verwendet werden.

2. Stufe: Wird der Blutdruck mit einem dieser Medikamente nicht ausreichend gesenkt, nimmt man noch ein zweites hinzu. Idealerweise enthalten solche Kombinationen ein Diuretikum oder einen Kalziumantagonisten. Der Einfachheit halber gibt es inzwischen Medikamente, die bereits fertige Mischungen verschiedener Wirkstoffe enthalten. Dieses ist einer der wenigen Fälle, in denen Kombinationspräparate als sinnvoll bewertet werden.

3. Stufe: Wenn auch zwei verschiedene Wirkstoffe den Blutdruck nicht ausreichend senken, kombiniert man drei verschiedene Medikamente mit unterschiedlicher Wirkungsweise.

Betablocker

Diese Mittel vermindern (blockieren) den Einfluss des sympathischen Nervensystems auf Herz und Blutgefäße: Das Herz schlägt langsamer, der Blutdruck sinkt sowohl in Ruhe als auch in Belastungssituationen. Betablocker wirken nicht nur auf Herz und Kreislauf, sondern auch auf andere Organe des Körpers. Das erklärt die verschiedenen Nebenwirkungen. Relativ häufig sind Schwindel, Benommenheit, Verlangsamung des Pulses. Betablocker können die Ursache sein für ständig kalte Füße, lebhafte Träume, depressive Verstimmungen, Potenzstörungen und »trockene« Augen. Der Fettstoffwechsel kann negativ beeinflusst werden. Das heißt, das »gute« HDL sinkt ab, Triglyzeride steigen an.

Inzwischen gibt es unzählige verschiedene Betablocker.

Die gebräuchlichsten Betablocker

Acebutolol, Alprenolol, Atenolol, Betaxolol, Bunitrolol, Bupranolol, Carazolol, Carteolol, Labetalol, Mepindolol, Metipranolol, Metoprolol, Nadolol, Oxprenolol, Penbutolol, Pindolol, Propranolol, Sotalol, Timolol, Toliprolol.

Diuretika (Harntreibende Mittel)

Diese Medikamente bewirken, dass die Nieren vermehrt Wasser und Natrium ausscheiden. Dadurch nimmt die Flüssigkeitsmenge in den Blutgefäßen ab, und der Blutdruck sinkt. Bei länger dauernder Anwendung verringern Diuretika die Spannung der Blutgefäße und senken so ebenfalls den Blutdruck.

Eine Reihe von harntreibenden Mitteln hat die Nebenwirkung, dass die Nieren gleichzeitig sehr viel Kalium ausscheiden. Um dem Körper diesen wichtigen Stoff zu erhalten, werden häufig harntreibende Mittel verschrieben, die das Kalium im Körper zurückhalten (*kaliumsparende Diuretika*). Es gibt auch Medikamente, die fixe Kombinationen von kaliumsparenden und kaliumausscheidenden Diuretika enthalten. Wenn der Körper zu viel Kalium verloren hat, kann sich das durch ungewöhnliche Müdigkeit, Schwächegefühl in den Beinen, Krämpfe in den Waden, Verstopfung und Herzrhythmusstörungen bemerkbar machen. Diuretika können den Fettstoffwechsel beeinträchtigen.

Harntreibende Mittel führen dazu, dass man am Anfang der Behandlung öfter zur Toilette gehen muss. Nach einigen Tagen hört das auf.

Kalziumantagonisten

Diese Mittel hemmen die Wirkung von Kalzium in der Muskelwand der Blutgefäße und entspannen und erweitern sie so. Als Folge davon sinkt der Blutdruck.

Folgende Nebenwirkungen können auftreten: Kopfschmerzen, Gesichtsröte, Herzklopfen, geschwollene Knöchel; manchmal auch Hautausschläge.

Alphablocker (Dihydralazin, Prazosin)

Diese Wirkstoffe erweitern die kleinen Blutgefäße. Dadurch sinkt der Blutdruck.

Nebenwirkungen können sein: Kopfschmerzen, Hitzegefühl und schnellerer Herzschlag. Außerdem hält der Kör-

per vermehrt Salz und Wasser zurück. Deshalb werden diese Medikamente meist mit einem harntreibenden Mittel kombiniert eingenommen. Prazosin kann, da es den Blutdruck sehr stark senkt, am Beginn der Behandlung zu Schwächegefühl, Blässe und Kollaps führen.

Reserpin

Diese Substanz sollte wegen der möglichen Nebenwirkungen (Depressionen, Magengeschwüre usw.) nur verordnet werden, wenn andere Medikamente nicht in Frage kommen oder nicht ausreichen.

Clonidin und Methyldopa

Beide Stoffe ähneln sich in Wirkung und Nebenwirkungen: Sie können das Reaktionsvermögen einschränken, einen trockenen Mund verursachen und zu Potenzstörungen führen. Weil als Nebenwirkung vermehrt Salz und Wasser im Körper zurückgehalten werden, sollten diese Mittel nur in Kombination mit einem harntreibenden Mittel verordnet werden.

ACE-Hemmer

Diese Wirkstoffe (Captopril, Enalapril u. a.) vermindern die Wirkung des Hormons, das die Blutgefäße eng stellt und damit den Blutdruck hoch hält. Diese Mittel werden recht gut vertragen, oft tritt Hustenreiz, manchmal treten Hautausschläge und Geschmacksstörungen auf. Schwerwiegende Nebenwirkungen, wie Blutbildstörungen und Nierenschäden, sind selten. Um sie zu bemerken, sind regelmäßige Laborkontrollen notwendig.

Nebenwirkungen verringern

Etwa drei Wochen lang fühlen sich zu Beginn der Behandlung alle Behandelten schlechter, weil sich ihr Körper erst an den normal niedrigen Blutdruck gewöhnen muss.

Folgende Maßnahmen können die Nebenwirkungen von Medikamenten meist vermeiden oder verringern:

● Nennen Sie Ärztin oder Arzt alle Medikamente, die Sie einnehmen. Informieren Sie sie auch über eventuelle Nebenwirkungen von Medikamenten, die Sie früher schon einmal eingenommen haben.

● Beherzigen Sie die unter »Behandlung ohne Medikamente« auf Seite 551 genannten Maßnahmen. Sie kommen dann mit weniger Medikamenten aus.

● Die Behandlung sollte nach Möglichkeit mit einem Medikament beginnen, das nur einen Wirkstoff enthält.

● Die Behandlung sollte mit einer möglichst geringen Wirkstoffmenge beginnen, damit sich der Kreislauf langsam anpassen kann. Viele Medikamente entfalten die Wirkung erst nach einigen Tagen.

● Informieren Sie Ärztin oder Arzt umgehend über Nebenwirkungen.

Harntreibende Mittel (Diuretika)

Aldactone (D/Ö)	Fludex (Ö)
Aldactone Saltucin (D/Ö)	Furosemid ... (D/Ö)
Aquaphor (D)	Lasilacton (Ö)
Aquaphoril (Ö)	Lasix (D/Ö)
Arelix (D/Ö)	Osyrol Lasix (D)
Edecrin (Ö)	Spiro comp.-Ratioph. (D)
Esiteren (D)	

Blutdrucksenkende Kalziumantagonisten

Adalat (D/Ö)	Isoptin (D/Ö)
Bayotensin (D)	Nifedipin ... (D/Ö)
Cordicant (D)	Nife-Puren (D)
Corotrend (D)	Pidilat (D)
Dilzem (D/Ö)	

Blutdrucksenkende Mittel mit Prazosin oder Dihydralazin

Minipress (D/Ö)	Polypress (D)
Nepresol (D/Ö)	Tri-Torrat (D)
Pertenso (D)	

Blutdrucksenkende Mittel mit Reserpin

Adelphan Esidrex (Ö)	Resaltex (D/Ö)
Adelphan Esidrix (D)	Suprenoat (Ö)
Darebon (D/Ö)	Terbolan (Ö)
Durotan (D)	Tri.-Thiazid
	Reserpin Stada (D)

Blutdrucksenkendes Mittel Clonidin

Catapresan (D/Ö)

Blutdrucksenkende Mittel mit Methyldopa

Aldometil (Ö)	Presinol (D)

Blutdrucksenkende ACE-Hemmer Captopril, Enalapril usw.

Capozide (D)	Renitec (Ö)
Lopirin (D/Ö)	Tensobon (D)
Pres (D)	Xanef (D)
Tensobon comp. (D)	

Medikamente absetzen?

Die Hälfte aller Personen mit leicht erhöhtem Blutdruck hat im Laufe eines halben Jahres auch ohne Medikamente wieder normale Werte. Das trifft besonders dann zu, wenn sie den Alkoholkonsum einschränken und Übergewicht abbauen.

Je höher die Blutdruckwerte sind und je länger sie bestehen, umso geringer ist die Chance, dass sich der Blutdruck wieder von selbst normalisiert.

Sind die Blutdruckwerte bei Einnahme eines Medikamentes wieder normal, kann man nach einigen Monaten mit Ärztin oder Arzt absprechen, ob man die Dosis langsam vermindern oder das Medikament absetzen kann.

Bluthochdruck in der Schwangerschaft

Achtung: In der Schwangerschaft gelten niedrigere Blutdruckgrenzwerte, ab denen behandelt werden sollte.

Erhöhter Blutdruck während der Schwangerschaft bedeutet sowohl für die Mutter als auch für das Kind ein gesundheitliches Risiko. Schwangere sollten zunächst versuchen, ohne Medikamente auszukommen. Häufig sinkt der Blutdruck schon durch körperliche Ruhe, z.B. wenn Sie sich mehrere Stunden am Tag hinlegen.

Sind Medikamente notwendig, sollten entweder Betablocker, Methyldopa oder Dihydralazin verwendet werden, da diese Mittel das Kind nicht schädigen.

Niedriger Blutdruck (Hypotonie)

Beschwerden

Niedriger Blutdruck ist nicht immer spürbar. Wenn er keine Beschwerden macht, ist er fast ein Glücksfall, da Menschen mit niedrigem Blutdruck eine überdurchschnittlich hohe Lebenserwartung haben.

Die häufigsten Beschwerden sind Schwindel und Kollapsneigung morgens beim Aufstehen oder Herzrasen und Herzstolpern. Allgemeine Hinweise auf zu niedrigen Blutdruck können sein: Schweißausbrüche, Kältegefühl, Wetterfühligkeit, Schlafstörungen, morgendliche Antriebsschwäche, eingeschränkte Leistungsfähigkeit, Sehstörungen, Konzentrationsschwäche, Neigung zu Schwindel und Schwarzwerden vor den Augen beim Aufstehen aus dem Sitzen oder Liegen.

Bei Kindern kann sich zu niedriger Blutdruck in Appetitlosigkeit beim Frühstück, Bauch- oder Kopfschmerzen, Konzentrationsschwäche und Müdigkeit äußern.

Ursachen

Die Störungen kommen durch eine schlechte Blutverteilung im Körper zu Stande. Im venösen Bereich, also den Gefäßen, die das Blut zum Herzen zurückleiten, befinden sich etwa 85 Prozent des gesamten Bluts. Bei Menschen mit zu niedrigem Blutdruck sackt ein Großteil des Bluts in die Venen der Beine ab, und kurzfristig fließt zu wenig Blut zum Herzen zurück.

Mögliche Ursachen für niedrigen Blutdruck:

● Er kann konstitutionell bedingt sein: Große, schlanke Menschen haben leicht niedrigen Blutdruck.

- Psychische Belastungen, die mit Erschöpfung und Resignation verbunden sind, können den Blutdruck absenken (➡ Im Gleichgewicht sein, Seite 216).
- Blut- und/oder Flüssigkeitsverlust (durch Erbrechen, innere Blutungen, Durchfall).
- Verschiedene Herz- und Kreislauferkrankungen.
- Längere Bettlägerigkeit.
- Infektionskrankheiten.
- Neurologische Erkrankungen.
- Nebenwirkung von Medikamenten (z.B. harntreibende Mittel, Medikamente gegen Bluthochdruck, Angina pectoris, Psychosen und Depressionen).

Erkrankungsrisiko

Etwa 2,5 Millionen Bundesbürger haben zu niedrigen Blutdruck. Im angelsächsischen Sprachraum wird Hypotonie als *German disease*, als »deutsche Krankheit«, bezeichnet. Dort misst man diesen Beschwerden keinen Krankheitswert zu wie bei uns.

Mögliche Folgen und Komplikationen

Niedriger Blutdruck kann zwar unangenehm sein, ist jedoch fast immer ungefährlich. Allerdings kann der Schwindel Stürze begünstigen, die besonders bei älteren Menschen schwere Verletzungen nach sich ziehen können. Bei Schwangeren kann niedriger Blutdruck das Geburtsgewicht des Kindes vermindern.

Vorbeugung

Folgende Maßnahmen verbessern den Kreislauf:
- Ausreichender, erholsamer Schlaf.
- Wechselduschen (heiß/kalt).
- Sportliche Betätigung (➡ Seite 222).
- Morgens den Tag langsam beginnen.

Wann zur Ärztin oder zum Arzt?

Wenn Sie unter den Beschwerden sehr leiden und Selbsthilfemaßnahmen nichts nutzen.

Selbsthilfe

Die Arzneimittelkommission der Deutschen Ärzteschaft empfiehlt als wichtigste therapeutische Maßnahme ein intensives Trainingsprogramm: Wassertreten, Kneippgüsse, Wechselduschen, Atemgymnastik und regelmäßige sportliche Betätigung. Schwimmen ist eine der besten Sportarten für den Kreislauf.
Sinnvoll sind außerdem folgende Maßnahmen:
- Nehmen Sie sich morgens Zeit beim Aufstehen.

- Eine Tasse Kaffee oder Schwarztee ist ein bewährtes Mittel, um den Blutdruck zu heben.
- Machen Sie nach dem Essen einen Spaziergang.
- Trinken Sie etwa sechs bis acht Gläser Flüssigkeit pro Tag.

Behandlung

Ärztin oder Arzt sollten zunächst nach der Ursache der Beschwerden suchen und eventuell andere Krankheiten (Infektionskrankheiten, Herzerkrankungen usw.) behandeln. Nur wenn Selbsthilfemaßnahmen nicht ausreichen, sind zusätzlich Medikamente gegen niedrigen Blutdruck für kurze Zeit sinnvoll. Sie können die anderen Maßnahmen keinesfalls ersetzen. Unter Umständen können sie den Zustand sogar verschlechtern.
Vor der Verordnung von Medikamenten sollten Ärztin oder Arzt klären, um welche Art von niedrigem Blutdruck es sich handelt. Hierzu dient der *Schellong-Test:* Nach einer Zeit des Liegens muss man aufstehen und bekommt Puls und Blutdruck während des ruhigen Stehens gemessen. Je nach dem Ergebnis sind folgende Medikamente sinnvoll:
- Wenn der obere und der untere Blutdruckwert abfällt und das Herz nicht schneller schlägt, werden so genannte *Sympathomimetika* verwendet. Diese Mittel verengen die Blutgefäße in Armen und Beinen. Bewährt hat sich hier der Wirkstoff Etilefrin (z.B. *Effortil* [D/Ö]).
- Wenn der obere Blutdruckwert abfällt, gleichzeitig der untere ansteigt und außerdem das Herz schneller schlägt, ist der Wirkstoff Dihydroergotamin (DHE, z.B. *DET MS* [D/Ö], *Dihydergot* [D/Ö], *Ergont* [D/Ö]) sinnvoll. Dieses Mittel erhöht die Spannkraft der Venen, wird jedoch erst nach einigen Tagen wirksam.
- In bestimmten Fällen kann eine Kombination Etilefrin und DHE (z.B. *Dihydergot plus* [D], *Effortil plus* [D], *Effortil comp.* [Ö], *Ergomimet plus* [D]) sinnvoll sein.

Die deutsche Transparenzkommission beurteilt andere Wirkstoffe als »ohne erkennbaren Nutzen«. Dazu gehören Vitamine, Adenosin, Nikotinsäure, Weißdorn (Crategus), Melisse und Salizylsäure.
Hinweis: Mittel gegen niedrigen Blutdruck sollten Sie nicht länger als einige Wochen einnehmen.

Durchblutungsstörungen
(Schaufensterkrankheit, Claudicatio intermittens)

Beschwerden

Die Beschwerden treten meist in den Beinen auf. Man kann verschiedene Schweregrade unterscheiden:

- Schmerzen bei körperlichen Belastungen; zeitweiliges Hinken. Man kann nur noch kurze Strecken ohne Schmerzen gehen. Nach ein bis fünf Minuten Pause kann man dann das nächste Stück zurücklegen, bis der Schmerz erneut auftritt: Man geht von einem Schaufenster zum anderen, deshalb »Schaufensterkrankheit«.
- Auch bei Ruhe starke Schmerzen in Beinen und Zehen, die sich beim Anheben der Beine verstärken.
- Schäden in der Haut und im Muskelgewebe. Gewebe stirbt ab; Raucherbein.

Ursachen

Verhärtete und verdickte Arterien können die Muskeln nicht mehr ausreichend mit Blut versorgen. Arteriosklerose wird hauptsächlich verursacht durch

- natürliche Alterung.
- zu viel Fettstoffe im Blut (➡ Seite 546).
- Rauchen.

Das Erkrankungsrisiko steigt

- Mit zunehmendem Alter.
- Bei Menschen mit Diabetes.
- Bei Übergewicht.
- Bei erhöhtem Blutdruck.
- Bei vermehrter Harnsäure im Blut (Gicht).
- Durch Bewegungsmangel.

Mögliche Folgen und Komplikationen

Im Endstadium der Erkrankung treten Geschwüre an den Zehen, der Ferse und an den Beinen auf. Die Muskeln schwinden, Gewebe stirbt ab (*Nekrose*) und kann sich zersetzen (*Gangrän*). Um zu verhindern, dass die Zersetzungsprodukte den ganzen Körper vergiften, muss das Bein amputiert werden.

Vorbeugung

Aufhören zu rauchen (➡ Seite 272), sportliche Betätigung (➡ Seite 222), fettarme Ernährung (➡ Seite 232), Körpergewicht reduzieren (➡ Gewicht, Seite 238).

Wann zur Ärztin oder zum Arzt?

Sobald Sie den Verdacht haben, dass Ihre Durchblutung gestört ist.

Mit einem Spezialgerät, dem so genannten Doppler-Ultraschall, können Ärztin oder Arzt den systolischen Blutdruck in Arm und Bein messen und feststellen, wie stark die Durchblutung gestört ist.

Tägliche Übungen zur besseren Durchblutung

- *Stellen Sie sich etwa einen Meter vor eine Wand. Lassen Sie die Füße flach auf dem Boden stehen, und lehnen Sie sich mit den Händen gegen die Wand. Beugen Sie die Arme zehnmal nach vorne, und lassen Sie Rücken und Beine dabei gestreckt.*
- *Setzen Sie sich auf einen Stuhl, und stehen Sie mit verschränkten Armen auf. Zehnmal wiederholen.*
- *Wippen Sie im Stehen zwanzigmal auf die Zehenspitzen und wieder zurück.*
- *Wippen Sie abwechselnd: eine Ferse hoch, eine unten.*
- *Zehn Kniebeugen mit geradem Rücken. Halten Sie sich an einer Stuhllehne fest, damit Sie nicht umkippen.*
- *Benutzen Sie die Treppe an Stelle des Fahrstuhls. Gehen Sie dabei öfter auf Zehenspitzen.*

Selbsthilfe

Selbsthilfemaßnahmen können das Fortschreiten der Erkrankung verringern oder aufhalten. Dazu gehören:

- Aufhören zu rauchen (➡ Seite 272).
- Körpergewicht reduzieren (➡ Seite 238).
- Fettarm essen (➡ Erhöhte Blutfette, Seite 546).
- Erhöhten Blutdruck behandeln (➡ Seite 550).
- Diabetes sorgfältig behandeln (➡ Seite 722).

Folgende Maßnahmen können die Beschwerden bessern:

- Die wichtigste Maßnahme bei zeitweiligem Hinken ist ein *Gehtraining:* Messen Sie die Zahl der Schritte, die Sie gehen können, bis der Schmerz einsetzt. Gehen Sie drei Viertel dieser Strecke in flottem Schritt. Warten Sie ein paar Minuten, bevor Sie dieselbe Strecke erneut gehen. So sollten Sie täglich etwa eine Stunde trainieren. Messen Sie die Strecke jede Woche erneut ab, die Sie ohne Schmerzen gehen können, und verlängern Sie die Gehstrecke dementsprechend. Mit der Zeit können Sie immer längere Strecken schmerzfrei zurücklegen.
- Stellen Sie zum Schlafen das Bett am Kopfende um 10 bis 15 Zentimeter erhöht auf.
- Benutzen Sie keine heißen Wärmflaschen oder elektrische Heizdecken.
- Kontrollieren Sie täglich Ihre Füße auf Druckstellen, Risse, Geschwüre und Hühneraugen. Legen Sie dazu einen größeren Handspiegel auf den Boden, und betrachten Sie Ihre Fußunterseite.
- Waschen Sie die Füße täglich in lauwarmem Wasser mit milder Seife; vorsichtig und gut abtrocknen.
- Bei sehr trockener Haut die Füße öfter einfetten.
- Schuhe mit genügend Raum für die Zehen tragen.
- Niemals barfuß laufen.

Möglicherweise sinnvolle gefäßerweiternde Mittel	
Inhaltsstoff	Präparat
Naftidrofuryl	*Dusodril (D/Ö)*
Buflomedil	*Bufedil (D), Defluina peri (D), Loftyl (Ö)*
Flunarizin	*Sibelium (D/Ö)*
Pentoxifyllin	*Rentylin (D), Trental (D/Ö)*

Behandlung mit Medikamenten

Wenn es notwendig erscheint, können Sie die Schmerzen für kurze Zeit mit einem Schmerzmittel lindern, das Azetylsalizylsäure enthält (➡ Seite 838). Mit täglich 150 bis 300 Milligramm Azetylsalizylsäure kann man der arteriellen Verschlusskrankheit auch vorbeugen.
Durchblutungsstörungen mit Medikamenten zu behandeln, ist nur sinnvoll, wenn die Gehstrecke trotz Gehtraining deutlich eingeschränkt bleibt oder Sie auch beim Ruhen Schmerzen haben. Dann nimmt man so genannte gefäßerweiternde Mittel ein. Nach einer Verwendung von höchstens drei Monaten sollten Ärztin oder Arzt prüfen, ob eine weitere Behandlung damit sinnvoll ist.

Behandlung mit Operation

Bei ausgeprägten Durchblutungsstörungen können die Arterien mit einem eingeführten Ballonkatheter gedehnt werden. Das bessert den Zustand vielfach. Dazu ist ein Krankenhausaufenthalt von ein bis zwei Tagen notwendig. Dieser Eingriff heißt *perkutane transluminale Angioplastie.*
Eine andere Operationsmöglichkeit besteht darin, die stark verengten Arterien durch Prothesenstücke oder mit der verpflanzten Hautvene des Beins zu überbrücken. Diese Methode bessert bei den meisten Erkrankten die Beschwerden erheblich und verhindert unter Umständen eine drohende Amputation.
Verschlüsse, die noch »jung« sind, können durch Medikamente aufgelöst werden. Diese Behandlung sollte jedoch nur im Krankenhaus durchgeführt werden.

Krampfadern (Varizen)

Beschwerden

Sichtbare, geschwollene, geschlängelte Venen, meist an den Beinen. Manchmal mit Schmerzen verbunden.
Menschen mit Krampfadern haben oft schon nach kurzem Stehen oder nach dem Einkaufen geschwollene, müde Füße. Bei Frauen verstärken sich diese Beschwerden meist einige Tage vor der Menstruation.

Bei starken Krampfadern kann sich durch die eingeschränkte Blutzirkulation die Haut bräunlich verfärben.

Ursachen

Das Blut fließt nicht allein deshalb vom Körper zum Herzen zurück, weil das Herz pumpt. Das Blut in den Venen wird auch dadurch zum Herzen zurückgepresst, dass sich die Muskeln zusammenziehen. Damit das Blut dabei nicht in die falsche Richtung fließt, haben die Venen ventilartige Klappen. Wenn diese Klappen aus irgendeinem Grund nicht richtig funktionieren, wird ein Teil des Bluts, das zum Herzen fließen soll, in die Venen gepresst, die auf der Oberfläche der Muskeln liegen. Weil die Venen im Gegensatz zu den Arterien nur eine relativ dünne Muskelschicht haben, dehnen sie sich aus und schlängeln sich: Eine Krampfader ist entstanden.
Vermutlich spielen auch Erbfaktoren eine Rolle. Eine große Körperstatur, wenig Bewegung, Übergewicht, überwiegend stehende oder sitzende Arbeit tragen wahrscheinlich zur Entstehung bei.

Erkrankungsrisiko

Es steigt mit zunehmendem Alter. Frauen sind von Krampfadern häufiger betroffen als Männer.

Mögliche Folgen und Komplikationen

Meistens sind Krampfadern vornehmlich ein kosmetisches Problem: Die bläulich geschlängelten Linien entlang der Beine empfinden viele Menschen als unansehnlich. Bei ausgeprägten Krampfadern kann sich die Haut an den Beinen bräunlich verfärben. Ekzeme, Unterschenkelgeschwüre, Flüssigkeitsansammlungen im Gewebe der Beine (*Ödeme*) und Venenthrombosen (➡ Seite 558) sind möglich.

Vorbeugung

Das Risiko, Krampfadern zu bekommen, kann man möglicherweise durch folgende Maßnahmen verringern:
● Ballaststoffreiche Kost (➡ Ernährung, Seite 232).
● Normalgewicht einhalten (➡ Gewicht, Seite 238).
● Genug Bewegung (➡ Bewegung und Sport, Seite 222).
● Längeres Stillstehen vermeiden.
● So oft wie möglich die Füße hoch lagern.

Wann zur Ärztin oder zum Arzt?

Wenn Sie die Krampfadern entfernen lassen wollen oder wenn die Beschwerden unangenehm sind. Suchen Sie Ärztin oder Arzt auf, sobald es aus Krampfadern oder Unterschenkelgeschwüren blutet.

Selbsthilfe

Zusätzlich zu den unter Vorbeugung genannten Maßnahmen: Tragen Sie jeden Tag und ganztägig elastische Strümpfe. Es müssen allerdings Zweizug-Kompressionsstrümpfe der Klasse II sein, wie es sie in Sanitätshaus oder Apotheke gibt. Normale »Stützstrümpfe« haben keine ausreichende Wirkung. Ziehen Sie die Strümpfe an, bevor Sie aus dem Bett steigen.

Behandlung

Die Beine mit Venenmitteln einzureiben oder »Venentonika« einzunehmen, bessert die Krampfadern nicht.
Es gibt nur zwei sinnvolle Behandlungsmöglichkeiten: Verödung oder Herausziehen der Venen. In beiden Fällen sollten Sie nach dem Eingriff etwa drei bis sechs Wochen lang Kompressionsstrümpfe tragen und sich so viel wie möglich bewegen. Die Funktion der verödeten oder herausgezogenen Venen übernehmen die noch vorhandenen Venen. Auch nach der Operation können erneut Krampfadern entstehen. Die Deutsche Gesellschaft für Phlebologie (DGP), Lippestraße 9, 26548 Norderney, Tel.: 0 49 32/8 05–4 20, Fax: –3 77 (Internet: http://www.hautklinik-norderney.de), führt eine Liste von erfahrenen Ärztinnen und Ärzten zur Behandlung von Krampfadern.

Venen veröden (Sklerosierung)

Krampfadern werden vor allem dann verödet, wenn die kleinen Hautvenen (*Spinnenvenen*) oder neben den großen Hautvenen auch die Seitenäste erweitert sind. Zur Verödung ist kein Krankenhausaufenthalt notwendig. Frauen sollten wegen der Gefahr von Thrombosen (➡ Seite 558) mindestens vier Wochen vor dem Eingriff keine »Pille« einnehmen.
Zur Verödung wird in die leere Vene ein Mittel eingespritzt, das eine Venenentzündung erzeugt. Dann wird das Bein bandagiert. Dadurch werden die Venen zusammengedrückt und verkleben. Die Bandagen müssen Sie etwa drei Wochen lang tragen. Wichtig ist, dass Sie in dieser Zeit Ihre normalen Aktivitäten fortsetzen und viel zu Fuß gehen. Sollen an beiden Beinen Krampfadern verödet werden, geschieht dies an verschiedenen Tagen.
Risiken: Wenn Arzt oder Ärztin versehentlich neben die Vene spritzen, können schmerzhafte Entzündungen der Unterhaut und Geschwüre entstehen. In manchen Fällen kann sich die Haut vorübergehend bräunlich verfärben. Selten kommt es zu allergischen Reaktionen. Durchschnittlich endet eine von 10 000 Verödungen tödlich.

Operation (Strippen)

Wenn beide großen Venen des Beins zu Krampfadern geworden sind, ist ihre operative Entfernung die sicherste

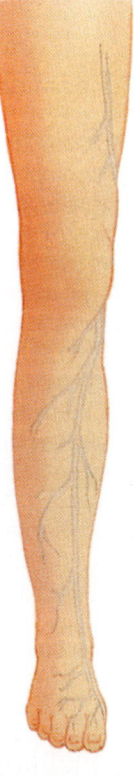

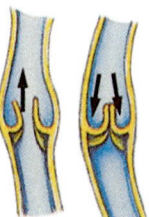

Gesunde Vene mit funktionierenden Venenklappen.

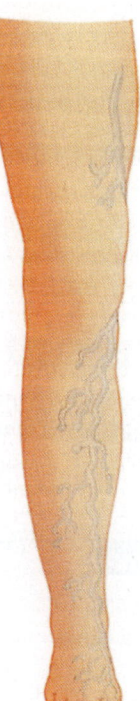

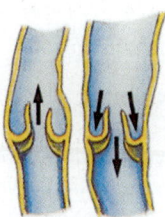

Krampfadern bei schadhaften Venenklappen.

Krampfadern

Behandlung. Dazu ist ein Krankenhausaufenthalt von etwa einer Woche notwendig.

Zunächst werden Ärztin oder Arzt mit Ultraschall oder einer Röntgenuntersuchung (*Phlebographie)* kontrollieren, ob die tiefen Beinvenen durchgängig sind. Dazu spritzen sie ein Kontrastmittel in die Vene am Fußrücken.

Haben die vorausgegangenen Untersuchungen die Durchgängigkeit bestätigt, machen Ärztin oder Arzt unter Vollnarkose kleine Einschnitte am Fußknöchel, an der Kniekehle und in der Leistenbeuge. Dann ziehen sie die Venen heraus. Ein Druckverband verhindert nach der Operation stärkere Blutungen. Damit sich keine Blutgerinnsel bilden, sollten Sie möglichst noch am Operationstag aufstehen und umhergehen.

Risiken: Bei etwa zwanzig von hundert Operierten werden die Hautnerven im Bereich der Knöchel verletzt. Dann kann die betroffene Stelle gefühllos werden.

Starke Blutungen, Infektionen, Verletzungen von Schlagadern oder tiefen Oberschenkelvenen sind selten.

Im Durchschnitt endet eine von 5000 Operationen tödlich.

Oberflächliche Venenentzündung
(Phlebitis)

Beschwerden

Spannungsschmerzen in den Muskeln der Unterschenkel; geschwollene Beine; in schweren Fällen Rötungen, Juckreiz und eine harte, schnurartige Schwellung im Bereich der betroffenen Vene; manchmal leichtes Fieber. Im Bereich von Krampfadern (➡ Seite 556) entwickelt sich eine Venenentzündung besonders leicht.

Ursachen

Venen entzünden sich meist durch Infektionen oder Verletzungen. Die Entzündung stört den Blutfluss durch die Vene. Als Folge können Blutgerinnsel (*Thromben*) entstehen und sich an den Wänden der entzündeten Venen festsetzen. Mediziner nennen dies *Thrombophlebitis.*

Das Erkrankungsrisiko steigt

- Bei Krampfadern (➡ Seite 556).
- Durch Verletzung von Venen durch Injektionen, Infusionen oder Katheter.
- Bei einer erhöhten Gerinnbarkeit des Bluts, die zum Beispiel durch die »Pille« oder bestimmte Krebsarten verursacht werden kann.
- Durch Blutstauungen nach der Geburt, nach Operationen oder bei langer Bettlägerigkeit.

Mögliche Folgen und Komplikationen

Oberflächliche Venenentzündungen sind meist ungefährlich.

Vorbeugung

- Ausreichende Bewegung (➡ Seite 222).
- So oft wie möglich die Füße hoch lagern.
- Ballaststoffreiche Kost (➡ Ernährung, Seite 232).
- Bei langen Autofahrten viele Pausen machen, bei Flug- oder Bahnreisen immer wieder aufstehen und herumgehen. Viel trinken, damit sich das Blut nicht verdickt.

Wann zur Ärztin oder zum Arzt?

Sobald Sie die beschriebenen Beschwerden haben.

Selbsthilfe

Wer von Fachpersonal angepasste Kompressionsstrümpfe hat, sollte sie anziehen und viel herumgehen. Falsch angelegte Bandagen können jedoch mehr schaden als nutzen. Die Schmerzen können Sie mit Azetylsalizylsäure sinnvoll lindern (➡ Einfache Schmerzmittel, Seite 838). Schmerzende Stellen *nicht* massieren. Massieren kann dazu führen, dass sich ein Blutpfropfen (Thrombus) löst und eine Embolie verursacht.

Behandlung

- Kompressionsverband.
- Einnahme von entzündungshemmenden Medikamenten, wie Indometazin (z. B. *Amuno* [D], *Indocid* [Ö]).

Bei sachgerechter Behandlung verschwinden die Beschwerden innerhalb weniger Wochen.

Tiefe Venenentzündung
(Tiefe Venenthrombose)

Beschwerden

Wade oder Schenkel schwellen an und schmerzen, die Haut ist bläulich oder rötlich verfärbt. Die entzündete Vene kann man nicht sehen und meist nicht tasten. Manchmal spürt man bei Druck auf die Rückseite des Unterschenkels einen harten Strang in der Tiefe.

Ursachen

In den tiefen Beinvenen sind Blutpfropfen (*Thromben*) entstanden. Das blockiert den Rückfluss des Bluts.

Erkrankungsrisiko

Etwa 90 Prozent aller Venenthrombosen betreffen Beine und Becken, etwa vier Prozent Arme und Schultern. Der Rest verteilt sich auf den übrigen Körper.

Tiefe Venenthrombosen treten vor allem nach schweren Verletzungen und großen Operationen auf. Jeder dritte Patient, der älter ist als 40 Jahre und sich einer großen Operation unterzieht, ist davon betroffen. Auch längere Reisen in Bus, Auto oder Flugzeug können durch mangelnde Bewegung tiefe Venenentzündungen verursachen.

Folgende Faktoren erhöhen ebenfalls das Risiko, dass Thrombosen entstehen: Krebserkrankungen und Diabetes, Herzschwäche, Übergewicht, Krampfadern, Schwangerschaft, Herzinfarkt, Querschnittlähmung, Rauchen. Auch ein Gipsverband der Beine erhöht das Risiko.

Es gibt außerdem mehrere angeborene Gerinnungsstörungen (zum Beispiel AT-III-Mangel), die vermehrt zu Thrombosen führen.

Mögliche Folgen und Komplikationen

Ein Blutpfropf aus einer Unterschenkelvene wird mit dem Blutstrom in immer größeren Venen – zunächst in die Beckenvene, dann in die untere Hohlvene – zum Herzen geschwemmt. Das Herz pumpt das Blut in die Lungenschlagader. Weil sich vom Herzen weg die Schlagadern immer weiter verengen, bleibt der Blutpfropfen in einer Arterie stecken und verstopft das Gefäß. Das damit versorgte Lungengewebe ist plötzlich von der Blutzufuhr abgeschnitten. Es ist eine Lungenembolie entstanden (➡ Seite 540). Diese lebensgefährliche Erkrankung ist das größte Risiko bei tiefen Venenthrombosen.

Vorbeugung

Wegen der Gefahr von lebensbedrohlichen Lungenembolien ist die Vorbeugung besonders wichtig:

- Frauen über 35 sollten – vor allem, wenn sie rauchen – andere Verhütungsmethoden als die »Pille« verwenden.
- Hören Sie auf zu rauchen (➡ Seite 272).
- Wer längere Zeit bettlägerig ist, sollte immer wieder die Beinmuskeln anspannen und die Knöchel und Zehen bewegen, um die Blutzirkulation anzuregen.
- Bei akuter Thrombosegefahr, z.B. nach Operationen oder für die Dauer eines Gipsverbands, wird das gerinnungshemmende Medikament Heparin gespritzt. Dieses selbst zu spritzen, kann man erlernen.
- Dauert die Behandlung länger, verordnet die Ärztin oder der Arzt so genannte Cumarinderivate (Marcumar [D], Sintrom [Ö]) zum Schlucken. Sie wirken erst nach ein bis zwei Tagen.

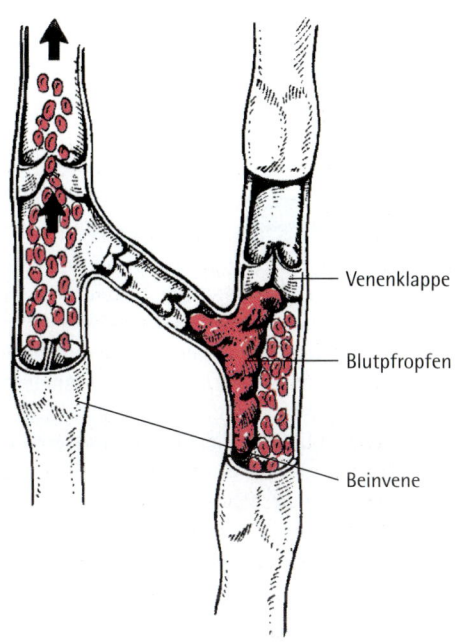

Thrombose

Venenklappe

Blutpfropfen

Beinvene

Wann zur Ärztin oder zum Arzt?

Unverzüglich, sobald die beschriebenen Beschwerden auftreten.

Selbsthilfe

Ist nicht möglich.

Behandlung

Eine akute tiefe Venenthrombose muss sofort im Krankenhaus behandelt werden. Dort werden die Beine hoch gelagert, und die Behandlung mit dem Medikament Heparin (➡ Vorbeugung, Seite 559) beginnt.

Ist das betroffene Bein abgeschwollen, müssen Kompressionsstrümpfe getragen werden, um Schmerzen, Hautverfärbungen, erneute Beinschwellungen und Geschwüre zu vermeiden.

In manchen Fällen muss der Thrombus operativ entfernt werden.

Um zu verhindern, dass sich die Thrombose wiederholt, muss man meist mehrere Monate lang gerinnungshemmende Mittel wie Marcumar oder Sintrom schlucken. Während dieser Zeit müssen regelmäßige Bestimmungen der Gerinnungsfähigkeit des Bluts dafür sorgen, dass die Kranken nicht durch unerwünschte Blutungen gefährdet werden (➡ Quicktest, Seite 816).

Aneurysmen

Aneurysmen sind Ausbuchtungen schadhafter Arterienwände.

Beschwerden

Sie können sehr verschieden sein, je nachdem, an welcher Stelle des Körpers solche Ausbuchtungen auftreten und wie stark und ausgedehnt sie sind:

- Husten, der nicht aufhört, Heiserkeit, Atembeschwerden und Brustschmerzen bei Aneurysmen der vom Herz wegführenden Körperschlagader.
- Herzinfarktähnliche Brustschmerzen bei so genannten dissezierenden Aneurysmen der Körperschlagader. Dabei ist die Wand der Hauptschlagader in mehrere Schichten gespalten, und das Blut presst sich unter großem Druck zwischen diese Wandschichten.
- Starke Kopfschmerzen bei Aneurysmen im Gehirnbereich.
- Ein sichtbar pulsierender Knoten an der Hauptschlagader im Bauchbereich, manchmal verbunden mit Appetit- und Gewichtsverlust.

Ursachen

Es gibt im Wesentlichen drei Gründe für die Entstehung von Aneurysmen:

- Angeborene Schwäche der Muskelschicht der Arterien.
- Entzündungen, die die Arterienwände schwächen (➡ Entzündungen am Herzen, Seite 570).
- Abbauerscheinungen der Arterienwände auf Grund von Arteriosklerose (➡ Seite 546) und Bluthochdruck (➡ Seite 549).

Erkrankungsrisiko

Es steigt mit zunehmendem Alter. Aneurysmen treten meist als Folge von Arteriosklerose im Zusammenhang mit Bluthochdruck auf.

Mögliche Folgen und Komplikationen

Aneurysmen können – je nachdem, an welcher Stelle des Körpers sie auftreten und wie ausgedehnt sie sind – unter Umständen lebensgefährlich sein.

Vorbeugung

Bei Bluthochdruck Senkung auf normale Blutdruckwerte (➡ Hoher Blutdruck, Seite 549) sowie allgemeine Maßnahmen, um arteriosklerotische Prozesse zu verhindern bzw. zu verlangsamen (➡ Arteriosklerose, Seite 546).

Wann zur Ärztin oder zum Arzt?

Sobald Sie vermuten, dass Sie ein Aneurysma haben.

Selbsthilfe

Ist nicht sinnvoll.

Behandlung

Wenn Ärztin oder Arzt mit Hilfe von Röntgen, Ultraschall, Computer- oder Magnetresonanztomografie ein Aneurysma feststellen und dieses schmerzhaft oder gefährlich ist, sind Medikamente zur Senkung des Blutdrucks (➡ Seite 551) und/oder eine Operation notwendig.

Raynaud'sche Erkrankung und Raynaud'sche Beschwerden

Fachleute unterscheiden je nach Ursache zwischen Raynaud'scher Erkrankung und Beschwerden.

Beschwerden

Anfallartige, zunächst weiße, dann bläuliche und schließlich rötliche Verfärbung der Finger oder Zehen. Die betroffenen Gliedmaßen fühlen sich minuten- oder stundenlang taub an oder »von Nadeln gestochen«. Sie schmerzen jedoch nicht. Bei lang bestehender Raynaud'scher Erkrankung kann die Haut der Finger glatt, glänzend und straff werden.

Ursachen der Raynaud'schen Erkrankung

Aus unbekannten Gründen reagieren die kleinen Arterien besonders empfindlich auf Kälte oder Emotionen. Dadurch ziehen sie sich zusammen. Die Folge ist eine unzureichende Versorgung des Muskelgewebes mit Blut. Haut- und Gewebeveränderungen sind selten.

Ursachen der Raynaud'schen Beschwerden

Die beschriebenen Beschwerden können die Folge verschiedener Erkrankungen sein, zum Beispiel:

- Autoimmunkrankheiten (➡ Sklerodermie, Seite 697; ➡ Rheumatoide Arthritis, Seite 690).
- Erkrankungen der Arterien.
- Vergiftungen durch Medikamente, die Mutterkornalkaloide oder Methysergid enthalten.
- Nebenwirkung von Medikamenten gegen Bluthochdruck (z. B. Betablocker, Clonidin) oder ergotaminhaltige Kopfschmerzmittel.

Herzschmerzen

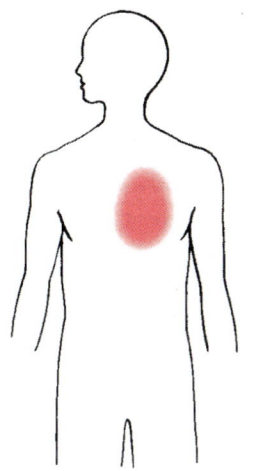

Bei »vegetativen« Herzbeschwerden

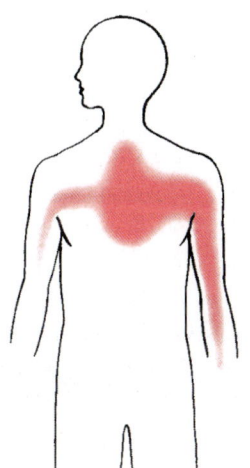

Bei Angina pectoris

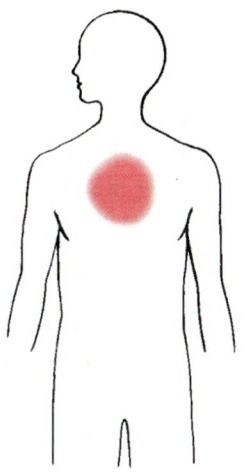

Beim Herzinfarkt: konzentriert im Brust- und Halsbereich

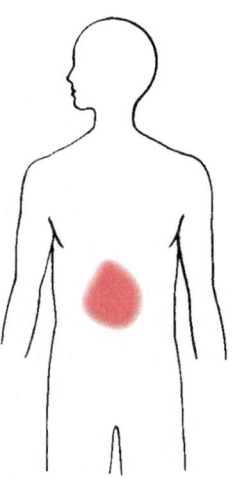

... oder überwiegend als Beschwerden im Oberbauch

● Gesundheitsschäden auf Grund jahrelanger Arbeit mit Motorsägen oder Presslufthämmern.

Erkrankungsrisiko

Die Raynaud'sche Erkrankung tritt etwa viermal häufiger bei Frauen auf als bei Männern. Betroffen sind vor allem junge Frauen.

Mögliche Folgen und Komplikationen

Die schlechte Blutversorgung des Gewebes kann langfristig das Tastvermögen einschränken.
Raynaud'sche Erkrankungen verschlimmern sich nur langsam, während sich Raynaud'sche Beschwerden sehr

schnell verschlechtern. Raynaud'sche Beschwerden können das betroffene Gewebe schrumpfen und Geschwüre entstehen lassen. Die Fingerspitzen verlieren ihr Tastempfinden.

Vorbeugung der Raynaud'schen Erkrankung

Ist nicht bekannt.

Vorbeugung der Raynaud'schen Beschwerden

Sie könnten vielfach verhindert werden, wenn Arbeiter nicht regelmäßig und über Jahre hinweg mit Motorsägen oder Presslufthämmern arbeiten müssten.

Wann zur Ärztin oder zum Arzt?

Wenn die Beschwerden trotz Selbsthilfemaßnahmen nicht besser werden.

Selbsthilfe

● Hände und Füße immer trocken und warm halten.
● Keine engen Schuhe tragen.
● Mit Rauchen aufhören. Es verschlechtert die Blutzirkulation zusätzlich (➡ Seite 272).
● Vermeiden Sie den Aufenthalt im Kalten.
● Vermeiden Sie Stress.
● Entspannungsübungen (➡ Seite 878).

Sinnvolle Medikamente bei Raynaud'scher Erkrankung und Raynaud'schen Beschwerden

Bufedil (D)	Rentylin (D)
Cetal (D/Ö)	Rökan (D)
Cinnabene (Ö)	Ronicol (D)
Cinnarizin ...	Sermion (D/Ö)
Defluina peri (D/Ö)	Sibelium (D/Ö)
Dusodril (D/Ö)	Tebonin (D/Ö)
Lamuran (D/Ö)	Trental (D/Ö)
Pentoxi, Pentoxifyllin ...	Vincamin ...
Pericephal (Ö)	

Behandlung mit Medikamenten

Wenn Selbsthilfemaßnahmen nicht ausreichend wirken, können gefäßerweiternde Medikamente hilfreich sein. Sie sollten jedoch nur für kurze Zeit verwendet werden.

Operationen

Wenn sich Raynaud'sche Beschwerden oder die Erkrankung verschlimmern und zu Invalidität führen, ist unter Umständen die chirurgische Entfernung bestimmter Nerven sinnvoll (*Sympathektomie*). Die Beschwerden bessern sich jedoch nur für etwa ein bis zwei Jahre.

Angina pectoris (Stenokardie)

Beschwerden

Meist Engegefühl, Atembeklemmungen und Schmerzen in der Brustmitte, die sich zum Hals, Kinn, Rücken und auf die Arme ausbreiten können. In seltenen Fällen treten die Schmerzen lediglich in den Armen, den Handgelenken oder im Genick auf. Die Beschwerden können sehr unterschiedlich sein, je nachdem, in welche Richtung die Schmerzen ausstrahlen. Deshalb werden Angina-pectoris-Beschwerden manchmal als Zahn-, Magen- oder Handgelenkschmerzen missdeutet.

Die Schmerzen sind dumpf und schwer, treten charakteristischerweise meist bei körperlicher Anstrengung auf, dauern oft nur wenige Minuten und verschwinden im Ruhezustand wieder. Die Anfälle sind häufig mit starken Angstgefühlen verbunden. Die Betroffenen haben den Eindruck, als ob die Brust mit einem eisernen Ring zusammengeschnürt würde.

Die Anfälle können verschieden oft auftreten: mehrmals am Tag oder alle paar Monate oder Jahre, sie können sich zunehmend häufen oder völlig verschwinden. Wenn sich die Anzahl der Anfälle ändert, sie länger dauern, auch in Ruhe auftreten, aus geringerem Anlass auftreten usw., bezeichnen die Fachleuten dies als *instabile Angina pectoris*.

Ursachen

Die Arterien, die den Herzmuskel mit Blut versorgen, sind verengt. Es gibt drei große Herzkranzgefäße, die miteinander nur wenig verbunden sind. Für ein verengtes Gefäß kann daher ein anderes kaum »einspringen«.

Bei körperlicher Anstrengung muss das Herz mehr pumpen. Durch die Verengung bekommt der Herzmuskel dennoch nicht genügend sauerstoffhaltiges Blut. Das ist die Ursache der typischen Angina-pectoris-Schmerzen.

Erkrankungsrisiko

Angina pectoris ist eine der häufigsten Erkrankungen im Alter. Das Risiko erhöht sich durch

- zunehmendes Alter.
- Rauchen.
- Diabetes.
- erhöhten Blutdruck.
- zu viel Cholesterin und Harnsäure im Blut.

Ob Bewegungsmangel, Übergewicht und starke Belastungen im Arbeits- und Privatleben zu einem erhöhten Risiko von Angina-pectoris-Erkrankungen führen, ist umstritten (➡ Im Gleichgewicht sein, Seite 216).

Mögliche Folgen und Komplikationen

Durch Selbsthilfemaßnahmen und Behandlung können viele Menschen mit Angina pectoris ein normales Leben führen. Die Gefahr eines Herzinfarkts oder plötzlichen Herztods ist bei ihnen allerdings größer als bei Gesunden. Die Lebenserwartung hängt davon ab, in welchem Ausmaß die Herzarterien geschädigt sind. Durch Medikamente, Bypassoperationen oder Dehnung der verengten Herzkranzgefäße bleibt ein Großteil der Erkrankten jahrelang beschwerdefrei.

Vorbeugung

Aufhören zu rauchen, Behandlung von Diabetes, erhöhtem Blutdruck und erhöhten Cholesterinwerten.

Wann zur Ärztin oder zum Arzt?

Beim Verdacht, an Angina pectoris zu leiden.

Koronarangiografie
Bei dieser Untersuchung erhalten Betroffene zwar ein Beruhigungsmittel, aber keine Vollnarkose. Die Ärztin oder der Arzt schieben einen Katheter in die Arterie am Arm oder in der Leiste. Durch ihn spritzen sie ein Röntgenkontrastmittel (➡ Seite 826) in die Herzkranzarterie ein und machen sie mit Hilfe von Röntgenstrahlen auf einem Monitor sichtbar. So können sie feststellen, welche Herzgefäße genau geschädigt sind.
Risiko: Im Durchschnitt treten bei einem von 1000 Untersuchten lebensbedrohliche Zwischenfälle auf.

Selbsthilfe

- Hören Sie auf zu rauchen (➡ Seite 272). Wer es schafft, das Rauchen für mehr als zwei Jahre aufzugeben, hat wieder dasselbe Risiko wie jemand, der nie geraucht hat.

- Übergewicht abbauen (➡ Gewicht, Seite 238).
- Bluthochdruck unbedingt ärztlich behandeln lassen (➡ Seite 550).
- Zu hohe Cholesterinspiegel senken (➡ Seite 546).
- Körperliche Bewegung, besonders Laufen. Dies allerdings erst, nachdem eine Ärztin oder ein Arzt Sie untersucht hat (➡ Bewegung und Sport, Seite 222).
- Nichts essen, was schwer im Magen liegt.
- Vermeiden Sie psychischen Stress, plötzliche Anstrengungen und plötzlichen starken Temperaturwechsel.

Behandlung mit Medikamenten

Die Behandlung der Angina pectoris mit Medikamenten hat zwei Ziele:
1. Akute Anfälle unterbrechen oder ihnen kurzfristig vorbeugen.
2. Weitere Anfälle verhindern.

Angina-pectoris-Anfälle unterbricht man mit Nitroglyzerin. Dazu muss man eine Kapsel mit dem Medikament zerbeißen oder es als Spray inhalieren. Mit diesem seit vielen Jahrzehnten gebrauchten Medikament kann man den Anfällen auch für etwa 20 bis 30 Minuten vorbeugen. Die häufigste Nebenwirkung von Nitroglyzerin sind Kopfschmerzen.

Zur Behandlung von akuten Anfällen hat sich auch der Wirkstoff Nifedipin bewährt. Beim akuten Anfall muss man eine Kapsel mit dem Medikament zerbeißen.

Langfristig verhindert man weitere Anfälle entweder mit Nitraten, Betablockern oder Kalziumantagonisten.

Sinnvolle Medikamente, um einen Angina-pectoris-Anfall zu unterbrechen oder ihm für kurze Zeit vorzubeugen

Adalat (D/Ö)	Isoket Dosieraerosol (D)
Cordicant (D)	Nifedipin ...
Corotrend (D)	Nife-Puren (D)
Duranifin (D)	Nitro Mack Spray (Ö)
Isomack Spray (D/Ö)	Nitrolingual (D/Ö)
	Pidilat (D)

Operationen

Wenn Selbsthilfemaßnahmen und Medikamente keine ausreichende Besserung bringen, kann eine Angioplastie oder eine Bypassoperation hilfreich sein. Durch medizintechnische Untersuchungen (EKG, Belastungs-EKG, Isotopenuntersuchung, Koronarangiografie) kann man genau feststellen, welche Bereiche des Herzmuskels nicht ausreichend mit Blut versorgt sind. Davon hängt die Entscheidung ab, ob eine Bypassoperation oder eine An-

gioplastie Erfolg versprechender ist. Wenn bereits zwei oder drei Herzkranzgefäße verengt sind, kann eine Bypassoperation lebensrettend sein. Betrifft die Verengung lediglich ein oder zwei Gefäße, wird man meist dann operieren, wenn starke Beschwerden vorhanden sind.

Bypassoperation

Bei der Bypassoperation wird aus dem Unterschenkel ein Stück Vene entnommen. Diese wird als »Umgehung« zwischen Aorta und Herzkranzgefäß eingepflanzt, sodass das Blut wieder ungehindert fließen kann. Oder man verwendet eine oder mehrere Arterien aus der Innenseite des Brustkorbs und pflanzt sie nach der Engstelle des Herzkranzgefäßes in dieses ein. Nach der mehrstündigen Operation müssen die Kranken meist für einige Tage auf der Intensivstation bleiben. Der Aufenthalt im Krankenhaus dauert etwa zwei Wochen.

Bei etwa 85 Prozent aller Bypass-Operierten verschwinden die Beschwerden oder bessern sich bedeutend. Die Erkrankung kann aber trotz Operation fortschreiten. Wenn durch die Verengung der Herzkranzgefäße große Bereiche des Herzmuskels von Blutmangel bedroht sind, ist die Operation eindeutig lebensverlängernd.

Risiko: Etwa eine bis drei von hundert Personen sterben auf Grund der Operation.

Dehnung der Herzgefäße (Angioplastie oder Dilatation)

Diese Operation ist bei denjenigen ideal, bei denen nur einzelne Gefäße verengt sind und diese nahe am Ausgang der Arterie aus dem Herz liegen.

Bei der Angioplastie betäuben die Operateure zunächst eine Stelle an Arm oder Bein, von wo aus sie einen Katheter in die Arterie von Arm oder Bein einführen, und sie schieben ihn bis zur verengten Stelle am Herzen vor. Am Katheter ist ein Ballon angebracht. Dieser wird an der verengten Stelle aufgeblasen und dehnt sie. Der Eingriff dauert etwa 45 Minuten.

Erfahrenen Operateuren gelingt es, mit dieser Methode bei etwa 80 von 100 Kranken die Durchblutung des Herzmuskels zu verbessern.

Bei etwa jedem Fünften verengen sich die Gefäße einige Tage oder Wochen nach dem Eingriff erneut. Manchmal muss noch während des Eingriffs eine Bypassoperation durchgeführt werden.

Bei der *Dilatation* werden verschiedene Techniken angewendet: Die Arterien werden mit Bohrköpfen, Laser oder kleinen rotierenden Messern aufgefräst. Dann werden röhrenförmige Gefäßprothesen eingeschoben (*Stent*). In etwa 90 Prozent aller Fälle ist diese Operation erfolgreich. Allerdings entwickeln sich in 30 bis 50 Prozent aller Fälle neuerlich Verengungen.

Risiko: Weniger als ein Prozent aller Operierten stirbt beim Eingriff.

Herzinfarkt

Beschwerden

Ein akuter Herzinfarkt verursacht meist ähnliche Beschwerden wie ein Angina-pectoris-Anfall:
Atembeklemmungen und tiefe, dumpfe Schmerzen in der Brustmitte, die sich zum Hals, Kinn, Rücken und auf die Arme ausbreiten können; Todesangst; kalter Schweiß; rasender Puls.

Bei etwa einem Fünftel der Betroffenen »maskiert« sich ein Herzinfarkt jedoch: plötzliche Bewusstlosigkeit mit Erbrechen, aber ohne Schmerzen; unklare Beschwerden im oberen Bauchbereich oder eine unerklärliche Atemnot; leichter Druck in der Brustmitte, verbunden mit unerklärlichen Schmerzen in einem Arm oder im Kiefer.

Im Gegensatz zur Angina pectoris vergehen die Beschwerden eines Herzinfarkts nicht, wenn man eine Nitroglyzerin-Kapsel einnimmt. Auch nach einigen Minuten Ruhe lassen sie nicht nach.

Ein Herzinfarkt kann auch im Zustand der Ruhe auftreten. Die meisten Infarkte ereignen sich am frühen Vormittag.

Ursachen

Ein Herzinfarkt hat dieselbe Ursache wie Angina pectoris: Die Blutversorgung und damit die Sauerstoffzufuhr des Herzmuskels sind unzureichend. Das ist dann der Fall, wenn die Herzkranzarterien wegen Arteriosklerose zu stark verengt sind. Oft ist der letzte Auslöser für den Infarkt ein Blutpfropf an der Engstelle. Der Unterschied zur Angina pectoris besteht darin, dass beim Infarkt die Sauerstoffnot eines Muskelbereichs so groß ist, dass das Gewebe abstirbt, wenn es nicht gelingt, innerhalb von etwa sechs Stunden das verengte Gefäß zu öffnen.

Erkrankungsrisiko

In Deutschland erleiden jährlich mehr als eine halbe Million Menschen einen Herzinfarkt. In Österreich sterben jedes Jahr rund 10 000 Personen an einem Herzinfarkt. Bei den Unter-50-Jährigen erleiden mehr Männer als Frauen einen Herzinfarkt. Da Frauen aber im Durchschnitt älter werden als Männer, liegt die Gesamtzahl der Herzinfarkte bei Frauen über der der Männer. Zudem hat die Infarkthäufigkeit bei Männern in den vergangenen Jahren um 18 Prozent abgenommen, während sie bei den Frauen leicht angestiegen ist.

Weil man Frauen jahrzehntelang zu Unrecht als wenig infarktgefährdet ansah, hat man ihr Risiko weitgehend vernachlässigt. Erst in den letzten Jahren haben Fachleute begonnen, bei den entsprechenden Beschwerden auch bei Frauen einen Infarkt in die Diagnoseüberlegungen mit einzubeziehen.

Folgendes erhöht das Risiko, einen Herzinfarkt zu erleiden:
- Rauchen steigert das Risiko, einen Herzinfarkt zu erleiden, um das Zwei- bis Fünffache.
- Erhöhter Blutdruck (➡ Seite 549).
- Diabetes (➡ Seite 722).
- Zu viel Fettstoffe im Blut (➡ Seite 546).
- Gicht (➡ Seite 698).

Außerdem vermutet man, dass Personen, die übergewichtig sind, und solche, die ihre Arbeits- und Lebensbedingungen ständig als sehr belastend empfinden, ebenfalls ein erhöhtes Risiko haben, einen Herzinfarkt zu erleiden (➡ Im Gleichgewicht sein, Seite 216).

Mögliche Folgen und Komplikationen

Für etwa 85 Prozent der Menschen endet ein Herzinfarkt tödlich. Bei den Überlebenden bleibt ein Teil des Herzmuskelgewebes für immer geschädigt. Das bedeutet, dass das Herz nur vermindert belastbar und seine Leistungsfähigkeit eingeschränkt ist. Regelmäßiges körperliches Training kann die Leistungsfähigkeit jedoch wieder steigern. Weil aber die »Verkalkung« der Blutgefäße mit zunehmendem Alter fortschreitet, besteht die Gefahr eines neuerlichen Herzinfarkts. Entsprechende Vorbeugung kann dieses Risiko verringern.

Vorbeugung

- Hören Sie auf zu rauchen (➡ Seite 272). Wer es schafft, das Rauchen für mehr als zwei Jahre aufzugeben, hat wieder dasselbe Risiko wie jemand, der nie geraucht hat.
- Übergewicht abbauen (➡ Gewicht, Seite 238).
- Bluthochdruck unbedingt behandeln (➡ Seite 550).
- Zu hohe Cholesterinspiegel senken (➡ Seite 546).
- Körperliche Bewegung, besonders Laufen (➡ Seite 222). Dieses allerdings erst, nachdem Arzt oder Ärztin Sie genau untersucht haben.
- Nichts essen, was schwer im Magen liegt.
- Vermeiden Sie psychischen Stress, plötzliche Anstrengungen und plötzlichen starken Temperaturwechsel.
- Gestalten Sie Ihr Leben so, dass Sie das für Sie angemessene Gleichgewicht von Spannung und Entspannung halten (➡ Im Gleichgewicht sein, Seite 216).

Wann zur Ärztin oder zum Arzt?

Ein Herzinfarkt kann in jeder Situation auftreten: im Theater, zu Hause, beim Tennisspielen usw. Die meisten Menschen sterben innerhalb der ersten Stunde, nachdem sie die ersten Beschwerden bemerkt haben. Das bedeutet, dass die erste Stunde über die Chance entscheidet, einen Herzinfarkt zu überleben.

Rufen Sie bei Verdacht auf einen Herzinfarkt sofort die Rettung an, und sagen Sie: Herzinfarkt! Jeder zweite Herzinfarktpatient, der stirbt, könnte bei sofortiger richtiger medizinischer Hilfe überleben.

Selbsthilfe

Die wichtigste und häufig lebensrettende Maßnahme ist, unverzüglich einen Krankenwagen zu rufen. Das ist jedoch nur möglich, wenn Betroffene oder Angehörige die Anzeichen eines Herzinfarktes erkennen können.

Wer vermutet, dass er einen Herzinfarkt hat, sollte sich sofort hinlegen und jede Anstrengung und Aufregung vermeiden. Schlucken Sie eine Tablette *Aspirin*.

Behandlung

Besteht der Verdacht auf einen Herzinfarkt, wird die Herztätigkeit technisch überwacht. Gespritzte oder infundierte Medikamente sollen die Schmerzen verringern, die Todesangst nehmen, das Herz entlasten und Rhythmusstörungen ausgleichen.

Innerhalb der ersten Stunden nach dem Auftreten der Beschwerden können Fachleute noch versuchen, die Blutpfropfen in den Gefäßen mit Medikamenten aufzulösen oder durch eine Dehnung das verschlossene Herzkranzgefäß zu eröffnen. Damit ließe sich der Schaden am Herzmuskel begrenzen. Manche Herzinfarktpatienten leiden nach einigen Tagen an Depressionen, die ebenfalls behandelt werden sollten (➡ Depressionen, Seite 407).

Bypassoperation

Eine Bypassoperation nach einem Herzinfarkt kann unter Umständen die Lebenserwartung verlängern. Ob sie sinnvoll ist, hängt vom Zustand der Herzkranzgefäße ab (➡ Bypassoperation, Seite 563).

Nach der Entlassung aus dem Krankenhaus

Der Krankenhausaufenthalt dauert meist etwa zwei bis drei Wochen. Direkt anschließend folgt meist ein mehrwöchiger Aufenthalt in einem Rehabilitationszentrum, wo die körperlichen Aktivitäten gezielt gesteigert werden. Eine solche Kur sollten auch Frauen einfordern, für die Untersuchungen belegen, dass ihnen deutlich seltener als Männern eine solche Rehabilitation angeboten wird. Das Rehabilitationsprogramm hängt vom Alter, dem Ausmaß der Schädigung, von eventuellen Rhythmusstörungen, einer eventuell bestehenden Herzschwäche, von der beruflichen Situation und von den persönlichen Vorstellungen ab.

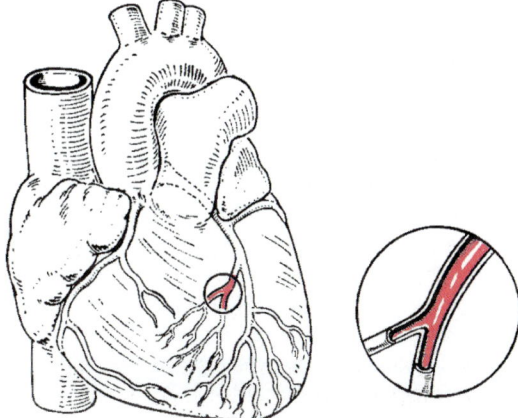

Das Blut fließt durch das offene Gefäß

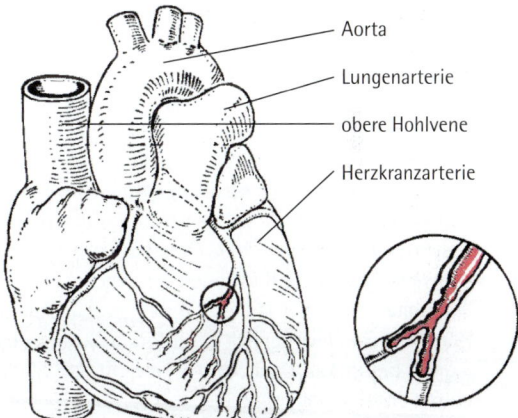

Aorta
Lungenarterie
obere Hohlvene
Herzkranzarterie

Verengung im Gefäß behindert den Blutfluss

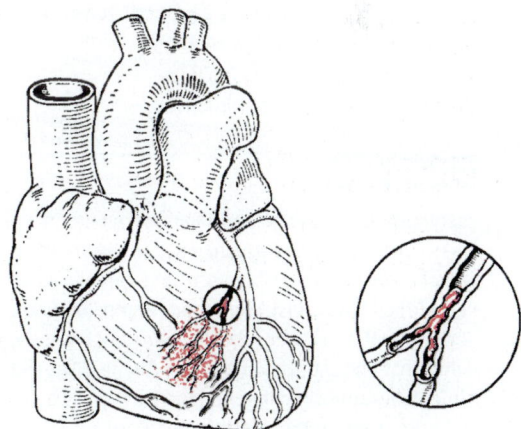

Ein Thrombus verschließt das Gefäß:
Ein Teil des Herzens wird nicht mehr durchblutet

Entstehung eines Herzinfarktes

Wenn möglich, sollten Sie sich einer »ambulanten Herzgruppe« anschließen. Es gibt davon inzwischen mehr als tausend in der Bundesrepublik. Adressen können Sie an den Herzabteilungen der Krankenhäuser erfragen.

Wenn das Herz etwa sechs Wochen nach einem überstandenen Infarkt wieder gut arbeitet, kann man meist wieder ein normales Leben führen. Um weitere Infarkte zu verhindern, ist es jedoch unbedingt notwendig, alle Vorbeugemaßnahmen zu beachten. Wer sich daran hält, hat gute Chancen, das Leben weiterhin genießen zu können.

Vermeiden Sie für drei bis vier Wochen nach dem Herzinfarkt sexuelle Aktivitäten. Wer wieder zwei Treppen steigen kann, ohne Herzschmerzen zu bekommen, braucht den Sex mit einer vertrauten (!) Partnerin nicht zu fürchten. Alkohol ist in geringen Mengen erlaubt.

Medikamente zur Verhinderung weiterer Infarkte

Aspirin: Die tägliche Einnahme von Azetylsalizylsäure (z. B. *Aspirin protect 100* [D], *Thrombo ASS* [Ö]) gilt als Standardtherapie zur Verhinderung weiterer Infarkte. Allerdings treten häufig Magenunverträglichkeiten auf.

Gerinnungshemmende Mittel, wie Coumadin, Marcumar oder Sintrom: Ob diese Medikamente einem Herzinfarkt vorbeugen können, ist seit Jahrzehnten umstritten. Unbestritten ist allerdings, dass Gerinnungshemmer als Nebenwirkung schwere Blutungen verursachen können. Die Einnahme ist sicher dann sinnvoll, wenn sich an der Herzinnenwand im Bereich des Infarkts Blutgerinnsel ablagern. Dieses kann man durch eine Ultraschalluntersuchung des Herzens feststellen.

Betablocker und CSE-Hemmer: Verschiedene Untersuchungen zeigen, dass Betablocker oder so genannte CSE-Hemmer (z. B. *Denan, Zocor*) die Überlebensrate erhöhen.

Herzschwäche (Herzinsuffizienz)

Beschwerden

Fachleute unterscheiden je nach Beschwerden zwischen Links- und Rechtsherzinsuffizienz.

Linksherzinsuffizienz: Atemnot und Herzjagen bei starken körperlichen Anstrengungen. Wenn die Erkrankung voranschreitet, entsteht die Atemnot auch ohne körperliche Anstrengung, besonders am Abend. Wer sich flach hinlegt, bekommt nicht genügend Luft, muss sich aufsetzen oder mehrere Kissen unter den Kopf legen.

Die Anfälle von Atemnot, die meist nicht länger als eine Stunde dauern, können einen aus dem Schlaf reißen. In schweren Fällen verbinden sich die Atembeschwerden mit Brustschmerzen und Blutspucken.

Rechtsherzinsuffizienz: Geschwollene Knöchel, Völlegefühl in Hals und Bauch, Müdigkeit.

Ursachen

Wenn das Herz nicht mehr genügend Kraft hat, um eine ausreichende Blutzirkulation aufrechtzuerhalten, spricht man von Herzschwäche. Das bedeutet, dass das Herz zu wenig Blut auspumpt und deswegen auch zu wenig Blut aus den Venen aufnimmt. In den Venen befindet sich dadurch zu viel Blut. Dieser Druck presst Flüssigkeit aus den Venen in das umgebende Gewebe. Es schwillt an, und es entsteht ein *Ödem.*

Ursachen einer Herzschwäche können sein: koronare Herzkrankheit und ihre Folgeerkrankungen (Herzinfarkt, Angina pectoris), Bluthochdruck, Herzklappenfehler, alle übrigen Erkrankungen des Herzmuskels (*Kardiomyopathien*), speziell solche, die durch Alkohol bedingt sind, Lungenembolie, akutes rheumatisches Fieber.

Erkrankungsrisiko

Herzschwäche ist die in der Allgemeinmedizin am häufigsten gestellte Diagnose. Glaubte man dem, müssten etwa vier Millionen Deutsche an Herzschwäche leiden. Seit einigen Jahren weisen jedoch immer wieder kritische Artikel in Fachzeitschriften darauf hin, dass diese Diagnose leichtfertig gestellt wird.

An Herzschwäche leiden meist ältere Leute.

Mögliche Folgen und Komplikationen

Eine unbehandelte Herzschwäche kann Herzrhythmusstörungen (➡ Seite 568) verursachen.

Eine unbehandelte Linksherzinsuffizienz kann zu lebensbedrohlichen Flüssigkeitsansammlungen in der Lunge (➡ Lungenödem, Seite 541) führen.

Die durch Rechtsherzinsuffizienz verursachten Flüssigkeitsansammlungen können Haut und Unterhaut der Beine schädigen. Die Stauung schädigt auch Leber, Magenschleimhaut und Nieren.

Vorbeugung

Wer unter Bluthochdruck leidet, sollte ihn behandeln.

Wann zur Ärztin oder zum Arzt?

Wenn Sie den Verdacht haben, an Herzschwäche zu leiden.

Selbsthilfe

● So viel Ruhe wie möglich. In einem Sessel zu sitzen ist günstiger als Liegen. Sie sollten körperliche Aktivitäten zwar verringern, aber nicht aufgeben, um die Blutzirkulation zu unterstützen.

- Salzarm essen. Dadurch hält der Körper weniger Wasser fest. Das verringert die Gefahr, dass sich Flüssigkeit im Gewebe ansammelt.
- Ab etwa 17 Uhr weniger trinken.
- Übergewicht abbauen (➡ Seite 238).

Behandlung

Vor Beginn einer Behandlung sollten Ärztin oder Arzt feststellen, ob möglicherweise irgendeine andere Krankheit die Ursache der Herzschwäche ist. In diesem Fall sollte zunächst die Krankheit entsprechend behandelt werden.

Herzschwäche wird mit mehreren Maßnahmen behandelt:
- Selbsthilfemaßnahmen.
- Medikamente, die die Pumpkraft des Herzens erhöhen (herzstärkende Mittel).
- Harntreibende Mittel.
- Betablocker.
- Gefäßerweiternde Mittel (so genannte ACE-Hemmer), die dem Herzen die Arbeit erleichtern, indem es beim Pumpen einen geringeren Widerstand überwinden muss.

Herzstärkende Mittel (Glykoside, Digitalis)

Richtig verwendet, sind diese Mittel ein Segen. Weil die Spannweite zwischen einer therapeutisch wirksamen Dosis und einer giftigen bei diesen Medikamenten aber ziemlich klein ist, besteht die Gefahr von Vergiftungen. Dazu kommt noch, dass vor allem in Deutschland und in Österreich solche Mittel oft unnötigerweise verschrieben werden.

Die wirksame Dosierung von herzstärkenden Mitteln ist von Patientin zu Patient verschieden, und sie schwankt sogar bei derselben Person. Ärztin oder Arzt müssen sie daher individuell festlegen und dabei Alter, Körpergewicht und eventuell bestehende Schädigungen verschiedener Organe berücksichtigen. Ein bis vier Wochen kann es dauern, bis die Tabletten wirksam werden. Die richtige Dosierung kann nur durch genaue Beobachtung der Kranken festgestellt werden, nicht allein durch Blutuntersuchungen.

Anzeichen von Vergiftungen können sein

Appetitverlust, Übelkeit oder Erbrechen, Schmerzen im unteren Teil des Bauchs, Durchfall, unübliche Schwächezustände, zu langsamer oder unregelmäßiger Herzschlag, Sehstörungen (farbiger Schein um das Gesehene), Benommenheit, Verwirrtheit oder Depressionen, Kopfschmerzen.

Sie sollten sofort Ärztin oder Arzt aufsuchen, wenn Sie annehmen, dass Sie durch eine zu hohe Dosierung von herzstärkenden Mitteln eine Vergiftung haben.

Die Einnahme von herzstärkenden Mitteln ist häufig nur für die Dauer von drei bis sechs Monaten notwendig. Eine Zeitschrift der deutschen Ärzteschaft kritisiert, dass viele Ärzte solche Medikamente unnötig lange verschreiben. Wegen der Gefahr von Herzrhythmusstörungen sollten Kranke die Medikamente aber nicht eigenmächtig absetzen, sondern die Therapie nach Anweisung ihres Arztes oder ihrer Ärztin langsam auslaufen lassen.

Harntreibende Mittel (Diuretika)

Salzarme Ernährung und harntreibende Mittel verringern die im Körper kursierende Flüssigkeitsmenge. Das ist für die langfristige Behandlung der Herzschwäche von großer Bedeutung. Zu Wirkung und Nebenwirkungen von harntreibenden Mitteln ➡ Hoher Blutdruck, Seite 552.

Gefäßerweiternde Mittel (ACE-Hemmer)

Diese Medikamente entlasten das Herz dadurch, dass sie die Gefäße erweitern und dadurch den vom Herzen zu überwindenden Widerstand verringern. Während der Behandlung sind häufige ärztliche Untersuchungen und Laborkontrollen notwendig, weil als Nebenwirkung der Blutdruck absinken und sich die Nierenleistung verschlechtern kann (➡ Hoher Blutdruck, Seite 552).

Betablocker

Bei chronischer Herzschwäche erhöht die Behandlung mit Betablockern die Lebenserwartung.

Herztransplantation

Wenn sich die Kraft des Herzens trotz Selbsthilfemaßnahmen und Behandlung mit Medikamenten immer weiter verschlechtert, bleibt nur noch die Möglichkeit einer Herztransplantation. Solche Operationen haben eine hohe Erfolgsrate: Zwei Jahre nach der Operation leben noch etwa 80 von 100 Patienten.

Das größte Problem bei allen Organtransplantationen ist die Abwehrreaktion des Körpers auf das fremde Gewebe. Der Körper antwortet darauf so, als ob es sich um eingedrungene Krankheitskeime handelte: Er produziert vermehrt weiße Blutkörperchen und Antikörper, und das transplantierte Organ verliert rapide an Leistung. Um das zu verhindern, müssen die Betroffenen ein Leben lang so genannte immunsuppressive Medikamente einnehmen, die erhebliche Nebenwirkungen haben.

Empfehlenswerte herzstärkende Mittel	
Cedilanid (Ö)	Lanatilin (Ö)
Digacin (D)	Lanicor (D/Ö)
Digimerck (D/Ö)	Lanitop (D/Ö)
Digotab (D)	Novodigal (D/Ö)

Herzrhythmusstörungen

Das Herz arbeitet nur, wenn es ständig Befehle erhält. Diese Befehle oder »Impulse« entstehen von selbst im so genannten *Sinusknoten*. Das sind Zellen am rechten Vorhof des Herzens. Diese etwa 70 Impulse in der Minute breiten sich über ein Reizleitungssystem über den Herzmuskel aus und lösen in genau festgelegten Abständen die Pumpbewegungen aus.

Wenn dieses komplizierte System nicht einwandfrei funktioniert und aus dem Takt gerät, kommt es zu Rhythmusstörungen.

Die Ursachen dafür können vielfältig sein:
- Aufregung, innere Anspannung und zu plötzliche oder zu große körperliche Belastung.
- Übermäßiger Alkohol-, Tabak- oder Kaffeekonsum.
- Nebenwirkung oder Überdosierung von Medikamenten.
- Schadstoffe, die die Nerven belasten, können auch die Reizleitung des Herzens irritieren (➡ Seite 724).
- Begleiterscheinung von Herz- oder Kreislaufkrankheiten (z. B. Angina pectoris, Herzinfarkt, rheumatischen Herzerkrankungen usw.).
- Begleiterscheinung von anderen schweren Erkrankungen und Verletzungen.

Organisch verursachte Herzrhythmusstörungen müssen ärztlich behandelt werden.

Herzstolpern (Extrasystolen)

Beschwerden

Zusätzliche Herzschläge oder das scheinbare Ausfallen eines Herzschlags wird als Stolpern des Herzschlags empfunden.

Diese Rhythmusunterbrechung kommt dadurch zu Stande, dass zuerst ein Schlag zu früh kommt und das Herz dann eine Pause einlegt, um die durchschnittliche Pulszahl konstant zu halten.

Ursachen

Extrasystolen können ihren Ursprung im Vorhof oder in der Herzkammer haben.

Vorhof-Extrasystolen sind häufig
- bei völlig gesunden Menschen.
- bei Nervosität.
- bei Alkohol- und Kaffeekonsum.
- bei unbehandelter Herzschwäche, weil dann der Vorhof durch das gestaute Blut gedehnt und gereizt ist.
- während oder nach oft nicht erkannter Herzentzündung.
- bei Schilddrüsenüberfunktion.

Kammer-Extrasystolen sind häufig
- bei völlig gesunden Menschen.
- bei Personen, die an koronaren Herzkrankheiten leiden (➡ Seite 546), besonders während oder nach Herzinfarkten.
- bei Herzschwäche.
- bei Personen mit Herzschwäche, die eine zu hohe Dosis Digitalis einnehmen.
- während oder nach Herzentzündungen.

Erkrankungsrisiko

Wohl alle Menschen machen die Erfahrung, dass ihr Herz hin und wieder »stolpert«.

Mögliche Folgen und Komplikationen

Herzstolpern ist in den meisten Fällen harmlos.
Ob eine Behandlung erfolgen muss, hängt einerseits von den Beschwerden ab, andererseits von einer eventuell vorhandenen Herzerkrankung.
Zu häufige Extrasystolen (z. B. jeder zweite Schlag eine Extrasystole) können die Pumpleistung des Herzens beeinträchtigen. Extrasystolen können unter Umständen Herzjagen (➡ Seite 569) auslösen.

Vorbeugung

Wenn man merkt, wodurch ein Herzstolpern verursacht wird, z. B. durch Alkohol oder Kaffee, kann man versuchen, diese Faktoren zu vermeiden.

Wann zur Ärztin oder zum Arzt?

Wenn das Herz wiederholt »stolpert«.

Selbsthilfe

Einschränkung von Alkohol-, Kaffee- und Colakonsum.

Behandlung

Eine Behandlung ist meistens nicht notwendig.
Unter Umständen kann der Arzt oder die Ärztin Betablocker, Digitalis, Kalziumantagonisten oder spezielle Rhythmusmedikamente verordnen.
Für diese Behandlung brauchen Ärztin oder Arzt ein umfangreiches Wissen über die Wirkung der Medikamente. Deshalb ist oft die Zusammenarbeit mit Herzspezialisten notwendig.
Fast alle der gegen Rhythmusstörungen verwendeten Medikamente können als Nebenwirkung selbst Rhythmusstörungen verursachen.

Herzjagen (Tachykardie)

Beschwerden

Sehr schneller Herzschlag führt in manchen Fällen zu Schwäche, Schwindel, dem Gefühl von Enge und Herzklopfen, verbunden mit Stechen in der Herzgegend.

Ursachen

Es gibt zwei Arten von Herzjagen:
1. Durch Aufregungen, Angstgefühle und körperliche Anstrengungen verursacht. Das dabei verspürte Herzklopfen ist normal und harmlos. Manchmal kann das Herzklopfen auch zu Atemnot, Schwindel und Herzstechen führen. Doch das Herz ist dabei völlig in Ordnung. Mediziner bezeichnen diese Form von Herzschmerzen als *Dyskardie*, *vegetative Beschwerden*, *hyperkinetisches Herzsyndrom*, *Hyperventilation*, *Herzneurose* (➡ Im Gleichgewicht sein, Seite 216).
2. Hier kommt es »aus heiterem Himmel« zum Herzjagen. Das kann einige Schläge lang dauern oder mehrere Stunden anhalten, und endet meist schlagartig. Dann schlägt das Herz meist rasend: um 180 Schläge pro Minute. Dadurch sinkt der Blutdruck ab, man fühlt sich schwindelig, schwach, beengt und hat Angst.
Meist wird diese Form des Herzjagens im Vorhof ausgelöst (*supraventrikuläre Tachykardie*). Die Ursachen sind dieselben wie bei den Vorhof-Extrasystolen (➡ Seite 568). Viel seltener entsteht dieses Herzjagen in der Herzkammer (*ventrikuläre Tachykardie*), und zwar fast nur bei vorgeschädigtem Herzen. In diesem Fall können die Folgen bis zur Bewusstlosigkeit gehen, da die Pumpfunktion des Herzens sehr eingeschränkt ist.

Erkrankungsrisiko

Die durch Aufregungen und Anstrengungen verursachte Form des Herzjagens (*Dyskardie*) ist sehr häufig, Vorhofherzjagen (*supraventrikuläre Tachykardie*) ist selten, Kammerherzjagen (*ventrikuläre Tachykardie*) ist sehr selten.

Mögliche Folgen und Komplikationen

Von 1.: Es ist ungefährlich und verschwindet wieder, wenn die belastenden Situationen aufhören. Wenn Erlebtes aber bei jemandem so massive Körperreaktionen hervorruft, ist zu erwarten, dass Belastungen, die über längere Zeit anhalten, auch andere Organe schädigen können (➡ Im Gleichgewicht sein, Seite 216).
Von 2.: Supraventrikuläre Tachykardie kann wegen der Beschwerden sehr lästig sein, da man während des Herzjagens zu nichts fähig ist und Schwindel auftreten kann.

Durch Krankheiten verursachtes, ventrikuläres Herzjagen kann unter Umständen lebensgefährlich sein und zu einem Stillstand des Kreislaufs führen.

Vorbeugung

Entsprechende Behandlung aller Krankheiten, die Herzjagen verursachen können (➡ Ursachen, Seite 569).

Wann zur Ärztin oder zum Arzt?

Wenn Sie wiederholt unter unerklärlichem oder beängstigendem Herzjagen leiden oder einen einzigen schweren Anfall hatten. Die Ärztin oder der Arzt kann mit Hilfe von EKG, Ergometrie und weiteren Untersuchungen die genaue Ursache feststellen.

Selbsthilfe

Sinnvoll ist es, weniger Kaffee zu trinken.
Wenn das Herzjagen durch psychosoziale Belastungen verursacht ist, sollten Sie versuchen, diese Belastungen abzubauen oder besser damit zurechtzukommen. Wenn Ihnen das alleine nicht gelingt, können Sie professionelle Hilfe (➡ Beratung und Psychotherapie, Seite 892) in Anspruch nehmen. Auch Entspannungsübungen können hilfreich sein (➡ Seite 878).
Bei supraventrikulären Tachykardien helfen oft »Tricks«: Man reizt jenen Nerv, der den Puls verlangsamen kann (*Vagusnerv*). Dies erreicht man zum Beispiel durch Pressen wie beim Stuhlgang, Trinken von eiskaltem Wasser oder kräftiger Massage *einer* Halsschlagader. Das sollten Sie sich allerdings von Fachleuten zeigen lassen.

Behandlung

Wenn Ärztin oder Arzt feststellen, dass das Herzjagen eine organische Ursache hat (z. B. Herzmuskelentzündung, Herzschwäche usw.), richtet sich die Behandlung nach dieser Ursache. Wenn das Herzjagen durch psychosoziale Belastungen verursacht ist und Selbsthilfemaßnahmen keine ausreichende Besserung bringen, können Medikamente, wie etwa Betablocker oder Beruhigungsmittel, verschrieben werden.
Supraventrikuläre Tachykardien brauchen keine Behandlung, wenn sie selten und kurz sind. Ansonsten helfen Medikamente, wie Digitalis, Kalziumantagonisten und spezielle Rhythmusmedikamente.
Ventrikuläre Tachykardien werden im Krankenhaus behandelt. Man versucht in jedem Fall, sie durch Rhythmusmedikamente oder eine Herzoperation völlig zu beseitigen. In Einzelfällen wird eine Art Herzschrittmacher oder Schockgerät eingepflanzt.

Herzblock

Beschwerden

Verlangsamter Herzschlag, verbunden mit Benommenheit, Schwindel, Schwarzwerden vor den Augen oder kurzzeitiger Bewusstlosigkeit; stoßweise, tiefe Atmung. Manchmal ist der Puls normal, aber einzelne Pulsschläge fallen aus.
Dieses können Ärztin oder Arzt nur anhand des EKG von so genannten Extrasystolen unterscheiden (➡ EKG, Seite 823).

Ursachen

Bei einem Herzblock wird die Erregungsleitung im Herzen an irgendeiner Stelle unterbrochen. Verursacht werden kann dies durch
- zahlreiche rheumatische oder arteriosklerotische Herzkrankheiten.
- Vergiftungen durch zu hohe Dosierung von herzstärkenden Mitteln (➡ Seite 567).
- akutes rheumatisches Fieber (➡ Seite 694).
- Krebserkrankungen.
- Syphilis (➡ Seite 750).
- Herzinfarkt (➡ Seite 564).
- Alterungserscheinungen des Systems, das die Herzerregung leitet.

Erkrankungsrisiko

Ein Herzblock kann im Zusammenhang mit allen Herzerkrankungen auftreten und ist deshalb auch ein relativ häufiges Leiden.

Mögliche Folgen und Komplikationen

Der Anfall kann tödlich sein, wenn dadurch der Kreislauf für mehr als drei bis vier Minuten stillsteht.

Vorbeugung

Ist nicht möglich.

Wann zur Ärztin oder zum Arzt?

So bald wie möglich.

Selbsthilfe

Ist nicht möglich.
Bei Herzstillstand sollten Angehörige bis zum Eintreffen des Notdienstes erste Hilfe leisten.

Behandlung

Wenn die Reizleitung nicht nur vorübergehend gestört ist, kann man mit Hilfe eines Herzschrittmachers wieder einen normalen Herzschlag schaffen.

Herzschrittmacher

Dieses Gerät gibt kleine Stromstöße im gewünschten Rhythmus an das Herz ab. Es wird in die Brust- oder Bauchwand eingepflanzt und über ein dünnes Kabel mit dem Herzen verbunden.
Risiko: Die Operationstechniken wurden so weit verfeinert, dass das Risiko gering ist. Tödliche Komplikationen beim Einpflanzen eines Schrittmachers konnten in den Promillebereich gesenkt werden. Die Lebenserwartung von Menschen mit Herzschrittmachern ist nur vom Grundleiden abhängig.
Ein Schrittmacher arbeitet mehrere Jahre. Etwa alle sechs Monate sollten Mensch und Maschine kontrolliert werden. Dabei wird auch von außen elektronisch die verbliebene Batterieladung gemessen.
Wer einen Herzschrittmacher trägt, kann problemlos Auto fahren. Moderne Herzschrittmacher sind durch starke Metallkapseln gegen äußere Störeinflüsse (Metallsuchgeräte auf Flughäfen, elektrische Rasierapparate, Funktelefone usw.) gesichert. Trotzdem sollten solche Geräte nicht allzu dicht an den Schrittmacher gehalten werden.

Entzündungen am Herzen
(Myokarditis, Endokarditis, Perikarditis)

Beschwerden

Myokarditis und Endokarditis: Die Beschwerden können sehr verschieden und unspezifisch sein: Fieber, Herzjagen, Beklemmung, Kurzatmigkeit, Müdigkeit, blasses Aussehen, niedriger Blutdruck.
Perikarditis: Fieber, Herzjagen und Schmerzen in der Brust.

Ursachen

Eine Entzündung des Herzens wird vor allem durch entzündliche Prozesse an anderen Organen ausgelöst. Sie entsteht
- als Folge von allgemeinen Infektionen, z.B. Grippe, Diphtherie, Scharlach.
- nach schweren Operationen.
- durch rheumatisches Fieber (➡ Seite 694).
- durch Eiterherde im Körper, z.B. chronische Mandelentzündungen.
- infolge von Zahnbehandlungen (➡ Seite 594).

● durch den Gebrauch unsteriler Injektionsnadeln, z. B. bei Drogenabhängigen.

Die Entzündung entsteht durch Krankheitskeime, die das Blut zum Herz schwemmt. Je nachdem, welcher Teil betroffen ist, handelt es sich um eine Entzündung des Herzmuskels (*Myokarditis*), der Herzinnenhaut (*Endokarditis*) oder des Herzbeutels (*Perikarditis*).

Erkrankungsrisiko

Endokarditis durch Infektion betrifft vor allem Personen im Alter zwischen 15 und 60 Jahren. Männer sind etwa doppelt so häufig betroffen wie Frauen.
Myokarditis ist eine seltene Krankheit, die als Komplikation bei schweren Infektionen auftreten kann.
Perikarditis: Leichte Formen sind häufig, verursachen jedoch meist keine Beschwerden. Schwere Formen, die Schmerzen verursachen, sind relativ selten.

Mögliche Folgen und Komplikationen

Endokarditis: Bei sachgerechter Behandlung bessert sich die Endokarditis meist nach einigen Tagen.
Als Folge der Endokarditis können Herzklappenfehler entstehen. Die Herzklappen schrumpfen, verkleben oder können ihre Aufgabe wegen der entzündungsbedingten Muskelschwäche nicht mehr ausreichend erfüllen.
Myokarditis: Schwere Formen können zum Tod durch Herzstillstand führen.
Perikarditis: Sie ist meist nicht lebensgefährlich. Wenn sie sich ausbreitet und im Herzbeutel ein Erguss entsteht, kann das jedoch gefährlich auf das Herz drücken.

Vorbeugung

Endokarditis: Patienten mit bestimmten Herzklappenerkrankungen empfiehlt man die vorbeugende Einnahme von Antibiotika bei Operationen oder Eingriffen an den Zähnen.
Perikarditis und *Myokarditis:* Es gibt keine Vorbeugemaßnahmen. Myokarditis ist allerdings öfter eine unbemerkte, leichte Begleiterscheinung einer Erkältung. Bei einer Erkältung sollte man sich deshalb noch etwa eine Woche danach körperlich nicht belasten.

Wann zur Ärztin oder zum Arzt?

Sobald Sie den Verdacht haben, dass Sie an einer entzündlichen Erkrankung des Herzens leiden.

Selbsthilfe

Ist nicht sinnvoll.

Behandlung

Weil die Beschwerden sehr unterschiedlich sein können, ist es für Ärztin oder Arzt oft nicht leicht festzustellen, ob es sich um eine entzündliche Herzerkrankung handelt. Für die Diagnose sind meist Röntgenuntersuchungen, Bluttests und EKG und vor allem eine Echokardiografie notwendig.
Bei Entzündungen ist auf alle Fälle strenge Bettruhe notwendig, eventuell wird ein Krankenhausaufenthalt erforderlich.

Medikamente

Falls die Entzündung durch Bakterien verursacht ist, wird ein entsprechendes Antibiotikum verschrieben, außerdem eventuell Schmerzmittel und entzündungshemmende Medikamente, wie Kortison (➡ Seite 842).

Operationen

Perikarditis: Bei akuten Entzündungen des Herzbeutels muss manchmal die Flüssigkeit aus dem Herzbeutel mit Hilfe einer Nadel abgesaugt werden.
Endokarditis: Manchmal muss die Infektion sofort mit einer Herzklappenoperation (➡ Seite 573) beseitigt werden; manchmal wird sie erst Jahre später erforderlich.

Erkrankung des Herzmuskels
(Kardiomyopathie)

Als Kardiomyopathien bezeichnet man bestimmte angeborene oder erworbene Herzmuskelerkrankungen:
Hypertrophische Kardiomyopathie: Der Herzmuskel ist verdickt.
Kongestive Kardiomyopathie (dilatative CMP): Der Herzmuskel wird aus unklarer Ursache schwach und dünn, er pumpt nicht mehr so stark, wie er soll.
Restriktive Kardiomyopathie: Die Herzkammerwände sind steif und nicht dehnbar.

Beschwerden

Kardiomyopathien verursachen oft ähnliche Beschwerden wie die Herzschwäche (➡ Seite 566) oder andere Herzerkrankungen.
Je nach Art der Kardiomyopathie sind die Beschwerden unterschiedlich.
Hypertrophische Kardiomyopathie: Atemnot, Angina-pectoris-Beschwerden (➡ Seite 562), Herzklopfen.
Kongestive Kardiomyopathie: Herzschwäche (➡ Seite 566) und Herzrhythmusstörungen.
Restriktive Kardiomyopathie: Atemnot, rasche Ermüdbarkeit, Herzschwäche (➡ Seite 566).

Ursachen

Die Ursache der Kardiomyopathie ist häufig unklar. Faktoren können sein: Vererbung, durch Bakterien oder Viren bedingte Entzündungen des Herzmuskels, Alkohol, Medikamente (z.B. Zytostatika, Antidepressiva usw.), Herztumore, verschiedene ernährungsbedingte Erkrankungen (z.B. Beri-Beri) usw.

Erkrankungsrisiko

Kongestive Kardiomyopathie (dilatative CMP): Sie ist die häufigste Form und trifft vor allem Männer.
Restriktive Kardiomyopathie: Sie ist sehr selten.

Mögliche Folgen und Komplikationen

Kardiomyopathien sind häufig sehr schwere Erkrankungen mit einer stark verringerten Lebenserwartung. Die Erkrankung kann aber auch in jedem Stadium zum Stillstand kommen oder sich sogar bessern.

Vorbeugung

Bei jener Form von Kardiomyopathie, die durch Alkohol begünstigt wird, kann eine Alkoholabstinenz vorbeugend wirken.

Wann zur Ärztin oder zum Arzt?

So bald wie möglich.

Selbsthilfe

Ausreichende Ruhe, kein Stress! Bei kongestiver Kardiomyopathie jeden Alkohol vermeiden.

Behandlung

Die Diagnose einer Kardiomyopathie wird meist erst nach umfangreichen Untersuchungen (Echokardiografie, EKG, Röntgen usw.) gestellt. Andere mögliche Ursachen für die Beschwerden müssen Fachleute vorher ausschließen (z.B. Bluthochdruck, Herzklappenerkrankungen, Herzinfarkt usw.).
Eine Heilung ist nicht möglich; es können nur die Auswirkungen der Krankheit therapiert werden. Die Behandlung ist oft sehr schwierig und erfordert ein umfangreiches Spezialwissen. Behandelt wird mit unterschiedlichen Medikamenten (z.B. ACE-Hemmer, Entwässerungsmittel, Betablocker, Rhythmusmedikamente, Digitalis usw.). In manchen Fällen ist eine Herztransplantation sinnvoll (➡ Seite 567).

Erworbener Herzklappenfehler

Beschwerden

Mit vier Klappen reguliert das Herz den Blutfluss. Funktionieren diese Klappen fehlerhaft, können dieselben Beschwerden entstehen wie bei einer Herzschwäche (➡ Seite 566). Allgemeine Anzeichen dafür sind leichte Ermüdbarkeit, Atemnot und starkes Herzklopfen nach körperlichen Anstrengungen. In schwereren Fällen treten diese Beschwerden auch in Ruhe auf.

Ursachen

● Endokarditis (➡ Entzündungen am Herzen, Seite 570).
● Rheumatische Herzschäden.
● Alterungserscheinungen.
● Herzinfarkt (➡ Seite 564).

Erkrankungsrisiko

Herzklappenfehler treten mit dem Alter häufiger auf.

Mögliche Folgen und Komplikationen

Ohne Behandlung sinkt die Lebenserwartung.
Unbehandelte Herzklappenfehler können zu Herzinsuffizienz (➡ Seite 566), Herzrhythmusstörungen (➡ Seite 568), Lungenödemen (➡ Seite 541) und anderen lebensgefährlichen Erkrankungen führen.

Vorbeugung

Sachgerechte Behandlung von rheumatischem Fieber und Endokarditis (➡ Entzündungen am Herzen, Seite 570).

Wann zur Ärztin oder zum Arzt?

Sobald Anzeichen der Erkrankung festgestellt werden.

Selbsthilfe

Ist nicht möglich.

Behandlung

Wenn der Herzklappenfehler sich nicht stark auswirkt, genügen zur Behandlung oft herzstärkende oder entwässernde Mittel. Bei schweren Herzklappenfehlern ist die einzig sinnvolle Behandlung eine Operation.
Vorher ist eine Herzkatheteruntersuchung notwendig. Dazu wird ein dünner Schlauch mit Messinstrumenten über eine Vene oder Schlagader in das Herz eingeführt.

Herzklappenoperation

Die geschädigte Herzklappe wird entfernt und durch eine andere ersetzt. Dabei stehen vier Möglichkeiten zur Wahl:

- Herzklappen aus Kunststoff und Metall.
- Speziell präparierte Herzklappen von Schweinen.
- Nachformung der Herzklappen aus körpereigenem Gewebe.
- Präparierte menschliche Herzklappen.

Während der etwa zwei bis vier Stunden dauernden Operation werden die Kranken an eine Herz-Lungen-Maschine angeschlossen.

Der Krankenhausaufenthalt dauert etwa zwei Wochen. Nach einer Erholungsphase von mehreren Wochen können etwa 80 Prozent aller Operierten wieder ein normales Leben führen. Sie benötigen allerdings lebenslang gerinnungshemmende Medikamente (*Marcumar* [D], *Sintrom* [Ö]).

Angeborener Herzfehler

Beschwerden

Atemnot und Blässe bei so genannten *weißen Herzfehlern*, Blausucht bei *zyanotischen Herzfehlern*. Die Blaufärbung entsteht, weil sich durch den Fehler im Herzen arterielles, sauerstoffreiches und venöses, sauerstoffarmes Blut vermischen.

Ursachen

Fehlerhafte Entwicklung des Herzens im Mutterleib. In manchen Fällen kann man dafür eine spezifische Ursache, wie etwa Schäden am Erbgut oder eine Infektion der Mutter mit Röteln während der Schwangerschaft, ausmachen. Es ist aber auch möglich, dass sich der Herzfehler infolge der Einnahme von Medikamenten (vor allem von Diclofenac und Indometazin, ➡ Seite 688) entwickelt.

Erkrankungsrisiko

Angeborene Herzfehler kommen bei etwa einer von 120 Geburten vor.

Mögliche Folgen und Komplikationen

Leichte Herzfehler mindern die Leistungsfähigkeit des Herzens nur wenig und müssen nicht operiert werden. Kinder mit schweren Herzfehlern können bereits bei der Geburt sterben.

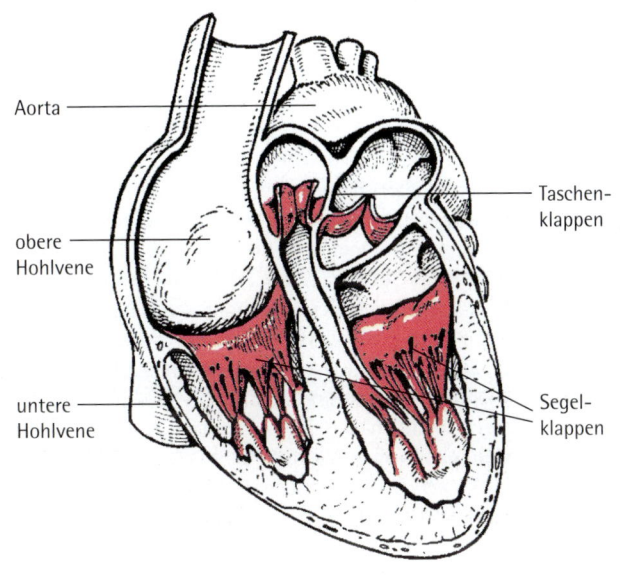

Aorta

obere Hohlvene

untere Hohlvene

Taschenklappen

Segelklappen

Herzklappen

Vorbeugung

Ist nicht möglich.

Wann zur Ärztin oder zum Arzt?

Herzfehler werden normalerweise bei den Routineuntersuchungen nach der Geburt oder im Säuglingsalter entdeckt.

Selbsthilfe

Ist nicht möglich.

Behandlung

Die einzig mögliche Behandlung ist eine Operation. Zyanotische Herzfehler werden sehr früh (oft in den ersten zwei Lebensjahren), weiße Herzfehler etwas später operiert.

Risiko: Das Operationsrisiko ist bei weißen Herzfehlern sehr gering, bei zyanotischen etwas höher (je nach Fehlbildung bis zu 15 Prozent Todesfälle).

Blut

Das Blut hat zwei wichtige Funktionen:

1. *Transport*: Die roten Blutkörperchen transportieren Sauerstoff zu den Gewebezellen und tragen das beim Stoffwechsel entstehende Abfallprodukt Kohlendioxid zum Ausatmen in die Lunge zurück. Die im Darmtrakt in das Blut aufgenommenen Nährstoffe verteilt der Blutkreislauf über den ganzen Körper. Vom Körper an verschiedenen Stellen produzierte lebenswichtige Stoffe wie Enzyme, Hormone, Abwehrstoffe usw. transportiert das Blut an die Stellen des Körpers, die sie benötigen.

2. *Blutgerinnung*: Bei Verletzungen von Haut und Gewebe soll Blut die offenen Stellen abdichten. Dazu muss es gerinnen und die Wunde verkleben. Für diese lebenswichtige Aufgabe sind im Blut eine Reihe von Substanzen vorhanden, die über einen sehr komplizierten Mechanismus – eine Art Stufenplan – wirksam werden.

Im Körper von Erwachsenen kreisen etwa fünf Liter Blut. Es ist im Wesentlichen aus folgenden Bestandteilen zusammengesetzt: rote Blutkörperchen (*Erythrozyten*), weiße Blutkörperchen (*Leukozyten*), Blutplättchen (*Thrombozyten*) und Blutflüssigkeit (*Plasma*).

In der Medizin werden drei große Gruppen von Erkrankungen des Blutsystems unterschieden:

- Blutarmut (*Anämien*).
- Störungen der Blutgerinnung.
- Leukämien (Blutkrebs).

Blutarmut: Eisenmangel-Anämie

Beschwerden

Leichte Ermüdbarkeit, innere Unruhe, Blässe, trockene Haut, verstärkter Haarausfall, spröde, brüchige Fingernägel, Einrisse der Nasenschleimhaut.

Ursachen

Eisen ist lebensnotwendig. Im Körper einer erwachsenen Frau befinden sich etwa 35 mg Eisen pro kg Körpergewicht, im Körper eines Mannes etwa 50 mg pro kg Körpergewicht. 60 bis 70 Prozent des im Körper enthaltenen Eisens ist im roten Blutfarbstoff gebunden, der Rest wird in der Leber, der Milz und im Knochenmark gespeichert. Die wesentlichsten Ursachen für Eisenmangel sind:

- Schwerer Blutverlust, z. B. auf Grund von starken Regelblutungen, Gastritis, Geschwüren oder Krebs im Magen-Darm-Bereich, Hämorrhoiden, Bandwürmern. Medikamente wie Azetylsalizylsäure (z. B. *Aspirin* [D/Ö]), Rheumamittel wie Indometazin (z. B. *Amuno* [D], *Indocin* [Ö], *Indomet ratiopharm* [D]), Hochdruckmittel wie Reserpin (z. B. in *Brinerdin* [Ö], *Briserin N* [D]), Sexualhormone, Krebsmittel und Kortison können Blutungen verursachen, die zu Eisenmangel-Anämie führen.

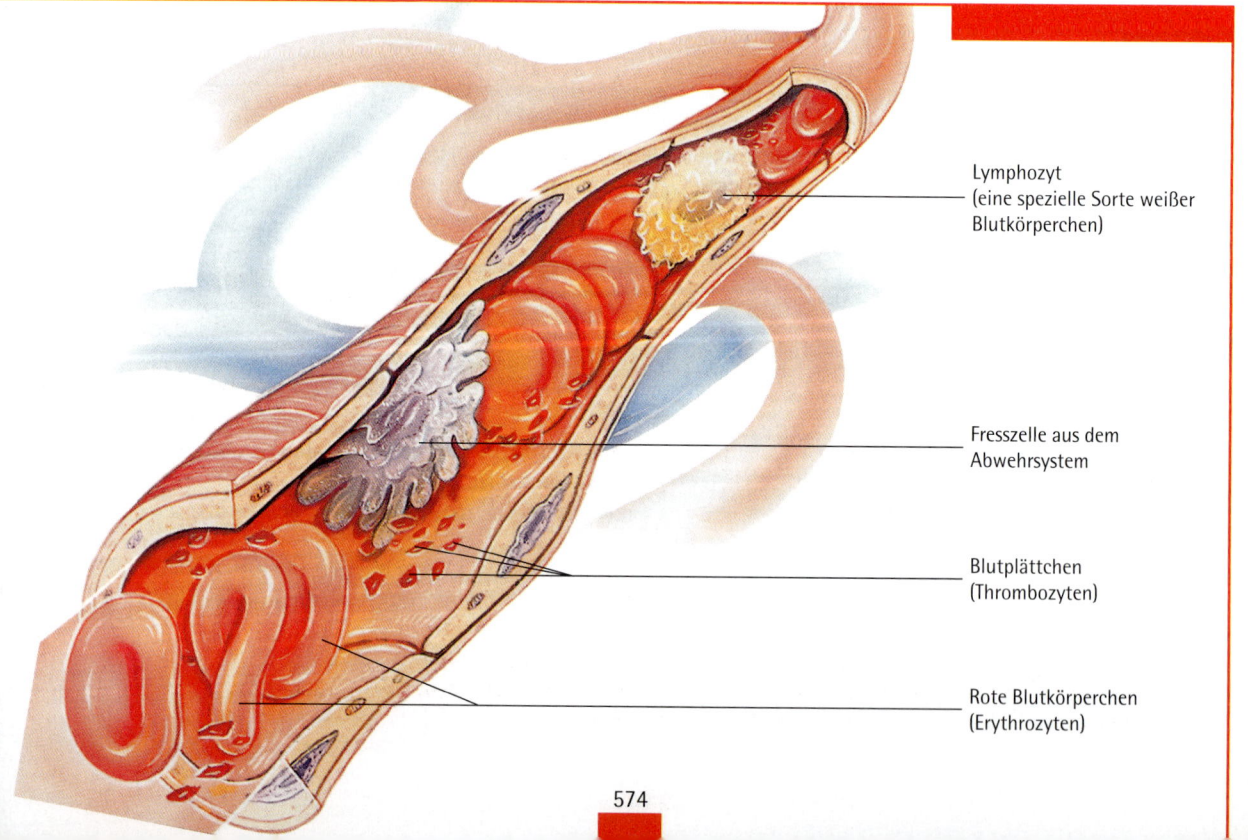

Lymphozyt (eine spezielle Sorte weißer Blutkörperchen)

Fresszelle aus dem Abwehrsystem

Blutplättchen (Thrombozyten)

Rote Blutkörperchen (Erythrozyten)

Blutgruppen

Blut ist nicht beliebig von Person zu Person aus-tauschbar. Würde man einem Menschen wahllos das Blut eines anderen einspritzen, bestünde die Gefahr einer allergischen Reaktion. Blut enthält Stoffe (Anti-gene), die mit gegen sie gerichteten Stoffen (Antikör-per) eines anderen Bluts reagieren können. Dadurch verklumpt das Blut (Agglutination). Um das zu verhin-dern, wird das Blut untersucht, ob und welche Anti-gene es enthält. Man unterscheidet vier verschiedene Antigeneigenschaften, die allgemein als Blutgruppen bezeichnet werden: A, B, AB und 0.

In Mitteleuropa haben etwa 45 Prozent der Menschen Blutgruppe A, knapp 40 Prozent Blutgruppe 0, etwa 10 Prozent Blutgruppe B und etwa 5 Prozent Blut-gruppe AB. Blut der Gruppe 0 darf jeder Mensch, un-abhängig von seiner Blutgruppe, erhalten. Heutzu-tage wird grundsätzlich nur gruppengleiches Blut übertragen.

Zusätzlich zu diesem ABO-Blutgruppensystem gibt es noch die so genannten Rhesusfaktoren als weitere Antikörper im Blut. Man unterscheidet zwischen Rhe-sus-positivem und Rhesus-negativem Blut. Transfu-sionen dürfen nur mit Rhesus-gleichartigem Blut durchgeführt werden. Während der Schwangerschaft können ungleiche Rhesusfaktoren von Mutter und Kind Probleme bereiten (➡ Rhesusunverträglichkeit, Seite 343).

- Eisenarme Ernährung kann besonders bei Kleinkindern ein Problem sein und bei Erwachsenen, die eine spezi-elle Diät einhalten müssen.
- Der Magen-Darm-Trakt ist z. B. nach einer Magenope-ration nicht in der Lage, Eisen aufzunehmen.

Erkrankungsrisiko

In den Industrieländern haben etwa jedes dritte Kind und jede zehnte Frau Eisenmangel. Schwangere haben einen erhöhten Eisenbedarf.

Mögliche Folgen und Komplikationen

Eisenmangel-Anämie schwächt den Körper, ist normaler-weise aber nicht lebensgefährlich.

Vorbeugung

Die übliche Nahrung deckt den Eisenbedarf. Eisen aus tierischer Nahrung kann der Körper etwa 10- bis 20-mal besser aufnehmen als Eisen aus pflanzlicher Nahrung.

Gute »Eisenlieferanten« sind Fisch und Fleisch (➡ Eisen, Seite 263).

Menschen, die sich vegetarisch ernähren, müssen kei-nen Eisenmangel befürchten, wenn sie ausreichend Milchprodukte, grüne Blattgemüse und Vollkorngetreide essen.

Wann zur Ärztin oder zum Arzt?

Wenn Sie auf Grund der Beschwerden den Verdacht ha-ben, dass Sie an Eisenmangel leiden.

Selbsthilfe

Ist bei bereits bestehendem Eisenmangel nicht möglich.

Behandlung

Bei unzureichender Eisenzufuhr braucht der Körper zu-nächst das gespeicherte Eisen auf. Erst wenn diese Reser-ve erschöpft ist und die Bildung des roten Blutfarbstoffs beeinträchtigt ist, spricht man von Anämie. Eisenmangel wird durch eine Blutuntersuchung festgestellt.

Die Behandlung hat zwei Ziele:

- Die Ursache des Eisenmangels beseitigen.
- Den Eisenbestand auffüllen.

Bei Einnahme von Eisentabletten dauert es etwa zwei Monate, bis der Eisengehalt des Blutes wieder normal ist. Bis die Eisenspeicher wieder aufgefüllt sind, dauert es mindestens sechs Monate.

Empfehlenswert:
Medikamente mit zweiwertigem Eisen
Ferro-Agepha (Ö)   *Ferro Sanol (D)*

Eisenmangel behandelt man am besten mit Medikamen-ten, die zweiwertiges Eisen enthalten.

Die Arzneimittelkommission der Deutschen Ärzteschaft weist darauf hin, dass Kombinationspräparate von Eisen mit Vitaminen und Metallen überflüssig und meist teuer sind. Auch andere Zusätze sind nicht sinnvoll. Eisenmedi-kamente, die mit Verzögerung im Magen-Darm-Trakt aufgenommen werden (so genannte Depotpräparate), sind ebenfalls nicht zweckmäßig.

Alle Eisenpräparate können gelegentlich Übelkeit, Bauch-schmerzen, Erbrechen, Durchfall oder Verstopfung verur-sachen. Nehmen Sie die Medikamente entweder eine Stunde vor oder zwei Stunden nach dem Essen mit einem halben Glas Wasser ein.

Schwarzer Stuhlgang ist bei Einnahme von Eisenpräpara-ten normal.

Blutarmut: Perniziöse Anämie

Beschwerden

Blässe, leicht gelbliche Haut und Augen, Appetitlosigkeit, Leistungsminderung, Magen- und Verdauungsbeschwerden. Gelegentlich sind Mundschleimhaut und Zunge entzündet. Bei lang dauerndem Vitamin-B_{12}-Mangel können neurologische Beschwerden auftreten, z.B. Schwierigkeiten beim Gehen, Verlust des Lagesinns und des Vibrationsempfindens in den Gliedmaßen.

Ursachen

Die Ursache ist meist ein Vitamin-B_{12}-Mangel. Mangel an Folsäure ist selten. Weil die jeweiligen Behandlungen sehr verschieden sind, muss der Arzt oder die Ärztin die Ursache abklären.

Vitamin-B_{12}-Mangel
Damit der Körper Vitamin B_{12} aus der Nahrung aufnehmen kann, ist ein Transportstoff (*Intrinsic Factor*) notwendig, den die Magenschleimhaut bildet. Ist davon nicht genügend vorhanden, z.B. nach teilweiser Entfernung des Magens oder bei einem krankhaften Schwund der Magenschleimhaut, kann der Körper nicht ausreichend Vitamin B_{12} aufnehmen.

Folsäuremangel
Er ist sehr selten. Manchmal kommt er bei unzureichend ernährten Alkoholsüchtigen vor.

Erkrankungsrisiko

Es steigt nach teilweiser oder vollständiger Entfernung von Magen oder Dünndarm, bei schweren Darmkrankheiten, mit zunehmendem Alter, bei Alkoholismus und bei Menschen, die sich lange Zeit sehr einseitig ernähren.

Mögliche Folgen und Komplikationen

Eine behandelte Perniziöse Anämie verursacht keine bleibenden Schäden. Unbehandelt kann sie zu Rückenmarkschäden und damit zu dauerhaften neurologischen Ausfällen führen.

Vorbeugung

Mit abwechslungsreicher Ernährung (➡ Seite 232) kann man einer Perniziösen Anämie nur vorbeugen, wenn der Körper ausreichend Intrinsic Factor als Transportmittel für Vitamin B_{12} zur Verfügung hat. Vitamin B_{12} ist in Fleisch, Fisch, Milch, Eigelb und Käse enthalten. Pflanzliche Nahrungsmittel enthalten kein Vitamin B_{12} – mit Ausnahme von milchsauer vergorenen Gemüsen wie zum Beispiel Sauerkraut (➡ Vitamin B_{12}, Seite 259).

Wann zur Ärztin oder zum Arzt?

Sobald Sie den Verdacht haben, an einem Vitamin-B_{12}- oder Folsäuremangel zu leiden. Falls jemand in Ihrer Verwandtschaft bereits eine Perniziöse Anämie hat, sollten Sie dies dem Arzt oder der Ärztin mitteilen.

Selbsthilfe

Ist bei bestehendem Vitamin-B_{12}-Mangel nicht möglich. Einem geringen Folsäuremangel kann man durch veränderte Essgewohnheiten begegnen (➡ Folsäure, Seite 260).

Behandlung

Fehlt das Transportmittel, muss der Arzt Vitamin B_{12} spritzen. Geschlucktes Vitamin B_{12} würde ungenutzt wieder ausgeschieden. Zu Beginn der Behandlung sind meist mehrere Spritzen pro Woche notwendig, später meist nur noch einmal im Monat. Diese Behandlung muss meist bis ans Lebensende fortgesetzt werden.
Folsäuremangel wird durch eine veränderte Ernährung und durch zusätzliche Einnahme von Folsäuretabletten bzw. Folsäureinjektionen behandelt.

Blutarmut: Hämolytische Anämie

Beschwerden

Blässe, Müdigkeit, Atemlosigkeit, Herzklopfen oder Herzflattern, besonders bei Anstrengungen, manchmal färbt sich die Haut gelblich, und der Urin erscheint dunkler als normal.
Dauert die Erkrankung länger an, können Gallensteine entstehen.

Ursachen

- Vererbung. Dann beginnen die Beschwerden bereits mit der Geburt oder kurz danach.
- Infektionskrankheiten.
- So genannte autoimmune hämolytische Anämie, bei der der Körper aus bisher nicht geklärter Ursache Antikörper gegen die eigenen Blutkörperchen bildet.
- Chemikalien oder Medikamente (Azetylsalizylsäure, z.B. *Aspirin*; Sulfonamide und andere Antibiotika) können als Nebenwirkung bei speziell veranlagten Personen plötzlich eine hämolytische Anämie auslösen.

- Nach Bluttransfusionen, wenn der Körper Antikörper gegen die fremden roten Blutkörperchen produziert.
- Nach einer Operation, bei der künstliche Herzklappen eingesetzt wurden.
- Nach Schlangenbissen.

Erkrankungsrisiko

Es steigt bei den unter »Ursachen« angeführten Faktoren.

Mögliche Folgen und Komplikationen

Die Erkrankung verläuft selten tödlich, ist manchmal jedoch schwierig zu behandeln.

Vorbeugung

Verursachende Chemikalien meiden.

Wann zur Ärztin oder zum Arzt?

Bei Verdacht sofort.

Selbsthilfe

Ist nicht möglich.

Behandlung

Die Art der Behandlung hängt von der Ursache der Erkrankung ab. Ist sie eine Arzneimittelnebenwirkung, müssen alle in Frage kommenden Medikamente abgesetzt werden. Wer beruflich mit Chemikalien zu tun hat, die die Krankheit verursachen können, sollte nach Möglichkeit den Arbeitsplatz wechseln.

Wenn die Erkrankung durch Antikörper verursacht ist, müssen Arzt oder Ärztin versuchen, ihre Bildung und Wirkung durch Medikamente einzudämmen.

Besonders dann, wenn die Erkrankung vererbt ist, kann die Entfernung der Milz die Krankheit spürbar bessern oder sogar zur Normalisierung führen.

Bluterkrankheit (Hämophilie)

Beschwerden

Die Beschwerden treten normalerweise schon in der Kindheit auf: Bereits das Krabbeln kann Blutergüsse an Knien und Ellenbogen verursachen, Schnittwunden und Verletzungen bluten sehr lange, Stürze können zu inneren Blutungen, angeschwollenen Gliedern und Schmerzen in Gelenken führen.

Ursachen

Die häufigste Ursache ist der Mangel an Blutfaktor VIII, der für die Blutgerinnung notwendig ist. In etwa 75 Prozent aller Fälle ist die Bluterkrankheit vererbt. Die Anlage zur Bluterkrankheit können sowohl Frauen als auch Männer an ihre Kinder weitergeben. Bluterkrank werden jedoch fast ausschließlich Männer.

Erkrankungsrisiko

Bluter in der Verwandtschaft können darauf hinweisen, dass auch andere das Gen in ihren Erbanlagen tragen. Frauen oder Männer, die solche Verwandte haben und sich Kinder wünschen, können sich bei einer genetischen Beratungsstelle darüber informieren, wie groß die Chance ist, ein gesundes Kind zu bekommen. Die Krankheit wird nicht mit Sicherheit auf das Kind übertragen. Ob das Kind Bluter sein wird, lässt sich meistens schon im Frühstadium der Schwangerschaft feststellen.

Mögliche Folgen und Komplikationen

Behandlungsmöglichkeiten haben die Gefahr von Lähmungen oder frühzeitigem Tod erheblich verringert. Größere Verletzungen können allerdings lebensgefährlich sein.

Das Leben als Bluter ist durch die ständig drohende Gefahr und die fortwährende Abhängigkeit von ärztlicher Betreuung sowohl für die Betroffenen als auch ihre Familie eine große Belastung.

Das Risiko, durch Blutkonserven mit HIV angesteckt zu werden, ist heutzutage praktisch ausgeschaltet.

Vorbeugung

Bei Verletzungen kann eine rechtzeitige Injektion von Faktor-VIII-Präparaten verhindern, dass die Gelenke dauerhaft Schaden nehmen.

Wann zur Ärztin oder zum Arzt?

Sobald Sie den Verdacht haben, dass die Blutgerinnung Ihres Kindes gestört ist.

Selbsthilfe

Gefährliche Sportarten meiden. Keine Medikamente einnehmen, die die Blutungsgefahr erhöhen (z. B. Mittel mit Azetylsalizylsäure wie *Aspirin*).

Meist lernen die Betroffenen, in welchen Situationen, wie und in welcher Menge sie sich die Faktor-VIII-Präparate selbst injizieren können.

Behandlung

Bei ernsthaften Blutungen müssen Arzt oder Ärztin so bald wie möglich ein Mittel mit Blutfaktor VIII infundieren. Je nachdem, wie stark die Blutung ist, kann es notwendig sein, diese Infusion in den nächsten fünf bis zehn Tagen mehrmals zu wiederholen.

Mangel an Blutplättchen (Thrombopenie)

Beschwerden

Hautausschlag in Form von kleinen, hell- oder dunkelroten Punkten. Diese Punkte markieren winzige Blutungen unter der Haut. Der Ausschlag kann überall am Körper auftreten, meist beginnt er jedoch an den Beinen. Häufig treten Nasenblutungen und Blutungen unter der Haut auf. Außerdem dauern Blutungen nach Verletzungen länger als normal.

Ursachen

Manchmal bildet der Körper im Anschluss an eine Infektion oder aus bisher noch nicht bekannten Gründen Abwehrstoffe, die die Blutplättchen abbauen.
Als Nebenwirkung von Krebsbehandlungen und im Gefolge von Leukämie vermindert sich die Zahl der Blutplättchen ebenfalls oft. Fast alle Medikamente, aber auch chronischer Alkoholmissbrauch können als seltene Nebenwirkung zu einem Mangel an Blutplättchen führen.

Erkrankungsrisiko

Es steigt bei den genannten Ursachen.

Mögliche Folgen und Komplikationen

Ohne Behandlung können schwere innere Blutungen tödlich enden. Gelegentlich können Gehirnblutungen Lähmungen verursachen.

Vorbeugung

Ist nach derzeitigem Wissensstand nicht möglich.

Wann zur Ärztin oder zum Arzt?

Sobald die beschriebenen Beschwerden auftreten.

Selbsthilfe

Ist nicht möglich.

Behandlung

Vielleicht setzt die Ärztin oder der Arzt alle nicht lebensnotwendigen Medikamente ab, da die Thrombopenie eine Nebenwirkung von Medikamenten sein könnte.
Wenn der Bluterfall auf körpereigenen Abwehrstoffen beruht, wird die Ärztin oder der Arzt versuchen, mit Kortison die Zerstörung der Blutplättchen zu verhindern. Dadurch bessern sich die Krankheitszeichen innerhalb weniger Wochen oder verschwinden ganz. Bessert sich der Zustand nicht, werden große Mengen Immunglobuline gespritzt oder die Milz wird operativ entfernt (*Splenektomie*).
Falls das Knochenmark nicht genügend Blutplättchen produzieren kann, müssen sie dem Körper mittels Transfusionen zugeführt werden.

Leukämien (Blutkrebs)

➡ auch Krebs, Seite 708.
Es gibt vier Arten von Leukämie: Akute lymphatische Leukämie (ALL), Akute myeloische Leukämie (AML), Chronisch-lymphatische Leukämie und Chronisch-myeloische Leukämie.

Beschwerden bei akuten Leukämien

Erste Anzeichen: Müdigkeit, Leistungsschwäche, Atemnot, Gewichtsverlust, Infektionen, besonders von Mund und Hals, Fieber, Nachtschweiß, Knochen- und Gelenkschmerzen, Lippen- und Mundgeschwüre. Später kommen Haut- und Schleimhautblutungen, Lymphknotenschwellungen, Milz- und Lebervergrößerungen hinzu.

Beschwerden bei chronischen Leukämien

Sie verursachen häufig lange keine Beschwerden und werden zufällig durch eine Blutuntersuchung entdeckt. Erste Anzeichen: Appetitmangel, Gewichtsverlust. Außerdem meist Fieber, nächtliche Schweißausbrüche, eine vergrößerte Milz, die man als Schwellung im linken oberen Bauch spürt, und Anzeichen von Blutarmut: blasse Hautfarbe, allgemeine Schwächezustände.

Ursachen

Unbekannte Veränderungen im Erbgut führen zu einer unkontrollierten Vermehrung der weißen Blutzellen im Knochenmark. Diese werden ins Blut ausgeschwemmt. Leukämien können verursacht werden durch erhöhte Strahlenbelastungen, wie sie zum Beispiel nach dem Reaktorunfall in Tschernobyl auftraten, durch Dioxinverseuchungen, wie etwa nach dem Chemieunglück im italienischen Ort Seveso, und durch die Einwirkung von Benzol, z. B. aus Benzindämpfen.

Erkrankungsrisiko für akute Leukämien

Bei jüngeren Menschen, vor allem bei Kindern, tritt die Akute lymphatische Leukämie häufiger auf, bei älteren die Akute myeloische Leukämie.

Erkrankungsrisiko für chronische Leukämien

Sie treten mit zunehmendem Alter häufiger auf. Die chronisch-lymphatische Form betrifft Männer zwei- bis dreimal häufiger als Frauen. Die chronisch-myeloische Form trifft Frauen und Männer etwa gleich häufig.

Folgen und Komplikationen der akuten Leukämien

Unbehandelt kann die Krankheit innerhalb kurzer Zeit tödlich enden. Mit Behandlung haben Kinder sehr gute Heilungschancen. Gegenwärtig können etwa 70 von 100 Kindern mit akuter Leukämie geheilt werden. Bei Erwachsenen ist es immerhin möglich, etwa 20 bis 40 Prozent zu heilen bzw. eine mehrjährige beschwerdefreie Überlebenszeit zu erreichen.

Mögliche Folgen und Komplikationen der Chronisch-lymphatischen Leukämie

Nachdem die ersten Beschwerden aufgetreten sind, beträgt die mittlere Überlebenszeit etwa sieben Jahre oder sogar mehr. Auf Grund der verringerten Abwehrkräfte des Körpers sind Infektionen häufig. Sie sind die häufigste Todesursache.

Mögliche Folgen und Komplikationen der Chronisch-myeloischen Leukämie

Nachdem die ersten Beschwerden aufgetreten sind, beträgt die mittlere Überlebenszeit drei bis vier Jahre.

Vorbeugung

Ist nach derzeitigem Wissensstand nicht möglich.

Wann zur Ärztin oder zum Arzt?

Beim Verdacht, leukämiekrank zu sein.

Selbsthilfe

Ist nach derzeitigem Wissensstand nicht möglich.

Behandlung der Akuten Leukämien

Die Behandlung findet immer im Krankenhaus statt, möglichst in dafür spezialisierten Zentren. Sie besteht vornehmlich im Verabreichen von Krebsmedikamenten (*Zytostatika*), welche die Leukämiezellen zerstören. Sowohl Krankheit als auch Behandlung verursachen eine starke Infektionsanfälligkeit und Blutungsneigung, sodass außerdem Antibiotika und Transfusionen mit Blutkörperchen und Blutplättchen notwendig sind.
Eine weitere Behandlungsmöglichkeit besteht darin, Knochenmark zu transplantieren. In bestimmten Fällen kann man den Erkrankten vor der Behandlung mit Zytostatika das Knochenmark entnehmen, es »reinigen« und nach der Behandlung wieder einpflanzen. Damit erhält man den Erkrankten die Funktionen des Knochenmarks bei der Blutbildung und Krankheitsabwehr.

Behandlung der Chronisch-lymphatischen Leukämie

Bei einer zufällig entdeckten Leukämie, die keine Beschwerden macht, sind nur regelmäßige Kontrolluntersuchungen notwendig. Viele Betroffene leben damit jahrelang ohne Beschwerden.
Wenn sich Schwellungen von Lymphknoten, Milz oder Leber, eine zu niedrige Zahl von Blutplättchen, Fieber, Gewichtsverlust oder Anzeichen von Blutmangel (*Anämie*) bemerkbar machen, wird eine Behandlung mit Krebsmedikamenten notwendig. Eine vergrößerte Milz oder vergrößerte Lymphknoten können mit Strahlen verkleinert werden. Bei Blutarmut sind Bluttransfusionen und bei Infektionen Antibiotika notwendig.

Behandlung der Chronisch-myeloischen Leukämie

Das Ziel der Behandlung ist bei den meisten Kranken, die Beschwerden zu lindern und das Blutbild zu normalisieren. Geheilt werden kann die CML nicht. Behandelt wird vornehmlich mit Krebsmedikamenten wie Hydroxyharnstoff (*Litalir, Syrea*). Das Mittel muss kontinuierlich eingenommen werden, um die Zahl der weißen Blutkörperchen unter der definierten Grenze zu halten. Machmal wird auch die Milz mit Röntgenstrahlen behandelt oder sogar ganz entfernt. Bei Blutarmut sind Bluttransfusionen notwendig.

Immunsystem

Die Arbeit unterschiedlicher Mechanismen, deren Gesamtheit als Immunsystem bezeichnet wird, schützt den Menschen vor Krankheiten und sorgt dafür, dass er gesund bleibt. Solange das Immunsystem erfolgreich ist, merkt man nichts von dem Kampf, der im Körper stattfindet. Erst wenn die Abwehrkraft durch die eingedrungenen Viren, Bakterien, Pilze, körperfremde Eiweiße, tierische Einzeller, Gifte usw. überfordert ist, werden die Auswirkungen spürbar: Es tritt Fieber auf, man schwitzt, hat Schmerzen, leidet an Entzündungen. Kurzum: Man fühlt sich krank!

Das Immunsystem ist jedoch kein isoliertes System, sondern steht in wechselseitiger Beziehung mit dem Blut-, Nerven- und Hormonsystem.

Es ist bekannt, dass der psychische Zustand auf das Immunsystem zurückwirkt. Wie das jedoch im Detail funktioniert, ist noch weitgehend unerforscht. Gesichert ist bis jetzt Folgendes:

- Psychisch belastende Faktoren begünstigen das Auftreten von Infektionskrankheiten (z. B. Herpes-Fieberblasen). Dass psychische Belastungen andererseits das Auftreten von Infektionskrankheiten manchmal auch vermindern können, weist darauf hin, dass es eine große Rolle spielt, wie man mit Stress umgeht (➡ Im Gleichgewicht sein, Seite 216).
- Bei Allergien, Krebserkrankungen und Autoimmunkrankheiten (z. B. Arthritis) gibt es bis jetzt keinen Nachweis, dass sie durch psychisch belastende Ereignisse verursacht werden. Wohl können sie aber zu einer Verstärkung der Krankheiten beitragen.
- Es gibt keinen Nachweis, dass bestimmte Persönlichkeitsfaktoren oder -typen die Entstehung von Allergien, Krebserkrankungen oder Autoimmunerkrankungen begünstigen.

Abwehrkraft im Lebensverlauf

Das Immunsystem setzt sich von Geburt an ununterbrochen mit fremden Zellen auseinander, die mit Nahrungsmitteln, der Atemluft und über Verletzungen in unseren Körper gelangen. Seine Kraft ist jedoch in den verschiedenen Lebensphasen unterschiedlich stark.

Das Abwehrsystem von Kleinkindern muss sich seine Immunkompetenz erst nach und nach erwerben. Mit jeder Krankheit lernt es, mehr und vielfältigere Verteidigungszellen zu produzieren.

In höherem Alter werden die Leistungen des Immunsystems schwächer, weil verschiedene Elemente des Abwehrsystems »eigensinniger« werden und nicht mehr so effizient zusammenarbeiten wie früher. Damit werden ältere Menschen anfälliger für Krankheiten. Weil das Immunsystem auch dafür zuständig ist, die im Körper zu jeder Zeit entstehenden Krebszellen zu beseitigen, treten bei alten Menschen häufiger Krebserkrankungen auf.

Organe des Immunsystems

Die Zellen des Immunsystems finden sich überall im Körper. In manchen Organen sind sie jedoch besonders konzentriert: in den Lymphknoten, der Milz, im Knochenmark, im Thymus, im Lymphgewebe des Magen-Darm-Bereichs (Blinddarm) und der Atemwege (Mandeln).

Zum Immunsystem im weitesten Sinn gehören auch das Blutgerinnungssystem, die Haut und die verschiedenen Schleimhäute.

Thymus

Der Thymus, bei den Tieren Bries genannt, liegt hinter dem Brustbein. Er nimmt bis zur Pubertät an Größe zu und beginnt dann kontinuierlich zu schrumpfen. Seine Aufgaben für die Immunabwehr erfüllt der Thymus aber dennoch.

Die Thymusdrüse hat eine zentrale Funktion bei der Entwicklung und Organisation der Abwehr. In ihm wird eine bestimmte Gruppe von weißen Blutkörperchen, die T-Lymphozyten, auf ihre Abwehraufgaben im Körper vorbereitet.

Lymphknoten

Diese bohnenförmigen oder runden Gewebe»knoten« messen im Durchmesser zwischen einem und 25 Millimetern. Man kann sie zum Beispiel in den Achseln, der Leiste, am Hals und an vielen anderen Stellen des Körpers tasten.

Auch die Mandeln und der Blinddarm gehören zu den lymphatischen Geweben. Bei Infektionen oder Entzündungen können sie sich stark vergrößern.

Lymphknoten wirken als Filter für Fremdkörper und Abbauprodukte und sind zentrale Stellen der Lymphzirkulation.

Milz

Die Milz ist Teil des Immunsystems. Als solcher ist sie unter anderem an der Bildung von Lymphozyten beteiligt. Daneben hat sie aber auch eine Reihe anderer Funktionen inne. So filtert sie zum Beispiel das Blut oder baut die roten Blutkörperchen ab.

Blutgerinnungssystem

Wenn sich die Abwehrzellen mit Krankheitskeimen auseinander setzen, werden im Gewebe Enzyme freigesetzt. Sie aktivieren das Blutgerinnungssystem, und der Körper versucht, das »Kampfgebiet« einzugrenzen – er zieht eine Art Absperrriegel um dieses Gewebe.

Haut und Schleimhaut

Die Haut, die unseren Körper umhüllt, verwehrt als erste Barriere fremden Organismen den Zutritt zum Körper. Einen zusätzlichen Schutz bieten Milchsäure und Fettsäuren im Schweiß und Talg, die für ein saures Milieu auf der Haut sorgen, in dem Keime schlecht gedeihen.

Die großen Körperöffnungen – Mund, Nase, Augen, Harnröhrenöffnung, After, Scheide – sind durch weitere Barrieren geschützt. Von Haut oder Schleimhäuten abgesonderte Sekrete sollen verhindern, dass sich Angreifer anklammern und ins Körperinnere vordringen können. Außerdem werden eingedrungene fremde Zellen durch Husten, Niesen und durch die kontinuierliche Bewegung der obersten Schleimhautzellen wieder nach außen transportiert.

Eine ähnliche Funktion haben Tränen, Speichel und Urin, die zudem Bakterien tötende Bestandteile enthalten: Im Magensaft befindet sich Säure, Sperma enthält Spermine und Zink; Tränen, Nasensekret und Speichel enthalten das Enzym Lysozym.

Eine unverzichtbare Schutzfunktion üben auch die Bakterien aus, die auf der Körperoberfläche siedeln. Sie verhindern durch das Milieu, das sie mit ihrem Stoffwechsel schaffen, dass andere Keime (z. B. Pilze) dort Platz greifen können.

Arbeit des Immunsystems

Im Abwehrsystem, mit dem sich der Körper gegen Fremdes wehrt, gibt es zwei grundverschiedene Elemente: Die Immunabwehr, die durch Zellen vermittelt wird, und die, die auf der Wirkung von Substanzen beruht, die im Immunsystem gebildet wurden.

Phagozytose

So genannte »Fresszellen« können Keime komplett verschlingen und verdauen. In der Fachsprache heißt dieser Vorgang »Phagozytose«. Diese Fresszellen, die aus dem Knochenmark stammen und zu den weißen Blutkörperchen gehören, heißen Granulozyten und Makrophagen. Die Granulozyten haben eine Lebensdauer von zwei bis drei Tagen. Sie halten sich besonders im Blut auf, finden sich aber auch häufig in entzündetem Gewebe. Sie bekämpfen vor allem Eiter bildende Bakterien.

Die langlebigen Makrophagen sitzen vorwiegend in Lunge, Leber, Milz und Lymphknoten. Man findet sie aber auch im Bindegewebe und an den kleinen Blutgefäßen. Makrophagen bekämpfen vor allem Mikroorganismen, die sich im Innern von Körperzellen verborgen halten. Sobald der Fressvorgang beginnt, wird eine Reihe von chemischen Vorgängen in Gang gesetzt.

Komplementsystem

Dieses Verteidigungssystem, das teilweise in der Leber produziert wird, umfasst etwa zwanzig verschiedene Eiweiße, die in einem komplizierten Zusammenspiel mit zunehmender Kraft auf eingedrungene Feinde reagieren. Das Komplementsystem hat im Rahmen der Abwehr im Wesentlichen drei Aufgaben:

● Zusammenarbeit mit den Fresszellen. Verschiedene Teile des Komplementsystems lagern sich an die feindlichen Zellen an, um den Fresszellen das Aufspüren und Andocken zu erleichtern.

● Einzelne Faktoren des Komplementsystems (z. B. Histamin) bewirken, dass sich die kleinen Blutgefäße erweitern und körpereigene Abwehrstoffe die Wände passieren können – die Haut rötet sich und schwillt an.

● Manche Komplementbestandteile schädigen die Zellwand des Eindringlings so stark, dass dieses zum Tod der Zelle führt.

● Ist alles Fremde beseitigt, limitiert das Komplementsystem seine Arbeit selbst. Ohne diesen Mechanismus würde der Körper Schaden nehmen.

Immunmodulatoren

Registriert der Körper eine Infektion oder Gewebeschädigung, produziert er blitzschnell und in großer Menge so genannte Immunmodulatoren, die mit dem Komplementsystem zusammenarbeiten. Zu den Immunmodulatoren gehören Stoffe, wie Interleukin-1 und -2, Fibrinogen, Faktor B usw.

Interleukin-1 beispielsweise erhöht die Abwehrbereitschaft der T- und B-Lymphozyten. Es veranlasst eine Erhöhung der Körpertemperatur (Fieber), wodurch Keime schneller absterben.

Interferone

Diese körpereigenen Eiweiße richten ihre Kraft speziell gegen Viren. Sie werden von T-Lymphozyten (➡ Seite 582) und anderen Zellen produziert. Mittlerweile können Interferone gentechnisch hergestellt und als Medikamente eingesetzt werden. Als solche sind sie wichtige Therapeutika bei Multipler Sklerose, Hepatitis B und bei manchen Krebserkrankungen.

Körperzellen, die von einem Virus angegriffen werden, beginnen, Interferon zu produzieren. Dieses lagert sich dann an benachbarte, nicht infizierte Zellen an und bildet so eine Art Schutzwall vor dem Virus. Interferone können darüber hinaus auch die Aktivität anderer Abwehrzellen beeinflussen, wie z. B. die spezieller weißer Blutkörperchen.

Killerzellen

Bei den »natürlichen Killerzellen« handelt es sich um große weiße Blutkörperchen, die auf die Abwehr von Viren und Krebszellen spezialisiert sind. Verschiedene Interferone arbeiten mit den »natürlichen Killerzellen« eng zusammen und verstärken deren Abwehrwirkung.

Spezifisches Immunsystem

Dieses zweite Element der körpereigenen Abwehr besteht aus T- und B-Lymphozyten. Es ist zum Zeitpunkt der Geburt nur in Ansätzen vorhanden und entwickelt sich erst in der Auseinandersetzung mit fremden Zellen.

Im Körper des erwachsenen Menschen kursieren etwa 1000 Milliarden solcher Verteidigungszellen, von denen rund eine Milliarde täglich erneuert wird.

Lymphozyten durchwandern ständig den Körper. Ihre bevorzugten Aufenthaltsorte sind die Milz, die Lymphknoten und die Lymphgewebe des Darms.

Sowohl T- als auch B-Lymphozyten können Informationen über die Fremdlinge speichern, mit denen sie sich einmal auseinander gesetzt haben. Taucht irgendwann einmal die gleiche Art Fremdling erneut auf, sorgen diese »Gedächtniszellen« dafür, dass unverzüglich die volle Abwehrkraft parat steht – der Körper ist gegen diese speziellen Keime immun geworden. Eine solche Immunität entwickelt sich gegen die meisten Kinderkrankheiten – Masern, Mumps, Röteln, Windpocken usw. –, wenn man die Krankheit durchgemacht hat oder nach einer entsprechenden Impfung (➡ Seite 280).

B-Lymphozyten

Sie entstehen im Knochenmark und wandern von dort zu den peripheren Lymphzonen (Magen-Darm-Bereich, Atemwege, Urogenitaltrakt), wo sie im Kontakt mit fremden Zellen (Antigenen) einen Lernprozess durchmachen und zu langlebigen Zellen umgewandelt werden.

B-Lymphozyten tragen an ihrer Oberfläche etwa 100 000 so genannte Antikörper (Immunglobuline), die an die Körperflüssigkeiten abgegeben werden können.

Antikörper erkennen körperfremde und schädliche körpereigene Zellen (z. B. Krebszellen) und können sie im Zusammenspiel mit den anderen Einheiten des Immunsystems vernichten.

Jeder Antikörper passt zu einer einzigen Art von fremden Zellen – ähnlich wie ein Schlüssel nur in ein Schloss passt. Da es aber Millionen verschiedener Fremdzellen gibt, müssen im Körper ebenso viele verschiedene Antikörper vorhanden sein, bzw. der Körper muss solche passenden Antikörper produzieren können.

Wird eine fremde Zelle als »bekannt« identifiziert, beginnen alle B-Lymphozyten, die Träger der speziellen Anti-

körper sind, unentwegt so lange und in so großer Zahl (2000 pro Sekunde) Antikörper zu produzieren, bis der Feind wirksam bekämpft werden kann. Das dauert meist einige Tage – in dieser Zeit fühlt man sich krank.

Jeder Antikörper verfügt über folgende Fähigkeiten:
- Er kann zwischen körpereigenen und körperfremden Zellen unterscheiden.
- Er kann feindliche Zellen (Antigene) erkennen.
- Er kann sich an Antigene anklammern.
- Er kann das Komplementsystem zu Hilfe rufen.
- Er kann Fresszellen herbeirufen.

Krankhaft veränderte Körperzellen werden von Antikörpern genauso wie fremde Zellen behandelt.

T-Lymphozyten

Diese Zellen stammen ebenfalls aus dem Knochenmark, erhalten ihre Immunkompetenz jedoch in der Thymusdrüse. Sie sind darauf spezialisiert, Fremdes zu bekämpfen, das sich in körpereigene Zellen eingeschlichen hat. Solche Fremdlinge sind vor allem Viren, die sich ohne die Hilfe anderer Zellen gar nicht vermehren können.

T-Lymphozyten finden sich im Lymphsystem des Körpers, halten sich jedoch vorwiegend in den peripheren Lymphgeweben auf.

Eine bestimmte Untergruppe dieser Verteidiger – T-Helferzellen genannt – ist darauf spezialisiert, verkleidete Feinde aufzuspüren, sie mit einer Art »Todeskuss« zu markieren und so den »Kollegen« die Möglichkeit zu verschaffen, sie zu vernichten. T-Helferzellen können mit Hilfe von Interleukinen außerdem Killerzellen aktivieren.

Eine weitere Untergruppe von T-Lymphozyten sammelt und speichert Informationen über den Feind.

Ähnlich wie B-Lymphozyten werden auch die T-Lymphozyten durch Kontakt mit dem Antigen aktiviert und über Zellteilung zu »Waffenfabriken« umfunktioniert.

Gestörtes Immunsystem

Immer wenn ein Mensch krank wird, ist die Abwehrleistung des Immunsystems überfordert gewesen. Doch manche Krankheiten betreffen ganz spezifisch das Abwehrsystem.

Autoimmunkrankheiten

Wenn das Immunsystem die Fähigkeit verliert, zwischen eigenen und fremden Zellen, zwischen gesunden und kranken Körperzellen zu unterscheiden, beginnt es plötzlich, gesunde eigene Zellen anzugreifen. In der Folge treten Krankheiten auf, die als »Autoimmunkrankheiten« bezeichnet werden – vom griechischen »autos« für »selbst«: Rheumatoide Arthritis (➡ Seite 690), Sklerodermie

(➡ Seite 697), Lupus erythematodes (➡ Seite 696), Typ-1-Diabetes (➡ Seite 723), Basedow'sche Krankheit (➡ Seite 737), Myasthenia gravis (➡ Seite 675), Multiple Sklerose (➡ Seite 433) und andere.

Die selbstzerstörerische Kraft von Autoimmunkrankheiten kann nur durch Eingriffe von außen gebremst werden. Dazu dienen hochwirksame Medikamente, wie Kortisone (➡ Seite 842), Immunsuppressiva (➡ Rheuma, Seite 686), Interferone und Interleukine. Bei einer Reihe von Autoimmunkrankheiten haben sich unterstützende psychotherapeutische Interventionen als sehr hilfreich erwiesen.

Allergien

Allergien sind Überempfindlichkeitsreaktionen des Körpers nach wiederholtem Kontakt mit einem fremden Stoff, wie Blütenpollen, Medikamenten, Tierhaaren, Chemikalien usw. Die extrem starke Abwehrreaktion kann sich lokal in Form von Hautentzündungen zeigen, als Schleimhautentzündung wie beim Asthma oder als Erkrankung des ganzen Körpers, wie bei einer Penizillinallergie. Zu Allergien allgemein ➡ Seite 590.

Immundefekte

Wenn dem Körper nicht genügend effiziente Abwehrzellen zur Verfügung stehen, bezeichnet man dieses als Immundefekt. Die Ursache dafür kann angeboren oder erworben sein. Krankheiten wie Aids, Leukämie, nephro-tisches Syndrom usw. und Behandlungen, zum Beispiel mit Krebsmitteln oder eine Strahlentherapie, aber auch Verbrennungen können zu Immundefekten führen.

Immuntherapien

Von einem starken Immunsystem erhofft man sich, dass es Krankheiten effizient abwehrt. Mit verschiedenen Mitteln und Methoden wird versucht, das Immunsystem zu stärken.

Immunstärkung, Immunmodulation

Früher nannte man dies »Abhärtung«. Der Zweck ist ein Training des Immunsystems mit Hilfe von Kälte, Wärme, Bädern, Sauna, Höhenklima, Bewegung, Sport, Ernährung, Entspannung, Fasten, diversen Pflanzenmitteln, Bakterienmitteln zum Schlucken oder Spritzen, geringfügigen Verletzungen (Baunscheidtverfahren) und anderes mehr. Zu den Verfahren, ihrer Anwendung und ihren Wirkungen ➡ Naturheilverfahren und Alternativmedizin, Seite 846.

Eine neue Forschungsrichtung, die Psychoneuroimmunologie, beschäftigt sich mit den Zusammenhängen zwischen psychischem Zustand und Immunsystem. Bis jetzt gibt es allerdings noch zu wenig solide Untersuchungsergebnisse, um konkrete Aussagen oder gar Empfehlungen abgeben zu können.

Lymphsystem

Das Lymphsystem besteht aus Lymphgefäßen, Lymphknoten und der Milz. Die Lymphgefäße sind das »Drainagesystem« des Gewebes. Das Netz von Lymphkapillaren nimmt Flüssigkeit und kleine Partikel aus dem Gewebe auf. In ihnen fließt die Lymphe in die größeren Lymphgefäße. Lymphgefäße sind ähnlich aufgebaut wie die Venen. Auch sie transportieren die Flüssigkeit mit Hilfe eines Klappensystems weiter. Alle großen Lymphgefäße münden im oberen Brustraum in eine Vene, sodass die Lymphe wieder in den Körperkreislauf gelangt.

Das Lymphsystem ist ein wesentlicher Teil des körpereigenen »Verteidigungssystems«. Die Lymphknoten fangen Krankheitskeime, fremde Stoffe und wandernde Krebszellen ab und versuchen, sie unschädlich zu machen. Dazu produzieren sie eine besondere Form weißer Blutkörperchen, die Lymphozyten.

Pfeiffer'sches Drüsenfieber
(Infektiöse Mononukleose)

Beschwerden

Ein bis zwei Wochen lang unspezifisches, grippeähnliches Kranksein mit mäßigem Fieber, teilweise erheblichen Halsschmerzen und Schnupfen. Die Lymphknoten im Hals- und Nackenbereich können geschwollen sein, Kopfbewegungen können schmerzhaft werden. Oft schwellen

auch die Lymphknoten in den Achseln oder Leisten. Manchmal erscheint ein Hautausschlag.

Die Beschwerden ähneln so sehr einer Grippe oder Angina, dass das Drüsenfieber oft nicht erkannt wird. Die sichere Diagnose gelingt mit einem Bluttest.

Ursachen

Infektion mit dem Epstein-Barr-Virus. Das Virus wird vermutlich durch intensiven Kontakt von Mund zu Mund übertragen (»Kusskrankheit«), eventuell aber auch beim Trinken aus demselben Gefäß.

Möglicherweise bleibt das Virus »schlafend« im Körper und kann dann die Krankheit erneut aktivieren, wenn die Abwehrkräfte geschwächt sind.

Erkrankungsrisiko

In Deutschland hat etwa jede achte Person, die mit der Diagnose »Angina« ins Krankenhaus eingeliefert wird, Pfeiffer'sches Drüsenfieber. Zwischen Ansteckung und Erkrankung können bis zu sieben Wochen vergehen.

Mögliche Folgen und Komplikationen

Normalerweise verschwinden die Beschwerden nach zwei bis drei Wochen folgenlos. Manchmal können jedoch wochen- oder monatelang anhaltende depressive Verstimmungen, Schwächezustände und Gefühle von Antriebslosigkeit auftreten.

Die Veränderungen im Abwehrsystem machen den Körper anfällig für zusätzliche Infektionen. In der Milz kann sich Blut ansammeln; außerdem sind Blutungen im Magen-Darm-Trakt und in den Atemwegen möglich.

Vorbeugung

Ist nicht möglich.

Wann zur Ärztin oder zum Arzt?

Wenn eine Halsentzündung mit erheblichen und schmerzhaften Lymphknotenschwellungen einhergeht.

Selbsthilfe

Fiebersenkung mit Wadenwickeln, Linderung der Halsschmerzen mit Wickeln (➡ Seite 877).

Behandlung

Die Genesung ist durch Behandlungen nicht zu beschleunigen. Einfache Schmerz- und Fiebermittel (➡ Seite 838) können die Beschwerden lindern. Kommen bakterielle Infektionen hinzu, werden diese mit Antibiotika behandelt.

Hodgkin'sche Krankheit
(Morbus Hodgkin, Lymphogranulomatose)

➡ auch Krebs, Seite 708.

Beschwerden

Erste Anzeichen dieser Krebskrankheit sind Schwellungen der Lymphknoten am Hals, in der Achselhöhle oder Leiste. Außerdem Fieber, Schweißausbrüche, Müdigkeit, Schwächeanfälle, Gewichtsverlust und Hautjucken.

Ursachen

Lymphzellen werden plötzlich bösartig. In letzter Zeit mehren sich die Hinweise, dass diese Defekte nicht angeboren, sondern erworben sind.

Erkrankungsrisiko

Jährlich wird etwa 3300-mal diese Krankheit diagnostiziert.

Mögliche Folgen und Komplikationen

Wird die Krankheit nicht behandelt, ist sie fast immer tödlich. Je nach Krankheitsstadium können jedoch 60 bis 90 Prozent aller behandelten Kranken geheilt werden.

Vorbeugung

Ist nicht möglich.

Wann zur Ärztin oder zum Arzt?

Sobald Sie den Verdacht haben, dass Sie an dieser Krankheit leiden.

Selbsthilfe

Ist nicht möglich.

Behandlung

Die Mehrzahl der Erkrankten kann mit Strahlenbehandlung und Krebsmedikamenten geheilt werden.
Allerdings wird diese Heilung bei einigen Erkrankten mit schwerwiegenden Nebenwirkungen erkauft, die sich erst bis zu 20 Jahre nach der Behandlung bemerkbar machen.

Je nach Art der Therapie werden sie mit Unfruchtbarkeit, Schäden an Herz, Lunge und Schilddrüse oder mit Zweittumoren konfrontiert.

Lymphom

➡ auch Krebs, Seite 708.

Beschwerden

Erste Anzeichen sind geschwollene Lymphknoten. Weitere mögliche Beschwerden: Unwohlsein, Fieber, nächtliche Schweißausbrüche, Appetit- und Gewichtsverlust.

Ursachen

Sie sind nicht bekannt. Man vermutet, dass eine Virusinfektion beteiligt sein könnte.

Erkrankungsrisiko

Lymphome können in allen Altersstufen auftreten, die Häufigkeit nimmt jedoch mit dem Alter zu.

Mögliche Folgen und Komplikationen

Es gibt gutartige und bösartige Lymphome. Mit einem gutartigen kann man selbst ohne Behandlung lange Zeit leben. Bösartige enden ohne Behandlung tödlich. Etwa ein Drittel der Kranken mit sehr bösartigen Lymphomen können geheilt werden.

Vorbeugung

Ist nicht möglich.

Wann zur Ärztin oder zum Arzt?

Bei jeder nicht mit einer Infektion verbundenen Lymphknotenschwellung im Halsbereich.

Selbsthilfe

Ist nicht möglich.

Behandlung

Falls nur die Lymphknoten an einer Stelle des Körpers betroffen sind, wird meist mit Strahlen behandelt, eventuell folgt eine Behandlung mit Krebsmitteln.
Falls sich die Erkrankung bereits ausgebreitet hat, behandelt man hauptsächlich mit Krebsmedikamenten.

AIDS

Die Situation von HIV/AIDS in Deutschland
(Stand Dezember 2000, Robert-Koch-Institut)

HIV-Infektionen
Gesamtzahl (geschätzt) der seit Beginn der Epidemie Infizierten:	*50 000–60 000*
Männer:	*~ 80 %*
Frauen:	*~ 20 %*
Kinder unter 13 Jahren:	*< 400 (1%)*
Neuinfektionen pro Jahr:	*~ 2000*
Heute wichtige Infektionswege:	
Homosexuelle Kontakte bei Männern:	*~ 50 %*
i.v. Drogengebrauch:	*~ 12 %*
Heterosexuelle Kontakte:	*~ 17 %*
Personen aus Endemiegebieten:	*~ 20 %*
Mutter-Kind-Übertragung:	*< 1 %*

AIDS-Fälle
Vollständigkeit der Erfassung:	*> 85 %*
Gesamtzahl der Meldungen seit 1982:	*19 199*
Davon als verstorben gemeldet:	*12 106*
Männer:	*88 %*
Frauen:	*12 %*
Kinder unter 13 Jahren:	*119 (0,6 %)*
Neuerkrankungen pro Jahr:	*~ 500*
Infektionswege (im Jahr 2000):	
Homosexuelle Kontakte mit Männern:	*54 %*
i.v. Drogengebrauch:	*13 %*
Heterosexuelle Kontakte:	*8 %*
Personen aus Endemiegebieten:	*14 %*
Hämophile:	*0 %*
Bluttransfusionen und -produkte:	*0 %*
Mutter-Kind-Übertragung:	*0 %*
Ohne Angaben:	*11 %*

Trends HIV-Infektionen Deutschland
Nach wie vor erfolgt die überwiegende Zahl der Neuinfektionen über homosexuelle Kontakte bei Männern. Die Rate von Neuinfektionen bei i.v. Drogenabhängigen hat sich in den letzten Jahren stabilisiert. Die Zahl der durch heterosexuelle Kontakte übertragenen Infektionen nimmt weiter langsam zu.

Trends AIDS Deutschland
Durch die in letzter Zeit erheblich verbesserten Behandlungsmöglichkeiten hat die Zeitspanne von der HIV-Infektion bis zum Auftreten AIDS-definierender Erkrankungen deutlich zugenommen; dadurch ging die Zahl der neu diagnostizierten AIDS-Fälle im Jahr 2000 auf ca. 500 zurück. Die Zahl der zu versorgenden Patienten wird bei konstanter Zahl der Neuinfektionen durch die längeren Überlebenszeiten weiter ansteigen.

Die Situation von HIV/AIDS in Österreich
(Stand Dezember 2000, Institut für Virologie, Wien)
Die Lage sieht auf den ersten Blick nicht beunruhigend aus. Eine massive Ausbreitung von HIV in der Gesamtbevölkerung findet nicht statt. Die Abnahme der Zahl der AIDS-Neuerkrankungen ist auch in Österreich nicht die Folge eines Rückganges der HIV-Neuinfektionen, sondern ein vorübergehender Erfolg der neuen Behandlungsmöglichkeiten. Derzeit leben in Österreich ca. 5000–10 000 HIV-Infizierte, 2060 Personen sind seit Beginn der Epidemie an AIDS erkrankt, von diesen sind über 1250 bereits verstorben. Ansonsten herrschen ähnliche Verhältnisse und Trends wie in Deutschland.

Die Situation von HIV/AIDS weltweit
Derzeit leben über 36 Millionen Menschen mit HIV/AIDS, 75 % von ihnen in Schwarzafrika. 22 Millionen Menschen sind seit Beginn der Epidemie an AIDS verstorben. Weltweit gesehen ist 1% der Bevölkerung zwischen 15 und 49 Jahren HIV-infiziert, in Afrika südlich der Sahara sind es bereits 8,8 %. Allein im Jahr 2000 infizierten sich 5,3 Millionen Menschen mit dem Virus, und 3 Millionen Personen verstarben an AIDS. Über 90 % aller HIV-Infizierten leben in Entwicklungsländern und haben keinen Zugang zu irgendwelcher Therapie.

Nach dem ersten Bekanntwerden von AIDS Anfang der 80er-Jahre hieß es, dass die Krankheit lediglich Homosexuelle und Fixer beträfe. Konservative Moralapostel erklärten dies als »Strafe Gottes« für die vermeintliche Sittenlosigkeit unserer Zeit.

Als schließlich auch Heterosexuelle und Kleinkinder daran erkrankten, konnte man in den Medien immer neue Horrormeldungen lesen: Die ersten Prognosen von Fachleuten ließen vermuten, dass sich AIDS explosionsartig ausbreiten werde. Man befürchtete den Zusammenbruch der gesamten medizinischen Versorgung. Inzwischen zeigt sich, dass die Zahl der Neuerkrankungen zum Beispiel in Deutschland und Österreich nicht ansteigt. In manchen Gegenden Afrikas oder Asiens wird die Situation allerdings zunehmend dramatisch.

Beschwerden

Bei mehr als der Hälfte aller Infizierten kommt es zwei bis sechs Wochen nach der Ansteckung zu grippeähnlichen Beschwerden (Fieber, Lymphknotenschwellung, Halsschmerzen, Ausschlägen, Müdigkeit). Alle Symptome normalisieren sich ohne Behandlung innerhalb einiger Wochen. In dieser Zeit vermehrt sich das Virus massiv, und der Frischinfizierte ist hoch infektiös.

Nach der Ansteckung, die entweder als akute HIV-Erkrankung oder unbemerkt verläuft, folgen mehrere Jahre, in denen Infizierte klinisch gesund bleiben. Die immunologische Situation verschlechtert sich aber langsam, die CD4-Zellzahl nimmt ab, bis schließlich erste Symptome auftreten.

Folgende Anzeichen können darauf hindeuten, dass die Infektion fortschreitet: Fieber, Gewichtsverlust, Durchfälle, geschwollene Lymphknoten, allgemeine Schwäche, Müdigkeit, Hautausschläge und Infektionen im Mund- oder Rachenbereich.

Diese unspezifischen Beschwerden können wieder vergehen, und es kann Monate oder Jahre dauern, bis das Vollbild der Krankheit AIDS mit folgenden möglichen Beschwerden auftritt:

- Atemnot, trockener Husten und Fieber als Anzeichen einer Lungenentzündung.
- Schwere Durchfälle.
- Schluckbeschwerden als Anzeichen von Pilzerkrankungen der Speiseröhre.
- Fieberbläschen (Herpes simplex), vor allem im Analbereich.
- Krebs (Kaposi-Sarkom, Lymphom).
- Tuberkulose.
- Hautausschläge.
- Persönlichkeitsveränderungen, Vergesslichkeit, Antriebsarmut, Krampfanfälle usw. können als Zeichen der fortschreitenden Gehirnschädigung durch die Viren auftreten.

Ursachen

AIDS wird durch das so genannte HI-Virus (*Humanes Immundefizienz-Virus*) hervorgerufen. Als Folge der Infektion vermindert sich nach Jahren langsam eine bestimmte Art weißer Blutkörperchen – die so genannten CD4-Zellen. Diese Zellen bilden einen Teil der »Wachmannschaft« des Körpers, zuständig für den Schutz gegen Krebszellen und Krankheitskeime.

Der Körper kann sich nun gegen krank machende Einflüsse nicht mehr ausreichend wehren.

Die Ansteckung kann nur auf drei Wegen erfolgen:

1. *Durch ungeschützten sexuellen Verkehr*, wobei sich das Risiko durch bereits vorhandene Geschlechtskrankheiten und Entzündungen erhöht. Männer und Frauen, die Analverkehr ohne Kondom praktizieren, sind besonders gefährdet. Die Viren bzw. infizierte Zellen werden über Risse in der Darmschleimhaut oder durch direkten Kontakt der befallenen Zellen mit der Schleimhaut besonders leicht übertragen.

2. *Durch Übertragung von HIV-haltigem Blut*. Besonders gefährdet sind i.v. Drogenabhängige, die Spritzen und Nadeln gemeinsam mit anderen verwenden. Eine besondere Risikogruppe waren bis vor wenigen Jahren die Bluterkranken, die – ohne es zu wissen – mit HIV-infizierten Blutprodukten behandelt wurden.

Zuverlässige Tests auf HIV schließen nun die Gefahr weitgehend aus, dass durch infiziertes Blut oder Blutprodukte HIV übertragen werden kann.

3. *Von einer infizierten Mutter auf ihr Kind*. Etwa 20 bis 30 Prozent aller Babys werden vor oder bei der Geburt oder durch das Stillen von ihrer HIV-infizierten Mutter angesteckt; der Rest bleibt gesund. Im Jahr 2000 gab es fünf Millionen Kinder, die bereits im Mutterleib infiziert wurden.

Durch die Behandlung der werdenden Mutter mit Medikamenten in unterschiedlichen Kombinationen während der Schwangerschaft und des Neugeborenen für einige Wochen nach der Geburt lässt sich das Infektionsrisiko für das Kind auf etwa zwei Prozent senken.

HIV wird nicht übertragen

- durch Händeschütteln oder Umarmen. HIV-Infizierte brauchen Berührungen und Zuneigung mindestens ebenso wie Gesunde.
- durch alltägliche Kontakte am Arbeitsplatz.
- über Türklinken, Telefonhörer, Handtücher, Arbeitsinstrumente, Husten, Niesen oder Händedruck.
- durch Mücken und andere Insekten.
- beim Schwimmen in öffentlichen Schwimmbädern. Selbst wer Wunden oder Abschürfungen hat, ist beim Baden nicht gefährdet.
- durch Benutzung der Zahnbürste eines HIV-Infizierten. Es ist weltweit kein einziger Fall bekannt, bei dem sich jemand über eine Zahnbürste infiziert hätte. Aus allgemeinen hygienischen Gründen sollte jedoch immer jeder seine eigene Zahnbürste benutzen.
- bei der Benutzung öffentlicher Toiletten.
- durch Benutzung von Geschirr, aus dem ein HIV-Infizierter gegessen hat. Selbst beim gemeinsamen Speisen aus einem Teller besteht keine Gefahr.
- durch Trinken aus dem gleichen Glas.
- durch Anhusten oder Anniesen.
- durch Scheren und Rasiermesser beim Friseur.
- bei Zahnarztbehandlungen, weil alle Instrumente nach jedem Gebrauch gründlich gereinigt und sterilisiert werden.
- durch Küsse. Theoretisch wäre bei intensiven Zungenküssen durch direkten Blutkontakt (kleine Verletzungen im Mund, Zahnfleischbluten) eine Infektion möglich, nicht aber durch Speichel. Praktisch ist diese Ansteckungsmöglichkeit extrem unwahrscheinlich und noch nicht vorgekommen.

Mögliche Folgen und Komplikationen

Eine Reihe von Langzeit-Überlebenden zeigt, dass eine Infektion mit dem HI-Virus nicht unweigerlich zu AIDS und zum baldigen Tod führen muss. Bei etwa zwei Prozent aller HIV-Infizierten bleibt das Immunsystem offenbar mehr als zehn Jahre lang intakt und scheint die Vermehrung der Viren im Körper erfolgreich zu verhindern. Normalerweise vergehen zwischen dem Zeitpunkt der Ansteckung und den ersten Anzeichen der Erkrankung einige Jahre. Eine entsprechende Behandlung – zum richtigen Zeitpunkt begonnen – verlängert die Überlebenszeit beträchtlich.

Vorbeugung

Vermeidung von Ansteckungsrisiken:
- Ersatzdrogenprogramme helfen Fixern und Fixerinnen, von der Nadel und damit vom Infektionsrisiko wegzukommen. Wer spritzt, sollte auf keinen Fall Spritzen und Nadeln mit anderen tauschen und nur Einmalspritzen verwenden.
- Beim Geschlechtsverkehr mit wechselnden Personen zum Schutz Kondome (Präservative) benutzen und Sexualtechniken anwenden, bei denen keine Körperflüssigkeiten ausgetauscht werden. Das gilt auch für Menschen, die in fester Partnerschaft leben, wenn sie nicht sicher sein können, dass ihr Partner oder ihre Partnerin nicht »fremdgeht«. Das Risiko, dass sich Männer in Deutschland oder Österreich bei registrierten Prostituierten, die regelmäßig untersucht werden, anstecken, ist dann sehr gering, wenn die Frauen Kondome verwenden. Anders ist das bei ungeschütztem Verkehr und vor allem in Asien oder Afrika, wo viele Prostituierte HIV-infiziert sind.

Wann zur Ärztin oder zum Arzt?

Wenn Sie den Verdacht haben, sich mit HIV infiziert zu haben, sollten Sie sich an einen Arzt oder eine Ärztin Ihres Vertrauens oder an die nächstgelegene AIDS-Hilfe wenden. Inzwischen gibt es in allen Bundesländern Beratungsstellen der AIDS-Hilfe, deren Adressen man bei den folgenden Stellen erfragen kann:

AIDS-Hilfe
Deutsche AIDS-Hilfe Berlin e.V.
Dieffenbachstr. 33, 10967 Berlin
Tel.: 0 30/69 00 87-0, Fax: -42
e-mail: dah@aidshilfe.de
Internet: http://www.aidshilfe.de

AIDS Hilfe Wien
AIDS Hilfe Haus
Mariahilfer Gürtel 4, 1060 Wien
Tel.: 01/5 99 37-0, Fax: -16
e-mail: wien@aids.at
Internet: http://www.aids.at

Um festzustellen, ob jemand HIV-infiziert ist, sind mindestens zwei Tests vorgeschrieben. Die Routineuntersuchung erfolgt mit einem Suchtest. Wenn damit Antikörper gefunden werden, die zeigen, dass der Körper auf eingedrungene HI-Viren reagiert hat, wird ein Bestätigungstest (Western Blot) durchgeführt. Erbringt dieser Test ebenfalls ein positives Ergebnis, muss die gesamte Untersuchung (Suchtest und Bestätigungstest) aus einer zweiten, unabhängigen Blutprobe wiederholt werden. Damit sollen Verwechslungen und Laborfehler ausgeschlossen werden. Erst dann darf das Ergebnis dem Patienten mitgeteilt werden.

Da die Antikörper erst nach fünf bis acht Wochen, manchmal auch noch später auftreten, bedeutet ein negativer Test nicht unbedingt, dass man nicht infiziert ist. Sicherheitshalber muss die Untersuchung nach drei Monaten und eventuell nach einem halben Jahr noch einmal durchgeführt werden.

Die Polymerase-Kettenreaktion (PCR, Polymerase chain reaction) ist die derzeit beste Methode, Bestandteile des Virus direkt nachzuweisen. Die PCR ist von großer Bedeutung, weil sie HIV nachweisen kann, noch bevor Antikörper aufgetreten sind. Besonders wichtig ist dies bei Kindern HIV-positiver Mütter, da bei ihnen die mütterlichen Antikörper gegen HIV bis zu 18 Monate lang nachzuweisen sind. Mit der PCR ist schon sehr bald nach der Geburt auszuschließen oder nachzuweisen, ob ein solches Kind infiziert ist. Als Routine-HIV-Test ist diese Untersuchung aber nicht geeignet.

Die PCR spielt auch eine wichtige Rolle, um die HIV-Belastung von Infizierten zu bestimmen und danach die Therapie auszurichten.

Selbsthilfe

Lassen Sie nie einen HIV-Test ohne vorherige Beratung durch die AIDS-Hilfe oder einen Arzt oder eine Ärztin Ihres Vertrauens durchführen.

In Deutschland darf – sowohl in der niedergelassenen Praxis als auch in der Klinik – ein HIV-Test nur durchgeführt werden, wenn der Betroffene vorher darüber aufgeklärt wird und wenn er seine Zustimmung erteilt. In Österreich wird diese Zustimmung als gegeben angenommen, wenn sich jemand zur Behandlung ins Spital begibt.

Über das Ergebnis des HIV-Tests werden die Patienten und Patientinnen nur informiert, wenn der Test positiv ist, also eine HIV-Infektion vorliegt.

Alle HIV-Untersuchungsstellen sind gesetzlich verpflichtet, sich an die ärztliche Schweigepflicht zu halten. Diese Vorschrift ist jedoch immer wieder durchbrochen worden – mit schwerwiegenden sozialen und beruflichen Folgen für die HIV-positiven Personen.

Viele Lebensversicherungen und private Krankenversicherungen verlangen vor Abschluss eines Vertrages über eine bestimmte Summe den Nachweis eines negativen HIV-Tests.

Wenn eine HIV-Infektion durch mindestens zwei Tests nachgewiesen wurde, empfehlen sich folgende Verhaltensregeln:

- In regelmäßigen Abständen ärztliche Kontrolluntersuchungen durchführen lassen. Diese werden z. B. von der AIDS-Hilfe anonym und kostenlos angeboten. Die AIDS-Hilfe verfügt auch über eine Liste von Vertrauensärzten und -ärztinnen z. B. für Zahnmedizin oder Gynäkologie, bei denen sicher ist, dass die Anonymität gewahrt bleibt, und die ohne Diskussionen bereit sind, HIV-infizierte Personen medizinisch zu behandeln.
- Eine möglichst gesunde Lebensweise einhalten: Alkohol- und Nikotinkonsum einschränken, sich abwechslungsreich ernähren, Sonnenbäder vermeiden, in Maßen Sport betreiben.
- Nicht in tropische Zonen reisen, weil dort die Gefahr besteht, sich mit ungewohnten, oft schlecht erkennbaren oder schwer behandelbaren Krankheitskeimen zu infizieren.
- Alle Entzündungsherde des Körpers sanieren lassen.

Mit allen Fragen und Problemen kann sich jeder anonym und kostenlos an die AIDS-Hilfe wenden. Dort erhält man:
- Information und Aufklärung.
- Telefonische und persönliche Beratung durch medizinisch, psychologisch oder sexualwissenschaftlich ausgebildetes Personal.
- HIV-Antikörpertestung.
- Psychosoziale Hilfe für HIV-Positive und Angehörige.
- Rechtsberatung; Gesprächsgruppen; Hilfestellung durch Sozialarbeiter; Besuchs-, Hilfs- und Pflegedienste für aidskranke Personen zu Hause und im Krankenhaus durch ehrenamtliche Krankenpflegedienste und emotionale Betreuungsdienste (Buddies).

Behandlung

Die antiretrovirale Therapie richtet sich gegen die Ursache der Immunschwäche, das Retrovirus HIV. Ziel der Behandlung ist, die Vermehrung von HIV im Organismus zu verhindern bzw. zu hemmen. Das Virus gänzlich aus dem Körper zu entfernen, ist bisher nicht möglich. Die Therapie der HIV-Infektion sollte begonnen werden, bevor es zu irreversiblen Schäden am Immunsystem gekommen ist.

Es gibt derzeit zwei Gruppen von zugelassenen antiretroviralen Medikamenten: die Reverse-Transkriptase-Hemmer und die Protease-Hemmer. Etliche andere Substanzen sind zudem in klinischer Erprobung.

Bei den spezifischen Hemmern der Reversen Transkriptase unterscheidet man Nukleosidanaloge-, Nukleotidanaloge- und Nicht-Nukleosidanaloge-Reverse-Transkriptase-Hemmer, die in ihrem Aufbau den Bausteinen der viralen Erbsubstanz sehr ähnlich sind.

Zidovudin (*AZT, Retrovir*), Zalcitabin (*ddC, Hivid*), Didanosin (*ddI, Videx*), Stavudin (*d4T, Zerit*), Lamivudin (*3TC, Epivir*), Abacavir (*ABC, Ziagen*), Nevirapin (*NVP, Viramune*), Efavirenz (*Sustiva* [D], *Stocrin* [Ö]) und Delavirdin (*DLV, Rescriptor*) sind schon in Verwendung, zum Teil auch in Kombinationspräparaten (z. B. Retrovir, Epivir und Abacavir in dem Produkt *Trizivir*). Andere Substanzen werden bald folgen.

Bei den Protease-Hemmern sind Saquinavir (*SQV, Invirase, Fortovase*), Indinavir (*IDV, Crixivan*), Ritonavir (*RTV, Norvir*), Amprenavir (*APV, Agenerase*) und Lopinavir (in Kombination mit Ritonavir: *Kaletra*) schon in Verwendung. Auch in dieser Gruppe werden etliche neue Substanzen geprüft und demnächst zugelassen.

Alle diese Medikamente sind äußerst wirksam. Dank ihres Einsatzes hat sich seit 1996 sowohl die Erkrankungsrate als auch die Sterberate um mehr als 80 Prozent verringert. Diese Zahl gilt jedoch nur für jene Länder, in denen die Medikamente erhältlich sind und von den Krankenkassen bezahlt werden. Eine Kombinationsbehandlung kann monatlich bis zu 1000 Euro kosten.

Weltweit werden allerdings nur knapp fünf Prozent aller HIV-Infizierten behandelt, da für sie die Therapie unerschwinglich ist.

Jede wirksame Therapie hat Nebenwirkungen. Die Wechselwirkungen zwischen Virus, Medikamenten und Patient verursachen unter Umständen beträchtliche Veränderungen: Schwund des Unterhautfettgewebes an Armen, Beinen, Gesäß und im Gesicht (Lipodystrophie-Syndrom). So kann es kommen, dass Patienten klinisch und immunologisch »gesund« sind, jedoch todkrank aussehen. Außerdem können sich Fettansammlungen im Bereich des Bauchs und Nackens bilden.

Ferner kann sich – auch bei Männern – die Brust vergrößern, die Blutfettwerte können sich erhöhen. Die Haut kann austrocknen, Haare ausfallen und Nägel einwachsen. Es kann sich ein Diabetes entwickeln; Impotenz, Menstruationsstörungen, Knochenschwund, Fettleber und Erkrankungen des Herz-Kreislauf-Systems können auftreten.

Allergien

Allergien spielen sich im Abwehrsystem (Immunsystem, ➡ Seite 580) ab. In der Medizin werden verschiedene Immunreaktionen unterschieden. So erklärt sich auch, warum zum Beispiel eine Allergie gegen Nahrungsmittel einmal die Darmschleimhaut verändert und bei einem anderen Betroffenen zu Schwellungen am ganzen Körper führt.

Im allgemeinen Sprachgebrauch meint man mit »Allergie« zweierlei: eine plötzliche Überempfindlichkeitsreaktion, die auf ein Organ beschränkt bleibt oder den ganzen Körper erfasst, oder eine sich langsam entwickelnde Überempfindlichkeit.

Mechanismus

Das Abwehrsystem reagiert auf eindringende Fremdstoffe (*Antigene*), indem es Antikörper bildet. Antigen und Antikörper reagieren miteinander und aktivieren bestimmte weiße Blutkörperchen.

Diese an sich normale Reaktion, die Menschen z. B. vor Infektionen schützt, ist bei einer Allergie verändert. Bei einer Allergie werden Stoffe, wie z. B. Nahrungsmittel, Luftpartikel, Stoffe, mit denen die Haut in Kontakt kommt, die für nichtallergische Personen völlig harmlos sind, vom Abwehrsystem als fremd erkannt, für gefährlich gehalten und bekämpft. Es befinden sich ungewöhnlich große Mengen Antikörper im Blut, die weißen Blutkörperchen reagieren überschießend und entlassen Gewebehormone wie zum Beispiel Histamin. Diese Gewebehormone führen besonders an den Schleimhäuten von Darm, Auge, Nase und Bronchien und an der Haut zu heftigen Reaktionen.

Hat das Immunsystem einmal derart reagiert, »merkt« es sich das fortan. Kommt es mit demselben Fremdstoff wieder in Kontakt, reagiert die Abwehr viel schneller als beim ersten Kontakt.

Beschwerden

Bei Heuschnupfen (➡ Seite 523) läuft die Nase, bei allergischer Bindehautentzündung (➡ Seite 456) tränen die Augen, bei Nesselsucht (➡ Seite 504) juckt die Haut, bei allergisch bedingtem Asthma (➡ Seite 533) kann unerwartet Atemnot auftreten.

Anaphylaktische Reaktionen sind plötzliche allergische Reaktionen, die sich im ganzen Körper abspielen und unbehandelt dramatisch verlaufen können.

Penizillin und das Gift von Insektenstichen sind Beispiele für Substanzen, die solche Schockreaktionen auslösen können.

Zu den Allergien, die den ganzen Körper erfassen, sich aber langsam entwickeln, gehören das Kontaktekzem (➡ Seite 491) und Nahrungsmittelallergien.

Anaphylaktischer Schock

Er kann sofort bis 15 Minuten nach Kontakt mit dem Allergie auslösenden Stoff auftreten.

Beschwerden: *Juckreiz, Hautrötung oder Blässe, Schwellungen am ganzen Körper, Atemnot und Blutdruckabfall; manchmal Übelkeit und Erbrechen.*

Erste Hilfe: *Betroffenen so hinlegen, dass die Beine höher liegen als der Kopf.*

Sofort Notdienst rufen!

Ursachen und Auslöser

Die genetische Anlage ist erheblich daran beteiligt, ob jemand auf bestimmte Stoffe allergisch reagiert. Doch viele Faktoren müssen zusammenwirken, damit jemand Allergiker wird.

Einer davon ist sicher die zunehmend stärker chemisierte Umwelt. Zudem scheinen sich Umweltschadstoffe, wie Schwermetalle, Rußpartikel, Pflanzenschutzmittel usw., an allergieauslösende Antigene anzulagern und sie so zu »schärfen«.

Ein weiterer Faktor ist der »westliche Lebensstil«, der durch übertriebene Hygiene und geringen Kontakt zur Natur, zu Tieren und zu vielen anderen Menschen den frühzeitigen Kontakt mit einer breiten Palette von Keimen verhindert.

Auch das Wohlbefinden beeinflusst das Immunsystem (➡ Im Gleichgewicht sein, Seite 216). Damit kann die Psyche ein Faktor sein, der die Bereitschaft des Körpers stärkt oder schwächt, auf ein Antigen allergisch zu reagieren.

Im Prinzip kann jeder Stoff allergisierend wirken. Doch von mehreren Gruppen von Stoffen ist inzwischen bekannt, dass sie für viele Menschen Reizstoffe sind.

Viele Stoffe lösen nicht einmal selbst Allergien aus, sondern bereiten sie indirekt vor, indem sie etwa Haut und Schleimhäute schädigen. Erst dadurch erhöht sich die Durchlässigkeit für andere Stoffe, die dann eine Allergie hervorrufen.

Ein Beispiel: Der Schadstoff Schwefeldioxid kann unmittelbar ein allergisches Asthma auslösen, er kann aber auch die Bronchialschleimhaut so schädigen, dass es zu einer Birkenpollenallergie kommt.

Erkrankungsrisiko

In den Industrieländern haben Allergien alarmierend zugenommen und sind immer noch im Steigen begriffen. Von den 8- bis 11-jährigen Kindern leiden bis zu 24 Prozent an einer atopischen Dermatitis, 16 Prozent der Erwachsenen haben Heuschnupfen.

Folgen und Komplikationen

Das Leben mit einer Allergie kann sehr beschwerlich sein. Da sind zunächst viele Arztbesuche oder Krankenhausaufenthalte, um die auslösenden Allergene zu finden. Wer sie kennt, kann versuchen, sein Leben so einzurichten, dass er sie meidet. Wer sie nicht meiden kann, plagt sich womöglich sein Leben lang mit den Beschwerden, die die Allergie macht, und ihrer Behandlung. Das ganze Jahr über bestehende Allergien oder solche, die saisonal immer wiederkehren, sind Flecken auf dem Image von »belastungsfähigen« Arbeitnehmern. Wer dann häufig krankheitsbedingt ausfällt, muss sich vielleicht sogar Sorgen um den Arbeitsplatz machen.

Die Seele von Allergikern kann leicht Schaden nehmen, wenn Mitmenschen allergische Hautausschläge als so Ekel erregend empfinden, dass sie die Betroffenen wie Aussätzige behandeln. Aber auch andere Symptome belasten das Selbstwertgefühl der Betroffenen.

Der Körper leidet sowohl unter der Allergie als oft auch unter ihrer Behandlung.

Allergien haben häufig die unangenehme Eigenschaft, »die Etage zu wechseln«: Aus einem Heuschnupfen wird dann zum Beispiel ein Asthma.

In Organen, die durch die Allergie bereits in Mitleidenschaft gezogen sind, entwickeln sich leicht unterschiedliche Folgekrankheiten.

Ein anaphylaktischer Schock ist lebensbedrohlich.

Vorbeugung

Die Gestaltung des äußeren und inneren Lebens kann die beeinflussbaren Faktoren klein halten:

Ausgewogene Ernährung, die dem Körper möglichst wenig Schadstoffe zumutet, und eine ebensolche Wohn- und Arbeitsumgebung; Bewegung und Sport zur Steigerung des Wohlgefühls; die richtige Mischung zwischen An- und Entspannung für die körperliche und seelische Balance.

Neugeborene schützt Muttermilch und nichts als das vom ersten Tag bis etwa ein halbes Jahr lang vor Allergien.

Mütter, die stillen wollen und aus einer allergiebelasteten Familie kommen, sollten nach der Geburt ausdrücklich fordern, dass ihr Kind nicht mit Milchprodukten gefüttert wird. Der Kontakt des Neugeborenen mit Kuhmilchprodukten in den ersten Lebenstagen kann wahrscheinlich auch dann eine Allergie begünstigen, wenn das Kind hinterher gestillt wird.

Wenn keine Muttermilch fließt, ist in Familien mit einer allergischen Vorbelastung der Versuch gerechtfertigt, so genannte hypoallergene Fertigmilch zu füttern (*Aletemil HA* [D/Ö], *Aptamil HA* [D/Ö], *Beba HA* [D/Ö]), um damit das Allergierisiko zu verringern.

Wann zur Ärztin oder zum Arzt?

Beim Verdacht auf eine Allergie. Doch Hausärztin oder -arzt sind mit der detektivischen Suche nach Allergieauslösern meist überfordert. Fachleute sind Ärzte mit dem Zusatztitel »Allergologie«.

Die gründliche körperliche Untersuchung wird ergänzt durch eine ausführliche Befragung, mit der man den auslösenden Stoffen auf die Spur zu kommen versucht. In Form eines »Allergietagebuchs« kann man den Antworten leichter nahe kommen:

● Wie äußern sich die Beschwerden?
● Wann treten sie auf: tagsüber, nachts, immer?
● Gibt es spezifische Zusammenhänge mit Jahreszeiten, Wetterlagen, Tätigkeiten, Orten, Räumen, der Gegenwart von Personen, dem Befinden?
● Verstärken sich die Beschwerden bei bestimmten Gelegenheiten?
● Wo treten sie auf: in geschlossenen Räumen, nur in bestimmten Räumen, am Arbeitsplatz, nur im Freien?
● Welche Umstände stehen damit im Zusammenhang: Nahrungsmittel, Kleidungs- oder Schmuckstücke, Tätigkeiten wie Putzen, Umgang mit Chemikalien?
● Medikamenteneinnahme?

Zu dieser Untersuchung gehört auch die Schilderung der beruflichen Umgebung und der Lebensgewohnheiten.

Da in aller Regel niemandem die Einzelheiten seines täglichen Tuns so bewusst sind, empfiehlt sich das Führen eines Tagebuchs, in das eine Zeit lang alle relevanten Dinge eingetragen werden.

Ärztin oder Arzt können die »Fahndung« noch mit medizinischen Tests erweitern. Das sollten sie jedoch erst dann tun, wenn der Verdacht in eine bestimmte Richtung weist.

Hauttest

Die Haut am Unterarm oder dem Rücken wird mit einer Nadel angeritzt. Dann träufelt man meist eine ganze Serie von Wirkstofflösungen darauf, die als Allergieauslöser verdächtigt werden (*Pricktest*). Beim Intrakutantest wird die Testlösung unter die Haut gespritzt. Besteht eine Allergie, rötet sich die Haut und bildet eine Quaddel. Da zum Beispiel Auge, Nase, Lunge oder Darm ganz anders reagieren können als die Haut, auf der der Test durchgeführt wird, ist der Hauttest niemals ein zwingender Beweis. Ein Test mit Substanzen, von denen bekannt ist, dass sie allergische Schockreaktionen auslösen können, darf nur durchgeführt werden, wenn alle Bedingungen gegeben sind, um einen Schock notfallmäßig aufzufangen.

Provokationstests

Hierbei bringt man den als Allergieauslöser verdächtigten Stoff mit dem reagierenden Organ in direkten Kontakt. So kann man etwa einen Tropfen extrem verdünnter

Pollenlösung bei Heuschnupfen ins Auge oder in die Nase träufeln. Bei allergischem Asthma lässt man eine Lösung mit dem Stoff inhalieren.

Beim Verdacht auf eine Nahrungsmittelallergie versucht man oft die umgekehrte Form des Provokationstests: Zunächst streicht man alle verdächtigen Nahrungsmittel vom Speiseplan, dann führt man sie Produkt für Produkt wieder ein und beobachtet die Reaktion. Doch auch Nahrungsmittel können als Konzentrate zunächst auf der Haut getestet werden.

Selbsthilfe

Auch wenn der Allergieauslöser bekannt ist, ist die Behandlung leichter gesagt als getan: Der Stoff muss gemieden werden. Bei Hautpflegemitteln oder Zusatzstoffen in Nahrungsmitteln bedeutet das, die Angaben auf der Verpackung über die Zusammensetzung der Produkte sehr eingehend zu studieren und das Produkt dann gegebenenfalls im Regal stehen zu lassen. Lieb gewordene Haustiere allerdings wegzugeben fällt schwer, den Beruf zu wechseln ist noch schwieriger, und Hausstaub zu vermeiden scheint unmöglich. Und doch sind dieses die einzigen wirklich wirksamen Behandlungsmöglichkeiten. Zusätzlich gibt es eine Reihe von nützlichen Tipps:

Bei Pollenallergie in der »gefährlichen« Zeit
- Aufenthalt im Freien meiden.
- Fenster und Türen geschlossen halten.
- Den Urlaub in die »allergische Zeit« legen. Oberhalb von 2000 Metern ist die Luft praktisch pollenfrei. Auch Meeresluft enthält kaum Pollen.

Pollenflugvorhersage ➡ Heuschnupfen, Seite 523.

Bei Hausstaub- bzw. Hausstaubmilbenallergie
Der Wechsel von natürlichen zu synthetischen Materialien kann den Milben den Lebensraum entziehen.
- Alle Staubfänger entfernen: Vorhänge, Teppiche, Decken, Regale mit Zierrat.
- Federkern- und Rosshaarmatratzen durch solche aus Latex ersetzen und in einen milbendichten Überzug (Encasing) stecken, diesen alle vier Wochen abwaschen.
- Tapeten durch gestrichene Wände ersetzen.
- Teppichböden durch glatte, wischbare Böden ersetzen.
- Wer das nicht möchte: Täglich alles staubsaugen – auch das Bettzeug.
- Staubsauger mit einem Schwebstofffilter (HEPA-Filter) benutzen, Staubsaugerbeutel möglichst oft wechseln.
- Im Frühjahr und Herbst ein Mittel (z. B. *Acarosan*, *Tre-San*) anwenden, das Milben abtötet und ihre Exkremente zu größeren Partikeln zusammenballt, die man leichter wegsaugen kann.

Bei Schimmelpilzallergie
- Feuchte Wände und Fußböden sanieren.
- Tapeten auswechseln.

Behandlung

Zur spezifischen Behandlung allergischer Erkrankungen einzelner Organe siehe die jeweiligen Krankheiten.

Hyposensibilisierung
Mit einer Hyposensibilisierung kann man versuchen, sich gegen den Auslöser weniger empfindlich zu machen.

Dazu wird der Allergie auslösende Stoff in extremer Verdünnung unter die Haut gespritzt oder geschluckt. Die Behandlung geht über mehrere Stadien, in denen die Konzentration des Allergens gesteigert wird. Im Idealfall entwickelt der Körper eine gewisse Toleranz gegen das Antigen, sodass es in Konzentrationen vertragen wird, die vor der Behandlung die Allergie bereits zum Ausbruch gebracht hätten.

Für eine erfolgreiche Hyposensibilisierung muss sicher nachgewiesen sein, dass dieses Allergen die Allergie an dem reagierenden Organ selbst auslöst. Der Hauttest reicht dazu nicht. Außerdem sollten nicht mehr als ein bis zwei Stoffe gespritzt werden. Von Lösungen, die sechs oder sieben Allergene enthalten, ist nicht viel zu erwarten.

Die Behandlung wird mindestens drei Jahre lang durchgeführt – es sei denn, es wäre schon vorher eine deutliche Besserung eingetreten.

Gegen Stoffe, denen man durch Vermeidung entkommen kann, sollte nicht hyposensibilisiert werden.

Nebenwirkungen: Eine Hyposensibilisierung kann mit gravierenden Risiken verbunden sein. Weil das Antigen direkt in den Körper hineingebracht wird, ist die Gefahr relativ groß, dass es zu einem anaphylaktischen Schock kommt.

Diese Behandlung sollte darum nur durchgeführt werden, wenn
- die Krankheitssymptome die Patienten stark beeinträchtigen und durch eine angemessene medikamentöse Therapie nicht gebremst werden können.
- die Allergie noch nicht länger als fünf Jahre besteht.
- die Betroffenen noch nicht älter als 50 Jahre sind.
- sie häufig zur Ärztin oder zum Arzt kommen können.

Hyposensibilisierungen dürfen nur Ärzte durchführen, die damit Erfahrung haben und die eine eventuell notwendige Notfallbehandlung durchführen können. Nach der Injektion müssen die Patienten noch mindestens eine halbe Stunde unter ärztlicher Aufsicht bleiben. Auch später noch müssen sie sich bei den ersten Anzeichen von Übelkeit oder Atembeschwerden sofort an Ärztin oder Arzt wenden.

Sinnvoll zur Vorbeugung: Cromoglicinsäure

Für die Augen:

Allergocrom (D/Ö), Opticrom (D/Ö), Vividrin (D/Ö)

Für die Nase:

Duracroman (D), Lomupren (D), Lomusol (Ö), Vividrin (D/Ö).

Die Linderung der Beschwerden kann manchmal Tage auf sich warten lassen.

Gegen Asthma: *Intal (D/Ö)*

Nebenwirkungen: *Beim Einatmen in seltenen Fällen Husten und Atemnot.*

Sinnvoll zur Vorbeugung: Ketotifen

Nur gegen Asthma: Zaditen (D/Ö)

Nebenwirkungen: *Wirkung kann lange auf sich warten lassen. Macht müde, beeinträchtigt die Aufmerksamkeit.*

Antihistaminika zum Schlucken

Allergodil (D/Ö)	*Soventol (D)*	*Terfemundin (D)*
Fenistil (D/Ö)	*Systral (D)*	*Terfenadin (D)*
Hisfedin (D)	*Tavegil (D)*	*Zolim (D)*
Lisino (D)	*Teldane (D)*	*Zyrtec (D/Ö)*
Mizollen (D)	*Telfast (D/Ö)*	

Achtung: *Ein Teil dieser Mittel macht müde. Darum sollten Sie bei diesen Medikamenten zuerst beobachten, wie Sie darauf reagieren, ehe Sie ein Fahrzeug lenken, Maschinen bedienen oder Arbeiten verrichten, die besondere Aufmerksamkeit erfordern.*

Akupunktur

Vor allem leichtere und mittelschwere Allergien kann Akupunktur positiv beeinflussen. Selbst wenn sie die allergischen Reaktionen nicht verhindern kann, hilft sie zumindest, Medikamente einzusparen (➡ Akupunktur, Seite 847).

Behandlung mit Medikamenten

Cromoglicinsäure und Ketotifen sind Vorbeugemittel. Sie hindern die weißen Blutzellen daran, jene Stoffe freizusetzen, die dann die allergische Reaktion der Gewebe bedingen. Sie müssen regelmäßig angewendet werden.

Antihistaminika

Diese Medikamente verhindern die Wirkung der Gewebehormone, die die unkontrollierte Reaktion auslösen. Sie lindern den Juckreiz, machen allerdings meist auch müde. Auf die Haut aufgetragen, können sie selbst wieder Allergien auslösen. Antihistaminika sollten nur bei Bedarf eingenommen werden und nur dann, wenn eine lokale Behandlung des allergisch reagierenden Organs – zum Beispiel mit Augen- oder Nasentropfen – nicht möglich ist.

Kortisone

Eine lebensbedrohliche anaphylaktische Reaktion wird notfallmäßig unter anderem mit Infusionen oder Injektionen von Kortison behandelt.

Über lange Zeit bestehende Allergien, die andere Medikamente nicht ausreichend lindern, können mit Kortisonen behandelt werden (➡ Seite 842).

Zähne

Das Gebiss besteht aus dem unteren und oberen Kieferknochen. Sie sind in den Kiefergelenken miteinander beweglich verbunden und tragen die Zahnreihen. Die Keimanlagen für beide Zahnreihen sind bei der Geburt schon vollständig ausgebildet.

Das Milchgebiss besteht aus 20 Zähnen. Bis zum 18. Lebensmonat sind meist alle Zähne sichtbar. Das Dauergebiss besteht aus 28 bis 32 Zähnen. Im 13./14. Lebensjahr sind meist zwei Schneidezähne, ein Eckzahn, zwei Backen- und zwei Mahlzähne auf jeder Kieferhälfte ausgebildet.

Der dritte Mahlzahn, der letzte Zahn in der Reihe, kommt meist bis zum 21. Lebensjahr durch. Bei jedem Dritten bleibt dieser so genannte »Weisheitszahn« jedoch aus.

Damit sich die Zähne gut in der Reihe ausrichten, müssen sich schon beim Kind Zungen-, Wangen- und Lippenmuskulatur im Gleichgewicht miteinander befinden. Schlaflage, unliebsame Gewohnheiten wie Lutschen, aber auch erbliche Faktoren bestimmen dies mit. Sie beeinflussen auch, ob die Kiefer richtig aufeinander passen oder ob es

zu einem Vor-, Rück- oder Kreuzbiss kommt. Falsch stehende oder fehlende Zähne können Probleme im Kiefergelenk machen, das Kauen beeinträchtigen und die Entstehung von Karies und Parodontose begünstigen.

Das Gebiss ist beim Essen heute unterbeschäftigt. Weiche, zuckerreiche Kost hat in der Industriegesellschaft vermehrt Zahn- und Zahnbetterkrankungen entstehen lassen. Neun von zehn Personen in Deutschland und in Österreich haben Karies und Parodontitis. Die Schweiz hat durch ihr vorbildliches öffentliches Vorsorgeprogramm in allen Kindergärten und Schulen die Erkrankungsrate bereits in der zweiten Generation wesentlich gesenkt. Die zahnärztlichen Standesvertretungen in Deutschland und Österreich haben nicht dazu beigetragen, dass ein ähnlich wirksames System errichtet werden konnte.

In Deutschland sind Karies- und Parodontalbehandlung, Kieferregulierung bei Kindern und Jugendlichen und Zahnersatz Bestandteil des Leistungskatalogs der Krankenkassen. Beim Zahnersatz müssen die Patienten bis zu 50 Prozent der Kosten selbst tragen. Der Anteil verringert

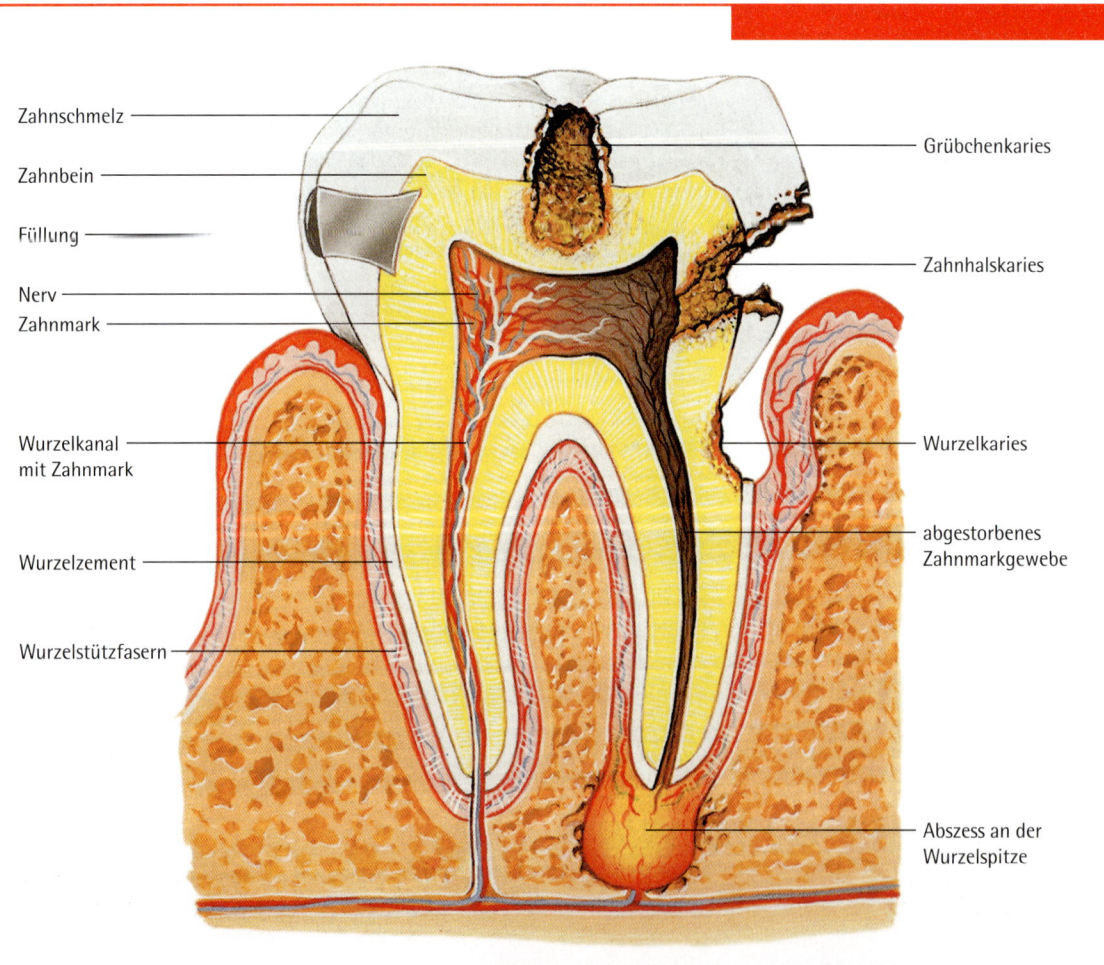

Zahnschmelz

Zahnbein

Füllung

Nerv
Zahnmark

Wurzelkanal
mit Zahnmark

Wurzelzement

Wurzelstützfasern

Grübchenkaries

Zahnhalskaries

Wurzelkaries

abgestorbenes
Zahnmarkgewebe

Abszess an der
Wurzelspitze

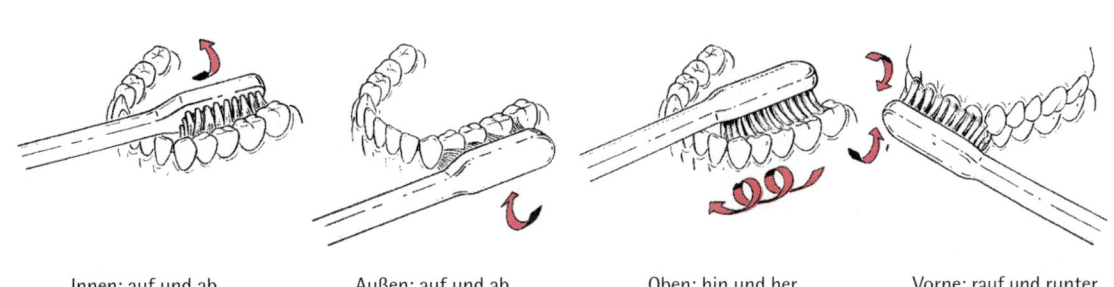

Zähne richtig putzen

Innen: auf und ab   Außen: auf und ab   Oben: hin und her   Vorne: rauf und runter

sich auf 35 Prozent, wenn sie zehn Jahre lang regelmäßig zu den Vorsorgeuntersuchungen gegangen sind. Zahnersatz aus Edelmetall ist überwiegend privat zu bezahlen. Dass die Kassen in Österreich seit jeher nur geringe Zuschüsse für Zahnersatz geleistet haben, hat die Behandlungsformen beeinflusst: Mehrheitlich werden billige Lösungen gewählt. Für Bedürftige gibt es günstige Kronen in Kassenambulanzen.

Richtige Zahnpflege

Zahnbürste

Entscheidend für die Zahngesundheit ist eine möglichst zuckerfreie Kost und dass der Zahnbelag vollständig entfernt wird. Deshalb ist die Zahnbürste das wichtigste Werkzeug für die Zahnpflege. Sie soll so klein und handlich sein, dass sie sich im Mund in alle Ecken führen lässt. Ihre Borsten sollten aus Kunststoff sein und so weich, dass sie das Zahnfleisch nicht verletzen. Deshalb sollen die Borsten auch gleich lang sein und gerade stehen.
Die Bürste wird mit rüttelnden Bewegungen vom Zahnfleisch zur Zahnkrone geführt, sodass die Borsten in alle Zwischenräume rutschen. Jeder Zahn sollte auf der Innenseite, auf der Außenseite und dann auf der Kaufläche extra geputzt werden. Dabei wird auch jeweils das Zahnfleisch ausreichend massiert. Hat sich das Zahnfleisch schon zurückgebildet, ist es wichtig, die Zahnzwischenräume mit einer Interdentalbürste von Essensresten und Bakterienbelag frei zu halten.
Elektrische Zahnbürsten sind nur sinnvoll, wenn man die Zahnbürste schlecht führen kann, etwa für Bettlägerige oder Körperbehinderte. Technische Neuerungen wie ultraschallähnliche Bürstenantriebe sind in Erprobung.
Der Wasserstrahl von Mundduschen kann das mechanische Bürsten nicht ersetzen, höchstens ergänzen. Bei Zahnfleischerkrankungen kann der Wasserstrahl abgestorbene Zellen oder Bakterien noch tiefer in die Zahntaschen spülen. Besser ist es, nach dem Putzen mit Wasser den Mund auszuspülen und es mehrmals kräftig durch die Zahnzwischenräume zu pressen.
Eine gründliche Reinigung des Gebisses dauert mindestens drei Minuten. Für die Selbstkontrolle leisten gute Beleuchtung, ein Spiegel in Augenhöhe – für Kinder wichtig! –, ein kleiner Mundspiegel und eine Eieruhr gute Dienste.
Mit Plaquefärbemitteln kann man auch selbst den Erfolg des Putzens kontrollieren. Dazu eignen sich am besten Mittel, die nur den Wirkstoff Fluorescein enthalten.

Zahnseide

Die Kontaktpunkte in den Zahnzwischenräumen sind von Karies besonders bedroht. Deshalb sollten sie mit Zahnseide von Plaque befreit werden. Ungewachste Seide, erhältlich in Drogerien und Apotheken, eignet sich am besten. Sie wird zwischen den Fingern oder in ein gabelförmiges Gerät gespannt und vorsichtig an den Kontaktpunkten vorbei und an jedem Zahnhals entlang geführt. Auch unter Brücken sollte man gründlich mit der Zahnseide reinigen. Für diesen Zweck gibt es eigene Einfädler.

Zahnpasta und Mundwasser

Zahnpasten sind keine Heil-, sondern Gleitmittel, die »Frische« suggerieren. Sie enthalten vielfach chemische Zusätze (z. B. waschaktive Mittel wie Natriumlaurylsulfat und Desinfektionsmittel), die das Zahnfleisch schädigen können. Zähneputzen mit reinem Wasser erzielt nachweislich den gleichen Putzeffekt ohne diese Nebenwirkungen.
Dass pflanzliche Zusätze oder Vitamine in Zahnpasten das Zahnfleisch straffen, ist nicht erwiesen. Ebenso we-

nig, dass bestimmte Zusätze Zahnbelag verhindern oder entfernen können. Zahnbelag bildet sich von selbst nach jedem Putzen wieder. Nur der kräftige Einsatz der Zahnbürste löst ihn vom Schmelz.

Fluoridzusätze sollen den Zahnschmelz härten. Das können sie nur, solange sie auf der Zahnoberfläche haften. Die genauen Rezepturen der Tubeninhalte unterliegen keiner amtlichen Kontrolle.

Als Faustregel gilt: Je weniger die Zahnpaste schäumt und je herber ihr Geschmack ist, umso günstiger wirkt sie; je weniger Zahncreme man verwendet und je länger geputzt wird, umso besser.

Mundwasser ist für die tägliche Mundpflege unnötig. Es verschleiert mangelnde Zahnpflege. Enthält es alkoholische Zusätze, kann es die Schleimhaut schädigen; desinfizierende Beimischungen können die Mundflora stören.

Angst vorm Zahnarzt

Wer Angst vor der Zahnbehandlung hat, sollte darüber mit den Behandlern sprechen. Geben sie geduldig Auskunft über die Möglichkeiten, die Schmerzen bei der Behandlung zu vermindern, über alle Vorgänge und Behandlungsschritte, so wirkt das besser als Beruhigungsmittel. Ist die Angst so groß, dass sie den Mut zum Zahnarztbesuch nimmt, kann man überlegen, ob nicht eine Verhaltenstherapie (➡ Seite 895) angebracht ist.

So können Sie Ihrem Kind helfen, die Angst vor dem Zahnarzt abzubauen:

- Bereiten Sie es mit »Zahnarztspielen« (Untersuchung mit Spiegel) auf den Besuch vor.
- Nehmen Sie es zur eigenen Zahnbehandlung mit, wenn Sie selbst keine Angst zeigen.
- Suchen Sie eine Zahnärztin oder einen -arzt, die sich Zeit nehmen und denen das Kind vertraut.
- Versprechen Sie dem Kind keine Schmerzfreiheit. Appellieren Sie eher an seine Mitarbeit.

Unfälle

Kieferbrüche, Zahnlockerung und Platzwunden brauchen eine Erstversorgung in einer Zahnklinik oder bei einem Facharzt oder einer Fachärztin für Kieferchirurgie und anschließend eine zahnärztliche Nachbehandlung. Ein ausgeschlagener Zahn kann – besonders bei Jugendlichen – wieder in den Kiefer einoperiert werden und dort noch einige Jahre halten.

Für den raschen Transport zur Zahnärztin oder zum Kieferchirurgen wird der ausgeschlagene Zahn am besten in einer speziellen Zahn-Rettungsbox aufgehoben. Wenn das nicht möglich ist, sollten Sie ihn in normale Milch legen. In ihr überleben die Zellen etwa eine Stunde.

Kleinkinder fallen oft auf den Mund. Ist einer der Zähne danach locker oder in den Knochen gestoßen, sollte man sofort mit dem Kind in die zahnärztliche Praxis gehen. Oft stirbt das Zahnmark in der Folge ab, der Zahn färbt sich dunkel. Manchmal wird auch der Keim für den bleibenden Zahn geschädigt.

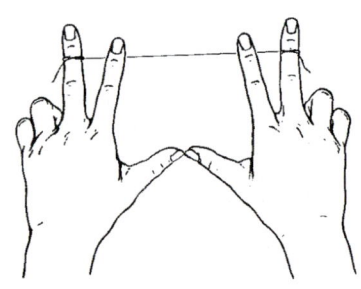

Zwischen den Fingern spannen

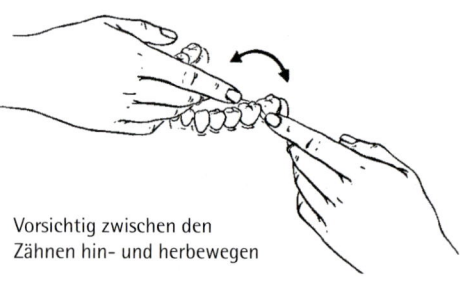

Vorsichtig zwischen den Zähnen hin- und herbewegen

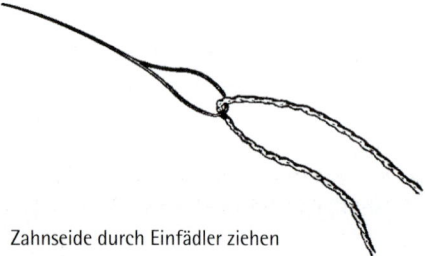

Zahnseide durch Einfädler ziehen

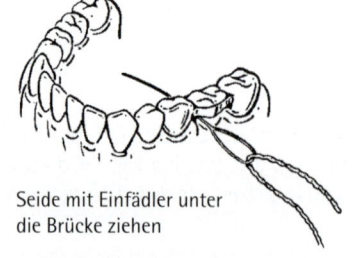

Seide mit Einfädler unter die Brücke ziehen

Sind Vorderzähne ausgeschlagen, können Zahnarzt oder -ärztin die Lücke mit provisorischem Zahnersatz versorgen. Erst um das 20. Lebensjahr ist das Einsetzen einer endgültigen Brücke sinnvoll.

Karies (Zahnfäule)

Beschwerden

Der Zahn reagiert empfindlich auf Kälte und Wärme, Saures und Süßes. Schmerzen treten erst auf, wenn die Karies durch den Zahnschmelz zum Zahnbein vorgedrungen ist. Beachten Sie weißlichgelbe oder braune Verfärbungen des Zahnschmelzes – es sind erste Zeichen der beginnenden Karies. Viele langsame und chronische kariöse Prozesse laufen öfter ohne Symptome ab.

Ursachen

Zahnbelag (*Plaque*). Er besteht aus klebrigen Mikroorganismen, die sich von Zuckern ernähren und sie zu Säuren abbauen. Diese greifen den Zahnschmelz an, Bakterien können eindringen, Pilzbefall ist möglich. Hat die Karies den Schmelz durchbrochen, greift die Zahnfäule das Zahnbein an. Gefördert wird Zahnbelag durch
- jeden Zucker, auch Fruchtzucker und Honig, und ausgemahlene Mehle.
- mangelnde Zahnpflege (➡ Seite 595).
- Arbeit mit hoher Staubbelastung, Arbeit in Säure- und Laugendämpfen.

Erkrankungsrisiko

Das Risiko steigt durch mangelnde Zahnpflege, mit jeder Nascherei und wenn zerstörte Zähne unbehandelt bleiben.

Vorbeugung

Ohne Zucker keine Karies! Karies kann man durch zuckerfreie Kost und gründliche, regelmäßige Zahnpflege – zweimal täglich und Mundausspülen nach jedem Essen und Trinken zuckerhaltiger Speisen und Getränke – weit gehend verhindern (➡ Richtige Zahnpflege, Seite 595). *Wichtig:* Zweimal jährlich zur Kontrolle! Zahnärztin oder Zahnarzt sollte jedes Mal die Mundhygiene kontrollieren und wenn nötig über eine bessere Putztechnik informieren.

Kariesvorbeugung mit Fluorid
Fluoride können – eingenommen oder direkt auf den Zahn aufgetragen – den Zahnschmelz härten.

Anders als in anderen Ländern sind in Deutschland und Österreich weder Trinkwasser noch Milch mit Fluoriden versetzt. Allerdings gibt es Salz, das neben Jodid auch Fluorid enthält.

Die vorbeugende Einnahme von Fluortabletten im Kindesalter fördert die kritiklose Einnahme von Pillen im späteren Leben. In Österreich ist die regelmäßige Abgabe von Fluortabletten an alle Schulkinder eingestellt worden, nachdem dort wie auch andernorts nicht nachgewiesen werden konnte, dass Fluortabletten Karies vorbeugend wirken.

Fluoride sollten bei Kindern und Jugendlichen nur gezielt zur Schmelzhärtung eingesetzt werden: bei offensichtlicher Kariesneigung und schlechten Ernährungsgewohnheiten. Die Zahnärztin oder der Zahnarzt kann ohne großen Aufwand Fluorgel oder -lack nach vorheriger Reinigung der Zahnoberfläche auf den Zahnschmelz aufbringen.

Eine kombinierte Tabletteneinnahme von Vitamin D und Fluorid erscheint wenig sinnvoll.

Versiegelung
Die Grübchen in den Kauflächen können vor dem Eindringen der Karies durch Versiegeln mit Kunststoff (*Komposites*) geschützt und beginnende Karies dadurch gestoppt werden.

Vorher müssen die gefährdeten Stellen aufwändig mit Spezialbürsten gereinigt werden.

Mögliche Folgen und Komplikationen

Durch Druckabfall (z. B. bei Flugreisen, Bergtouren, Tauchen) kann bisher unbemerkte Zahnfäule plötzlich zu starken Zahnschmerzen führen.

Eine unbehandelte Karies kann tief vordringen. Die Folge ist eine Infektion des Zahnmarks, die bis in den Kiefer, die Kieferhöhlen und das Muskelgewebe reichen kann. Der Zahn kann verloren gehen. Fehlstellungen der Nachbarzähne und Kaubeschwerden können auftreten.

Wann zur Ärztin oder zum Arzt?

Zweimal jährlich vorbeugend. Schmerz kommt als Warnzeichen oft zu spät.

Selbsthilfe

Ist nicht möglich. So genannte Hausmittel, wie z. B. Alkohol oder eine Gewürznelke, sollten Sie nicht auf die schmerzende Stelle bringen. Sie könnten Zahnmark und Zahnfleisch schädigen. Der Weg in die zahnärztliche Praxis ist das wirksamste Schmerzmittel. Schmerzpatienten haben das Recht, noch am selben Tag behandelt zu werden.

In der Wartezeit können Sie sich helfen, indem Sie
- den Akupunkturpunkt am äußeren Nagelbettwinkel des Zeigefingers fest reiben.
- für kurze Zeit einen feuchtkalten Umschlag an die Wange legen.
- für kurze Zeit ein einfaches Schmerzmittel einnehmen. Einnahme über längere Zeit erschwert die Diagnose. Am besten eignen sich Mittel, die als Wirkstoff nur Parazetamol enthalten (➡ Einfache Schmerzmittel, Seite 838).

Mittel, die den Wirkstoff ASS (Azetylsalizylsäure) enthalten, fördern die Blutungsneigung. Sie eignen sich nur, wenn kein zahnchirurgischer Eingriff (z.B. Zahnziehen) zu erwarten ist (➡ Einfache Schmerzmittel, Seite 838).

Sinnvoll gegen Zahnschmerzen: Parazetamol

Parazetamol mit angehängtem Herstellernamen (D/Ö)

Benuron (D/Ö)	*Enelfa (D)*
Captin (D)	*Fensum (D)*
Doloreduct (D)	*Mexalen (Ö)*

Wichtigste Nebenwirkungen: *Bei sehr häufigem, jahrelangen Gebrauch sind Nierenschäden nicht auszuschließen. Bei Überdosierung: Leberschäden.*

Nur bei sehr starken Schmerzen können Ärztin oder Arzt in Ausnahmefällen den Wirkstoff Dextropropoxyphen (z.B. *Develin retard* [D]) oder ein kombiniertes Mittel aus ASS oder Parazetamol mit Kodein verordnen (z.B. *Dolokapton* [Ö], *Nedolon P* [D], *Talvosilen* [D]). Anders kombinierte Schmerzmittel sollten Sie keinesfalls einnehmen (➡ Schmerzmittel, Seite 837).

Sinnvoll gegen Zahnschmerzen: ASS

Acesal (D)	*ASS ... (D/Ö)*
Acidum acetylsalicylicum (D/Ö)	
Aspirin (D/Ö)	*Delgesic (D)*
Aspro ASS (D/Ö)	*Iromin (Ö)*

Wichtigste Nebenwirkungen: *Magenschmerzen, Übelkeit, Blutungsneigung, Schwindelgefühl, Ohrensausen.*

Behandlung

Die Zahnärztin oder der Zahnarzt muss die Karies gründlich ausbohren. Schmerzen lassen sich durch eine örtliche Betäubung ausschalten. Die Spritze kann für einige Stunden die Konzentration beeinträchtigen: dann nicht Autofahren oder komplizierte Maschinen steuern. Bevor die Höhlung im Zahn gefüllt wird (*plombiert*), sollte eine Unterfüllung aus Zement das Zahnmark schützen.

Bei großen Höhlungen sollte mit dem Anlegen eines Streifchens um den Zahn verhindert werden, dass Füllmaterial überquillt und das Zahnfleisch schädigt. Bleiben oft Speisereste zwischen den Zähnen hängen, sollten Sie die Zahnkontakte im Zahnzwischenraum nachprüfen lassen. Bei allen Füllungen müssen der Zusammenbiss der Kiefer kontrolliert und die Füllungen korrigiert werden, bis kein Fremdgefühl mehr besteht. Sonst treten Probleme beim Kauen und in den Kiefergelenken auf. Bestehen Sie darauf, dass die Füllung so lange korrigiert wird, bis sich der Zusammenbiss wie gewohnt anfühlt.

Vermeiden Sie verschiedene Metalle im Mund. Das gilt besonders für Stellen, die im Biss aufeinander treffen. In der Folge können elektrische Reize auftreten und die Korrosion der Füllungen fördern.

Behandlung mit dem Dentallaser

Das angeblich schmerzlose Bohren mit dem Laser ist nicht zu empfehlen – die Technik ist noch nicht ausgereift und in den USA deshalb verboten. Zahnfleischbehandlung mit Laser ist möglich, falsche Anwendung kann jedoch zu irreversiblen Schäden führen.

Entzündung des Zahnmarks

Beschwerden

Bestehende Zahnschmerzen werden bohrend, klopfend, dumpf; sie breiten sich diffus aus; Wange und Lymphknoten an Unterkiefer und Hals können anschwellen.

Ursachen

Das Zahnmark hat sich entzündet.

Erkrankungsrisiko

Das Risiko steigt, wenn Karies unbehandelt bleibt.

Vorbeugung

Konsequente Zahnpflege und zweimal jährlich zahnärztliche Kontrolle.

Mögliche Folgen und Komplikationen

Das Zahnmark kann absterben, die Infektion in den Kiefer vordringen; der tote Zahn kann zum »Herd« werden, der die Widerstandsfähigkeit gegen andere, besonders chronische Krankheiten mindert und allergische Reaktionen fördern kann.

Füllungen

Es gibt kein ideales Füllmaterial. Jedes kann Allergien auslösen, wie Untersuchungen in den letzten Jahren gezeigt haben. Die beste Füllung ist ein gesunder Zahn!

Zahnfarbene Komposites

Neue Fülltechnik und Materialien haben eine Weiterentwicklung ermöglicht, trotzdem eignen sie sich nicht für größere und vielflächige Füllungen von Backenzähnen. Diese Füllungen werden mit Licht gehärtet. Je besser die Füllung nach dem Aushärten poliert wird, desto schlechter kann Zahnbelag daran haften. Dem Kaudruck auf den großen Kauflächen der Seitenzähne halten Komposites oftmals nicht stand. Komposites können Gifte absondern, es bilden sich rascher Randspalten als bei Amalgamfüllungen.

Goldlegierungen

Sie sind teuer. Für Goldfüllungen muss mehr gesunde Zahnsubstanz weggebohrt werden als für Amalgamfüllungen. Sie werden nach einem Abdruck im Labor gegossen und in den Zahn einzementiert. Sind die Randschlüsse nicht korrekt gearbeitet, kann Zahnbelag eindringen. Ein *Onlay* bedeckt die gesamte Kaufläche und schützt den Zahn umfassend. *Inlays* eignen sich nur für kleinere Zahndefekte, die mit Komposites nicht mehr versorgt werden können. Ästhetisch besser sind so genannte Wanneninlays, in Galvanotechnik hergestellt. Sie werden mit Keramik ausgefüllt und lassen nur ringsum einen Goldrand erkennen. Leider ist Galvanogold sehr teuer.

Keramikinlays

Sie haben grobe Ränder, die weniger präzise passen als Goldinlays. Sie sind bruchgefährdet.

Inserts

Das sind vorgefertigte Füllungskörper aus einer speziellen Glasmischung. Sie eignen sich für kleine kariöse Defekte auf der Kaufläche von Backenzähnen und im Zahnzwischenraum und werden nach genauer Anpassung mit Komposite-Material befestigt. Das Material ist fest, zahnfarben und preiswerter als Goldinlays. Der Vorteil von Inserts: Sie schonen die Zahnsubstanz.

Amalgam

Hierbei handelt es sich um eine Mischung aus Silber, Kupfer, anderen Metallen und Quecksilber. Ein Teil des Quecksilbers wird beim Füllen an den Körper abgegeben. Die Füllung hält lange und gibt wenig Quecksilber ab, wenn

- der Zahnarzt Non-Gamma-2-Amalgame verwendet, die Füllung fest stopft und sie im Abstand von mindestens einem Tag poliert.
- Amalgam im Mund nicht mit anderen Legierungen zusammentrifft und
- man selbst gute Zahnpflege betreibt und allzu heiße Speisen meidet.

Amalgam kann wie Gold und andere Zahnersatzlegierungen an der Mundschleimhaut und auch an entfernten Hautpartien zu allergischen Reaktionen führen. Extrem selten sind Kopfweh, Konzentrationsstörungen, Nervosität.

Quecksilberbelastung: Es fehlt trotz jahrelangen Verdachts bis heute der Nachweis, dass Quecksilber aus Füllungen psychosomatische Beschwerden, wie Migräne, Asthma, Rückenweh und Depressionen, oder gar Krankheiten, wie Rheuma und Krebs, verursacht. Je nach Anzahl der Füllungen nimmt der Körper aus dem Amalgam etwa sechsmal so viel Quecksilber auf wie mit der Nahrung. Dieses wird vor allem in den Nieren, im Gehirn und in der Leber gespeichert. Gesundheitsschäden resultieren nach heutigem Wissensstand daraus nicht. Aus Gründen des vorbeugenden Gesundheitsschutzes empfiehlt das Bundesinstitut für Arzneimittel und Medizinprodukte, bei Schwangeren, Stillenden und Kleinkindern bis zum 6. Lebensjahr keine neuen Amalgamfüllungen zu legen oder alte auszubohren. Durch das Ausbohren entsteht Quecksilberdampf und dadurch eine akute hohe Belastung.

Kinderärztliche Umweltberatung
Deutsche Akademie für Kinderheilkunde und Jugendmedizin
Beratungsstellen DISA (Allergie) und DISU (Umweltmedizin)
Westerbreite 7, 49484 Osnabrück
Tel.: 05 41/9 77 89 00, Fax: 9 77 89 05
e-mail: urvehlend@uminfo.de
Internet: http://www.uminfo.de

Amalgamuntersuchung und Quecksilberentgiftung
Poliklinik für Zahnerhaltung und Parodontologie
Glückstraße 11, 91054 Erlangen
Tel.: 0 91 31/8 53 36 32
e-mail: info@dent.uni.erlangen.de
Internet: http://www.dent.uni-erlangen.de

Poliklinik für Zahnerhaltung
Untersuchungszentrum Amalgam
Waldeyerstraße 30, 48129 Münster
Tel.: 02 51/8 34 70-38 oder -39, Fax: 8 34 70-37
e-mail: ottk@uni-muenster.de
Internet: http://medweb.uni-muenster.de/institute/
zmk/einrichtungen/kons/index.html

Wer wissen will, wie hoch die Quecksilberbelastung seines Körper ist, sollte das Metall im 24-Stunden-Sammelurin bestimmen lassen. Jenes Verfahren, bei dem das Mittel DMPS injiziert und anschließend der Quecksilbergehalt des Bluts ermittelt wird, führt nicht zu einer besseren diagnostischen Aussage als die Bestimmung aus dem Urin. Methoden wie Elektroakupunktur oder Bioresonanz sind ungeeignet, um eine Quecksilberbelastung festzustellen. *Achtung:* Viele Untersucher, die diese Diagnostik anbieten, raten zu umfangreichen Eingriffen in den »amalgamvergifteten« Kieferknochen. Bevor Sie sich zu solchen Maßnahmen entschließen, sollten Sie sich mit weiteren Zahnärzten beraten.

Wann zur Ärztin oder zum Arzt?

Zweimal jährlich zur Kontrolle. Selbst bei geringem Zahnschmerz unverzüglich in zahnärztliche Behandlung.

Selbsthilfe

Ist nicht möglich. Schmerzlinderung ➡ Karies, Seite 597.

Wurzelbehandlung

Zähne mit erkranktem oder abgestorbenem Zahnmark sind durchaus erhaltenswürdig. Bei einigen Allgemeinerkrankungen gelten wurzelbehandelte Zähne als Risiko und sind daher unerwünscht. In solchen und in den folgenden Fällen sollten sie entfernt werden:
- Wenn eine fortgeschrittene Zahnbettentzündung besteht und der Zahn locker ist.
- Wenn wegen stark verkrümmter Wurzeln eine Wurzelbehandlung wenig erfolgreich erscheint und eine chirurgische Entfernung der Wurzelspitze nicht möglich ist.
- Bei tiefen Kronen- und Wurzelbrüchen.
- Bei einem für die Kaufunktion, für die Ästhetik und als Träger für eine Prothese ganz unwichtigen Zahn.

Fragen Sie Zahnärztin oder -arzt in jedem Fall, warum sie den Zahn ziehen möchten.

Für die Wurzelbehandlung können mehrere Sitzungen nötig sein. Zahnärztin oder -arzt muss den Zahn aufbohren und das Zahnmark aus dem Wurzelkanal gründlich entfernen. Dazu sollten sie das Zahnmark nach Möglichkeit nicht chemisch z.B. mit Arsen abtöten. Auch das Zahnbein muss entfernt werden, soweit es erkrankt ist. Häufig ist eine Schmerzspritze nötig.

Vor der Behandlung ist eine Röntgenaufnahme notwendig, um auszumessen, wie tief die Instrumente vordringen sollen.

Hinterher muss im Röntgenbild kontrolliert werden, ob die Wurzelfüllung gelungen ist. Lassen Sie sich die Aufnahmen zeigen und erklären.

Materialien zur Wurzelfüllung

Kein Material zur Wurzelfüllung ist optimal. Meist ist nicht einmal seine Zusammensetzung bekannt. Die Mittel können von der Wurzelspitze aus auf den Kieferknochen wirken. Ärztin und Arzt müssen deshalb sehr korrekt arbeiten und dann die Wurzelfüllpaste und -stifte möglichst genau bis in unmittelbare Nähe der Wurzelspitze vortreiben, damit keine unerwünschten Wirkungen auftreten.

Trotzdem bleibt immer ein Restrisiko, dass entzündliche Veränderungen an der Wurzelspitze entstehen (➡ Entzündungen an der Wurzelspitze, Seite 600).

Andererseits können bestimmte Wurzelfüllpasten mithelfen, dass sich bereits bestehende Entzündungen an der Wurzelspitze wieder zurückbilden. Der Naturstoff *Guttapercha* gilt als geeignet.

Verankerung mit Stiften

Möglichst einige Monate nach der Wurzelbehandlung wird der Zahn mit einer Füllung oder einer Krone versorgt. Ist die Zahnkrone weitgehend zerstört, kann die Füllung wie der Kronenaufbau mit Schraubstiften im Zahnbein oder im Wurzelkanal verankert werden. Als ideale Stifte gelten jene aus den korrosionssicheren Metallen Titan oder Tantal. Sie werden eingeschraubt.

Wurzelgefüllte Zähne können sich mit der Zeit verfärben und spröde werden. In vielen Fällen ist daher eine Stiftkrone zu ihrer Versorgung sinnvoll.

Entzündungen an der Wurzelspitze: Abszess, Granulom, Fistel, Zyste

Beschwerden

Der kranke Zahn wird klopfempfindlich und/oder druckempfindlich; Schmerzen in dem Bereich klopfen im Takt des Pulsschlags, sie werden immer stärker.

Es kann sich ein Abszess zur Wange, zur Zunge, zum Gaumen oder in die Kieferhöhle hinein bilden. Bei Kindern bricht er meist von selbst auf.

Tritt der Eiter in die Weichteile aus, wird die Wange dick. Es können Schwellungen am Mundboden, am Kiefer oder am Gaumen entstehen, die nicht immer schmerzen müssen, manchmal aber von Fieber begleitet sind.

Gelegentlich – besonders häufig bei Kindern – bahnt sich der entzündliche Prozess durch die Mundschleimhaut einen Kanal (*Fistel*), durch den immer wieder Eiter nach außen dringt. Meist schmerzt das nicht.

Ursachen

Unbehandelte Karies (➡ Seite 597).

Erkrankungsrisiko

Das Risiko steigt, wenn eine Zahnkaries nicht rechtzeitig behandelt wird.

Vorbeugung

Konsequente Zahnpflege und zuckerfreie Kost. Zweimal jährlich zahnärztliche Kontrolle. Beide Maßnahmen sollen die ursächliche Karies vermeiden helfen.

Mögliche Folgen und Komplikationen

Die Entzündung wird chronisch. Der Eiterherd an der Wurzelspitze kann sich abkapseln und zur Quelle chronischer Erkrankungen im Körper werden.
Eine Kieferzyste kann sich bilden, die Kieferhöhlen können vereitern.

Wann zur Ärztin oder zum Arzt?

So schnell wie möglich.

Selbsthilfe

Warme bzw. warmfeuchte Packungen (➡ Wickel, Seite 877) lassen Abszesse rascher reifen. Spülungen mit Tees sind nicht sinnvoll.

Behandlung

Abszesse, die nicht von selbst aufbrechen, sollten erst eröffnet werden, wenn sie »reif« sind.
Wurzelspitzenresektion: Kann eine Wurzelbehandlung den entzündlichen Prozess um die Wurzelspitze nicht zum Abheilen bringen, muss die Wurzelspitze entfernt werden. Eine Röntgenaufnahme und eine örtliche Betäubung bereiten die Behandlung vor. Nach dem Abtrennen der Wurzelspitze reinigen Ärztin oder Arzt die Höhlung gründlich von krankhaftem Gewebe und Eiter. Manchmal dichten sie die Wurzelspitze mit Füllmaterial ab – Amalgam sollte dabei nicht mehr verwendet werden. Schließlich wird die Wunde genäht und versorgt.
Bei Frontzähnen ist dieser Eingriff relativ einfach, im Bereich der Seitenzähne aber nicht immer möglich.
Kieferzysten werden auf ähnliche Art entfernt. Dabei entsteht meist ein größerer Hohlraum. Wenn der Eingriff erfolgreich war, füllt allmählich Knochengewebe diesen Hohlraum wieder.
Ist der entzündliche Prozess weit fortgeschritten, muss der Zahn unter Umständen gezogen werden. Bei jungen Menschen ist es manchmal möglich, den Zahn wieder in den Kiefer zurück einzusetzen.

Zahnfleischentzündung (Gingivitis)

Beschwerden

Das Zahnfleisch ist sehr berührungsempfindlich. Es verliert sein blassrosa Aussehen, wird bläulichrot, schwillt zwischen den Zähnen an und blutet leicht, besonders beim Zähneputzen.

Ursachen

Zahnbelag und Zahnstein oberhalb und besonders unterhalb des Zahnfleischrandes; schlecht sitzende Prothesen, Vitaminmangel, Diabetes, Lebererkrankungen, Allergien; Hormonumstellung während der Schwangerschaft; Nebenwirkung von Mitteln gegen Epilepsie. Bei Arbeit in der Blei verarbeitenden Industrie färbt sich zusätzlich der Zahnfleischrand schwarz.

Erkrankungsrisiko

Das Risiko steigt zusätzlich zu den unter »Ursachen« genannten Gründen bei mangelnder Zahnpflege, wenn der Zahnstein nicht entfernt wird; durch Reizung von Zahnpasten, Mundwässern, Prothesenhaft- und -pflegemitteln.

Mögliche Folgen und Komplikationen

Chronische Zahnfleischentzündung fördert die Parodontose (➡ Seite 602).

Vorbeugung

Konsequente Mundhygiene; zweimal jährlich zahnärztliche Kontrolle; Entfernung von Zahnstein.
Zuckerarme Ernährung beugt der Erkrankung vor, faserreiche Kost massiert beim Kauen und strafft das Zahnfleisch.
Einen ähnlichen Effekt hat das mehrmalige tägliche Massieren des Zahnfleischs mit dem sauberen Finger.

Wann zur Ärztin oder zum Arzt?

Bei Zahnfleischbluten.

Selbsthilfe

Beginnende Zahnfleischprobleme kann man mit dreimal täglich gründlichem Zähnebürsten (➡ Richtige Zahnpflege, Seite 595) aufhalten. Die Wirkung so genannter »zahnfleischstraffender« Zahncremes oder Mundwässer ist nicht nachgewiesen.

Behandlung

Eine medikamentöse Behandlung gibt es nicht. Es gehört zu jeder Zahnbehandlung, dass der Zahnstein entfernt wird, besonders jener unter dem Zahnfleischrand (*Konkrement*), der das Zahnfleisch reizt. Zusätzlich sollten Zahnärztin oder -arzt die richtige Zahnpflege erklären.

Zahnbetterkrankungen: Parodontitis, Parodontose, Anug

Beschwerden

Parodontitis: Aus tiefen Zahnfleischtaschen sondert sich eitriges Sekret ab. Erst spät tritt leicht schmerzhaftes Ziehen am Zahnbett auf, manchmal sind die Zähne druckempfindlich. Sie lockern sich.
Parodontose (Zahnbettschwund): Auf der Basis einer Parodontitis, aber auch ohne eine solche Entzündung bildet sich der Kieferknochen zurück. Parodontose wird mit zunehmendem Alter häufiger.
Sehr schmerzhaft ist die seltene, Gewebe zerstörende Form der Zahnbettentzündung (*Anug*), die vorwiegend bei jungen Menschen auftritt.

Ursachen

Parodontitis ist die Folge der Zahnfleischentzündung.
Nicht alle Ursachen der *Parodontose* sind geklärt, beteiligt sind sicher mangelnde Mundhygiene, schlechte zahnärztliche Arbeit und veränderte Durchblutung durch Stress und Rauchen.
Anug ist eine Infektion nach mangelnder Zahnhygiene.

Erkrankungsrisiko

Es steigt durch mangelnde Zahnhygiene.

Vorbeugung

Konsequente Zahnpflege (➡ Seite 595).
Zahnärztin oder -arzt sollten Zahnstein oberhalb oder unter dem Zahnfleischrand unbedingt regelmäßig entfernen, da er Zahnbetterkrankungen fördert. Die Reinigung mit Ultraschall- und Handgeräten sollte bei jedem Zahnarztbesuch selbstverständlich sein. Dies ist leider häufig nicht der Fall.
Nach der Entfernung des Zahnsteins wird die Schmelzoberfläche mit Reinigungspaste und rotierenden Bürsten oder Gumminäpfen poliert. Auf diese Weise können auch Verfärbungen entfernt werden, die durch regelmäßigen Genuss von Tee, Rotwein oder durch Rauchen entstehen.

Mögliche Folgen und Komplikationen

Parodontitis und *Parodontose:* Der Kieferknochen bildet sich zurück, die Zähne lockern sich und fallen aus. In letzter Zeit wird erneut diskutiert, dass die Erkrankung durch Bakterien und Toxine ausgelöst sein könnte, welche sich in entfernten Körperorganen befinden. Umfangreiches statistisches Material legt einen Zusammenhang zwischen den Zahnerkrankungen und Erkrankungen des Herzens und Gefäßveränderungen, besonders im Gehirn, nahe.
Anug: Erhebliche Beeinträchtigung des allgemeinen Wohlbefindens.

Wann zur Ärztin oder zum Arzt?

Bei Zahnfleischbluten; wenn Zahntaschen bestehen; bei eitrigem Sekret; bei fauligem Mundgeruch; bei Ziehen in den Zähnen; bei druckempfindlichen Zähnen; bei Schmerzen an Zahnfleisch und Mundschleimhaut.

Selbsthilfe

Ist nicht möglich.

Behandlung

Wirksame Medikamente oder homöopathische Mittel gegen Zahnbetterkrankungen gibt es nicht. Nur eine chirurgische Behandlung und anschließende konsequente Mundhygiene können helfen.
Die meisten Zahnärzte in Deutschland und Österreich sind in Parodontalbehandlungen nicht ausreichend ausgebildet. Deutsche Krankenkassen bezahlen die Behandlung nur, wenn Zahnärztin oder -arzt einen Behandlungsplan aufstellen und zur Genehmigung einreichen. In Österreich erstatten die Kassen die hohen Kosten der zeitaufwändigen Behandlung nicht.
Die Behandlung umfasst mehrere Sitzungen. Alte Füllungen werden poliert und die optimale Mundhygiene trainiert. Das entzündete Gewebe muss chirurgisch entfernt und die Zahnwurzel geglättet werden (*Curettage*). Das ist schmerzhaft und wird deshalb bei örtlicher Betäubung gemacht. Das Zahnfleisch blutet bei dieser Behandlung stark.
Die Zahnhälse bleiben für einige Wochen empfindlich. Die Zähne sehen nun »länger« aus, denn der Zahnfleischrand kann sich zurückbilden. Das Zahnfleisch strafft sich jedoch wieder, und im günstigen Fall festigen sich die gelockerten Zähne wieder.
Soll dieser Operationserfolg halten, werden anschließend konsequentes Zähneputzen und der Gebrauch von Zahnseide und Zahnzwischenraumbürsten (Interdentalbürs-

ten) notwendig. Zahnärztin oder -arzt müssen ausführlich über die richtige Mundhygiene informieren und die Zähne regelmäßig viertel- bis halbjährlich kontrollieren. Die Zähne müssen künftig ganz konsequent gepflegt werden, damit sich die Entzündung nicht wiederholt. Gegen den Kieferknochenschwund und Zahnverlust bei Parodontose, die besonders im Alter auftreten, jedoch nur fünf Prozent der Parodontalerkrankungen ausmachen, gibt es kein wirksames Mittel.

Erkrankungen des Kiefergelenks

Beschwerden

Das Kiefergelenk schmerzt stumpf ausstrahlend bis zum Hals und Kopf, gelegentlich knackt es bei Bewegungen. Der Mund lässt sich nicht ganz öffnen. Das Gelenk ist nur eingeschränkt beweglich, die Kaumuskeln sind verkrampft. Kopfschmerzen und Muskelschmerzen, die sich bis in die Schulter ziehen, treten auf.

Ursachen

- Meist sind diese Beschwerden Folge von »spannungslösenden« Angewohnheiten wie Pressen und Knirschen der Zähne, insbesondere nachts und in Stresssituationen knirscht nahezu jeder Zweite mit den Zähnen.
- Überhöhte Zahnfüllungen, Prothesen oder Kieferfehlstellungen können die Kiefergelenke so belasten, dass sie Schaden nehmen.
- Gelenkentzündung.

Erkrankungsrisiko

Gelenkentzündungen durch Abnutzung nehmen bei Menschen über 50 zu.

Mögliche Folgen und Komplikationen

Die Beweglichkeit der Kiefergelenke nimmt ab. Wer immer »die Zähne zusammenbeißt«, schafft vielleicht auch die Voraussetzung für Kiefergelenkerkrankungen (➡ Im Gleichgewicht sein, Seite 216).

Vorbeugung

Lassen Sie Kieferbogen, Füllungen und Zahnersatz auf den Zusammenbiss zahnärztlich kontrollieren.

Wann zur Ärztin oder zum Arzt?

Bei den beschriebenen Beschwerden.

Selbsthilfe

Heiße, feuchte Umschläge lindern den Schmerz. Essen Sie möglichst breiige Kost. Vermeiden Sie Kieferbewegungen.

Behandlung

Ein erkranktes Gebiss sollte in jedem Fall saniert werden. Eine Aufbissschiene kann nachts die Kieferbögen in der richtigen Stellung halten. Sie wirkt Muskel entspannend und schont die Zahnhartsubstanz.

Voraussetzung für einen bleibenden Behandlungserfolg ist, dass Sie lernen, mit Belastungen anders umzugehen als durch »Zähne zusammenbeißen« (➡ Beratung und Psychotherapie, Seite 892; ➡ Entspannung, Seite 878). Anschließend sind Öffnungs- und Dehnungsübungen für die Kiefer wichtig, damit die Beweglichkeit des Gelenks erhalten bleibt. Dieses gilt auch für rheumatische Gelenkentzündungen (➡ Rheumatoide Arthritis, Seite 690).

Zahnfehlstellungen bei Erwachsenen

Das »Idealgebiss« gibt es kaum. Kleine Zahnfehlstellungen und -drehungen sind häufig und können die persönliche Note oder gar den besonderen Reiz eines Menschen ausmachen.

Nach Abschluss des Kieferwachstums sind Behandlungen nur sinnvoll, wenn das Kauen und Sprechen und die Gesundheit des Zahnbetts beeinträchtigt sind. Starke Fehlbildungen (z. B. starker Vor- oder Rückbiss) erfordern oft einen chirurgischen Eingriff. Darüber entscheiden Kieferorthopäde und -chirurg mit dem Betroffenen gemeinsam.

Nachteile: Meist ist eine Vollbehandlung notwendig, die Jahre dauern kann. Das bedeutet eine große psychische Belastung. Die fest sitzenden Apparaturen sind sichtbar und können das berufliche und partnerschaftliche Leben beeinträchtigen. Über den Langzeiterfolg solcher Behandlungen gibt es kaum Untersuchungen. Gleichzeitig bestehende Zahnbetterkrankungen müssen vorher kuriert, problematische Weisheitszähne entfernt werden (➡ Wenn der Zahn nicht mehr zu retten ist, Seite 604). Die Gefahr von Karies und Schmelzentkalkung ist hoch. Gab es vor der Behandlung Probleme beim Sprechen, ist meist eine Nachbetreuung durch Sprachtherapeuten (*Logopäde*) notwendig.

Häufige Folgen einer kieferorthopädischen Behandlung: Sie begünstigt die Entstehung einer Parodontose, fördert Karies und Entkalkungen, beeinträchtigt das Kiefergelenk, und einige Jahre später kehrt die Fehlstellung teilweise zurück. All das legt nahe, Vorteile und Risiken sorgfältig abzuwägen, bevor man sich zu einer solchen Behandlung entschließt (➡ Kinderzähne, Seite 607).

Wenn der Zahn nicht mehr zu retten ist

Das Zahnziehen sollte immer das letzte Behandlungsmittel bleiben. Ein marktoter Zahn sollte nur heraus, wenn

- seine Wurzelkanäle stark gekrümmt und undurchlässig sind und eine Erkrankung der Wurzelspitze nicht durch Wurzelspitzenresektion behandelt werden kann.
- der Zahn wegen einer Zahnbettentzündung locker ist oder chronische Erkrankungen, wie Rheuma, Nierenentzündung, Herzkrankheiten, Entzündung der Regenbogenhaut des Auges, bestehen.
- Karies bis in die Zahnwurzel hineinreicht.
- der Zahn gekippt, vorsteht bzw. falsch steht und die Ursache häufiger Entzündungen ist (z. B. bei »Weisheitszähnen«).

Zähne ziehen

Zunächst wird der Bereich mit einer Spritze schmerzunempfindlich gemacht. Dann wird das Zahnfleisch vom Zahnhals gelöst und der Zahn mit Hebeln und Zangen aus seinem Zahnfach gehoben. Auch bei guter Arbeit können dabei Teile von Krone und Wurzeln abbrechen. Die Bruchstücke müssen sorgfältig entfernt werden, entzündetes Gewebe muss exakt ausgekratzt werden.

Die erste starke Blutung nach dem Zahnziehen stillt man durch Aufbeißen auf Mulltupfer. Für die Heilung ist es jedoch wichtig, dass frisches Blut die Knochenöffnung füllt. Normalerweise ist nach dem Zahnziehen kein Schmerzmittel notwendig. Die Spritze wirkt noch eine Zeit lang nach. Ein kalter Umschlag mehrmals täglich außen auf das Operationsgebiet gelegt lindert den Schmerz.

Gegen Schmerzen sollten Sie keinesfalls Mittel einnehmen, die den Wirkstoff ASS (➡ Karies, Seite 597) enthalten, da diese die Blutung fördern. Mittel mit Parazetamol sind vorzuziehen.

Viele Zahnärzte verschreiben Antibiotika zum Einnehmen, obwohl lokale Behandlungen ausreichen. Wenn Sie Antibiotika verordnet bekommen, fragen Sie nach dem Grund. Dieses ist nur gerechtfertigt, wenn

- sich örtlich begrenzte Infektionen ausbreiten, z. B. weitere Schwellung, auch der Lymphknoten, Fieber.
- die Abwehrkräfte des Körpers geschwächt sind.
- bei frischen Verletzungen im Kieferbereich Infektionen abgewehrt werden sollen.

Antibiotika zum Auftragen auf die Schleimhaut, zum Beispiel in Form von Salben, sollten nicht angewendet werden. Sie verringern die Widerstandskraft gegen Keime.

Verhalten nach chirurgischen Eingriffen

- Gönnen Sie sich Ruhe. Halten Sie die Zunge von der Wunde weg. Sprechen Sie wenig, und essen Sie nur breiige Kost. Reizstoffe, wie Cola, Rauch oder Kaffee, sollten Sie meiden.
- Spülungen mit Rachenspülmitteln und Tees sind nicht angebracht. Sie stören den Heilungsprozess.
- Blutet es erneut, sollten Sie ausspülen und auf ein sauberes gefaltetes Tuch beißen. Hört die Blutung damit nicht innerhalb einer Stunde auf, ist ein Besuch in der zahnärztlichen Praxis notwendig.
- Treten zwei bis drei Tage nach dem Zahnziehen starke Schmerzen auf und ist die Höhlung statt mit dem Blutgerinnsel mit einem graugelben stinkenden Belag versehen, muss die Wunde neuerlich desinfiziert und von den eventuell zurückgebliebenen Resten befreit und gesäubert werden.

Zähne überkronen

Eine künstliche Krone sollte der Zahn nur dann bekommen, wenn Füllungen nicht mehr dauerhaft verankert werden können.

Stark gelockerte und an der Wurzelspitze erkrankte Zähne sollten nicht überkront werden. Selbst aus ästhetischen Gründen sollte man einen ungünstig stehenden Zahn nicht in jedem Fall beschleifen. Ein gesunder Zahn hat längere Lebenschancen als ein überkronter.

Kronen anfertigen

Eine Betäubungsspritze schaltet die Schmerzen beim Beschleifen aus. Soweit möglich, sollte die Präparationsgrenze der Zahnkrone oberhalb des Zahnfleischrandes liegen. Dann bekommt der Zahn eine *provisorische Krone*.

Leichte Schmerzen sind in dieser Zeit normal. Steigern sie sich jedoch, sollten Sie Zahnärztin oder -arzt aufsuchen. Die endgültige Krone sollte erst zementiert werden, wenn sicher ist, dass

- die Kronenränder glatt am Zahn aufliegen.
- der Kontakt zu den Nachbarzähnen ausreicht.
- beim Zusammenbeißen und Kauen nichts stört.

Irritationen sollten nach wenigen Tagen aufhören, Temperaturempfindlichkeit kann länger andauern.

Hinweise auf mangelhafte Arbeit:

- Beschwerden beim Essen oder Zähneputzen steigen stark an.
- Das Zahnfleisch blutet und schwillt an.
- Nahrungsreste bleiben hängen.
- Die Krone fällt heraus.

Von einer richtig gestalteten Krone kann man eine Lebensdauer von zehn Jahren erwarten. Allerdings hat eine Langzeitstudie ergeben, dass bei jeder zweiten Krone zahnärztliche Fehler die Lebensdauer beeinträchtigen.

Kronenmaterial

Die beste Krone ist eine reine Metallkrone. Aus kosmetischen Gründen wird aber eine Krone aus einer Metalllegierung gewählt, die im sichtbaren Bereich eine zahnfarbene Porzellanschicht trägt.

Kunststoff als Verblendung nutzt sich rasch ab. Die Vollverblendung mit Porzellan auch auf den Kauflächen ist umstritten.

Kronen, die ohne Metallgerüst ganz aus Porzellan oder Kunststoff hergestellt sind (*Jacketkronen*), passen nicht optimal, oder sie nutzen sich zu stark ab. Das gilt auch für Kronen, die computergesteuert gefertigt wurden.

Als Material für Kronen und Brücken sollte für die verschiedenen Konstruktionen nur ein einziges Metall bzw. eine Legierung ausgewählt werden. In Deutschland muss Patienten eine Konformitätserklärung mitgegeben werden, die alle Materialangaben des europäischen CE-Kennzeichens enthält. Bewahren Sie diese Erklärung gut auf: Sie ist eine wichtige Information im Fall von Reparaturen, bei Allergien und für zukünftige Zahnarztarbeiten.

Zuschüsse bei Zahnersatz

Jede Person sollte mindestens einmal jährlich zum Zahnarzt gehen.

Wer das über zehn Jahre in seinem »Bonus-Heft« hat dokumentieren lassen, bekommt einen Zuschuss zu den Zahnarztkosten von 65 Prozent, und die Krankenkasse beteiligt sich geringfügig an den Kosten für das Edelmetall. Wer nur fünf Jahre durchgehalten hat, erhält nur 60 Prozent.

Hat man noch keine fünf Jahre erreicht, bezahlt die gesetzliche Krankenkasse 50 Prozent der Zahnarztkosten und beteiligt sich geringfügig an den Kosten für das Edelmetall.

Die Gepflogenheiten der Zahnärzte, zusätzlich zur Kassenleistung außervertragliche Leistungen gegen private Bezahlung anzubieten, werden immer umfangreicher. Bevor Sie solch einen Zusatzvertrag abschließen, sollten Sie sich auf jeden Fall mit Ihrer Krankenkasse beraten.

Zähne überbrücken

Manche Lückengebisse funktionieren ohne Beschwerden. Eine Brücke sollte die Lücke dann rechtzeitig »überspannen«, wenn

- die Nachbarzähne in die Lücke kippen, sich lockern oder das Zahnfleisch Taschen bildet.
- Gegenzähne in die Lücke »hineinwachsen«.
- dadurch das Beißen und Kauen gestört sind oder Schmerzen im Kiefer oder im Kiefergelenk auftreten.

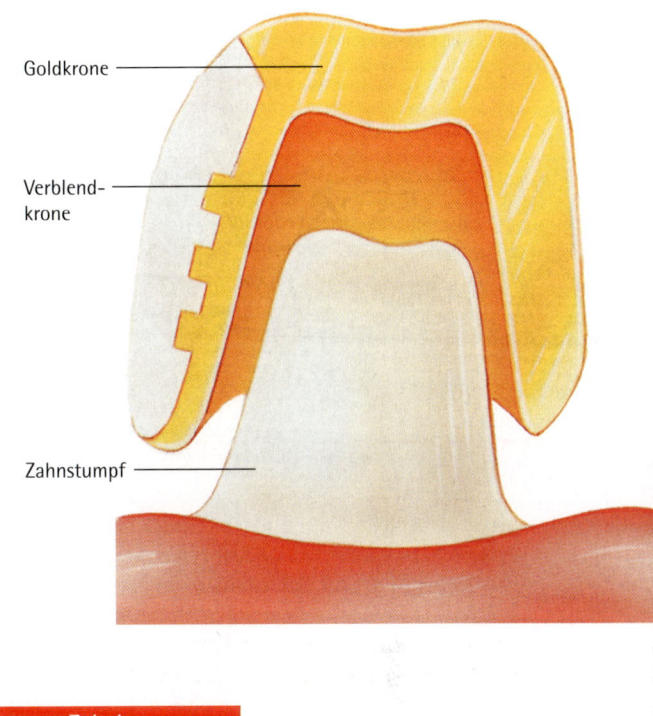

Goldkrone

Verblend-krone

Zahnstumpf

Zahnkrone

Verschiedene Brückenarten

Die Brücke sollte möglichst nur aus den beiden Brückenpfeilern und einem Brückenglied, dem künstlichen Zahn, bestehen. Als kosmetisch ideal gilt die *Verblendbrücke.* Sie wird aus Edel- oder Nichtedelmetall-Legierung gegossen und mit Porzellan verblendet. Die Pfeilerzähne müssen beschliffen und überkront werden. An den Kronen ist der Brückenteil befestigt. Er sollte nur dann mehrere Zähne tragen, wenn die Pfeilerzähne gesund sind.

Die Brücke sollte den zahnlosen Kieferbogen nicht berühren, um das Zahnfleisch nicht zu schädigen. Nur bei den sichtbaren Schneidezähnen sollten die Kunstzähne dem Zahnfleisch punktförmig aufsitzen, um das natürliche Aussehen vorzutäuschen.

Nur wenn der Kaudruck gering ist, sollte eine *Maryland-Brücke* verwendet werden. Dabei werden die beiden Ausleger des Brückengliedes an der wenig beschliffenen Rückseite der Pfeilerzähne angeklebt. Die Lebensdauer entspricht jedoch gelegentlich nicht der einer konventionellen Brücke.

Brücken anfertigen

Die Pfeilerzähne müssen wie für die Krone beschrieben beschliffen werden (➡ Seite 604).
Die Brücke sollte so lange provisorisch eingesetzt werden, bis garantiert ist, dass weder Probleme an den Kro-

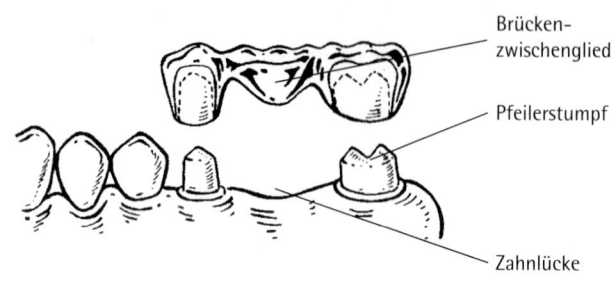

Dreigliedrige Zahnbrücke

Brücken-zwischenglied

Pfeilerstumpf

Zahnlücke

nen noch Schleimhautreizungen unter dem Brückenglied auftreten. Erst dann wird sie fest zementiert.

Passgenauigkeit und Schleimhautkontakt müssen gut kontrolliert werden.

Zur Behandlung gehört auch, dass die Mundhygiene in diesem Bereich mit Interdentalbürste und Zahnseide genau erklärt wird.

Teilprothese

Sind nicht mehr ausreichend Pfeilerzähne vorhanden oder kommt eine Brücke zu teuer, lässt sich eine Teilprothese nicht umgehen.

Der Übergang von den eigenen Zähnen zum herausnehmbaren Zahnersatz fällt nicht immer leicht. Es kann Wochen dauern, bis sich Zunge, Wangen- und Mundmuskulatur an den als Fremdkörper empfundenen Teil gewöhnt haben. Lassen Sie sich nicht entmutigen: Wenn der Zahnersatz passt, lassen sich die Anfangsschwierigkeiten bald überwinden.

Probleme mit Zahnprothesen

Anfangs fallen Lachen, Husten, Niesen, Sprechen und Kauen schwer. Der Geschmackssinn ist beeinträchtigt. Mit geduldigem Üben – z.B. vorerst nur weiche Speisen essen, Sprechtraining vor dem Spiegel – können Sie sich selbst helfen.

Zahnärztin oder -arzt sollten den Sitz der Prothesen regelmäßig überprüfen. Da sich Knochen und Schleimhaut mit der Zeit verändern, kann das Unterfüttern der Prothese notwendig werden. Keinesfalls sollten Sie dieses selbst tun. Vor Prothesenhaftmitteln und -einlagen warnt die American Dental Association: »Schlecht sitzende Prothesen bedrohen Ihre Gesundheit.« Bei Druckschmerzen hat der Zahnarzt die Pflicht zur Nachbesserung, es gibt eine Gewährleistungspflicht.

Pflege von Zahnprothesen

Sie ist sehr wichtig, da der Zahnersatz große Flächen von Kiefer und Gaumen bedeckt und der Speichel dort die Schleimhaut nicht reinigen kann. Speisereste bleiben dazwischen leicht hängen und können Mundgeruch verursachen. Die Prothese, aber auch Kiefer und Restzähne müssen gründlich, am besten mit einer Bürste, Reinigungssalz und Kernseife, gepflegt werden.

Chemische Prothesenreiniger können die Schleimhaut reizen und die weichen Überzüge der Prothesenbasis aufrauen. Kalkablagerungen entfernen Sie, indem Sie die Prothese gelegentlich in Essig legen.

Ultraschallreiniger, wie man sie in Fachgeschäften kaufen kann, entfernen darüber hinaus auch Tee-, Rotwein- und Tabakflecken.

Sie sollten die Prothesen vor dem Einsetzen gut mit Wasser abspülen.

Materialien für Teilprothesen

Nur als Provisorium – vom Zahnziehen bis zum Ausheilen der Wunden – dürfen Teilprothesen aus Kunststoff direkt auf der Schleimhaut getragen werden.

Die endgültigen Teilprothesen werden aus Nichtedelmetall-Legierungen gegossen. Die Metallbasis trägt die Kunstzähne. Klammern verankern die herausnehmbare Prothese an den Pfeilerzähnen und stützen sie dort ab. Da sich unter den Klammern leicht Karies bildet und das täglich notwendige Herausnehmen den Zahnschmelz beschädigen kann, kann es sinnvoll sein, gefährdete Pfeilerzähne zu überkronen.

Verankerungen an der Teilprothese, die in den Pfeilerkronen einrasten (wie z.B. Geschiebe oder druckknopfartige Befestigungen), sind teuer und schwierig herzustellen. Zahnärztin oder -arzt sollten Ihnen anhand von Informationsmaterial erklären, welche Lösung sie warum vorziehen.

Teilprothesen anpassen

Die Teilprothese wird nach der Abdrucknahme im Labor gefertigt. Farbe und Material der Zähne kann man vorher gemeinsam mit dem Zahnarzt auswählen. Vor dem Abdruck muss das Restgebiss saniert sein, Zahnbetterkrankungen müssen behandelt sein.

In der ersten Zeit nach dem Einsetzen kann die Teilprothese Schwierigkeiten machen. Wo sie aufliegt, kann man gegen Druck empfindlich sein. Dieses kann der Zahnarzt leicht korrigieren.

Anhaltender »Fließschnupfen« kann eine allergische Reaktion auf Kobalt, Chrom oder Nickel in der Legierung sein. Darüber sollten Sie die Zahnärztin oder den -arzt informieren.

Ist die Prothese zu beweglich und treten wiederholt Druckstellen oder Schmerzen an den Restzähnen auf, kann dies ein Hinweis auf mangelhafte Arbeit sein.

Es sollte selbstverständlich sein, dass Zahnärztin oder -arzt

- geduldig den spannungsfreien Sitz der Teilprothese und die störungsfreie Kaufunktion des gesamten Gebisses prüfen.
- das Einsetzen und Herausnehmen der Teilprothese genau zeigen.
- in regelmäßigen Abständen kontrollieren, ob der Prothesensattel eine Unterfütterung braucht.

Achtung: Versuchen Sie niemals, selbst die Prothese zu unterfüttern!

- über die richtige, gezielte Mundpflege informieren (➡ Pflege von Zahnprothesen, Seite 606).

Totalprothese

Grundsätzlich sollten die letzten festen und kariesfreien Zähne so lange wie möglich erhalten bleiben. Sie sind wichtig als Halt für Zahnersatz und fangen den Kaudruck elastisch ab. Das gilt besonders für den Unterkiefer.

Wenn mehrere bzw. die letzten Zähne gezogen werden müssen, kann der endgültige Zahnersatz erst eingesetzt werden, wenn der Kiefer völlig ausgeheilt ist. Das dauert meist einige Monate. In dieser Zeit kann man mit einem Provisorium leben. Diese Prothese wird in der Regel sofort nach dem Zahnziehen eingesetzt, während die schmerzlindernde Spritze noch nachwirkt. Da sich Wundgebiet und Kiefer noch verändern, kann es notwendig sein, den Sitz des Provisoriums mehrmals zu korrigieren.

Als Prothesenmaterial ist Kunststoff am zweckmäßigsten. Die Zähne sollten aus abriebfestem Kunststoff sein. Porzellanzähne sehen zwar den echten verblüffend ähnlich, sind aber durch Bruch eher gefährdet als Kunststoffzähne und klappern außerdem beim Zusammenbeißen oft.

Implantierter Zahnersatz

Im zahnlosen Kiefer können Teile aus Metall oder anderen Materialien eingepflanzt werden, an denen eine Zahnkrone befestigt oder Zahnersatz verankert werden kann.

Es gibt verschiedene Implantatsysteme, und sie sind alle teuer. Ein schlecht eingewachsenes Implantat schafft eine Situation, die wesentlich schlechter ist als die vorherige.

Das Hauptproblem bleibt ungelöst: Über das Implantat können Bakterien in den Knochen eindringen, ihn zerstören und größere Defekte verursachen.

Auch wenn die Zahl der Implantate ständig wächst, gilt als Richtschnur: Implantate nur dann, wenn herausnehmbarer Zahnersatz nicht mehr anders zum Halten zu bringen ist.

Kinderzähne

Das beste Mittel gegen zukünftige Probleme mit den Zähnen ist das Stillen (➡ Stillen, Seite 345).

Muttermilch hat genau die Zusammensetzung, die die Zahnkeime zur Mineralisierung brauchen. Das Saugen an der Brust fördert zudem die richtige Ausformung der Kiefer.

Zahnen

Bei vielen Babys spannen die Kieferbögen schmerzhaft. Ein Beißring aus Gummi oder eine harte Brotrinde helfen und regen früh zum Kauen an. So genannte Zahnungsmittel sind dagegen gefährlich. Sie schmecken süß und gewöhnen das Kind damit schon früh an den Zahnkiller Nummer eins: Süßigkeiten.

Karies an Milchzähnen

Süßigkeiten, ganz besonders wenn sie klebrig sind, sollten Kinder so selten wie möglich essen. Wer nascht, muss hinterher unbedingt die Zähne putzen (➡ Richtiges Zähneputzen, Seite 595).

Milchzähne sind klein. Karies kann sie daher besonders schnell zerstören. Milchzähne sind jedoch wichtig als Platzhalter für die bleibenden Zähne, damit sich diese gerade in die Zahnreihe einordnen können. Leider nehmen Eltern und Zahnärztin oder -arzt den Zustand der Kinderzähne oft nicht ernst genug, weil sie ohnedies ausfallen.

Achtung: Wenn die Zähne empfindlich auf Süß und Heiß und Kalt reagieren, der Zahnschmelz weißlich oder braun verfärbt ist, Speisereste häufig hängen bleiben, Schmelzteile abgebrochen oder Füllungen ausgebrochen sind: Dringend in zahnärztliche Behandlung!

Fehlstellung von Zähnen und Kiefer

Zahn- und Kieferfehlstellungen können erblich bedingt sein, durch frühen Milchzahnverlust oder Angewohnheiten, wie Zungenpressen, Nägelbeißen, Lippeneinziehen oder Fingerlutschen, entstehen und gefördert werden. Geringe Fehlstellungen sind kein Problem. Manchmal können sie sich »auswachsen«, wenn Zahnärztin oder -arzt fehlstehende Zähne etwas beschleifen. Eine Behandlung aus kosmetischen Gründen sollte gut überlegt werden.

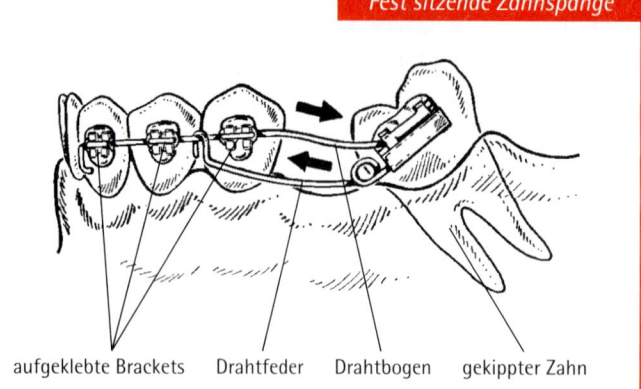

Fest sitzende Zahnspange

aufgeklebte Brackets   Drahtfeder   Drahtbogen   gekippter Zahn

Entscheidungshilfe zur Behandlung

Die kieferorthopädische Behandlung ist sinnvoll, wenn

- die Zahnstellung so sehr abweicht, dass Nischen Zahn- und Zahnbetterkrankungen fördern.
- Sprechen und Kauen beeinträchtigt sind.
- sich die Lippen nicht schließen können und das Kind vorwiegend durch den Mund atmet.
- das Gebiss zu einem deutlich unästhetischen Aussehen führt, das Probleme bereitet.

Risiken

Dieser Eingriff in ein kompliziertes System kann eine Lawine von Veränderungen ins Rollen bringen, wenn die Behandlungsapparaturen nicht richtig gehandhabt werden. Die Behandlung kann Jahre dauern und die ganze Familie belasten. Sie kann die Kiefergelenke beeinträchtigen, kann Karies und Zahnbetterkrankungen fördern. Mit Rückfällen muss gerechnet werden.

Nur wenn die kieferorthopädische Behandlung sorgfältig geplant ist und das Kind gut mitarbeitet, wird das Ergebnis befriedigend sein und stabil bleiben.

Behandlung planen

Der Kieferorthopäde sollte die Abweichungen mit Spiegel und Leuchte genau zeigen und ihren »Krankheitswert« erklären. Die Eltern können erwarten, dass Ärztin oder Arzt sie anhand von Demonstrationstafeln über Behandlungsziel, -schritte und -dauer informieren und die Behandlungsgeräte (Zahnspange) erklären.

Mit der Entscheidung zur Behandlung kann man sich bis zum elften Lebensjahr Zeit lassen. Nur bei akuten Fällen sollte die Behandlung bereits um das neunte Lebensjahr herum beginnen. Als »akut« gelten Kiefergelenkbeschwerden, entstellende Abweichungen oder Fehlstellungen, die beim Sprechen, Abbeißen und Lippenschließen Probleme machen.

Sind Sie und Ihr Kind unsicher, lassen Sie sich durch einen weiteren Kieferorthopäden sowie von Ihrem Zahnarzt oder Ihrer Zahnärztin beraten.

Die kieferorthopädische Behandlung ist ein wichtiger Einschnitt im Leben des Kindes. Eltern und Zahnarzt sollten dem Kind das Gefühl vermitteln, dass es nun ein Stück Verantwortung für sich und seine Gesundheit übernimmt und dass sie ihm dabei helfen wollen. Wenige Tage, an denen die Zahnspange nicht getragen wird, kann die Arbeit von Monaten zunichte machen.

Anhand des Behandlungsplanes können Kind und Eltern die Fortschritte der Behandlung nachvollziehen. Möglicherweise motiviert das zum Durchhalten.

Wichtige Behandlungsmaßnahmen dürfen Ärztin und Arzt nicht ihren Helferinnen überlassen: Spangen einsetzen, Bänder aufzementieren, Brackets kleben, Bögen biegen und anpassen und alle Kontrollen.

Tipps für das Tragen von herausnehmbaren Spangen

- *Das Fremdkörpergefühl legt sich nach wenigen Tagen. Lautes Lesen hilft gegen Sprechschwierigkeiten.*
- *Zähne und Spange dreimal täglich gründlich putzen. Nicht in Pflegemittel einlegen, sondern gut mit Wasser abspülen. Möglichst keine Zwischenmahlzeiten essen.*
- *Spange zum Einsetzen am Kunststoff anfassen, damit sich die Drähte nicht verbiegen.*
- *Wird die Spange nicht getragen, sollte sie in einem starren Gefäß aufbewahrt und vor Bruch geschützt werden.*
- *Hält die Spange nicht, sofort zum Kieferorthopäden.*

Tipps für das Tragen von fest sitzenden Spangen

- *Nach jeder Mahlzeit besonders sorgfältig Zähne putzen, auch mit Interdentalbürste, eventuell Munddusche. Eventuell rät der Zahnarzt zu Spülungen mit Fluoridlösungen oder der Anwendung von Fluorgel und -lack.*
- *Nach jedem Verstellen der Apparatur drückt die Spange für einige Tage. Das ist normal. Drücken oder schmerzen aber Teile des Apparats gleich nach der Sitzung, sollte der Zahnarzt das beheben, damit die Schleimhaut nicht geschädigt wird.*
- *Jeden Abend beim Zähneputzen mit dem Fingernagel prüfen, ob sich ein Band gelockert hat. Auch Brackets, die sich gelöst haben, müssen so rasch wie möglich wieder befestigt werden, damit der Behandlungserfolg nicht für Wochen in Frage gestellt ist.*

Es ist wichtig, dass der Kieferorthopäde oder seine Helferinnen regelmäßig über die richtige Zahnpflege informieren und dass das Kind weiterhin zweimal jährlich zur Karieskontrolle zum Zahnarzt geht.

Nachbehandlung

Haben die Zähne endlich die gewünschte Stellung, fällt es oft schwer einzusehen, dass die Behandlung damit noch nicht abgeschlossen ist. Zahnhalteapparat, Zahnfleisch, Schleimhaut, Zunge, Lippen, Kau- und mimische Muskulatur müssen sich den neuen Bedingungen noch anpassen. In dieser Zeit ist die Gefahr besonders groß, dass sich die Zähne wieder in ihre alte Stellung zurückbewegen. Nehmen Sie diese Phase der Behandlung darum sehr ernst.

Für die Nachbehandlung können verschiedene Retentionsgeräte eingesetzt werden. Ideal ist der Positioner aus elastischem Material, den man eine Woche lang intensiv, das heißt den ganzen Tag über, und dann nur noch nachts trägt.

Ein Gipsmodell und Röntgenaufnahmen oder auch eine Fotografie des »neuen« Gebisses dokumentieren den Abschluss der Behandlung und machen einen Vergleich mit dem Anfangsbefund möglich.

An den Kosten für eine kieferorthopädische Behandlung bei Kindern bis zum vollendeten 18. Lebensjahr beteiligt sich in Deutschland die gesetzliche Krankenkasse. Der höchste Zuschuss wird bei einem erfolgreichen Behandlungsabschluss gezahlt. In Österreich tragen die Krankenkassen einen geringen Teil der Behandlungskosten.

Verdauungstrakt

Der mit Schleimhaut ausgekleidete Verdauungstrakt reicht vom Mund bis zum After – der Weg für die Nahrung. Sie wird im Mund mit den Zähnen zerkleinert und mit dem Speichel vermischt. Auf dem weiteren Weg wird der Nahrungsbrei in seine Bestandteile zerlegt: Kohlenhydrate werden in einfache Zucker aufgespalten, Eiweiße in Aminosäuren, Fette in Glyzerin und Fettsäure. Nur in dieser Form können sie durch die Darmwand ins Blut übertreten. Der Körper benutzt sie als Bausteine für eigene Produkte wie Hormone, Enzyme usw. oder setzt sie – vor allem in der Leber – wieder zu körpereigenem Fett, Eiweiß und Zucker zusammen.

Durch Rachen und Speiseröhre gelangt der Speisebrei in den Magen. Mit Salzsäure und Enzymen versetzt, gelangt er in den Zwölffingerdarm, den ersten Teil des Dünndarms. Dort münden die Gänge der Bauchspeicheldrüse, die weitere Verdauungssäfte (*Enzyme*) zusetzt, und der Gallenblase. Der fünf bis acht Meter lange Dünndarm ist der eigentliche Ort der Verdauung. Die Darmzotten an seiner Innenseite saugen die Nahrungsstoffe auf. Sie werden größtenteils über Venen und die Pfortader in das Blut aufgenommen. Die Pfortader führt die Nährstoffe zur Leber, die sie weiter verarbeitet. Wo der Dünndarm in den Dickdarm mündet, liegt der kurze Blinddarm, der fünf bis acht Zentimeter lange »Wurmfortsatz«. Der Speisebrei, dem nun fast alle Nährstoffe entzogen sind, gelangt am Ende des Dünndarms in den Dickdarm. Er passiert den aufsteigenden Teil, den quer liegenden und absteigenden Teil des Dickdarms. Auf diesem Weg wird ihm ständig Wasser entzogen, bis seine unverdaulichen Teile durch den Mastdarm und den After als Stuhl (Kot) ausgeschieden werden.

Im Stuhl finden sich Absonderungen der Schleimhäute, abgestoßene Zellen der Darmschleimhaut, Mineralien und Bakterien, die bei der Verarbeitung der Nahrung mitgewirkt haben. Seine braune Farbe hat der Stuhl von den Gallenfarbstoffen.

Mundhöhle

Die Mundhöhle wird umschlossen von Lippen, Wangen, Zunge, Gaumen, Mundboden, Kiefer und Kiefergelenken, Kaumuskulatur und Zähnen. Das Zusammenspiel dieses Systems prägt Mimik, Aussehen und Klang der Sprache. Die Zunge trägt die Zonen der Geschmacksempfindung und hilft mit bei der Auslese der Nahrung.

Im Mund wird die Nahrung zerkleinert, der Speichel verdünnt sie, macht sie gleitfähig und löst bereits einige Bestandteile heraus. Drei Speicheldrüsenpaare münden im Mund: die Unterkiefer-, Unterzungen- und Ohrspeicheldrüsen. Andere Drüsen liegen verstreut in der Mundschleimhaut, die die Mundhöhle auskleidet.

Der Speichel umspült und reinigt die Mundhöhle. In ihm leben viele Bakterien, Pilze und andere Kleinlebewesen im Gleichgewicht. Veränderungen an der Mundschleimhaut und beim Zungenbelag können auf innere Erkrankungen hinweisen. Eine »alternative Diagnose« aus bestimmten Zungenregionen ist jedoch nicht möglich. Auffällige Veränderungen sollten immer ein Grund sein, den Arzt bzw. Zahnarzt aufzusuchen.

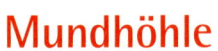

Verdauungstrakt

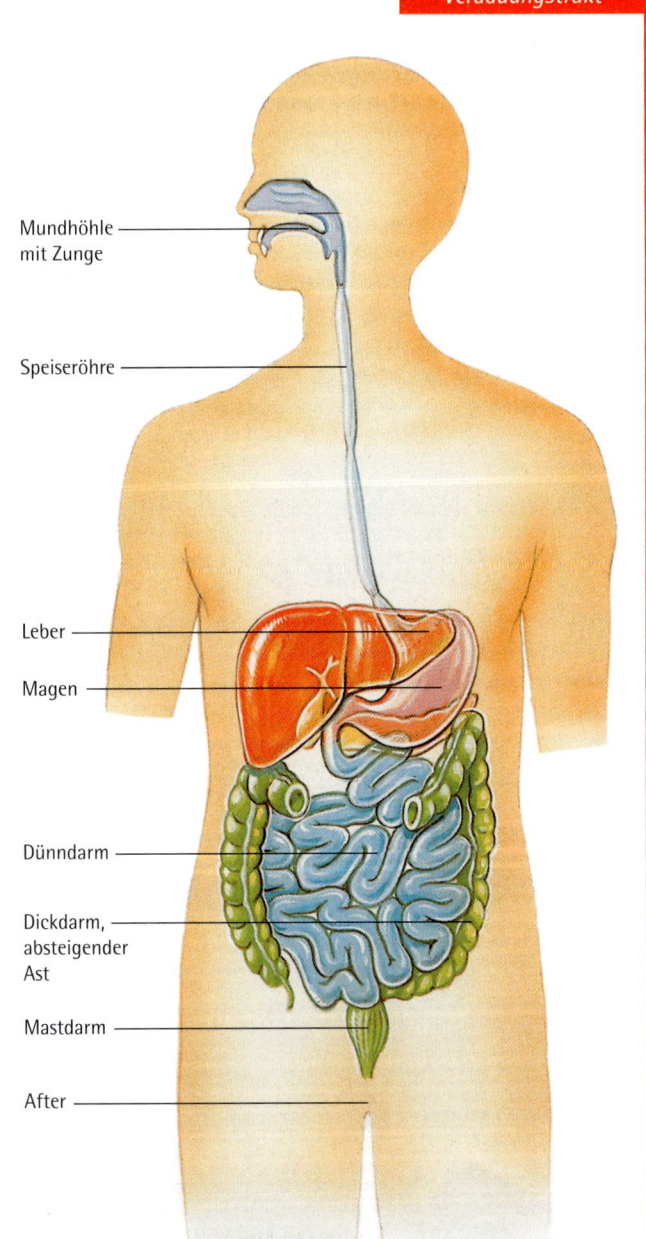

Mundhöhle mit Zunge

Speiseröhre

Leber

Magen

Dünndarm

Dickdarm, absteigender Ast

Mastdarm

After

Mundschleimhautentzündung
(Stomatitis, Mundfäule)

Beschwerden

Die Mundschleimhaut schmerzt, brennt, ist gerötet, geschwollen. Gelegentlich fühlt sie sich selbst dann trocken an, wenn sie mit Flüssigkeit benetzt wird. Manchmal bilden sich Blasen oder gar Geschwüre.
Die Zunge kann belegt und gelblich bis dunkelrot verfärbt sein.
Festere Nahrung zu essen schmerzt, das Geschmacksempfinden ist beeinträchtigt. Eventuell tritt fauliger Geruch auf, der dem Mund unangenehm entströmt, verbunden mit leichtem Fieber.

Ursachen

Mangelnde Mundhygiene. Daneben: Verletzung durch scharfkantige Zähne, Bisswunden, Reizung durch Tabakrauch, allergische Reaktionen auf Kunststoff- und Metallteile von Zahnersatz, Mangel an Vitamin B und C und an Eisen, bakterielle Infektionen, Blutkrankheiten, Arbeit in großer Hitze, Laugendämpfe, Vergiftungen durch Schwermetalle.

Das Erkrankungsrisiko steigt

Durch mangelnde Mundhygiene, Rauchen, allergisierende Prothesenteile und -pflegemittel, vitaminarme Ernährung (➡ Ernährung, Seite 232), oft durch Ernährungsumstellung und mangelhafte sanitäre Einrichtungen auf Reisen; bei geschwächter körpereigener Abwehr durch andere Erkrankungen.

Mögliche Folgen und Komplikationen

Zahnfleischschwund, Appetitlosigkeit, starke körperliche Beeinträchtigung.

Vorbeugung

Wichtig ist richtige Mundhygiene (➡ Richtige Zahnpflege, Seite 595).
Meiden Sie Mundkontakt zu Personen, die eine Entzündung im Mund haben.
Versuchen Sie, nicht zu rauchen (➡ Rauchen, Seite 272).

Wann zur Ärztin oder zum Arzt?

- Wenn Schwellung, Rötung und Schmerzen trotz Selbsthilfe nach wenigen Tagen nicht zurückgehen.
- Bei starkem Mundgeruch und Fieber.
- Wenn Druckstellen unter Zahnersatz nach einiger Zeit nicht weggehen.
- Wenn sich Geschwüre entwickeln.

Selbsthilfe

Intensive Zahnpflege. Meiden Sie grobe Speisen, und rauchen Sie möglichst nicht.

> **Sinnvoll zur Linderung: Spülungen mit**
> - *dreiprozentiger Wasserstoffperoxid-Lösung, 1:1 mit Wasser verdünnt, nur sieben Tage anwenden.*
> - *Salbei- bzw. Kamillentee (➡ Pflanzenheilkunde, Seite 867) oder Kamillenextrakt als Fertigpräparat, z. B. in* Kamillosan *(D/Ö).*

Behandlung

Tägliche professionelle Zahnsäuberung mit Wasserstoffperoxid-Lösung. Manchmal ist eine Behandlung mit Antibiotika notwendig. Kritische Zahnmediziner raten davon ab, die Mundschleimhautentzündung mit Gurgelmitteln, Lutschtabletten, Sprays oder Salben zu behandeln. Alle Mittel haben Nebenwirkungen und richten gegen die Ursachen nichts aus.

> **Nur kurze Zeit anwenden:**
> **Mittel zur örtlichen Betäubung der Schleimhaut**
> Dynexan A Gel (D)   Dynexan (Ö)
> Herviros Lösung (D/Ö)   Kamistad (D)
> Wichtigste Nebenwirkung: *Allergien.*

Soor (Pilzinfektion der Mundschleimhaut)

Beschwerden

Schmerzen im ganzen Mund; cremige, weiße Flecken, die bluten, wenn man sie entfernt. Eventuell sind die Lymphknoten im Nacken geschwollen.

Ursachen

Pilzinfektion.

Das Erkrankungsrisiko steigt

Bei der Anwendung von Antibiotika, der Inhalation von Kortisonen (zum Beispiel bei Asthma), nach einer Strahlentherapie und wenn die Speichelproduktion nachlässt.

Mögliche Folgen und Komplikationen

Der Pilz kann sich im gesamten Körper ausbreiten.

Vorbeugung

Antibiotika nur gezielt einsetzen (➡ Mittel gegen Infektionen, Seite 839).
Nach jedem Inhalieren von Kortisonen den Mund kräftig mit Wasser ausspülen.

Wann zur Ärztin oder zum Arzt?

Sobald Beschwerden auftreten.

Selbsthilfe

Ist nicht möglich.

Behandlung

Ärztin oder Arzt sollten durch eine Laboruntersuchung feststellen, ob und welcher Pilz die Erkrankung ausgelöst hat. Erst dann können sie gezielt das entsprechende Pilzmittel verschreiben.

Aphthen

Beschwerden

Meist runde, stark schmerzende Stellen an Lippen- und Wangenschleimhaut, die weißlich verfärbt und rot umrandet sind. Manchmal treten Aphthen auch auf der Zunge auf.

Ursachen

Virusinfektion. Die Krankheitserreger befinden sich im Körper der meisten Menschen. Wenn die Widerstandskraft nachlässt, kann die Erkrankung ausbrechen.

Das Erkrankungsrisiko steigt

Bei Stress und Abwehrschwäche.

Mögliche Folgen und Komplikationen

Appetitlosigkeit.

Vorbeugung

Ausgeglichene Lebensweise.

Wann zur Ärztin oder zum Arzt?

Zur Abklärung der Diagnose.

Selbsthilfe

Gönnen Sie sich Muße.

Behandlung

Mittel zur örtlichen Betäubung können die Beschwerden für kurze Zeit lindern (➡ Mundschleimhautentzündung, Seite 611). Sie werden mit Wattestäbchen auf die Aphthen getupft.
In schwierigen Fällen können auch Mittel, die Aciclovir enthalten (*Zovirax* [D/Ö]), die Erscheinungen lindern. Ähnlich wirken Mittel mit Famciclovir (*Famvir* [D/Ö]) oder Valciclovir (*Valtrex* [D/Ö]).
Wenn Aphthen häufig wiederkehren und sehr belasten, können Ärztin oder Arzt mit dem Spritzen von Gammaglobulin das Abwehrsystem unterstützen.

Speicheldrüsenentzündung (Parotitis)

Beschwerden

Die Speicheldrüse schwillt schmerzhaft an. Ihr Ausgang kann eitrig entzündet sein.

Ursachen

Bakterien im Drüsengang können die Entzündung auslösen, ebenso Mundschleimhauterkrankung, Speichelsteine, gut- oder bösartige Tumoren, Strahlentherapie.

Das Erkrankungsrisiko steigt

Bei geringem Speichelfluss, bei Darmerkrankungen, die die Schleimhäute austrocknen lassen, und bei Leberentzündung.
Speicheldrüsenentzündungen können eine Spätfolge von Mumps im Kindesalter sein.

Mögliche Folgen und Komplikationen

Relativ häufig sind die Ausführungsgänge der Speicheldrüsen im Unterkiefer durch Steine verlegt. Sie können eitrig einschmelzen und nach außen durchbrechen.

Vorbeugung

Ist nicht möglich.

Wann zur Ärztin oder zum Arzt?

Wenn die Schmerzen heftig werden.

Selbsthilfe

Zitrone zu essen oder Kaugummi zu kauen fördert die Absonderung von Speichel etwas.

Behandlung

Antibiotika bekämpfen die Entzündung. Manchmal muss die Drüse operativ entfernt werden.
Speichelsteine müssen bei örtlicher Betäubung chirurgisch entfernt werden.

Zungenentzündung (Glossitis)

Beschwerden

Die Zunge wird glatt und dunkelrot. Sie kann anschwellen, brennen und schmerzen.

Ursachen

- Reizung durch scharfkantige Zähne, schlecht sitzende Prothesen
- Reizung durch Alkohol, Tabak, scharfe Gewürze, Mundwasser
- Verbrennungen oder mechanische Verletzungen
- Vitamin-B- oder Eisenmangel.
- Verschiedene Hauterkrankungen, Diabetes, Syphilis.
- Psychische Ursachen.

Das Erkrankungsrisiko steigt

Bei mangelhafter Mundhygiene und Rauchen.

Mögliche Folgen und Komplikationen

Beschwerden beim Essen und Atmen.

Vorbeugung

Regelmäßige Mundpflege (➡ Zahnpflege, Seite 595).

Wann zur Ärztin oder zum Arzt?

Wenn die Zungenentzündung trotz Selbsthilfe einige Tage anhält. Sie kann Vorbote einer perniziösen Anämie (➡ Seite 576) sein, Zeichen einer Zöliakie (➡ Seite 644), mitunter auch einer Eisenmangel-Anämie (➡ Seite 574).

Selbsthilfe

Mundspülungen mit dreiprozentiger Wasserstoffperoxid-Lösung, Salbei- oder Kamillentee.

Behandlung

Die Ursachen müssen behandelt werden.

Weißschwielenkrankheit (Leukoplakie)

Beschwerden

Weißbläuliche Flecken an den Zungenrändern und der Mundschleimhaut, die rau werden und verhornen.

Ursachen

Wahrscheinlich chronische Reizung durch defekte Zähne, Zahnfüllungen, Pfeifenrauch oder die Angewohnheit, mit der Zunge gegen den Gaumen zu pressen bzw. die Wangen einzuziehen.

Erkrankungsrisiko

Die Krankheit tritt vorwiegend bei Männern zwischen dem 25. und 55. Lebensjahr auf.
Das Risiko steigt durch Einwirkung von Kadmium und radioaktive Substanzen im Zigarettenrauch (➡ Rauchen, Seite 272).

Mögliche Folgen und Komplikationen

Besonders bei Rauchern kann sich Krebs entwickeln.

Vorbeugung

Möglichst nicht rauchen (➡ Rauchen, Seite 272).

Wann zur Ärztin oder zum Arzt?

Suchen Sie bei den typischen Anzeichen auf jeden Fall einen Haut- oder Zahnarzt auf.

Selbsthilfe

Ist nicht möglich.

Behandlung

Die Ursachen müssen beseitigt, die Schwielen unter Umständen chirurgisch entfernt werden.

Krebs im Mundbereich

➡ auch Krebs, Seite 708.

Beschwerden

Die Beschwerden sind uncharakteristisch: Brennen, Fremdkörpergefühl, Taubheitsgefühle unter dem Zahnersatz, Blut im Speichel. Jedes knotige, geschwürige Gebilde oder verhärtete Gebiet der Zunge, des Zungengrunds und der Mundschleimhaut ist krebsverdächtig (Ausnahme: Aphthen, ➡ Seite 612), ebenso ständige Druckstellen.

Ursachen

Rauchen. Tumoren an Zunge und Mundschleimhaut können durch gebrochene Zähne, überquellende Zahnfüllungen oder unpassende Prothesen provoziert werden. Gutartige Zungentumoren können sich zu Krebs entwickeln.

Erkrankungsrisiko

Das Risiko steigt für Männer ab 45 und alle, die täglich eine Packung Zigaretten rauchen bzw. Tabak kauen und regelmäßig Alkohol trinken. Arbeiter in der Galvanisation und Metallschleiferei sind zusätzlich gefährdet.

Mögliche Folgen und Komplikationen

Schleimhauttumoren mit weniger als einem Zentimeter Durchmesser können meist geheilt werden. Krebszellen befallen jedoch die zahlreichen Lymphknoten im Mund- und Halsgebiet früh. In jedem dritten Fall besteht dann das Risiko, dass sich zusätzlich ein weiterer Tumor in Mund, Rachen, Kehlkopf, Speiseröhre oder Lunge bildet.

Vorbeugung

Rauchen aufgeben (➡ Rauchen, Seite 272). Lassen Sie Ihre Zähne zweimal jährlich zahnärztlich kontrollieren.

Wann zur Ärztin oder zum Arzt?

Bei den ersten Anzeichen von Verhärtung, Knötchen, rötlich verfärbter Geschwürbildung besonders am Mundboden, an der Zungenunterseite, am weichen Gaumen und an den Wangeninnenseiten. Mit einem Abstrich sind Krebszellen früh zu erkennen.

Selbsthilfe

Unternehmen Sie, was Ihnen Freude macht und gut tut, das kann den Krankheitsverlauf positiv beeinflussen.

Behandlung

Eine medikamentöse oder alternative Behandlung gibt es nicht. Jeder Krebs im Mundbereich muss chirurgisch entfernt werden. Oft müssen Teile des Kieferknochens, des Gesichts- oder Halsbereichs mit entfernt werden. In fortgeschrittenem Stadium ist zusätzlich eine Chemotherapie, zur Nachbehandlung eine Röntgenbestrahlung sinnvoll.

Selbst bei weit reichenden Eingriffen können Entstellungen des Gesichts vermieden werden. Mit körpereigenem Gewebe, Knochen und Prothesen wird das Gesicht so gut wie möglich wieder aufgebaut.

Diese Wiederherstellung sollte möglichst bald nach der ersten Operation beginnen. Sie erfordert in jedem Fall Geduld und Mitarbeit der Betroffenen. Die Krankenkassen übernehmen die Kosten für eventuell notwendige Gesichtsprothesen (Epithesen) meist vollständig. Es ist sinnvoll, das Angebot einer Rehabilitations- oder Nachsorgekur anzunehmen. Eine Psychotherapie kann helfen, mit der Krankheit und den Prothesen besser zurechtzukommen.

Speiseröhre

Die Speiseröhre (*Ösophagus*) ist ein muskulöser Schlauch, der die Mundhöhle mit dem Magen verbindet. Ihre Muskelwand transportiert alles Geschluckte zum Magenmund (*Cardia*). Ringmuskel und Schleimhautfalten an dieser Stelle verhindern, dass der Mageninhalt nach oben zurückfließt. Die Speiseröhre ist von Schleimhaut ausgekleidet, die nicht gegen Säure geschützt ist.

Saures Aufstoßen (Sodbrennen, Reflux)

Beschwerden

Speisebrei und Magensaft kommen immer wieder hoch, begleitet von brennenden, drückenden Schmerzen hinter dem Brustbein (Sodbrennen).

Die Beschwerden können in immer den gleichen, aber individuell unterschiedlichen Abständen nach dem Essen auftreten.

Ursachen

- Schwäche des Schließmuskels der Speiseröhre (Cardia-Insuffizienz).
- Übergewicht (➡ Gewicht, Seite 241).
- Schwangerschaft (➡ Seite 324).
- Zwerchfellbruch (➡ Seite 676).

Erkrankungsrisiko

Wer viel raucht und viel Alkohol und Kaffee trinkt, wird oft sauer aufstoßen. Während der Schwangerschaft erhöhen enge Kleidung, Übergewicht und der Druck gegen den Magen die Neigung zum Aufstoßen.

Mögliche Folgen und Komplikationen

- Schmerzen beim Schlucken. Beim Essen entsteht das Gefühl, dass etwas im Hals stecken bleibt.
- Speiseröhrenentzündung (➡ Seite 615).
- Kehlkopfentzündung (➡ Seite 528) und Asthma-ähnliche Beschwerden.

Vorbeugung

- Rauchen, Kaffee- und Alkoholkonsum meiden (➡ Genussmittel, Seite 272).
- Verzichten Sie möglichst auf Fetthaltiges und Süßigkeiten, halten Sie die Abendmahlzeit klein; keine Spätmahlzeit. Essen Sie in aufrechter Haltung. Schlucken Sie mehrmals hintereinander.
- Vermeiden Sie Übergewicht, zu enge Kleidung und ständiges Sitzen. Beugen Sie sich nach dem Essen möglichst nicht nach vorne.
- Stellen Sie den Kopfteil des Bettes um Ziegelbreite höher, sodass das ganze Bett leicht schief steht.

Wann zur Ärztin oder zum Arzt?

Wenn immer wieder saurer Nahrungsbrei hochkommt und die Beschwerden nicht von selbst vergehen; bei deutlich unangenehmen Schmerzen (Brennen) oder Krämpfen (*Spasmus*).

Selbsthilfe

Übergewicht abbauen (➡ Gewicht, Seite 241).

Behandlung

Die Behandlung der Refluxbeschwerden entspricht der der Speiseröhrenentzündung (➡ Seite 616).

Speiseröhrenentzündung (Ösophagitis)

Beschwerden

Hinter dem Brustbein entsteht – meist nach den Mahlzeiten und im Liegen – brennender und drückender Schmerz (Sodbrennen), der sich bis zum Hals hinaufziehen kann. Manchmal kommen Speisebrei und Magensäure hoch. Auch nächtliches Husten oder Atemnot und Heiserkeit können ein Symptom dieses Refluxes sein. Schluckbeschwerden sind besonders stark bei sehr kalten und heißen Speisen.

Ursachen

- Häufig Zwerchfellbruch (➡ Seite 676).
- Alkohol- und Zigarettenmissbrauch.
- Schwäche des Schließmuskels der Speiseröhre.
- Übergewicht, Schwangerschaft.
- Reizung durch Medikamente. Besonders Kapseln können in der Speiseröhre kleben bleiben. Zu den gefährlichen Mitteln gehören Schmerzmittel mit Azetylsalizylsäure oder Indometazin, Eisensulfat, Betablocker und Tetrazykline (➡ Umgang mit Medikamenten, Seite 834).
- Pilzinfektion der Speiseröhre.
- Verletzungen (z. B. durch Fischgräten) oder Verätzungen (z. B. durch Säuren und Laugen).

Das Erkrankungsrisiko steigt

Durch Rauchen und Alkoholmissbrauch.

Mögliche Folgen und Komplikationen

Es können Vernarbungen und Verengungen und blutende Geschwüre auftreten.

Vorbeugung

- Zigarettenrauchen und Alkohol meiden (➡ Rauchen, Seite 272; ➡ Alkohol, Seite 274).
- Medikamente immer mit einem großen Glas Wasser und in aufrechter Haltung einnehmen. Ein bewährtes Gleitmittel sind ein paar Bissen Banane, nach der Medizin geschluckt.
- Siehe auch Vorbeugung bei Sodbrennen (➡ Seite 614).

Wann zur Ärztin oder zum Arzt?

Sofort, wenn starke Schmerzen und Schwierigkeiten beim Schlucken schlimmer werden und Blut erbrochen wird. Dieses sind auch Alarmzeichen für einen Krebs der Speiseröhre.

Um das abzuklären, dient eine endoskopische Untersuchung (➡ Blick ins Innere, Seite 823).

Selbsthilfe

- Zigaretten, Zitrusfrüchte und Alkohol meiden.
- Übergewicht abbauen.

- In aufrechter Haltung essen, gut kauen und in kleinen Bissen schlucken. Die letzte Mahlzeit am Tag sollte die kleinste sein.
- Den Kopfteil des Bettes hochstellen.

Behandlung mit Medikamenten

Säure bindende Medikamente (Antazida, ➡ Seite 623) können gegen die brennenden Schmerzen und die Entzündung helfen. Als optimal gelten H_2-Blocker oder Protonenpumpenhemmer (➡ Magen- und Zwölffingerdarmgeschwür, Seite 621).
Pilzinfektionen werden mit Pilzmitteln behandelt.

Behandlung mit Operation

Sie ist angebracht, wenn Medikamente die Beschwerden nicht ausreichend lindern und – wie meist – ein Zwerchfellbruch die Ursache der Speiseröhrenentzündung ist. Sie kann meist endoskopisch durch einen kleinen Schnitt in der Bauchdecke durchgeführt werden.

Speiseröhrendivertikel
(Ausbuchtungen der Speiseröhrenschleimhaut)

Beschwerden

Druck- und Fremdkörpergefühl in der Speiseröhre, Schluckbeschwerden. Immer wieder kommt unverdauter Speisebrei hoch. Auffällig ist das Glucksen, das beim Sprechen entsteht.

Ursachen

Die Schleimhaut der Speiseröhre bildet sackähnliche Ausstülpungen, Speisereste bleiben darin hängen; die Muskelwand verdünnt sich.
Mit solchen Divertikeln kann man beschwerdefrei leben.

Erkrankungsrisiko

Speiseröhrendivertikel sind nicht sehr häufig.

Mögliche Folgen und Komplikationen

Es kann zu schweren Speiseröhrenentzündungen kommen. Der Speisebrei kann versehentlich in die Luftröhre gelangen. Die Folge kann ein Lungenabszess sein.

Vorbeugung

Ist nicht möglich.

Wann zur Ärztin oder zum Arzt?

Wenn die genannten Beschwerden auftreten.

Selbsthilfe

Kleine Portionen essen, gut kauen, vorsichtig schlucken.

Behandlung

Speiseröhrendivertikel müssen chirurgisch entfernt werden. Dieses ist eine relativ aufwändige Operation unter Vollnarkose, heute allerdings auch schon endoskopisch möglich.

Speiseröhrenverengung
(Ösophagus-Stenose)

Beschwerden

Starke, krampfartige Schluckbeschwerden mit Druck- und Würgegefühl. Das Atmen schmerzt oder ist sogar behindert.

Ursachen

Narben von Geschwüren (*Ulkus*) oder Verätzungen der Schleimhaut verengen die Speiseröhre. Selten können Erkrankungen wie Sklerodermie (➡ Seite 697) die Speiseröhre verengen. Auch das Veröden von Krampfadern in der Speiseröhre (➡ Leberzirrhose, Seite 628) kann Narben hinterlassen.

Erkrankungsrisiko

Speiseröhrenverengung ist selten. Das Risiko steigt bei Verätzung und bei Geschwüren.

Mögliche Folgen und Komplikationen

Andauernde Schluckbeschwerden. Versehentlich kann Speisebrei in die Luftröhre gelangen. Die Folge kann ein Lungenabszess sein. Das erschwerte Essen führt zu Gewichtsverlust.

Vorbeugung

Ist nicht möglich.

Wann zur Ärztin oder zum Arzt?

Wenn die Schluckbeschwerden nicht nachlassen.

Selbsthilfe

Gut kauen, vorsichtig schlucken.

Behandlung

Die Speiseröhre kann gedehnt werden, indem man mit einem Endoskop erweiternde, metallene »Oliven« einführt (*Bougierung*). Dieses macht die Speiseröhre für längere Zeit wieder durchgängig.

Bei Narbenbildung oder Verengungen nach einer Verätzung ist oft eine Operation notwendig. Dabei muss das erkrankte Stück der Speiseröhre entfernt (*Ösophagusresektion*) und durch ein Stück des Dickdarms ersetzt werden (*Coloninterposition*).

Diese Operation ist ein schwieriger und risikoreicher Eingriff.

Speiseröhrenkrebs

➡ auch Krebs, Seite 708.

Beschwerden

Im Frühstadium treten keine Beschwerden auf. Später beginnen Schluckbeschwerden. Sie können sich so steigern, dass man nicht mehr schlucken kann. Gewichtsabnahme, Mundgeruch, Übelkeit, Erbrechen, Schmerzen hinter dem Brustbein kommen hinzu.

Ursachen

Warum sich Krebs entwickelt, ist nicht bekannt.

Erkrankungsrisiko

Speiseröhrenkrebs tritt meist erst nach dem 60. Lebensjahr auf. Er trifft zu 80 Prozent Männer.

● Gefährdet sind vor allem Personen, die viel hochprozentige Alkoholika trinken und rauchen (➡ Alkohol, Seite 274).

● Menschen mit Speiseröhrenentzündungen haben ein höheres Risiko, an Krebs zu erkranken.

Mögliche Folgen und Komplikationen

Der Tumor kann sich rasch ausbreiten und in Lunge und Leber Metastasen bilden.

Vorbeugung

Mäßigung beim Rauchen und Trinken.

Wann zur Ärztin oder zum Arzt?

Hartnäckige Schluckbeschwerden sind ein Warnsignal für Krebs der Speiseröhre: So bald wie möglich in ärztliche Behandlung. Mit einer Spiegelung (➡ Blick ins Innere, Seite 828) wird auf Krebs untersucht.

Selbsthilfe

Den Krankheitsverlauf kann alles günstig beeinflussen, was Freude macht und gut tut.

Behandlung

Ein Krebs im oberen Drittel der Speiseröhre kann kaum operiert werden. Im mittleren Drittel kann eine kombinierte Behandlung durch Operation und Bestrahlung helfen. Krebs im unteren Drittel muss operiert werden. Jeder Vierte kann geheilt werden.

Eine Laserbehandlung kann eine verengte Speiseröhre sofort erweitern, ohne dass eine Operation notwendig ist. Nach Radiumbestrahlung nehmen die Schluckbeschwerden schlagartig ab. Ein Metallgeflecht (Stent) einzulegen, das die Speiseröhre offen hält, ermöglicht die Passage der Speisen.

Sie sollten gemeinsam mit dem Behandlungsteam erörtern, welche Maßnahmen sinnvoll und notwendig sind, und ein Programm festlegen, um die Beschwerden zu lindern. Psychotherapie kann den Gesundungsprozess unterstützen. Auch Selbsthilfegruppen können dazu beitragen, die Krankheit seelisch zu verarbeiten.

Magen

Der Magen ist ein Muskelsack mit mehr als einem Liter Fassungsvolumen, der die Speisen sammelt, sie mit dem Magensaft versetzt, zerkleinert und vermengt und so für die Verdauung vorbereitet. Kohlenhydrate bleiben etwa eine Stunde im Magen, Eiweiß etwas länger, Fette am längsten. Durch den Pförtnermuskel gibt der Magen den Speisebrei an den Zwölffingerdarm weiter.

Das vegetative Nervensystem, das auch von Stimmungen und seelischen Zuständen wesentlich beeinflusst wird, steuert die Muskelbewegungen, mit denen der Magen den Speisebrei durchknetet. Es ist auch zuständig für die Erzeugung des Magensafts und für die Produktion der Hormone Histamin, Prostaglandin und Gastrin, die ihrerseits den Verdauungsvorgang steuern. Wer Magenbeschwerden hat, sollte daher auch nach Ursachen im seelischen Bereich forschen und mit dem behandelnden Arzt darüber sprechen (➡ Im Gleichgewicht sein, Seite 216).

Nervöser Magen (Reizmagen)

Beschwerden

Die Beschwerden treten periodisch oder gelegentlich, einzeln oder miteinander kombiniert auf, manchmal bei leerem Magen, oft beim oder nach dem Essen. Viele Menschen, die darunter leiden, vermuten irrtümlich, die Beschwerden würden von der Nahrung verursacht:

- Brennende, krampfartige Schmerzen im Oberbauch.
- Übelkeit, Erbrechen.
- Sodbrennen, Aufstoßen.
- Druckgefühl, Völlegefühl, Blähungen.
- Appetitlosigkeit.
- Mundtrockenheit, Zungenbrennen und/oder Schluckbeschwerden.

Oft sind die Beschwerden von depressiver Stimmung, Angst, Unruhe, Schlaflosigkeit, Überforderungsgefühl, Kribbeln im Mund, Atemhemmung, Herzbeschwerden oder Gliederzittern begleitet.

Ursachen

- Hetze und unregelmäßige Nahrungsaufnahme können »auf den Magen schlagen« und Entleerungsstörungen verursachen.
- Angstbeladene oder mit Abscheu verbundene Situationen können Übelkeit auslösen. Der Körper macht dann klar, was »zum Kotzen« ist, zum Beispiel Konflikte in der Schule, die für das Schulkind unerträglich sind.

Ekel ist allerdings auch eine »kulturelle Einrichtung« – man »lernt«, sich vor bestimmten Dingen zu grausen.

- Krisen im Lebenslauf (Pubertät, Heirat, Geburt der Kinder, Lebensmitte, Berufswechsel).
- Seelische Belastung, Beziehungskonflikte, Verlust von Partner oder Partnerin, der Arbeit, der Heimat usw.
- Fließband-, Schwerst- und Schichtarbeit.

Erkrankungsrisiko

Magenbeschwerden sind häufig, sie sind Ursache für jeden zehnten Arztbesuch. Stress und seelische Belastungen erhöhen das Risiko, sie zu bekommen.

Mögliche Folgen und Komplikationen

Bei wiederholten Beschwerden sollte abgeklärt werden, ob eine organische Schädigung dahinter steht.

Vorbeugung

- Keine Zigarette auf nüchternen Magen! Versuchen Sie, das Rauchen aufzugeben (➡ Rauchen, Seite 272), und meiden Sie konzentrierten Alkohol.
- Meiden Sie Stress, gehen Sie Erregung, Ärger und Angst aus dem Weg. Bewusste Entspannung (➡ Seite 878) und tief durchatmen beugen vor.
- Setzen Sie nach ärztlicher Rücksprache alle magenschädigenden Medikamente ab.

Wann zur Ärztin oder zum Arzt?

Wenn die Beschwerden wiederholt auftreten. Wenn die Beschwerden nach vier Wochen noch nicht vergangen sind, sollte die Magenschleimhaut endoskopisch untersucht werden (➡ Gastroskopie, Seite 829). Damit lässt sich auch die oft getroffene Falschdiagnose »Gastritis« ausschließen.

Selbsthilfe

- Abschalten und in entspannter Situation ausruhen. (➡ Muskelentspannung nach Jacobson, Seite 881).
- Eine Wärmflasche, ein warmfeuchter oder kühler Wickel (➡ Seite 877), wechselwarme Duschen, warme Bäder mit beruhigenden Kräuterzusätzen (➡ Seite 875) können Schmerzen lindern.
- Schmerzt der leere Magen, kann ein kleiner Imbiss helfen: Ballaststoffriegel, Banane, Apfelsaft.
- Gegen Magenschmerzen nach dem Essen hilft bei Kindern ein geschütteltes Sodawasser oder Cola. Vor erneuter Aktivität eine halbstündige Pause oder einen Spaziergang einlegen.

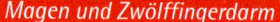

Magen und Zwölffingerdarm

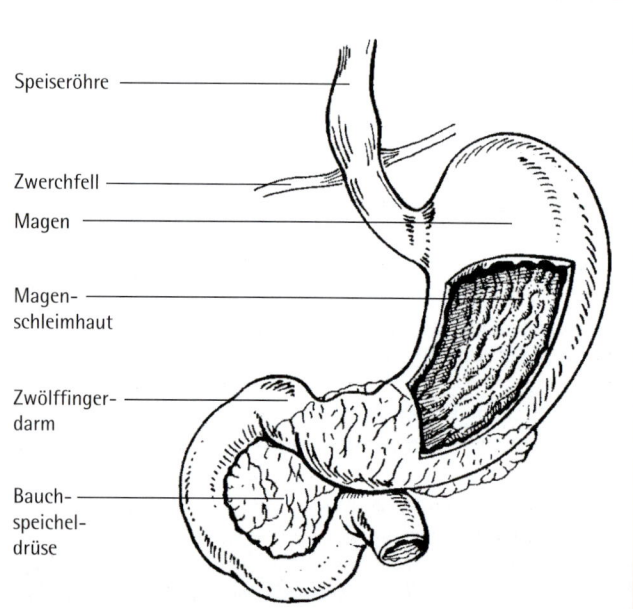

Speiseröhre

Zwerchfell

Magen

Magenschleimhaut

Zwölffingerdarm

Bauchspeicheldrüse

- Keine heißen oder kalten Getränke, keine schwer verdaulichen heißen und kalten Speisen, am späten Abend nichts mehr zu sich nehmen.
- Eine spezielle Diät ist unnötig. Essen Sie, was Ihnen schmeckt, und meiden Sie, was Ihnen nicht bekommt. Essen und trinken Sie langsam, kauen Sie die Speisen gut. Vorteilhaft ist Ernährung mit viel Gemüse, Früchten und Vollkornprodukten.
- Tees können – schon durch die Zeremonie der Zubereitung – die Schmerzen lindern (➡ Magentees, Seite 620).
- Akupressur (➡ Seite 848), bei erfahrenen Masseuren erlernt, selbst oder vom Partner durchgeführt.

Behandlung

- Massagen und Bindegewebemassagen (➡ Seite 863) wirken entspannend.
- Entspannungstraining (➡ Seite 878) und Atemtechniken können entspannen (➡ Atemtherapie, Seite 848).
- Akupunktur (➡ Seite 847) kann den Beschwerdekreislauf unterbrechen.
- Auf homöopathische Behandlung (➡ Seite 858) sprechen manche gut an.

Am besten probieren Sie aus, welche dieser Behandlungsmethoden Sie als angenehm empfinden.

Medikamente

Die Auswahl richtet sich nach den Beschwerdeursachen:

- Eine Infektion mit Helicobacter pylori kann eine Dreifachtherapie erfordern (➡ Magengeschwür, Seite 621).
- Überschüssige Säure kann mit Antazida und Säureblockern abgepuffert werden.
- Übelkeit und Völlegefühl lindern Medikamente mit Metoclopramid. Diese Mittel (➡ Akute Gastritis, Seite 619) sollten nur kurze Zeit eingenommen werden. Andere Mittel und Kombinationsmittel sind weniger sinnvoll.
- Blähungen werden von vermehrter Gasbildung im Magen-Darm-Trakt verursacht. Ob die dagegen angebotenen Mittel wirken, ist zweifelhaft. Wenn Sie jedoch den Eindruck haben, dass Ihnen diese Mittel Linderung bringen, können Sie sie gefahrlos für kurze Zeit einnehmen.
- Der Nutzen von Mitteln gegen Appetitlosigkeit ist umstritten.
- Häufig bekommen Magenkranke gegen Nervosität Beruhigungsmittel verschrieben. Diese haben jedoch viele Nebenwirkungen und können abhängig machen. Bei akutem Stress ist der einmalige Einsatz eines Betablockers vertretbar. Neuroleptika sollten Sie bei akuten Magenschmerzen nicht einnehmen.

Eine Psychotherapie (➡ Seite 892) kann helfen, die tiefer liegenden Ursachen von Magenschmerzen zu ergründen und sich damit auseinander zu setzen.

Akute Gastritis (Magenvergiftung, Entzündung der Magenschleimhaut)

Sehr oft spricht man fälschlich von »Gastritis«, wenn der Magen gereizt ist (➡ Nervöser Magen, Seite 618). Tatsächlich ist Gastritis jedoch eine akute Entzündung der Magenschleimhaut durch eine Vergiftung.

Beschwerden

Die Beschwerden unterscheiden sich je nach Ursache: Plötzlicher starker Magenschmerz, begleitet von allgemeiner Schwäche, Kopfweh, Völlegefühl, Übelkeit bis zum Erbrechen, eventuell Mundgeruch, belegte Zunge, Fieber. Meist gehen diese Beschwerden im Laufe eines Tages von selbst zurück.

Ursachen

- Alkoholmissbrauch.
- Medikamente, die die Magenschleimhaut reizen (z.B. Schmerz- und Rheumamittel, überdosierte Herzmittel mit dem Wirkstoff Digitalis, Kortisone, Antibiotika, Krebsmittel).
- Verätzung durch Säuren oder Laugen.
- Röntgenstrahlen bei Bestrahlungsbehandlung.
- Durch das Bakterium Clostridium botulinum verdorbene Lebensmittel. Die Gifte dieses Bakteriums sind sehr gefährlich. Der Erreger vermehrt sich in verdorbenem Fleisch, Wurst, Gemüsekonserven u. ä. Botulismus beginnt mit Augenmuskellähmung (Doppeltsehen), Schluckbeschwerden, Übelkeit und kaltem Schweiß; Darmlähmung und Verstopfung folgen.
- Virusinfektion.
- Verdorbene Pilze und Giftpilze führen meistens zu vorübergehendem Durchfall und Brechdurchfall.

Erkrankungsrisiko

Alkoholmissbrauch und die anderen oben genannten Ursachen können eine akute Gastritis verursachen.

Mögliche Folgen und Komplikationen

- Eine geschädigte Magenschleimhaut kann bluten. Dann erbricht man Blut oder scheidet schwarz gefärbten Stuhl aus. *Achtung, Lebensgefahr: Sofort in ärztliche Behandlung!*
- Nur wenige Giftpilze sind gefährlich. Zu ihnen gehören der Pantherpilz, der weiße und der grüne Knollenblätterpilz und der kahle Krempling.
- Ein unbehandelter Botulismus führt innerhalb einer Woche zum Tod.

Beruhigende Magentees
Anwendung
Drei- bis viermal täglich eine Tasse warmen, frisch zubereiteten Tee zwischen den Mahlzeiten langsam und schluckweise trinken.

Pfefferminzblätter
Einen Esslöffel Pfefferminzblätter mit einer Tasse heißem Wasser übergießen; fünf bis zehn Minuten stehen lassen, danach abseihen.

Kamillenblüten
Ein Esslöffel voll Kamillenblüten mit einer Tasse kochendem Wasser übergießen; zehn Minuten bedeckt stehen lassen, abseihen.

Schafgarbenkraut
Zwei Teelöffel Schafgarbe wie Kamillenblüten zubereiten.

Anregende Magentees
Anwendung
Jeweils eine halbe Stunde vor den Mahlzeiten trinken. Diese Tees regen die Magensaftsekretion an. Sie schmecken meist würzig bis sehr bitter.
Nebenwirkungen: gelegentlich Kopfschmerzen bei Menschen, die gegen Bitterstoffe empfindlich sind.

Tausendgüldenkraut
Ein bis zwei Teelöffel Tausendgüldenkraut mit einer Tasse siedend heißem Wasser übergießen, 15 Minuten stehen lassen, abseihen.

Magentee-Mischung
Zwei Teelöffel einer Mischung aus 25 g Tausendgüldenkraut, 25 g Wermutkraut, 20 g Enzianwurzel, 20 g Pomeranzenschale und 10 g Zimt mit einer Tasse siedendem Wasser übergießen; 10 bis 15 Minuten stehen lassen, abseihen.
Achtung: Nicht bei Magen- und Darmgeschwüren anwenden.

Vorbeugung

- Meiden Sie Alkoholexzesse (➡ Alkohol, Seite 274) und magenschädigende Medikamente.
- Werfen Sie verdorbene Lebensmittel weg.
- Lassen Sie Reinigungsmittel und -flüssigkeiten nie in der Reichweite von Kindern stehen.
- Lassen Sie selbst gesammelte Pilze auf Giftigkeit prüfen, wenn Sie die Sorten nicht genau kennen.

Wann zur Ärztin oder zum Arzt?

Erste Hilfe bei Vergiftungen ➡ innere Umschlagseite.
Unbedingt ins Krankenhaus: Bei Verdacht auf Botulismus.
Sofort zu Ärztin oder Arzt, wenn Blutungen auftreten.
Sie sollten Ärztin oder Arzt aufsuchen, wenn
- die Ursachen der Beschwerden nicht bekannt sind.
- Sie eine Vergiftung vermuten.

Selbsthilfe

Nach ein bis zwei Tagen Bettruhe und Fasten klingen gastritische Beschwerden meist von selbst ab. Ein warmer Wickel oder eine Wärmflasche, schwarzer Tee, Pfefferminz- oder Kamillentee können die Magenschmerzen lindern (➡ Nervöser Magen, Seite 618).

Behandlung

Eine Behandlung ist im Normalfall nicht nötig. Nur wenn Blutungen auftreten, muss eine endoskopische Untersuchung die Blutungsquelle klären.
Sind Medikamente, auf die nicht verzichten werden kann, die Ursache dieser Beschwerden, sollten Sie mit Ärztin oder Arzt beraten, wie Sie Ihren Magen schonen können.

Medikamente
- Das beste Mittel gegen akute Magenkrämpfe ist *Buscopan* (D/Ö), als Injektion gegeben oder in Form eines Zäpfchens. Die meisten anderen krampflösenden Mittel enthalten eine Vielzahl von Inhaltsstoffen und bergen ein großes Risiko von Nebenwirkungen.
- Gegen anhaltenden Brechreiz bei Erwachsenen ist auf ärztliche Verordnung die Einnahme von Metoclopramid vertretbar (z. B. *Gastronerton* [D/Ö], *MCP* [D], *Paspertin* [D/Ö]).
- Pflanzliche Mittel und andere Alternativen gelten als unwirksame Scheinmittel.

Chronische Gastritis

Beschwerden

Oft gibt es keinerlei Beschwerden. Manchmal treten nach den Mahlzeiten Schmerzen, Druck- und Völlegefühl auf.

Ursachen

Die Magenschleimhaut verändert sich entzündlich und bildet sich – unter Umständen ganz – zurück (*Atrophie*).

Als Ursachen werden vermutet:

- Infektion durch Helicobacter-pylori-Bakterien. Das wird bei einer Gastroskopie (➡ Seite 829) mit Gewebeentnahme festgestellt.
- Alterserscheinung, von sozialen Faktoren gefördert.
- Veränderungen der Durchblutung.
- Folge von galligem Reflux nach einer Magenoperation.

Erkrankungsrisiko

Jeder Zweite ist mit Helicobacter-Bakterien infiziert. Die Infektion an sich muss jedoch nicht behandelt werden, wenn keine Beschwerden bestehen. Mit dem Alter steigt das Risiko, dass sich die Magenschleimhaut zurückbildet.

Mögliche Folgen und Komplikationen

Die seltene, fortgeschrittenste Form, die atrophe Gastritis, kann zu Eisenmangel und zur perniziösen Anämie (Vitamin-B_{12}-Mangel) führen und bringt ein erhöhtes Krebsrisiko mit sich. Deshalb sollten sich Menschen mit festgestellter Rückbildung der Magenschleimhaut einmal jährlich endoskopisch und histologisch untersuchen lassen.

Vorbeugung

Meiden Sie Alkohol (➡ Seite 274), extrem kalte oder heiße Getränke, scharfe Gewürze und magenbelastende Medikamente.

Wann zur Ärztin oder zum Arzt?

Wenn die oben genannten Beschwerden auftreten. Oft macht die chronische Gastritis keine Beschwerden und wird bei einer Endoskopie zufällig entdeckt. Dann ist auch keine Behandlung notwendig.

Selbsthilfe

Ist nicht möglich.

Behandlung

Bei Helicobacter-Infektion mit endoskopisch nachgewiesenem Geschwür lassen Säureblocker bzw. Protonenpumpenhemmer (➡ Seite 623), kombiniert mit zwei speziellen Antibiotika, die Entzündung in wenigen Tagen zurückgehen. Die Bakterien werden damit beseitigt.

Die Rückbildung der Magenschleimhaut lässt sich nicht beeinflussen. Gegen die Begleitbeschwerden können – paradoxerweise – auch Säure bindende Medikamente (➡ Seite 623) helfen. Bei Eisen- oder Vitamin-B_{12}-Mangel müssen dem Körper diese Stoffe zugeführt werden.

Magen- und Zwölffingerdarmgeschwür
(Ulkus)

Das Geschwür (*Ulkus*) ist ein Defekt in der Schleimhaut des Magens oder Zwölffingerdarms. Es kann in die muskulöse Wand vordringen, bluten und die Wand durchbrechen. Die Erkrankung ist häufig.

Beschwerden

Anzeichen für ein Magengeschwür: Druck- und Völlegefühl in der Magengegend unmittelbar nach den Mahlzeiten.

Anzeichen für ein Zwölffingerdarmgeschwür: Schmerzen bei nüchternem Magen, bohrend, schneidend, stechend, oft zwischen Nabel und Mitte des Rippenbogens, oder zwei Stunden nach den Mahlzeiten und nachts; oft mit Erbrechen.

Häufig ist in beiden Fällen Appetitlosigkeit. Brennen in der Magengrube und Beschwerden wie beim nervösen Magen beschrieben hat nur jede dritte Person. Die Hälfte der Geschwüre macht keinerlei Beschwerden. Deshalb kann es ohne Vorwarnung zu Magenblutung und zum Magendurchbruch kommen.

> **Sofort in ärztliche Behandlung!**
> Bei Magenblutung: *Übelkeit, Bluterbrechen, blutiger, schwarzer, auffallend riechender Stuhl. Bei hohem Blutverlust tritt rasch Schockzustand ein!*
> Bei Magendurchbruch: *Bauchschmerzen wie Messerstiche, Schweißausbrüche, fliegender Puls; nach etwa sechs Stunden tritt Schockzustand ein!*

Ursachen

- Über 95 Prozent der Ulkuskranken sind mit Helicobacter pylori infiziert.
- Eine zusätzliche erbliche Veranlagung scheint die Voraussetzung dafür zu sein, dass der Körper auf Belastungen, wie zum Beispiel Stress im Arbeits- und Beziehungsleben, Hektik, Nikotin und Alkohol, mit einem Ulkus reagiert.
- Schmerzmittel, die Azetylsalizylsäure (ASS) enthalten, und Rheumamittel fördern die Entstehung und verzögern die Heilung von Geschwüren. Die Geschwürbildung auch ohne Helicobacter-Infektion fördern ferner: hoch dosierte Kortisone (➡ Seite 842), manche Mittel gegen Bronchitis und Asthma, gegen Erbrechen, gegen Infektionen (Antibiotika), gegen Bluthochdruck, zur Blutverdünnung, gegen Allergien, Diabetes, manche Herz-Kreislauf-Mittel und Pilzmittel.

● Schwere Unfälle oder Operationen können innerhalb weniger Stunden Geschwüre auslösen (*Stressulkus*).

Erkrankungsrisiko

Zwei von hundert Personen bekommen irgendwann in ihrem Leben ein Geschwür. Das Erkrankungsrisiko steigt bei

● unregelmäßigem Essen.
● Schicht- und Fließbandarbeit, Schwerarbeit und Hetzerei, Arbeit in Chemiebetrieben, Metallindustrie und Transportwesen und beim Hantieren mit Giftstoffen.
● Rauchen erhöht das Risiko, dass nach dem Abheilen eines Ulkus neuerlich ein Geschwür entsteht.

Mögliche Folgen und Komplikationen

● Durch Narbenbildung kann sich der Magenausgang verengen (*Stenose*): Völlegefühl, Appetitlosigkeit und starke Gewichtsabnahme sind die Folgen.
● Ein nicht behandeltes Geschwür kann durch die Magenwand durchbrechen und bluten. Dies ist lebensbedrohlich und muss sofort operiert werden.
● Treten Geschwüre im Magen immer wieder auf, steigt das Risiko, an Magenkrebs zu erkranken.

Vorbeugung

● Nehmen Sie Schmerzmittel nicht ohne ärztliche Verordnung ein.
● Genießen Sie die »Säurelocker« Alkohol, Kaffee, Tee, Nikotin und Zitrusfrüchte sparsam.
● Meiden Sie möglichst Stress, Angst und Konflikte.

Wann zur Ärztin oder zum Arzt?

Wenn unklare Schmerzen im Oberbauch und die anderen oben beschriebenen Beschwerden immer wiederkehren.

Selbsthilfe

● Hören Sie auf zu rauchen (➡ Seite 272).
● Meiden Sie Alkoholika.
● Nehmen Sie keine magenschädigenden Medikamente (➡ oben) ein, wenn dies vermeidbar ist. Ein Beschwerdentagebuch kann helfen, die Medikamentenwirkungen und -nebenwirkungen zu kontrollieren.
● Tees aus Kamille, Melisse und Pfefferminze können die Magenschmerzen lindern (➡ Seite 620).
● Leinsamenabguss und kalt gepresster Saft von rohem Weißkraut sind bewährte Hausmittel.
● Feuchtwarme Packungen und Wickel im Bereich der Beschwerden (➡ Wickel, Seite 877) wirken schmerzdämpfend.

● Akupressur (➡ Seite 848) ist schmerzlindernd.
● Essen Sie, was Ihnen bekommt, meiden Sie, was Ihnen erfahrungsgemäß nicht gut tut. Von Vorteil ist abwechslungsreiche, vollwertige Kost (➡ Ernährung, Seite 232). Wer Magengeschwüre hat, kann die üblichen drei Hauptmahlzeiten täglich beibehalten. Nur bei Zwölffingerdarmgeschwüren sollten Sie die Mahlzeiten auf mehrere kleine Portionen verteilen und spätabends nichts mehr essen.
● Sie sollten Ihre Lebenssituation und Ihren Lebensstil überdenken und verändern – Ärger, Angst und Aufregungen meiden. Das Erlernen von Entspannungstechniken (➡ Seite 878) kann dazu der erste Schritt sein, eine Verhaltenstherapie (➡ Seite 895) oder die Behandlung in einer psychosomatischen Klinik sind sinnvolle Unterstützungen.

Behandlung mit Medikamenten

Über ein Drittel der Geschwüre heilt spontan ab.

Alle Behandlungen haben zwei Ziele: das Ulkus abzuheilen und ein Wiederauftreten zu verhindern.

Säure hemmende Mittel (H_2-Rezeptorenblocker) befreien sehr rasch vom Schmerz; in neun von zehn Fällen lassen sie das Geschwür nach spätestens acht Wochen abheilen; bei Dauereinnahme können sie verhindern, dass erneut Geschwüre auftreten. Alle H_2-Blocker wirken gleich gut.

Als neue hochwirksame Mittel für die kurzzeitige Akutbehandlung gelten Protonenpumpenhemmer, wie Lansoprazol (*Agopton* [D/Ö], *Lanzor* [D]), Omeprazol (*Antra* [D], *Losec* [Ö]) oder Pantoprazol (D) (*Pantoloc* [Ö], *Pantozol* [D], *Rifun* [D], *Zurcal* [Ö]). Bei Dauereinnahme sind sie risikoreich.

Wenn Säure hemmende Mittel wegen ihrer Nebenwirkungen nicht eingenommen werden können, sind Mittel mit dem Schleimhautschutzmittel Sucralfat (*Ulcogant* [D/Ö], *Sucralan* [Ö]) eine gute Alternative. Diese Mittel werden morgens und abends je eine halbe Stunde vor der Mahlzeit eingenommen.

Auch das Mittel Proglumid (*Milid* [D/Ö]), das die Bildung von Gastrin verhindert, kann helfen.

Gegen die Magenschmerzen und zur Heilung des Geschwürs – nicht, um einem Rückfall vorzubeugen – sind Säure bindende Mittel (*Antazida*) wirksam. Sie werden zwischen den Mahlzeiten dreimal täglich eingenommen. Von den über 50 verschiedenen Mitteln haben die Aluminium-Magnesium enthaltenden die wenigsten Nebenwirkungen.

Bei einer Infektion mit Helicobacter-pylori-Bakterien kommt es am raschesten zur Heilung durch eine Kombination von Protonenpumpenhemmer mit den Antibiotika Tetrazyklin und Clarithromycin. Wismuthaltige Prä-

---

Empfehlenswert: Säure bindende Mittel

Gelusil Suspension (D)	Riopan (D/Ö)
Maalox (D/Ö)	Talcid (D/Ö)
Maaloxan (D)	

Empfehlenswert: Säure hemmende Mittel

Cimetag (Ö)	Pepdul (D)
Cimetidin AL (D)	Roxit (D)
Ganor (D)	Sostril (D)
Gastrax (D)	Tagamet (D)
H_2 Blocker-rat. (D)	Ulsal (Ö)
Neutromed (Ö)	Zantac (Ö)
Nizax (D)	Zantic (D)

Empfehlenswert: Schleimhautmittel Sucralfat
Ulcogant (D/Ö)

Empfehlenswert für kurzzeitige Anwendung:
Protonenpumpenhemmer Antra (D), Lanzor (D), Losec (Ö), Pantoloc (Ö), Pantozol (D), Rifun (D).

---

parate, wie *Telen* (D) und *Bismofalk* (D), werden als Reservemedikamente angesehen. Bei Langzeiteinnahme verbindet sich mit ihnen ein erhebliches Risiko für schwere zentralnervöse Störungen. Gelingt es, das Helicobacter-pylori-Bakterium zu beseitigen, gibt es kaum mehr Rückfälle.

Behandlung mit Operation

Sie ist nur noch sehr selten nötig:
- Bei Blutungen oder Durchbruch eines Geschwürs oder bei einem Stressgeschwür muss meistens operiert werden.
- Es sollte operiert werden, wenn Geschwüre trotz Medikationsversuchen und regelmäßiger Anwendung von Entspannungsmethoden immer wiederkehren.
- Eine Operation sollte in Betracht gezogen werden, wenn ein Magengeschwür nach drei Monaten nicht vollständig geheilt ist (Krebsverdacht).

Es gibt verschiedene Operationstechniken:
- Teilweise Entfernung des Magens (*Teilresektion*). Mit den verschiedenen Namen der Methoden kennzeichnen Mediziner, wie viel des Magens sie entfernt haben und wie sie den Magen mit dem Zwölffingerdarm verbunden haben.
  Die teilweise Entfernung des Magens birgt eine Reihe von Risiken: Durchfälle, Sturzentleerung (Erbrechen und Durchfall kurz nach dem Essen); Gewichtsverlust, Reflux und Schwund der Magenschleimhaut (häufig nach Operationsmethode Billroth II).

- Durchtrennung des Vagusnervs (*Vagotomie*). Bei der *SPV-Vagotomie* werden nur die Nervenäste durchtrennt, die die Magensäureproduktion beeinflussen. Sie galt früher als beste Methode beim Zwölffingerdarmgeschwür und einem Geschwür nahe des Magenausgangs, ist aber bei den heutigen Medikamenten kaum mehr nötig.

Nach der Operation

Es dauert einige Zeit, bis wieder ein unbeschwertes Leben möglich ist. Prinzipiell dürfen Magenoperierte alles essen und trinken, was ihnen schmeckt, nur beim Trinken von Alkohol sollten sie zurückhaltend sein.
Anfängliche Schluckbeschwerden und Völlegefühl nach der Vagotomie vergehen meist von selbst.
Nach einer Teilresektion ist es günstig, mehrmals täglich kleine Portionen zu essen.

Magenkrebs (Magenkarzinom)

➡ auch Krebs, Seite 708.

Beschwerden

Magenkrebs bleibt lange auf die Magenschleimhaut beschränkt und beginnt plötzlich rasch zu wachsen. Treten Beschwerden auf, gleichen sie denen des nervösen Magens. Nur Ekel gegen Fleisch kann ein typisches Signal für Magenkrebs sein. Druck- und Völlegefühl kann ansteigen, später fallen Appetitlosigkeit und rapider Gewichtsverlust auf. Es kann zu Erbrechen von dunklem Blut und zu blutigem, dunklen, eigenartig riechenden Stuhl – wie bei einem blutenden Magengeschwür – kommen.

Ursachen

Sie sind nicht restlos geklärt. Sicher ist, dass Rauchen und Alkoholmissbrauch das Magenkrebsrisiko erhöhen. Nitrosamine (z. B. aus geräucherten Lebensmitteln) und Gifte, die beim Verbrennen von Fett entstehen (polyzyklische aromatische Kohlenwasserstoffe), können Magenkrebs auslösen. Die Gifte von Schimmel (Aflatoxine) auf verdorbenen Lebensmitteln sind ebenfalls potente Krebserreger. Wahrscheinlich sind Helicobacter-Bakterien mit beteiligt.

Erkrankungsrisiko

Magenkrebs gehört zu den häufigsten Krebserkrankungen. Er tritt meist nach dem 40. Lebensjahr auf. Das Krebsrisiko ist erhöht
- bei familiärer Belastung.
- bei Stress.

- bei Menschen, deren Magenschleimhaut sich zurück-bildet (atrophe Gastritis).
- bei Magengeschwüren.

Mögliche Folgen und Komplikationen

Wird ein Magenkrebs früh gefunden und bald operiert, haben Erkrankte dieselbe Lebenserwartung wie Gesunde. Wird die Krebsgeschwulst erst im fortgeschrittenen Stadium entfernt, sinkt diese Chance dramatisch. Leider wird Magenkrebs oft verkannt und zu spät operiert.

Vorbeugung

- Nicht rauchen und den Alkoholkonsum begrenzen (➡ Genussmittel, Seite 272).
- Übergewicht vermeiden und den Verzehr von Fleisch, Geflügel und fettreichen Nahrungsmitteln begrenzen (➡ Ernährung, Seite 232).
- Meiden Sie geräuchertes, gepökeltes und stark gegrilltes Fleisch; sie sind »krebsverdächtig«. Lassen Sie beim Braten das Fett nicht rauchen.
- Essen Sie grundsätzlich keine Lebensmittel, auf denen Sie einen Schimmel»bart« sehen (ausgenommen Kulturschimmel bei Käse). Bei Nüssen erkennt man Schimmel nicht leicht, bewahren Sie sie im Kühlschrank auf.

Wann zur Ärztin oder zum Arzt?

- Wenn Beschwerden des vermeintlich nervösen Magens (»Gastritis«) länger als vier Wochen andauern. Dann sollte endoskopisch untersucht und eventuell eine Gewebeprobe entnommen werden (➡ Gastroskopie, Seite 829).
- Bei atropher Gastritis oder einem Magengeschwür sind regelmäßige endoskopische Kontrollen notwendig.

Selbsthilfe

Alles, was erfreut und gut tut, erhöht die Lebensqualität und stärkt die Krankheitsabwehr.

Behandlung

Eine rasche Operation ist nötig. Je nach Größe des Krebsgeschwürs wird ein mehr oder weniger großer Teil des Magens entfernt. Der verbliebene Magenstumpf wird mit dem Dünndarm verbunden. Dies ist zwar ein großer Eingriff, aber sogar nach der Entfernung des gesamten Magens ist es möglich, ein normales Leben zu führen. Es kann allerdings monatelang dauern, bis man wieder – in kleinen Mengen – ganz normale Speisen essen und verdauen kann. Bei Vitamin-, Mineralstoff- oder Nährstoff-mangel kann der Körper das Fehlende in Form von Medikamenten bekommen.

Nach der Operation sind Rauchen, Alkohol und andere Reizstoffe verboten (➡ Magenoperation, Seite 623).

Betroffene sollten mit dem Behandlungsteam gemeinsam erörtern, welche Maßnahmen sinnvoll und notwendig sind, um in ein erträgliches Alltagsleben zurückzufinden, und ein Programm festlegen, um die Beschwerden zu lindern.

Psychotherapie kann den Gesundungsprozess unterstützen. Auch Selbsthilfegruppen können dazu beitragen, die Krankheit seelisch zu verarbeiten. Alternativmedizin kann das Befinden verbessern, aber es fehlt der Nachweis, dass sie das Tumorwachstum hemmt.

Leber, Galle, Bauchspeicheldrüse

Der größte Teil der Leber liegt im rechten Oberbauch vor dem Magen, der linke Lappen hinter diesem, die Bauchspeicheldrüse dahinter beziehungsweise darunter.

Als größte Drüse im Körper hat die Leber verschiedene Funktionen:

- Für die Verdauung: Die Leber produziert bis zu einem Liter Gallenflüssigkeit am Tag und leitet sie über die Gallenblase als Reservoir und den Gallengang in den Zwölffingerdarm ein. Die Gallensäuren helfen, die Fette aus der Nahrung zu zerlegen, sodass die Darmschleimhaut die Fette und mit ihnen die fettlöslichen Vitamine aufnehmen kann.
- Für den Blutkreislauf: In der Zeit vor der Geburt werden hier die roten und weißen Blutkörperchen gebildet. Während des ganzen Lebens baut die Leber alte Blutkörperchen ab, speichert Eisen usw.
- Für den Stoffwechsel: Sie »überprüft« das Blut auf »Fremdes« und entgiftet es. Aus dem gereinigten Blut nimmt die Leber die verdaulichen Stoffe auf, baut Eiweiß in körpereigenes Eiweiß um, lagert Zucker ein und liefert über das Blut Nährstoffe zu den Körperzellen. Das Abbauprodukt des Eiweißstoffwechsels, den Harnstoff, transportiert das Blut zu den Nieren, die ihn mit dem Harn ausscheiden.
- Für den Hormonkreislauf: Die Leber bildet die Ausgangsstoffe für die Sexualhormone und die körpereigenen Fette.

Ein Organ mit solcher Aufgabenvielfalt ist unentbehrlich. Darum hat die Leber eine erstaunliche Fähigkeit, sich zu regenerieren. Selbst wenn zwei Drittel der Leber entfernt werden, kann der gesunde Rest die Aufgaben des ganzen Organs noch erfüllen. Ist die Leber ganz zerstört, bleibt als einzige Hoffnung eine Leberverpflanzung. Doch eine solche Lebertransplantation ist sehr aufwändig, und es mangelt an Spenderorganen.

Die Bauchspeicheldrüse bildet ebenfalls Verdauungssaft. Er enthält Fermente (*Enzyme*). Diese gelangen über einen meist mit dem Gallengang gemeinsamen Ausführungsgang in den Zwölffingerdarm. Über die Funktion der Bauchspeicheldrüse als Hormondrüse ➡ Diabetes, Seite 722.

Gelbsucht (Ikterus)

Gelbsucht ist keine Krankheit, sondern ein Signal für verschiedene Erkrankungen, meist der Leber oder der Galle: Haut, Schleimhäute und das Weiße des Auges sind gelb gefärbt, meist quält starker Juckreiz.

Die Tönung des Gelbs weist auf die zu Grunde liegende Erkrankung hin:

● Rötlicher Gelbton: Leberschaden (➡ Hepatitis, Seite 626; ➡ Leberzirrhose, Seite 628).

● Grünlicher Gelbton: Gallenstauung (➡ Gallensteine, Seite 630; ➡ Leberkrebs, Seite 629).

Lebervergiftung

Beschwerden

Bei Lebervergiftung durch Alkohol oder Medikamente treten lange Zeit keine typischen Beschwerden auf, bis es zur Gelbsucht kommt (➡ Seite 625).

Nach dem Essen von Giftpilzen treten die Anzeichen der Gelbsucht plötzlich auf, bei Vergiftung durch Knollenblätterpilze frühestens 24 Stunden nach dem Essen.

Erkrankungsrisiko

Die Vergiftung ist die häufigste Erkrankung der »Entgiftungszentrale« Leber.

Ursachen

Alkohol (➡ Leberzirrhose, Seite 628).

Medikamente

Sie sind eine wichtige Ursache für Lebererkrankungen. Bei höherer Dosierung können sie direkt giftig wirken. Medikamente können empfindliche Menschen jedoch auch dosisunabhängig schädigen.

Schmerz- und Rheumamittel verursachen die meisten Leberschäden.

● Schmerzmittel: Parazetamol in hohen Dosen kann zu akuten oder chronischen Leberschäden führen.

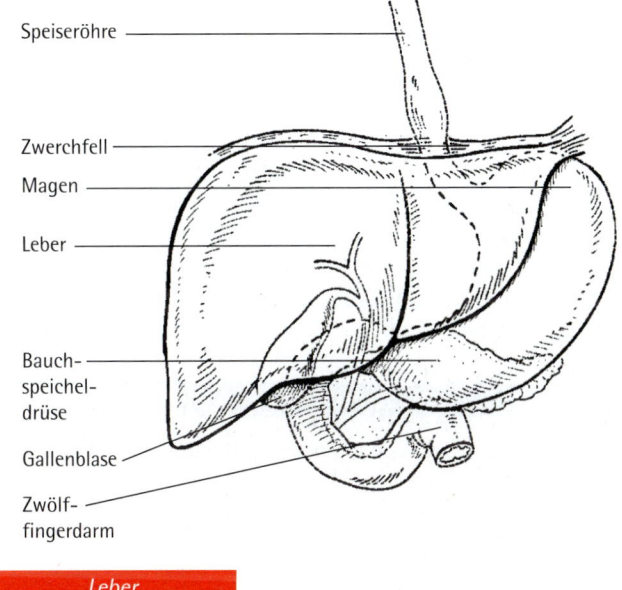

Speiseröhre

Zwerchfell

Magen

Leber

Bauch-
speichel-
drüse

Gallenblase

Zwölf-
fingerdarm

Leber

● Mittel gegen Psychosen (Phenothiazine), Mittel gegen Depressionen (trizyklische Antidepressiva).

● Rheumamittel (Phenylbutazon) und Mittel gegen bakterielle Infektionen (Erythromyzin) können Leberschäden auslösen, die einer Zirrhose ähneln, aber wieder völlig ausheilen können.

● Hormonelle Empfängnisverhütungsmittel (die »Pille«) können zu gutartigen Lebergeschwülsten und einem Gallenstau führen.

● Narkosemittel (Halothan, Methoxyfluran, Enfluran) können nach mehrmaliger Anwendung einige Tage nach der Narkose eine schwere Leberentzündung auslösen, die in manchen Fällen zum Tod führt.

● Das Tuberkulosemittel Isoniazid kann noch ein Jahr nach der Einnahme zu einem hepatitisähnlichen Krankheitsbild führen.

Einige Medikamente können Leberfunktionsstörungen auslösen. Dazu gehören: Azetylsalizylsäure (Schmerzmittel), Tetrazykline, Sulfonamide und andere Mittel gegen Infektionen, Herzrhythmusmittel (Chinidin), Beruhigungsmittel (Chloralhydrat), harntreibende Mittel und Herz-Kreislauf-Mittel (Kalziumantagonisten), Gichtmittel (Allopurinol), Mittel gegen Epilepsie (Valproinsäure) und Krebsmittel.

Gifte

Tetrachlorkohlenstoff (z.B. in der Kunststoffindustrie, der Metallurgie und in Reinigungsbetrieben) kann das Lebergewebe schädigen oder zerstören.

Das Gift von Knollenblätterpilzen führt ebenfalls zum Zusammenbruch der Leberfunktion und damit zum Tod.

Vorbeugung

Alkohol nur mäßig trinken.

Arzneimittel nur verwenden, wenn Beschwerden anders nicht zu lindern sind oder die Einnahme ärztlich verordnet wurde.

Bei Giftstoffen am Arbeitsplatz Schutzbestimmungen beachten.

Selbst gesammelte Pilze fachkundig überprüfen lassen oder nur dann essen, wenn Sie sich Ihrer Sache vollkommen sicher sind.

Wann zur Ärztin oder zum Arzt?

Wenn Gelbsuchtanzeichen auftreten (➡ Seite 625).
Sofort ins Krankenhaus, wenn Gelbsucht auftritt.

Selbsthilfe

Ist nicht möglich.

Behandlung

Eine Behandlung wie bei Fettleber (➡ Seite 626) kann die Schäden einer akuten Vergiftung durch Alkohol oder Medikamente weitgehend rückgängig machen. Bei chronischer Vergiftung bleibt die Leber meist geschädigt.

Bei anderen Vergiftungsursachen gibt es nur mit intensivmedizinischen Maßnahmen eine gewisse Überlebenschance. Bei Knollenblätterpilz-Vergiftung infundiert man Silymarin (*Legalon* [D/Ö]) in hoher Dosierung.

Fettleber

Beschwerden

Obwohl eine Fettleber immer vergrößert ist, macht sie kaum Beschwerden. Bisweilen spürt man Völlegefühl und leichte Übelkeit. Schmerzen unter dem rechten Rippenbogen sind selten.

Ursachen

»Fettleber« hat nichts mit fettem Essen zu tun. Die Ursachen dieser Erkrankung sind:
- Alkoholismus (➡ Seite 417).
- Vergiftung durch eine große Zahl von Chemikalien und Arzneimitteln.
- Diabetes.
- Einige seltene, angeborene Fettstoffwechsel-Erkrankungen.
- Schwangerschaft.

- Einseitige kohlenhydratreiche und fettarme Ernährung.
- Übergewicht.

Ein fortwährend überreichlicher Alkoholkonsum überfordert die Stoffwechselleistung der Leber: Sie kann die zugeführten Nahrungsfette nicht mehr abbauen und speichert sie in ihren Zellen.

Das Erkrankungsrisiko steigt

Durch häufigen, reichlichen Alkoholkonsum; einseitig kohlenhydratreiche Ernährung.

Mögliche Folgen und Komplikationen

Eine Fettleber ist im Allgemeinen harmlos und kann sich von selbst zurückbilden. Nur wenn eine Vergiftung die Ursache ist, kann die Leber weiter geschädigt werden. Akute Formen bei Alkoholexzessen können lebensgefährlich sein.

Vorbeugung

»Gesundheitsbewusstes« Leben: ausgewogene Ernährung, wenig Alkohol, Medikamente nur wenn nötig, Chemikalien meiden, Ausgleichssport.

Wann zur Ärztin oder zum Arzt?

Wenn Sie Anzeichen der Erkrankung vermuten.

Selbsthilfe

Reduzieren Sie die kohlenhydrathaltigen Nahrungsmittel auf die Hälfte. Bei striktem Alkoholverzicht kann sich die Fettleber völlig zurückbilden. Unterstützt werden kann dies mit warmen Wickeln, Kneippbehandlung (➡ Seite 889) und Bindegewebemassage (➡ Seite 863).

Behandlung

Eine Behandlung mit Medikamenten ist – außer bei angeborener Fettstoffwechselstörung – nicht notwendig.

Hepatitis (Leberentzündung)

Beschwerden

Das Frühwarnsignal einer Hepatitis sind Schmerzen unter dem rechten Rippenbogen.

Der Beginn der Hepatitis gleicht einer Grippe: Müdigkeit, Kopfschmerzen, bisweilen Gelenkschmerzen, oft Übelkeit und Brechreiz mit Widerwillen gegen Fett, Fleisch, Alkohol und Nikotin. Verstopfung, Durchfall, Blähungen folgen. Da sich die Leber etwas vergrößert, entstehen Schmerzen unter dem rechten Rippenbogen. Oft treten leichtes Fieber und ein juckender Hautausschlag auf.

In der zweiten Krankheitsphase färben sich Haut und Augen rötlich gelb und der Urin dunkel. Das Fieber sinkt wieder ab. Der Stuhl entfärbt sich. Manchmal schwellen die Lymphknoten an, und die Milz ist vergrößert. Der Herzschlag kann sich verlangsamen, der Blutdruck erhöhen. Meist verstärkt sich die Gelbsucht in den ersten drei Wochen. Eine Virusinfektion bleibt häufig ohne Symptome, daher ist die Ansteckungsgefahr hoch.

Ursachen

Viren, Bakterien, Parasiten, Medikamente. Oft sind die Ursachen allerdings unbekannt.

Infektion mit Hepatitisviren: Virusarten, die Hepatitis verursachen können, werden mit A, B, C, D, E, F und G bezeichnet. Hepatitisviren brauchen unter Umständen lange, um sich »einzunisten« und Krankheitszeichen hervorzurufen:

- Das Virus vom Typ A (Reisehepatitis, HAV-Hepatitis) etwa 6 bis 50 Tage.
- Das Virus vom Typ B (infektiöse Gelbsucht, Serumhepatitis, HBV-Hepatitis) bis zu einem halben Jahr.
- Das Virus vom Typ C ist – wie D, E und andere – noch nicht ausreichend erforscht.

Auch andere Viren, wie die von Mumps, Pfeiffer'schem Drüsenfieber, Herpes simplex, Varizellen, können Hepatitis auslösen.

Es gibt zwei Hauptansteckungswege:

Hepatitis A: durch den Mund, etwa mit Wasser, Getränken oder Nahrungsmitteln, besonders Meeresfrüchte, die durch infizierten Urin oder Kot verunreinigt sind; durch engen Kontakt (Essbesteck, Geschirr, Toilette) mit infizierten Personen. Fliegen können den Krankheitserreger übertragen.

Hepatitis B und *Hepatitis C:* über den Blutweg. Als Eintrittspforte genügen mikroskopisch kleine Hautverletzungen, in die infizierter Speichel, Urin, Stuhl, Vaginalschleim, Samenflüssigkeit, Blut oder Blutplasma eindringen. Hepatitis B wird deshalb zu den sexuell übertragbaren Krankheiten gezählt. Bei Hepatitis C ist eine Infektion durch Alltags- oder Sexualkontakte selten. Wesentlich häufiger ist sie bei ärztlichen Eingriffen, bei zahnärztlicher Behandlung oder auch bei Ozontherapie (➡ Seite 867), durch nicht desinfizierte Nadeln beim Tätowieren oder Akupunktieren oder bei der Maniküre oder Pediküre. Blutkonserven werden heute auf Hepatitisviren untersucht. Für Hepatitis-C-Infektionen waren sie die Hauptinfektionsquelle.

Noch bevor Infizierte die Krankheit bemerken, können sie die Hepatitis auf andere Personen übertragen. Manchmal finden sich die ansteckenden Partikel noch bis zu drei Monaten nach der Ausheilung in ihrem Blut.

Erkrankungsrisiko

Hepatitis A: Auf Reisen steigt das Infektionsrisiko (➡ Impfung, Seite 282).

Hepatitis B: Drogensüchtige, Homosexuelle und Dialysepatienten haben ein relativ großes Risiko. Menschen, die häufig Blutkonserven und Blutderivate bekommen (z. B. Bluter), sind nicht mehr so gefährdet, seit diese Produkte auf Hepatitis-B-Viren geprüft werden. Hoch ist das Risiko für medizinisches Personal, das mit Blut, Blutprodukten oder Stuhl hantieren muss, und für das Personal auf Dialyse- und Krebsstationen.

Da immer mehr Personen Hepatitis-B-Viren in sich tragen, rückt das Infektionsrisiko für alle sexuell aktiven Menschen stärker in den Vordergrund (➡ Impfung, Seite 288). In Südostasien, in den Ländern südlich der Sahara und in der Amazonasregion ist Hepatitis B sehr verbreitet (➡ Seite 288).

Mögliche Folgen und Komplikationen

Akute Hepatitis: Nur selten verschlechtert sich eine akute Leberentzündung dramatisch: Auf starke Schläfrigkeit folgen geistige Verwirrung, dann Bewusstlosigkeit. Innerhalb weniger Tage tritt der Tod ein. Die Ursachen sind noch nicht geklärt. Alkoholabhängige sind davon häufiger betroffen.

Chronische Hepatitis: Eine HBV-Hepatitis kann bei 10 bis 15 Prozent, die HCV-Form bei vier von fünf Kranken chronisch werden. Eine Hepatitis A wird niemals chronisch.

Die chronische Leberentzündung verläuft oft ohne Gelbsucht und kann jahrelang bestehen. Wird sie von Medikamenten verursacht, kann sie von selbst abklingen, sobald man die Mittel nicht mehr einnimmt. Jene Formen, die auf HBV- und HCV-Infektion beruhen, können bis zur Leberzirrhose fortschreiten (➡ Seite 628) oder sich in einen Leberkrebs verwandeln. Defekte des Abwehrsystems sind verantwortlich für die aggressive Form der chronischen Hepatitis, bei der immer wieder Gelbsucht ausbricht und die nur selten ausheilt, meist jedoch zu Leberversagen und/oder Zirrhose führt.

Vorbeugung

Hepatitis A: Sauberkeit bei Essen und Getränken und Körperhygiene (➡ Reisen, Seite 293). Besonders wichtig ist dieses bei Reisen in Länder mit geringem Hygienestandard. Gegen die Reisehepatitis gibt es eine aktive Impfung (➡ Seite 288).

Hepatitis B: Eine Impfung schützt die Gefährdeten; besonders empfehlenswert ist sie für alle medizinisch Tätigen (➡ Seite 288). Schutz vor Ansteckung beim Geschlechtsverkehr durch Kondome.

Hepatitis B und C: Ärztliche Eingriffe und die Gabe von Blutprodukten nur, wenn nötig; vor geplanten Operationen eventuell Eigenblutkonserven anlegen. Tätowierungen meiden, keine Drogen spritzen.

Wann zur Ärztin oder zum Arzt?

Wenn das allgemeine Wohlbefinden beeinträchtigt ist und die Gelbfärbung von Urin, Haut und Augen auffällt. Eine Blutuntersuchung muss den Verdacht auf eine Hepatitis bestätigen. Bereits zu Beginn der Erkrankung können die einzelnen Hepatitisformen voneinander unterschieden werden.

Selbsthilfe

Sobald die Krankheit erkannt ist, muss enger Kontakt zu anderen wegen der Ansteckungsgefahr gemieden werden. Peinliche Sauberkeit ist wichtig: Urin, Stuhl, Speichel und Blut können die Krankheit übertragen. Waschlappen, Handtücher, Bettzeug usw. müssen ausgekocht werden.

Wer mit einem Menschen zusammenlebt, der nachweislich Hepatitis-B-Viren im Blut hat, muss sich auf die Infektionsgefahr bei sexuellem Kontakt einstellen, die größer ist als die einer AIDS-Infektion: Entweder lebenslang Kondome verwenden oder sich impfen lassen und durch eine Antikörpertiterbestimmung sicherstellen, dass der Schutz (noch) gewährleistet ist. Rechtzeitig an Auffrischungsimpfungen denken!

Behandlung

Meist geht die akute Erkrankung innerhalb von vier bis sechs Wochen von selbst zurück. Bettruhe ist nicht notwendig. Gönnen Sie sich Ruhe, bis das Fieber abgeklungen ist und Ärztin oder Arzt festgestellt haben, dass sich die Blutwerte gebessert haben.

Bei neun von zehn Erkrankten heilt eine durch HBV verursachte Leberentzündung nach drei bis vier Monaten vollständig aus. Eine Hepatitis A geht immer folgenlos vorüber. Hepatitis B und C können mit Interferonen oder mit einer Kombinationstherapie von Interferon und Ribavirin behandelt werden. Interferon bekämpft die Viren, Ribavirin blockiert ihre Vermehrung. Die Nebenwirkungen sind erheblich, eine regelmäßige Kontrolle des Blutbilds ist nötig.

Diät

Die Appetitlosigkeit zu Beginn der Krankheit geht nach wenigen Tagen vorbei, eine Diät ist nicht notwendig. Der Krankheitsverlauf der zweiten Krankheitsphase wird – entgegen früherer Annahmen – durch fett- und eiweißreiche Kost verkürzt.

Leberzirrhose (Leberschrumpfung)

Beschwerden

Häufig bemerken Erkrankte keinerlei Symptome. Sie sehen gut aus und fühlen sich wohl. Nur manchmal sind sie schwach, blutarm und fühlen sich unpässlich.

● Sie spüren Kribbeln und taubes Gefühl in Füßen und Fingern, auf der Haut zeigen sich kleine Blutgefäße (*Spider-Nävi*).

● Oft ist das Gesicht blass und von leicht »schmutziger« Farbe.

● Der Appetit geht verloren, sie verlieren an Gewicht.

● Bei Männern können sich Brüste entwickeln, weil die Leber die weiblichen Hormone, die auch der männliche Körper bildet, nicht mehr außer Kraft setzen kann. Die Hoden schrumpfen, das sexuelle Verlangen und die Potenz nehmen ab.

● Später gehen die Achsel- und Schamhaare aus.

Zu Beginn der Erkrankung ist die Leber vergrößert (➡ Fettleber, Seite 626), später kann sie schrumpfen. Beschwerden treten meist erst nach dem dreißigsten, schwere Schäden nach dem vierzigsten Lebensjahr auf, wenn die Leber sehr lange gelitten hat.

Ursachen

● Langjähriger Alkoholmissbrauch. Dann tritt auch oft Gelbsucht auf. Alkohol verschlimmert eine Zirrhose, die aus anderen Gründen entstanden ist.

● Betäubungsmittel, Reinigungsmittel und Medikamente.

● Sie kann die Folge einer Hepatitis B oder C sein, einer Herzschwäche oder einer Entzündung der Gallengänge.

● Angeborene Erkrankungen des Eisen-, Kupfer- und Fettstoffwechsels.

Erkrankungsrisiko

Jeder zweite bis dritte Mann muss mit einer Leberzirrhose rechnen, wenn er über 20 Jahre hinweg täglich 60 bis 100 Gramm Alkohol trinkt. Das entspricht etwa vier bis sieben Flaschen Bier oder einer Flasche Wein oder 0,2 bis 0,5 Liter Schnaps. Für Frauen gilt das Gleiche, doch liegt hier das Schädigungslimit bereits bei 35 bis 40 Gramm Alkohol.

Alkoholabhängige glauben, viel Alkohol zu »vertragen«. Diese Annahme ist ebenso irrig wie die, sie seien weniger empfindlich gegen Medikamente, wie Beruhigungsmittel und Antibiotika. Die Einnahme dieser Mittel kann die Leber zusätzlich schädigen.

Mögliche Folgen und Komplikationen

- Blutungen aus der Speiseröhre. Bei Stauungen im Bereich der Pfortader bilden sich Krampfadern in der Speiseröhre (*Ösophagusvarizen*). Wenn sie zu großem Druck ausgesetzt sind, können sie bersten. Blutungen aus der Speiseröhre (hellrotes Erbrechen) sind ein Notfall: Die Varizen müssen im Krankenhaus sofort verödet werden. 30 bis 50 Prozent aller Zirrhosekranken sterben an Varizenblutungen mit nachfolgendem Leberkoma.
- Bauchwassersucht (*Aszites*). Sie entsteht durch Stauung im Pfortaderkreislauf und Störungen des Wasserhaushalts und macht sich durch Anschwellen des Bauches, Atemnot und Druckschmerzen bemerkbar.
- Bewusstseinsveränderungen und Angstzustände.
- Hämorrhoiden (➡ Seite 651).
- Leberkrebs (➡ Seite 629).

Unbehandelt führt die Zirrhose zum Tod durch den Zusammenbruch aller Leberfunktionen (*Leberkoma*), durch schwerste Varizenblutungen oder Nierenversagen.

Vorbeugung

Gesunde Lebensweise: wenig Alkohol, Medikamente nur, wenn unvermeidlich, Chemikalien meiden.

Wann zur Ärztin oder zum Arzt?

Bei den ersten Anzeichen einer Lebererkrankung. Blutproben stellen Ursache und Umfang der Leberschädigung fest. Wer den Zustand seiner Leber testen lassen möchte, kann die Leberenzyme bestimmen lassen (➡ ALT, AST, Gamma-GT, ab Seite 819).

Selbsthilfe

Vollkommene Alkoholabstinenz. Eine fettarme, vitamin- und nährstoffreiche Ernährung unterstützt die Erholung der Leber.

Behandlung

Untergegangene Leberzellen sind für immer verloren. Wird die Erkrankung jedoch erkannt, bevor der Schrumpfungsprozess begonnen hat, und wird sofort auf jeglichen Alkohol verzichtet, kann sich die Leber regenerieren.

Die durch Hepatitis B oder C hervorgerufene Zirrhose kann mit Interferon und Ribavirin behandelt werden. Sonst können nur die Folgeerscheinungen behandelt werden: bei leichtem Leberkoma Infusion von Nährstofflösungen; leichtere Varizenblutungen können endoskopisch gestoppt werden; Bauchwassersucht und Elektrolytstörungen werden mit harntreibenden Mitteln (➡ Hoher Blutdruck, Seite 549) behandelt.

Fortschreitende Leberzirrhose ist lebensbedrohlich. Als letzter Ausweg bleibt nur die Lebertransplantation. Da aber bei weitem nicht so viel Spenderorgane zur Verfügung stehen, wie gebraucht werden, müssen die Empfänger ausgewählt werden. Personen, bei denen nicht zu erwarten ist, dass sie zukünftig vollkommen auf Alkohol verzichten werden, bekommen u. U. keine Transplantation. Ob sie erfolgreich ist, hängt auch von der Ursache der Erkrankung ab.

Leberkrebs

➡ auch Krebs, Seite 708.

Beschwerden

Leberkrebs verursacht kaum typische Beschwerden. Gewichtsverlust, Appetitlosigkeit, Schmerzen im rechten Oberbauch, Verschlechterung des Allgemeinzustandes und etwas Fieber können Hinweise sein. Die Leber ist vergrößert, hart und schmerzt auf Druck.

Ursachen

- Meist auf Grund einer vorangegangenen Leberzirrhose.
- Aflatoxin, das Abbauprodukt eines Pilzes, der auf verschimmelten Nahrungsmitteln vorkommt.
- Folge einer Hepatitis-B- oder -C-Infektion.
- Selten die Umbildung einer Lebergeschwulst, die durch hormonelle Verhütungsmittel ausgelöst wurde.

Erkrankungsrisiko

Im Vergleich zu Afrika und Südostasien ist Leberkrebs in Europa selten: Er macht ein halbes Prozent aller Krebsarten aus. Wer an chronischer Hepatitis B leidet, hat jedoch gegenüber der Normalbevölkerung ein hundertfach erhöhtes Risiko, an Leberkrebs zu erkranken. Auch eine chronische Hepatitis C erhöht dieses Risiko.

Mögliche Folgen und Komplikationen

Da Leberkrebs oft erst spät entdeckt wird, führt er meist innerhalb einiger Monate zum Tod. Bei jenen seltenen

Fällen eines fibrolamellären Karzinoms, das bei jüngeren Menschen ohne Lebererkrankung auftritt, sind die Überlebenschancen besser.

Vorbeugung

Nur wenige Leberkrebs auslösende Faktoren kann man selbst vermeiden: Keine angeschimmelten Nahrungsmittel essen; Arbeiten mit Polyvinylchlorid vermeiden; Schutz vor Hepatitis-B-Infektion beim Geschlechtsverkehr durch Kondome oder durch eine Impfung.

Wann zur Ärztin oder zum Arzt?

Wenn der Verdacht auf eine Lebererkrankung besteht. Untersuchungen mit Ultraschall, Computertomografie, MR-Tomografie, Angiografie sowie eine Leberbiopsie (➡ Untersuchungsmethoden, Seite 812) können den Krebs annähernd sicher feststellen.

Selbsthilfe

Ist nicht möglich.

Behandlung

Nur selten wird Leberkrebs rechtzeitig entdeckt und ist so abgegrenzt, dass eine operative Entfernung sinnvoll ist. Eine Strahlenbehandlung und Behandlung mit Krebsmitteln bringen keine Besserung. Die Instillation von Alkohol in die Geschwulst und das Einbringen von Krebsmitteln können den Krankheitsprozess verlangsamen. Bei Leberkrebs ist eine Transplantation meist nicht möglich.

Erkrankte sollten gemeinsam mit dem Team erörtern, welche Maßnahmen sinnvoll und notwendig sind, und ein Programm festlegen, um die Beschwerden zu lindern. Alles, was erfreut und wohl tut, erhöht die Lebensqualität und stärkt die Krankheitsabwehr.

Psychotherapie kann den Gesundungsprozess unterstützen. Insbesondere Verhaltenstherapie kann die Belastungen und Ängste, mit denen die Krankheit einhergeht, mildern. Selbsthilfegruppen können dazu beitragen, die Krankheit seelisch zu verarbeiten. Alternativmedizin kann das Befinden verbessern, aber es fehlt der Nachweis, dass sie das Tumorwachstum hemmt.

Gallensteine

Beschwerden

Gallensteine können zunächst jahrelang bestehen, ohne Beschwerden zu machen. Nur ab und zu – oft nach einer fettreichen Mahlzeit – tauchen unklare Schmerzen im Oberbauch und Übelkeit auf. Eine stärkere Reizung strahlt in den Rücken aus.

Irgendwann können dann plötzlich starke Koliken einsetzen: heftige Krämpfe im Oberbauch, die sich ins Unerträgliche steigern und bis zur Schulter reichen können, verbunden mit Erbrechen, Schweißausbruch, Schwindelgefühl, oft auch Fieber und Schüttelfrost.

Diese Koliken können innerhalb von drei Tagen von selbst vergehen, sich aber in Abständen von Tagen oder Monaten plötzlich wieder einstellen.

Ursachen

Stoffwechselstörungen in der Leber können dazu führen, dass sich in der Galle Steine aus Cholesterin oder Kalzium bilden. Sie können sandkorngroß (Gallengrieß) sein, groß wie Kieselsteine werden, aber auch noch größer wachsen. Wenn Steine den Ausführungsgang der Gallenblase oder vor allem die Gallengänge verlegen, kommt es zur Kolik. Überernährung und Übergewicht sind die wesentlichen Ursachen von Gallensteinen. Gallensteine sind:

- häufig bei Frauen nach mehreren Schwangerschaften, bei Einnahme der »Pille«.
- häufig bei chronischer Entzündung der Gallenblase (➡ Seite 632), Diabetes (➡ Seite 722), Leberzirrhose (➡ Seite 628).
- seltener nach Morbus Crohn (➡ Seite 646) und Colitis ulcerosa (➡ Seite 645).

Erkrankungsrisiko

Gallensteine gehören zu den häufigsten Krankheiten. Jede fünfte Frau und jeder zehnte Mann leiden daran. Sie treten meist erst nach dem dreißigsten Lebensjahr auf und machen bei der Hälfte der Betroffenen zeitlebens nie Beschwerden. Oft werden sie zufällig bei Röntgenaufnahmen oder Ultraschalluntersuchungen entdeckt.

Mögliche Folgen und Komplikationen

Jede Gallenkolik birgt das Risiko von Komplikationen. Wenn Gallensteine in der Gallenblase oder den Gallengängen stecken bleiben, kann es zu Gelbsucht kommen und/oder

- zur Entzündung der Gallenblase und/oder der Gallengänge (➡ Seite 632).
- zur Vereiterung der Gallenblase; in der Folge möglicherweise Durchbruch der Gallenblase und Bauchfellentzündung (➡ Seite 632).
- zur Gallenstauung mit Folgeschäden an der Leber.
- zur Entzündung der Bauchspeicheldrüse (➡ Seite 633).
- zum Darmverschluss (➡ Seite 640).

● zum Krebs der Gallenblase oder der Gallengänge (➡ Seite 632).

Vorbeugung

Übergewicht vermeiden (➡ Gewicht, Seite 238).

Wann zur Ärztin oder zum Arzt?

Bei wiederholt auftretenden und bei anhaltenden Koliken, hohem Fieber und Gelbsucht.

Selbsthilfe

Chronischen oder akuten Entzündungsschmerz können eine Wärmflasche oder heiße oder kalte Wickel, auf die Gegend der Gallenblase aufgelegt, lindern (➡ Wickel, Seite 877).
Ebenso hilft, schluckweise Wasser zu trinken. Ein krampflösendes Zäpfchen (*Buscopan* [D/Ö]) kann die Wartezeit bis zum Eintreffen von ärztlicher Hilfe erträglicher machen.

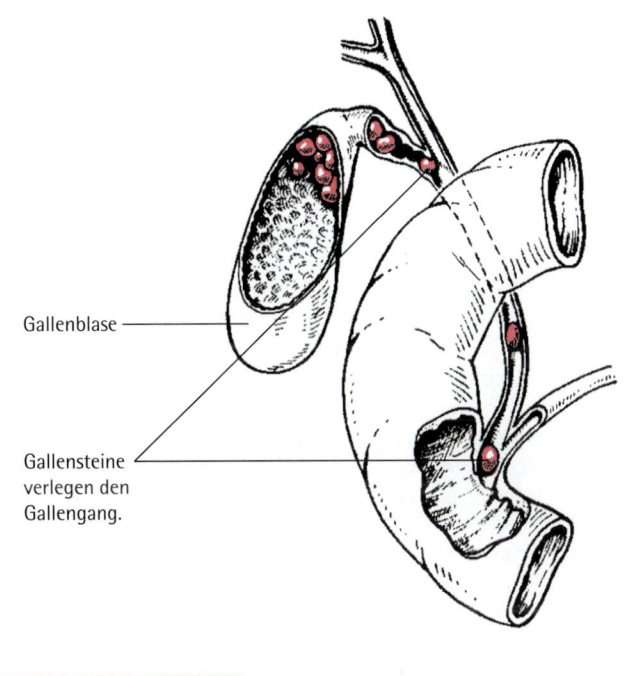

Gallenblase

Gallensteine verlegen den Gallengang.

Gallensteine

Diät bei Gallenleiden

Nur bei akutem Zustand ist eine Diät aus Breikost, Zwieback und Tee sinnvoll. Den Fettkonsum zu beschränken verhindert keine neue Kolik. Auch gebratene Speisen werden durchaus vertragen. Sie können alles essen, worauf Sie Lust haben und was Ihnen schmeckt. Auch auf geringe Mengen Alkohol brauchen Sie nicht zu verzichten. Wenn Sie glauben, dass fette und gebratene Speisen Ihnen nicht bekommen, streichen Sie diese vom Speisezettel. Es ist sinnvoll, blähende Nahrungsmittel wie Zwiebeln, Kohl und Ähnliches zu meiden.
Verteilen Sie die Nahrungsmenge auf fünf kleine Portionen am Tag, um allzu üppige Mahlzeiten zu meiden.
Verzichten Sie auf »Magenbitter«. Sie sind der Galle weniger zuträglich als ab und zu ein Schnaps.
Nach der Operation gibt es keine Diätvorschriften. Sie können essen, was Sie gewohnt sind, was Ihnen schmeckt und was Ihnen gut tut.
Sollten Sie Beschwerden wie Blähungen, Übelkeit, Völlegefühl, Verstopfung und Durchfälle haben, überlegen Sie, ob Sie nicht schon vor der Operation davon gequält wurden. In den meisten Fällen hat dieses nichts mit der entfernten Galle zu tun. Nur bei sieben Prozent der Operierten verursacht die Operation selbst Schmerzen und Probleme (z. B. Vernarbungen, Beschädigungen von Nerven oder Blutgefäßen).

Behandlung

Nach einer schmerzstillenden Spritze muss die Ursache der Kolik festgestellt werden.
Gallensteine sind am sichersten mit Ultraschall und einer Cholezystografie zu finden (➡ Seite 828).
Gegen chronische Entzündungen durch die Gallensteine werden Trinkkuren, Kneippkuren und Periostbehandlung (➡ Seite 870) angeboten. Doch die Galleoperation ist sinnvoller als jede andere Behandlung, da sie eine eventuelle Notoperation bei akuten Komplikationen vermeidet (➡ Gallenblasenentzündung, Seite 632).

Operation

Gallenblasenoperation: Eine mit Steinen beladene Gallenblase soll – besonders wenn sie entzündet und vereitert ist – zur Gänze entfernt werden.
Die Risiken der Gallenblasenoperation sind am geringsten während einer Zeit ohne Beschwerden. Deshalb wird meist gewartet, bis nach der akuten Kolik sechs Wochen verstrichen sind. Die Operation wird heute meist laparoskopisch durchgeführt. Schon am ersten Tag danach sollen die Operierten für kurze Zeit aufstehen. Trinken ist ab dem ersten Tag, breiige Kost schon ab dem dritten Tag wieder möglich. Nach drei Tagen kann man das Krankenhaus bereits wieder verlassen.
Gallengangoperation: Haben sich in den Gallengängen Steine gebildet, kann man sie durch eine Operation entfernen, bei der die Gallengänge erhalten bleiben. Bei

einer anderen Methode wird ein Endoskop eingeführt (➡ Blick ins Innere, Seite 828), das die Mündung des Gallengangs elektrisch erweitert (Papillotomie). Dann werden mit einem speziellen Instrument die Steine aus dem Gallengang gezogen.

Beschwerden und Verhalten sind die Gleichen wie nach der Gallenblasenoperation. Manchmal bilden sich nach der Operation erneut Gallensteine in den Gallenwegen. Dann ist eine weitere Operation notwendig.

Steinzertrümmerung

Nur in ganz bestimmten Fällen lassen sich Steine in der Gallenblase, weniger gut in den Gallenwegen und nur selten im Gallenblasengang mit Hilfe von Schallwellen zertrümmern. Dazu ist keine Operation nötig.

Medikamente

Wenn die Steine nicht mehr als zwei Zentimeter Durchmesser haben und wenn sie keinen Kalk enthalten, ist es möglich, sie mit gallensäurehaltigen Medikamenten aufzulösen. Diese Behandlung dauert Monate und sollte nur dann gewählt werden, wenn keine Operation möglich ist. Sie darf nicht durchgeführt werden bei Übergewicht, Leber- und Gallenerkrankungen und während einer Schwangerschaft.

Der Nutzen der über 200 auf dem Markt angebotenen Leber- und Gallenschutzpräparate ist umstritten. Es ist auch zweifelhaft, ob sie Gallenleiden lindern können.

Gallenblasenentzündung (Cholezystitis)

Beschwerden

Plötzlich beginnen starke, kolikartige Schmerzen rechts unterhalb vom Rippenbogen, wo oft schon vorher Beschwerden aufgetreten sind, begleitet von Fieber, Schüttelfrost, Erbrechen, verfärbtem Stuhl. Der Bauch ist hart und druckempfindlich. Vorübergehend Gelbsucht.

Ursachen

Entzündungen der Gallenblase (*Cholezystitis*) oder der Gallengänge (*Cholangitis*) werden meist durch Gallensteine provoziert. Nur selten sind Entzündungen z. B. im Darm dafür verantwortlich. Gallenblasenentzündung ohne Steine kann auch als Folge von schweren Unfällen, Verbrennungen und Operationen auftreten.

Erkrankungsrisiko

Wer Gallensteine hat, kann immer wieder unter Gallenentzündungen leiden.

Mögliche Folgen und Komplikationen

- Verschließen bei einer Gallenblasenentzündung Steine die Gallengänge, kann es zu einer Gelbsucht, Entzündung der Bauchspeicheldrüse, chronischen Leberschädigung oder einer Bauchfellentzündung kommen.
- Im Laufe vieler Jahre immer wiederkehrender Entzündungen kann sich Krebs in der Gallenblase bilden. Gallenblasenkrebse machen fünf Prozent aller Krebsgeschwülste aus. Sie neigen zur Bildung von Tochtergeschwülsten, vorwiegend in der Leber.

Gallenblasenkrebs wird meist sehr spät entdeckt und kann daher nur bei einem Drittel der Erkrankten geheilt werden.

Vorbeugung

Sind Gallensteine die Ursache der Entzündung, so ist ihre Entfernung auch als Krebsvorbeugung sinnvoll.

Wann zur Ärztin oder zum Arzt?

Wenn Kolikschmerzen auftreten.

Selbsthilfe

Ist nicht möglich.

Behandlung

Ein akuter Schub der Gallenblasenentzündung kann nach zwei bis drei Tagen von selbst abklingen und verschwindet innerhalb einer Woche.

Besteht kein besonderes Operationsrisiko wegen anderer Erkrankungen, sollte die Gallenblase möglichst bald operativ entfernt werden.

Die Operation ist einfach (➡ Gallensteine, Seite 630) und auch mittels Endoskopie möglich. Dabei werden die Instrumente durch zwei bis drei kleine Einschnitte in den Bauch geschoben.

Nach wenigen Tagen Krankenhausaufenthalt und einigen Wochen Schonung kann man wieder ein normales Leben aufnehmen. Zu Diätfragen ➡ Gallensteine, Seite 631.

Nur bei wenigen Menschen treten nach der Operation erneut Koliken auf. Dieses kann bedeuten, dass kleine Gallensteine im Gallengang übersehen worden sind oder dass die Funktion der Einmündung des Gallengangs gestört ist.

Dann ist ein zweiter Eingriff notwendig. Durch ein Endoskop wird die Einmündungsstelle eingeschnitten, und die Steine können entfernt werden (➡ Blick ins Innere, Seite 828).

Bauchspeicheldrüsenentzündung
(Pankreatitis)

Beschwerden

Akute Entzündung: Sie ist lebensbedrohend.
Alarmsignale sind:

- Allmählich, meist aber plötzlich einsetzende Schmerzen im mittleren Oberbauch, die nach beiden Seiten, zum Rücken hin oder zum Unterbauch ausstrahlen können. Bald stellt sich Todesangst ein. Nur in jedem fünften Fall ist die Bauchdecke hart gespannt.
- Meistens werden große Mengen galligen Magensaftes erbrochen.
- In den ersten Tagen Fieber bis 39 °C.
- In schweren Fällen: Das Gesicht ist intensiv gerötet, der Puls fliegt, der Atem geht schnell.
- Bald kann es zum lebensbedrohenden Schockzustand kommen: fahles Gesicht, kalter Schweiß, Blutdruckabfall, Herzjagen, Atemnot.

Chronische Entzündung: Sie kann sich jahrelang hinziehen. Sie kann ohne oder mit den oben beschriebenen Schmerzen verlaufen, die sich normalerweise nach dem Essen, dem Trinken von Alkohol und im Liegen verstärken. Der Stuhlgang ist fettig und massig. Die ständige Entzündung zerstört das Drüsengewebe.

Ursachen

- Häufig wird die Entzündung des Pankreas durch andere Entzündungen ausgelöst, wie z. B. Gallensteinleiden und Zwölffingerdarmerkrankungen, oder durch Steine in den Gängen des Pankreas. Dadurch können die Enzyme der Bauchspeicheldrüse das eigene Gewebe zerstören.
- Chronischer Alkoholmissbrauch (➡ Alkohol, Seite 274).
- Bauchoperationen.
- Weitere Ursachen können sein: Fettstoffwechselstörung, Überfunktion der Schilddrüse, Überdosierung von Vitamin D, Hormonpräparate und vermutlich Autoimmunerkrankung.

Erkrankungsrisiko

Das Risiko ist bei den unter »Ursachen« genannten Faktoren erhöht.

Mögliche Folgen und Komplikationen

Akute Entzündung ist lebensbedrohlich.
Eine leichte Entzündung überleben 95 Prozent. Eine schwere Entzündung endet bei jedem fünften Erkrankten tödlich.

Chronische Entzündung: Zeitlebens können Diabetes (➡ Seite 722) und Verdauungsschwäche mit Mangelerscheinungen (➡ Bauchspeicheldrüsenschwäche, Seite 634) bleiben. Das Risiko, Pankreaskrebs zu bekommen, ist erhöht.

Wann zur Ärztin oder zum Arzt?

So schnell wie möglich, wenn Alarmzeichen auftreten.

Selbsthilfe

Akute Entzündung: Sofort absolutes Nahrungs- und Getränkeverbot.
Chronische Entzündung: Absolutes Alkoholverbot.

Behandlung der akuten Entzündung

Schwere Fälle müssen auf der Intensivstation behandelt werden.
Personen mit einer Pankreatitis müssen intravenös ernährt werden. Nahrungsmittel und Getränke sind so lange verboten, bis sich die Beschwerden zurückgebildet haben. Oftmals muss bis zu acht Wochen lang künstlich ernährt werden. Bei anhaltendem Erbrechen wird mit einer Magensonde Magensaft abgesaugt. Die starken Schmerzen erfordern starke Schmerzmittel.
In manchen Fällen ist eine Operation unumgänglich. Die Bauchspeicheldrüse muss teilweise oder ganz entfernt werden, wenn z. B. nach drei Tagen keine Besserung eintritt, wenn Steine das Abfließen verhindern oder sich ein Pankreasabszess gebildet hat.
Menschen, denen die gesamte Bauchspeicheldrüse entfernt wurde, müssen anschließend Insulin spritzen (➡ Diabetes, Seite 722).

Behandlung der chronischen Entzündung

Absolutes Alkoholverbot.
Da bei der Entzündung der Bauchspeicheldrüse die Fettverdauung stark gestört ist, müssen pflanzliche und tierische Fette weitgehend vom Speisezettel gestrichen werden. Es ist günstig, sie durch Kokosfett (*Ceres; Palmin*) zu ersetzen, denn dieses Fett kann der Körper ohne Pankreasenzyme verdauen.

Kontakt
Arbeitskreis der Pankreatektomierten
Krefelder Straße 3, 41539 Dormagen
Tel.: 0 21 33/4 23 29, Fax: 4 26 91
e-mail: adp-dormagen@t-online.de
Internet: http://www.adp-dormagen.de

Zusätzlich müssen die fehlenden Pankreasenzyme als Medikament eingenommen werden.

Da Schmerzmittel gegen die oft lange anhaltenden und heftigen Schmerzen nur wenig helfen, ist die Gefahr einer Medikamentenabhängigkeit (➡ Arzneimittel missbrauchen, Seite 836) groß.

Tritt zusätzlich Diabetes auf, muss Insulin gespritzt werden (➡ Seite 728).

Wenn die Pankreatitis immer wiederkehrt, obwohl kein Alkohol mehr getrunken wird, und sich der Allgemeinzustand nicht bessert, muss eventuell die ganze Bauchspeicheldrüse entfernt werden.

Bauchspeicheldrüsenschwäche
(Pankreasinsuffizienz)

Beschwerden

Fettiger, breiiger, massiger Stuhlgang; Allgemeinschwäche.

Ursachen

Die geschwächte Drüse sondert zu wenig Enzyme ab, die für die Verdauung von Fett und Eiweiß wichtig sind und die die Aufnahme der fettlöslichen Vitamine aus der Nahrung möglich machen.

Bauchspeicheldrüse

Speise-
röhre

Zwerchfell

Magen

Bauch-
speichel-
drüse

Zwölf-
finger-
darm

Schwäche des Pankreas ist die Folge einer chronischen Entzündung der Bauchspeicheldrüse (➡ Seite 633) oder eines Pankreaskrebses (➡ Seite 634).

Erkrankungsrisiko

Die Erkrankung ist selten.

Mögliche Folgen und Komplikationen

Gewichts- und Mangelzustände:
- Muskelschwund durch mangelnde Eiweißaufnahme.
- Abbau der festen Knochensubstanz, da die Aufnahme von Vitamin D gestört ist.
- Nachtblindheit durch Vitamin-A-Mangel.
- Blutungsneigung durch Vitamin-K-Mangel.
- Hautveränderungen durch Vitamin-E-Mangel.

Vorbeugung und Selbsthilfe

Sind nicht möglich.

Wann zur Ärztin oder zum Arzt?

Bei den genannten Beschwerden.

Behandlung

Wie bei chronischer Pankreatitis (➡ Seite 633).

Bauchspeicheldrüsenkrebs
(Pankreaskarzinom)

➡ auch Krebs, Seite 708.

Beschwerden

Pankreaskrebs macht erst in einem sehr späten Stadium Beschwerden. Sie unterscheiden sich je nach dem Ort, wo sich der Tumor gebildet hat.

Tumoren an der Spitze des Pankreas verursachen Brechreiz, Appetitlosigkeit, Gewichtsverlust und eine langsam fortschreitende, schmerzlose Gelbsucht.

Sitzt der Tumor am Körper der Bauchspeicheldrüse, treten nagende Oberbauchschmerzen auf, die in den Rücken ausstrahlen und sich nach Mahlzeiten und im Liegen verschlimmern.

Ursachen

Außer der Entzündung der Bauchspeicheldrüse sind keine Ursachen bekannt.

Erkrankungsrisiko

Pankreaskrebs entsteht meist erst nach dem 60. Lebensjahr und ist nicht selten: Drei Prozent der Krebstodesfälle gehen auf diese Erkrankung zurück.

Bei 90 Prozent der Betroffenen hat der Krebs bei seiner Entdeckung schon Metastasen, meist in der Leber oder der Lunge, entwickelt.

Mögliche Folgen und Komplikationen

Zwei Prozent der Erkrankten überleben das Auftreten des Pankreaskrebses länger als fünf Jahre.

Vorbeugung

Ist nicht möglich.

Wann zur Ärztin oder zum Arzt?

Pankreaskrebs wird meist zufällig durch Ultraschall entdeckt und kann durch Computertomografie und eine Gewebeuntersuchung erkannt werden (➡ Untersuchungsmethoden, Seite 812).

Selbsthilfe

Ist nicht möglich.

Behandlung

Ist der Tumor auf die Bauchspeicheldrüse beschränkt, sollte sie ganz entfernt werden. Das bringt jedem zehnten Betroffenen eine Überlebenschance. Es hat allerdings zur Folge, dass man nun als Diabetiker lebt und Insulin spritzen muss (➡ Diabetes, Seite 722).

In allen anderen Fällen ist eine Operation nicht möglich. Eine Kombination von Bestrahlung und Behandlung mit Krebsmitteln (Chemotherapie, ➡ Seite 714) kann das Leben verlängern.

Psychotherapie kann den Gesundungsprozess unterstützen. Auch Selbsthilfegruppen können dazu beitragen, die Krankheit seelisch zu verarbeiten. Alternativmedizin kann das Befinden verbessern, aber es fehlt der Nachweis, dass sie das Tumorwachstum hemmt.

Darm

Keine Körperfunktion ist so unterschiedlich und so abhängig von äußeren Einflüssen wie der Stuhlgang. Alter, Essgewohnheiten, soziale und kulturelle Faktoren sowie Gemütszustand bestimmen mit, wie der Stuhl beschaffen

ist und wie häufig er entleert wird. Manche Menschen tun dies zwei- bis dreimal am Tag, andere haben nur zwei- bis dreimal in der Woche Stuhlgang. Manche Menschen verschwenden keinen Gedanken an ihre Verdauung, manche genießen die Entleerung, andere haben immer wieder Probleme damit.

Die Darmwand hat drei Schichten:
- Den äußeren glatten Bauchfellüberzug und
- die Muskelschicht sowie die
- Innenauskleidung mit der gefältelten Darmschleimhaut.

Der Darm ist im Bauchraum »aufgehängt« durch Bänder und Falten, die vom Bauchfell zur hinteren Bauchwand führen.

Die Muskelbewegungen (*Peristaltik*) der Darmwand befördern den Nahrungsbrei weiter.

Der fünf bis sechs Meter lange Dünndarm ist der eigentliche Ort der Verdauung: Die Darmzotten an seiner Innenseite saugen die Nährstoffe auf. Der Dickdarm entzieht dem Speisebrei Wasser. Die Nahrungsrückstände werden an den Mastdarm weitergegeben und beim After ausgeschieden.

Nervöser Darm (Reizkolon)

Beschwerden

- Der Bauch tut weh, aber man kann nicht genau sagen, wo und auf welche Weise.
- Völlegefühl macht zu schaffen.
- Der Bauch fühlt sich aufgebläht und hart an. Fallweise gurgelt er, Winde gehen ab.
- Durchfall und Verstopfung wechseln einander ab, oder der Stuhlgang ist sehr häufig.

Ursachen

- Treten diese Beschwerden nur gelegentlich auf, sind es normale Reaktionen des Körpers auf eine bestimmte Ernährung oder psychosozialen Stress und hängen mit der Fähigkeit zusammen, diesen zu verarbeiten. Wenn Sie immer wieder darunter leiden, ist dies ein Zeichen, dass Sie Schwierigkeiten haben, belastende Situationen zu meistern (➡ Im Gleichgewicht sein, Seite 216).
- Eine Nahrungsmittelallergie ist möglich.

Erkrankungsrisiko

In manchen Familien schaut sich einer vom anderen ab, dass Verdauungsprobleme anscheinend zum Leben dazugehören.

Mögliche Folgen und Komplikationen

Die Verdauungsprobleme können chronisch werden und den Alltag bestimmend beeinflussen.

Vorbeugung

Jeder kann selbst ermitteln, bei welcher Ernährung die Bauchschmerzen auftreten. Sind Speisen wie Zwiebeln, Kohlgemüse, Hülsenfrüchte die Auslöser, können Sie diese meiden. Dasselbe gilt für kohlensäurehaltige Getränke.

Wann zur Ärztin oder zum Arzt?

Wenn die Störungen hartnäckig sind.

Selbsthilfe

Bei Blähungen helfen eine Wärmflasche, feuchtwarme Wickel und Bäder sowie Tees. Halten Sie die Gase nicht zurück, Winde schaffen Erleichterung. Treten Blähungen und Bauchschmerzen zwischen den Mahlzeiten auf, so beruhigen ein paar Bissen den Bauch meist wieder. Ohne Hektik essen und die Nahrung gut durchkauen erleichtern dem Verdauungsapparat seine Arbeit.

Achten Sie auf ballaststoffreiche, gemischte Kost und regelmäßige Mahlzeiten (➡ Ernährung, Seite 232). Wer langsam isst, schluckt weniger Luft mit.

Ebenso wichtig ist der regelmäßige Gang auf die Toilette. Unterdrücken Sie den Stuhldrang nicht, sondern gehen Sie, sobald Sie »müssen« – auch wenn Sie eine wichtige Arbeit unterbrechen müssen. Sie können Ihren Darm trainieren, indem Sie sich täglich zur gleichen Zeit etwa zehn Minuten lang entspannt aufs Klo setzen.

Das wirksamste Mittel gegen Völlegefühl ist »weniger in sich hineinfressen«. Das gilt gleichermaßen für Essen wie für Ärger.

Regelmäßige Bewegung (Spaziergänge, Gymnastik, Schwimmen, Wandern, Radfahren) hält den Darm in Schwung. Wichtig ist, eineinhalb bis zwei Liter Flüssigkeit täglich zu trinken.

Wenn Ihre Beschwerden regelmäßig nach Konflikten und Aufregungen auftreten, können eine bewusste Ruhepause, Atem- und Entspannungsübungen (➡ Seite 878) bzw. Biofeedback (➡ Seite 881) helfen. Muskelentspannungstraining nach Jacobson (➡ Seite 881) kann all diese Verhaltensänderungen unterstützen. Yoga (➡ Seite 882) hat eigene Übungen für eine regelmäßige Verdauung. Es ist außerdem eine geeignete Trainingsmethode, um Nervosität – auch im Darm – abzubauen.

Akupressur (➡ Seite 848), bei erfahrenen Masseuren erlernt und an sich selbst oder von einer Partnerin oder einem Partner durchgeführt, kann helfen.

Behandlung

Eine medikamentöse Behandlung ist nicht notwendig. Bei lang anhaltenden Blähungen können für kurze Zeit Medikamente mit Entschäumungsmitteln versucht werden (z. B. Simeticon in *Elugan* [D], *Lefax* [D], *Lefaxin* [Ö] und Dimeticon in *Sab simplex* [D/Ö]). Ihr Nutzen ist allerdings umstritten; damit sie überhaupt wirken, müssen sie relativ hoch dosiert werden.

Die angeblich verdauungsfördernden Mittel mit Enzymen stuft die Arzneimittelkommission der Deutschen Ärzteschaft als Scheinmittel ein: teuer und unwirksam. Dieses vor allem deshalb, weil sie viel zu gering dosiert sind.

Speziell für Darmkrämpfe: ➡ Krampflösende Mittel (Akute Gastritis, Seite 619) und Mittel mit Mebeverin (*Duspatal* [D] und *Colofac* [Ö]).

Bindegewebe- (➡ Seite 869) und Periostmassage (➡ Seite 870) können die Beschwerden lindern.

Tees gegen Blähungen und Krämpfe (Windtees, Magen-Darm-Tees)

Anwendung

Zwei- bis viermal täglich eine Tasse frisch zubereiteten warmen Tee zwischen den Mahlzeiten trinken.

Kümmel

Ein bis zwei Teelöffel Kümmel unmittelbar vor dem Gebrauch mit einem Hammer zerstoßen oder zerquetschen; mit einer Tasse kochendem Wasser übergießen, abdecken; nach 15 Minuten abseihen.

Fenchel und Anis

Zubereitung wie Kümmeltee. Für Säuglinge und Kinder nur einen Teelöffel Fenchel oder Anis verwenden. Mit dem Teeaufguss kann man Milch oder Breinahrung verdünnen.

Kamillenblüten

Einen Esslöffel voll Kamillenblüten mit einer Tasse kochendem Wasser übergießen; zehn Minuten bedeckt ziehen lassen; abseihen.

Schafgarbenkraut

Zubereitung wie Kamillenblüten, aber zwei Teelöffel Schafgarbe verwenden.

Magen-Darm-Teemischung

Einen Esslöffel der Mischung aus 25 g Kümmel, 25 g Pfefferminzblätter, 25 g Kamillenblüten und 25 g Baldrianwurzel mit einer Tasse heißem Wasser übergießen; zehn Minuten ziehen lassen, danach abseihen.

Eine Verhaltenstherapie (➡ Seite 895) kann sinnvoll sein, wenn die Beschwerden von Depressionen begleitet sind. Auf homöopathische Behandlung (➡ Seite 858) sprechen manche gut an.

Darminfektionen

Beschwerden und Ursachen

Das Hauptsymptom aller Darminfektionen ist Durchfall, eventuell verbunden mit Erbrechen.

Normalerweise scheidet man täglich zwischen 100 und 300 Gramm Kot aus. Bei Menschen, die häufig Gemüse, Obst und Vollkornprodukte essen, ist es bedeutend mehr. Stuhl besteht zu 60 bis 90 Prozent aus Wasser. Durchfall bedeutet, dass mehr Wasser abgeht, der Körper also Wasser verliert. Einmaliges Auftreten von dünnem Stuhl ist nicht außergewöhnlich und kein Grund zur Beunruhigung. Als Durchfall gilt wässrigflüssiger Stuhl mehr als dreimal am Tag.

Die Beschwerden unterscheiden sich je nach der Erregerart, die die Infektion hervorgerufen hat.

● *Infektion mit Kolibakterien* (Darmbakterien, die durch Unsauberkeit auf die Nahrung gelangt sind oder durch Nahrungsmittel und Trinkwasser, die mit ungeklärten Abwässern in Kontakt gekommen sind): Leichter Durchfall, manchmal begleitet von Erbrechen, der meist nicht länger als ein oder zwei Tage dauert. Häufig treten diese Durchfälle im Sommer auf. Hier ist meist keine Behandlung nötig.

● *Infektion durch Staphylokokken* (Eiter erregende Bakterien, deren hitzebeständiges Gift den Darm angreift): Beginnt mit schwerem Erbrechen, starker Durchfall folgt. Typisch sind vorher Speichelfluss und Bauchschmerzen. Mit diesen Beschwerden sollten Sie zum Arzt gehen.

● *Infektion mit Viren:* Führt zu Durchfall mit starkem Erbrechen, Kopf- und Muskelschmerzen. Auch leichtes Fieber, Schnupfen oder Halsentzündung können dazukommen. Die Erkrankung kann bis zu einer Woche dauern. Meist ist nur Bettruhe nötig.

● *»Darmgrippe«, »Kindergarten«- oder »Reisedurchfall« – Kombination von Viren- und Bakterieninfektion:* Kann zu Schwindel, Erbrechen, lauten Darmgeräuschen, Bauchkrämpfen und Durchfällen in allen Varianten und Schweregraden führen. Sie tritt oft in regelrechten Epidemien auf und vergeht meist nach wenigen Tagen von selbst.

● *Infektion mit Salmonellen* (durch direkten Kontakt mit erkrankten Menschen, ihrem Kot und verunreinigten Nahrungsmitteln, z. B. Speisen, die länger oder wiederholt aufgewärmt wurden, durch nicht vollständig gares Geflügel, Eier, Majonäsen, Salate, Süßspeisen, Milchprodukte): Plötzlich setzen Unwohlsein und Übelkeit ein. Erbrechen, Bauchschmerzen und schwere wässrige Durchfälle, die zwei bis fünf Tage anhalten können, oft begleitet von Fieber.

● *Typhus und Paratyphus – schwere Infektion mit Salmonellen* (durch verunreinigtes Trinkwasser und Nahrungsmittel, vor allem Eier): Beginnt mit Verstopfung, allmählich steigender Temperatur, Kopfschmerzen, Appetitlosigkeit, Bronchitis. In der zweiten Woche Fieber bis 40 °C, kleine rote Flecken am Rumpf, seltener an Armen und Beinen. Erst in der dritten Woche erbsbreiartige Durchfälle.

● *Infektion mit Helicobacter* (durch infizierte Lebensmittel oder Trinkwasser): Fieber, Schüttelfrost, Bauchschmerzen, bis zu 20-mal am Tag wässriger Durchfall, Erbrechen, grippeähnliche Beschwerden.

● *Bakterienruhr – Infektion mit Shigellen* (durch verunreinigtes Trinkwasser und Nahrungsmittel): Beginnt mit Fieber und starken, krampfartigen Bauchschmerzen. Es folgen häufiges Erbrechen, blutig-schleimige, dünnwässrige Durchfälle, Schwäche.

● *Amöbenruhr – Infektion mit Amöben* (durch verunreinigtes Trinkwasser und Nahrungsmittel, kaum in Mitteleuropa): Beginnt mit Müdigkeit, Bauchschmerzen und Übelkeit, aber ohne Fieber. Nach wenigen Tagen wird der Stuhl glasig, himbeerartig blutig.

● *Cholera – Infektion durch Cholerabakterien* (durch verunreinigtes Trinkwasser und Nahrungsmittel): Milchig-wässriger Stuhl, dauerndes Erbrechen. Harnverhaltung. Kein Fieber, sondern Untertemperatur.

Selbst nach einer erfolgreichen Behandlung können Erkrankte die Erreger noch drei Monate lang ausscheiden. Ob das der Fall ist, sollte nach einer schweren Erkrankung unbedingt überprüft werden. Bei Personen, die in der Lebensmittelbranche arbeiten, ist diese Kontrolle Vorschrift. Es gibt Dauerausscheider, die keinerlei Beschwerden haben.

Erkrankungsrisiko

Mangelnde Hygiene und Zeiten, in denen Durchfälle wie Epidemien verbreitet sind, sowie Reisen erhöhen das Risiko, die »Rache des Montezuma« zu spüren. Bakterien- und Amöbenruhr, Typhus, Paratyphus und Cholera sind Erkrankungen, die in Europa praktisch nicht (mehr) vorkommen. Wenn sie hier doch auftauchen, sind sie oft »Reisemitbringsel«.

Mögliche Folgen und Komplikationen

Weil der Körper mit der Flüssigkeit auch die wichtigen Mineralien Kalium und Magnesium verliert (*Elektrolyt-*

verlust), kann es zu einem Kreislaufkollaps kommen – besonders schnell bei Kindern, bei alten und gebrechlichen Menschen und bei Personen mit schweren Durchfallerkrankungen, wie Cholera. Die Folge davon können Blutveränderungen sein, die die Nieren belasten.

Vorbeugung

Hygienische Maßnahmen. Sie sind dann besonders angebracht, wenn man auf Reisen nicht sicher weiß, ob Abwässer so beseitigt werden, dass weder Trinkwasser noch Nahrungsmittel damit infiziert werden können. Ins Meer geleitete Fäkalien sind oft die Ursache von infizierten Meerestieren (➡ Allgemeine Vorbeugemaßnahmen beim Reisen, Seite 293).

Um Salmonelleninfektionen zu verhüten, werden Berufstätige in der Lebensmittelverarbeitung regelmäßig überprüft. Zum Verhalten im Haushalt ➡ Krankheitskeime, Seite 243.

Impfungen gibt es gegen Cholera (➡ Seite 289) und Typhus (➡ Seite 290).

Wann zur Ärztin oder zum Arzt?

Unbedingt in ärztliche Behandlung bei Spuren von Blut, Schleim, Eiter oder Fett im Stuhl.

Selbsthilfe

Nichts essen, aber viel trinken: gesüßten Tee, Mineralwasser oder verdünnte Cola, aus denen die Kohlensäure herausgeschüttelt wurde, und Fruchtsäfte. Früchte enthalten das wichtige Kalium. Zucker fördert die Aufnahme der Mineralsalze, die bei schweren Durchfällen und Brechdurchfällen verloren gehen. Deshalb sollten Sie auch zweimal am Tag eine Messerspitze Kochsalz zu sich nehmen.

In dem aufgeführten Getränkerezept sind alle wichtigen Stoffe enthalten. Sie sind preisgünstig in jeder Apotheke erhältlich. Solche Elektrolytgetränke sind auch fertig im Handel erhältlich, aber wesentlich teurer (*Elotrans* [D/Ö]). Trinken Sie mindestens das Vierfache der gewohnten Flüssigkeitsmenge, nur so können Sie den Verlust ausgleichen. Gönnen Sie sich Ruhe.

Am zweiten und dritten Tag können Sie geriebene Äpfel und Zwieback oder gesalzene Schleimsuppe bzw. Karottensuppe (Rezept ➡ Kinder/Magen-Darm-Infektionen, Seite 363) essen.

Durchfall und Erbrechen sind der natürliche Weg, um schädliche Erreger oder Gifte auszuscheiden. Die Einnahme von medizinischer Kohle (Carbo, »Tierkohle«), Kaolin (weißer Ton) oder Apfelpektin ist nicht sinnvoll, da sie weder den Wasserverlust verhindern noch die Erreger

> **Flüssigkeitsersatz bei Durchfall**
> *2,5 Gramm Speisesoda und 1,5 Gramm Kaliumchlorid und 3,5 Gramm Kochsalz und 20 Gramm Traubenzucker in einem Liter abgekochtem Wasser auflösen.*
> *Oder: Saft von vier Orangen, sieben Teelöffel Zucker und ein Teelöffel Salz mit abgekochtem Wasser auf einen Liter auffüllen.*

und Gifte unschädlich machen. Das gilt auch für Hausmittel wie getrocknete Heidelbeeren oder Johannisbrotmehl. Trinken hat Vorrang.

Dauert der Durchfall über diese Zeit hinaus, sollten Sie sich mit Ärztin oder Arzt beraten.

Behandlung

Nur wenn der Durchfall gesundheitsschädigende Formen annimmt und die Ursachen eindeutig geklärt sind, werden Medikamente wie Loperamid (z. B. *Imodium* [D/Ö]) verordnet, die die Darmbeweglichkeit herabsetzen und den Mineralsalzverlust einschränken. Auf Reisen können solche Mittel für kurze Zeit sinnvoll sein, um einen akuten Durchfall zu stoppen.

Die Wirkung von Präparaten mit Mikroorganismen (➡ Mikrobiologische Therapie, Seite 865) ist zweifelhaft. Die Erreger von bakteriellen Infektionen müssen nachgewiesen werden. Ihre wirksame Bekämpfung mit Antibiotika ist jedoch nicht bei allen Krankheiten möglich.

Wenn Pilzbefall nachgewiesen ist, sollte er gezielt mit den entsprechenden Pilzmitteln behandelt werden.

Selten werden die Wasser- und Mineralstoffverluste für den Körper so groß, dass Sie ins Krankenhaus müssen, wo Dauerinfusionen den Verlust ausgleichen.

Verstopfung (Obstipation)

Beschwerden

Der Stuhl ist hart, die Entleerung schwierig, es entsteht ein Gefühl von mangelhafter Entleerung. Von Verstopfung spricht man erst, wenn es länger als drei Tage nicht zu Stuhlgang gekommen ist.

Ursachen

● *Chronische Verstopfung*: Viele Menschen leiden darunter, dass sie glauben, man »müsse« mindestens einmal am Tag oder der Stuhlgang sollte weicher sein und anderes mehr. Wer peinlich darauf achtet, dass sich der Körper von dem »unsauberen« Abfall befreit, riskiert

einen Teufelskreis zwischen Erwartung und dem Gefühl des Versagens, wenn es wieder nicht »klappt«.
Wenn der Stuhlgang immer wieder unterdrückt wird, verringert sich die Darmtätigkeit. Nach einiger Zeit bleibt sie dann ganz aus.

- *Akute Verstopfung:* Wenn der Stuhl – für die persönlichen Gewohnheiten – ungewöhnlich lange ausbleibt, können Angst oder psychisches Leid dafür verantwortlich sein (➡ Im Gleichgewicht sein, Seite 216). Verstopfung nach einer Reise gilt als normale Anpassungserscheinung.
- Verschiedene Krankheiten des Darms oder der Nervenbahnen.
- Folge von Operationen.
- Nebenwirkung von Medikamenten: Mittel gegen psychische Störungen, aluminiumhaltige Säurebinder, Schlafmittel, Beruhigungsmittel, kodeinhaltige Husten- und Schmerzmittel.

Erkrankungsrisiko

Eine Ernährung mit sehr viel Zucker, zu wenig Ballaststoffen und zu wenig Flüssigkeit (➡ Trinken, Seite 253) fördert Verstopfung.
In der Schwangerschaft kommt sie häufig vor.
Selten sind organische Ursachen wie Hämorrhoiden, Finnen (Larven des Bandwurms, die zusätzlich Schmerzen verursachen) oder ein Gewebevorfall.

Mögliche Folgen und Komplikationen

Divertikel und Divertikelentzündung (➡ Seite 642), möglicherweise auch Darmkrebs (➡ Seite 648) können eine Folge von chronischer Verstopfung sein, bzw. die lang dauernde Einnahme von anthrachinonhaltigen Mitteln gegen Verstopfung kann die Entstehung von Darmkrebs begünstigen.

Vorbeugung

Die wichtigste Vorbeugung ist eine ballaststoffreiche Kost mit Vollkornbrot, rohem Gemüse und Obst sowie viel Flüssigkeit. Diese Lebensmittel füllen den Darm und fördern die Entleerung. Ein Glas Mineralwasser oder frischer Fruchtsaft jeden Morgen regt die Verdauung ebenso an wie Weizenkleie oder Leinsamen (zwei bis fünf Gramm täglich, unzerkleinert). Auch regelmäßige Bewegung hält den Darm fit.
Sie sollten bei Stuhldrang den Weg auf den »stillen Ort« nicht aufschieben. Es kann hilfreich sein, sich zur Entleerung eine bestimmte Tageszeit anzugewöhnen.
Entspannungsübungen und Yoga (➡ Seite 882) können zur leichteren Verdauung beitragen.

Abführtees
Anwendung
Morgens und/oder abends eine Tasse frisch bereiteten Tee trinken. Die Wirkung tritt nach 10 bis 12 Stunden ein.

Sennesblätter
Einen gestrichenen Teelöffel Sennesblätter mit einer Tasse heißem Wasser übergießen; abdecken, zehn Minuten stehen lassen, abseihen.

Sennesfrüchte
Wie Sennesblätter zubereiten, aber einen halben Teelöffel Sennesfrüchte verwenden. Sie wirken etwas milder.

Abführtee-Mischung
Ein bis zwei Teelöffel der Mischung aus 60 g Sennesblätter, 10 g Fenchel, 10 g Kamillenblüten und 20 g Pfefferminzblätter mit einer Tasse heißem Wasser aufgießen; 10 Minuten stehen lassen, abseihen.

Wichtigste Nebenwirkungen aller Abführtees: *krampfartige Bauchschmerzen bei Überdosierung; dünnflüssiger Stuhl.*
Achtung: *Nicht als Dauertherapie! Nicht in der Schwangerschaft oder Stillzeit verwenden! Die Wirkstoffe gehen in die Muttermilch über und können auch bei normaler Dosierung beim Säugling Durchfall auslösen.*

Wenn Sie Medikamente einnehmen müssen, die Verstopfung fördern, sprechen Sie mit Ärztin oder Arzt darüber.

Wann zur Ärztin oder zum Arzt?

Bei lang dauernder Verstopfung. Wenn sich die Verdauungshäufigkeit schlagartig ändert, sollte nach Krankheitsursachen geforscht werden.

Selbsthilfe

Bei den ersten Anzeichen von Verstopfung sollten Sie rohes Gemüse, Obst und Öl auf den Speiseplan setzen und viel trinken. Abführend wirken Sauerkraut, Rhabarber, Pflaumen, Feigen, Melonen, getrocknete Aprikosen.
Nehmen Sie möglichst keine Abführmittel ein. Alle Abführmittel – auch die pflanzlichen – stören den Wasserhaushalt und schädigen bei Dauereinnahme die Darmmuskulatur. Der Darm wird noch träger. Überdies stehen anthrachinonhaltige Drogen, wie Aloe, Faulbaum- und

Cascararinde, Sennesblätter und -schoten und Rhabarberwurzel, im Verdacht, bei Dauergebrauch Dickdarmkrebs auszulösen. Nur zur Entleerung vor Operationen und Röntgenaufnahmen und bei schmerzhaften Leiden in der Aftergegend sind solche Mittel für kurze Zeit gerechtfertigt. Sie sollten in der Schwangerschaft, Stillzeit und im Kindesalter nicht eingenommen werden.

Wenn Sie Ihrem Darm für sehr kurze Zeit einmal »auf die Sprünge« helfen müssen, können Sie das mit zwei Löffeln Bittersalz tun, in einem Glas Wasser verrührt. Glyzerinzäpfchen und Einläufe (➡ Seite 853) sind ebenfalls geeignet, dürfen aber nicht zur Gewohnheit werden, weil sie die Eigenaktivität des Darms schädigen.

Behandlung

Wer über lange Zeit hinweg Abführmittel eingenommen hat, braucht ärztliche Hilfe, bis der Darm sich wieder an das selbstständige Funktionieren gewöhnt hat.

Eine Trinkkur (➡ Seite 888) mit einem Mineralwasser, das besonders viel Natriumsulfat oder Magnesiumsulfat enthält, Atemgymnastik, Kneippbehandlung (➡ Seite 889) und eine Kolon- und Bindegewebemassage können die Regulierung unterstützen.

Dauert die Verstopfung über eine Woche an, muss der verhärtete Stuhl manchmal vom After her entfernt werden.

Eine Hydrocolontherapie (➡ Seite 859) ist keine geeignete Behandlung einer chronischen Verstopfung.

Darmverengung (Stenose)
Darmverschluss (Ileus)

Bei einer Darmverengung wird die Passage des Darminhaltes teilweise blockiert.

Bei einem Darmverschluss kann der Darminhalt überhaupt nicht mehr weiter gelangen.

Beschwerden

Darmverengung: Längere Zeit der Verstopfung (mehr als fünf Tage); Appetitlosigkeit, Völlegefühl. Wer darauf nicht reagiert, riskiert einen *Darmverschluss:* »Wie aus heiterem Himmel« setzen Aufstoßen und schmerzhafte Bauchkrämpfe ein. Innerhalb weniger Stunden entwickelt sich eine schwere Erkrankung: Erbrechen von galligem Darminhalt; Wind und Stuhl können nicht abgehen; die Bauchdecke ist weich und aufgetrieben. Nach stundenlangen Koliken gibt der Darm auf, wenn er die Blockade nicht durchbrechen kann. Die Bauchgeräusche verstummen, Darmlähmung tritt ein. Meist kommt es bald zu einem Kreislaufkollaps.

Ursachen

● Ein Darmabschnitt ist in einem Bruch in der Bauchwand eingeklemmt.
● Gallensteine (➡ Seite 630).
● Entzündliche Darmerkrankungen (➡ Morbus Crohn, Seite 646; ➡ Colitis ulcerosa, Seite 645) und Divertikelentzündung (➡ Seite 642).
● Darmverschlingung.
● Darmkrebs (➡ Seite 648).
● Bauchspeicheldrüsenentzündung (➡ Seite 633).
● Folge von Vernarbungen nach Operationen, Blutgefäßverschlüsse.
● Die Einnahme von Quellmitteln wie Leinsamen, Flohsamen oder Weizenkleie gegen Verstopfung, wenn nicht ausreichend Flüssigkeit zugeführt wird. Auch bei der Behandlung eines Diabetes mit Acarbose (*Glucobay* [D/Ö]) oder Miglitol (*Diastabol* [D/Ö]) kann selten ein solcher Darmverschluss auftreten.

Erkrankungsrisiko

Darmverschluss ist relativ selten.

Mögliche Folgen und Komplikationen

Eine unbehandelte Darmverengung führt zum Darmverschluss. Wird dieser nicht behandelt, droht der Tod.

Vorbeugung

Die Grundkrankheiten müssen behandelt werden.

Bei einer Darmverengung sollte ballaststoffreiche Kost gemieden werden.

Wann zur Ärztin oder zum Arzt?

Sofort ins Krankenhaus, wenn die Anzeichen auf einen Darmverschluss hinweisen.

Selbsthilfe

Ist nicht möglich.

Behandlung

Ein Darmverschluss muss so früh wie möglich operiert werden. Mit einer Röntgenuntersuchung und/oder Endoskopie wird festgestellt, wo sich der Engpass befindet (➡ Blick ins Innere, Seite 828). Der Wasserverlust muss ausgeglichen, die Grundkrankheit behandelt werden.

Die Bauchdecke wird eröffnet, das eingeklemmte Eingeweide bzw. die Verklebung des Bauchfells gelöst. Ein Teil

des gestauten Darminhalts wird mit einem Schlauch, der durch Mund oder Nase eingeführt wird, abgesaugt.
Ist bereits ein Stück des Darms abgestorben, muss dieser Teil entfernt werden.

Blinddarmentzündung (Appendizitis)

Beschwerden

Bei der akuten Blinddarmentzündung treten plötzlich Schmerzen im rechten unteren Bauch auf, die sich beim Husten, Niesen und Gehen verstärken. Häufig kommen Schwindel, Erbrechen, erhöhte Temperatur, Verstopfung, Blähungen und Mundgeruch dazu. Der Bauch ist hart, die Schmerzen können auf die Blase und die Geschlechtsteile ausstrahlen.
Eine »chronische Blinddarmentzündung« gibt es nur im deutschsprachigen Raum. Die Mediziner anderer Länder haben erkannt, dass die andauernden Bauchbeschwerden meist psychosomatischer Ursache sind.

Ursachen

Das offene Ende des Wurmfortsatzes kann durch Kotstauung, einen Knick, seltener durch Fremdkörper, Tumoren oder Würmer verlegt werden. Es entsteht eine Infektion, die zu einem Abszess führen kann.

Erkrankungsrisiko

Die Entzündung des Appendix ist relativ häufig bei Jugendlichen und jungen Erwachsenen. Der Blinddarm wird oft schon bei Kleinkindern und Kindern entfernt. 20 bis 30 Prozent dieser Operationen beruhen auf einem Irrtum: Nachher stellt sich heraus, dass der Wurmfortsatz nicht entzündet war. Auch bei Jugendlichen wird in deutschsprachigen Ländern viel häufiger operiert als z. B. in den USA. In seltenen Fällen werden Frauen infolge von Verwachsungen nach der Operation unfruchtbar.

Mögliche Folgen und Komplikationen

Darmschlingen können mit dem Blinddarm verkleben und Abszesse bilden. Unbehandelt kann die Entzündung innerhalb von 24 Stunden in den Bauchfellraum durchbrechen. Meist passiert dies am vierten Tag. In diesem Fall lassen die Schmerzen vorübergehend nach, bald verstärken sie sich jedoch wieder, Erbrechen und Fieber kommen hinzu.

Vorbeugung

Ist nicht möglich.

Wann zur Ärztin oder zum Arzt?

Typisches Zeichen einer Blinddarmentzündung:
Wenn man das gestreckte rechte Bein des Erkrankten sanft nach innen dreht, treten Schmerzen auf. Bei Druck auf die Region treten insbesondere Loslassschmerzen auf. Wenn die Bauchschmerzen einige Stunden anhalten und sich durch Auflegen einer Wärmflasche nicht bessern oder sogar verstärken, sollten Ärztin oder Arzt zu Rate gezogen werden.
Kommt grünliches Erbrechen dazu und ist das Gesicht des Erkrankten sehr blass und schweißbedeckt, sollten Sie sofort ein Krankenhaus aufsuchen.

Selbsthilfe

Bleiben Sie ruhig liegen. Ein Eisbeutel kann die Schmerzen lindern. Da die Möglichkeit besteht, dass Sie unter Narkose operiert werden müssen, sollten Sie nichts trinken und nichts essen. Gegen den Durst können Sie den Mund mit Wasser ausspülen. Sie sollten weder abführende noch schmerzstillende Mittel einnehmen.

Behandlung

Die Ärztin oder der Arzt muss durch Untersuchung und durch Labortests sicherstellen, dass es sich um eine Blinddarmentzündung handelt. Eine akute Blinddarmentzündung muss sofort operiert werden. Auch wenn die

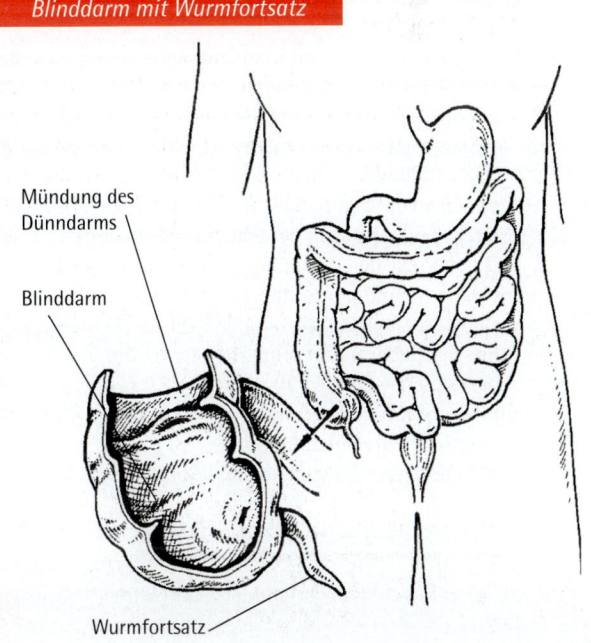

Blinddarm mit Wurmfortsatz

Mündung des Dünndarms

Blinddarm

Wurmfortsatz

Entzündung wieder abklingt, tritt sie mit großer Wahrscheinlichkeit wieder auf.

Schon kurze Zeit nach der Operation sollte man aufstehen. Es sind nur wenige Tage Krankenhausaufenthalt notwendig.

Kinder können noch am gleichen Tag nach Hause, wenn garantiert ist, dass sie gut betreut werden.

Meist kann man nach drei Wochen die gewohnte Arbeit wieder aufnehmen. Sehr häufig wird der Blinddarm heute auch laparoskopisch entfernt.

Hat sich ein Abszess gebildet, muss der Eiter mit einem Schlauch nach außen geleitet werden (Drainage). Dann wartet man einige Wochen bis zur Entfernung des Blinddarms.

Bauchfellentzündung (Peritonitis)

Beschwerden

Alarmsignale (»akuter Bauch«): Die Bauchdecke ist hart gespannt, Blähungen und Stuhlgang gehen nicht ab, Erbrechen, heftige Bauchschmerzen, Atemstörungen, schneller Puls, kalte Stirn und Hände, fahles Aussehen.

Ursachen

Das Bauchfell – die Haut, die die Bauchorgane umhüllt – ist entzündet, ein Teil des Bauchraums ist dann vereitert.

Erkrankungsrisiko

Viele Erkrankungen und Verletzungen können zu einer Bauchfellentzündung führen:
- Ein durchgebrochenes Magengeschwür (➡ Seite 621); ein durchgebrochener entzündeter Blinddarm (➡ Blinddarmentzündung, Seite 641); Durchbruch eines Geschwürs von Dünn- oder Dickdarm; unbemerkte Verletzungen des Darms bei Bauchspiegelungen.
- Durchbruch der entzündeten Gallenblase (➡ Gallenblasenentzündung, Seite 632).
- Durchbruch eines Leber- oder Bauchdeckenabszesses; Riss der Gebärmutter; eine Eileiterentzündung, bei Tuberkulose (➡ Seite 539).
- Lymphknotenvereiterungen; fortschreitende Brustfell- und Herzbeutelentzündung.
- Infektion nach Verletzungen der Bauchdecke.

Mögliche Folgen und Komplikationen

Bei einer Bauchfellentzündung besteht immer Lebensgefahr.

Vorbeugung

Ist nicht möglich.

Wann zur Ärztin oder zum Arzt?

Sofort bei Anzeichen des »akuten Bauchs«.

Selbsthilfe

Ist nicht möglich.

Behandlung

Je nach Ursache muss sofort operiert und mit Antibiotika behandelt werden. Ein rechtzeitiger Eingriff rettet in den meisten Fällen das Leben.

Divertikelentzündung (Divertikulitis)

Beschwerden

Neben auffallendem Wechsel zwischen Durchfall und Verstopfung quälen krampfartige Bauchschmerzen meist im linken Unterbauch. Manchmal ist Blut im Stuhl.

Ursachen

Divertikel sind bis kirschgroße, sackartige Ausstülpungen der Darmschleimhaut durch die Muskelschicht des Darms nach außen in den Bauchraum hinein (*Divertikulose*). Sie kommen meist an der Stelle des Dickdarms vor, an dem sich der Stuhl sammelt, bevor er ausgeschieden wird. Beschwerden machen diese Divertikel nur, wenn sie sich entzünden (*Divertikulitis*).

Erkrankungsrisiko

Die Darmbewegung wird durch die Füllung des Darms beeinflusst. Je reicher die Nahrung an Ballaststoffen ist, desto besser ist der Darm gefüllt, desto besser wird er auch entleert.

Wer gewöhnlich ballaststoffarme Kost isst, hat ein höheres Risiko, an Divertikulose zu erkranken. Die Häufigkeit der Erkrankung nimmt mit jedem Lebensjahrzehnt zu.

Mögliche Folgen und Komplikationen

Wenn sich die Divertikel immer wieder entzünden, droht ein Durchbruch der Divertikel und Bauchfellentzündung (➡ Seite 642). Es können sich Fisteln zu benachbarten Organen (z. B. zur Blase) bilden.

Vorbeugung

Bei viel körperlicher Betätigung und ballaststoffreicher Kost (➡ Ernährung, Seite 232) sind Entzündungen seltener.

Wann zur Ärztin oder zum Arzt?

Bei akuten Schmerzen oder chronischen Beschwerden im linken Unterbauch; bei Blut im Stuhl.

Selbsthilfe

Keine Abführmittel! Auf lange Sicht führen sie erst recht zu Verstopfung. Ballaststoffreiche Kost und körperliche Betätigung regen den Darm zu mehr Aktivität an. Das verhindert Stau und Entzündung. Bettruhe und ein, zwei Tage Fasten lassen die Entzündung oft rasch zurückgehen.

Behandlung

Da die Beschwerden auch auf Darmkrebs hinweisen können, muss eine Spiegelung (➡ Blick ins Innere, Seite 828) zuerst sicherstellen, worum es sich handelt.
Mit Antibiotika kann die Entzündung zum Abklingen gebracht werden.
Wenn die Divertikel wiederholt stark bluten oder die Erkrankung zu Komplikationen führt, muss der Darmab-

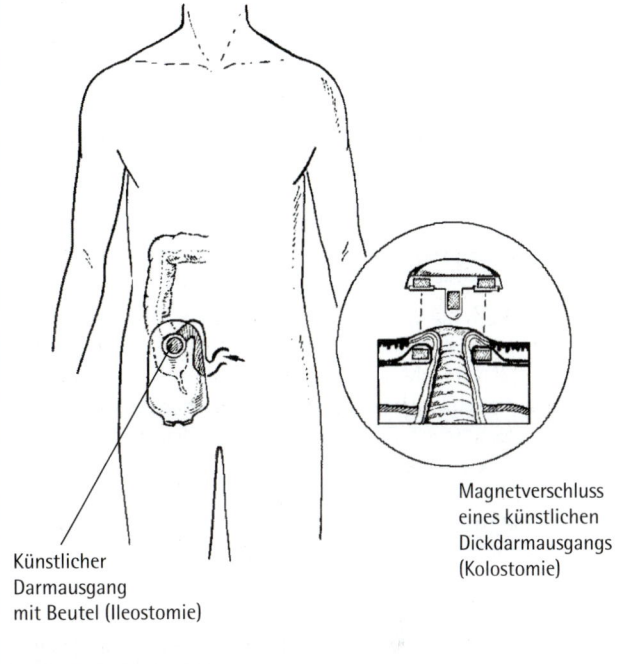

Künstlicher Darmausgang mit Beutel (Ileostomie)

Magnetverschluss eines künstlichen Dickdarmausgangs (Kolostomie)

Künstlicher Darmausgang

Selbsthilfe für Stomaträger

Die Ileostomie-Colostomie-Vereinigung (ILCO) ist der Dachverband der Stoma-Träger-Selbsthilfegruppen. Sie gibt eine eigene Zeitung heraus (ILCO-Praxis) und arbeitet mit Ärzten, Psychotherapeuten, Krankenpflegern und Sozialarbeitern gemeinsam an der Verbesserung der Betreuung von Stomaträgern. Sie bemüht sich, die Unterstützung nach dem Sozialhilfegesetz sicherzustellen, informiert über neue Operationstechniken, Diäten, Rechte im Berufsleben und Hilfe bei seelischen Problemen.

Informationen erhalten Sie bei:
Deutsche Ileostomie-Colostomie-Urostomie Vereinigung (ILCO)
Landshuter Str. 30, 85356 Freising
Tel.: 0 81 61/93 43 01, 93 43 02, Fax: 93 43 04
Internet: http://www.ilco.de

Österreichischer Ilco Stoma-Dachverband
4600 Wels
Tel. und Fax: 0 72 85/2 46 11
Internet: http://www.ilco.at

---

schnitt entfernt werden. Muss dabei ein künstlicher Darmausgang gelegt werden, so kann er meist nach vier bis sechs Monaten »rückoperiert« werden.
Bei Dickdarmoperationen ist es manchmal möglich, den natürlichen Darmausgang zu erhalten. Aber auch dann muss man hin und wieder vorübergehend mit einem künstlichen Darmausgang leben. Das entlastet den Dickdarm und fördert die Heilung. Bei der Rückoperation wird der künstliche Ausgang wieder verschlossen.
Bei Operationen von Mastdarmkrebs und Dickdarmoperationen bei Colitis ulcerosa muss jedoch oft auf Dauer ein künstlicher Darmausgang geschaffen werden. Dabei wird der verbliebene Dickdarmrest zur Bauchdecke gezogen und sein Ende auf die Haut aufgenäht (Kolostomie). Selten muss der ganze Dickdarm entfernt werden. Dann wird mit dem Dünndarmende an der Bauchdecke ein Ausgang geschaffen (Ileostomie). Beide Öffnungen werden mit einem Beutel für den Stuhl abgedeckt. Wegen der anderen Beschaffenheit des Stuhls am Ende des Dünndarms ist eine Ileostomie problematischer zu versorgen als eine Kolostomie.
Manchmal ist es möglich, ein »kontinentes Stoma« herzustellen. Damit kann der Kranke das »Stuhlreservoir« selbst mit einem Darmrohr entleeren. Ein Magnet- oder Ballonverschluss dichtet gegen Winde und Stuhlgang ab. Ärztin oder Arzt sollten die Kranken genau über die geplante Operation, die Möglichkeiten und Handhabung eines künstlichen Ausgangs informieren.

Resorptionsstörungen

Eine Reihe von Erkrankungen kann dazu führen, dass der Darm Nahrungsbestandteile nicht aufnehmen kann. Die Folge sind Mangelerscheinungen. Meist fehlen dem Körper dann Mineralstoffe, Vitamine oder Eiweiß.

Beschwerden

Wenn massige, übel riechende Durchfälle, Gewichtsverlust und Blutarmut gemeinsam auftreten, liegt immer der Verdacht auf Resorptionsstörungen nahe. Besondere Unverträglichkeiten, wie z. B. die gegenüber Laktose, aber auch gegen Gluten (Zöliakie oder Sprue, ➡ Seite 644), haben Mangelerscheinungen zur Folge.

Behandlung

Oft dauert es Jahre und erfordert es eingehende Spezialuntersuchungen, bis die Ursachen der Beschwerden entdeckt sind. Sind sie ausgemacht, kann meist mit einer Spezialdiät und dem Ersatz jener Stoffe, die der Körper selbst nicht der Nahrung entnehmen kann, ein normales, beschwerdearmes Leben gelingen.

Zöliakie (Sprue)

Beschwerden

Die Erkrankung tritt üblicherweise im Kindesalter auf (*Zöliakie*), seltener manifestiert sie sich erst im Erwachsenenalter (Erwachsenen-*Sprue*), kann aber auch bei älteren Menschen erstmals entdeckt werden. Sie kann mit und lange Zeit ohne Beschwerden verlaufen. Meist zeigt sie sich zwischen dem sechsten und zwölften Lebensmonat – nachdem der Säugling von der reinen Milchernährung auf getreidehaltige Nahrung umgestellt wurde. *Kinder:* Erkrankte Kinder gedeihen nicht richtig, sie sind blass, ihr Stuhl ist übel riechend, gelblich-massig, sie leiden an Blähungen und aufgetriebenem Bauch und werden blutarm. Bei längerer Krankheitsdauer bleiben sie im Wachstum zurück.
Erwachsene: Sie leiden an Blutarmut, Gewichtsverlust, Verlust der Aktivität, an Knochenschmerzen, Kribbeln, Ödemen und Hauterkrankungen. Schmerzende, übel riechende Durchfälle und aufgetriebener Leib erschweren den Alltag. Typisch für die Erkrankung ist Fett im Stuhl.

Ursachen

Überempfindlichkeit gegen Klebereiweiß (*Gluten*), das sich in Weizen und Roggen, weniger in Gerste, Hafer, Dinkel und Grünkern findet. Es führt zu ungewöhnlicher Vermehrung einer bestimmten Sorte weißer Blutkörperchen, die die Schleimhaut des Dünndarms schädigt (➡ Allergien, Seite 590). Damit bildet sich dieses wichtigste Resorptionsorgan zurück, und die Nährstoffe können nicht mehr richtig aufgenommen werden.

Erkrankungsrisiko

Zöliakie tritt in bestimmten Familien und Ländern gehäuft auf. Im deutschsprachigen Raum wird sie bei jedem tausendsten Kind festgestellt.

Mögliche Folgen und Komplikationen

Bei Kindern Eisenmangelanämie; bei Erwachsenen Eisenmangel- und Folsäureanämie. Je nach Verlauf kann sich der Mangel auch an anderen Organen bemerkbar machen, z. B. den Knochen (Osteoporose, ➡ Seite 666).
Die lebenslange Erkrankung kann eine große psychische Belastung sein, Depressionen sind häufig. Bei Frauen kann es zu Störungen der Regelblutung, bei Männern zu Potenzstörungen kommen.

Vorbeugung

Je später Säuglinge von Muttermilch oder Säuglingsanfangsnahrung auf getreidehaltige Nahrung umgestellt werden (➡ Kinderernährung, Seite 255), desto später kommt der Darm mit dem Allergen Gluten in Berührung und desto weniger schwer wird eine mögliche Erkrankung verlaufen.

Wann zur Ärztin oder zum Arzt?

Wenn die oben beschriebene Kombination von Beschwerden auffällt. Nur mit einer Gewebeprobe aus dem Dünndarm (*Biopsie*) lässt sich Zöliakie sicher feststellen. Dazu ist kein Krankenhausaufenthalt nötig. Wird Zöliakie festgestellt, sollten unbedingt auch die Familienmitglieder untersucht werden.

Selbsthilfe

Die Ernährung muss vollkommen glutenfrei sein. Das bedeutet, dass Flaschen- und Breinahrung für den Säugling und alle gängigen mehlhaltigen Speisen (Brot, Nudeln, Desserts, Soßen, Paniertes) mit anderen Mehlsorten, z. B. aus Mais, Buchweizen, Reis, Hirse oder Kartoffeln, zubereitet werden müssen. Obst, Gemüse und Milchprodukte, Eier, Fleisch, Fisch usw. sind erlaubt.
In allen deutschen und österreichischen Bundesländern gibt es Zöliakie-Selbsthilfegruppen, in denen Kranke und

Deutsche Zöliakiegesellschaft
Filderhauptstraße 61, 70599 Stuttgart
Tel.: 07 11/45 45 14, Fax: 4 56 78 17
Internet: http://www.dzg-online.de

Österreichische Arbeitsgemeinschaft Zöliakie
Meiselstraße 36, 1150 Wien
Tel.: 01/98 24 05, Fax: 9 85 11 06

ihre Angehörigen in familiärer Atmosphäre ihre Erfahrungen austauschen können. Sie stellen Listen mit jenen Lebensmitteln zur Verfügung, die Gluten enthalten (dazu gehören u. a. auch Konserven, Wurstwaren, Süßigkeiten). Sie helfen beim Zusammenstellen von Kochrezepten. Dort bekommt man Adressenlisten von Bäckereien, die glutenfreies Brot erzeugen und glutenfreie Mehle, Teigwaren und Backwaren versenden; desgleichen Anschriften von Ferienpensionen, die glutenfreie Kost anbieten. Sie informieren über mögliche Beihilfen und Unterstützungen.

Behandlung

Zöliakie kann nicht mit Medikamenten behandelt werden. Einzig die Diät lässt nach sechs bis neun Monaten die Schleimhautschäden wieder abklingen. Wer lebenslang Diät hält, bleibt gesund.
Achtung: Wenn Sie die Diät nicht befolgen und beschwerdefrei sind, bedeutet das keineswegs, dass Sie die glutenfreie Kost aufgeben dürfen. Oft treten die merkbaren Beschwerden erst spät, manchmal erst nach Jahren glutenhaltiger Kost auf – ausgelöst durch Belastungen, wie eine Darmgrippe oder eine Schwangerschaft. Die Spätfolgen können schwere Erkrankungen sein, die dann schwierig zu heilen sind.
Je nach dem Ausmaß der Mangelzustände bei akuter Erkrankung werden zum Ersatz Vitamine, Mineralien und Eisen notwendig.

Colitis ulcerosa
(Geschwüre Dickdarmentzündung)

Diese chronische Entzündung der Schleimhaut des Dickdarms geht vom Mastdarm aus, kann sich nach oben hin über den Dickdarm ausdehnen und Geschwüre bilden.

Beschwerden

Colitis ulcerosa kann schubweise verlaufen, von Bauchschmerzen und Fieber begleitet. Typisch sind blutige und schleimige Durchfälle. Ist der ganze Dickdarm erkrankt, geht viel Blut verloren. Appetitlosigkeit, Gewichtsverlust und Blutarmut sind die Folge. Es können auch Gelenkschmerzen, Hauterkrankungen und Augenentzündungen auftreten.

Ursachen

Die Ursachen der chronisch entzündlichen Darmkrankheit sind noch nicht geklärt. Wahrscheinlich gibt es eine erbliche Komponente. Es gibt Hinweise darauf, dass Bakterien bei der Entstehung mit beteiligt sind und dass psychische Faktoren eine Rolle spielen (➡ Im Gleichgewicht sein, Seite 216). Auch Rheumamittel, die Tenoxicam, Diclofenac oder Indometazin enthalten, können Darmentzündungen auslösen.

Erkrankungsrisiko

Colitis ulcerosa ist eine seltene Krankheit.

Mögliche Folgen und Komplikationen

Bei sofortiger Behandlung ist das Leben bei neun von zehn Erkrankten nur gering beeinträchtigt. Belastend können allerdings die regelmäßig notwendigen Untersuchungen des Körperinneren sein und das Wissen, dass das Risiko, einen Dickdarmkrebs zu bekommen, nach zehn Jahren Krankheitsdauer ansteigt.

Vorbeugung

Außer ballaststoffreicher Kost (➡ Ernährung, Seite 232) ist keine Vorbeugung möglich.

Wann zur Ärztin oder zum Arzt?

Sofort, wenn der Stuhl blutig-schleimig ist. Der Dickdarm muss endoskopisch untersucht und Gewebeproben müssen entnommen werden (➡ Endoskopie, Seite 828).

Selbsthilfe

Es gibt keine wirksame spezielle Diät. Die Betroffenen können essen, was ihnen gut tut. Gemischte, ballaststoffreiche Kost ist günstig.

Behandlung

Der akute Krankheitsschub wird mit Kortisonen (oft als Einlauf) und Sulfasalazin (*Azulfidine* [D], *Colo Pleon* [D/Ö], *Salazopyrin* [Ö]) oder mit 5-ASA-Präparaten behandelt. Für die Langzeitbehandlung werden hauptsäch-

Selbsthilfegruppen für chronisch Darmkranke
Deutschland:
DCCV – Deutsche Morbus Crohn/Colitis ulcerosa
Vereinigung e. V.
Paracelsusstraße 15, 51375 Leverkusen
Tel.: 02 14/8 76 08-0, Fax: 8 76 08-88
e-mail: info@dccv.de
Internet: http://www.dccv.de

ÖMCCV – Österreichische Morbus Crohn – Colitis
ulcerosa Vereinigung
Obere Augartenstraße 26– 28, 1020 Wien
Tel. und Fax: 01/3 33 06 33
e-mail: crohn-colitis@oemccv.or.at
Internet: http://www.oemccv.or.at/crohn-colitis/

lich 5-ASA-Präparate eingesetzt, z. B. Mesalazin (*Claversal* [D/Ö], *Salofalk* [D/Ö]) oder Olsalazin (*Dipentum* [D/Ö]). Diese Mittel können die Ruhepausen der Erkrankung verlängern. Eine Heilung bewirken die Medikamente jedoch nicht.

Hat die Erkrankung zu dramatischem Blut- und Gewichtsverlust geführt und ist ein großer Teil des Dickdarms befallen, kann sich ein so genanntes toxisches Megakolon bilden. Das ist ein schweres Krankheitsbild, sofortige Krankenhausaufnahme ist nötig. Der erkrankte Darmabschnitt muss operativ entfernt werden. Daraufhin tritt rasch Besserung ein.

Psychotherapie

Mit der Dauer der chronischen Darmerkrankung nimmt die seelische Belastung zu. Wenn die Kolitis das Leben bestimmt, deutlich schlimmer wird und sehr belastend ist, kann es sinnvoll sein, eine Psychotherapie zu machen. Das ist auch deshalb anzuraten, weil sich oft herausstellt, dass der Umgang mit sich und seinem Leben zur Krankheitsentstehung beigetragen hat (➡ Beratung und Psychotherapie, Seite 892).

Morbus Crohn
(Crohn'sche Krankheit, Ileitis terminalis)

Morbus Crohn ist eine chronische Entzündung der Darmschleimhaut und der Darmwand, die Narben erzeugt und dadurch leicht Fisteln bildet.

Meist erkrankt die letzte Dünndarmschlinge, oft sind abgegrenzte Abschnitte von Dünn-, Dick- und Mastdarm betroffen. Die Entzündung kann aber auch abschnittweise im ganzen Verdauungstrakt – vom Mund bis zum After – auftreten.

Beschwerden

Immer wieder treten heftige, krampfartige Bauchschmerzen, allgemeines Krankheitsgefühl und häufige, wässrige Durchfälle, manchmal mit Blut vermischt, auf.

Gewichtsabnahme, immer wiederkehrendes Fieber, Gelenkschmerzen, Hauterkrankungen, Erkrankungen der Mundschleimhaut und Augenentzündungen können ebenso wie eine Blinddarmentzündung am Beginn des Morbus Crohn stehen. Typisch sind schmerzhafte Schleimhauteinrisse und Fisteln am After. Die Erkrankung entwickelt sich sehr langsam über Jahre hinweg und verläuft in Schüben. Dazwischen liegen Ruhephasen, die Monate oder Jahre dauern können.

Ursachen

Welche Ursachen Morbus Crohn hat, warum er in manchen Familien gehäuft auftritt und in den letzten Jahrzehnten häufiger wird, ist bis jetzt ungeklärt. Ein Zusammenhang mit psychosozialem Stress wird angenommen (➡ Im Gleichgewicht sein, Seite 216). Neigung zu Allergien und zuckerhaltige Kost fördern ihn. Ob Bakterien an dieser Krankheit beteiligt sind, ist noch unklar.

Erkrankungsrisiko

Die Krankheit beginnt meist im frühen Erwachsenenalter und tritt gleichermaßen bei Frauen und Männern auf.

Mögliche Folgen und Komplikationen

Blutarmut durch stärkere Blutungen. In fortgeschrittenen Stadien können sich Fisteln bilden, deren Gänge in gesunde Darmschlingen, in die Blase, in die Scheide oder in den Afterbereich Eiter entleeren können. Es besteht die Gefahr einer Darmverengung (➡ Seite 640) und des Durchbruchs von erkrankten Darmabschnitten. Das Risiko, Krebs im Darmbereich zu bekommen, ist gering.

Zwei Drittel der Morbus-Crohn-Kranken können ein normales Arbeitsleben führen, jeder Dritte leidet trotz Behandlung unter anhaltenden Beschwerden.

Vorbeugung

Außer gesunder gemischter Kost ist keine Vorbeugung möglich (➡ Ernährung, Seite 232).

Wann zur Ärztin oder zum Arzt?

Wenn die oben beschriebenen Beschwerden auftauchen. Sofort zu Ärztin oder Arzt , wenn Veränderungen am After und blutig-schleimige Durchfälle auffallen.

Selbsthilfe

Ballaststoffreiche Kost, körperliche Ruhe und ausgeglichene Lebensweise können den Krankheitsverlauf günstig beeinflussen.

Behandlung

Oft wird die Erkrankung zufällig bei einer Blinddarmoperation erkannt. Je früher sie entdeckt wird, desto größer sind die Behandlungschancen. Ärztin oder Arzt müssen die Ausdehnung der Krankheit und eventuelle Komplikationen feststellen. Dazu müssen sie den gesamten Verdauungstrakt von oben und von unten ausgehend endoskopisch untersuchen und Gewebeproben entnehmen (➡ Blick ins Innere, Seite 828). Meist ist es auch notwendig, den Dünndarm zu röntgen.

Medikamente

Akute Schübe lassen sich durch Medikamente lindern, aber nicht verhüten. Beim akuten Schub muss Kortison in hoher Dosis eingenommen werden (➡ Kortisone, Seite 842). Soll weniger Kortison eingenommen werden, kann es mit Azathioprin (*Imurek* [D/Ö]) kombiniert werden. Diese Mittel können die Ruhephasen bis zum Wiederaufflammen der Erkrankung verlängern. Ist der Dickdarm mit erkrankt, so helfen Sulfasalazin (*Azulfidine* [D], *Colo Pleon* [D/Ö], *Salazopyrin* [Ö]) bzw. 5-ASA-Präparate (*Claversal* [D/Ö], *Salofalk* [D/Ö], *Dipentum* [D/Ö]). Da die Mittel – je nach Verlauf der Krankheit – sehr lange eingenommen werden müssen, können sie erhebliche Nebenwirkungen haben. Eine Heilung ist nicht möglich.

Operation

Im Verlauf der Erkrankung sind meist Operationen nötig, z.B. weil sich der Darm verengt oder sich Fisteln bilden. Manche Kranke müssen immer wieder operiert werden. Ihre Lebensqualität ist durch die wiederkehrenden Beschwerden und Operationen stark beeinträchtigt (➡ Künstlicher Darmausgang, Seite 643).

Diät

Während der akuten Schübe kann Ernährung mit »Astronautenkost« sinnvoll sein. Die Nährlösung wird vom Dünndarm vollkommen aufgenommen, Durchfälle und Bauchschmerzen lassen nach, das Fieber geht zurück, die Blutarmut bessert sich. Da die Nährlösung sehr schlecht schmeckt, leitet man sie mit einer Sonde von der Nase her direkt in den Magen. Eine Infusionspumpe dosiert die Flüssignahrung rund um die Uhr. Diese Behandlung ist auch außerhalb des Krankenhauses möglich: Man kann die Lösung selbst zubereiten; Infusionsbeutel und -pumpe kann man wie eine Schultertasche tragen.

In seltenen Fällen, z.B. wenn ein großer Teil des Darms entfernt wurde, muss man die Nährlösung über eine Vene einführen. Im Krankenhaus lernt man, wie man die Nährlösung richtig an den Katheter anlegt. Nach einigen Tagen kann man dies selbstständig zu Hause tun, beispielsweise nachts. Tagsüber klemmt man den Katheter ab und kann sich ohne wesentliche Einschränkung frei bewegen.

Psychotherapie

Wenn die Erkrankung das Leben bestimmt, deutlich schlimmer wird und sehr belastend ist, kann es sinnvoll sein, eine Psychotherapie zu beginnen. Das ist auch deshalb anzuraten, weil sich oft herausstellt, dass der Umgang mit sich und seinem Leben zur Krankheit beigetragen hat (➡ Im Gleichgewicht sein, Seite 216). Psychotherapie (➡ Seite 892) kann Rückfälle nicht verhindern, jedoch Besserung erreichen und die Beschwerden zum Verschwinden bringen. Vor allem aber lässt sich erreichen, mit der Krankheit gelassener zu leben.

Darmpolypen

Beschwerden

Darmpolypen machen meist keinerlei Beschwerden. Bisweilen finden sich Spuren von Blut und Schleim im Stuhl.

Ursachen

Es gibt eine Vielzahl von gutartigen Geschwülsten und Tumoren im Darm, die keinerlei Beschwerden machen und deren Ursachen unbekannt sind.
Vor allem Polypen können zahlreich im Dickdarm vorkommen, allein oder in Gruppen stehen. Manchmal bluten diese Geschwülste.

Erkrankungsrisiko

Darmpolypen bilden sich bei sieben Prozent aller Menschen. Die seltene Variante, bei der sich viele Polypen auf einen Darmbereich konzentrieren, ist erblich bedingt. Das Risiko steigt ab 50 Jahren deutlich an.

Mögliche Folgen und Komplikationen

Je größer Polypen und andere Geschwülste werden, desto größer ist das Risiko, dass sie sich eventuell in Krebs verwandeln. Bei erblicher Veranlagung zu Polypen ist das Risiko der Krebsbildung extrem hoch: Mit 30 Jahren 50 Prozent, mit 40 Jahren 90 Prozent.
Manche gutartigen Tumoren können so groß werden, dass sie den Darm verschließen (➡ Seite 640).

Vorbeugung

Nach dem 40. Lebensjahr ist einmal jährlich eine Untersuchung auf verstecktes Blut im Kot (Hämoccult-Test) sinnvoll, um Darmpolypen oder Darmkrebs frühzeitig zu erkennen. Ab den 50. Lebensjahr sollte alle fünf Jahre eine Koloskopie (➡ Seite 830) durchgeführt werden.

Wann zur Ärztin oder zum Arzt?

Sofort, wenn Spuren von Blut und Schleim im Stuhl zu sehen sind.

Selbsthilfe

Ist nicht möglich.

Behandlung

Ärztin oder Arzt müssen den Darm endoskopisch untersuchen und Krebs ausschließen (➡ Blick ins Innere, Seite 828). Einzelne Polypen werden mit einer Schlinge, die über das Endoskop vom After her eingeführt wird, elektrisch abgeschnitten. Das ist ohne Narkose möglich. Am nächsten Tag kann man wieder der gewohnten Arbeit nachgehen.

Große Geschwülste werden wegen der Gefahr, dass daraus Krebs entsteht, komplett entfernt. Dazu muss unter Narkose operiert und der Darm von außen aufgeschnitten werden. Stehen die Polypen rasenartig eng, muss unter Umständen dieses Darmstück entfernt werden.

Im darauf folgenden Jahr sollten die Kranken zur Vorsorge zweimal, später einmal jährlich mit dem Endoskop untersucht und alle neu entdeckten Geschwülste entfernt werden.

Bei der vererbten Form der Polypenkrankheit stehen die Polypen so dicht und ist das Krebsrisiko so hoch, dass mit dem 20. Lebensjahr der gesamte Dickdarm vorbeugend entfernt werden sollte. Dann muss anschließend ein künstlicher Darmausgang gelegt werden (➡ Seite 643).

Dickdarm- und Mastdarmkrebs
(Kolon- und Rektumkarzinom)

➡ auch Krebs, Seite 708.

Beschwerden

Erste Warnzeichen für Darmkrebs können sein:
Die für die Person normale Art und Häufigkeit der Stuhlentleerung ändert sich plötzlich – es kommt entweder zu lang anhaltender Verstopfung oder zu Durchfällen. Der Stuhldrang steigt an. Bei Winden geht auch etwas Stuhl ab. Der Stuhl wird bleistiftartig und enthält geringe Spuren von Schleim und von dunkelrotem bis schwarzem Blut, die man selten bemerkt. Erst spät stellen sich Bauchschmerzen, Appetitlosigkeit, Blutarmut und Gewichtsverlust ein. Entwickelt sich Krebs in der Nähe des Afters, kann man ihn bei der Körperreinigung ertasten.

Ursachen

Wahrscheinlich hat Darmkrebs mehrere Ursachen, darunter sind:
- Einseitige, ballaststoffarme, fette und kohlenhydratreiche Ernährung, Übergewicht.
- Schadstoffe in der Ernährung. Dazu zählen Benzpyrene, die beim Räuchern und Grillen entstehen, und Nitrosamine. Sie entstehen beim Braten von gepökelten und geräucherten Fleischwaren, sind in mit Nitrit konservierten Lebensmitteln enthalten, aber auch in Obst und Gemüse. Nitrosamine sind im Tabakrauch enthalten.
- Eine familiäre Häufung weist auf Erbfaktoren hin.

Erkrankungsrisiko

Darmkrebs gehört zu den häufigsten Krebsarten. Das Risiko ist für Personen erhöht, die an Dickdarmpolypen oder Colitis ulcerosa (➡ Seiten 647 und 645) leiden. Es steigt, wenn in der Familie bereits einmal Dickdarmkrebs aufgetreten ist.

Mögliche Folgen und Komplikationen

Wenn der Dickdarmkrebs noch keine Tochtergeschwülste entwickelt hat und rechtzeitig operiert wird, ist für jeden zweiten Erkrankten die Operation lebensrettend. Sind andere Körperorgane mit erkrankt, ist die Überlebenschance geringer. Unbehandelt führt Dickdarmkrebs innerhalb von einem Jahr zum Tod.

Vorbeugung

Vitaminreiche, gemischte Kost mit einem hohen Anteil von Gemüsen und Früchten fördert die Darmgesundheit (➡ Ernährung, Seite 232).

Vom 40. Lebensjahr an sollte sich jeder einmal jährlich von Ärztin oder Arzt den Mastdarm mit dem Finger untersuchen lassen. Mastdarmkrebs kann man sehr früh ertasten. Ab 45 sollten alle Männer und Frauen einmal jährlich einen Test auf Blut im Stuhl (Hämoccult-Test), bei Auffälligkeiten zusätzlich alle drei bis fünf Jahre eine Dickdarmspiegelung (➡ Koloskopie, Seite 830) durchführen lassen.

Wann zur Ärztin oder zum Arzt?

Sofort bei den ersten Warnsymptomen. Menschen mit Hämorrhoiden nehmen Blut im Stuhl oft nicht ernst genug.

Selbsthilfe

Sie würde den notwendigen Arztbesuch nur verzögern.

Behandlung

Beim Verdacht auf Darmkrebs muss endoskopisch untersucht werden (➡ Koloskopie, Seite 830).

Die Krebsgeschwulst muss operativ entfernt werden. Wenn es möglich ist, werden die beiden Darmenden nachher miteinander verbunden. Selten sitzt der Krebs so tief im Mastdarm oder am After, dass dieser entfernt und ein künstlicher Darmausgang angelegt werden muss (➡ Seite 643). Ist eine Operation nicht möglich, kann der Tumor durch Elektroresektion eingedämmt werden. Dann ist auch eine Behandlung mit Röntgenstrahlen oder Krebsmitteln sinnvoll. Sie beugt nachwachsenden Tumoren jedoch nicht unbedingt vor. Auch Nachuntersuchungen, die frühzeitig Rückfälle aufdecken, bringen keine Lebensverlängerung.

Erkrankte sollten gemeinsam mit dem Team erörtern, welche Maßnahmen sinnvoll und notwendig sind, und ein Programm festlegen, um die Beschwerden zu lindern. Alles, was erfreut und wohl tut, erhöht die Lebensqualität und stärkt die Krankheitsabwehr.

Psychotherapie kann den Gesundungsprozess unterstützen und die Bewältigung der Krankheit erleichtern. Auch Selbsthilfegruppen können dazu beitragen, die Krankheit seelisch zu verarbeiten. Alternativmedizin kann das Befinden verbessern, aber es fehlt der Nachweis, dass sie das Tumorwachstum hemmt.

Würmer

Würmer leben als Parasiten im Inneren von Mensch und Tier. In unseren Breiten kommen am häufigsten Maden-, Spul- und Bandwürmer vor. Die vielen verschiedenen tropischen Wurmarten sind meist »Reisemitbringsel« und stellen, sowohl was die Diagnose als auch was die Behandlung angeht, hiesige Mediziner oft vor erhebliche Probleme.

Beschwerden

Bei Madenwürmern: Afterjucken, Stuhldrang durch Mastdarmentzündung, bei Mädchen eventuell Entzündung der äußeren Geschlechtsteile. Im Stuhl sind helle, etwa ein Zentimeter lange Würmer sichtbar.

Bei Spulwürmern: Meist nur unklare Bauchbeschwerden; 15 bis 20 Zentimeter lange, helle Würmer im Stuhl sichtbar.

Bei Bandwürmern: Unerklärlicher Gewichtsverlust, unklare Bauchbeschwerden. Beim Fischbandwurm kann eine schwere Blutarmut dazukommen. Bandnudelartige, weiße Stücke im Stuhl, manchmal auch in der Wäsche oder im Bett.

Infektionen mit dem Hundebandwurm können sich vereinzelt durch Reizhusten bemerkbar machen. Infektionen mit dem Fuchsbandwurm äußern sich noch am ehesten durch eine Gelbsucht.

Ursachen

Bei Madenwürmern: Infektion durch kothaltigen Staub mit Madenwurmeiern und durch verunreinigte Lebensmittel. Die Wurmweibchen verlassen nachts den After und legen Tausende von Eiern in den Analfalten ab. Durch Kratzen können diese unter den Nägeln hängen bleiben und gelangen so wieder in den Mund.

Bei Spulwürmern: Infektion durch kothaltigen Staub mit Wurmeiern oder durch Salat oder Gemüse, die mit Fäkalien gedüngt wurden. Spulwürmer halten sich im Dünndarm auf.

Bei Bandwürmern: Infektion durch den Verzehr von nicht erhitzten Fleischwaren (Mett, Gehacktes, Faschiertes, nicht durchgebratenes Fleisch) oder Fisch. Darin können sich Bandwurmlarven (*Finnen*) befinden. Im Darm entwickelt sich daraus der Wurm, der aus einzelnen, flachen Segmenten besteht und bis zu zehn Meter lang werden kann.

Mit den Eiern von Hunde- und Fuchsbandwurm kann man sich infizieren, wenn man ungewaschene Wildpilze und -früchte isst, die in Bodennähe gewachsen sind. Der Hundebandwurm siedelt sich vornehmlich in der Lunge an und bildet dort flüssigkeitsgefüllte Hohlräume (*Zysten*). Der Fuchsbandwurm bildet seine Zysten vornehmlich in der Leber.

Erkrankungsrisiko

Bei Madenwürmern: Kinder haben oft Madenwürmer.

Bei Bandwürmern: Seit Schlachttiere fast ausschließlich aus Zuchtanstalten kommen, sind Bandwürmer selten geworden.

Hunde- und Fuchsbandwurm sind in unseren Breiten relativ seltene Parasiten von frei lebenden Tieren. Um die Verbreitung ihrer Eier zu verhindern, werden in Deutschland z. B. keine wild gewachsenen Heidelbeeren mehr verkauft.

Mögliche Folgen und Komplikationen

Bei Madenwürmern: Gewichtsabnahme. Manchmal bilden sich Dickdarmgeschwüre oder eine Blinddarmentzündung, wenn sich unreife Eier der Madenwürmer in die Darmwand einbohren.

Bei Spulwürmern: Die Larven entwickeln sich in der Lunge, der Galle und Bauchspeicheldrüse und können dort Entzündungen auslösen. Selten verstopfen sie die oberen Luftwege, den Nasen-Rachen-Raum oder den Dünndarm.

Bei Bandwürmern: Die Lungenzysten des Hundebandwurms kapseln sich meist ab und machen dann keine Beschwerden mehr.

Wenn die Zysten des Fuchsbandwurms die Leber füllen, kann das den Tod bedeuten.

Vorbeugung

Bei Madenwürmern: Gründliches Händewaschen nach jedem Stuhlgang.

Bei Spulwürmern: Möglicherweise mit Fäkalien gedüngte Nahrungsmittel gut waschen, am besten nicht roh essen.

Bei Bandwürmern: Fleisch und Fisch nur gut erhitzt essen. Wildfrüchte und -pilze gut waschen. Hunden kein Fleisch füttern, das als für menschliche Ernährung ungeeignet deklariert wurde.

Sinnvoll: Wurmmittel

Pyrvinium (Molevac *[D/Ö]*): *gegen Madenwürmer*
Mebendazol (Pantelmin *[Ö]*, Vermox *[D]*): *gegen Maden- und Spulwürmer*
Pyrantel (Combantrin *[Ö]*, Helmex *[D]*): *gegen Maden- und Spulwürmer*
Praziquantel (Cesol *[D]*): *gegen Bandwürmer*
Niclosamid (Yomesan *[D]*): *gegen Bandwürmer*

Wann zur Ärztin oder zum Arzt?

Wenn Sie die oben genannten Beschwerden haben.

Selbsthilfe

Bei Maden- und Spulwürmern:

- Reinigen Sie nach dem Stuhlgang die Analgegend mit einem Tuch oder unter fließendem Wasser.
- Waschen Sie die Hände nach dem Stuhlgang mit Seife und bürsten Sie die Nägel.
- Kochen Sie Bettwäsche, Unterwäsche, Nachtzeug und Waschlappen aus, um eine Neuinfektion zu verhindern.

Behandlung

Gegen die verschiedenen Wurmarten gibt es Medikamente. Bei Maden- und Spulwürmern sollte die Behandlung nach einiger Zeit einmal wiederholt werden. Evtl. müssen auch die anderen Haushaltsmitglieder behandelt werden.

Die Zysten des Hundebandwurms lassen sich relativ gut operativ entfernen. Bei denen des Fuchsbandwurms ist das praktisch nicht möglich. Hier kann man versuchen, den Parasitenbefall mit Praziquantel oder Mebendazol zu beeinflussen.

Afterschrunden (Analfissuren)

Beschwerden

Einrisse des Afterkranzes und der -schleimhaut können schmerzen und bluten. Sie können wiederholt aufreißen.

Ursachen

Meist zu harte Stühle. Sexualpraktiken ohne ausreichend Gleitmittel.

Das Risiko steigt

Bei analen Sexualpraktiken.

Mögliche Folgen und Komplikationen

Bei Geschlechtsverkehr ohne Kondom besteht die Gefahr, sich mit sexuell übertragbaren Krankheiten anzustecken. Dabei kann sich auch die Mastdarmschleimhaut entzünden (➡ Geschlechtskrankheiten, Seite 746). Die AIDS-Gefahr (➡ Seite 586) steigt bei ungeschütztem Analverkehr ebenfalls.

Vorbeugung

Ballaststoffreiche Ernährung (➡ Verstopfung, Seite 638). Bei Analverkehr die Verwendung von Kondomen und ausreichend Gleitmittel.

Wann zur Ärztin oder zum Arzt?

Bei Schmerzen und Blutungen.

Selbsthilfe

Ballaststoffreiche Kost und viel Flüssigkeit sorgen für weichen Stuhlgang. Abführmittel vermeiden.

Entzündungshemmende, schmerzlindernde Salben und Zäpfchen mit Kortison sollten nur kurze Zeit angewendet werden, sie können Pilzinfektionen begünstigen.

Hämorrhoiden

Knotige Gebilde am Afterausgang, die im allgemeinen Sprachgebrauch »äußere« Hämorrhoiden heißen, werden in der Medizin als Perianalthrombosen bezeichnet. Es sind schmerzhafte Blutergüsse durch geplatzte Blutgefäße in der Aftergegend.
Hämorrhoiden liegen für Mediziner »innen« und sind knotige Erweiterungen des Venengeflechts im Mastdarm.

Beschwerden

Hellrote Blutungen, Juckreiz und Schmerzen beim Stuhlgang.

Ursachen

»Äußere« Hämorrhoiden sind eine Folge von Hautfalten (*Marisken*). »Innere« Hämorrhoiden entstehen durch
● chronische Verstopfung und erhöhten Druck beim Stuhlgang.
● Abführmittel. Sie beugen nicht vor, sondern zwingen im Gegenteil den Darm zur Entleerung, wenn der Aftermuskel eigentlich noch geschlossen sein will. Der Druck belastet den Enddarm.
● Mangel an Bewegung, Übergewicht.
● Leberzirrhose, erhöhter Druck in der Pfortader.

Erkrankungsrisiko

»Äußere« Hämorrhoiden: Das Risiko steigt bei Personen mit sitzenden Berufen (z. B. Fernfahrer, Büroangestellte). »Innere« Hämorrhoiden: Harte Stühle und ständiger Husten erhöhen das Risiko.

Mögliche Folgen und Komplikationen

Länger bestehende Hämorrhoidalknoten können durch den After »vorfallen« (*Prolaps*). Das ist sehr schmerzhaft und muss meist operativ behandelt werden.

Vorbeugung

● Ballaststoffreiche Kost sorgt für weichen Stuhlgang.
● Regelmäßige körperliche Bewegung hält den Darm fit.
● Benutzen Sie harte Sitzgelegenheiten. Vermeiden Sie langes Stehen oder Sitzen, das Heben von schweren Gegenständen und lange »Sitzungen« auf der Toilette.

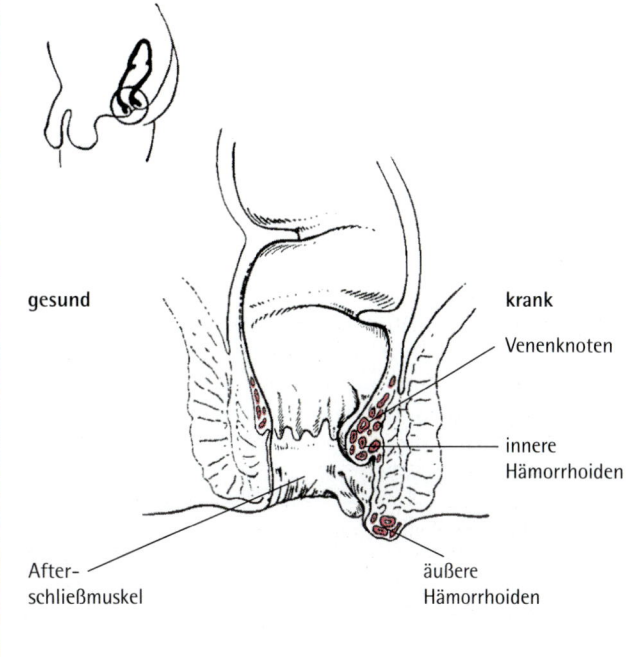

gesund

krank

Venenknoten

innere Hämorrhoiden

After-schließmuskel

äußere Hämorrhoiden

Hämorrhoiden

Wann zur Ärztin oder zum Arzt?

Wenn die oben beschriebenen Beschwerden auftreten und Selbsthilfemaßnahmen nichts nutzen.

Selbsthilfe

Starkes Pressen beim Stuhlgang vermeiden. Reinigung des Afters mit Seifenwasser und einem Tuch.

Behandlung

Die Untersuchung durch Abtasten allein genügt nicht. Die inneren Hämorrhoiden müssen mit einer Rektoskopie (➡ Seite 830) nachgewiesen werden.
Medikamente können die Erkrankung nicht heilen, nur die Beschwerden lindern.
Mittel gegen Hämorrhoidenschmerzen sollten nicht angewendet werden, wenn sie folgende Stoffe enthalten: Mittel zur örtlichen Betäubung (z. B. *Benzokain, Isobutamben, Prokain, Tetrakain*), Perubalsam, Formaldehyd. Solche Wirkstoffe lösen sehr oft Allergien aus. Kortisonhaltige Mittel sind ebenfalls abzulehnen. Sie können Hautschäden verursachen. Der Dauergebrauch von kortisonhaltigen Mitteln kann Pilzinfektionen des Mastdarms und des Afters begünstigen.
Höhergradige Hämorrhoiden müssen verödet, abgetragen oder anderweitig operiert werden.
Fallen die Hämorrhoidalknoten durch den After vor, müssen sie operativ entfernt werden.

Nieren und Harnwege

Aufgenommene Nahrung wird im Körperstoffwechsel verarbeitet. Dabei entstehen Abfallprodukte, die wieder ausgeschieden werden müssen. Ohne die Nieren wäre der Körper innerhalb kurzer Zeit tödlich vergiftet. Nieren sind wie Kläranlagen, die die nicht verwendbaren Stoffe filtern und zusammen mit überflüssigem Wasser als Harn ausscheiden.

Außerdem haben die Nieren die Aufgabe, den Salz- und Wasserhaushalt zu regulieren. Sie sind an der Produktion von Vitaminen und Hormonen beteiligt und beeinflussen Blutbildung, Knochenstoffwechsel und die Regulierung des Blutdrucks.

Jeder Mensch hat zwei Nieren, und jede Niere besteht aus mehr als einer Million Einheiten (*Nephrone*), die das Blut filtern (*Glomeruli*) und den Harn konzentrieren (*Tubuli*). Der Harn fließt vom Nierenbecken durch den Harnleiter (*Ureter*) in die Blase und wird dann – wenn sich etwa 0,4 bis 1 Liter angesammelt hat – über die Harnröhre aus dem Körper entleert.

Die häufigsten Erkrankungen der Harnwege sind Infektionen. Sie entstehen dadurch, dass Krankheitskeime über die Harnröhre (*Urethra*) in die Blase und die Harnleiter aufsteigen. In seltenen Fällen können Krankheitserreger über den Blutkreislauf zu den Nieren gelangen.

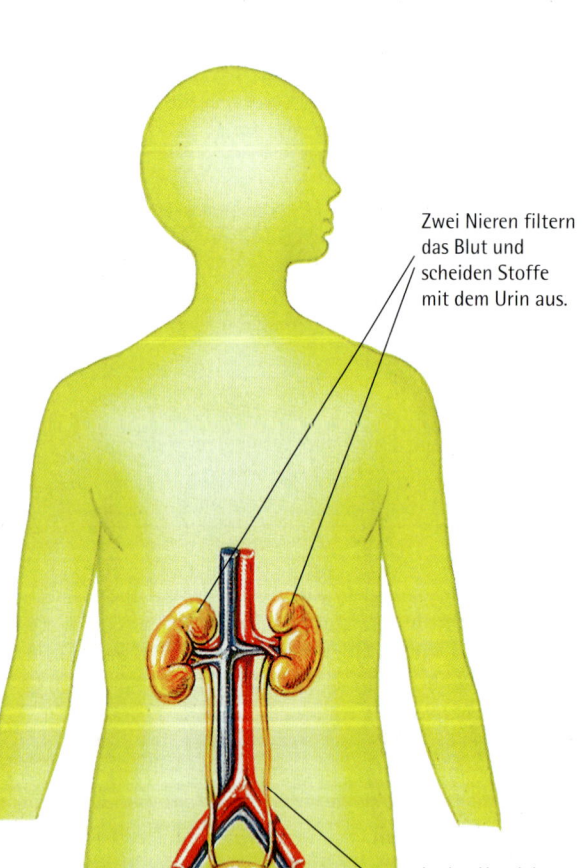

Zwei Nieren filtern das Blut und scheiden Stoffe mit dem Urin aus.

In den Harnleitern fließt der Urin von den Nieren in die Blase.

Die Blase sammelt den Urin bis zum Ausscheiden.

Blasenkatarrh, Blasenentzündung

Beschwerden

Ständiger Harndrang, wobei jedoch immer nur kleine Mengen Harn entleert werden; das Urinieren kann von Brennen oder Stechen begleitet sein; manchmal ist der Harn blutig und riecht sehr stark.

Ursachen

Infektion mit Krankheitskeimen, meist Bakterien. Bei Männern entstehen die Beschwerden meist durch eine vergrößerte Prostata (➡ Seite 785).

Erkrankungsrisiko

Folgende Bedingungen erhöhen das Risiko, dass sich eine Blasenentzündung entwickelt:
- Fehlbildungen der Harnröhre.
- Nierensteine.
- Blasensteine.
- Seelische Belastungen.
- Tragen eines (Dauer-)Katheters.

Frauen machen Blasenentzündungen relativ häufig zu schaffen. Bei ihnen steigen Keime, die in die Harnröhre eindringen, den nur drei bis fünf Zentimeter kurzen Weg in die Blase leicht hinauf.

Zusätzlich kann alles, was die normale Keimbesiedelung im Genitalbereich verändert, Blasenentzündungen begünstigen.

Dazu gehören:
- Schwangerschaft (➡ Seite 324).
- Scheideninfektionen (➡ Seite 768).
- Intimsprays und Schaumbäder.
- Benutzung eines Diaphragmas (➡ Seite 311).
- Gebärmutter- oder Blasensenkung (➡ Seite 774).

Bei Männern steigt das Risiko, wenn die Prostata vergrößert ist (➡ Seite 785).

Blasentees, Nierentees

Diese Tees vergrößern die Flüssigkeitsmenge, die die Nieren durchströmt, und können so einen zusätzlichen Spüleffekt erreichen.
Bei Entzündungen nutzen solche Tees allerdings nichts.

Achtung:

Blasentees dürfen Sie auf keinen Fall trinken, wenn Sie unter Wasseransammlungen (Ödemen) leiden, die durch eine eingeschränkte Herz- oder Nierentätigkeit entstanden sind (➡ Herzschwäche, Seite 566; ➡ Chronische Entzündung der Filterzellen der Nieren, Seite 657). Dann ist die Zufuhr großer Mengen Flüssigkeit gesundheitsschädlich.

Birkenblätter

Ein bis zwei Esslöffel Birkenblätter mit einer Tasse heißem Wasser übergießen; 15 Minuten stehen lassen, danach abseihen.

Schachtelhalmkraut

Zwei bis drei Teelöffel Schachtelhalmkraut mit einer Tasse siedendem Wasser übergießen; fünf bis zehn Minuten kochen; 15 Minuten stehen lassen, danach abseihen.

Nieren- und Blasentee-Mischung

20 g Birkenblätter, 20 g Queckenwurzelstock, 20 g Riesengoldrutenkraut, 20 g Hauhechelwurzel, 20 g Süßholzwurzel.
Einen Esslöffel der Mischung mit einer Tasse heißem Wasser übergießen; zehn Minuten stehen lassen, danach abseihen.
Anwendung: Jeweils drei- bis viermal täglich eine Tasse frisch zubereiteten Tee trinken.

Mögliche Folgen und Komplikationen

Blasenentzündungen sind vor allem unangenehm. Gefährlich werden sie, wenn die Keime in die Nieren aufsteigen und dort eine Nierenbeckenentzündung auslösen (➡ Seite 655).

Vorbeugung bei Frauen

- »Richtige« Toilettenhygiene bedeutet, sich von »vorne« nach »hinten« zu reinigen.
- Intimsprays, Schaumbäder, Seifen und desinfizierende Lösungen meiden. Solche Mittel verändern das Hautmilieu im Genitalbereich und bereiten Bakterien den Nährboden.
- Chemische Verhütungsmittel verändern das Scheidenmilieu und machen die Scheidenhaut anfälliger für die Besiedelung mit Keimen.
- Viel trinken. In einer gut »durchspülten« Blase finden Bakterien schlechter Halt.
- Harn nicht zu lange anhalten: Eine starke Blasenfüllung schwächt die Abwehr gegen Bakterien.
- Beim Geschlechtsverkehr werden Keime in die Harnröhre »hineingerieben«. Wird die Blase unmittelbar hinterher entleert, werden sie wieder hinausgespült.

Wann zur Ärztin oder zum Arzt?

Wenn Sie die beschriebenen Beschwerden bemerken. Ärztin oder Arzt werden den Urin untersuchen (➡ Seite 821). Bei Verdacht auf andere Erkrankungen (z. B. an der Prostata, Nierensteine usw.) sind unter Umständen weitere Untersuchungen notwendig.

Selbsthilfe

Wärme jeder Art tut gut. Viel trinken (zwei Liter und mehr), z. B. Blasentees. Erhöhen Sie den Vitamin-C-Gehalt Ihrer Ernährung, weil dadurch der Urin »saurer« wird und sich die Bakterien langsamer vermehren.

Behandlung

Bei einer unkomplizierten Blasenentzündung ist die Verschreibung einer Ein- oder Drei-Tage-Dosis Cotrimoxazol oder Amoxizillin oder Ciprofloxacin sinnvoll (➡ Mittel gegen Infektionen, Seite 839). Treten die Beschwerden nach zwei bis drei Tagen erneut auf, sind nicht alle Bakterien beseitigt worden. Dann ist es ratsam, die Mittel zehn Tage lang einzunehmen.
Immer wiederkehrende Blasenentzündungen beruhen oft auf einer anlagebedingten Verengung der Harnröhre. An dieser Stelle verwirbelt Urin beim Wasserlassen, sodass der Urin wieder in die Blase hineingezogen wird. Dauerhaften Erfolg verspricht hier nur ein operativer Eingriff, bei dem die Engstelle beseitigt wird, sodass der Urin ungehindert abfließen kann.

Blasenschwäche, Reizblase

(Harninkontinenz)

Beschwerden

Unkontrollierter Harnabgang tagsüber oder nachts. Unwillkürlicher Harnabgang beim Husten, Pressen, Niesen, Heben, Springen und anderen körperlichen Anstrengungen.

Ursachen

- Schwäche des Schließmuskels der Harnröhre (»Stressinkontinenz«). Bei Frauen entsteht sie, weil die Muskulatur des Beckenbodens entweder anlagebedingt oder zum Beispiel nach Geburten schwach ist oder wenn im Alter die Gewebespannung nachlässt.
- Infektion der Harnwege (➡ Blasenkatarrh, Seite 652).
- Angeborene Fehlbildungen der Harnwege.
- Psychosozialer Stress (➡ Im Gleichgewicht sein, Seite 216).
- Krankheiten wie Parkinson, Schlaganfall und Alzheimer, aber auch Gehirn- und Rückenmarkverletzungen bedingen eine »neurogene (= nervenbedingte) Blasenschwäche«.
- Nebenwirkung von zahlreichen Medikamenten wie Antihistaminika (➡ Seite 593), Antidepressiva (➡ Seite 409) oder auch von Schmerzmitteln wie Parazetamol (➡ Seite 839).
- Bei Männern: Prostataerkrankungen (➡ Seite 785).

Erkrankungsrisiko

In Deutschland leiden etwa vier Millionen Menschen unter Harninkontinenz, 80 Prozent von ihnen sind Frauen. Mehr als die Hälfte der Betroffenen leidet unter einer Stressinkontinenz.

Mögliche Folgen und Komplikationen

Die meisten Menschen versuchen aus Scham, sich zunächst irgendwie selbst zu helfen. Weil sie aber keine geeigneten Hilfsmittel verwenden, lässt sich der Geruch dann irgendwann doch nicht mehr verbergen. Das macht unsicher und veranlasst viele letztlich, das Haus kaum noch zu verlassen. Sie begeben sich in die soziale Isolation.

Vorbeugung

Bei einer Geburt werden die Muskeln des Beckenbodens extrem gedehnt. Eine richtig durchgeführte Rückbildungsgymnastik kräftigt sie wieder so, dass sie ihre Schließfunktion erfüllen können.
Bei Erkrankungen kann eine sachgerechte Behandlung die Beschwerden meist verhindern.

Wann zur Ärztin oder zum Arzt?

Sobald die Beschwerden auftreten.
Ärztin oder Arzt können anhand von Harntests, Ultraschall- und eventuell Röntgenuntersuchungen die Ursache der Blasenschwäche ermitteln.

Selbsthilfe

- Regelmäßig die Blase entleeren, um einem unwillkürlichen Urinabgang zuvorzukommen.
- Spezielle Unterwäsche oder Einlagen fangen den Urin auf und neutralisieren den Geruch.
- Männer können eine Art Kondom über den Penis ziehen und den Harn über einen Schlauch in einen Beutel führen. Der Beutel wird unter der Kleidung am Körper getragen.
- Aus einem Dauerkatheter, der über die Harnröhre in die Blase eingeführt wird, rinnt der Harn in einen Beutel.

Blasentraining

Die Blase lässt sich »erziehen«, indem man einige Tage lang jede Stunde auf die Toilette geht und sie dabei vollkommen entleert. Besteht das Gefühl, dass die Blase noch nicht leer ist, steht man auf, setzt sich wieder hin, lehnt sich zurück und versucht es dann erneut. Bleibt die Unterwäsche zwischen den Stundenabständen trocken, kann man das Intervall auf zwei Stunden ausdehnen. Ziel kann sein, nur alle drei oder vier Stunden auf die Toilette zu gehen.
Schränken Sie Ihre Flüssigkeitsaufnahme tagsüber nicht ein (➡ Trinken, Seite 253). Zum Abend hin können Sie weniger trinken.

Beckenbodentraining

Ein effektives Beckenbodentraining muss unter fachkundiger Anleitung erlernt werden. Kurse bieten Krankengymnastinnen, Hebammen oder die Frauengesundheitszentren an. Dort lernen die Frauen, die richtigen Muskeln zu trainieren. Der vielfach erteilte Rat, immer wieder die Muskeln so anzuspannen, als ob sie beim Wasserlassen

---

Rat und Hilfe für inkontinente Personen
Gesellschaft für Inkontinenzhilfe e.V. (GIH)
Friedrich-Ebert-Str. 124, 34119 Kassel
Tel.: 05 61/78 06 04, Fax: 77 67 70
e-mail: gih-kassel@t-online.de
Internet: http://www.gih.de
Fachärzte und -ärztinnen für Urologie können ebenfalls Hinweise auf Kurse für Beckenbodentraining geben.

Zum Weiterlesen
Annette Bopp, Susanne Kitchenham-Pec
Beckenbodentraining
Die weibliche Basis erspüren, schützen, kräftigen.
Trias, Stuttgart, 1997
Zusätzlich: Video mit Anleitung für die Beckenbodengymnastik zu Hause

den Urinstrahl unterbrechen, führt meist nur dazu, dass sie ihre Körperöffnungen zukneifen. Das trainiert aber den Beckenboden nicht.

Wenn Frauen ein richtig erlerntes Beckenbodentraining etwa ein halbes Jahr lang täglich konsequent durchführen, können sie eine Stressinkontinenz erheblich bessern, wenn nicht gar ganz beheben.

Behandlung

Eine anatomisch bedingte Blasenschwäche (z.B. angeborene Fehlbildung, Verletzung, Fistel, Prostataerkrankung) wird meist durch chirurgische Maßnahmen erfolgreich behandelt.

Bei Männern wird eine Blasenschwäche meist mit entkrampfend wirkenden Medikamenten (*Anticholinergika*) behandelt. Nachteile sind Nebenwirkungen wie Mundtrockenheit und Sehstörungen.

Hängt die Beckenbodenschwäche bei Frauen mit den hormonellen Veränderungen während der Wechseljahre zusammen, helfen manchmal vaginal angewandte Östrogensalben oder -zäpfchen (➡ Seite 761).

Eine neurogene Blasenschwäche wird meist mit Medikamenten, Blasenkatheter und chirurgisch (z.B. künstlicher Harnausgang) behandelt.

Operationen

Frauen, bei denen ein gezieltes Beckenbodentraining erfolglos geblieben ist, können die Inkontinenz operativ korrigieren lassen. Dabei wird die Blase im Bauchraum aufgerichtet und dort befestigt, sodass die Harnröhre gestreckt und vom Schließmuskel ausreichend zusammengedrückt werden kann. Der Erfolg einer solchen Operation ist nicht gesichert und bleibt oft nicht bestehen.

Akute Nierenbeckenentzündung

(Akute Pyelonephritis)

Beschwerden

Plötzlich auftretender Schüttelfrost, Fieber, heftige Schmerzen knapp oberhalb der Hüfte, Übelkeit und Erbrechen (Nierenkolik). Häufiges und erschwertes Harnlassen. Der Harn kann wolkig sein oder durch Blutbeimengungen rötlich gefärbt.

Ursachen

Meist ist eine bakterielle Infektion aus den Harnwegen aufgestiegen.

Bei Kindern ist eine häufige Ursache der so genannte *Reflux:* Auf Grund einer angeborenen Störung des Harnlei-

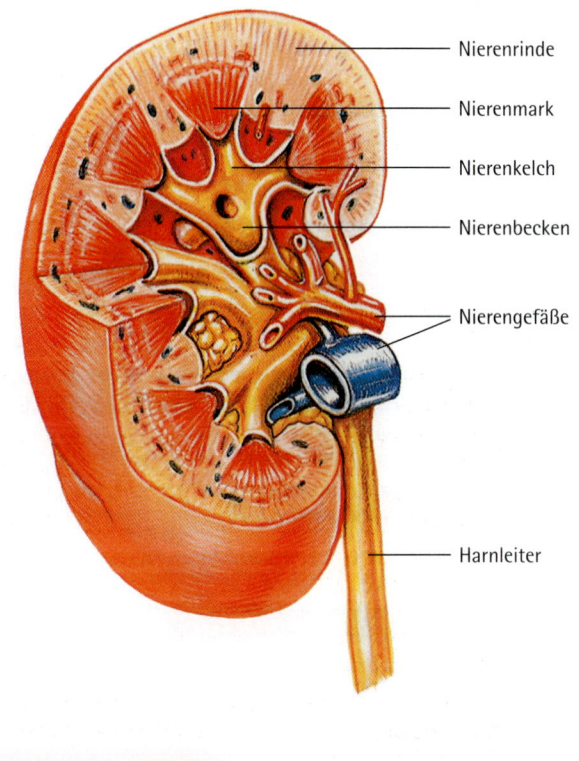

Nierenrinde

Nierenmark

Nierenkelch

Nierenbecken

Nierengefäße

Harnleiter

Niere

terverschlusses fließt der Harn aus der Blase nach oben in die Harnleiter zurück.

Selten kann die Nierenbeckenentzündung durch Krankheitskeime aus der Blutbahn verursacht sein.

Erkrankungsrisiko

Häufige Harnwegentzündungen begünstigen eine Nierenbeteiligung. Das Gleiche gilt für Personen mit Reflux (➡ oben), mit Nieren- und Blasensteinen, einer vergrößerten Prostata und für Personen, die einen Dauerkatheter tragen.

Mögliche Folgen und Komplikationen

Bei rascher Behandlung sind Komplikationen selten. Bei Kindern, Diabetikern oder gebrechlichen Personen kann die Infektion unter Umständen auf das Blut übergreifen und zu einer Blutvergiftung (*Urosepsis*) führen.

Vorbeugung bei Frauen

● »Richtige« Toilettenhygiene bedeutet, sich von »vorne« nach »hinten« zu reinigen.

- Intimsprays, Schaumbäder, parfümierte Seifen und desinfizierende Lösungen meiden. Sie verändern das Hautmilieu im Genitalbereich und bereiten Bakterien den Nährboden.
- Chemische Verhütungsmittel verändern das Scheidenmilieu und machen die Scheidenhaut anfälliger für die Besiedelung mit Keimen.
- Viel trinken. In einer gut »durchspülten« Blase finden Bakterien schlechter Halt.
- Harn nicht zu lange anhalten: Eine starke Blasenfüllung schwächt die Abwehr gegen Bakterien.
- Beim Geschlechtsverkehr werden Keime in die Harnröhre »hineingerieben«. Wird die Blase unmittelbar hinterher entleert, werden sie wieder ausgeschwemmt, bevor sie zu einer Entzündung führen können.

Vorbeugung bei Männern

➡ Vergrößerung der Prostata, Seite 785.

Wann zur Ärztin oder zum Arzt?

Sofort.

Selbsthilfe

Ist nicht sinnvoll. »Blasentees« helfen nicht.

Behandlung

Üblicherweise Antibiotika. Nach ein bis zwei Tagen Behandlung haben sich die Beschwerden deutlich gebessert. Es kann jedoch notwendig sein, die Antibiotika 14 Tage und länger einzunehmen.

Bei Personen, die öfter an Nierenentzündungen leiden, werden nach der Gesundung unter Umständen Untersuchungen angeordnet, um eventuell zu Grunde liegende Ursachen für die Erkrankung festzustellen: Blut- und Urintests, Ultraschall- und Röntgenaufnahmen der Nieren, Untersuchung auf Reflux usw.

Chronische Nierenbeckenentzündung
(Chronisch-interstitielle Nephritis)

Beschwerden

Eine lang dauernde Nierenentzündung schädigt die Nieren langsam fortlaufend. Das führt dazu, dass man sich zunehmend müde, lethargisch und abgeschlagen fühlt. Vor allem nachts muss man häufig zur Toilette. Dauert die Erkrankung an, können Übelkeit und Hautjucken auftreten.

Ursachen

Chronische Nierenbeckenentzündungen entstehen meist dann, wenn sich Harnweginfektionen oder akute Nierenbeckenentzündungen oft wiederholen und das Nierengewebe vernarbt und schrumpft. Eine andere Ursache ist langjähriger Missbrauch von Schmerzmitteln (➡ Seite 836). Nierensteine (➡ Seite 659) können ebenfalls eine Ursache für chronische Nierenentzündungen sein.

Das Erkrankungsrisiko steigt

- bei wiederholten schweren Harnweginfektionen.
- bei immer wiederkehrenden akuten Nierenbeckenentzündungen.
- bei Nierensteinen.
- bei langjähriger Einnahme von Schmerzmitteln (➡ Seite 837).

Mögliche Folgen und Komplikationen

Eine geschädigte Niere kann ihre Funktionen nicht mehr erfüllen. Die Folge davon kann sein, dass sich der Blutdruck erhöht (➡ Seite 549) und sich Giftstoffe im Blut anreichern.

Das Endstadium der Erkrankung heißt *Urämie* und bedeutet, dass sich Substanzen im Blut befinden, die die Nieren eigentlich ausscheiden sollten. Da die Nieren das nicht mehr können, muss das Blut nun von einer Maschine oder durch andere medizintechnische Maßnahmen entgiftet werden (➡ Nierenschwäche, Seite 660).

Vorbeugung

Schmerzmittel nicht über längere Zeit einnehmen (➡ Einfache Schmerzmittel, Seite 838).

Andere Vorbeugemaßnahmen ➡ Akute Nierenbeckenentzündung, Seite 655.

Bei häufigen Harnweginfektionen werden Harn- bzw. Bluttests durchgeführt, um eine chronische Nierenbeckenentzündung frühzeitig zu entdecken.

Wann zur Ärztin oder zum Arzt?

Sobald Sie den Verdacht haben, an einer chronischen Nierenentzündung zu leiden.

Selbsthilfe

- Sofort aufhören, irgendwelche Schmerzmittel einzunehmen.
- Diät nach Anweisung durch Ärztin, Arzt oder Diätassistent bzw. -assistentin.

Behandlung

Wenn Sie an chronischer Nierenbeckenentzündung leiden, müssen Sie fachärztlich behandelt werden (in Deutschland von einem Facharzt bzw. einer Fachärztin für Nephrologie, in Österreich von Internisten/innen in Zusammenarbeit mit Urologen/innen).
Die Art der Behandlung hängt davon ab, wie weit die Erkrankung fortgeschritten ist.
Falls Nierensteine oder andere Abflusshindernisse die Ursache der chronischen Nierenbeckenentzündung sind, müssen diese Erkrankungen behandelt werden.
Infektionen werden mit Antibiotika behandelt. Oft genügt die kurz dauernde Einnahme der Medikamente, immer wenn eine Harnweginfektion auftritt. In manchen Fällen werden die Antibiotika jedoch für längere Zeit in niedriger Dosierung verschrieben.
In Ausnahmefällen kann es sein, dass Ärztin oder Arzt lediglich regelmäßige Untersuchungen anordnen und keinerlei Antibiotika verordnen.
Oft ist eine Begleittherapie mit blutdrucksenkenden Mitteln, Medikamenten zur Stoffwechselstabilisierung (z. B. aluminiumhaltige Medikamente) und Vitaminen (B und D) notwendig.

Akute Entzündung der Filterzellen der Nieren (Akute Glomerulonephritis)

Beschwerden

Müdigkeit, Abgeschlagenheit. Häufig treten die Beschwerden nach fieberhaften Vorerkrankungen, verursacht durch Viren oder Bakterien (z. B. Scharlach), auf.
Nach einem Intervall von wenigen Tagen erneut Fieber, Rückgang der Harnproduktion; der Harn wird durch Eiweiß trübe oder durch Blut rotbraun gefärbt; Augenlider und Knöchel schwellen an; durch den erhöhten Blutdruck können zusätzlich Kopfschmerzen auftreten.

Ursachen

Die Ursachen sind nicht genau bekannt. In manchen Fällen hat man Abwehrreaktionen der Filtereinheiten der Niere nachgewiesen.
Die Entzündung kommt dadurch zustande, dass sich Eiweißbausteine in den Filterzellen der Niere verfangen oder diese selbst angreifen. Dadurch werden rote Blutkörperchen und Bluteiweiß nicht mehr durch die Filterzellen zurückgehalten und gehen in den Harn über. Abfallprodukte der verarbeiteten Nahrungsmittel verbleiben hingegen im Körper und richten weitere Schäden in der Niere an.

Erkrankungsrisiko

Diese Krankheit ist relativ selten.

Mögliche Folgen und Komplikationen

Jede akute Glomerulonephritis kann lebensbedrohlich sein. Vielfach ist eine Heilung ohne bleibende Schädigung möglich, unter Umständen kann die Erkrankung aber auch zu einem bleibenden Funktionsverlust der Niere führen.

Vorbeugung

Ist nicht möglich.

Wann zur Ärztin oder zum Arzt?

Sobald die oben genannten Beschwerden auftreten.
Je früher ärztlich eingegriffen wird, desto größer die Heilungschancen.

Selbsthilfe

Ist nicht möglich.

Behandlung

Für die Diagnose einer Glomerulonephritis ist oft eine Gewebeentnahme aus der Niere notwendig (Biopsie, ➡ Seite 832). Dies geschieht bei örtlicher Betäubung und kann sehr schmerzhaft sein. Weitere Untersuchungsmethoden sind Ultraschall, Röntgen sowie Harn- und Bluttests (➡ Untersuchungsmethoden, Seite 812).
Die Behandlung hängt vom Schweregrad der Erkrankung ab. Zur medikamentösen Behandlung werden Antibiotika, Kortison und Immunsuppressiva verwendet.
Unter Umständen ist es notwendig, das Blutplasma auszutauschen oder eine Blutwäsche (➡ Hämodialyse, Seite 661) durchzuführen.

Chronische Entzündung der Filterzellen der Nieren (Chronische Glomerulonephritis)

Beschwerden

Häufig treten typische Beschwerden auf (➡ Akute Entzündung der Filterzellen der Nieren, Seite 657). Bei Untersuchungen des Urins finden sich Eiweiß- und Blutbestandteile. Die Krankheit verläuft schleichend oder in Schüben. Oft wird die Erkrankung erst durch Folgebeschwerden, wie z. B. erhöhten Blutdruck, zufällig entdeckt.

Eine Sonderform der Erkrankung verursacht ausgeprägte Wasseransammlungen (*Ödeme*) am ganzen Körper, beginnend im Gesicht und an den Unterschenkeln; der Harn schäumt stark und ist meist trüb. Diese Form der Erkrankung heißt *nephrotisches Syndrom*.

Ursachen

Die Ursachen sind nicht genau bekannt. In manchen Fällen hat man Abwehrreaktionen der Filtereinheiten der Niere nachgewiesen, sodass der Körper sein eigenes Nierengewebe zerstört.
Die Entzündung kommt dadurch zustande, dass sich Eiweißbausteine in den Filterzellen der Niere verfangen oder diese selbst angreifen. Dadurch werden rote Blutkörperchen und Bluteiweiß nicht mehr durch die Filterzellen zurückgehalten und gehen in den Harn über. Abfallprodukte der verarbeiteten Nahrungsmittel verbleiben hingegen im Körper und richten weitere Schäden in der Niere an.

Erkrankungsrisiko

Etwa die Hälfte aller Betroffenen, bei denen eine Dialyse durchgeführt werden muss, hat eine chronische Glomerulonephritis.

Mögliche Folgen und Komplikationen

Der Verlauf der Erkrankung ist sehr unterschiedlich, häufig führt sie zu Nierenschwäche und chronischem Nierenversagen (➡ Seite 660).

Vorbeugung

Ist nicht möglich.

Wann zur Ärztin oder zum Arzt?

Immer, wenn der Harn trüb oder rötlich gefärbt ist oder wenn er stark schäumt.

Selbsthilfe

Ist nicht möglich.

Behandlung

Für die Diagnose sind Harn- und Blutuntersuchungen, Ultraschall- und eventuell Röntgenuntersuchungen erforderlich. Unter Umständen ist eine Gewebeentnahme aus der Niere notwendig (Biopsie, ➡ Seite 832). Dies geschieht bei örtlicher Betäubung und kann sehr schmerzhaft sein.

Eine ursächliche Behandlung ist oft nicht möglich. Ein erhöhter Blutdruck muss jedoch gesenkt werden (➡ Seite 549). Sinnvoll ist es außerdem, nach ärztlicher Anweisung eine besonders eiweißarme Diät und regelmäßige medizinische Kontrollen im Krankenhaus (*Abteilung für Nephrologie*) einzuhalten. In manchen Fällen ist die Behandlung mit Kortison und/oder Immunsuppressiva zweckmäßig. Bleiben die Behandlungen erfolglos, ist eine Blutwäsche (➡ Hämodialyse, Seite 661) bzw. eine Nierentransplantation nötig.

Nierenverletzungen

Beschwerden

Eine leichte Verletzung kann Fieber sowie Schmerzen und Überempfindlichkeit im unteren Teil des Rückens verursachen.
Manchmal finden sich ein bis zwei Tage nach der Verletzung Blutspuren im Urin.
Starke Schmerzen und größere Blutmengen im Urin sind Anzeichen einer ernsthaften Verletzung.

Ursachen

Schläge, Stiche oder Quetschungen im Nierenbereich.

Mögliche Folgen und Komplikationen

Innere Blutungen und Infektionen.

Wann zur Ärztin oder zum Arzt?

Wenn Sie Schmerzen haben und Blut im Urin sehen. Ultraschall- und Röntgenuntersuchungen (➡ Seite 823) stellen das Ausmaß der Verletzung fest.

Selbsthilfe

Die Fähigkeit zur Selbstheilung ist bei den Nieren groß. Meist besteht die Behandlung aus sieben bis zehn Tagen Bettruhe. Manchmal ist jedoch eine Operation notwendig.

Behandlung

Bei schwereren Verletzungen ist immer ein Krankenhausaufenthalt notwendig.
Wenn eine Niere auf Grund einer schweren Verletzung entfernt werden muss, übernimmt die andere ihre Arbeit. Auch mit nur einer Niere kann man ein normales Leben führen.

Nierensteine

Beschwerden

Wenn die Nierensteine zu groß sind, um von der Niere in die Harnröhre zu gelangen, treten normalerweise gar keine oder nur gelegentlich leichte Schmerzen im Nierenbereich auf.

Beschwerden werden spürbar, wenn die Steine zu wandern beginnen. Die bekanntesten Beschwerden bei Nierensteinen sind plötzlich auftretende, stechende, dumpfe, wellenförmige Schmerzen – so genannte Nierenkoliken. Diese Schmerzen entstehen, wenn ein Nierenstein in Richtung Harnröhre wandert. Meist beginnt der Schmerz auf der Rückenseite unterhalb der Rippen und wandert innerhalb von Stunden oder Tagen langsam nach unten in Richtung Leiste. Die Schmerzen einer Nierenkolik können höllisch sein und ein notfallmäßiges ärztliches Eingreifen erforderlich machen. Die Schmerzen können mit Übelkeit verbunden sein. Manchmal finden sich im Urin Blutspuren. Wenn der Stein die Blase erreicht hat, legt er seinen restlichen Weg durch die Harnröhre meist zurück, ohne nennenswerte Schmerzen zu bereiten.

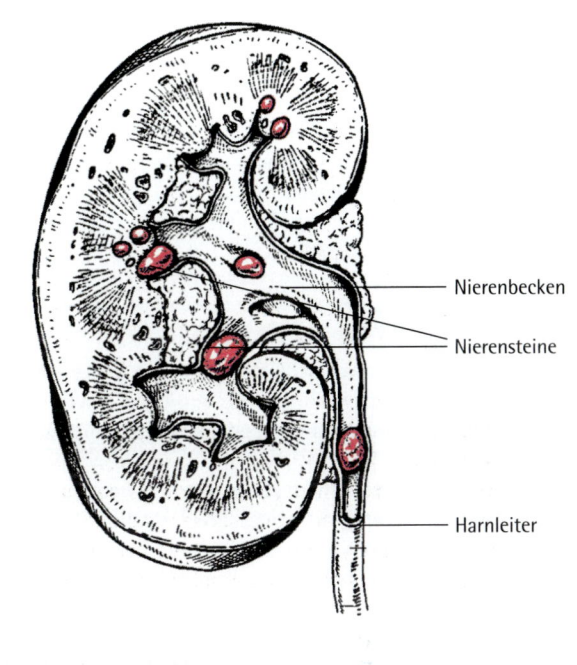

Nierenbecken

Nierensteine

Harnleiter

Nierensteine

Ursachen

Folgende Faktoren begünstigen die Entstehung von Nierensteinen:

- Chronische Harnweginfekte.
- Nebenschilddrüsenerkrankung (➡ Seite 741).
- Harnstau durch Abflusshindernisse (Narben, Verengungen, Fehlbildungen).
- Eine Ernährung, die den Urin mit Salzen übersättigt, die als Steine auskristallisieren können.
- Zu geringe Trinkmengen (➡ Trinken, Seite 253).
- Chronische Darmerkrankungen (➡ Seite 635).
- Langjähriger Konsum von Schmerzmitteln.

Nierensteine bestehen aus Oxalat-, Phosphat- oder Harnsäure. Sie kristallisieren aus, wenn sich der Säuregehalt des Harns ändert. Viel Säure fördert Harnsäuresteine, alkalischer Urin fördert Phosphatsteine.

Erkrankungsrisiko

Männer haben häufiger Nierensteine als Frauen, mit steigendem Alter treten sie häufiger auf. Etwa 450 000-mal im Jahr werden in Deutschland Arztpraxen wegen Nierensteinen aufgesucht.

Das Erkrankungsrisiko steigt bei heißem Wetter, wenn ein großer Teil der Flüssigkeit über die Haut ausgeschwitzt wird. Durch die geringe Flüssigkeitsmenge konzentriert sich viel Kalzium im Urin, und es können sich leichter Steine bilden.

Mögliche Folgen und Komplikationen

Nierensteine erhöhen das Risiko

- von Harnwegentzündungen (➡ Blasenkatarrh, Seite 652).
- der Bildung von Narben und Verengungen mit dem Risiko weiterer Steinbildung.
- von chronischen Nierenbeckenentzündungen (➡ Seite 656).

Vorbeugung

Viel trinken, besonders bei heißem Wetter. Personen, die schon einmal einen Stein hatten, können die Bildung weiterer Steine manchmal durch entsprechende Ernährung verhindern. Dazu ist jedoch eine Analyse des Steins und eine Beratung durch Ärztin, Arzt oder Diätassistent bzw. -assistentin notwendig.

Die überwiegende Zahl der Steine besteht aus Kalziumoxalat. Das bedeutet für die Vorbeugung: Milch und Milchprodukte einschränken, salzarme Ernährung, möglichst keinen Spinat, Rhabarber und keine Tomaten essen.

Wann zur Ärztin oder zum Arzt?

Bei Nierenkoliken. Oder – wenn Ihnen bekannt ist, dass Sie einen Nierenstein haben – regelmäßige Kontrolle bei Fachärzten oder -ärztinnen für Urologie oder Nephrologie.

Selbsthilfe

Trinken Sie so viel wie möglich. Manchmal führt das zur Ausschwemmung des Steins und hilft, die Bildung weiterer Steine zu verhindern.
Eine verordnete Diät hilft außerdem, die Bildung weiterer Steine zu verhindern.

Behandlung

Zunächst wird versucht, den Stein durch viel Flüssigkeit, krampflösende Medikamente, Auflegen einer Wärmflasche und eventuell Bewegungstherapie auszuschwemmen.
Wenn der Stein innerhalb von ein bis zwei Wochen nicht abgeht und er günstig liegt (etwa im unteren Drittel des Harnleiters oder in der Blase), kann man versuchen, ihn mit einer Schlinge im Rahmen einer Blasenspiegelung herauszuziehen. Dieser Eingriff ist allerdings sehr unangenehm (➡ Zystoskopie, Seite 831).
Eine Steinzertrümmerung (*Lithotripsie*) ist mit Stoßschallwellen, eventuell in Vollnarkose, möglich.
Unter folgenden Bedingungen ist eine Operation notwendig:
- bei Koliken, die auf Medikamente nicht ansprechen.
- bei schweren, durch den Nierenstein verursachten Infektionen.
- bei sehr großen Steinen.
- bei akuter Gefährdung der Niere durch den Stein.
- wenn die Steinzertrümmerung oder die Entfernung mit Hilfe einer Schlinge misslingt.

Nach der Entfernung muss der Stein auf seine chemische Zusammensetzung analysiert werden, um durch entsprechende Ernährung die Bildung weiterer Steine zu verhindern. Die Diät ist je nach Zusammensetzung der Steine sehr verschieden.

Nierenschwäche, Nierenversagen
(Urämie)

Beschwerden

Die Beschwerden sind zunächst kaum wahrnehmbar und nehmen oft nur langsam zu. Ein erstes Anzeichen für Nierenschwäche ist meist, dass man nachts öfter uriniert als bisher. Der Urin besteht hauptsächlich aus Wasser, während die Abfallprodukte zunehmend im Körper verbleiben. In der Folge fühlt man sich zunehmend müde und lethargisch. Kurzatmigkeit kann auftreten. Im weiteren Verlauf bemerkt man immer Übelkeit, Erbrechen, Appetitlosigkeit und unangenehmen Geschmack im Mund. Gelbbraune Verfärbung der Haut, Juckreiz.

Das Endstadium des Nierenversagens (*Urämie*) kann zu Herzbeutelentzündungen, Wasserlunge, Lähmungen und schließlich zum Koma führen.

Ursachen

Wiederholte, schwere Entzündungen der Niere (z. B. chronische Pyelonephritis oder Glomerulonephritis) verletzen das Nierengewebe und führen zu Vernarbungen. Dadurch kann die Niere ihre Filterfunktion immer weniger erfüllen. Weitere Ursachen können sein: jahrelanger Missbrauch von Schmerzmitteln (➡ Seite 836); jahrelang erhöhter Blutdruck; Folgeschäden eines Diabetes. In seltenen Fällen können vererbbare Nierenerkrankungen (z. B. Zystennieren) zu chronischem Nierenversagen führen.

Erkrankungsrisiko

Von Nierenschwäche oder Nierenversagen können alle Altersgruppen betroffen sein. Gefährdet sind vor allem Personen, die jahrelang ständig Schmerzmittel einnehmen.

Mögliche Folgen und Komplikationen

Als Folge von chronischem Nierenversagen können erhöhter Blutdruck (➡ Seite 549), vermindertes Konzentrationsvermögen, Erschöpfungszustände, neurotisches Verhalten, Gewichtsverlust, Störungen im Skelettsystem, quälender Juckreiz, Verlust des sexuellen Verlangens, Impotenz, gestörte Infektionsabwehr, Blutungsneigung, Blutarmut, Herzschäden und weitere gesundheitliche Schäden entstehen. Als Endstadium der Erkrankung ist totales Nierenversagen möglich.

Vorbeugung

Vermeidung von Schmerzmittelmissbrauch. Ärztliche Untersuchungen in regelmäßigen Abständen dienen der Früherkennung.

Wann zur Ärztin oder zum Arzt?

- Wenn Sie häufiger als üblich Harn lassen müssen.
- Bei unerklärlichem Gewichtsverlust.
- Bei andauernder Übelkeit; besonders wenn sie verstärkt morgens auftritt.
- Bei häufigem unerklärlichen Erbrechen.
- Bei unerklärlicher Müdigkeit und Abgeschlagenheit.

Selbsthilfe

Viel trinken. Nehmen Sie nicht eigenmächtig irgendwelche Medikamente, bevor Sie bei Ärztin oder Arzt waren.

Dialysepatienten Deutschlands

Weberstr. 2, 55130 Mainz

Tel.: 0 61 31/8 51 52, Fax: 83 51 98

e-mail: geschaeftsstelle@ddev.de

Internet:

http://www.dialysepatienten-deutschlands.de

Gesellschaft Nierentransplantierter und Dialyse-patienten Wien, Niederösterreich und Burgenland

Neulerchenfelder Str. 10/I/3/17, 1160 Wien

Tel. und Fax: 01/4 08 38 18

e-mail: gndoe-wnb@teleweb.at

Internet:

http://www.nephro-zentren.at/andere/shg-wnb

Bei den oben aufgeführten Adressen bekommen Sie Rat, Hilfe und Unterstützung bei allen Fragen zur Hämodialyse und Informationen vor einer Entscheidung zur Transplantation.

Behandlung

Nur akutes Nierenversagen kann rückgängig gemacht werden. Eine chronisch fortschreitende Nierenschwäche führt früher oder später zwangsläufig zu einer Nierenersatztherapie: Hämodialyse (Blutwäsche), CAPD (= kontinuierliche ambulante Peritonealdialyse oder Bauchhöhlenblutwäsche) oder Nierentransplantation.

Hämodialyse (Blutwäsche)

Wenn die Niere nur noch weniger als fünf Prozent ihrer normalen Leistung erbringt, müssen die Schadstoffe mittels Blutwäsche (*Dialyse*) aus dem Körper herausgefiltert werden. Dies geschieht durch ein Gerät, das an den Blutkreislauf angeschlossen wird und die meisten Stoffe herauswäscht, die für den Körper giftig sein können. Das Blut durchläuft die Filter im Dialysegerät und wird anschließend wieder in den Körperkreislauf zurückgeleitet. Eine Dialyse wird normalerweise dreimal in der Woche durchgeführt und dauert jeweils etwa vier bis fünf Stunden.

Das Herausleiten des Blutes geschieht meist am rechten oder linken Unterarm über einen Gefäßzugang. Dieser so genannte *Shunt* wird in einer kleinen Operation hergestellt: Dabei wird eine Vene mit einer Arterie kurzgeschlossen oder diese beiden Gefäße werden durch eine Plastikprothese unter der Haut miteinander verbunden. Dialysen werden nicht nur im Krankenhaus oder in spezialisierten Praxen durchgeführt, sondern können nach entsprechender Schulung auch als Heimdialyse zu Hause

vonstatten gehen. Dazu muss ein Familienmitglied während einiger Wochen im Dialysezentrum den technischen Ablauf der Dialyse und die Überwachung der Blutwäsche erlernen. Dialysepatienten und -patientinnen müssen eine relativ strenge, eiweißarme Diät einhalten, sich salzarm ernähren und dürfen nur wenig trinken.

Mit Hilfe der Dialyse bleiben viele Kranke arbeitsfähig und haben oft einen – bis auf die Zeit der Blutwäsche – ungestörten Tagesablauf. Bei der Hämodialyse müssen die Betroffenen zwar dreimal pro Woche an die Maschine, in der Zwischenzeit kann ihr Leben wie das von Gesunden ablaufen.

Die Nieren sind nicht nur für die Ausscheidung von Flüssigkeit und Stoffwechselprodukten verantwortlich, sie produzieren auch das Hormon Erythropoietin, das die Bildung der roten Blutzellen steuert. Außerdem sind sie an der Steuerung des Mineralhaushalts und des Blutdrucks beteiligt.

Eine Reihe von Beschwerden der chronischen Nierenschwäche bessern sich durch Dialyse rasch. Doch bei den vielfältigen Aufgaben der Nieren sind nach einiger Zeit selbst bei sehr sorgfältiger Dialysebehandlung schwerwiegende Probleme unvermeidlich, sodass so bald wie möglich eine Transplantation angestrebt wird.

Die Lebenserwartung von Dialyseabhängigen hängt von der Grunderkrankung ab. Sehr viele von ihnen können heute schon zehn Jahre und länger dialysiert werden.

CAPD (Kontinuierliche ambulante Peritonealdialyse)

Bei dieser Methode wird das Bauchfell, mit dem die Bauchhöhle ausgekleidet ist, als natürlicher Filterersatz für die Nieren benutzt.

Zunächst wird unter örtlicher Betäubung ein dünner Kunststoffschlauch in die Bauchhöhle der Nierenkranken gelegt. Ein Ende des Schlauchs verbleibt sichtbar am Bauch, solange die CAPD durchgeführt wird – also monate- oder jahrelang. An dieses Ende wird der Schlauch eines Plastikbeutels gekoppelt, in dem sich zwei bis drei Liter einer keimfreien, wässrigen Lösung befinden. Durch die Schwerkraft fließt die Flüssigkeit vom hoch gehängten Beutel innerhalb von 15 bis 20 Minuten in die Bauchhöhle. Dort verbleibt die Flüssigkeit. Der Schlauch und der leere Beutel bleiben angeschlossen und werden unsichtbar unter der Kleidung getragen.

Die Zusammensetzung der Lösung bewirkt, dass den vielen feinen Blutgefäßen im Bauchfell Wasser und damit auch Giftstoffe entzogen werden, die normalerweise über die Nieren ausgeschieden werden.

Nach etwa vier bis acht Stunden wird der leere Beutel auf den Boden gelegt. Durch die Schwerkraft fließt die giftstoffhaltige Flüssigkeit innerhalb von 15 bis 20 Minuten aus der Bauchhöhle zurück in den Beutel. Nun wird ein neuer Beutel mit Spülflüssigkeit angeschlossen und die

Bauchhöhle wieder gefüllt. So findet – ähnlich wie bei der Arbeit der Nieren – eine ständige Entgiftung des Körpers statt.

Vorteile: Die Kranken sind im Gegensatz zur Hämodialyse nicht auf die Hilfe anderer angewiesen. Auf Grund der kontinuierlichen Entgiftung lässt sich der Blutdruck häufig besser einstellen als bei der Maschinendialyse, der Allgemeinzustand und das Blutbild sind meist besser. Außerdem ist es nicht notwendig, eine eiweißarme Diät einzuhalten.

Nachteile: Es besteht die Gefahr einer bakteriellen Infektion des Bauchfells. Dieses Risiko ist allerdings gering, wenn der Wechsel der Flüssigkeit mit großer Sorgfalt und Reinlichkeit geschieht.

Ein weiterer Nachteil ist, dass man ständig den – zwar leeren – Beutel am Katheter unter der Kleidung trägt. Bei neueren CAPD-Systemen ist dies jedoch nicht mehr notwendig.

Nierentransplantation

Nierentransplantationen sind bei chronischem Nierenversagen fast immer die beste Behandlungsmöglichkeit, weil sie eine vollständige Rehabilitation (bei Frauen sogar eine Schwangerschaft) und eine weitgehende Unabhängigkeit vom Krankenhaus bzw. von der Dialyse ermöglichen.

Nierentransplantationen sind oft nicht möglich bei Personen mit schweren Zusatzerkrankungen (chronischen Infektionen, Herz-Kreislauf-Erkrankungen usw.) und bei älteren Personen.

Die Vorbereitung zur Transplantation erfordert eine Reihe von regelmäßigen Kontrolluntersuchungen. Die Operation selbst wird nur an speziellen Zentren durchgeführt. Bei der Transplantation wird die neue Niere im Unterbauch der Kranken eingepflanzt, die funktionsunfähigen Nieren verbleiben im Körper.

Potenzielle Nierenempfänger stehen in Deutschland ebenso wie in Österreich sechs Monate bis vier Jahre lang auf einer Warteliste, bis ein entsprechendes Transplantat zur Verfügung steht. Die Dauer der Wartezeit hängt vor allem von der Blutgruppe und verschiedenen Gewebemerkmalen ab.

In ausgewählten Fällen besteht die Möglichkeit, eine Niere von lebenden Personen, z. B. von Eltern oder Geschwistern, zu übertragen, wenn die immunologische Verträglichkeit gesichert ist.

Eine Transplantation birgt folgende Risiken:

- Während der Operation können – allerdings selten – Komplikationen auftreten.
- Solange die fremde Niere im Körper vorhanden ist, müssen Medikamente eingenommen werden, die die Wirkung der körpereigenen Abwehr unterdrücken, weil der Körper die Niere sonst abstoßen würde.

Diese Medikamente steigern die Infektionsanfälligkeit und bergen langfristig das Risiko, dass sich ein Krebs entwickelt und Leber und Niere Schaden nehmen.

Trotz der Medikamente stößt der Körper entweder gleich oder mit der Zeit immer noch relativ häufig die Niere ab. In diesem Fall ist eine neuerliche Dialyse, CAPD oder eine weitere Transplantation notwendig.

Tumoren der Niere und Blase

➡ auch Krebs, Seite 708.

Beschwerden

Erstes Anzeichen ist meist Blut im Harn.

Ursachen

Sie sind nicht genau bekannt. Lang dauernder Schmerzmittelmissbrauch (➡ Seite 836) und Rauchen begünstigen die Entstehung von Nieren- oder Blasenkrebs.

Erkrankungsrisiko

Tumoren von Niere und Blase treten meist bei Menschen über 50 Jahre auf, Männer sind davon viel häufiger betroffen als Frauen. Für Personen, die rauchen oder jahrelang regelmäßig Schmerzmittel eingenommen haben, erhöht sich das Risiko, daran zu erkranken.

Mögliche Folgen und Komplikationen

Bei Nichtbehandlung breiten sich die Tumorzellen in anderen Teilen des Körpers aus.

Vorbeugung

Aufhören zu rauchen (➡ Rauchen, Seite 272). Schmerzmittel nur kurze Zeit einnehmen (➡ Einfache Schmerzmittel, Seite 838).

Wann zur Ärztin oder zum Arzt?

Sobald Sie die angegebenen Beschwerden verspüren. Ärztin oder Arzt werden eine Reihe von Untersuchungen durchführen (Ultraschall, Röntgen usw.), wenn sie den Verdacht haben, dass ein Tumor der Nieren oder der Blase vorliegen könnte.

Selbsthilfe

Ist nicht möglich.

Behandlung von Nierenkrebs

Ein frühzeitig erkannter Nierenkrebs kann durch Operation und Medikamente vielfach vollständig geheilt werden. Weil Betroffene jedoch häufig zu spät zu Ärztin oder Arzt gehen und dann oft nicht mehr operiert werden können, ist die durchschnittliche Überlebensrate nicht sehr hoch.

Behandlung von Blasenkrebs

Ein früh erkannter Blasenkrebs kann mit Operation, Bestrahlungen und Medikamenten vollständig geheilt werden. In schweren Fällen sind eventuell die vollständige Entfernung der Blase, die Herstellung eines künstlichen Harnausgangs und das Tragen eines »Harnsacks« am Körper notwendig.

Knochen

Das Knochengerüst trägt den Körper. In seinem Schutz arbeiten die inneren Organe und das Gehirn. Über Gelenke und Sehnen sind die Knochen mit den Muskeln so verbunden, dass Bewegung möglich ist. Zusätzlich sind die Knochen ein riesiger Kalzium- und Phosphatspeicher. Durch ständigen Auf- und Abbau des Knochengewebes kann sich der Zustand des Skeletts den sich ständig ändernden Anforderungen des Körpers anpassen.

Knochen sind von der Knochenhaut (*Periost*) umgeben. Ihre Blutgefäße und Nerven führen durch kleine Kanäle ins Knocheninnere. Sie durchziehen die gesamte Außenzone der Knochensubstanz. Dieser äußere, sehr dicht gepackte Knochenbereich heißt *Kompakta*. Lange Röhrenknochen wie der des Oberschenkels bestehen praktisch nur aus kompaktem Knochen. In ihrem Inneren befindet

sich die Markhöhle, die beim Erwachsenen vom gelben Knochenmark (Fett) ausgefüllt ist. Die Knochen der Wirbelsäule oder der Schenkelhalsknochen sind anders konstruiert. In ihrem Inneren ist das Knochengewebe so angeordnet, dass das Bild eines Schwammes entsteht (*Spongiosa*). Dieser äußerst stabilen Konstruktion verdanken diese Knochen ihre Festigkeit und Tragfähigkeit.

Knochenumbau

Die Arbeit des Knochenumbaus teilen sich die Knochen aufbauenden (*Osteoblasten*) und Knochen abbauenden Zellen (*Osteoklasten*). Der Knochenumbau wird beeinflusst durch Hormone, durch den Kalzium- und Phosphatgehalt des Blutes und durch körperliche Bewegung.

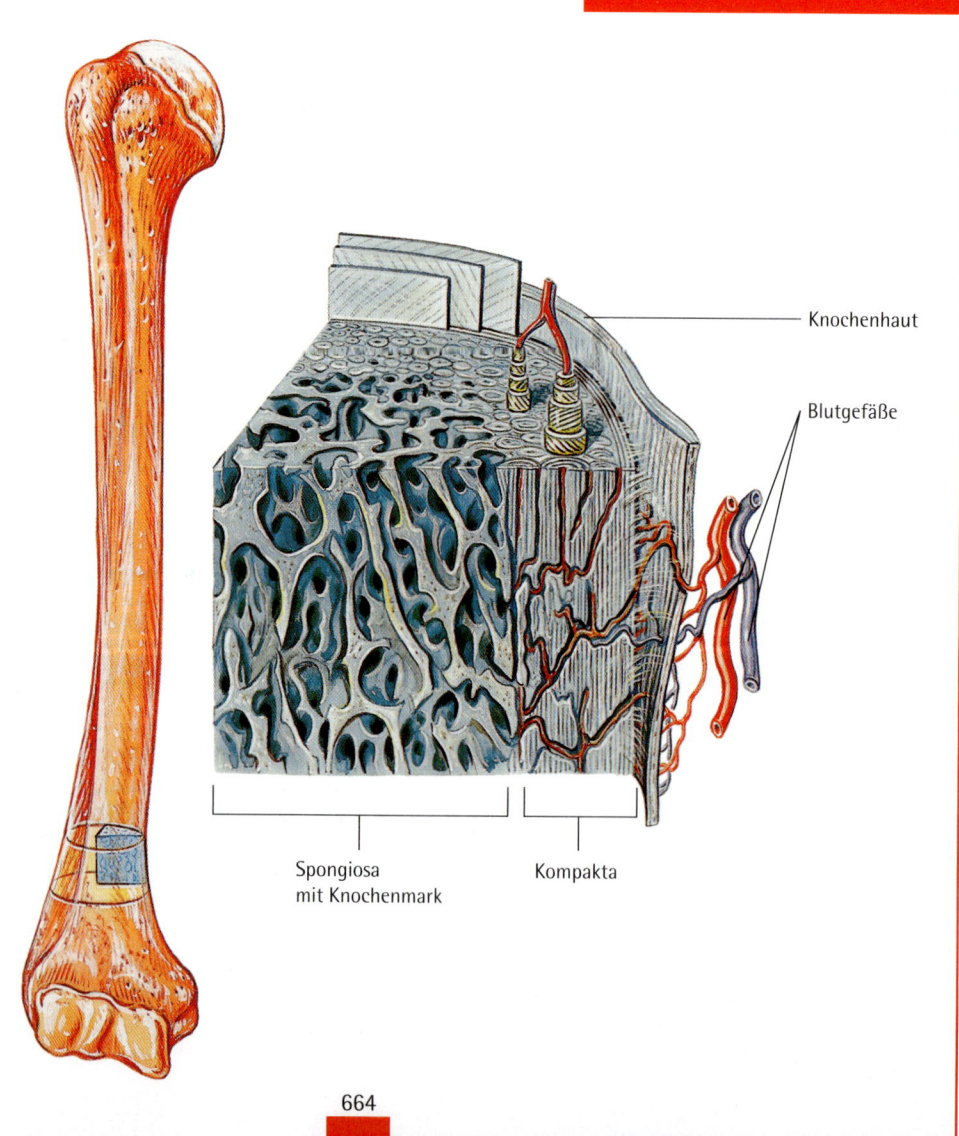

Knochenhaut

Blutgefäße

Spongiosa
mit Knochenmark

Kompakta

Knochen aufbauend wirken:

- Parathormon (➡ Nebenschilddrüsen, Seite 740).
- Kalzitonin (➡ Schilddrüse, Seite 733).
- Vitamin D braucht der Körper, um Kalzium aufnehmen zu können und es in den Knochen abzulagern.
- Sexualhormone (Östrogen, Testosteron) wirken, indem sie die Kalzitoninausscheidung steigern.
- Körperliche Bewegung: Kräftige Muskeln ziehen kräftig am Knochen. So wird er gestärkt und bricht nicht so schnell.
- Kalzium wird in die Knochen eingelagert.

Knochen abbauend wirken:

- Parathormon im Wechselspiel mit Kalzitonin (➡ Nebenschilddrüse, Seite 740, und Schilddrüse, Seite 733).
- Zu viel Vitamin D.
- Zu viel Phosphat im Verhältnis zu Kalzium.
- Mangelnde Bewegung.
- Kortisone, wenn sie hoch dosiert und lange eingenommen werden (➡ Seite 842).

Kinderknochen

Kinder haben »weiche« Knochen. Den normalen Belastungen ihres Alters sind sie ausreichend angepasst, schwere Lasten dürfen sie aber nicht über längere Zeit tragen. In den ersten Lebensjahren bauen die Knochenzellen die Kinderknochen zu Erwachsenenknochen um. Dazu wird viel Kalzium gebraucht.

An den Enden der Röhrenknochen gibt es bei Kindern einen Bereich aus knorpeligem Gewebe (*Epiphysenfuge*). Ihm ist es zu verdanken, dass Kinderknochen in die Länge wachsen können.

Alte Knochen

Irgendwann Mitte 30 beginnt bei jedem Menschen der langsame Knochenabbau, den niemand aufhalten kann. Mit etwa 70 Jahren hat jeder etwa ein Drittel seiner Knochenmasse verloren.

Das bedeutet aber nicht automatisch, dass ältere Menschen viele Knochenbrüche erleiden. Einer körperlichen Belastung, wie sie im höheren Lebensalter noch möglich ist, halten normalerweise auch die nicht mehr ganz so massiven Knochen stand.

Knochenbruch (Fraktur)

Beschwerden

Schmerzen und Schwellungen im Bereich des Bruchs. Der gebrochene Körperteil steht in anderer Stellung als sonst und lässt sich an ungewöhnlicher Stelle bewegen.

Ursachen

Bei jedem Unfall können Knochen brechen. Ist die Knochenmasse verringert, brechen Knochen manchmal schon aus nichtigem Anlass, bei dem andere noch heil bleiben würden (➡ Osteoporose, Seite 666).

Erkrankungsrisiko

Wie leicht Knochen brechen, hängt unter anderem von ihrer Festigkeit ab. Diese wiederum ist mit dem Lebensalter verknüpft. Am häufigsten sind Unterarmbrüche. Auch der Daumen ist sehr gefährdet. Im höheren Lebensalter bricht der Schenkelhals relativ leicht.

Mögliche Folgen und Komplikationen

Je nach Art und Heftigkeit des Unfalls sind Knochenbrüche mit Verletzungen der umgebenden Weichteile, Blutgefäße und Nerven verbunden. Brechen die Knochen infolge einer Osteoporose, ist das seltener der Fall.

Bei einem »offenen« Bruch, bei dem der Knochen die Haut durchstoßen hat, ist die Gefahr einer Infektion sehr groß. Schlecht verheilte Knochenbrüche können schmerzen und die Beweglichkeit einschränken. Dadurch können Gelenke falsch belastet werden und sich wie bei einer Arthrose (➡ Seite 689) verändern. Probleme bei der Heilung können im schlimmsten Fall sogar den Knochen zerstören. Besonders ältere Menschen sind in der Zeit, in der die Heilung vollkommene Ruhigstellung erfordert, durch Thrombosen, Lungenentzündungen oder Druckstellen an der Haut gefährdet.

Ein Wirbelsäulenbruch kann eine Querschnittlähmung nach sich ziehen (➡ Rückenmarkverletzung, Seite 435).

Vorbeugung

Jede Art von Unfallverhütung. Den besonders bei Menschen über 60 Jahren gefürchteten Oberschenkelhalsbrüchen lässt sich mit einem so genannten Hüftprotektor (*Safehip*) vorbeugen. Das ist eine Baumwollhose, in deren Seiten Schalen aus elastischem Kunststoff eingenäht sind und die unter der Kleidung getragen wird.

Ältere Menschen sollten, um die Sturzgefahr zu senken, Medikamente meiden, die Aufmerksamkeit, Gangsicherheit und Gleichgewichtsempfinden beeinträchtigen; dazu gehören vor allem Schlafmittel.

Wann zur Ärztin oder zum Arzt?

Wenn Schmerzen, Unbeweglichkeit oder die merkwürdige Stellung von Gliedmaßen den Verdacht auf einen Bruch nahe legen.

Behandlung

Drei Voraussetzungen müssen erfüllt sein, damit ein Knochenbruch heilt: Die Bruchstücke müssen innigen Kontakt zueinander haben; der gebrochene Körperteil muss ruhig gestellt und gut durchblutet sein.

Zeigt das Röntgenbild, dass die Knochenenden anders zueinander liegen, als sie zusammenwachsen sollen, werden sie von außen in die richtige Position gebracht (*Reposition*). Das geschieht meistens in Narkose, weil es sehr schmerzhaft ist und die durch die Narkose erschlafften Muskeln das Arbeiten erleichtern. Manchmal nimmt man auch Gewichte zu Hilfe, um die verschobenen Knochenteile auseinander zu ziehen (*Extensionsbehandlung*). Knochen, die zusammenwachsen sollen, werden ruhig gestellt, indem man sie eingipst oder die Bruchstücke mit Nägeln, Schrauben, Platten oder Drähten miteinander verbindet (*Osteosynthese*).

Beim »Zusammensintern« von Wirbeln infolge einer Osteoporose verhaken sich die Schwammteile des Knochens so, dass sie sich gegenseitig stützen (➡ Osteoporose, Seite 666). Eine Knochenbruchbehandlung ist dabei nicht möglich und nicht nötig.

Gips

Bereits im Krankenhaus werden isometrische Übungen gemacht. Das Anspannen der Muskeln im Gipsverband verhindert, dass sich die Muskeln zurückbilden, und verbessert die Durchblutung der Knochen. Ist der Gips abgenommen, muss eine Bewegungstherapie erlernt werden, um die Muskelkraft zurückzugewinnen.

Das richtige Gehen mit Hilfe eines Stocks muss man im Krankenhaus lernen. Dort muss auch erklärt werden, wie sehr der Körperteil belastet werden darf.

Selbst wenn Sie den Gips mit Plastiküberzügen schützen, sollten Sie möglichst weder baden noch duschen. Die Haut unter dem Gips trocknet nur schlecht und ist dann sehr gefährdet. Ist die Haut unter dem Gips doch einmal nass geworden, kann kalte Luft aus einem Fön beim Trocknen gute Dienste leisten.

Bevor jemand mit Gips das Krankenhaus verlässt, sollte gründlich überlegt werden, wie die Versorgung zu Hause gestaltet werden kann: Kann jemand helfen, oder muss bei der Krankenkasse eine Haushaltshilfe beantragt werden?

Operation

Das Zusammenfügen der Knochen mit Metallteilen bedeutet fast immer zwei Operationen: eine, um die Metallteile am Knochen anzubringen, und eine, um sie wieder zu entfernen.

Knochennägel aus Kunststoff, die der Körper abbaut, werden erprobt.

International hat sich mittlerweile gezeigt, dass Brüche häufiger operiert werden, als es notwendig ist. Die Operation ist sinnvoll, wenn

- nicht zu erwarten ist, dass bei einer anderen Methode die Knochen richtig zusammenwachsen. Dieses ist der Fall beim Bruch von Gelenken, der Wirbelsäule, des Beckens und der Ferse;
- der Betroffene so bald wie möglich aufstehen muss, um die Gefahren der langen Bettlägerigkeit zu vermindern. Die Schenkelhalsbrüche älterer Menschen wird man zum Beispiel immer so versorgen;
- Weichteile, Blutgefäße und Nerven mit verletzt sind, die nur durch eine Operation geheilt werden können.

Anfänglich müssen Stöcke, Schienen oder Gips den operierten Körperteil entlasten. Die Metallteile dürfen erst dann entfernt werden, wenn der Knochen wieder trägt. Weil dieser Zeitpunkt schwer festzustellen ist, wartet man mit dem Entfernen lieber etwas länger. Beim Oberschenkelknochen kann es zwei Jahre dauern.

Komplikationen: Zu dem üblichen Operationsrisiko kommen die Risiken hinzu durch die Arbeit am offenen Knochen: Entzündungen, Störungen bei der Heilung. Das Metall kann als Fremdkörper Infektionen auslösen und damit Weichteile und Knochen schädigen.

Knochenbrüche bei Kindern

- Sie heilen umso schneller, je jünger die Kinder sind.
- Geringfügig schief zusammengewachsene Knochen oder Verkürzungen gleichen sich im Laufe des Wachstums von selber ausreichend aus.
- Komplikationen, wie Gelenkversteifungen, Osteoporose, Verkümmerungen oder Wasseransammlungen durch eine längere Liegezeit, sind extrem selten.
- Brüche am Gelenkende (*Epiphyse*) sind zwar selten, müssen aber meistens operiert werden.
- Brüche der Wachstumszone der Knochen können Fehlstellungen verursachen, die beim Wachsen zunehmen.

Knochenschwund (Osteoporose)

Mit 35 bis 40 Jahren beginnt der altersbedingte Abbau der Knochen, den niemand verhindern kann. Frauen verlieren ein Drittel bis Hälfte ihrer Knochenmasse, Männer im Allgemeinen weniger. Wie es um das Knochengerüst im Alter bestellt ist, hängt vor allem davon ab, wie stabil die Knochen waren, als der Abbau begann, und wie schnell er vonstatten geht.

Ein Verlust an Knochenmasse ist so lange unerheblich, wie die Knochen in der Lage sind, das Körpergewicht auch bei Belastung zu tragen. Erst wenn auf Grund der geringen Knochendichte vermehrt Knochenbrüche auftreten, ist jemand osteoporosekrank.

Beschwerden

Zunächst meist leichte Rückenschmerzen, die später stark bis unerträglich werden können, aber manchmal auch wieder vergehen. Manchen Menschen fällt auf, dass sie deutlich kleiner werden, andere müssen in Behandlung, weil sie sich aus nichtigem Anlass etwas gebrochen haben.

Ursachen

Die Faktoren von Seite 665, die den Knochenabbau beschleunigen bzw. den Knochenaufbau behindern, begünstigen den Knochenschwund.
Dazu gehören:
- Die altersbedingte Verringerung an Sexualhormonen.
- Bewegungsarmut.
- Unzureichende Kalziumaufnahme.
- Unzureichende Nierenfunktion (➡ Nierenschwäche, Seite 660).
- Erkrankungen der Nebenschilddrüsen (➡ Seite 741).
- Langzeitige Einnahme von Kortison (z. B. bei Rheuma, Asthma oder Allergien, ➡ Seite 842).

Erkrankungsrisiko bei Frauen

Der Knochenaufbau wird unter anderem von den Sexualhormonen gefördert. Da Frauen nach den Wechseljahren erheblich weniger Östrogene produzieren als vorher, ist ihr Verlust an Knochendichte in den ersten Jahren nach dem Wechsel besonders groß. Dennoch erleiden nicht alle Frauen im höheren Alter eine Osteoporose.
Knapp ein Viertel trägt jedoch ein besonderes Risiko. Diese »Risikofrauen« verlieren nach dem Wechsel innerhalb weniger Jahre so viel Knochenmasse, dass sie ab etwa 65 Jahren unter den Folgen leiden.
Bei den anderen Frauen dauert es 20 bis 30 Jahre, bis sie vielleicht die schweren Folgen der Knochenentkalkung zu spüren bekommen.
Frauen, die zusätzlich zu den unter »Ursachen« genannten Faktoren noch folgende Merkmale oder Verhaltensweisen aufweisen, sind stärker als andere osteoporosegefährdet:
- Weibliche Verwandte mit Osteoporose. Es gibt eine erbliche Veranlagung.
- Später Eintritt der Regelblutung, Beginn der Wechseljahre vor dem 40. Lebensjahr.
- Längere Zeiten, in denen die Periode ausblieb (z. B. bei Leistungssportlerinnen, essgestörten Frauen, ➡ Seite 414).
- Kinderlosigkeit.
- Starkes Rauchen führt dazu, dass die Menopause früher eintritt.

- Graziler Körperbau, sehr schlank. Nach dem Wechsel bildet der Körper aus anderen Sexualhormonen im Fettgewebe Östrogene. Wenig Fett bedeutet weniger Östrogene.
- Reichlicher und regelmäßiger Alkoholkonsum. Dann kann der Darm Kalzium nur schlecht aufnehmen, außerdem schädigt Alkohol die Knochenzellen.

Erkrankungsrisiko bei Männern

Sie sind besonders osteoporosegefährdet, wenn die Wirkung ihrer Geschlechtshormone z. B. durch Medikamente gegen Prostatakrebs ausgeschaltet ist (➡ Seite 787).

Mögliche Folgen und Komplikationen

Wirbelbrüche: Das trifft etwa eine von 500 Frauen im Jahr. Das Rückenmark bleibt dabei immer unverletzt, eine Querschnittlähmung kann dabei also nicht eintreten. Der durch den Bruch bedingte Schmerz wird oft als »Hexenschuss« fehlgedeutet und vergeht nach mehreren Wochen wieder. Mehrere durch Brüche zusammengesunkene Wirbelkörper im Bereich der Brustwirbelsäule lassen einen Buckel entstehen. Dadurch verlagert sich der Körperschwerpunkt nach vorne, und die Gefahr zu stürzen steigt. Schmerzhafte Muskelverspannungen sind häufig, weil die Muskeln versuchen, die Haltearbeit der immer schwächer werdenden Wirbelsäule zu übernehmen.
Schenkelhalsbrüche: Das Risiko für eine 50-jährige Frau, in dem ihr verbleibenden Leben einen Schenkelhalsbruch zu erleiden, liegt bei 14 Prozent; das der Männer nur bei fünf bis sechs Prozent. 80 Prozent der Frauen mit gebrochener Hüfte sind älter als 75 Jahre.
Knochenbrüche jeder Art sind im Alter häufig die Ursache für körperliche Unbeweglichkeit. Damit verlieren diese Menschen oft auch ihre Selbstständigkeit.

Vorbeugung

- Bewegen Sie sich regelmäßig. Selbst wenn Sie in der Woche nur eine Stunde spazieren gehen oder Gartenarbeit verrichten, ist das von Nutzen. Regelmäßig Bewegung im Freien liefert Ihnen zudem das Knochen-Vitamin D.
- Nehmen Sie täglich etwa 1000 Milligramm Kalzium zu sich. Mit einer vollwertigen Ernährung ist das relativ leicht möglich (➡ Kalzium, Seite 262). 100 Gramm Hartkäse oder ein Liter Milch täglich decken den Bedarf. Für die tägliche Kalziumpille gibt es nur selten einen zwingenden Grund.
- Vermeiden Sie Kletterpartien, z. B. beim Fensterputzen oder Glühbirnewechseln. Rutschfeste Treppenbeläge und feste Schuhe verhindern Stürze.

Vorbeugung mit Medikamenten

Nur von Geschlechtshormonen ist bisher nachgewiesen, dass sie die Knochenbruchrate senken können. Frauen, deren Gebärmutter entfernt wurde, bekommen ein Medikament, das nur Östrogen enthält. Die anderen nehmen zusätzlich auch Gestagen ein. Dabei soll das Gestagen das Risiko verringern, durch das Östrogen einen Gebärmutterschleimhautkrebs zu bekommen. Auch östrogenhaltige Pflaster sind geeignet, einer Osteoporose vorzubeugen.

Der Osteoporoseschutz hält nur so lange an, wie Sie die Hormone verwenden. Beenden Sie die Behandlung, verliert sich der Effekt wieder. Bei einer Langzeitanwendung kann allerdings das Risiko den Nutzen überwiegen, denn nach etwa fünf Jahren Hormonbehandlung steigt das Risiko für einen Brustkrebs an. Wann Sie auf eine Hormonbehandlung verzichten sollten und zu den Nebenwirkungen ➡ Wechseljahre, Seite 760.

Pflanzenmittel, mit denen Sie Wechseljahrsbeschwerden lindern können, beugen einer Osteoporose nicht vor.

Wann sollten Frauen zur Ärztin oder zum Arzt?

Wenn Sie über 40 Jahre alt sind und ständig Rückenschmerzen haben.

Sind Sie im Wechseljahrsalter, wird Ihnen wahrscheinlich geraten, eine Knochendichtemessung vornehmen zu lassen. Der Nutzen solcher Untersuchungen wird jedoch sehr kritisch gesehen.

Wann sollten Männer zur Ärztin oder zum Arzt?

Abnehmendes Interesse an Sexualität und Impotenz können darauf hinweisen, dass der Körper nicht genügend Geschlechtshormon bildet (➡ Sexualstörungen bei Männern, Seite 302). Haben Sie außerdem ständig Rückenschmerzen, sollten Sie das mit Arzt oder Ärztin besprechen.

Knochendichtemessung

Bei einer Knochendichtebestimmung wird meist das Handgelenk zweimal im Abstand von drei Monaten geröntgt. Die Strahlenbelastung dabei ist gering (➡ Seite 823). Der Messwert wird als Standardabweichung vom Mittelwert junger Erwachsener angegeben. Bei Frauen spricht man von einer Osteoporose, wenn er um mehr als -2,5 abweicht. Es gibt jedoch keine allgemein akzeptierte Definition der Normwerte oder Standardabweichungen. Auch ab wann wirklich von einer Osteoporose auszugehen ist, ist nicht sicher geklärt. Dementsprechend unterschiedlich sind die Empfehlungen der Ärzte, wann eine Frau vorsorglich mit Hormonen behandelt werden soll. Knochendichtemessungen werden teilweise harsch kriti-

siert, weil sich die Ergebnisse der verschiedenen Verfahren nicht miteinander vergleichen lassen und weil zu viele Ärzte ohne ausreichende Qualifikation zu oft solche Messungen durchführen. Außerdem ist die Knochendichte nur ein Risikofaktor unter anderen, die die Häufigkeit von Knochenbrüchen beeinflussen. Sinnvoll ist die Untersuchung, wenn bei einem Knochenbruch abgeklärt werden soll, ob ihm eine Osteoporose zu Grunde liegt, oder wenn der Erfolg einer Osteoporosebehandlung kontrolliert werden soll.

Selbsthilfe

- Regelmäßige körperliche Bewegung trägt wesentlich zum Erhalt der Knochenmasse bei (➡ Bewegung und Sport, Seite 222). Das gilt auch für diejenigen, die ihrer Osteoporose mit Medikamenten vorbeugen.
- Kalziumreiche Ernährung (➡ Kalzium, Seite 262).
- Verzichten Sie auf Fertiglebensmittel: Ihr Phosphatgehalt verringert den Kalziumgehalt des Blutes.

Behandlung

Ziel der Osteoporosebehandlung ist, Schmerzen zu lindern und weitere Brüche zu vermeiden. Um Letzteres zu erreichen, muss die Versorgung mit Kalzium und Vitamin D sichergestellt sein, und der Knochenabbau muss gebremst, der Knochenaufbau hingegen gefördert werden. Zur Schmerzbehandlung eignen sich die üblichen Schmerzmittel Azetylsalizylsäure, Parazetamol und NSAR (➡ Seite 838). Sind die Schmerzen zum Beispiel nach einem frischen Wirbelbruch besonders stark, können für einige Zeit sogar morphinähnliche Wirkstoffe notwendig sein.

Kalzitonin kann Schmerzen lindern und gleichzeitig für kurze Zeit den Verlust an Knochenmasse stoppen. Die Häufigkeit von Knochenbrüchen verringert Kalzitonin jedoch nicht. Kalzitonin kann gespritzt oder als Nasenspray angewendet werden (*Calcihexal* [D], *Karil* [D], *Calcitonin Novartis* [Ö]). Hervorstechendste Nebenwirkung ist die heftige Übelkeit.

Damit der Körper genügend Material für den Knochenaufbau hat, sollten ihm täglich 1000 mg Kalzium aus der Nahrung und gegebenenfalls mit Hilfe eines Medikaments zugeführt werden. Da das zugeführte Kalzium aber nur verwertet werden kann, wenn genügend Vitamin D vorhanden ist, und Menschen, die älter sind als 70 Jahre, damit oft nur unzureichend versorgt sind, sollten täglich 800 IE. Vitamin D die Osteoporosebehandlung unterstützen.

Zu den Wirkstoffen, die den Knochenaufbau fördern und die Bruchrate senken, gehören die Fluoride (*Ossin* [D], *Natriumfluorid* [D/Ö], *Tridin* [D]). Sie sollten allerdings möglichst unter klinischer Überwachung angewendet werden. Nur regelmäßige Untersuchungen können sicherstellen, dass die Fluoride den Knochen nicht mehr schaden als nutzen. Bei etwa einem Drittel der Kranken wirken diese Mittel nicht. Bei den anderen können noch weiterhin Knochen brechen, weil die durch Fluorid aufgebaute Knochenmasse nicht sehr stabil ist. Bei unnötig hoher Dosierung können die Fußgelenke schmerzhaft anschwellen. Magen und Darm können rebellieren.

Bisphosphonate sind eine weitere Gruppe von Medikamenten, durch welche die Knochendichte nachweisbar zunimmt und weniger Knochenbrüche auftreten. Zu ihnen gehören Alendron- und Etidronsäure (*Didronel* [D/Ö], *Diphos* [D], *Etidronat* [D], *Fosamax* [D/Ö]). Ob die Mittel bei Langzeiteinnahme die Mineralisation der Knochen stören können, ist noch nicht sicher. Weil die Wirkstoffe die Speiseröhre schwer schädigen können, müssen die strengen Einnahmevorschriften genau beachtet werden. Eindeutig wirksam, um den Knochenabbau zu bremsen, sind Östrogene. Eine Östrogenbehandlung, wie sie in den Wechseljahren gebräuchlich ist (➡ Seite 761), eignet sich darum bei Frauen auch zur Behandlung der Osteoporose.

Knochenerweichung
(Vitamin-D-Mangel-Rachitis, Osteomalazie)

Die Krankheit, bei der die Knochengrundsubstanz nicht ausreichend verknöchert, heißt bei Kindern Rachitis, bei Erwachsenen Osteomalazie.

Beschwerden bei Kindern

Unruhiger Schlaf, Schwitzen, wenig spontane Bewegungen, verspätetes Kriechen und Laufen, verzögerte Zahnentwicklung, aufgetriebener Bauch.

Beschwerden bei Erwachsenen

Knochenschmerzen, vor allem im Brustkorb, in den Leisten beim Gehen, in der Wirbelsäule.

Ursachen

Vitamin-D-Mangel, zu wenig Sonnenlicht.
Bei Erwachsenen noch zusätzlich:
- Vitamin-D-Mangel nach Magenoperationen, bei Erkrankungen von Dünndarm oder Bauchspeicheldrüse.
- Nierenschwäche oder Leberzirrhose.
- Einnahme von Medikamenten gegen Epilepsie.
- Missbrauch von Abführmitteln.

Erkrankungsrisiko bei Kindern

Die Krankheit tritt meist zwischen dem dritten Lebensmonat und zweiten Jahr auf. Das Erkrankungsrisiko steigt durch einseitige Ernährung und wenn die Kinder nicht ins Freie, ans Sonnenlicht kommen.

Mögliche Folgen und Komplikationen bei Kindern

Die langen Röhrenknochen verbiegen sich, es entstehen O- oder X-Beine.

Mögliche Folgen und Komplikationen bei Erwachsenen

Weil schmerzhafte Bewegungen vermieden werden, verkümmern die Muskeln. Das Skelett verformt sich durch das unbemerkte Zusammensintern von Wirbeln und das Brechen von Knochen.

Vorbeugung

Ausgewogene Ernährung (➡ Vitamin D, Seite 261) und viel Sonne. Meist bekommen Säuglinge im ersten Lebensjahr von Kinderärztin oder -arzt Vitamin-D-Medikamente verordnet. Das beugt einer Rachitis vor.

Wann zur Ärztin oder zum Arzt?

Wenn Sie die beschriebenen Beschwerden bemerken.

Selbsthilfe

Ernährung mit viel Vitamin D (➡ Seite 261) und Kalzium (➡ Seite 262).

Behandlung bei Kindern

Möglichst täglich 100 bis 200 IE Vitamin D und Sonnenlicht oder Höhensonnenbestrahlung. Nach der Behandlung korrigieren sich die Knochenverbiegungen meistens von selbst.

Behandlung bei Erwachsenen

Vitamin D in hoher Dosierung. Eventuell kann ein Stützkorsett die Wirbelsäule entlasten.
Präparate, die nur Vitamin D enthalten:
Dekristol (D), *Laevovit D₃* (Ö), *Oleovit D₃-Tropfen* (Ö), *Ospur D₃* (D), *Vigantoletten* (D).

Muskeln

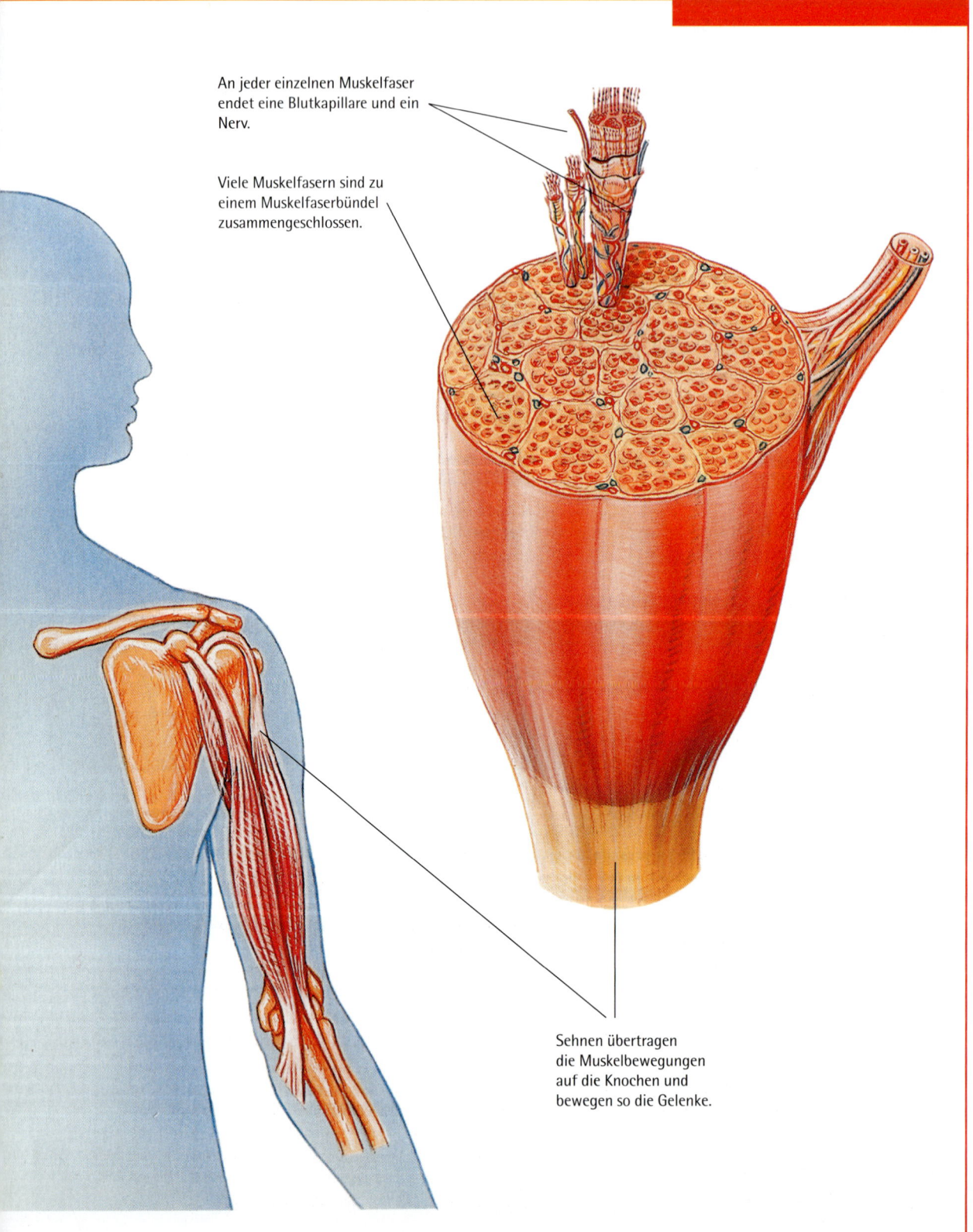

An jeder einzelnen Muskelfaser endet eine Blutkapillare und ein Nerv.

Viele Muskelfasern sind zu einem Muskelfaserbündel zusammengeschlossen.

Sehnen übertragen die Muskelbewegungen auf die Knochen und bewegen so die Gelenke.

Die Skelettmuskeln ermöglichen die Bewegung des Körpers. Ihre Muskelfasern können sich in schneller Folge zusammenziehen und wieder entspannen. Das Signal zu dieser »Muskelarbeit« geben die Nerven. Jeder Muskel ist ein durch Bindegewebe zusammengehaltenes Bündel von Muskelfasern. Eine Muskelfaser ist nur ein hundertstel bis ein zehntel Millimeter breit, aber fünf bis zwölf Zentimeter lang. Die Energievorräte in der Muskelfaser reichen für etwa 20 Sekunden Arbeit. Dann müssen der Traubenzucker und der Sauerstoff, die das Blut heranträgt, neue Energie liefern.

Muss ein Muskel ohne ausreichende Sauerstoffversorgung arbeiten, sammeln sich in ihm unerwünschte Stoffwechselprodukte wie zum Beispiel Milchsäure an. Diese »Schlacken« baut die Muskelfaser sofort ab, wenn sie sich ausruhen darf. Es ist demnach günstiger, viele kurze Pausen einzulegen, wenn Sie Ihre Muskeln belasten, als einige lange.

Muskelkater

Beschwerden

Muskelkater spüren Sie als Schmerzen in den »verkaterten« Muskeln ein bis zwei Tage nach ungewohnter oder ungewohnt starker Beanspruchung.

Ursachen

Mechanische Beanspruchung der Muskeln. In den Muskelfasern sammelt sich unter anderem Milchsäure als unerwünschtes Stoffwechselprodukt an, und es bilden sich ganz winzig kleine Risse.

Das Risiko steigt

- Je weniger Sie körperliche Aktivitäten gewohnt sind.
- Beim Sport, wenn Sie die Grenzen Ihrer Belastbarkeit überschätzen.

Mögliche Folgen und Komplikationen

Muskelkater geht folgenlos vorüber.

Vorbeugung

Kräftigen Sie die Muskeln durch regelmäßige körperliche Betätigungen (➡ Bewegung und Sport, Seite 222).

Wann zur Ärztin oder zum Arzt?

Arztbesuch ist nicht notwendig.

Selbsthilfe

- Schmerzende Glieder in warmem Wasser entspannen.
- Gymnastik unter der Dusche, z.B. lockerer Lauf im Stand, dabei die Beine mit warmem Wasser anbrausen.
- Wechselbäder: Schmerzende Gliedmaßen drei Minuten in warmes Wasser halten, 20 Sekunden in kaltes Wasser tauchen. Mehrmals wiederholen. Abschließend mit Gymnastik durchwärmen.

Behandlung

Sind die Schmerzen unerträglich, können Sie sie mit einem Schmerzmittel lindern (➡ Einfache Schmerzmittel, Seite 838).

Muskelkrampf

Beschwerden

Die verkrampften Muskelstränge schmerzen.

Ursachen

Verminderte Durchblutung in den kleinsten Muskelbezirken und Stoffwechselveränderungen in den Muskelzellen. Geschädigte Nerven können die Muskelspannung krampfartig erhöhen.

Das Risiko steigt

- Wenn Ihr Salz- und Wasserhaushalt gestört ist. Das kann geschehen, wenn Sie sich unausgewogen ernähren, wenn Sie entwässernde oder abführende Medikamente einnehmen oder wenn Sie stark schwitzen.
- Während und noch Stunden nach ungewöhnlichen Anstrengungen.
- Wenn Sie sich weiter anstrengen, obwohl Sie bereits erschöpft sind.
- Für Waden- und Fußkrämpfe: Wenn Sie ungeeignetes Schuhwerk tragen (➡ Füße, Seite 680).

> **Übung gegen Wadenkrämpfe**
> *Stellen Sie sich im Abstand von einem halben bis ganzen Meter vor eine Wand, und beugen Sie sich nach vorne, ohne dass die Stirn die Wand berührt. Fußsohlen dabei fest auf dem Boden lassen. Machen Sie das 20 Sekunden lang, und schütteln Sie die Beine anschließend aus. Dass es dabei leicht in den Waden zieht, ist normal.*

Mögliche Folgen und Komplikationen

Muskelkrämpfe sind meist harmlos, können aber sehr lästig sein. Nach einem lang anhaltenden, starken Krampf können Sie am nächsten Tag Muskelkater verspüren.

Vorbeugung

- Achten Sie auf eine ausgewogene Ernährung und genügend Flüssigkeit (➡ Trinken, Seite 253). Auf Verdacht Kalzium, Magnesium, Kupfer oder Ähnliches einzunehmen, nützt nichts.
- Kräftigen Sie Ihre Muskeln durch Gymnastik (➡ Bewegung und Sport, Seite 222).
- Beim Sport oder wenn Sie viel schwitzen: Trinken Sie viel, am besten mit Mineralwasser verdünnten Fruchtsaft.
- Wenn Sie Medikamente einnehmen: Schauen Sie auf den Beipackzettel, und/oder besprechen Sie mit Ärztin oder Arzt, ob diese Mittel Krämpfe auslösen können.

Wann zur Ärztin oder zum Arzt?

Wenn sich Muskelkrämpfe häufig ohne ersichtlichen Grund wiederholen. Wenn Sie den Verdacht haben, dass die Krämpfe durch Medikamente bedingt sind.

Selbsthilfe

Mit allem, was die Durchblutung fördert, können Sie versuchen, den Krampf zu lösen, zum Beispiel weiche, schüttelnde Massage und Wärme. Niemals Kälte anwenden. Der Krampf löst sich, wenn Sie den Muskel gegen die Krampfrichtung dehnen.

Beim Fuß- oder Wadenkrampf
- Übung ➡ Seite 671.
- Drücken Sie mit dem Daumen in die verkrampfte Stelle.
- Setzen Sie sich auf den Boden, greifen Sie die Zehen, und strecken Sie das Bein aus.
- Setzen Sie sich auf den Boden, winkeln Sie das Bein an, und lassen Sie jemanden den Fuß nach oben drücken.

Beim Schwimmen
- In Rückenlage mit der Hand die Zehen zu sich heranziehen, die Ferse in die entgegengesetzte Richtung drücken.

Behandlung

Wurde mit einer Blutuntersuchung ein Magnesiummangel nachgewiesen, können Sie das Defizit mit Tabletten ausgleichen (geeignete Präparate: *Magnesium Diasporal*

[D/Ö], *Magnetrans forte* [D], *Magnerot* [D], *Magnesium Verla* [D/Ö]).
Auch mit Chinintabletten (*Limptar N* [D]) können Sie versuchen, nächtlichen Wadenkrämpfen vorzubeugen. Ferner können Ärztin oder Arzt beruhigende oder muskelentspannende Medikamente verordnen.
Es gibt jedoch nur wenige zweckmäßige Präparate, und ihre Anwendung ist nur bei einigen Muskelkrankheiten sinnvoll.

Muskelprellung, Muskelquetschung, Bluterguss

Beschwerden

Das sichtbare Zeichen einer Prellung ist der Bluterguss, ein blauer Fleck (*Hämatom*). Leichter Schmerz im Moment der Verletzung. Die Stelle schmerzt, wenn man darauf drückt. Der blaue Fleck kann auch erst nach Tagen auftreten.

Ursachen

Druck, Stoß oder Schlag.

Das Risiko steigt

- Wenn Sie eine Blutgerinnungsstörung haben (zum Beispiel Mangel an Blutplättchen, ➡ Seite 578).
- Wenn Sie Medikamente einnehmen, die die Blutgerinnung verzögern.

Mögliche Folgen und Komplikationen

Der blaue Fleck entsteht, wenn es unter der Haut aus verletzten Äderchen blutet. Sind tiefer liegende Gefäße verletzt, wird die Blutung als Schwellung sichtbar.
Ausgedehnte Blutungen in das Gewebe können die Funktionsfähigkeit von Gelenken und Muskeln beeinträchtigen.
Nach einer starken Prellung am Kopf müssen Sie zur Beobachtung im Krankenhaus bleiben. Manchmal zeigt sich erst nach mehreren Tagen, dass dabei Blutungen entstanden sind, die auf das Gehirn drücken und es schädigen können (➡ Gehirnprellung, Seite 424). Eine Computertomografie (➡ Seite 827) macht solche Gewebeverletzungen schon frühzeitig sichtbar. Notfalls muss dann operiert werden.

Vorbeugung

Ist nicht möglich.

Wann zur Ärztin oder zum Arzt?

Bei einer sehr starken Prellung, vor allem bei Prellungen an besonders empfindlichen Körperteilen wie Kopf und Genitalien.

Selbsthilfe

- Gliedmaßen mit einem ausgedehnten Bluterguss möglichst hoch lagern.
- Eine 24-stündige Kältebehandlung (➡ Seite 861) soll den Bluterguss so klein wie möglich halten.
- Arnikaumschläge aus zwei Esslöffeln Arnikatinktur auf einen halben Liter Wasser mit einem Achtelliter Isopropylalkohol.
- Wärme soll anschließend den Bluterguss zum Verschwinden bringen: warme Bäder, Moorpackungen, Quarkwickel oder Schrotpackungen (➡ Seite 875).

Behandlung

Salben mit Heparin oder Blutegelextrakt sollen dem Körper helfen, den Bluterguss schneller aufzunehmen. Nach dem Auftragen auf die Haut gelangen diese Wirkstoffe jedoch nicht in nennenswerter Menge ins Blut. Ihre Wirkung ist nicht ausreichend nachgewiesen.

> **Quarkwickel**
> *Quark (Topfen) einen Zentimeter dick auf die verletzte Stelle auftragen, mit Tüchern umwickeln, zwei Stunden einwirken lassen.*
>
> **Schrotpackung**
> *Aus Weizenschrot und Wasser einen dicken Brei kochen, so heiß wie möglich auflegen, mit Tüchern umwickeln. Eventuell mit Plastikfolie abdichten.*

Muskelzerrung, Muskelfaserriss, Muskelriss

Wird eine Muskelfaser so überdehnt, dass sie an winzigen Stellen einreißt, spricht man von einer Zerrung.
Ein Muskelfaserriss ist ein größerer Defekt im Flechtwerk des Muskels.
Dass der gesamte Muskel durchreißt, kommt nur extrem selten vor.

Beschwerden

Bei einer Zerrung: Punktartiger, stechender Schmerz, besonders bei Druck auf die betreffende Stelle.

Beim frischen Riss: Schmerzhafte Delle an der Verletzungsstelle, manchmal mit einer Beule ober- und unterhalb der Verletzung.

Ursachen

- Fortgesetzte Überbeanspruchung von Muskeln.
- Stoß oder Schlag auf einen stark angespannten Muskel. Beide Verletzungsarten kommen beim Sport besonders häufig vor.

Das Risiko steigt

Wenn Ihre Muskeln schwach sind.

Mögliche Folgen und Komplikationen

Je nach Größe der Risse und Anzahl der gerissenen Muskelfasern entsteht ein kleinerer oder größerer Bluterguss. Wird die Verletzung nicht vollständig auskuriert, vernarben mehrere Muskelfasern miteinander. An solchen Stellen verliert der Muskel an Elastizität. Die Gefahr wächst, dass weitere Risse auftreten.
Bis ein Bluterguss abgeklungen ist, dauert es ungefähr vier bis sechs Tage. Eine Zerrung ist nach etwa vier Wochen ausgeheilt, ein Muskelriss benötigt etwa sechs Wochen. Bis die Muskeln wieder ihre alte Kraft zurückhaben, können allerdings drei Monate vergehen.

Vorbeugung

Gut aufwärmen. Nicht überlasten. Konditionstraining. Stützverband oder Stützstrumpf.

Wann zur Ärztin oder zum Arzt?

Bei dem Verdacht auf eine Muskelzerrung oder einen Muskelriss. Als Laie können Sie nicht entscheiden, ob ein Riss operativ versorgt werden muss oder nicht.

Selbsthilfe

- Verletzte Gliedmaßen möglichst hoch lagern.
- Eine 24-stündige Kältebehandlung (➡ Seite 861) soll den Bluterguss als Folge der Muskelverletzung so klein wie möglich halten.
- Arnikaumschläge aus zwei Esslöffeln Arnikatinktur auf einen halben Liter Wasser mit einem Achtelliter Isopropylalkohol.
- Erst wenn die Schwellung abgeklungen ist, können Sie das Verschwinden des Blutergusses mit Wärme beschleunigen: warme Bäder, Moorpackungen, Quarkwickel oder Schrotpackungen (➡ links).

Physikalische Behandlung

Ein Entlastungsverband, bei dem der Bandagendruck von unten nach oben abnimmt, nimmt Ihnen die Schmerzen. Einen Entlastungsverband sollte jedoch nur jemand anlegen, der das gelernt hat.

Auch während der Heilungszeit müssen Sie den Muskel beweglich halten, beispielsweise mit

- leichten Bewegungsübungen in der Badewanne oder unter der Dusche.
- Krankengymnastik.
- Zur passiven Anregung der Muskeln eignen sich Ultraschall und Kurzwelle (➡ Physikalische Therapie, Seite 869).

Behandlung mit Medikamenten

Salben mit Heparin oder Blutegelextrakten sollen dafür sorgen, dass der Bluterguss als Folge der Muskelverletzung schneller aufgenommen wird. Nach dem Auftragen auf die Haut gelangen diese Wirkstoffe jedoch nicht in nennenswerter Menge ins Blut. Ihre Wirkung ist nicht ausreichend nachgewiesen.

Große Schmerzen können Sie mit einem Schmerzmittel lindern (➡ Einfache Schmerzmittel, Seite 838).

Operation

Größere Muskeleinrisse müssen genäht werden, damit der Muskel wieder voll funktionsfähig wird.

Muskelkrankheiten (Muskelschwund)

Was der Volksmund als »Muskelschwäche« oder »Muskelschwund« bezeichnet, ist das Symptom von mehr als hundert verschiedenen Erkrankungen der Skelettmuskeln.

Sind die Nerven, die die Muskeln steuern, verletzt oder krank, bekommen die Muskeln keine »Arbeitsaufträge« mehr: Sie verkümmern. Man erkennt das daran, dass zum Beispiel Arme und Beine immer dünner werden. Man spricht von nervlich bedingtem Muskelschwund (*neurogene Muskelatrophie*).

Sind die Nerven gesund, aber die Muskeln krank, werden sie ebenfalls schwächer. Das sieht man ihnen von außen aber nicht immer an, weil Bindegewebe die zu Grunde gegangene Muskelmasse ersetzt. Diese Krankheiten heißen Muskeldystrophien.

Die Krankheiten beider Gruppen sind teilweise erblich. Sie schreiten immer weiter fort, verlaufen aber umso langsamer, je später sie auftreten.

Für die Behandlung sind Fachärzte für Nervenkrankheiten (Neurologie) zuständig. Obwohl eine ursächliche Behandlung nicht möglich ist, kann eine gezielte Krankengymnastik sehr viel dazu beitragen, die Muskelkraft möglichst lange zu erhalten.

Muskelkrank zu sein bedeutet, mit der fortschreitenden Abnahme von Muskelkraft und Beweglichkeit leben zu müssen und nach Jahren oder Jahrzehnten meistens auf die Hilfe anderer und die eines Rollstuhls angewiesen zu sein.

Hilfe und Unterstützung können Betroffene und ihre Familienangehörigen bei den Selbsthilfeorganisationen bekommen.

Muskelentzündung (Myositis)

Es gibt eine Vielzahl von Muskelentzündungen mit ähnlichen Krankheitszeichen.

Beschwerden

Zunächst muskelkaterähnliche Schmerzen. Erhöhte Temperatur, Gewichtsverlust, gedrückte Stimmung.

Ursachen

Durch Erreger hervorgerufene Muskelentzündungen sind sehr selten.

Häufiger ist, dass der Körper infolge einer Autoimmunkrankheit Abwehrstoffe gegen die körpereigene Muskulatur bildet (➡ Im Gleichgewicht sein, Seite 216).

Möglicherweise gibt es eine erbliche Veranlagung für Muskelentzündungen.

Erkrankungsrisiko

Frauen sind von Muskelentzündungen häufiger betroffen als Männer.

Selbsthilfeorganisationen

Deutsche Gesellschaft für Muskelkranke (DGM)
Im Moos 4, 79112 Freiburg
Tel.: 0 76 65/94 47-0, Fax: 94 47-20
Zentrale Beratungsnummer: 01 80/5 94 44 70
e-mail: dgm-fr@t-online.de
Internet: http://www.dgm.de

Österreichische Gesellschaft für Muskelkranke (ÖGM)
Neurologische Universitätsklinik
Währinger Gürtel 18-20, 1097 Wien
Tel.: 01/4 04 00-31 12, Fax: -31 41
e-mail: muskelges@akh-Wien.ac.at

Mögliche Folgen und Komplikationen

Die Muskelerschlaffungen können langsam fortschreiten oder vergehen und wiederkehren.
Im schlimmsten Fall betrifft die Lähmung die Atem- und Bauchmuskulatur.
Muskelverletzungen können die Patienten letztlich gehunfähig machen.
Wird die Krankheit nicht mit Medikamenten behandelt, können die Produkte des Muskelzerfalls einen Schock auslösen. Nahezu ein Fünftel der Kranken stirbt an der Krankheit.

Vorbeugung

Ist nicht möglich.

Wann zur Ärztin oder zum Arzt?

Wenn Sie länger als einen Monat an Muskelschmerzen leiden.

Selbsthilfe

Ist nicht möglich.

Behandlung

Durch Bettruhe soll die betroffene Muskulatur so weit wie irgend möglich ruhig gestellt werden. Später kann dann Krankengymnastik (➡ Seite 856) sehr vorsichtig und der Krankheit angepasst die Beweglichkeit wiederherstellen. Sie ist unerlässlich, um die noch intakten Muskelfasern zu stärken.
Muskelentzündungen, die dadurch entstanden sind, dass sich das Abwehrsystem des Körpers gegen sich selbst richtet, müssen mit Medikamenten behandelt werden, die diese Reaktionen unterdrücken. Dazu eignet sich vor allem Kortison (➡ Seite 842).

Myasthenia gravis

Beschwerden

Die Muskeln ermüden sehr rasch und erholen sich nur langsam wieder.
Die Krankheit beginnt damit, dass willkürliche Bewegungen der Muskeln von Augen, Gaumen und Schlund nur noch eingeschränkt möglich sind.
Muskelschwäche an Armen und Beinen, Hals und Rumpf, die die Beweglichkeit beeinträchtigen, belasten die Betroffenen erst später.

Ursachen

Autoimmunerkrankung, bei der der Körper seine Abwehrkräfte gegen sich selbst richtet (➡ Im Gleichgewicht sein, Seite 216).
Wahrscheinlich ist an dieser Krankheit auch der Thymus beteiligt. Dieses Organ liegt hinter dem Brustbein und bildet sich nach der Pubertät zurück. Die Thymusdrüse ist sehr wichtig für die Funktionsfähigkeit des Immunsystems (➡ Seite 580).
Bei der Myasthenia gravis werden die Impulse der Nerven nicht so wie beim Gesunden auf den Muskel übertragen.

Erkrankungsrisiko

60 Prozent der Kranken sind Frauen, 40 Prozent Männer. Die Krankheit ist nicht erblich.

Mögliche Folgen und Komplikationen

Die Krankheit kann akut auftreten, langsam fortschreiten oder vergehen und wiederkehren.
Problematisch ist es, wenn die Lähmung die Atemmuskulatur ergreift.

Vorbeugung

Ist nicht möglich.

Wann zur Ärztin oder zum Arzt?

Bei jedem Anzeichen einer Muskelschwäche, besonders beim Sehen von Doppelbildern oder anderen Augenproblemen.

Selbsthilfe

Ist nicht möglich. Bewegungsübungen oder Konditionstraining dürfen solche Kranken nicht machen.

Behandlung mit Medikamenten

Bei leichteren Erkrankungen kann die Muskelschwäche mit Medikamenten wie *Prostigmin* (D/Ö) oder *Mestinon* (D/Ö) überwunden werden.
Eine stärker ausgeprägte Myasthenie muss mit Medikamenten behandelt werden, die die Immunabwehr unterdrücken, wie z. B. Azathioprin (*Imurek* [D/ Ö]) und/oder Kortison.

Operationen
Etwa drei Viertel der Patienten geht es wesentlich besser, nachdem ihnen die Thymusdrüse entfernt wurde.

Bruch (Hernie)

Brüche sind »Löcher« in normalerweise geschlossenen Geweben, durch die sich Eingeweideteile hindurchdrängen.

Nabelbruch: Durch das schwache Gewebe um den Nabel herum drängen Teile des Bauchfells nach außen.

Oberbauchbruch: Durch eine schwache Stelle im Bindegewebe zwischen Nabel und Brustbein kann sich Fettgewebe nach außen stülpen.

Leistenbruch: In der Leistenbeuge verlaufen beim Mann durch den Leistenkanal Samenstrang und die Blutgefäße zur Versorgung der Hoden, bei Frauen eines der Gebärmutterbänder. An dieser schwachen Stelle können Teile der Baucheingeweide herausquellen.

Schenkelbruch: Er entsteht etwas unterhalb der Leistenbruchstelle. Hier verlassen die großen Gefäße zur Versorgung der Beine die Bauchhöhle. Es können Teile des Bauchfells oder von Darmschlingen austreten.

Zwerchfellbruch: Durch eine Öffnung im Zwerchfell drängen Teile des Magens in den Brustkorbraum.

Beschwerden

Oberbauch-, Nabel-, Schenkel- und Leistenbruch: Meist entwickelt sich über mehrere Wochen hinweg eine Schwellung. Sie kann auch plötzlich nach einer Anstrengung, etwa dem Hochheben einer Last, entstehen.

Eingeklemmter Leistenbruch: Der Bruchsackinhalt vergrößert und rötet sich. Starke Schmerzen. Ein eingeklemmter Leistenbruch ist ein akuter Notfall, der sofort ärztlich behandelt werden muss.

Zwerchfellbruch: Je nach Art des Bruches bemerkt man ihn entweder gar nicht, oder die Beschwerden ähneln denen einer Angina pectoris: Magendruck, Sodbrennen, Aufstoßen, Erbrechen, Schmerzen im linken Oberbauch, die bis in die Herzgegend und den Rücken ausstrahlen können, besonders im Liegen.

Ursachen

Der Wall aus Bindegewebe hält dem Druck der inneren Organe nicht stand.

Das Erkrankungsrisiko steigt

- Durch Übergewicht.
- Bei einer angeborenen Bindegewebeschwäche.
- Durch ständige oder sich wiederholende Überanstrengung der Bauchmuskeln, durch schweres Heben oder Tragen, aber auch Pressen bei zu hartem Stuhlgang oder andauerndem Husten.
- Durch Sportarten wie zum Beispiel Ballett.

Mögliche Folgen und Komplikationen

Ein Bruch, den Sie wieder zurückdrücken können, ist kein Problem. Ist das nicht möglich oder kehrt der Bruch immer wieder, besteht die Gefahr, dass Weichteile eingeklemmt werden.

Eingeklemmter Bruch (vornehmlich Leisten- und Schenkelbruch): Eine in der Bruchöffnung eingeklemmte Darmschlinge wird nicht mehr durchblutet und stirbt ab.

Zwerchfellbruch: Er ist meistens völlig harmlos. Das Gefährlichste daran ist, dass er unnötigerweise operiert wird oder dass sich ein Arzt mit der harmlosen Diagnose »Zwerchfellbruch« zufrieden gibt, anstatt nach schwereren Krankheiten zu suchen. Bei jedem zweiten Patienten begleiten diese einen Zwerchfellbruch. Sie äußern sich meistens durch Blut im Stuhl.

Vorbeugung

- Übergewicht verringern (➡ Seite 238).
- Für regelmäßigen Stuhlgang sorgen (➡ Verstopfung, Seite 638).
- Bindegewebe kräftigen (➡ Bewegung und Sport, Seite 222).
- Lasten auf der Schulter tragen, nicht vor dem Bauch.

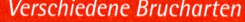

Verschiedene Brucharten

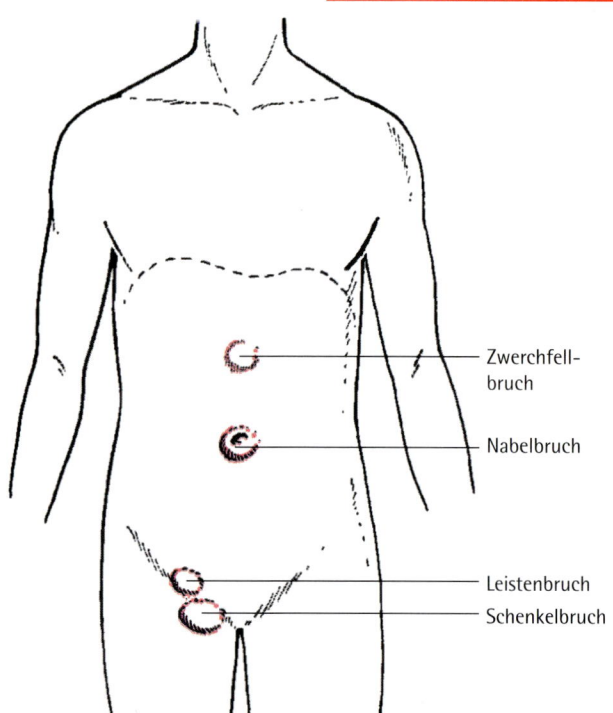

Zwerchfell-
bruch

Nabelbruch

Leistenbruch
Schenkelbruch

Wann zur Ärztin oder zum Arzt?

Wenn Sie eine Schwellung im Bauchbereich bemerken oder wenn Magendruck und Sodbrennen häufig auftreten.

Selbsthilfe

Bruchbänder helfen nicht dauerhaft, sondern können durch Druckstellen das darunter liegende Gewebe zerstören. Das erschwert eine spätere Operation.

Leistenbruch bei Kindern: Ein warmes Bad beruhigt das Kind. Meist lässt sich der Bruch dann zurückdrücken.

Nabelbruch bei Kindern: Nabelbruchpflaster bewirken nichts.

Behandlung

Oberbauchbruch: Es gibt praktisch keine lebensgefährlichen Komplikationen.

Ein Oberbauchbruch kann unbehandelt bleiben, solange er keine Probleme macht.

Zwerchfellbruch: Operationen sind nur in Ausnahmefällen notwendig.

Alle anderen Brüche: Sie sollten operiert werden. Dabei wird die Gewebeschicht über dem Bruchinhalt zusammengenäht. Krankenhausaufenthalt: wenige Tage, anschließend mehrere Wochen Schonung.

Endoskopische Operationen, bei denen die Geräte durch zwei winzige Schnitte in den Bauch eingeführt werden, sind möglich und sehr viel weniger belastend als eine große Bauchoperation.

Leistenbruch bei Kindern: Die Operation kann ambulant durchgeführt werden.

Nabelbruch bei Kindern: Er sollte operiert werden, wenn sich der Bruch bis zum zweiten Lebensjahr nicht von selbst geschlossen hat.

Hinweis

Lassen Sie einen Bruch operieren, bevor er sich einklemmt. Ein eingeklemmter Bruch muss innerhalb von Stunden operiert werden.

Sehnen und Bänder

Knochen und Muskeln oder Gelenke und Muskeln sind durch Sehnen miteinander verbunden. Den Zug des Muskels überträgt die Sehne auf den Knochen. Sehnen sind zwar sehr zugfest, aber kaum dehnbar.

Sehnen bewegen sich in einem »Gleitlager«, den Sehnenscheiden. Schleimbeutel sorgen dafür, dass Haut, Sehnen und Muskeln reibungslos gegeneinander gleiten, und verteilen den Druck gleichmäßig auf alle Schichten. Sie sind mit einer ähnlichen Flüssigkeit gefüllt wie das Gelenk.

Die Bänder sind in ihrer Struktur den Sehnen ähnlich. Auch sie halten Zug stand und können sich auch nicht wie ein Gummiband dehnen. Sie halten und sichern die Gelenke an ihrem Ort. Verletzungen, bei denen die Gelenkkapsel überdehnt wird, gehen vielfach mit einer Bänderzerrung einher. Bei einer heftigen, abrupten Verletzung können sie reißen.

Ist der Bandapparat zu locker, wird auch das Gelenk instabil. Die knöchernen Elemente verschieben sich, und eine frühe Abnutzung ist wahrscheinlich.

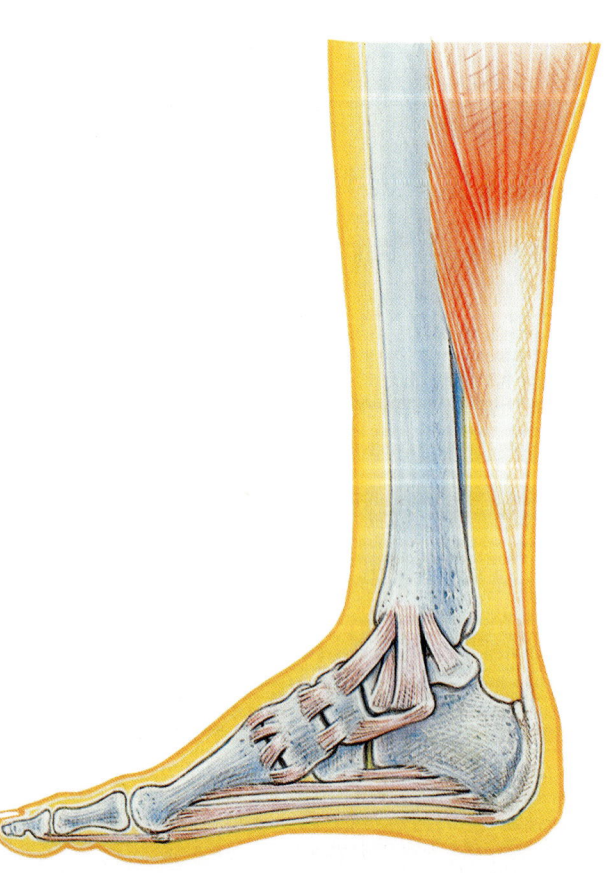

Sehnenzerrung, Sehnenriss, Bänderzerrung, Bänderriss

Beschwerden

Zerrung: Schmerzen beim Bewegen des Gelenks.
Riss: Plötzlicher, starker Schmerz. Der mit der Sehne verbundene Muskel kann nicht mehr bewegt werden. Gleich darauf zeigt sich im Bereich der Verletzung eine Delle. Später verschwindet sie in einer größeren Schwellung.

Ursachen

Wenn das die Sehne umgebende Gewebe schlecht durchblutet oder die Sehnenscheide entzündet ist, verkümmert die Sehne. Eine krankhaft veränderte Sehne ist nicht sehr belastbar. Geschieht das doch, kann sie einreißen. Nur selten reißt sie ganz durch.

Eine an sich normale Belastung kann für die Sehne zu viel sein, wenn das Gewebe durch mangelnde Bewegung, Nässe oder Außenkälte noch »kalt« ist. Gesunde Sehnen reißen nur bei ungewöhnlicher Belastung, z.B. wenn

- eine Bewegung plötzlich abbricht, z.B. bei einem Sturz.
- eine angespannte Sehne einen Stoß bekommt.

Das Risiko steigt

- Beim Laufen auf unebenen Bahnen, auf harten oder »klebrigen« Belägen (besonders in der Halle).
- Bei Sportarten, die schnelle, kraftvolle Bewegungen erfordern, wie beispielsweise Kurzstreckenlauf, Weitsprung, Hürdenlauf, Tennis, Squash.

Mögliche Folgen und Komplikationen

Eine leichte Zerrung braucht zwei bis zehn Tage, bis sie ausgeheilt ist, eine stärkere Zerrung bis zu sechs Wochen, ein Riss bis zu zehn Wochen. Wer sich diese Zeit nicht zugesteht, muss mit einer noch längeren Heilungszeit rechnen. Die Verletzung kann sich an demselben mit dem Band oder der Sehne verbundenen Gelenk wiederholen. Wenn Sehnen und Bänder nicht wieder so fest werden, dass sie das Gelenk stabil halten können, sind arthrotische Veränderungen als Spätfolge häufig (➡ Seite 689).

Vorbeugung

- Langsamer, dem körperlichen Zustand angepasster Trainingsaufbau bei sportlicher Betätigung.
- Wenn Sie schon mehrfach Zerrungen hatten: Schützen Sie die Gelenke mit einem elastischen Verband.
- Vor stärkeren Belastungen ausreichend aufwärmen.
- Passende (Sport-)Schuhe mit weicher Sohle tragen.

Wann zur Ärztin oder zum Arzt?

Wenn Sie eine Zerrung oder einen Riss vermuten.

Selbsthilfe

- Den Körperteil hoch lagern, ruhig stellen.
- Kältebehandlung (➡ Seite 861).
- Bei einer Zerrung können Sie einen Tag nach der Verletzung mit Wärme behandeln (➡ Seite 875).

Kompressions- oder Stützverbände sollte nur derjenige anlegen, der es gelernt hat. Falscher Zug und Druck können den Schaden vergrößern.

Behandlung

Gliedmaßen mit gezerrten Sehnen oder Bändern werden mit funktionellen Verbänden (z. B. Tape-Verband, Sporttherapieschuh) ruhig gestellt. Diese Verbände übernehmen einen Teil der Belastung. Manchmal sind Schienenverbände notwendig, auch Gipsverbände lassen sich nicht immer vermeiden. Eine gerissene Beuge- oder Strecksehne sollte so bald wie möglich operiert werden. Nach der Zeit der Schonung müssen Sie ziemlich lange und regelmäßig Heilgymnastik machen, damit Sie lernen, das Gelenk langsam wieder zu belasten (➡ Heilgymnastik, Seite 856).

Sehnenscheidenentzündung
(Tendovaginitis)

Beschwerden

Schmerzen im Bereich der Sehnenscheide beim Bewegen. Sind Sehnen des Unterarms betroffen, ist es manchmal nicht mehr möglich, Gegenstände festzuhalten.

Ursachen

Muskeln, Sehnen und Bänder werden stärker belastet, als ihnen gut tut. Zu den Gründen für solche Überbeanspruchungen ➡ Weichteilrheumatismus, Seite 699. Das Innere der Sehnenscheiden wird rau, die Bewegung der Sehne in diesem schlecht »geschmierten« Lager schmerzt. Ähnlich wie die Gelenkinnenhaut beim Rheuma (➡ Seite 686) kann sich das Innere der Sehnenscheide entzünden. Das veränderte Gewebe drückt auf die Sehne.

Das Risiko steigt

- Durch ständige Überlastung und einseitige Bewegungen (Maschineschreiben, Stricken).

- Beim Sport auf zu hartem Boden.
- Bei sportlichem Training, wenn die unelastische Sehne der gesteigerten Muskelkraft nicht standhält.
- Nach schlecht ausgeheilten Zerrungen und Rissen.

Mögliche Folgen und Komplikationen

Bei stärkeren Belastungen kann die Sehne reißen. Sehne und Sehnenscheide können verkleben, das schränkt ihre Beweglichkeit ein. Dadurch verkürzen sich die Sehnen, Sie können sich schlechter bewegen.

Vorbeugung

- Wechseln Sie verschiedene Bewegungen miteinander ab. Legen Sie bei gleichförmigen Arbeiten Pausen ein.
- Beim Sport: Dem körperlichen Zustand angepasstes Training. Vor stärkeren Belastungen ausreichend aufwärmen. Schuhe mit elastischer Sohle tragen.
- Nach Verletzungen: Sorgfältige Rehabilitation durchführen.

Wann zur Ärztin oder zum Arzt?

Wenn Sie ständig Schmerzen haben.
Ärztin oder Arzt denken sehr häufig nicht daran, dass Sehnenscheidenentzündungen mit zu den ersten Anzeichen einer rheumatoiden Arthritis gehören (➡ Seite 690). Wenn sich eine über längere Zeit behandelte Sehnenscheidenentzündung nicht bessert, sollten Sie sich zu einem Rheumatologen überweisen lassen.

Selbsthilfe

- Den schmerzenden Bereich ruhig stellen.
- Kältebehandlung (➡ Seite 861).
- Wärmebehandlung (➡ Seite 875).

Entlastende Verbände sollte nur derjenige anlegen, der es gelernt hat.
Wenn die Beschwerden abklingen, sollten Sie das Gelenk langsam und vorsichtig wieder belasten.

Behandlung

Ruhigstellen mit einem Verband.
Von den physikalischen Therapien sind geeignet: Ultraschall (➡ Seite 874), Galvanisation (➡ Seite 856), Hochfrequenzbehandlung (➡ Seite 858), Heilgymnastik (➡ Seite 856). Schmerzmittel (➡ Seite 837) können angewandt werden, wenn es nötig ist.
Die Anwendung von Kortison ist nur in seltenen Fällen angebracht, wenn andere Maßnahmen die Entzündung nicht eindämmen (➡ Seite 842).

Schleimbeutelentzündung (Bursitis)

Beschwerden

Schmerzen beim Bewegen und dadurch eingeschränkte Beweglichkeit; Schwellung über einem Gelenk.

Ursachen

- Von außen eingedrungene oder mit dem Blut verschleppte Bakterien.
- Überbelastungen.
- Harnsäureablagerungen bei Gicht (➡ Seite 698).
- Entzündungen bei rheumatischen Erkrankungen.

Durch die Entzündung verdickt sich die Innenhaut des Schleimbeutels. Es sammelt sich in ihm Flüssigkeit an.

Das Risiko steigt

In Berufen, in denen ein Gelenk durch Druck besonders belastet wird, z. B. bei Arbeiten auf Knien.

Mögliche Folgen und Komplikationen

Schleimbeutelentzündungen können die Folge von unbehandelten Bänder- und Sehneneinrissen sein.

Wann zur Ärztin oder zum Arzt?

Wenn Sie in den über einem Gelenk liegenden Schleimbeuteln Schmerzen haben, die Sie selbst nicht ausreichend lindern können, oder wenn sich die Stelle rötet und anschwillt. Krankheiten wie Gicht oder rheumatoide Arthritis müssen als Ursache ausgeschlossen werden.

Selbsthilfe

- Gelenk ruhig stellen, hoch lagern.
- Bis viermal täglich Kältebehandlung (➡ Seite 861).
- Drei Tage später Wärmebehandlung (➡ Seite 875) oder Rheumasalben (➡ Gelenke, Seite 687).

Behandlung

Ein Verband aus Schaumgummipolstern kann den Druck von dem entzündeten Schleimbeutel nehmen.
Als physikalische Therapie sind geeignet: Kältebehandlung (➡ Seite 861), Infrarot- (➡ Seite 860) und Ultraschallbehandlung (➡ Seite 874), Galvanisation (➡ Seite 856). Schmerzmittel (➡ Seite 837) sollten Sie nur verwenden, wenn es nötig ist. Kortison nur in den seltenen Fällen, in denen andere Maßnahmen die Entzündung nicht eindämmen (➡ Seite 842).

Operation

Ist ein Schleimbeutel dauernd entzündet, ohne dass Bakterien die Ursache sind, kann man ihn operativ entfernen. Ist die Entzündung durch Bakterien entstanden, muss der Eiter ablaufen. Dann wird mit Antibiotika weiter behandelt.

Füße

Unsere Füße sind so beschaffen, dass wir mit beiden Beinen fest auf der Erde stehen können. Ihr gewölbeartiger Bau verteilt das Körpergewicht so, dass zwei Drittel auf dem Ballen zu liegen kommen. Den Rest der Last trägt die Ferse. Das Zusammenspiel von Bändern und Muskeln sorgt wesentlich dafür, dass die Kuppel nicht zusammenbricht. Eine Fußbekleidung, die dieses Gleichgewicht erhält, tut den Füßen gut. Am besten ist jedoch das Barfußlaufen auf gewachsenem Boden. Da das im Alltagsleben kaum möglich ist, sollten Schuhe und Strümpfe folgendermaßen beschaffen sein:

- Strümpfe sollen geräumig sein, vorne eine Quernaht haben, anstatt spitz zuzulaufen.
- Schuhe müssen so breit sein, dass die Zehen nebeneinander liegen, ohne sich gegenseitig zu behindern.
- Die Zehen müssen ausreichend Platz zur Seite und nach oben haben, um sich bewegen zu können.
- Eine elastische Sohle ermöglicht das Abrollen des Fußes.
- Ohne Absatz imitiert man das Barfußlaufen am besten. So genannte »Gesundheitsschuhe« kommen diesem Ideal am nächsten. Sie werden jedoch kaum als »schön« empfunden. Wer sich jedoch verleiten lässt, jeden Tag stundenlang »schöne« Schuhe zu tragen, vielleicht noch solche mit hohen Absätzen, ruiniert unweigerlich seine Füße. Spätestens mit 60 Jahren sind dann Klagen über Fußschmerzen üblich.
- Absätze von mehr als vier Zentimeter Höhe verlagern den größten Teil des Gewichts auf den Ballen.
- Sie pressen die Zehen vorne im Schuh zusammen.
- Beim ständigen Tragen von hohen Absätzen verkürzt sich die Achillessehne. Damit wird schmerzloses Gehen ohne Absatz praktisch unmöglich.

Knick-Senkfuß

Die Ferse ist erheblich nach außen abgeknickt. Im Extremfall liegt der innere Fußrand dem Boden auf: Die Betroffenen »stehen neben ihren Füßen«.
Bei Kindern ist ein solcher Knick-Senkfuß »normal« und braucht nicht behandelt zu werden.

Beschwerden

Fußsohlenschmerzen am Abend, die Füße ermüden schnell, Wadenkrämpfe (➡ Muskelkrampf, Seite 671).

Ursachen

Die zu schwachen Bänder halten das Fußgewölbe nicht stabil. Die Muskeln, die den Innen- bzw. Außenteil des Fußes anheben, sind ungleich stark.

Das Risiko steigt

Durch schwache Bänder und Muskeln.

Mögliche Folgen und Komplikationen

Der Knickfuß ist meistens mit einem Senkfuß kombiniert.

Vorbeugung

Fußgymnastik, ➡ Seite 225.

Wann zur Ärztin oder zum Arzt?

Wenn Sie die Beschwerden allein nicht lindern können.

Selbsthilfe

Stützeinlagen helfen oft und schaden nie.

Behandlung

Bei der Krankengymnastik können Sie spezielle Übungen lernen, die der Fehlhaltung entgegenwirken.

Fußgymnastik mit nackten Füßen

- *Stellen Sie sich auf die Fußspitzen, strecken Sie die Knie. Gehen Sie so umher.*
- *Stellen Sie sich auf die Ferse, beugen Sie die Knie. Gehen Sie so umher.*
- *Heben Sie mit den Zehen Gegenstände (Bleistift, Tuch) vom Boden auf, und lassen Sie sie wieder fallen.*
- *Stellen Sie sich auf Zehenspitzen, und lassen Sie die Ferse kreisen. Einige Male einwärts, dann auswärts. Die Übung können Sie auch im Sitzen machen.*
- *Stellen Sie sich auf die Ferse, und kreisen Sie mit der Fußspitze. Einige Male einwärts, dann auswärts. Diese Übung können Sie auch im Sitzen durchführen.*

In schweren Fällen können Sie mit einer fersenumfassenden Einlage versuchen, den inneren Fußrand zu heben.

Plattfuß

Beschwerden

Der Plattfuß ist die schwerste Form des Knick-Senkfußes. Er bereitet Fußschmerzen.

Ursachen

Plattfüße können angeboren sein oder entstehen, wenn ein Knick-Senkfuß nicht aufgerichtet werden kann.

Das Risiko steigt

Durch Bänder- und Muskelschwäche.

Mögliche Folgen und Komplikationen

Die Fußwurzelgelenke können sich vorzeitig arthrotisch verändern.

Vorbeugung

Fußgymnastik, ➡ Seite 225.

Wann zur Ärztin oder zum Arzt?

Wenn Sie die Beschwerden selbst nicht lindern können.

Selbsthilfe

Ist nicht möglich.

Behandlung

Einen versteiften Plattfuß korrigieren Einlagen nicht. Besser ist es, die bestehende Fußform weich abzustützen. Plattfüße mit guten Schuhen zu versorgen, kann sehr schwierig sein. Manchmal sind Maßschuhe notwendig. Wenn die Gelenke schmerzen, sollten Sie sie längere Zeit schonen, dann unter fachlicher Anleitung langsam wieder belasten.

Spitzfuß

Die Fußspitze zeigt nach unten und ist nur noch wenig beweglich. Der Fuß steht nur auf dem Ballen, die Ferse berührt den Boden nicht.

Beschwerden

Schmerzen durch Überlastung des Ballens.

Ursachen

Spitzfüße sind angeboren oder können nach Verletzungen auftreten. Am häufigsten sind sie bei Lähmungen, z. B. nach einem Schlaganfall. Bei einer Spitzfußstellung ist die Achillessehne verkürzt. Bei Bewegungen ist der Wadenmuskel dauernd angespannt.

Risiko

Spitzfüße können entstehen, wenn die Füße bei längerer Bettlägerigkeit falsch liegen. Im Bett nimmt der Fuß automatisch eine Spitzfußstellung ein. Je schwerer die Bettdecke ist, desto größer ist die Gefahr, dass sich ein Spitzfuß bildet. Diese Versteifung entsteht sehr schnell und kann kaum wieder rückgängig gemacht werden.

Mögliche Folgen und Komplikationen

Die eingeschränkte Beweglichkeit erschwert die Rehabilitation der Betroffenen.

Vorbeugung

Bei längerer Bettlägerigkeit sollten Sie dafür sorgen, dass die Bettdecke nicht auf den Füßen aufliegt. Im Krankenhaus sollten krankengymnastische Übungen dieser Fehlstellung vorbeugen.

Wann zur Ärztin oder zum Arzt?

Wenn ein Spitzfuß entstanden ist.

Behandlung

Nur im Anfangsstadium können Heilgymnastik oder Gipsbehandlung einen Spitzfuß manchmal beseitigen. Meist müssen in einer Operation die versteiften Weichteile gelöst und die Achillessehne verlängert werden.

Hohlfuß

Das Längsgewölbe des Fußes ist überhöht (hoher Spann).

Beschwerden

Druckstellen an der höchsten Stelle des Spanns, an der Fußsohle des Ballens und den Zehen. Die Zehen sind stark eingekrallt und dabei versteift. Am Ballen und am äußeren Rand verschleißen die Schuhe schneller.

Ursachen

Nervenschäden lähmen die kleinen Fußmuskeln, was zum Hohlfuß und letztlich zur Krallenbildung der Zehen führt.

Risiko

Der Hohlfuß ist oftmals die Folge von Lähmungen oder erstes Anzeichen einer Muskelschwäche.

Mögliche Folgen und Komplikationen

Verstauchungen kommen häufiger vor.

Vorbeugung

Ist nicht möglich.

Wann zur Ärztin oder zum Arzt?

Wenn Sie die Beschwerden selbst nicht lindern können.

Behandlung

Einlagen können den Ballen entlasten. Meist sind orthopädische Maßschuhe notwendig. In schweren Fällen ist eine Operation möglich.

Spreizfuß

Der Spreizfuß geht nach vorne fächerförmig auseinander. Die Querwölbung des Fußes ist abgeflacht und verbreitert, der Ballen vorgewölbt.

Beschwerden

Schmerzen im Ballen. Zehenschmerzen, weil der gespreizte Fuß nicht mehr in normale Schuhe passt. Druckstellen, Hornhautschwielen und Hühneraugen an der Sohle, wo das Gelenk der zweiten, dritten und vierten Zehe liegt. Probleme beim Schuhkauf.

Ursachen

Überlastung des Vorfußes.

Das Risiko steigt

Bei Muskel- und Bänderschwäche.

Mögliche Folgen und Komplikationen

Es kann ein Hallux valgus (➡ Seite 683) entstehen.

Vorbeugung

Alles meiden, was das Risiko erhöht.

Wann zur Ärztin oder zum Arzt?

Wenn Sie die Beschwerden selbst nicht lindern können.

Selbsthilfe

Spreizfußpelotten sollen den Druck auf die Fußsohle besser verteilen. Sie müssen da liegen, wo sich die Fußsohle hinter dem Fußballen mit dem Daumen leicht eindrücken lässt.

Behandlung

Hornhaut, Druckstellen und Hühneraugen lassen Sie am besten bei der Pediküre fachgerecht entfernen.
Bei der Krankengymnastik können Sie Übungen lernen, die durch aktive Bewegung die Querwölbung verbessern sollen.
Orthopädische Einlagen können den Fuß entlasten.

Hallux valgus (Überbein, Ballenzeh)

Von Natur aus ist der Fuß im Bereich der Zehengrundgelenke am breitesten, und die große Zehe zeigt geradeaus. Von Hallux valgus spricht man, wenn die große Zehe um mehr als zehn Grad zu den Zehen hin abgebogen ist.

Beschwerden

Zunächst tut zwar nichts weh, aber die Betroffenen haben Mühe, »passende« Schuhe zu finden. Später kann die seitliche Druckstelle am Grunde des großen Zehs heftig schmerzen. Dort können sich auch die Schleimbeutel entzünden.

Ursachen

Bei einem Spreizfuß ziehen die verkürzten Sehnen die große Zehe in Richtung auf die anderen Zehen hin. Die anhaltend falsche Belastung kann das Grundgelenk der großen Zehe zerstören.

Das Risiko steigt

Wenn ein Spreiz-, Knick- oder Plattfuß besteht und bei Bänderschwäche.

Mögliche Folgen und Komplikationen

Die große Zehe schiebt die anderen Zehen zur Seite. Mit der Zeit nutzt sich das Großzehengrundgelenk ab (➡ Arthrose, Seite 689).

Vorbeugung

Schuhe tragen, die den Zehen genügend Spielraum lassen. Viel barfuß laufen. Fußgymnastik ➡ Seite 225.

Wann zur Ärztin oder zum Arzt?

Wenn Sie die Beschwerden selbst nicht ausreichend lindern können.

Selbsthilfe

Ringförmige Polster können den Druck mildern. Schuhmacher können den Schuh an dieser Stelle erweitern oder ausschneiden.
Mit Spreizfußpelotten können Sie versuchen, die Fehlstellung zu verringern. Viel barfuß laufen.

Behandlung

Nur mit einer Operation an den Knochen lässt sich eine ansehnliche Fußform wiederherstellen. Aus rein kosmetischen Gründen ist eine solche Operation jedoch abzulehnen.
Das Ergebnis einer Halluxoperation befriedigt nicht immer. Das stellt sich jedoch erst später heraus. Dennoch wird diese Operation sehr häufig durchgeführt, weil die Betroffenen wieder »normale« Schuhe tragen wollen.
Verformungen der Zehen, Versteifungen, Schmerzen und Gehbehinderung infolge der Operation kommen relativ häufig vor.
Werden nur die Ausbeulung und der entzündete Schleimbeutel entfernt, bildet sich der Schaden nach einiger Zeit meistens neu.

Gelenke

Jeder Knochen des Körpers ist durch ein Gelenk mit seinem Nachbarn verbunden. Das ist die Voraussetzung für Beweglichkeit.

Knorpel

Damit die Knochenenden reibungslos aufeinander gleiten können, haben sie eine Kuppe aus elastischem, druckfesten Knorpel. Dieser ist nicht durchblutet, aber dennoch ein lebendiges Gewebe. In seinem Innern liegen Knorpelzellen (*Chondrozyten*). Sie sondern das Baumaterial ab, das den Knorpel wachsen lässt und ihn elastisch hält. Was die Knorpelzellen dazu an Nährstoffen brauchen, bekommen sie zwar langsam, aber stetig von der Gelenkflüssigkeit. Wenn dieser Nährstofftransport zum Erliegen kommt, sterben die Knorpelzellen ab. Toter Knorpel wird langsam abgebaut. Dann reiben die ungeschützten Knochenenden schmerzhaft aufeinander.

Gelenkkapsel außen ...

Außen ist das Gelenk eine feste Kapsel aus Bindegewebe, die noch durch Bänder verstärkt wird. Diese Bänder gehen meist in Sehnen über. Sie verbinden das Gelenk mit den Muskeln.

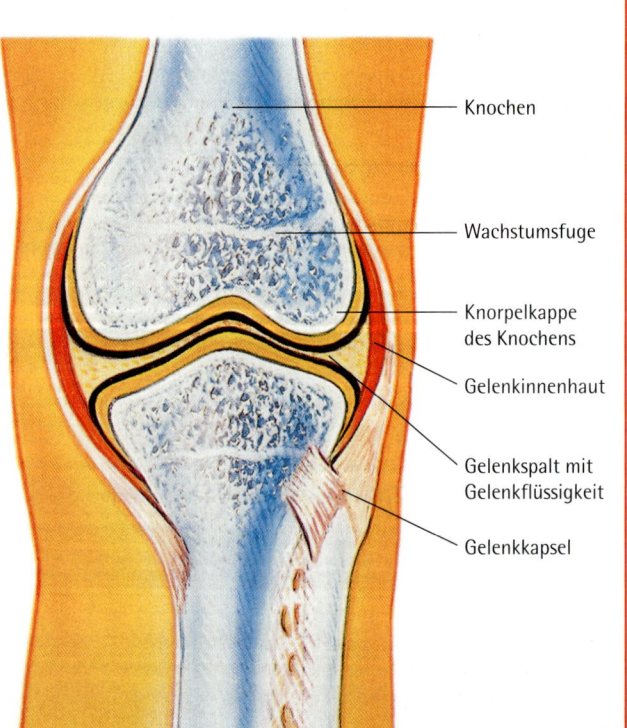

Knochen

Wachstumsfuge

Knorpelkappe des Knochens

Gelenkinnenhaut

Gelenkspalt mit Gelenkflüssigkeit

Gelenkkapsel

... und innen

Die Innenseite der Gelenkkapsel ist mit Schleimhaut ausgekleidet. Diese Gelenkinnenhaut (*Synovialis*) ist gut durchblutet und sondert die zähe Gelenkflüssigkeit (*Synovia*) ab. Sie ist Schmiermittel, Stoßdämpfer und Schutzfilm des Gelenks. Sie transportiert die Nährstoffe, die die Knorpelzellen benötigen. Das ist jedoch nur möglich, wenn das Gelenk bewegt wird. Alles, was sich im Blut verändert, teilt sich der Gelenkflüssigkeit mit. Was Sie essen und ob Sie stark belastet sind, beeinflusst über das Blut die Gelenkflüssigkeit. Wenn sich Menge und Zähigkeit der Gelenkflüssigkeit verändern, macht sich das durch Schmerzen bei der Bewegung des Gelenks bemerkbar.

Verstauchung (Umknicken, Distorsion)

Beschwerden

Je nach Stärke der Verletzung reichen die Beschwerden vom kurzen Schmerz, bei dem die Belastbarkeit des Gelenks nicht nennenswert gemindert ist, bis zum lang anhaltenden Schmerz und sichtbarer Schwellung. Bei ernsthafteren Verletzungen können Sie das Gelenk nicht mehr belasten.

Ursachen

Wird ein Gelenk übermäßig bewegt, kann das den Bandapparat so stark dehnen, dass die Bänder gezerrt werden oder sogar reißen (➡ Seite 678). Eine solche übermäßige Bewegung kann z. B. das Umknicken des Fußes sein.

Das Risiko steigt

- Wenn der Bandapparat durch häufige Verletzungen »ausgeleiert« ist.
- Beim Sport, vor allem bei den Laufsportarten.

Mögliche Folgen und Komplikationen

Durch die Verletzung tritt Blut ins Gewebe oder ins Gelenk aus. Ist das sehr häufig der Fall, kann sich das Gelenk arthrotisch verändern (➡ Arthrose, Seite 689).

Vorbeugung

- Nach mehrfachem Umknicken: Schützen Sie die belasteten Stellen mit einem elastischen Verband.
- Tragen Sie passende Schuhe mit weicher Sohle. Besonders wichtig beim Sport.
- Tragen Sie Schuhe mit flachen Absätzen.

Wann zur Ärztin oder zum Arzt?

Wenn das Gelenk anschwillt und Sie es nicht mehr wie gewohnt bewegen können.

Selbsthilfe

- Den verletzten Körperteil hoch lagern, ruhig stellen.
- Bis viermal täglich Kältebehandlung (➡ Seite 861).
- Nach 12 bis 24 Stunden können Sie mit Wärme dafür sorgen, dass der Bluterguss zurückgeht: Wärmebehandlung (➡ Seite 875), Rheumasalben (➡ Seite 687).

Behandlung

Kompressions- oder Stützverbände sollte nur jemand anlegen, der es gelernt hat. Falscher Zug und Druck können schaden. Wenn Ärztin oder Arzt bestätigt haben, dass Sie den verletzten Körperteil wieder belasten dürfen, sollten Sie damit nach Anweisung der Krankengymnastin langsam beginnen. Die Übungen sollen die Muskeln kräftigen, die dann das Gelenk aktiv stabilisieren und die Bänder bei ihrer passiven Haltearbeit unterstützen. Dem gleichen Zweck dient Unterwassergymnastik.

Verrenkung (Luxation)

Bei dieser Verletzung werden die Knochenenden, die das Gelenk bilden, ausgerenkt. Manchmal springen sie anschließend wieder in ihre alte Position zurück. Oft bleiben die Gelenkteile aber verrenkt. Dann müssen Ärztin oder Arzt sie einrenken.

Beschwerden

- Unerträglicher Schmerz im Moment der Verletzung.
- Sie können das Gelenk nicht mehr bewegen und haben heftige Schmerzen, wenn Sie es dennoch versuchen.
- Das Gelenk schwillt an.

Ursachen

Verletzung, bei der das Gelenk in eine Richtung bewegt wird, für die es nicht geeignet ist.

Das Risiko steigt

- Wenn der Bandapparat nach mehrfachen ähnlichen Verletzungen »ausgeleiert« ist.
- Wenn Ihre Muskeln relativ schwach sind.
- Beim Sport, besonders beim Laufen auf unebenem Untergrund.

Mögliche Folgen und Komplikationen

Bänder, die das Gelenk halten, und Sehnen, die mit ihm verbunden sind, können reißen. Die Knochen können Risse bekommen oder brechen.
Nach häufigen Blutergüssen ins Gelenk kann sich das Gelenk arthrotisch verändern (➡ Arthrose, Seite 689).
Mehrere solcher Verrenkungen machen das Gelenk instabil, Verrenkungen werden noch häufiger.

Vorbeugung

- Gelenk mit Bandage oder Verband stützen.
- Mit Training die schwachen Muskeln kräftigen.
- Vor dem Sport: ausreichend aufwärmen (➡ Seite 225).

Wann zur Ärztin oder zum Arzt?

Wenn Sie nach den oben beschriebenen Beschwerden annehmen können, dass Sie sich ein Gelenk verrenkt haben. Nur eine Röntgenaufnahme kann klären, ob darüber hinaus ein Knochen verletzt ist.

Selbsthilfe

Das verletzte Gelenk hoch lagern und ruhig stellen.

Behandlung

Ein ausgerenktes Gelenk muss so schnell wie möglich wieder eingerenkt werden. Manchmal ist die Muskelspannung so stark, dass das nur in Narkose möglich ist. Gerissene Bänder oder Sehnen müssen genäht werden. Nach einer Operation dauert es etwa ein halbes Jahr, bis das Gelenk vollkommen geheilt ist. Erst die anschließende heilgymnastische Behandlung sorgt dafür, dass Sie das Gelenk in der Folgezeit wieder schmerzfrei gebrauchen können.

Meniskusverletzung

Das Knie besteht aus drei Einzelgelenken. Bänder und Sehnen halten sie zusammen. Als »Puffer« zwischen den Knochenteilen hat jedes Knie zwei bewegliche, knorpelige, halbmondförmige Scheiben (Menisken).

Beschwerden

Heftige Schmerzen, wenn Sie das Knie strecken, darauf drücken und wenn Sie den gebeugten Unterschenkel drehen. Das Gelenk »schlackert«, dadurch werden die Betroffenen bei Belastung und Bewegung unsicher.

Ursachen

Bei Verletzungen kann der Band-Kapsel-Apparat des Kniegelenks gezerrt werden oder einreißen. Ein Meniskus kann zwischen Ober- und Unterschenkelknochen eingeklemmt oder sogar abgerissen werden. Knieverletzungen sind häufig kombinierte Verletzungen von Gelenkkapsel, Bändern und Menisken.

Das Risiko steigt

- Beim Sport, besonders beim Fußball oder Skifahren. Wenn der Körper sich bei fest stehendem Fuß und etwas gebeugtem Kniegelenk dreht, kann das Körpergewicht den Meniskus zwischen Oberschenkel- und Schienbeinknochen einquetschen.
- Wenn ständig in kniender, hockender Haltung gearbeitet wird (z. B. Reinigungspersonal, Gärtnerei).

Mögliche Folgen und Komplikationen

Knieverletzungen sind fast immer mit Blutungen ins Kniegelenk verbunden. Wird das nicht sachgerecht behandelt und auskuriert, kann das Knie seine Stabilität verlieren und sich arthrotisch verändern (➡ Seite 689). Nach einer Meniskusverletzung sind Sportarten, die häufig Unfallursache sind, für mindestens sechs Monate untersagt: (Tisch-)Tennis, Skilaufen, Fußballspielen.

Vorbeugung

Stützverband oder Bandage vor sportlichen Aktivitäten.

Wann zur Ärztin oder zum Arzt?

Wenn Sie annehmen, dass das Knie ernsthaft verletzt ist.

Selbsthilfe

Knie ruhig stellen. Sofort Kältebehandlung (➡ Seite 861).

Behandlung

Nur mit einer Arthroskopie (➡ Seite 832) lässt sich der Verdacht auf einen Meniskusschaden bestätigen. Dabei können zugleich abgescherte Knorpelteile abgetragen werden. Ein eingeklemmter oder gerissener Meniskus muss gegebenenfalls operiert werden. Das ist meist arthroskopisch möglich. Die Nachbehandlung nach einer Knieoperation kann sehr unterschiedlich sein. Mit den während der heilgymnastischen Behandlung gelernten Übungen sollten Sie noch möglichst lange Ihr Gelenk trainieren. Auch Unterwassergymnastik dient diesem Zweck.

Rheuma

»Das wird wohl Rheuma sein«, denken viele, wenn es beim Bewegen irgendwo wehtut. Gliederreißen, Muskelschmerzen, rote, geschwollene, schmerzhafte Gelenke, ein steifes Knie, Rückenschmerzen – all das sind Beschwerden der Krankheiten aus dem »rheumatischen Formenkreis«. »Rheuma« umfasst mehr als hundert verschiedene Krankheitsformen. Sie haben unterschiedliche Ursachen und müssen oft unterschiedlich behandelt werden. Gemeinsam ist ihnen, dass sie die Gelenke und/oder das Bindegewebe betreffen. Man unterscheidet folgende Rheumaarten:

- Entzündliches Rheuma: Rheumatoide Arthritis (➡ Seite 690), Bechterew-Krankheit (➡ Seite 695), rheumatisches Fieber (➡ Seite 694) und Lupus erythematodes (➡ Seite 696).
- Degeneratives Rheuma (➡ Arthrose, Seite 689).
- Weichteilrheumatismus: Muskeln, Bänder, Sehnen und Schleimbeutel sind schmerzhaft verändert (➡ Seite 699).
- Gicht (➡ Seite 698).

Die Suche nach dem richtigen Arzt

Mit Muskel- oder Gelenkschmerzen geht man zum Allgemeinarzt oder zur praktischen Ärztin, vielleicht zur Internistin oder zum Orthopäden. Bei »echtem« Rheuma ist wirklich kompetente Hilfe aber am ehesten von einem Facharzt für Rheumatologie zu erwarten. Doch Anfang 2000 praktizierten in Deutschland nur 513 Rheumatologen und gerade mal 200 von ihnen als niedergelassene Ärzte in einer Praxis. Der Rest arbeitet in Kliniken. In Österreich sind die Verhältnisse ähnlich. Da ist es kein Wunder, dass ein Großteil der Gelenkentzündungen mindestens ein halbes Jahr lang verkannt werden. Doch nur eine richtige Diagnose ermöglicht eine erfolgreiche Behandlung.

Wenn Sie Zweifel haben, ob Ihre Gelenkbeschwerden angemessen behandelt werden, sollten Sie selbst nach einem Facharzt für Rheumatologie suchen – wenn nötig, auch in einer Klinik.

Allgemeines zur Behandlung von rheumatischen Krankheiten

Für Rheuma gibt es kein Behandlungsschema. Ärztin oder Arzt müssen mit Ihnen gemeinsam herausfinden, wie Sie Ihre Schmerzen im Moment am besten lindern, aber auch, wie Sie Ihre Beweglichkeit erhalten können. Entscheidend ist dabei nicht nur Ihr körperlicher Zustand, sondern auch, wie wohl Sie sich mit Ihrem Behandlungskonzept fühlen. Nur wer zum Beispiel eine verordnete Heilgymnastik akzeptiert, wird sie auch durchhalten.

Ernährung

Durch Fasten bessern sich rheumatische Beschwerden, weil jene Stoffe, aus denen der Körper die Entzündungsstoffe bildet, nicht mehr zugeführt werden. Mit einer vegetarisch orientierten Kost mit hohem Rohkostanteil (➡ Seite 233) lassen sich die positiven Effekte erhalten. Verschlechterungen werden hingegen berichtet bei einer fleisch- und fettreichen Ernährung mit viel Zucker und Weißmehlprodukten und nach reichlichem Konsum von Alkohol, Kaffee, Tee und Nikotin.
Zur Gichtbehandlung (➡ Seite 699) gehört immer eine krankheitsentsprechende Ernährung.

Physikalische Therapie (➡ Seite 869)

Basis jeder Rheumabehandlung ist Bewegung. Sie erhält Sie beweglich und abhängig. Es ist besser, vorher mit Medikamenten die Schmerzen zu lindern, als auf Bewegung zu verzichten. Dennoch sollte die Schmerzgrenze nicht überschritten werden. Lassen Sie sich Ihr persönliches Krankengymnastikprogramm zusammenstellen, und führen Sie dieses regelmäßig durch.
Physikalische Therapie regt das Gewebe z. B. durch Wärme, Kälte, elektrische Ströme oder Massage (➡ Seite 863) an.
Um die Schmerzen zu lindern, eignen sich Wärme, Elektrotherapie und Ultraschall; zur Kräftigung der Muskeln dienen Krankengymnastik, Reizstrom- und Mittelfrequenzstromtherapie.

Ergotherapie

Hier lernen Sie Arbeitsweisen, die Ihnen den Alltag erleichtern, und Beschäftigungen, mit denen Sie erfahren, was Sie trotz Ihrer Krankheit noch alles können.

Behandlung mit Medikamenten

Eine Rheumabehandlung erfordert eine langfristige Planung. Vorrangig müssen die Schmerzen gelindert, langfristig die Entzündungen eingedämmt werden. Der Stellenwert eines Medikaments zeigt sich daran, ob sich mit ihm langfristig Gelenkzerstörungen vermeiden lassen, ohne dass die unerwünschten Wirkungen den Nutzen überwiegen.

Salben

Rheumasalben mit hautreizenden Wirkstoffen sind eine besondere Form der Wärmebehandlung. Sie ist angebracht, wenn die Gelenke chronisch verändert, aber nicht akut entzündet sind. Zu Salben mit Rheumamedikamenten ➡ Seite 687.

Nichtsteroidale Antirheumatika (NSAR)

Dazu gehören Arzneistoffe, die gleichzeitig Schmerzen lindern, Entzündungen hemmen und die Schwellungen verringern.
Ihre Anwendung ist sinnvoll, wenn
● Sie starke Schmerzen haben und die physikalische Behandlung allein nicht ausreicht.
● Sie ohne diese Hilfe die notwendige Bewegung nicht machen können.
● bei einer rheumatoiden Arthritis die Basismedikamente (➡ Seite 693) noch nicht voll wirken.
Nichtsteroidale Antirheumatika wirken nicht bei allen Menschen gleich. Möglicherweise müssen Sie unter ärztlicher Anleitung verschiedene ausprobieren, bis Sie das für Sie am besten geeignete Mittel gefunden haben.
Allgemein gilt für die Behandlung mit nichtsteroidalen Antirheumatika:
● Nur erprobte Substanzen verwenden, deren Nebenwirkungen seit langem bekannt sind.
● Substanzen wählen, die nur kurze Zeit wirken, z. B. Ibuprofen oder Diclofenac, oder mittellang, z. B. Indometacin oder Naproxen. Bei lang wirkenden Substanzen (z. B. Piroxicam) ist die Gefahr unerwünschter Wirkungen sehr groß. Das gilt besonders für Menschen ab etwa 60 Jahre.
● So kurz wie möglich behandeln.
● Verschiedene nichtsteroidale Antirheumatika nicht miteinander kombinieren. Gemeinsam wirken sie nicht stärker, aber die Gefahr von Nebenwirkungen nimmt zu.
● Keine Kombinationspräparate verwenden.

Rheumasalben mit hautreizenden Wirkstoffen	
Dolobene Gel (D/Ö)	Phardol Rheuma Balsam (D)
Enelbin (D)	Phlogont Thermalsalbe (D)
Finalgon (D/Ö)	Reparil Gel (D/Ö)
Hot Thermo (D)	Rheuma-Salbe Lichtenst. (D)
Kytta Balsam f (D)	Thermo Rheumon (D/Ö)
Lindofluid N (D)	Traumeel Salbe (D/Ö)
Mobilat (D/Ö)	Zuk Thermocreme (D)
Ostochont (D)	

Tabletten, Zäpfchen, Spritzen, Salben

Nichtsteroidale Antirheumatika werden im Allgemeinen geschluckt. Wer dabei Magenbeschwerden verspürt, kann versuchen, ob er Zäpfchen besser verträgt. Sicher ist das allerdings nicht, da der Wirkstoff vom Darm aus ins Blut übergeht und so überall wirkt. Nichtsteroidale Antirheumatika sollten nicht gespritzt werden. Sie wirken nicht schneller als geschluckt, haben aber gravierende Nebenwirkungen. Nichtsteroidale Antirheumatika gibt es auch zur äußerlichen Anwendung. Wirkungen und Nebenwirkungen sind gering, entsprechend der Menge an Substanz, die von der Haut ins Blut übergeht. Die Haut selbst allerdings reagiert auf diese Einreibemittel häufig mit Allergien.

Kortison, ➡ Seite 842; Basismedikamente, ➡ Seite 693.

Nichtsteroidale Antirheumatika (Monopräparate)

Ibuprofen

Anco (D)	Ibu ... (D/Ö)
Dolgit (D/Ö)	Imbun (D/Ö)

Diclofenac

Allvoran (D)	Monoflam (D)
Diclac (D/Ö)	Rewodina (D)
Diclo ... (D/Ö)	Voltaren (D/Ö)

Indometacin

Amuno (D)	Indo ... (D/Ö)

Piroxicam

Fasax (D)	Flexase (D)
Felden (D/Ö)	Piro ... (D/Ö)

Wichtigste Nebenwirkungen: Bis zu 40 Prozent derjenigen, die nichtsteroidale Antirheumatika einnehmen, klagen über Nebenwirkungen, die vorübergehend sein können, aber auch bleibende Schäden anrichten können: Magen- und Darmschäden von Übelkeit bis zu Geschwüren, Nierenschäden von Entzündungen bis zu Nierenversagen, Hautausschlag bis zu Hautveränderungen wie nach Verbrennungen, Leberschäden, Nervenschäden von eingeschränktem Reaktionsvermögen bis zu Krampfanfällen.

Äußerlich anzuwenden

Arthrex (D)	Lumbinon (D)
Diclac (D)	Phlogont (D)
Diclo-... (D/Ö)	Rheumon (D/Ö)
Dolgit (D/Ö)	Traumon (D/Ö)
Effekton (D)	Voltaren (D/Ö)

Spritzen ins Gelenk (intraartikuläre Injektionen)

Bei einer intraartikulären Injektion wird Kortison direkt ins Gelenk hineingespritzt. Bei einer rheumatoiden Arthritis kann das angebracht sein, wenn ein Gelenk unerträglich schmerzt, sonst die allgemeine Behandlung aber ausreicht. Eine solche Injektion birgt immer das Risiko, das Gelenk zu infizieren. Diese Infektion kann die Knochen angreifen, das Gelenk kann dann versteifen. Wenn die Infektion vom Gelenk aus den ganzen Körper erfasst, kann sogar Lebensgefahr bestehen. Um die Infektionsgefahr so gering wie möglich zu halten, sollte die Injektion wie eine Operation durchgeführt werden. Anschließend muss der Arzt mindestens fünf Tage lang das Gelenk täglich anschauen. Nur so kann er Entzündungszeichen frühzeitig feststellen.

Operationen

Bei Rheuma sind zwei Arten von Operationen wichtig: die Entfernung der Gelenkinnenhaut (*Synovektomie*) und der Austausch von Gelenken.

Entfernung der Gelenkinnenhaut

Die Synovektomie ist vor allem im Frühstadium sinnvoll. Die Gelenkinnenhaut wird entfernt, damit die Entzündung das Gelenk nicht weiter zerstört. Die Operation wird bei örtlicher Betäubung während einer Gelenksspiegelung (➡ Arthroskopie, Seite 832) durchgeführt. Etwa jedes fünfte Gelenk muss innerhalb von zehn Jahren erneut operiert werden.

Künstliche Gelenke

Kein Material ist so belastbar wie natürlicher Knorpel und Knochen. Darum sollten Sie das Für und Wider eines Gelenkaustauschs sorgfältig abwägen. Bedenken Sie vor der Operation:

● Das Kunstgelenk ist nur begrenzt (beim Hüftgelenk etwa zehn bis fünfzehn Jahre) haltbar. Durch die Bewegung wird ständig Material abgerieben, so dass sich die Prothese zu lockern beginnt.

● Es ist nur begrenzt belastbar.

● Wenn die Operation misslingt oder sich das Gelenk später lockert, kann es nicht immer ersetzt werden.

● Die Operation ist mit einem relativ großen Infektionsrisiko verbunden (1 bis 4 Prozent).

Künstliches Hüftgelenk

Kopf und Pfanne des Hüftgelenks werden gegen Elemente aus Edelmetall, Kunststoff oder Keramik ausgetauscht. Seit die Krankenhäuser nach »Fallpauschalen« abrechnen müssen, bestimmt auch der Preis die Auswahl mit. Die Ersatzteile werden entweder »zementiert« oder »unzementiert« verankert. Bei der zementierten Prothese verbindet ein Kunststoffgemisch Prothese und Knochen miteinander. Das hat folgende Vorteile:

● Die Prothese sitzt sofort fest und ist bald nach der Operation belastbar.

● Mit dieser Prothese hat man fast 30 Jahre Erfahrung.

Nachteil: Zementierte Prothesen halten nur zehn bis zwanzig Jahre.

Zementierte Prothesen sind angebracht, wenn

● Sie älter sind als 60 Jahre.

● Sie schnell wieder auf den Beinen sein müssen.

● Anzeichen einer Osteoporose vorliegen.

● Sie nicht mehr berufstätig sein müssen.

Erfolg: Nach zehn Jahren war bei 90 Prozent die zementierte Prothese noch voll funktionstüchtig.

Unzementierte Prothesen haben eine strukturierte Oberfläche, die die Knochen reizt, mit ihnen zu verwachsen.

Sie sind angebracht, wenn Sie
- jünger sind als etwa 60 Jahre.
- gesunde Knochen haben.
- zusichern können, dass Sie das Gelenk weder durch Arbeit noch durch Sport überlasten werden.

Erfolg: Die Hoffnung, dass diese Prothesen länger halten als die zementierten, hat sich nicht erfüllt. Unzementierte Prothesen brechen deutlich häufiger als die anderen.

Verhalten nach der Operation
- Krankengymnastik ist ganz wichtig, um wieder auf die Beine zu kommen. Trainieren Sie Ihre Muskulatur mit den Übungen, die Sie gelernt haben.
- Geeignete Sportarten: Rückenschwimmen, Radfahren, Gehen.
- Ungeeignet sind Sportarten mit ruckartigen Bewegungen (Tennis, Squash, Abfahrtslauf, Sprungsportarten).
- Verzichten Sie mindestens zwei Monate aufs Autofahren. Wurde das rechte Hüftgelenk ersetzt, sollten Sie ein halbes Jahr pausieren. Vorher haben Sie noch nicht genügend Kraft zum Bremsen.

Künstliches Kniegelenk
Knieprothesen sind wesentlich komplizierter herzustellen und einzusetzen als Hüftprothesen. Die Haltbarkeit der Prothesen wird sehr unterschiedlich beurteilt.

Künstliche Gelenke an Schulter, Arm, Hand und Fuß
Sie sind schwierig einzusetzen, die Erfahrungen damit sind gering. Es ist sehr ungewiss, ob Sie nach einer solchen Operation beweglicher sind.

Arthrose

Arthrose ist die typische Abnutzungs- oder Verschleißerscheinung, wenn für lange Zeit die Belastung der Gelenke größer war als ihre Belastbarkeit.

Beschwerden
- Gelenkschmerzen, die bei Bewegung langsam nachlassen, aber nach längerer Belastung wieder auftreten.
- Geschwollene Gelenke.
- Knötchen an den Mittel- oder Endgelenken der Finger.
- Schmerzen beim Drücken aufs Gelenk.
- Sie werden unbeweglicher.

Ursachen
»Verschleiß« als Ursache erscheint einleuchtend. Wer sein Leben lang schwer gearbeitet hat, darf »abgenutzte« Gelenke haben. Und doch plagt nicht alle Schwerarbeiter im

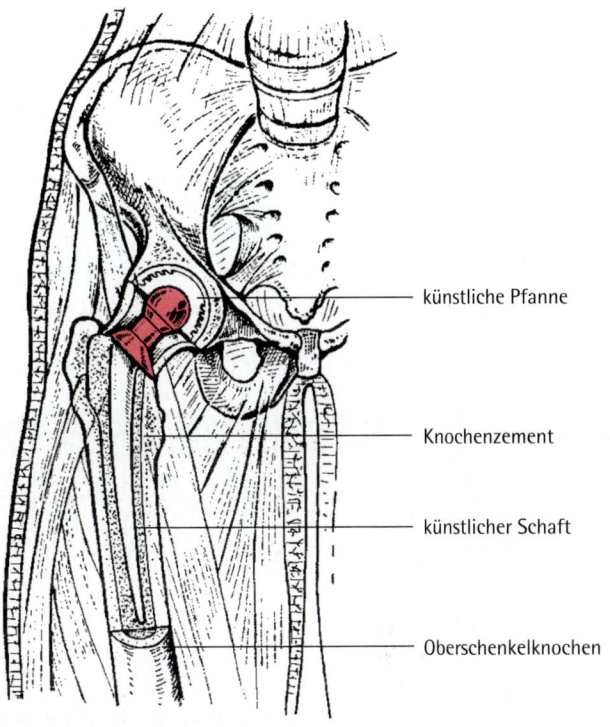

künstliche Pfanne

Knochenzement

künstlicher Schaft

Oberschenkelknochen

Künstliches Hüftgelenk

Ruhestand »das Rheuma«. Sicher fördert die Angst vor einer möglichen Unselbstständigkeit die Entwicklung der Krankheit. Auch ständige Traurigkeit, Mut- und Hoffnungslosigkeit verschlimmern die Gelenkbeschwerden (➡ Im Gleichgewicht sein, Seite 216). Folgende Bedingungen beschleunigen den Gelenkverschleiß:
- Fehlstellungen im Skelett: X- oder O-Beine, Hüftluxationen (➡ Hüftfehlbildung, Seite 688).
- Unbehandelte Meniskusverletzungen.
- Schlecht verheilte Knochenbrüche.
- Leistungssport.
- Deutliches Übergewicht für lange Zeit.

Erkrankungsrisiko

Ab dem 50. Lebensjahr hat die Hälfte der Menschen arthrotisch veränderte Gelenke. Doch in bestimmten Berufen steigt das Erkrankungsrisiko deutlich an, so zum Beispiel das der Kniegelenkarthrose bei Dachdeckern, Bergleuten (46 Prozent) und Büroangestellten (24 Prozent). Bei Fliesenlegern und Steinmetzen ist sie sogar als Berufskrankheit anerkannt. Das Gleiche gilt für die Arthrose des Ellenbogengelenks bei Bauarbeitern, die ständig einen Presslufthammer bedienen. Eine entsprechende Anerkennung fehlt jedoch immer noch für die Arthrosen von Putz- und Hausfrauen. Hüftarthrose haben 43 Prozent der Bergleute, 28 Prozent derjenigen, die Lasten tragen müssen, aber nur sechs Prozent der Büroangestellten.

Mögliche Folgen und Komplikationen

Bei ständiger Überbelastung wird der Knorpel schlecht ernährt. Er wird rau und fasert auf. Abriebteilchen reizen die Gelenkinnenhaut. Sie entzündet sich. Das Gelenk wird nicht mehr ausreichend geschmiert. Entzündungszellen sondern Stoffe ab, die den Knorpel auflösen.
Wegen der Schmerzen bewegen sich die Betroffenen nicht mehr ausreichend, die Muskulatur verkümmert, und der Knorpel wird noch schlechter ernährt.
Bei Kniegelenkarthrose verformen sich die Beine leicht x- oder o-förmig. Schwere Deformierungen wie bei der rheumatoiden Arthritis braucht man bei Arthrose allerdings nicht zu befürchten.

Vorbeugung

Regelmäßige Bewegung, die alle Gelenke gleichmäßig belastet, z.B. Schwimmen, Radfahren, Langlauf (➡ Bewegung und Sport, Seite 222). Auch zehn Gymnastikminuten täglich halten beweglich (➡ Stretching, Seite 225).

Wann zur Ärztin oder zum Arzt?

Wenn die Beschwerden Sie ernsthaft beeinträchtigen.

Selbsthilfe

- Geben Sie sich morgens Zeit für Ihre »Anlaufphase«.
- Sorgen Sie im Tagesverlauf für Pausen.
- Vermeiden Sie lang anhaltende einseitige Körperhaltungen und Bewegungen.
- Übergewicht abbauen (➡ Gewicht, Seite 238).
- Geeignete Sportarten: Schwimmen, Radfahren.
- Schuhe mit weichen Sohlen schonen die Beingelenke.
- Bei Hüftgelenkarthrose: Benutzen Sie auf der gesunden Seite einen Handstock.

Behandlung

Regelmäßige, angemessene Bewegung kann das Fortschreiten der Arthrose verlangsamen. Nur so bekommt der Knorpel die notwendigen Nährstoffe.

Physikalische Therapie
Geeignet sind Wärme (➡ Seite 875), Hochfrequenzstrom (➡ Seite 858), Infrarotlicht (➡ Seite 860), Ultraschall (➡ Seite 874), Packungen (➡ Seite 875), Massage (➡ Seite 863), Heilgymnastik (➡ Seite 856).

Behandlung mit Medikamenten
Salben (➡ Rheumasalben, Seite 687) können die Schmerzen lindern. Nichtsteroidale Antirheumatika (➡ Seite 688) halten die Schmerzen erträglich, besonders vor den Übungen. Kortison (➡ Seite 842) ist bei Arthrosen praktisch nie notwendig.

Operationen (➡ Rheuma-Operationen, Seite 688)
Operationen, die Fehlstellungen korrigieren, können Gelenke oftmals noch lange funktionsfähig erhalten.
Ständig schmerzende und die Beweglichkeit beeinträchtigende Hüftgelenke können auch bei älteren Menschen durch ein Kunstgelenk ersetzt werden.

Rheumatoide Arthritis
(Rheumatoide Arthritis, cP)

Es sind mehrere Gelenke entzündet, die sich mit der Zeit verformen und schließlich unbeweglich werden. Von einer rheumatoiden Arthritis spricht man, wenn mindestens vier der nachfolgend genannten Symptome auftreten:

Beschwerden

- Schmerzende, geschwollene Grund- und Mittelgelenke (nicht jedoch Endgelenke) an den Fingern, Handgelenken, Ellenbogen, Knie-, Sprung- oder Mittelfußgelenken.
- Immer sind die einander entsprechenden Gelenke der linken und rechten Körperhälfte gleichzeitig betroffen.
- Morgens sind die betroffenen Gelenke für mehr als eine Stunde steif und unbeweglich.
- Tastbare Knoten um die Gelenke herum (Rheumaknoten).
- Im Röntgenbild sind die für entzündliches Rheuma typischen Gelenkveränderungen zu erkennen.
- Bei der Blutuntersuchung werden Rheumafaktoren nachgewiesen.

Besonderes Kennzeichen einer Arthritis bei Kindern:
- Regenbogenhautentzündung (➡ Seite 458).

Ursachen

Warum jemand an rheumatoider Arthritis erkrankt, ist bisher nicht geklärt. Es handelt sich um eine Erkrankung des Immunsystems. Dieses wird wahrscheinlich durch einen Reiz zu einer Reaktion veranlasst, die dann der internen Steuerung entgleitet.
Dass Psyche und Immunsystem zusammenhängen, erfahren Rheumakranke immer wieder, wenn ihr Körper auf seelische Tiefs mit einem Krankheitsschub reagiert (➡ Im Gleichgewicht sein, Seite 216).

Ein diagnostisches Hilfsmittel bei rheumatoider Arthritis sind die Rheumafaktoren. Es sind Antikörper gegen körpereigenes Eiweiß. Nachgewiesene Rheumafaktoren sind aber weder ein sicheres Zeichen für eine RA, noch sagt ihr Fehlen sicher, dass die oder der Untersuchte gesund ist. Bei einer rheumatoiden Arthritis sondert die entzündete Gelenkinnenhaut zu viel und veränderte Gelenkflüssigkeit ab. Dadurch schwillt das Gewebe um das Gelenk herum an und schmerzt. Die Gelenkinnenhaut wuchert und stört das reibungslose Funktionieren. Der Knorpel nimmt Schaden. Fehlt der schützende Knorpel, nimmt der darunter liegende Knochen Schaden. Das Gelenk verformt und verbiegt sich und versteift am Schluss. Auch die das Gelenk umgebenden Bänder und Sehnen werden in Mitleidenschaft gezogen. Weil jede Bewegung schmerzt, werden die Gelenke geschont, sodass schließlich auch die Muskeln verkümmern.

Erkrankungsrisiko

Ob und wann jemand eine rheumatoide Arthritis entwickelt, lässt sich nicht vorhersagen. Aus unbekanntem Grund sind Frauen wenigstens zweimal so häufig betroffen wie Männer. Jährlich erkranken in Deutschland etwa 500 Kinder an rheumatoider Arthritis. Mit zunehmendem Lebensalter wird die Krankheit häufiger.

Mögliche Folgen und Komplikationen

Der Krankheitsverlauf ist nicht vorhersehbar. Manche Menschen bleiben zwischen den Krankheitsschüben monate- und jahrelang beschwerdefrei. Bei so genannten »bösartigen« Formen können die Gelenke jedoch bereits nach einem bis zwei Jahren schwer zerstört sein. Bei manchen Krankheitsformen können auch Herz, Lunge und Auge Entzündungszeichen aufweisen.
Etwa drei Viertel der erkrankten Kinder haben eine Monarthritis, bei der nur ein Gelenk betroffen ist. Sie werden wieder gesund und sind in ihren Bewegungen nicht nennenswert beeinträchtigt.

Das Leben mit Rheuma

Die Diagnose »entzündliches Rheuma« belastet Betroffene und die Menschen, die mit ihnen leben, sehr. Es bedeutet oft ein Leben in Abhängigkeit von Ärzten, Medikamenten, Bewegungstherapien und Hilfsmitteln; es droht auch das Schreckensbild der Invalidität. Diese Belastung ist so groß, dass sich seelische Ursachen und seelische Folgen der Erkrankung oft nicht mehr auseinander halten lassen. Doch das Leben wird leichter, wenn Sie mit Ihrem Körper leben anstatt gegen ihn. Versuchen Sie, ein anderes Verhältnis zu ihm zu bekommen. Achten Sie auf

> **Auskunft über Selbsthilfegruppen**
> *Deutsche Rheumaliga Bundesverband e.V.*
> *Maximilianstr. 14, 53111 Bonn*
> *Tel.: 02 28/7 66 06-0, Fax: 7 66 06-20*
> *Internet: http://www.rheuma-liga.de*
>
> *Österreichische Rheumaliga*
> *Postfach 1, 1023 Wien*
> *Tel.: 01/2 03 62 02 (Mo 9–11 Uhr, Mi 14–17 Uhr,*
> *Do 15–18 Uhr)*
> *Internet: http://www.rheumaliga.at*

die Sprache und die Signale Ihres Körpers, und gönnen Sie ihm, was ihm gut tut.
Scheuen Sie sich nicht, sich bei der Bewältigung Ihres Lebens helfen zu lassen. Vielen Rheumakranken hat eine fachkundige Begleitung geholfen, das Leben wieder lebenswert zu finden.
Der Austausch mit ebenso belasteten Menschen in einer Selbsthilfegruppe kann sehr hilfreich sein (➡ Beratung und Psychotherapie, Seite 892).

Im Alltag

- Planen Sie Ihren Tagesablauf so, dass Sie sich in den schmerzreichen Phasen Zeit geben können.
- Sorgen Sie immer wieder für Pausen, in denen sich Ihre Gelenke erholen können.
- Vermeiden Sie lang anhaltende einseitige Körperhaltungen und Bewegungen.
- Eine gesunde Vollwerternährung (➡ Seite 233) stärkt Ihre Abwehrkräfte.
- Achten Sie auf Ihr Gewicht: Jedes Kilo, das Sie mehr wiegen, müssen Ihre Gelenke tragen.

Die Arbeit

Arbeit zu haben bedeutet Unabhängigkeit und die Anerkennung, etwas leisten zu können. Rheumakranke können einiges dazu tun, damit sie auch weiterhin dazugehören. Besprechen Sie mit Ärztin oder Arzt, welche Zukunftsaussichten Sie mit Ihrer Krankheit haben. Wenden Sie sich an die Rheumaliga, um zu erfahren, wie Sie sich am günstigsten verhalten:

- Besprechen Sie zunächst mit einer Ergotherapeutin, dann mit dem Chef oder einem Angehörigen des Betriebsrates, wie Sie Ihren Arbeitsplatz umgestalten können.
- Welche anderen Arbeitsmöglichkeiten gibt es innerhalb des Betriebes, in dem Sie jetzt arbeiten?
- Welche Umschulungsmöglichkeiten gibt es?
- Sollen Sie sich um die Anerkenntnis als Schwerbehinderte/r bemühen?

Ärztin oder Arzt müssen Sie über Rehabilitationsmaßnahmen zu Lasten der Krankenkasse beraten. Wenn Sie einverstanden sind, dass sie der Krankenkasse Ihre Behinderung mitteilen, können sie auch beantragen, dass Sie in einem Berufsförderungswerk herausfinden, welcher Beruf für Sie geeignet sein könnte. Rheuma ist eine teure Krankheit. Bei weitem nicht alle Hilfsmittel und Hilfsdienste, um die Behinderungen auszugleichen, bezahlen die Krankenkassen. Rheumakranke Kinder brauchen Nachhilfeunterricht, bei Kuren muss der begleitende Elternteil seinen Aufenthalt finanzieren. Bei der Rheumaliga erfahren Sie, welches Amt für welchen Antrag zuständig ist, welches Recht Sie gegenüber Arbeitgeber und Krankenkassen haben, welche finanziellen Hilfen Ihnen von Staat und Krankenkasse zustehen und wie Sie sie bekommen.

Richtig liegen

In dem Drittel des Lebens, das man im Bett verbringt, können Rheumakranke viel von dem wieder zunichte machen, was sie tagsüber mühsam aufgebaut haben. Entsprechende Maßnahmen beugen vor:

- Feste Matratze auf Lattenrost.
- Kleines Kissen oder Nackenrolle.
- So flach wie möglich liegen.
- Bei längerer Bettlägerigkeit keine Rolle unter die Kniekehlen legen: Hüfte oder Knie könnten in der gebeugten Stellung versteifen.

Die Liebe

Zärtlichkeit und Liebe mit verformten Gelenken und einem schmerzenden Körper zu geben und zu nehmen, fällt schwer. Die Angst, nicht mehr begehrenswert zu sein, und die Last, nicht ungehindert alles tun zu können, sind Feinde der Lust. Und doch sollten Sie alles tun, um dieses wichtige Stück Freude am Leben nicht zu verlieren.

- Lieben kann man sich nicht nur bei Nacht. Versuchen Sie, sich mit Ihrem Partner oder Ihrer Partnerin so zu arrangieren, dass Sie die schmerzarme Tageszeit (meistens mittags) dafür freihaben.
- Entspannen Sie sich vorher im warmen Badewasser oder duschen Sie gemeinsam heiß.
- Sprechen Sie mit Ärztin oder Arzt ab, welches Schmerzmittel Sie vorher einnehmen können.
- Für die Liebe gibt es so viele Stellungen, wie die Fantasie reicht. Finden Sie gemeinsam heraus, wie Ihnen das Genießen am leichtesten fällt.
- Wagen Sie Ungewohntes: Auch Hände, Mund und Haut können Liebe geben.

Vorbeugung

Ist nicht möglich.

Wann zur Ärztin oder zum Arzt?

Treten mehrere Krankheitszeichen gemeinsam auf, sollten Sie zu einem Facharzt gehen, der die Zusatzbezeichnung »Rheumatologie« trägt (➡ Die Suche nach dem richtigen Arzt, Seite 686). Allgemeinmediziner haben meist zu wenig Erfahrung mit der Behandlung einer rheumatoiden Arthritis.

Rheumakranke Kinder müssen alle sechs bis acht Wochen zur augenärztlichen Kontrolle. Nur eine eingehende Untersuchung klärt, ob das Kind zu jenen 20 Prozent gehört, die zusätzlich zur Arthritis eine Regenbogenhautentzündung entwickeln.

Selbsthilfe

Stellen Sie Ihre Ernährung auf Vollwertkost um (➡ Seite 233).

Für Kinder:

- Erwirken Sie – wenn nötig, mit ärztlichem Attest –, dass Ihr Kind seine Bücher in der Schule lassen kann. Das erspart das Tragen der schweren Schultasche.
- Sorgen Sie dafür, dass Ihr schreibbehindertes Kind Arbeitserleichterungen und/oder Zeitverlängerungen bekommt.
- Besprechen Sie in der Selbsthilfegruppe das Problem des Nachhilfeunterrichts. Vielleicht können sich mehrere Eltern zusammentun und die Kosten teilen.

Gelenkentzündung

Knochen

Knorpel

Gelenkinnenhaut

Gelenkkapsel

Die entzündete Gelenkinnenhaut nimmt den freien Raum ein. Der schützende Gelenkknorpel wird aufgelöst.

- Wie Sie sich verhalten müssen, um Ihr Kind ins Krankenhaus begleiten zu können: ➡ Kinder im Krankenhaus, Seite 809.

Behandlung mit Ernährung

Nach einer Zeit des Fastens (➡ Seite 242) verspüren viele Kranke eine deutliche Besserung. Meistens müssen sie vorher jedoch eine Phase der Verschlechterung durchstehen. Wie schnell sich die alten Krankheitszeichen hinterher wieder bemerkbar machen, ist verschieden. Bevor Sie mit einer Fastenkur beginnen, müssen Sie mit Ärztin oder Arzt absprechen, ob und wie Sie Ihre Medikamentendosierung ändern müssen.

Von einer laktovegetabilen Vollwertkost profitieren viele Rheumakranke über lange Zeit.

Auf Getreide- und Milchprodukte reagieren viele Rheumakranke mit einem Krankheitsschub. Ob Sie dazugehören, lässt sich testen, indem Sie diese Produkte für einige Zeit konsequent vom Speiseplan streichen.

Eine ausreichende Versorgung mit Vitamin E und Fettsäuren aus Fischölen kann die Beschwerden von Rheumakranken bessern und hilft, die Medikamentendosis zu verringern. Da die notwendigen hohen Dosen dieser Wirkstoffe aber mit der Ernährung kaum aufgenommen werden können, kann die Anwendung von Fertigpräparaten sinnvoll sein.

Behandlung mit Physikalischer Therapie

- Kälte, wenn die Gelenke akut entzündet sind (➡ Kältebehandlung, Seite 861).
- Wärme außerhalb der Zeiten mit akuten Entzündungsschüben (➡ Wärmebehandlung, Seite 875), Bäder (➡ Seite 875), Moor- und Fangopackungen (➡ Seite 875).
- Heilgymnastik (➡ Seite 856).
- Elektrotherapie (➡ Seite 854).
- Ergotherapie, um das Leben zu Hause und im Beruf besser bewältigen zu können.

Behandlung mit Basismedikamenten

Wenn innerhalb von drei Monaten kein nichtsteroidales Antirheumatikum gefunden wird, das alle Symptome beseitigt, obwohl es so hoch wie möglich dosiert wurde, werden so genannte Basismedikamente (➡ Seite 693) eingesetzt. Diese verringern die Entzündung langsam, aber nachhaltig. Weil sie aber erhebliche unerwünschte Wirkungen mit sich bringen, muss die Behandlung meist nach einigen Monaten, spätestens Jahren, abgebrochen werden.

Eine rheumatoide Arthritis sollte frühzeitig mit geeigneten Basismedikamenten behandelt werden – trotz der möglichen ausgeprägten Nebenwirkungen. Als Basismedikamente werden verschiedene Wirkstoffe bezeichnet, die zu unterschiedlichen Gruppen gehören und von denen kaum bekannt ist, wie sie die Krankheit beeinflussen. Dennoch ist sicher: Sie verlangsamen die in den ersten zwei Jahren besonders schnell fortschreitende Gelenkzerstörung und verringern die rheumatisch bedingten Schäden an inneren Organen. Je nach Mittel ist die volle Wirkung nach vier bis acht Wochen (bei Methotrexat und Salazopyrin) bis einem halben Jahr (bei Gold und Chloroquin) erreicht. Regelmäßige und sorgfältige Kontrolluntersuchungen sind unerlässlich.

Für Kinder ist eine frühzeitige Behandlung mit Basismedikamenten besonders wichtig, weil sie die Gelenkstörungen am ehesten stoppen können.

Nebenwirkungen: Alle Basismedikamente haben ausgeprägte Nebenwirkungen. Lassen Sie sich von Ärztin oder Arzt Ihr persönliches Risiko erklären.

Behandlung mit nichtsteroidalen Antirheumatika

Sie sind sinnvoll, um Schmerzen kurzfristig zu lindern, bei einem akuten Entzündungsschub und wenn oder solange die Basismedikamente Schmerzen und Entzündungen nicht ausreichend eindämmen (Präparate ➡ Seite 688).

Behandlung mit Kortison

Es kann Rheuma lindern, aber nicht heilen. Wenn andere Maßnahmen die Entzündung nicht ausreichend eindämmen, ist es sehr hilfreich. Zur Behandlung mit Kortison und Präparate ➡ Seite 843.

Operationen (➡ Rheuma, Seite 688)

Eine Synovektomie sollte frühzeitig durchgeführt werden. Sind die Entzündungsherde entfernt, verlangsamt sich die Gelenkzerstörung. Meist bessern sich die Beschwerden, auch wenn die Entzündung nach längerer Zeit wieder aufflammt. Gelenke können durch Kunstgelenke ersetzt werden.

Basismedikamente bei rheumatoider Arthritis
Azathioprin: *Azathioprin (D/Ö), Imurek (D/Ö)*
Auranofin *(Goldsalz)*: *Ridaura (D/Ö)*
Aurothiomalat *(Goldsalz)*: *Tauredon (D/Ö)*
Chloroquin: *Resochin (D/Ö)*
Hydroxychloroquin: *Quensyl (D)*
Methotrexat: *Lantarel (D), Methotrexat (D/Ö), MTX (D)*
Penicillamin: *Artamin (Ö), Metalcaptase (D)*
Sulfasalazin: *Azulfidine RA (D), Salazopyrin (Ö)*

Psoriasis-Arthritis

Beschwerden

Schuppenflechte (Psoriasis, ➡ Seite 499) und Gelenkentzündungen treten gemeinsam auf.

- Am häufigsten sind alle Gelenke eines Fingers oder einer Zehe entzündet.
- Oder es sind die gleichen Gelenke an mehreren Fingern entzündet.
- Sprung- und Kniegelenke können betroffen sein.
- Die Hautveränderungen können fehlen. Bei Kindern entwickeln sich die Gelenkveränderungen häufig vor den Hauterscheinungen.
- Getüpfelte Fingernägel können in Kombination mit den anderen Beschwerden ein Hinweis auf diese Krankheit sein.

Ursachen

Sie sind nicht bekannt.

Erkrankungsrisiko

Etwa ein Fünftel der Menschen mit Schuppenflechte entwickelt auch Gelenkbeschwerden.

Mögliche Folgen und Komplikationen

Im Vergleich zur rheumatoiden Arthritis verläuft die Psoriasis-Arthritis leichter. ➡ auch Rheumatoide Arthritis: Das Leben mit Rheuma, Seite 691.

Vorbeugung

Ist nicht möglich.

Wann zur Ärztin oder zum Arzt?

Bei den oben genannten Beschwerden.

Selbsthilfe

Wie bei rheumatoider Arthritis, ➡ Seite 692.

Behandlung

Die Gelenkschmerzen sollten mit Schmerzmitteln (➡ Seite 837) gelindert werden.
Die Krankheit selbst wird mit Basismedikamenten (➡ Rheumatoide Arthritis, Seite 693) behandelt.
Nichtsteroidale Antirheumatika können die Hauterscheinungen verschlimmern.

Gelenkentzündungen nach Infektionen
(Reaktive Arthritiden, Rheumatisches Fieber)

Beschwerden

Rote, geschwollene, schmerzende Gelenke, meist am Knie- und Sprunggelenk.
Möglicherweise werden diese Beschwerden begleitet von Fieber, Halsentzündung, Scharlach, Sehnenscheidenentzündung, Bindehaut- oder Regenbogenhautentzündung, Nierenentzündung.

Ursachen

Diese Gelenkentzündungen sind die späte Folge einer Infektion mit:

- Campylobacter, Salmonellen, Shigellen und Yersinien als Erreger verschiedener Magen- und Darmerkrankungen.
- Chlamydien als Erreger von Blasenentzündungen oder Entzündungen im Genitalbereich.
- Bakterien, die durch Zeckenbiss übertragen wurden und eine Lyme-Borreliose hervorgerufen haben.

Erkrankungsrisiko

Das Erkrankungsrisiko steigt bei Menschen, die HLA-B27-positiv sind (➡ Bechterew-Krankheit, Seite 695).
Das rheumatische Fieber nach Streptokokkeninfektionen ist extrem selten geworden, seit Halsentzündungen mit Antibiotika behandelt werden.

Mögliche Folgen und Komplikationen

Es kann lange dauern, bis die Gelenkentzündungen wieder vergehen.

Vorbeugung

Die Grundkrankheiten müssen mit Antibiotika (➡ Mittel gegen Infektionen, Seite 839) behandelt werden.

Wann zur Ärztin oder zum Arzt?

Wenn Sie während oder nach einer der oben genannten Krankheiten Gelenkschmerzen bekommen. Es kann zwei bis drei Wochen dauern, bis Beschwerden auftreten, nach einem Zeckenbiss sogar Wochen bis Monate (bis über ein Jahr).

Selbsthilfe

Gelenke kühlen (➡ Kältebehandlung, Seite 861).

Behandlung

Die Grundkrankheit wird mit Antibiotika behandelt. Die Gelenkbeschwerden lassen sich mit nichtsteroidalen Antirheumatika lindern (➡ Rheuma, Seite 688).

Bechterew-Krankheit (Spondylitis ankylosans, Spondylarthritis ankylopoetica)

Der »Morbus Bechterew« ist eine chronische entzündlich-rheumatische Erkrankung, bei welcher vornehmlich die Gelenke der Wirbelsäule betroffen sind.

Beschwerden

- Schmerzen im Kreuz und unteren Rücken, vor allem in der zweiten Nachthälfte, die sich bei Bewegung bessern. Sie können leicht mit Ischiasschmerzen verwechselt werden, sind jedoch eher schleichend als anfallartig.
- Knie-, Sprung- oder Fersengelenke schmerzen. Bei einem Drittel der jugendlichen Bechterew-Kranken gehen dieses Entzündungen den typischen Rückenbeschwerden voraus.
- Engegefühl in der Brust beim Luftholen, Husten oder Niesen.
- Regenbogenhautentzündung (➡ Seite 458).

Ursachen

Die Anlage, diese Krankheit zu entwickeln, wird wahrscheinlich vererbt. Ein Zeichen dafür kann das im Blut nachweisbare Merkmal HLA-B27 sein (➡ Wann zur Ärztin oder zum Arzt?, Seite 695).
Wie bei vielen anderen Rheumaarten spielt auch bei der Bechterew-Krankheit das Immunsystem eine Rolle, das eigene Körperzellen angreift (➡ Im Gleichgewicht sein, Seite 216).

Erkrankungsrisiko

Männer erkranken viermal häufiger als Frauen. Die Krankheit beginnt besonders oft zwischen dem 20. und 30. Lebensjahr. Wenn ein naher Verwandter darunter leidet, zeigt das ein größeres Risiko an.

Mögliche Folgen und Komplikationen

Die Krankheit verläuft schubweise mit manchmal langen beschwerdefreien Intervallen. Die Wirbel versteifen zunehmend von unten nach oben. Es entsteht ein typischer Rundrücken. Die verbogene Wirbelsäule drückt den Kopf nach vorne und nach unten. Der starre Brustkorb behin-

dert die Atmung. Nur bei einem Drittel bis Fünftel der Kranken schreitet die Krankheit so weit fort. Bei der Mehrzahl kommt sie trotz jahrzehntelangen Verlaufs vorher zum Stillstand. Bei Frauen verläuft sie allgemein milder.
Vererbung: Die Angaben, ob das Kind eines Bechterew-Kranken ebenfalls diese Krankheit bekommen wird, sind sehr uneinheitlich. Die Wahrscheinlichkeit erhöht sich allerdings, wenn sich zwei Bechterewler entschließen, eine Familie zu gründen. Es ist nicht sehr sinnvoll, Kinder von Bechterew-Kranken auf das Merkmal HLA-B27 untersuchen zu lassen. Das Ergebnis kann ängstigen, aber man kann nichts zur Vorbeugung tun.
Schwangerschaft: Während einer Schwangerschaft gehen die Beschwerden im Allgemeinen nicht zurück. Eine Kaiserschnittentbindung ist nur notwendig, wenn die Hüftgelenke oder Beckenknochen zu unbeweglich sind.

Vorbeugung

Ist nicht möglich.

Wann zur Ärztin oder zum Arzt?

Bei den oben genannten Krankheitszeichen. Die Beschwerden werden allerdings oft sehr lange für gewöhnliche Rückenschmerzen gehalten, mit der Folge, dass viele Kranke lange Zeit falsch behandelt, oft sogar unnötigerweise an den Bandscheiben operiert werden. Erst etwa 2½ bis 11 Jahre nach den ersten Beschwerden sind die entzündlichen Veränderungen der Kreuz-Darmbein-Gelenke im Röntgenbild zu sehen. Die aussagekräftigsten Bilder liefern Tomografie (➡ Seite 827) und Szintigrafie (➡ Seite 827).
Die richtige Diagnose gelänge eher, wenn das Blut der Betroffenen auf das Gewebemerkmal HLA-B27 untersucht würde. 88 bis 96 Prozent der Bechterew-Kranken sind HLA-B27-positiv. Das bedeutet, dass ihre weißen Blutkörperchen dieses Merkmal aufweisen. Allerdings haben auch etwa sieben Prozent der Menschen dieses Merkmal, ohne je an Bechterew zu erkranken.

Selbsthilfe

- Mindestens eine Stunde täglich auf dem Bauch liegen. Das beugt der einseitigen Krümmung der Wirbelsäule vor. Wenn Sie die Bauchlage kaum ertragen können, »portionieren« Sie die Zeit. Vielleicht hilft auch ein Kissen unter der Brust.
- So flach und hart wie möglich liegen. Legen Sie auf Reisen lieber die Matratze auf den Fußboden, als eine Nacht im durchhängenden Bett zu verbringen.
- Schwere körperliche Arbeit vermeiden.

Deutsche Vereinigung Morbus Bechterew
Metzgergasse 16, 97421 Schweinfurt
Tel.: 0 97 21/2 20 33, Fax: 2 29 55
e-mail: dvmb@talknet.de
Internet: http://www.bechterew-selbsthilfe.de

Österreichische Vereinigung Morbus Bechterew
Obere Augartenstr. 26 – 28, 1020 Wien
Tel. + Fax: 01/3 32 28 10
e-mail: gesch@bechterew.at
Internet: http://www.bechterew.at

- Günstige Sportarten: Waldlauf, Rückenschwimmen, Kraulen, Volleyball, Skilanglauf, Radfahren.
- Während der Arbeitszeit und bei Autofahrten Pausen mit Lockerungs- und Atemübungen einlegen. Günstig ist es auch, sich hinzulegen, am besten auf den Bauch.
- Bei sitzender Tätigkeit öfter aufstehen und die Hüften durchstrecken.
- Singen und Pfeifen sind Atemgymnastik.
- Schuhe mit elastischer Sohle fangen die Stöße beim Gehen auf hartem Asphalt auf.

Behandlung

Das Allerwichtigste bei der Behandlung ist, die Wirbelsäule beweglich zu erhalten. Versteifungen sind nicht wieder rückgängig zu machen. Zweimal täglich 30 Minuten krankengymnastische Übungen sollten für Sie darum so selbstverständlich werden wie das Zähneputzen.

Physikalische Therapie
Geeignet sind: Heilgymnastik (➡ Seite 856), Massage (➡ Seite 863), Wärmebehandlung zur Linderung der Schmerzen, aber nicht, wenn die Gelenke akut entzündet sind (➡ Seite 875).

Behandlung mit Medikamenten (➡ Rheuma, Seite 688)
Nichtsteroidale Antirheumatika, um die Schmerzen zu lindern und die krankengymnastischen Übungen zu ermöglichen. Die Behandlung mit Kortison ist nur in Ausnahmefällen und nur bei sehr schwer betroffenen Gelenken angebracht.

Operationen (➡ Rheuma, Seite 688)
Der Austausch versteifter Hüftgelenke kann besonders bei jüngeren Patienten sinnvoll sein.
Eine besonders stark gekrümmte Wirbelsäule zwingt den Blick nach unten. Hier kann eine Operation die Wirbelsäule zumindest so weit aufrichten, dass der Betroffene wieder geradeaus schauen kann.

Lupus erythematodes

Der systemische Lupus erythematodes (SLE) ist eine den ganzen Körper erfassende chronische Krankheit. Die Entzündungen betreffen häufig Haut, Gelenke, Nieren, Nervensystem und andere Organe.
Nach dem typischen Hautausschlag, der sich oft auf den Wangen zeigt, heißt die Krankheit auch »Schmetterlingsflechte«.

Beschwerden

- Leichte Temperaturerhöhung über längere Zeit mit Müdigkeit, Abgeschlagenheit, Gewichtsverlust, evtl. Lymphknotenschwellungen.
- Gelenkschmerzen, die sehr einer rheumatoiden Arthritis ähneln (➡ Seite 690).
- Hautausschlag.
- Haarausfall.

Ursachen

Es handelt sich um eine Autoimmunkrankheit, bei welcher sich das Abwehrsystem gegen die Gewebe des eigenen Körpers wendet (➡ Im Gleichgewicht sein, Seite 216). Möglicherweise fördern Viren, Umwelteinflüsse und Medikamente die Erkrankung.

Erkrankungsrisiko

Frauen sind häufiger betroffen als Männer.

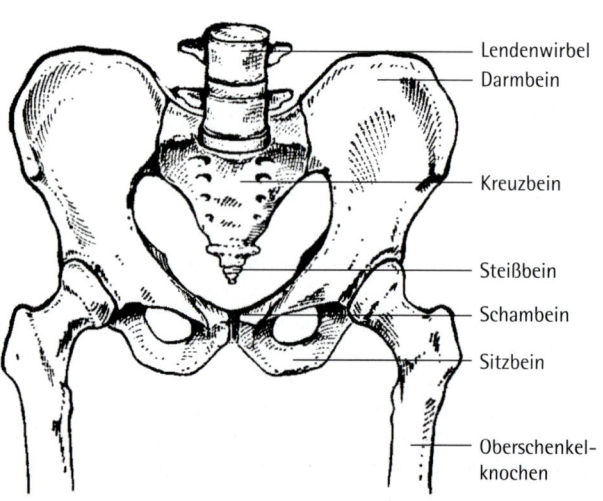

Kreuz-Darmbein-Gelenk

- Lendenwirbel
- Darmbein
- Kreuzbein
- Steißbein
- Schambein
- Sitzbein
- Oberschenkelknochen

Mögliche Folgen und Komplikationen

- Entzündungen verschiedener Teile des Herzens.
- Nierenentzündung bis zum Nierenversagen.
- Zwerchfellentzündungen.
- Durch die allgemeine Abwehrschwäche besteht die Gefahr, dass man anfälliger wird für weitere Krankheiten.

Vorbeugung

Ist nicht möglich.

Wann zur Ärztin oder zum Arzt?

Bei den beschriebenen Beschwerden.

Selbsthilfe

Sonnenschutzmittel mit hohem Lichtschutzfaktor verwenden. Die Hautentzündungen entwickeln sich häufiger nach Sonnenbestrahlung.

Behandlung

Leichte Formen des Lupus erythematodes werden wie eine rheumatoide Arthritis mit nichtsteroidalen Antirheumatika oder Basismedikamenten behandelt (➡ Rheumatoide Arthritis, Seite 693).
Sind innere Organe betroffen, muss die Aktivität des Abwehrsystems mit Kortison (➡ Seite 842) und Immunsuppressiva gebremst werden.
Die Hautveränderungen erfordern ebenfalls eine Kortisonbehandlung.

Sklerodermie

Beschwerden

- Anzeichen einer Durchblutungsstörung in den Fingern und in den Zehen: bleiche oder bläuliche Verfärbung, Schmerzen.
- Offene Stellen an den Fingerkuppen.
- Gelenkschmerzen.
- Schluckbeschwerden durch Speiseröhrenverengung (➡ Seite 616), Appetitlosigkeit, Gewichtsverlust.
- Die Haut wird derb, glatt und starr. Sie wird immer weniger beweglich und verschiebbar. Dadurch lassen sich die Gelenke schlechter bewegen.
- Trockener Mund, Bindehautentzündungen, trockene Scheide.
- Die Zunge lässt sich kaum noch herausstrecken.

Ursachen

Sie sind nicht genau bekannt. An der Krankheit ist das Abwehrsystem im Sinne einer Autoimmunkrankheit beteiligt (➡ Im Gleichgewicht sein, Seite 216).
Das Bindegewebe ist teilweise entzündet; es vermehrt und verdickt sich. Das schädigt vor allem die Haut, die Schleimhaut der oberen Verdauungsorgane, der Lunge und der Nieren.

Erkrankungsrisiko

Frauen erkranken etwa sechsmal häufiger an Sklerodermie als Männer. Möglicherweise begünstigen Chemikalien die Krankheit (das Tuberkulosemittel Isoniazid; Polyvinylchlorid; Silikatstaub).

Mögliche Folgen und Komplikationen

- Die Blutgefäße sind entzündet oder verengen sich, bis sie vollständig verschlossen sind.
- Die Lunge arbeitet nicht mehr richtig: Husten, Atemnot und ungenügende Versorgung des Körpers mit Sauerstoff sind die Folgen.
- Herzmuskelschwäche, weil sich das Gewebe narbig verändert hat.
- Eine mangelnde Nierendurchblutung kann zum Nierenversagen führen.

Bei Männern verläuft die Krankheit meist ungünstiger als bei Frauen.

Vorbeugung

Ist nicht möglich.

Wann zur Ärztin oder zum Arzt?

Bei mehreren der oben beschriebenen Beschwerden. Mit der Bestimmung von Parametern des Immunsystems können versierte Mediziner die Diagnose früh stellen und die Behandlung daran orientieren, wie schwer der Verlauf dieses Sklerodermietyps wahrscheinlich sein wird.

Selbsthilfe

Kälte meiden. Das gilt auch für Speisen und Getränke.

Behandlung

Physikalische Behandlungen sind unerlässlich. Besonders wirksam ist Lymphdrainage (➡ Seite 862).
Die ungünstigen Sklerodermieformen werden trotz der erheblichen Nebenwirkungen mit Penicillamin behandelt

Sklerodermie Selbsthilfe e.V.
Friedhofstr. 16, 74076 Heilbronn
Tel.: 0 71 31/16 16 56, Fax: 16 16 57
e-mail: sklerodermie-office@t-online.de
Internet: http://www.sklerodermie-selbsthilfe.de

(*Artamin* [Ö], *Metalcaptase* [D], *Trisorcin* [D]), weil es den Verlauf bremsen kann. Sonst sollen verschiedene Maßnahmen helfen, die Erscheinungen zu mildern.

Polymyalgia rheumatica

Diese besondere Form einer rheumatischen Erkrankung beruht auf einer Erkrankung des Bindegewebes der Blutgefäße innerhalb der Muskeln.

Beschwerden

- Appetitlosigkeit, Gewichtsverlust, allgemeine Schwäche.
- Starke Schmerzen im Nacken-, Schulter- und Beckenbereich, die frühmorgens am heftigsten sind.
- Sich rapide verschlechterndes Sehvermögen.

Ursachen

Sind bisher nicht bekannt.

Erkrankungsrisiko

Die Krankheit tritt praktisch nur bei Menschen auf, die älter sind als 50 Jahre. Frauen sind zwei- bis dreimal öfter betroffen als Männer.

Mögliche Folgen und Komplikationen

Die Innenwände der Blutgefäße, vornehmlich der Schläfenschlagader, sind entzündlich verändert. Massive Sehstörungen sind die Folge. Es können Thrombosen, Gefäßverschlüsse und Embolien entstehen.
Manchmal sind die Herzkranzgefäße in Mitleidenschaft gezogen.

Wann zur Ärztin oder zum Arzt?

Bei den oben beschriebenen Krankheitszeichen.

Selbsthilfe

Ist nicht möglich.

Behandlung

Bereits beim Verdacht auf eine Polymyalgia rheumatica sollte sofort Kortison (➡ Seite 842) verordnet werden. Sind bereits die Augen in Mitleidenschaft gezogen, muss diese Behandlung im Krankenhaus notfallmäßig erfolgen.

Gicht

Die Gicht (*Zipperlein*) ist eine Wohlstandskrankheit, bei der sich in den Gelenken Harnsäurekristalle ablagern und zu einer Entzündung führen.

Beschwerden

Gichtanfall, meist an der großen Zehe oder dem Knie: Das Gelenk schwillt an, wird rot und schmerzt unerträglich. In der Nähe der Gelenke können sich Gichtknoten bilden.

Ursachen

Die Anlage, diese Stoffwechselerkrankung zu entwickeln, ist erblich. Die Nieren scheiden die im Körper gebildete Harnsäure nicht in ausreichender Menge aus, sodass ihre Konzentration im Blut ansteigt.

Erkrankungsrisiko

Während der Kriegsjahre gab es kaum Gichtkranke. Heute haben bereits zwei Prozent der 18- bis 20-jährigen Männer einen erhöhten Harnsäurespiegel, acht Prozent der Männer im mittleren Alter; drei von hundert Männern bekommen bis zum 65. Lebensjahr Gicht. Frauen sind von Gicht weniger betroffen.
Das Erkrankungsrisiko steigt mit zunehmender Harnsäurekonzentration im Blut. Diese wird beeinflusst durch
- fett- und fleischreiche Ernährung.
- Alkohol.
- Medikamente wie Isoniazid (bei Tuberkulose), Furosemid und Etacrynsäure (beide zur Entwässerung).

Mögliche Folgen und Komplikationen

Ist die Konzentration an Harnsäure im Blut zu hoch, kristallisiert sie aus. Tut sie das in den Gelenken, ist die Folge ein Gichtanfall. Unbehandelt kann dieser Tage und Wochen andauern.
Bei etwa einem Fünftel der Betroffenen wird die Gicht ohne vorherige Anzeichen chronisch. Sie greift den Knorpel an und kann so die Gelenke zerstören. Auch die Nieren nehmen Schaden, wenn sich in ihnen Harnsäure ablagert. Es bilden sich Nierensteine.

Gichtknoten kommen in Knorpel, Knochen, Sehnenscheiden, Haut und Nieren vor. Sie entstehen, wenn das Gewebe die Harnsäurekristalle einkapselt. Bei mehr als 70 Prozent der Gichtkranken entwickelt sich daraus ein Nierenschaden.

Vorbeugung

Übergewicht vermeiden, den Anteil an Fett in der Ernährung unter 30 Prozent halten und Alkohol meiden.

Wann zur Ärztin oder zum Arzt?

Nach dem ersten Gichtanfall. Immer wird dann die Harnsäurekonzentration im Blut bestimmt. Als Normalwerte werden bei Frauen 6,2 mg/100 ml angenommen, bei Männern 7,4 mg/100 ml.

Selbsthilfe

- Purinarme Ernährung (➡ Seite 232).
- Eine Gewichtsabnahme von sieben bis neun Kilogramm senkt den Harnsäurespiegel um 2 mg/100 ml.
- Viel Mineralwasser mit geringem Mineralstoffgehalt trinken.

Gichtkranke sollten verzichten auf

Anchovis	Fischrogen
Innereien (Leber, Nieren, Herz, Milz)	

Gichtkranke sollten nur wenig essen von

Fleisch	Hülsenfrüchten
Fisch	Spargel
Alkohol nur in geringer Menge	

Behandlung des akuten Gichtanfalls

Die Gelenke mit kalten Umschlägen oder Eispackungen (➡ Kältebehandlung, Seite 861) kühlen. Ärztin oder Arzt rufen. Im Wiederholungsfall: Das Medikament, das für diesen Fall verordnet wurde, nach Vorschrift einnehmen.

Dauerbehandlung

Dazu dienen Arzneimittel, die entweder die Bildung von Harnsäure weitgehend verhindern (Allopurinol) oder die die Ausscheidung von Harnsäure erhöhen (Benzbromaron). Mit Medikamenten sollten Sie Ihre Gicht behandeln, wenn

- Sie nicht übergewichtig sind, sich purinarm ernähren und trotzdem mehr als 9 mg Harnsäure in 100 ml Blut haben.

Geeignete Medikamente beim akuten Gichtanfall

Wirkstoff Kolchizin: Colchicin Agepha (Ö), Colchicum Dispert (D), Colchysat (D)

Indometazin

Wirkstoff Phenylbutazon: Butazolidin (D)

Sinnvolle Medikamente zur Senkung eines erhöhten Harnsäurespiegels

Allopurinolhaltige Medikamente

Allo... (D)	Remid (D)
Cellidrin (D)	Uripurinol (D)
Foligan (D)	Urtias (D)
Milurit (D)	Zyloric (D/Ö)

- zusätzlich zu dem erhöhten Harnsäurewert auch noch der Blutdruck erhöht ist.
- Sie zusätzlich zu dem erhöhten Harnsäurewert noch Nierensteine haben.
- mehrfach Gichtanfälle aufgetreten sind.

Weichteilrheumatismus

Weichteilrheumatismus ist ein Sammelbegriff für schmerzhafte Veränderungen in den »weichen Teilen« des Bewegungsapparates, dem Bindegewebe. Das ist jenes Gewebe, das andere Gewebe miteinander verbindet und außerhalb von Knochen, Muskeln und Gelenken liegt. Dabei ist zunächst nichts entzündet. In den Kreis der weichteilrheumatischen Störungen gehört unter anderem Folgendes:

Fibromyalgiesyndrom, Schmerzhafte Schultersteife, »Tennisarm«, Karpaltunnel-Syndrom

Beschwerden

Die Beschwerden können bei all diesen Krankheiten ganz verschieden sein: Manchen Menschen tut »einfach alles« weh, andere können den Schmerz an bestimmten Körperpartien lokalisieren, wieder andere verspüren ein Brennen im Körper. Sie fühlen sich schwach, matt und kraftlos. Die Schmerzen können akut oder langsam beginnen, anhalten, sich steigern, wieder vergehen und immer wiederkehren.

Fibromyalgie: In verschiedenen Muskelregionen Schmerzen, die länger als drei Monate anhalten. Hinzu kommen oft allgemeine Körperbeschwerden: Verdauungs- und

Schlafstörungen, Kopfschmerzen, Schwindel, Schwitzen, Händezittern, Atembeschwerden usw.

Schmerzhafte Schultersteife: Die Schulter tut bei immer den gleichen Bewegungen weh.

»Tennisarm«: Schmerz an der Außenseite des Ellenbogengelenks, der in den Unterarm ausstrahlt; Schmerzen beim Ballen der Faust.

Karpaltunnel-Syndrom: Schmerzen in der Handfläche, besonders nachts, die sich im ganzen Arm über die Schulter bis in den Nacken ausbreiten können. Morgens sind die Finger steif und kraftlos. Daumen, Zeige- und Mittelfinger werden gefühllos, die Muskulatur des Daumenballens schwindet.

Ursachen

Bei Überlastung und einseitiger Beanspruchung über lange Zeit haben Muskeln einen erhöhten Sauerstoffbedarf. Das Gleiche gilt, wenn durch seelische Belastungen die Nerven den Muskeln den Auftrag erteilen, ständig angespannt zu sein. Da der vermehrte Sauerstoffbedarf normalerweise nicht gedeckt wird, sterben Muskelzellen ab. Es bilden sich Verhärtungen. Auch Sehnen und Bänder und das umgebende Gewebe verändern sich.

Karpaltunnel-Syndrom: Die Beschwerden entstehen, weil der Nerv, der zusammen mit anderen Strukturen in einem Tunnel verläuft, eingeengt wird. Worauf diese Einengung beruht, ist meist unklar.

Erkrankungsrisiko

Mehr als die Hälfte aller Beschwerden am Bewegungsapparat können als Weichteilrheumatismus bezeichnet werden.

Das Erkrankungsrisiko steigt

- wenn Menschen für ihr tägliches Leben erheblich mehr Kraft aufwenden, als notwendig wäre.
- durch einseitige, berufliche Belastung, wie Maschineschreiben, Drehbewegungen mit Handwerkzeug, bei Kassiererinnen im Supermarkt.
- bei Sportlern durch falsche Griffstärke oder Schlagtechnik (beim Tennis) oder falsche Wurftechnik (beispielsweise beim Speerwerfen).
- wenn die Muskeln versuchen, eine Fehlhaltung des Körpers auszugleichen, zum Beispiel, wenn ein Bein verkürzt ist.

Mögliche Folgen und Komplikationen

Eine falsche Haltung überbeansprucht die Muskeln. Aus Fehlhaltung – Verspannung – Sauerstoffmangel – schlechter Versorgung aller Gewebe – Schmerz – Fehlhaltung entsteht dann ein Teufelskreis. Hält dieser Zustand an, sind die Verkümmerungen kaum noch rückgängig zu machen.

Manche Menschen empfinden die Beschwerden als so stark, dass sie nach langer Zeit sich immer wiederholender Krankheiten sogar arbeitsunfähig werden können. Wird der Zusammenhang zwischen Körper und Seele nicht rechtzeitig erkannt und für Entlastung gesorgt, entwickeln sich »Patientenkarrieren« mit lang dauernden Beschwerden (➡ Im Gleichgewicht sein, Seite 216).

Vorbeugung

- Bei Handarbeiten möglichst beide Hände abwechselnd einsetzen.
- Sportler sollten sich von Trainer oder Trainerin eine bessere Schlag- bzw. Wurftechnik zeigen lassen, Tennisspieler die Griffstärke ihres Schlägers überprüfen.

> **Richtlinie für die Griffstärke bei Tennisschlägern**
> *Der Umfang des Schlägers sollte so groß sein wie der Abstand zwischen der Spitze des Mittelfingers und der mittleren Linie der Hand.*

Wann zur Ärztin oder zum Arzt?

Wenn die Schmerzen trotz Lockerungs- und Entspannungsübungen unerträglich bleiben.

Die richtige Diagnose lässt meist lange auf sich warten, denn dafür müssen mehrere Bedingungen zusammentreffen: ein Arzt oder eine Ärztin, die in der Rheumatologie erfahren ist und die Erfahrung mit seelisch bedingten (psychosomatischen) Krankheiten hat. Die Patienten müssen einsehen, dass die Ursache ihrer Beschwerden auch in ihrem Verhalten liegen kann.

Selbsthilfe

Alles, was entspannt, lindert die Beschwerden: Entspannungsübungen, erholsamer Schlaf, Ruhigstellen des schmerzenden Körperteils. Im akuten Stadium: drei- bis viermal täglich Kältebehandlung (➡ Seite 861). Später dann: Wärmebehandlung (➡ Seite 875).

Behandlung mit Physikalischer Therapie

- Heilgymnastik (➡ Seite 856), Massagen (➡ Seite 863).
- Wärmebehandlung: Infrarot, Fangokompressen, Diathermie (➡ Seite 875).
- Bei berufsbedingten Schmerzen kann eine Ergotherapeutin helfen, die Arbeitsbedingungen zu verbessern.

Behandlung mit Medikamenten

- Schmerzmittel (➡ Seite 837).
- Muskelentspannende Medikamente (➡ Seite 672).
- Beruhigungsmittel (➡ Seite 394).

Beratung und Psychotherapie ➡ Seite 892.

Operationen

Beim Karpaltunnel-Syndrom: Wenn andere Behandlungsmethoden (zum Beispiel das Einspritzen von Kortison) erfolglos geblieben sind, sollte möglichst bald operiert werden.

Dabei wird das quer über das Handgelenk verlaufende Band durchtrennt, sodass es nicht mehr auf den Nerv drücken kann.

Statt mit einer »richtigen« Operation können entzündliche und degenerative Veränderungen an den Weichteilen mit einer Stoßwellentherapie behoben werden. Hierbei werden, meist unter örtlicher Betäubung, Stoßwellen – das sind gebündelte Schallwellen sehr hoher Frequenz und Energiedichte – punktgenau auf das erkrankte Gebiet gerichtet. Nebenwirkungen sind an sich selten, doch können bei unsachgemäßem Einsatz Gewebe und Nerven zerstört werden. Wenden Sie sich darum nur an Fachleute, die mit dem Verfahren vertraut sind. Auskunft bekommen Sie bei folgender Adresse:

Deutsche und Internationale Gesellschaft für Extracorporale Stoßwellentherapie e.V. (DIGEST)
Postfach 100 601; 40806 Mettmann
Tel. + Fax: 0 20 53/85 12
Internet: http://www.digest-ev.de

Wirbelsäule

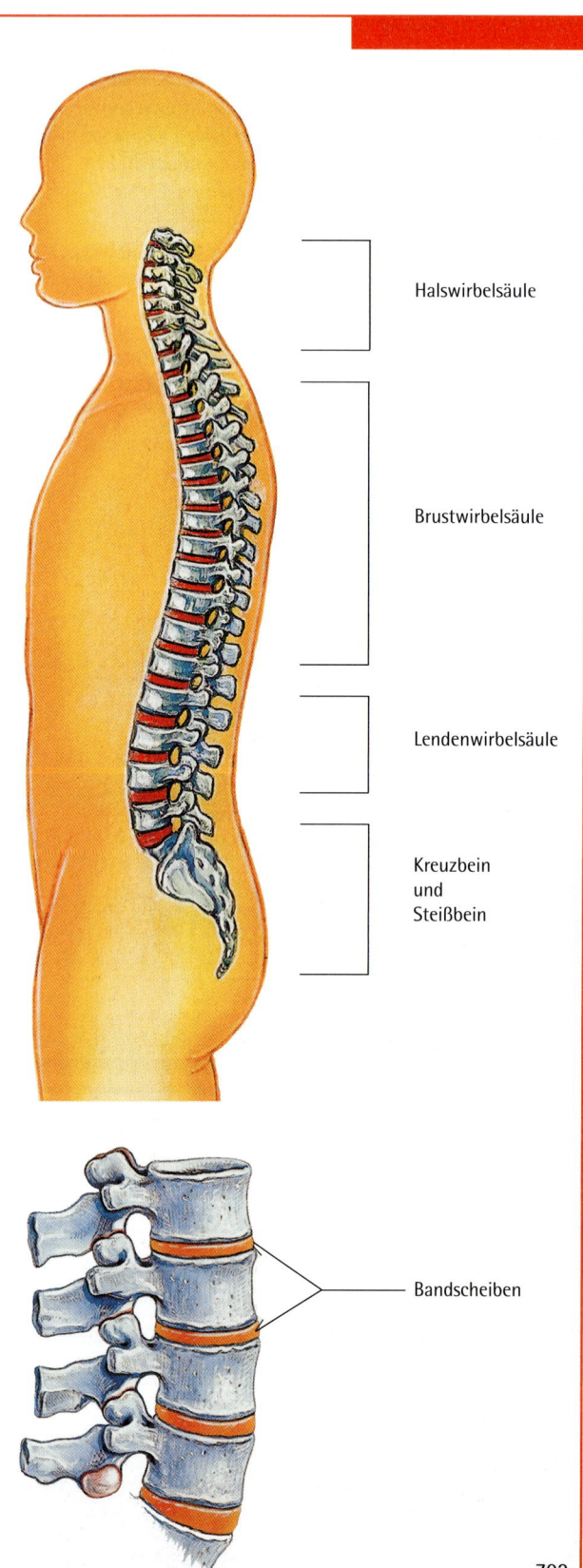

Halswirbelsäule

Brustwirbelsäule

Lendenwirbelsäule

Kreuzbein
und
Steißbein

Bandscheiben

Aufrecht stehen – das ist die Leistung der Wirbelsäule und eines komplizierten Muskelwerks, das an ihr ansetzt. Letztlich sind alle Muskeln der Gliedmaßen und des Rumpfes auf irgendeine Art mit der Wirbelsäule verbunden.

Die übereinander liegenden Wirbel sind so geformt, dass sie als knöcherner Ring ein Loch umschließen (Wirbelkanal), in dem das Rückenmark und die von ihm ausgehenden Nerven geschützt vom Gehirn nach unten verlaufen können.

Kleine Gelenke verbinden die Wirbel miteinander, sodass sie gegeneinander beweglich sind.

Drei Abschnitte

Man spricht von »Hals und Nacken« und meint die Halswirbelsäule. Die obersten sieben Wirbel mit ihren Bandscheiben sind sehr beweglich. Sie tragen den Kopf.

Man spricht vom »Rücken« und meint die Brustwirbelsäule. Sie wird aus zwölf Baueinheiten gebildet und ist relativ unbeweglich, weil sie mit den Rippen des Brustkorbes verbunden ist. Sie bildet den knöchernen Schutz für das empfindliche Herz und die Lunge.

Man spricht vom »Kreuz« und meint die Lendenwirbelsäule. Sie besteht aus fünf Baueinheiten und ist sehr biegsam. Auf ihrem letzten Wirbel und dem dann folgenden Kreuzbein ruht die Hauptlast des Körpergewichts. Das Kreuzbein und sein unterer Anhang, das Steißbein, sind fest miteinander verwachsene Wirbelsegmente.

Im Bereich der Brustwirbelsäule hat das Rückgrat eine natürliche Wölbung nach vorne, sodass ein Rundrücken (*Kyphose*) angedeutet wird. Im Lendenbereich ist die Wirbelsäule leicht nach innen gebogen (*Lordose*). In ausgeprägter Version nennt man das Hohlkreuz.

Bandscheiben als Puffer

Zwischen den Wirbeln liegen die Bandscheiben als Stoßdämpfer. Sie machen etwa ein Viertel der Höhe der Wirbelsäule aus. Bandscheiben haben einen faserigen äußeren Ring und einen gallertigen Kern, der nicht durchblutet ist.

Die normalen Belastungen des Tages drücken den weichen Kern der Bandscheiben zusammen, sodass man abends bis zu zwei Zentimeter kleiner sein kann als morgens.

Liegen entlastet die Wirbelsäule. Dabei saugen die Bandscheiben aus dem umgebenden Gewebe Flüssigkeit auf und werden wieder prall. Sie erholen sich umso gründlicher, je besser die Wirbelsäule entspannt wird.

Mit zunehmendem Alter nimmt diese Fähigkeit der Bandscheiben zur Regeneration ab.

Rücken- und Kreuzschmerzen

Ursachen

Rückenschmerzen sind Ausdruck eines Teufelskreises: Die Muskeln sind stark angespannt, werden nur unzureichend mit Sauerstoff versorgt und schmerzen. Schmerzen ziehen Anspannung nach sich. Die Bandscheiben können sich nicht mehr ausreichend erholen. Das Zusammenspiel der Wirbel ist gestört. Das versuchen die Muskeln durch noch angestrengtere Arbeit auszugleichen.

Eine solche Muskelanspannung ist aber meistens der Ausdruck dafür, dass auch die innerliche Balance zwischen Spannung und Entspannung gestört ist (➡ Im Gleichgewicht sein, Seite 216).

Das doppeldeutige Wort »Haltung« drückt Weiteres aus: Innere Einstellung und äußere Körperhaltung beeinflussen einander. Die Veränderung der Körperhaltung wirkt auf das Gemüt zurück und umgekehrt.

Erkrankungsrisiko

Die sehr beweglichen und die tragenden Abschnitte der Wirbelsäule verschleißen am ehesten. Mit zunehmendem Alter zeigt jede Wirbelsäule Verschleißerscheinungen, die aber nicht zu Schmerzen führen müssen.

Wer über längere Zeit »unter Aufbietung aller Kraft« lebt und arbeitet, verspannt sich besonders stark (➡ Im Gleichgewicht sein, Seite 216).

Mögliche Folgen und Komplikationen

Geschädigte Bandscheiben können auf die Nerven drücken (➡ Bandscheibenschaden, Seite 704).

Falsche Belastung und Überlastung der kleinen Gelenke zwischen den Wirbeln bedeuten schnellere Abnutzung (Arthrose, ➡ Seite 689, an der Wirbelsäule *Spondylarthrose* genannt). Die mit den Muskeln eng verbundenen Sehnen, Nerven und Blutgefäße können den Verspannungsschmerz in fernere Körperteile weiterleiten. So kommt es zu Kopf-, Unterarm- und Unterschenkelschmerzen, Seh-, Hör- und Gleichgewichtsstörungen.

Die Hälfte aller vorzeitigen Rentenanträge wird mit Beschwerden im Bereich der Wirbelsäule begründet.

Vorbeugung

Eine kräftige Rücken- und Bauchmuskulatur richtet die Wirbelsäule auf und bringt sie in eine aktive Haltung. Sportlich aktive Menschen können mit Rückenbeschwerden erheblich besser fertig werden als untätige. »Bewegung ist alles«, heißt das Motto der Vorbeugung (➡ Übungen zur Kräftigung der Bauch- und Dehnung der Rückenmuskulatur, Seite 225). Balanceübungen tun ebenfalls gut:

- Auf einem Bein stehen und zugleich einen Arm heftig bewegen oder mit dem anderen Fuß Bewegungen machen (je schneller, desto wirksamer). Yoga kennt viele Balanceübungen.
- Gehen oder Treppensteigen mit einem kleinen Sandsack oder mit diesem Buch auf dem Kopf. Zum Trainieren der Wirbelsäule sollte man auf diese orientalische Art zweimal täglich zwanzig Minuten lang Lasten tragen.
- Gehen im schulterhohen Wasser, Kraulen.
- Stehen und Balanceübungen auf einem Schaukelbrett.
- Verschiedene, möglichst gegensätzliche Tätigkeiten miteinander abwechseln.

Rückenschonendes Verhalten im Alltag

- Immer wieder andere Haltungen einnehmen als die im Alltag üblichen, bei denen die Gelenke in der entgegengesetzten Weise belastet werden.
- Richtige Tisch- und Sitzhöhe bei allen Arbeiten. »Richtig« bedeutet, dass Knie-, Hüft- und Ellenbogengelenke rechtwinklig gebeugt sein sollen.
- Wenn nötig: Arbeitsplatz umgestalten, eventuell mit Hilfe von Ergotherapeuten.
- Möglichst oft Bauchlage, zum Beispiel beim Lesen oder Fernsehen.
- Tragen Sie nichts, was Sie auch rollen oder schieben können.
- Verteilen Sie Lasten gleichmäßig auf beide Arme.
- Beim Hochheben von schweren Gegenständen in die Hocke gehen, anstatt sie mit gestreckten Armen und Beinen von unten nach oben zu reißen.

In »Rückenschulen« lernen Sie, Ihren Rücken zu kräftigen und sich rückenschonend zu verhalten. Jede Art von Entspannung beugt Rückenschmerzen vor, hilft gleichzeitig auch dem übrigen Körper, wenn man dadurch lernt, das Leben ausgeglichener zu gestalten (➡ Seite 878).

Wann zur Ärztin oder zum Arzt?

Wenn die Schmerzen über längere Zeit anhalten und Sie sie mit Entspannungsübungen und Selbsthilfe nicht ausreichend lindern können. Gewöhnlich werden dann meist Röntgenaufnahmen gemacht. Das ist jedoch fast immer überflüssig, da sich nur bei einem von tausend Rückenschmerzgeplagten etwas ergibt, was für die Behandlung von Bedeutung wäre.

Selbsthilfe

- Bettruhe oder Lagerung wie unter »Ischias« beschrieben (➡ Seite 704).

- Wärmebehandlung (➡ Seite 875) oder Rheumasalben (➡ Seite 687).
- Gummiabsätze zum Abfedern des Gangs auf hartem Boden.
- Schwimmen, Ausgleichsgymnastik.
- Entspannungsübungen (➡ Seite 878).

Behandlung mit Physikalischer Therapie

- Heilgymnastik (➡ Seite 856) ist sehr wichtig. Zunächst soll sie die Verspannungen lockern, dann die Muskeln kräftigen.
- Massage (➡ Seite 863).
- Akupunktur hat gute Erfolge (➡ Seite 847).
- Neuraltherapie (➡ Seite 865).

Behandlung mit Medikamenten

Schmerzlindernde Mittel (➡ Einfache Schmerzmittel, Seite 838) lockern auch die Muskelverspannungen. Reicht die Wirkung nicht aus, kann für kurze Zeit zusätzlich Diazepam (*Valium* [D/Ö], *Gewacalm* [Ö], ➡ Beruhigungsmittel, Seite 394) verordnet werden. Statt Diazepam wird aber meist Tetrazepam (*Musaril* [D], *Myolastan* [Ö]) verordnet. Es macht aber ähnlich schnell abhängig wie Diazepam.

Hexenschuss, Ischias, Bandscheibenschaden

Beschwerden

»Hexenschuss«: Plötzliche, heftige Kreuzschmerzen, oft beim Bücken, Aufrichten, Drehen oder Heben. Beim Husten, Niesen oder Pressen verstärken sich die Schmerzen. Die Muskulatur um die Wirbelsäule herum ist verspannt. Man mag sich kaum noch bewegen und findet keine bequeme Lage.
»Ischias«: Dasselbe an tieferer Stelle im Kreuz. Die Schmerzen strahlen ins Gesäß aus, entlang der Außen- oder Rückseite des Oberschenkels, oft bis in die Waden und hinunter zu Knöchel und Fuß. Lähmungserscheinungen sind möglich.

Ursachen

- Bandscheibenvorwölbung oder Bandscheibenvorfall. Dabei drückt der herausdrängende gallertige Kern der Bandscheibe auf die aus dem Wirbelkanal austretenden Nerven. Dadurch entstehen
- Muskelverspannungen, Gefühlsstörungen und Lähmungen, Fehlhaltungen.

Erkrankungsrisiko

Möglicherweise altert der Bandscheibenring auf Grund einer angeborenen Bindegewebeschwäche vorzeitig und wird »mürbe«. Jede Form von körperlicher und seelischer Überlastung über lange Zeit führt zu Verspannungen, die den Bandscheiben nicht zuträglich sind.

Mögliche Folgen und Komplikationen

Um sich zu schonen, nehmen die Betroffenen eine Haltung ein, die die Muskeln noch mehr beansprucht.
Drückt die Bandscheibe über längere Zeit auf einen Nerv, kann ihn das dauerhaft schädigen.

Vorbeugung

- Die für sich richtige Mischung zwischen Anspannung und Entspannung herausfinden und danach leben.
- Rückenschonende Bedingungen am Arbeitsplatz und ausgleichende Bewegung.
- Rücken- und Bauchmuskulatur kräftigen.

Wann zur Ärztin oder zum Arzt?

- Sofort: Wenn Lähmungserscheinungen auftreten.
- Wenn die Schmerzen trotz Selbsthilfemaßnahmen unerträglich bleiben.
- Wenn die Schmerzen nach einem Monat noch nicht deutlich abgeklungen sind oder immer wiederkehren.

Selbsthilfe

Entspannung jeder Art: Bettruhe, feuchte Wärme (➡ Seite 875), Bäder, Entspannungsübungen (➡ Seite 878).

Behandlung

»Hexenschuss« und »Ischias« sind immer Signale des Körpers, besser Acht zu geben auf das Gleichgewicht zwischen Spannung und Entspannung. Wenn Sie glauben, sich Muße meistens nicht leisten zu können, sollten Sie das mit Fachleuten besprechen (➡ Beratung und Psychotherapie, Seite 892).
So schlimm solche Schmerzepisoden auch sind – nach spätestens einem halben Jahr sind sie meist auch ohne Operation vorbei. Dann ist der vorgefallene Bandscheibenkern so weit eingetrocknet, dass die Nerven wieder genügend Raum haben.

Physikalische Behandlung

- Massagen (➡ Seite 863).
- Fangopackungen (➡ Wärmepackungen, Seite 875).

Nachdem die akuten Beschwerden abgeklungen sind:
- Rückenschule (➡ Seite 703).
- Akupunktur (➡ Seite 847).
- Neuraltherapie (➡ Seite 865).
- Behandlung nach Feldenkrais (➡ Seite 882).

Medikamente

Um den akuten Schmerz zu lindern: Schmerzmittel (➡ Einfache Schmerzmittel, Seite 838) und für wenige Tage muskelentspannende Medikamente.

Manchmal wird ein Mittel gespritzt, das die Nerven betäubt (z. B. Prokain, ➡ Neuraltherapie, Seite 865), um den Schmerz-Verspannungs-Kreislauf zu unterbrechen.

Operation

Drückt die Bandscheibe so auf die Nerven im Wirbelkanal, dass Lähmungen auftreten, wird sie möglichst bald entfernt. Sonst wartet man ab, ob eine mehrwöchige Behandlung keine Besserung bringt und ob sich der Vorfall mehrfach wiederholt. Nur bei etwa zehn Prozent der Betroffenen müssen bandscheibenbedingte Beschwerden operiert werden.

Vor einer Operation muss durch Computertomografie, Magnetresonanztomografie oder Myelografie einwandfrei nachgewiesen sein, dass tatsächlich ein Bandscheibenvorfall die Ursache der Beschwerden ist. Zwei Drittel der Operierten sind hinterher beschwerdefrei, der Rest plagt sich weiterhin mit Schmerzen. In einigen Fällen verschlechtert sich der Zustand durch die Operation.

Scheuermann'sche Krankheit

Diese Erkrankung der Wirbelsäule lässt bei Jugendlichen einen ausgeprägten Rundrücken entstehen.

Beschwerden

Selten schmerzt die verspannte Rückenmuskulatur.

Ursachen

Aus unbekannter Ursache stirbt ein Teil des Knochens ab. Die Wirbelkörper bekommen dadurch eine Keilform. Die Bandscheiben sinken in die Wirbel ein.

Erkrankungsrisiko

Die Erkrankung trifft vornehmlich Jungen und zeigt sich etwa um den vierzehnten Geburtstag herum. Je später sie auftritt, desto langsamer und kürzer schreitet sie fort. Nach der Pubertät kommt sie zum Stillstand.

Mögliche Folgen und Komplikationen

Der Rücken versteift in unterschiedlichen Rundformen. Die Veränderungen können Schmerzen verursachen.

Vorbeugung

- Lassen Sie Ihr Kind ungehindert heranwachsen. Ducken Sie es weder mit Worten noch mit Taten.
- Schwimmen stärkt die Rückenmuskulatur.
- Möglichst oft auf dem Bauch liegen.
- Auf richtige Tisch- und Stuhlhöhe achten.
- Möglichst an schräg gestellter Tischplatte arbeiten.

Wann zur Ärztin oder zum Arzt?

Bei andauernd schlechter Haltung des Kindes, besonders wenn Rückenschmerzen hinzukommen.

Nicht jedes Kind mit »schlechter Haltung« hat einen Scheuermann. Meist wird die Diagnose fälschlicherweise gestellt.

Das ängstigt die Kinder und quält sie mit unnützen krankengymnastischen Übungen.

Selbsthilfe

- Wärmebehandlung (➡ Seite 875) oder Rheumasalben (➡ Seite 687).
- Nicht schwer tragen.
- Nicht lange und gebückt sitzen oder gebückt arbeiten.

Behandlung

Die meisten Eltern wünschen sich ein Kind, das »eine gute Figur macht«. Doch oft ist ein gebückter Rücken Ausdruck einer gedrückten Seele.

Wird die Psyche aufgerichtet, kann sich auch die gekrümmte Wirbelsäule wieder aufrichten (➡ Beratung und Psychotherapie, Seite 892).

Krankengymnastische Behandlungen, die einen Großteil der Freizeit in Anspruch nehmen, und das Tragen eines Stützkorsetts können die Kinderseele stark belasten. Es ist wenig sinnvoll, mit solchen Maßnahmen eine gerade Wirbelsäule zu erzwingen, aber dem Kind dabei – im übertragenen Sinn – das Kreuz zu brechen.

Im Allgemeinen dauert die Erkrankung etwa zwei Jahre. In dieser Zeit ist Schonung angebracht, später können und sollen sich die Betroffenen normal belasten.

Physikalische Therapie

Jede Art von Krankengymnastik erfordert die eigenverantwortliche Mitarbeit des Kindes. Dazu ist eine gewisse Reife notwendig.

Medikamente

Schmerzmittel nur bei starken Schmerzen (➡ Einfache Schmerzmittel, Seite 838).

Skoliose

Als Skoliose bezeichnet man eine seitliche Verbiegung der Wirbelsäule mit gleichzeitiger Verdrehung um die Längsachse.

Beschwerden

Meist sehen die anderen die Verbiegung, zum Beispiel beim Kleiderkauf. Erst bei fortgeschrittener Krankheit wird die seitliche Wirbelsäulenverkrümmung sichtbar:

- Eine Hüftseite springt stärker hervor.
- Eine Schulter (meist die rechte) steht etwas hoch. Das Schulterblatt steht ab.
- Beugen sich die Betroffenen nach vorne, sieht man von hinten, dass sich eine Rückenhälfte nach hinten vorwölbt (Rippenbuckel oder Lendenwulst).

Ursachen

Die meisten Skoliosen entstehen aus unbekannter Ursache. Nur selten sind Lähmungen oder angeborene Fehlstellungen die Ursache.

Erkrankungsrisiko

Zwei bis vier von hundert Menschen haben eine seitliche Wirbelsäulenverkrümmung, aber nur bei zwei bis vier von hundert dieser Menschen muss diese als Skoliose behandelt werden. Meist fällt die Skoliose mit etwa 13 bis 14 Jahren auf. Mädchen sind etwa viermal häufiger betroffen als Jungen. Ist das Wachstum abgeschlossen, verlangsamt sich die Wirbelsäulenverkrümmung. Manchmal kommt sie auch zum Stillstand.

Kinder aus einer Familie mit einem Skoliosekranken haben ein größeres Risiko, diese Krankheit zu bekommen.

Mögliche Folgen und Komplikationen

- Schmerzen.
- Der Brustkorb kann sich verbiegen und die Herz- und Lungenfunktion beeinträchtigen.
- Der verformte Körper (Buckel) belastet psychisch sehr.

Vorbeugung

Rechtzeitiges Erkennen ist die beste Vorbeugung. Kinder mit einer leichten Skoliose sollten halbjährlich von Orthopäden auf eine eventuelle Verschlechterung hin kontrolliert werden.

Wann zur Ärztin oder zum Arzt?

Wenn Sie die oben genannten Zeichen bemerken.

Wenig erfahrenen Ärzten können Röntgenbilder leicht eine Skoliose vortäuschen. Besonders Kinder, die während der Aufnahme kaum völlig still stehen, weisen dann eine scheinbar verbogene Wirbelsäule auf. Eine Verdrehung um die Längsachse fehlt in solchem Fall allerdings immer.

Selbsthilfe

Ist nicht möglich.

Behandlung

Liegt eine leichte Skoliose (unter 20 °) vor, die sich nachgewiesenermaßen verschlechtert, sollte ein Stützkorsett (*Orthese*) getragen werden. Setzt bei einem Kind mit einer Skoliose über 30 ° ein Wachstumsschub ein, sollte die Verschlechterung nicht erst abgewartet werden, sondern das Stützkorsett gleich angepasst werden. Es drängt die Wirbelsäule durch Druck und Zug in die gewünschte Richtung. Krankengymnastische Übungen unterstützen diese Behandlung.

Wie lange die Orthese getragen werden muss, richtet sich danach, wie schwer die Erkrankung ist und in welchem Alter die Behandlung begonnen wurde. Meistens liegt die tägliche Tragedauer zwischen 14 und 23 Stunden. Die Behandlung dauert bis zum Abschluss des Wachstums. Bei Mädchen ist das mit etwa 15 Jahren der Fall, bei Jungen etwa zwei Jahre später.

Problematisch ist, dass die Orthesen drücken, behindern und unter modischer Kleidung kaum zu verstecken sind. Es ist sehr schwer, aktive, junge Menschen in einen solchen Panzer zu zwingen. Sie haben keine Beschwerden und können das, was unbehandelt auf sie zukommen kann, kaum ermessen. Doch wenn es gelingt, lässt sich damit bei vielen eine Verschlechterung und damit eine Operation vermeiden.

Operation

Bei Skoliosen über 50 ° ist zu erwarten, dass die Verkrümmungen zunehmen. Sie sollten möglichst operiert werden, bevor sich der Körper extrem verformt hat, körperliche Beschwerden eingetreten sind und die psychischen Belastungen das Leben der Betroffenen schon sehr beeinträchtigt haben.

Die Skolioseoperation ist eine »große« Operation. Dazu werden in den betroffenen Wirbelsäulenteil zwei Stäbe eingezogen. Ferner wird die Wirbelsäule gezielt veranlasst, so zu verwachsen, dass sie an dieser Stelle unbeweglich wird.

Nach der Operation müssen die Betroffenen für etwa ein Jahr ein Gips- oder Kunststoffkorsett tragen, damit die operierte Stelle ungestört versteifen kann. Bei neueren Operationsverfahren erübrigt sich manchmal das Korsett. Durch die Operation wird die Krümmung der Wirbelsäule durchschnittlich um etwa die Hälfte verringert.

Risiken: Außer den üblichen Operationsrisiken durch Narkose, Bluttransfusionen und Infektionen kommt das Risiko von Nervenschädigungen hinzu (bei 0,3 bis 0,8 Prozent der Operierten), deren schwerste Form eine Querschnittlähmung sein kann.

Besonders bei einer Verdrehung der Lendenwirbelsäule kann auch von vorne – also durch den Bauchraum hindurch – operiert werden. Die Korrekturergebnisse sind besser, die Operation selbst aber noch aufwändiger. Querschnittlähmungen sind seltener.

Während der Behandlung mit den speziellen Stützkorsetts und nach einer Operation haben die Betroffenen ein Recht auf Anerkennung als vermindert Erwerbsfähige, bis ihre angemessene Belastbarkeit wiederhergestellt ist.

Bundesverband Skoliose-Selbsthilfe e.V.
Mühlweg 12, 74838 Limbach
Tel.: 01 77/7 32 33 34, Fax: 0 62 87/47 92
e-mail: admin@bundesverband-skoliose.de
Internet: http://www.bundesverband-skoliose.de

Krebs

Immer näher kommt die Forschung dem Ziel, das Geheimnis der Entstehung von Krebs ganz zu lüften. Auch die Bemühungen um wirkungsvollere Behandlungsmethoden gehen voran. Bei jedem dritten Bürger in den Industriestaaten tritt irgendwann im Leben Krebs auf, nicht einmal jeder Fünfte stirbt daran.

Die Erfolge bei den verbreitetsten Krebserkrankungen haben sich in den letzten zwanzig Jahren nur wenig vergrößert: Je älter Menschen werden, desto länger sind sie Faktoren ausgesetzt, die Krebs fördern können. Überdies haben sich wesentliche Krebsursachen, die im Lebensstil liegen – Rauchen und Ernährungsgewohnheiten –, nicht verbessert. Demgegenüber können einzelne, seltenere Krebsarten – vor allem bei Kindern – heute vielfach geheilt werden.

Die Krebsdiagnose löst bei Betroffenen und ihren Angehörigen Unsicherheit und Angst aus. Das führt dazu, dass Krebskranke oft von denen im Stich gelassen werden, die sie am meisten brauchen. Das vermindert ihre Chancen: Je besser Krebskranke eingebunden sind in das Netz von Verwandten, Freunden und Bekannten, je mehr Freude sie erleben, desto günstiger ist ihre Prognose.

Allgemein gilt:
- Je kleiner ein Tumor, desto größer die Aussicht auf Heilung.
- Ist ein Krebs größer als etwa ein Zentimeter im Durchmesser, hat er vielfach bereits Metastasen gebildet.
- Manche Tumoren setzen sehr rasch, andere erst spät Metastasen.
- Je nach Ursprungsort des Tumors sind Metastasen in bestimmten Organsystemen zu erwarten.
- Bei sieben Prozent der Krebserkrankungen findet man zwar Metastasen, nicht aber den Ursprungsherd. Hier ist die Heilungschance gering.
- Manche Metastasen vergrößern sich nur langsam und beeinträchtigen über Jahre das Befinden nicht.

Prinzipiell gilt, dass
- ein Krebs – wenn er operiert werden kann – möglichst rasch chirurgisch entfernt werden sollte.
- dennoch bei manchen bösartigen Tumoren eine Chemo- bzw. Strahlentherapie vorgezogen oder miteinander und mit weiteren Therapien kombiniert wird. Die Entscheidung hängt vom Ergebnis der Zelluntersuchung ab.

Was ist Krebs?

Die Sammelbezeichnung »Krebs« umfasst verschiedene Varianten bösartiger Zellwucherungen. Krebs kann in allen Regionen und Organen des Körpers wachsen.

Die Zellen der Körperorgane sind auf bestimmte Aufgaben spezialisiert. In ihrem Erbgut ist das Programm gespeichert, das ihre Aufgabe, ihre Eigenschaften und ihr Wachstum bestimmt.

Wird dieses Programm geschädigt, können die Zellen ihre Funktion nicht mehr ausüben, und ihr Wachstum entgleitet der Kontrolle.

Bis sich eine Zelle zur Krebszelle entwickelt, dauert es Jahre. Doch dieses geschieht jederzeit und überall im Organismus. Krebszellen sind »jugendlicher« und robuster als andere Zellen. In aller Regel erkennt das Abwehrsystem Krebszellen (→ Immunsystem, Seite 580) und macht sie unschädlich. Gelingt das jedoch nicht vollständig, können sich die Zellen vermehren: Ein Tumor entsteht. Ob ein Tumor gut- oder bösartig ist, hängt davon ab, aus welchen Zellen er hervorgegangen ist und welcher Defekt in der Steuerzentrale aufgetreten ist.

Gutartige Tumoren bleiben vom übrigen Organgewebe gut abgegrenzt. Sie wachsen nicht in Nachbarorgane hinein.

Bösartige Tumoren dringen in die Zellnachbarschaft ein und zerstören sie. Sie verbreiten Krebszellen über das Blut oder das Lymphsystem und können in anderen Organen Geschwülste (*Metastasen*) bilden.

Wie entsteht Krebs?

Als Möglichkeit ist Krebs in jedem Menschen angelegt. Krebs entwickelt sich langsam und meist über Jahre bis Jahrzehnte hinweg. Es gibt keine einheitliche Ursache für die über hundert verschiedenen Krebserkrankungen, und nicht alle Zusammenhänge sind bekannt. In jedem Fall müssen mehrere Faktoren zusammenkommen, damit eine Zelle das Startsignal zur Fehlentwicklung bekommt. Meist handelt es sich um eine Kombination von äußeren und inneren Ursachen. So kann bei einer Zellteilung ein »Kopierfehler« des genetischen Programms entstehen. Ernährung, Rauchen und Alkohol, Krebs erregende Stoffe am Arbeitsplatz und aus der Umwelt, Sonnenlicht und radioaktive Strahlen können weitere Schäden hervorrufen. Genetische Veränderungen, die sich als familiäre Veranlagung äußern, können das Risiko erhöhen. Viren und Bakterien können beteiligt sein. Auch chronische Entzündungen, Störungen der Kommunikation zwischen den Körperzellen oder Immunerkrankungen können Krebs mit verursachen.

Seelische Überbelastung, nicht ausgelebte Konflikte und traumatische Erlebnisse, wie der Verlust eines geliebten Menschen, können das Immunsystem beeinträchtigen und auf diesem Weg vermutlich auch das Krebsrisiko erhöhen. Für sich allein gelten sie jedoch weder als Ursache noch als »Starter« einer Krebserkrankung. Eine »Krebspersönlichkeit«, wie sie früher diskutiert wurde, gibt es nicht, wie neuere Studien belegen.

Risikofaktor Lebensstil

Das eigene Verhalten kann das Krebsrisiko beeinflussen.

Ernährung

Experten schätzen, dass 30 bis 40 Prozent aller Krebserkrankungen auf ungesunde Ernährung zurückzuführen sind.

Vermehrter Konsum von tierischem Fett erhöht das Risiko von Darmkrebs, vielleicht auch das von Brustkrebs.

Mit der Nahrung nimmt jeder eine ganze Palette von Krebserregern auf, wie z.B. Nitrosamine und Nitrosamide aus gepökelten Fleischwaren, geräucherten Fischen und Käse.

Auch der Nitratgehalt in Gemüse (➡ Schadstoffe im Essen, Seite 244) und Trinkwasser (➡ Trinken, Seite 253) trägt dazu bei. Aber Nitrosamine können auch im Körper selbst entstehen.

Risiken verringern

● **Ernährung.** *Eine ausgewogene Vollwertkost mit viel Gemüse und Obst, möglichst aus biologischem Anbau, ist die beste Krebsvorbeugediät (➡ Krebsschutz aus der Nahrung, Seite 710).*

● **Rauchen.** *Am besten wäre es, sich das Rauchen abzugewöhnen (➡ Mit dem Rauchen aufhören, Seite 272). Wenn das nicht gelingt, sollte der Zigarettenkonsum drastisch eingeschränkt und tiefes Inhalieren vermieden werden.*

● **Alkohol.** *Verringern Sie Ihren Alkoholkonsum (➡ Alkoholismus, Seite 417).*

● **Sonne.** *Vermeiden Sie exzessive Sonnenbäder (➡ Sonnenbrand, Seite 482).*

● **Intimhygiene.** *Bei Männern trägt Sauberkeit im Intimbereich zur Vorbeugung von Peniskrebs bei und bietet der Partnerin einen gewissen Schutz vor Gebärmutterhalskrebs.*

● **Chronische Entzündungen.** *Sie sollten nach Möglichkeit ausgeheilt werden.*

● **Hobbywerken.** *Vermeiden Sie Arbeiten mit asbesthaltigen Materialien und das Hantieren mit Farben, Lacken und Klebern, bzw. verwenden Sie nur baubiologisch unbedenkliche Produkte aus dem Spezialhandel.*

● **Garten- und Hausarbeit.** *Arbeiten Sie prinzipiell mit Handschuhen. Tragen Sie beim Hantieren mit Kompost einen Mundschutz, damit Sie keine Pilzgifte einatmen. Verzichten Sie möglichst auf Schädlingsbekämpfungsmittel und Unkrautvernichter, und ersetzen Sie sie durch biologische Mittel und Techniken.*

Krebs erregende Benzpyrene entstehen, wenn beim Grillen Fett in die Glut tropft oder wenn erhitztes Fett in der Pfanne raucht, und sie finden sich auf der dunklen Haut des kalt Geselchten.

Das Schimmelpilzgift Aflatoxin, das vornehmlich auf Nüssen, geräuchertem Schinken, Brot und Marmelade gebildet wird, löst Leber- und Magenkrebs aus. Angeschimmelte Nahrungsmittel sollten darum immer zur Gänze weggeworfen werden. Pilze, die zur Käseproduktion verwendet werden, bilden dieses Gift nicht.

Krebs fördernde Schwermetalle, wie Kadmium, Chrom, Nickel und Arsen, finden sich in Feldfrüchten, Getreide und Obst, in Pilzen, Innereien, Fleisch und Fisch (➡ Schadstoffe im Essen, Seite 242).

Rauchen

Rauchen (➡ Seite 272) verursacht insgesamt ein Drittel aller Krebssterbefälle und fast 90 Prozent von Lungenkrebs. Das Lungenkrebsrisiko steigt mit jeder Zigarette: Bei zehn Zigaretten täglich auf das Fünffache, bei über 35 Zigaretten auf das 40fache. Wer jahrelang bei Partner, Partnerin oder am Arbeitsplatz passiv mitraucht, ist ebenfalls krebsgefährdet.

Alkohol

Auch Alkohol ist krebsverdächtig. Alkoholmissbrauch verstärkt die Wirkung von Tabakrauch und erhöht das Krebsrisiko auf das 20- bis 40fache.

Medikamente

Östrogene, wie sie bei Wechseljahresbeschwerden und zur Vorbeugung von Osteoporose eingesetzt werden, erhöhen bei Langzeiteinnahme das Risiko von Brustkrebs (➡ Hormonmittel, Seite 761).

Risikofaktor Umwelt

Umweltbelastungen können für sich allein keinen Krebs erzeugen, doch sie spielen eine bedeutende Rolle in dem komplizierten Zusammenspiel der Krebsförderer.

Anzahl und Konzentration der chemischen Verbindungen in der Umwelt und am Arbeitsplatz steigen stetig. Ein beträchtlicher Teil der Krebserkrankungen wird daher auf Umweltbelastungen zurückgeführt. Am empfindlichsten gegenüber chemischen Risikostoffen sind Ungeborene und kleine Kinder.

Als Krebserreger überführt sind z.B. die allgegenwärtigen aromatischen Kohlenwasserstoffe, Amine, alkylierende Substanzen, Tabak, Nickel, Asbest, Chromsalze, Thoriumdioxid, Aflatoxin und Oxymetholon. Diese Stoffe lösen eine direkte Umwandlung von Zellen zu Krebszellen aus. Die UV-Strahlen des Sonnenlichts spielen eine große Rolle bei der Entstehung von Hautkrebs.

Wer ionisierender Strahlung ausgesetzt ist, hat ein vielfach höheres Risiko, an Leukämie zu erkranken. So stieg z. B. nach der Reaktorkatastrophe von Tschernobyl 1986 die Rate der Krebserkrankungen in der Region auf mehr als das Doppelte an.

Den größten Anteil an der zivilisationsbedingten Strahlung haben medizinische Diagnose- und Behandlungsmaßnahmen (➡ Röntgen, Seite 823).

Etwa ein Viertel der allgemeinen Strahlenbelastung trägt das Gas Radon bei, das beim Zerfall von Radiumbestandteilen im Baumaterial entsteht und sich in schlecht belüfteten Räumen anreichert.

Bedeutend ist auch die Strahlenbelastung bei Rauchern: Das stark strahlende Polonium 210 aus dem Tabakrauch gelangt bis in die feinsten Verästelungen der Lunge.

Das fliegende Personal der Fluggesellschaften ist kontinuierlich der üblichen Höhenstrahlung ausgesetzt.

Vorbeugung

Krebsschutz aus der Nahrung

Wichtig zur Krebsvorbeugung ist eine Nahrung, die reich an Obst und Gemüse und arm an Fett ist (➡ Ernährung, Seite 232).

Es wird vermutet, dass viele der in Gemüse, Gewürzpflanzen und Obst enthaltenen Duft-, Farb- und Aromastoffe der Entstehung von Krebs entgegenwirken können. Das gilt insbesondere für Brokkoli, Soja, Kohl, Blumenkohl (Karfiol), Rosenkohl (Kohlsprossen), Weißkohl (Kraut), Sauerkraut, Rote Bete (Rote Rüben), Karotten, Zwiebeln, Knoblauch, Möhren, Salat und Gurken sowie Beeren, Zitrusfrüchte, Trauben, Walnüsse und Kümmel.

Tomate, Erdbeere, Ananas und Peperoni können die Bildung von Nitrosaminen verhindern.

Möglicherweise können Stoffe aus Soja und Brokkoli Krebs sogar bekämpfen.

Ein Mangel an den Spurenelementen Magnesium, Eisen, Kupfer, Zink, Selen u. a. schwächt das Immunsystem. Da Spurenelemente in allen naturbelassenen Lebensmitteln ausreichend enthalten sind, kann eine ausgewogene Nahrung das Angebot sicherstellen.

Die Vermutung, dass Ballaststoffe in der Nahrung vor Krebs schützen könnten, hat sich nicht bestätigt.

Geringer als früher angenommen ist auch die Krebs schützende Bedeutung der Vitamine. Vitamin C hemmt die Entstehung von Nitrosaminen im Magen. Dass Vitamin A und E dem Krebswachstum gegensteuern, ist heute umstritten.

In keinem Fall sollten Sie auf eigene Faust eine Krebsvorbeugung mit hohen Vitamindosen versuchen: Allzu viel ist ungesund (➡ Vitamine, Seite 257).

Krebsschutz durch Bewegung

Als sicher gilt heute, dass regelmäßige Bewegung (➡ Bewegung und Sport, Seite 222) gesund erhält und vor der Entstehung von Krebserkrankungen schützen kann.

Früherkennung

Geringfügige Veränderungen am und im Körper können die Betroffenen am ehesten selbst feststellen. Sie sind mit ihrem Körper am besten vertraut. Auch die gegenseitige Untersuchung durch Partner oder Partnerin kann

Empfohlene Untersuchungen zur Krebsfrüherkennung

bei Frauen und Männern	
Selbstinspektion der Haut	ab 20 Jahren monatlich
Ärztliche Untersuchung der Haut	ab 30 jährlich
Untersuchung des Mastdarms mit dem Finger	ab 40 Jahren jährlich
Untersuchung auf verstecktes Blut im Stuhl	ab 45 Jahren jährlich, bei Auffälligkeiten zusätzlich Darmspiegelung alle 3 bis 5 Jahre

Bei Männern	
Selbstuntersuchung der Hoden	ab 20 bis 40 Jahren monatlich
Prostatauntersuchung	ab 45 Jahren jährlich
Ärztliche Untersuchung der äußeren Geschlechtsorgane	ab 20 alle drei Monate, ab 40 jährlich

Bei Frauen	
Brustselbstuntersuchung	ab 25 Jahren monatlich
Ärztliche Untersuchung der Brust	ab 30 Jahren jährlich, bei Frauen, die Hormone einnehmen, halbjährlich
Mammographie	zwischen 35 und 40 einmal, ab 50 alle zwei Jahre
Gynäkologische Untersuchung, PAP-Abstrich und Zelluntersuchung der Gebärmutterschleimhaut	ab 20 Jahren jährlich, Frauen, die Hormone einnehmen, halbjährlich

sinnvoll sein. Lassen Sie sich von der Ärztin oder dem Arzt Ihres Vertrauens erklären, wie und wie oft Untersuchungen an Haut, Brust und Hoden sinnvoll sind und worauf Sie besonders achten sollen (➡ Selbstuntersuchung der Brust, Seite 764; ➡ des Hodens, Seite 783).

Die Krankenkassen übernehmen – nach Alter gestaffelt – die Kosten für Untersuchungen zur Früherkennung von Krebs. Diese Chance sollte sich niemand entgehen lassen! Tritt bei jemandem in frühen Jahren Krebs auf, so ist bei Verwandten ersten Grades das Krebsrisiko deutlich erhöht: In diesem Fall sollten Sie die Früherkennungsuntersuchungen unbedingt nutzen!

Mit manchen der empfohlenen Untersuchungen zur Krebsfrüherkennung verbindet sich allerdings auch wieder ein Risiko, zum Beispiel das der Strahlenbelastung bei Röntgenaufnahmen oder das der Verletzung bei Spiegelungen. In diesem Fall sollten Sie gemeinsam mit Ärztin oder Arzt Ihr persönliches Krebsrisiko besprechen und Ihr Vorgehen danach ausrichten.

Warnsignale

Aus Angst vor der befürchteten Diagnose »Krebs« gehen viele Menschen gar nicht erst in die ärztliche Praxis, oder sie teilen Ärztin oder Arzt ihre Beobachtungen und Beschwerden nicht oder nur unvollständig mit. Mediziner können Ihnen jedoch nur dann helfen, wenn sie von Ihnen alle relevanten Informationen bekommen.

Jede ungewöhnliche Veränderung sollten Sie ohne Zögern in ärztliche Behandlung führen. Meist stellt sich das Ganze als harmlos heraus. Doch falls Sie zu den weniger Glücklichen gehören, sollten Sie die Chance der Früherkennung nutzen. Je früher Krebs erkannt wird, desto wahrscheinlicher ist es, dass er geheilt wird. Etwa vierzig Prozent der Krebskranken können wieder gesund werden.

Diagnose: Krebs

Die Zeit vom geäußerten Verdacht bis zur endgültigen Diagnose belastet Betroffene und Familienangehörige sehr. Sie alle brauchen in dieser Zeit jemanden, mit dem sie sprechen können. Das kann die Ärztin oder der Arzt sein, es kann aber auch jemand von den Selbsthilfegruppen sein, die es inzwischen in fast jeder Stadt gibt. Krebskranke sollten möglichst frühzeitig Kontakt zu diesen Gruppen aufnehmen, denn manchmal beraten sie auch, wenn es um die Entscheidung über eine geplante Behandlung geht (Adressen bei den jeweiligen Krankheiten; auch beim Krebsinformationsdienst ➡ Seite 717). Wenn der Druck der Angst unerträglich wird, kann sich jeder auch zur Krisenintervention an eine Beratungsstelle wenden.

Krebswarnsignale

Die folgenden Beschwerden können Hinweise auf viele Erkrankungen, aber auch Anzeichen von Krebs sein. Wenn Sie Derartiges an sich bemerken und nicht ganz sicher erklären können, sollten Sie Ärztin oder Arzt aufsuchen.

- *Müdigkeit und Leistungsabfall in der letzten Zeit.*
- *Gewichtsverlust.*
- *Länger als sechs Wochen anhaltende Veränderung der Verdauung: Wechsel zwischen Durchfall und Verstopfung, bleistiftartiger Stuhl.*
- *Ekel vor bestimmten Speisen (z. B. Fleisch).*
- *Bluterbrechen.*
- *Schleim oder Blut im Stuhl.*
- *Blut im Urin.*
- *Bluthusten.*
- *Anhaltende Schmerzen.*
- *Länger als sechs Wochen anhaltender Reizhusten und andauernde Heiserkeit.*
- *Warze, Muttermal oder Leberfleck auf der Haut, die ihr Aussehen verändern.*
- *Jede neu auftretende Hautveränderung, besonders an Körperstellen, die der Sonne ausgesetzt sind.*
- *Wunden oder Geschwüre, die trotz Behandlung nur langsam oder ungenügend heilen.*
- *Blutiger Ausfluss aus der Scheide zwischen den Perioden, nach dem Geschlechtsverkehr oder nach den Wechseljahren.*
- *Knoten in der Brust.*
- *Knoten im Hoden.*
- *Knoten am Hals, unter den Achseln oder in den Leisten.*
- *Bisher nicht geklärte Knochenschmerzen.*

Manche Menschen plagt die Angst, dass Ärztin oder Arzt ihnen die wirkliche Diagnose verschweigen. Diese sind jedoch Patienten gegenüber, die unmissverständlich klargemacht haben, dass sie wissen wollen, was sich in ihrem Körper abspielt, verpflichtet, wahrheitsgemäß Auskunft zu geben.

Wer zur Ärztin oder zum Arzt geht, um die definitive Diagnose zu erfahren, sollte sich nach Möglichkeit von jemand Vertrautem begleiten lassen. Eine solche Stütze hilft, das Gesagte zu erfassen und die vielen Informationen zu behalten. In einer Nachbesprechung wird oft erst klar, welche Fragen noch gestellt werden müssen.

Möglicherweise bespricht die Ärztin oder der Arzt auch gleich das weitere Vorgehen. Damit die Kranken entscheiden können, ob sie dem zustimmen wollen, müssen sie über die geplante Behandlung umfassend unterrichtet werden, sie müssen Wirkung und Nebenwirkungen erklärt bekommen. Wichtig ist, wirklich alles verstanden zu haben. Selbst wenn ein erkannter Krebs so bald wie möglich entfernt werden sollte, können sich die Betroffenen für die Entscheidung zur Behandlung so lange Zeit nehmen, wie sie brauchen. Der gute Rat, wichtige Entscheidungen zunächst noch einmal zu überschlafen, gilt auch hier. Oftmals stehen zwischen Diagnose und Behandlung noch mehrere Gespräche mit Ärztin oder Arzt. Sie können von den Medizinern auch erwarten, dass sie Sie über mögliche Behandlungsalternativen informieren. Über die Zukunftsaussichten von Krebskranken können Ärzte nur auf Grund statistischer Erfahrungswerte Auskunft geben.

Das sagt jedoch nichts über den tatsächlichen Krankheitsverlauf. Die Chancen des Einzelnen hängen nicht nur von Medizin und Pharmazie ab, sondern sind wesentlich mit bestimmt von seinem Lebenswillen, seinem sozialen Auffangnetz durch Angehörige und Freunde und von der Möglichkeit, nach der Krebsbehandlung Positives zu erleben und in dem zukünftigen Leben einen Sinn zu sehen.

Behandlungskonzepte

Die Ziele der Krebsbehandlungen sind – je nach Ausgangslage – verschieden. Sie müssen im Rahmen eines Behandlungskonzepts klar formuliert und am tatsächlichen Verlauf der Erkrankung kontrolliert werden.

Im günstigsten Fall ist das Ziel Heilung: Die Mediziner behandeln in »kurativer Absicht«. Heilung ist möglich, wenn die Tumorerkrankung von ihrer Art und ihrem Stadium her gut auf die Behandlungsmöglichkeiten anspricht und eine »Vollremission« erzielt wird. Der Tumor ist verschwunden und mit den üblichen diagnostischen Mitteln nicht mehr nachweisbar. Hält diese Vollremission dauerhaft an, wird von einer Heilung gesprochen. Krebskranke gelten als geheilt, wenn sie fünf Jahre nach der Behandlung ohne Rückfall leben.

Bei vielen Tumorerkrankungen ist eine Heilung nicht möglich. Dennoch kann der Verlauf der Erkrankung günstig beeinflusst werden. Die Ärzte sprechen dann von »Palliation«, was etwa Linderung heißt. Wenn der Tumor verkleinert wird, bedeutet das meist eine Lebensverlängerung und/oder eine Besserung der tumorbedingten Beschwerden. Etwa ein Drittel aller Krebskranken kann auf diese Weise über Jahre mit Krebs leben. So kann etwa die Bestrahlung von Knochenmetastasen – auch wenn das die Krankheit nicht heilt – die Schmerzen drastisch verringern, Knochenbrüchen vorbeugen und dadurch die Lebensqualität erheblich verbessern.

Damit Krebskranke einsehen können, warum sie behandelt werden sollen, obwohl das die Tumorerkrankung nicht heilen wird, müssen Ärztin oder Arzt Sinn und Zweck der palliativen Behandlung möglichst genau erklären. Eine metastasierende Tumorerkrankung allein ist noch kein ausreichender Behandlungsgrund, die Linderung tumorbedingter Beschwerden aber sehr wohl. Andererseits kann es bei manchen nicht heilbaren Tumorerkrankungen, die ohne Beschwerden verlaufen, sinnvoll sein, lange Zeit auf eine Behandlung zu verzichten. Dann besteht die verbesserte Lebensqualität darin, den Kranken die Belastungen eingreifender Therapien zu ersparen. Kompetente Ärztinnen und Ärzte orientieren sich an den realistisch erreichbaren Zielen. Danach richten sie die diagnostischen und therapeutischen Maßnahmen aus. Patienten, die eine reelle Chance auf Heilung und einen starken Lebenswillen haben, werden sie eher eine intensivere Diagnostik und belastendere Therapie zumuten als solchen, die sie nur palliativ behandeln können.

Günstig ist es, wenn Ärztin oder Arzt das Behandlungskonzept mit den Kranken durchsprechen. Informierte Patienten, die dem Geschehen zustimmen, fühlen sich der Krankheit nicht hilflos ausgeliefert. Das Gefühl, das Geschehen kontrollieren zu können, trägt zur Gesundung bei.

Viele Menschen fürchten, dass die Behandlung sie »kränker macht«, als sie sind. Sie dürfen jedoch darauf vertrauen, dass die Konzepte so ausgerichtet sind, dass die Behandlung keine schlimmeren Folgen haben wird als die Krankheit selbst.

Für jede Krebserkrankung und jedes ihrer Stadien wurde auf der Basis von internationalen Erfahrungen eine Standardbehandlung entwickelt. Manchmal ist das nur eine Behandlungsform, oder es haben sich kombinierte Maßnahmen als erfolgreich erwiesen.

Operation

Die älteste und sicherste Methode, Krebs zu behandeln, ist die operative Entfernung. Dabei muss eine ausreichend breite Randzone gesunden Gewebes mit entfernt werden, damit keine Zellen mit mikroskopisch kleinen Ausläufern der Tumoren zurückbleiben. Die meisten Krebskranken verdanken dieser radikalen Behandlungsmethode ihr Leben.

Hat der Krebs auf umliegende Lymphknoten übergegriffen, müssen dieses Lymphgebiet und möglichst die zugehörigen Lymphbahnen ebenfalls entfernt werden (*En-bloc-Operation*).

Fernmetastasen operativ zu entfernen, ist im Allgemeinen nicht sinnvoll. Ihre oft große Zahl setzt jeder radikalen operativen Methode Grenzen.

Sehr radikale Operationen gelten heute – mit Ausnahme beim Ovarialkarzinom – als überholt. Nicht alles, was technisch möglich ist, ist auch sinnvoll.

Strahlentherapie

Strahlen können Krebs heilen. Gezielt gegen Tumoren gerichtete Röntgenstrahlen hemmen die Teilungsfähigkeit von Krebszellen. Die Wahl der Strahlenstärke, ihre genaue Ausrichtung und die gleichzeitige Abschirmung des gesunden Gewebes machen es möglich, die Strahlenwirkung weitgehend auf das Tumorgewebe zu beschränken. Praktisch kann jeder Teil des Körpers in jeder gewünschten Verteilung mit einer gezielten Strahlendosis erreicht werden.

Verschiedene technische Entwicklungen haben die Strahlentherapie heute etwas weniger belastend gemacht, als sie früher war, und es stehen neue Verfahren zur Verfügung, die in bisher aussichtslos scheinenden Fällen helfen können.

Heilungschancen

Die Heilungschance hängt davon ab, wie empfindlich das Tumorgewebe gegenüber Strahlen ist. Dieses wird bestimmt von der Gewebeart und seiner Durchblutung: Sauerstoffreiches Gewebe ist empfindlicher gegen Strahlen als gering durchblutetes. Weil es in jedem Tumorgewebe jedoch sauerstoffarme Zellen gibt, kann ein Tumor nach einer Strahlentherapie wieder wachsen, obwohl er sich zunächst zurückgebildet hat. Ein Teil der Krebsgewebe spricht auf eine Strahlenbehandlung überhaupt nicht an.

Eine bedeutende Rolle spielt die Strahlentherapie unter anderem bei Prostatakarzinomen und frühen Stadien von Brustkrebs. Als Zusatzbehandlung zur Chemotherapie ist sie bei Karzinomen des Mastdarms und des Anus, bei Krebs von Gebärmutterschleimhaut, -hals und Vulva angebracht.

Häufig wird die Strahlenbehandlung auch palliativ eingesetzt.

Nebenwirkungen

Die Nebenwirkungen der Bestrahlung sind abhängig von der bestrahlten Region und der Empfindlichkeit des darin liegenden gesunden Gewebes. Je größer das bestrahlte Feld, desto stärker ist das Befinden beeinträchtigt. Meist kommt es zu Müdigkeit, allgemeiner Erschöpfung und Appetitverlust. Im Bereich von Kopf und Hals entstehen oft Schleimhautentzündungen, die Schluckbeschwerden hervorrufen. Eine Bestrahlung des Bauchs kann Gastritis und Darmentzündung mit Durchfall, Erbrechen, Blähungen und Krämpfen auslösen. Diese Beschwerden halten oft noch nach der Therapie an.

Aus Angst vor den Beschwerden im Verdauungstrakt essen viele Strahlenpatienten nur noch sehr wenig und verlieren dadurch an Gewicht. Medikamente und Diät können die Beschwerden im Allgemeinen lindern. Gegen

Tipps für Krebskranke

● Die Diagnose »Krebs« mag bei Ihnen wie bei vielen anderen auch einen Schock auslösen. Von diesem Augenblick an werden Sie rundum mit Ratschlägen versorgt. Bevor Sie sie befolgen, sollten Sie sich mit Ihrer Ärztin oder Ihrem Arzt beraten.

● Suchen Sie das Gespräch mit der Ärztin oder dem Arzt, der oder dem Sie vertrauen. Fordern Sie von ihnen, dass sie sich Zeit nehmen und Ihnen jede Frage nach bestem Wissen beantworten. Bereiten Sie sich als Gedächtnisstütze eine Liste mit Fragen vor.

● Sollten Sie unsicher sein, holen Sie die Meinung weiterer Fachärzte ein. Je besser Sie über Chancen, Risiken und Nebenwirkungen der verschiedenen Behandlungen informiert sind, desto besser können Sie zusammen mit dem behandelnden Team entscheiden, welche Behandlung Sie an sich vornehmen lassen wollen.

● Eine vertraute Begleitung im Krankenhaus kann helfen, die belastende Behandlung besser zu überstehen.

● Überlegen Sie gemeinsam mit Ärztin oder Arzt, was Sie selbst zum Erfolg der Behandlung beitragen können: Eine erbliche Veranlagung kann man nicht ändern, doch krank machende Lebensumstände können Sie umkrempeln. Man kann einen belastenden Beruf wechseln, Schadstoffquellen aus der Wohnung entfernen oder die Ernährung umstellen. Vielleicht ist es auch Zeit, den Tagesablauf anders zu gestalten oder die Beziehungen zu Familienmitgliedern, Partnern oder anderen Beziehungspersonen zu überdenken.

● Auch Angehörige sind verunsichert und wissen oft nicht, wie sie sich verhalten sollen. Das offene Gespräch mit Freunden und Angehörigen kann das Zusammenleben erleichtern.

● Wenn Sie anonyme Gesprächspartner vorziehen, wenden Sie sich an die Krebshilfe (➡ Seite 717). Sie steht für alle medizinischen und sozialrechtlichen Fragen zur Verfügung. Rat finden Sie auch bei psychologischen Beratungsstellen (➡ Beratung und Psychotherapie, Seite 899).

● Suchen Sie sich »Komplizen«, die Ihnen helfen, Ihr Leben neu »in die Hand zu nehmen«. Das können Freunde sein, die Ihre Probleme anhören und Ihre Entscheidungen respektieren. Das kann eine Selbsthilfegruppe sein, in der Menschen mit ähnlichen Problemen Sie trösten und stärken. Das kann ein Psychotherapeut oder eine Psychologin sein, die Ihnen Hilfe zur Selbsthilfe geben und Sie auf dem neuen Weg begleiten.

Erbrechen werden Metoclopramid (z. B. *Paspertin* [D/Ö]) sowie Dexamethason eingesetzt. Schmerzlindernde Mittel vor dem Essen und Mittel gegen Durchfall helfen mit, dass ausreichend Nährstoffe aufgenommen werden können.

Die Haut reagiert auf die Bestrahlung ähnlich wie bei Sonnenbrand mit Rötung und Reizung. Manchmal bilden sich Bläschen, oft Pigmentflecken.

Bestrahlte Hautpartien können nach etwa drei Wochen ihre Haare verlieren. Nach wenigen Monaten können sie wieder nachwachsen.

Wirkung und teilweise auch Nebenwirkungen der Bestrahlung setzen oft erst nach Wochen oder Monaten ein.

Sie sollten Ihre Beobachtungen und die damit einhergehenden Ängste immer mit den Behandelnden besprechen – auch dann, wenn die Bestrahlung bereits abgeschlossen ist.

Chemotherapie und andere Krebsmittel

Bestimmte Tumorerkrankungen kann man – ausschließlich oder zusätzlich zur Operation und/oder Strahlenbehandlung – mit Medikamenten behandeln. Zytostatika sind Zellgifte. Sie hemmen das Wachstum aller Zellen, die sich schnell teilen. Deshalb greifen sie das Blut bildende System, die Schleimhäute, die Keimzellen und die Haarzellen an.

Heute werden weit mehr als 100 verschiedene Krebsmittel klinisch eingesetzt. Zu ihnen zählen:

- Zytostatika
  Alkylantien
  Platinverbindungen
  Antimetabolite
  Pflanzliche Zytostatika
  Zytostatisch wirkende Antibiotika
- Hormonell wirkende Substanzen
- Botenstoffe (Biological Response Modifiers), z. B. Interferon

Krebsmittel können in Form von Infusionen, Injektionen, zum Schlucken und bei Hautkrebs in Salbenform verabreicht werden. Viele Krebsmittel werden miteinander kombiniert, um die gleichgerichtete Wirksamkeit zu erhöhen und die Nebenwirkungen der einzelnen Wirkstoffe zu reduzieren.

Die Dauer der Behandlung muss auf den Einzelfall zugeschnitten werden.

Heilungschancen

Bei etwa zehn Prozent der Tumoren bringt die Chemotherapie eine echte Heilungsaussicht. Bei folgenden Erkrankungen können Zytostatika heilen bzw. zur Heilung beitragen:

Hodenkrebs, Morbus Hodgkin, ein bestimmtes Non-Hodgkin-Lymphom, akute Leukämien, Wilms-Tumor, Chorionkarzinom, Embryonalkarzinom, Ovarialkarzinom; als Vorbeugung gegen das Wiederauftreten von Metastasen bei bestimmten Brustkrebsformen direkt nach der Operation, bei Darmkrebs und begleitend bei Ewing-Sarkom.

Erkrankungen, bei denen Zytostatika palliativ und in lebensverlängernder Absicht eingesetzt werden können:

Brustkrebs, der bereits Tochtergeschwülste gesetzt hat, die chronischen Leukämieformen CML und CLL, eine bestimmte Form des Non-Hodgkin-Lymphoms, Plasmozytom, kleinzelliges Bronchialkarzinom, metastasierender Darmkrebs, Tumoren des Hals-Nasen-Ohren-Raums und der Speiseröhre.

Auch hier gilt: Wer eine realistische Chance auf Heilung ergreifen will, muss ausgeprägte Nebenwirkungen in Kauf nehmen – ein häufiger Fehler ist die Unterbehandlung, die zwar erträglicher scheint, aber dann nicht den erwünschten Erfolg bringt.

Bei palliativer Behandlung müssen die behandelnden Mediziner kritisch prüfen – und die Krebskranken kritisch nachfragen –, ob für die Chemotherapie bei der bestehenden Krebskrankheit tatsächlich eine Lebensverlängerung bewiesen ist, welche tumorbedingten Beschwerden behandelt werden sollen und mit welchen Nebenwirkungen und Unannehmlichkeiten das Therapieziel erkauft wird. Das Abwägen von Nutzen und Risiko ist hier besonders wichtig.

Es ist ein Patientenrecht, die Behandlung mitzubestimmen.

Nebenwirkungen

Die Nebenwirkungen von Krebsmitteln können unterschiedlich und verschieden stark sein, sie können früh oder spät auftreten.

Übelkeit und Brechreiz

Gegen diese häufigen, manchmal sehr belastenden Beschwerden gibt es wirksame Medikamente (z. B. *Zofran* [D/Ö]), die gleich mit den Zytostatika gemeinsam infundiert werden können.

Wirksam gegen die Übelkeit ist auch das Rauchen von Haschisch. Haschisch zählt zwar im deutschen Sprachraum zu den verbotenen Drogen, doch in England gibt es zum Beispiel ein zugelassenes Medikament mit dem Haschischwirkstoff.

Manche Krebsmittel können besonders bei jungen Kranken zu besonderer Unruhe führen. Die Angst vor dem Erbrechen führt häufig dazu, dass während der Chemotherapie der Appetit verloren geht, sowie dazu, dass die Patienten schon vor dem Verabreichen der Krebsmittel erbrechen. Dagegen kann eine Verhaltenstherapie (➡ Seite 895) helfen.

Haarverlust

Viele Menschen verlieren während einer Chemotherapie ganz oder teilweise ihre Haare und erleben das als schweres seelisches Trauma. Der Versuch, dieses mit einer »Cool cap« zu verhindern, ist selten erfolgreich. Bei manchen Zytostatika und wenn die Chemotherapie nur auf wenige Behandlungen beschränkt ist, kann der Haarausfall auch ausbleiben. Meist wachsen die Haare nach abgeschlossener Behandlung wieder nach.

Schleimhautentzündung

Einige Krebsmittel beeinflussen die Schleimhäute des Mundbereichs und der Scheide. In der Folge kommt es zu Trockenheit, eventuell zu wunden Stellen und Geschwüren. Daher sind während der Behandlung Mund- und Intimhygiene besonders wichtig.

Infektionen

Die meisten Behandlungen mit Krebsmitteln lassen etwa zehn Tage nach Therapiebeginn die Zahl der weißen Blutkörperchen vorübergehend absinken. Bis sich das normalisiert, kann es Monate dauern. Liegen die Werte sehr tief, steigt die Gefahr von Infektionen.

Zur Vorbeugung ist sehr gute Mundpflege – mit Gurgeln – und die Inspektion des Rachens notwendig. Meiden Sie Ansteckungsquellen, wie öffentliche Verkehrsmittel, Menschenansammlungen und Menschen mit einer ansteckenden Krankheit.

Bei Anzeichen von Fieber oder Infektionszeichen auf jeden Fall zu Ärztin oder Arzt!

Blutungen

Die Produktion von Blutplättchen, die an der Blutgerinnung beteiligt sind, ist ebenfalls vorübergehend herabgesetzt. Deshalb sind Verletzungen und blutende Wunden je nach Ausmaß eine Gefahr. Meiden Sie Gefahrenquellen. Vorsicht beim Nägelschneiden.

Hormonbehandlung

Hormongaben bzw. Hormonentzug können bei Krebserkrankungen, die hormonabhängig wachsen, das Tumorwachstum hemmen und die Bildung von Metastasen verhindern. Dazu gehören vor allem der Brustkrebs und das Prostatakarzinom.

Der »Hormonentzug« kann mittels Operation oder Medikamenten geschehen. Operation bedeutet beim Brustkrebs, dass die Eierstöcke entfernt werden. Bei Prostatakrebs bedeutet es die Entfernung der Hoden oder die Zerstörung ihrer Hormon produzierenden Gewebe mittels Strahlen. Da das aber Kastration mit allen Folgen für die Geschlechtlichkeit bedeutet, kann die Behandlung eine große seelische Belastung sein.

Wenn an den Tumorzellen so genannte Hormonrezeptoren gefunden wurden, können entsprechende Antihor-

> **Selbsthilfe gegen Nebenwirkungen der Krebsmittel**
>
> ● *Nehmen Sie häufig kleine Mahlzeiten zu sich; essen Sie langsam, trinken Sie schluckweise kleine Mengen; meiden Sie Süßigkeiten und fette Nahrungsmittel, Zitrusfrüchte und starke Gewürze. Trockenes, wie Toast und Zwieback, beruhigt den Magen.*
>
> ● *Essen Sie etwas Leichtes, wie Suppe oder Kekse, bevor Sie die Medikamente erhalten.*
>
> ● *Entwickeln Sie eine Abneigung gegen Fleisch, so hilft es, dieses mit Sojasoße, in Fruchtsaft oder Wein zuzubereiten.*
>
> ● *Wichtig ist gründliche Mundhygiene. Benutzen Sie dazu eine weiche Zahnbürste und ein Mundwasser, das weder Alkohol noch Salz enthält. Wählen Sie eine milde, fluoridhaltige Zahnpasta.*
>
> ● *Halten Sie die Lippen mit Creme geschmeidig.*
>
> ● *Meiden Sie wegen der hohen Infektionsgefahr Menschenansammlungen, Personen mit ansteckenden Krankheiten und Reisen. Wenn Sie Fieber oder Durchfall bekommen, Schmerzen beim Wasserlassen oder andere Infektionsanzeichen: Sofort die Behandelnden ansprechen!*
>
> ● *Wegen der erhöhten Blutungsgefahr sollten Sie mit Messern und Werkzeug vorsichtig umgehen und bei der Gartenarbeit Handschuhe tragen. Vermeiden Sie verletzungsträchtige Sportarten.*

mone das Tumorwachstum hemmen und die Bildung von Metastasen verhindern. Dieses ist eine »chemische Kastration auf Zeit«. Im Vergleich zur Chemotherapie sind bei der Hormontherapie weniger Nebenwirkungen im übrigen Körper zu erwarten.

Kombinierte Behandlung

Bei bestimmten Krebsformen kann eine Kombination verschiedener Verfahren sinnvoll sein. So haben z. B. Operation, Bestrahlung und der Einsatz von Zytostatika die Heilungschancen bei Wilms-Tumor (Nierenkrebs bei Kindern) erheblich erhöht. Krebsmittel können die Überlebenszeit nach Brust- oder Magenkrebsoperationen verlängern. Bei Blasenkrebs sind Bestrahlungen zur Vorbereitung auf die Operation sinnvoll. Bei Krebs im Rektum und im Hals-, Nasen-, Ohrenbereich sind Krebsmittel gemeinsam mit Bestrahlung wirkungsvoll. Ein nur gering ausgedehnter kleinzelliger Bronchialkrebs kann unter Umständen damit geheilt werden.

Immuntherapie

Da das körpereigene Abwehrsystem bei der Entstehung von Krebs eine bedeutende Rolle spielt, sucht man seit Jahren nach Möglichkeiten, diese Immunabwehr zu stärken.

Doch was theoretisch logisch scheint, stößt in der Praxis an Barrieren: Auch wenn das Immunsystem auf eine Behandlung »anspricht«, bedeutet das noch nicht, dass dies den Tumor verkleinern wird. Vermutlich erkennt das Immunsystem nicht jede Krebszelle und wirft das Abwehrsystem dann auch nicht an. Oder die Zahl der Krebszellen steigt so rapide an, dass das Abwehrsystem »überlaufen« wird. Gemessen an den Möglichkeiten des Immunsystems erweist sich die Tumormasse als übermächtig.

Anfangserfolgen mit dem BCG-Impfstoff, mit Corynebacterium parvum, Levamisol, Thymushormonen und anderen Mitteln folgte die Enttäuschung – nur bei Blasenkrebs hat BCG einigen Erfolg. Auch die Euphorie über Interferon, mit ungeheurem finanziellem Aufwand entwickelt, ist der Ernüchterung gewichen – Ausnahme ist der Erfolg bei bestimmten Leukämieformen.

Die Bemühungen, mit gentechnischen Methoden die körpereigene Krebsabwehr zu beeinflussen, sind noch im Versuchsstadium (➡ Seite 270).

Mit Krebs leben

Da seelische und soziale Faktoren wesentlich mitbestimmen, wie eine Krebskrankheit verläuft, haben nahe stehende Menschen eine wichtige stützende Aufgabe. Trag-

fähige Beziehungen stärken die Immunabwehr. Krebskranke, die bereit sind, sich gemeinsam mit dem behandelnden Arzt oder der Ärztin mit der Krankheit auseinander zu setzen, können die »Regiekompetenz« und die Kontrolle behalten. Sie werden mit dem Leidensdruck besser fertig, entwickeln wieder Selbstvertrauen und meistern künftige Probleme. Viele Krebskranke erleben jedoch Angstzustände und Depressionen, die sie sprachlos machen und von sozialen Kontakten abschnüren. Sprechen befreit von dieser Angst. Leider gewähren die behandelnden Teams den Kranken die Chance des Gesprächs vor, während und nach Krebsbehandlungen bei weitem nicht in dem Maße, wie es notwendig wäre und von den Krankenversicherungen bezahlt werden sollte. Krebskranke, die eine Entspannungsmethode (➡ Seite 878) erlernen und regelmäßig anwenden, können die belastenden Behandlungen leichter ertragen. Auch regelmäßig durchgeführte Meditation (➡ Seite 882) und Yoga (➡ Seite 882) eignen sich zur seelischen Entlastung. Den Heilungsprozess unterstützen können gesunde Ernährung, die so zusammengestellt sein kann, wie unter Krebsschutz aus der Nahrung, Seite 710 beschrieben, und ein Bewegungsprogramm mit Spaziergängen, Wandern, Schwimmen, leichter Gymnastik, auch unter Wasser.

Psychologische Begleitung

Krankheit und Kranksein sind nicht dasselbe: Nicht nur das erkrankte Organ ist betroffen, sondern der gesamte Mensch in seinen sozialen Bezügen. Eine ganzheitliche Haltung des behandelnden Arztes bzw. der Ärztin bezieht deshalb die Kindheit, Familie, Arbeit und die persönlichen Beziehungen der Kranken in die Betreuung mit ein. Sie nehmen die Angst vor Leiden ernst und stellen sich der Angst vor dem Tod.

Wenn der Ausbruch der Krebserkrankung die Existenz erschüttert hat, wenn er Depressionen und Störungen des Körper- und Selbstwertgefühls zur Folge hat und die Betroffenen diese Probleme allein schwer überwinden können, sollten sie mit ihrer Ärztin oder ihrem Arzt darüber sprechen – häufig ist dies bereits ein großer Schritt zur Bewältigung. Reicht dies nicht aus, sollten sie sich nicht scheuen, Hilfe bei einem Psychologen oder einer Psychotherapeutin zu suchen. Fachleute schätzen, dass jeder dritte Krebskranke psychotherapeutische Begleitung braucht. In Deutschland wird solche Betreuung während der Behandlung und in der Nachsorge bereits angeboten. In Österreich gibt es Ansätze dazu.

Eine Psychotherapie kann die Lebensqualität heben. Es hat sich gezeigt, dass Gespräche in Gruppen mit der Ermutigung, über aktuelle Ängste offen zu sprechen und das bisherige Leben zu überdenken, eine große Unterstützung sind und dass Gruppentherapien in manchen

Fällen auch lebensverlängernd wirken. Bewährt hat sich auch Verhaltenstherapie (➡ Seite 895), um Ängste abzubauen, Hoffnungslosigkeit zu überwinden, die Belastungen der Behandlung leichter zu ertragen und das Leben und Erleben wieder in die eigene Hand zu nehmen. Ergotherapie und Arbeit mit kreativen Mitteln, wie Mal-, Tanz- und Musiktherapie, fördern den Genesungsprozess. Die Annahme, dass Krebs mit psychotherapeutischen Methoden geheilt werden könnte, ist widerlegt.

Einige Psychotherapeuten haben sich auf die Behandlung von Krebskranken (Psychoonkologie) spezialisiert. Zur Bezahlung psychotherapeutischer Begleitungen und Therapien ➡ Beratung und Psychotherapie, Seite 899.

Nachsorge

Art und Dauer der Behandlung bestimmen das Ausmaß der Belastung für Krebskranke und ihre Angehörigen. Für die meisten Operationen sind zwei bis vier Wochen Krankenhausaufenthalt notwendig. Bestrahlungen werden meist ambulant durchgeführt und dauern etwa sechs bis acht Wochen. Chemotherapie, teilweise ambulant durchgeführt, erstreckt sich über den längsten Zeitraum und dauert, von Behandlungspausen unterbrochen, häufig vier bis zwölf Monate und länger.

Allen Krebspatienten wird nach der Behandlung angeraten, regelmäßige Kontrolluntersuchungen durchführen zu lassen. Sie sollen so früh wie möglich aufdecken, ob der Tumor wieder nachwächst. Solche »Rezidive« werden meist innerhalb der ersten zwei Jahre offenbar, können sich aber auch noch nach mehreren Jahren entwickeln. Rezidive können oft mit einer erneuten Therapie beseitigt werden. Anders schätzen Mediziner die Situation ein, wenn es um das Aufspüren von Fernmetastasen geht. Wenn sich Metastasen in den Knochen, der Lunge, der Leber oder dem Gehirn bilden, kann eine Behandlung die Beschwerden lindern, bei vielen Krebserkrankungen aber nicht das Leben verlängern. Hier wartet man mit medizinischen Eingriffen lieber ab, bis Beschwerden auftreten. Fragen Sie nach, welches Ziel die Untersuchungen haben und ob es sinnvolle Behandlungsmöglichkeiten gibt. Halten Sie die vereinbarten Termine für die Nachsorge zu Ihrer Sicherheit unbedingt ein, und ergreifen Sie die Gelegenheit, mit Arzt oder Ärztin über Probleme oder Beschwerden zu sprechen.

Nachsorgekur und Rehabilitation

Die Sozialversicherungsträger in Deutschland können in den ersten drei Jahren nach einer Tumorbehandlung eine Nachsorgekur über drei Wochen bewilligen. Kur und »Tapetenwechsel« können dazu beitragen, dass sich körper-

liche und seelische Kräfte wieder sammeln. Die medizinische Nachbetreuung sollte jedoch immer in Händen derselben behandelnden Ärzte bleiben, damit unnötige Untersuchungen und Behandlungen vermieden werden. Deshalb sollte eine Kur nur durchgeführt werden, wenn es unbedingt nötig ist. Besprechen Sie die Notwendigkeit mit Ihrem Ärzteteam. Zur Erholung kann auch ein Urlaub nach eigenem Wunsch beitragen. Wichtig sind die Rehabilitation und – wenn möglich – das Wiedererlangen der Arbeitsfähigkeit. Sind durch die Behandlung körperliche Defekte entstanden, die Hilfsmittel erforderlich machen (z. B. ein künstlicher Darmausgang, eine Membran nach Entfernung des Kehlkopfs), so kann in der geschützten Atmosphäre eines Rehabilitationszentrums das Alltagsleben damit trainiert und die Angst leichter abgebaut werden. Hier werden auch Arbeits- und Umschulungstrainings durchgeführt.

Berufs- und Erwerbsfähigkeit

Krebskranke leiden besonders intensiv an ihrer Isolation, ihrem verletzten Selbstwertgefühl und dem Leistungsdefizit. Deshalb ist es wichtig, dass sie möglichst ein Bein im Alltag sowie im Berufsleben behalten. Werden die Kran-

> **KID – Krebsinformationsdienst**
> *Deutsches Krebsforschungszentrum Heidelberg*
> *Im Neuenheimer Feld 280, 69120 Heidelberg*
> *Telefonberatung: 0 62 21/41 01 21*
> *Internet: http://www.krebsinformation.de*
>
> **Informationsdienst Krebsschmerz**
> *Tel.: 0 62 21/42 20 00*
>
> **Beratungsstelle der Deutschen Krebsgesellschaft**
> *Hanauer Landstraße 194, 60314 Frankfurt*
> *Tel.: 0 69/63 00 96–0, Fax: –66*
> *e-mail: beratung@krebsgesellschaft.de*
> *Internet: http://www.krebsgesellschaft.de*
>
> **Österreichische Krebshilfe**
> *Hütteldorferstr. 46/2/11, 1150 Wien*
> *Tel.: 01/7 96 64 50, Fax: 79 66 45 09*
> *e-mail: service@krebshilfe.net*
> *Internet: http://www.krebshilfe.net*
>
> **Beratungsstelle der Österr. Krebshilfe**
> *Theresiengasse 46, 1180 Wien*
> *Tel.: 01/4 08 70 48*
> *e-mail: office@krebshilfe.com*
> *Internet: http://www.krebshilfe.com*

ken erwerbsunfähig geschrieben, verlieren sie mit ihrem Arbeitsplatz meist auch ihr soziales Umfeld. Die Krebskrankheit stürzt viele Betroffene in finanzielle Probleme. Manchmal kann man für den Übergang ins Vollerwerbsleben Teilzeitarbeit vereinbaren. Gelingt eine Berufstätigkeit nicht mehr, sind die Beratungsstellen der Deutschen Krebshilfe bei der Suche nach sozialrechtlicher Unterstützung behilflich. Dort erhält man Auskünfte über Unterstützung, Rentenzahlungen, Hilfsmittel, Ermäßigungen und die Adressenliste von Institutionen, die Hilfe anbieten. Auch der Sozialservice, der jedem Landesinvalidenamt angeschlossen ist, gibt Auskunft.

Unkonventionelle Therapien

Die Mehrzahl der Krebskranken wendet sich, oft ohne ihr Klinikteam zu informieren, unkonventioneller oder »alternativer« Medizin zu. Sie tun dies meist zusätzlich zu – selten an Stelle – einer konventionellen Behandlung.

Die Gründe für eine solche Zusatzbehandlung sind vielfältig. Viele Krebskranke wollen aktiv etwas für sich tun, andere sind mit der medizinischen Betreuung unzufrieden oder haben große Angst vor den Nebenwirkungen der Therapie. Auch die Hoffnung auf Heilung treibt viele Kranke Ärzten, Heilpraktikern und Laien in die Arme, die »Alternatives« anbieten: eine »sanfte« Therapie ohne Nebenwirkungen, eine »ganzheitliche« Sicht des Krankseins und den »Sieg über den Krebs«.

Die unkonventionellen Theorien kommen den Laienvorstellungen in idealer Weise entgegen. Sie betonen die Krebsentstehung auf Grund psychischer Ursachen, und sie propagieren Lebensumstellung und die Stärkung der Selbstheilungskräfte und der »Immunabwehr«.

Leider geht diese Hoffnung selten auf: Unkonventionelle Diagnosen, um Krebs oder Krebsgefahr festzustellen, haben keinen Aussagewert; die Therapien haben häufig Nebenwirkungen, und ihre Wirksamkeit ist meist fraglich. Keine der unkonventionellen Behandlungsmethoden kann bisher Erfolgsraten verbuchen, wie sie im Bereich der konventionellen Medizin bei manchen Krebserkrankungen (z. B. bei Tumoren im Kindesalter, bei Hodenkrebs u. a.) erzielt werden, und diese auch zweifelsfrei belegen. Deshalb wird die Forderung immer lauter, dass die Anbieter ihre Behauptungen nachvollziehbar und nachprüfbar machen sollen.

Als Ersatz der gezielten Tumorbehandlung eignen sich unkonventionelle Therapien nicht. Als Ergänzung können manche unter Umständen jedoch Beschwerden lindern und die Erholung unterstützen. Andere bringen aber auch Gefahren mit sich.

Viele Ärzte bieten Krebskranken alternative Methoden zur Nachbetreuung an. Die objektive Wirksamkeit sol-

---

Eine Krebstherapie ist von Nutzen, wenn sie
- *die Krebserkrankung heilen kann oder*
- *die Lebenserwartung der Krebskranken verlängert oder*
- *die Lebensqualität verbessert.*

Es reicht nicht aus, dass sie lediglich einen Tumorrückgang herbeiführen kann.

Beachten Sie bei Alternativbehandlungen:
- *Nicht mehrere Behandlungen zu gleicher Zeit. Viel hilft nicht viel; die Nebenwirkungen werden unübersichtlich.*
- *Auf Nebenwirkungen achten, gegebenenfalls das Mittel absetzen. Auch Pflanzenmittel sind nicht nebenwirkungsfrei.*
- *Vorsicht, wenn ein Mittel gegen »den Krebs« helfen soll: Es gibt nicht »den Krebs«, sondern viele unterschiedliche Krebserkrankungen mit unterschiedlichen Ursachen und Prognosen. Wer von »dem Krebs« spricht, vereinfacht – möglicherweise, um sein Unwissen zu bemänteln.*
- *Denken Sie daran, dass Alternativbehandler auch ein finanzielles Interesse haben. Viele Krebskranke würden all ihr Geld investieren, um die Krankheit loszuwerden. Aber leider garantieren hohe Kosten nicht den Erfolg einer Behandlung.*
- *Erkundigen Sie sich, ob die Krankenkasse die Behandlung bezahlt.*
- *Wenn Sie ein alternatives Mittel nehmen wollen, sprechen Sie ohne Scheu darüber mit Ihrer Ärztin oder Ihrem Arzt. Informieren Sie sich beim Krebsinformationsdienst. Hier können Sie erfahren, welche Methode Ihnen Erleichterung, Unterstützung und Hilfe bringen kann.*

---

cher Therapien kann der einzelne Krebskranke nicht beurteilen. Aber er kann spüren, ob er sich damit besser fühlt und die Krankheit besser bewältigt.

Von Wundermitteln und Wunderdoktoren

Heilsversprechungen und pseudowissenschaftliche Aufmachung machen es schwer bis unmöglich, fragwürdige Angebote von nützlichen zu unterscheiden. Für viele »Krebsmittel«, die sich durch Mundpropaganda hartnäckig verbreiten, mag zutreffen, dass der Glaube Berge versetzt. Diese Werbewirkung nutzen selbst ernannte Wunderdoktoren aus, die sich in regelmäßigen Abständen im Blätterwald oder Fernsehen präsentieren. Sie mögen in manchen Fällen Erfolg haben, weil ihre Patienten daran glauben möchten und weil es spontane Selbstheilungen gibt. Krebsheilungen durch religiöse Riten oder schamanistische Rituale sind dokumentiert, wenn auch sehr selten.

Spirituelle Hoffnung auf eine Erlösung vom Leid gibt vielen Kranken Kraft, aber nach einer enttäuschten falschen Hoffnung kann das Leiden noch schwerer wiegen. Es ist Skepsis angebracht, wenn

- in der Berichterstattung von »Wundern« die Rede ist.
- Krebs pauschal nach der Reihenfolge Diagnose – Qual – Tod abgehandelt wird.
- sich ein Heiler als krasser Außenseiter präsentiert.

Schmerzlinderung bei Krebs

Bei der Hälfte aller Krebskranken treten bereits früh Schmerzen auf, ein Drittel der unheilbar Krebskranken ist mit schweren chronischen Schmerzen konfrontiert. Manche Schmerzen sind stärker als jedes Medikament.

Wann und wie stark Schmerzen auftreten, hängt nicht zuletzt von der Fähigkeit des medizinischen Teams ab: Aufmerksamkeit und Zuwendung kann das subjektive Schmerzempfinden verringern. Das gelingt auch mit Verhaltenstherapie (➡ Seite 895) oder Hypnose (➡ Seite 896). Die Weltgesundheitsorganisation hat für die Schmerzbehandlung bei Krebs einen Stufenplan erstellt:

- Am Anfang stehen einfache Schmerzmittel wie Azetylsalizylsäure (ASS) und Parazetamol (➡ Einfache Schmerzmittel, Seite 838) oder schmerzlindernde Mittel, wie sie gegen Rheuma gebraucht werden (Diclofenac, Indometazin, ➡ Rheuma, Seite 687).
- Helfen diese Wirkstoffe nicht mehr, werden zusätzlich morphinähnliche Mittel, so genannte Opioide, eingesetzt. Die schwächste Substanz dieser Gruppe ist Kodein, die nächststärkere Tramadol. Beide Medikamente können mit so genannten Antirheumatika mit gutem Erfolg kombiniert werden.
- Ist mit dieser Kombination keine Schmerzfreiheit zu erreichen, so muss auf stärker wirksame Substanzen aus der Klasse der Opioide übergegangen werden. Der Standardwirkstoff ist Morphin. Opioide können als Tropfen, Tabletten, Dragees, Zäpfchen, Injektionen und Infusionen verabreicht werden.

Unkonventionelle Krebstherapieangebote mit fraglicher Wirksamkeit

Diäten: *Krebs kann nicht »ausgehungert« werden, keine Diät ist gegen Tumoren wirksam. Saftfasten nach Breuss, Diät nach Gerson, Kelley oder Kousmine sowie Makrobiotik belasten den Körper zusätzlich.*

Überwärmung (Hyperthermie): *Krebsmehrschritttherapie nach Ardenne kombiniert Überwärmung mit Sauerstoffinhalation, doch sie hat keine eindeutigen Erfolge. Die Methode nach Weisenburg kombiniert Überwärmung mit hoch dosierten Vitaminen und ist noch im Experimentalstadium.*

Anthroposophische Medizin: *Die tumorhemmende Wirkung von Injektionen mit Mistelpräparaten (z. B.* Iscador [D/Ö], Plenosol [D]*) konnten auch groß angelegte Studien nicht eindeutig belegen; die Nebenwirkungen der konventionellen Tumorbehandlung können sie möglicherweise lindern. Gelegentlich besteht jedoch die Gefahr, dass Tumoren unter der Behandlung wachsen.*

Homöopathie: *Sie hemmt den Tumor nicht, kann aber möglicherweise die Befindlichkeit verbessern.*

Medikamente: *Die Tumorwirksamkeit von Pflanzenmitteln, wie z. B. Zinnkraut, ist fraglich. Injektionen mit* Echinacin *sind risikoreich.*

Ozontherapie: *Sie birgt die Gefahr von Embolien.*

Organopräparate: *Behandlungen z. B. mit Thymusmitteln sind risikoreich. Frischzellentherapie ist lebensgefährlich.*

Mikroorganismen: *Der Einsatz z. B. von* Brottrunk *oder* Jamol *ist fragwürdig.*

Energetisch orientierte Verfahren: *Die Wirksamkeit z. B. von Bioresonanztherapie ist nicht erwiesen. Akupunktur kann Schmerzen verringern, aber Verletzungs- und Infektionsrisiken bringen.*

Immunstärkung: *Eine Tumorheilung z. B. durch Kuren nach Wiedemann, Theurer oder Schleicher ist bislang unbewiesen.*

Präparate aus eigenen Körpersäften und -geweben: *z. B. Präparate aus Tumorgewebe, wie ASI, ADI, AHIT nach Kief, oder IAT; Zytokine, wie ATC nach Klehr; Lymphozytenvakzine wie LAK. Ihre Erfolge sind höchst fragwürdig; welche Risiken sie mit sich bringen, ist noch unbekannt.*

Mittel der Volksmedizin: *z. B. Rote-Bete-Saft, können Tumoren nicht heilen, manches, wie z. B. Petroleum, ist darüber hinaus risikoreich.*

Ungeeignete unkonventionelle Krebsdiagnostik

Eine falsche Diagnose auf Krebs ist möglich bei folgenden Verfahren:

Irisdiagnostik – *aus Besonderheiten in der Iris.*

Elektroakupunktur nach Voll – *aus vagen Messdaten.*

Verschiedene Bluttests *aus der Form des trocknenden Bluttropfens.*

Nach »Krebserregern« im Blut suchen manche Außenseiterlabors, Wünschelrutengänger fahnden nach Krebs erzeugenden »Erdstrahlen«, für die jeder Nachweis fehlt.

Ein wesentlicher Vorteil der Mittel zur Selbstanwendung liegt darin, dass Kranke damit unabhängiger sind. Sie können sich, wenn es die Lebensumstände erlauben, zu Hause selbst versorgen.

Alle Schmerzmittel, vor allem aber Opioide, sollen nach einem fixen Zeitplan eingesetzt werden. Das bedeutet, dass die Schmerzmittel so hoch dosiert werden, dass der Schmerz unterdrückt wird. Die Zeitabstände zwischen den einzelnen Gaben sollen so kurz sein, dass keine neuerlichen Schmerzzustände auftreten.

Laut Feststellung der WHO verordnen die Ärzte in Deutschland und Österreich im Vergleich zu anderen Ländern Krebskranken noch zu wenig Opioide. Vielen ist die komplizierte Verschreibung auf Betäubungsmittel (BTM)- bzw. Suchtgiftrezepten zu aufwändig. Dazu kommt die verbreitete Angst, Morphium könnte süchtig machen. Doch bei der Schmerzbehandlung von Kranken ist diese Furcht unbegründet.

Heutzutage wird in Krebskliniken ein »Schmerzkolloquium« aus Fachleuten gebildet, das über die bestmögliche Versorgung jedes einzelnen Patienten berät, und man ist bemüht, Schmerzen zu verhindern und nicht erst nach deren Eintritt zu bekämpfen.

Von Ärzten, die sich speziell in der Schmerztherapie weitergebildet haben, ist ebenfalls eine angemessene Behandlung zu erwarten.

Ergänzende Schmerztherapien

Physikalische Behandlungen und Massagen können lindern, sollten wegen eventueller Risiken aber nur nach ärztlicher Verordnung durchgeführt werden. Neben der eigentlichen Schmerzbehandlung kann der Einsatz von Antidepressiva, Neuroleptika und anderen neuropharmakologischen Maßnahmen (z. B. auch Alkohol) sinnvoll sein, weil auch diese Mittel Schmerzen lindern und Begleitbeschwerden wie Schlafstörungen u. a. beseitigen können.

Haschisch (Cannabis) und Marihuana können nicht nur Krebsschmerzen verringern, sondern auch die Nebenwirkungen der Behandlungen mildern. Sie nehmen die Übelkeit, euphorisieren und bringen den Appetit zurück. Deshalb begannen im Herbst 1996 in Deutschland und Österreich klinische Versuche mit Haschischöl. Das in Großbritannien, den USA und Kanada zugelassene Präparat mit dem synthetischen Cannabinoid Nabilon (*Cesamet*) kann von Apotheken aus den EU-Staaten importiert werden.

In Einzelfällen kann bei sehr starken Schmerzen ein neurochirurgischer Eingriff notwendig sein. Es können z. B. Nervenstränge im Rückenmark durchtrennt oder Nerven gezielt blockiert werden, indem man Alkohol oder lokale Betäubungsmittel spritzt.

Mit gezielter Behandlung lässt sich heute auch die letzte Lebens- und Leidenszeit erträglicher machen (➡ Mit dem Sterben leben, Seite 384).

Hinweise für Angehörige und Betreuer

Nur wenige Menschen sind bereit oder haben die Kraft, krebskranke Angehörige zu pflegen. Diese Tätigkeit ist sehr belastend, kann aber auch seelisch bereichern. Die Krebshilfe informiert über Erleichterungen, die Hospizbewegung (➡ Seite 386) bietet Kurse für Laienhelfer an. Das sollten Sie wissen:

- Unsicherheit ist in dieser Situation normal. Krebs macht den Kranken ebenso Angst wie den Pflegenden. Weichen Sie trotzdem nicht aus. Krebskranke haben ein ausgeprägtes Gefühl dafür, wenn andere nicht offen sprechen oder wenn sie anderes sagen, als Mimik und Haltung ausdrücken. Geben Sie dem Kranken gegenüber zu, dass Sie unsicher oder traurig sind. Vielleicht macht ihm das Mut, über die eigenen Gefühle zu sprechen.

- Gehen Sie darauf ein, wenn der Kranke Trauer, Verzweiflung und Hoffnungslosigkeit äußert. Oft wird er auch von Scham- und Schuldgefühlen, von Selbsthass und Selbstverachtung gequält. Gerade in Krisen sollten Sie für den Kranken da sein. Suchen Sie sich Hilfe bei Freunden und Fachleuten, bei der Krebshilfe, den Selbsthilfegruppen, bei Sozialarbeitern, Psychologen, Seelsorgern oder im Gespräch mit der behandelnden Ärztin oder dem Arzt.

- Wahrhaftigkeit sollte die Leitlinie des Zusammenlebens sein. Krebskranke zeigen deutlich, wie viel sie im Augenblick von ihrem Zustand wissen wollen. Meist können sie sich nur schrittweise damit auseinander setzen. Der Anfangsstimmung von Nichtwahrhabenwollen folgen Zorn und Revolte gegen die Krankheit, »Verhandeln«, Depression, neue Hoffnung. Versuchen Sie, nicht wegzulaufen, auch wenn diese Stimmungen schwer zu ertragen sind. Wenn Sie ausweichend und mit unrealistischem Trost darauf reagieren, vereinsamt der Krebskranke.

- Nützen Sie jede Gelegenheit für körperlichen Kontakt mit dem kranken Menschen, berühren und streicheln Sie ihn. Diese Zuwendung stärkt sein Selbstwertgefühl und hilft Ihnen selbst, die wichtige Pflegearbeit zu leisten.

- Beantworten Sie Fragen des Krebskranken nach der Zukunft mit Formulierungen, die die Hoffnung erhalten, aber versprechen Sie nichts, für das Sie nicht einstehen können.

- Tun Sie nichts hinter dem Rücken des Betreuten. Versuchen Sie, alle Entscheidungen gemeinsam zu treffen.

- Suchen Sie das Gespräch mit dem Arbeitgeber. Oft sind irrationale Ängste oder falsch verstandene Rücksichtnahme der Grund für Benachteiligung oder gar Kündigung.
- Erkundigen Sie sich über mögliche finanzielle Hilfe bei Sozialversicherungsträgern und Sozialämtern. Auch die Beratungsstellen der Deutschen Krebsgesellschaft und der österreichischen Krebshilfe geben darüber Auskunft.
- Erkundigen Sie sich beim Sozialversicherungsträger und bei der Gemeinde, welche Hilfsdienste (Besuchsdienst, Heimhilfe, Heimkrankenpflege) zur Verfügung stehen, damit die Betreuung daheim organisiert werden kann.
- Versuchen Sie in der chronischen Stresssituation nicht, alles allein zu bewältigen, auch Sie brauchen Pausen. Grenzen Sie sich ab. Dabei kann es helfen, sich den Betreuten ohne seine Krankheit vorzustellen. Der Betreuer soll nicht mit leiden, sondern mitfühlen.
- Wenn Sie spüren, dass Sie mit der Pflegearbeit überfordert sind, muten Sie sich diese schwere Aufgabe nicht zu. In diesem Fall ist es besser, wenn der oder die Kranke im Hospiz betreut wird. Dann können Sie Ihre Kraft für die überaus wichtigen Besuche einsetzen.

Hormonsystem

Hormone – kaum jemand weiß von ihnen mehr, als dass sie etwas mit »der schönsten Sache der Welt«, mit Lust und Liebe, zu tun haben. Die Geschlechtshormone Östrogen und Testosteron kennen manche, das blutzuckerregulierende Hormon Insulin wenige, das die Schilddrüsenarbeit steuernde Hormon TSH kaum einer. Und doch sind diese Hormone nur einige wenige in der Armada der Botenstoffe des Körpers.

Die Hormondrüsen stimmen – gemeinsam mit anderen Regulationsmechanismen – die Tätigkeiten aller Organe unseres Körpers aufeinander ab. Hormone übermitteln die Botschaft der Drüsen auf dem Blutweg an die Körperorgane, die auf die jeweiligen Hormone ansprechen. Hormon und Organ finden zueinander, weil das Hormon und Stellen an der Oberfläche des Organs, für das es be-

stimmt ist, wie Schlüssel und Schloss zueinander passen. Alle hormonproduzierenden Drüsen arbeiten eng zusammen. Sie sind durch ein Kontroll- und Regulationssystem miteinander verbunden, das meistens drei Stufen durchläuft. Im Gehirn sitzen die beiden Steuerungsdrüsen Hypothalamus und Hirnanhangdrüse (*Hypophyse*). Sie produzieren Botenhormone, die die Zieldrüsen im übrigen Körper zur Produktion ihrer Hormone anregen. Solche »Zieldrüsen« sind zum Beispiel die Schilddrüse, die Bauchspeicheldrüse oder die Nebennieren. Diese Hormondrüsen produzieren dann ihre Hormone, also zum Beispiel die Bauchspeicheldrüse das Insulin. Ob die Körperdrüsen ihren Auftrag ausreichend erfüllt haben, überprüfen die Gehirndrüsen, indem sie die Konzentration der gebildeten Hormone im Blut »messen«.

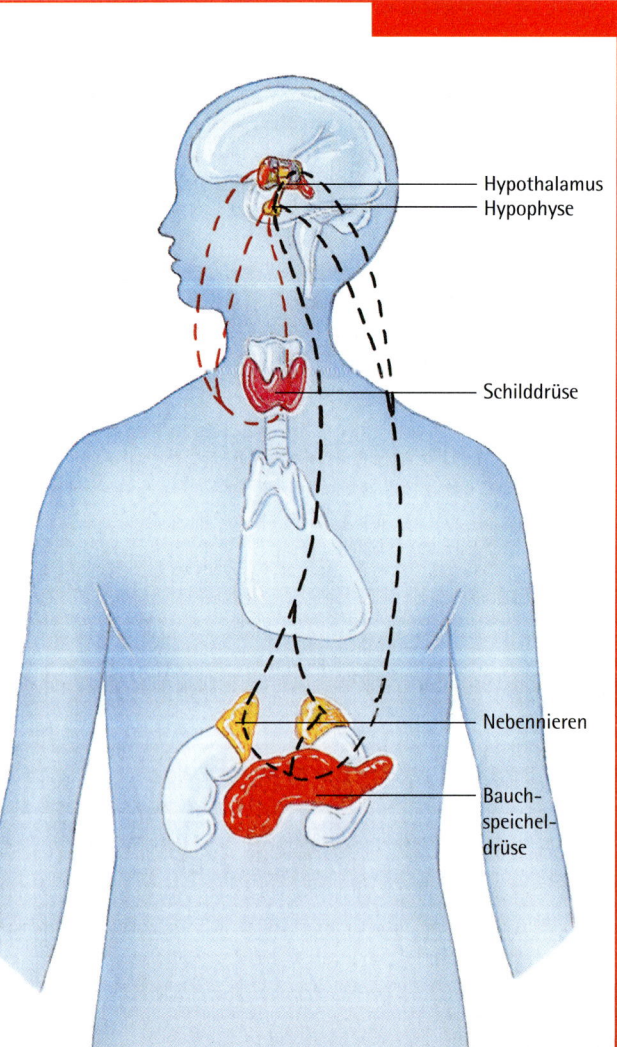

Hypothalamus
Hypophyse

Schilddrüse

Nebennieren

Bauch-
speichel-
drüse

Bauchspeicheldrüse (Pankreas)

Die Bauchspeicheldrüse produziert Verdauungsenzyme (➡ Bauchspeicheldrüse, Seite 624). Gleichzeitig ist sie eine Hormondrüse. In den so genannten B-Zellen der Langerhans'schen Inseln bildet sie Insulin, in den A-Zellen Glukagon, einen Gegenspieler des Insulins.

Insulinwirkung

Insulin hat mehrere Aufgaben im Stoffwechsel. Unter anderem hält es den Zuckergehalt des Blutes in bestimmten Grenzen: Unter 60 mg/dl soll er nicht absinken, über 120 mg/dl auch nach dem Essen nicht ansteigen. Ist zu viel Zucker im Blut, lässt Insulin ihn in den Muskel-, Leber- und Fettzellen verschwinden.

Eine geringe Insulinmenge muss immer im Blut zirkulieren – auch dann, wenn man gar nichts isst (*Basalbedarf*).

Glukagonwirkung

Misst die Bauchspeicheldrüse einen zu geringen Zuckergehalt des Blutes, werden die Gegenspieler des Insulins aktiv. Glukagon veranlasst beispielsweise die Leber, ihren Zuckerspeicher auszuschütten.

Diabetes

Beschwerden

Häufige Anzeichen eines Diabetes sind
● großer Durst und häufiges Wasserlassen, auch nachts.
● Gewichtsabnahme.
Andere Hinweiszeichen können sein:
● Müdigkeit, Abgeschlagenheit.

- Juckreiz am ganzen Körper; bei Frauen besonders an der Scheide.
- Verschlechterung der Sehfähigkeit.
- Wundsein in Hautfalten (zwischen den Pobacken, an den Oberschenkeln, unter der Brust).
- Schlecht heilende Wunden.
- Häufige Entzündungen der Mundschleimhaut, von Scheide oder Penis.
- Nächtliche Wadenkrämpfe.
- Ameisenkribbeln, »eingeschlafene« Hände oder Füße.

Erwachsene können trotz »Zucker« beschwerdefrei sein. Bei Menschen, denen das Insulin plötzlich und vollkommen fehlt, können sich manche der oben genannten Krankheitszeichen gar nicht erst entwickeln. Die Krankheit wird bei ihnen schnell lebensbedrohlich (*diabetisches Koma*). Anzeichen dafür sind:

- Übelkeit, Erbrechen.
- Bauchschmerzen, Krämpfe.
- Trockene Haut und Schleimhäute.
- Der Geruch der Atemluft kann Nagellackentferner ähneln.
- Beschleunigtes, besonders tiefes Ein- und Ausatmen.
- Bewusstseinsstörungen bis zur Bewusstlosigkeit.

Ein Mensch mit einem diabetischen Koma muss sofort in einer Klinik behandelt werden!

Ursachen

Typ 1 (»Jugenddiabetes«): Die Anlage, diese Krankheit zu entwickeln, wird teilweise vererbt. Welche Ursachen oder auslösenden Faktoren sie zum Ausbruch kommen lässt, ist noch immer unbekannt. Beim Typ-1-Diabetes hat das Immunsystem die insulinbildenden Zellen der Bauchspeicheldrüse zu mehr als 80 Prozent zerstört (➡ Im Gleichgewicht sein, Seite 216).

Typ 2 (»Altersdiabetes«): Es wird die Anlage vererbt, dass die insulinproduzierenden Zellen nicht unbegrenzt jeder Belastung standhalten.

Eine solche Belastung ist vor allem Übergewicht. Die Fettzellen solcher Menschen sind gegen Insulin unempfindlicher geworden. Die Bauchspeicheldrüse muss erheblich mehr Insulin als bei Normalgewichtigen produzieren, damit Zucker in die Fettzellen hineingelangen kann. Dieses Mehr leistet die Bauchspeicheldrüse, bis sie »erschöpft« ist. Außerdem kann sich die Insulinproduktion den Erfordernissen nach dem Essen nicht mehr anpassen.

Erkrankungsrisiko

Typ 1: In Deutschland leben 200 000 bis 250 000 Menschen mit Typ-1-Diabetes, in Österreich etwa 35 000 bis 40 000.

Typ 2: In Deutschland leben etwa vier Millionen Menschen mit Typ-2-Diabetes, etwa 300 000 in Österreich. Und es werden immer mehr, denn das Erkrankungsrisiko steigt mit dem Gewicht und mit dem Lebensalter.

Folgende Belastungen erhöhen das Risiko, dass ein Diabetes entsteht:

- Operationen
- Unfälle
- Schwangerschaft
- Medikamente

Typ-2-Diabetes auslösende Medikamente

- *Behandlung mit Kortison (z. B. bei Rheuma, Allergien, Asthma, Erkrankungen des Immunsystems und nach Organtransplantationen). Dafür kann schon eine Behandlung über wenige Tage genügen.*
- *Entwässerungsmittel (z. B. um Gewebewasser auszuschwemmen und den Blutdruck zu senken).*
- *die »Pille«.*

Meist normalisiert sich der Blutzucker wieder, wenn die Medikamente abgesetzt werden.

Mögliche Folgen und Komplikationen

Mit einem gut eingestellten Zucker kann man alt werden. Wer sich jedoch über lange Jahre hinweg mit einer mittelmäßigen oder gar schlechten Zuckereinstellung zufrieden gibt, entgeht den Folgeerkrankungen oder Spätschäden kaum.

Schäden an den kleinen Gefäßen (Mikroangiopathie)

Die Körpereiweiße »verzuckern«. Dadurch verändern sich ihre Funktionsfähigkeit und der Zustand der Gewebe, speziell der der Blutgefäße. Das stört die Durchblutung. Am schlimmsten wirken sich diese Gefäßschäden an Nieren, Augen und Nerven aus.

Schäden an den Nieren (Nephropathie)

Veränderungen der kleinsten Gefäße in den Nieren führen letztlich zum Nierenversagen (➡ Seite 660). Die Stoffwechselprodukte, die die Nieren nun nicht mehr ausscheiden können, vergiften den Körper.

20 bis 30 Prozent der Menschen mit Diabetes entwickeln einen Nierenschaden. 1995 mussten sich 59 Prozent von ihnen einer Dialyse unterziehen.

Schäden an den Augen (Retinopathie)

Die kleinsten Blutgefäße des Auges werden brüchig und bluten in die Netzhaut hinein. Neu gebildete Gefäße können in den durchsichtigen Glaskörper hineinwuchern. Beides beeinträchtigt das Sehvermögen. Unbehandelt kann

das zur Blindheit führen. Dieses Risiko ist für Diabetiker fünfmal größer als in der Allgemeinbevölkerung. Nach etwa 20 Jahren Diabetesdauer haben 95 Prozent der Personen mit Typ-1-Diabetes Augenschäden. Gut ein Drittel der Menschen mit Typ-2-Diabetes weist bereits Augenschäden auf, wenn der Diabetes diagnostiziert wird.
Grauer Star (➡ Seite 458)
Grüner Star (➡ Seite 459)

Schäden an den großen Gefäßen (Makroangiopathie)

Die Gefäßschäden führen vor allem zur koronaren Herzkrankheit, zu einer peripheren arteriellen Verschlusskrankheit, die auf Durchblutungsstörungen in den Beinen beruht (➡ Durchblutungsstörungen, Seite 554), und zu Durchblutungsstörungen im Gehirn, was letztlich in einen Schlaganfall münden kann. Ältere Menschen sind besonders gefährdet, weil sie ohnehin viele Risikofaktoren für diese Krankheiten in sich vereinen.
Die Kombination einer Herzkranzgefäßverengung mit Nervenschäden gewinnt dadurch noch eine besondere Bedeutung, dass Diabetiker dann die Warnsignale eines Herzinfarktes schlechter spüren.

Schäden an den Nerven (Neuropathie)

Die Nerven reagieren auf Reize nicht mehr so, wie sie es eigentlich sollten. Erste Anzeichen sind:
- »Ameisenlaufen« oder ein Kribbeln in Füßen und Beinen.
- Brennende Fußsohlen.
- Nächtliche Wadenkrämpfe.
- Schmerzen in den Beinen: beispielsweise erscheint das Gewicht der Bettdecke unerträglich.

Später entwickelt sich eine gefährliche Gefühllosigkeit. Oberflächliche Verletzungen spürt man nicht mehr. Kleine, banale Verletzungen können unbemerkt zu einem Geschwür werden, das Gewebe und Knochen zerstört. Besonders anfällig sind dafür die Füße. Wenn sich eine Neuropathie entwickelt, verändert sich unbemerkt der Gang. Der Vorfuß trägt jetzt ein Drittel mehr von der Last des Körpergewichtes.
Färben sich Teile des Fußes dunkel, ist ein »Brand« (*Gangrän*) entstanden. Haben Diabetiker mit einer Gangrän zusätzlich eine schwere Durchblutungsstörung, ist eine Amputation manchmal nicht zu vermeiden, damit die Zersetzungsprodukte der Wunde nicht den ganzen Körper vergiften. Allerdings werden immer noch viel zu viele Diabetiker unnötig amputiert. Sie könnten als intakte Menschen weiterleben, wenn sie mit Antibiotika behandelt, die Wunden sachgerecht gereinigt und der Fuß komplett entlastet würde, bis die Wunde zugeheilt ist.
Lassen Sie sich niemals einen Fuß oder ein Bein amputieren, ohne den Rat von fachkundigen Diabetologen eingeholt zu haben! Diese finden Sie am ehesten in den Fußambulanzen von Krankenhäusern, die sich auf die Diabetesbehandlung spezialisiert haben.

Auch die Nerven innerer Organe können von der Neuropathie betroffen sein:
- Das Herz schlägt schneller.
- Die Magenentleerung verläuft unkoordiniert.
- Verstopfungen und Durchfälle treten auf.
- Die Blase kann nicht mehr vollkommen entleert werden. In dem zurückbleibenden Restharn können sich Krankheitserreger leicht vermehren.
- Bei Männern kann die Neuropathie zu Potenzstörungen führen. Der Reflex, der dafür sorgt, dass das Blut in den Schwellkörpern des Penis bleibt, ist geschwächt.

Vorbeugung

Typ 1: Durch Eigenmaßnahmen kann man der Krankheit nicht entgehen. Es gibt Versuche, die Entwicklung zum Diabetes mit Medikamenten aufzuhalten. Einen dauerhaften Erfolg brachte das bisher nicht.
Bei Kindern mit einem hohen Risiko für Typ-1-Diabetes können im Blut spezielle Antikörper bestimmt werden, die eine gewisse Diabetesvorhersage erlauben. Sie könnten dann schon frühzeitig geringe Mengen Insulin zu den Mahlzeiten gespritzt bekommen, um die Insulin-Eigenproduktion der Bauchspeicheldrüse möglichst lange zu erhalten.
Typ 2: Die Entwicklung eines Typ-2-Diabetes kann jeder zumindest hinauszögern. Geeignet ist dazu alles, was die Bauchspeicheldrüse schont:
- Normalgewicht halten.
- Regelmäßige körperliche Bewegung.
- Medikamente meiden, die die Entstehung eines Diabetes begünstigen (➡ Seite 818).

Folgeschäden vorbeugen

Dass sich in Ihrem Körper langsam Folgeschäden des Diabetes entwickeln, spüren Sie nicht. Regelmäßige ärztliche Untersuchungen sind darum ganz wichtig, um die Vorboten von Diabetesschäden rechtzeitig zu bemerken. Die Folgeschäden verhindern Sie am besten, indem Sie den Blutzucker so gut wie möglich dem Normalzustand annähern.
Dazu dienen folgende Maßnahmen:
- Nicht rauchen. Rauchen beeinträchtigt den Zustand der Blutgefäße ganz erheblich.
- Normalgewicht anstreben bzw. halten (➡ Gewicht, Seite 238).
- Regelmäßige körperliche Bewegung.
- Sorgen Sie für eine mindestens gute Blutzuckereinstellung, erkennbar an einem HbA1c-Wert, dem »Zuckergedächtnis« des Körpers, von unter 8 Prozent.

- Blutdruck unter 140/85 mmHg halten. Meist gelingt das nur mit Medikamenten (➡ Hoher Blutdruck, Seite 549).
- Blutfette durch Ernährungsweise niedrig halten. Sie mit Medikamenten zu senken ist erst angebracht, wenn das LDL-Cholesterin über 130 mg/dl liegt (➡ Erhöhte Blutfettwerte, Seite 546).
- Nierenschädigende Substanzen vermeiden. Dazu gehören z. B. Schmerzmittel (➡ Einfache Schmerzmittel, Seite 838) und Kontrastmittel, wie sie vor einer Röntgenaufnahme der Nieren gespritzt werden.
- Ältere Diabetiker und solche mit einer beginnenden Neuropathie sollten ihren Füßen große Aufmerksamkeit schenken.

Wann zur Ärztin oder zum Arzt?

Wenn Sie die oben aufgeführten Veränderungen an sich verspüren und wenn Sie übergewichtig sind und diabeteskranke Verwandte haben.
Besteht bei Ihnen ein Verdacht auf Diabetes, sollte der Zuckergehalt des Blutes sowohl vor dem Frühstück als auch zwei Stunden danach gemessen werden. Es ist wahrscheinlich, dass Sie einen Diabetes haben, wenn

- Ihr Nüchternblutzucker mehr als 120 mg/dl beträgt oder
- Ihr Blutzucker nach dem Essen über 180 mg/dl liegt. Nüchternblutzuckerwerte zwischen 80 und 120 mg/dl oder Blutzuckerwerte nach dem Essen zwischen 120 und 180 mg/dl gelten als Grenzbereich. Ärztin oder Arzt können Ihnen dann eine genau bemessene Zuckermenge zu trinken geben und prüfen, wie Ihr Körper reagiert. Dieser »orale Glukosetoleranztest« (OGT) ist für Schwangere sehr wichtig, weil sie während der Schwangerschaft ihren Blutzucker so gut wie irgend möglich den normalen Verhältnissen anpassen müssen.

Kontrollen durch Ärztin oder Arzt

Alle drei Monate sollten Ärztin oder Arzt den HbA1c-Wert bestimmen. Dieser Wert sagt etwas darüber, wie gut die Blutzuckereinstellung in den vergangenen sechs Wochen war.
Lassen Sie sich bei allen Untersuchungen den gemessenen Wert in Zahlen und den Normalwert angeben. Verschiedene Testmethoden liefern unterschiedliche Ergebnisse. Sehr gut eingestellte Diabetiker haben einen HbA1c-Wert von unter 7 %, gut eingestellt sind Sie bei Werten unter 8 %, schlecht eingestellt bei Werten über 9 %.
Folgende ärztliche Untersuchungen sollten Menschen mit Diabetes regelmäßig durchführen lassen:
Alle drei Monate:
- Gewicht prüfen.

Fußpflege für Diabetiker mit Neuropathie

- *Füße täglich mit lauwarmem Wasser und milder Seife waschen, mit weichem Handtuch trocknen.*
- *Füße und Zehenzwischenräume aufmerksam anschauen: Risse, Rötungen, Ausschlag, Blasen?*
- *Legen Sie einen größeren Handspiegel auf den Boden und betrachten Sie so Ihre Fußunterseite.*
- *Nach dem Waschen die Haut einfetten. Dabei die Zehenzwischenräume aussparen.*
- *Keine Wechselbäder machen: Verbrühungsgefahr wegen der geringen Temperaturempfindlichkeit.*
- *Füße mit Socken warm halten; keine Wärmflasche, kein Heizkissen benutzen.*
- *Füße vor Sonnenbrand schützen.*
- *Niemals barfuß gehen, auch nicht ohne Strümpfe in Schuhen. Im Sommer auch Achtung vor aufgeheizten Steinen und Sand.*
- *Strümpfe und Schuhe tragen, in denen die Füße ausreichend Platz haben. Es darf nichts drücken; die Zehen müssen locker nebeneinander liegen und nicht gegeneinander gezwängt.*
- *Wenn Sie den Druck der Fußbekleidung nicht mehr sicher wahrnehmen: Machen Sie zu Hause einen Fußabdruck auf Papier, schneiden Sie ihn aus, und legen Sie ihn beim Kauf in den Schuh hinein: Er muss ohne Akrobatik hineinpassen.*
- *Schuhe aus weichem Leder und mit biegsamer Sohle wählen.*
- *Breite, flache Absätze bevorzugen.*
- *Schuhe möglichst oft wechseln.*
- *Fußnägel wegen der Verletzungsgefahr nur feilen.*
- *Wenn Sie Ihre Füße allein nicht mehr in der angegebenen Weise pflegen können, lassen Sie sich von Angehörigen dabei helfen.*
- *Andernfalls: regelmäßig zur Fußpflege gehen. Sagen Sie dabei unbedingt vorher, dass Sie Diabetes haben.*

- Blutdruck kontrollieren. Er sollte unter 140/85 mmHg liegen, wenn er in der Praxis gemessen wird.
- Blutzucker vor dem Frühstück bestimmen (Zielwert unter 120 mg/dl) und zwei Stunden danach (Zielwert unter 180 mg/dl).
- HbA1c-Wert bestimmen. Zielwert bei Typ-1-Diabetes und Menschen unter 60 Jahren mit Typ-2-Diabetes: unter 8 Prozent.
- Eiweißkörper (Albumin) im Urin bestimmen, wenn der Diabetes länger als vier Jahre bekannt ist.
- Füße auf Verletzungen untersuchen, Fußpulse tasten, die Empfindungsfähigkeit der Füße prüfen, wenn der Diabetes länger als zehn Jahre bekannt ist.

Einmal im Jahr:

- Fettstoffe im Blut bestimmen (➡ Seite 816).
- Kreatinin im Blut bestimmen (➡ Seite 818). Der Normalwert liegt zwischen 0,5 und 1,2 mg/dl; höhere Werte weisen auf einen Nierenschaden hin.
- Elektrokardiogramm (EKG, ➡ Seite 823).
- Durch den Augenarzt: Sehfähigkeit prüfen, Untersuchung des Augenhintergrundes bei medikamentös erweiterter Pupille, Augendruck messen.

Wenn bereits Veränderungen aufgetreten sind, können diese Untersuchungen auch in kürzeren Abständen notwendig sein.

Selbsthilfe

»Naturheilmittel« können die ärztlich verordnete Behandlung keinesfalls ersetzen.

Behandlung des Diabetes

- Eine dem Diabetes angepasste Ernährungsweise mit vielen Ballaststoffen.
- Ausreichend körperliche Betätigung.
- Kontrollen des Zuckergehaltes von Urin oder Blut.
- Wenn nötig, zusätzlich Tabletten, die verhindern, dass der Blutzucker über lange Zeit hoch bleibt.
- Wenn nötig, Insulin.

Diabetikerschulung

Alle Menschen mit Diabetes sollten unbedingt noch einmal die Schulbank drücken, egal, ob sie Insulin spritzen oder ohne auskommen. Die meisten müssen lernen, sich anders zu ernähren, als sie es vorher getan haben. Außer-

---

Informationen über Schulungen geben

Deutsche Diabetes Klinik
Auf'm Hennekamp 65, 40225 Düsseldorf
Tel.: 02 11/3 38 20, Fax: 3 38 26 03
Internet: http://www.ddfi.de

Deutscher Diabetiker Bund
Danziger Weg 1, 58511 Lüdenscheid
Tel.: 0 23 51/98 91 53, Fax: 98 91 50
e-mail: info@diabetikerbund.de
Internet: http://www.diabetikerbund.de

Österreichische Diabetikervereinigung
Moosstraße 18, 5020 Salzburg
Tel.: 06 62/82 77 22, Fax: 82 92 22
e-mail: oedv.office@diabetes.or.at
Internet: http://www.diabetes.at

---

dem müssen sie den Umgang mit Tabletten oder Insulin und die notwendigen Kontrollen lernen. Für beide Diabetestypen gibt es spezielle Schulungsprogramme.

Behandlung durch Bewegung

Zwischen Diabetes und Bewegung gibt es einen klaren Zusammenhang: Viel Bewegung – wenig Medikamente; wenig Bewegung – mehr Medikamente. Bewegung bedeutet, sich an mindestens drei Tagen in der Woche für etwa 30 Minuten so anzustrengen, dass der Schweiß läuft. Dafür eignen sich am besten Ausdauersportarten, wie Laufen, Radfahren, Schwimmen, Skilanglauf, aber auch zum Beispiel Gartenarbeit.

Behandlung durch diabetesangepasste Ernährung

Die Ernährungsprinzipien für Menschen mit Typ-2-Diabetes unterscheiden sich danach, ob sie über- oder normalgewichtig sind und ob sie, gleich welchen Diabetestyps, Insulin spritzen.

Übergewichtige Menschen mit Typ-2-Diabetes produzieren zunächst meist noch ausreichend Insulin, das aber nicht mehr richtig wirken kann. Wenn diese Personen abnehmen, wirkt ihr körpereigenes Insulin oft noch eine Zeit lang ausreichend. Diabetesangepasste Ernährung bedeutet für diese Menschen, an Gewicht zu verlieren, mehrere kleine Mahlzeiten zu essen und sich ballaststoffreich zu ernähren.

Schlanke Typ 2 Diabetiker können sich so ernähren, dass sie mit dem wenigen Insulin, das sie noch bilden, auskommen. Durch folgende Verhaltensweisen sorgen sie dafür, dass der Zuckergehalt des Blutes nicht extrem schwankt:

- Ballaststoffreiche Kost (➡ Seite 237).
- Reinen Zucker und die Kohlenhydrate meiden, nach denen der Blutzucker schnell ansteigt (➡ Seite 727).
- Mehrere kleine Mahlzeiten über den Tag verteilen.

Insulin spritzende Diabetiker müssen ihre Ernährung und ihre Insulinmenge aufeinander abstimmen. Da nur kohlenhydrathaltige Speisen den Blutzuckerspiegel ansteigen lassen, gilt diesen besondere Aufmerksamkeit. Nach dem Insulinbedarf, der für ihre Verwertung notwendig ist, werden sie unterteilt in »freie« und »anzurechnende« Kohlenhydrate.

Wie schnell der Blutzuckerspiegel ansteigt, hängt nicht allein von der Art der Kohlenhydrate ab. Entscheidend ist, wie schnell sie aus dem Darm ins Blut gelangen. Fett zum Beispiel verlangsamt die Aufnahme ins Blut.

Broteinheit

Um Insulinmenge und Kohlenhydrate aufeinander abzustimmen, hilft der Begriff Kohlenhydrat-Einheit (KE) bzw. Broteinheit (BE). 1 KE bzw. 1 BE entspricht etwa zehn

»Freie« Kohlenhydrate

Alle Gemüsesorten und Nüsse, ausgenommen Kartoffeln und Zuckermais.

»Anzurechnende« Kohlenhydrate

Je nach Art des Kohlenhydrats lassen solche Nahrungsmittel den Blutzuckerspiegel unterschiedlich schnell ansteigen.

- *Schneller Anstieg durch Malzzucker, Kartoffelpüree, gebackene Kartoffeln, Honig, Reis, Cornflakes, Cola.*
- *Mäßiger Anstieg nach Brot, Kuchen, Müsli, Pudding, Bier, Haferflocken, Bananen, Zuckermais, Kartoffeln, Haushaltszucker, Obstsäfte.*
- *Langsamer Anstieg nach Milch, Joghurt, Obst, Nudeln, Eiscreme.*

Gramm Kohlenhydrate, das ist etwa ein halbes Brötchen, eine halbe Scheibe Graubrot, eine halbe Banane oder eine kleine Birne. Sie ist jedoch keine genaue Gewichtsangabe, sondern eine »Schätzeinheit«.

Der Begriff Broteinheit erleichtert es Insulin spritzenden Diabetikern, ihre Ernährung abwechslungsreich zu gestalten. Jede Lebensmittelportion, die etwa zehn Gramm Kohlenhydrate enthält, kann beliebig gegen eine andere mit zehn Gramm Kohlenhydraten ausgetauscht werden. Wie viel KE Insulin spritzende Diabetiker täglich essen sollten, hängt von ihrer Körpergröße und dem Kalorienverbrauch durch Arbeit ab.

Wer blutzuckersenkende Tabletten einnimmt, bekommt meist ebenfalls die täglichen Broteinheiten vorgeschrieben. Damit sollen Unterzuckerungen vermieden werden.

Alkoholisches

Alkohol kann bei Menschen mit Diabetes eine Unterzuckerung begünstigen (➡ Seite 730). Etwa zwei Gläser folgender Alkoholika richten jedoch keinen Schaden an: Brände (z.B. klarer Schnaps, Aquavit, Obstbrände, Cognac, Whisky), trockener Wein, trockener Champagner, ein Glas Bier. Am besten ist es, wenn Alkoholisches zu den Mahlzeiten getrunken wird.

- Wein mit dem gelben Weinsiegel enthält weniger als neun Gramm Zucker im Liter. Sind es weniger als vier Gramm Zucker, kann er sich mit dem Signet schmücken »Für Diabetiker geeignet«.
- »Schaumwein für Diabetiker« darf höchstens zwei Gramm Zucker oder 40 Gramm Zuckeraustauschstoffe im Liter enthalten.

Ungünstig sind zuckerhaltige Getränke wie Bier in größeren Mengen, Likör, Süßwein, nichttrockene Weine (vor allem Spätlesen, Auslesen), die meisten Sektsorten. Sekt

»trocken«, »brut« oder »dry« kann viel Zucker enthalten. Zur Verwendung von Zuckeraustauschstoffen und Süßstoffen ➡ Seite 248; Diabetikerkost ➡ Seite 251.

Behandlung mit Tabletten

Blutzuckersenkende Tabletten können nur wirken, wenn die Bauchspeicheldrüse noch Insulin produziert. Sie können aber keine »Diätsünde« ausgleichen! Die Einnahme ist sinnvoll, wenn der Diabetes Beschwerden verursacht *und* die Betroffenen

- normalgewichtig sind oder deutlich abgenommen haben (je nach Ausgangsgewicht 3 bis 5 kg) *und*
- sich regelmäßig bewegen *und*
- die Tabletten innerhalb von zwei Wochen den Blutzuckerspiegel deutlich senken.

Daraus ergibt sich, dass nicht einmal ein Drittel der Diabetiker solche Tabletten einnehmen sollte. Die Praxis zeigt jedoch ein anderes Bild: In Deutschland und Österreich verordnen Ärztin und Ärzte fast allen Menschen mit Diabetes, die kein Insulin spritzen, solche Tabletten.

Tabletten mit Sulfonylharnstoffen sind geeignet, um den Blutzucker zu regulieren. Der am häufigsten eingesetzte Wirkstoff ist Glibenclamid. Ihr großer Nachteil ist, dass die ohnehin meist schon übergewichtigen Diabetiker durch sie meist noch an Gewicht zulegen. Außerdem können sie durch die Tabletten in eine Unterzuckerung hineingeraten (➡ Seite 730).

Tabletten mit Biguaniden enthalten als Wirkstoff Metformin (Präparate z.B.: *Diabetase* [D], *Glucophage* [D/Ö], *Mediabet* [D], *Meglucon* [D/Ö], *Siofor* [D]). Metformin verbessert u. a. die Wirkung von Insulin an den Muskelzel-

»Zuckertabletten« mit Sulfonylharnstoff

Azuglucon (D)	*Glibenhexal (D)*
Duraglucon (D)	*Glimistada (D)*
Euglucon (D/Ö)	*Glukoremed (D)*
Glibenclamid (D/Ö)	*Glukovital (D)*
Gliben von ct (D)	*Maninil (D)*

Unerwünschte Wirkungen: Es besteht die Gefahr von Unterzuckerungen (➡ Seite 730). Die meisten Menschen nehmen durch die Tabletten an Gewicht zu.

Kontrollen (➡ auch Seite 729): Zu Beginn täglich zwei Stunden nach dem Frühstück Urin testen, später zwei- bis dreimal pro Woche. Wenn Sie an drei aufeinander folgenden Tagen viel Zucker im Urin ausscheiden: zu Ärztin oder Arzt gehen.

Bei akuten Erkrankungen, Erbrechen und Fieber: auf Azeton prüfen. Ist Azeton nachweisbar: zu Ärztin oder Arzt gehen.

len. Am besten geeignet ist Metformin für übergewichtige Diabetiker Anfang 50, die noch keine Organschäden haben. Wenn diese Menschen ihren Diabetes nur mit diesem Medikament behandeln, leiden sie nach zehn Jahren deutlich seltener an Spätfolgen als nach der Behandlung mit anderen Tabletten. Problematisch ist an diesem Mittel, dass es bei einer langen Reihe von Bedingungen nicht eingenommen werden darf, u. a. Leber- und Nierenfunktionsstörungen, Herz- oder Lungenproblemen. Regelmäßige ärztliche Kontrollen sollen sicherstellen, dass diese Bedingungen rechtzeitig erkannt und die Behandlung dann abgebrochen werden kann. Andernfalls sind schwere, auch lebensbedrohliche Folgen zu befürchten.

Die so genannten Resorptionshemmer Acarbose (*Glucobay* [D/Ö]) und Miglitol (*Diastabol* [D/Ö]) verhindern, dass die aufgenommenen Kohlenhydrate im Dünndarm ins Blut aufgenommen werden. Dadurch steigt der Blutzucker nach den Mahlzeiten nicht so rasch und nicht so steil an. Für ein gute Blutzuckereinstellung reichen diese Medikamente allein jedoch nur selten aus. Die häufigen Nebenwirkungen – heftigste Blähungen, Bauchschmerzen und Durchfall – veranlassen sehr viele Menschen nach einiger Zeit, die Behandlung abzubrechen.

Zu den neueren Antidiabetika gehört Repaglinid (*NovoNorm* [D]). Es wirkt ähnlich wie die Sulfonylharnstoffe, jedoch kürzer. Darum brauchen Sie es nur dann einzunehmen, wenn Sie tatsächlich etwas Kohlenhydrathaltiges essen. Nachteilig ist, dass Menschen mit einer koronaren Herzerkrankung das Mittel nicht einnehmen dürfen.

Eine andere neue Gruppe sind die Glitazone, zu denen Rosiglitazon (*Avandia* [D/Ö]) und Pioglitazon (*Actos* [D]) gehören. Sie machen die Körperzellen empfindlicher für Insulin, vor allem aber lassen sie mehr Fettzellen entstehen – ein Effekt, der bei den meist ohnehin übergewichtigen Diabetikern ganz und gar unerwünscht ist. Glitazone dürfen nur verordnet werden, wenn andere Diabetesmedikamente den Blutzuckerspiegel ausgleichen; sie dürfen nur in Kombination mit einem dieser anderen Medikamente eingenommen werden. In einer solchen Situation ist allerdings zu überlegen, ob nicht besser gleich zu einer Insulinbehandlung gewechselt werden sollte.

Behandlung mit Insulin

Menschen mit Diabetes müssen Insulin spritzen, wenn
- der Körper gar kein Insulin mehr produziert.
- sie bereits eine schwere Stoffwechselentgleisung mit viel Azeton im Urin gehabt haben.
- sie schwanger sind.

Sie sollten Insulin spritzen, wenn sie trotz Normalgewicht, ausreichender körperlicher Aktivität und diabetesangepasster Ernährung noch zu viel Zucker im Blut haben und
- jünger sind als etwa 60 Jahre.

- »Zuckertabletten« den Blutzuckerspiegel nach zwei Wochen nicht nennenswert gesenkt haben.
- Leber oder Niere nicht mehr einwandfrei arbeiten.

Der langfristige Nutzen einer Kombinationsbehandlung von »Zuckertabletten« mit Insulin ist nicht bewiesen.

Verschiedene Behandlungsarten

Konventionelle Insulintherapie: Ärztin oder Arzt legen alles fest: Wie viel Insulin gespritzt wird und wie oft; wie viel, wie oft und wann gegessen wird. Die Betroffenen müssen Harn- oder Blutzucker prüfen und regelmäßig ärztlich kontrollieren lassen. Bei dieser Behandlungsform sind sie sehr auf Ärztin oder Arzt angewiesen.

Intensivierte Insulintherapie: Die Diabetiker lernen in einer Schulung, die Insulindosierung selbst zu bestimmen – je nachdem, was sie essen wollen, was sie tun wollen oder ob sie krank sind. Dazu spritzen sie drei- bis fünfmal täglich zwei verschiedene Insulinsorten, entweder getrennt oder miteinander gemischt. Sie müssen mindestens viermal täglich ihren Blutzucker messen. Damit werden sie von Ärztin oder Arzt weitgehend unabhängig.

Informationen über die Schulung erhalten Sie bei den auf Seite 726 angegebenen Adressen.

Unterstützende Insulintherapie: Bei dieser Behandlung wird nur zu den Mahlzeiten Normalinsulin gespritzt. Voraussetzung ist, dass der Körper noch genügend eigenes Insulin produziert, um seine Grundversorgung zu sichern. Dann kann das zugespritzte Insulin helfen, die Funktion der Bauchspeicheldrüse möglichst lange zu erhalten.

Insulinpens

Spritzen und Kanülen haben weitgehend ausgedient. Die meisten Menschen mit Diabetes verwenden Insulinpens. Sie sehen aus wie ein Federhalter, enthalten statt Tinte Insulin, statt einer Schreibfeder eine Injektionsnadel. Gespritzt wird wie sonst auch in den Bauch oder Oberschenkel. Dazu hebt man die Haut mit zwei Fingern an und sticht mit der anderen Hand im Winkel von etwa 45 Grad hinein. Keine Angst vor Infektionen: Das Desinfizieren der Haut ist unnötig (Ausnahme: Pumpenbehandlung).

Bücher mit patientengerechter Beschreibung verschiedener Diabetesbehandlungen:

Viktor Jörgens, Monika Grüßer, Michael Berger
Mein Buch über den Diabetes mellitus (für Typ-1-Diabetiker)
Mit Insulin geht es mir wieder besser (für Typ-2-Diabetiker, die Insulin spritzen)
Wie behandle ich meinen Diabetes (für Typ-2-Diabetiker, die nicht Insulin spritzen)
Verlag Kirchheim, Mainz

Nachteile:
- Fusseln können die Mechanik behindern.
- Wenn Luft in das System hineingerät, kommt kein Insulin mehr heraus, oder es wird unterdosiert.
- Viele Firmen haben ihre speziellen Insulinpatronen. Im Notfall könnte es Schwierigkeiten bei der Beschaffung der geeigneten Patronen geben.
- Wer bisher Normal- und Verzögerungsinsulin frei gemischt hat, muss mit dem Pen öfter spritzen. In den Pens ist das Mischungsverhältnis der Insuline festgelegt.

Insulinpumpe

Die Pumpe ist kleiner als eine Zigarettenschachtel und wird außen am Körper getragen. Ein dünner Schlauch leitet das Insulin vom Depot zur Nadel. Die steckt im Fettgewebe des Bauches und ist mit einem Pflaster befestigt. Die Pumpe gibt in kurzen Abständen selbstständig die Insulinmenge ab, die der Körper immer braucht (*Basalrate*). Wie viel Insulin das Gerät zum Essen mehr abgeben soll, muss ihr Träger ihm eingeben.
Insulinsubstitution mit Pumpe ist eine »intensivierte Therapie« mit Maschine. Die Behandlungsergebnisse sind in etwa gleich.
Vorteile:
- Besonders gut geeignet für Menschen mit unregelmäßigem Tagesrhythmus (z. B. Schichtarbeiter) und
- für Schwangere.
Nachteile:
- Der Schlauch kann abknicken oder verstopfen.
- Die Kanüle kann sich zusetzen oder herausrutschen.
- Die Nadel im Bauch kann schmerzen oder Entzündungen hervorrufen.
- Die Einstichstelle kann sich röten, anschwellen oder sich verhärten.
- »Prothesengefühl« durch die ständig mitgeführte Pumpe.

Verschiedene Insuline

Man unterscheidet kurz wirkendes (*Normalinsulin*) und lang wirkendes Insulin (*Verzögerungsinsulin*). Mit dem lang wirkenden bekommt der Körper für längere Zeit die geringe Insulinmenge, die er ständig braucht. Das kurz wirksame fängt die Blutzuckerspitzen nach dem Essen ab. Von beiden Insulinarten gibt es nun auch synthetisch hergestellte Varianten: Lispro (Humalog) und Aspart (NovoRapid) kurz wirkend, und Glargine (Lantus) sehr lang wirkend. Nennenswerte Vorteile gegenüber den bisherigen Insulinen haben sie nicht.
Insuline gibt es einzeln in Ampullen abgefüllt oder in fertiger Mischung. Ein Milliliter Lösung enthält meist 40 IE Insulin. Die Insuline für Pens und Pumpen enthalten allerdings 100 IE pro Milliliter.

Bundesverband der Insulinpumpenträger
Reinekestraße 31, 51145 Köln
Tel.: 0 22 03/2 58 62, Fax: 2 71 00
e-mail: info@insulinpumpentraeger.de
Internet: http://www.insulinpumpentraeger.de

Umgang mit Insulin
Lagern Sie Ihre Insulinvorräte im Kühlschrank (nicht gefrieren!). Die Insulinflasche, die Sie gerade aufbrauchen, kommt ohne Kühlung aus. Insulin, dessen Verfallsdatum überschritten ist, sollten Sie nicht mehr verwenden.

Behandlung mit Transplantation

Transplantationen sind am erfolgreichsten, wenn bei Diabetikern mit Nierenversagen Bauchspeicheldrüse und Niere gleichzeitig übertragen werden. Dennoch handelt es sich immer noch um ein experimentelles Verfahren. Auch die Transplantation einzelner Inselzellen wird im Rahmen von wissenschaftlichen Untersuchungen erprobt. Die Ergebnisse sind bisher noch recht bescheiden, doch das Verfahren wird mit wachsendem Erfolg weiter entwickelt.

Selbstkontrolle

Teststreifen dienen allen Menschen mit Diabetes dazu, ihre Zuckereinstellung zu kontrollieren.

Blutzuckerbestimmung
Dazu brauchen Sie einen Bluttropfen aus der Fingerspitze oder dem Ohrläppchen. Piksen können Sie sich mit einer Kanüle oder einem Selbststichgerät. Wie Sie mit dem Bluttropfen auf dem Teststreifen verfahren müssen, richtet sich nach der Gebrauchsanweisung des Teststreifens. Die Verfärbung des Feldes auf dem Teststreifen vergleichen Sie mit der auf der Packung.
Verwenden Sie ein Blutzuckermessgerät, ersparen Sie sich den Farbvergleich. Die Geräte geben den gemessenen Wert gleich in Zahlen an.

Urinzucker
Ein bis zwei Stunden nach dem Essen halten Sie auf der Toilette einen Teststreifen in den Urinstrahl. Das Farbfeld vergleichen Sie mit der Farbskala auf der Packung: Sie können den Zuckergehalt des Harns direkt ablesen.
Bei Werten über zwei Prozent an drei aufeinander folgenden Tagen sollten Sie über die Gründe nachdenken: Gewicht zugenommen? Zu wenig Bewegung? Krankheit? Medikamente? Können Sie den Grund nicht selbst ausfindig machen und abstellen: Ärztin oder Arzt aufsuchen.

Azeton (Ketone) im Urin

Sie sind immer ein Alarmzeichen, wenn gleichzeitig die Blutzuckerwerte hoch sind oder Sie Zucker im Urin nachweisen können: Möglichst bald Kontakt zu Ärztin oder Arzt.

Nebenwirkung: Unterzuckerung (Hypoglykämie)

Unterzuckerungen sind die Mahnung des Körpers, dass er nur bedingt gesund ist. Sie entstehen, wenn durch gespritztes Insulin oder blutzuckersenkende Tabletten zu viel Insulin im Blut ist. Leichte Unterzuckerungen vergehen folgenlos, wenn sie schnell behoben werden. Schwere Unterzuckerungen können das Gehirn dauerhaft schädigen. Anzeichen einer Unterzuckerung:

- Schwitzen
- Zittern, innere Unruhe, besonders Händezittern, weiche Knie, Herzklopfen
- Nervosität
- Kopfschmerzen
- (Heiß-)Hunger
- Konzentrationsstörungen
- Müdigkeit
- Sprachstörungen
- Sehstörungen
- Aggressivität

Ohne sofortige Behandlung: Krämpfe und Bewusstlosigkeit.

Unterzuckerung begegnen

Bei den ersten Anzeichen einer Unterzuckerung: 10 bis 20 Gramm Traubenzucker essen oder 200 Milliliter Fruchtsaftgetränk (reiner Obstsaft enthält nicht genug Zucker) trinken. Traubenzucker sollten Sie immer griffbereit haben. Hinterher: Noch 2 BE als Brot, Obst, Schokolade oder Ähnliches essen. Dann herauszufinden versuchen, wie es zu der Unterzuckerung kommen konnte. Gründe für eine Unterzuckerung:

- zu viel Insulin gespritzt/Tabletten falsch dosiert.
- zu wenig gegessen.
- unvorhergesehene körperliche Anstrengung.
- reichlicher Alkoholkonsum.
- Erbrechen oder Durchfall.
- Abmagerungskur.
- zusätzliche Medikamente, die den Blutzucker senken.

Maßnahmen für den Notfall

Diabetiker sollten eine »Notfallausrüstung« bei sich tragen. Informieren Sie Verwandte, Arbeits- und Sportkollegen, dass Sie Diabetes haben, Insulin spritzen und dass sie Ihnen bei einer Unterzuckerung mit Bewusstlosigkeit Glukagon spritzen können. Erklären Sie ihnen

- die Anzeichen einer Unterzuckerung.

- wo Zucker und Glukagon (➡ Seite 731) sind.
- dass sie Ihnen Zucker geben sollen, wenn Sie sich ohne ersichtlichen Grund auffallend merkwürdig benehmen – auch dann, wenn Sie sich wütend dagegen wehren (Unterzucker macht manche Menschen aggressiv).
- dass es wahrscheinlicher ist, dass Sie zu wenig Zucker im Blut haben als zu viel, wenn Sie bewusstlos sind.

Bei unzureichender Behandlung: Überzuckerung (Hyperglykämie)

In eine Überzuckerung können Sie nicht unbemerkt hineingeraten, wenn Sie regelmäßig Blut- oder Harnzuckertests machen. Eine anhaltende Überzuckerung schadet allen Organen, an denen Folgeschäden auftreten können. Die Anzeichen einer Überzuckerung sind die gleichen, die als Beschwerden auf Seite 722 angegeben sind.

Überzuckerung begegnen

Urin auf Zucker und Azeton prüfen. Bei sehr hohen Werten so vorgehen wie unten beschrieben. Haben Sie die Überzuckerung behoben, besprechen Sie mit Ärztin oder Arzt die Gründe.

Maßnahmen bei Überzuckerung für Diabetiker, die kein Insulin spritzen oder kein kurz wirkendes Insulin haben:

- Mehr als zwei Prozent Urinzucker: dreimal täglich testen.
- An drei aufeinander folgenden Tagen mehr als drei Prozent Urinzucker oder
- viel Urinzucker und viel Azeton: Sofort zu Ärztin oder Arzt.
- Bis dahin: Viel Wasser trinken.

Maßnahmen bei Überzuckerung für Diabetiker, die kurz wirkendes Insulin haben:

Bei hohen Blutzuckerwerten oder mehr als zwei Prozent Urinzucker und viel Azeton:

- 20 Prozent der Tages-Insulinmenge als kurz wirkendes Insulin spritzen. Viel Wasser trinken.
- Nach zwei Stunden: Blutzucker und Azeton prüfen. Sind beide Werte immer noch viel zu hoch: noch einmal die gleiche Menge Insulin spritzen.
- Nach zwei Stunden: wieder testen. Bei Blutzucker unter 240 mg/dl, aber noch viel Azeton: noch einmal die Hälfte der ersten Insulinmenge spritzen.
- Blutzucker unter 180 mg/dl: viel Wasser trinken, zwei BE essen.

Behandlung von Folgeschäden

Die wichtigste Behandlung, solange sich die Folgeschäden noch im Frühstadium befinden, besteht darin, den Blutzuckerspiegel im Tagesdurchschnitt unter 150 mg/dl zu halten.

Schäden an den großen Gefäßen

Die erste und wichtigste Maßnahme ist, das Rauchen aufzugeben (➡ Seite 272). Zur Behandlung von Durchblutungsstörungen ➡ Seite 556.

Schäden an den Nerven

Es gibt keine sinnvolle medikamentöse Behandlung gegen Nervenschäden.

Schäden an den Nieren

Wenn sich ein Nierenschaden zu zeigen beginnt, muss der Blutdruck konsequent um 130/80 mmHg eingestellt werden. Das kann verhindern, dass sich die Nierenfunktion weiter verschlechtert.

Bei Menschen mit Diabetes, die jünger sind als etwa 45 Jahre, versucht man bei Nierenversagen, eine fremde Niere zu transplantieren (➡ Nierenschwäche, Seite 660). Bei Menschen, die älter sind als etwa 65, wird mehrmals wöchentlich im Krankenhaus eine Blutwäsche (Dialyse, ➡ Nierenschwäche, Seite 661) durchgeführt. Liegt jemand im Alter dazwischen, richtet sich die Behandlungsart vor allem nach dem Zustand der großen Blutgefäße und nach sonstigen diabetesbedingten Schäden.

Schäden an den Augen

Laserstrahlen zerstören gezielt die veränderten Netzhautbezirke (➡ Netzhautablösung, Seite 464). Das so verödete Netzhautstück trägt zwar zum Sehen nichts mehr bei, richtet aber auch keinen Schaden mehr an. Etwa die Hälfte der Betroffenen bewahrt eine solche Behandlung vor dem Erblinden. Bei Glaskörperblutungen wird der Glaskörper mit allen störenden Gewebeteilen entfernt (*Vitrektomie*). Die Operierten dürfen nicht erwarten, dass sie anschließend wieder richtig gut sehen können, aber die Erblindung kann zumindest abgewendet werden. Leider blutet es einige Zeit nach einer solchen Operation häufig erneut. Eine trübe Augenlinse wird operativ entfernt (➡ Grauer Star, Seite 458). Zur Behandlung des Grünen Stars ➡ Seite 459.

Impotenz

Behandlung ➡ Sexualstörungen bei Männern, Seite 306.

Wundbehandlung

Jede Wunde, die
- sich innerhalb einer Woche nicht zu schließen beginnt,
- gerötet ist,
- gelbliches oder grünliches Sekret absondert,

gehört in ärztliche Behandlung. Einen entzündeten Fuß müssen Sie vollkommen ruhig stellen. Polster sorgen dafür, dass sich keine Druckstellen durchliegen. Die Wunde wird mit keimtötender Lösung gespült. Zur Behandlung gehören auch Antibiotika.

Unterzuckerung beherrschen

Geeignet zum Beheben einer Unterzuckerung:
3–4 Plättchen Traubenzucker (entspricht 1–2 BE)
Fruchtsaftgetränk, Limonade (Cola-Getränke)
Würfelzucker, Rosinen, Kekse
Weniger geeignet: Schokolade und andere fetthaltige Süßigkeiten

»Notfallausrüstung« für Diabetiker, die blutzuckersenkende Tabletten einnehmen:
Mehrere Plättchen Traubenzucker.

»Notfallausrüstung« für Insulin spritzende Diabetiker:
Blutzuckerteststreifen; mehrere Plättchen Traubenzucker; eine Packung Glukagon (von Zeit zu Zeit das Verfalldatum kontrollieren!); mindestens 2 BE als »Dauerware«, z. B. Rosinen, Schokolade, eine Tüte Saft.

Wenn Diabetiker bewusstlos sind:
Atemwege frei machen (Essensreste aus dem Mund nehmen, Zahnprothese entfernen). Auf die Seite legen.
Wenn möglich: Blutzucker messen.
Glukagon spritzen.
Ist kein Glukagon zur Hand: Ärztin oder Arzt rufen! Einem Bewusstlosen dürfen Sie niemals etwas einflößen!
Ist der Bewusstlose zehn Minuten nach der Glukagonspritze nicht wieder aufgewacht: Ärztin oder Arzt rufen!
Ist er aufgewacht: 2 BE essen.

Retter in höchster Not: Glukagon
Glukagon veranlasst die Leber, alle Zuckerreserven auszuschütten. In der Glukagonpackung sind enthalten: eine Spritze mit Kanüle, eine Ampulle mit Wasser, eine Ampulle mit Pulver.
- *Schutzkappe von der Kanüle abziehen.*
- *Mit der Nadel durch den Gummistopfen in die Flasche mit dem Wasser hineinstechen und es in die Spritze aufziehen.*
- *Die Nadel durch den Gummistopfen der zweiten Flasche stechen und das Wasser zu dem Pulver hineinspritzen.*
- *Ampulle schütteln, bis sich alles gelöst hat.*
- *Mit der Spritze die fertige Lösung aufziehen. Dabei muss die Nadel in der Flüssigkeit sein. Sonst ziehen Sie Luft auf.*
- *Die Kanüle am Oberschenkel, Gesäß oder Bauch in die Haut einstechen und langsam den Kolben hinunterdrücken. Im Notfall können Sie ohne Schaden durch Hemd und Hose hindurchstechen.*

Das Leben als Diabetiker

Diabetikern und Eltern diabetischer Kinder scheinen die Probleme manchmal über den Kopf zu wachsen. Um ihnen das Gefühl zu nehmen, sie seien mit diesen Schwierigkeiten ganz allein auf der Welt, gibt es inzwischen in fast jeder Stadt Selbsthilfegruppen.

Jahrelang Kranke brauchen oftmals professionelle Hilfe, um ihre Seele wieder aufzurichten. Wie Sie sie finden können ➡ Beratung und Psychotherapie, Seite 892.

Im Berufsleben

Wegen der mit den Unterzuckerungen verbundenen Gefahr untersagen die Berufsgenossenschaften Diabetikern Arbeiten, durch die sie sich oder andere gefährden können. Dazu gehört auch der Transport von anderen Menschen. In manchen Berufen haben es Diabetiker besonders schwer, Beruf und Diabetesbehandlung in Übereinstimmung zu bringen. Das bedeutet aber nicht, dass diese Berufe für sie verboten sind. Akkordarbeit kann Schwierigkeiten bereiten, weil man die Mahlzeiten nicht immer pünktlich einnehmen kann. Schicht- oder Nachtdienst macht es schwer, die Insulindosis den sich immer wieder ändernden Bedingungen anzupassen. Hier kann eine Pumpe hilfreich sein (➡ Seite 729).

Die Eignung für einen Beruf bestimmt zunächst »Ihr« Diabetesarzt. Beamte brauchen vor der Einstellung ein fachärztliches (in Österreich: amtsärztliches) Gesundheitszeugnis. Der Diabetes allein ist jedoch kein Grund, die Einstellung zu verweigern.

Vom Wehrdienst sind Diabetiker freigestellt.

Arbeitslosigkeit

Grundsätzlich sind alle Diabetiker, die keine fortgeschrittenen Spätschäden haben, arbeitsfähig. Dennoch wollen viele Arbeitgeber Menschen mit Diabetes nicht einstellen, weil sie meinen, sie seien häufiger krank als ihre Kollegen. Diese falsche Einschätzung ist ein Erbe aus jener Zeit, in der viele Diabetiker schlecht geschult und schlecht eingestellt waren. Geschulte Diabetiker sind nicht öfter oder länger krank als Nicht-Diabetiker.

Arbeitsunfähigkeit

Wenn Sie infolge des Diabetes Ihren Beruf nicht mehr ausüben können, haben Sie ein Recht auf Umschulung. Werden Sie wegen der Krankheit arbeitslos, können Sie die Umschulungsmaßnahmen der Arbeitsämter in Anspruch nehmen, solange Sie jünger sind als 45.

Schwerbehindertenausweis

Diesen Ausweis stellen in Deutschland die Versorgungsämter aus, wenn die Erwerbsfähigkeit um mehr als 50 Prozent vermindert ist.

Vorteile der Anerkennung als Schwerbehinderter: Besserer Kündigungsschutz, vorgezogene Altersrente, mehr Urlaub, Steuerfreibeträge, Preisermäßigungen in öffentlichen Einrichtungen, Parkplätze u. a. m.

Nachteile: Einstellung ist erschwert. Die Statistik weist aus, dass in Deutschland nur wenige Bundesländer ihrer Pflicht nachkommen, sechs Prozent der staatlichen Arbeitsplätze mit Schwerbehinderten zu besetzen. Unter diesen Umständen sollten sich junge Diabetiker gut überlegen, ob sie die Anerkennung als Schwerbehinderte betreiben sollen. Auskünfte und Beratung bekommen Sie beim jeweiligen nationalen Diabetikerbund. Adressen ➡ Seite 726.

Auf Reisen

- Nehmen Sie alles mit, was Sie an »Ausrüstung« brauchen.
- Bei Flugreisen: Diabeteszubehör ins Handgepäck.
- Bei Autoreisen im Sommer: Während der Fahrt das Insulin unter den Sitz in den Schatten legen. Wenn Sie das Auto in der Sonne stehen lassen, sollten Sie das Insulin in einen Kühlbehälter packen.

Autofahren und Diabetes

Die allgemeinen Verhaltensregeln für das Autofahren gelten auch für Menschen mit Diabetes. Diabetiker müssen besonders darauf achten, dass sie während der Fahrt keine Unterzuckerung bekommen. In der Praxis bedeutet das, sie sollten vor Antritt der Fahrt einen Blutzuckertest machen und diesen bei längeren Fahrten wiederholen.

- Nicht mit leerem Magen losfahren.
- Nicht wegfahren, wenn Sie sich auf irgendeine Weise unwohl fühlen.
- »Notfallausrüstung« (➡ Seite 731) in Griffnähe haben.
- Bei den geringsten Anzeichen einer Unterzuckerung sofort an den Fahrbahnrand fahren.
- Während der Fahrt nicht rauchen oder Alkohol trinken.
- Sehfähigkeit halbjährlich kontrollieren lassen.

Sie sollten das Steuer aus der Hand geben, wenn

- sich Ihr Diabetes schwer einstellen lässt und Ihr Stoffwechsel häufig entgleist.
- der Diabetes Ihr Herz sehr angegriffen hat.
- Ärztin oder Arzt eine fortgeschrittene Verkalkung der Hirngefäße festgestellt haben.

Außerdem

- in den ersten drei Monaten nach Beginn der Behandlung, weil sich Ihre Sehfähigkeit dann fortlaufend ändern kann und Sie wahrscheinlich häufiger Unterzuckerungen haben werden als später.

Empfängnisverhütung

Für Diabetikerinnen ist besonders wichtig, eine ungeplante Schwangerschaft zu verhindern. Darum ist für sie das sicherste Verhütungsmittel gerade gut genug. Damit spricht vieles für die »Pille« – vorausgesetzt, Sie haben weder Augen- noch Nierenschäden und rauchen nicht. Der Östrogenanteil des ausgewählten Präparats sollte unter 35 Mikrogramm liegen, als Gestagen sollte Levonorgestrel enthalten sein.

Ein sicheres Verhütungsmittel ist auch die »Spirale«. Sie kann auch bereits von jungen Diabetikerinnen verwandt werden.

Schwangerschaft

Diabetikerinnen sollten ihre Schwangerschaft planen. Das bedeutet, sie sollten möglichst schon vorher

- blutzuckersenkende Tabletten durch Insulin ersetzen. Der HbA1c-Wert sollte möglichst unter 7 % liegen.
- auf Humaninsulin umstellen.
- eine intensivierte Therapie erlernen.
- ihren Augenhintergrund untersuchen lassen.
- ihre Nierenfunktion überprüfen lassen.

Während der Schwangerschaft ist eine Zuckereinstellung möglichst nahe dem Normalwert unerlässlich für die Gesundheit von Mutter und Kind. Dazu sind mindestens drei Insulininjektionen und fünf Blutzuckerbestimmungen täglich notwendig.

Die Schwangerschaft von Diabetikerinnen ist immer eine Risikoschwangerschaft. Dementsprechend häufig müssen Sie sich zur ärztlichen Kontrolle einfinden. Es ist nicht notwendig, die letzten vier oder sogar acht Wochen vor der Entbindung in der Klinik zu verbringen, wenn

- Sie sicher sind, dass Sie Ihren Stoffwechsel allein im Griff haben.
- Ihr Frauenarzt bzw. Ihre Gynäkologin Ihnen zwei- bis dreimal pro Woche bestätigt, dass es Ihnen und Ihrem Kind gut geht.
- die Entbindungsklinik schnell erreichbar ist.

Bei jeder zweiten Frau, die routinemäßig frühzeitig ins Krankenhaus verlegt wird, wird die Schwangerschaft vor dem errechneten Termin mit einem Kaiserschnitt beendet. Ärzte, die nur besonders gefährdete Frauen vorher ins Krankenhaus holen, entscheiden sich viel seltener für einen Kaiserschnitt. Den Kindern geht es deshalb nicht schlechter. Selbstverständlich dürfen und sollen Diabetikerinnen ihr Kind stillen.

»Diabetesvorhersage«

Aus der Beobachtung von Diabetikerfamilien kann man schließen:

- Hat die Mutter Typ-1-Diabetes, liegt das Risiko für das Kind, im Laufe seines Lebens einen Diabetes zu entwickeln, zwischen ein und drei Prozent.
- Hat der Vater Typ-1-Diabetes, liegt das Risiko für das Kind bei fünf bis sieben Prozent.

- Haben beide Eltern Diabetes, liegt das Risiko für das Kind zwischen 20 und 40 Prozent.
- Für Geschwister von Typ-1-Diabetikern liegt das Risiko, selbst einen Diabetes zu entwickeln, bei etwa 50 Prozent.

Beim Typ-2-Diabetes ist das Risiko, selber zuckerkrank zu werden, erheblich größer, wenn es diabetische Verwandte gibt. Mit den auf Seite 724 genannten Maßnahmen können Sie dem vorbeugen.

Schilddrüse

Normalerweise liegt dieses Organ unsichtbar unterhalb des Kehlkopfs. Vergrößert sich die Schilddrüse jedoch ungewöhnlich, erscheint ein »Kropf«.

Die Schilddrüse reguliert den Grundumsatz. Das ist die Geschwindigkeit, mit der die Körperzellen im Ruhezustand aus Nahrung Energie herstellen und verbrauchen. Viel Schilddrüsenhormon bedeutet viel Energieverbrauch, wenig Schilddrüsenhormon wenig Energieumsatz. Zwei Hormone sind dieses »Gaspedal« im Stoffwechsel des Körpers: T3 (Trijodthyronin) und T4 (Thyroxin). Beide benötigen als Baustein Jod.

Kreisen im Körper zu wenig Schilddrüsenhormone, reagiert darauf der Hypothalamus (➡ Seite 742). Er veranlasst die Hirnanhangdrüse (➡ Seite 742), ein Hormon zu produzieren, das dann die Schilddrüse zu vermehrter Hormonbildung anregt. Ob das geschehen ist, misst wieder der Hypothalamus. Dieser Kreislauf kann an verschiedenen Stellen gestört werden:

- Die Hormondrüsen im Gehirn bilden nicht genügend schilddrüsenreizende Hormone. Dabei ist es für die Wirkung gleichgültig, welche der beiden Drüsen ausgefallen ist.
- Das Schilddrüsengewebe ist unfähig, den Befehl aus dem Gehirn »Hormone ins Blut« auszuführen.
- Von dem Hormonbaustein Jod ist nicht genügend vorhanden.

In allen drei Fällen mangelt es dem Körper an Schilddrüsenhormonen. Eine Überproduktion dieser Hormone geht fast immer vom Schilddrüsengewebe aus.

Die Schilddrüse stellt noch ein weiteres Hormon her, das Kalzitonin. Es wirkt mit im Stoffwechsel von Kalzium und Phosphat.

Kropf (Struma)

Als Kropf bezeichnet man eine Vergrößerung der Schilddrüse. Am häufigsten ist der Kropf, bei der die Funktion der Schilddrüse nicht beeinträchtigt ist. Meist ist er durch Jodmangel entstanden.

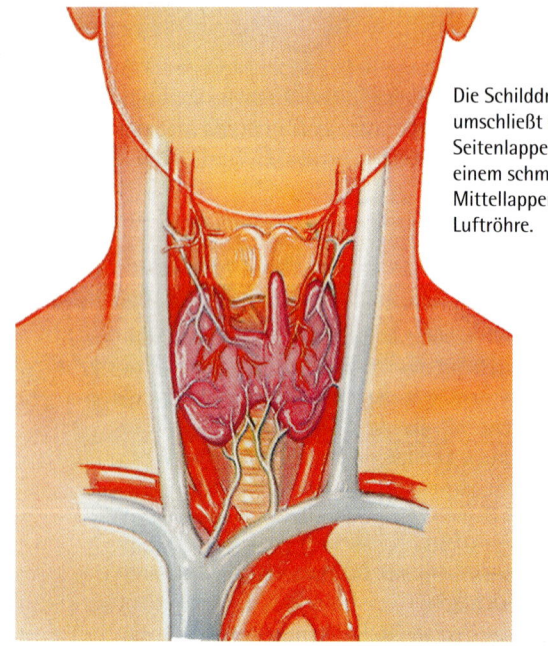

Die Schilddrüse umschließt mit zwei Seitenlappen und einem schmalen Mittellappen die Luftröhre.

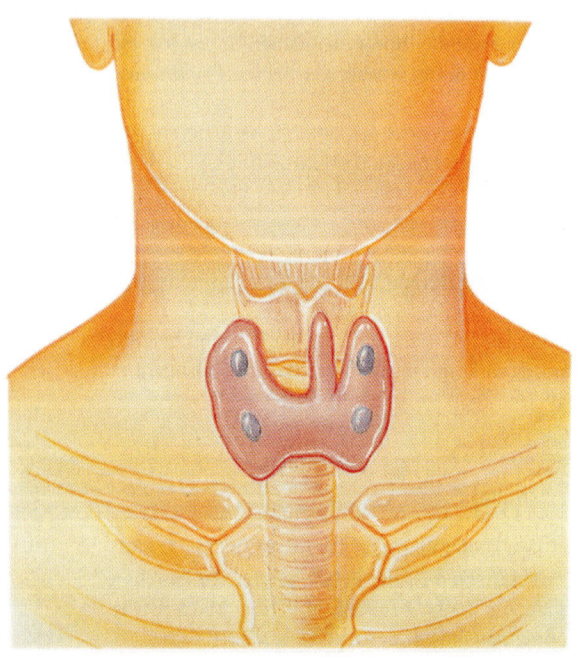

Der Kropf ist auch sichtbares Zeichen dafür, dass das Regulationssystem Schilddrüsenhormon-Produktion und -wirkung gestört ist. Er kann sowohl bei einer Schilddrüsenunterfunktion (➡ Seite 736) als auch bei einer Überfunktion (➡ Seite 737) auftreten.

Beschwerden

Eine wachsende Schilddrüse bereitet im Allgemeinen keine Beschwerden. Erst wenn sie viel Raum im Hals einnimmt, werden die Vergrößerung als »dicker Hals« sichtbar und eventuelle Knoten tastbar. Dann kann auch die Stimme heiser werden, und das Luftholen wird beschwerlich.

Ursachen

Kropf bei Jodmangel: Jodmangel veranlasst die Schilddrüsenzellen zu wachsen. Mehr Schilddrüsengewebe kann mehr Hormone produzieren. So versucht der Körper, seinen Mangel zu beseitigen. Im Allgemeinen gelingt ihm das ausreichend.

Kropf bei Nitratbelastung: Eine hohe Nitratbelastung, zum Beispiel im Trinkwasser (➡ Seite 253), verhindert, dass die Schilddrüse ausreichend Jod aufnehmen kann.

Kropf bei Schilddrüsenunterfunktion: Die Messfühler der Hormondrüsen im Gehirn melden ständig »zu wenig Schilddrüsenhormone«. Daraufhin produziert die Hirnanhangdrüse vermehrt TSH. Dieses treibt eine Schilddrüse an, die bereits ihr Bestes tut, die Körperzellen aber den noch nicht ausreichend mit Hormonen versorgt. Weiter zur Schilddrüsenunterfunktion ➡ Seite 736.

Erkrankungsrisiko

Messungen haben ergeben, dass die Deutschen durchschnittlich nur ein Drittel bis die Hälfte der täglich empfohlenen Jodidmenge zu sich nehmen. Hochrechnungen zufolge soll jeder Zweite eine durch Jodmangel vergrößerte Schilddrüse haben.

Das Erkrankungsrisiko steigt, wenn

- das Trinkwasser wenig Jodid enthält und Sie sich außerdem jodarm ernähren (➡ Spurenelemente, Seite 264).
- das Trinkwasser viel Nitrat enthält.
- Sie rauchen.
- Sie Medikamente einnehmen.

Mögliche Folgen und Komplikationen

In der vergrößerten Schilddrüse können Gewebeteile ihre Hormonproduktion einstellen. Es entsteht ein so genannter »kalter Knoten«, der zur Versorgung des Körpers mit Schilddrüsenhormonen nichts mehr beiträgt. Selten

kann sich ein solcher Knoten krebsartig verändern (➡ Schilddrüsenkrebs, Seite 740).
Andere Gewebeteile können zu »heißen Knoten« werden: Sie gehorchen der Steuerung durch die Hirnanhangdrüse nicht mehr und produzieren ihre Hormone nicht mehr bedarfsgerecht (➡ Autonomes Adenom, Seite 739).
Jodmangel in der Schwangerschaft gefährdet das Kind: Fehlgeburten sind häufiger; beim Kind kann sich ein Kropf entwickeln.
Wenn Schilddrüsenhormone fehlen, beeinträchtigt das die geistige Entwicklung des Kindes (➡ Angeborene Schilddrüsenunterfunktion, Seite 736).

Vorbeugung

Mit einer bewusst jodreichen Ernährung kann man Jodmangel vorbeugen (➡ Jodiertes Speisesalz, Seite 252; ➡ Spurenelemente, Seite 264). Auch jodhaltige Zahnpasten und jodhaltige Mineral- oder Heilwässer dienen diesem Zweck.
Eine nur geringe Belastung mit Nitrat (➡ Schadstoffe im Essen, Seite 244; ➡ Trinken, Seite 253) sorgt dafür, dass die Schilddrüse das Jod auch verwerten kann.
Lebensmittel für den allgemeinen Verzehr dürfen in Deutschland mit jodiertem Salz hergestellt werden. Auch Großküchen und Restaurants können es verwenden. Deklariert werden muss das nur bei abgepackten Produkten; doch es genügt, den Stoff auf der Zutatenliste anzuführen. Mit einem »Jodsiegel« können die Hersteller die Verwendung von jodiertem Salz positiv hervorheben. Ob Ihre Metzgerei oder Bäckerei zu jenen Betrieben gehört, die solches Salz verwenden, bzw. ob sie auch nichtjodierte Produkte anbieten, müssen Sie erfragen.

Österreich
Andernorts kämpfen die Verbraucherorganisationen darum, dass Zusätze bei Lebensmitteln angegeben werden müssen. In Österreich muss das Salz extra gekennzeichnet sein, das *kein* Jod enthält. Jodiertes Salz heißt »Voll«salz und enthält 20 mg Kaliumjodid pro Kilogramm. Unjodiertes Salz darf nur auf ausdrückliches Verlangen abgegeben werden. Im Supermarkt findet man es bestenfalls im Diät- oder Naturkostregal.

Mineral- oder Heilwässer mit erheblichem Jodgehalt	
Bad Tönissteiner Heilbrunnen	Aqui
Zwestener Löwenquelle Heilwasser	Hunyadi Janos
Staatl. Bad Kissinger Rakoczy	Radenska
Nürtinger Heinrichsquelle	Rogaska Quell
Staatl. Bad Kissinger Maxbrunnen	

Unerwünschte Wirkungen
Manche Menschen haben, ohne es zu wissen, hormonproduzierendes Gewebe in ihrer Schilddrüse, das der Steuerung durch die Hirnanhangdrüse nicht mehr gehorcht (Autonomes Adenom, ➡ Seite 739). Von den Über-45-Jährigen mit Kropf, der auch unbemerkt existieren kann, sind es immerhin 65 Prozent. Ein vermehrtes Jodangebot kann bei ihnen zur Schilddrüsenüberfunktion führen. Im schlimmsten Fall kann das in eine Krise münden, an der auch heute noch die Hälfte der Betroffenen stirbt. Besonders für alte Menschen ist eine solche thyreotoxische Krise eine tödliche Bedrohung.
Menschen mit einer Schilddrüsenüberfunktion (➡ Seite 737) schaden sogar winzige Jodmengen: Sie produzieren noch mehr Hormone.
Aus unbekannten Gründen wirkt Jod bei manchen Menschen umgekehrt: Es lässt einen Kropf oder sogar eine Schilddrüsenunterfunktion entstehen.

Wann zur Ärztin oder zum Arzt?

Wenn Sie merken, dass Ihr Hals dicker geworden ist oder Sie knotige Veränderungen tasten können. Um festzustellen, warum sich ein Kropf entwickelt hat, werden folgende Untersuchungen veranlasst:
● Ultraschall, um die Größe der Schilddrüse festzustellen (➡ Ultraschall, Seite 828).
● Bestimmung des Hormons TSH im Blut.
Erst wenn die Ultraschalluntersuchung den Verdacht nahe legt, dass sich das Innere der Schilddrüse verändert hat, ist eine Szintigrafie notwendig (➡ Seite 827).

Selbsthilfe

Ist nicht möglich.

Behandlung mit Medikamenten

Ein Kropf sollte mit Jodid behandelt werden. Dadurch verkleinert er sich und bleibt auch nach dem Absetzen der Medikamente kleiner als vorher.
Dann werden statt Jod- für zwei Jahre Schilddrüsenhormon-Tabletten verordnet. Hat sich das Organ ausreichend verkleinert, kann die Behandlung anschließend mit Jodid-Tabletten fortgesetzt werden.

Entfernung des Kropfes

Ein Kropf kann durch eine Radiojodtherapie (➡ Basedow'sche Krankheit, Strahlenbehandlung, Seite 738) verkleinert werden, wenn sich noch keine Knoten gebildet haben und kein Verdacht besteht, dass sich Zellen bösartig verändert haben könnten.

Eine Operation ist notwendig, wenn

- der Kropf die Luftröhre einengt oder die Blutversorgung im Halsbereich stark behindert. Menschen, die jünger sind als etwa 25 Jahre, sollten vor einer Operation mindestens zwei Jahre lang versucht haben, den Kropf mit Medikamenten zu verkleinern.
- sich in dem Kropfgewebe ein einzelner »kalter Knoten« befindet. Bei Menschen über 40, deren Kropf schon lange besteht, ist das sehr wahrscheinlich.
- der Verdacht auf Schilddrüsenkrebs besteht.

Die meisten Kröpfe werden »vorbeugend« entfernt, um sicherzugehen, dass sich keine bösartige Gewebewucherung bildet. Dieses Risiko ist jedoch sehr klein (➡ Schilddrüsenkrebs, Seite 740).

Mögliche Komplikationen und Operationsfolgen

- Bei ein bis drei von hundert Operierten wird der Nerv geschädigt, der die Muskulatur des Kehlkopfs steuert. Das ist nicht wieder gutzumachen. Durch die Kehlkopflähmung verändert sich die Stimme, man kann nicht mehr gut sprechen, manchmal ist die Atmung behindert. Muss die Operation wiederholt werden, leidet anschließend jeder 10. bis 20. unter einer Kehlkopflähmung.
- Die Nebenschilddrüsen können versehentlich mit entfernt werden. Bis zu zwei Prozent der Operierten leiden dadurch unter schmerzhaften Muskelkrämpfen (➡ Unterfunktion der Nebenschilddrüsen, Seite 741).
- Nur Patienten, deren verbleibender Schilddrüsenrest sehr klein ist, müssen lebenslang Schilddrüsenhormon-Tabletten schlucken. Bei allen anderen genügt die Einnahme von Jodidtabletten.

Schilddrüsenunterfunktion

Mit einer Schilddrüsenunterfunktion kann man bereits geboren werden, sie kann sich aber auch im Laufe des Lebens entwickeln. Die Beschwerden sind unterschiedlich, je nachdem, ob es an Schilddrüsenhormonen nur mangelt oder ob sie ganz fehlen.

Kretinismus
(Angeborene Schilddrüsenunterfunktion)

Wird eine Schilddrüsenunterfunktion bei einer schwangeren Frau nicht behandelt, kann das beim Kind zu Missbildungen des Skeletts und des Nervensystems führen. Fehlen die Schilddrüsenhormone völlig, werden geistig und körperlich sehr schwer behinderte Kinder geboren (*Kretins*). Eine Behandlung ersetzt die fehlenden Schilddrüsenhormone; die Entwicklungsschäden können sie

nicht mehr rückgängig machen. In der ersten Lebenswoche wird daher im Rahmen der Früherkennungsuntersuchungen im Blut eines jeden Kindes die Menge an schilddrüsenstimulierendem Hormon bestimmt.

Erworbene Schilddrüsenunterfunktion
(Myxödem)

Beschwerden

Leistungs- und Konzentrationsschwäche, Müdigkeit, ständiges Frieren. Der innere und äußere Lebensrhythmus verlangsamt sich, der Mensch stumpft ab und wird träge. Depressive Stimmungen machen ihm das Leben schwer. Diese Anzeichen missdeuten Ärzte oft als unspezifische Altersbeschwerden. Ein Kropf kann, muss aber nicht auftreten. Bei ausgeprägtem Hormonmangel fällt die trockene, blasse Haut auf. Das Haar wird struppig, die Stimme rau. Säuglinge sind auffallend ruhig, trinken schlecht und haben Verstopfung. Größere Kinder wachsen auffällig langsam, und sie kommen später in die Pubertät. Ihre Intelligenz kann vermindert sein.

Ursachen

- Alle Ursachen, die einen Kropf wachsen lassen (➡ Seite 734), können auch die Krankheitszeichen einer Schilddrüsenunterfunktion hervorrufen.
- Zu wenig Schilddrüsenhormone können die Folge von Medikamentenbehandlungen, Operationen, Bestrahlungen oder Entzündungen der Schilddrüse sein.
- Das Abwehrsystem des Körpers kann das Schilddrüsengewebe zerstören.
- Selten bilden die Hormondrüsen im Gehirn nicht genug Steuerungshormone, sodass die Schilddrüse keine Impulse für die Hormonproduktion bekommt.

Erkrankungsrisiko

Etwa jeder Hundertste hat eine Schilddrüsenunterfunktion. Frauen sind fünfmal häufiger betroffen als Männer. Meistens wird die Krankheit zwischen dem 40. und 60. Lebensjahr entdeckt.

Mögliche Folgen und Komplikationen

Durchblutungsstörungen, Veränderungen von Herz und Lunge, Wasseransammlungen (z.B. um die Augen herum), Eisenmangel. Bei Frauen wird der Monatszyklus unregelmäßig, bei Männern lässt die Lust am Sex nach. Wenn bei einem Kind die Erkrankung erst spät festgestellt wird und es die fehlenden Hormone nicht regelmäßig bekommt, kann die körperliche und geistige Entwicklung behindert sein. Nur extrem selten ist eine Schilddrüsenunterfunktion der Grund für Übergewicht.

Vorbeugung

➡ Kropf, Seite 735.
Neugeborene werden im Rahmen der Früherkennungsuntersuchungen auf eine Schilddrüsenunterfunktion hin untersucht.

Wann zur Ärztin oder zum Arzt?

- Wenn Sie die oben beschriebenen Veränderungen an sich oder Ihrem Kind bemerken.
- Wenn es in Ihrer Familie oder Nachbarschaft Menschen mit einem Kropf gibt, ist besondere Aufmerksamkeit sinnvoll.

Selbsthilfe

Ist nicht möglich.

Behandlung

Thyroxin-Tabletten ersetzen die fehlenden Hormone. Sie müssen zu Anfang sehr gering dosiert und dürfen nur allmählich gesteigert werden. Andernfalls kann der beschleunigte Stoffwechsel die auf langsamen Betrieb eingestellten Organe überfordern.

Schilddrüsenüberfunktion
(Hyperthyreose)

Es gibt mehrere Gründe dafür, dass zu viel Schilddrüsenhormone im Blut kreisen. Die Krankheitszeichen sind gleich, aber die Behandlungen unterscheiden sich.

Basedow'sche Krankheit
(Diffuse Hyperthyreose)

Beschwerden

Zu viel Schilddrüsenhormone lassen das Leben innerlich und äußerlich auf Hochtouren laufen.
- Innere Unruhe, Herzklopfen, zitternde Finger.
- Den Betroffenen ist immer zu warm, sie schwitzen viel.
- Gewichtsverlust trotz großen Appetits.
- Schnelle Sprache, hastige Bewegungen, unkonzentriertes Handeln.
- Ein Kropf kann, muss aber nicht vorhanden sein.

- Bei Menschen über 60 Jahre: verminderte Leistungsfähigkeit, Verlust jeglichen Interesses.

Bei mindestens einem von drei Menschen mit Schilddrüsenüberfunktion treten die Augäpfel hervor (*Exophthalmus*). Das ist von folgenden Beschwerden begleitet:
- Brennende, tränende Augen, Lichtempfindlichkeit.
- Sehen von doppelten oder verwaschenen Bildern.

Ursachen

Die Basedow'sche Krankheit ist eine Autoimmunerkrankung. Die Schilddrüse produziert ihre Hormone übermäßig und nicht bedarfsgerecht.

Erkrankungsrisiko

Frauen sind fünfmal häufiger basedowkrank als Männer. Die Krankheit kommt meistens in Zeiten wie Pubertät, Schwangerschaft oder Wechseljahren zum Ausbruch.

Mögliche Folgen und Komplikationen

Die ständige Arbeit unter Hochdruck belastet das Herz. Die Knochen können brüchig werden.
Die Lider lassen sich über den hervorgetretenen Augen nicht mehr vollständig schließen. Es können sich Hornhautgeschwüre und Bindehautentzündungen entwickeln. Im schlimmsten Fall droht Blindheit.

Vorbeugung

Ist nicht möglich.

Wann zur Ärztin oder zum Arzt?

Wenn Sie die oben genannten Anzeichen an sich verspüren. Die Symptome werden gern als »Nervosität« oder »vegetative Dystonie« (➡ Im Gleichgewicht sein, Seite 216) fehlinterpretiert, bei älteren Menschen als »Alterserscheinungen«. Klarheit schafft nur die Bestimmung jener Hormone der Hirnanhangdrüse, die die Schilddrüse steuern. Eine Ultraschalluntersuchung soll klären, ob es in der Schilddrüse knotige Bereiche gibt.

Selbsthilfe

Gehen Sie sorgsam mit sich um, und schonen Sie sich.
- Verteilen Sie Anstrengungen und Ruhepausen gleichmäßig über den Tag.
- Vitaminreiche Ernährung (➡ Gesunde Ernährung, Seite 232).
- Reichlich trinken, aber Alkohol und Koffein meiden.
- Möglichst nicht rauchen.

- Keine ausgedehnten Sonnenbäder.
- Keine Saunabesuche.
- Jodhaltiges meiden: Meerestiere, jodhaltige Medikamente (z. B. Wunddesinfektionsmittel).
- Nicht in Bädern mit jodhaltigem Wasser schwimmen.

Sind die Augen in Mitleidenschaft gezogen, helfen Ihnen:
- getönte Brillengläser.
- Schlafen mit erhöhtem Kopf.
- künstliche Tränenflüssigkeit (➡ Augenbelastungen, Seite 453).

Behandlung

Eine Autoimmunkrankheit wie die Basedow'sche Krankheit ist immer eine Aufforderung des Körpers, sich mit der Seele zu beschäftigen. Dazu ist Hilfe nötig (➡ Beratung und Psychotherapie, Seite 892).

Medikamente
Medikamente sollen die Schilddrüse daran hindern, übermäßig viel Hormone zu produzieren. Geeignet sind Carbimazol (z. B. *Carbimazol Henning* [D]) und Thiamazol (z. B. *Favistan* [D/Ö]). Carbimazol wird vom Körper in Thiamazol umgewandelt. Propylthiouracil kommt erst in zweiter Linie in Frage (z. B. *Propycil* [D], *Prothiucil* [Ö]). Meist wird zusätzlich zu den »Hormonbremsern« noch ein Schilddrüsenhormon verordnet, damit die Bildung des Hormons unterdrückt wird, das die Schilddrüse zu größerer Hormonproduktion anregt. Geschieht das nicht, kann sich ein Kropf entwickeln.
Nachteile: Die Behandlung dauert mindestens ein Jahr. Sie müssen die Tabletten zuverlässig einnehmen und relativ oft und regelmäßig bei Ärztin oder Arzt zu Kontrolluntersuchungen erscheinen. Bei etwa 40 Prozent der so Behandelten produziert die Schilddrüse nach dem Absetzen des Medikaments wieder zu viel Hormone. Dann ist eine lebenslange Therapie unvermeidlich.

Strahlenbehandlung
Die Patienten schlucken ein radioaktives, jodhaltiges Medikament. Es wird in der Schilddrüse gespeichert und zerstört nach und nach das Gewebe. Die Strahlenbelastung der übrigen Organe ist in etwa so hoch wie bei einer Röntgenaufnahme.
Diese Methode kommt bei Schilddrüsenüberfunktionen in Frage, wenn
- eine Tablettenbehandlung erfolglos war oder nicht in Frage kommt.
- ein Kropf weniger als 100 ml Volumen hat.
- es in ihm weder kalte Knoten noch Zysten gibt.
- kein Verdacht besteht, dass die Schilddrüse bösartig verändert sein könnte.
- die Betroffenen älter sind als 20 Jahre.

Diese Radiojodbehandlung ist schonender und weniger risikoreich als eine Operation und erfolgreicher als die Behandlung mit Medikamenten. Sie wird seit 50 Jahren durchgeführt. Bis jetzt weist nichts darauf hin, dass diese Behandlung das Krebsrisiko erhöht.
Nachteile: Die Betroffenen scheiden noch eine Zeit lang radioaktives Material aus, und auch ihre Schilddrüse »strahlt« noch eine Weile. In Deutschland müssen diese Menschen so lange in der Spezialabteilung eines Krankenhauses bleiben, bis nur noch eine Restradioaktivität nachweisbar ist. Je nach eingesetzter Strahlungsdosis bedeutet das einen Krankenhausaufenthalt von zwei bis zehn Tagen. In vielen Nachbarländern, so auch in Österreich, wird diese Behandlung bis zu einer bestimmten Strahlungsdosis ambulant durchgeführt. Bestimmte Verhaltensmaßregeln sollen sicherstellen, dass dadurch niemand gefährdet wird.
Die privaten Krankenversicherer in Deutschland übernehmen die Kosten einer solchen Behandlung im Ausland. Um die gesetzliche Krankenkasse zur Bezahlung einer Operation im Ausland zu bewegen, brauchen Sie eine ärztliche Bescheinigung, dass die Behandlung innerhalb einer bestimmten Zeit erfolgen muss und hierzulande in dieser Zeit kein Behandlungsplatz zu bekommen ist.
Erst nach zwei bis drei Monaten haben die Strahlen so viel Schilddrüsengewebe zerstört, dass man auf Medikamente verzichten kann. Möglicherweise hält die zerstörerische Wirkung aber so unerwünscht lange an, dass die Schilddrüse nun gar keine eigenen Hormone mehr produziert. Das Risiko, durch die Strahlenbehandlung eine Überfunktion gegen eine Unterfunktion einzutauschen, liegt zwischen zehn und zwanzig Prozent.
Frauen müssen nach einer solchen Behandlung ein halbes Jahr lang eine Schwangerschaft sicher ausschließen.
Die Augenveränderungen bei der Basedow'schen Krankheit können sich durch die Radiojodtherapie verschlimmern.

Operation
Am schnellsten wird ein Übermaß an Schilddrüsenhormonen durch eine Operation beseitigt. Wegen der möglichen schwerwiegenden Nachwirkungen sollte sie jedoch nur in besonderen Fällen erfolgen.
Mögliche Komplikationen und Operationsfolgen:
- Kropf-Operation, Seite 736.
- Bis zu ein Drittel der Operierten muss nach der Operation Schilddrüsenhormon-Tabletten einnehmen, weil die eigene Hormonproduktion nicht mehr ausreicht.

Behandlung der Veränderungen an den Augen
Je nachdem, wie stark die hervortretenden Augen Sie beeinträchtigen, sind folgende Medikamente sinnvoll: Schmerzmittel, jodfreie Augentropfen oder -salben, Be-

strahlung des Bereichs hinter den Augäpfeln, Behandlung mit Medikamenten, die die Abwehrreaktionen des Körpers unterdrücken, zum Beispiel Kortison (➡ Seite 842). Die Behandlung sollte zwischen Augenarzt und Endokrinologen abgestimmt werden.

Autonomes Adenom
(Lokalisierte Hyperthyreose)

Ein Autonomes Adenom ist »selbstständiges« Gewebe in der Schilddrüse. Es gehorcht nicht mehr der Steuerung durch die Hirnanhangdrüse und produziert seine Hormone nicht mehr bedarfsgerecht.

Beschwerden

Wie bei der Basedow'schen Krankheit, ➡ Seite 737. Die Augen treten jedoch niemals hervor.

Ursachen

Wenn sich die Schilddrüse bei Jodmangel vergrößert, kann sich autonomes Gewebe bilden (➡ Kropf, Seite 733). Das bleibt oft unbemerkt, bis eine größere Jodmenge das Material für die Produktion von übermäßig viel Hormonen liefert. So viel Jod kommt am ehesten durch jodhaltige Röntgenkontrastmittel in den Körper, die bei einer Untersuchung gespritzt werden.

Erkrankungsrisiko

Zehn bis 50 Prozent aller Schilddrüsenüberfunktionen beruhen auf autonomen Adenomen. Das Erkrankungsrisiko steigt bei Jodmangel.

Mögliche Folgen und Komplikationen

Der gesunde Teil der Schilddrüse stellt seine Tätigkeit ein. Die Arbeit des autonomen Bezirks führt zu einer Schilddrüsenüberfunktion.

Vorbeugung

Jodmangel verhindern (➡ Kropf, Seite 735).

Wann zur Ärztin oder zum Arzt?

Bei den auf Seite 735 beschriebenen Anzeichen.

Selbsthilfe

Ist nicht möglich.

Behandlung

Ist der autonome Bezirk kleiner als drei Zentimeter und der Stoffwechsel ausgeglichen, reicht es aus, den Knoten regelmäßig kontrollieren zu lassen. Außerdem muss man Jod meiden. Meist wird allerdings geraten, den Gewebeteil entweder herauszuoperieren oder durch Strahlen zu zerstören (➡ Schilddrüsenüberfunktion-Behandlung, Seite 738).

Schilddrüsenentzündung

Die verschiedenen Formen der Schilddrüsenentzündung unterscheidet man danach, ob die Beschwerden plötzlich und heftig (Akute Schilddrüsenentzündung) oder milde auftreten (Subakute Schilddrüsenentzündung). Eine über lange Zeit unbemerkt verlaufende Form heißt chronische Schilddrüsenentzündung.

Beschwerden der akuten Schilddrüsenentzündung

- Schmerzen im Hals.
- Druckempfindlichkeit und Schwellung des Halses.
- Schluckbeschwerden und Heiserkeit.
- Hohes Fieber.

Beschwerden der subakuten Schilddrüsenentzündung

Die Beschwerden sind die gleichen wie bei der akuten Schilddrüsenentzündung, aber Fieber tritt bei der subakuten Form nur selten auf.

Beschwerden der chronischen Schilddrüsenentzündung

Sie verläuft über lange Zeit symptomlos und macht sich meist erst an ihrer Folge, einer Schilddrüsenunterfunktion, bemerkbar (➡ Erworbene Schilddrüsenunterfunktion, Seite 736).

Ursachen der akuten Schilddrüsenentzündung

Infektion mit Bakterien oder als Folge der Behandlung einer anderen Schilddrüsenkrankheit mit radioaktivem Jod. Die akute Schilddrüsenentzündung ist ein häufiges Problem in der Schwangerschaft.

Ursache der subakuten Schilddrüsenentzündung

Infektion mit Viren. Viele Patienten weisen Hinweise auf eine Mumpsinfektion auf.

Ursache der chronischen Schilddrüsenentzündung

Autoimmunkrankheit.

Erkrankungsrisiko der akuten Schilddrüsenentzündung

Sie ist sehr selten.

Erkrankungsrisiko der subakuten Schilddrüsenentzündung

Sie tritt meist im Gefolge einer Erkältung oder einer virusbedingten Infektion der oberen Luftwege auf. Frauen erkranken viermal häufiger als Männer.

Erkrankungsrisiko der chronischen Schilddrüsenentzündung

Sie ist von allen Schilddrüsenentzündungen am häufigsten. Frauen sind zwanzigmal häufiger betroffen als Männer.

Mögliche Folgen und Komplikationen

Jede Entzündung zerstört Schilddrüsengewebe. Je nachdem, wie groß der ausgefallene Bezirk ist, können dann nicht mehr ausreichend Schilddrüsenhormone gebildet werden. Es entsteht eine Schilddrüsenunterfunktion (➡ Seite 736).

Vorbeugung

Ist nicht möglich.

Wann zur Ärztin oder zum Arzt?

Bei den oben genannten Beschwerden.

Selbsthilfe

- Bettruhe.
- Kühlen des Halses mit einer Eiskrawatte (➡ Seite 861).

Behandlung der akuten Schilddrüsenentzündung

Antibiotika (➡ Seite 839) bekämpfen die krank machenden Bakterien. Entzündungshemmende Mittel, wie man sie auch bei Rheuma anwendet, können die Krankheitszeichen zusätzlich bessern.

Wenn sich die Entzündung eingekapselt hat (*Abszess*), muss der Eiter manchmal mit Hilfe einer Punktion abgelassen werden.

Behandlung der subakuten Schilddrüsenentzündung

Bei leichten Fällen reichen entzündungshemmende Medikamente aus, wie man sie auch bei Rheuma verwendet. Verläuft die Krankheit schwer, müssen Kortisone (➡ Seite 842) die Entzündung eindämmen. Antibiotika helfen gegen diese virusbedingte Erkrankung nicht.

Behandlung der chronischen Schilddrüsenentzündung

Sie macht sich praktisch immer erst durch ihre Folge, die Schilddrüsenunterfunktion, bemerkbar. Schilddrüsenhormone sollen diesen Mangel ausgleichen. Außerdem stellen sie das Organ ruhig, weil es das, was durch das Medikament nun ausreichend vorhanden ist, nicht mehr selbst zu produzieren braucht. In schweren Fällen kann Kortison die Abwehrreaktion des Körpers mildern (➡ Seite 843).

Schilddrüsenkrebs

➡ auch Krebs, Seite 708.

Schilddrüsenkrebs gehört zu den seltenen Erkrankungen. Pro Jahr erkranken von einer Million Menschen zehn bis 30, fünf sterben jährlich daran.

Ein Schilddrüsenkrebs wird zunächst operiert und wenn notwendig anschließend noch mit einer Radiojodtherapie behandelt (➡ Schilddrüsenüberfunktion, Seite 737). Es besteht kein Zusammenhang zwischen Schilddrüsenkrebs und Jodmangel oder Über- oder Unterfunktionen der Schilddrüse. Auch eine Strahlenbehandlung bei Erwachsenen fördert die Entstehung eines Schilddrüsenkrebses nicht.

Bei allen Veränderungen im Halsbereich wird die Schilddrüse nach Knoten abgesucht. Jeder »kalte Knoten« in der Szintigrafie (➡ Kropf, Seite 734) gilt so lange als krebsverdächtig, bis das Gegenteil bewiesen ist. Ein »kalter Knoten« ist immer ein Argument, die Operation einer Radiojodtherapie vorzuziehen, wenn eine Schilddrüse verkleinert werden muss.

Nebenschilddrüsen

In unmittelbarer Nähe der Schilddrüse liegen die vier pfefferkorngroßen Nebenschilddrüsen. Sie produzieren das Parathormon, das den Kalziumspiegel des Blutes innerhalb sehr enger Grenzen hält. Registrieren die Nebenschilddrüsen, dass der Kalziumspiegel des Blutes absinkt, schicken sie Parathormon ins Blut. Es veranlasst die Knochen abbauenden Zellen (➡ Knochenumbau, Seite 664),

Kalzium freizusetzen, und die Nieren, kein Kalzium mehr auszuscheiden. Zudem sorgt es dafür, dass sich Vitamin D in jene Form umwandelt, die Kalzium aus dem Darm ins Blut hineinbefördern kann.

Überfunktion der Nebenschilddrüsen
(Hyperparathyreoidismus)

Beschwerden

Ein leicht erhöhter Blutkalziumspiegel bereitet keine Beschwerden.
Ist viel zu viel Kalzium im Blut, kann sich das folgendermaßen bemerkbar machen:
- Appetitverlust und Gewichtsabnahme.
- Verstopfung und Blähungen.
- Großer Durst und häufiges Wasserlassen.
- Störungen im psychischen Wohlbefinden.
- Osteoporose (➡ Knochenschwund, Seite 666).
Bleibt der Blutkalziumspiegel über Jahre hinweg sehr hoch, entwickeln sich Nierensteine. Nierensteine kündigen sich durch häufige Harnweginfektionen und Nierenkoliken an.

Ursachen

Sind bisher nicht bekannt.

Erkrankungsrisiko

Ist nicht bekannt.

Mögliche Folgen und Komplikationen

Meistens sind die Nebenschilddrüsen durch eine Gewebewucherung vergrößert und produzieren zu viel Parathormon. Dadurch entkalken die Knochen. Im Blut kreist mehr Kalzium, als die Nieren ausscheiden können: Es bilden sich Nierensteine. Außerdem können sich Zwölffingerdarmgeschwüre, Bauchspeicheldrüsenentzündung oder Gicht entwickeln.

Wann zur Ärztin oder zum Arzt?

Wenn Sie die genannten Krankheitszeichen bemerken.

Behandlung

Überschießendes Gewebe der Nebenschilddrüsen muss immer operativ entfernt werden. Einer von hundert Operierten kann dabei eine Kehlkopflähmung erleiden (➡ Kropf, Seite 733).

Unterfunktion der Nebenschilddrüsen
(Hypoparathyreoidismus)

Beschwerden

Alle Anzeichen eines tetanischen Anfalls, die den Symptomen ähneln, wenn jemand zu schnell einatmet und zu wenig ausatmet (*Hyperventilation*):
- Kribbeln an Händen, Füßen und um den Mund herum.
- Typische Verkrampfung von Fingern und Zehen (Pfötchenstellung).
- Akute Atemnot durch Krampf der Stimmritze und/oder der Atemmuskulatur.
- Krampfartige Bauchschmerzen und Durchfälle.
- Manchmal ist ein epileptischer Anfall das einzige Anzeichen einer Unterfunktion der Nebenschilddrüsen.

Ursachen

Meist entsteht sie nach Schilddrüsenoperationen; selten ist sie angeboren.

Erkrankungsrisiko

Es steigt mit jeder Schilddrüsenoperation.

Mögliche Folgen und Komplikationen

- Grauer Star (➡ Seite 458).
- Trockene, rissige Haut, verformte Fingernägel.
Bei Kindern:
- Defekte bei der Zahnschmelzbildung.
- Verlangsamte geistige und körperliche Entwicklung.

Vorbeugung

Ist nicht möglich.

Wann zur Ärztin oder zum Arzt?

Jeder echte tetanische Anfall muss sofort ärztlich behandelt werden. *Bei Krämpfen der Atemmuskulatur besteht Lebensgefahr!*

Selbsthilfe

Ist nicht möglich.

Behandlung

Bei einem tetanischen Anfall wird Kalzium gespritzt. Die Dauerbehandlung geschieht mit hohen Dosen Vitamin D und mit Kalziumpräparaten.

Hypothalamus

Der Hypothalamus ist die übergeordnete Schaltstelle für die meisten Hormondrüsen. Er liegt im Gehirn und bildet mindestens neun Hormone. Diese schickt er zur Hirnanhangdrüse (➡ Seite 742). Auf diesem Umweg beeinflusst er die Funktion einer Reihe anderer hormonproduzierender Drüsen: die Schilddrüse, die Nebennierenrinden, die Keimdrüsen, die Milchbildung in der Stillzeit und das Wachstum.

Die Hypothalamushormone tragen den Buchstaben »R« für *releasing* (engl. entlassen) im Namen, weil sie Körpervorgänge nicht selbst steuern, sondern die Hirnanhangdrüse veranlassen, das durch ihre Hormone zu tun.

Die »Messfühler« des Hypothalamus nehmen die Signale anderer Gehirnregionen auf, die vermelden: Es muss etwas geschehen. Er übersetzt diese Nervenimpulse in Hormonbotschaften. Seine Messfühler melden auch, wenn der Hormongehalt im Blut absinkt. Damit kontrolliert der Hypothalamus seine eigene Wirkung. Im Fachjargon heißt dieser Mechanismus *Feedback* oder *Rückkopplung*.

Hirnanhangdrüse (Hypophyse)

Die Hirnanhangdrüse liegt unterhalb des Hypothalamus und ist mit ihm durch einen Stiel verbunden. Sie ist in zwei Bereiche geteilt, den Hypophysenvorderlappen (HVL oder *Adenohypophyse*) und den Hypophysenhinterlappen (HHL oder *Neurohypophyse*).

Mit sechs Hormonen kann der Hypophysenvorderlappen auf den Befehl »Hormone ausschütten« antworten:

- ACTH übermittelt der Nebennierenrinde die Botschaft »Hormone produzieren«.
- Wachstumshormon (*Somatotropin, somatotropes Hormon = STH oder growth hormone = GH*) übermittelt der Leber die Botschaft »Wachstumsstoffe produzieren« und wirkt selbst im Zuckerstoffwechsel mit.
- Schilddrüsenanregendes Hormon (*TSH = thyreoideastimulierendes Hormon*) übermittelt der Schilddrüse die Botschaft »Hormone produzieren«.
- Luteinisierendes Hormon (LH) sorgt bei der Frau für den Eisprung und für die Hormone, die nach einer Befruchtung notwendig werden. Beim Mann signalisiert es dem Hodengewebe »Hormone produzieren«.
- Follikelstimulierendes Hormon (FSH) regt bei der Frau in den Eierstöcken die Reifung von Follikeln an; beim Mann lässt es in den Hoden die Samen reifen.
- Prolaktin sorgt für die Entwicklung der Milchdrüsen am Ende der Schwangerschaft.

Der Hypophysenhinterlappen wirkt über zwei Hormone:

- Vasopressin reguliert den Wasserhaushalt.
- Oxytocin fördert die Wehentätigkeit bei der Geburt.

Riesenwuchs bei Kindern
Riesenwuchs bei Erwachsenen
(Hypophysärer Gigantismus; Akromegalie)

Beide Krankheiten haben die gleiche Ursache und Folgen. Sie unterscheiden sich nur im Beschwerdebild.

Beschwerden

Bei Kindern: Sie wachsen ungewöhnlich schnell und lange. Körpergrößen über zwei Meter sind häufig.

Bei Erwachsenen: Das Äußere verändert sich – Schuhe und Ringe passen nicht mehr; Lippen und Zunge werden dicker; die wachsenden Kiefer »verlängern« das Gesicht. Die Stimme wird rau und tief. Die Kranken schwitzen viel und haben Gelenkschmerzen.

Ursachen

Durch eine Gewebewucherung in der Hirnanhangdrüse wird zu viel Wachstumshormon gebildet. Beim Kind können noch alle Organe darauf reagieren: Der Körper wächst proportional in die Höhe. Bei Erwachsenen verdicken und verbreitern sich Knochen, Knorpel und Bindegewebe. Auch die inneren Organe vergrößern sich.

Erkrankungsrisiko

Beide Geschlechter sind gleichermaßen betroffen. Erwachsene erkranken meist im 30. bis 40. Lebensjahr.

Mögliche Folgen und Komplikationen

Knochenveränderungen führen zur Arthrose (➡ Seite 689) und Knochenentkalkung (➡ Knochenschwund, Seite 666). 80 bis 90 Prozent bekommen einen Kropf, etwa ein Viertel wird zuckerkrank (➡ Diabetes, Seite 722), bei zehn bis 15 Prozent erhöht sich der Blutdruck. Viele dieser Kranken sterben im sechsten Lebensjahrzehnt an Herzkrankheiten. Kinder erliegen meist frühzeitig einer ihrer häufigen Infektionskrankheiten.

Vorbeugung

Ist nicht möglich.

Wann zur Ärztin oder zum Arzt?

Bei Kindern: Wenn sich bei den Früherkennungsuntersuchungen herausstellt, dass sie ungewöhnlich wachsen (➡ Gewicht und Größe, Seite 354).

Bei Erwachsenen: Wenn sie die angegebenen Zeichen bemerken. Die Gewebewucherung in der Hirnanhangdrüse wird durch Hormonbestimmungen nachgewiesen. Außerdem wird ein Röntgenbild des gesamten Schädels und eine Computertomografie gemacht (➡ Seite 827).

(➡ Seite 827)

Selbsthilfe

Ist nicht möglich.

Behandlung

Ein Hypophysentumor wird nach Möglichkeit operativ entfernt. Wie die Operation ausgeführt wird, hängt davon ab, an welcher Stelle der Hirnanhangdrüse der Tumor sitzt und wie groß er ist. Nach der Entfernung eines Hypophysentumors muss die Arbeit der Drüse lebenslang überwacht werden. Meist ist es notwendig, mit Medikamenten die fehlenden Hypophysenhormone zu ersetzen.

Hypophysärer Minderwuchs

Beschwerden

Etwa ab dem zweiten Lebensjahr fällt auf, dass ein Kind mit dieser Krankheit deutlich kleiner ist und langsamer wächst als seine Altersgenossen.

Ursachen

Mangel an Wachstumshormon.

Erkrankungsrisiko

Jungen sind fast dreimal so oft betroffen wie Mädchen. Das Erkrankungsrisiko steigt nach einer komplizierten Geburt.

Mögliche Folgen und Komplikationen

Unbehandelt bleiben diese Menschen kleiner als 140 Zentimeter. Ihre Intelligenz entwickelt sich normal. Die Pubertät setzt meist verspätet ein oder bleibt ganz aus.

Vorbeugung

Ist nicht möglich.

Wann zur Ärztin oder zum Arzt?

Wenn die Wachstumskurven bei der Früherkennungsuntersuchung zeigen, dass das Kind deutlich weniger und langsamer wächst als altersgleiche Kinder (➡ Gewicht und Größe, Seite 354). Es gibt viele Gründe, warum ein Kind nur langsam wächst. Für die Behandlung ist wichtig, dass Ärztin oder Arzt die richtige Ursache herausfinden. Besteht der Verdacht auf einen hypophysären Minderwuchs, wird die Menge an Wachstumshormon bestimmt.

(➡ Gewicht und Größe, Seite 354)

Selbsthilfe

Ist nicht möglich.

Behandlung

Es wird menschliches Wachstumshormon (*Genotropin* [D/Ö], *Humatrope* [D/Ö]) gespritzt. Da das über Jahre hinweg mehrmals wöchentlich geschehen muss, ist es sinnvoll, wenn das Kind oder jemand aus der Familie das Spritzen selbst lernt. Im ersten Behandlungsjahr holt das Kind acht bis zwölf Zentimeter an Länge auf, dann geht es langsamer weiter. Als Erwachsener gehört es dann zu den kleineren Menschen.

Fast immer muss die geschlechtliche Entwicklung mit Hormonen eingeleitet werden. Das sollte so spät wie möglich geschehen (etwa um das 20. Lebensjahr), da sich durch diese Hormone die Wachstumsfugen der Knochen schließen.

Nebennieren

Über jeder Niere liegt eine Nebenniere. Diese hat zwei hormonproduzierende Bereiche: die äußere Rinde und das innere Mark.

Die wohl wichtigste Wirkung der Nebennierenhormone ist, Menschen anpassungsfähig zu machen. Durch sie kann der Körper blitzschnell von »Normalbetrieb« auf »Hochleistung« umstellen. Sie bestimmen auch mit, wie gut man Dauerbelastungen ertragen kann.

Nebennierenrinde

Sie produziert Hormone mit ganz unterschiedlicher Wirkung: Kortisone und Aldosteron.

Aldosteron reguliert den Kalium-Natrium- und den Wasserhaushalt. Es wirkt an der Niere und auf den Blutkreislauf.

Kortisone regen die Leber an, Fett- und Eiweißbestandteile des Blutes in Zucker umzuwandeln. Sie hemmen Entzündungsvorgänge, indem sie eine besondere Sorte weißer Blutkörperchen an der Vermehrung hindern. Sie bremsen die Bildung von Antikörpern. Diese Eigenschaft wird beim Einsatz von Kortison-Präparaten genutzt. Ein Übermaß an Kortison schwächt das Immunsystem.

Kortisone sind auch an der Reaktion des Körpers auf Stress und Belastungen beteiligt (➡ Seite 842).

(➡ Seite 842)

Von oben gesteuert

Die hormonproduzierenden Drüsen im Gehirn steuern die Tätigkeit der Nebennierenrinde. Der Hypothalamus meldet mit einem seiner Hormone der Hirnanhangdrüse »zu wenig Kortisone im Blut«. Sie reagiert darauf, indem sie ACTH als Boten zur Nebennierenrinde schickt. Ob beide Drüsen wie gewünscht reagiert haben, kontrolliert wieder der Hypothalamus. Die drei Drüsen arbeiten nicht den ganzen Tag über gleichmäßig. Etwa gegen fünf Uhr morgens entlässt die Nebennierenrinde auf Befehl der Hirnanhangdrüse die größte Menge Kortisone. Das ist die Basis für den Tag. Bei Bedarf werden dann tagsüber kleinere Mengen nachgeliefert. Diesen Bedarf melden die Messfühler, die die Kortisonkonzentration im Blut messen, oder die Nerven, die durch irgendein Ereignis alarmiert sind (➡ Stress, Seite 390).

Nebennierenmark

Das Nebennierenmark bildet die »Alarmhormone« Adrenalin und Noradrenalin. Wenn z. B. vor Ihrem Auto ein Kind auf die Straße springt, schüttet das Nebennierenmark seine Hormone aus. Das bewirkt u. a.:

- Man kann mehr Luft einatmen. Das verbessert die Sauerstoffversorgung des Körpers.
- Das Herz schlägt schneller und kräftiger. Alle Organe werden besser durchblutet.

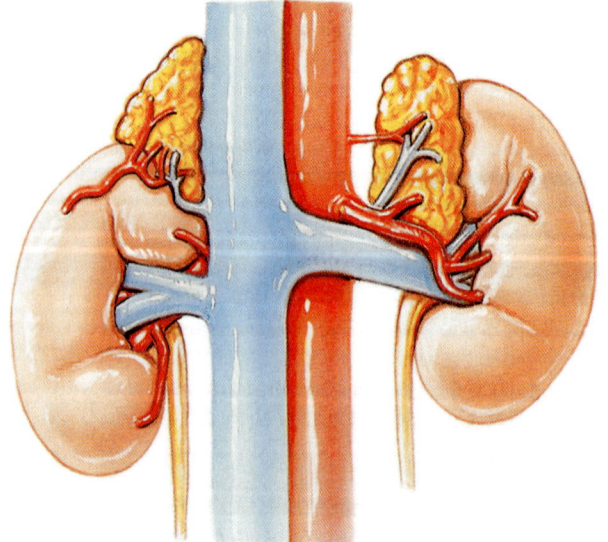

Nebennieren

Die Nebennieren sitzen wie ein Hut
auf der oberen Spitze jeder Niere.
Sie sind besonders stark mit Gefäßen versorgt.

- Leber und Muskeln setzen alle Energiereserven frei. Man ist für kurze Zeit sehr stark und sehr schnell.
- Die Nerven sind aufs Äußerste gespannt. Man kann schneller reagieren und sich besser konzentrieren.
- Der Blutdruck steigt.

Ohne Alarm halten Adrenalin und Noradrenalin die gleichen Funktionen im Normalzustand.

Cushing-Erkrankung
(Morbus Cushing, Cushing-Syndrom)

Beschwerden

- An Gesicht und Rumpf entwickeln sich Fettpolster (Mondgesicht, Büffelnacken). Eine Gewichtszunahme muss damit nicht verbunden sein.
- Die Haut wird dünn und bekommt »Schwangerschafts«-Streifen.
- Akne. Die Körperbehaarung verstärkt sich. (Fehlt, wenn die Erkrankung durch Medikamente bedingt ist)
- Menstruationsstörungen.
- Das seelische Wohlbefinden verschlechtert sich.

Ursachen

Durch eine Gewebewucherung produziert die Hypophyse zu viel ACTH (➡ Hirnanhangdrüse, Seite 742). Das veranlasst die Nebennierenrinde, zu viel Kortisone auszuschütten. Eine solche Überproduktion an Kortisonen kann auch durch eine Gewebewucherung in der Nebennierenrinde selbst zu Stande kommen.

Erkrankungsrisiko

Einer von 10 000 Menschen bekommt diese Krankheit, weil die Hormondrüsen im Gehirn überschießend arbeiten. Die meisten trifft es jedoch als unerwünschte Wirkung einer lang dauernden Kortisonbehandlung (➡ Seite 843).

Mögliche Folgen und Komplikationen

- Ein Diabetes entwickelt oder verschlimmert sich.
- Der Blutdruck steigt an.
- Knochenentkalkung (➡ Knochenschwund, Seite 666). Diese drei Folgen sind häufiger und schwerwiegender, wenn die Erkrankung durch Medikamente bedingt ist.
- Kinder wachsen nicht mehr.
- Nach Medikamentenbehandlung: Die Augenlinse kann sich trüben (➡ Grauer Star, Seite 458).

Eine unbehandelte Cushing-Erkrankung überleben nur wenige.

Vorbeugung

Vorbeugung ist nicht möglich, wenn die Cushing-Krankheit durch Veränderungen an den Hormondrüsen bedingt ist.
Bei Medikamenteneinnahme ➡ Kortisone, Seite 842.

Wann zur Ärztin oder zum Arzt?

Wenn die oben genannten Beschwerden auftreten und/oder Sie kortisonhaltige Medikamente einnehmen.

Selbsthilfe

Ist nicht möglich.

Behandlung

Gewebewucherungen an der Hirnanhangdrüse oder der Nebennierenrinde müssen operativ entfernt werden. Bei Medikamenteneinnahme ➡ Kortisone, Seite 842.

Morbus Addison

Die Krankheit ist selten. Sie entsteht, wenn das körpereigene Immunsystem die Rinde beider Nebennieren weitgehend zerstört hat. Manchmal tritt sie als Folge einer Tuberkulose oder eines Krebses anderer Organe (z. B. der Lunge) auf. Dann fehlen Kortisone und Aldosteron und müssen als Medikamente eingenommen werden.

Geschlechtskrankheiten

Sexuell übertragbare Krankheiten sind die in aller Welt am weitesten verbreiteten ansteckenden Krankheiten und haben in den letzten Jahrzehnten insgesamt stetig zugenommen. Gründe dafür scheinen mobileres Leben und freizügigerer Umgang mit Sex und seinen verschiedenen Praktiken, aber auch Unwissenheit und verschämtes Verschweigen zu sein. Fortgeschrittene Diagnose- und Behandlungsmethoden machen Infizierte heute bei den meisten Erkrankungen rasch nichtinfektiös und gesund.

Die »klassischen« Geschlechtskrankheiten Syphilis, Tripper und die in Europa seltenen Krankheiten Weicher Schanker, Lymphogranuloma venereum und Granuloma inguinale müssen Ärztin oder Arzt dem Gesundheitsamt melden. Auf dem Formblatt wird nur die Anzahl der Erkrankungen registriert, nicht jedoch der Name des Patienten.

Diese »klassischen« Geschlechtskrankheiten sind in ihrer Häufigkeit von anderen sexuell übertragbaren Erkrankungen, wie Trichomonaden- und Chlamydieninfektionen oder Herpes simplex, überflügelt worden. Zwei bis fünf Prozent aller gynäkologischen Patientinnen haben Herpes genitalis. Bezogen auf alle Erwachsenen sind 0,2 Prozent mit Trichomonaden und 4 bis 10 Prozent mit Chlamydien infiziert.

Der Gebrauch von Kondomen begrenzt die Verbreitung sexuell übertragbarer Krankheiten wirkungsvoll.

Pilzerkrankungen der Genitalien

Pilzerkrankungen der Genitalien (*Candidiasis*) können zwar sexuell übertragen werden, sie entstehen aber vor allem bei Frauen oft unabhängig von sexuellen Kontakten.

Beschwerden

Bei Frauen: Meist entsteht eine starke Scheidenentzündung mit leichtem bis mäßig starkem Ausfluss. Die Schamlippen sind gerötet und geschwollen, eventuell mit einem krümeligen, quark(topfen)ähnlichen Überzug bedeckt, und sie jucken stark. Brennende Schmerzen und ein Gefühl von Schwere und Hitze im Becken können auftreten.

Bei Männern: Eichel und Vorhaut sind entzündlich gerötet, oft auch offen und nässend. Manchmal zeigen sie weißliche Beläge.

Ursachen

Pilze besiedeln Haut und Schleimhaut des gesunden Menschen. Wenn daraus eine Krankheit entsteht, ist meist die körpereigene Abwehr gegen Krankheitskeime herabgesetzt. Das geschieht leichter bei

- dauernd feuchter Haut.
- Diabetes.
- sich veränderndem Hormonspiegel (z. B. durch die »Pille«, in der Schwangerschaft, im Alter, durch Kortisoneinnahme).
- Einnahme von Antibiotika oder Immunsuppressiva (z. B. bei Krebs oder nach Organtransplantationen).
- schwerer Blutarmut.

Erkrankungsrisiko

Pilzinfektionen werden immer häufiger. Ursachen dafür können der zu hohe Zuckerkonsum sein und die Schädigung des Säuremantels der Haut, z. B. durch zu viel Duschen und Baden, Schwimmbad oder Sauna. Auch zu enge Unterwäsche kann Pilzinfektionen im Genitalbereich fördern.

Viele Frauen nehmen die »Pille« als Verhütungsmittel, und es werden immer mehr Antibiotika verschrieben. Die Hormone der »Pille« wie auch Antibiotika können die Milchsäurebakterien im Scheidenmilieu verringern, die normalerweise Krankheitskeime in Schach halten. Dann können sich Pilze ungehindert vermehren.

Mögliche Folgen und Komplikationen

Ansteckung der Sexualpartner, hartnäckig wiederkehrende Infektionen.

Vorbeugung

Lockere Unterwäsche aus Baumwolle, zuckerarme Kost. Wenn Sie als Frau zu Scheideninfektionen und Pilzerkrankungen neigen, können Sie zur Stabilisierung des sauren Scheidenmilieus einmal pro Woche ein Zäpfchen mit Milchsäurebakterien (z. B. *Vagiflor* [D], *Döderlein med* [D/Ö]) oder naturbelassenen Joghurt, der lebende Milchsäurebakterien enthält, in die Scheide einführen. Tunken Sie dazu einen Tampon in Joghurt, führen Sie ihn in die Scheide ein, und belassen Sie ihn dort über Nacht. Sie können den Joghurt auch mit einer Einmalspritze in die Scheide bringen. Nach einer Behandlung mit Medikamenten können Sie die Scheidenflora mit einer einwöchigen Joghurtkur wieder aufbauen.

Benutzen Sie während der Menstruation Binden statt Tampons, um die Vaginalhaut nicht zu belasten. Kondome schützen vor Ansteckung (➡ Seite 311).

Wann zur Ärztin oder zum Arzt?

Wenn Sie die beschriebenen Beschwerden bemerken.

Selbsthilfe

Bei einer Infektion ist Selbsthilfe durch Behandlung mit Milchsäurebakterien oder Joghurt wenig Erfolg versprechend.

Behandlung

Alle Faktoren, die eine Pilzinfektion fördern können, sollten ausgeschaltet werden, zum Beispiel sollten hormonelle Empfängnisverhütungsmittel für einige Monate abgesetzt werden. Auf Geschlechtsverkehr sollte verzichtet werden, um eine gegenseitige Ansteckung zu vermeiden. Bei wiederholten Infektionen wird auch der Partner mitbehandelt.

Bei Frauen: Medikamente werden direkt in die Scheide eingebracht. Dazu eignen sich imidazolhaltige Scheidenzäpfchen und/oder -cremes, je nach Dosierung ein bis sechs Tage lang abends angewendet.
Kapseln (z.B. *Fungata* [D/Ö], *Siros* [D], *Diflucan* [D/Ö]), die so dosiert sind, dass eine Einmalportion für die Behandlung genügt, sollten Sie wegen der stärkeren Nebenwirkungen nur einnehmen, wenn die Pilze auf lokal wirkende Mittel nicht ansprechen, oder bei häufig wiederkehrenden Infektionen.

Bei Männern: Eine Creme mit einem Imidazol-Wirkstoff sieben bis zehn Tage aufzutragen, bekämpft die Entzündung gewöhnlich ausreichend. Rückfälle sind bei nicht konsequent durchgeführter Behandlung häufig.

Trichomonaden-Infektion
(Trichomoniasis)

Beschwerden

Bei Frauen: Brennen in der Scheide, Scheidenentzündung mit grünlichgelbem Ausfluss, Wundgefühl in der Vulva, Schmerzen beim Wasserlassen.
Bei Männern: Männer bemerken eine Trichomonaden-Infektion oft gar nicht. Manche haben frühmorgens vorübergehend milchigen Ausfluss aus der Harnröhre, spüren Brennen, Ziehen und Kitzeln in der Harnröhre, Nässen.

Ursachen

Infektion durch einen mikroskopisch kleinen Parasiten: Trichomonas vaginalis.

Erkrankungsrisiko

Trichomonaden-Infektionen sind in den letzten Jahren deutlich rückläufig; weniger als 0,2 Prozent der Erwachsenen in Europa erkranken daran. Die Erreger werden fast ausschließlich beim Geschlechtsverkehr, selten durch Thermalwasser, Sauna, Toiletten oder Handtücher übertragen. Auch bei Kleinkindern treten Trichomonaden-Infektionen auf – wahrscheinlich durch Schmierinfektion von Erwachsenen.
Trichomonaden werden bei Männern seltener gefunden als bei Frauen.

Mögliche Folgen und Komplikationen

Bei Frauen: Chronische Scheidenentzündung, Entzündung der Schamlippendrüsen, Blasenentzündung.
Bei Männern: Entzündung der Eichel und der Prostata.

Vorbeugung

Mit Kondom geschützter Geschlechtsverkehr (➡ Seite 311), ausreichende Hygiene.
Frauen können neuerlichen Infektionen vorbeugen, indem sie nach einer erfolgreichen Behandlung das gesunde Scheidenmilieu mit Milchsäurebakterien-Präparaten wieder aufbauen.

Wann zur Ärztin oder zum Arzt?

Wenn die links beschriebenen Beschwerden deutlich auftreten.

Selbsthilfe

Selbsthilfe ist nicht möglich.

Behandlung

Die Behandlung mit Medikamenten, die Metronidazol enthalten (z.B. *Anaerobex* [Ö], *Arilin* [D], *Clont* [D], *Flagyl* [D], *Vagimid* [D]), ist meist erfolgreich. Auch Tinidazol (z.B. *Simplontan* [D]) ist geeignet.
Bei der Behandlung mit Metronidazol genügt im Allgemeinen eine Kurztherapie, bei der dreimal im Abstand von zwölf Stunden vier Tabletten eingenommen werden. Ist die Kurztherapie nicht möglich, kann eine Woche lang in geringer Dosierung behandelt werden. Bei der Tinidazol-Behandlung werden lediglich zwei Tabletten auf einmal geschluckt.
Achtung: Auch wenn einer der Partner völlig beschwerdefrei ist, sollte er/sie ebenfalls unbedingt gleichzeitig die Medikamente einnehmen. Ansonsten besteht die Gefahr einer neuerlichen Infektion.
Wichtig: Die genannten Medikamente dürfen im ersten Schwangerschaftsdrittel und während der Stillzeit nicht eingenommen werden. In dieser Zeit ist nur die Anwen-

dung von Vaginalzäpfchen mit dem Wirkstoff Dequaliniumchlorid (z. B. *Fluomycin N* [D]) vertretbar. Damit wird meist zwar keine Heilung, aber eine Besserung der Beschwerden erreicht.

Chlamydien- und Ureaplasma-Infektionen

Beschwerden

Bei Frauen: Häufiger Harndrang und erschwertes Harnlassen, Schmerzen im Unterbauch und beim Geschlechtsverkehr, leichter Scheidenausfluss, leichte Entzündung von Harnröhre und Gebärmutterhals. Die meisten Frauen bemerken jedoch nichts von der Infektion.
Bei Männern: Zwischen dem 7. und 14. Tag nach der Infektion erschwertes Harnlassen bei großem Harndrang, Ziehen in der Harnröhre, schleimig-eitriger Ausfluss. Oft ist morgens die Harnröhrenmündung verklebt.
Bei Oralverkehr kann selten eine Entzündung des Rachens und bei Analverkehr eine Entzündung des Enddarms auftreten.

Ursachen

Die Mehrzahl der häufigen früher so genannten unspezifischen Entzündungen von Harnröhre und Genitalien beruhen auf einer Infektion mit Chlamydien, die anderen auf Ureaplasma- und Mycoplasma-Infektionen.

Erkrankungsrisiko

Diese sexuell übertragbare Infektion ist die häufigste in der westlichen Welt.

Mögliche Folgen und Komplikationen

Bei Frauen: Die häufigste Folge der Chlamydien-Infektion ist eine Unterleibsentzündung. In ihrer Folge können die Eileiter verkleben und verwachsen. Dieses begünstigt Eileiterschwangerschaften, die wiederum operativ beendet werden müssen. Da dabei oft die Eileiter entfernt werden müssen, ist die späte Folge Unfruchtbarkeit. Aber auch allein durch die Entzündungsfolgen an den Eileitern kann eine Sterilität eintreten. Weitere Folgen können Leberkapselentzündung, eine Entzündung der Bartholin-Drüsen und Gelenkentzündungen sein. Bei 40 Prozent der Geburten wird das Kind mit Chlamydien angesteckt. Deshalb werden Schwangere im Rahmen der Mutterschaftsvorsorge auf Chlamydien untersucht. Bei Neugeborenen löst die Infektion Bindehaut-, seltener Lungenentzündungen aus.

Bei Männern ist diese Infektion die häufigste Ursache der Entzündung der Nebenhoden und der Prostata vor dem 35. Lebensjahr.
Achtung: Auch ohne Behandlung verschwinden die Beschwerden für gewöhnlich bei zwei von drei Infizierten nach vier Wochen.
Wenn die Erkrankung chronisch wird, kann es bei Frauen zur schmerzhaften Beckenentzündung, zu Unfruchtbarkeit und Bauchhöhlenschwangerschaft kommen.

Vorbeugung

Kondome schützen vor Infektionen (→ Seite 311).

Wann zur Ärztin oder zum Arzt?

Wenn Beschwerden auftreten.

Selbsthilfe

Ist nicht möglich.

Behandlung

Tetrazykline (→ Mittel gegen Infektionen, Seite 839) für zehn Tage. Bei Komplikationen und Rückfällen drei Wochen lang. Während der Schwangerschaft empfiehlt sich eine Erythromyzinbehandlung über zehn Tage. Infizierte sollten bis zur Ausheilung keinen Geschlechtsverkehr haben. Auch die Sexualpartner sollten untersucht, behandelt und nach drei Monaten kontrolliert werden. Es kann sinnvoll sein, auch Kontaktpersonen vorbeugend zu behandeln.

Feigwarzen (Condylomata acuminata)

Beschwerden

Bei Frauen an den Schamlippen, in der Scheide, am Gebärmutterhals, am After und im Enddarm. Während der Schwangerschaft und bei chronischem Ausfluss können sie sich rascher ausbreiten.
Bei Männern auf Vorhaut, bei der Harnröhrenmündung und am Penisschaft, am After und im Enddarm, entstehen kleine, weiche rosa Warzen, die rasch wachsen und in Gruppen stehen können. Sie schmerzen kaum, jucken aber manchmal.

Ursachen

Infektion mit Human-Papillomviren (HPV), die überwiegend sexuell übertragen werden.

Erkrankungsrisiko

Feigwarzen verbreiten sich rasch und vorwiegend durch sexuellen Kontakt.

Mögliche Folgen und Komplikationen

Bestimmte Typen von Feigwarzen sind wahrscheinlich maßgeblich an der Entstehung von Krebs des Gebärmutterhalses beteiligt und an der Entstehung anderer Krebsformen mit beteiligt.

Bei einer vaginalen Geburt können die Viren auf das Kind übertragen werden. Es erkrankt dann an Warzen an den Stimmbändern und der Kehlkopfschleimhaut (Larynxpapillome).

Vorbeugung

Beim Geschlechtsverkehr Infektionsschutz durch Kondome (➡ Seite 311).

Wann zur Ärztin oder zum Arzt?

Wenn Sie die warzenähnlichen Gewächse bemerken, sollten Sie und Ihre Sexualpartner Ärztin oder Arzt aufsuchen. Genaue Untersuchungen der befallenen Stellen müssen Syphilis oder Krebs ausschließen.

Selbsthilfe

Ist nicht möglich.

Behandlung

Kleine Feigwarzen können durch das Betupfen mit Podophyllotoxin (*Condylox* [D/Ö]) zum Abheilen gebracht werden. Das wesentlich aggressivere Podophyllin dürfen nur Ärztin oder Arzt anwenden.

Das Warzengewebe kann mit flüssigem Stickstoff, der darauf getupft wird, zerstört werden. Die Warzen können auch mit Tinkturen, chirurgisch oder mit Laserstrahlen entfernt werden. Ein völlig neuer Therapieansatz ist die Verwendung von Imiquimod-Creme (*Aldara* [D]), die durch Aktivierung der lokalen Immunabwehr die Warzen zur Abheilung bringen und Rückfälle verhindern kann. Nach der Abheilung ist Geschlechtsverkehr wieder möglich. Auch Sexualpartner sollten untersucht und nach drei Monaten kontrolliert werden.

Wichtig: Frauen sollten nach erfolgreicher Behandlung regelmäßig mindestens einmal jährlich einen Abstrich aus dem Gebärmutterhals zytologisch untersuchen lassen, damit möglicherweise entstandener Krebs frühzeitig erkannt werden kann.

Herpes genitalis

Beschwerden

An der Genitalschleimhaut und eventuell auch am After treten eine intensive Rötung und Schwellung und zahlreiche flache Bläschen auf, die in Gruppen stehen und manchmal zusammenfließen. Wenn sich die Blasen öffnen und eine offene Wunde bilden, entwickeln sie sich zu schmerzhaften Geschwüren.

Nach einigen Tagen bilden sich die offenen Stellen wieder zurück, selten kommt es zu größeren Geschwüren.

Oft sind die Lymphknoten in den Leistenbeugen geschwollen.

Die Infektion ist manchmal begleitet von allgemeinem Krankheitsgefühl, leichtem Fieber und Problemen beim Wasserlassen.

Ursachen

Krankheitserreger sind Herpes-simplex-Viren vom Typ I oder II. Nach der Erstinfektion ruhen sie im Körper. Sie werden dann wieder krankmachend – der Herpes tritt also erneut auf –, wenn die Immunabwehr gestört ist oder stark beansprucht wird, z.B. durch Sonnenbestrahlung, Fieber, Verletzungen, Magen-Darm-Störungen, Menstruation oder die Einnahme von Medikamenten wie Kortison.

Erkrankungsrisiko

Ein Großteil der Bevölkerung in Europa (70 Prozent in Afrika) hat durch eine Herpes-simplex-Infektion Antikörper gegen die Viren entwickelt. Bei den meisten Menschen werden diese Viren vom Abwehrsystem erfolgreich in Schach gehalten, ohne dass Krankheitszeichen auftreten. Nur bei etwa einem Prozent der Infizierten treten die typischen Bläschen immer wieder auf.

Diese Infektionskrankheit ist mit den anderen sexuell übertragbaren Krankheiten nicht vergleichbar, wenn auch eine Erstinfektion durch sexuellen Kontakt erfolgen kann.

Mögliche Folgen und Komplikationen

Bei Männern können Unfähigkeit zum Wasserlassen, Verstopfung und Erektionsstörungen auftreten.

Herpes genitalis kann wie Herpes labialis an entfernte Hautstellen übertragen werden und in den Augen auftreten. In der Folge bilden sich Narben an Bindehaut oder Hornhaut.

Herpes genitalis kann in den seltenen Fällen, in denen die Immunabwehr geschwächt ist, wie zum Beispiel bei

Leukämie, von Entzündungen des Gehirns (Herpes-Enzephalitis) begleitet sein. Dann treten Fieber, Kopfschmerzen, Nackensteifigkeit, Erbrechen und Lichtscheu auf.

Hat eine schwangere Frau eine akute Herpeserkrankung, kann das Virus während der Entbindung auf das Neugeborene übertragen werden. Weil das lebensgefährliche Folgen haben kann, wird vorsorglich per Kaiserschnitt entbunden.

Vorbeugung

Infektionsschutz beim Geschlechtsverkehr durch Kondome. Bei akuter Erkrankung sollten Sie auf Verkehr verzichten.

Wann zur Ärztin oder zum Arzt?

Wenn die beschriebenen Beschwerden auftauchen.

Selbsthilfe

Ist nicht möglich.

Behandlung

Valaciclovir (*Valtrex* [D/Ö]), Famciclovir (*Famvir* [D/Ö]) und Aciclovir (z.B. *Zovirax* [D/Ö]) lindern die Beschwerden, verringern die Ausbreitung der Bläschen und lassen sie rascher abheilen. Dazu müssen die Mittel aber innerlich angewandt werden. Das Auftragen einer Creme genügt dafür nicht.

Die Medikamente können häufigeren Infektionen vorbeugen und die Schwere der Rückfälle vermindern, aber die latente Infektion nicht beseitigen.

Syphilis (Lues venerea)

Syphilis, die »Krankheit der Venus«, ist eine Infektionskrankheit durch Bakterien, die an den Geschlechtsorganen beginnt, dann aber den ganzen Körper befallen kann. Unbehandelt kann sich ihr Verlauf über Jahrzehnte erstrecken, mit manchmal tödlichem Ausgang. Doch nur bei jedem dritten unbehandelten Syphilitiker kommt es zu den Symptomen der »Spätphase«.

Beschwerden

Frühstadium: Zwei bis vier Wochen nach der Infektion erscheint der »harte Schanker«, ein schmerzloses, derbes, braunrotes Geschwür auf der Haut oder Schleimhaut direkt an der Stelle der Infektion. Nicht immer wird diese bemerkt. Unbehandelt heilt das Geschwür nach etwa sechs Wochen ab. Die Lymphknoten in der Nähe der Eintrittspforte der Infektion schwellen nach vier Wochen an und bleiben geschwollen.

Zweite Phase: Etwa neun bis zehn Wochen nach der Infektion entsteht an verschiedenen Körperstellen ein typischer hell- bis braunroter, fleckiger Ausschlag an Haut und Schleimhaut, manchmal bilden sich auch Knötchen. Haarausfall und Leberentzündung sind möglich; das Zentralnervensystem kann beteiligt sein. Eventuell treten Abgespanntheit, Ziehen in den Gelenken, leichter Temperaturanstieg und leichte Kopfschmerzen auf. Nach einigen Monaten können die Symptome verschwinden, die Erreger schlummern jedoch weiter.

Dritte Phase: Sie setzt nach drei bis fünf Jahren ein und kann jedes Körperorgan erfassen. An der Haut und in der Leber, in Hoden und Gehirn können gummiartige Knoten entstehen. Gefäßerkrankungen, speziell Entzündungen der Hirngefäße, sind besonders gefährliche Komplikationen.

Vierte Phase: 20 bis 30 Jahre später kann es zu fortschreitender Lähmung kommen (*Neurolues*).

Die Spätstadien der Krankheit kommen heute kaum noch vor, da eine Syphilis meist rechtzeitig entdeckt wird und die Behandlung mit Antibiotika problemlos und erfolgreich möglich ist.

Ursachen

Die Lues wird durch das Bakterium *Treponema pallidum* übertragen. Dies geschieht meistens beim Geschlechtsverkehr, aber auch eine Übertragung von der Mutter auf das ungeborene Kind ist möglich.

Die Bakterien können durch mikroskopisch kleine Verletzungen in Haut und Schleimhaut eindringen. Sie können – sehr selten – auch beim Küssen übertragen werden, nicht aber durch Benutzen von Besteck, Trinkgläsern oder Handtüchern anderer Personen. Außerhalb des Körpers sterben sie rasch ab.

Erkrankungsrisiko

Ungeschützter Geschlechtsverkehr mit häufig wechselnden Partnern erhöht das Erkrankungsrisiko ganz erheblich.

Mögliche Folgen und Komplikationen

Etwa zehn Prozent der unbehandelten Infizierten sterben an den Spätfolgen der Erkrankung.

Ab dem fünften Schwangerschaftsmonat kann sich die Luesinfektion der Mutter auf das Kind übertragen. Es kann tot oder mit schweren Fehlbildungen geboren werden – je nach dem Stadium der mütterlichen Infektion.

Penizillin oder Erythromyzin vor dem vierten Monat kann dieses verhindern. Darum ist ein Bluttest auf Syphilis immer noch ein Bestandteil der Schwangerschaftsvorsorgeuntersuchungen.

Gegen Syphilis gibt es keine Immunität.

Vorbeugung

Kondome schützen vor der Infektion (➡ Seite 311).

Wann zur Ärztin oder zum Arzt?

Die Täuschungsmanöver der Syphilis sind gefährlich: Die Erstsymptome können übersehen werden, lange Zeit ruht die Krankheit, und der Hautausschlag der zweiten Phase wirkt harmlos. Wenn Sie den Verdacht einer Infektion hegen und Geschwüre und Hautausschlag bemerken, sollten Sie sofort eine hautärztliche Praxis aufsuchen. Die Krankheit darf nicht verschleppt werden.

Zur Erkennung der Lues gibt es zwei Möglichkeiten: entweder durch Erregernachweis im Frühstadium oder durch den Nachweis der Antikörper im Blut. Dazu muss eine Reihe von Tests vorgenommen werden. Erst die vergleichende Auswertung ermöglicht eine zuverlässige Aussage.

Selbsthilfe

Selbsthilfe ist nicht möglich.

Behandlung

Das Mittel der ersten Wahl ist Penizillin. Bei Unverträglichkeit kann die Ärztin oder der Arzt Penizillin durch Tetrazykline ersetzen. Bei Schwangeren ist Tetrazyklin nicht erlaubt, sie bekommen darum Erythromyzin.

Nach dem Ende der Therapie ist Geschlechtsverkehr wieder ohne Ansteckungsgefahr möglich.

Die Medikamente können die Syphilis auch im dritten Stadium noch zum Stillstand bringen.

Nach der Heilung sind Blutkontrollen im Abstand von ein, drei, sechs und zwölf Monaten notwendig. Nach zwei Jahren Überprüfung gilt die Heilung als gesichert.

Syphilis ist meldepflichtig.

Erkrankte, deren Syphilis im Frühstadium bemerkt wurde, sollten alle Personen, mit denen sie in den letzten drei Monaten sexuellen Kontakt hatten, darüber informieren, dass sie möglicherweise mit Syphilis infiziert sein können und Geschlechtsverkehr meiden sollten, bis sie untersucht und eventuell behandelt worden sind. Wer die Diagnose Syphilis erst in der zweiten Phase der Krankheit bekam, muss alle Sexualpartner des vergangenen Jahres informieren.

Tripper (Gonorrhoe)

Beschwerden

Bei Frauen: Nach zwei bis vier Tagen tritt bei acht von zehn infizierten Frauen nach auffallend häufigem Wasserlassen eitriger Ausfluss aus der Harnröhre auf. Oft wird er als natürliche Schleimabsonderung aus der Scheide missdeutet. Der Tripper kann bei Frauen selbst dann unbemerkt bleiben, wenn Gebärmutterhals, Eileiter und Eierstöcke daran chronisch erkrankt sind, weil er keine Beschwerden macht. Oft wird die Infektion erst durch die Erkrankung des männlichen Partners entdeckt, die unübersehbar ist.

Bei Männern: Etwa drei Tage nach der Ansteckung machen sich brennende Schmerzen beim Wasserlassen bemerkbar. Kurz darauf tritt gelblichcremiger Eiter aus der Mündung der Harnröhre an der Eichel aus.

Ursachen

Bakterien (*Neisseria gonorrhoeae*) sind die Ursache der Erkrankung, die durch Geschlechtsverkehr übertragen wird. Sie können auch in die unverletzte Schleimhaut eindringen.

Erkrankungsrisiko

Das Risiko, den Tripper durch ungeschützten Verkehr zu übertragen, ist groß, da bei vielen Frauen und manchen Männern der Tripper nicht erkannt wird. Mit Tripper kann man sich immer wieder infizieren. Es gibt keine Immunität.

Mögliche Folgen und Komplikationen

Bei Frauen: Da schwangere Frauen unbemerkt infiziert sein können, ist es möglich, dass die Krankheitserreger bei der Geburt die Bindehaut des Neugeborenen infizieren. Früher war in Deutschland daher zur Vorbeugung das Eintropfen von einprozentiger Silbernitratlösung in die Augen des Säuglings vorgeschrieben. Diese Maßnahme gilt nur dann als gerechtfertigt, wenn ein Scheidenabstrich etwa zwei Wochen vor der Geburt eine Infektion mit Gonorrhoe ergeben hat.

In jedem Fall empfiehlt sich statt der Silbernitratlösung die Anwendung von antibiotikahaltigen Augentropfen, da diese auch eine eventuelle Infektion mit Chlamydien bekämpfen würden.

Bei etwa 20 Prozent der Frauen kommt es durch Entzündung einer Bartholin-Drüse zu einem Abszess. Häufig sind Entzündungen der Gebärmutterschleimhaut, der Eierstöcke und Eileiter und des Bauchfells im Becken, seltener der Leber.

Bei Männern: Entzündung der Prostata oder Entzündung der Nebenhoden können die Folge sein.

Bei Männern und Frauen: Bei jeder zweiten Frau tritt durch Schmierinfektion Darm-Gonorrhoe auf. Sie ist auch weit verbreitet bei homosexuellen Männern, die analen Sex praktizieren. Sie wird – wenn überhaupt – durch schleimig-eitrige Beimengungen im Stuhl bemerkt und sollte unbedingt behandelt werden. Durch orale Praktiken kann eine gonorrhoeisch bedingte Rachenentzündung entstehen.

Chronische Gonorrhoe kann durch Verschluss der Samenleiter beim Mann und der Eileiter bei der Frau zur Unfruchtbarkeit führen. Häufig ist bei Gonorrhoe die zusätzliche Infektion mit anderen Erregern, zum Beispiel mit Chlamydien oder HPV (➡ Feigwarzen, Seite 748), selten auch mit Syphilisbakterien. Deshalb sollte bei einer Trippererkrankung auch untersucht werden, ob weitere Infektionen vorliegen.

Vorbeugung

Kondome beim Geschlechtsverkehr schützen vor der Infektion (➡ Seite 311). Sofortiger Arztbesuch bei Verdacht auf eine Infektion.

Wann zur Ärztin oder zum Arzt?

Bei Frauen: Wenn Sie ungewöhnlichen Ausfluss aus der Scheide bemerken, sollten Sie einen Facharzt oder eine Fachärztin für Haut- und Geschlechtskrankheiten oder Ihre Gynäkologin / Ihren Gynäkologen aufsuchen. Bei Verdacht auf eine Gonorrhoe und bei negativem Abstrich sollte bei der nächsten Periode ein Abstrich des Menstruationsbluts untersucht werden. Oft findet sich der Keim erst darin.

Bei Männern: Wenn Sie Brennen beim Wasserlassen oder Ausfluss aus der Harnröhre bemerken, sollten Sie einen Facharzt für Geschlechtskrankheiten aufsuchen.

Es gehört zur persönlichen Verantwortung eines jeden, dass Sie Ihren Partner oder Ihre Partnerin von der Erkrankung informieren. Wer sexuellen Kontakt mit einer an Gonorrhoe erkrankten Person hatte, sollte sofort Ärztin oder Arzt aufsuchen, auch wenn keine Symptome bemerkbar sind.

Selbsthilfe

Selbsthilfe ist nicht möglich.

Behandlung

Fachärztin oder -arzt klären mit einem Abstrich, ob es sich um Tripper handelt. Durch Anlegen von Kulturen in Speziallaboratorien kann der Erreger genau identifiziert und seine Empfindlichkeit gegenüber Medikamenten festgestellt werden.

Ceftriaxon (z. B. *Rocephin* [D]) als einmalige Injektion ist die Therapie der Wahl, das Mittel ist auch für Schwangere geeignet und verhindert eine gleichzeitig erworbene Syphilis. Resistenzen sind bisher noch nicht bekannt geworden.

Spectinomyzin (*Stanilo* [D]), ebenfalls als Injektion verabreicht, ist das nebenwirkungsarme Ausweichpräparat der ersten Wahl, wenn Ceftriaxon nicht in Frage kommt.

Ofloxacin (*Tarivid* [D/Ö]) und Ciprofloxacin (*Ciprobay* [D], *Ciproxin* [Ö]) in Tablettenform als Einmalgabe sind ebenfalls wirksam, dürfen allerdings in der Schwangerschaft nicht eingenommen werden.

Zur Bestätigung, dass keine Ansteckungsgefahr mehr besteht, sollten eine Woche nach der Behandlung Proben von den befallenen Stellen untersucht werden. Danach ist die Krankheit überwunden und Sex ohne Infektionsgefahr wieder möglich.

Nach drei Monaten sollte erneut eine Blutuntersuchung zum Ausschluss einer eventuell gleichzeitig erworbenen Syphilis durchgeführt werden.

Tripper ist meldepflichtig.

Weicher Schanker (Ulcus molle, Schankroid)

Beschwerden

Schon drei bis fünf Tage nach der Infektion entstehen – bei Männern meist an der Eichel und der Vorhaut, bei Frauen an den Schamlippen – weiche, linsengroße, flache, schmerzhafte Geschwüre mit überhängenden hellroten Rändern. Einige Tage später schwellen die benachbarten Lymphknoten wenig schmerzhaft an.

Abszesse aus den Geschwüren können durch die Haut nach außen durchbrechen.

Ursachen

Infektion mit Bakterien. Auch eine Mischinfektion mit Syphiliserregern (*Ulcus mixtum*) ist wie bei jeder Geschlechtskrankheit möglich.

Erkrankungsrisiko

In Mitteleuropa ist der weiche Schanker sehr selten. Männer sind fünfmal häufiger betroffen als Frauen. Ulcus molle begünstigt – wie alle gleichzeitig bestehenden sexuell übertragbaren Erkrankungen – eine HIV-Übertragung.

Mögliche Folgen und Komplikationen

Vorhautverengung, Verengung oder Fisteln in der Leistengegend nach Durchbruch eines Geschwürs oder eines Abzesses und schwerwiegende Gewebezerstörungen sind möglich.

Vorbeugung

Kondome beim Geschlechtsverkehr schützen vor Infektionen.

Wann zur Ärztin oder zum Arzt?

Wenn die beschriebenen Beschwerden auftauchen. Hautärztin oder -arzt müssen andere ernsthafte Geschlechtskrankheiten ausschließen, da die Beschwerden untypisch sein können.

Selbsthilfe

Selbsthilfe ist nicht möglich.

Behandlung

Zur Behandlung wird Ceftriaxon (*Rocephin* [D/Ö]) als einmalige Injektion oder Azithromyzin (*Zithromax* [D/Ö]) in Tablettenform, ebenfalls als Einmalgabe, eingesetzt. Alternativen sind Erythromyzin (z. B. *Erythrocin* [D/Ö]) und Ciprofloxacin (*Ciprobay* [D], *Ciproxin* [Ö]) zur Einnahme. Wegen zunehmender Resistenzen werden Tetrazykline, Penizillin und Sulfonamide nicht mehr eingesetzt.

Nach drei Monaten ist eine Blutkontrolle zum Ausschluss einer eventuell gleichzeitig erworbenen Syphilis notwendig.

Weicher Schanker ist meldepflichtig.

Frauenkrankheiten

Die sichtbaren weiblichen Geschlechtsorgane sind die Brust, Venushügel und Venuslippen, Kitzler und Scheidenöffnung; zu den inneren Geschlechtsorganen gehören die Scheide, der Gebärmutterhals, die Gebärmutter, die Eileiter und die Eierstöcke.

Die Hormone wirken auf das Ganze, wobei sich je nach Lebensphase die Lage, Größe, Empfindsamkeit und Funktionsweise der einzelnen, aufeinander abgestimmten Organe verändert. Dies gilt innerhalb eines Monatszyklus und zeigt sich besonders deutlich während der Schwangerschaft, der Stillzeit und später während der Wechseljahre (➡ Seite 760).

Gesundheit, Fruchtbarkeit und sexuelle Lust sind mit dem seelischen Wohlbefinden eng verknüpft. Kaum etwas reagiert so sensibel auf Freuden oder Belastungen wie das Zusammenspiel der Hormone. Besonders deutlich wird dies bei Menstruationsstörungen oder in den Wechseljahren (➡ Seite 760).

Gynäkologische Untersuchung

Ärztliche Kontrolluntersuchungen und die genaue Selbstbeobachtung sind die wichtigsten Teile der Vorsorge. Je besser Sie Ihren Rhythmus und damit das Wechselspiel der Hormone kennen, je besser Sie mit den Schwankungen Ihres Ausflusses, mit den Veränderungen der Brust und dem Aussehen Ihrer Vulva vertraut sind, umso besser können Sie bei einer gynäkologischen Untersuchung Auskunft geben.

Worauf Sie achten sollten

● Unwirtliche Aufenthaltsräume, schnelle Abfertigung und hektisches Personal in der Frauenarztpraxis zeigen, dass man Ihnen nur wenig Zeit widmen wird. Wenn Sie Ihre Ärztin oder den Arzt wechseln wollen, helfen Ihnen die Frauenberatungszentren mit Tipps und Hinweisen weiter.

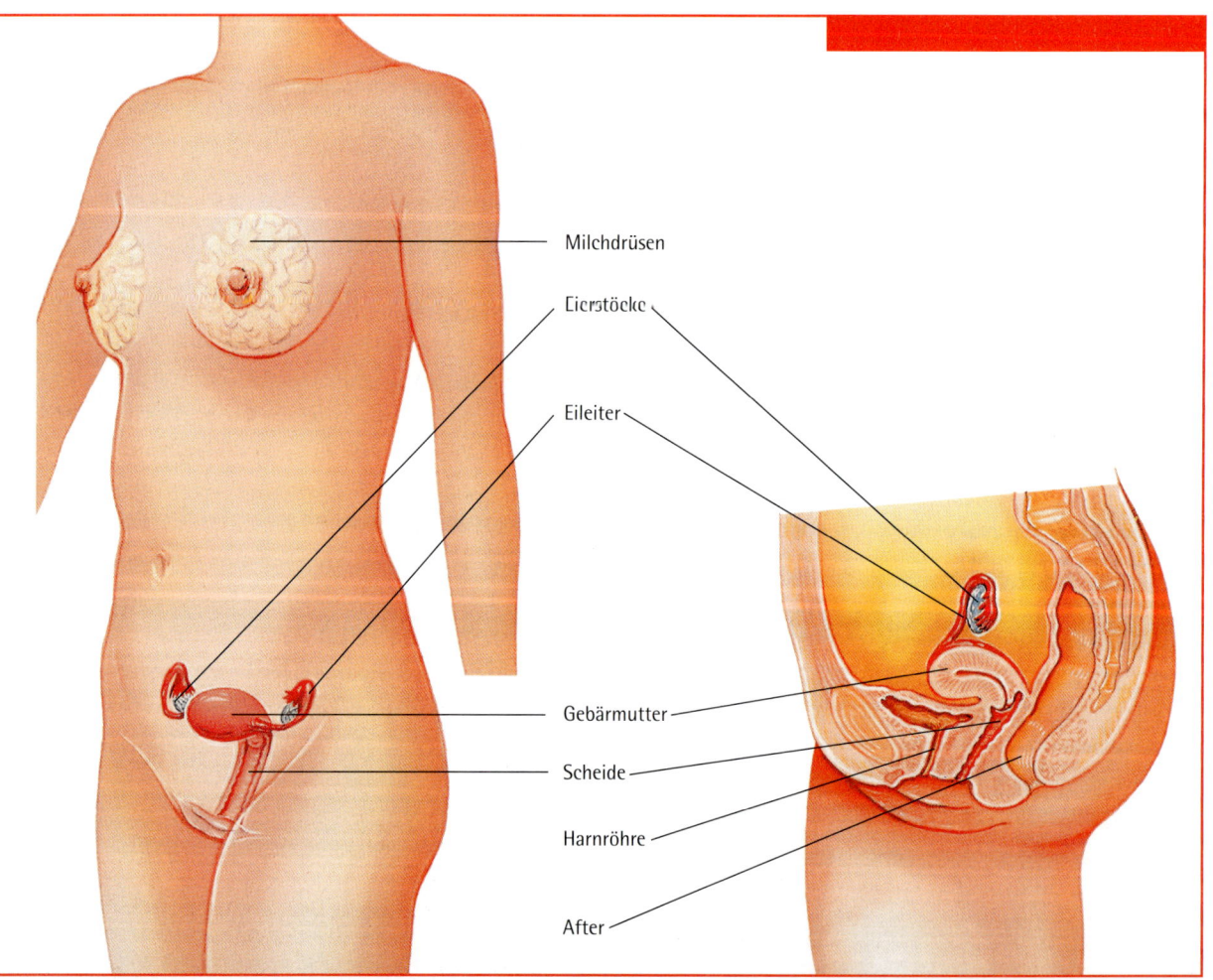

Milchdrüsen

Eierstöcke

Eileiter

Gebärmutter

Scheide

Harnröhre

After

- Am Beginn jeder gynäkologischen Untersuchung muss ein ausführliches Gespräch stehen. Verhütungsfragen, sexuelle Probleme oder Konflikte in der Partnerschaft können funktionelle Beschwerden im gynäkologischen Bereich mit verursachen. Während dieses Gesprächs sollten Sie sich nie unter Zeitdruck fühlen.
- Wichtige Fragen, wie die zur ersten und letzten Monatsblutung, zum Menstruationsrhythmus, zu Geburten, Medikamenteneinnahme und Allgemeinerkrankungen, sollte Ihnen die Ärztin oder der Arzt stellen, nicht die Helferin.
- Für die meisten Frauen ist es eine tiefe Verletzung ihres Intimbereichs, sich bereits vor dem Gespräch ausziehen zu sollen. Nackt und entblößt vor jemand Angekleidetem zu stehen schafft keine Atmosphäre des Vertrauens.
- Zur Untersuchung des Vaginalbereichs gehört immer eine Spiegel- und eine Tastuntersuchung. Bei der Spiegeluntersuchung kann die Ärztin oder der Arzt beispielsweise die Wände der Scheide, den Ausfluss und den Muttermund kontrollieren.
- Alle Frauen ab 20 Jahren haben die Möglichkeit, zu Lasten der Krankenkasse einmal im Jahr eine Früherkennungsuntersuchung mit Abstrich machen zu lassen.
- Abstriche können vom Muttermund und aus dem Gebärmutterhals entnommen werden. Mit dieser Untersuchung zur Krebsfrüherkennung lassen sich auch Virusinfektionen erkennen, die manchmal zu Gebärmutterhalskrebs führen (➡ Seite 775).
- Während der Spiegeluntersuchung kann die Ärztin oder der Arzt mit einem Kolposkop, einer Speziallupe, den Muttermund direkt untersuchen (*Kolposkopie*). Die Lupenvergrößerung zeigt auffällige Stellen der Schleimhaut; kleine Gewebeproben können gezielt entnommen werden.
- Bei der Tastuntersuchung werden Lage und Größe von Gebärmutter und Eierstöcken kontrolliert.
- Die regelmäßige Brustuntersuchung gehört ab dem 30. Lebensjahr zur Krebsfrüherkennung. Achten Sie darauf, dass Ihre Brust sorgfältig auf Verhärtungen oder Knoten hin abgetastet wird.

Menstruation

Vom Einsetzen der Blutung bis zur nächsten Menstruation wiederholt sich im weiblichen Körper ein steter Rhythmus. Nicht jeder Zyklus ist gleich; Stresshormone, die der Körper bei schönen wie belastenden Erlebnissen ausschüttet, beeinflussen den Hormonhaushalt und können Veränderungen der einzelnen Zyklusphasen bewirken.

Phase der Eibläschenreifung (Follikelreifungsphase)

In der Zeit vom ersten Tag der Menstruation bis zum Eisprung reift ein Ei bis zur Befruchtungsfähigkeit heran. In den Eierstöcken einer Frau sind Tausende von kleinen Zellhaufen mit einem unreifen Ei in der Mitte angelegt. Das follikelstimulierende Hormon FSH regt nach oder auch schon während der Regel das Wachstum mehrerer Eibläschen (*Follikel*) an. Eines davon wird vollständig reif, nur in Ausnahmefällen noch weitere. Während des Wachstums der Follikel steigt die Produktion des Hormons Östrogen. Es bewirkt, dass sich die bei der letzten Menstruation abgestoßene Gebärmutterschleimhaut wieder neu aufbaut.

Eisprung (Ovulation)

Das Luteinisierungshormon (LH) aus der Hirnanhangdrüse, das vom Östrogen beeinflusst wird, gibt das Signal zum Eisprung. Das herangereifte Eibläschen löst sich auf. Das Ei wird freigesetzt und vom Eileiter aufgenommen. Die zweite Zyklusphase beginnt.

Gelbkörperphase

Die Eizelle hält sich etwa vier bis fünf Tage im Eileiter auf, bevor sie in die Gebärmutter gelangt. Nach dem Eisprung ist das Ei zwölf bis vierundzwanzig Stunden lang befruchtungsfähig. Im Eierstock entsteht inzwischen aus den Follikeln der Gelbkörper. Er produziert das Gelbkörperhormon Progesteron.

Dieses Hormon bewirkt, dass sich die Gebärmutterschleimhaut auf eine mögliche Schwangerschaft vorbereitet, Nährstoffe einlagert und die Durchblutung verbessert.

Wenn keine Befruchtung stattfindet, wird das Ei – wie andere Körperzellen auch – von weißen Blutkörperchen verdaut. Der Gelbkörper bildet sich zurück, und die Hormonproduktion (Östrogen und Progesteron) lässt nach. Die absinkenden Hormonspiegel bewirken, dass sich die Gebärmutterschleimhaut von der Innenwand der Gebärmutter ablöst und blutend abgeht. Eine neue Menstruation, ein neuer Zyklus hat begonnen.

Zykluslänge

Ein Zyklus wird vom ersten Tag des Einsetzens der Blutung bis zum ersten Tag des Einsetzens der nächsten Blutung gerechnet.

In fast allen medizinischen Standardwerken wird dieser Zeitraum mit 28 Tagen angegeben. Doch dies ist ein Durchschnittswert – ein normaler Zyklus kann 21 bis 35 Tage lang sein.

Am besten lernen Sie Ihren individuellen Rhythmus mit der genauen Selbstbeobachtung und der Basaltemperaturmethode kennen (➡ Natürliche Verhütung, Seite 308). Sie bekommen einen guten Überblick über Ihre

Zykluslänge, wenn Sie in ein Regeltagebuch jeweils den ersten Tag der Regel eintragen.

Mögliche Beschwerden vor der Menstruation

So unterschiedlich Frauen in Figur, Gewicht und persönlichem Wohlbefinden sind, so unterschiedlich können auch eventuelle Begleiterscheinungen im Verlauf des Zyklus sein. Die Vielfalt der möglichen Beschwerden vor dem Einsetzen der Regel werden auch unter dem Begriff prämenstruelles Syndrom (PMS) zusammengefasst.

Gewichtsveränderungen

In der zweiten Zyklushälfte wird oft Gewebewasser gespeichert. Das kann Spannungsgefühle provozieren, vor allem in der Brust, aber auch in Beinen oder Armen. Mit dem Einsetzen der Blutung löst sich dieses Wasser, es wird über die Harnwege ausgeschieden. Bei manchen Frauen kann der Gewichtsunterschied vor und nach der Menstruation mehr als zwei Kilogramm betragen.

Spannungsgefühl in der Brust

Nach dem Eisprung kann das Brustvolumen zunehmen. Das Bindegewebe verdickt sich, die Durchblutung verstärkt sich, Wasser wird eingelagert. Die Brust reagiert druck- und schmerzempfindlich. Nach dem Einsetzen der Blutung verschwindet das Spannungsgefühl wieder.

Psychische Veränderungen

Viele Frauen empfinden die beiden Zyklushälften emotional unterschiedlich. Vor allem die Tage vor der Blutung, die prämenstruelle Phase, können schwankend – positiv oder negativ – erlebt werden. Manche Frauen sind dann nicht nur körperlich »gespannt«, sondern auch seelisch »unter Druck«. Andere schätzen in dieser Zeit ihre besondere Sensibilität, ihr sexuelles Bedürfnis oder ihre Lust, aufzuräumen und Ordnung zu schaffen. Ob hormonelle Gründe für diese Veränderungen verantwortlich sind, ist bis heute umstritten. Das individuell-spezifische, prämenstruelle Gefühl verschwindet fast immer am zweiten Tag der Regel.

Kreuz- und Rückenschmerzen

Sie können durch verstärkte Wassereinlagerung und -stauung im Bereich der Beckengelenke und -bänder vor der Periode auftreten. Auch die Krämpfe bzw. Kontraktionen der Gebärmutter während der Menstruation können sich als Rückenschmerzen äußern.

Wer unter chronischen Rückenschmerzen leidet, kann sich durch eine Stärkung der Rücken- und Beckenmuskulatur deutlich Linderung verschaffen. Das beste Mittel gegen Rückenbeschwerden ist Bewegung und Sport (➡ Seite 222).

Menstruationsschmerzen
(Dysmenorrhoe)

Beschwerden

Ein krampfartig ziehender, manchmal dumpfer Schmerz, der bis in die Oberschenkel, den Oberbauch oder Rücken ausstrahlen kann. Die Schmerzen (»Krämpfe«) können kurz vor der Blutung einsetzen. Sie verschwinden meist am zweiten oder dritten Tag der Menstruation.

Ursachen

Bei jeder Frau spielt die momentane körperliche und seelische Verfassung eine entscheidende Rolle. Mögliche organische Ursachen, wie z.B. Myome, sollten bei einer gynäkologischen Untersuchung (➡ Seite 754) ausgeschlossen werden. Diese organischen Ursachen sind oft auch der Grund für sehr starke oder sehr lange Blutungen (➡ Blutungsstörungen, Seite 757). Wenn keine organischen Ursachen vorliegen, sind für die wehenähnlichen Schmerzen meist die so genannten Prostaglandine verantwortlich. Wenn sie im Zyklus in großer Menge gebildet werden, provozieren sie intensive, krampfartige Schmerzen im Unterleib.

Erkrankungsrisiko

Abgesehen von den organischen Ursachen ist das vegetative »Störungsrisiko« sehr hoch (➡ Im Gleichgewicht sein, Seite 216). Viele Frauen leben durch widersprüchliche Aufgaben in Beruf, Familie und Partnerschaft mit Dauerkonflikten und Überforderungen, die sich in intensiven körperlichen Signalen äußern. Wenn die Regelschmerzen im Urlaub oder außerhalb des üblichen Alltags geringer sind, ist das ein deutlicher Hinweis darauf, dass die Beschwerden eher psychisch bedingt sind.

Mögliche Folgen und Komplikationen

Sehr schmerzhafte Menstruationen können in einen Teufelskreis aus innerer Anspannung und Beschwerden führen. Die Lebensqualität kann zyklisch beeinträchtigt sein.

Vorbeugung

Vorbeugend wirkt alles, was das körperliche, psychische und soziale Wohlbefinden (➡ Seite 216) im Gleichgewicht hält. Die grundlegende Vorbeugung beginnt sehr früh: Wenn Mädchen im Selbstwertgefühl, in ihrer Bewegungsfreude und ihrem Erlebnisdrang unterstützt und gefördert werden und wenn sie die Möglichkeit bekommen, ihren Körper, ihre Sexualität, Lust und Geschlechtlichkeit ungestört zu entdecken. Wer unter intensiven Schmerzen leidet, kann sich durch prostaglandinsynthesehemmende Medikamente, wie zum Beispiel Ibuprofen (➡ Seite 757), wirkungsvoll helfen. Diese Mittel sollten zwei bis drei Tage vor der Regel eingenommen werden.

Wann zur Ärztin oder zum Arzt?

- Wenn Sie bisher beschwerdefrei waren und plötzlich unter Schmerzen zu leiden beginnen.
- Wenn die Krämpfe ungewöhnlich intensiv werden.
- Wenn Sie das Gefühl haben, dass sich die Schmerzart verändert.
- Wenn Schmerzen und Blutungen ungewöhnlich lange anhalten.
- Wenn Sie ungewöhnlich starke Blutungen haben.

Selbsthilfe

Bewegung: Bewegung kann entspannend wirken. Versuchen Sie es mit regelmäßigen Spaziergängen, Schwimmen, Tanzen, Gymnastik oder Laufen.
Ruhe: Gönnen Sie sich ausreichend Schlaf, planen Sie während der Regel keine belastenden oder aufwändigen Arbeiten und versuchen Sie, sich zu verwöhnen. Scheuen Sie sich nicht, auch am Arbeitsplatz »leiser zu treten«.
Wärme: Feuchte Wärme entkrampft. Ein warmes Bad, eine Wärmflasche oder eine Heizdecke auf dem Bauch oder Rücken kann Wunder wirken.
Arzneimittel: Monopräparate mit dem Wirkstoff ASS (z. B. *Aspirin* [D/Ö], *ASS ratiopharm* [D]), Parazetamol (z. B. *Benuron* [D], *Momentum* [Ö], *Paracetamol ratiopharm* [D]) oder Ibuprofen (z. B. *Anco 400* [D], *Brufen* [D/Ö], *Dismenol Neu* [D/Ö]). Starke Krämpfe können durch eine ausreichend hohe Dosis von z. B. 400 mg Ibuprofen, das unbedingt frühzeitig und vor dem Schmerzgipfel eingenommen werden muss, verhindert werden. Dieses Schmerzmittel hemmt die übermäßige Bildung von Prostaglandinen, die normalerweise für die wehenähnlichen Beschwerden verantwortlich sind. Auch Magnesium verhindert eine übermäßige Bildung von Prostaglandin. Mit der Einnahme von Magnesiumtabletten sollte einige Tage vor der Blutung begonnen werden; dann sollte das über mehrere Zyklen hinweg regelmäßig fortgesetzt werden.
Einfache Schmerzmittel ➡ Seite 838.
Sexualität: Orgasmen können Menstruationskrämpfe lindern, ob beim Sex zu zweit oder durch Selbstbefriedigung.
Rauchen: Nikotin verengt die Blutgefäße, dadurch kann es Beschwerden verstärken. Verzichten Sie bei Regelschmerzen auf Zigaretten (➡ Rauchen, Seite 272).

Behandlung

Bei organischen Ursachen muss die Ärztin oder der Arzt die Grunderkrankung oder -störung behandeln.
Bei vegetativen (funktionellen) Beschwerden:
➡ Einfache Schmerzmittel, vor allem Prostaglandinsynthesehemmer, Seite 838.
➡ Bindegewebemassage, Seite 869.
➡ Fußreflexzonenmassage, Seite 855.
➡ Akupunktur, Seite 847.
➡ Akupressur, Seite 848.

Blutungsstörungen

Man unterscheidet zwischen
- Sehr schwachen Blutungen (*Hypomenorrhoe*)
- Sehr starken Blutungen (*Hypermenorrhoe*)
- Sehr langen Blutungen (*Menorrhagie*)

Sehr schwache Blutungen sind kein Krankheitszeichen. Sie können eine Frühschwangerschaft anzeigen oder bei der Pilleneinnahme auftreten. Anders ist es bei sehr starken und/oder sehr langen Blutungen. Sie zeigen fast immer eine Erkrankung an.
Von sehr starken Blutungen spricht man erst, wenn sechs oder mehr Binden oder Tampons am Tag nicht ausreichen, um den Blutstrom aufzufangen. Ein anderer Richtwert kann der Verbrauch von mehr als 20 Binden oder Tampons pro Menstruation sein. Als »sehr lang« gilt eine Blutung dann, wenn sie länger als sieben Tage dauert und/oder mehr als 20 Binden oder Tampons erforderlich macht.

Beschwerden

Starker Blutverlust kann zu Schwächegefühlen, Schwindel und Kreislaufbeschwerden führen.

Ursachen

Sehr starke und/oder lange Blutungen sind meist organisch bedingt. Sie entstehen durch:
- Unverträglichkeiten beim Tragen einer Spirale (➡ Seite 313).
- Entzündungen im Gebärmutterbereich (➡ Gebärmutterentzündung, Seite 771).
- gutartige Muskelknoten in der Gebärmutterwand (➡ Myome, Seite 772).
- gutartige Gewächse im Gebärmutterinnenraum (➡ Polypen, Seite 771).
- Endometriose (➡ Seite 773).
- eine Gebärmutter mit zu wenig Muskelkraft, wie es manchmal nach vielen Geburten vorkommt.

Was tun bei irregulären Blutungen?

Nachblutung: Sie tritt mehrere Tage lang nach einer normalen Menstruation als schwache, dunkle Schmierblutung auf. Sie kann zum Beispiel mit einer Entzündung der Gebärmutter zusammenhängen. Sie sollten Ihre Ärztin oder Ihren Arzt aufsuchen.

Vorblutung: Sie tritt als schwache, dunkle Schmierblutung einige Tage vor der Regel auf. Sie verweist darauf, dass der Gelbkörper zu wenig Progesteron produziert. Das ist kein Grund zur Beunruhigung, kann aber zum Problem werden, wenn Sie schwanger werden wollen (➡ Seite 320).

Zusatzblutung: Sie tritt ohne zeitliche Beziehung zum Zyklus und zur Menstruation auf, häufig bei Einnahme der »Pille«. Sie sollten auf jeden Fall Ihre Ärztin oder Ihren Arzt aufsuchen.

- blutgerinnungshemmende Medikamente.
- Bluterkrankungen und Störungen der Blutgerinnung (➡ Blut, Seite 577).
- bösartige Tumoren der Gebärmutter (➡ Gebärmutterkrebs, Seite 775).

Erkrankungsrisiko

Es ist jeweils mit den organischen Ursachen verknüpft.

Mögliche Folgen und Komplikationen

Sehr starke und/oder lange Blutungen können zu Blutarmut führen (➡ Blutarmut, Seite 574).

Vorbeugung

Sie richten sich nach der jeweiligen Grundkrankheit.

Wann zur Ärztin oder zum Arzt?

Bei den genannten Beschwerden.

Selbsthilfe

Wenn keine organischen Ursachen bestehen:
- Entspannung, Ruhe und Entlastung.
- Hilfe und Unterstützung bei anderen Menschen – vor allem bei Frauen – suchen (➡ Frauenberatung, Seite 893).

Behandlung

Sie richtet sich nach der jeweiligen Grundkrankheit.

Zu lange Zyklen (Oligomenorrhoe)

Der Abstand zwischen einzelnen Zyklen beträgt mehr als 35 Tage, aber weniger als drei Monate. Die Blutung ist meist schwach und relativ kurz. Selten können organische Ursachen verantwortlich sein (➡ Zysten, Seite 778). Wahrscheinlicher ist jedoch, dass Belastungen, Sorgen oder Stress auf den Zyklus wirken. Die Hormonkreisläufe verändern sich, der Eisprung bleibt aus oder verschiebt sich. Mit dem Messen der Aufwachtemperatur (➡ Natürliche Verhütung, Seite 308) lässt sich feststellen, ob und wann der Eisprung stattfindet.

Wenn organische Ursachen ausgeschlossen werden können, sind Maßnahmen nur notwendig,
- wenn Sie schwanger werden wollen und die langen Zyklusintervalle auf einen fehlenden Eisprung hindeuten (➡ Unfruchtbarkeit, Seite 317).
- wenn Sie sich, zum Beispiel für eine bessere Verhütungskontrolle, einen kürzeren Abstand zwischen den Eisprüngen wünschen.

Wenn Sie sich wohl fühlen und Ihr Allgemeinbefinden gut ist, braucht eine Oligomenorrhoe nicht behandelt zu werden. Zur Selbsthilfe dienen dieselben Maßnahmen wie beim Ausbleiben der Blutung (➡ Seite 759).

Zu kurze Zyklen (Polymenorrhoe)

Der Abstand zwischen zwei Zyklen beträgt weniger als 21 Tage. Die Hauptursachen sind eine verkürzte Gelbkörperphase, ein »früher« Eisprung und ein fehlender Eisprung.

Wie bei zu langen Zyklen liegen die Ursachen überwiegend im psychischen Bereich. Maßnahmen sind nur notwendig, wenn
- Kinderwunsch besteht. Bei einer verkürzten Gelbkörperphase hat das befruchtete Ei zu wenig Zeit, sich einzunisten.
- wenn die kurzen Zyklen mit sehr starken Blutungen verbunden sind. Der erhöhte Blutverlust kann zur Blutarmut führen.

Wenn Sie sich wohl fühlen und Ihr Allgemeinbefinden gut ist, ist es nicht notwendig, eine Polymenorrhoe zu behandeln. Zur Selbsthilfe dienen dieselben Maßnahmen wie beim Ausbleiben der Blutung (➡ Seite 759).

Ausbleiben der Blutung (Amenorrhoe)

Beschwerden

Die Menstruation bleibt nach mehr oder weniger regelmäßigen Intervallen länger als drei Monate aus.

Ursachen

Häufigste Ursache ist bei Frauen im gebärfähigen Alter eine Schwangerschaft. Bei nichtschwangeren Frauen sind zu rund 80 Prozent psychische Konflikte am Ausbleiben der Menstruation beteiligt. Veränderungen der Lebenssituation, erzwungene Neuanpassungen, extreme Anstrengungen, schwere emotionale Konflikte, Spannungen oder Stresssituationen können sich im Ausbleiben der Blutung ausdrücken. Begriffe wie »Notstands-, Lager- oder Fluchtamenorrhoe« zeigen den engen Zusammenhang zwischen emotionaler Belastung und möglichen hormonellen Veränderungen.

Ein ähnlicher Ausdruck psychischen »Notstands« sind Magersucht und Esssucht (➡ Essstörungen, Seite 414). Bei Magersucht bleibt die Menstruation meist aus, aber auch starke Gewichtszunahme kann dazu führen.

Selten sind Krankheiten, Verletzungen oder Unfälle für das Ausbleiben der Regel verantwortlich. Zum Beispiel:

- Allgemeinerkrankungen, wie Schilddrüsenstörungen, Diabetes oder Tuberkulose; entzündliche Erkrankungen an den Geschlechtsorganen.
- Fehlbildungen oder mangelhafte Entwicklung der Eierstöcke oder der Gebärmutter.
- Gutartige oder bösartige Wucherungen an den Eierstöcken oder Nebennierenrinden.
- Zu viel von dem Hormon Prolaktin im Blut.
- Zu geringe Hormonproduktion des Vorderlappens der Hirnanhangdrüse, Drüsenwucherungen der Hirnanhangdrüse. Nach schweren Kopfverletzungen oder sehr komplizierten und blutreichen Entbindungen fällt diese wichtige Hormondrüse manchmal aus.
- Störungen der Hormonproduktion der Nebennierenrinde (➡ Seite 743).
- Nicht sachgerecht durchgeführte chirurgische Eingriffe, zum Beispiel eine fehlerhaft durchgeführte Ausschabung.

Erkrankungsrisiko

Das Risiko, dass die monatliche Blutung ausbleibt, ist bei psychischer und/oder körperlicher Dauerbelastung auf jeden Fall erhöht. Hochleistungssportlerinnen bleiben zum Beispiel überdurchschnittlich häufig ohne Blutung. Aber auch Umweltgifte oder Arzneimittel können in die Hormonkreisläufe eingreifen (➡ Substanzen, die Fruchtbarkeitsstörungen bewirken können, Seite 317).

- Die »Pille« (➡ Seite 313): Rund ein bis zwei Prozent der Frauen, die die Pille einnehmen, sind nach dem Absetzen für einige Zeit von einer »post-pill-Amenorrhoe« betroffen.
- Andere hormonhaltige Arzneimittel können einen ähnlichen Effekt haben. Des Weiteren:

- Mittel gegen Depressionen.
- Mittel gegen Psychosen.
- Mittel gegen Krebs (Chemotherapeutika).

Prüfen Sie die Beipackzettel Ihrer Medikamente, und besprechen Sie mit Ärztin oder Arzt das weitere Vorgehen, wenn Sie meinen, dass Ihre Regel wegen der Einnahme von Medikamenten ausbleibt.

Mögliche Folgen und Komplikationen

Ein fehlender Eisprung bedeutet, dass Sie im Moment nicht schwanger werden können.

Vorbeugung

Meiden Sie Arbeitsstoffe, Umweltschadstoffe oder Medikamente, von denen bekannt ist, dass sie die Fruchtbarkeit beeinträchtigen.

Wann zur Ärztin oder zum Arzt?

Beim Ausbleiben der Blutung.

Selbsthilfe

- *Ernährung*: Unausgewogene, einseitige oder zu wenig Nahrung kann den Zyklus stören (➡ Ernährung, Seite 232).
- *Bewegung*: Tanz, Gymnastik oder Schwimmen können die Welt der Hormone in »Bewegung« bringen. Vermeiden Sie jedoch Hochleistungssport und übermäßige körperliche Anstrengungen.
- *Naturheilmittel*: Präparate mit Mönchspfeffer (= Keuschlamm, z. B. *Agnolyt* [D], *Agnucaston* [D], *Agnumens* [Ö], *Kytta-Femin* [D]), harmonisieren den Hormonhaushalt und können auch zu Beginn einer Schwangerschaft genommen werden; andere menstruationsfördernde Pflanzen wirken meist abtreibend. Vor der Verwendung dieser Pflanzen muss eine Schwangerschaft ausgeschlossen sein. Lassen Sie sich vorher immer von Ihrer Ärztin oder Ihrem Arzt beraten.
- *Massagen*: Mit kräftigem Massieren (Massagehandschuh) in kreisrunden Bewegungen zum Herzen hin können Sie die Durchblutung anregen. Heilmassage sollten nur dafür ausgebildete Personen durchführen.
- *Sexualität*: Ein befriedigendes Sexualleben sorgt für seelische und körperliche Ausgeglichenheit. Die Hormone reagieren darauf ebenfalls »angeregt«.

Behandlung

Wenn Ihr Allgemeinbefinden gut ist, Sie sich kein Kind wünschen und sich auch ohne Menstruation wohl fühlen, ist keine Behandlung notwendig. Frauen unter 40 Jahre, deren Menstruation auf Grund einer Hormonschwäche länger als ein halbes Jahr ausbleibt, sollten jedoch über eine Hormonbehandlung nachdenken, da diese einer späteren Osteoporose (➡ Seite 666) vorbeugen kann.

Behandlungsmöglichkeiten sind:

- *Moorbäder* (➡ Wärmepackungen, Seite 875). Kuraufenthalte stabilisieren die hormonellen Kreisläufe und damit auch das seelische und körperliche Wohlbefinden. Unter fachlicher Beratung können Moorbäder auch zu Hause sinnvoll sein.
- *Gymnastik*, Liege- und Frischluftkuren, Massagen, Trinkkuren und Aufbau- und Entschlackungsdiäten unterstützen den Körper.
- *Homöopathie*. Mischpräparate wie *Mastodynon* (D).
- *Hormone*. Die Therapie mit Hormonen beruht auf der umstrittenen Annahme, dass das plötzliche Absetzen der Hormonmittel den Körper anregt, wieder körpereigene Steuerungshormone zu produzieren. Diese Behandlung ist höchstens dann gerechtfertigt, wenn eindeutig nachgewiesen ist, dass der Körper von sich aus nur unzureichend Sexualhormone produziert und eine Schwangerschaft erwünscht ist, oder bei sehr jungen Frauen mit Hormonschwäche. Doch auch dann sollte vorher nach den psychosozialen Ursachen des Hormonmangels gesucht werden (➡ Unfruchtbarkeit, Seite 317).
- *Beratung und Psychotherapie*. Konfliktzentrierte Verfahren (➡ Seite 894) sind am ehesten geeignet, den Ursachen der Amenorrhoe auf die Spur zu kommen.

Wechseljahre (Klimakterium)

Der Wechsel findet etwa zwischen dem 45. und 55. Lebensjahr statt. Eine Zeit, in der die Eierstöcke langsam ihre Aktivität einstellen und sich der Hormonhaushalt auf einem niedrigeren Niveau einpendelt. Gegen Ende dieser Phase werden die Blutungen unregelmäßig, schwächer oder auch kürzer, die letzten Zyklen finden ohne Eisprung statt. Die letzte Menstruationsblutung wird als Menopause bezeichnet. Sie lässt sich erst im Nachhinein ermitteln, wenn ein Jahr lang keine Blutung mehr aufgetreten ist.

Wie eine Frau die Wechseljahre erlebt und erfährt, hängt unmittelbar von der Zufriedenheit mit sich selbst ab. Der Körper verändert sich in dieser Umstellungsphase teilweise sehr deutlich.

Die Umstellung kann von unterschiedlich starken Beschwerden begleitet sein, verläuft bei vielen Frauen aber vollkommen beschwerdefrei.

Die Wechseljahre sind keine Krankheit!

Begleiterscheinungen

Durch die hormonellen Veränderungen können Hitzewallungen, begleitet von Schweißausbrüchen, auftreten, oft gefolgt von Kälteschauern. Es kann zu Blutdruckschwankungen, Schwindelanfällen und Herzklopfen kommen, Kribbeln in Fingern und Zehen, »eingeschlafenen« Gliedmaßen oder geschwollenen Gelenken.

Die Scheide wird weniger feucht und elastisch. Haut und Schleimhäute können trockener werden. Manchmal treten Blasenbeschwerden und Schwierigkeiten beim Urinhalten auf.

Doch Wechseljahrserscheinungen sind nicht bei allen Frauen gleich: Manche haben überhaupt keine Probleme, und nur relativ wenige empfinden sehr starke und unangenehme Beschwerden.

Psychosoziale Veränderungen

Psychische Beschwerden können die körperlichen Umstellungen begleiten. Viele Frauen leiden zeitweise an Schlaflosigkeit, Schwäche- oder Angstgefühlen, Kopfschmerzen, an traurigen oder gereizten Stimmungen. Zu den körperlichen Umstellungen kommen in der Zeit des Wechsels meist zusätzliche Faktoren, die es erschweren, stabil und im Gleichgewicht zu bleiben; zum Beispiel, wenn die erwachsenen Kinder das Haus verlassen oder man Angst vor dem Älterwerden (➡ Seite 370) hat. Einerseits nimmt man Abschied von einer wichtigen Lebensphase, andererseits eröffnen sich aber auch neue Freiräume. Dabei gilt es, Neues zu beleben, selbst dann, wenn manche Träume oder Hoffnungen nicht mehr erfüllbar scheinen und neue berufliche Perspektiven nur unter großer Anstrengung zu realisieren sind. Viele Frauen finden nach den heftigen Krisen der Umstellung einen neuen Lebenssinn und neue Erfüllung.

Körperliche Veränderungen

Das Körperbild verändert sich. Während es für Männer noch immer unproblematisch ist, von Falten gezeichnet zu sein, leiden viele Frauen unter den Veränderungen der Hautelastizität, der Haare (➡ Seite 512) und unter zunehmenden Körperrundungen (➡ Älter werden, Seite 370).

Selbsthilfe

Ärztliche Betreuung wird erst nötig, wenn die Beschwerden den Alltag zunehmend belasten und das Allgemeinbefinden empfindlich gestört ist.

- Bewegung und Sport erhalten die körperliche Fitness (➡ Seite 222), ausgeglichene Ernährung reguliert das Körpergewicht (➡ Seite 238). Regelmäßige Bewegung und kalziumreiche Ernährung sind wichtige Vorbeugefaktoren vor Osteoporose (➡ Seite 666).

Frühe Wechseljahre

- *Bei starken Raucherinnen können die Wechseljahre bis zu sechs Jahre früher einsetzen als bei Nichtraucherinnen (➥ Rauchen, Seite 272).*
- *Von »verfrühten« Wechseljahren spricht man bei Hormonmangelsymptomen und einer Menopause vor dem 45. Lebensjahr. Dann ist vor allem wegen der erhöhten Osteoporosegefahr eine Hormontherapie zu überlegen.*

- Achten Sie auf sich selbst, und tun Sie sich viel Gutes. Versuchen Sie, Ihre Lebenssituation den neuen körperlichen Bedingungen anzupassen (➥ Im Gleichgewicht sein, Seite 216; ➥ Entspannung, Seite 878; ➥ Veränderter Schlaf, Seite 397).
- Sie können sich von der Natur durch Bäder, Bürstungen, Moorbäder oder Bewegungstherapien helfen lassen (➥ Naturheilverfahren, Seite 846; ➥ Physikalische Therapie, Seite 869).
- Bei depressiven Verstimmungen oder Phasen von Traurigkeit sollten Sie immer wieder das Gespräch mit Freunden und Freundinnen suchen und intensive soziale Kontakte pflegen.
- Eine professionelle Beratung kann helfen, schwierige Zeiten zu meistern (➥ Beratung und Psychotherapie, Seite 892). Die Behandlung mit Tranquilizern (➥ Seite 394) oder Antidepressiva (➥ Seite 409) wegen Wechseljahresbeschwerden ist nicht sinnvoll.
- Pflanzliche Arzneimittel mit Schlangenwurzelextrakt (= Traubensilberkerzenwurzelstock, Agnus castus), z.B. in *Feminon C* (D), *Klimadynon* (D), *Remifemin* (D), können Beschwerden lindern. Gegen depressive Verstimmungen können Pflanzenmittel mit Johanniskrautextrakt (z.B. *Esbericum* [D/Ö], *Felis* [D/Ö], *Jarsin* [D/Ö], *Laif 600* [D]) hilfreich sein; Baldrian und Hopfen helfen gegen Schlafstörungen (➥ Seite 399).
- Pflanzliche Östrogene können mit der Nahrung (z.B. Sojaprodukte, Leinsamen) oder als Sojaextrakte (Isoflavone, Genistein) aufgenommen werden. Auch sie helfen gegen Wechseljahresbeschwerden.

Hormonmittel

Für manche Frauen werden die Beschwerden zu einer schweren Belastung. Hormone können die Umstellungsphase erleichtern und die körperlichen Beschwerden erträglicher machen. Hierzu müssen fast immer Kombinationspräparate aus Östrogen und Gestagen eingenommen werden, Östrogene allein zu nehmen ist nur gerechtfertigt, wenn die Gebärmutter operativ entfernt wurde (➥ Risiken durch Hormone, Seite 762).

Wann Hormone?

Eine Hormontherapie ist nur zu erwägen, wenn Sie:

- sehr stark unter Hitzewallungen oder Schlafstörungen leiden und sich für kurze Zeit eine möglichst effektive Hilfe wünschen.
- rasche Hilfe wollen, weil Ihnen Beruf oder Familie nicht erlauben, sich auf langsam wirkende Mittel oder alternative Verfahren einzustellen.
- bereits eine Osteoporose oder ein großes Osteoporoserisiko haben (➥ Seite 666).
- unter sehr starken Beschwerden in der Blasen- und Scheidengegend leiden, wie z.B. Trockenheit, Reizblase, Schrumpfung oder Verengung der Scheide.
- immer wieder und sehr stark unter wiederkehrenden Zwischenblutungen oder vereinzelten Zusatzblutungen leiden und dafür organische Ursachen ausgeschlossen werden können (➥ Blutungsstörungen, Seite 757). Reagieren die Blutungen nicht auf die Hormonbehandlung, sollte die Ursache durch eine Ausschabung geklärt werden.

Wann Hormonpräparate meiden?

- *Bei Lebererkrankungen.*
- *Bei Störungen des Fettstoffwechsels.*
- *Wenn Sie schon einmal einen Gefäßverschluss durch ein Blutgerinnsel gehabt haben.*
- *Bei Endometriose.*
- *Bei Brustkrebs oder Brustkrebs bei weiblichen Verwandten der Familie.*
- *Bei Krebs der Gebärmutterschleimhaut.*

Abgesetzt werden sollten Hormone – nach ärztlicher Rücksprache – bei:

- *Akuter Venenthrombose, Herzinfarkt, Schlaganfall.*
- *Verstärkung oder neuem Auftreten einer Migräne.*
- *Gelbsucht, Bauchspeicheldrüsenentzündung, Gallenerkrankung.*
- *Allergischen Reaktionen.*
- *Erstmals auftretendem Bluthochdruck.*

Östrogene

Die Östrogene in Wechseljahrsprodukten werden häufig als »natürliche« Östrogene bezeichnet und damit abgegrenzt von synthetischen Östrogenen wie Äthinylöstradiol, welches in der »Pille« enthalten ist. Der Begriff »natürlich« ist allerdings irreführend, denn die Substanzen werden durchaus synthetisch hergestellt. Sie haben lediglich eine ähnliche Struktur wie das körpereigene Östradiol. Eine andere Gruppe der so genannten »natürlichen« Östrogene wird aus dem Harn schwangerer Stuten hergestellt und besteht aus einem Gemisch verschiedener Östrogene (konjugierte Östrogene). Die »natürlichen«

Östrogene wirken so auf die Gebärmutterschleimhaut, dass sich diese hoch aufbauen und – unabhängig vom Lebensalter – wieder abbluten kann.

Eine weitere Östrogenart ist das schwache Östriol (z. B. in *Ovestin* [D/Ö], *Synapause* [D]). Es beeinflusst weniger die Gebärmutterschleimhaut, baut aber die Scheidenhaut auf, die bei geringer Östrogenkonzentration sehr dünn, empfindlich und trocken werden kann. Ob sich eine Östrogentherapie in den Wechseljahren auf das Altern der Haut und Schleimhäute außerhalb des Genitales auswirkt und ob die Östrogene schützend auf die Blutgefäße und/oder die Psyche wirken, ist äußerst umstritten.

Bei einem Teil der Frauen verringert sich in den ersten zwei bis drei Jahren nach der Menopause die Knochendichte stärker, als es altersentsprechend üblich ist. Dieses kann durch eine Östrogentherapie verhindert werden, solange die Hormone eingenommen werden. Der Knochendichteverlust setzt aber dann wieder ein, sobald keine Hormone mehr genommen werden. Eine vorübergehende Behandlung kann also letztlich keine Knochenmasse »ansparen«. Darüber hinaus lässt sich aus der Knochendichte das individuelle Risiko eines Knochenbruchs nicht vorhersagen. Der Sinn der immer noch häufig proklamierten »Osteoporoseprophylaxe« ist aber letztlich nicht, die Knochendichte zu verbessern, sondern Knochenbrüche zu vermeiden. 90 Prozent aller Knochenbrüche ereignen sich auf Grund eines Sturzes. Die Ursache der meisten Stürze liegt jedoch in Seh- und Gehbehinderungen, Schwindel und Durchblutungsstörungen oder beruht auf Medikamenten- oder Alkoholeinfluss.

Regelmäßige intensive Bewegung und Sport, der die Muskeln in den Regionen stärkt, die am meisten gefährdet sind, Knochenbrüche zu erleiden (Hüfte, Wirbelsäule, Unterarme), hält die Knochen stabil und erhält außerdem Beweglichkeit und Geschicklichkeit, sodass nicht jeder Sturz mit einem Knochenbruch enden muss.

Östrogene und Gestagene

Wenn Frauen in und nach den Wechseljahren Östrogene einnehmen, müssen sie zwingend zusätzlich Gestagene einnehmen, damit sich die Gebärmutterschleimhaut nicht ungehemmt aufbauen kann und dadurch ein großes Risiko für Gebärmutterschleimhautkrebs entsteht. Eine Kombination aus Östrogen und Gestagen ist in Präparaten wie *Activelle* (D/Ö), *Kliogest* (D/Ö), *Estrafemol* (D) und *Estracomb* Pflaster (D/Ö) enthalten. Die Gestagengabe entfällt nur bei jenen Frauen, die keine Gebärmutter mehr haben. Bei allen anderen gilt die Verordnung von Östrogen ohne Gestagen als ärztlicher Kunstfehler.

Spritzen, mit denen Östrogen in vierwöchigen Abständen verabreicht wird, sind nur in seltenen Fällen sinnvoll, weil sich die verabreichte Hormonmenge nicht steuern lässt.

Risiken durch Hormone

- Eine Östrogenbehandlung ist mit einem zwei- bis dreifach erhöhten Risiko für Thrombosen und Embolieerkrankungen verbunden, und zwar besonders in den ersten Einnahmemonaten. Frauen mit Thrombosen in der Vorgeschichte oder Blutgerinnungsstörungen in der Familie, ausgeprägten Krampfadern, Operationen oder Bettruhe von mehreren Tagen sowie Flüssigkeitsmangel sollten eine Östrogenbehandlung vermeiden.
- Gebärmuttermyome werden durch eine Hormontherapie gehindert, sich zurückzubilden.
- Bei einer Hormonbehandlung kommt es häufiger zu Blutungsstörungen. Dadurch werden häufiger operative Eingriffe wie Ausschabungen notwendig, um einen Gebärmutterschleimhautkrebs auszuschließen.
- Es ist noch nicht endgültig geklärt, in welchem Ausmaß sich das Risiko, durch eine langjährige Hormonbehandlung an Brustkrebs zu erkranken, erhöht. Das Risiko nimmt offensichtlich mit der Einnahmedauer und mit der Östrogendosis zu. Es ist also fragwürdig, Östrogene über viele Jahre einzunehmen, ohne dass Beschwerden oder besondere Gründe vorliegen. Auf der anderen Seite ist es auch nicht sinnvoll, bei starken Beschwerden aus Angst vor Brustkrebs auf Östrogene zu verzichten, vor allem, wenn die Behandlung nur ein bis zwei Jahre dauern soll. Bei einer Östrogeneinnahme von ein bis zwei Jahren ist das Brustkrebsrisiko offensichtlich relativ gering, verglichen mit den anderen Einflüssen wie familiärem Risiko, Umweltbelastungen, regelmäßigem Alkoholkonsum oder Übergewicht.

Brust

Die weibliche Brust besteht zum großen Teil aus Fettgewebe, in das die Milchdrüsen wie eine weit verzweigte Traube eingebettet sind. Die Drüsenläppchen hängen wie Beeren an Ausführungsgängen, die sich zu etwa zwei Dutzend Milchdrüsengängen bündeln und in die Brustwarze (*Mamille*) münden. Zusätzlich wird die Brust von einem feinen Netz von Lymphgefäßen umsponnen und durchzogen. Die empfindliche Brustwarze sitzt in der Mitte des Warzenhofs. Bei sexueller Stimulierung kann sie sich zusammenziehen und hart werden. Im Warzenhof sind Talgdrüsen als kleine Knötchen zu sehen. Diese Drüsen sondern beim Stillen eine fetthaltige Flüssigkeit ab, um die Brustwarzen zu schützen.

Form und Größe beider Brüste sind fast immer unterschiedlich. Verantwortlich für die Größe einer Brust ist die meist vererbte Anlage des Fettgewebes. Die Größe der Brust variiert während der Zyklusphasen. Nach den Wechseljahren (➡ Seite 760) bildet sich das Drüsengewebe zurück, die umgebende Haut wird weicher.

Brustentzündung (Mastitis)

Beschwerden

Die Brustwarze oder das Milchdrüsengewebe können entzündet sein.

Die Brustwarze wird druck- und schmerzempfindlich und kann Sekrete absondern. Die Brust beginnt, meist einseitig, stark zu schmerzen. Sie kann anschwellen, sich röten, warm oder sogar heiß werden. Es kann hohes Fieber auftreten, vor allem bei Brustentzündungen im Wochenbett (➡ Stillen, Seite 346).

Ursachen

Fast immer entwickelt sich eine Brustentzündung im Wochenbett (➡ Stillen, Seite 346). Das Saugen des Neugeborenen kann die Brustwarze verletzen (Krusten, Schrunden, Risse), bakterielle Infektionen können sich über die Lymphbahnen ausbreiten, dies besonders im Falle eines Milchstaus.

Daneben gibt es Entzündungen, die unabhängig vom Wochenbett auftreten. Sie stehen häufig im Zusammenhang mit einer Mastopathie (➡ Schwellungen und Knoten, Seite 764) oder einem erhöhten Spiegel des Milchbildungshormons Prolaktin. Dabei schwillt der Drüsenkörper durch eine Entzündung an, in den Milchgängen staut sich Milch. Dieses kann stressbedingt sein, aber auch durch eine Schilddrüsenunterfunktion oder durch Medikamente, insbesondere Psychopharmaka, verursacht sein.

Erkrankungsrisiko

- Milchstau und Verletzungen der Brustwarze beim Stillen erhöhen das Erkrankungsrisiko. Zu einem Milchstau kommt es häufig infolge von Stress, Aufregung, Unruhe, Ängsten oder Belastungen.
- Unabhängig vom Wochenbett erkranken junge Frauen unter dreißig Jahren häufiger an einer Brustentzündung als ältere. Die Ursachen dafür sind unbekannt.
- Frauen, die unter einer Mastopathie leiden, haben ein etwas höheres Entzündungsrisiko.

Mögliche Folgen und Komplikationen

Fieber und Schüttelfrost können sich steigern. Die Lymphknoten in der Achselhöhle werden zunehmend schmerzhaft und von der Entzündung erfasst. Die Infektion kann sich zum eitrigen Abszess abkapseln.

Vor allem Entzündungen, die unabhängig vom Wochenbett entstehen, können sich zu chronischen Entzündungen entwickeln.

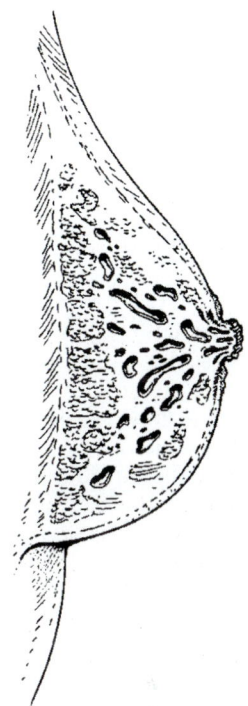

Brustdrüse

Vorbeugung

Hygiene im Wochenbett und während der Stillzeit.

Wann zur Ärztin oder zum Arzt?

Sofort, wenn Schmerzen, Rötungen oder Schwellungen auftreten. Es muss abgeklärt werden, ob sich hinter der Brustentzündung nicht noch eine andere Erkrankung (z. B. eine Mastopathie, ➡ Schwellungen und Knoten, Seite 764) versteckt. Gelegentlich kann sogar Brustkrebs (➡ Seite 765) diese Symptome verursachen.

Selbsthilfe

Im Frühstadium helfen Quark (Topfen) oder Umschläge mit Essigsaure-Tonerde-Alkohol. Im Spätstadium ist keine Selbsthilfe mehr möglich.

- Nehmen Sie ein leicht waschbares Tuch, und bestreichen Sie es mit einer dicken Schicht Quark, oder tunken Sie es in essigsaure Tonerde.
- Legen Sie das Tuch in einen Büstenhalter, und binden Sie damit die Brust möglichst hoch, doch ohne zusätzliche Schmerzen zu erzeugen. Erneuern Sie die Auflagen regelmäßig über mehrere Tage und Nächte.
- Stillende Frauen sollten möglichst viel Ruhe zum Stillen haben. Das Baby wird zuerst an die kranke Brust gelegt, damit sich die Stauung löst. Mit einer Milch-

pumpe kann nie so viel Sog ausgeübt werden wie durch den Zug eines gesunden, hungrigen Säuglings.

● Homöopathische Behandlung mit Phytolacca D1 Tbl.

Behandlung

Wenn das Fieber nach drei Tagen durch Selbsthilfemaßnahmen nicht abgeklungen ist, lässt sich ein Antibiotikum meistens nicht vermeiden (➡ Seite 839). Die Gefahr einer Brustentzündung liegt in der Abkapselung des entzündeten Bezirks zu einem Abszess, der dann operativ eröffnet werden muss.

Schwellungen und Knoten (Mastopathie)

Unter dem Begriff Mastopathie fasst man alle gutartigen Veränderungen der Milchgänge und/oder des Bindegewebes zusammen. Am häufigsten tritt die so genannte zystische Mastopathie auf. Dabei füllen sich nach einer überschießenden Zellproduktion des Drüsengewebes kleine Hohlräume mit Flüssigkeit: Es entstehen Zysten. Seltener sind Fibroadenome (*Fibrose*), bei denen sich der Bindegewebeanteil besonders stark entwickelt hat. Diese einzeln auftretenden Verhärtungen enthalten keine Flüssigkeit.

Selbstuntersuchung der Brust

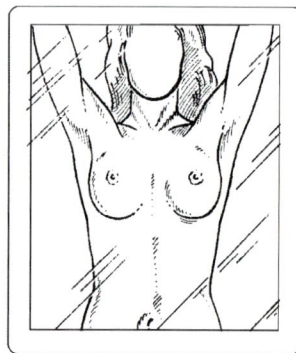
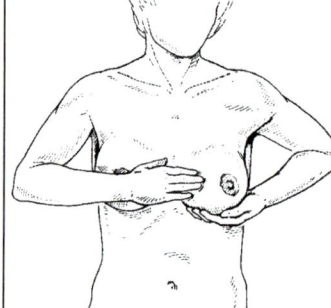
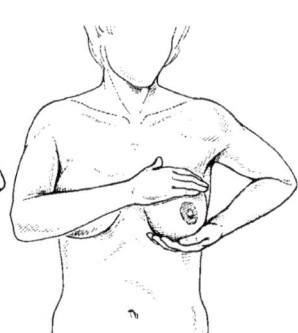

Am günstigsten untersuchen Sie Ihre Brust am zweiten oder dritten Tag nach Einsetzen der Menstruation; dann ist das Gewebe besonders locker und gut zu tasten.

1. Stellen Sie sich mit bloßem Oberkörper vor einen Spiegel, lassen Sie die Arme locker hängen: Fallen Ihnen ungewöhnliche Veränderungen der Brustform, Größe oder Silhouette, Vorwölbungen oder Vertiefungen der Haut auf?
2. Heben Sie die Arme über den Kopf, und kontrollieren Sie nochmals Form und Größe aus verschiedenen Blickwinkeln.
3. Legen Sie sich entspannt flach auf den Rücken. Schieben Sie den linken Arm unter den Kopf, und untersuchen Sie mit der rechten Hand die linke Brust: Ist das

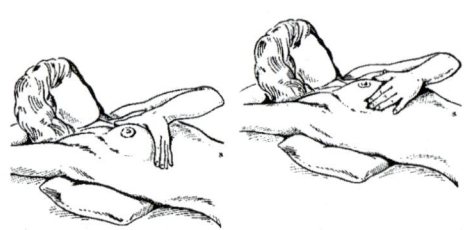

Gewebe weich, lässt es sich gut verschieben? Oder sind Knötchen oder Knubbel fühlbar? Tasten Sie langsam und genau die ganze Brust ab. Tasten Sie anschließend noch an der Brustaußenseite entlang nach oben in die Achselhöhlen hinein. Spüren Sie knötchenartige Strukturen?

4. Drücken Sie die Brustwarze vorsichtig etwas beiseite: Wie fühlt sich das Gewebe darunter an? Tut etwas weh?
5. Fassen Sie im Stehen oder Sitzen mit einer Hand unter die Brust, sodass sie gut aufliegt. Mit der anderen Hand streichen Sie vorsichtig, aber doch mit Druck über die Brust: von außen nach innen, von oben nach unten, von hinten nach vorne. Drücken Sie dabei auch vorsichtig in Richtung Brustwarze: Sondert sie Sekret ab? Ist es blutig, milchig oder wässrig?
   Nun wiederholen Sie das Ganze mit der linken Hand an der rechten Brust.
6. Wenn Sie Veränderungen, Verhärtungen, Knoten oder Absonderungen bemerken, sollten Sie auf jeden Fall ärztlichen Rat einholen.

Beschwerden

Kleine Schwellungen oder Knoten machen kaum je Beschwerden. Je nach dem Stadium der Veränderung beginnt die Brust – meist eine Woche vor der Menstruation – stark zu schmerzen, sie wird berührungsempfindlich, schwillt an und kann Sekret absondern.

Das Drüsengewebe wird höckerig, und die Knoten – von der Größe eines Kirschkerns bis zu Haselnussgröße – lassen sich auf ihrer Unterlage gut hin und her schieben.

Ursachen

Die Anlage zur Mastopathie ist genetisch bedingt, Hormone sind für die Art und Weise ihrer Ausprägung verantwortlich. Allerdings ist nicht bekannt, welche Hormone in diesem Prozess auf welche Art und Weise zusammenwirken. Gelegentlich sind leicht erhöhte Prolaktinwerte im Blut zu messen. Nach den Wechseljahren bildet sich die Mastopathie fast immer zurück.

Erkrankungsrisiko

Gutartige Brusterkrankungen kommen bei etwa der Hälfte aller Frauen zwischen Anfang 30 bis Ende 40 vor. Die zystische Mastopathie macht dabei 70 bis 80 Prozent aller Brustveränderungen aus. Sie tritt nur in der Zeit der Geschlechtsreife auf und hat einen »Risikogipfel« bei Frauen um das vierte Lebensjahrzehnt. Nach den Wechseljahren mildern sich die Symptome.

Mögliche Folgen und Komplikationen

Die einfache zystische oder fibröse Mastopathie ist selten mit Komplikationen verbunden. Das Risiko, dass sich die Brust entzündet (➡ Brustentzündung, Seite 763), ist manchmal erhöht.

Bei der Mastopathie mit ausgeprägten Wucherungen im Bindegewebe der Milchdrüsenläppchen und -ausgänge kann es zu einer Fehlentwicklung der Zellen und zu einem Umbau der Drüsenstruktur kommen. Diese Mastopathieformen sind mit einem mäßig erhöhten Risiko für Brustkrebs verbunden (➡ Brustkrebs, Seite 765).

Vorbeugung

Regelmäßige Selbstuntersuchung (➡ Seite 764) und gynäkologische Untersuchung (➡ Seite 754).

Wann zur Ärztin oder zum Arzt?

Beim Auftreten von ungewöhnlichen Knoten oder Schwellungen und wenn sich ungewöhnliche Brust-

schmerzen vor der Menstruation bemerkbar machen. Im Ultraschall (➡ Seite 766) ist die zystische Mastopathie gut zu erkennen. Zur weiteren Abklärung einer fibrösen Mastopathie wird diesem Verfahren fast immer eine Mammografie (➡ Seite 766) angeschlossen, um bösartige Veränderungen auszuschließen. Allerdings ist die Aussagekraft der Mammografie bei dichtem Drüsengewebe begrenzt.

Selbsthilfe

Ist nicht bekannt.

Behandlung

Wenn eine Mastopathie Schmerzen oder Spannungsgefühle macht, hilft häufig eine drei- bis sechsmonatige Behandlung mit Mönchspfeffer (= Keuschlamm, z.B. in *Agnolyt* [D], *Agnumens* [Ö], *Agnucaston* [D], *Kytta-Femin* [D]) sehr gut.

Eine Akupunkturbehandlung kann ebenfalls hilfreich sein (➡ Akupunktur, Seite 847). Auch *Mastodynon* (D), ein homöopathisches Präparat, kann die Beschwerden häufig lindern.

Wenn keine Besserung eintritt, sind Hormontherapien die nächsten Behandlungsmöglichkeiten. Dazu dienen Gestagene, Prolaktinhemmer oder Danazol, ein Wirkstoff, der die Tätigkeit der Hirnanhangdrüse hemmt.

Frauen mit einer Mastopathie sollten ihre Brust und deren Veränderungen selbst beobachten und kennen lernen. Zusätzlich sind regelmäßige Kontrollen durch Ärztin oder Arzt sinnvoll.

Brustkrebs (Mammakarzinom)

➡ auch Krebs, Seite 708.

Beschwerden

Der Ausgangspunkt eines Karzinoms können die Brustwarze, der Drüsenkörper oder die Milchgänge sein.

Meist bilden sich harte Knoten, die fast nie Schmerzen bereiten. Derartige Knoten können nicht nur in der Brust, sondern auch am Brustrand oder bereits in der Achselhöhle sitzen.

Möglich sind außerdem blutige oder schleimige Absonderungen (Sekrete) aus der Brustwarze oder ekzemartige Entzündungen. Auch eine eingezogene, schmerzende oder juckende Brustwarze ist krebsverdächtig.

Hautveränderungen können sich in einer so genannten »Orangenhaut« oder in kleinen Eindellungen der Haut über einer harten Unterlage äußern.

Ursachen

Mammakarzinome wachsen teilweise hormonabhängig. Östrogene begünstigen das Wachstum eines bestehenden Tumors. Ob sie ihn auslösen können, ist umstritten. Auch genetische Anlagen und bisher unbekannte Ursachen – möglicherweise Viren, Umweltschadstoffe oder Ernährungsgewohnheiten und Alkoholkonsum – spielen bei der Krebsentstehung eine entscheidende Rolle. Im Allgemeinen weiß man jedoch bisher zu wenig über die Ursachen von Brustkrebs.

Erkrankungsrisiko

Etwa jede zehnte Frau erkrankt an Brustkrebs. Er ist mit etwa 40 000 Neuerkrankungen im Jahr allein in Deutschland die häufigste Krebsart bei Frauen. Zwei Drittel der Frauen trifft der Brustkrebs nach dem 50. Lebensjahr. Ein erhöhtes Tumorrisiko scheint für Frauen zu bestehen, wenn

- zwei nahe Verwandte an Brustkrebs erkrankt sind. Bei etwa fünf Prozent der Erkrankungen können genetische Faktoren eine Rolle spielen.
- sie kinderlos sind oder erst sehr spät das erste Kind bekommen und nur kurz oder gar nicht gestillt haben.
- ihre erste Menstruationsblutung sehr früh und/oder die Wechseljahre sehr spät eintreten (verlängerte Östrogeneinwirkung auf das Brustgewebe).
- sie komplizierte und/oder fibrozystische Mastopathien haben.

Mögliche Folgen und Komplikationen

I. Stadium: Die Veränderungen beschränken sich auf das Drüsengewebe. Der Tumor ist bis zu zwei Zentimeter groß (T1). Die Aussicht auf eine vollständige Heilung be-

---

Mammografie und Ultraschall zur Früherkennung

Mammografie

Für die Entscheidung, ob Sie sich regelmäßig einem Bruströntgen (Mammografie) unterziehen wollen oder nicht, sollten Sie gemeinsam mit dem Ihnen vertrauten Arzt den Nutzen und das Risiko gegeneinander abwägen. Röntgenuntersuchungen bedeuten immer eine Strahlenbelastung.

Dagegen konnte bisher nicht bewiesen werden, dass bei Frauen unter 50, die sich Routine-Mammografien unterziehen, Brustkrebs so viel früher entdeckt wird, dass ihre Überlebenschancen deutlich größer sind.

Zur Orientierung kann Folgendes dienen:

- *Frauen bis 50: Sie haben meist eine sehr dichte Brustdrüse, die teilweise starken zyklischen Veränderungen unterworfen ist. Das dichte Gewebe macht es schwer, Veränderungen zu erkennen. Die Mammografie zeigt nur selten ein klares Bild, die Aussagen bleiben meist fragwürdig.*

  Wenn allerdings bereits ein Knoten ertastet wurde oder andere Auffälligkeiten bestehen, sollte die Mammografie das Bild der Ultraschalluntersuchung ergänzen.
- *Frauen über 50, die Hormone einnehmen: Auf Grund der Hormonwirkung verändert sich die Brustdrüse kaum, sie bleibt relativ dicht und ist zu beurteilen wie die von Frauen vor den Wechseljahren.*
- *Frauen über 50, die keine Hormone einnehmen: Nach den Wechseljahren verringert sich der Anteil an Drüsengewebe in der Brust, und es wird hormonell kaum*

noch beeinflusst. Dadurch wird in den Röntgenbildern die Gewebestruktur recht deutlich. Internationale Studien zeigen, dass Frauen dieser Altersgruppe deutlich seltener an Brustkrebs sterben, wenn sie sich alle zwei Jahre einer Mammografie unterziehen, als wenn sie es nicht tun. Die regelmäßige Kontrolle kann also sinnvoll sein.

- *Frauen mit einem besonders hohen Brustkrebsrisiko und bei denen die Mammografie ein klares Bild ergibt, empfehlen die meisten Ärzte eine jährliche Untersuchung.*

Ultraschall

Die Untersuchung ist strahlungsfrei (➡ Ultraschall, Seite 828). Im Ultraschall lässt sich das Brustdrüsengewebe gut darstellen. Um die sonografischen Aufnahmen der Brust richtig deuten zu können, müssen die Mediziner allerdings besonders ausgebildet und in der Methode sehr erfahren sein. Das Brustdrüsengewebe sieht bei jeder Frau anders aus, und es verändert sich im Zyklusverlauf. Entscheidend ist, bei der Untersuchung herauszufinden, ob es sich bei einem getasteten Knoten um eine Zyste oder um eine andere Gewebeveränderung handelt (➡ Schwellungen und Knoten, Seite 764).

Erfahrene Ultraschallspezialisten können auf qualitativ hochwertigen Aufnahmen auch bösartige von gutartigen Tumoren unterscheiden. Diese Aufnahmen können sogar die Milchgänge sehr genau darstellen. Doch Geräte, die solche präzisen Aufnahmen liefern, gibt es nur in wenigen großen Kliniken oder hoch spezialisierten Praxen. Als alleiniges Routineverfahren zur Früherkennung von Brustkrebs für alle Frauen eignet sich Ultraschall nicht.

trägt zwischen 80 und 90 Prozent. Als vollständige Heilung gilt, wenn zehn Jahre nach der Erkrankung kein Rückfall eingetreten ist.

II. Stadium: Die Tumorgröße liegt zwischen zwei und fünf Zentimeter (T2), und/oder die Lymphknoten der Achselhöhle sind befallen. Rund zwei Drittel der Frauen kommen erst in diesem Stadium in klinische Behandlung.

III. Stadium: Die Lymphknoten verbacken untereinander, und/oder der Tumor ist größer als fünf Zentimeter (T3). Die Heilungschance sinkt.

IV. Stadium: Die Veränderungen haben die Wand des Brustkorbs erfasst. Es haben sich Metastasen an weiter entfernt liegenden Organen gebildet.

Vorbeugung

In acht von zehn Fällen entdecken die Betroffenen den Brustkrebs selbst. Vor allem die regelmäßige monatliche Selbstuntersuchung (➡ Seite 764) und die regelmäßige gynäkologische Früherkennungsuntersuchung (➡ Seite 754) helfen, bösartige Veränderungen im Stadium I zu erkennen.

Brustkrebsgene wurden bei Frauen gefunden, deren Mutter und Schwestern bereits erkrankt sind. Fraglich ist der Wert von Tests auf solche Gene, denn nur fünf Prozent der Erkrankungen lassen sich auf genetische Ursachen zurückführen. Außerdem sagt die genetische Anlage allein nichts darüber aus, ob tatsächlich, wann und in welchem Ausmaß Krebs entsteht (➡ Krebs, Seite 708).

Große regionale Schwankungen legen nahe, dass Umweltfaktoren – zum Beispiel unterschiedliche Ernährungsgewohnheiten – eine wichtige Rolle spielen. So ist das Risiko in den USA, Kanada und Nordeuropa, an Brustkrebs zu erkranken, fünfmal so hoch wie in asiatischen und afrikanischen Ländern.

Wann zur Ärztin oder zum Arzt?

Sofort beim Auftreten von ungewöhnlichen Knoten, Schwellungen, Hautveränderungen oder Absonderungen aus der Brust. Ergibt die Mammografie kein klares Bild (➡ Mammografie und Ultraschall zur Früherkennung, Seite 766), muss auf jeden Fall eine Gewebeprobe aus der Brust entnommen werden, um abzuklären, ob es sich um einen gut- oder bösartigen Tumor handelt.

Seit einigen Jahren wird auch die Kernspintomografie (➡ Seite 827) zur Diagnose eingesetzt. Doch die Aussagekraft der Bilder ist häufig zweifelhaft. Bei etwa 15 bis 20 Prozent der Frauen zeigen die Aufnahmen verdächtige Bezirke, die sich bei einer Operation nicht wiederfinden lassen; umgekehrt haben Befunde der Magnetresonanztomografie (MRT) eine sehr hohe Trefferquote, so dass in einigen Fällen die MRT helfen kann, eine Ope-

Wiederaufbau der Brust – was Sie wissen sollten

Ob und zu welcher Wiederaufbauform Ihrer Brust Sie sich entschließen, hängt von Ihrem psychischen und physischen Befinden, von den chirurgischen Möglichkeiten und der vorherigen Brustform ab.

- *Wird ein Silikonkissen unter den Brustmuskel gelegt, kommt es bei fünf bis zehn von hundert Frauen zu einer überschießenden Reaktion des Bindegewebes (Kapselfibrose). Es wächst unkontrolliert und verformt die Brustkontur.*

- *Unklar ist die Gesundheitsgefährdung durch den Austritt von Silikonpartikeln aus der Prothese und durch mögliche Risse im Implantat.*

- *Die Brust kann mit eigenem Gewebe aus einem Teil der Rückenmuskulatur wieder aufgebaut werden. Das kosmetische Ergebnis kann sehr gut sein, wenn keine Komplikationen – Entzündungen, Stauungen von Wundsekret oder Durchblutungsstörungen – auftreten. Über die Langzeitwirkungen des fehlenden Muskels im Rücken gibt es allerdings noch keine Erfahrungen.*

- *Die »neue« Brust bleibt von Narben gezeichnet, sie unterscheidet sich oft deutlich von der verbliebenen. Sie fühlt sich anders an und ist weniger empfindsam.*

- *Abgesehen vom äußeren Erscheinungsbild ist die emotionale und vertrauensvolle Beziehung zu Ihrem Partner oder Ihrer Partnerin das Wichtigste. Bereits vor der Operation sollten Sie besprechen, was die Operation für Sie bedeutet.*

- *Eine wiederhergestellte Brust ist keine Gewähr, dass Sie nun von Ängsten und Unsicherheiten befreit sind. Die Sorge, nicht mehr geliebt und begehrt zu werden, ist berechtigt, doch sie hängt von der Qualität Ihrer Beziehung und nicht von Ihrer Brust ab.*

- *Ihre Persönlichkeit und Ausstrahlung müssen sich durch den Eingriff nicht verändern. Beziehen Sie Ihren Partner oder Ihre Partnerin in die körperliche Versorgung und Pflege mit ein. Verstecken Sie sich nicht: Sie haben den ganzen Körper zum Streicheln und Umarmen.*

- *Eine Brustentfernung beeinflusst das Selbstbewusstsein und die weibliche Identität empfindlich. Es gibt inzwischen fast in jeder größeren Gemeinde Selbsthilfegruppen oder Beratungszentren. Informationen bekommen Sie bei:*
  Frauenselbsthilfe nach Krebs
  B6, 10/11, 68159 Mannheim
  Tel.: 06 21/2 44 34, Fax: 06 21/15 48 77
  Internet: http://www.frauenselbsthilfe.de

ration zu vermeiden. Die hohen Kosten für diese Untersuchung übernehmen die Krankenkassen bisher nur auf besonderen Antrag, zum Beispiel nach fragwürdigen Mammografiebefunden.

Selbsthilfe

Ist nicht möglich.

Behandlung

Das Ergebnis einer Zelluntersuchung (histologische Untersuchung) entscheidet über das weitere Vorgehen:
- Wenn ein Karzinom vorliegt, könnten Ärztin oder Arzt sofort weiter operieren. Dem müssten Sie jedoch schon vorher zugestimmt haben. Viele Experten warnen davor, nach der Tumordiagnose Hektik aufkommen zu lassen. Ein bis zwei Wochen können zwischen Diagnose und Therapie vergehen, ohne dass sich etwas zusätzlich verschlechtert.
- Brusterhaltende Operationen gelten inzwischen als Standard. Die Erhaltung der Brust ist möglich, wenn nur ein Tumor vorliegt und wenn dieser nicht größer als höchstens zwei Zentimeter und eindeutig zu lokalisieren ist. Außerdem darf der Tumor nicht direkt hinter der Brustwarze liegen.
- Beim brusterhaltenden Eingriff werden das Karzinom, ein Teil des umliegenden gesunden Gewebes sowie die Lymphknoten der Achselhöhle entfernt. Dadurch verlieren Sie ein Achtel bis ein Viertel der Brust. Während der Operation »formen« die Ärzte dann eine etwas kleinere Brust. Die unterschiedlichen Größen können später operativ angeglichen werden. Anschließend ist eine Bestrahlung notwendig.
- Es gibt viele Zwischenformen, bei denen es schwierig ist zu entscheiden, ob brusterhaltend operiert werden kann oder nicht. Oft ist es ratsam, eine zweite ärztliche Meinung einzuholen.
- Ist eine brusterhaltende Operation nicht möglich, wird die Brustdrüse zusammen mit dem Lymphknotengewebe der Achselhöhle entfernt. Brustmuskulatur und -haut bleiben erhalten.

Vulva und Scheide

Vulva

Zur Vulva gehören die großen und kleinen Schamlippen (*Venuslippen*), der Kitzler (*Klitoris*), die Harnröhrenöffnung und die Scheidenöffnung. Sichtbar sind außerdem der Venushügel und der Damm (*Perineum*) unterhalb der Scheidenöffnung; er endet am Anus.

Die Venuslippen erfüllen vor allem eine Schutzfunktion. Eingebettet zwischen den großen Venuslippen liegen die Bartholin-Drüsen, deren zwei Ausführungsgänge direkt an der Scheidenöffnung liegen. Die Bartholin-Drüsen bilden ein zähes Sekret, das den Scheidenausgang befeuchtet.

Scheide (Vagina)

Die Scheide wölbt sich in leichtem Bogen nach hinten und reicht vom Scheidenausgang bis hinter den Ansatz des Gebärmutterhalses. Kurz vor dem hinteren Scheidengewölbe ist eine glatte, feste, gerundete Region zu tasten – der Muttermund (*Portio*). Von dort führt der Gebärmutterhalskanal in den Gebärmutterkörper.
Nur der nach außen zu gelegene Teil der Vagina hat Nervenendigungen, die empfindlich reagieren können. Den tiefer innen liegenden Teil der Scheide durchziehen kaum Nervenstränge; daher kann eine Frau zum Beispiel Tampons tragen, ohne davon etwas zu spüren.
Die relative Schmerzunempfindlichkeit und eine enorme Dehnbarkeit machen die Geburt eines Kindes durch diesen Muskelschlauch möglich. Die Fülle des Scheidengewebes liegt in zahlreichen Falten, die als Querrillen tastbar sind.
Die Scheide ist mit einer Haut ausgekleidet, die sich je nach Zyklusphase und Alter trocken oder feucht anfühlt. Sie kann sehr empfindlich auf seelische Belastungen, Probleme oder Konflikte reagieren. Das äußert sich meist in verstärktem Ausfluss.

Scheidenentzündung (Kolpitis)

Infektionen von Vulva und Scheide haben vielfältige Ursachen. Zum Beispiel können beim Koitus oder durch eine falsche Toilettenhygiene Krankheitserreger übertragen werden (➡ Geschlechtskrankheiten, Seite 746).

Beschwerden

Auffallend veränderter oder verstärkter Ausfluss, der gelblich bis grünlich verfärbt sein kann und unangenehm riecht. Manchmal juckt es im Bereich der Vulva. Diese Veränderungen können so geringfügig sein, dass sie kaum wahrzunehmen sind.

Ursachen

Infektion, an der verschiedene Keime beteiligt sind:
- Pilze.
- Kolibakterien, die aus dem Stuhl in den Vulva- und Vaginalbereich übertragen werden.

- Hautkeime, wie Staphylokokken oder Streptokokken, die sich in einem abwehrgeschwächten Scheidenmilieu übermäßig vermehren können.
- Gardnerella-Bakterien, die sich durch eine Störung des Scheidenmilieus dort ansiedeln, eventuell beim Geschlechtsverkehr eingeschleppt.
- Viren, Chlamydien (➡ Geschlechtskrankheiten, Seite 748).

Das Erkrankungsrisiko steigt

- Bei übermäßiger oder mangelnder Hygiene, vor allem durch falsche Genital- und Anuspflege (➡ Vorbeugung, Seite 769).
- Bei wechselnden Partnern und/oder solchen mit mangelnder Hygiene (➡ Peniskrebs, Seite 782).
- Bei älteren Frauen, weil hormonelle Veränderungen im Scheidenmilieu oft die Infektionsabwehr vermindern (➡ Wechseljahre, Seite 760).
- Beim Tragen einer Spirale (➡ Seite 313).
- Durch alle ärztlichen Eingriffe im Gebärmutterbereich, zum Beispiel eine Ausschabung, einen Schwangerschaftsabbruch oder ähnliche Eingriffe.

Mögliche Folgen und Komplikationen

Ohne Behandlung kann die Scheideninfektion zu einer Entzündung der Gebärmutter und später der Eileiter und Eierstöcke führen. Die späte Folge kann Unfruchtbarkeit sein (➡ Seite 317).

Vorbeugung

Die wichtigste Vorbeugung liegt in der richtigen Reinigung nach dem Stuhlgang. Sie sollte immer von »vorne« (Dammbereich) nach »hinten« (Anusbereich) erfolgen und nicht umgekehrt. Außerdem:

- Keine Scheidenspülungen, Intimsprays oder Intimpflegemittel. Sie verändern das Scheidenmilieu und mindern die Abwehrkraft.
- Reinigen Sie den Scheidenbereich täglich, am besten mit klarem Wasser. Wechseln Sie regelmäßig Unterwäsche und Handtücher. Slips sollten immer aus Naturfasern (Baumwolle, Seide) sein.
- Wenn Sie an einem verstärkten Ausfluss merken, dass Ihr Scheidenmilieu aus dem Gleichgewicht geraten ist, hilft naturbelassener Joghurt. Er enthält Milchsäurebakterien, die die Regulierung des Scheidenmilieus unterstützen (➡ Pilzinfektionen, Seite 746).
- Um einer Ansteckung beim Geschlechtsverkehr und einem »Pingpong-Effekt« vorzubeugen, benutzen Sie Kondome. Solange die Scheidenhaut gereizt ist, sollten Sie auf Verkehr verzichten.

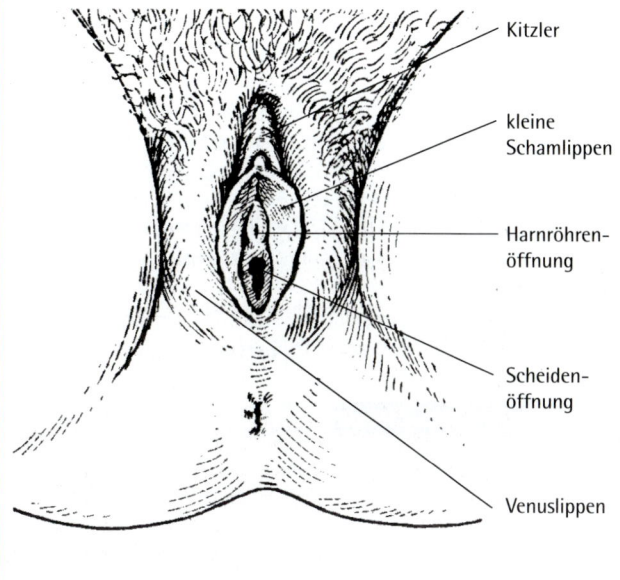

Kitzler

kleine Schamlippen

Harnröhrenöffnung

Scheidenöffnung

Venuslippen

Vulva

Wann zur Ärztin oder zum Arzt?

- Bei ungewöhnlich aussehendem, stark riechendem oder verstärktem Ausfluss.
- *Sofort* bei unklaren Schmerzen im Unterbauch, vor allem in Kombination mit Fieber.

Selbsthilfe

Ist nicht möglich, wenn die Infektion bereits besteht.

Behandlung

- Eine Laboruntersuchung sollte klären, auf welchen Keim Ihre Infektion zurückzuführen ist. Erst dann ist ein zielgerichteter Antibiotikaeinsatz möglich.
- Antibiotikahaltige Scheidenzäpfchen haben im Körper nur geringe Nebenwirkungen.
- Nach der Antibiotikabehandlung sollten Sie das Scheidenmilieu mit Joghurt (➡ Vorbeugung) oder Scheidenzäpfchen mit Milchsäurebakterien wieder aufbauen.

Entzündung der Bartholin-Drüsen

Beschwerden

Sehr unangenehmes, schmerzhaftes, einseitiges Anschwellen der Venuslippen mit Rötung. Allgemeine Entzündungszeichen wie Fieber können hinzukommen.

Ursachen

Es handelt sich um eine Infektion der Drüse und Drüsengänge durch Hautkeime oder Kolibakterien, die aus dem Anusbereich in die Drüsenausgänge übertragen (»geschmiert«) werden. Diese Schmierinfektionen sind meist die Folge von falschen Hygienepraktiken: Frauen sollten sich nach dem Stuhlgang von »vorne« nach »hinten« abwischen.

Eine Entzündung der Bartholin-Drüsen kann auch eine Folgeerkrankung eines Trippers sein (➡ Seite 751).

Erkrankungsrisiko

Infektionen der Bartholin-Drüsen sind selten und treten eher bei jüngeren Frauen auf. Ein häufiger Partnerwechsel erhöht das Risiko, außerdem häufig wiederkehrende oder länger andauernde bakterielle Scheideninfektionen.

Mögliche Folgen und Komplikationen

Unbehandelt kann die Infektion chronisch werden oder sich als eitergefüllter Abszess abkapseln.

Vorbeugung

Wie bei Scheidenentzündung (➡ Seite 769).

Wann zur Ärztin oder zum Arzt?

Wenn die Schwellung im Genitalbereich zu schmerzen beginnt.

Selbsthilfe

Im Frühstadium der Infektion können Sitzbäder in einer Lösung aus Kaliumpermanganat oder aus Kamillen- oder Hamameliskonzentrat den Entzündungsprozess aufhalten.

Behandlung

Eine Kombination aus desinfizierenden Sitzbädern in Kaliumpermanganat-Lösung und immer wieder aufgetragener Zugsalbe soll den Eiter »zusammenziehen«. Den so entstandenen Abszess eröffnen Ärztin oder Arzt dann chirurgisch. Hierbei wird der Ausführungsgang der Drüse durch einen Schnitt erweitert, sodass der in ihr gestaute Eiter abfließen kann. In Ausnahmefällen wird die gesamte Drüse entfernt.

Selten kann sich der Abszess durch die Zugsalbenbehandlung von allein zurückbilden.

Vulva- und Scheidenkrebs

➡ auch Krebs, Seite 708.

Beschwerden

Meist kleine, nässende, nicht heilende, manchmal schmerzhafte Hautverletzung oder Schwellung. Da aber meist der gesamte Vulva- und Vaginalbereich feucht ist, bemerkt man das Anfangsstadium oft nicht.

Ursachen

Weitgehend unbekannt. Vermutlich spielen manchmal Papillomviren eine Rolle (➡ Feigwarzen, Seite 748).

Erkrankungsrisiko

Krebs ist im Vulva- und Scheidenbereich sehr selten. Ab einem Alter von 70 Jahren erhöht sich das Risiko.

Mögliche Folgen und Komplikationen

Blutungen und Schmerzen. Wenn der Tumor nach außen wächst, können das Sitzen und Gehen beschwerlich werden. Das Vulvakarzinom wächst langsam. Früh erkannt, sind die Heilungschancen relativ gut. Das Vaginalkarzinom wächst hingegen schnell und bildet relativ rasch Metastasen (➡ Krebs, Seite 708).

Vorbeugung

Regelmäßige Untersuchungen (➡ Seite 754).

Wann zur Ärztin oder zum Arzt?

Sofort, wenn Hautveränderungen, wie Rötungen, unerklärliche Wunden oder Schürfungen, auffallen.

Selbsthilfe

Ist nicht möglich.

Behandlung

Je nach Stadium und Tumorart Bestrahlung oder operativer Eingriff. Beim Vulvakarzinom werden der Tumor und ein Teil des umgebenden Gewebes entfernt. Wenn möglich, wird versucht, die Klitoris und den Scheidenausgang zu erhalten. Beim Vaginalkarzinom wird die Scheide entfernt, dann ist vaginaler Geschlechtsverkehr nicht mehr möglich. Verhärtete Lymphknoten in der Leistengegend müssen auch entfernt werden.

Gebärmutterhals und Gebärmutter

Gebärmutterhals (Zervix)

Im hinteren Scheidengewölbe ist der Muttermund (*Portio*) tastbar, dessen Wölbung sich wie eine Kirsche anfühlt. Das ist die Öffnung zum Gebärmutterhals. Er ist im vorderen Teil schmerzunempfindlich und führt über eine Verengung in die Gebärmutter. Die Öffnung selbst ist so schmal wie eine Nadel. Was sich im Scheidenraum befindet, kann sich also nicht in die Gebärmutter »verlieren«. Dennoch ist der Muttermund so dehnbar, dass er beim Geburtsvorgang das Kind hindurchlassen kann. Die Gebärmutter ist ebenso wie der Gebärmutterhals mit einer Schleimhaut ausgelegt, die sich im Rhythmus des Zyklus verändert (➡ Menstruation, Seite 755).

Gebärmutter (Uterus)

Die Gebärmutter hat die Form einer etwa sieben bis neun Zentimeter großen Birne. Ihre dicken Wände bestehen aus sehr starken Muskeln. Normalerweise liegt sie zusammengefaltet zwischen Blase und Mastdarm. Die weit verbreitete Vorstellung eines »Hohlraums« ist also falsch. Nur eine Schwangerschaft oder ein Gewächs drücken die Innenwände der Gebärmutter auseinander.

Gebärmutterentzündung

Beschwerden

Ausfluss wie bei einer Scheidenentzündung (➡ Seite 768). Schmerzen und Druckgefühl im Bauch, wenn der Eiter nicht abfließen kann (Abszess).

Ursachen

Infektionen des Gebärmutterhalses und der Gebärmutter können bei einer Scheideninfektion oder unsterilem Arbeiten beim Legen einer Spirale entstehen. Später können Bakterien über den Faden von der Vagina in die Gebärmutter »wandern« (➡ Spirale, Seite 313).

Erkrankungsrisiko

Abszesse entstehen leichter bei älteren Frauen mit verengtem Muttermund.

Mögliche Folgen und Komplikationen

Wenn der Eiter aus der Gebärmutter nicht abfließen kann, steigt die Gefahr einer allgemeinen Blutvergiftung.

Gebärmutterinfektionen können in die Eileiter und Eierstöcke »hinaufwandern«. Die späte Folge könnte Unfruchtbarkeit sein.

Vorbeugung

Wie bei einer Scheidenentzündung (➡ Seite 769).

Wann zur Ärztin oder zum Arzt?

- Bei ungewöhnlichem oder verstärktem Ausfluss.
- *Sofort* bei unklaren Schmerzen im Unterbauch, vor allem in Kombination mit Fieber.

Selbsthilfe

Ist nicht möglich.

Behandlung

Bei leichten, oberflächlichen Schleimhautentzündungen reicht oft eine Östrogenbehandlung über einige Tage mit anschließender Abblutung der Schleimhaut, um die Entzündung auszuheilen.

Ansonsten wird die Infektion mit Antibiotika behandelt. Wenn sich Eiter in der Gebärmutter angesammelt hat, muss der Muttermund eröffnet werden, um den Eiter abfließen zu lassen. Nach der folgenden Antibiotikabehandlung sollte eine Ausschabung gemacht werden, um festzustellen, ob sich das Gewebe bösartig verändert hat.

Polypen

Polypen sind gutartige Veränderungen, die auf einer breiten Basis oder an einem Stiel am Muttermund und im Gebärmutterhals oder in der Gebärmutter sitzen.

Beschwerden

Es müssen keine Beschwerden auftreten. Manchmal kommt es zu verstärktem Ausfluss, der blutig durchsetzt sein kann, und zu Schmierblutungen, die vor allem nach dem Verkehr auftreten.

Manchmal rufen Polypen in der Gebärmutter wehenartige Schmerzen hervor, wenn die Gebärmutter versucht, den »Fremdkörper« auszustoßen.

Ursachen

Polypen sind oft die Folge überschießender Gewebeproduktion. Auch ein erhöhter Östrogenspiegel wird manchmal als Ursache vermutet.

Erkrankungsrisiko

Polypen können in jedem Lebensalter entstehen. Nur während der Wechseljahre gibt es ein leicht gesteigertes Risiko für Gebärmutterpolypen.
Gebärmutterpolypen treten jedoch weitaus seltener auf als Zervixpolypen.

Mögliche Folgen und Komplikationen

Schmieriger Ausfluss oder Schmierblutungen, die vor allem beim Geschlechtsverkehr stören und in eine Dauerblutung übergehen können. Übermäßiger Blutverlust muss notärztlich behandelt werden.
Gelegentlich kann sich hinter einem Polypen ein Karzinom verbergen.

Vorbeugung

Ist nicht möglich.

Wann zur Ärztin oder zum Arzt?

Bei deutlich blutigem Ausfluss oder Schmierblutungen.

Selbsthilfe

Ist nicht möglich.

Behandlung

Gebärmutterpolypen, die keine Beschwerden machen, brauchen nicht behandelt zu werden. Das gilt jedoch nicht für Frauen, die die Wechseljahre hinter sich haben, da dann das Krebsrisiko steigt. Unklare Blutungen müssen auf jeden Fall mit einer Ausschabung (*Abrasio*) gestoppt und die Polypen aus der Gebärmutter entfernt werden.
Bei der Ausschabung wird die Schleimhaut abgetragen. Die entfernten Gewebeteile werden auf bösartige Veränderungen hin untersucht. Die Schleimhaut baut sich danach wieder auf.
Größere Zervixpolypen, die am Gebärmuttermund auf einer breiten Basis sitzen, werden nach örtlicher Betäubung des Muttermunds mit Laser oder Strom »verschweißt«. Diesen Eingriff können Ärztin oder Arzt in der Praxis ambulant durchführen.
Gestielte Polypen werden, um Blutungen vorzubeugen, vorwiegend im Krankenhaus entfernt: Mit einer kleinen Greifzange oder einer elektrisch geladenen Schlinge wird der Stiel umfasst und abgedreht. Nachdem sich die Wunde geschlossen hat, ist keine weitere Behandlung nötig.

Myome

Myome sind gutartige Geschwülste in den Muskeln der Gebärmutter. 20 Prozent der Frauen über 30 Jahre bekommen Myome. Je nach Wachstum »buckeln« sie sich nach außen oder wölben sich in den Uterus hinein.

Beschwerden

Viele Frauen mit Myomen haben keine Beschwerden. Bei anderen kann es zu Menstruationsschmerzen, Blutungsstörungen oder Schmier- und Dauerblutungen kommen. Der Druck auf andere Organe kann sich in Blasenbeschwerden, Kreuzschmerzen oder Verstopfung äußern.

Ursachen

Sie sind nicht bekannt.

Erkrankungsrisiko

Myome treten ab dem 30. Lebensjahr häufiger auf als in jungen Jahren. Nach dem Klimakterium tendieren sie dazu, sich zurückzubilden.

Mögliche Folgen und Komplikationen

- Schmier- und Dauerblutungen können zur Blutarmut führen (➡ Eisenmangel-Anämie, Seite 574).
- Myome können Menstruationsbeschwerden verstärken und/oder den Platz für ein werdendes Kind einengen oder zu einem Geburtshindernis werden.
- Bei weniger als einem Prozent der Frauen wird aus dem Myom eine bösartige Geschwulst.

Vorbeugung

Ist nicht möglich.

Wann zur Ärztin oder zum Arzt?

Bei Schmier- oder Dauerblutungen, bei schmerzhafter oder starker Menstruation.

Selbsthilfe

Ist nicht möglich.

Behandlung

Bei starken Schmerzen und Blutungen oder wenn bei der gynäkologischen Untersuchung Veränderungen festgestellt werden, kann man folgendermaßen vorgehen:

- Ein Myom, das sich in die Gebärmutter hineinwölbt, kann über die Vagina entfernt werden. Nach Öffnen des Muttermunds wird das Myom aus den Muskeln herausgelöst, die Gebärmutter bleibt erhalten.
- Ein Myom, das sich nach außen in den Bauchraum »buckelt«, wird über einen Bauchschnitt entfernt. Auch dabei bleibt die Gebärmutter erhalten: Die Gebärmutterwand wird geöffnet, das Myom herausgelöst, und der Uterus wird mit einer Naht wieder verschlossen.
- Ist die Gebärmutter von mehreren Myomen durchwachsen, muss manchmal der ganze Uterus entfernt werden. Eileiter und Eierstöcke bleiben erhalten. Abhängig von ihrer Größe kann eine Gebärmutter ohne Bauchschnitt über die Vagina entfernt werden.
- Manchmal besteht die Möglichkeit, eine stark von Myomen durchwachsene Gebärmutter so zu operieren, dass sie erhalten bleibt. Dafür müssen allerdings vorher Hormone des Hypothalamus, so genannte GnRH-Analoga, gespritzt werden. Diese setzen die Eierstöcke außer Funktion, sodass den Muskelknoten einer ihrer »Nährstoffe«, das Östrogen, entzogen wird. Es entsteht eine Situation wie in den Wechseljahren, mit entsprechenden Nebenwirkungen.

Durch die Hormonbehandlung schrumpfen die Myomknoten und können dann leichter operativ entfernt werden. Die Gebärmutter bleibt erhalten. Nach dem Absetzen der Medikamente spielen sich die hormonellen Kreisläufe innerhalb weniger Wochen wieder von selbst ein.

Endometriose

Als Endometriose bezeichnet man kleine Gebärmutterschleimhautinseln, die sich außerhalb des Uterus angesiedelt haben. Sie können z.B. an Eileitern, Eierstöcken, Gebärmuttermund oder Vagina sitzen, aber auch in der Bauchhöhle, auf Blase oder Darm. Selten siedeln sie auf weiter entfernten Organen, wie Lunge, Extremitäten oder Leistenkanal.

Beschwerden

Das Gewebe reagiert ebenso wie die »ursprüngliche« Gebärmutterschleimhaut auf das hormonelle Wechselspiel des Zyklus.

Die Zellinseln schwellen zyklisch an und lösen einen Spannungsschmerz aus. Unklare Unterbauchschmerzen treten meist einige Tage vor und in den ersten Tagen der Periode auf.

Außerdem kann es zu verstärkten Menstruations- und Zwischenblutungen kommen (➡ Seite 755) sowie zu Schmerzen beim vaginalen Sex.

Ursachen

Man vermutet, dass die Zellen »verschleppt« wurden. Es ist möglich, dass Schleimhaut in die mittlere Muskulatur der Gebärmutter einwandert. Instrumentelle Eingriffe, wie z.B. Myomausschälung, Schnittentbindungen, Operationen an der Gebärmutter und Gewebeentnahmen, begünstigen das. Über die Eileiter können Gebärmutterschleimhautzellen in den Bauchraum verschleppt werden, über die Lymph- und Blutbahnen in fernere Organe. Eventuell wachsen die Schleimhautinseln auch von sich aus an Organen, die in der Embryonalentwicklung mit der Gebärmutter verbunden waren. Möglicherweise sind auch Veränderungen des Immunsystems für die Zunahme der Endometriose verantwortlich, weil sich das Bauchfell, in dem sich die Endometrioseherde einnisten, nicht mehr ausreichend gegen die Eindringlinge wehren kann.

Erkrankungsrisiko

Endometriosen werden in der industrialisierten Welt heute weitaus häufiger diagnostiziert als vor fünfzig Jahren. Die Gründe dafür sind unklar.

Mögliche Folgen und Komplikationen

Im Zyklus der »ursprünglichen« Gebärmutterschleimhaut bluten die Zellinseln ganz leicht und bilden dadurch meist kleine Zysten. Diese wachsen, weil das Blut nicht abfließen kann. Bei entsprechender Größe können Druckgefühle und Unterbauchschmerzen dann auch unabhängig vom Regelrhythmus auftreten.

Die häufigsten Folgen einer Endometriose an den Eileitern, Eierstöcken oder von Verwachsungen zwischen den Unterleibsorganen sind Unfruchtbarkeit und chronische Schmerzen.

Vorbeugung

Vor allem bei Kaiserschnittgeburten und Myomausschälungen sind die Ärzte aufgerufen, entsprechende Sorgfalt walten zu lassen. Als Patientin sollten Sie sich immer detailliert begründen lassen, warum ein Eingriff notwendig ist. Konsultieren Sie möglichst mehrere Ärzte vor einem Eingriff.

Wann zur Ärztin oder zum Arzt?

- Wenn sich Regelbeschwerden im Laufe der Zeit ungewöhnlich verstärken und unklare, diffuse Unterbauchbeschwerden auftreten.
- Wenn zyklusabhängige Schmerzen an irgendeinem anderen Körperteil auftreten.

Selbsthilfe

Ist nicht möglich.

Behandlung

Eine Behandlung wird erst notwendig, wenn die Schmerzen die Bewältigung des Alltags stark belasten.

● Bauchspiegelung (Laparoskopie, ➡ Seite 830): Mit ihr können Zellansiedelungen im Unterbauch entdeckt und gleichzeitig »verschweißt« (*koaguliert*) werden.

● Mit Hormonen: Manche Endometrioseherde reagieren auf Hormone. Eine Behandlung kann dann die körpereigene Produktion von Östrogen und Progesteron deutlich reduzieren, die Menstruation setzt aus, die Endometrioseherde »ruhen«. Das mildert die Beschwerden erheblich. Nach Absetzen der Medikamente nehmen die Eierstöcke ihre Funktion wieder auf.

Als Medikamente kommen die »Pille« (➡ Seite 313), GnRH-Analoga (➡ Myome, Seite 773), Gestagene oder Danazol in Frage. Mit Ausnahme der »Pille« sollte die Behandlung mit diesen Mitteln nicht länger als maximal ein Jahr dauern. Durch das Östrogendefizit steigt das Risiko, dass sich eine Osteoporose entwickelt (➡ Seite 666). Als Nebenwirkungen der Behandlung können auftreten: Gewichtszunahme, Akne, verstärkte Körperbehaarung, Müdigkeit, Migräne, Schwitzen und geringere Lust auf Sex. Zu einer Hormonbehandlung sollten Sie sich nur dann entschließen, wenn Sie Dauerschmerzen haben oder durch eine Endometriose unfruchtbar geworden sind. Große, schmerzhafte Gebärmutterschleimhautinseln werden fast immer operativ entfernt.

Gebärmutter– und Scheidensenkung

Eine Gebärmuttersenkung tritt häufig zusammen mit einer Senkung der Blase und des umgebenden Gewebes auf. Sie können sie selbst fühlen, indem Sie mit dem Finger in der Scheide nach Muttermund und Gebärmutter tasten. Ragt die Gebärmutter fühlbar in das Scheidengewölbe hinein und liegt der Muttermund nah an der Scheidenöffnung, liegt eine Senkung vor. Selten rutscht die Gebärmutter so weit vor, dass sie am Scheidenausgang erscheint (Gebärmuttervorfall).

Wölbt sich die vordere Scheidenwand mit der Blase wie ein praller Ball vor, handelt es sich um eine »vordere« Scheidensenkung, bei der Vorwölbung der hinteren Scheidenwand zusammen mit dem Darm um eine »hintere« Scheidensenkung.

Beschwerden

Druckgefühl, ein heftiges Ziehen »nach unten«, häufiges, auch unkontrollierbares Abgehen von wenig Harn und/oder Schwierigkeiten, den Enddarm zu entleeren.

Ursachen

Das Bindegewebe und die Sehnen, die die Unterbauchorgane an ihrem Platz halten, haben sich gelockert. Zusammen mit einer Erweiterung der Scheide und nachlassender Spannkraft der Muskeln des Beckenbodens beginnen sich die Organe zu senken.

Erkrankungsrisiko

Das Risiko steigt durch mehrere Geburten, körperlich anstrengende und/oder stehende Berufstätigkeit über viele Jahre hinweg. Auch durch eine Hormonreduktion, z. B. in den Wechseljahren, kann das Risiko steigen. Starkes Übergewicht und schwache Muskeln infolge mangelnder Bewegung erhöhen das Erkrankungsrisiko.

Mögliche Folgen und Komplikationen

Die ständig drückenden und ziehenden Beschwerden können den Alltag extrem belasten, vor allem dann, wenn man beim Husten oder körperlicher Betätigung unwillkürlich Urin verliert (➡ Blasenschwäche, Seite 653).

Vorbeugung

Eine gezielte Rückbildungsgymnastik unter der fachkundigen Anleitung einer Hebamme sollte nach jeder Geburt den Beckenboden stärken und deshalb vier bis sechs Monate lang nach der Entbindung regelmäßig durchgeführt werden.

Wann zur Ärztin oder zum Arzt?

Bei den genannten Beschwerden.

Selbsthilfe

Intensives und regelmäßiges Beckenbodentraining. Es kann das tragende Gewebe oft hinreichend kräftigen (➡ Blasenschwäche, Seite 653), muss aber kontinuierlich durchgeführt werden.

Behandlung

Am Anfang steht immer das intensive Beckenbodentraining, das mit einer Östrogenbehandlung (Vaginalzäpfchen oder -tabletten) unterstützt werden kann.
Erst wenn das Beckenbodentraining keinen hinreichenden Erfolg bringt, ist eine Operation überlegenswert. Bei einer Scheidensenkung wird das Bindegewebe zwischen Blase und Scheide (»vordere« Plastik) bzw. zwischen Darm und Scheide (»hintere« Plastik) gestrafft. Neue Operationstechniken verbessern die Ergebnisse ständig. Die Gebärmutter muss nur entfernt werden, wenn sie ebenfalls abgesenkt ist. Die Eierstöcke bleiben erhalten.

Gebärmutterhalskrebs (Zervixkarzinom)

➡ auch Krebs, Seite 708.

Beschwerden

Im Frühstadium ohne Beschwerden. Später können Blutungen zum Beispiel beim Geschlechtsverkehr auftreten. Schmerzen entstehen meist erst dann, wenn Nachbarorgane mit betroffen sind.

Ursachen

Als Hauptursache werden heute Papillomviren angesehen, die auch für die Entstehung von Feigwarzen (➡ Seite 748) verantwortlich sind.

Erkrankungsrisiko

Das Zervixkarzinom ist der häufigste Tumor im weiblichen Genitalbereich. Das Risiko einer Ansteckung mit Papillomviren erhöht sich bei häufig wechselnden Sexualkontakten.
Da aber längst nicht alle Frauen, die sich mit Papillomviren angesteckt haben, erkranken, müssen weitere Faktoren, wie zum Beispiel ein geschwächtes Immunsystem, hinzukommen.

Mögliche Folgen und Komplikationen

Ausbreitung auf die Gebärmutter und andere Organe, wie Knochen, Leber, Blase, Darm, Lymphknoten.

Vorbeugung

Je früher der Krebs entdeckt wird, desto besser sind die Heilungschancen (➡ Krebsfrüherkennungsuntersuchung, Seite 710). Vor der Ansteckung mit Papillomviren schützen Kondome. Daneben beugt der Sexualpartner am besten vor, indem er seinen Penis täglich gründlich wäscht.

Wann zur Ärztin oder zum Arzt?

Bei unerklärlichen Blutungen, die außerhalb des Zyklus auftreten. Jede Frau sollte die regelmäßigen Früherkennungsuntersuchungen bei Frauenärztin oder -arzt wahrnehmen.

Selbsthilfe

Ist nicht möglich.

Behandlung

Wenn es sich um Vorstufen von Krebs handelt, werden die betroffenen Stellen mit dem Laser abgetragen (verschorft). Bei einer Konisation wird ein Kegel aus dem Muttermund herausgeschnitten. Diese Operation ist Diagnose und Therapie zugleich: Anhand der Gewebeprobe kann festgestellt werden, wie weit die Erkrankung fortgeschritten ist. Bei einem Gebärmutterhalskrebs, der bereits die Zellgrenzen überschreitet, aber auf den Gebärmutterhals beschränkt ist, wird die Gebärmutter mit dem Gebärmutterhals und den Lymphknoten im kleinen Becken entfernt.

Gebärmutterkrebs (Korpuskarzinom)

➡ auch Krebs, Seite 708.

Das Gebärmutterkarzinom ist meist ein Krebs der Gebärmutterschleimhaut. Bösartige Veränderungen der Uterusmuskeln gibt es nur sehr selten.

Beschwerden

Ungewöhnliche, verstärkte oder verlängerte Blutungen. Schwache Blutungen ohne Zusammenhang zum Zyklus.

Ursachen

Unbekannt.

Erkrankungsrisiko

Das Risiko steigt langsam ab dem 40. Lebensjahr und hat seinen Gipfel zwischen dem 55. und 60. Lebensjahr. Unter den bösartigen Tumoren im weiblichen Genitalbereich steht das Gebärmutterkarzinom nach dem Zervixkarzinom an zweiter Stelle – mit steigender Tendenz. Die Krankheit ist östrogenabhängig, und sie tritt bei einer alleinigen Östrogentherapie – ohne Gestagenzusatz – bei Frauen nach den Wechseljahren gehäuft auf. Bei Frauen, die noch eine Gebärmutter haben, gilt eine Östrogenbehandlung ohne Gestagene deshalb als Kunstfehler!
Das Gebärmutterkarzinom kommt häufiger bei Frauen vor, die nicht geboren haben, als bei Müttern. Ein erhöhtes Risiko wird bei ausgeprägtem Übergewicht, Diabetes und Bluthochdruck vermutet.

Mögliche Folgen und Komplikationen

Gebärmutterkrebs wächst langsam und macht durch Blutungen auf sich aufmerksam. Früherkennung und Frühbehandlung helfen, lebensbedrohliche Folgen zu vermeiden. Unbehandelt vergrößert sich der Uterus, es entstehen Druckbeschwerden und Schmerzen. Schließlich breitet sich der Krebs auf den Gebärmutterhals, das kleine Becken und über das kleine Becken weiter aus.

Vorbeugung

Ist nicht möglich.

Wann zur Ärztin oder zum Arzt?

Bei unklaren, ungewöhnlichen, verstärkten oder verlängerten Blutungen. Bei jeder Blutung nach den Wechseljahren.

Selbsthilfe

Ist nicht möglich.

Behandlung

Die Gebärmutter wird zusammen mit den Eileitern entfernt. Da der Gebärmutterkrebs hormonabhängig wächst, müssen die Eierstöcke mit entfernt werden. Geschieht das im Frühstadium, liegen nach fünfjähriger Beobachtungszeit die Heilungschancen bei 90 Prozent. Eine Strahlentherapie ist nicht nötig, wenn der Tumor in den Grenzen der Gebärmutterschleimhaut geblieben ist. Sonst kann nach der Operation eine Strahlentherapie notwendig werden.
Ohne Gebärmutter haben Sie keine Menstruation mehr und können keine Kinder mehr bekommen. Ihr Lust- und Liebesleben braucht das aber nicht zu beeinflussen.
Die meisten Frauen kommen nach einer solchen Operation etwa drei bis vier Jahre eher in die Wechseljahre.

Eileiter und Eierstöcke

Eileiter (Tuben)

Die Eileiter sind durchschnittlich acht bis zwölf Zentimeter lang. Sie sind die beweglichen Transportwege des Eis. An ihrem Ende – nahe dem Eierstock – formen fingerartige Fimbrien eine Art Trichter. Fimbrien und Eileiter befinden sich stets in einer leichten Wellenbewegung. Mit dieser Bewegung ist es den Fimbrien möglich, das Ei, das nach dem Eisprung in den Bauchraum gestoßen wird, »anzusaugen« und aufzunehmen. Durch die Bewegung des Eileiters wird das Ei in Richtung Gebärmutter transportiert. Gefördert wird diese Wanderbewegung von feinen Flimmerhärchen, die den Weitertransport des Eis zusätzlich unterstützen.

Eierstöcke (Ovarien)

Die Eierstöcke haben die Größe und Form einer kleinen Pflaume und liegen im kleinen Becken rechts und links neben der Gebärmutter. Sie werden vom Bauchfell gehalten und sind mit der Gebärmutter durch jeweils ein Eierstockband verbunden. Jeder Eierstock besteht aus einem inneren Mark und einer etwa ein bis zwei Millimeter dicken Rinde. In dieser entstehen die mit Flüssigkeit gefüllten Bläschen (*Follikel*), die das Ei in sich tragen. Die Zahl der in beiden Eierstöcken angelegten Eier beträgt zur Zeit der Geburt etwa 400 000. Reift ein Follikel heran, sitzt er jeweils an der Außenfläche des Eierstocks. Er öffnet sich zum Eisprung und entlässt zur Mitte des Zyklus das Ei in den Bauchraum. Der Follikel selbst wandelt sich in den Gelbkörper um und beginnt mit der Produktion des Gelbkörperhormons Progesteron (➡ Menstruation, Seite 755).

Eileiterentzündung (Salpingitis)

Was in der Umgangssprache als Eierstockentzündung bezeichnet wird, ist fast immer eine Eileiterentzündung.

Beschwerden

Meist beidseitige Unterbauchschmerzen, die häufig asymmetrisch auftreten und bis in die Leistengegend ausstrahlen können.
Möglich sind außerdem ziehende Schmerzen bis in die Oberschenkel und Knie oder in den Rücken, manchmal begleitet von hohem Fieber.

Ursachen

Eine »aufgestiegene« Infektion aus der Scheide oder der Gebärmutter (➡ Scheidenentzündung, Seite 768). Oft ist eine solche Infektion bedingt durch Gonokokken und Chlamydien (➡ Seite 748).
Bei einer Eierstockentzündung legt sich die Infektion um die äußere Hülle des Eierstocks.

Erkrankungsrisiko

Das Risiko steigt bei Infektionen im Genitalbereich.

Mögliche Folgen und Komplikationen

- Eileiterentzündungen können die Beweglichkeit der Fimbrien beeinträchtigen, das erschwert es ihnen, das Ei aufzufangen.
- Verklebte Eileiter behindern die Durchlässigkeit für das Ei erheblich. Verwachsungen begünstigen Eileiterschwangerschaften (➡ Seite 777).
- Wird nicht rechtzeitig behandelt, kann sich eine Bauchfellentzündung oder ein Eierstock-Eileiter-Abszess entwickeln, der dann zusammen mit den erkrankten Organen operativ entfernt werden muss.
Am Ende einer chronischen Entzündung können sich Eileiterzysten bilden. Die späte Folge all dessen kann Unfruchtbarkeit sein (➡ Seite 317).

Vorbeugung

Scheideninfektionen angemessen behandeln (➡ Seite 769).

Wann zur Ärztin oder zum Arzt?

- Bei ungewöhnlichem oder verstärktem Ausfluss.
- *Sofort* bei unklaren Schmerzen im Unterbauch, vor allem in Kombination mit Fieber.

Selbsthilfe

Ist nicht möglich.

Behandlung

Antibiotika (➡ Seite 839). Eileiter- oder Eierstockentzündungen können Sie nur dann zu Hause behandeln, wenn Sie kein Fieber haben. Dann sollten Sie im Bett bleiben, sich schonen und warm halten.
Bei Fieber wird fast immer ins Krankenhaus überwiesen, um die Antibiotika intravenös verabreichen zu können. In leichten Fällen wird die Behandlung manchmal mit entzündungshemmenden Medikamenten wie Diclofenac (➡ Rheuma, Seite 687), in schweren Fällen mit Kortison (➡ Seite 842) ergänzt. Der stationäre Aufenthalt dauert zwischen sieben und zehn Tagen. Wärme und Bettruhe sind von großer Bedeutung. Beides kann den Spätkomplikationen vorbeugen.
So ist es beispielsweise sinnvoll, einige Tage nach dem Beginn der Antibiotikatherapie den Heilungsprozess mit Fangopackungen zu beschleunigen (➡ Wärmepackungen, Seite 875). Nach dem Abklingen der akuten Entzündung wirkt jede Form gezielter Wärme (lokale Überhitzung) mit Heizdecke oder Wärmflasche unterstützend. In der Phase der akuten Entzündung sollte mit Kälte (Eisbeutel) behandelt werden.

Eileiterschwangerschaft
(Tubargravidität)

Ein befruchtetes Ei kann sich auf jedem gut durchbluteten Gewebe festsetzen. Daher kann ein Kind auch außerhalb der Gebärmutter (*extrauterin*) zu wachsen beginnen. Eine Bauchhöhlenschwangerschaft ist relativ selten. Häufiger sind Eileiterschwangerschaften. Sie entstehen, wenn sich ein befruchtetes Ei auf dem Weg zur Gebärmutter im Eileiter einnistet.

Beschwerden

Die Anfangssymptome gleichen denen einer normalen Schwangerschaft: Die Periode fällt aus oder ist schwächer als sonst. Der Schwangerschaftstest ist positiv. Nach rund sechs Wochen treten meist einseitige Unterbauchschmerzen auf, oft auch leichte Blutungen.
Wird die Eileiterschwangerschaft nicht beendet, kann sich das Ei weiterentwickeln und den Eileiter »sprengen«. Dabei kommt es zu starken Blutungen in den Bauchraum. Der Schmerz wandert nun vom Unterbauch in den Oberbauch und in die Schultern. Der Schulterschmerz ist das markanteste Zeichen eines geplatzten Eileiters.

Blässe und Ohnmacht sind Anzeichen für einen gefährlichen Schock durch innere Blutungen. Es besteht Lebensgefahr.

Ursachen

Meist Verengungen und Verwachsungen des Eileiters als Folge einer Eileiterentzündung. Mangelnde Beweglichkeit und Versteifung der Eileitermuskulatur. Diese Faktoren können den Weitertransport des befruchteten Eis in Richtung Gebärmutter behindern.

Erkrankungsrisiko

Das Risiko steigt bei allen Frauen, die bereits Eileiterentzündungen hatten, und bei Frauen, die eine Spirale tragen. Ungeklärt ist, ob die von der Spirale abgegebenen Kupferionen die Beweglichkeit der Eileiter verringern. Das Risiko ist immer erhöht bei vorangegangenen Eileiterschwangerschaften oder Schwangerschaftsabbrüchen und bei früherer Sterilität – deshalb treten Eileiterschwangerschaften häufiger bei künstlicher Befruchtung auf.

Mögliche Folgen und Komplikationen

»Reißen« des Eileiters und Blutung in den Bauchraum. Der Blutungsschock ist immer lebensbedrohlich und muss *sofort* notärztlich behandelt werden (➡ Schock, Innenseite vorderer Buchdeckel).

Vorbeugung

Ist nicht möglich.

Wann zur Ärztin oder zum Arzt?

Sofort bei Schmerzen im Unterbauch, wenn die Periode ausgeblieben oder nur schwach aufgetreten ist.

Selbsthilfe

Ist nicht möglich.

Behandlung

Eine Eileiterschwangerschaft wird immer operiert, meist mit einer Bauchspiegelung durch den Nabel, selten ist ein Bauchschnitt nötig. Bei noch unverletztem, nicht blutenden Eileiter versuchen Ärztin oder Arzt, das Schwangerschaftsgewebe über das obere Ende des Eileiters »herauszudrücken«. Ist das nicht möglich, wird es mikrochirurgisch entfernt. Der Eileiter bleibt dabei erhalten.

Bei größeren, blutenden Einrissen im Gewebe des Eileiters ist dieses relativ sanfte Verfahren nicht mehr möglich. Der Eileiter muss sofort entfernt werden, weil die Blutung nicht anders zu stillen ist.

Zysten

Zysten sind die am häufigsten vorkommenden gutartigen Geschwülste. Sie können überall im Körper auftreten und sind kein »Privileg« von Frauen: Eine Zyste ist nichts anderes als ein mit Flüssigkeit gefüllter Hohlraum. Sie heißen »funktionelle Zysten«, wenn sie etwas mit den Funktionen der Eierstöcke zu tun haben, z.B. Follikel- oder Gelbkörperzysten.

Am Eileiter kommen diese Geschwülste kaum vor. Anders ist es am Eierstock. Dort liegen häufiger Zysten entweder in der Eierstockrinde, oder sie entwickeln einen Stiel und sind dann als »Eierstockanhängsel« im Ultraschall sichtbar.

Problematisch können jene selteneren Zysten werden, die feste Gewebeteile enthalten (*Cystadenome*); sie bilden sich nicht von selbst zurück und können sich zu Eierstockkrebs wandeln.

Beschwerden

Abhängig von der Zystengröße und vom Zyklusrhythmus können einseitige, ziehende, diffuse Unterbauchschmerzen auftreten. Im Frühstadium verursachen Zysten allerdings meist keine Beschwerden.

Ursachen

Zysten entstehen, wenn ein gereifter Follikel nicht aufgeht. Dafür können Hormonstörungen die Ursache sein. Ohne Eisprung kann der Follikel weiter wachsen. In seinem Inneren beginnt sich dann Flüssigkeit anzusammeln: Eine Zyste entsteht.

Erkrankungsrisiko

Zysten entstehen eher bei jüngeren Frauen und nur, solange die Eierstöcke noch aktiv sind. Es wird angenommen, dass psychische Belastungen die Entstehung von Zysten begünstigen können.

Mögliche Folgen und Komplikationen

Wenn sich immer mehr Zysten bilden, wird der Platz in der Eierstockrinde knapp. Es fehlt an Raum, um funktionsfähige, sprungreife Follikel zu bilden. Das kann ein Grund für Unfruchtbarkeit sein (➡ Seite 317).

In Extremfällen können sich sehr große Zysten öffnen und in den Bauchraum bluten. Selten ist auch die Drehung der Zyste mitsamt Eierstock um sich selbst, das führt zu Durchblutungsstörungen bis zum Absterben des Eierstocks und erfordert eine operative Entfernung der Zyste.

Cystadenome können zum Krebs werden. Sehr große Cystadenome drücken auf gesunde Nachbarorgane im Bauchraum und verdrängen sie.

Vorbeugung

Bei jüngeren Frauen, die zu wiederholter Zystenbildung neigen und ohnehin verhüten wollen, kann die Einnahme der »Pille« sinnvoll sein, weil sie die Eierstöcke weitgehend ruhig stellt.

Wann zur Ärztin oder zum Arzt?

Beim Auftreten von unklaren Unterbauchschmerzen.

Selbsthilfe

Eine Unterbauchpackung mit Fango kann die Rückbildung der Zyste unterstützen (➡ Seite 875).

Behandlung

Funktionelle Zysten brauchen nicht behandelt zu werden, solange sie weder erheblich drücken noch schmerzen. Oft bilden sie sich nach ein bis zwei Monaten von selbst zurück oder platzen ohne große Komplikationen. Viele Ärztinnen und Ärzte »behandeln« dennoch.

Eine häufige Unsitte ist die Punktion, bei der die Zystenflüssigkeit abgelassen wird, obwohl bekannt ist, dass sich der Hohlraum aufs Neue mit Gewebeflüssigkeit füllen wird.

Zysten, die immer größer und empfindlicher werden und erhebliche Beschwerden bereiten, sollten operativ entfernt werden.

Auch Zysten, bei denen der Verdacht auf Unregelmäßigkeiten der Innenwand besteht, müssen operativ entfernt werden, da es sich hierbei um Cystadenome oder gar Eierstockkrebs handeln kann.

Bei der Operation wird nur die Zyste aus dem Eierstock »geschält«, der Eierstock selbst bleibt erhalten.

Eierstockkrebs (Ovarialkarzinom)

➡ auch Krebs, Seite 708.

Beschwerden

Die Eierstöcke können sich über lange Zeit vergrößern, ohne Beschwerden zu verursachen. Schmerzen treten meist erst auf, wenn ein Umfang erreicht ist, der andere Organe beeinflusst; beispielsweise eine Bauchfellreizung, Druckgefühle an der Blase oder am Darm.

Ursachen

Sie sind unbekannt.

Erkrankungsrisiko

Das Risiko steigt ab dem vierzigsten Lebensjahr.

Mögliche Folgen und Komplikationen

Bösartige Geschwülste am Eierstock sind tückisch, weil sie im Frühstadium meist nur durch Zufall erkannt werden. Die Geschwulst wächst sehr schnell und bildet rasch Metastasen im Bauchraum. In der Folge sammeln sich große Mengen von Bauchwasser an.

Vorbeugung

Gynäkologische Früherkennungsuntersuchungen mit Ultraschall helfen, den Krebs rechtzeitig zu erkennen.

Wann zur Ärztin oder zum Arzt?

Wenn der Bauchumfang unerklärlich zunimmt, verbunden mit unklaren Druckgefühlen im Unterbauch, vielleicht mit Übelkeit und allgemeiner Schwäche.

Selbsthilfe

Ist nicht möglich.

Behandlung

Immer operativ. Meist sind beide Eierstöcke erkrankt, aber auch bei einseitigem Krebs werden beide Eierstöcke entfernt, um ein Übergreifen auf den gesunden Eierstock zu verhindern. Der Operation folgt fast immer eine Chemotherapie. Bestrahlungen sind nur selten sinnvoll.

Nach der Entfernung der Eierstöcke ist es meist sinnvoll, die Hormone, die der Körper nun nicht mehr selbst produziert, als Medikament einzunehmen (➡ Hormonmittel, Seite 761). Das Lust- und Liebesleben braucht diese Operation nicht zu beeinflussen.

Männerkrankheiten

Die männlichen Geschlechtsorgane bestehen aus Penis, Hoden, Nebenhoden, Samenblasen, Samenleiter und Vorsteherdrüse (*Prostata*). Für die Funktion des Penis als Geschlechtsorgan sind die Schwellkörper wichtig. Sie sind dicht mit Blutgefäßen durchzogen. Der Harnröhren-Schwellkörper enthält die gemeinsame Harn-Samen-Röhre. Er bildet am Kopf des Penis die Eichel (*Glans*), die von der Vorhaut umhüllt ist. Wird das Organ mechanisch gereizt oder anderweitig erregt, lässt Blutandrang die Schwellkörper verdicken, der Penis richtet sich auf (*Erektion*). Bei weiterer Stimulation kommt es zum Samenerguss (*Ejakulation*).

Die Hoden sind die männlichen Keimdrüsen, die geschützt im Hodensack (*Skrotum*) liegen. In ihren Zwischenzellen bilden sich männliche Sexualhormone, in ihren Kanälchen die Samenzellen (*Spermien*). Die Samenzellen werden in die Nebenhoden befördert, die am hinteren Rand der Hoden liegen und die Samen bis zur nächsten Ejakulation speichern. Dann werden sie in die Samenleiter gepresst und zur Prostata transportiert.

Die Prostata ist kastaniengroß und umfasst den Teil der männlichen Harnröhre, der an der Blase beginnt. Bevor die beiden Samenleiter in die Prostata münden, nehmen sie die Ausgänge der beiden Samenbläschen auf. Samenbläschen und Prostata sondern eine Flüssigkeit ab, die für die Beweglichkeit der beim Samenerguss ausgetriebenen Samenfäden wichtig ist. Die Sekrete aus beiden Drüsen werden zugleich mit dem Samen in die Harnröhre entleert. Ein spezieller Mechanismus sorgt dafür, dass Samenflüssigkeit und Harn die Harnröhre nie zugleich verlassen. Die Geschlechtsorgane des Mannes sind so eng mit den ableitenden Harnwegen verbunden, dass Erkrankungen eines Systems auch Erkrankungen des anderen mit verursachen können.

Unfälle und Verletzungen

Harnröhre

Neben Unfällen ist die instrumentelle Untersuchung durch den Arzt die häufigste Verletzungsursache (➡ Zystoskopie, Seite 831). Sie hat meist blutigen Harn zur Folge. Bei leichten Harnröhrenverletzungen ist oft keine Behandlung erforderlich, oder es genügt das Einsetzen eines Katheters für einige Tage, bei schweren ist eine Operation notwendig. Als Spätfolge kann sich die Harnröhre verengen.

Penis

Penisverletzungen sind meist eine Folge von Sexualpraktiken, bei denen der Penis in Gerätschaften hineingesteckt wird. Sie kommen vor bei Selbstbefriedigung oder durch den Mund von Partnerinnen und Partnern. Das Abknicken des erigierten Penis kann zu einer Penisfraktur führen, einem Riss in der Schwellkörperkapsel.

Land- und Forstarbeiter sind der Gefahr ausgesetzt, dass sich ihre Kleidung in laufenden Maschinen verfängt, wobei oft die äußeren Genitalien mit verletzt werden.

Äußere Verletzungen sollten *sofort* ärztlich versorgt werden. Abgerissene Hautlappen sollten möglichst rasch auf die Wunde aufgelegt oder für den Transport zum Annähen in der Klinik in eine Kühltasche gelegt werden.

Hoden

Prellung

Hodenverletzungen sind oft Folge von Tritt und Schlag. Sie sind sehr schmerzhaft. Harmlos ist eine Prellung, wenn der Schmerz innerhalb einer Stunde wieder vergeht. Hält er jedoch länger an, schwillt der Hoden stark an und ist ein Bluterguss zu erkennen, sollten Sie Ärztin

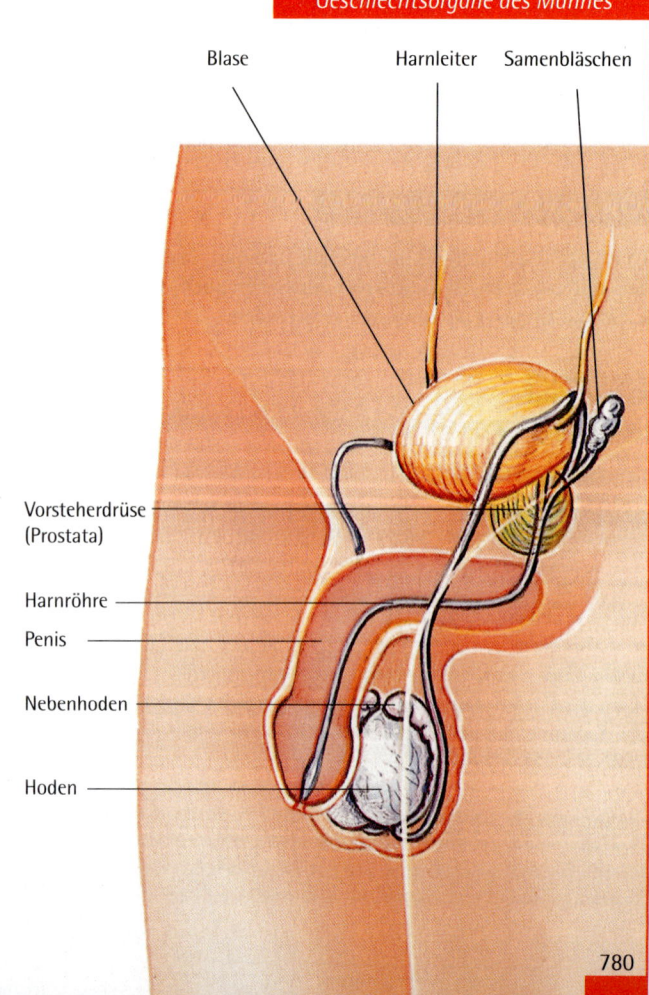

Geschlechtsorgane des Mannes

Blase

Harnleiter

Samenbläschen

Vorsteherdrüse (Prostata)

Harnröhre

Penis

Nebenhoden

Hoden

oder Arzt aufsuchen. In diesem Fall kann eine Operation bleibenden Schaden abwehren. Eine offene Hodenverletzung muss *sofort* chirurgisch versorgt werden, um den Hoden zu erhalten.

Verdrehung des Hodens (Hodentorsion)

Die Verdrehung des Gefäßstiels des Hodens kommt fast nur bei Kindern und Jugendlichen vor. Sie wird durch plötzliche Bewegungen bei Spiel oder Sport ausgelöst, kann aber auch im Schlaf passieren. Die Blut zuführende Arterie wird dabei abgedrückt. Das erzeugt einen heftigen, stechenden Schmerz einer Hodenseite. Sie schwillt rasch an. Oft treten Übelkeit und Erbrechen auf. Der Hoden kann nur gerettet werden, wenn innerhalb von zwei Stunden operiert wird.

Achtung: Die Hodentorsion wird oft mit der Hodenentzündung verwechselt, die bei Kindern aber kaum vorkommt.

Entzündung der Harnröhre (Urethritis)

Beschwerden

Brennen beim Wasserlassen, weißlicher bis gelblicher eitriger, schleimiger bis glasklarer Ausfluss, starker Harndrang.

Ursachen

- Bakterielle Infektionen oder Virusinfektionen
- Trichomonaden (➡ Seite 747), Tripper (➡ Seite 751)
- Allergien
- Sexuelle Manipulationen
- Harnröhrenverengung

Das Erkrankungsrisiko steigt

- Durch ungeschützten Verkehr mit häufig wechselnden Partnerinnen oder Partnern.
- Durch mangelnde Hygiene.
- Durch Harnröhrenverletzungen.
- Durch Infektionen.

Mögliche Folgen und Komplikationen

- Eine chronische Harnröhrenentzündung kann die Harnröhre durch Narben verengen. Die Folgen: dünner Harnstrahl, wiederholte Blasenentzündung, Harnverhalten.
- In der Harnröhre können sich Abszesse bilden. Sie werden mit Antibiotika behandelt. Unter Umständen ist eine Operation nötig.

Vorbeugung

Geschlechtsverkehr mit Kondom. Tägliche Reinigung des Penis unter der Vorhaut.

Wann zur Ärztin oder zum Arzt?

Bei den angegebenen Beschwerden.

Selbsthilfe

Ist nicht möglich.

Behandlung

Die medikamentöse Behandlung der Harnröhrenentzündung richtet sich nach ihren Ursachen.

Spezielle Röhrchen helfen nur vorübergehend bei zu schwachem Harnstrahl. Die verengte Harnröhre muss mit einer Operation erweitert werden. Dies ist zu 60 bis 80 Prozent erfolgreich.

Die Narben des Eingriffs können die Röhre allerdings erneut verengen.

Entzündung der Eichel und der Vorhaut (Balanitis)

Beschwerden

Eichel und Vorhaut sind entzündlich gerötet, geschwollen und schmerzen. Auf der Rötung zeigen sich

- weißliche, abhebbare Flecken.
- rote, weiß umsäumte Gewebedefekte.
- schmerzhafte Bläschen.

Achtung: Rötlich derbe Knötchen, die nässen oder leicht bluten, können auf Krebs hinweisen. Begeben Sie sich sofort in ärztliche Behandlung.

Ursachen

- Bakterielle Infektion, Vorhautverengung (➡ Seite 356), mechanische Verletzung, Desinfektionsmittel, frühes Zeichen eines Diabetes.
- Pilzinfektion (➡ Seite 746). Sie tritt bei Diabetikern häufig auf und kann beim Geschlechtsverkehr übertragen werden.
- Geschwüriger Geweberverlust kann durch Geschlechtsverkehr übertragen werden. Es kann sich auch um ein Zeichen von Syphilis handeln (➡ Seite 750).
- Infektion durch Herpesviren: Sie sind durch Geschlechtsverkehr übertragbar (➡ Herpes genitalis, Seite 749).

Das Erkrankungsrisiko steigt

Durch mangelnde oder übertriebene Hygienemaßnahmen und ungeschützten Geschlechtsverkehr.

Mögliche Folgen und Komplikationen

Ansteckung der Sexualpartnerin bzw. des -partners. Eine chronische Entzündung von Vorhaut und Eichel erhöht das Krebsrisiko.

Vorbeugung

Die beste Vorbeugung ist konsequente tägliche Reinigung von Vorhaut und Eichel bei zurückgezogener Vorhaut, am besten mit Wasser und Seife.
Kondombenutzung, um die Geschlechtspartner vor Ansteckung zu schützen.

Wann zur Ärztin oder zum Arzt?

Bei jeder entzündlichen Veränderung von Vorhaut und Eichel *sofort* in ärztliche Behandlung.

Selbsthilfe

Ist nicht möglich.

Behandlung

Ärztin oder Arzt müssen die zu Grunde liegenden Erkrankungen behandeln.

Peniskrebs

➡ auch Krebs, Seite 708.

Beschwerden

An Eichel oder Vorhaut fallen rote Knötchen oder Verhärtungen auf, die nässen oder leicht bluten. Sie können ein Hinweis auf Syphilis sein, aber auch auf Krebs hindeuten. Auch Entzündungen am Penisschaft, die nicht heilen wollen, oder übel riechender, eitriger Ausfluss bei einer Vorhautverengung sind Krebshinweise.

Ursachen

Als eine Krebsursache ist das Sekret identifiziert, das sich unter der Vorhaut sammelt (*Smegma*). Die anderen Faktoren, die hinzukommen müssen, damit sich Krebs entwickelt, sind unbekannt.

Erkrankungsrisiko

Peniskrebs macht zwei Prozent der bösartigen Tumoren bei Männern aus. Das Erkrankungsrisiko steigt bei mangelnder Penishygiene. Bei beschnittenen Männern kommt Peniskrebs äußerst selten vor.

Vorbeugung

Peniskrebs ist die einzige Krebsart, bei der eine wirkliche und zudem einfache Vorbeugung möglich ist: tägliches Waschen von Vorhaut und Eichel mit Wasser und Seife bei zurückgezogener Vorhaut. Untersuchen Sie die Eichel regelmäßig.

Wann zur Ärztin oder zum Arzt?

Wenn die beschriebenen Beschwerden auftreten.

Selbsthilfe

Ist nicht möglich.

Behandlung

Wenn der Peniskrebs im Frühstadium festgestellt wird, ist meistens eine Behandlung mit dem Laser oder eine Teiloperation des Gliedes ausreichend. Der Verlust der Eichel ist allerdings mit dem Verlust an sexuellem Begehren verbunden. Eine Operation im Frühstadium bringt in neun von zehn Fällen Heilung. Wenn bereits die Lymphknoten mit erkrankt sind, ist nach der Operation eine Behandlung mit Krebsmitteln (➡ Chemotherapie, Seite 714) sinnvoll. Es fehlt der Nachweis, dass Naturheilmittel oder Alternativmedizin das Krebswachstum hemmen können. Psychotherapie kann Erleichterung bringen.

Hodenentzündung (Orchitis)

Beschwerden

Einer oder beide Hoden schwellen schmerzhaft an, der Hodensack ist gerötet, zunehmende Schmerzen sind begleitet von Fieber.

Ursachen

Meist entsteht eine Hodenentzündung durch Erreger, die über das Blut dorthin gelangen, oder nach Hodenverletzungen. Auch eine Entzündung des Nebenhodens kann auf den Hoden übergreifen. Dann ist nur ein Hoden schmerzhaft angeschwollen. Eine Hodenentzündung kann vor allem bei Jugendlichen im Gefolge einer Mumpserkrankung auftreten.

Mögliche Folgen und Komplikationen

Hodenentzündung kann zu Unfruchtbarkeit führen.

Vorbeugung

Ist nicht möglich.

Wann zur Ärztin oder zum Arzt?

Bei den beschriebenen Beschwerden. Eine Hodentorsion muss ausgeschlossen werden (➡ Seite 781).

Selbsthilfe

Bettruhe und das Auflegen eines Eisbeutels lindern die Schmerzen. Keine engen Hosen tragen.

Behandlung

Die Hodenentzündung wird üblicherweise mit Antibiotika behandelt. Bildet sich ein Abszess und verbessern die Antibiotika den Krankheitsverlauf nicht – was fast ausschließlich bei älteren, geschwächten Erkrankten vorkommt –, so kann die operative Entfernung des Hodens notwendig werden.

Nebenhodenentzündung (Epididymitis)

Beschwerden

Ein Nebenhoden schwillt schmerzhaft an, der Hodensack ist gerötet und wird hart.

Ursachen

Meist greift eine Entzündung der Harnröhre (➡ Seite 652) auf den Nebenhoden über.
Die Entzündung kann auch durch einen Tripper (➡ Seite 751), eine Prostataentzündung (➡ Seite 785) oder einen Dauerkatheter ausgelöst werden.

Das Erkrankungsrisiko steigt

Bei den unter »Ursachen« genannten Erkrankungen.

Mögliche Folgen und Komplikationen

Die Entzündung greift meist rasch auf den Hoden über.

Vorbeugung

Ist nicht möglich.

Selbsthilfe

Bettruhe und ein Eisbeutel lindern die Schmerzen.

Wann zur Ärztin oder zum Arzt?

Bei den beschriebenen Beschwerden.

Behandlung

Die Nebenhodenentzündung wird wie eine Hodenentzündung mit Antibiotika behandelt, zusätzlich mit Hochlagerung und entzündungshemmenden Salben.

Selbstuntersuchung des Hodens

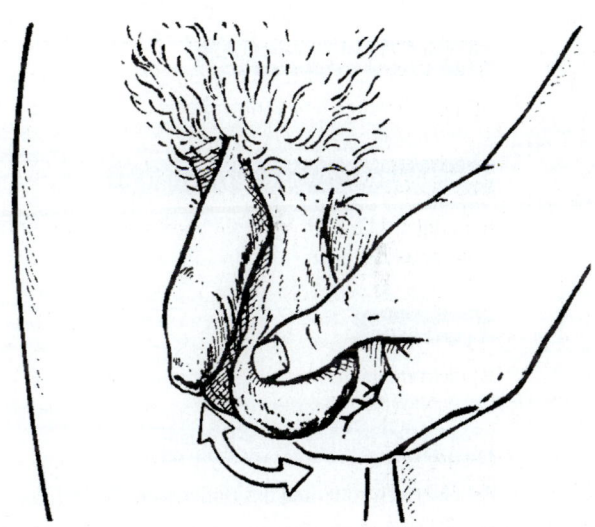

Am besten gelingt die Untersuchung unter der Dusche. In der Wärme ist die Hodenhaut schlaff, bei Kälte zieht ein Muskel den Hoden nah zum wärmenden Körper.
Halten Sie mit der rechten Hand den rechten Hoden fest, ohne die Haut zu straffen, und tasten Sie ihn mit den Fingern der linken Hand rundum ab, auch zum Körper hin nach oben und nach hinten. Nehmen Sie den linken Hoden in die linke Hand, und befühlen Sie ihn mit den Fingern der rechten Hand. Wenn Sie ein gutes Gefühl für sich entwickeln, erkennen Sie Veränderungen sofort.

Wasserbruch (Hydrozele), Blutbruch (Hämatozele), Krampfaderbruch (Varikozele)

Beschwerden

Wasserbruch: Der Hodensack ist schmerzlos vergrößert. Eine glatte, pralle, manchmal vom Hoden abgegrenzte farblose Geschwulst lässt sich ertasten.
Blutbruch: Der Hoden ist schmerzhaft angeschwollen, ein Bluterguss erkennbar.
Krampfaderbruch: Meist kommt er auf der linken Seite vor: Besonders im Stehen ist der Hodensack mit blutgefüllten Gefäßen gefüllt, die wie »Würmer« aussehen.

Ursachen

Wasserbruch: Meist entsteht die Flüssigkeitsansammlung auf Grund von Verletzungen oder Entzündungen.
Blutbruch: Er ist meist die akute Folge einer Quetschung oder Prellung. Bei älteren Männern kommt er nach Entzündungen des Genitalbereichs vor.
Krampfaderbruch: Er kann verschiedene Ursachen haben, z. B. Gefäßwandschwäche, Fehlen von Venenklappen.

Das Erkrankungsrisiko steigt

Durch Prellungen und Verletzungen.

Mögliche Folgen und Komplikationen

Bei jungen Männern kann die Varikozele die Fruchtbarkeit beeinträchtigen.

Vorbeugung

Ist nicht möglich.

Wann zur Ärztin oder zum Arzt?

Bei einer Vergrößerung des Hodensacks.

Selbsthilfe

Ist nicht möglich.

Behandlung

Wasserbruch: Ein Wasserbruch bildet sich selten spontan zurück, er muss chirurgisch entfernt werden.
Blutbruch: Er kann im Lauf von Wochen von selbst vergehen. Wenn der Körper das Blut trotz medikamentöser Behandlung nicht aufnimmt, muss die Hämatozele chirurgisch entfernt werden.

Die einfachen Eingriffe werden in Narkose durchgeführt. Nach wenigen Tagen ist man wieder beschwerdefrei.
Krampfaderbruch: Unter Umständen müssen die Krampfadern unterbrochen werden.

Hodenkrebs

→ auch Krebs, Seite 708.

Beschwerden

- Der Hoden vergrößert sich schmerzlos. Er kann Knoten bilden und sich verhärten.
- Selten kommen ziehende Schmerzen in der Leiste dazu.

Ursachen

Die meisten Geschwülste des Hodens leiten sich von Keimgeweben ab (*Seminom*). Die Ursachen ihrer bösartigen Veränderung sind unbekannt. Es könnte aber sein, dass Umweltschadstoffe mit hormonähnlicher Wirkung dabei eine Rolle spielen.

Erkrankungsrisiko

Hodenkrebs tritt vorwiegend zwischen dem 20. und 40. Lebensjahr auf und macht ein bis zwei Prozent aller Krebsgeschwülste aus. Er ist der häufigste Tumor bei Männern zwischen dem 20. und 32. Lebensjahr.

Mögliche Folgen und Komplikationen

Rechtzeitig behandelt, kann Hodenkrebs völlig geheilt werden. Unbehandelt führt er in ein bis zwei Jahren zum Tod.

Vorbeugung

Untersuchen Sie vom 20. Lebensjahr an monatlich Ihre Hoden selbst, und nutzen Sie die jährliche ärztliche Früherkennungsuntersuchung.

Wann zur Ärztin oder zum Arzt?

Wenn Sie bei der Selbstuntersuchung Veränderungen bemerken, sollten Sie sofort Ärztin oder Arzt aufsuchen. Eine Ultraschalluntersuchung schafft rasch Klarheit.

Selbsthilfe

Ist nicht möglich.

Behandlung

Wenn Ärztin oder Arzt einen Hodentumor vermuten, dürfen sie den Hoden auf keinen Fall punktieren. Dadurch steigt die Gefahr, dass sich Metastasen bilden.
Der krebskranke Hoden wird einschließlich des Nebenhodens und mitsamt einem Teil des Samenstrangs operativ entfernt. Unter Umständen müssen bei der Operation die Lymphknoten an der Hinterwand des Bauchraums entfernt werden. Für das körperlich-seelische Gleichgewicht kann nach der Heilung in den Hodensack eine Hodenprothese eingelegt werden. Alle Sexualfunktionen steuert dann der gesunde Hoden problemlos allein. Potenz und Fruchtbarkeit bleiben erhalten.
Anschließend an die Operation ist häufig eine Chemotherapie notwendig und sinnvoll (➡ Seite 714). Da die Krebsmittel die Fruchtbarkeit einschränken und die Samen schädigen können, kann es sinnvoll sein, vor der Behandlung ein Samendepot anlegen zu lassen. Dazu wird der Samen tiefgefroren. Er kann später für eine künstliche Befruchtung (➡ Insemination, Seite 322, ➡ IVF, Seite 322) verwendet werden.
Naturheilmittel oder Alternativmedizin haben ihre Wirksamkeit bisher nicht beweisen können. Psychotherapie kann das Leben mit der Krankheit erleichtern. Alles, was erfreut und wohl tut, kann die Lebensqualität verbessern.

Prostataentzündung (Prostatitis)

Beschwerden

Häufiger Harndrang, Schmerzen und Störungen beim Wasserlassen und auch beim Stuhlgang; blutiger, manchmal eitriger Urin, häufig Fieber.

Ursachen

Ursache sind Krankheitserreger wie Kolibakterien, Streptokokken, die über die Harnröhre oder auf dem Blutweg eingewandert sind.

Erkrankungsrisiko

Einer von zweitausend Männern hat irgendwann einmal eine Prostataentzündung.

Mögliche Folgen und Komplikationen

Eine unzureichend behandelte Prostataentzündung kann chronisch werden und dann zu Störungen der Fruchtbarkeit und zu Potenzproblemen führen. Es besteht die Gefahr, dass sich Abszesse oder Fisteln bilden.

Vorbeugung

Ist nicht möglich.

Wann zur Ärztin oder zum Arzt?

Wenn die unter Beschwerden beschriebenen Probleme größer werden.

Selbsthilfe

Ist nicht möglich.

Behandlung

Die Entzündung wird mindestens zehn Tage lang mit Antibiotika behandelt. Haben sich Abszesse oder Fisteln gebildet, ist eine Operation nötig.

Prostatavergrößerung (Prostataadenom, benigne Prostatahyperplasie)

Beschwerden

Manchen Männern bereitet die vergrößerte Prostata kaum Beschwerden. Meist entwickelt sich die Krankheit in drei Stadien:
- Der Harndrang nimmt zu; sie müssen auch nachts zur Toilette.
- Der Harnstrahl wird schwächer, die Blase wird nicht mehr völlig entleert.
- Es kann gar kein Wasser mehr gelassen werden; dennoch tröpfelt es andauernd aus der Harnröhre. Manche Männer nässen nachts ein. Zeichen einer Nierenfunktionsstörung, wie Durst, Gewichtsabnahme, Erbrechen, Durchfälle und Benommenheit, kommen hinzu.

Ursachen

Der männliche Körper produziert männliche, aber auch weibliche Hormone. Die weiblichen wirken auf die Innendrüse der Prostata, die männlichen auf die Außendrüse. In der Lebensmitte geht die Produktion der männlichen Hormone zurück. Weil sich das Hormongleichgewicht zu Gunsten der weiblichen Hormone verschiebt, vergrößert sich die Innendrüse. Die äußere Drüse, für die nicht mehr ausreichend männliche Hormone produziert werden, schrumpft und wird im Laufe von Jahren immer weiter zusammengepresst. Die geschwulstartige Vergrößerung der Prostata engt dann die Harnröhre ein, es kommt zu den genannten Beschwerden.

Erkrankungsrisiko

Die Prostataveränderung beginnt etwa um das fünfzigste Lebensjahr. Jeder dritte Mann im siebten Lebensjahrzehnt leidet daran, mit 90 hat sie jeder. Wie viele Jahre es dauert, bis die oben beschriebenen Beschwerden auftreten, hängt davon ab, in welche Richtung die Vergrößerung wächst.

Mögliche Folgen und Komplikationen

Der Restharn in der Blase begünstigt Infektionen, die nicht ausheilen, weil die Spülwirkung des Harnstrahls fehlt. In der Folge kann es zu Nierenbeckenentzündung, Nierenschrumpfung, Nierenversagen und Blutvergiftung kommen.
In jedem Stadium kann es plötzlich geschehen, dass man gar keinen Harn mehr lassen kann. Häufig lösen alkoholische Getränke dieses aus.

Vorbeugung

Die altersbedingte Prostatavergrößerung ist nicht aufzuhalten.

Wann zur Ärztin oder zum Arzt?

Wenn die beschriebenen Beschwerden auftreten.

Selbsthilfe

- Viel Bewegung. Vermeiden Sie längeres Sitzen.
- Trinken Sie wenig, verteilt über den Tag; verzichten Sie möglichst auf Alkohol.
- Unterdrücken Sie nie den Harndrang, damit die Blase nicht überfüllt wird.
- Sorgen Sie für regelmäßigen Stuhlgang.
- Warme Sitzbäder, ansteigend warme Fußbäder.
- Erlernen Sie eine Entspannungsmethode (➡ Seite 878).

Behandlung

Pflanzliche Medikamente, die Sitosterin enthalten, können die Prostata vorübergehend abschwellen lassen und damit die Beschwerden lindern. Eine gemischte vollwertige Kost enthält allerdings ausreichend Sitosterin.
Auch Extrakten aus Kürbiskernen, Brennnesselwurzeln oder Sägepalmen wird eine prostataabschwellende Wirkung zugeschrieben. Da der Nachweis für diese Wirkung noch aussteht, hat die amerikanische Gesundheitsbehörde FDA den Verkauf solcher Mittel verboten. Auch Organextrakte eignen sich nicht zur Behandlung.
Immerhin helfen bei vier bis acht von zehn Betroffenen auch Scheinmittel oder das ärztliche Gespräch.
5-Alpha-Reduktasehemmer (*Proscar* [D/Ö]) oder Alpha-1-Rezeptorenblocker (*Urion* [D], *Uroflo* [Ö], *UroXatral* [D/Ö]) mindern die Beschwerden, haben jedoch den Nachteil, dass sie lebenslang eingenommen werden müssen und häufig erhebliche Nebenwirkungen mit sich bringen.
Hat die Prostatavergrößerung das Stadium zwei oder drei erreicht, muss die Innendrüse operativ entfernt werden. Die Wahl des Operationsverfahrens hängt vor allem von der Größe der Prostata ab.
Bei drei von vier Männern wird die Geschwulst mit einer elektrischen Schlinge, die durch die Harnröhre eingeführt wird, abgetragen (TURP). Bei dieser Methode ist kein Einschnitt nötig. Weitere Vorteile sind ein Krankenhausaufenthalt von nur fünf bis sieben Tagen, relativ geringe Schmerzen und rasche Genesung; bei einem Teil der Männer bleibt danach noch ein gewisses Harntröpfeln bestehen. Alternativ kann die Prostata endoskopisch mit Laserlicht verkleinert werden. Bei dieser Methode gibt es noch weniger Komplikationen. Bei großen Geschwülsten wird durch die Haut operiert. Das verlängert den Aufenthalt im Krankenhaus auf etwa acht bis zehn Tage. Neue Methoden sind die Mikrowellendiathermie zum Verkleinern des Prostatagewebes und die Ballondilatation, bei der die Harnröhre durch einen Ballonkatheder erweitert wird. Lasertherapie und Thermotherapie sind viel versprechende Techniken, die aber keine histologische Diagnose erlauben.

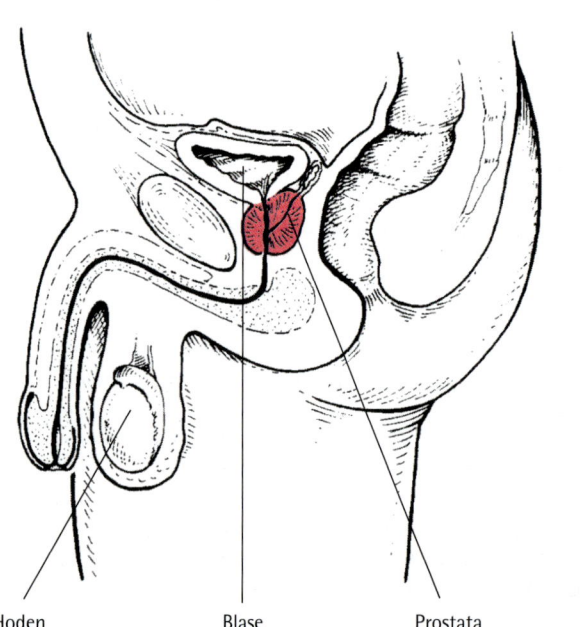

Lage der Prostata

Hoden   Blase   Prostata

Operationsfolgen

Der nach jeder dieser Operationen notwendige Katheter führt häufig zu Harnweginfekten, die mit Antibiotika behandelt werden müssen.

Mit der Ausschälung der Vorsteherdrüse werden die Männer meist zeugungsunfähig, weil die Samenflüssigkeit nun nicht ausgespritzt, sondern in die Blase weiterbewegt wird und erst beim nächsten Wasserlassen nach außen gelangt.

Die Erektionsfähigkeit bleibt dagegen meist erhalten. Wer Sorgen hat, ob und wie das Sexualleben nach der Operation möglich sein wird, sollte das ärztliche Gespräch suchen.

Prostatakrebs

➡ auch Krebs, Seite 708.

Beschwerden

Im Frühstadium treten meist keine Beschwerden auf. Im fortgeschrittenen Stadium sind die Beschwerden ähnlich wie bei Prostatavergrößerung: häufiger Harndrang, dünner Harnstrahl, Nachträufeln, immer kleiner werdende Harnmenge. Später kann im Harn oder in der Samenflüssigkeit Blut auftreten. Kreuzschmerzen treten meist erst auf, wenn sich bereits Metastasen gebildet haben.

Ursachen

Sie sind noch unbekannt. Es könnte sein, dass Umweltschadstoffe mit hormonähnlicher Wirkung eine Rolle spielen.

Erkrankungsrisiko

Prostatakrebs ist die häufigste Krebserkrankung bei Männern über dem 50. Lebensjahr, das Risiko steigt mit dem Alter weiter an.

Mögliche Folgen und Komplikationen

Wenn sich die Harnröhre zunehmend verengt, gleichen die Folgen der einer gutartigen Prostatavergrößerung. Ein fortgeschrittener Prostatakrebs metastasiert in die Lymphknoten und vor allem in die Knochen der Wirbelsäule und des Beckens.

Vorbeugung

Vorbeugung ist nicht möglich. Durch eine Tastuntersuchung vom Rektum her kann die Krankheit eventuell früh erkannt werden. Diese Untersuchungen sollte jeder Mann ab 45 in sein jährliches Gesundheitsprogramm einplanen. Die Bestimmung des PSA-Werts im Blut (ein Prostatatumormarker) kann sie ergänzen.

Wann zur Ärztin oder zum Arzt?

Spätestens wenn die beschriebenen Warnzeichen auftreten.

Selbsthilfe

Ist nicht möglich.

Behandlung

Rektale und Ultraschalluntersuchung sowie PSA-Test geben keine restlose Sicherheit, ob es sich um Krebs handelt. Diese liefert nur eine mikroskopische Untersuchung von entnommenen Zellen.

Die operative Entfernung der Prostata und der Samenblasen kann einen Prostatatumor heilen, der die Kapsel noch nicht überschritten hat. Das gelingt bei 80 bis 90 Prozent der Betroffenen. Bei älteren Männern ist Zuwarten eine anerkannte Alternative.

Ist die Krebsgeschwulst groß und hat sie die Grenzen der Prostata bereits überschritten, ist die Bestrahlung eine mögliche Behandlung, falls die Lymphknoten noch nicht befallen sind:

- Hochvoltbestrahlung von außen oder
- Einpflanzen radioaktiver Stoffe (*Radionuklidimplantation*) in die Geschwulst.

Die Mehrzahl der Behandelten hat in der Folge der Behandlungen Probleme mit dem Sexualleben, Impotenz und Inkontinenz.

Hat der Krebs bereits Metastasen gesetzt, ist eine Hormonbehandlung notwendig. Sie entzieht dem Körper die Wirkung der männlichen Hormone komplett. Bei 80 von hundert Kranken kann diese Behandlung das weitere Tumorwachstum jahrelang aufhalten; Krebs und Metastasen können sich sogar zurückbilden.

Manchmal ist es sinnvoll, diese Hormonbehandlung zu unterstützen, indem man das Hodengewebe und damit das Hormon produzierende Gewebe entfernt. Die Kastration durch Medikamente und/oder durch Operation hat allerdings zur Folge, dass das sexuelle Verlangen zurückgeht.

Hat die Hormontherapie versagt, ist eine Chemotherapie möglich. Bestrahlung dämmt die Schmerzen ein, die bei Knochenmetastasen auftreten.

Psychotherapeutische Gespräche können das Leben mit der Krankheit erleichtern. Alles, was erfreut und wohl tut, kann die Lebensqualität verbessern.

Behinderungen

Die meisten Menschen wissen nicht, wie sie mit behinderten Personen umgehen sollen. Ihr Verhalten bewegt sich zwischen Mitleid und Wegschauen, wenn sie es mit Blinden und Tauben, Querschnittgelähmten oder geistig Behinderten zu tun haben. Sie erscheinen nicht als gleichwertige Mitglieder einer Gesellschaft, in der Jugendlichkeit, Dynamik und Leistung die Werteskala anführen. Trotz rechtlicher, sozialer und medizinischer Fortschritte in den letzten zwei Jahrzehnten dominiert die Ausgrenzung von Menschen mit schweren Beeinträchtigungen; sie werden auf einen Platz außerhalb der gesellschaftlichen Normalität abgeschoben. Das gilt erst recht in Zeiten wirtschaftlicher Krisen.

Die Ausgrenzung betrifft nicht etwa eine kleine Minderheit: 6,5 Millionen schwer behinderter Menschen waren 1995 in Deutschland registriert. 809 000 von ihnen waren geistig behindert.

Wer ist behindert?

Eine verbindliche Definition von »Behinderung« gibt es nicht. Aus medizinischer Sicht gilt als behindert, wer dauerhaft körperlich, geistig oder seelisch beeinträchtigt ist. So gesehen lebt jeder vierte Deutsche bzw. Österreicher mit Behinderungen, wie Allergien, Rheuma oder anderen chronischen Krankheiten. Aber keine dieser Personen wird sich gemeinhin als behindert einstufen oder von seiner Umgebung so angesehen werden. Im Alltagsbewusstsein versteht man unter Behinderten die Frau im Rollstuhl, den Mann auf Krücken oder einen geistig beeinträchtigten Menschen.

Bezeichnenderweise werden in Deutschland wie Österreich die rechtliche Einstufung als Behinderter und die des Grads der Behinderung daran gemessen, wie viel die Betroffenen noch zur Leistungsgesellschaft beitragen können. Kriterium ist die dauerhafte Einschränkung der Erwerbsfähigkeit. Ist sie auf Grund körperlicher, geistiger oder seelischer Beeinträchtigungen um mindestens zehn Prozent eingeschränkt, so gilt der Betroffene als behindert. Schwer behindert ist eine Person mit einer im Vergleich zur Norm um mindestens 50 Prozent geminderten Erwerbsfähigkeit.

Körperliche Behinderungen

Bei einem körperbehinderten Menschen sind Organe geschädigt bzw. in ihrer Funktion gestört. Bei fast 17 Prozent der Schwerbehinderten handelt es sich um eine Schädigung des Herz-Kreislauf-Systems, 3,2 Millionen Menschen leiden an Störungen des Haltungs- und Bewegungsapparats. Auch Querschnittgelähmte gehören zu den Menschen mit körperlichen Behinderungen.

Geistige Behinderungen

Geistige Behinderung bedeutet nach Definition der Weltgesundheitsorganisation (WHO) vor allem eine in der frühkindlichen Entwicklung entstandene deutliche Beeinträchtigung der intellektuellen Fähigkeiten. Diese Menschen haben Probleme, mit anderen Menschen soziale Bindungen zu knüpfen. Ihr Anpassungsvermögen und ihre Geschicklichkeit sind beeinträchtigt, keineswegs aber ihre Fähigkeit, Freude zu empfinden oder sich wohl zu fühlen.

Die Folgen geistiger Beeinträchtigung sind unterschiedlich und wurden von der WHO in schwer, mittel und leicht unterteilt. Grundsätzlich entwickeln sich geistig behinderte Menschen im selben Ablauf wie alle Menschen. Sie brauchen aber für jede Entwicklungsstufe mehr Zeit, und in mancher Hinsicht erreichen sie die oberste Stufe nie. Das bedeutet, dass sie sich die Fähigkeiten und Fertigkeiten, die man von Erwachsenen allgemein erwartet, nicht aneignen können.

Trotzdem können viele, vor allem leichter behinderte Personen, ein relativ selbstständiges Leben führen. Das gilt ebenso für stärker geistig Behinderte, die allerdings von der Hilfe anderer abhängig sind. Schließlich müsste auch die Mehrzahl der geistig Schwerbehinderten ihr Leben nicht in Institutionen verbringen, wenn es genügend Alternativen gäbe. Viele von ihnen sind zwar nur eingeschränkt in der Lage, mit anderen Menschen Kontakt aufzunehmen, doch mit entsprechender Hilfe und Unterstützung wäre es möglich, ihnen ein normaleres, menschliches Leben zu ermöglichen.

Mehrfachbehinderungen

Mehrfachbehinderungen können aus einer einzigen Behinderung entstehen, wenn diese nicht früh genug erkannt und behandelt wird. So kann die Hörbehinderung eines Kindes (➡ Schwerhörigkeit, Seite 466), wird sie nicht rechtzeitig ausgeglichen, zu einer Sprech- und Lernbehinderung führen, weil Hören, Sprechen und Denken eng miteinander gekoppelt sind. Dasselbe gilt für Legastheniker (➡ Seite 351).

Mehrfachbehinderung bezeichnet darüber hinaus, dass mehrere Teile oder Organe des Körpers geschädigt sind.

Ursachen

Körperliche oder geistige Beeinträchtigungen haben vielfältige Ursachen. Keineswegs sind sie hauptsächlich die Folge elterlicher Erbanlagen. Viele Behinderungen entstehen vor und nach der Geburt, die meisten aber auf Grund von Krankheiten und Unfällen.

Vererbung

Bei rund 60 Prozent aller schweren Fehlbildungen ist die genaue Ursache bis heute nicht bekannt, bei 20 Prozent spielen Erbanlagen zusammen mit äußeren Faktoren eine Rolle (Spina bifida, Lippen-Kiefer-Gaumen-Spalte). Nur in 7,5 Prozent kann die Ursache an Veränderungen im Bereich einzelner Gene festgemacht werden (Mukoviszidose, Chorea Huntington, Marfan-Syndrom, Neurofibromatose).

Bei 30 bis 40 Prozent der geistigen Behinderungen bleiben die Ursachen unbekannt. Genetische und durch äußere Einflüsse erworbene Ursachen sind oftmals schwer auseinander zu halten.

Äußere Einflüsse

Nicht genetisch bedingte, aber dennoch schon bei der Geburt vorhandene Erkrankungen kommen wesentlich häufiger vor als vererbte.

Folgende Ereignisse bei der Mutter können zu Entwicklungsstörungen des Fetus führen: Infektionen wie Röteln in der frühen Phase der Schwangerschaft, chronische Krankheiten wie Diabetes, Epilepsie, Bluthochdruck, Schilddrüsenerkrankungen, Asthma und Nierenleiden, Medikamenteneinnahme, Alkohol-, Drogen- und Tabakkonsum (➡ Gefahren in der Schwangerschaft, Seite 333). Während oder nach der Geburt ruft oft Sauerstoffmangel eine Behinderung hervor, im späteren Leben sind es Unfälle sowie schwere Erkrankungen, aber auch Kriege und Naturkatastrophen.

Unter bestimmten Umständen können vorhandene Behinderungen weitere Beeinträchtigungen auslösen (➡ Mehrfachbehinderungen, Seite 788).

Vorsorgliche Untersuchungen

Bei einer humangenetischen Beratungsstelle können Paare, die sich Sorgen über eventuelle Erbkrankheiten machen, bereits vor und in den ersten Wochen einer Schwangerschaft Entscheidungshilfen bekommen (➡ Untersuchungen, Seite 328).

Einige Krankheiten, die zu Behinderungen führen, wie Down-Syndrom, Spina bifida oder Mukoviszidose, können bereits in der 7. bis 10. Schwangerschaftswoche erkannt werden.

Um Veränderungen, die äußerlich nicht sichtbar sind, am Kleinkind aufzuspüren, sehen die ersten Früherkennungsuntersuchungen eine Reihe von Tests vor. Auch später kann das frühzeitige Erkennen und Behandeln viele Entwicklungsstörungen oder Krankheiten verhindern (➡ Früherkennungsuntersuchungen, Seite 353).

Krankheiten und Behinderungen

Down-Syndrom

Äußerlich auffällig sind bei dieser Krankheit die schräge Augenlidspalte, ein kurzer Schädel und kleine Finger. Kinder mit Down-Syndrom sind geistig behindert, sie lernen vieles langsamer als andere Kinder und erreichen die typischen Entwicklungsstadien viel später als üblich. Oft sind mit dieser Behinderung bestimmte Krankheiten bzw. Schädigungen verbunden. Etwa ein Drittel der Kinder hat Herzfehler, viele leiden unter Magen-Darm-Problemen. Häufig sind Hören und Sehen beeinträchtigt, und die Menschen sind anfälliger für Infekte.

Ursachen
Das Chromosom Nr. 21 ist dreifach statt zweifach vorhanden, daher auch der Name Trisomie 21.

Häufigkeit
Das Down-Syndrom ist die häufigste Chromosomenstörung beim Menschen. Etwa 11 bis 12 von 10 000 Menschen sind davon betroffen. Auf 700 Geburten kommt jeweils ein Kind mit Down-Syndrom. Das Risiko, ein Kind mit einer Trisomie 21 zu bekommen, steigt mit zunehmendem Alter der Mutter. Bei einer 35-jährigen Frau beträgt es etwa 0,25 Prozent, bei einer 44-jährigen ist es mit 2,5 Prozent zehnmal so groß.

Behandlung
Die frühe Förderung ist bei Kindern mit Down-Syndrom ganz entscheidend und kann ihre Entwicklungsmöglichkeiten erheblich verbessern. Die Hilfen sind vergleichbar mit den Lern- und Förderangeboten für alle entwicklungsverzögerten und geistig behinderten Kinder. Da sie vieles nur mühsam und oft erst nach jahrelangem Trai-

Bundesvereinigung Lebenshilfe für geistig Behinderte e.V.
Raiffeisenstr. 18, 35043 Marburg
Tel.: 0 64 21/4 91-0, Fax: 4 91-1 67
e-mail: bundesvereinigung@lebenshilfe.de
Internet: http://www.lebenshilfe.de

Lebenshilfe Österreich
Dachverband für Menschen mit geistiger und mehrfacher Behinderung
Förstergasse 6, 1020 Wien
Tel.: 01/8 12 26 42-0, Fax: -85
e-mail: sekretariat@lebenshilfe.at
Internet: http://www.lebenshilfe.at

ning lernen, sind Üben und Wiederholen wichtig für ihre Fortentwicklung. Dazu sollten auch aktiv mithelfende Eltern immer medizinisch und therapeutisch ausgebildete Fachkräfte der Frühförderstellen in Anspruch nehmen, die auch ins Haus kommen. Hilfreich können auch die Erfahrungen anderer Eltern sein.

Der weitere Weg des Kindes bis zum Erwachsenen sollte so gestaltet werden, dass es am Ende möglichst frei und selbstständig leben kann.

Chorea Huntington

Dieses erbliche Nervenleiden macht sich üblicherweise zwischen dem 35. und 50. Lebensjahr bemerkbar. Es bewirkt körperliche und geistige Veränderungen, die nacheinander, gemeinsam oder wechselweise auftreten können. Dazu zählen im körperlichen Bereich unkontrollierbare, ruckartige Bewegungen, Schwierigkeiten beim Sprechen und Schlucken und Unruhe. Im Psychischen kommt es zu Persönlichkeitsveränderungen, leichter Reizbarkeit, Gleichgültigkeit, Depressionen, Nachlassen der geistigen Fähigkeiten und zu sozialem Rückzug. Die Krankheit führt innerhalb von 15 bis 20 Jahren zum Tod.

Ursachen

Chorea Huntington ist eine degenerative Erkrankung des zentralen Nervensystems und wird verursacht durch ein verändertes Gen auf dem Chromosom Nr. 4. Es wurde 1983 lokalisiert und nach zehnjähriger Forschungsarbeit isoliert und analysiert. Das Gen wird an Frauen und Männer gleichermaßen vererbt. Nachkommen von Huntington-Erkrankten tragen ein 50-prozentiges Risiko, ebenfalls die Krankheit zu bekommen. Hat eine solche Risikoperson das veränderte Gen geerbt, kommt die Krankheit zum Ausbruch und wird weiter vererbt. Hat eine Risikoperson das Gen nicht ererbt, tragen auch die Nachkommen kein Risiko mehr.

Häufigkeit

Einer von 10 000 Menschen ist betroffen. In Deutschland leben etwa 8000 Huntington-Erkrankte, in Österreich schätzungsweise 700.

Deutsche Huntington-Hilfe
Börsenstraße 10, 47051 Duisburg
Tel.: 02 03/2 29 15, Fax: 2 29 25
Internet: http://www.dhh-ev.de

Österreichische Huntington-Hilfe
Hasnerstraße 88/23, 1160 Wien
Tel.: 01/4 92 91 53

Behandlung

Mit der Entdeckung des Chorea-Huntington-Gens ist zwar eine Krankheitsvorhersage lange vor dem Ausbruch der Krankheit möglich geworden, eine Therapie gibt es jedoch bisher nicht. Alle Behandlungen können bisher nur dazu beitragen, das Wohlbefinden zu erhöhen, die Leistungsfähigkeit zu verlängern sowie die Beschwerden zu lindern.

Kieferspaltung

Lippen-Kiefer-Gaumen-Spalten gehören zu den häufigsten sichtbaren vererbten Fehlbildungen. Bei frühzeitiger kompetenter Hilfe ist es möglich, dass diese Kinder nach einigen Jahren nicht mehr zu den Behinderten zählen.

Ursachen

Die meisten Kieferspalten entstehen auf genetischem Hintergrund. Die Spaltbildung entsteht durch das Zusammenwirken mehrerer Gene in Verbindung mit äußeren Faktoren, zum Beispiel einer Virusinfektion der Mutter (Röteln) oder durch Medikamente, wie Vitamin-A-Derivate (Retinoide), die in der Therapie von Hauterkrankungen (z. B. Akne) verwendet werden. Auch Umweltfaktoren (z. B. Dioxin-Belastungen) werden mit dem häufigeren Auftreten von Spaltbildungen in Zusammenhang gebracht.

Selbsthilfevereinigung für Lippen-Gaumen-
Fehlbildungen
Hauptstraße 184, 35625 Hüttenberg
Tel.: 0 64 03/55 75, Fax: 92 67 27
e-mail: wrg-huettenberg@t-online.de
Internet: http://www.t-online.de/home/
wrg-huettenberg

Häufigkeit

Ein Kind von 500 bis 1000 wird mit einer Lippen-Kiefer-Gaumen-Spalte geboren. Eine isolierte Gaumenspalte kommt statistisch bei 2500 Geburten einmal vor.

Behandlung

Entscheidend ist eine frühzeitige optimale Versorgung. Da aber Eltern und Kinderärzte darüber oft nicht ausreichend Bescheid wissen, wird bei den neugeborenen Spaltträgern der günstigste Zeitpunkt für operative, kieferorthopädische oder sprachfördernde Maßnahmen meist versäumt. Dadurch setzt eine Fehlentwicklung ein, die sich später nur noch bedingt beheben lässt.

Darüber hinaus ist es wichtig, die normale psychosoziale Entwicklung der Kinder zu gewährleisten. Betroffene Eltern bekommen die notwendige Information und Hilfe von den entsprechenden Selbsthilfegruppen.

Kleinwüchsige Menschen

Das Wachstum dieser Menschen endet zwischen 90 cm und 140 cm (bei Frauen) bzw. 150 cm (bei Männern). Kinder gelten als kleinwüchsig, wenn sie im Längenwachstum um 20 bis 30 Prozent hinter der Norm zurückbleiben. Je nach Art des Kleinwuchses – es gibt rund 100 bekannte Formen – kann dieser mit geistigen Behinderungen, Fettleibigkeit oder Muskelschwäche verbunden sein. Die Betroffenen haben mit großen psychosozialen Problemen zu kämpfen, wie Bevormundung, fehlendem Respekt und mangelnder Akzeptanz durch die Umwelt.

Ursachen

Es gibt viele Ursachen für eine Wachstumsstörung. Nur fünf bis acht Prozent aller Betroffenen mangelt es am Wachstumshormon, was durch das Spritzen dieses Hormons ausgeglichen werden kann (➡ Hypophysärer Minderwuchs, Seite 743). In den meisten Fällen ist ein genetischer Zusammenhang zu vermuten bzw. erwiesen.

Häufigkeit

Auf 800 bis 1000 Personen kommt ein Minderwüchsiger. In Deutschland leben etwa 100 000, in Österreich 8000 kleinwüchsige Menschen.

Behandlung

Um Folgeerkrankungen zu begegnen, sind die medizinische Diagnostik und Verlaufskontrolle entscheidend, ebenso die Frühförderung und eine spezielle Krankengymnastik. Operative Bein- und Armverlängerungen sind im Einzelfall möglich, aber risikoreich.
Wichtig ist die psychische Unterstützung, um Angst und Rückzugstendenzen bei den Betroffenen vorzubeugen.

Bundesverband Kleinwüchsige Menschen und ihre Familien
Hillmannplatz 6, 28195 Bremen
Tel.: 04 21/50 21 22, Fax: 50 57 52
e-mail: info@bkmf.de
Internet: http://www.bkmf.de

Spina bifida

Die Wirbelsäule schließt sich in der zweiten bis vierten Schwangerschaftswoche zu einem knöchernen Ring um das Rückenmark. Geschieht das unvollständig, hat die Wirbelsäule einen Spalt, durch den das Rückenmark nach außen drängen kann. Im schwersten Fall der Spina bifida liegen Rückenmark und Nervengewebe ohne Hautbedeckung bloß. Das Baby kommt mit schweren Lähmungen

Arbeitsgemeinschaft Spina bifida und Hydrocephalus
Münsterstraße 13, 44145 Dortmund
Tel.: 02 31/86 10 50-0, Fax: -50
e-mail: asbh@asbh.de
Internet: http://www.asbh.de

Selbsthilfegruppe Spina bifida und Hydrocephalus Österreich
Postfach 88, 1234 Wien
Tel.: 06 64/4 92 07 27
e-mail: sbho@webb.co.at
Internet: http://www.sbho.at

und Lähmungsfolgen zur Welt. Der Umfang der Behinderung ergibt sich durch die Lähmung von Muskulatur, Harnblase und Darm und durch Empfindungsstörungen der Haut. Bei 80 Prozent der Kinder mit Spina bifida entwickelt sich zusätzlich ein Hydrozephalus (Wasserkopf), eine Störung des Gehirnwasserkreislaufes. Dieses zieht weitere Behinderungen nach sich.

Ursachen

Sie sind nicht sicher bekannt. Fest steht, dass die Fehlbildung durch das Zusammenwirken von mehreren defekten Genen und Umweltfaktoren, wie einem Mangel an Folsäure, entsteht.

Häufigkeit

Spina bifida ist eine der häufigsten Behinderungen bei Neugeborenen. Am häufigsten wird sie in Großbritannien, Nordirland und Südwales registriert, wo von 1000 Neugeborenen sieben mit Spina bifida geboren werden. In ihrer schwersten Form trifft es in Deutschland und Österreich ein bis zwei von 1000 Säuglingen.
Eine leichte Spaltbildung an der Wirbelsäule ohne Rückenmarkdefekt hat jeder Zehnte. Nach der Geburt eines Kindes mit dieser Fehlbildung erhöht sich für die Eltern das Risiko, dass nachfolgende Kinder ebenfalls krank geboren werden, um das Zehnfache.

Behandlung

Ob ein Kind eine Spina bifida und einen Hydrozephalus entwickelt, kann bei neun von zehn Schwangerschaften durch eine Fruchtwasseranalyse und eine Ultraschalluntersuchung erkannt werden.
Der Hydrozephalus wird seit fast vier Jahrzehnten durch bewährte chirurgische Verfahren behandelt. Die Folgen der Spina bifida werden durch eine Mehrfachbehandlung gemindert. Trotz der schwierigen Ausgangslage hat die Rehabilitation Aussicht auf Erfolg, wenn sachkundige Begleitung und das Verständnis der Umwelt gegeben sind.

Neurofibromatose

Hauptmerkmale dieser Krankheit sind hellbraune Hautflecken und Neurofibrome. Das sind gutartige Geschwülste bestimmter Nerven- und Bindegewebezellen. Sie können zu schweren Entstellungen im Gesicht und am ganzen Körper führen. Andere Krankheitsformen sind wiederkehrende Tumoren in Gehirn und Rückenmark sowie an den Nerven von Augen und Ohren. Die schwerwiegenden Folgen: Querschnittlähmung, Erblindung und Taubheit. Bei Kindern können psychomotorische Störungen, Lern-, Leistungs- und Verhaltensstörungen auftreten.

Da das Krankheitsbild sehr verschiedenartig ist, wird die eigentliche Erkrankung oft erst spät entdeckt. Das bedeutet für die Betroffenen nicht nur viele Arztbesuche und Krankenhausaufenthalte, oftmals verschlimmern sich die Symptome auch auf Grund falscher Behandlungsmethoden.

Ursachen

Bei jedem zweiten Betroffenen wird die Krankheit von einem Elternteil vererbt, bei der anderen Hälfte wird sie durch Genmutationen verursacht, die ohne erkennbaren Grund auftreten.

Häufigkeit

Die Neurofibromatose gehört zu den häufigen Erbkrankheiten. Eine von 2000 Personen ist betroffen. In Deutschland sind das rund 40 000 Menschen, in Österreich etwa 3500.

Behandlung

Die chronische Erbkrankheit belastet die Betroffenen und ihre Angehörigen ein Leben lang.

Wichtig ist daher neben der medizinischen Betreuung der organischen Erkrankungen die psychosoziale Hilfe. Eine intensive, frühzeitige Förderung kann psychomotorische Entwicklungsverzögerungen sowie die Lern-, Leistungs- und Verhaltensstörungen bei Kindern kompensieren.

Darüber hinaus können Erblindete und Ertaubte mit Hilfe neuer Technologien wieder am sozialen Leben teilnehmen (➡ Computer helfen, Seite 794).

An einer gentechnischen Therapie der Krankheit (➡ Seite 270) wird gearbeitet.

Von-Recklinghausen-Gesellschaft
Langenhorner Chaussee 560, 22419 Hamburg
Tel.: 0 40/52 71-28 22, Fax: 52 77 46
e-mail: VRGes@aol.com
Internet: http://www.neurofibromatose.de

Mit Behinderungen leben

Seit 1994 gibt es in Deutschland ein verfassungsmäßig verbrieftes, allgemeines Benachteiligungsverbot für Behinderte. In Artikel 3 des Grundgesetzes heißt es: »Niemand darf wegen seiner Behinderung benachteiligt werden.« In der Praxis hat das jedoch bisher nicht allzu viel bewirkt. Behinderung wird nach wie vor daran gemessen, um wie viel Prozent – im Vergleich zur Norm – die Arbeitsleistung eingeschränkt ist.

Diese Orientierung an einer »Normalität« macht das Leben der Behinderten und ihr Zusammenleben mit nichtbehinderten Menschen schwer. Es bewertet und diskriminiert behinderte Menschen. Es errichtet Mauern, hinter denen Menschen mit Behinderungen aus dem normalen Leben verbannt werden.

Doch was ist normal und was nicht? In der Vielfalt des Lebens ist das »Anderssein«, auch das »Behindertsein« normal. Ein Kind, das auf Grund einer Behinderung langsamer begreift, fühlt und empfindet deswegen nicht anders als ein »normales« Kind.

Die UNO-Deklaration über die Rechte behinderter Menschen von 1975 geht von den Bedürfnissen Behinderter aus und fragt nach den Barrieren, die verhindern, dass Menschen mit angeborenen und erworbenen Beeinträchtigungen ein weitgehend selbstständiges Arbeits- und Privatleben führen können. Denn trotz mancher Fortschritte in Teilbereichen, die in wirtschaftlichen Krisenzeiten immer wieder gefährdet sind, setzt sich nur langsam das Bewusstsein dafür durch, dass Menschen mit Behinderungen das Recht auf Lebensbedingungen haben, die denen entsprechen, unter denen wir alle leben. Konkret heißt das: Der Rahmen ihrer Selbstständigkeit und Eigenverantwortung sollte so weit gesteckt werden, wie es die Schwere ihrer Behinderung erlaubt. Menschen mit Behinderungen sollten möglichst mitten in der Gesellschaft und nicht in Heimen aufwachsen, lernen, wohnen, arbeiten und ihre freie Zeit verbringen können.

Sexualität bei geistig Behinderten

Bei Menschen mit geistiger Behinderung verläuft die sexuelle Entwicklung von wenigen Ausnahmen abgesehen nicht grundsätzlich anders als bei anderen Menschen. Sie suchen ebenso Körperkontakt und Zärtlichkeit und können eine Paarbeziehung mit erotischer Komponente eingehen. Sie haben ein Recht auf Sexualität, die wie bei jedem anderen Menschen ein Teil ihrer Persönlichkeit ist. Doch dieses Recht ist nach wie vor umstritten. Die Fachwelt und mit ihnen die Eltern der betroffenen Menschen sind verunsichert. Ein Teil von ihnen missbilligt jede Form der sexuellen Betätigung von geistig behinderten Menschen. Der andere plädiert dafür, dass sie ihre

Sexualität in einem geschützten Raum ausleben. Umstritten ist, ob geistig behinderte Menschen genügend Einfühlungsvermögen haben und aufeinander Rücksicht nehmen können.

Bei den Argumenten gegen eine selbst bestimmte Sexualität wird außer Acht gelassen, dass vieles, was als Eigenschaften der Behinderten angesehen wird, Produkt einer behindernden Erziehung, fehlender Sexualerziehung und Ausdruck »anormaler« Lebensbedingungen ist, wie das Fehlen einer Intimsphäre in Heimen.

Mit dem Wunsch nach Sexualität und Partnerschaft ist häufig auch der Wunsch nach Kindern verbunden. Hier sind individuelle Beratung und Einschätzungen der Betreuer notwendig. Sie müssen den Betroffenen helfen, ihre Möglichkeiten und die Verantwortung, die Elternschaft bedeutet, realistisch einzuschätzen.

Sexualität bei Körperbehinderten

Die Probleme der Sexualität Körperbehinderter liegen im Anderssein ihres Körpers. Mit verkrüppelten Gliedmaßen Liebe zu geben und zu empfangen, scheint vielen schwer vorstellbar. Umso stärker sollten die Eltern behinderter Kinder in dieser Hinsicht eine normale Entwicklung fördern.

Empfängnisverhütung

Behinderte Menschen mit sexuellen Beziehungen zum anderen Geschlecht brauchen wie jeder andere auch einen Schutz vor ungewollter Empfängnis. Dazu sind im Prinzip alle Methoden geeignet (➡ Empfängnisverhütung, Seite 307).

Sterilisation

Eine Sterilisation geistig Behinderter kommt nur in Betracht, wenn mit anderen zumutbaren Verhütungsmitteln eine ungewollte Schwangerschaft nicht zu verhindern ist. Können die Betroffenen die Tragweite des Eingriffs einsehen, entscheiden sie selbst über die Operation. Sie bedarf der Einwilligung besonderer Betreuer und einer gerichtlichen Genehmigung. Zwangssterilisationen sind verboten. Jede Reaktion oder Äußerung der Betroffenen, die als Ablehnung gedeutet werden kann, verbietet den Eingriff. Die Sterilisation Minderjähriger ist in jedem Fall verboten (➡ Sterilisation, Seite 316).

In der Familie oder außerhalb?

Als Alternative zur Betreuung von Behinderten in der Familie ist eigentlich nur die betreute Wohngruppe akzeptabel. Dort leben die Menschen in kleiner Gruppe mit einer Betreuungsperson zusammen und besuchen Schule oder Werkstätte wie gesunde Menschen auch. Sie erfahren Betreuung, Pflege und Förderung durch fachlich geschultes Personal, sind im Kontakt mit Mitmenschen und können von ihnen lernen: zum Beispiel selbstständig essen, sich anziehen, angemessen mit Gefühlen, wie Trotz, Wut und Zuneigung, umgehen.

Anstalten

In solchen »Heimen« werden behinderte Menschen untergebracht, weil es immer noch nicht genügend Plätze in betreuten Wohngruppen gibt.

Die Anstalten kombinieren auf einem mehr oder minder geschlossenen Gelände Wohnmöglichkeit, Arbeitsplätze, Einrichtungen zur Ausbildung, Beschäftigung und Therapie miteinander. Unterstützung und Anregung fehlen dort meist. Stattdessen werden den Bewohnern alle Alltagstätigkeiten abgenommen, die zu lernen ihnen viel weiterhelfen würde.

Die Menschen dort leben von der Gesellschaft isoliert. Meist müssen sie Schlaf- und Wohnraum mit anderen teilen; sie haben keinen oder zu wenig Intimbereiche. Die Behandlung ist auf Pflege ausgerichtet, weniger auf Förderung und Eingliederung.

Die Bilder von Kindern, die in solchen »Heimen« vor sich hinkümmern müssen, wecken Mitleid, vermitteln aber ein falsches Bild von den Möglichkeiten, die diese Menschen bei entsprechender Förderung hätten.

Pflegeheime

Pflegeheime sind vornehmlich auf die Betreuung alter pflegebedürftiger Menschen ausgerichtet. Die vielen jungen behinderten Menschen, die dennoch in ihnen untergebracht sind, erfahren bei weitem nicht die Förderung, die sie brauchten. Statt voranzutreiben, was möglich ist, ist die Betreuung in Pflegeheimen darauf ausgerichtet, zu bewahren, was ist.

Dorfgemeinschaften

Wohnung, Arbeit, Beschäftigung, Freizeitangebot und medizinisch-pflegerische Versorgung befinden sich innerhalb einer dörflichen Siedlung. Wie behinderte und nichtbehinderte Bewohner dort zusammenleben, hängt wesentlich von den Wertvorstellungen der Trägergemeinschaften ab. So haben die der Anthroposophie Rudolf Steiners verbundenen »Camphill«–Dorfgemeinschaften familienähnliche Strukturen.

Das Zusammenleben und gemeinsame Arbeiten von Behinderten und Nichtbehinderten bereichert zwar beide, doch die Dorfgemeinschaften isolieren die behinderten Menschen von der übrigen Gesellschaft in ähnlicher Weise wie die Anstalten. Die Wohn- und Lebensverhältnisse in den Dorfgemeinschaften sind zwar überschaubar, aber eher gleichförmig.

Computer helfen

Neue Technologien, Chips und Computer können den Alltag behinderter Menschen wesentlich erleichtern.

Chips können bis zu einem bestimmten Grad Ohr und Auge ersetzen, moderne Kommunikationstechniken ermöglichen auch Schwerbehinderten die Arbeit am Computer.

Manches von dem ist bereits Realität, an anderem wird geforscht.

Chips ersetzen Körperteile

Künstliche Ohren: An der Medizinischen Hochschule Hannover wurden bereits Hunderten von Menschen künstliche Ohren eingepflanzt.

Die elektronischen Reizprothesen (Cochlearimplantat) werden unter der Haut implantiert. Ein Mikrofon fängt die Schallwellen ein. Diese werden als elektrische Impulse an das Implantat weitergeleitet und gelangen von dort direkt ins Gehirn. Anders als bei Hörgeräten, die den Schall nur verstärken, können mit Hilfe des Cochlearimplantats auch taub geborene Kinder hören lernen (➡ Taubheit, Seite 469).

Künstliche Augen: Nach einem vergleichbaren Prinzip wie bei den künstlichen Ohren soll eines Tages auch Menschen mit der Netzhautkrankheit Retinitis pigmentosa (➡ Erbliches Netzhautleiden, Seite 464) geholfen werden.

Wissenschaftler arbeiten an einem Chip, bei dem Elektroden Licht in elektrische Reize umwandeln, die noch intakte Nervenzellen stimulieren sollen.

Künstliche Gliedmaßen: Chipgesteuerte Prothesen werden bereits in Tierversuchen erprobt. So sollen in Zukunft Prothesen, wie künstliche Hände, von körpereigenen Nerven bewegt werden können, indem den Patienten Mikrochips direkt in die Nervenbahnen eingepflanzt werden. Die Chips können die »Nervenbefehle«, die die Bewegung von Händen oder Beinen steuern, deuten und an die Prothesen weiterleiten.

Iris für Blinde

Das Informationssystem »Iris« , an dem die TU Wien arbeitet, soll Blinde sicherer durch den Straßenverkehr führen. So erfolgt die »Kommunikation« zwischen einem blinden Fußgänger und einer Ampel über codierte Infrarotimpulse. Der vom Blinden verwendete Empfänger setzt diese in synthetische Sprache um. Über diesen Weg kann eine Fülle von Informationen übertragen werden.

Computerarbeitsplatz

Über ein bioelektrisches Interface können Körpersignale aufgenommen, digitalisiert und weiterverarbeitet werden. Dadurch soll es möglich werden, Computer mit den bioelektrischen Signalen des Menschen zu steuern. Schwerbehinderte könnten dann zum Beispiel einen Computer durch Augen- oder Kopfbewegungen bedienen. Diese werden über einen optischen Sensor in Bewegungen des Mausanzeigers am Bildschirm umgesetzt.

Handgriff per Sprache

Das Gerät wird es ermöglichen, mit Hilfe der Sprache eine Vielzahl täglicher Funktionen auszuüben. Das gesprochene Wort wird in Signale umgesetzt, die über Kabel oder per Infrarot speziell dafür eingerichtete Geräte steuern – den Rollstuhl, das Fenster, Türen, Radio, TV- oder Hifi-Anlage.

Institutionen, die weiterhelfen:

Bundesarbeitsgemeinschaft Hilfe für Behinderte
Kirchfeldstraße 149, 40215 Düsseldorf
Tel.: 02 11/3 10 06-0, Fax: -48
e-mail: info@bagh.de
Internet: http://www.bagh.de

Österreichische Arbeitsgemeinschaft für Rehabilitation
Stubenring 2/4, 1010 Wien
Tel.: 01/5 13 15 33, Fax: 51 31 53 31 50
e-mail: dachverband@oear.or.at
Internet: http://www.silverserver.co.at/oear

Wohnheime

Wohnheime bieten den behinderten Menschen ein Zuhause, die an einem geschützten Arbeitsplatz tätig sind und nicht im Elternhaus bleiben können oder dort wohnen wollen.

Um in ein Wohnheim aufgenommen zu werden, muss der Gehandikapte in der Lage sein, sich weitgehend ohne Hilfe versorgen zu können. In Wohnheimen kann er Kontakt zu Gleichartigen pflegen, und es bieten sich verschiedene Möglichkeiten, die Freizeit zu gestalten.

Nachteilig ist die Isolation und das Fehlen von Kontakten zu Gesunden.

Wohngruppen

In einer Wohngruppe leben drei bis acht behinderte Menschen zusammen. Wohnung oder Haus liegen in einer normalen Wohngegend und wurden durch einen Träger gemietet oder gekauft. Er organisiert auch die Betreuungs- und Hilfsdienste. Die Gehandikapten gehen tagsüber zur Schule oder arbeiten und werden zu bestimmten Zeiten von Betreuern versorgt. Dieses Konzept verlangt, dass die Wohngruppenmitglieder ein gewisses Maß an Selbstständigkeit mitbringen.

In einer Wohngruppe erhalten die behinderten Bewohner die Möglichkeit zu nachbarschaftlichen Kontakten. Alltagsaktivitäten wie Einkaufen, Arztbesuche, Spaziergänge usw. finden in einer normalen Wohnumwelt statt. Die Erlebnis- und Erfahrungswelt der Behinderten gleicht sich der Nichtbehinderter an. Der enge Kontakt in der Gruppe hilft dem Einzelnen, seine Grenzen und Möglichkeiten realistisch einzuschätzen. In der Wohngruppe erleben die Bewohner wechselseitige Erfolge und Veränderungen in einem Klima sozialer Anerkennung und Geborgenheit. Die üblichen Probleme, die entstehen, wenn verschiedene Menschen unter einem Dach zusammenleben, gibt es auch hier. Die Atmosphäre ist oft spannungsgeladen. Da die Gruppen aber kleiner sind als in »Heimen«, lassen sich die Probleme entschieden besser auffangen.

Wohngemeinschaften

In WGs schließen sich Personen freiwillig zusammen, die zusammen wohnen und ihren Hilfebedarf gemeinsam organisieren wollen. Es gibt Wohngemeinschaften nur mit behinderten Menschen und solche von Behinderten und Nichtbehinderten. Es existieren selbst organisierte WGs und solche, die durch Trägerorganisationen initiiert und unterstützt werden.

Einzelwohnung

Die Einzelwohnung als Wohnstatt gewinnt für behinderte Menschen an Bedeutung, je besser ambulante Hilfsdienste funktionieren. Sie können von sozialen Diensten, Selbsthilfegruppen oder durch eine Trägerorganisation gestellt werden.

In ihnen wird ein selbstständiges und selbst bestimmtes Leben möglich. Wenn die unterstützenden Maßnahmen aber nicht ausreichen, können sich die Bewohner allein fühlen. Dann fällt es ihnen zum Beispiel schwer, ihren Kultur- und Freizeitbereich zu gestalten.

Spezialwohnstätten

In ihren Einrichtungen (Herbergen) können behinderte Leute vorübergehend untergebracht werden, um Familien während der Ferien oder in Notsituationen zu entlasten.

Zu diesen Spezialwohnstätten gehören auch Internate mit begleitender Berufsförderung, Wohntrainingsangebote in speziellen Wohngruppen und Übergangsheime, die die Bewohner auf das Leben in einer anderen Wohnstätte vorbereiten sollen.

Im Medizinbetrieb

Ärztinnen und Ärzten vertrauen Sie Ihre Gesundheit an, Ihren Körper, Ihr Äußeres und Inneres. Trotzdem widmen viele Menschen der Auswahl ihres Autos mehr Zeit als der ihres Arztes. Dennoch sind die Ansprüche an die ärztliche Betreuung und Begleitung sehr hoch. Doch damit Sie nicht als »Fall« behandelt werden, brauchen Sie Medizin-kundige, die sich Zeit für Sie nehmen, die bereit sind, sich mit Ihren Lebens-, Familien- und Arbeitsumständen vertraut zu machen, und an die Sie sich immer als Erste wenden können.

Noch mehr als in der Arztpraxis läuft man im Krankenhaus Gefahr, mit den Kleidern auch die Verantwortung für sich selbst abzulegen. Schon Gesunde haben Scheu, Autoritäten in Frage zu stellen. Wie viel schwieriger ist es erst für Kranke, die der Hilfe und des Zuspruchs bedürfen, ihre Rechte einzufordern! Man überantwortet sich dem System in der Hoffnung auf Gesundheit, verzweifelt jedoch oft in dem Gefühl, ausgeliefert zu sein. All das ist Grund genug, sich mit der Situation als mögliche Patientin oder als Patient zu beschäftigen und sich darauf vorzubereiten, bevor der Ernstfall eingetreten ist.

Bei Ärztin oder Arzt

Auswahl

Suchen Sie sich Ihren Doktor aus, solange Sie gesund sind: den Hausarzt, der die ganze Familie betreuen soll, die Gynäkologin, die Ärztin, die eine chronische Krankheit begleiten soll. Ihr Urteilsvermögen, das Für und Wider abzuwägen, und die Bereitschaft, zu jemand anderem zu wechseln, sind dann größer, als wenn Sie bereits krank sind. Mit ihren individuellen Eigenschaften und speziellen Eignungen erfüllen jede Ärztin und jeder Arzt andere Patientenbedürfnisse als ihre Kolleginnen und Kollegen. Darum ist es sinnvoll, sich darüber klar zu werden, was Sie in der jeweiligen Situation von der Ärztin oder dem Arzt erwarten, und sie sich entsprechend auszusuchen.

- Wem bringen Sie mehr Vertrauen entgegen: Einer jungen Ärztin, weil Sie annehmen, dass sie auf dem neuesten Stand des Wissens ist, oder einem älteren Arzt, bei dem Sie auf seine langjährige Erfahrung vertrauen?
- Können Sie Bedrückendes, Problematisches oder Intimes besser mit einem Mann oder mit einer Frau besprechen?
- Vermittelt Ihnen eine Praxiseinrichtung, die mit der neuesten Technik prunkt, Sicherheit oder ängstigt sie Sie?
- Brauchen Sie eine eher familiäre Atmosphäre, um sich entspannt zu fühlen, oder ziehen Sie eine coole Stimmung vor?

Die Art, wie eine Arztpraxis organisiert ist und wie sie funktioniert, kann Ihnen wichtige Entscheidungshilfen geben.

- Gibt es in der Nähe öffentliche Verkehrsmittel, gibt es Parkplätze?
- Können Sie die Praxis auch dann ohne Probleme erreichen, wenn Sie nicht oder nicht mehr gut laufen können?
- Können Sie die Sprechzeiten ohne aufwändige Organisation wahrnehmen? Gibt es zum Beispiel Abend-, Spät- oder Samstagssprechstunden?
- Funktioniert die Praxis mit Terminvergabe oder nach dem Prinzip: Wer zuerst kommt, mahlt zuerst?
- Bekommen Sie schnell einen Termin und wird der eingehalten, oder gibt es eine lange Warteliste? Lange Vorbestellzeiten sind nicht unbedingt das Zeichen für besondere Fähigkeiten; sie können auch eine schlechte Praxisorganisation bedeuten.
- Fühlen Sie sich durch mehrere Sprechzimmer gedrängt, möglichst schnell »fertig« zu werden, oder sind Sie vielmehr froh, sich zum Beispiel beim Aus- und Anziehen Zeit nehmen zu können, ohne dass der Praxisablauf stockt?
- Können Sie mit Ärztin oder Arzt ungestört sprechen, oder werden Sie oft unterbrochen?
- Ist das Telefon ständig besetzt?
- Macht die Ärztin oder der Arzt notfalls Hausbesuche?
- Arbeiten sie mit einer Klinik zusammen?
- Arbeiten sie mit einer Gemeindeschwester oder sonstigen Hilfskräften zusammen, die Hauskrankenpflege durchführen?
- Bietet die Praxis spezielle Dienste an, zum Beispiel eine Ernährungsberatung für Menschen mit Diabetes oder Stressbewältigungsprogramme?

Antworten auf diese Fragen können Sie bereits bekommen, indem Sie Freunde, Nachbarn, Verwandte und Kollegen fragen, denen Sie vertrauen. Bedenken Sie bei Ihren Erkundigungen aber, dass es – besonders in den Großstädten – inzwischen viele Arztpraxen gibt, und die konkurrieren miteinander. Unternehmensberatungen haben das erkannt und bieten Trainingsprogramme für ärztliches Personal und Hilfe bei der Praxisorganisation an. Das kann Ihnen zugute kommen. Es kann aber auch in »Bauernfängerei« ausarten, wenn eine Praxis zum Beispiel gut klingende Beratungsdienste anbietet, die aber von unqualifiziertem Personal durchgeführt werden, oder Zusatzangebote machen, deren Nutzen fraglich ist. Um nicht dem schönen Schein zu erliegen, sollten Sie sich bei allem immer wieder die Kontrollfragen stellen: Brauche ich das wirklich? Hat mir das wirklich geholfen? Fühle ich mich dabei wirklich wohl?

Praxisorganisation

Die Organisation der Praxis kann vielerlei Anlass bieten, sich zu freuen oder zu ärgern. Je nachdem, was Ihnen wichtig ist, achten Sie auf Folgendes:

- Wie der Chef mit seinem Personal umgeht und wie die Mitarbeiter zu ihrem Chef stehen, ist ein guter Indikator für das, was Sie dort erwartet.
- Namensschilder erleichtern es, persönlichen Kontakt aufzunehmen.
- Sagt jemand im Wartezimmer Bescheid, wenn Ärztin oder Arzt unerwartet abgerufen werden, oder warten Sie, ohne zu wissen, worauf und wie lange?
- Illustrierte sind nicht die einzig mögliche Lektüre im Wartezimmer. Eine kleine Fachbibliothek aus Patienten-Ratgebern zeigt, dass Ärztin bzw. Arzt keine Angst vor gut informierten Besuchern haben.
- Datenschutz gilt auch in der Arztpraxis. Liegen Karteikarten offen herum? Werden Sie vor aller Ohren nach Ihren persönlichen Daten gefragt? Ruft man Ihnen Untersuchungsergebnisse oder Ähnliches so zu, dass es jeder hören kann?
- Mit Informationsschriften, die Sie nach Hause mitnehmen, können Sie sich auf bevorstehende Untersuchungen vorbereiten. Bei schriftlich fixierten Terminen gibt es keine Meinungsverschiedenheiten.
- Wie ernst können Sie Ratschläge zur gesunden Lebensführung nehmen, wenn in der Praxis geraucht wird?
- Bietet man Ihnen Hilfe beim Aus- und Anziehen an, wenn Sie sichtlich behindert sind?

Vor dem Arztbesuch

Bevor Sie eine Ärztin oder einen Arzt aufsuchen, sollten Sie sich klarmachen, was Sie von ihnen wollen: Schnelle Hilfe in der akuten Situation? Grundlegende Besserung oder Heilung bei einer chronischen Krankheit? Verständnis für eine krank machende Lebenssituation und Hilfe zu ihrer Veränderung?

Es ist wenig sinnvoll, sich zum Beispiel Antibiotika verordnen zu lassen, wenn Sie sich fürchten, diese anzuwenden. Andererseits müssen Sie eventuell bereit sein, sich auf aufwändigere Verfahren oder die Umstellung Ihrer Lebensgewohnheiten einzulassen, wenn Sie eine ursächliche Behandlung wünschen.

Vorbereitung zu Hause

Auf einen Arztbesuch können Sie sich ähnlich vorbereiten wie auf eine geschäftliche Besprechung. Ein nützliches Requisit ist der »Spickzettel«, auf dem Sie sich zu Hause in Ruhe das Wichtigste notiert haben.

- Die Beschwerden: Wo tut es genau weh? Wann? Seit wann? Bei welchen Begleitumständen? Notieren Sie auch das, was schon länger zurückliegt, und Beschwerden, die Ihnen banal erscheinen.
- Was haben Sie bisher dagegen getan?
- Die Namen der Medikamente, die Sie einnehmen. Dazu gehören auch alle Produkte, die Sie ohne Rezept gekauft haben.

Kleine Vorbereitungen zu Hause können für den Praxisbesuch nützlich sein:

- Notieren Sie die Ergebnisse selbst durchgeführter Tests, wie Urinproben oder Fiebermessen.
- Legen Sie eine Mappe an, die alles Wissenswerte über Impfungen, Erkrankungen, Untersuchungen, Operationen usw. griffbereit enthält.
- Nehmen Sie Ihren Impf-, Allergie-, Krankheits- oder Behandlungspass mit, soweit Sie solche Unterlagen haben.
- Wechseln die Krankheitszeichen mit der Tageszeit und in der Stärke, sollten Sie dann zu Ärztin oder Arzt gehen, wenn die Beschwerden Sie besonders stark bedrängen.

Im Kontakt mit Ärztin oder Arzt

Grundsätzlich bestimmt jeder Mensch über seine Gesundheit selbst. Ob Behandlung oder nicht und wenn ja, welche, entscheidet jeder Erwachsene eigenständig. Sogar Entscheidungen, die anderen falsch erscheinen, stehen jedem frei. Ärztin und Arzt sind verpflichtet, ihren Patienten alle Informationen zu geben, die sie brauchen, um sich entscheiden zu können. Das bedeutet normalerweise Aufklärung über Folgen und Risiken dessen, was sie mit Ihnen zu tun beabsichtigen. Bei einer Behandlung bedeutet es zusätzlich Information über die Heilungschancen und über mögliche Nebenfolgen der geplanten Behandlung. Auch über Behandlungsalternativen muss informiert werden.

Manche Untersuchung oder Behandlung will bedacht sein. Sie können sich dafür Bedenkzeit ausbitten und einen Termin angeben, zu dem Sie sich wieder melden werden.

Ob Ihnen die ärztlichen Hinweise ausreichen und ob Sie sie richtig verstanden haben, müssen Sie selbst beurteilen. Nur wenig Mediziner bzw. Ärztinnen nehmen sich aus eigenem Antrieb die Zeit für ein ausführliches, ungestörtes Gespräch mit ihren Patienten. Es liegt an Ihnen, von der Ärztin oder dem Arzt das einzufordern, was Sie brauchen. Bedenken Sie: Wenn Sie ungebeten auf die Zeiteinteilung der Fachleute und die Bedürfnisse anderer Rücksicht nehmen, kann das zu Lasten Ihrer Gesundheit gehen.

Selbstverständlich haben alle Menschen auch ein »Recht auf Nichtwissen«. Wer glaubt, besser zurechtzukommen, wenn er bestimmte Fakten nicht erfährt, kann solche Informationen zurückweisen. Die Erfahrung mit chronisch Kranken hat jedoch gelehrt, dass Menschen sowohl akute als auch lang dauernde Krankheiten am besten bewältigen, wenn sie um die Zusammenhänge wissen: Was bewirkt die Krankheit? Welche Ursachen hat sie? Wie ist ihr Verlauf? Was bewirkt die Therapie?

Verständigungsprobleme

Oft ärgert man sich nach einem Arztbesuch, vieles nicht verstanden, vieles nicht gefragt zu haben. Doch nicht immer liegt das an der fehlenden Bereitschaft der Ärztinnen und Ärzte, sich den Patienten zu widmen. Ärztin oder Arzt können keine Gedanken lesen. Oft behindern eigene Ängste, sich dem anderen gegenüber offen zu äußern. Hier eine Auswahl möglicher Befürchtungen:

- Wenn er mir Fachausdrücke erklären muss, könnte er denken, ich sei dumm.
- Wenn ich sie frage, wie sie zu der Diagnose gekommen ist, könnte sie denken, ich misstraue ihr.
- Wenn ich ihm sage, dass mir seine Untersuchung wehtut, könnte er denken, ich kritisiere ihn, und das verärgert ihn.
- Wenn ich ihr von meinen Alkoholproblemen oder sexuellen Schwierigkeiten erzähle, wird sie mich verachten und die Behandlung vielleicht ablehnen.
- Mein Problem ist sicher nicht so groß wie das der anderen. Ich muss mich also beeilen, um dem Arzt nicht die Zeit zu stehlen, die er für die anderen dringender braucht.

Solche Hemmnisse sollten Sie versuchen abzubauen. Bei guten Ärztinnen oder Ärzten haben Sie keinen Grund zu solchen Befürchtungen. Außerdem ist es auch in ihrem Interesse, dass Sie sofort nachfragen, wenn Sie etwas nicht verstanden haben. Schließlich können Sie nur die Anweisungen befolgen, die Sie begriffen haben. Schreiben Sie sich darum das Gehörte noch im Wartezimmer auf. Wenn Sie merken, dass etwas unklar geblieben ist, können Sie gleich nachfragen.

Krankheitsvorgeschichte

Eine sichere Diagnose oder gar eine gezielte Behandlung ist nur möglich, wenn Ärztin oder Arzt die Vorgeschichte der Krankheit (*Anamnese*) erhoben hat. Dazu dienen gezielte Fragen nach Ihren Lebens- und Arbeitsumständen, nach den bisherigen Krankheiten und derzeitigen Beschwerden. Unentbehrlich ist auch eine körperliche Untersuchung von Kopf bis Fuß, bei der die Ärztin oder Arzt tasten, hören, fühlen und sehen.

In weniger als 30 Minuten ist so eine gründliche Erstuntersuchung normalerweise nicht zu schaffen. Mediziner, die sich diese Mühe machen, bestellen ihre neuen Patienten dafür extra ein.

Teilen Sie Ärztin oder Arzt unbedingt mit, wenn Sie schon von jemand anderem behandelt wurden – auch wenn es ein Heilpraktiker gewesen ist.

Zur Diagnose

Das Untersuchungsergebnis sollten Ärztin oder Arzt persönlich mit Ihnen besprechen. Besprechungspunkte sind immer:

- Der Name der Krankheit (deutsch und lateinisch).
- Steht die Diagnose sicher fest, oder gibt es Zweifel? Wie kam es zu dieser Diagnose?
- Wie entwickelt sich die Krankheit normalerweise, und welche Komplikationen kann es geben?
- Ist die Krankheit ansteckend?
- Kann sie vererbt werden?

Manchmal raten Ärztin oder Arzt zu belastenden Untersuchungen, wie Spiegelungen, Röntgenuntersuchungen oder Anwendung von radioaktiven Stoffen (➡ Untersuchungsmethoden, Seite 812). Dann müssen sie Sie über Notwendigkeit, Nutzen und Risiko aufklären. Zu den Risiken gehört auch, wie häufig der Test bei jemandem, der gar nicht krank ist, positiv ausfällt.

Sie sollten sich auch sagen lassen, was aus den gewonnenen Ergebnissen folgt. Mit modernen Untersuchungsmethoden lässt sich vieles feststellen, aber dieses Wissen mündet bei weitem nicht immer in eine nützliche Behandlung. Sie sollten sich also überlegen, ob Sie sich mit aufwändigen Untersuchungen belasten wollen, um dann etwas zu wissen, aber nichts tun zu können.

Zur Behandlung

Die Zustimmung von Patientin oder Patient vorausgesetzt, können Ärztin oder Arzt im Prinzip so behandeln, wie sie es für richtig halten. Allerdings gibt es Grenzen, um Kranke vor Schaden zu bewahren. Dazu gehören unter anderem:

- Die gewählte Methode muss wirksam und geeignet sein.
- Eine Methode, deren sicheres Risiko den nicht erwiesenen Nutzen überwiegt, darf auch dann nicht angewendet werden, wenn Ärztin oder Arzt diese Einschätzung nicht teilen.
- Ärztin oder Arzt dürfen nichts tun, von dem die allgemeine Medizin überzeugt ist, dass es erfolglos ist. Sie dürfen zum Beispiel keine gesunden Zähne ziehen, weil sie annehmen, dass sie der nicht nachweisbare »Herd« einer Krankheit seien.

- Soll mit einer unkonventionellen Methode behandelt werden, müssen die Nachfragenden über den Nutzen und das Risiko des Verfahrens besonders sorgfältig aufgeklärt werden.

Selbst die Behandlung einer einfachen Erkältungskrankheit verträgt noch Worte der Erklärung. Diese Informationen kann nur die Ärztin oder der Arzt, nicht die Hilfskraft geben.

- Wie soll die Krankheit behandelt werden?
- Welche Risiken birgt die Behandlung?
- Kann eine Veränderung der Lebens- und Arbeitsumstände die Behandlung ersetzen oder risikoärmer machen?
- Was geschieht, wenn man die Krankheit überhaupt nicht behandelt?
- Was geschieht, wenn die Behandlung nicht konsequent durchgeführt wird?
- Wie verhalte ich mich, wenn sich die Beschwerden verschlimmern?
- Woran erkenne ich, ob sich die Krankheit verschlimmert?
- Ist die Behandlung noch steigerungsfähig?
- Gibt es auch andere Behandlungsmöglichkeiten, und warum wird gerade diese eine gewählt?

Verordnung von Medikamenten

Machen Sie sich frei von dem Gedanken, dass Sie vom Arztbesuch mit einem Rezept nach Hause kommen müssen. Viele hilfreiche Behandlungen brauchen kein Medikament. Fragen Sie stattdessen lieber, ob eine medikamentöse Behandlung wirklich notwendig ist und warum sie empfohlen wird.

Bekommen Sie jedoch ein Medikament verordnet, gehört dazu die Besprechung des Beipackzettels. Dieser verwirrt normalerweise so sehr, dass viele Menschen darauf verzichten, das Mittel einzunehmen (➡ Umgang mit Medikamenten, Seite 834). Außerdem sollten Sie wissen, wie Sie sich während der Einnahme der Medikamente verhalten sollen und was Sie tun sollen, wenn Ihnen die Medikation nicht bekommt.

Notizen erleichtern das Erinnern an diese vielen Informationen.

Hausbesuch

Letztlich entscheiden Kranke selbst, ob sie in die Praxis kommen können oder die Ärztin oder der Arzt sie besuchen muss. Wer einen Hausbesuch wünscht, wird sich vorher telefonisch mit der Praxis verständigen. Niemals sollten Sie sich darauf einlassen, Ihre Beschwerden der Sprechstundenhilfe mitzuteilen, die sie der Ärztin oder dem Arzt übermittelt, um Ihnen dann wiederum Diagnose und Therapie mitzuteilen. Doch sogar, wenn Sie mit der Ärztin oder dem Arzt selbst sprechen, ist nicht sichergestellt, dass sie nach Ihren Schilderungen Ihren Zustand richtig beurteilen können. Für den Weg in die Praxis spricht auch, dass es dort vielfältigere Möglichkeiten gibt, die Diagnose zu erstellen.

Letztlich können Ärztin oder Arzt auf zweierlei Art auf die Bitte nach einem Hausbesuch reagieren: Sie schätzen, dass das übervolle Wartezimmer ihnen keine Zeit dafür lässt, und verweisen Sie an Kollegen, den Notdienst oder ein Krankenhaus. Lassen sie Ihnen jedoch – zum Beispiel über Angehörige – Medikamente zur Behandlung übermitteln, ohne Sie ausdrücklich darauf hinzuweisen, dass Sie sich besser anderweitig ärztliche Hilfe suchen sollen, sind sie für Ihre Behandlung verantwortlich. Wenn etwas schief geht, können sie für den nicht gemachten Hausbesuch belangt werden.

Auch in Österreich gehört der Hausbesuch zu den ärztlichen Pflichten. Mit dem Krankenschein wird er mit der Kasse abgerechnet. Dass manch eine Ärztin oder ein Arzt für einen Hausbesuch zusätzlich einige hundert Schilling einstreicht, ist gesetzeswidrig.

Patientenverfügung

Wer sicherstellen will, dass bestimmte medizinische Behandlungen an ihm nicht mehr vorgenommen werden, wenn er selbst nicht mehr in der Lage ist, darüber aktiv zu entscheiden, kann eine »Patientenverfügung« schreiben. Darin können Sie zum Beispiel bestimmen, dass unter bestimmten Voraussetzungen keine lebensverlängernden Maßnahmen durchgeführt werden sollen.

Allerdings sind Ärztin oder Arzt nicht gebunden, sich an eine solche Verfügung zu halten, wenn sie meinen, damit entgegen ihrer ärztlichen oder ethischen Überzeugung zu handeln.

Mit einer notariellen Beglaubigung verhelfen Sie einer solchen Verfügung zu mehr Glaubwürdigkeit.

Gesundheitsuntersuchung

Die Krankenkassen bieten Untersuchungen an, die Krankheiten in einem frühen Stadium entdecken bzw. die Bedingungen aufzeigen sollen, aus denen sich Krankheiten entwickeln können. Von diesen »Check-ups« können vor allem diejenigen profitieren, die bisher den Weg in die Praxis scheuten.

Sinnvoll sind solche Früherkennungsuntersuchungen, wenn eine rechtzeitige gezielte Behandlung einen bleibenden Schaden verhindern kann. So kann die frühzeitige Anpassung eines Hörgerätes bei Kindern mit einer Hörstörung sicherstellen, dass ihre geistige Entwicklung ungehindert abläuft (➡ Seite 468). Bei Erwachsenen sorgt zum Beispiel die konsequente Senkung eines erhöhten Augendrucks dafür, dass ein Grüner Star das Sehvermögen nicht schädigt.

Cholesterin- oder Leberwerte hingegen gelten als Risikofaktoren für eine Vielzahl von Erkrankungen. Sie markieren eine Entwicklung, die erfahrungsgemäß häufig in Krankheiten mündet. Änderungen der Lebens- und Ernährungsgewohnheiten können diesen Weg unterbrechen. Unsinnig erscheinen solche Tests jedoch bei denjenigen, die schon von vornherein wissen, dass sie sich der Mühsal einer solchen Umstellung nicht unterziehen werden. Noch ist die Frage offen, ob zwei Gläser Wein am Abend, mit schlechtem Gewissen getrunken, nicht mehr schaden als drei Gläser, die genussvoll durch die Kehle rinnen.

Die bei solcherart erhöhten Blutwerten oft verordneten medikamentösen Therapien sind erst dann angebracht, wenn die Umstellung der Lebensgewohnheiten nicht effektiv genug war und wenn die Behandlung in Studien gezeigt hat, dass sie wirklich das erreicht, was man von ihr erwartet: ein längeres und beschwerdefreieres Leben. Allein die messbaren Werte herunterzudrücken, zieht noch nicht automatisch eine Lebensverlängerung nach sich.

Heilpraktiker

In Deutschland arbeiten über 9000 Heilpraktikerinnen und Heilpraktiker. Sie dürfen ohne geregelte qualifizierte Ausbildung medizinisch tätig sein. Einzige Voraussetzung: Sie müssen eine »Überprüfung auf ihre Kenntnisse und Fähigkeiten« beim Gesundheitsamt bestehen. Ablauf und Inhalt der Überprüfung sind nicht gesetzlich geregelt. Amtliche Stellen geben die Versagerquote bei der schriftlichen Überprüfung mit 70 Prozent an. Die Interessenten können diese Prüfung beliebig oft wiederholen. Nur wenige medizinische Tätigkeiten sind Heilpraktikern verboten. Manche Krankheiten dürfen sie nicht behandeln, so zum Beispiel Keuchhusten, Malaria, Masern, Mumps, Röteln, Windpocken, Scharlach, Virushepatitis und Krätze. Sie dürfen nicht röntgen und keine verschreibungspflichtigen Medikamente verordnen. Ansonsten haben sie aber einen weiten Handlungsspielraum. Im Prinzip dürften sie operieren oder eine Klinik leiten.

Wie Ärztin oder Arzt müssen Heilpraktiker Kranke besonders sorgfältig über die Risiken unkonventioneller Behandlungsmethoden aufklären, und sie müssen sie auf die unterschiedlichen Erfolgsaussichten von schulmedizinischer und alternativer Behandlung hinweisen.

Bestehen Sie bei einem Heilpraktiker darauf, dass sie einen Behandlungsplan erstellen, aus dem hervorgeht, wie welches Behandlungsziel erreicht werden soll. Bei der Frage der Kostenübernahme durch die Krankenkasse oder gar einem Rechtsstreit ist er eine wichtige Hilfe.

Seriöse Heilpraktiker orientieren sich bei der Berechnung ihrer Leistungen am »Gebührenverzeichnis für Heilpraktiker« (GebüH). Es ist erhältlich bei (nur schriftliche Bestellung):
Fachverband deutscher Heilpraktiker
Maarweg 10, 53123 Bonn
Fax: 02 28/62 73 59,
e-mail: FDH-Bonn@t-online.de
Internet: http://www.heilpraktiker.org.de

Kosten

Ärztin oder Arzt sind verpflichtet, die Behandlung, vor allem aber die Verordnung von Arzneimitteln an drei Kriterien zu orientieren: ausreichend, zweckmäßig und wirtschaftlich. Im Prinzip wird dabei der zu erwartende Nutzen einer Therapie höher bewertet als die Frage der Kosten, auch die Verordnung von Großpackungen und teuren Mitteln ist nicht grundsätzlich ausgeschlossen. Doch die Richtlinien sind so gestaltet, dass die Krankenkassen mit möglichst geringen Kosten belastet werden. Vor allem das »Wirtschaftlichkeitsgebot« beschränkt die Verordnungsfreiheit von Ärztin oder Arzt. Die kassenärztliche Vereinigung, mit der die Ärzte abrechnen, errechnet für die Ärzte einer Region je nach ihrem Status, wie hoch ihre durchschnittlichen Verordnungskosten pro Patient sein dürfen. Überschreitet eine Ärztin oder ein Arzt trotz mehrfacher Mahnung diesen Richtsatz und können sie ihre abweichenden Verschreibungsgewohnheiten nicht ausreichend begründen, so fordert die Vereinigung die überdurchschnittlichen Kosten von den Medizinern ein. Zusätzliche Beschränkungen ihrer Verordnungsgewohnheiten erfahren Ärztinnen und Ärzte in Deutschland durch die so genannte Budgetierung der Arzneimittelkosten, die aber möglicherweise nicht mehr lange gelten wird.

Für viele Gruppen von Arzneimitteln gibt es in Deutschland Festpreise. Wird ein solches Mittel auf Rezept verordnet, erhält man es in der Apotheke gegen Zahlung der üblichen Rezeptgebühr. Wer jedoch weiterhin »sein« Mittel einnehmen möchte, muss, wenn dessen Preis über dem Festbetrag liegt, die Differenz aus eigener Tasche bezahlen.

Kostenübernahme bei Naturheilverfahren

So genannte »alternative« Behandlungen bezahlen die Krankenkassen, wenn sie hinsichtlich Qualität und Wirksamkeit dem allgemeinen Stand der medizinischen Erkenntnis entsprechen und zudem den medizinischen Fortschritt berücksichtigen. Dann hat der Bundesausschuss der Krankenkassen ein so genanntes »Verbot mit

Von der Erstattung bei Über-18-Jährigen ausgenommen:

- Mittel bei Erkältungskrankheiten, einschl. Schnupfen-, Schmerz- und Hustenmitteln
- Mittel bei Mund- und Racheninfektionen (ausgenommen bei Pilzinfektionen)
- Abführmittel
- Mittel gegen Reisekrankheit
- Arzneimittel, die in der »Negativliste« aufgeführt sind. Sie sind entweder nicht sinnvoll zusammengesetzt oder haben keinen nachgewiesenen therapeutischen Nutzen.

Von Ausnahmen abgesehen werden ebenfalls nicht erstattet:

- Alkoholhaltige und Süßigkeiten ähnelnde Zubereitungen
- Mineral- und Heilwässer
- Mittel zur Pflege von Haut, Haaren, Nägeln, Zähnen (auch Badezusätze)
- Schlankheitsmittel
- Potenz steigernde Mittel
- Mittel zur Raucherentwöhnung
- Krankenkost und Diätpräparate
- Muskel aufbauende Mittel (Anabolika)
- Leistungssteigernde Mittel
- Zell- und Organpräparate (➡ Organotherapie, Seite 866)
- Mittel gegen Alterserscheinungen

- Appetit anregende Mittel
- Insekten abwehrende Mittel
- Kombinationen aus Vitaminen und anderen Stoffen
- Mittel mit dem Hinweis »Traditionell angewendet ...« (➡ Seite 834)

Anfang 2001 hatten die Krankenkassen 31 Untersuchungs- und Behandlungsmethoden von der Erstattung ausgeschlossen. Dazu gehörten unter anderem:

- Elektroakupunktur nach Voll (➡ Seite 853)
- Akupunktur, ausgenommen bei chronischen Kopf-, Rücken- und Gelenkschmerzen
- Das Einblasen von Sauerstoff und anderen Gasen
- Oxyontherapie
- Behandlung mit Soft- und Mid-Power-Laser
- Sauerstoff-Mehrschritt-Therapie nach v. Ardenne (➡ Seite 870)
- Immuno-augmentative Therapie (IAT)
- Magnetfeldtherapie ohne Verwendung implantierter Spulen (➡ Seite 862)
- Sauerstoffüberdruckbehandlungen
- Bioresonanzdiagnostik, -therapie, Mora-Verfahren (➡ Seite 851)
- Chirurgische Eingriffe am Auge, um Fehlsichtigkeit zu verändern
- Mikrowellenbehandlung der Prostata (TUMT)
- Laserbehandlung der Prostata durch die Harnröhre hindurch

Erlaubnisvorbehalt« ausgesprochen. Manches andere bezahlen sie kulanterweise. Außerdem müssen sie die Behandlung von Krankheiten bezahlen, bei denen die übliche Medizin erfolglos geblieben ist, wenn mit der unkonventionellen Methode ein Erfolg plausibel erscheint bzw. eine hinreichend große Zahl von Fällen die Wirksamkeit beweist. Individuelle Heilversuche sind aber praktisch nicht mehr möglich.

Generelle Aussagen, welche Kasse welche Verfahren bezahlt, sind nicht mehr möglich, seitdem sich die Krankenkassen auch über solche Leistungen gegeneinander zu profilieren versuchen. Das gilt für gesetzliche und private Krankenversicherer gleichermaßen. Vorsichtshalber sollten Sie die Kostenübernahme vor Beginn der Behandlung abklären. Dazu benötigen Sie einen ärztlichen Befund- und Behandlungsbericht. Die Tätigkeit von Heilpraktikern finanzieren die gesetzlichen Krankenkassen nicht. Bei den privaten Versicherern sind die Regelungen unterschiedlich.

Die Leistungen der Krankenkasse sind oft Verhandlungssache. Wer nach einem abschlägigen Bescheid die nächsthöhere Instanz aufsucht, kann Erfolg haben. Aller-

Quittungen sammeln

Für jede Zahlung, die Sie bei Ärztin oder Arzt leisten, sollten Sie sich eine Quittung ausstellen lassen. Einerseits können Sie sie für die Steuererklärung brauchen. Andererseits können Sie die Forderung überprüfen lassen, wenn Sie Zweifel haben, ob Ihnen als Kassenpatient die Ärztin oder der Arzt noch zusätzliches Geld abverlangen durfte.

Für Zuzahlungen zu Arzneimittelverordnungen gibt es eine Grenze der Zumutbarkeit, die vom Einkommen abhängt. 2001 lag sie in Deutschland-West für Alleinstehende bei DM 1792, bei DM 2464 für Versicherte mit einem Angehörigen, bei DM 2912 mit zwei Angehörigen usw., in Deutschland-Ost lauten die entsprechenden Zahlen DM 1456, DM 2002 und DM 2366.

Von den Zuzahlungen befreit sind Personen mit höherem Einkommen, wenn ihre Zuzahlungen ein Prozent des Bruttoeinkommens übersteigen.

Auch Teilbefreiungen sind möglich und ihre Bedingungen festgelegt.

dings sind die Maßstäbe der Rechtsprechung in den vergangenen Jahren enger gezogen worden. Gegen eine schriftliche Ablehnung der Krankenkasse können Sie Widerspruch einlegen. Bestätigt die Widerspruchsstelle die Ablehnung, bleibt nur noch die Klage beim Gericht.

In Österreich bezahlen die Krankenkassen Akupunktur und homöopathische Arzneimittel nach chefärztlicher Genehmigung und ausreichender medizinischer Begründung durch den behandelnden Arzt.

Patientenrechte

Patienten haben das Recht, über Diagnose und Behandlung ausführlich informiert zu werden (➡ Im Kontakt mit Ärztin oder Arzt, Seite 797).

Erst wenn sie zugestimmt haben, dürfen die Mediziner tätig werden. So ist es beispielsweise unzulässig, Kinder bei einer schulärztlichen Untersuchung »automatisch« zu impfen, ohne den Eltern vorher Sinn und Zweck, Folgen und Risiken erklärt zu haben. Gleiches gilt für jeden, der eine Spritze bekommt. Führen Ärztin oder Arzt einen HIV-Test ohne vorherige Einwilligung der Betroffenen durch, verstoßen sie gegen deren Selbstbestimmungsrecht und können zur Zahlung eines Schmerzensgeldes verpflichtet werden.

Zusätzlich haben Patienten unter anderem folgende Rechte:

- Krankenunterlagen müssen an andere Ärzte, die weiterbehandeln, übergeben werden.
- Patienten dürfen auf eigene Kosten den Inhalt ihrer »Krankenakte« kopieren.
- Sie dürfen objektiv ermittelte Befunde, wie Röntgenaufnahmen und Laborwerte, einsehen. Sie können die Ärzte bitten, ihnen auf eigene Rechnung Kopien von Röntgenaufnahmen anzufertigen.
- Patienten dürfen sich über den Inhalt eines Arztbriefes informieren (lassen). Allerdings dürfen sie einen verschlossenen Brief, den sie eigenhändig von Ärztin zu Arzt transportieren, nicht öffnen.
- Die ärztliche Schweigepflicht gilt auch gegenüber dem Arbeitgeber. Ärztin oder Arzt dürfen Informationen über Patienten nur dann weitergeben, wenn sie befürchten müssen, dass sie sich oder andere in Gefahr bringen.

Arztwechsel

Gründe, zusätzlich zu dem einen Arzt noch einen zweiten aufzusuchen, können sein:

- Es sind Behandlungen nötig oder zusätzlich notwendig, die die Ärztin oder der Arzt nicht durchführen kann (z.B. Psychotherapie).

- Sie haben den Eindruck, dass die Ärztin oder der Arzt die Krankheit nicht richtig erkennt.
- Die Behandlung bringt in angemessener Zeit keinen deutlich sichtbaren Erfolg.
- Sie wollen vor einer Operation eine zweite Fachperson um ihre Meinung bitten.

Im Notfall sind alle Ärztinnen und Ärzte zur Hilfeleistung verpflichtet. Sonst steht es allerdings auch ihnen frei, eine Behandlung abzulehnen oder abzubrechen.

In Österreich ist ein Arztwechsel für Versicherte der Gebietskrankenkasse nur zum Quartalsende möglich.

Kur und Rente

Ob Sie eine Kur beantragen, Ihre Anerkennung als Schwerbehinderter betreiben oder eine Berufsunfähigkeitsrente beantragen wollen – Ihr erster Weg führt Sie zu Ihrer Ärztin oder Ihrem Arzt. Die geben Ihren Wunsch an die Krankenkasse weiter. Diese wiederum bestellt Sie zu einem ihrer Gutachter, in Deutschland auch »Vertrauensarzt« genannt. Wenn dieser zu einer anderen Meinung kommt als der Hausarzt und die Krankenkasse Ihren Wunsch ablehnt, haben Sie das Recht zu widersprechen. Meistens wird dann das Urteil anderer Fachleute eingeholt. Kommt keine Einigung zu Stande, bleibt die Klage beim Sozialgericht. Das Gericht kann dann alle Beteiligten zu neuerlichen Gutachten auffordern oder weitere Gutachter beauftragen.

Streit mit Ärztin oder Arzt

Die Streitfälle zwischen Patientinnen und Patienten und ihren Behandlern nehmen auch in Deutschland zu. Wenn Sie Zweifel an Ihrer ordnungsgemäßen ärztlichen Behandlung haben, empfiehlt es sich, nach dem folgenden Stufenplan vorzugehen. Ziel wird dabei in aller Regel sein, eine finanzielle Entschädigung von der Haftpflichtversicherung von Ärztin oder Arzt zu bekommen. Am wenigsten aufwändig ist das bei einer außergerichtlichen Einigung. Die Statistik weist aus, dass etwa die Hälfte der zivilrechtlichen Klagen abgewiesen wird, bei 40 Prozent kommt es zu einem Vergleich.

- Suchen Sie das Gespräch mit der Ärztin oder dem Arzt. Manches klärt sich dabei bereits.
- Lassen Sie sich fachkundig beraten (Adressen ➡ Seite 803). Auch viele Selbsthilfegruppen verfügen über ausgezeichnete Rechtskenntnis.
- Protokollieren Sie den Vorgang, wie Sie ihn erinnern: Daten, Namen der Behandelnden, Mitpatienten als eventuelle Zeugen.
- Fordern Sie Kopien Ihrer Krankenunterlagen an.
- Bei der Krankenkasse können Sie eine unabhängige Vorprüfung Ihrer Beschwerde veranlassen.

Verbraucherzentrale Berlin, Patientenberatung
Bayreuther Str. 40, 10787 Berlin
Telefonberatung 01 90/88 77 14
Fax: 0 30/2 11 72 01
Internet: http://www.verbraucherzentrale.de

Verbraucherzentrale Hamburg, Patientenberatung
Kirchenallee 22, 20099 Hamburg
Telefonberatung: 0 40/24 83 22 30
e-mail: info@verbraucherzentralehamburg.de
Internet: http://www.vzhh.de

Bundesarbeitsgemeinschaft der Patientenstellen
c/o Gesundheitsladen München
Auenstr. 31, 80469 München
Tel.: 0 89/76 75 51 31
e-mail: mail@patientenstelle.de
Internet: http://www.patientenstelle.de

Arbeitsgemeinschaft Rechtsanwälte im Medizinrecht
Wegenerstr. 5, 71063 Sindelfingen
Tel.: 0 70 31/95 05-50, Fax -55

Wiener Patientenanwaltschaft
Schönbrunner Straße 7, 1040 Wien
Tel.: 01/5 87 12 04, Fax: 5 86 36 99
e-mail: wpa@wpa.magwien.gv.at
Internet: http://www.magwien.gv.at/patanw

- Sie geben bei Medizinern oder Juristen ein Gutachten in Auftrag, das Sie selbst bezahlen. Erkundigen Sie sich aber vorher nach dem Preis: Solche Fachgutachten können sehr teuer sein!
- Suchen Sie sich einen kompetenten Rechtsanwalt oder eine Anwältin (Adressen ➡ oben). Mit ihrer Hilfe entscheiden Sie über den weiteren Weg:
- Kontakt mit der Schlichtungsstelle der Landesärztekammer.
- Einigung mit der Haftpflichtversicherung von Ärztin oder Arzt.
- Klage beim Zivilgericht.

Kosten
Die Beratung bei den Krankenkassen und den Schiedsstellen der Ärztekammer ist kostenlos.
Die Kosten für die Beratung bei den Verbraucherzentralen werden durch die für diese Nummer erhöhten Telefongebühren entrichtet. Die Kosten für anwaltliche Beratung tragen Sie selbst.
Bei einer Zivilklage auf Schadenersatz müssen die Kosten für Gutachter und Gegengutachter, Rechtsanwälte und Gericht vorab bezahlt werden. Wer eine Rechtsschutzversicherung hat, wird diese um Kostenübernahme bitten.
Ein Schlichtungsverfahren bei der Ärztekammer ist meist innerhalb eines Jahres abgeschlossen. Zivilrechtliche Auseinandersetzungen können manchmal viele Jahre dauern.

Im Krankenhaus

Wenn Sie ein Krankenhaus aufsuchen, vertrauen Sie Ihre Gesundheit und Ihren Körper Menschen an, bei denen Sie nicht wissen können, nach welchen Kriterien sie Entscheidungen treffen. Vielen Kranken scheint es, als überträten sie eine unsichtbare Grenze, hinter der andere Regeln gelten als sonst.
Fast alles, was mit Ihnen hier geschieht, wird von einer Institution entschieden, in der individuelle Bedürfnisse von Einzelnen im Hintergrund stehen. Andererseits hat sich die Medizin in den letzten Jahrzehnten in einer Weise weiterentwickelt, die ihr ermöglicht, Menschen zu retten, für die es früher keine Hilfe gab. Eine angemessene Haltung zu finden zwischen der Skepsis, ob nicht zu viel des Guten getan wird, und der Achtung für die Errungenschaften der modernen Technik, ist Sache jedes Einzelnen.
Im internationalen Vergleich sind Deutsche und Österreicher jeweils ein Volk von Kranken – zumindest was die Anzahl der Tage angeht, die sie in Spitalspflege verbringen. Da stellt sich die Frage, ob der Krankenhausaufenthalt überhaupt jedes Mal notwendig ist, denn die Schweizer und Niederländer kommen mit halb so vielen Spitalstagen aus. Der Verdacht liegt nahe, dass aus wirtschaftlichen Gründen Betten belegt werden, denn sowohl Österreich als auch Deutschland haben wesentlich mehr Krankenhausbetten als die meisten anderen Länder. Ein Gesetz, das seit 1. Januar 1996 in Deutschland in Kraft ist, soll diesem Missstand ein Ende bereiten. In Österreich wurde 1997 ein leistungsorientiertes Finanzierungssystem zunächst nur für drei Jahre eingeführt und anschließend verlängert. Bezahlt wird nur noch, was geleistet wird. Jeder Eingriff, etwa eine Blinddarmoperation oder das Einsetzen einer neuen Hüfte, wird als »Fallpauschale« oder »Sonderentgelt« nach einem Festsatz abgerechnet. Lange Liegezeiten zahlen sich nicht mehr aus – es sei denn bei Privatpatienten. Kritiker empfinden das neue System als eine »Einladung zu unnötigen Eingriffen«, weil zum Beispiel eine Geburt sich besser bezahlt macht, wenn ein Kaiserschnitt vorgenommen wird. Tatsache ist, dass die Krankenhäuser mehr Patienten behandeln, sich aber die Liegezeiten der einzelnen Patienten verringert haben.

Die Abrechnung nach Fallpauschalen zieht das Problem nach sich, dass die Kranken relativ schnell aus dem Krankenhaus entlassen werden, für eine ausreichende Pflege zu Hause aber nicht ohne weiteres gesorgt ist. Für die Finanzierung dieser Pflegezeit fühlen sich die Krankenkassen nicht zuständig.

Privatpatienten

Der Vorteil, privat versichert zu sein, ist gleichzeitig ein Nachteil: »Private« sind eine beliebte Einnahmequelle. Das bedeutet, sie werden höchstwahrscheinlich sofort aufgenommen und, wenn Chefarztbehandlung vereinbart ist, vom Chef selbst betreut. Als Kassenpatient müssen Sie mit ähnlichen Beschwerden womöglich von Klinik zu Klinik irren, um behandelt zu werden, und verbringen, wenn Sie Pech haben, am Ende drei Tage in einem Bett auf dem Gang.

Die persönliche Behandlung durch den Chefarzt ist aber nicht in jedem Fall ein Vorteil. Wenn sie zur Überbetreuung ausartet, kann sie nachteilig sein. In jedem Fall empfiehlt es sich zu prüfen, ob alles, was untersucht und operiert wird, dem eigenen Wohl dient. Nicht selten »zieht die ganze Seilschaft vorbei, vom Ohrenarzt bis zum Orthopäden, und hält die Hand auf«, warnt ein Klinikarzt vor dem Risiko, das Privatpatienten als beliebte Goldesel ereilt.

Wer eine Krankenzusatzversicherung hat, sollte rechtzeitig klären, ob sie die Kosten für die vorgeschlagene Behandlung auch wirklich übernimmt. Immer wieder gibt es ein böses Erwachen über hohe finanzielle Belastungen, weil Patientinnen und Patienten die Kosten für ärztliche Behandlung, Medikamente und Anderes selbst tragen müssen.

Aber nicht nur für Privatversicherte lohnt es sich, genau zu prüfen, ob ein Aufenthalt im Krankenhaus überhaupt gerechtfertigt ist. Alle Patienten sollten einen geplanten Eingriff kritisch hinterfragen, denn »schlecht informierte Patienten lassen sich öfter operieren als solche, die vom Fach sind (z. B. Ärztinnen oder Ärzte) oder Personen, die rechtlich sehr versiert sind (Anwälte und ihre Ehepartner)«. Zu diesem Schluss kommt eine Studie des Bundesamtes für Gesundheitswesen des Kantons Tessin. Es empfiehlt sich, eine zweite Meinung einzuholen, wenn der Arzt oder die Ärztin eine oder mehrere der nachfolgend genannten Fragen nicht zufrieden stellend beantworten kann:

- Kann die vorgeschlagene Behandlung nicht ebenso ambulant durchgeführt werden? Vielleicht in einer Klinik, in die man täglich zur Therapie kommen kann?
- Was kann ich von der Behandlung im Krankenhaus erwarten?
- Habe ich gute Aussichten, geheilt entlassen zu werden, oder wird sich mein Zustand nur vorübergehend bessern?
- Welche Risiken verbinden sich mit der zu erwartenden Behandlung oder Operation?
- Gibt es mehrere gleichwertige Operationsmethoden – vielleicht auch an einem anderen Ort?
- Welches Risiko gehe ich ein, wenn ich mich nicht operieren lasse?

Krankenhaus wählen

Meist können Sie sich Ihr Krankenhaus nicht selbst aussuchen, und im Notfall werden Sie sowieso nicht gefragt, wo Sie denn eingeliefert werden möchten. Wenn Sie aber die Möglichkeit haben mitzureden, dann machen Sie von Ihrem Recht Gebrauch.

Das übliche Krankenhaus

Ein ganz normales Krankenhaus ohne Schwerpunkte kann für Ihre Erkrankung vollkommen ausreichen und ist oft besser geeignet als ein medizinisches Zentrum, wenn Sie nicht gerade spezielle Bedingungen aufweisen.

In einem solchen Krankehaus können Sie ziemlich sicher sein, dass Sie nicht medizinisch überversorgt werden und Untersuchungen vorgenommen werden, die nicht unbedingt notwendig sind – vor allem dann, wenn Sie einen »banalen« Eingriff zu erwarten haben (z. B. eine Blinddarmoperation). Seltener durchgeführte Operationen, bei denen zu vermuten ist, dass den behandelnden Ärzten die Übung fehlt, sollten Sie nicht unbedingt dort vornehmen lassen (z. B. plastische Chirurgie, Herzoperationen).

Medizinisches Zentrum, Zentralkrankenhaus, Schwerpunktkrankenhaus

In einer solchen Einrichtung sind Sie wahrscheinlich gut aufgehoben, wenn Sie an einer Erkrankung leiden, auf die sich diese Klinik spezialisiert hat.

Ein Chirurg, der täglich drei Harnleiter operiert, hat mehr Erfahrung und Routine als ein Kollege oder eine Kollegin, die das einmal im Monat tut. Seien Sie trotzdem wachsam, denn derjenige, der ständig operiert, unternimmt einen Eingriff vielleicht auch dann, wenn auch eine weniger eingreifende Behandlungsmethode das Problem beseitigen könnte.

Außerdem verleiten Spezialapparate – wenn sie einmal da sind – dazu, auch dort eingesetzt zu werden, wo es nicht notwendig ist.

Wenn Ihnen Zweifel kommen, holen Sie eine zweite ärztliche Meinung ein.

Checkliste für Krankenhäuser

Am wichtigsten ist natürlich die Qualität der medizinischen Versorgung. Hier können Sie sich meistens nur auf das Urteil anderer, auf Erfahrungen im Bekanntenkreis oder Empfehlungen Ihrer Ärzte verlassen, weil Krankenhäuser ihre Statistiken über Erfolg und Misserfolg nicht offen legen müssen.

Aber auch das Drumherum trägt zur Gesundung bei. Vieles von dieser Checkliste wird nach wie vor nicht erfüllt, aber zumindest gibt es Anhaltspunkte, worauf Sie achten können:

- *Sind die Zimmer ruhig und hell?*
- *Sind sie freundlich und praktisch eingerichtet? Gibt es genügend Platz für persönliche Gegenstände?*
- *Mit wie vielen Personen müssen Sie Ihr Zimmer teilen?*
- *Wie eng stehen die Betten beieinander?*
- *Gibt es eine Waschmöglichkeit im Zimmer, die durch einen Vorhang oder eine Wand vor Blicken geschützt ist?*
- *Gibt es genug Duschen und Toiletten auf der Abteilung?*
- *Gibt es einen freundlichen Aufenthaltsraum, in dem Sie Besucher empfangen können?*

Warnung:

Achten Sie darauf, ob Patienten im Gang liegen, ob es in Gängen und Zimmern nach Essen oder Exkrementen riecht.

Die Krankenhausregeln

- *Entsprechen die Besuchszeiten Ihren Bedürfnissen?*
- *Sind Besuche von Kindern erlaubt?*
- *Können Angehörige bei einem Schwerkranken oder einem Kind über Nacht bleiben?*
- *Dürfen Sie als Patientin oder Patient für Stunden das Krankenhaus verlassen, wenn Ihre Gesundheit es erlaubt?*

- *Können Sie schlafen gehen, wann Sie möchten, oder gibt es strenge Regeln?*

Die Ärzte und das Pflegepersonal

Vieles können Sie erst beurteilen, wenn Sie schon im Krankenhaus liegen. Trotzdem vermitteln Ihnen die Betreuer bereits bei einem Besuch einen Eindruck über die allgemeine Stimmung:

- *Ist das Pflegepersonal, dem Sie in der Abteilung begegnen, höflich und freundlich, oder wirkt es gehetzt und überfordert?*
- *Wie sprechen die Pflegenden mit und von den Patienten? Ist der Ton respektvoll und sachlich?*
- *Wie wird Ihr Wunsch aufgenommen, jemanden Verantwortlichen vom ärztlichen Personal zu sprechen?*
- *Werden Ihre Fragen als Einmischung und Misstrauen empfunden, oder sind Sie als kritischer Patient bzw. Patientin willkommen?*

Das Essen

Gesundes, schmackhaftes Essen kann wesentlich zur Heilung beitragen. Lesen Sie die Speisepläne, die meistens irgendwo aufgehängt sind. Sie sollten ein solches Menü auch sehen, um beurteilen zu können, dass mit »vegetarisch« zum Beispiel nicht unbedingt wässriger Salat und hart gekochte Eier gemeint sind. Zögern Sie nicht, Fragen zu stellen:

- *Wird das Essen täglich frisch gekocht, oder handelt es sich um Tiefkühlkost?*
- *Können Sie zwischen verschiedenen Menüs wählen?*
- *Gibt es eine Warmhaltevorrichtung, und wie lange wird es darin aufbewahrt, bevor es die Hungrigen erreicht?*

Dass den ganzen Tag über Mineralwasser und Tees zur Selbstbedienung bereitstehen, sollte selbstverständlich sein.

Universitätsklinik

Bei den Universitätskliniken können Sie davon ausgehen, dass ihre Mitarbeiterinnen und Mitarbeiter wissenschaftlich auf dem neuesten Stand sind. Allerdings müssen sie diese Wissenschaft auch lehren, also an den Nachwuchs weitergeben. Das bedeutet, dass Sie die Chance haben, nach der neuesten Methode behandelt zu werden, aber auch damit rechnen müssen, dass sich bei den Visiten des Professors eine Reihe junger Kollegen um Ihr Bett schart. Eventuell werden Sie von einem jungen Arzt, der »übt«, im Beisein einer erfahrenen Kollegin operiert oder als »besonderer Fall« den Studenten im Hörsaal vorgeführt. All dieses geschieht jedoch nur mit Ihrer vorherigen Zustimmung.

Tagesklinik

Zunehmend mehr private Kliniken verfolgen das Konzept einer Tagesklinik: Tagsüber werden Sie in der Klinik behandelt, am Abend gehen Sie jedoch nach Hause. Nur wenige öffentliche Krankenhäuser werden ausschließlich als derartige Tagesklinik geführt, aber immer mehr von ihnen richten Abteilungen ein, die nach diesem Prinzip arbeiten. Zur Nachbehandlung können Sie in all diese Kliniken wiederkommen, solange es notwendig ist.

Allerdings muss nach einer ambulanten Operation für eine ausreichende Nachbetreuung und Pflege zu Hause gesorgt sein. Das ist jedoch nicht immer der Fall und muss zudem meist selbst finanziert werden. Viele Patientinnen und Patienten belasten sich dadurch viel zu früh.

Wenn Sie sich einen ambulanten Eingriff wünschen, müssen Sie unbedingt klären, wer Sie nachher betreut, falls Komplikation auftreten oder Sie sich schwach fühlen.

Entscheidungskriterien des zuweisenden Arztes bzw. der Ärztin:

Warum sollen Sie gerade in dieses bestimmte Krankenhaus gehen?

● Ist es spezialisiert auf die Krankheit oder den Eingriff, den Sie zu erwarten haben?

● Geben Sie sich nicht mit der Auskunft zufrieden, es sei »das beste Krankenhaus der Stadt«. Es gibt kein Spital, in dem alle Fachbereiche »am besten« sind. Interessieren Sie sich für die Qualität der Abteilung, in der Sie behandelt werden sollen.

● Hat Ihr Arzt andere Patienten in diesem Krankenhaus? Das kann ein Vorteil sein, weil er Sie dann leichter betreuen kann. Wenn Ihnen das Krankenhaus aber nicht gefällt und Sie den Eindruck haben, dass die Wahl vornehmlich seiner Bequemlichkeit dient, sollten Sie sich dennoch besser ein anderes suchen.

● Ist Ihr Arzt oder Ihre Ärztin mit den weiterbehandelnden Kollegen befreundet? Das ist nur dann vorteilhaft, wenn die medizinische Qualifikation trotzdem ausgezeichnet ist.

Umgang mit Ärzten und Pflegepersonal

Wer Tag für Tag Kranke sieht, wer immer mit Leid konfrontiert wird, hat sicher Mühe, nicht abzustumpfen und Patienten nicht nur als »Krankengut« zu sehen. Da kann es schon geschehen, dass Sie als »tausendster Blinddarm« behandelt werden. Dennoch haben Sie ein Recht auf eine menschenwürdige, respektvolle Behandlung. Wenn Sie die Erklärungen Ihrer behandelnden Ärzte nicht verstehen, sagen Sie es am besten sofort. Mediziner tun sich oft schwer, mit ihren Patienten in einem verständlichen, mitfühlenden Ton zu sprechen, sind aber bereit, es zu tun, wenn sie auf ihr Versäumnis angesprochen werden.

Visite

Bei ihrem täglichen Routinebesuch sollen die Ärzte die Patienten informieren, wie es um deren Gesundheit steht. Gleichzeitig ist es aber oft die einzige Möglichkeit für Sie und Ihre Angehörigen, die behandelnden Ärzte zu sprechen.

In manchen Krankenhäusern sind die Kranken jedoch nur Objekte einer Show, nicht Teilnehmer. »Wie geht es uns denn heute?« ist nicht selten die einzige Frage, die an sie gerichtet wird. Dafür schwirren Fremdwörter und Abkürzungen durch die Luft, es wird geflüstert und beraten.

»Wie es Ihnen geht, weiß ich nicht. Und bitte sprechen Sie so mit mir, dass ich Sie verstehe«, wäre eine angemessene Antwort – allerdings fällt die aus der hilflosen Position im Bett nicht leicht.

Ob Absicht oder Gedankenlosigkeit – dieses entmündigende Verhalten hat sich an vielen Krankenhäusern so eingespielt, dass nur die Patienten selbst es durchbrechen können:

● Bitten Sie die Ärzte, in Ihrer Gegenwart so zu sprechen, dass Sie es verstehen können. Es gibt für fast jede Erkrankung und Behandlung einen deutschsprachigen Ausdruck.

● Wenn bei der Visite eine Untersuchung, Behandlung oder ein neues Medikament angeordnet wird, fragen Sie, warum. Später kommt meistens nur noch das zuständige Fachpersonal, das über die Gründe dieser Maßnahmen nicht unbedingt informiert ist. Außerdem darf es meistens keine Auskunft erteilen.

● Wenn Sie etwas über die laufende Behandlung wissen wollen, fragen Sie jetzt.

● Wenn bei der Visite nicht genug Zeit für Ihre Anliegen ist, vereinbaren Sie mit der zuständigen Ärztin oder dem Arzt einen Termin im Verlauf des Tages.

Krankenunterlagen

Alles, was mit Patientinnen und Patienten im Krankenhaus geschieht, muss in den Krankenhausunterlagen vermerkt werden, jede Untersuchung, jedes Medikament, jede Therapie.

Wie viel Sie von dieser Krankenakte zu sehen bekommen, ist von Haus zu Haus verschieden. Oft werden detaillierte Angaben zentral verwahrt oder sind im Computer gespeichert. Ob das ein sinnvoller Beitrag zum Datenschutz oder ein weiterer Schritt in Richtung Entmündigung ist, darüber wird noch diskutiert. Datenschützer warnen, dass durch die Computertechnik der »Gläserne Patient« entsteht – durchsichtig für alle, die die Patientenlaufbahn von der Datenbank abrufen können.

In jedem Fall haben Sie ein Recht, Ihre Unterlagen einzusehen und sie kopieren zu lassen. Das betrifft allerdings nur objektive Daten wie Befunde und Operationsergebnisse und nicht persönliche Vermerke der Ärzte.

Alle Dokumente, die Ihre Person betreffen, fallen unter die ärztliche Schweigepflicht. In der Praxis erteilen allerdings die meisten Ärzte freizügig Auskunft über das Befinden ihrer Patienten, sei es an Verwandte, sei es an andere Ärzte. Wenn Sie das nicht wünschen, empfiehlt es sich, speziell darauf hinzuweisen.

Nach dem Tod geht das Einsichtsrecht in die Krankenunterlagen auf die Erben des Patienten über, soweit dies nicht dem geäußerten oder mutmaßlichen Willen der Verstorbenen widerspricht.

Geheimnisvolles Krankenblatt

Um die Eintragungen in Ihrem Krankenblatt zu verstehen, könnten Sie ein medizinisches Wörterbuch zu Hilfe nehmen. Einfacher ist es jedoch, wenn Sie Ihren Arzt oder die Ärztin bitten, die Abkürzungen und lateinischen Begriffe zu übersetzen und zu erklären. Werden Sie misstrauisch, wenn Ihnen ein Code nicht erklärt wird. Es gibt Krankenhäuser, die Untersuchungen auf diese Weise verheimlichen, wie z. B. einen Aidstest.

Aufklärungspflicht

Ärzte sind gesetzlich verpflichtet, Sie über alle »Grundzüge« des vorgesehenen Eingriffs oder der Behandlung rechtzeitig aufzuklären und Sie über die »typischen« Risiken zu informieren. Es genügt nicht, dass sie Ihnen ein Formular in die Hand drücken, dem Sie diese Daten entnehmen können.

Diese Pflicht zur Aufklärung ist nur dann eingeschränkt, wenn die Behandlung so dringlich ist, dass sie keine ausführliche Aufklärung zulässt.

Die Mediziner müssen alle Ihre Fragen wahrheitsgemäß beantworten. Wie viel Sie wirklich von Ihrem Arzt wissen möchten, entscheiden Sie allerdings selbst. Beruhigen Sie Details, oder wollen Sie gar nicht so genau informiert werden, was mit Ihnen geschieht?

Sie haben ein Recht darauf, Folgendes zu erfahren:

- Wie hoch ist das Risiko bei diesem Eingriff?
- Welche Komplikationen müssen Sie eventuell erwarten?
- Welche Behandlungsalternativen gibt es, und wie unterschiedlich hoch ist deren Risiko einzuschätzen (z. B. unblutige Behandlung statt Operation, Periduralanästhesie [➡ Seite 341] statt Narkose usw.)?
- Ist die vorgeschlagene Behandlungsmethode neu oder umstritten?
- Welche Wirkungen und Nebenwirkungen haben die Medikamente, mit denen Sie behandelt werden?
- Soll ein neues Medikament, das noch nicht für den Handel zugelassen ist, an Ihnen erprobt werden? (Sie haben das Recht abzulehnen.)

Zeitpunkt der Aufklärung

Sie müssen so rechtzeitig über Risiken und Folgen eines Eingriffs aufgeklärt werden, dass Sie genug Zeit haben, sich Ihre Einwilligung zu überlegen oder an eine Alternative zu denken. Wenn Sie, mit einem Beruhigungsmittel versehen, im Krankenhausbett liegen und auf Ihre Operation warten, ist es zu spät.

Aufklärung von Minderjährigen

Minderjährige Patienten können nur dann wirksam in eine ärztliche Behandlung einwilligen, wenn sie »einsichts- und urteilsfähig« sind und die Folgen abschätzen können. In Österreich müssen die Eltern oder gesetzlichen Vertreter in die Aufklärung mit einbezogen werden. In der Praxis werden Ärzte ein verletztes Kind im Notfall aber sicher auch ohne die Anwesenheit der Eltern behandeln, z. B. einen Gipsverband anlegen.

Untersuchungen im Krankenhaus

Bitten Sie Ihren überweisenden Arzt oder die Ärztin, dem Krankenhaus die Ergebnisse aller Untersuchungen zur Verfügung zu stellen, die schon durchgeführt wurden. Noch immer werden Befunde sinnlos doppelt erhoben, die sich nicht ständig verändern, z. B. weil die Kliniker den Kollegen nicht trauen. Andererseits sind aber auch viele vor allem Röntgenaufnahmen von niedergelassenen Ärzten unbrauchbar. In vielen Krankenhäusern werden auch Untersuchungen veranlasst, die nicht in ursächlichem Zusammenhang mit der Erkrankung stehen. Lassen Sie sich bei jeder Untersuchung erklären, warum sie gemacht wird. Die Auskunft: »Wir machen das routinemäßig«, sollte Sie hellhörig machen.

Kontrollfragen vor einer Untersuchung:

- Steht die Untersuchung in direktem Zusammenhang mit der Erkrankung?
- Was kann damit überprüft werden?
- Warum wird eine Untersuchung wiederholt, obwohl es schon einen Befund gibt?
- Was geschieht bei der Untersuchung?
- Gibt es ein Risiko?
- Ist sie schmerzhaft?

Erklärungen zu den verschiedenen Untersuchungsmethoden finden Sie im Kapitel »Untersuchungsmethoden«, ➡ Seite 812.

Operationsvorbereitung

Jede Operation ist ein einschneidendes Ereignis im Leben eines Menschen, das meistens mit Ängsten verbunden ist. »Werde ich wieder aufwachen? Werde ich wieder gesund sein? Werde ich starke Schmerzen haben?« Fragen über Fragen, die sich viele Menschen nur heimlich stellen. Dabei ist es gerade vor einem Eingriff wichtig, Ängste zuzulassen, darüber zu sprechen und Sorgen zu teilen.

Versuchen Sie, Menschen kennen zu lernen, die die Erfahrung schon hinter sich haben; fragen Sie nach, ob es einen Videofilm über die Operation gibt. Ein wichtiger Punkt ist auch die Unterstützung durch Angehörige und Freunde. Bitten Sie jemanden, der Ihnen nahe steht, den Abend vor der Operation oder die Stunden bis zum Eingriff mit Ihnen zu verbringen. Lassen Sie sich ablenken, trösten oder Mut zusprechen: Was immer Ihnen gut tut.

Interne Freigabe

Auch medizinisch muss eine Operation sorgfältig vorbereitet werden. »Interne Freigabe« bedeutet, dass alle Daten erhoben und Untersuchungen gemacht wurden, die sicherstellen, dass Sie gefahrlos – mit dem geringst möglichen Risiko – narkotisiert werden können. Möglicherweise verlangt die Klinik, dass Sie diese Befunde selbst mitbringen. Dazu gehören:

- Die medizinische Vorgeschichte mit allen wichtigen Erkrankungen und Operationen (Anamnese).
- Die internistische Untersuchung, bei der die Belastbarkeit der Organe geprüft wurde (z.B. Herz und Lunge).
- Der Blutbefund und die Feststellung der Blutgruppe.
- Wenn Sie älter als 60 Jahre sind oder sich bei der allgemeinen Untersuchung ein krankhafter Befund ergeben hat, wird an vielen Krankenhäusern noch zusätzlich die Lunge geröntgt.
- Bei einer Reihe von Eingriffen können Sie sich auf die notwendige Bluttransfusion vorbereiten, indem Sie eine Eigenblutkonserve anlegen lassen. Fragen Sie danach, ob das notwendig und sinnvoll ist und wie und wo Sie das durchführen lassen können.

Aufklärung über das Risiko

Die Ärztin oder der Arzt müssen Sie über alle Risiken aufklären, die in direktem Zusammenhang mit der Operation stehen. Das Narkoserisiko gehört nicht dazu.
Die Narkoseärztin und den Operateur, die an Ihnen arbeiten werden, sollten Sie unbedingt vorher kennen lernen. In manchen Krankenhäusern ist es durchaus üblich, dass das Operationsteam den Kranken auf dem Operationstisch zum ersten Mal sieht.

Den Körper fit machen

Wenn Ihre Operation lange im Voraus geplant ist, besprechen Sie mit Ihrer Ärztin oder Ihrem Arzt, was Sie vorher selbst tun können, um in einer möglichst optimalen Verfassung zu sein. Viele Ärzte vergessen darauf hinzuweisen, wie hilfreich diese Eigeninitiative sein kann. Mögliche Maßnahmen können sein: Gewicht reduzieren, Rauchen einstellen, Alkoholkonsum reduzieren, die »Pille« absetzen, zu hohen Blutdruck senken.

Risiko Krankenhaus

Glaubt man den Medien, scheinen Krankenhäuser gefährliche Orte zu sein. Da wird irrtümlich der Falsche operiert, dort wird ein Messer im Bauch vergessen, und Infektionen oder andere hausgemachte Leiden scheinen an der Tagesordnung zu sein. Doch auch offizielle Stellen beschweren sich immer wieder über die mangelnde Qualität der Versorgung. Wie groß die Folgen von Übermü-

dung, Routine und Fehleinschätzungen sind, weiß niemand genau. Denn was in anderen Risikobereichen wie z.B. im Flugverkehr längst selbstverständlich ist – nämlich Fehler zu analysieren und dadurch zu vermeiden –, ist in der Medizin noch Neuland. Die Devise heißt meistens vertuschen, doch der Druck auf die Mediziner wächst. Ausgehend von den USA, wo nach einem Bericht des Institute of Medicine die durch Kunstfehler verursachten Todesopfer zwischen 44 000 und 98 000 geschätzt werden, wird der Ruf nach der Meldepflicht für schwere Vorfälle immer lauter.
Die Gefahr, spektakuläres Opfer von groben Irrtümern zu werden, ist dennoch gering. Nicht so klein ist hingegen das Risiko, sich im Krankenhaus zu infizieren. Immerhin sind vier Prozent der Patienten davon betroffen.

Risiko Infektion

Infektionen im Krankenhaus lassen sich nicht vermeiden. Wo Keime ständig mit Antibiotika gejagt werden, entwickeln sie besonders schnell Resistenzen. Am häufigsten treten Harnweginfektionen auf, dicht gefolgt von Wundinfektionen und Infektionen der Atemwege.
70 bis 80 Prozent dieser Infektion entstehen durch Kontakte mit Ärzten und Pflegepersonal.
Folgende Regeln verringern die Infektionsgefahr:

- Vermeiden Sie einen Krankenhausaufenthalt, wenn es die Möglichkeit einer ambulanten Behandlung gibt. Das gilt besonders dann, wenn die körpereigene Abwehr geschwächt ist, wie das z.B. bei älteren Menschen der Fall ist. Es ist erwiesen, dass sie überdurchschnittlich häufig eine Infektion erleiden.
- Lassen Sie sich nicht ohne weiteres »antibiotisch abschirmen«, wenn es nicht unbedingt notwendig ist. Antibiotika begünstigen die Bildung resistenter Keime; sie sind kein »inneres Desinfektionsmittel«.
- Katheter bleiben oft länger liegen, als es notwendig wäre. Doch mit jedem Tag erhöht sich die Infektionsgefahr. Nach zehn Tagen »Dauerkatheter« hat jeder zweite Patient eine Blasenentzündung.
- Vermeiden Sie invasive Untersuchungsmethoden, also Techniken, bei denen Eingriffe im Körper stattfinden, wenn es eine gleichwertige Alternative gibt.

Risiko Behandlungsfehler

Jede fünfte Diagnose, die zwischen 1990 und 1993 im größten Krankenhaus Europas, dem AKH Wien, gestellt wurde, weist »wesentliche« Mängel auf. Bei jeder 15. Beurteilung lagen die Ärzte völlig daneben, listet ein österreichischer Pathologe auf. Deutsche Patientenverbände sprechen von 100 000 Kunstfehlern pro Jahr.
Das können Sie beachten:

- Wenn Sie Zweifel an der Methode der Behandlung oder an der Diagnose haben, zögern Sie nicht, eine zweite Meinung einzuholen.
- In großen Krankenhäusern ist es üblich, dass anonym einer nach dem anderen operiert wird. Oft werden Voruntersuchung und Operation von verschiedenen Ärzten durchgeführt. Verlangen Sie, Ihr Operationsteam kennen zu lernen. Das verbessert Ihre Chance, nicht mit einem anderen Patienten verwechselt zu werden.

Risiko Narkose

Das Risiko, bei einer Narkose zu Schaden zu kommen, ist gering, wenn Sie in einem guten Allgemeinzustand sind. Aber selbst bei Herzleiden, Diabetes, Bluthochdruck, Asthma oder Leberzirrhose kann eine entsprechende Vorbereitung das Risiko deutlich senken. Anders ist das, wenn Sie sich einer Akutoperation unterziehen müssen, z. B. nach einem Unfall. Hier kennen weder Operateur noch Narkosearzt die oben erwähnten Risikofaktoren. Es ist auch selten bekannt, ob Sie einen vollen Magen haben oder wie hoch der Blutverlust ist.

Wenn Sie eine Operation brauchen, führt meist kein Weg an einer Narkose vorbei. Trotzdem haben Sie einige Möglichkeiten mitzureden:

- Fragen Sie nach, ob der Narkosearzt bzw. die -ärztin für Sie allein zuständig ist. Viele Narkosefehler entstehen durch Überforderung oder Übermüdung, weil es zu wenig Ärzte gibt und ein Anästhesist zwei Operationstische bedienen muss.
- Verlangen Sie, Ihren Narkosearzt bzw. die -ärztin kennen zu lernen. Der persönliche Kontakt schafft Vertrauen.
- Fragen Sie, ob eine Lokal- oder Regionalanästhesie möglich ist. Manchmal werden Vollnarkosen durchgeführt, obwohl es andere Möglichkeiten zur Schmerzausschaltung gäbe.

Behandlungsfehler im Krankenhaus

Wenn Sie im Krankenhaus falsch behandelt wurden und dadurch zu Schaden gekommen sind, stehen Sie vor einer schwierigen Situation. Denn auch für Ärzte gilt meist, was in anderen Berufsgruppen üblich ist: Eine Krähe hackt der anderen kein Auge aus. Kunstfehlerprozesse sind mühsam, dauern meistens viele Jahre, und der Erfolg ist mager. Eine große deutsche Versicherung gibt an, dass die Hälfte der zivilrechtlichen Klagen abgewiesen wird und nur zehn Prozent mit der Verurteilung der Beklagten enden. In allen anderen Fällen werden Vergleiche geschlossen.

Im Allgemeinen sind Sie gut beraten, wenn Ihr Anwalt oder Ihre Anwältin eine außergerichtliche Klärung er-

reicht und die ärztliche Haftpflichtversicherung Ihre Ansprüche befriedigt.

Eine strafrechtliche Verfolgung hat meistens nur dann Sinn, wenn Sie genügend Finanzmittel haben, um einen langen Prozess durchzuhalten, und wenn Sie das öffentliche Interesse auf fahrlässiges Verhalten lenken wollen.

Wie kommen Sie zu Ihrem Recht?

- Sichern Sie Beweise.

  Auch wenn Sie auf eine gütliche Einigung mit dem Arzt oder der Ärztin hoffen, sollten Sie versuchen, Kopien aller Krankenunterlagen zu bekommen, und zwar möglichst bevor bekannt wird, dass Sie rechtliche Schritte unternehmen wollen. Es kommt immer wieder vor, dass Unterlagen nachträglich geändert werden oder belastendes Material daraus entfernt wird. Wenn Sie im Krankenhaus auf Schwierigkeiten stoßen, versuchen Sie, die Dokumente über weiterbehandelnde Ärzte zu beschaffen. Ziehen Sie dazu eine Ärztin oder einen Arzt zu Rate, denen Sie vertrauen und die nicht in den Fall verwickelt sind.

  Wenn Sie niemanden kennen, wenden Sie sich an eine Patientenschutzorganisation (➡ Seite 803).
- Sichern Sie sich anwaltliche Beratung.

  Einige Anwälte haben sich auf medizinische Behandlungsfehler spezialisiert. Selbsthilfegruppen oder Patientenschutzorganisation kennen meist entsprechende Experten. Sie werden sich fast immer zunächst darum bemühen, mit dem Arzt, der Ärztin und deren Versicherung den Schaden gütlich zu regeln.
- Notieren Sie sich alles.

  Verfassen Sie eine möglichst klare Dokumentation Ihrer Krankengeschichte, sobald Sie den Verdacht auf einen Behandlungsfehler haben. Später können Sie sich vielleicht an Details nicht mehr erinnern. Manche Patientenorganisationen stellen vorgedruckte Fragebögen zur Verfügung. Halten Sie fest:
- Welcher Schaden ist eingetreten, und worauf führen Sie ihn zurück?
- Schildern Sie genau die Ereignisse, die Ihrer Meinung nach zum Behandlungsfehler geführt haben.
- Vermerken Sie Namen und Adressen von Mitpatienten und Namen der Pflegenden und der Ärzte.

Kinder im Krankenhaus

Krank, in einer fremden Umgebung, umgeben von unbekannten Menschen... Das Krankenhaus ist für viele Kinder eine Belastung, in der sie dringend die Hilfe ihrer Eltern brauchen. Bettnässen, Essstörungen, Angst im Dunkeln, Niedergeschlagenheit, Aggressivität und Kommunikationsprobleme sind nur einige der Symptome, an denen ein Kind nach einem traumatischen Krankenhausaufenthalt leiden kann.

Viele Kinderabteilungen haben diese Auswirkungen in den letzten Jahren erkannt und ihre Besuchszeiten liberalisiert. Fast überall dürfen Bezugspersonen den ganzen Tag bleiben. Es ist auch immer häufiger möglich, rund um die Uhr zu bleiben – allerdings um den Preis einer meist erheblichen Unbequemlichkeit. Eltern werden oft auf Notbetten in der Nähe untergebracht und können sich mit ihrem Kind kein Einzelzimmer teilen – es sei denn, sie zahlen den Aufenthalt privat.

Das Krankenhaustrauma

Ein englischer Arzt hat schon vor mehr als 30 Jahren erkannt, dass das kindliche Trauma im Krankenhaus in drei Phasen verläuft.

Protest

Das Kind versteht nicht, warum es plötzlich von Mama und Papa getrennt wird. Es schreit und weint, klammert sich an die Schwestern oder weist deren Anteilnahme wütend zurück. Diese Phase kann mehrere Stunden, aber auch mehrere Tage dauern.

Verzweiflung

Das Kind hört auf zu weinen und zieht sich apathisch zurück. Es nimmt an seiner Umgebung keinen Anteil mehr, weil es erkannt hat, dass Mutter und Vater nicht kommen werden. Diese Phase der Hoffnungslosigkeit wird immer wieder verkannt. Oft glauben die Betreuer, das »brave« Kind habe sich an die neue Situation gewöhnt.

Verleugnung

Das Kind hat aufgegeben und macht nach außen hin einen vernünftigen Eindruck. Es zeigt Interesse an seiner Umgebung, nimmt die Besuche der Bezugspersonen nicht mehr so wichtig oder lehnt sie sogar ab. Es scheint sich eingelebt zu haben. Dieses letzte Stadium der kindlichen Störung wird von den Betreuern häufig als gelungene Anpassung an die Situation missdeutet.

Was können Sie für Ihr Kind tun?

● Bereiten Sie bei geplanten Eingriffen Ihr Kind schon zu Hause auf die Operation vor. Besorgen Sie einen »Arztkoffer«, und spielen Sie Untersuchen, Spritzengeben, Abhören usw. Auch nach dem Krankenhausaufenthalt können solche Rollenspiele dem Kind helfen, die traumatischen Erlebnisse zu verarbeiten. Was die Puppe beschäftigt, worunter sie leidet, gibt Aufschluss darüber, was das Kind unverarbeitet beschäftigt und nicht ausdrücken kann.

● Klären Sie, ob Ihr Kind nicht ambulant statt stationär behandelt werden kann. Manche Krankenhäuser führen verschiedene Eingriffe so durch, dass Sie Ihr Kind am selben Tag wieder mit nach Hause nehmen können. Voraussetzung dafür ist, dass jemand da ist, der es pflegen kann.

● Versuchen Sie Ihr Kind, wenn es stationär behandelt werden muss, möglichst rasch wieder nach Hause mitzunehmen.

● Besuchen Sie Ihr Kind so oft wie möglich, oder organisieren Sie Besuche von Bezugspersonen.

Vergessen Sie nicht, dass auch ein Baby fühlt und leidet. Es braucht genauso viel Fürsorge und Liebe wie ein älteres Kind, das schon sprechen kann.

● Setzen Sie sich durch, wenn Sie mit Ihrem Kind aufgenommen werden wollen. In manchen Fällen steht es Ihnen sogar gesetzlich zu.

● Wenn Sie mit Ihrem Kind im Krankenhaus leben, wechseln Sie sich mit anderen Bezugspersonen ab. Es ist sehr belastend, Tag und Nacht als Gesunder in einem Krankenhaus zu leben.

● Verlangen Sie, bei belastenden oder schmerzhaften Untersuchungen dabei zu sein. Es fördert das Gelingen des Eingriffs.

● Wenn Ihr Kind operiert wird, versuchen Sie bis zur Narkose bei ihm zu bleiben, und seien Sie unbedingt da, wenn es aufwacht.

Kinderrechte

Wenn festgestellt wird, dass die Mitaufnahme einer Bezugsperson medizinisch notwendig ist, übernehmen die gesetzlichen Krankenkassen die Kosten. Es ist aber nirgends festgelegt, wie diese medizinische Notwendigkeit festgestellt wird. Es lohnt sich daher, sich umzuhören, welches Krankenhaus dieses Gesetz liberal handhabt und im Interesse des Kindes die Mitaufnahme der Eltern für wünschenswert hält.

In Österreich gibt es seit 1995 die gesetzliche Regelung, dass Begleiterinnen und Begleiter von Kindern bis zum vollendeten dritten Lebensjahr kein Entgelt zu bezahlen brauchen.

Alte Menschen im Krankenhaus

Unsere Krankenhäuser sind überfüllt mit alten Menschen, die dort nicht hingehören, da sie nicht akut krank sind. Weil es zu wenig Pflegebetten gibt, werden viele alte Menschen auf Stationen untergebracht, die ihren Bedürfnissen nicht gerecht werden können. Es gibt kaum Rehabilitationsmöglichkeiten und meist auch keine seelische Betreuung. Das Gefühl, aussortiert und abgeschoben zu sein, die Angst, das Krankenhaus vielleicht nie mehr verlassen zu können, wirken sich negativ auf die alten Menschen aus.

Wenn Sie alte Angehörige im Krankenhaus haben, die nicht mehr ausreichend für ihre Rechte eintreten können, dann sollten Sie das übernehmen:

● Klären Sie, ob der alte Mensch wirklich ein Krankenhaus braucht oder ob es eine Möglichkeit der ambulanten Betreuung gibt.

● Versuchen Sie herauszufinden, ob alle medizinischen Maßnahmen notwendig sind. Gerade bei alten Menschen werden oft sinnlose Eingriffe gemacht (Blasenkatheter werden z.B. oft aus Bequemlichkeit gesetzt).

● Bemühen Sie sich um Rehabilitationsmaßnahmen (Heilgymnastik, Bewegungstherapie usw.).

● Organisieren Sie Besuche zu Zeiten, in denen der Kranke Hilfe braucht, etwa beim Mittagessen oder am Abend zum Waschen. Nur wenig Krankenhäuser haben genug Personal, um sich ihrer Patienten wirklich liebevoll annehmen zu können.

● Bedienen Sie den Kranken nicht, wenn es nicht notwendig ist. Regen Sie ihn an, möglichst viel selbstständig zu machen. Aktivität hebt das Selbstbewusstsein und fördert die Genesung.

● Alte Menschen, die in der gewohnten Umgebung leben können, werden schneller gesund. Versuchen Sie, den Krankenhausaufenthalt also so kurz wie möglich zu halten, wenn Sie sicherstellen können, dass sich zu Hause jemand um den Kranken kümmert.

Wird jemand als Pflegefall eingestuft, bei dem keine Besserung mehr zu erwarten ist, ist die Krankenversicherung für die Finanzierung des Krankenhausaufenthalts nicht mehr zuständig. Dann wird ein Platz in einem Pflegeheim notwendig.

Untersuchungsmethoden

Jeder Mensch macht Fehler. Doch Maschinen und technischen Methoden trauen wir fälschlicherweise Besseres zu. Vielen Patienten erscheint Medizin »sicherer«, wenn sie Zahlen oder Röntgenbilder als Befund nach Hause tragen können. Die Mediziner ihrerseits vertrauen eher einer apparativen Diagnose als dem, was sie mit ihren Sinnen wahrnehmen, wenn sie eigenhändig untersuchen. Eine Langzeitstudie der Kieler Universität ergab, dass trotz des gestiegenen technischen Aufwands die Fehldiagnoserate gleich bleibend bei zehn Prozent liegt.

Je mehr Raum Ärzte und Patienten der Technik geben, desto leichter können sie Nähe vermeiden. Das erspart beiden die oft unangenehme Auseinandersetzung mit Gefühlen und Problemen. Die Zusammenhänge zwischen Lebens- und Arbeitsbedingungen und dem Krankwerden werden dadurch jedoch schlechter sichtbar.

Der Wunsch nach Perfektionismus kostet Geld. In Deutschland werden jährlich etwa eine Milliarde Laboruntersuchungen zum Preis von etwa 3,5 Milliarden Euro durchgeführt. Das sind 16 Untersuchungen pro Jahr für jeden Bundesbürger. Der Berufsverband der Ärzte kritisiert, dass jährlich mindestens 250 Millionen Euro für unnötige Leistungen bezahlt werden.

Die Lebensdauer der Geräte und die Zeit, in der die Hersteller bereit sind, diese Geräte zu warten, verringern sich immer mehr. Dementsprechend wird es für den einzelnen Arzt oder die Ärztin, die sich solche Geräte anschaffen, und für Labors immer schwieriger, die hohen Anschaffungskosten wieder hereinzubekommen. Für eine solche Amortisation müssen dann möglichst viele Patienten untersucht werden. So unterhält sich der Kosten treibende Kreislauf selbst.

Die Kosten für diese Untersuchungen wachsen auch dadurch immer munter weiter, dass die medizintechnische Industrie immer aufwändigere und teurere Untersuchungsmethoden entwickelt, die dann pauschal als »besser« gelten. Ob sie anderen Methoden wirklich überlegen sind, haben sie nur selten bewiesen.

Viele medizintechnische Untersuchungen sind auch ein Umweltproblem. Wegwerfinstrumente türmen sich zu Müllgebirgen. Reagenzienlösungen fließen irgendwohin. Radioaktive Stoffe müssen transportiert, angewandt und ihre Reste endgelagert werden. Und nicht zuletzt bleibt die Frage: Wie gut schützen Sicherheitsvorschriften wirklich die Gesundheit derjenigen, die mit diesen Stoffen ein Leben lang arbeiten müssen?

Tests als Selbstzweck

Beim »Screening« werden möglichst viele Menschen in regelmäßigen Abständen immer wieder auf ein Merkmal hin untersucht. So ermahnt man zum Beispiel die Bevölkerung, regelmäßig den Cholesterinspiegel kontrollieren zu lassen. Dieser Test ist angebracht, wenn jemand ein besonders großes Risiko hat, an einer koronaren Herzkrankheit frühzeitig zu sterben, und bereit ist, sein Leben so zu verändern, dass das Risiko geringer wird (➡ Erhöhte Blutfettwerte, Seite 546). Er ist sinnlos, wenn der Getestete mit einem schlechten Ergebnis sich selbst überlassen bleibt. Eine Untersuchung, aus deren Ergebnis nichts folgt, ist überflüssig.

Viele unnötige Untersuchungen kosten die Krankenkassenmitglieder horrende Geldsummen und belasten Gesundheit und Psyche desjenigen, der getestet werden soll, teilweise erheblich. Eine Studie zeigte beispielsweise, wie unüberlegt oft eine »Übersichtsaufnahme des Brustkorbs« angeordnet wird. Bei mehr als einem Viertel der Überweisungen zum Röntgenfacharzt blieb unklar, welche Fragestellung hinter der Röntgenaufnahme stand. Das Bild von ebenfalls mehr als einem Viertel der Geröntgten zeigte zwar Unerwartetes und zog teilweise sogar weitere Untersuchungen nach sich – für die Diagnose brachte es jedoch nichts Neues.

Gleiches gilt für die Palette von Untersuchungswerten, die bei einer Krankenhauseinweisung erstellt werden. Für Diagnose oder Therapie sind sie nur selten unentbehrlich. Das alles ist vermeidbar, wenn Sie gemeinsam mit der Ärztin oder dem Arzt Ziel und Weg des Vorgehens bestimmen.

Weg und Ziel bestimmen

Bei weitem nicht alles, was untersucht werden kann, muss auch untersucht werden. Aus der Schilderung der Beschwerden und allgemeinen Untersuchungen sollten Ärztin oder Arzt möglichst genau bestimmen, welche Krankheit sie vermuten bzw. welche sie ausschließen möchten. Sowohl Ihnen als auch den Ärzten sollte vor etwaigen Untersuchungen klar sein: Welchem Zweck dient die Untersuchung?

Soll sie

- eine Diagnose stellen, bestätigen oder ausschließen?
- den Schweregrad der Krankheit ermitteln?
- aufzeigen, wie die Krankheit verlaufen ist?
- helfen, die richtige Behandlung herauszufinden?
- kontrollieren, wie die Behandlung angeschlagen hat?
- die Konzentration des Arzneimittels im Körper bestimmen?
- prüfen, ob Sie die Behandlungsvorschriften des Arztes einhalten?

Wie zuverlässig ist das Ergebnis? Bevor Sie schwerwiegende Entscheidungen treffen:

- Lassen Sie den Wert noch einmal überprüfen.
- Kann das Ergebnis auch mit weniger problematischen Untersuchungen erreicht werden?

- Was folgt aus dem gewonnenen Ergebnis?
- Teilen Sie Ärztin oder Arzt vor jeder Untersuchung mit, welche Medikamente Sie einnehmen. Manche Abweichung von der Norm kommt durch Arzneimittel zu Stande und ist nicht das Zeichen einer Krankheit.

Routinewerte

Bei einer Krankenhauseinweisung werden bestimmte Werte routinemäßig bestimmt. Dazu gehören:

- Natrium (Na), Kalium (K), eventuell Chlorid (Cl), eventuell Magnesium (Mg). Diese Werte werden gebraucht, um sich ein Bild machen zu können, ob bestimmte Herz- und Nierenstörungen darauf beruhen, dass Sie zu wenig Flüssigkeit im Körper haben, oder ob die mengenmäßige Zusammensetzung der Körperflüssigkeit verändert ist.
- Phosphat (PO_4) sagt etwas über die Nierenfunktion.
- Kalzium (Ca) gibt Auskunft über die Arbeit der Nebenschilddrüse. Kalzium und Phosphat gemeinsam geben zu erkennen, ob die Nahrungsbestandteile aus Magen und Darm genügend aufgenommen werden.
- BUN (Stickstoffgehalt des Blutes durch seinen Anteil an Harnstoff) und Kreatinin. Zur Überprüfung der Nierenfunktion.
- AP (alkalische Phosphatase). Sie sagt etwas über Knochenerkrankungen und ob der Gallengang durchlässig ist.
- EW (Eiweiß). Ein erniedrigter Wert sagt etwas über Krankheiten, die an der Körpersubstanz zehren, und über eventuelle Resorptionsstörungen. Ein erhöhter Wert deutet eine Art von bösartigen Krankheiten an.
- BZ (Blutzuckergehalt). Sagt, ob die Verwertung von Kohlenhydraten und die Insulinproduktion im Gleichgewicht sind.
- AST (➡ Seite 819), ALT (➡ Seite 819), Gamma-GT (➡ Seite 820), LDH (➡ Seite 820). Diese Werte sagen etwas über den Zustand der Leber.

Wenn Sie die Zahlen Ihres »Befundes« mit denen auf den nachfolgenden Seiten vergleichen, stoßen Sie möglicherweise auf Abweichungen, die auf den unterschiedlichen Maßeinheiten beruhen, in denen die Zahlen angegeben sind. Die Maßeinheiten sind zwar vor längerer Zeit international standardisiert worden, doch nicht alle medizinischen Einrichtungen gebrauchen diese SI-Einheiten.

Auch die Art der Bestimmungsmethoden, die Temperatur, bei der sie durchgeführt werden, und vieles andere können abweichende Zahlen ergeben, die nicht eine Krankheit bedeuten. Im Zweifelsfall sollten Sie sich vom Labor sagen lassen, wo das Labor den Normalwert ansetzt.

Im Folgenden werden die gebräuchlichsten Untersuchungsmethoden besprochen. Es kann sein, dass auf dem Laborzettel, den Sie von Ärztin oder Arzt bekommen, andere Begriffe und andere Zahlen stehen. Fragen Sie in jedem Fall nach den Aussagen dieser Tests.

Untersuchungen aus dem Blut

Anwendung

Wenn allgemeine Hinweiszeichen auf den Zustand des Körpers gewünscht werden oder man Näheres über bestimmte Blutbestandteile erfahren möchte. Viele Veränderungen an Organen und Prozesse, die das Abwehrsystem beschäftigen, teilen sich dem Blut mit.

Aussage und Verlässlichkeit

Veränderte Blutwerte bestätigen den Verdacht: Irgendetwas stimmt nicht. Um genauer zu erfahren, wo etwas verändert ist, bedarf es gezielter Tests.

Durchführung

Je nachdem, was bestimmt werden soll, wird man Ihnen die Fingerkuppe anritzen und das heraustropfende Blut verwenden (Kapillarblut) oder eine Kanüle in eine Vene, meistens in eine Vene des Arms, stechen und daraus Blut abziehen.

Dazu verwendet man heute Einweg-Vakuumröhrchen, mit denen sich diejenigen, die das Blut abnehmen, nicht verletzen können. Das schützt sie vor Infektionen.

Auch wenn es heißt, dass das »Plasma« oder »Serum« untersucht wird, dient dazu das Blut als Grundlage, das man Ihnen abgenommen hat.

Blutbild

Blut besteht zu etwa 45 Prozent aus festen Bestandteilen: Rote und weiße Blutkörperchen und Blutplättchen. »Das Blutbild bestimmen« heißt, die Menge der einzelnen Zellen und eventueller Untergruppen zu ermitteln.

Rotes Blutbild: Erythrozytenzahl

Die roten Blutkörperchen (*Erythrozyten*) entstehen beim Erwachsenen im Knochenmark. Sie bestehen hauptsächlich aus dem Eiweiß Hämoglobin, das den Sauerstoff im Blut transportiert.

Normalbereich

Erwachsene Frauen: 4,6 bis 6,3 Mill./mm³ (oder T/L)
Erwachsene Männer: 4,2 bis 5,4 Mill./mm³ (oder T/L)
Bei Kindern liegen die Werte etwas unterhalb des Bereichs für Erwachsene.

Anwendung

Bei Allgemeinerkrankungen, beim Verdacht auf Blutarmut und bei Krankheiten der Blutbildung.

Aussage und Verlässlichkeit

Werte unter dem Normalbereich deuten auf eine Blutarmut (*Anämie*) hin (➡ Blutarmut, Seite 574).

Werte oberhalb des Normalbereichs (*Polyglobulie*) kommen zu Stande, wenn die Blutkörperchenbildung gestört ist, bei chronischen Lungenerkrankungen und bei Tumoren.

Es ist normal, dass die Zahl der roten Blutkörperchen bei körperlich anstrengender Arbeit, Sport und Aufenthalt in großer Höhe erhöht ist.

Rotes Blutbild: Hämatokrit

Der Hämatokritwert gibt den Anteil in Prozent an, den die festen Bestandteile vom Blutvolumen einnehmen.

Normalbereich

Erwachsene Frauen: 37 bis 47 Prozent
Erwachsene Männer: 40 bis 54 Prozent

Anwendung

Bei Allgemeinerkrankungen, beim Verdacht auf Blutarmut und bei Krankheiten der Blutbildung.

Aussage und Verlässlichkeit

➡ Rotes Blutbild: Erythrozyten, Seite 813.

Rotes Blutbild: Hämoglobin

Anwendung

Wenn der Arzt wissen muss, wie viel Hämoglobin die vorhandenen roten Blutkörperchen enthalten.

Normalbereich

Erwachsene Frauen: 120 bis 160 g/l (entspr. 12 bis 16 g/dl)
Erwachsene Männer: 140 bis 180 g/l (entspr. 14 bis 18 g/dl)

Aussage und Verlässlichkeit

Setzt man den Hämoglobingehalt zur Anzahl an roten Blutkörperchen oder zum Hämatokrit-Wert ins Verhältnis, können daraus Rückschlüsse auf die Art von Blutarmut gezogen werden. Das ist notwendig, um eine Blutarmut richtig behandeln zu können.

Eisengehalt

Eisen ist ein Bestandteil des roten Blutfarbstoffs Hämoglobin. Der Eiweißstoff Transferrin transportiert das Eisen im Blut. Mangelt es dem Blut an Eisen, stellt der Körper besonders viel Transferrin als Transportmittel zur Verfügung. Das im Körper gespeicherte Eisen ist ebenfalls an einen Eiweißstoff gebunden. Dieses Speichereisen heißt Ferritin.

Normalbereich

Erwachsene Frauen: 6,6 bis 26,0 Mikromol/l (entspr. 37 bis 145 Mikrogramm/100 ml)
Erwachsene Männer: 10,6 bis 28,3 Mikromol/l (entspr. 59 bis 158 Mikrogramm/100 ml)

Normalbereich für Transferrin

Erwachsene: 26 bis 47 Mikromol/l (entspr. 2 bis 4 g/l)
Bei Ferritin müssen Sie den Normalwert erfragen.

Anwendung

- Wenn abgeklärt werden muss, ob eine Blutarmut auf dem Mangel an Eisen beruht.
- Wenn der Verdacht besteht, dass zu viel Eisen im Blut ist.

Aussage und Verlässlichkeit

Die Eisenwerte sind verringert:

- Nach starken Blutungen, zum Beispiel durch Operationen, aber auch durch unbemerkte Blutverluste aus dem Magen-Darm-Trakt, bei Entzündungen oder Tumoren, während der Stillzeit.
- Wenn die Eisenzufuhr den Bedarf nicht deckt.
- Wenn Magen-Darm-Erkrankungen die Aufnahme des Eisens aus der Nahrung behindern.

Die Eisenwerte sind erhöht:

- Bei Krankheiten, bei denen Leberzellen zerfallen.
- Bei Störungen im Hämoglobinaufbau (➡ Blutarmut: Hämolytische Anämie, Seite 576).

Die einmalige Bestimmung des Eisenwertes sagt nur dann etwas über die Eisenversorgung des Körpers, wenn der Wert den Normalbereich weit unter- oder überschreitet. Der »normale« Eisengehalt des Blutes kann für jeden Menschen anders sein. Bei älteren Menschen ist er fast immer niedriger als bei jungen. Bei allen ist er morgens höher als nachmittags. Erst die kombinierte Überprüfung von Eisen-, Transferrin- und möglichst noch Ferritingehalt sagt Verlässliches über einen Eisenmangel-Zustand. Sind Eisen- und Ferritingehalt niedrig, der Transferrinwert aber hoch, spricht das dafür, dass die Nahrung über längere Zeit weniger Eisen enthielt, als der

Körper brauchte. Sind alle drei Werte niedrig, spricht das für eine chronische Entzündung oder einen Tumor.

Weißes Blutbild

Die weißen Blutkörperchen (*Leukozyten*) gehören zum körpereigenen Abwehrsystem. Es werden drei große Gruppen unterschieden: Granulozyten, Monozyten und Lymphozyten. Innerhalb dieser Gruppen gibt es noch weitere Unterteilungen.

Normalbereich
4,8 bis 10,0 G/l (entspricht 4800 bis 10 000/mm³)
Neugeborene haben bis zu 30 000 weiße Blutkörper-
chen/mm³. Bis zum 15. Lebensjahr fallen sie allmäh-
lich auf den Erwachsenenwert ab.

Anwendung
Bei allgemeinen Beschwerden wie Fieber ohne ersichtlichen Grund, Müdigkeit, Abgeschlagenheit; aber auch, um einen bestimmten Krankheitsverdacht abzuklären.

Aussage und Verlässlichkeit
Sowohl eine erhöhte als auch eine erniedrigte Zahl von weißen Blutkörperchen kann darauf hinweisen, dass das Abwehrsystem des Körpers herausgefordert ist, zum Beispiel durch Infektionen, den Untergang von Gewebe nach Verbrennungen, beim Herzinfarkt oder bei Krebserkrankungen.
Manche Medikamente können die Leukozytenzahl verringern.
Eine gering erhöhte Leukozytenzahl ist normal in der Schwangerschaft, nach körperlicher Anstrengung und bei psychischen Belastungen. Im hohen Alter sinkt die Leukozytenzahl ab.

Weißes Blutbild: Differenzialblutbild

In einem Blutausstrich wird der prozentuale Anteil der einzelnen Untergruppen der weißen Blutkörperchen bestimmt.

Normalbereich (Erwachsene)
Stabkernige Granulozyten weniger als 3 Prozent
Segmentkernige Granulozyten 60 bis 70 Prozent
Eosinophile Granulozyten 1 bis 5 Prozent
Basophile Granulozyten weniger als ein Prozent
Lymphozyten 20 bis 30 Prozent
Monozyten 2 bis 6 Prozent

Anwendung
Das Differenzialblutbild lässt erkennen, welche der Untergruppen der Leukozyten erhöht oder verringert ist. Die Diagnose einiger Krankheiten wird dadurch wahrscheinlicher, andere lassen sich ausschließen.

Aussage und Verlässlichkeit
Veränderungen bei den Granulozyten können auf Störungen im Knochenmark hinweisen. Granulozyten durchlaufen einen Reifungsprozess. Mit dem Reifegrad verändert sich ihr Aussehen. Weicht die Verteilung der verschiedenen Reifestufen der Granulozyten erheblich vom Normalen ab, gibt das einen weiteren Hinweis auf die Erkrankung.
Das ganze Lymphsystem, vor allem die Milz und die Lymphknoten, bilden Lymphozyten. Ist das Lymphsystem erkrankt, zum Beispiel durch Krebs, verringert sich die Lymphozytenzahl. Auch eine Behandlung mit Krebsmitteln senkt die Lymphozytenzahl. Sie steigt unter anderem an bei Infektionskrankheiten und Krankheiten der Blut bildenden Organe.

Blutkörperchensenkungsgeschwindigkeit (BKS) oder Blutsenkungsgeschwindigkeit (BSG)

Abgenommenes Blut wird durch Zusätze ungerinnbar gemacht und in ein Messröhrchen gebracht. Darin sinken die Blutkörperchen nach und nach ab. Abgelesen wird die Strecke, die sie nach einer Stunde in dem Messröhrchen abgesunken sind.

Anwendung
Die BSG ist die häufigste Laboruntersuchung. Damit wird nach Gründen für einen »schlechten Allgemeinzustand« gesucht.

Normalbereich
Frauen unter 50 Jahre: bis 20
Frauen über 50 Jahre: bis 30
Männer unter 50 Jahre: bis 15
Männer über 50 Jahre: bis 20
Oft wird auch noch der Wert nach zwei Stunden an-
gegeben.

Aussage und Verlässlichkeit
Die BSG ist unter anderem beschleunigt bei Entzündungen, Krebserkrankungen und schwerer Blutarmut. Sie ist verlangsamt bei Erkrankungen, bei denen sich mehr rote Blutkörperchen im Blut befinden. Eine BSG im Normalbereich sagt kaum etwas darüber aus, ob jemand gesund oder krank ist. Bei einer mäßigen Erhöhung sollte dann

weiter nach den Gründen gesucht werden, wenn es andere wichtige Zeichen für eine Krankheit gibt. Eine BSG von 80 bis 100 ist immer ein Grund für weiter gehende Untersuchungen. Bei älteren Menschen, die schon länger krank sind und deren Befinden sich verschlechtert, ist es angebracht, mit der BSG zu prüfen, ob im Körper vielleicht ein Krebs unbemerkt heranwächst. Als allgemeiner »Krebstest« eignet sich die BSG allerdings nicht. Bei der Beurteilung der BSG wird oft nicht berücksichtigt, dass sie mit dem Alter etwas ansteigt.

Störeinflüsse

Die BSG reagiert sehr empfindlich auf Fehler bei der Bestimmung.
Folgende Arzneimittel beschleunigen die BSG: die »Pille«, Vitamin A, Phenothiazine. Folgende Arzneimittel verlangsamen die BSG: Kortison, Azetylsalizylsäure, Phenylbutazon und Indometazin gegen Rheuma.

Blutgerinnung

An der Blutgerinnung sind drei Komponenten beteiligt: das verletzte Gewebe selbst, die Blutplättchen (*Thrombozyten*) und die Gerinnungsfaktoren des Blutes. Der Vorgang läuft in vielen Stufen ab.

Anwendung

- Wenn der Verdacht auf eine Blutgerinnungsstörung besteht. Gruppen- und Suchtests kreisen den Defekt ein. Dann kann man gezielt analysieren, an welcher Stelle der Gerinnungsvorgang unterbrochen ist.
- Zur Kontrolle bei der Gabe von Medikamenten, die die Gerinnungszeit verlängern, zum Beispiel um Thrombosen vorzubeugen oder nach einem Herzinfarkt.

Blutplättchen

Blutplättchen entwickeln sich aus Zellen des Knochenmarks. Sie sind an der Blutgerinnung beteiligt.

Anwendung

- Wenn man prüfen möchte, ob der Grund für eine Blutgerinnungsstörung im Bereich der Blutplättchen liegt.

Aussage und Verlässlichkeit

Die Thrombozytenzahl ist erhöht (*Thrombozytose*) bei Erkrankungen des Knochenmarks, schweren Allgemeinerkrankungen, nachdem die Milz entfernt wurde und nach erheblichen Blutverlusten. Sie ist erniedrigt (*Thrombozytopenie*), wenn das Knochenmark zu wenig Blutplättchen bildet oder ihre Lebensdauer ungewöhnlich kurz ist. Das kann beispielsweise sein, wenn Antikörper die Blutplättchen zerstören.

> **Normalbereich**
> *150 bis 400 G/l (entspr. 150 000 bis 400 000/mm³)*

Quicktest

Der Quicktest vergleicht die Gerinnungszeit des zu untersuchenden Blutes mit Normalwerten. Mit dem Test überprüft man eine Auswahl genau bekannter Gerinnungsfaktoren.

Anwendung

- Wenn man prüfen möchte, ob der Grund für eine festgestellte Blutgerinnungsstörung im Bereich dieser Gerinnungsfaktoren liegt.
- Zur Überprüfung der Wirksamkeit von Medikamenten, die die Blutgerinnungszeit erhöhen sollen (*Marcumar* [D/Ö], *Sintrom* [D/Ö]), zum Beispiel bei Vorhofflimmern, nach Thrombosen und Embolien. Hierfür wird auch der so genannte *Thrombotest* verwendet. Immer mehr Menschen werden aber in der Selbstbestimmung des Quickwertes mit der INR-Methode geschult.

Aussage und Verlässlichkeit

Der Quickwert ist erniedrigt
- bei Vitamin-K-Mangel.
- wenn es an Gerinnungsfaktoren mangelt.
- bei Leberschäden.
- durch die Einnahme bestimmter Medikamente.

> **Normalbereich**
> *75 bis 110 Prozent des Normwertes.*
> *Die Gerinnungszeit beim Gesunden unter diesen Versuchsbedingungen wird als 100 Prozent gesetzt. Der Quickwert gibt an, wie viel Prozent vom Normwert das untersuchte Blut erreicht.*

Blutfettwerte

Das mit der Nahrung aufgenommene Fett besteht aus verschiedenen Einzelstoffen. Zu ihnen gehört das Cholesterin. Diese Fettsubstanzen finden sich im Blut wieder. Ein Übermaß kann dem Körper auf unterschiedliche Weise schaden (➡ Erhöhte Blutfettwerte, Seite 546).

Anwendung

Ein erhöhter Fettgehalt des Blutes gilt als einer der Risikofaktoren für eine Arterienverkalkung und damit für die Entstehung einer koronaren Herzkrankheit. Wer um sein Risiko weiß, kann es vermindern, indem er seine Lebensumstände ändert. Ab dem 20. Lebensjahr erscheint es darum sinnvoll, etwa alle fünf Jahre den Gehalt seines Blutes an Cholesterin und HDL (➡ Lipoproteine) bestimmen zu lassen. Manche Krankheiten und verschiedene Arzneimittel beeinflussen Menge und Zusammensetzung der Blutfette. Auch in diesem Falle sollte das damit verbundene Arterioserisiko kontrolliert werden.

Aussage und Verlässlichkeit
Das Verhältnis von Cholesteringehalt des Blutes zu HDL-Gehalt ist von allen Blutfettuntersuchungen die verlässlichste Methode, sein persönliches Arterioserisiko zu bestimmen.

Triglyzeride

Anwendung
Wenn man einen allgemeinen Überblick über den Fettgehalt des Blutes haben möchte.

> **Normalbereich**
> *70 bis 200 mg/100 ml (entspr. 0,8-2,2 mmol/l)*

Aussage und Verlässlichkeit
Erhöhte Triglyzeridwerte sind meist ernährungsbedingt (➡ Erhöhte Blutfettwerte, Seite 546). Sie finden sich auch bei Störungen im Fettstoffwechsel, bei Gicht, Leber-, Nieren- und Bauchspeicheldrüsenentzündungen und Diabetes.
Nach fettreichen Mahlzeiten ist der Triglyzeridgehalt des Blutes hoch. Außerdem variiert er individuell sehr und ist von Alter und Geschlecht abhängig.

Cholesterin

Als Begleiter von tierischen Fetten wird Cholesterin mit der Nahrung aufgenommen. Der Körper bildet es aber auch in erheblicher Menge selbst.

Anwendung
● Wenn der Verdacht auf eine Fettstoffwechselstörung besteht.
● Um das Risiko einer koronaren Herzerkrankung besser abschätzen zu können.

> **Normalwerte**
> *Zwischen 130 und 200 mg/100 ml (entspr. 3,4 bis 5,2 mmol/l). Dabei sind Alter und Geschlecht nicht berücksichtigt.*

Aussage und Verlässlichkeit
Bei Cholesterinwerten unter 200 mg/100 ml kommt eine koronare Herzkrankheit praktisch nicht vor. Diesen Wert sollten Erwachsene anstreben. Zwischen 200 und 240 mg/100 ml steigt das Risiko deutlich an, ab 250 mg/100 ml spricht man von einem hohen Risiko (➡ Erhöhte Blutfettwerte, Seite 546). Hierbei ist aber immer auch das Alter mit zu berücksichtigen.

Störeinflüsse
Folgende Arzneimittel können die Cholesterinwerte ansteigen lassen: Kortison (➡ Seite 842), die »Pille«.

Lipoproteine

Damit das Blut Fettstoffe transportieren kann, werden sie mit Eiweißen verknüpft. Sie heißen dann Lipoproteine. Man unterscheidet vornehmlich drei Arten:
VLDL – enthält viel Triglyzeride und wenig Cholesterin.
LDL – enthält wenig Triglyzeride und viel Cholesterin (»schlechte« Lipoproteine).
HDL – enthält wenig Triglyzeride und wenig Cholesterin; kann abgelagertes Cholesterin aufnehmen (»gute« Lipoproteine).
Die Bewertungen »gut« und »schlecht« beziehen sich auf ihren Einfluss auf die Arteriosklerose (➡ Erhöhte Blutfettwerte, Seite 546).

Anwendung
Wenn das Arterioserisiko im Hinblick auf den Fettgehalt des Blutes näher bestimmt werden soll.

> **Normwerte**
> **für LDL und HDL**
> *LDL-Cholesterin: Zwischen 120 und 155 mg/100 ml.*
> *HDL-Cholesterin: Zwischen 35 und 90 mg/100 ml.*

Aussage und Verlässlichkeit
Die Bestimmung der Lipoproteine kann helfen, die richtige Behandlung einer Fettstoffwechselstörung zu finden. Den Verhältniswert von Cholesteringehalt zu HDL-Gehalt des Bluts kann man als Teil der Früherkennungsuntersuchung für ein Arterioserisiko einsetzen. Die Zahl sollte kleiner sein als sieben.

Störeinflüsse
Bei der Interpretation der Werte muss berücksichtigt werden, dass viele Krankheiten die Lipoproteinzusammensetzung beeinflussen.
Gleiches gilt für geschluckte Hormone oder im Falle einer Schwangerschaft.

Zucker (Glukose)

Das Blut trägt Zucker als Energielieferanten zu den Zellen. Die Konzentration im Blut hält der Körper mit seinen hormonellen Regelmechanismen innerhalb enger Grenzen (➡ Diabetes, Seite 722).

Anwendung
Bei jeder routinemäßigen Blutuntersuchung sollte auch auf Zucker geprüft werden. Vor allem bei älteren Menschen bleibt ein Diabetes oft lange Zeit unbemerkt (➡ Diabetes, Seite 722).

Normalbereich
- *Nüchternblutzucker unter 110 mg/100 ml (entspr. 6,1 mmol/l) oder*
- *eine Stunde nach dem Essen unter 140 mg/100 ml (entspr. 7,8 mmol/l).*

Aussage und Verlässlichkeit
Deutlich und/oder mehrfach erhöhte Blutzuckerwerte zeigen einen Diabetes an (➡ Seite 722).

Durchführung
Ihnen wird nüchtern, also ohne dass Sie gefrühstückt haben, Blut für den Test abgezapft. Am selben Tag wird die Messung ein bis zwei Stunden nach einer Mahlzeit wiederholt.

Störeinflüsse
Einige Arzneistoffe erhöhen den Blutzuckerspiegel: Entwässerungsmittel, Kortison, die »Pille«, Schilddrüsenhormone, Mittel bei psychischen Erkrankungen, »Rheumamittel«, Epilepsiemittel, Durchblutungsmittel.
Alkohol senkt den Blutzuckerspiegel.

Andere Methoden
Im Urin ist Zucker erst dann messbar, wenn er den Normalbereich erheblich überschritten hat.

Harnsäure

Normalerweise scheiden die Nieren so viel Harnsäure aus, wie der Körper produziert. Übermäßige Produktion oder verringerte Ausscheidung können die Bilanz stören.

Anwendung
- Beim Verdacht auf Gicht und zur Überprüfung einer Gichtbehandlung.
- Wenn beim Fasten oder der Behandlung von schweren Erkrankungen zu erwarten ist, dass im Körper übermäßig viel Harnsäure frei wird.

Normalbereich
Frauen: 2,0 bis 6,0 mg/100 ml (entspr. 119 bis 357 Mikromol/l)
Männer: 2,2 bis 6,5 mg/100 ml (entspr. 131 bis 387 Mikromol/l)

Aussage und Verlässlichkeit
Harnsäurewerte über dem Normalbereich treten auf bei
- Gicht.
- Nierenfunktionsstörungen.
- Hungerzuständen.
- Krankheiten, bei denen Zellen zerfallen (einige Muskelkrankheiten, Psoriasis, Leukämie, Krebs).

Verminderte Harnsäurewerte können das Zeichen einiger sehr seltener Krankheiten sein.

Störeinflüsse
Medikamente zur Entwässerung (Thiazide) erhöhen den Harnsäuregehalt.

Kreatinin

Kreatinin entsteht als Stoffwechselendprodukt, wenn sich ein Muskel zusammenzieht. Es wird von den Nieren ausgeschieden.

Anwendung
Zur Funktionsprüfung der Nieren.

Normalbereich
Frauen: 0,56 bis 0,9 mg/100 ml (entspr. 50 bis 80 Mikromol/l)
Männer: 0,62 bis 1,07 mg/100 ml (entspr. 55 bis 95 Mikromol/l)

Aussage und Verlässlichkeit
Bei Herzschwäche, einem Leberkoma und fehlender Flüssigkeit steigt der Kreatininwert leicht an. Kreatininwerte über 2 mg/100 ml sagen eindeutig, dass die Filtrationsleistung der Nieren eingeschränkt ist (➡ Nierenversagen, Seite 660).
Die Muskeln können nach schweren Verletzungen, Verbrennungen oder bei einer Muskeldystrophie (➡ Seite 670) zu erhöhten Kreatininwerten beitragen.
Im Grenzbereich zwischen den oberen Werten des Normalbereichs und 1,7 mg/100 ml sagt die Prüfung wenig Verlässliches über die Nierenfunktion. Aber auch ein Kreatininwert unter 1,1 mg/100 ml ist keine Garantie dafür, dass die Nieren einwandfrei funktionieren.

Bilirubin

Beim Abbau von roten Blutkörperchen entsteht Bilirubin. Mit einem Eiweiß verknüpft, wird es auf dem Blutweg zur Leber transportiert. Nach weiteren Veränderungen befördert die Leber das Bilirubin in die Galle. Über die Galle wird es ausgeschieden.

Anwendung
- Zur Prüfung der Funktionsfähigkeit der Leber und der Durchlässigkeit der Gallenwege.
- Wenn der Verdacht besteht, dass eine Blutarmut dadurch bedingt ist, dass zu viele rote Blutkörperchen zerfallen (➡ Seite 574).
- Bei Neugeborenen, um zu entscheiden, wann ein Blutaustausch notwendig ist (➡ Seite 343).

Normalbereich
bis 1,1 mg/100 ml (entspr. 19 Mikromol/l)

Aussage und Verlässlichkeit
Bei Werten über 1,1 mg/100 ml kann man annehmen, dass Leber und/oder Galle nicht einwandfrei funktionieren. Der Grund der jeweiligen Störung ist mit dieser Bestimmung jedoch nicht auszumachen. Zur genauen Diagnose von Lebererkrankungen eignet sich besser die Enzymbestimmung (➡ Seite 819).

Störeinflüsse
Sehr viele Arzneimittel können eine Gallenstauung bedingen und so den Bilirubingehalt des Blutes anheben.

Enzymbestimmungen aus dem Blut

An all den chemischen Reaktionen, die den Stoffwechsel des Körpers ausmachen, sind Enzyme beteiligt. Sie finden sich in vielen Geweben. Enzymbestimmungen aus dem Blut werden vornehmlich eingesetzt, um den Zustand der Leber und den Verdacht auf einen Herzinfarkt zu überprüfen. Die Eigenschaft der Leber als Stoffwechsel- und Entgiftungs»fabrik« des Körpers ist an die vielen Enzyme gebunden, die sie in ihren Zellen produziert. Manche dieser Enzyme gibt sie an das Blut ab (z. B. Cholinesterase, ➡ ChE Seite 820). Bestimmt man sie, erfährt man etwas darüber, wie gut die Leber ihre Arbeit erfüllt.
Andere Enzyme kommen nur innerhalb der Leberzelle vor (zum Beispiel AST ➡ Seite 819, oder ALT ➡ Seite 819). Sie gelangen erst dann ins Blut, wenn die Zelle undicht wird oder ganz zerfällt. Erhöhte Werte dieser Enzyme sagen, dass Zellen zu Grunde gegangen sind. Diese Zahlen kennt man unter dem Begriff »Leberwerte«.

Teilweise finden sich in den Herz- und Skelettmuskeln die gleichen Enzyme wie in der Leber. Die mengenmäßige Zusammensetzung ist jedoch für jedes Organ anders. Daran kann man sie unterscheiden.
Folgende Enzyme werden im Blut oft bestimmt:
ALT (Alanin-Aminotransferase).
Alter Name: GPT (Glutamat-Pyruvat-Transaminase).
AST (Aspartat-Aminotransferase).
Alter Name: GOT (Glutamat-Oxalacetat-Transaminase).
Die beiden werden unter dem Begriff »Transaminasen« zusammengefasst.
ChE (Cholinesterase).
GGT (Gamma-GT, Gamma-Glutamyl-Transpeptidase).
LDH (Lactat-Dehydrogenase).
CK (Creatin-Kinase).

ALT (Alanin-Aminotransaminase) oder GPT

Anwendung
Zur Beurteilung des Zustands der Leber, meist in Kombination mit anderen Enzymen.

Normalbereich
bis 22 U/l. Zwischen dem 30. und dem 80. Lebensjahr verringert sich die ALT allmählich um etwa ein Drittel.

Aussage und Verlässlichkeit
Erhöhte Werte dieses Enzyms sind relativ spezifisch für Lebererkrankungen.

Störeinflüsse
Folgende Arzneimittel können die ALT erhöhen: Die »Pille«, Medikamente zum Senken des Blutfettspiegels, Beruhigungsmittel (➡ Behandlung emotionaler Befindlichkeitsstörungen, Seite 394). Alkohol lässt die ALT bei relativ vielen Personen ansteigen (➡ Alkohol, Seite 274).

AST (Aspartat-Aminotransaminase) oder GOT

Anwendung
Zur Beurteilung des Zustands der Leber.

Normalbereich
1 bis 18 U/l

Aussage und Verlässlichkeit
Die AST ist erhöht bei:
- akuten Lebererkrankungen um das 20- bis 30fache.
- einer Leberschädigung durch Vergiftung.

- chronischen Lebererkrankungen.
- Herz- oder Lungeninfarkt.
- schnell fortschreitenden Muskeldystrophien.
- Schockzuständen.

Die Prüfung auf AST ist sehr empfindlich, aber nicht sehr spezifisch. Die Zellen sehr vieler Organe können dieses Enzym freisetzen.

Ein erhöhter Wert sagt erst dann etwas aus, wenn sich andere Enzymwerte ebenfalls verändert haben und diese Abweichungen für die vermutete Krankheit typisch sind. Bei einem Herzinfarkt ist der AST-Wert nur dann aussagekräftig, wenn er 24 bis 48 Stunden nach dem Infarkt bestimmt wird. Nach drei Tagen hat der Körper das Enzym bereits wieder abgebaut. Sinnvoller ist es, den CK-Wert (➡ Seite 820) zu bestimmen, wenn typische Beschwerden oder das EKG den Verdacht auf einen Herzinfarkt nahe legen.

Störeinflüsse

Alkohol und sehr viele Arzneimittel schädigen die Leber. Drei Stunden nach Alkoholkonsum ist der AST-Wert am höchsten.

Gamma-GT (GGT, Gamma-Glutamyl-Transpeptidase)

Anwendung

Beim Verdacht auf Lebererkrankungen.

Aussage und Verlässlichkeit

Die Gamma-GT ist erhöht:
- bei regelmäßigem Alkoholkonsum (➡ Seite 274).
- bei Lebererkrankungen und Gallengangverschluss.

Die Gamma-GT allein ist kaum geeignet, eine Lebererkrankung zu bestätigen. Ist der Wert jedoch normal, kann man ziemlich sicher sein, dass die Leber in Ordnung ist. Übergewichtige Menschen haben meistens etwas höhere Werte, ohne krank zu sein.

Störeinflüsse

Alkohol am Tag vor der Untersuchung und viele Medikamente erhöhen die Gamma-GT-Werte, ohne dass eine Leberschädigung vorliegen muss.

Normalbereich
1 bis 15 U/l

ChE (Cholinesterase)

Cholinesterase wird kontinuierlich von der Leber produziert und dem Körper für seinen Stoffwechsel zur Verfügung gestellt.

Anwendung

Wenn die Leistung der Leber als Enzymproduzentin überprüft werden soll. Die Cholesterase wird zum Beispiel bestimmt beim Verdacht auf eine Leberzirrhose und bei Vergiftungen mit Insektiziden oder Medikamenten, die dieses Enzym hemmen.

Normalbereich
Zwischen 3000 und 9300 U/l. Die Art der Bestimmungsmethode ist maßgebend für die Zahlenwerte.

Aussage und Verlässlichkeit

ChE-Werte unterhalb des Normalbereichs deuten auf Leberschäden hin (z. B. durch Krankheiten oder Vergiftungen). Die Sicherheit, damit eine Leberzirrhose zu entdecken, liegt allerdings nur bei 13 Prozent. Die Cholinesterasewerte sind individuell sehr unterschiedlich und können innerhalb von drei Wochen bis zu 50 Prozent schwanken.

Störeinflüsse

Die »Pille« oder andere östrogenhaltige Medikamente können die ChE-Werte senken.

LDH (Lactat-Dehydrogenase)

Dieses Enzym kommt in allen Geweben vor. Besonders hoch ist seine Konzentration in der Skelett- und Herzmuskulatur und in der Leber.

Anwendung

Beim Verdacht auf Herz- oder Lungeninfarkt und bei manchen Blutkrankheiten.

Normalbereich
Frauen: 130 bis 260 U/l
Männer: 130 bis 200 U/l

Aussage und Verlässlichkeit

Der LDH-Wert kann bei vielen Krankheiten erhöht sein. Um einen Herzinfarkt sicher diagnostizieren zu können, werden zusätzlich zu dem LDH-Wert auch noch andere Enzyme bestimmt (➡ CK-Wert, Seite 820).

CK (Creatin-Kinase)

Von Creatin-Kinase gibt es mehrere Untergruppen, die in verschiedenen Geweben unterschiedlich stark konzentriert sind.

Anwendung

Um einen Herzinfarkt zu diagnostizieren.

> **Normalbereich**
> *Frauen: 10 bis 70 U/l*
> *Männer: 10 bis 80 U/l*

Aussage und Verlässlichkeit

Der Gesamt-CK-Wert ist immer erhöht, wenn Muskelzellen zerstört wurden. Die Ursachen dafür können unterschiedlich sein.

Die Bestimmung ist also nur dann sinnvoll, wenn andere Merkmale auf eine bestimmte Krankheit hinweisen, beim Herzinfarkt zum Beispiel Beschwerden oder das EKG.

Störeinflüsse

Muskelkater oder eine Arzneimittelinjektion in einen Muskel einige Zeit vor der Untersuchung erhöhen den CK-Wert.

Untersuchungen aus dem Urin

Anwendung

- Wenn geklärt werden soll, in welchem Zustand das Nierengewebe ist. Nierensteine können sich beispielsweise durch Blutspuren im Harn verraten.
- Zur Nierenfunktionsprüfung: Bestimmte Stoffe müssen die Nieren so vollständig wie möglich ausscheiden (z. B. Kreatinin), bei anderen Stoffen kommt es darauf an, dass die Nieren sie so komplett wie möglich zurückhalten (z. B. Eiweiß).
- Bei Infektionen von Niere, Blase und/oder Harnröhre.

Aussage und Verlässlichkeit

Da Sie den Urin für die Probe meist selbst gewinnen, liegt ein Teil der Verantwortung für richtige Ergebnisse bei Ihnen.

Durchführung

Alle Techniken zur Uringewinnung zielen darauf ab, den Harn möglichst wenig mit Keimen von außerhalb zu verunreinigen.

Wenn man ganz sichergehen will, dass die Bakterien des Harns, der untersucht wird, nicht von außerhalb der Blase kommen, kann der Urin durch einen Katheter oder eine Punktion direkt aus der Blase entnommen werden.

Benutzen Sie nur Gefäße, die Sie entweder in der Praxis bekommen oder die Sie neu in der Apotheke gekauft haben. Bei ausgespülten Alltagsgefäßen können Reste des Spülmittels und/oder des Spülwassers das Ergebnis verfälschen. Ärztin oder Arzt werden Ihnen sagen, welchen Urin sie brauchen:

Morgenurin ist das, was Sie nach mindestens sechs Stunden Schlaf als Erstes zur Toilette tragen.

Spontanurin ist das, was Sie sofort auf Aufforderung in das Gefäß machen können.

Initialurin ist die erste Portion, die herausfließt.

Mittelstrahlurin. Sie lassen die erste Portion Urin in die Toilette laufen und fangen das auf, was dann kommt.

Sammelurin. Die Ärztin oder der Arzt müssen Sie genau darauf hinweisen, wie lange Sie den Urin sammeln sollen. 24-Stunden-Urin kann zum Beispiel bedeuten: Nach dem Aufstehen zur Toilette gehen. Alles, was nach diesem Zeitpunkt aus der Blase kommt, in einem Gefäß sammeln. Die letzte Portion ist der Morgenurin des kommenden Tages.

Bakterien

Anwendung

Beim Verdacht auf eine Infektion der Nieren oder Harnwege.

> **Normalbereich**
> *Blasenurin ist normalerweise keimfrei.*
> *Bis zu 1000 Bakterien pro Milliliter kann man tolerieren. Ab 10 000 Keimen sollte nachkontrolliert werden. Bei mehr als 100 000 Keimen gilt eine Infektion als behandlungsbedürftig.*

Aussage und Verlässlichkeit

Prüfung mit Teststreifen: Der Teststreifen zeigt auf einem Feld an, ob Eiweiß im Harn ist; auf einem zweiten Feld ist abzulesen, ob Bakterien Harnbestandteile verändert haben.

Die Prüfung mit einem solchen Teststreifen ist wohl zur Orientierung geeignet, aber nicht zur Kontrolle, ob eine Behandlung erfolgreich war, da der Test erst auf relativ hohe Keimzahlen anspricht.

Störeinflüsse

Folgendes kann bei einer Prüfung mit Teststreifen vortäuschen, dass keine Bakterien im Harn sind:

- Viel Vitamin C.
- Wenig Gemüse am Tag vor dem Test.
- Urin, der nicht mindestens vier Stunden in der Blase gestanden hat.

Der Harn weist Bakterien auf, ohne dass eine Infektion vorliegt, wenn er bis zur Untersuchung längere Zeit stehen bleibt.

Blut

Urin ist normalerweise frei von Blut, roten Blutkörperchen oder Blutfarbstoff. Darum ist jeder Nachweis dieser Bestandteile bedeutsam.

Anwendung
Routinemäßig bei der Harnuntersuchung.

Aussage und Verlässlichkeit
Die Teststreifen sind ausreichend empfindlich. Mit ihnen kann man rote Blutkörperchen und den Blutfarbstoff Hämoglobin getrennt nachweisen.
Rote Blutkörperchen im Urin weisen auf folgende Krankheiten hin:
- Nierensteine.
- Entzündung des Nierengewebes und der Harnwege.
- Nierentumoren.
- Schwere Durchblutungsstörungen der Nieren.
- Verletzungen der Nieren.

Hämoglobin im Urin weist auf folgende Krankheiten hin:
- Blutarmut durch Zerfall der roten Blutkörperchen.
- Schwere Vergiftungen, Verbrennungen oder Infektionskrankheiten.
- Muskelverletzungen und schwere Muskelkrankheiten.

Störeinflüsse
- Nach ungewohnter körperlicher Anstrengung oder Sporttraining können rote Blutkörperchen im Harn sein, ohne dass eine Krankheit die Ursache ist.
- Viel Vitamin C verhindert bei den Teststreifen mancher Firmen, dass sie auf die Blutbestandteile reagieren.
- Menstruation.

Folgendes kann den Harn zwar rot färben, beeinflusst aber den Test nicht: metamizolhaltige Schmerzmittel (*Novalgin*), Abführmittel mit Phenolphthalein, Rote Bete (Rüben).

Eiweiß

Anwendung
Meistens zur Nierenfunktionsprüfung. Ergibt der Streifentest, dass Eiweiß im Harn ist, wird zunächst die Menge genauer bestimmt. Dann können weitere Untersuchungen die Art des Eiweißes bestimmen. Damit lässt sich eingrenzen, in welchem Bereich die Nieren durchlässig geworden sind.
Menschen, die besonders gefährdet sind, einen Nierenschaden zu entwickeln, zum Beispiel Diabetiker, sollten in regelmäßigen Abständen den Eiweißgehalt ihres Urins bestimmen lassen. Eine frühzeitige Behandlung kann den sonst unaufhaltsamen Weg zum Nierenversagen verlangsamen.

> **Normalbereich**
> *Protein-Tagesmenge (24-Stunden-Sammelurin):*
> *bis 50 mg/100 ml*
> *Albumin-Tagesmenge (24-Stunden-Sammelurin):*
> *bis 30 mg/100 ml*

Aussage und Verlässlichkeit
Nierenfunktionsstörungen können Krankheiten an anderen Organen begleiten. Dann vergehen sie mit der Grundkrankheit wieder. Eiweißmengen über dem Normalbereich finden sich im Morgenurin bei
- Fieber.
- ungenügender Herztätigkeit.

Bei allen Nierenerkrankungen kann die Funktionsfähigkeit so gestört sein, dass sich mehr Eiweiß als normal im Urin findet. Als Gründe kommen unter anderem in Frage:
- Nierenbeckenentzündung (➡ Seite 655).
- Entzündung der Filterzellen der Niere (➡ Seite 657).
- Abbauvorgänge im Nierengewebe (Schrumpfniere).
- Gicht.
- Vergiftungen mit Schwermetallen.
- Schädigung des Nierengewebes durch lang dauernden Gebrauch von Schmerzmitteln (➡ Seite 837) oder Krankheiten wie Diabetes (➡ Seite 722) oder Bluthochdruck (➡ Seite 549).
- Schwangerschaftshochdruck (➡ Seite 334).
- Unerwünschte Wirkung vieler Arzneimittel.

Bei der Eiweißbestimmung unterscheidet man die Eiweißmenge, die man im spontan gelassenen Harn nachweisen kann, und die, die sich in dem über 24 Stunden gesammelten Harn findet. Außerdem kann man alle vorhandenen Eiweiße (*Proteine*) gemeinsam bestimmen oder nur eine bestimmte Sorte, die *Albumine*.
Für Diabetiker und Menschen mit ähnlich großem Risiko für einen Nierenschaden gibt es Bestimmungsmethoden, die sehr viel geringere Eiweißmengen erfassen. Albuminwerte von 30 bis 300 mg/100 ml im 24-Stunden-Urin bezeichnen Mediziner als »Mikroalbuminurie«, Proteinwerte von 50 bis 500 mg/100 ml als »Mikroproteinurie«. Bei Eiweißmengen von 3,5 Gramm pro Tag liegt sicher ein Nierenschaden vor.

Durchführung
Morgenurin gibt die verlässlichste Auskunft über die Filtrationsleistung der Nieren.

Störeinflüsse
Folgendes kann die Eiweißausscheidung im Urin tagsüber erheblich erhöhen:
- Körperliche Belastung, Sporttraining
- Unterkühlung, Überhitzung

Geschriebene Kurven

Bei der Arbeit von Nerven und Muskeln entsteht im Körper laufend Strom – allerdings nur mit extrem geringer Spannung. Er lässt sich messen und aufzeichnen, und aus dem Vergleich der verschiedenen Kurvenverläufe kann man auf Krankheiten schließen. Solche Stromkurven werden vornehmlich vom Gehirn und Herzen angefertigt.

EKG (Elektrokardiogramm)

Eine erregte Herzmuskelfaser hat eine andere Spannung als eine nicht erregte. Der Arbeitsablauf im Herzmuskel trägt diese Spannungsänderung immer weiter fort. Da die Gewebe, die das Herz umgeben, ebenfalls Strom leitend sind, breitet sich ein Stromlinienfeld durch den gesamten Körper aus. Die vom Herzen ausgehenden Spannungsänderungen werden im EKG gemessen. Dazu werden an beiden Armen, dem linken Bein und auf der Brust Metallplättchen, die so genannten Elektroden, angebracht.

Aussage und Verlässlichkeit

Erfahrene Ärztinnen und Ärzte können aus einer richtig erfragten Krankheitsgeschichte bei mehr als 90 Prozent ihrer Patientinnen und Patienten eine Herzkrankheit auch ohne EKG richtig diagnostizieren. Trotzdem wird jeder, der mit Brustschmerzen in die Praxis geht, binnen kurzem ans EKG-Gerät angeschlossen.

Manchmal soll das EKG Auskunft geben über die Belastbarkeit des Herzens. Dazu ist ein Belastungs-EKG notwendig, bei dem man eine Zeit lang auf dem Fahrrad strampeln oder auf einem Tretband laufen muss. Ein EKG etwa nach zehn Kniebeugen oder zweimal Treppe rauf- und runterlaufen ist nicht sinnvoll. Das Belastungs-EKG wird durchgeführt bei koronaren Herzerkrankungen, Angina pectoris, Herzstolpern, zur Kontrolle bei erhöhtem Blutdruck und zur Überprüfung der allgemeinen Kreislaufregulation.

Im Langzeit-EKG über 24 Stunden werden Herzrhythmusstörungen und Durchblutungsstörungen am Herzen überprüft, die keine nennenswerten Beschwerden machen.

EEG (Elektroenzephalogramm)

Bei der Arbeit des Gehirns entsteht ebenso wie bei der von Muskeln und Nerven elektrischer Strom. Kleine Metallplättchen, auf der Hautoberfläche angebracht, leiten den Strom ab. Er wird elektronisch verstärkt und mit einem Registriergerät aufgezeichnet. Heraus kommt ein langer Papierstreifen mit Zacken und Kurven, aus dem der Arzt etwas über die Hirnfunktion erfährt.

Anwendung

Zur Kontrolle nach Kopfverletzungen: Blutungen im Bereich der harten Hirnhäute können auf die Hirnrinde drücken und sie schädigen. Nach einer akuten Verletzung spürt das eine Computer-Tomografie (➡ Seite 827) oder eine MR-Tomografie (➡ Seite 827) auf.

Bei Entzündungen der Hirnhäute und des Hirns: Sie verändern die Kurven auffällig.

Bei Hirntumoren: Manchmal fällt ein Tumor dadurch auf, dass an seinem Ort kein Strom fließt. Meist macht er sich allerdings durch den Druck bemerkbar, den er auf das umliegende Gewebe ausübt.

Bei Epilepsie: Das EEG zeigt die erhöhte Krampfbereitschaft des Gehirns. Damit lässt sich die Krankheit bestätigen und die Behandlung kontrollieren. Zudem wird das EEG eingesetzt bei Abszessen im Gehirn, zur Kontrolle nach Elektroschocks und um den Eintritt des Todes festzustellen.

Bei psychischen Erkrankungen oder z. B. der Alzheimer-Krankheit ist das EEG wenig hilfreich.

Ins Bild gesetzt

Seit es gelang, die Energie von Strahlungen und Schwingungen sichtbar zu machen, erlauben Röntgenbilder, Tomogramme, Szintigramme, Thermogramme, MR- oder Kernspintomogramme und Ultraschallbilder einen Blick ins Innere eines Menschen, ohne ihn zu verletzen.

Eine Vielzahl von Bild gebenden Verfahren informiert über Art und Verlauf einer Krankheit. Die Wahl des geeigneten Verfahrens für die einzelnen Patienten wird immer schwieriger, je spezialisierter diese Methoden werden. Die auf Seite 812 angegebenen allgemeinen Voraussetzungen für eine Untersuchung gelten auch hier, doch sollten sich Ärztin oder Arzt im Idealfall noch mit in dieser Hightech-Medizin versierten Kollegen beraten, um das am besten geeignete Verfahren herauszufinden.

Röntgen

Technische Voraussetzungen

Röntgenstrahlen entstehen in der Röntgenröhre. Die kleinsten Einheiten, aus denen alle Materie aufgebaut ist, sind die Atome. Sie wiederum bestehen aus Teilchen mit unterschiedlicher Energie und unterschiedlicher Ladung. Eine Sorte dieser Teilchen heißt Elektronen. In einem Teil der Röntgenröhre werden die Elektronen des Materials stark beschleunigt. Von dort aus rasen sie in den anderen Teil der Röhre und prallen auf die dort befindlichen Atome. Bei dieser Vollbremsung verlieren sie Energie, die als Röntgenstrahlung sichtbar gemacht werden kann.

Durchführung

Die zu Untersuchenden oder Teile ihres Körpers werden auf den Röntgentisch gebettet oder vor das Gerät gestellt und das Aufnahmegerät in die Nähe geschwenkt. Wie die genaue Stellung zueinander ist, hängt davon ab, was aufgenommen werden soll.

Das Bild

Wenn Röntgenstrahlen Materie durchdringen, verlieren sie Energie. Die Knochen sind jene Körpergewebe, welche diese Strahlen am stärksten abschwächen. Sie erscheinen auf dem Röntgenbild weiß.

Luft- oder gasgefüllte Organe wie Lunge oder Magen schwächen die Strahlung nur wenig. An diesen Stellen ist das Bild schwarz.

Die anderen Gewebe unterscheiden sich nur wenig in der Strahlungsmenge, die sie verschlucken. Sie sind darum auf dem Röntgenbild kaum voneinander zu unterscheiden. Durch Kontrastmittel versucht man, das zu verbessern. Sie schaffen im Röntgenbild Schwarz-Weiß-Kontraste, die normalerweise nicht vorhanden sind (➡ Kontrastmittel, Seite 826).

Alle Gewebe, die die Strahlen durchdringen, werden übereinander liegend auf demselben Bild dargestellt. Die einzelnen Körperschichten bleiben dadurch meist undeutlich.

Durchleuchtung

Bei einer »Durchleuchtung« wird der bestrahlte Körperteil eine Zeit lang angeschaut. Etwa 50 Sekunden Durchleuchtungszeit entsprechen einer normalen Röntgenaufnahme. Dabei wird kein Foto gemacht, das man später zum Vergleichen oder Erinnern in die Hand nehmen könnte. Im Zweifelsfall bedeutet das erneute Durchleuchtungen oder dann doch das Anfertigen einer Röntgenaufnahme. Heute gibt es kaum noch Gründe für eine Durchleuchtung zu diagnostischen Zwecken.

Aus Gründen des Strahlenschutzes ist eine Durchleuchtung nur noch mit so genannten Bildverstärkern erlaubt. Diese setzt man vor allem bei Operationen ein. Mit einer Röntgenfernsehkette ist es möglich, unter ständiger Röntgenkontrolle zu operieren. Auf dem relativ großen Monitor können alle Beteiligten die Vorgänge mit verfolgen.

Betrachten des Bildes

Auf dem Röntgenbild müssen die Buchstaben R und L die rechte oder linke Körperseite kennzeichnen. Wenn sie normal lesbar sind, bezeichnen sie die Seiten so, als wenn die Durchleuchteten dem Betrachter gegenüberstünden. Bei Kontrastmittelaufnahmen sollte eine kleine Uhr anzeigen, wie viel Zeit nach der Kontrastmittelgabe die Aufnahme gemacht wurde.

Frauen	
Relativ große Strahlenmengen erreichen dieses Organ	bei der Röntgenuntersuchung folgender Organe (Reihenfolge nach abnehmender Belastung):
Brust	*Brust (Mammografie), Rippen (Lunge), Brustwirbelsäule, gesamte Wirbelsäule*
Schilddrüse	*Halswirbelsäule, gesamte Wirbelsäule, Schädel, Rippen (Lunge)*
Lunge	*Oberer Teil des Verdauungstraktes, Rippen (Lunge), Brustwirbelsäule, Gallenblase, Lendenwirbelsäule, gesamte Wirbelsäule*
Knochenmark	*Dickdarm nach Kontrastmitteleinlauf, Lendenwirbelsäule, oberer Teil des Verdauungstraktes*

Männer	
Relativ große Strahlenmengen erreichen dieses Organ	bei der Röntgenuntersuchung folgender Organe (Reihenfolge nach abnehmender Belastung):
Lunge	*Oberer Teil des Verdauungstraktes, Rippen (Lunge), Brustwirbelsäule, Gallenblase, gesamte Wirbelsäule, Lendenwirbelsäule*
Schilddrüse	*Halswirbelsäule, gesamte Wirbelsäule, Schädel, Rippen (Lunge)*
Knochenmark	*Dickdarm nach Kontrastmitteleinlauf, Lendenwirbelsäule, oberer Teil des Verdauungstraktes*

Um die Einzelheiten einer Röntgenaufnahme scharf zu sehen, sind beleuchtete Schirme notwendig.

Unerwünschte Wirkungen

Seit Jahrtausenden ist der menschliche Körper gewohnt, mit Radioaktivität zu leben. Sie erreicht ihn aus der Luft und dem Wasser, er isst und trinkt sie mit der Nahrung.

Dass sich Menschen mit selbst geschaffener Strahlung künstlich belasten, ist relativ neu. Weltweit hat die medizinisch genutzte Strahlung daran den größten Anteil.

Frauen

Relativ große Strahlenmengen erreichen die Eierstöcke bei der Röntgenuntersuchung folgender Organe (Reihenfolge nach abnehmender Belastung):

Lendenwirbelsäule
Beckenübersicht, Kreuzbein
Blase und Harnröhre
Hüftgelenk, Oberschenkelhals
Nieren
Bauchraum
Dickdarm, unterer Teil des Verdauungstraktes
Gallenblase und Gallengang

Männer

Relativ große Strahlenmengen erreichen die Hoden bei der Röntgenuntersuchung folgender Organe (Reihenfolge nach abnehmender Belastung):

Hüftgelenk, Oberschenkelhals
Blase und Harnröhre
Beckenübersicht, Kreuzbein
Dickdarm, unterer Teil des Verdauungstraktes
Lendenwirbelsäule
Bauchraum

Strahlenexperten sind sich einig, dass besonders in Deutschland viel zu viel geröntgt wird. Die Zahl der jährlich angefertigten Röntgenaufnahmen und auch die Strahlenbelastung des Einzelnen lässt sich verringern, ohne dass die Qualität der medizinischen Versorgung darunter leiden müsste.

Röntgenstrahlen schädigen Gewebe. In der Folge kann dadurch eine Krebserkrankung entstehen. Anders als zum Beispiel bei Chemikalien gibt es für Röntgenstrahlen keine »untere Grenze« der Dosierung. Kritische Experten schätzen, dass in Deutschland jährlich etwa 50 000 Menschen an einem Krebs erkranken, der durch Röntgenuntersuchungen verursacht wurde.

Dass ein »Schaden« entsteht, kann aber auch bedeuten, selbst verschont zu bleiben und stattdessen fehlgebildete oder kranke Kinder zu bekommen oder ihnen ein erhöhtes Krebsrisiko zu vererben. Dieses Risiko steigt mit jeder Strahlung, die die Keimdrüsen abbekommen. Ganz besonders strahlenempfindlich ist der Embryo. Schwangere dürfen darum nur bei Lebensgefahr geröntgt werden.

Der Körper kann Strahlenwirkungen wieder reparieren. Wie gut das gelingt, darüber entscheidet möglicherweise

auch, wie oft und wie lange bestrahlt wurde. »Schwache« Strahlen schaden meist weniger als konzentrierte.

Das Risiko beim Röntgen ist dreigeteilt: das allgemeine Krebsrisiko des gesamten Körpers, das spezielle Krebsrisiko eines einzelnen Organs und das Risiko, dass das Erbgut der Ei- bzw. Samenzellen geschädigt wird. Der Kasten auf Seite 824 gibt Hinweise, um das persönliche Nutzen-Risiko-Verhältnis vor medizinischen Untersuchungen besser abschätzen zu können.

Wer (noch mehr) Kinder haben möchte, sollte besonders kritisch gegenüber Untersuchungen sein, bei denen die Keimdrüsen eine erhebliche Strahlendosis abbekommen können. Eine Vorsichtsmaßnahme ist es, Eierstöcke oder Hoden mit einer Bleiplatte abzudecken (Gonadenschutz, ➡ Unerwünschte Wirkungen verringern). Das ist nur bei den Untersuchungen nicht möglich, bei denen das Röntgenbild etwas zeigen soll, was der Bleischutz sonst verdecken würde.

Aufnahme und Untersuchung sind nicht dasselbe. Eine Einzelaufnahme belastet den Körper weniger als zum Beispiel ein Tomogramm, bei dem mehrere Aufnahmen gemacht werden müssen. Eine Untersuchung von Funktionsabläufen, wie zum Beispiel der Magen-Darm-Passage oder der Durchlässigkeit von Blutgefäßen (Angiografie, Phlebografie), erfordert immer mehrere Aufnahmen.

Unerwünschte Wirkungen verringern

Lassen Sie sich von Ärztin oder Arzt jede geplante Röntgenuntersuchung nach den auf Seite 812 angegebenen Kriterien erklären und begründen. Der Satz: »Die eine Untersuchung schadet nicht«, ist falsch. Erfahrungsgemäß ordnen »Teilradiologen«, also Ärzte, die im Rahmen ihrer Fachtätigkeit auch noch röntgen, viel häufiger Aufnahmen an als andere.

Schutzmaßnahmen beim Röntgen sind:

- Bleischürze. Sie schützt denjenigen, der einem anderen beim Röntgen nahe sein muss.
- Gonadenschutz. Dieses ist entweder eine kleine Bleischürze, die an der Taille umgeklemmt wird, oder eine Bleiplatte, die in Höhe der Eierstöcke bzw. Hoden auf den Körper gelegt wird.
- Bei Frauen im gebärfähigen Alter sollten Bauch- und Beckenaufnahmen nur während der ersten zehn Tage nach Einsetzen der Menstruation gemacht werden. Ausnahme: Lebensgefahr und Empfängnisverhütung durch »Pillen«einnahme.
- Röntgenpass. Niemand muss, aber jeder sollte ihn haben. Die Ärzte sind verpflichtet, vor jeder Röntgenuntersuchung nach dem Nachweisheft zu fragen und alle geforderten Angaben darin einzutragen.
- Am besten bewahren Sie Ihre Röntgenbilder selbst zu Hause auf und bringen alle relevanten Aufnahmen mit, wenn Sie zu einem neuen Arzt oder ins Krankenhaus

gehen. Sie können alle Mediziner um Kopien Ihrer Aufnahmen bitten.

- Gehen Sie zu erfahrenen Untersuchern. Wenn Röntgenaufnahmen wegen eines unbrauchbaren Ergebnisses wiederholt werden müssen, liegt der Fehler in 80 bis 90 Prozent der Fälle beim Personal. Jede fünfte Aufnahme wandert in den Papierkorb. Seit die Krankenkassen jedoch stichprobenartig die Tätigkeit von Röntgenärzten überprüfen, beginnt sich deren Qualität der Arbeit zu verbessern.
- In Deutschland sind die Ärzte verpflichtet, ihre Röntgenanlagen regelmäßig überprüfen zu lassen und die Unterlagen darüber aufzuheben. Dennoch stehen in vielen Praxen veraltete Anlagen.
- Für Übergewichtige: Wer einen Bauchdurchmesser von 30 Zentimetern hat, braucht die zehnfache Strahlendosis gegenüber jemandem mit 20 Zentimeter Durchmesser. Besonders schlanke Leute brauchen nur ein Viertel der Normaldosis.

Kontrastmittel

Kontrastmittel schaffen im Röntgenbild Schwarz-Weiß-Gegensätze, wo sonst nur undefinierbares Grau zu sehen wäre. Welches Kontrastmittel gewählt und wie es angewandt wird, hängt von dem Organ ab, das dargestellt werden soll.

Bariumsulfat ist wasserunlöslich. Zu einem Brei angerührt und manchmal noch mit Geschmackszusätzen versehen, muss man es schlucken, um die Speiseröhre und den Magen-Darm-Trakt darzustellen. Mit dem Stuhl wird es unverändert wieder ausgeschieden.

Jodhaltige Kontrastmittel sind in Wasser gelöst und werden gespritzt, um z.B. die Blutgefäße sichtbar (*Angiografie*) zu machen. Um die Nieren oder die Galle und die Gallenwege darzustellen, wird ein Kontrastmittel gespritzt, das sich in dem ausgewählten Organ besonders anreichert.

Unter anderem sind folgende Kontrastmittel jodhaltig: *Accupane* (D), *Angiografin* (D), *Biliscopin* (D/Ö), *Conray* (D), *Gastrografin* (D/Ö), *Peritrast* (D/Ö), *Solutrast* (D), *Urogafin* (D), *Urovison* (D), *Visipaque* (D/Ö), *Xenetix* (D/Ö).

Unerwünschte Wirkungen

Kontrastmittel bergen einerseits Gefahren durch ihren Jodgehalt, andererseits, weil mit ihnen körperfremde Flüssigkeit ins Blut kommt. Tödliche Komplikationen nach Kontrastmitteluntersuchungen waren nicht selten und lange Zeit gefürchtet. Mittlerweile sind so genannte »nichtionische« Kontrastmittel im Handel, die weitaus risikoärmer sind. In den Praxen niedergelassener Ärzte und in kleineren Krankenhäusern werden jedoch noch immer die alten »ionischen« Kontrastmittel verwendet. Folgende unerwünschte Wirkungen können auftreten:

- Vor allem bei Gefäßdarstellungen: Schmerzen und Hitzegefühl in dem Gefäß, in das hineingespritzt wird; Komplikationen durch Thrombosen sind möglich.
- Allergische Hautreaktionen, wie juckende Quaddeln, bemerken etwa einer bis vier von 100 Untersuchten.
- Erste Anzeichen einer Allergie sind Übelkeit und Brechreiz. Darunter leidet etwa jeder Sechste, der seine Nieren röntgen lässt, und bis zu einem Fünftel der Gallenpatienten.
- Auf eine schwere bis lebensbedrohliche Allergie weisen hin: Schweißausbruch, blasse Haut, abfallender Blutdruck, Ohnmacht, Atemnot, Krämpfe. Bei Nierendarstellungen haben drei von 1000 Untersuchten dieses Risiko, bei Gallendarstellungen betrifft es fünf von tausend.

Der Jodanteil von Kontrastmitteln gefährdet vor allem ältere Menschen. Sie werden öfter geröntgt als junge, und sie haben häufiger unerkannte Schilddrüsenveränderungen.

Das Risiko, durch jodhaltige Kontrastmittel eine Schilddrüsenüberfunktion auszulösen, ist groß.

Unerwünschte Wirkungen verringern

Vor einer Kontrastmitteluntersuchung müssen Sie Ärztin oder Arzt unbedingt mitteilen, wenn Sie

- irgendwann einmal auf irgendetwas überempfindlich reagiert haben.
- bei vorangegangenen Kontrastmitteluntersuchungen Unangenehmes erlebt haben.
- wegen Schilddrüsenproblemen schon einmal behandelt wurden.
- Medikamente einnehmen, die den Blutdruck senken oder das Blut »verdünnen« sollen.

Während und nach der Injektion des Kontrastmittels sollten Sie für mindestens zehn Minuten unter ärztlicher Aufsicht sein.

Nach der Untersuchung gilt: viel trinken. Das Kontrastmittel verändert den Wassergehalt des Gewebes und steigert die Ausscheidung von Harnsäure. Um das auszugleichen, ist reichlich Flüssigkeit notwendig.

Sinnvolle Nutzung

Wenn es für Diagnose oder Therapie notwendig ist und weniger belastende Untersuchungsverfahren nicht aussagekräftig genug sind.

Spezielles zu Röntgenuntersuchungen einzelner Organe

Lungenröntgen

Das routinemäßige Röntgen der Lunge ist unbedingt abzulehnen. 21 Millionen Aufnahmen in Deutschland pro Jahr sprechen jedoch eine andere Sprache.

Analysen zeigen, dass fast ein Drittel der Aufnahmen unerwartete Ergebnisse erbringen, die teilweise sogar weitere Untersuchungen nach sich ziehen – allerdings bleiben sie für die Krankheitsdiagnose vollkommen wertlos.

Mammografie

Die Brustgewebe sind sehr verschieden dick. Um sie deutlich abzubilden, muss man eine Strahlungsart wählen, die relativ stark belastet. Zudem müssen immer beide Brüste in zwei Ebenen geröntgt werden. Zur Entscheidung, bei welcher Frau eine Mammografie sinnvoll ist, um einen Brustkrebs frühzeitig zu entdecken, ➡ Seite 766.

Tomografie

Tomografie ist die Röntgenuntersuchung einer ausgewählten Schicht des Körpers. Die Technik lässt dabei nicht interessierende Schichten nahezu verschwinden und konzentriert sich auf die Abbildung einer »Scheibe«, die bis zu einem Millimeter dünn sein kann.

Computertomografie (CT)

Das Aufnahmegerät wird kreisförmig um die Patienten herumgeführt, um die zu untersuchende Schicht von allen Seiten zu durchstrahlen. Aus den gemessenen Strahlenintensitäten berechnet ein Computer dann ein Bild der durchstrahlten Körperschicht. Bei den heute üblichen Geräten dauert eine Aufnahme drei bis fünf Sekunden.
Vorteil: Die Computertomografie ist die derzeit beste Methode, um festzustellen, ob sich in einem Gewebe zum Beispiel Zysten, Blutergüsse oder Gewebewucherungen, zu denen auch Krebs gehören kann, befinden.
Nachteil: Wenn bei einer Tomografie die bestrahlten Schichten nur einen geringen Abstand zueinander haben, ist die Strahlenbelastung größer als bei einer Einzelaufnahme. Die Verteilung der Strahlenmengen im gesamten Körper unterscheidet sich bei der Computertomografie von der anderer Aufnahmetechniken.

MR-Tomografie (Magnetische Resonanz-Tomografie, Kernspintomografie, NMR-Tomografie)

Technische Voraussetzungen
Diese Methode liefert Schnittbilder, ohne Röntgenstrahlen einzusetzen. Stattdessen wertet man aus, wie sich die Körpergewebe in einem starken Magnetfeld verhalten.

Durchführung
Im Liegen werden die Patienten in eine Röhre hineingeschoben, in der sie etwa 30 Minuten still liegen bleiben müssen. Mittlerweile gibt es jedoch auch offene Geräte,

die diesen »Tunneleffekt« vermeiden. Die Untersuchung ist schmerzlos.

Unerwünschte Wirkungen
● Für Menschen, die Metallclips oder einen Herzschrittmacher im Körper tragen, ist die Methode ungeeignet.
● Das Liegen in der engen Röhre kann Angstzustände auslösen.

Anwendung
Zur Untersuchung des Zentralnervensystems, der Wirbelsäule, Gelenke und der weichen Gewebe drum herum, zur Darstellung von Blutgefäßen.
Besonders das Zentralnervensystem lässt sich mit der MR-Tomografie kontrastreicher darstellen als mit der einfachen Tomografie. Veränderungen sind so eindeutiger festzustellen.
Zeigt die MR-Tomografie des zentralen Nervensystems nichts Bedenkliches, gilt das als Beweis, dass tatsächlich alles in Ordnung ist. Besonders um Blutungen, Schlaganfälle und Tumoren zu identifizieren, ist die MRT mittlerweile unersetzlich geworden.
Krebsmetastasen in Knochen sind mit der MR-Tomografie besser aufzuspüren als mit der bisher gebräuchlichen Szintigrafie.

Szintigrafie

Technische Voraussetzungen
Atomteilchen, wie sie zum Beispiel bei der Kernspaltung in Atomreaktoren entstehen, kann man zur künstlichen Herstellung von radioaktiven Substanzen verwenden. Solche Substanzen verwandeln sich im Laufe unterschiedlich langer Zeit in nicht mehr radioaktive Stoffe. Dabei geben sie Strahlung ab. Bei einer Szintigrafie wird die von solchen Stoffen ausgesandte Strahlung aufgefangen und sichtbar gemacht. Das Verfahren ähnelt einer Röntgenaufnahme. Nur wird die Strahlung nicht von außen in den Körper hineingeschickt, sondern sie kommt aus dem Körperinnern.

Durchführung
Äußerlich sind radioaktive Substanzen von nicht strahlenden Stoffen nicht zu unterscheiden. Man kann sie schlucken, inhalieren oder injizieren.

Das Bild
Radioaktive Substanzen werden vom Körper wie ganz normale Stoffe aufgenommen und verteilen sich in ihm. Manche Stoffe reichern sich in bestimmten Organen an. Die Strahlung macht es möglich, im Bild festzuhalten, wo und wie schnell sich die markierte Substanz im Körper bzw. seinen einzelnen Organen verteilt.

Unerwünschte Wirkungen

Die Art der Schädigung ist die gleiche wie bei der Anwendung von Röntgenstrahlen (➡ Seite 824). Bei der Szintigrafie kann die Strahlenbelastung größer sein als bei einer Röntgenaufnahme, weil die einmal in den Körper hineingebrachte Substanz in jedem Fall zerstrahlen muss. Die Belastung kann aber auch kleiner sein als bei einer Röntgenaufnahme, wenn das szintigrafische Bild eine bessere Aussage liefert, als es mehrere Röntgenaufnahmen tun könnten. Die Strahlungsintensität bei der Szintigrafie kann genauer berechnet werden als bei Röntgenaufnahmen.

Anwendung

- Bei Erkrankungen der Schilddrüse.
- Für Hirnuntersuchungen.
- Für Knochenuntersuchungen, besonders um Krebsmetastasen aufzuspüren.
- Um abzuklären, ob und wie stark eine Entzündung im Gelenk ist.
- Bei Herzbeschwerden, bei denen sowohl EKG als auch Belastungs-EKG keine brauchbaren Aussagen liefern.
- Um einen Lungeninfarkt zu diagnostizieren.
- Bei Nierenerkrankungen.

Sonografie, Ultraschall

Technische Voraussetzungen

Physikalisch gesprochen ist Hören das Wahrnehmen von Schallwellen bestimmter Frequenz. Oberhalb und unterhalb dieses Frequenzbereichs gibt es Schallwellen, die Menschen nicht mehr hören können. Dazu gehört der Ultraschall. Ähnlich wie Lichtstrahlen werden seine Wellen reflektiert, gebrochen und gebeugt, wenn sie auf etwas auftreffen.

Wenn Ultraschall von einem Medium in ein anderes übertritt, reflektiert ihn die Grenzschicht. Treffen Ultraschallwellen, die durch ein Gewebe hindurchgegangen sind, zum Beispiel auf Luft, werden sie fast vollkommen zurückgeworfen. Damit verhindert Luft, dass hinter ihr liegende Gewebeschichten durchschallt werden. Bei der Ultraschalluntersuchung werden Schallwellen in den Körper hineingeschickt und von den verschiedenen Geweben unterschiedlich stark zurückgeworfen. Diese reflektierten Anteile werden aufgezeichnet und elektronisch zu einem Bild verarbeitet.

Durchführung

Die nackte Haut wird mit einem Kontaktgel bestrichen. Das verbessert ihre Leitfähigkeit für die Wellen. Dann fahren die Ärztin oder der Arzt mit dem Schallkopf über das zu untersuchende Gebiet. Das Bild erscheint auf einem Monitor.

Unerwünschte Wirkungen

Nach derzeitiger Ansicht hat Ultraschall keine unerwünschten Wirkungen. Eine Gefahr liegt allerdings darin, dass heute nahezu alle Ärztinnen und Ärzte »schallen«, ohne die für eine sinnvolle Auswertung notwendigen Kenntnisse zu haben.

Anwendung

- Wenn die Ultraschalluntersuchung aussagekräftiger ist als andere Methoden, z. B. bei Gallenerkrankungen.
- Wenn von der Ultraschalluntersuchung ähnlich aussagekräftige Bilder zu erwarten sind wie von einer Röntgenaufnahme, weil Ultraschall weniger gefährlich ist als Röntgenstrahlen. Bei der Hüftfehlbildung von Säuglingen z. B. ist die Sonografie im Vergleich zum Röntgen die gefahrlosere Maßnahme.
- Wenn Röntgenuntersuchungen nicht in Frage kommen: bei Kontrastmittelallergie, wenn jodhaltige Kontrastmittel nicht angewandt werden dürfen, oder in der Schwangerschaft.

Ultraschalluntersuchung der Brust

Mit ihr lässt sich feststellen, ob es sich bei einem Knoten um eine Zyste oder um andere Gewebeveränderungen handelt.

Erfahrene Untersucher an modernen Geräten können mit Ultraschall auch eine gutartige von einer bösartigen Veränderung unterscheiden.

Als alleiniges Verfahren zur Früherkennung von Brustkrebs eignet sich Ultraschall nicht (➡ Seite 766).

Thermografie

Jeder Körper strahlt Wärme in Form von Infrarot(IR)-Strahlen ab. Diese Strahlen kann man sichtbar machen. Die Thermografie kann Temperaturunterschiede von 0,1 Grad nachweisen. Prozesse, die tiefer als etwa zwei Zentimeter unter der Hautoberfläche stattfinden, verändern die Temperatur der Hautoberfläche jedoch meistens nicht mehr ausreichend. Damit ist die Erfassungsgrenze der Thermografie definiert. Die Thermografie kann andere Methoden der Brustuntersuchung unterstützen, sie aber nicht ersetzen.

Vorteile: Die Methode erfordert nur wenig Aufwand; sie dringt nicht in das Körperinnere ein; es gibt keine Strahlenbelastung.

Blick ins Innere

Mit dem Endoskop wird das Innere von hohlen Organen betrachtet (»Spiegelung«). Der lateinische Name des angeschauten Organs gibt der Untersuchung ihren Namen.

Durch natürlich vorhandene oder künstlich geschaffene Körperöffnungen werden starre oder biegsame Instrumente ins Innere geführt. Von deren Spitze übertragen Licht leitende Kabel das Bild an das andere Ende. Die Geräte tragen in sich eine Lichtquelle. Die Spitze biegsamer Geräte, die weit ins Innere vorgeschoben werden, kann man manchmal abwinkeln, sodass der Blick in jede Richtung möglich wird. Endoskope haben oft eine Spül- und Absaugvorrichtung. Meistens lassen sich durch ein Verbindungsstück gleichzeitig auch chirurgische Instrumente einführen.

Ein großer Vorteil der Endoskopien ist, dass, wenn das gesehene Bild eine Veränderung vermuten lässt, in einem Arbeitsgang Gewebeproben entnommen werden können. Bei manchen Eingriffen wird bereits vorher vereinbart, dass sich an die endoskopische Diagnose sofort die Behandlung anschließt, wenn diese notwendig ist.

Beschwerden, Komplikationen, Risiken

Viele Menschen scheinen bei dem Wort »Endoskopie« Schwertschluckerfantasien zu überfallen. Ihnen schnürt Angst die Kehle so zu, dass das Gastroskop nicht hinunterrutscht. Darmuntersuchungen empfinden viele als beschämend. Manche überstehen den Eingriff nach dem Motto »Augen zu und durch«, anderen helfen Entspannungstechniken (➡ Seite 878), wieder andere lassen sich mit Medikamenten helfen.

Dass die Endoskopie nur minimale Eingriffe erfordert, hat auch wenig versierte Mediziner verführt, die Technik anzuwenden. Hier überwiegt der unzweifelhafte Nutzen dann nicht mehr unbedingt das Risiko.

Das Eindringen ins Körperinnere ist immer mit Gefahren verbunden. Es können Gefäße oder gar Organe verletzt werden. Wird eine Krebsgeschwulst anoperiert, können Krebszellen durch den Stichkanal verbreitet werden. Mangelnde Hygiene bei mehrfach verwendeten Instrumenten kann zu Infektionen führen. Diese Gefahr ist Untersuchungen zufolge bei niedergelassenen Ärzten

deutlich größer als in großen Kliniken. Die Reste zurückgebliebener Desinfektionsmittel können Schleimhautschäden verursachen.

Gastroskopie

Bei der Gastroskopie wird die Schleimhaut des Magens, Magenpförtners und Zwölffingerdarms betrachtet. Sie wird gemacht, um abzuklären, ob sich dort ein Geschwür, ein Krebs oder ein Fremdkörper befindet.

Vorbereitung

Für die Untersuchung müssen die Patienten nüchtern, also ohne Frühstück, sein. Meist bekommen sie folgende Medikation:

- Beruhigungsmittel gegen die Angst.
- Mittel zur örtlichen Betäubung des Rachens, das den Brechreiz verringert.
- Schmerzmittel.

Vor der Gastroskopie sollte eine Untersuchung des Allgemeinzustands sicherstellen, dass keine Bedenken gegen die Untersuchung bestehen. Auch die Gerinnungseigenschaften des Blutes müssen vorher bestimmt werden. Eine vorherige Röntgenuntersuchung ist nur in Ausnahmefällen notwendig.

Durchführung

Eine Gastroskopie kann ambulant durchgeführt werden. Man liegt auf der linken Seite. Ärztin oder Arzt schieben das 1,5 Zentimeter dicke und 1,30 Meter lange Instrument bis zum Anfang der Speiseröhre. Dann müssen die zu Untersuchenden schlucken und es so auf den Weg bringen. Alles Weitere machen die Ärzte, die bereits durch das Instrument schauen oder seinen Weg auf einem Bildschirm verfolgen.

Die Passage durch die Speiseröhre tut im Allgemeinen nicht weh. Ein Würgereiz stellt sich meistens ein, wenn das Gerät den Mageneingang berührt. Wenn Luft in den Magen eingeblasen oder er mit Flüssigkeit ausgespült werden muss, verspürt man das als Völlegefühl, eventuell mit Brechreiz verbunden. Aus verdächtigen Abschnitten können in einem Arbeitsgang Gewebeproben zur Untersuchung entnommen werden.

Die Untersuchung dauert drei bis fünfzehn Minuten. Ärztliche Beobachtung ist noch für ein bis zwei Stunden hinterher notwendig.

Beschwerden, Komplikationen, Risiken

Bei etwa 13 von 1000 Untersuchten gibt es Probleme, die meist auf die medikamentöse Vorbereitung der Untersuchung zurückzuführen sind.

Ungenügend desinfizierte Geräte können den Keim übertragen, der an der Entstehung von Zwölffingerdarmgeschwüren beteiligt ist (➡ Seite 621). Einer von 14 000 Patienten stirbt bei der Spiegelung an Herz-Kreislauf-Komplikationen, Blutungen oder einem durchbohrten Organ.

Haben Sie Medikamente erhalten, sind Sie für den Rest des Tages fahruntüchtig.

Aussagekraft

Gewebeveränderungen sind mit der Gastroskopie besser zu erkennen als im Röntgenbild.

Rektoskopie

Meist ist mit dem Begriff »Darmspiegelung« eine Rektoskopie gemeint, mit der versucht wird, Gründe für unerklärliche Veränderungen des Stuhls zu finden.

Bei Menschen, die älter als fünfzig Jahre sind, wird sie als Krebsfrüherkennungsuntersuchung durchgeführt (➡ Krebs, Seite 708).

Vorbereitung

Vor der Untersuchung ist ein Einlauf notwendig, um den Enddarm von Kotresten zu befreien.

Durchführung

Meist wird die Untersuchung auf einem speziellen Tisch vorgenommen, auf dem die Patienten auf Knie und Ellenbogen bzw. Knie und Brust gestützt verharren. Manche Ärzte verwenden auch einen Stuhl, der dem bei Frauenärzten ähnlich ist. Gebrechliche Kranke können auch untersucht werden, indem sie auf der linken Seite liegen. Zur Untersuchung wird ein etwa 30 Zentimeter langes, starres Instrument benutzt. Wer ruhig durchatmet oder sich gezielt entspannen kann (➡ Seite 878), erleichtert sich die Untersuchung. Sie dauert höchstens fünf Minuten. Wurde eine verdächtige Stelle entdeckt, wird eine Gewebeprobe entnommen.

Beschwerden, Komplikationen, Risiken

Bei Entzündungen am Darmausgang oder Verwachsungen innerhalb des Darms kann die Rektoskopie sehr schmerzhaft sein.

Die Gefahr, bei der Untersuchung den Darm unbemerkt zu verletzen, ist bei einer von 10 000 bzw. einer von 50 000 Untersuchungen dann gegeben, wenn Ärztin oder Arzt versuchen, mit Druck Widerstand zu überwinden, oder mit einem kräftigen Luftstrom versuchen, den Darm besser zu entfalten.

Aussagekraft

Mit der Rektoskopie lassen sich mehr als die Hälfte aller Dickdarmkrebse und seiner Vorstufen auffinden. Früherkennung ist die beste Chance für eine Heilung.

Koloskopie

Die Koloskopie zeigt den gesamten Dickdarm einschließlich des letzten Dünndarmteils. Die Untersuchung wird durchgeführt, um den Grund für Darmerkrankungen zu finden, die mit anderen Methoden nicht zu erklären sind, oder um den Darm nach Krebsoperationen zu kontrollieren.

Vorbereitung

Der Dickdarm muss so sauber wie möglich sein. Das geschieht mit Abführmitteln und/oder sehr reichlicher Flüssigkeitszufuhr. Ab Mittag am Vortag der Untersuchung dürfen die Patienten nur noch Flüssigkeit zu sich nehmen. Vor der Untersuchung erfolgt noch einmal ein Einlauf.

Wer einigermaßen entspannt in die Untersuchung geht, benötigt keine Medikamente. Andernfalls ➡ Gastroskopie, Seite 829.

Durchführung

Die Untersuchung beginnt mit einer Rektoskopie (➡ Seite 830). Dann wird das etwa zwei Meter lange und einen Zentimeter dicke Koloskop durch den After in den Darm vorgeschoben. Während der Spiegelung wird durch das Gerät Luft in den Darm hineingeblasen. Die Untersuchung dauert 15 bis 30 Minuten.

Zeigt die Spiegelung verdächtige Areale, wird eine Gewebeprobe entnommen. Kleine Gewächse, wie Polypen, können gleich entfernt werden.

Beschwerden, Komplikationen, Risiken

Das Vorschieben des Instruments kann Bauchschmerzen und Druckgefühl verursachen. Die in den Darm hineingeblasene Luft kann nicht vollkommen wieder entfernt werden. Sie entweicht im Laufe von Tagen. Das kann starke Bauchschmerzen bereiten.

Die Technik der Dickdarmspiegelung stellt erhebliche Anforderungen an ärztliche Erfahrung und Können. Sie sollten sich darum möglichst nur dort behandeln lassen, wo Sie auf qualifizierte Untersucher rechnen können.

Aussagekraft

Veränderungen des Darmgewebes sind mit einer Dickdarmspiegelung besser zu erkennen als mit Röntgenuntersuchungen.

Laparoskopie

Ein künstlicher Zugang zum Bauchinneren bereitet den Weg für die Instrumente, mit denen Ärzte in die Bauchhöhle hineinschauen. So ist der Zustand von Leber und Galle zu beurteilen, der Verdacht auf eine Blinddarmentzündung lässt sich abklären. Frauenärzte nutzen die Laparoskopie, um gynäkologische Beschwerden abzuklären, um eine Sterilisation durchzuführen oder bei der Behandlung von Unfruchtbarkeit.

Vorbereitung
Für die Untersuchung müssen die Patienten nüchtern, also ohne Frühstück, sein. Meist wird ein Beruhigungs- und/oder Schmerzmittel gespritzt.

Durchführung
Zur Laparoskopie werden die Betroffenen auf einem Spezialtisch gelagert. Der Bauch wird wie für eine Operation desinfiziert und abgedeckt. Ein eingespritztes Mittel zur örtlichen Betäubung macht ihn schmerzunempfindlich. In der Nähe des Nabels wird die Bauchdecke durchstochen und durch die Nadel Gas in den Bauchraum geblasen. Dieses trennt die sonst allzu eng aneinander liegenden Organe etwas voneinander und verbessert die Sichtmöglichkeit. Wiederum in Nabelnähe wird dann eine Art Einführungshülse durch den Bauch gestochen, durch die das Laparoskop in das Bauchinnere hineingeschoben werden kann. Nach der Spiegelung wird das Loch im Bauch mit Klammern verschlossen. Die Untersuchten müssen noch einen Tag unter ärztlicher Aufsicht im Krankenhaus bleiben.

Beschwerden, Komplikationen, Risiken
Bei fünf von 200 Untersuchten gibt es Komplikationen. Am häufigsten quält dabei zurückgebliebenes Gas. Aber auch Verletzungen von Galle oder Darm, Blutungen aus verletzten Gefäßen und Kreislaufzusammenbrüche kommen vor.

Aussagekraft
Im Allgemeinen sind Ultraschall und Tomografie als Diagnosemethode der risikoreicheren Laparoskopie vorzuziehen. In der Gynäkologie hat sie allerdings noch immer ihren Platz – auch zur Behandlung.

Bronchoskopie

Mit dem Bronchoskop lassen sich Rachen, Luftröhre und der Bronchialbaum bis zu seiner fünften oder sechsten Verzweigung betrachten. So wird nach dem Grund für eine bisher unerklärliche, immer wiederkehrende Bronchitis gesucht und nach eingeatmeten Fremdkörpern und krebsartigen Veränderungen gefahndet.

Vorbereitung
Vor der Bronchoskopie sollte eine Untersuchung des Allgemeinzustands sicherstellen, dass keine Bedenken gegen die Untersuchung bestehen. Die Untersuchten dürfen mindestens sechs Stunden vorher nichts gegessen haben.

Im Sitzen wird zunächst ein Mittel zur örtlichen Betäubung inhaliert. Anschließend wird ein Betäubungsmittel auf Gaumen und Rachen aufgesprüht. Erst dann legt man sich auf den Untersuchungstisch. Manchmal muss eine Bronchoskopie in Vollnarkose durchgeführt werden.

Durchführung
Vor der Bronchoskopie hat bereits eine Röntgenaufnahme gezeigt, in welchem Lungenlappen sich die vermutete Krankheit abspielt. Da hinein wird das Gerät geschoben. Währenddessen atmen die Betroffenen ganz normal weiter. Aus verdächtigen Bezirken kann sofort Gewebe entnommen werden. Nach der Untersuchung darf man für zwei Stunden weder essen noch trinken, weil durch die Betäubung etwas »in den falschen Hals kommen« könnte. Die Untersuchung dauert drei bis fünfzehn Minuten. Eine Behandlung im Rahmen der Bronchoskopie kann länger dauern.

Beschwerden, Komplikationen, Risiken
Die Bronchien reagieren recht empfindlich auf diesen Eingriff. Sie können sich verkrampfen und bluten sehr leicht. Bei bis zu fünf von 100 Untersuchten dringt durch eine verletzte Bronchie Luft in den eigentlich luftleeren Brustkorb. Eine Behandlung im Krankenhaus muss diesen Defekt wieder heilen.

Aussagekraft
Befindet sich in dem mit der Bronchoskopie erreichbaren Gebiet ein Lungenkrebs, so kann er bei mehr als 90 Prozent der Menschen damit festgestellt werden. Andere Lungenkrankheiten klärt eine Bronchoskopie nur etwa zur Hälfte auf.

Zystoskopie

Vorbereitung
Die Patienten liegen mit gespreizten und angewinkelten Beinen so auf einem Untersuchungstisch, dass Ärztin oder Arzt zwischen den Beinen arbeiten können (ähnlich wie bei einer gynäkologischen Untersuchung). Die Genitalregion wird mit einem Desinfektionsmittel gereinigt. Alles Übrige wird mit sterilen Tüchern abgedeckt. In die Harnröhre wird ein Gleitmittel mit einem Mittel zur Oberflächenbetäubung eingebracht.
Für ängstliche und besonders empfindliche Menschen und für junge Männer wegen der sehr engen Harnröhre ist eine Vollnarkose angebracht.

Durchführung
Von der Öffnung der Harnröhre her schieben Ärztin oder Arzt das drei bis vier Millimeter dicke Instrument bis in die Blase vor. Dabei spülen sie durch das Gerät mit Druck kör-

perwarmes, steriles Wasser durch die Harnröhre, um sie zu entfalten. Nach der Untersuchung sollte man die Blase normal entleeren und am restlichen Tag noch viel trinken.

Beschwerden, Komplikationen, Risiken

Für Männer ist eine Blasenspiegelung wegen des längeren Weges schmerzhafter als für Frauen. Nach überstandener Untersuchung findet man im Harn oft Blutspuren. Auch das Wasserlassen klappt für kurze Zeit nicht mehr wie gewohnt.

Trotz möglichst sterilem Arbeiten besteht die Gefahr, Keime in die Blase einzuschleppen und eine Entzündung auszulösen.

Die Gefahr, bei der Untersuchung die Harnröhre zu verletzen, ist relativ groß. Bei nahezu der Hälfte der Verletzten verengt sich die Harnröhre dann an dieser Stelle durch das Narbengewebe. Das schafft bleibende Probleme.

Aussagekraft

Die Untersuchung ist angebracht beim Verdacht auf Tumoren in der Blase.

Arthroskopie

Mit dem Blick in das Innere von Gelenken lassen sich Knorpelschäden und Meniskusverletzungen erkennen, die anders nicht feststellbar sind, und nach den Gründen für bis dahin unerklärlich gebliebene Schmerzen suchen.

Vorbereitung

Je nachdem, wie ängstlich jemand ist, bekommt er eine Vollnarkose, bei Spiegelung des Knies eine »Rückenmarkspritze«, die die untere Körperhälfte gefühllos macht, oder es reicht eine örtliche Betäubung aus. Die Hautoberfläche um das Gelenk herum wird weiträumig desinfiziert und mit sterilen Tüchern abgedeckt.

Durchführung

Durch einen etwa einen Zentimeter breiten Schnitt werden die Instrumente ins Gelenkinnere geschoben. Um die Sicht zu verbessern, wird es mit Flüssigkeit ausgespült. Diese wird nach der Spiegelung so vollkommen wie möglich wieder abgesaugt.

Nach 15 bis 30 Minuten ist die Untersuchung beendet. Der Schnitt wird vernäht oder verklebt. Anschließend kann man normalerweise wieder nach Hause gehen. Einige Tage Schonung sind sinnvoll. Wer körperlich schwer arbeiten muss, sollte sich für zwei Tage krankschreiben lassen.

Beschwerden, Komplikationen, Risiken

Die verbliebene Spülflüssigkeit kann im Gelenk noch einige Tage lang ein »quatschendes« Geräusch machen.

Bei etwa einem Viertel der Untersuchten führt die Gelenkspiegelung zu Komplikationen. Obenan stehen Verletzungen des Knorpels und Blutungen in das Gelenk. Aber auch Bänderrisse und bei der Untersuchung abgebrochene Geräte kommen vor. Bei etwa einer von 1000 Gelenkspiegelungen kommt es zu einer Infektion. Hinzu kommt das allgemeine Risiko einer Narkose.

Aussagekraft

Ein Gelenk sollte nur gespiegelt werden, wenn andere Untersuchungsmethoden nicht zum Ziel führen. Dann allerdings gibt die Arthroskopie über den Gelenkzustand am besten Auskunft.

Vorteilhaft ist, dass kleine Operationen, wie das Entfernen von abgerissenen Knorpelstücken oder das Glätten einer entzündlich veränderten Gelenkinnenhaut bei der rheumatoiden Arthritis, gleich in einem Arbeitsgang mit erledigt werden können.

Gewebeentnahme (Biopsie, Punktion)

Unter dem Mikroskop offenbaren Zellen, ob sie so beschaffen sind, wie sie sollen, oder ob sie verändert sind. Manche Lebererkrankungen sind erst nach einer solchen Gewebeuntersuchung sicher zu diagnostizieren. Mit dieser Untersuchung lässt sich krebsig verändertes Gewebe von gutartigem unterscheiden.

Mit den ab Seite 828 beschriebenen endoskopischen Verfahren gelangen Mediziner ins Körperinnere und können bereits während der Untersuchung aus verdächtigen Bezirken Gewebe entnehmen. Oft entnehmen sie das Gewebe auch während einer Operation. Dann muss die Probe sofort untersucht werden, denn das Ergebnis bestimmt, wie die Operation fortgesetzt wird.

Komplikationen und Risiken

Eine Gewebeentnahme ist immer eine Verletzung von Organen. Um den Schaden so gering wie möglich zu halten, muss sie ähnlich sorgfältig wie eine Operation durchgeführt werden. Problematisch kann sein, dass man erst Stunden nach dem Eingriff an den Körperreaktionen merkt, ob zum Beispiel eine ernsthafte Blutung verursacht wurde.

Bei einer Gewebeentnahme besteht ein zusätzliches Risiko darin, dass durch die Verletzung Keime oder Krebszellen in die Blut- oder Lymphbahn gelangen und sich im Körper verbreiten können. Bei den heute üblichen *Feinnadelbiopsien* konnte allerdings nicht nachgewiesen werden, dass eine solche Verschleppung den Krankheitsverlauf beeinflusst. Das gilt sowohl für Gewebeentnahmen aus entzündeten Bereichen als auch für solche aus

Krebsgewebe, obwohl sich im Stichkanal immer eine gewisse Anzahl von Krebszellen findet.

Leberpunktion

Mit einer »blinden« Leberpunktion kann man Krankheiten erkennen, die das gesamte Lebergewebe verändern. Wird die Punktion unter Ultraschallsicht durchgeführt, lassen sich auch punktförmige Krankheitsherde auffinden.

Vorbereitung
Die Punktion findet im Krankenhaus statt. Blutuntersuchungen müssen, eine Röntgenaufnahme des Brustkorbs sollte vorher gemacht werden. Die Patienten bekommen vor der Punktion keine Medikamente.

Durchführung
Patient oder Patientin liegen auf dem Rücken. Ein Polster hebt die rechte Seite etwas an, der rechte Arm liegt unter dem Kopf. Durch Abklopfen finden Ärztin oder Arzt die geeignete Punktionsstelle und betäuben sie örtlich. Ein Schnitt durchtrennt die oberen Hautschichten. Während die Patienten den Atem anhalten, stechen Ärztin oder Arzt blitzschnell zu, entnehmen Lebergewebe und ziehen die Nadel ebenso schnell wieder heraus. Der Punktionsvorgang selbst darf nur Bruchteile einer Sekunde dauern. Anschließend muss man für zwei Stunden auf der rechten Seite liegen bleiben. Die folgenden vier Stunden verbringt man im Bett. In dieser Zeit zeigen Puls- und Blutdruckkontrollen, ob alles in Ordnung ist.

Beschwerden, Komplikationen, Risiken
Nach dem Eingriff haben zehn von 100 Punktierten Schmerzen in der rechten Schulter und beim Atmen. Gefährlich sind Blutungen, Bauchfellentzündungen durch ausgetretene Galle und in den Brustkorb eingetretene Luft.

Aussagekraft
Die Auswertung des Gefundenen ist sehr schwierig und gelingt nicht jedem.

Umgang mit Medikamenten

Arzneimittel sollen helfen, Krankheiten abklingen zu lassen, und sie sollen Beschwerden lindern. Manche werden eingenommen, um Unerwünschtes zu verhindern: eine Schwangerschaft etwa oder einen Vitaminmangel.

Ein Teil der Medikamente wird zu Lasten der Krankenkassen verordnet. Einen immer größeren Teil rezeptfreier Mittel bezahlen die Konsumenten jedoch selbst.

Diese Selbstmedikation nutzt dem Einzelnen jedoch nur, wenn er dadurch keine wirksamere Behandlung versäumt und wenn ihm das Mittel nicht mehr schadet als nutzt. Die folgenden Hinweise sollen helfen, dieses Risiko gering zu halten:

- Behandeln Sie Bewusstseinsstörungen, Krämpfe, Herzrhythmusstörungen und unklare Schmerzen im Brust- oder Bauchraum nicht auf eigene Faust.
- Fieber, das länger als drei Tage anhält und für das Sie keinen plausiblen Grund finden, sollte Sie zu Ärztin oder Arzt führen.
- Beschwerden, die nach zweiwöchiger Selbstbehandlung noch anhalten, sollten Sie mit einer Ärztin oder einem Arzt besprechen.
- Wer lästige Beschwerden schnell »weghaben« möchte, sucht nicht nach den Ursachen und verliert so vielleicht Zeit für eine sinnvolle Behandlung.
- Niemals ohne vorherigen fachlichen Rat ein Medikament aus der Hausapotheke verwenden.
- Versuchen Sie, mit der geringsten Menge eines Medikaments auszukommen.
- Beachten Sie besonders, wann Sie das Mittel besser nicht einnehmen (Kontraindikationen) und wie es sich mit anderen Mitteln verträgt (Wechselwirkungen). Beides ist im Beipackzettel angegeben.

Verschiedene Arzneimitteltypen

Nach ihrem Vertriebsweg lassen sich Arzneimittel in drei Gruppen gliedern:

- Rezeptpflichtige Arzneimittel bekommen Sie nur in Apotheken. Nur Ärztinnen und Ärzte dürfen solche Mittel verschreiben. (Zur Verordnung von Medikamenten ➡ Bei Ärztin oder Arzt, Seite 799)
- Apothekenpflichtige Arzneimittel bekommen Sie zwar ohne Rezept, aber nur in Apotheken.
- Frei verkäufliche Mittel bekommen Sie in Apotheken, Drogerien, Reformhäusern, im Lebensmittelhandel und mittlerweile auch per Internet.

Die Gesetzesdefinitionen, was ein Arzneimittel ist und welche Voraussetzungen es erfüllen muss, um in den Handel zu kommen, haben sich in Deutschland seit 1978 mehrfach geändert. Dadurch sind viele Arzneitypen entstanden, deren unterschiedliche Qualität selbst Fachleute nicht mehr sicher erkennen können. Es gibt:

- »Konventionell« zugelassene Arzneimittel. Bei ihnen ist die Qualität geprüft, die sich auf die Beschaffenheit des Mittels, seine Eigenschaften und das Herstellungsverfahren bezieht. Die Wirksamkeit wird durch Untersuchungen dokumentiert, die international akzeptiertem, wissenschaftlichen Standard entsprechen. Bei diesen Mitteln besteht kein Verdacht, dass ihre schädlichen Wirkungen bei bestimmungsgemäßem Gebrauch über das hinausgehen, was die medizinische Wissenschaft für vertretbar hält. Erkennbar sind sie an ihrer Zulassungs-Nr. Dieser Arzneimitteltyp ist von allen der zuverlässigste.
- »Nachzugelassene« Arzneimittel waren 1978 bereits auf dem Markt und sind nach dem neuen Arzneimittelgesetz »nachzugelassen« worden. Ihre Belege über Qualität, Wirksamkeit und Unbedenklichkeit müssen nicht unbedingt denen der »konventionell« zugelassenen Arzneimitteln entsprechen. Dennoch gelten diese Produkte nach dem derzeitigen Stand des Wissens als zuverlässig. Sie tragen eine Zulassungs-Nr. und sind von »konventionell« zugelassenen Arzneimitteln nicht zu unterscheiden.
- »Fiktiv zugelassene« Arzneimittel stammen aus der Zeit vor 1978. Über ihre Zukunft hat das Amt noch nicht entschieden. Hinsichtlich Qualität, Wirksamkeit und Unbedenklichkeit sind sie ungeprüft. Ihr Kennzeichen kann die alte Reg.-Nr. sein, manche sind auch ohne eine solche Angabe. Die heutigen Anforderungen erfüllen diese Arzneimittel nicht unbedingt.
- Nachzugelassene Arzneimittel für »traditionelle Anwendung« sind nichtrezeptpflichtige Mittel Jahrgang 78 und früher, deren Wirksamkeit nicht in der geforderten Weise nachgewiesen werden kann. Die Fachkommissionen haben sich für diese Produkte nicht positiv ausgesprochen. Die Risiken dieser Produkte sind nicht bekannt bzw. nicht untersucht. Die Qualität muss nicht wie die anderer Arzneimittel belegt sein. Ihre Kennzeichen: Zulassungs-Nr. und vor den aufgelisteten Anwendungsgebieten die Formulierung »Traditionell angewendet …«. Wenn die Wirksamkeit durch nichts Substanzielles belegt ist, folgt noch der Zusatz »Diese Angabe beruht ausschließlich auf Überlieferung und langjähriger Erfahrung«. Diese Formulierung sagt nichts darüber, ob die Mittel für die Anwendung geeignet sind, für die sie »traditionell« gebraucht werden.
- Homöopathische Arzneimittel, ➡ Seite 858.
- Lebensmittel bzw. Nahrungsergänzungen, zu denen zum Beispiel einige Mineralstoffmischungen gehören, geben sich oft den Anschein, ein Medikament zu sein, sind es aber dem Gesetz nach nicht. Wirksamkeit und Unbedenklichkeit sind anders definiert als bei Arzneimitteln. Hinsichtlich der Haftung gilt für sie nur die übliche Produkthaftung, nicht die für Arzneimittel.

Im Zuge der »offenen Grenzen« in der EU dürfen Apotheken alle Arzneimittel, die in einem der Mitgliedsländer zugelassen sind, auch nach Deutschland importieren.

Verschiedene Arzneimittelsorten

Medikamente gibt es als Tabletten, Dragees, Kapseln, Pillen, Pulver, Tropfen, Saft, Zäpfchen, Spritzen. Mit diesen verschiedenen Zubereitungen setzt die Industrie ihr Wissen über Löslichkeit, Verteilung und Wirkung von Arzneistoffen in Produkte um. Sinnvolle Auswahl und richtige Anwendung ermöglichen eine optimale Wirksamkeit.

Schnelle Wirkung

Ein Wirkstoff, der rasch ins Blut gelangt, wirkt schnell. Wer beispielsweise will, dass ein Kopfschmerzmittel rasch wirkt, sollte Tropfen oder Brausetabletten schlucken oder die Tablette in einem halben Glas Wasser auflösen und sie eine halbe Stunde vor dem Essen trinken.

Langsame Wirkung

Depot- oder Retardpräparate geben ihren Wirkstoff langsam ab, während sie durch den Verdauungstrakt wandern. Sie dürfen weder zerkleinert noch aufgelöst werden.

Den Magen schonen

Ein empfindlicher Magen verträgt Medikamente besser, wenn sie in Flüssigkeit verteilt sind. Schluckt man feste Arzneien zum Essen, wirken sie langsamer und manchmal nicht so stark wie erwartet. Wer den Magen ganz umgehen will, greift zu Zäpfchen (*Suppositorien*). Allerdings ist bei ihnen nicht exakt kalkulierbar, wie viel Wirkstoff ins Blut übergeht.

Arzneimittel anwenden

Bei Arzneimitteln, die ärztlich verordnet wurden, sollten Sie wissen, wie Sie sie einnehmen und was Sie tun sollen, wenn unerwünschte Wirkungen auftreten (➡ Bei Ärztin oder Arzt, Seite 796). Können Sie bei einem Arzneimittel, das Sie sich auf eigene Faust beschafft haben, nicht sicher einschätzen, wie die Nebenwirkungen zu bewerten sind, sollten Sie aufhören, das Mittel einzunehmen, und in der Apotheke oder Arztpraxis Rat einholen. In jedem Fall gilt:
- Halten Sie sich an Warnungen wie »Nur kurzfristig verwenden«. Manche Medikamente können abhängig

Autofahren und Arzneimittel
- *Nehmen Sie Beruhigungsmittel, Mittel gegen Verstimmungen oder Traurigkeit oder Mittel gegen zu hohen Blutdruck das erste Mal so ein, dass Sie Ihre Reaktionen zu Hause beobachten können. Wenn Sie Beeinträchtigungen feststellen, dürfen Sie nicht mehr selbst Auto fahren. Das gilt auch, wenn die Ärztin oder der Arzt darauf hinweist oder der Beipackzettel vermerkt, dass das Mittel die Verkehrstüchtigkeit beeinflusst.*
- *Das Gleiche gilt, wenn Sie die Dosis eines bisher eingenommenen Mittels steigern (besonders bei Mitteln gegen Epilepsie und Diabetes).*
- *Das Gleiche gilt, wenn Sie die Dosis von blutdruck- oder zuckersenkenden Mitteln oder Mitteln gegen Epilepsie senken.*
- *Das Gleiche gilt einige Tage lang, wenn Sie aufhören, Schlaf- oder Beruhigungsmittel einzunehmen.*
- *Manche Medikamente beeinträchtigen Ihre Sehfähigkeit. Kodein zum Beispiel, das in Schmerz- und Hustenmitteln enthalten sein kann, beeinträchtigt die Anpassungsfähigkeit des Auges an Licht und Entfernung. Augensalben verschleiern die Sicht.*

machen, ohne dass Sie es rechtzeitig merken (➡ Seite 837).
- Arzneimittel können Ihre Konzentration zum Teil erheblich beeinträchtigen. Das gilt für Autofahrten ebenso wie im Beruf. Manche Mittel machen müde, andere rufen Sehstörungen hervor oder verändern den Herzrhythmus. Juckreiz kann ablenken. Wer anregende Mittel einnimmt, könnte seine Leistungsfähigkeit überschätzen.
- Die Kombination von Arzneimitteln und Alkohol kann sich verhängnisvoll auswirken. Das gilt besonders im Straßenverkehr und beim Bedienen von Maschinen.

Beipackzettel

Ärztlich verordnete und von den Krankenkassen bezahlte Arzneimittel im Wert von mehreren Milliarden Euro wandern in Deutschland jährlich in den Müll. Ein Grund unter vielen sind die Beipackzettel. Ihre Liste mit möglichen Nebenwirkungen verängstigt die Patienten derart, dass sie die Mittel nicht einnehmen.
Diese Liste ist deshalb so umfassend, weil die Aufsichtsbehörde es zur Patienteninformation so fordert. Außerdem sichern sich die Hersteller mit ihr gegen Haftungsansprüche. Entspricht die Gebrauchsinformation nicht »den Erkenntnissen der medizinischen Wissenschaft«, müssen sie für entstandene Schäden haften.

Alles, was Sie über ein Medikament wissen müssen, das die Ärztin oder der Arzt Ihnen verordnet, sollten Sie vorher erfragen (➡ Bei Ärztin oder Arzt, Seite 796). Bei frei verkäuflichen Medikamenten sollten Sie in der Apotheke darüber vor dem Kauf Auskunft bekommen. Der Beipackzettel hilft Ihnen nicht bei der Entscheidung, ob das Mittel für Sie geeignet ist oder nicht. Ihn bekommen Sie im Allgemeinen erst in die Hand, wenn Sie die gekaufte Packung öffnen. Dann dürfen Sie das Präparat aber nicht mehr zurückgeben.

Arzneimittel für Kinder

Geben Sie Kindern niemals von Ihren Medikamenten ab, ohne vorher Kinderarzt oder -ärztin gefragt zu haben. Manche Erwachsenenmittel wirken bei Kindern gar nicht, manche wirken verstärkt, und manche bewirken das Gegenteil dessen, was sie bewirken sollen.
Auch die Dosierung lässt sich nicht einfach umrechnen. Etwa zwei Drittel aller Präparate, die man Kindern möglicherweise geben könnte, geben keine Dosierungsempfehlung für Kinder an.
Damit sichern sich die Hersteller ab, solange sie dieses Mittel an Kindern nicht geprüft haben.

Arzneimittel für Ältere

Menschen, die älter sind als 60 Jahre, müssen dreimal häufiger mit unerwünschten Arzneimittelwirkungen rechnen als Jüngere. Durch die altersbedingten Veränderungen im Körper (➡ Älter werden, Seite 370) verändern sich Aufnahme, Verteilung und Ausscheidung von Arzneimitteln.
Sagen Sie Ärztin oder Arzt, wenn Sie
● zweifeln, ob die verordneten Medikamente wirklich alle notwendig sind.
● Beeinträchtigungen spüren, die vermuten lassen, dass das Mittel zu hoch dosiert ist.
● die unterschiedlichen Gebrauchsanweisungen mehrerer Medikamente nicht behalten können.
● Packungen schlecht öffnen oder Tabletten schlecht schlucken können.
● die verschiedenen Medikamente kaum voneinander unterscheiden können.
Gute Ärztinnen und Ärzte werden Ihre Fragen und Ängste ernst nehmen und darauf Rücksicht nehmen.

Wohin mit dem Müll?

Für die Papier- und Kunststoffverpackungen von Medikamenten gibt es getrennte Müllsammelsysteme. Die Arzneimittel selbst geben Sie am besten zur Entsorgung in der Apotheke ab.

Arzneimittel missbrauchen

Auch ganz »normale« Medikamente kann man missbrauchen oder nach ihnen süchtig werden. Grundsätzlich besteht das Risiko, ohne das Medikament nicht mehr auskommen zu können, bei folgenden Arzneimitteln:
● Beruhigungs- und Schlafmitteln.
● Schmerzmitteln, die als »Betäubungsmittel« eingestuft werden.
● Koffeinhaltigen Schmerzmitteln (➡ Schmerzmittel, Seite 838).
● Abführmitteln.
● Schnupfenmitteln.
Tückisch ist bei diesen Medikamenten, dass sie die Verwender täuschen. Setzt man sie nach einiger Zeit ab, treten all die Beschwerden verstärkt auf, um derentwillen man sie ursprünglich eingenommen hat. Man glaubt, dass die alten Beschwerden immer noch vorliegen, und erkennt nicht, dass es sich dabei um Entzugserscheinungen handelt. Über diese Zusammenhänge gibt der Beipackzettel oft nur unzureichend Auskunft.
Bei den meisten derartigen Arzneimitteln ist es nicht notwendig, davon immer mehr einzunehmen, um die erwünschte Wirkung zu erzielen. Die Abhängigkeit fällt den Verwendern also nicht ohne weiteres auf.

Beruhigungs- und Schlafmittel

Für die Entwicklung einer Abhängigkeit ist es belanglos, ob es sich um Beruhigungsmittel handelt, mit denen man Unruhe und Angst dämpfen kann (Tagestranquilizer), oder um Schlafmittel. Sie alle enthalten abhängig machende Benzodiazepine (➡ Behandlung emotionaler Befindlichkeitsstörungen, Seite 394).
Der Körper vieler Menschen gewöhnt sich bereits nach drei bis vier Wochen täglicher Einnahme an diese Mittel. Setzen die Betroffenen das Mittel dann ab, treten 10 bis 14 Tage lang die Symptome, gegen die sie das Mittel eingenommen haben, besonders stark auf: Angst, Unruhe, Schlafstörungen. Je länger solche Schlaf- oder Beruhigungsmittel eingenommen wurden, desto ausgeprägter sind die Entzugserscheinungen. Der Entzug nach einer längeren Zeit der Einnahme von Benzodiazepinen sollte in der Klinik erfolgen.

Schmerzmittel mit mehr als einem Wirkstoff

Leichte Schmerzmittel (➡ Seite 838) machen praktisch nie abhängig, wenn sie nur einen Wirkstoff enthalten. Abhängigkeit bewirken erst die Zusätze Koffein oder Kodein (➡ Schmerzmittel, Seite 838). Koffeinhaltige Schmerzmittel sind ohne Rezept in Apotheken erhältlich; kodeinhaltige Schmerzmittel sind verschreibungspflichtig. Zu den Folgen des Schmerzmittelmissbrauchs ➡ Seite 836.

Abführmittel

Durch Abführmittel scheidet der Körper mit dem Stuhl mehr Wasser und wichtige Salze aus. Die Störung des Wasser- und Salzhaushaltes kann Nerven, Kreislauf und Nieren schwer schädigen. Das beeinträchtigt wiederum die Verdauungstätigkeit. Ohne Abführmittel geht dann gar nichts mehr (➡ Verstopfung, Seite 638).

Schnupfenmittel

Sie verengen die Blutgefäße der Nasenschleimhaut. Nach dem Absetzen verstärkt sich die Schwellung der Schleimhaut. Wer dagegen wieder Schnupfenmittel verwendet, gerät in einen Teufelskreis. Dauergebrauch macht die Schleimhaut funktionsuntüchtig (➡ Schnupfen durch Schnupfenmittel, Seite 522).

Arzneimittel aufbewahren

- *Der richtige Ort für Arzneimittel ist kühl, trocken und für Kinder nicht zugänglich. Damit entfallen die beliebten Plätze Badezimmerschrank, Küchenschublade oder Nachtschrank. Die Hausapotheke sollte möglichst keine Reste verschriebener Medikamente enthalten. Wenn Sie dennoch zu diesen Sammlern gehören, beachten Sie zumindest:*
- *Notieren Sie auf dem Medikament das Datum, wann Sie es bekommen haben, den Namen desjenigen, für den es verschrieben wurde, die Krankheit, für die es verschrieben wurde.*
- *Bewahren Sie den Beipackzettel gemeinsam mit dem Arzneimittel auf.*
- *Heben Sie niemals Reste von Augentropfen und -salben auf, von Antibiotika (➡ Seite 839) und von Mitteln, bei denen vor Gewöhnung gewarnt wird.*
- *Bedenken Sie, dass sich der Arzneistoff konzentriert, wenn Alkohol aus angebrochenen Flüssigkeiten verdunstet.*

Arzneimittel anwenden

- *Vor der Einnahme kontrollieren, ob das Haltbarkeitsdatum noch nicht überschritten ist.*
- *Jedes geschluckte Medikament mit einem halben Glas Wasser hinunterspülen.*
- *Dabei den Oberkörper aufgerichtet lassen, also nicht im Liegen schlucken.*
- *Wenn feste Medikamente schlecht rutschen: Einen Bissen Banane kauen und hinunterschlucken.*

Anzeichen für Medikamentenabhängigkeit

Sie sind abhängig, wenn Sie

- nicht von sich aus aufhören können, bestimmte Schmerz-, Schlaf- oder Beruhigungsmittel einzunehmen.
- eine bestimmte Menge von diesen Mitteln einnehmen müssen, um sich wohl zu fühlen oder Belastungen bewältigen zu können.
- sich körperlich oder seelisch unwohl fühlen, sobald Sie diese Medikamente nicht einnehmen.
- leiden, sobald das Medikament nicht ohne weiteres verfügbar ist.
- merken, dass eine früher beruhigende Wirkung in eine anregende umschlägt.
- sich selber über Ihren Pillenkonsum etwas vormachen oder anderen darüber etwas vorschwindeln.
- mit verschiedenen Methoden versuchen, sich Ihr Medikament zu beschaffen, zum Beispiel es innerhalb kurzer Zeit in verschiedenen Apotheken kaufen (lassen) oder sich Ihr Medikament von verschiedenen Ärzten verschreiben lassen.

Zu Medikamentenmissbrauch ➡ Seite 836.

Abhängigkeit verhindern

- Schlaf- oder Beruhigungsmittel nicht länger als eine Woche einnehmen. Verordnet Ihr Arzt oder Ihre Ärztin sie Ihnen über längere Zeit, fragen Sie, warum die Einnahme unbedingt notwendig ist.
- Nur Schmerzmittel mit *einem* Wirkstoff einnehmen (Ausnahme: Schmerzmittel kombiniert mit Kodein bei stärkeren Schmerzen).
- Abführmittel nur in Ausnahmesituationen und kurzzeitig verwenden.
- Schnupfenmittel nicht länger als drei Tage anwenden.

Schmerzmittel

Unter den 2500 Arzneimitteln, die 1999 in Deutschland am häufigsten verordnet wurden, waren 82 Schmerzmittel. Für sie bezahlten die Krankenkassen 928 Millionen DM. Darüber hinaus besorgten sich die Bürger im gleichen Jahr noch einmal für 941 Millionen DM Schmerzmittel auf eigene Rechnung.

Wirkung und Verwendung

Schmerzen sind zunächst ein Warnsignal des Körpers; nach einiger Zeit können sie jedoch zur eigenständigen Krankheit werden. Medikamente können die Ursache der Schmerzen nicht beseitigen. Zu Ursachen und Umgang mit Kopfschmerzen ➡ Seite 401 und Migräne, Seite 402.

Abzulehnen: Kombinationspräparate mit Koffein

Adolorin Tabl. (Ö)	Neuralgin Tabl. (D)
Azur (D)	Octadon P Tabl. (D)
Copyrkal N (D)	Optalidon N (D)
Dolomo T Tabl. (D/Ö)	Prontopyrin plus (D)
Doppel Spalt Compact (D)	Quadronal (diverse) (D)
Migränin gegen	Saridon (D)
Kopfschmerzen (D)	Thomapyrin (D/Ö)

Unerwünschte Wirkungen

Zu den unerwünschten Wirkungen der einzelnen Wirkstoffe ➜ Einfache Schmerzmittel ab Seite 838.
Bei den auch ohne Rezept erhältlichen Kombinationsmitteln mit Koffein besteht das Risiko einer Medikamentenabhängigkeit.

Folgen

Die regelmäßige oder sich über lange Zeit wiederholende Einnahme von Schmerzmitteln mit Koffein kann zu schweren Nierenschäden bis hin zum Nierenversagen führen. Es wird geschätzt, dass bis zu zehn Prozent der Dialysepatienten auf Grund jahrelangen Konsums von Kombinationsschmerzmitteln mit Koffein auf die Maschine angewiesen sind.
Drei Gründe führen häufig zum Schmerzmittelmissbrauch:
- Schmerzen, die aus unterschiedlichen Gründen (➜ Migräne, Seite 402) immer wiederkehren, werden nicht angemessen behandelt. Mit einem guten Schmerzmanagement können selbst stärkste Schmerzen gelindert werden.
- Einige Schmerzmittel lindern zwar Kopfschmerzen, verursachen aber selbst wieder welche, wenn die Schmerz unterdrückende Wirkung nachlässt. Um schmerzfrei zu sein, müssen immer wieder Tabletten eingenommen werden.
- Die belebende Wirkung der Tabletten ist notwendig, um den Tag zu überstehen. Die daher rührende Abhängigkeit zeigt sich ganz besonders häufig bei Kombinationspräparaten mit Koffein. Zu diesen gehören viele rezeptfreie Schmerzmittel.

Unerwünschten Wirkungen vorbeugen
- Schmerzmittel nicht länger als eine Woche ohne ärztlichen Rat einnehmen!
- Verordnet Ihr Arzt oder Ihre Ärztin sie Ihnen über längere Zeit, fragen Sie, warum die Einnahme unbedingt notwendig ist, ob die Gefahr einer Abhängigkeit besteht und ob es Alternativen gibt.

- Nur Schmerzmittel mit *einem* Wirkstoff einnehmen. Ausnahme: Kurzzeitige Einnahme eines Schmerzmittels mit Kodein, wenn das Schmerzmittel allein nicht ausreichend wirkt.

Sinnvoll: Präparate, die nur ASS enthalten

Acesal (D)	ASS mit angehängtem
Acetylsalicylsäure mit	Herstellernamen
angehängtem	Contradol (D)
Herstellernamen	Delgesic (D)
Aspirin (D/Ö)	Togal ASS 400 (D)
Aspro (D/Ö)	

Hinweis
Nehmen Sie ASS nie auf leeren Magen ein. Schlucken Sie die Tabletten, indem Sie sie in wenig Wasser auflösen und mindestens ein halbes Glas Wasser hintertrinken.

Einfache Schmerzmittel

Im Folgenden werden nur schwache Schmerzmittel besprochen. Stark wirkende Mittel, wie sie zum Beispiel bei Menschen mit Krebs notwendig sind, finden Sie auf Seite 714, Rheumamittel auf ➜ Seite 688. Allerdings wird ein Teil der »einfachen Schmerzmittel« auch bei Rheuma angewandt.

Azetylsalizylsäure (ASS)
ASS ist ein gut wirksames und relativ sicheres Schmerzmittel. Weil es schon seit über hundert Jahren gebraucht wird, sind seine Nebenwirkungen gut bekannt. 500 bis 1000 Milligramm ASS (das sind meist ein bis zwei Tabletten) reichen aus, um Schmerzen wirkungsvoll zu lindern.

Unerwünschte Wirkungen
Folgende Nebenwirkungen sind relativ häufig, vergehen aber folgenlos, wenn Sie das Medikament nicht mehr einnehmen:
- Magenschmerzen, Übelkeit.
- Anzeichen einer Überdosierung: Ohrensausen, Schwindelgefühl, Verwirrtheit, Erbrechen.
- Stärkere Neigung zu Blutungen.
Eine sehr seltene, aber schwerwiegende Nebenwirkung ist bei Kindern das »Reye-Syndrom«. Es macht sich durch schweres Erbrechen, Fieber, Krämpfe und Verlust des Bewusstseins bemerkbar. Das Risiko einer solchen Nebenwirkung ist dann besonders groß, wenn ein grippe- oder windpockenkrankes Kind ASS einnimmt.
Achtung: Wenn Sie ungefähr ein halbes Jahr lang jeden Monat mehr als sieben Gramm ASS einnehmen, laufen

Sie Gefahr, Kopfschmerzen zu entwickeln, die durch das Medikament verursacht werden.

ASS sollte nicht eingenommen werden

- bei Entzündungen oder Geschwüren von Magen oder Zwölffingerdarm.
- wenn Sie zu Blutungen neigen.
- bei Asthma oder wenn Sie allergisch reagieren.
- von Kindern und Jugendlichen, wenn sie eine Virusgrippe oder Windpocken haben.

Parazetamol

Es wirkt ebenso gut und schnell wie ASS und ist besser magenverträglich. Ein bis zwei Tabletten reichen zur Schmerzlinderung. Mehr als vier Gramm Parazetamol sollten Sie am Tag nicht einnehmen.

Unerwünschte Wirkungen

Folgende Nebenwirkungen sind relativ selten, können aber schwerwiegende Folgen haben:

- Störungen der Blutzusammensetzung.
- Bei Überdosierung: Leberschäden.
- Bei Dauergebrauch: Nierenschäden.

Sinnvoll: Präparate, die nur Parazetamol enthalten

Benuron (D)	Momentum (Ö)
Captin (D)	Mono-Praecimed (D)
Doloreduct (D)	Paedialgon (D)
Fensum (D)	Parakapton (Ö)
Paracetamol mit angehängtem Herstellernamen	

Wer lange Zeit mehr als eine Tablette Parazetamol pro Tag einnimmt bzw. insgesamt mehr als 1000 Stück, verdoppelt das Risiko eines schweren Nierenschadens.

Achtung: Wenn Sie ungefähr ein halbes Jahr lang jeden Monat mehr als fünf Gramm Parazetamol einnehmen, laufen Sie Gefahr, Kopfschmerzen zu entwickeln, die durch das Medikament verursacht sind.

Parazetamol sollte nicht eingenommen werden, wenn Leber oder Nieren nicht einwandfrei funktionieren.

Ibuprofen

Als entzündungshemmendes Mittel bei Rheuma hat sich Ibuprofen schon lange bewährt. In einer geringeren Dosis ist es auch bei allgemeinen Schmerzen sinnvoll.

Unerwünschte Wirkungen

Folgende Nebenwirkungen können schwerwiegend sein:

- Allergische Hautreaktionen.
- Allgemeine allergische Reaktionen bis hin zum Schock.
- Magen-Darm-Blutungen.

Sinnvoll: Rezeptfreie Präparate, die nur Ibuprofen enthalten

Anco 400 (D)	Ibu(profen) ...
Dismenol Neu (D/Ö)	Imbun (D)
Dolgit (D)	Kratalgin (D)
Dolofort (Ö)	Nurofen (D/Ö)
Dolo-Puren (D)	Schmerz-Dolgit (D)
Dolormin (D)	Urem (D)
Esprenit (D)	

Ibuprofen selbst wirkt zwar nicht nierenschädigend, in Kombination mit anderen Schmerzmitteln trägt es aber wahrscheinlich dazu bei, dass sich Nierenschäden schneller entwickeln.

Kombinationspräparate

Kein Kombinationspräparat bietet einen akzeptablen Vorteil gegenüber Schmerzmitteln mit nur einem Wirkstoff. Mit zwei Ausnahmen: Die Kombination mit Vitamin C in Brausetabletten und die Kombination mit einem zentral wirkenden Stoff wie Kodein, wenn ein Analgetikum allein (ASS, Parazetamol oder Ibuprofen) nicht ausreichend wirkt.

Sinnvoll, aber rezeptpflichtig: Schmerzmittel, kombiniert mit Kodein

Azur comp SP (D)	Nedolon P (D)
Combaren (D)	Paracetamol comp. (D)
Dolviran N (D)	Talvosilen (D)
Gelonida Schmerz (D)	Toximer (Ö)
Lonarid (D)	Treupel comp. (D)

Die Kombination aus Azetylsalizylsäure und Parazetamol erhöht das Risiko eines Nierenschadens deutlich; noch stärker ist es bei Kombination mit Koffein.

Mittel gegen Infektionen (Antibiotika)

Antibiotika können Krankheiten heilen und Leben retten. So kamen sie zu dem zweifelhaften Ruf, gegen alles gut zu sein. Viele Probleme, die sich heute mit der Antibiotikabehandlung verbinden, beruhen auf ihrer unkritischen Anwendung. Viele Antibiotika werden immer noch ohne sinnvolle Indikation verordnet.

Infektionskrankheiten werden vornehmlich durch Bakterien und Viren ausgelöst. Antibiotika hindern Bakterien an der Vermehrung oder töten sie ab. Damit helfen sie dem Körper, die eingedrungenen Erreger zu überwinden. Gegen Viren richten Antibiotika jedoch nichts aus.

Antibiotika – ja oder nein?

Unkomplizierte Infektionen überwindet ein sonst gesunder Körper aus eigener Kraft.

Nur wenn zu befürchten ist, dass ihm das nicht gelingt, oder wenn die Infektion andere, schwere Folgekrankheiten nach sich ziehen könnte, ist eine Behandlung mit Antibiotika angezeigt.

Der größte Teil der von niedergelassenen Ärzten behandelten Infektionen betrifft die oberen Luftwege – dabei handelt es sich fast immer um Virusinfektionen. Antibiotika sind hier wirkungslos. Dennoch werden sie praktisch immer verordnet, wenn jemand mit einer Atemweginfektion in die Praxis kommt.

Verschiedene Antibiotika

Jeder einzelne antibiotische Stoff ist gegen spezifische Erregerarten wirksam. Substanzen, die gegen viele Bakterienarten wirken, nennt man Breitband- oder Breitspektrumantibiotika.

Breitbandantibiotika werden besonders gern verordnet, weil man mit ihnen die Krankmacher mit relativ großer Wahrscheinlichkeit erwischt, obwohl sie vorher nicht genau identifiziert wurden. Dieses Vorgehen hat aber den Nachteil, dass die Bakterien gegen diese Mittel relativ schnell unempfindlich (resistent) werden können.

Antibiotika mit schmalerem Wirkungsspektrum

Penizilline und Amoxizillin sind relativ gut verträglich und lange erprobt. Cephalosporine wirken ähnlich wie Penizilline, sollten aber nur angewendet werden, wenn diese nicht ausreichend wirken oder jemand gegen sie allergisch ist. Erythromyzin wird bei Erwachsenen angewendet, wenn Penizilline nicht ausreichend wirken oder jemand gegen sie allergisch ist. Bei Kindern sind Erythromyzin und verwandte Substanzen wegen der guten Verträglichkeit besonders empfehlenswert. Es sind lang erprobte Mittel.

Breitbandantibiotika

Tetrazykline sind nur für Erwachsene geeignet. Sie sind relativ gut verträglich, lange erprobt und werden häufig verordnet. Besonders geeignet sind sie bei Akne.

Gyrasehemmer sollten wegen der Gefahr der Resistenzentwicklung nur verordnet werden, wenn andere Mittel versagt haben.

Sulfonamide

Die Kombination eines Sulfonamids mit Trimethoprim (Cotrimoxazol) ist eine sinnvolle feste Arzneimittelkombination. Breites Wirkungsspektrum, gut erprobt, besonders wirksam bei Harnweginfektionen.

Penizillin(und ähnliche)-Präparate

Amoxi(cillin)-(Herstellername)	Isocillin (D)
Amoxypen (D)	Megacillin (D/Ö)
Ampicillin (Herstellername)	Ospamox (Ö)
Arcasin (D)	PenHexal (D)
Augmentan (D)	Penicillat (D)
Baycillin (D)	Penicillin V (D)
Cliacil (Ö)	Retacillin comp (D)
Gonoform (Ö)	Staphylex (D)
Infectocillin (D)	Star-Pen (Ö)
Infectomox (D)	Unacid (D)

Cephalosporin(und ähnliche)-Präparate

Biocef (Ö)	Keimax (D)
Ceclor (Ö)	Keflex (Ö)
Cefa (Herstellername)	Lorafem (D)
Cephalexin (D)	Orelox (D)
Cephoral (D)	Panoral (D)
Duracef (Ö)	Podomexef (D)
Elobact (D)	Suprax (D)
Globocef (D)	Tricef (Ö)
Grüncef (D)	Zinnat (D/Ö)

Erythromyzin(und ähnliche)-Präparate

Biaxin (D)	Monomycin (D)
Eryhexal (D/Ö)	Paediathrocin (D)
Erythromycin-(Herstellername)	Rulid (D)
Infectomycin (D)	Rulide (Ö)
Klacid (D/Ö)	Sanasepton (D)
Meromycin (Ö)	Zithromax (D/Ö)

Tetrazyklin-Präparate

Azudoxat (D)	Sigadoxin (D/Ö)
Doxy-(Herstellername)	Supracyclin (D/Ö)

Gyrasehemmer

Barazan (D)	Floxal (Ö)
Ciprobay (D)	Tarivid (D/Ö)
Ciproxin (Ö)	Tavanic (D/Ö)
Enoxor (D)	Zoroxin (Ö)

Sulfonamide

Bactoreduct (D)	Kepinol (D)
Bactrim (D)	Sigaprim (D)
Berlocombin (D)	Supracombin (D)
Cotrim(ox)-(Herstellername)	
Eusaprim (D/Ö)	TMS (D)

Präparate mit mehr als einem Wirkstoff

Bei besonders schweren Infektionen kann es manchmal notwendig sein, mehrere Antibiotika gleichzeitig anzuwenden. Das geschieht dann aber mit Einzelpräparaten, nicht mit einer fertigen Mischung.

Wirkung und Verwendung

Bei den folgenden Krankheiten empfiehlt es sich, die Behandlung mit den genannten Antibiotika zu beginnen:
- Schwere, lang anhaltende Bronchitis: Amoxizillin.
- Lungenentzündung: Amoxizillin, Penizillin V, Erythromyzin.
- Mittelohrentzündung: Amoxizillin, Erythromyzin.
- Entzündung der Nasennebenhöhlen: Amoxizillin.
- Mandelentzündung: Penizillin.
- Rachen- und Kehlkopfentzündung: Amoxizillin, Penizillin.
- Zahninfektionen: Penizillin.
- Harnröhren- und Blasenentzündung: Cotrimoxazol.

Unerwünschte Wirkungen

Für alle Menschen: Resistenzentwicklung
Bakterien entwickeln immer wieder neue Strategien, um sich gegen ihre Vernichtung zu wehren. Viele Arten sind bereits gegen die Antibiotika unempfindlich geworden, mit denen man sie früher erfolgreich bekämpfen konnte. Eine solche Resistenz kann sich nur entwickeln, wenn die Bakterien relativ häufig mit ihren Gegnern in Kontakt kommen – sei es als Arzneimittel, sei es über die Nahrung, weil Antibiotika in der Tiermast eingesetzt werden (➡ Seite 244). Die Folge: Es müssen immer neue Antibiotika entwickelt werden, um bakterielle Krankheiten noch bekämpfen zu können. Im Alltag spielt diese Resistenzentwicklung noch keine allzu große Rolle, im Krankenhaus ist sie jedoch schon ein gravierendes Problem.

Für den einzelnen Menschen
Die Schleimhäute unseres Körpers – zum Beispiel die von Augen, Mund und Darm – sind von Bakterien besiedelt. Mit ihnen ist unser Körper vertraut. Sie schützen ihn davor, von krank machenden Bakterien oder Pilzen überwuchert zu werden. Antibiotika stören dieses Gleichgewicht. Die Folgen sind:
- Durchfall.
- Häufigere Pilz- und Virusinfektionen.

Andere unerwünschte Wirkungen bei allen Antibiotika
- Irritationen des Verdauungstraktes, die sich in Übelkeit und Erbrechen äußern.
- Allergische Reaktionen, die bei Penizillin häufiger auftreten und bei den anderen Antibiotika seltener sind. Sie äußern sich auf zwei Arten:
- Die langsame Form der allergischen Reaktion entwickelt sich innerhalb von 12 bis 48 Stunden nach der ersten Einnahme und verursacht Hautausschlag und Juckreiz.
- Die dramatische Form der allergischen Reaktion entwickelt sich innerhalb von zwei Stunden nach der ersten Einnahme und verursacht Atemnot, Blutdruckabfall und Kreislaufkollaps.

Andere unerwünschte Wirkungen bei Tetrazyklinen
- Während der Wachstumsphase können sich die Zähne verfärben. Sie werden anfälliger für Karies. Kinder bis zu 14 Jahren dürfen keine Tetrazykline bekommen.
- Die Lichtempfindlichkeit der Haut wird erhöht. Meiden Sie unbedingt Sonnenbestrahlung.

Andere unerwünschte Wirkungen bei Trimethoprim-Sulfonamid-Kombinationen.
- Störungen der Blutbildung.
- Schwere allergische Reaktionen.

Andere unerwünschte Wirkungen bei Gyrasehemmern
- Kopfschmerzen, Unruhe, Gleichgewichtsstörungen, Verwirrtheit, Krämpfe, allergische Reaktionen, Schock. Nur bei Erwachsenen anwenden.

Wechselwirkungen

Machen Sie Arzt und Apothekerin darauf aufmerksam, dass Sie Antibiotika anwenden, bevor Sie ein neues Arzneimittel einnehmen, und teilen Sie vor der Verschreibung von Antibiotika mit, welche Medikamente Sie sonst noch einnehmen.

Problematisch: Antibiotikahaltige Salben und Cremes	
Aureomycin (D/Ö)	*Gentamycin (D)*
Fucidin (Ö)	*Refobacin (D/Ö)*
Fucidine (D)	*Sulmycin (D)*

Äußerliche Anwendung

Antibiotikahaltige Mittel auf der Haut anzuwenden ist nur bei sehr wenigen Krankheiten sinnvoll. Es kommt besonders rasch zur Entwicklung von widerstandsfähigen Erregern. Allergien treten besonders häufig auf.
Augentropfen: Bakterielle Entzündungen des Auges können mit Antibiotika gut bekämpft werden. Es gelten die gleichen Behandlungsgrundsätze wie bei der innerlichen Anwendung.
Ohrentropfen: Bei Mittelohrentzündungen müssen Antibiotika – wenn sie notwendig sind – geschluckt werden. Antibiotika in die Ohren zu träufeln hilft nichts.

Innerliche Anwendung

- Der Antibiotikaspiegel im Körper sollte eine bestimmte Grenze nicht unterschreiten. Darum müssen die meisten mehrmals täglich eingenommen werden. Dreimal täglich eine bedeutet dann, das Medikament möglichst alle acht Stunden einzunehmen.
- »Vor den Mahlzeiten« bedeutet eine Stunde vor dem Essen.
- »Zu den Mahlzeiten« bedeutet unmittelbar vor bis eine halbe Stunde nach dem Essen.
- Schlucken Sie Tabletten oder Kapseln mit mindestens einem halben Glas Wasser, damit sie nicht im Halse stecken bleiben (besonders wichtig bei Tetrazyklinen). Wenn Tabletten gar nicht »rutschen« wollen, konnen Sie einige Bissen Banane gut kauen und mit dem Medikament hinunterschlucken.

Injektionen

Antibiotika werden gespritzt, wenn sie besonders schnell wirken sollen oder wenn das Mittel geschluckt nicht wirken würde.

Kinder unter einem Jahr sollten Antibiotika immer gespritzt bekommen.

Unerwünschten Wirkungen vorbeugen

Mit einer »richtigen« Antibiotikabehandlung kann man unerwünschten Wirkungen vorbeugen.
- Die Art der Erkrankung muss sicher feststehen.
- Normalerweise gehen Ärzte von der Erfahrung aus, dass bestimmte Erreger immer die gleichen Organe befallen und dort fast immer ähnliche Krankheitszeichen hervorrufen. Danach wird das Antibiotikum ausgewählt. Im Zweifelsfall oder wenn die erwartete Wirkung ausbleibt, sollten die Erreger im Labor bestimmt werden. Bei wiederkehrenden Harnweginfekten ist diese Bestimmung dringend erforderlich.
- Antibiotika sollten nur dann eingesetzt werden, wenn abzusehen ist, dass der Körper mit der Krankheit allein nicht fertig wird, und wenn andere Maßnahmen nicht ausreichen.
- Wenn der Erreger bekannt oder sehr wahrscheinlich identifiziert ist, ist das Antibiotikum mit dem schmalsten wirksamen Spektrum das beste.
- Wirkt das Mittel nicht oder stellt sich nach kurzer Einnahmezeit heraus, dass es unnötig ist, sollte es sofort abgesetzt werden.
- Jedes Antibiotikum muss von Beginn an hoch genug dosiert werden.
- So lange wie nötig und so kurz wie möglich einnehmen. Sprechen alle Anzeichen dafür, dass die Erkran-

Hinweise

- *Antibiotika bekämpfen Bakterien. Gegen Viren und meist auch gegen Pilze sind sie unwirksam.*
- *Fragen Sie Ärztin oder Arzt, die Ihnen ein Antibiotikum verschreiben, ob es wirklich notwendig ist.*
- *Ärzte verordnen gerne das neueste Antibiotikum, um der Gefahr zu entgehen, etwas zu wählen, wogegen die Erreger bereits widerstandsfähig sind. Damit vergrößern sie aber das Resistenzproblem. Außerdem nehmen Sie ein Mittel ein, das hinsichtlich seiner unerwünschten Wirkungen noch nicht lange erprobt ist.*
- *Sogar winzige Antibiotikamengen, wie sie in Lebensmitteln vorkommen können (➡ Schadstoffe im Essen, Seite 242), begünstigen die Resistenzentwicklung.*
- *Sorgen Sie während der Einnahme von Antibiotika für eine funktionierende Darmflora, indem Sie Joghurt essen.*
- *Wer auf ein Antibiotikum einmal mit den beschriebenen Zeichen allergisch reagiert hat, darf dieses Mittel oder eines, das ihm ähnlich ist, nie wieder verwenden.*

Hinweis für Frauen

Wenn Sie Antibiotika einnehmen, ist Ihre Darmflora in den ersten Einnahmetagen am stärksten irritiert. Das kann die empfängnisverhütende Wirkung der »Pille« beeinträchtigen. Wenn Sie folgende Antibiotika über längere Zeit einnehmen, kann der Empfängnisschutz ebenfalls gefährdet sein: Chloramphenicol, Neomyzin, Sulfonamide, Tetrazykline.

kung vorüber ist, sollten Ärztin oder Arzt das Antibiotikum absetzen. Meist sind acht bis zehn Tage Einnahmedauer notwendig.
- Bei Sulfonamiden: Viel trinken, damit der Wirkstoff nicht in den Nieren auskristallisiert.

Kortisone (Glukokortikoide)

Kortisone sind Hormone der Nebennierenrinde (➡ Seite 743). In der Medizin heißen diese Stoffe Glukokortikoide. In den ersten Jahren, in denen Kortisone in ausreichender Menge zur Behandlung zur Verfügung standen, vermutete man in ihnen ein Wundermittel. Ihre unkritische Anwendung hatte verheerende Auswirkungen. Dadurch schlug das Pendel in die Gegenrichtung um. Noch heute fürchten sich viele, Kortisone anzuwenden. Diese Furcht ist unbegründet, wenn Nutzen und Risiko dieser

Therapie für jeden Einzelnen abgewogen werden. Dort, wo sie angebracht sind, sind Kortisone ein Segen für die Betroffenen.

Verwendung

- Unterfunktion der Nebennierenrinde (➡ Seite 743)
- Schockzustände
- Nach Organtransplantationen
- Schwere Allergien (➡ Seite 590)
- Asthma (➡ Seite 533)
- Schwere Entzündungen, die nicht durch Erreger wie Bakterien oder Viren verursacht sind
- Autoimmunkrankheiten, wie Lupus erythematodes oder Polymyalgia rheumatica
- Rheumatoide Arthritis und akute Schübe mancher rheumatischer Krankheiten (➡ Seite 686)
- Akute Schübe von entzündlichen Darmerkrankungen
- Akute Schübe eines Hautekzems

Kortisone sollten nur verordnet werden, wenn andere Behandlungen nicht in Frage kommen. Ihre Anwendung sollte so kurz wie möglich dauern. Trotzdem kann es bei einigen Krankheiten notwendig sein, Kortisone lange Zeit und hoch dosiert einnehmen zu müssen.

Wirkung

Kortisone können Beschwerden lindern, aber nicht heilen. Sie hemmen Entzündungserscheinungen und unterdrücken die Reaktionen des Abwehrsystems.

Unerwünschte Wirkungen

Folgende Nebenwirkungen können auftreten, vergehen aber wieder, wenn Ärztin oder Arzt die Behandlung beenden:

- Infektionen sind häufiger und verlaufen schwerer.
- Psychische Störungen.
- Fettansatz am Rumpf, »Vollmondgesicht«. Erhöhter Blutdruck, Wasseransammlungen im Gewebe.
- Muskelschwäche in Armen und Beinen.
- Akne.
- Menstruationsstörungen, Impotenz.
- Magen- oder Zwölffingerdarmgeschwüre, die kaum Beschwerden verursachen: Gefahr des Magendurchbruchs.
- Wunden heilen schlechter.
- Bei Kindern: Wachstumsstörungen.

Folgende Nebenwirkungen, die nicht rückgängig zu machen sind, können nach längerer Behandlungszeit auftreten:

- Die Knochen verlieren ihre Festigkeit (Osteoporose).
- Grauer oder Grüner Star.

- Das Bindegewebe wird »dünn«, es entstehen narbenartige Einrisse, wie »Schwangerschaftsstreifen«.
- Ein Diabetes entwickelt oder verschlechtert sich.

Wechselwirkungen

Machen Sie Arzt und Apothekerin unbedingt darauf aufmerksam, dass Sie Kortisone anwenden, bevor Sie ein neues Arzneimittel einnehmen. Zwischen Kortisonen und anderen Stoffen gibt es viele, ausgeprägte und schwerwiegende Wechselwirkungen.

Anwendung

Hochwirksame Medikamente wie Kortisone müssen exakt dosiert und ihre Wirkung kontrolliert werden. Kombinationspräparate sind dafür ungeeignet.

Äußerlich

Äußerlich angewandte Kortisone können die gleichen unerwünschten Wirkungen haben wie innerlich angewandte. Das Risiko steigt mit der Dauer der Anwendung, der Wirkungsstärke des Präparats und der Größe der Fläche, die man damit bestreicht. Am intensivsten reagiert das Gesicht auf Kortisone.

Ganz besondere Vorsicht ist bei Kindern angebracht. Im Alter zwischen zwei und fünf Jahren sollte man sich auf 0,3-prozentige Hydrokortison-Zubereitungen beschränken.

Präparatebeispiele

Wirkungsstärke von oben nach unten abnehmend:
- *Dermoxin (D), Dermovate (Ö), Karison (D)*
- *Amiciderm (D), BetaCreme (D), Betagalen (D), Betnesol V (D/Ö); Betnovate (Ö), Celestan (D/Ö), Cordes-Beta (D), Ecural (D), Jellin (D), Nerisona (D/Ö), Synalar (Ö), Topisolon (D/Ö), Topsym (D/Ö), Ultralan (D/Ö)*
- *Advantan (D/Ö), Alfason (D), Cerson (D), Dermatop (D), Kaban (D), Kabanimat (D), Prednitop (Ö), Triam(cinolon) (Herstellername), Volon A (D/Ö)*
- *Hydrokortison (Herstellername), Kuehlprednon (Ö), Linola-H N (D)*

Zubereitungen mit 0,25 % Hydrokortison für den äußerlichen Gebrauch sind in Deutschland rezeptfrei erhältlich.

Nach ihrer Wirkungsstärke lassen sich alle äußerlich angewandten Kortisone in vier Gruppen einteilen. Für die äußerliche Behandlung mit Kortisonen gelten folgende Grundregeln:

- Die richtige Diagnose muss gestellt und danach die geeignete Substanz und Zubereitung ausgesucht werden.
- Stark wirkende Präparate nur auf kleiner Fläche und möglichst nicht länger als zwei Tage anwenden. Wer als Erwachsener wöchentlich mehr als 15 Gramm der starken oder 30 Gramm der mittleren oder 50 Gramm der schwächeren Kortisone verbraucht, könnte das »Sicherheitslimit« überschreiten.
- Für längere und/oder großflächige Anwendung das gerade noch wirksame Präparat herausfinden.
- Am besten nach einem Bad auftragen.
- Möglichst dünn auftragen und verreiben.
- Nicht öfter als zweimal täglich auftragen.
- Die einreibende Hand mit einem Plastikhandschuh schützen.
- Eine lang dauernde Behandlung ausschleichend beenden.

Inhaliert

Um bei Asthma (➡ Seite 533) die Schäden an den Atemwegen durch die Entzündung möglichst gering zu halten, muss regelmäßig Kortison inhaliert werden. Der Spray wird morgens und abends eingeatmet. Er dient aber nicht zur Notfallbehandlung beim Asthmaanfall. Präparate: *Becotide* (Ö), *Pulmicort* (D/Ö), *Sanasthmyl* (D), *Sanasthmax* (D).
Unerwünschte Wirkungen: Den Körper beeinflussen inhalierte Präparate weniger als geschluckte. Allerdings setzt sich im Mund häufig eine Pilzinfektion fest. Sie können dem vorbeugen, indem Sie nach jeder Kortisoninhalation den Mund kräftig mit Wasser ausspülen.

Geschluckt

Menschen, die keine eigenen Kortikoide produzieren (➡ Morbus Addison, Seite 745), nehmen Kortison so ein, wie sie der gesunde Körper produziert: morgens die größte Dosis, mittags eine kleinere, abends noch weniger. Wer aus anderen Gründen Kortisone einnimmt, muss zwei Prinzipien zusammenführen: Das Medikament beeinträchtigt die Tätigkeit der Nebennierenrinde dann am wenigsten, wenn der Einnahmerhythmus dem Physiologischen möglichst ähnlich ist. Andererseits bestimmt die Krankheit, wann die stärkste Kortisonwirkung nötig ist. Es entspricht zwar dem Körperrhythmus, die gesamte Tagesmenge des Medikaments morgens vor acht Uhr einzunehmen (➡ Nebennierenrinde, Seite 743), doch müssen Asthmakranke, die nächtlichen Anfällen vorbeugen wollen, die größte Kortisonmenge am Nachmittag einnehmen.
Bei jeder Kortisontherapie reduziert die Nebennierenrinde ihre Tätigkeit. Bis sie sich wieder normalisiert, kann es Wochen bis Monate dauern. In dieser Zeit ist der Körper »Alarmsituationen« hilflos ausgeliefert (➡ Stress, Sei-

te 390). Um das Organ langsam wieder an seine Arbeit heranzuführen, muss eine Kortisonbehandlung immer »ausschleichend« beendet werden. So lange wie die Einnahmezeit gedauert hat, so viel Zeit sollte die Dosisreduktion in Anspruch nehmen.
Für eine Langzeitbehandlung sollten Ärztin und Arzt möglichst Präparate mit Prednison, Prednisolon oder Methylprednisolon verordnen. Von allen Kortisonen beeinflussen sie die Hormonkreise am wenigsten.
Für Kortisontabletten gilt: So kurz wie möglich einnehmen und so gering wie möglich dosieren. 5 bis 7,5 mg Prednison täglich gelten als oberste Grenze. Ausnahme: Bei lebensbedrohlichen Erkrankungen kann es notwendig sein, große Kortisonmengen auch über sehr lange Zeit einzunehmen. Dazu gehören z.B. Asthma, Rheuma und Autoimmunkrankheiten.

Gespritzt

In der Notfallmedizin werden Kortisone in hoher Dosierung gespritzt, um dem Körper bei der Bewältigung des »Stresses« zu helfen. Wegen der kurzen Anwendungszeit sind die üblichen Kortisonnebenwirkungen nicht zu befürchten.
Immer noch werden Kortisone mit Langzeitwirkung ins Gesäß gespritzt, zum Beispiel bei Heuschnupfen. Diese Behandlung widerspricht vollkommen der Forderung, die Kortisongabe dem Rhythmus der körpereigenen Hormonproduktion anzupassen. Außerdem bildet sich an der Einstichstelle häufig die Haut oder das Gewebe zurück. Auch für die Verwendung von Kombinationspräparaten gibt es keine akzeptable Begründung.
Sinnvoll kann die Injektion eines lang wirkenden Kortisons in ein entzündetes Gelenk hinein sein.

Unerwünschten Wirkungen vorbeugen

Behandlungsbedingte Veränderungen im Körper lassen sich nur feststellen, wenn der körperliche Zustand vorher

---

Hinweise

Eine bewusste Ernährung kann manche Probleme mildern, die sich bei der Langzeitbehandlung mit Kortisonen ergeben können. Achten Sie darauf, dass Sie
- *nicht an Gewicht zunehmen.*
- *eiweißreich essen.*
- *salzarm leben.*
- *Zucker meiden.*
- *viel Kalium zu sich nehmen (➡ Kalium, Seite 261).*
- *viel Kalzium zu sich nehmen (➡ Kalzium, Seite 262).*
- *viel Vitamin C zu sich nehmen (➡ Vitamin C, Seite 260).*

genau geprüft wurde. Darum sollte Ihre Ärztin beziehungsweise Ihr Arzt vor der Verordnung von Kortisonen Folgendes tun:

- Sie wiegen.
- Ihren Blutdruck messen.
- Ihr Blut untersuchen.
- Ihren Urin untersuchen.
- Virusbedingte Infektionen oder Pilzerkrankungen ausschließen.
- Ihre Augen sollten Sie augenärztlich untersuchen lassen.

Kontrollen bei Langzeitbehandlung

Bei jedem Kontrolltermin sollten Ärztin oder Arzt Sie nach unerwünschten Wirkungen fragen. Außerdem sollten sie folgende Untersuchungen regelmäßig durchführen:

Einen Monat nach Beginn der Behandlung: Wiegen, Blutdruck messen.

Alle drei Monate: Blutuntersuchung, Urinuntersuchung, Blutzuckermessung. Beim Augenarzt: Augendruckmessung, Kontrolle des Augenhintergrunds, Untersuchung der Augenlinse auf Trübungen.

Naturheilverfahren und Alternativmedizin

Der menschliche Körper verfügt über recht robuste Selbstheilungskräfte. Naturheilverfahren können diese anregen und unterstützen. Natürliche physikalische Mittel, wie Wärme und Kälte, Bewegung, Massage oder Elektrotherapie, eine vollwertige Ernährung (➡ Seite 233) oder gezielte Entspannung (➡ Seite 878) aktivieren einen Organismus, dessen Regelsysteme aus dem Rhythmus gekommen sind und dessen Organe nicht mehr richtig funktionieren.

Solche Naturheilweisen, regelmäßig angewandt, trainieren und kräftigen den Organismus. Dann hat er Belastungen und Infektionen mehr entgegenzusetzen, und er überwindet Krankheiten schneller.

Oberstes Prinzip einer natürlichen Krankheitsbehandlung ist Schonung. Ein kranker Körper braucht Ruhe. Er will liegen, schlafen, von Reizen abgeschirmt und von Verdauungsarbeit entlastet, sich ganz auf das Überwinden der Krankheit konzentrieren. Anschließend bauen gezielte, zunächst schwache, später stärkere Reize die innere Ordnung wieder auf. Schonung, Reizung, Kräftigung sind die Grundprinzipien einer natürlichen Behandlung. In der Kneipptherapie zum Beispiel sind die dafür sinnvollen klassischen Verfahren vereint: die Anwendung von warmem und kaltem Wasser, Bewegung, vernünftige Ernährung, Entspannung.

Aus den Naturheilverfahren hat sich die Physikalische Therapie entwickelt. Sie hat das Behandlungsspektrum durch Elektrotherapie, Ultraschall und Lichtwellen erweitert.

Viele Menschen helfen sich bei Beschwerden zunächst einmal selbst, indem sie Naturheilverfahren anwenden: Sie kurieren sich mit Hausmitteln wie Wadenwickeln und Tees, härten sich mit Wechselduschen oder Saunagängen ab oder stellen ihre Ernährung um. Viele suchen zudem bei Naturheilärzten oder Heilpraktikern (➡ Seite 800) Unterstützung und Ergänzung der sonstigen Behandlung und erhoffen sich eine nebenwirkungsarme Therapie. Mangelnde Erfolge der konventionellen Behandlung machen sie unüblichen Behandlungen geneigt, mangelndes Verständnis der behandelnden Ärzte und eilige Abfertigung tun das Ihrige.

Die Hoffnung, die diese Menschen in die »andere« Medizin setzen, ist die Basis für deren Wirksamkeit. Allerdings liegt genau darin auch die Begrenzung: Viele Menschen wenden sich nach einiger Zeit von alternativen Methoden ab oder einem anderen Verfahren zu, wenn die Wirkung des »Faktors Erwartung« nachlässt.

Zum Erfolg einer Therapie trägt das Vertrauensverhältnis zwischen Behandler und Patient wesentlich bei, und es wirkt auch das »Arrangement«: Eindrucksvolle Geräte, komplizierte Dosierungspläne und Verhaltensanweisungen, die die ganze Aufmerksamkeit auf sich ziehen, haben eine große Suggestivwirkung. Das erklärt, warum

sich viele nach der Anwendung zumindest vorübergehend besser fühlen.

Doch für viele der als »Naturheilweisen«, »Alternativmedizin« oder »Komplementärverfahren« angepriesenen Behandlungsmethoden fehlen allgemein akzeptierte wissenschaftliche Nachweise ihrer Wirksamkeit. Und nicht einmal der Satz »Hilft es nicht, so schad's doch nichts« trifft für alle zu. Einige bergen ganz erhebliche Gefahren. Letztlich können unkonventionelle Verfahren Menschen auch dadurch gefährden, dass sie sich von ihnen das Wunder der Genesung erhoffen und dadurch eine rechtzeitige Behandlung mit wirksamen schulmedizinischen Methoden versäumen.

Aderlass

Seit der Antike ließen Heilkundige Kranke bei nahezu allen Beschwerden zur Ader, um – wie man früher glaubte – »krank machende Säfte« aus dem Körper zu entfernen (➡ Ausleitende Verfahren, Seite 848). Medizinisch notwendig ist Aderlass nur bei zwei seltenen Bluterkrankungen: einer Überzahl an roten Blutkörperchen und bei der Eisenspeicherkrankheit.

Durchführung

Mit einer Kanüle werden 50 bis 500 Milliliter Blut abgenommen, anschließend wird physiologische Kochsalzlösung infundiert.

Anwendung

Sinnvoll ist Aderlass zur Behandlung der genannten Bluterkrankungen. Als Reiztherapie ist er anwendbar bei peripheren Durchblutungsstörungen, Bluthochdruck und bei chronischen Bronchialerkrankungen.

Ob sich Aderlass zur »Umstimmung« und zur Behandlung bei akuten Infekten und Entzündungen eignet, ist zweifelhaft.

Hinweis

Aderlass darf nicht durchgeführt werden bei Blutgerinnungs- oder Herzrhythmusstörungen, Durchfällen, niedrigem Blutdruck und vegetativer Labilität.

AK – Angewandte Kinesiologie

Basis dieser unkonventionellen Diagnosetechnik der Manuellen Therapie (➡ Seite 863) ist der Muskeltest. Er soll Auskunft geben, ob eine Organkrankheit, eine Lebensmittelunverträglichkeit, eine Entwicklungsstörung oder eine seelische Störung vorliegt. Angeblich können damit auch hilfreiche Medikamente ermittelt werden.

Bei einer AK-Diagnose werden die Patienten aufgefordert, einen Arm auszustrecken. Der Untersucher versucht, den Arm herabzudrücken, während er die Körperregion berührt, in der er eine Krankheit vermutet. Erweist sich der Patientenarm gegen den Widerstand als schwach, soll das eine Erkrankung anzeigen. Reagiert er dagegen stark, gilt der Patient als gesund. So werden auch Lebensmittel, die Menschen in der Hand halten, auf ihre »schädliche Wirkung« getestet, Medikamente ausgewählt und auf ihre Wirksamkeit geprüft.
Kontrolluntersuchungen zeigen, dass der Muskeltest jede Manipulation zulässt und keine stichhaltigen Aussagen machen kann. Es fehlt auch der ausreichende Nachweis über die Wirkung der Behandlung. Die verwandten Methoden *Touch for Health, Edu-Kinesthetik, Brain-Gym* und andere sind ebenfalls wissenschaftlich nicht anerkannt.
Von all diesen Methoden wird abgeraten.

Akupunktur und Moxibustion

➡ Traditionelle Chinesische Medizin, TCM, Seite 873.
Die Akupunktur hat sich in China aus dem Schamanenritual, die Haut mit Steinen zu ritzen, und aus der Zahlenmagie entwickelt.
Die Anzahl der Akupunkturpunkte entsprach den Tagen, die Zahl der gedachten Verbindungslinien den Monaten des Kalenders. Erst westliche Matrosen nannten diese Linien »Meridiane«.
In China galt Akupunktur bis in die siebziger Jahre nur als Begleitbehandlung. Im Westen wurde sie weiterentwickelt und hat unzählige Varianten hervorgebracht, die voneinander stark abweichen.
Es gibt Systeme mit nur 20 und solche mit über tausend Stichpunkten; es variiert die Anzahl der Meridiane, auf denen sie liegen sollen; die Angaben über die notwendige Stichtiefe differieren.
Immer aber soll nach der Vorstellung der chinesischen Medizin (➡ Seite 873) die Behandlung die Lebensenergie Qi wieder ungehindert zum Fließen bringen.

Die Akupunkturpunkte werden mit Nadeln angestochen, die zwischen einem und zehn Zentimeter lang sind. Die Behandelten sollten liegen oder sitzen, während die Na-

deln gesetzt und zur Stimulation gedreht werden. An der Stelle des Einstichs kann es zu einer dumpfen Irritation kommen, dem »De-Qi-Gefühl«.
Die Behandlung dauert zwischen zehn und dreißig Minuten und wird üblicherweise im Abstand weniger Tage fünf bis zehn Mal wiederholt. Dauernadeln mit Widerhaken werden mehrere Tage lang am Körper getragen.
Manche Akupunkteure injizieren in die Akupunkte Mittel zur Immunstimulation (➡ Seite 583), manche reizen die Akupunkte zusätzlich mit Druckkugeln, Glasstäben oder Klammern.
Bei der *Elektroakupunktur* werden Elektroden auf die eingestochenen Nadeln geklemmt, die auf das gesamte benachbarte Gewebe schwache elektrische Impulse leiten. Dies entspricht einer Schwachstrombehandlung (➡ Impulsstrombehandlung, Seite 860). Eine ganz andere Methode als die Elektroakupunktur ist die Elektroakupunktur nach Voll (➡ Seite 853).
Laserakupunktur: Diese Akupunkturvariante ist schmerzlos, da auf die Punkte nur ein Lichtstrahl (➡ Lasertherapie, Seite 861) gerichtet wird. Sie wird besonders bei Kindern angewandt.
Ohrakupunktur: Sie geht davon aus, dass vom Ohr her der ganze Körper behandelt werden kann. Auch anderen Teilkörpernadelungen, wie der Mund- oder Vaginalakupunktur, liegt die Vorstellung zu Grunde, dass »pars pro toto« behandelt werden kann. Diese Vorstellung widerspricht allerdings den anatomischen Gegebenheiten.
Moxibustion: Bei dieser traditionellen Akupunkturvariante werden Kegel oder Zigaretten aus getrocknetem und speziell fermentiertem Beifußkraut auf Akupunkturpunkte aufgesetzt und dort abgebrannt. Die Haut erwärmt sich bis zur Toleranzgrenze.

Die schmerzlindernde Wirkung der Akupunktur ist nachgewiesen. Die Nadelung kann den Schmerzkreislauf durchbrechen und vegetative Störungen bessern. Akupunktur dient überwiegend der Schmerzbehandlung vor allem bei Migräne, Kopfweh, Rücken- und Gelenkschmerzen und bei Nervenschmerzen. Um Narkosemittel einzusparen, wird Akupunktur selbst in China nur noch selten eingesetzt. Auch zur Suchtbehandlung hat sie sich nicht bewährt.
Laserakupunktur wird als Placebobehandlung eingestuft. Bei Kindern und Personen mit Angst vor Nadelstichen kann sie Beschwerden evtl. positiv beeinflussen.

Vor jeder Akupunkturbehandlung sollte die Krankheit mit einer normalmedizinischen Untersuchung diagnostiziert worden sein. Durchführen sollten die Behandlung nur ärztliche Akupunkteure.

Der Einstich der Nadeln, speziell am Ohr und besonders mit Dauernadeln, kann schmerzen. Bei Akupunktur können Kollaps und Ohnmacht auftreten, bei Elektroakupunktur auch Herzrhythmusstörungen. Gelegentlich werden auch Organe verletzt; von einigen Todesfällen wurde berichtet. Zur Akupunktur sollen nur Einmalnadeln verwendet werden. Unzureichend sterilisierte Nadeln können lokale Infektionen auslösen und Krankheiten, wie Hepatitis und Aids, übertragen.

Elektroakupunktur darf nicht angewendet werden bei Patienten mit Herzschrittmacher, Herzrhythmusstörungen, Epilepsie, Schock oder in der Schwangerschaft.

Akupressur und Shiatsu

Akupressur entstand aus der traditionellen chinesischen Tuina-Massage und wurde im japanischen Raum zu Shiatsu weiterentwickelt. Es handelt sich um eine Druckmassage der Körperpunkte, die auch bei der Akupunktur (➡ Seite 847) gereizt werden. Damit sollen der »Fluss der Energie« durch den Körper normalisiert und die Funktion der Organe angeregt werden.

Durchführung

Fünf bis 20 Sekunden lang wird mit Fingerkuppen und -knöcheln, Ellenbogen und Füßen Druck auf Akupressurpunkte ausgeübt.

Anwendung

Akupressur entspannt die Muskeln und fördert die Durchblutung des Bindegewebes. Sie hilft gegen Nervosität und Schlafstörungen, kann Kopfweh und Schmerzen lindern und die Abwehrkraft stärken.

Hinweis

Keine Selbst- oder Partnermassage ohne vorhergehende ärztliche Untersuchung! Die Behandlung kann schmerzen. Sie kann Übelkeit auslösen und die Schmerzen verstärken. Beides geht nach einiger Zeit von selbst zurück. Nicht anwenden bei inneren und infektiösen Erkrankungen sowie bei Krebskrankheiten.

Atemtherapie

Als wichtige Methode der Krankengymnastik (➡ Seite 856) wird Atemtherapie bei Erkrankungen der Atem-

wege eingesetzt. Darüber hinaus wird die Arbeit mit dem Atem in Entspannungstechniken (➡ Seite 878) integriert.

Durchführung

Entweder wird die Aufmerksamkeit bewusst auf richtiges Atmen gelenkt, oder dieses wird unbewusst durch entsprechende Bewegungsübungen oder den Einsatz der Stimme erreicht.

Meist wird gemeinsam in einer Gruppe eine Stunde lang geübt und das Training in Wochenabständen mehrmals wiederholt.

Anwendung

Atemtherapie bessert funktionelle Einschränkungen der Stimme und der Atemwege, des Herz-Kreislauf-Systems oder der Verdauung; sie kann Haltungsschäden sowie Verspannungen lösen, dient der Stressbewältigung und reguliert die Gefühle bei seelischen Störungen.

Hinweis

Atemtherapie sollte von psychotherapeutisch ausgebildeten, erfahrenen Fachkräften durchgeführt werden. Bei schweren psychischen Erkrankungen darf sie nicht angewendet werden.

Ausleitende Verfahren

Aus der antiken Medizin stammt die Vorstellung, dass bei Krankheit »üble Säfte« im Körper zirkulieren und dass man gesunden würde, wenn man diese mit Schweiß, Stuhl, Harn, Eiter, Erbrochenem oder Blut ausscheiden würde. Diese Krankheitslehre galt bis ins 19. Jahrhundert; heute ist sie überholt.

Ausleitende Verfahren gelten nun als unspezifische Reiztherapie, die das Immunsystem stimuliert. Zu ihnen gehören Aderlass und Blutegel, Einlauf, Schröpfen und Baunscheidtieren (➡ unter dem Stichwort).

Ärztinnen und Ärzte unter den Naturheilern verzichten meist auf Verfahren, die die Haut erheblich verletzen (Schröpfen und Baunscheidtieren). Unter Heilpraktikern sind sie jedoch weit verbreitet.

Anthroposophische Medizin

Die anthroposophische Medizin Rudolf Steiners mischt philosophische, mystische, religiöse und naturwissenschaftliche Elemente. Sie versteht sich als Erweiterung der Schulmedizin in die Geistesebene.

Die Anthroposophen erklären Gesundheit und Krankheit aus den vier »Wesensgliedern«: »Physischer Leib«, »Astralleib«, »Ätherleib« und »Ich«. Ungleichgewichte zwischen ihnen führen zu Krankheiten. Anthroposophische Mediziner betrachten Kranksein als positive Möglichkeit für Körper, Seele und Geist, durch das Überwinden der Krankheit neue Kräfte und Fähigkeiten zu erlangen.

Durchführung

Diagnostik und Behandlung basieren auf der naturwissenschaftlichen Medizin, erweitert um anthroposophische Elemente.

Bei anthroposophischen Diagnosemethoden (Blutkristallisationstest und kapillardynamischer Bluttest) wird Patientenblut speziell behandelt und aus dem sich ergebenden Muster von Kristallen bzw. Verlaufslinien auf Papier auf die Krankheit geschlossen.

Anthroposophische Behandlung bedient sich spezieller Heilmittel, die als »Arzneimittel besonderer Therapierichtung« amtlich zugelassen sind. Sie brauchen ihre Wirksamkeit nicht nach den naturwissenschaftlichen Kriterien nachzuweisen, die für andere Arzneimittel gelten.

Ergänzt wird diese Behandlung durch gesunde Ernährung mit Lebensmitteln aus kontrolliert ökologischem Anbau und künstlerische Heilweisen, wie Malen, Modellieren, Musik- und Sprachtherapie.

Eine Art Körpertherapie ist die so genannte Heileurythmie, die Gestaltung von Lauten mit Bewegungen des gesamten Körpers.

Anwendung

Die anthroposophische Medizin definiert sich als Erweiterung der üblichen Medizin und umfasst wie diese das gesamte Spektrum. Die künstlerischen Therapien sind recht erfolgreich im Bereich der Rehabilitation. Sie erreichen die psychische Ebene der Kranken sehr effektiv und können so Krankheitsprozesse im besten Sinne ganzheitlich beeinflussen.

Hinweis

Die anthroposophischen Diagnoseverfahren entbehren jeder wissenschaftlichen Grundlage.

Manche anthroposophischen Arzneimittel enthalten Schwermetalle, die bei Langzeitanwendung den Körper chronisch vergiften können. Ihre Wirkung addiert sich zu der unvermeidlichen Belastung durch Umweltgifte (➡ Die wichtigsten Schadstoffe, Seite 244).

Problematisch können auf Grund ihrer Allergiegefahr Ameisen- und Bienenmittel sein, wenn sie injiziert werden.

Ayurveda

Ayurveda ist das 3500 Jahre alte, schriftlich überlieferte Gesundheitssystem Indiens, das ein komplettes Lebenskonzept beschreibt. Ayurvedische Medizin ist in Indien weit verbreitet und wird auch an Universitäten gelehrt. Das Konzept des Ayurveda beruht auf den drei »Doshas« Vata, Pitta, Kapha, die die Regulationssysteme des Körpers charakterisieren. Sind sie im Gleichklang, ist der Mensch stark, vital und gesund. Ihr Ungleichgewicht führt zu Krankheiten.

Im Westen hat sich Ayurveda vornehmlich als Maharishi Ayur-Veda etabliert – die lukrative Vermarktung der altindischen Medizin durch den Guru Maharishi Mahesh Yogi.

Durchführung

Im Ayurveda kommen zu den üblichen schulmedizinischen Diagnosearten noch die Pulsdiagnose und die Prakriti-Analyse hinzu, die Bestimmung der »Natur des Menschen«.

Die Behandlung geschieht durch Ernährung und Pflanzenmittel (*Rasayanas*), die die Doshas regulierend beeinflussen sollen. Ihre Wirksamkeit ist jedoch wissenschaftlich nicht ausreichend nachgewiesen.

Die Panchakarma-Kur besteht aus verschiedenen ausleitenden Verfahren (➡ Seite 848): Fasten, Ganzkörper-Ölmassagen, Wärmedampfbäder, Einläufe, Auslösen von Erbrechen oder Niesen, Aderlass.

Auch Yoga-Übungen und Meditation gehören zur Behandlung. Sie sind geeignet, um Angst und Spannung abzubauen. Für die Transzendentale Meditation gilt das jedoch nur eingeschränkt (➡ Hinweis unten).

Anwendung

Die Stärke der ayurvedischen Medizin liegt in dem Bemühen, Gesundheit zu erhalten. Zudem verspricht sie Linderung und Besserung bei chronischen Krankheiten und funktionellen Beschwerden.

Der Maharishi Ayur-Veda beansprucht ein sehr breites Indikationsspektrum. Die Glaubwürdigkeit der Untersuchungen, die das belegen sollen, wird angezweifelt.

Hinweis

Die Panchakarma-Kur soll nicht angewandt werden bei sehr geschwächten oder akut erkrankten Personen und nicht während der Schwangerschaft.

Ayurvedische Arzneimittel sind in Deutschland nicht zugelassen. Importierte Ware ist hinsichtlich Zusammensetzung, Herstellung, Dosierung und Nebenwirkungen unkontrolliert. Zahlreiche Produkte wurden aus dem Verkehr gezogen, weil sie irreführend gekennzeichnet waren. Vergiftungen durch undeklarierte Bestandteile sind vorgekommen. Problematisch sind vor allem bleihaltige Mittel, die hauptsächlich bei Rheuma eingesetzt werden. Die vom Maharishi Ayur-Veda propagierten »Bewusstseinstechnologien« der TM können psychisch labile Personen gefährden. Die Bundesregierung warnt vor der TM-Bewegung als Jugend- und Psychosekte. Sie gilt als pseudoreligiöse Weltanschauung.

Bach-Blütentherapie

Anfang des 20. Jahrhunderts entwickelte der englische Arzt Edward Bach diese Therapie, die von der Psychoanalyse C. G. Jungs geprägt ist. Für Bach entstanden Krankheiten aus dem Konflikt zwischen höherem Selbst und Persönlichkeit. Er definierte 38 negative Seelenzustände und ihre Beschwerden, die mit bestimmten Pflanzen zu kurieren waren. Geheilt war jemand, wenn er Charakterschwächen in Tugenden verwandelt hatte.
Die Blütenkonzentrate entstehen aus frischen Pflanzen, die mit Wasser und Alkohol ausgezogen werden. Die Blütenmittel zum Einnehmen muss man sich daraus selbst verdünnen. »Rescue«, die »Erste-Hilfe-Tropfen«, sind eine Mischung aus fünf Blütenkonzentraten.

Durchführung

Blütentherapeuten halten eine herkömmliche Diagnose nicht für notwendig. Manche sollen den Zustand der Hilfesuchenden intuitiv erfassen können. Bachblüten dienen vornehmlich der Selbstbehandlung.

Anwendung

Bachblüten sollen helfen, psychische Krisen und Konfliktsituationen zu überstehen. Krankheiten sollen sie auf »feinstofflicher Ebene« beeinflussen.
Mit Rescue-Tropfen sollen alle körperlichen und seelischen Notsituationen zu behandeln sein.
Die Pflanzenauswahl lässt sich wissenschaftlich nicht begründen. Die Wirksamkeit der Blütenmittel ist wissenschaftlich nicht ausreichend nachgewiesen.

Hinweis

Die Blütenmittel sind in Deutschland nicht als Arzneimittel zugelassen. Jedes Mittel muss für jede Einzelperson aus dem europäischen Ausland importiert werden; in der Praxis hält sich aber kaum jemand daran, sodass die Mittel in Apotheken auf Verlangen ohne weiteres erhältlich sind.

Wer sich auf Rescue-Tropfen als Hilfe in der Not verlässt, kann sich gefährden. Die Gefahr ist groß, dass wirksame Behandlungen versäumt werden. Mehrere Kranke haben sich so schon um eine rechtzeitige sinnvolle Therapie gebracht. Von einem Todesfall wurde berichtet.

Baunscheidtieren und Cantharidinpflaster

Die schmerzhafte, unspezifische Reiztherapie (➡ Ausleitende Verfahren, Seite 848) des Baunscheidtierens wurde von einem Mechaniker erfunden und avancierte im vorigen Jahrhundert zur Modetherapie gegen alles und jedes.

Durchführung

Mit einem Stichelapparat wird die Haut geritzt und anschließend mit hautreizenden Mitteln bestrichen, sodass sich eitrige Pusteln bilden, die erst nach Tagen abheilen. *Cantharidinpflaster* dient in ähnlicher Weise zur Hautreizung. Es hat eine Auflage aus zerriebener »Spanischer Fliege«, die eine schmerzhafte Hautverletzung entstehen lässt.

Anwendung

Baunscheidtieren soll allgemein »umstimmen« und Nervenentzündungen und hormonellen Störungen gegensteuern. Die Wirksamkeit ist nicht ausreichend belegt.
Cantharidinpflaster soll bei Rheuma, Gicht und Arthritis, bei chronischen Rückenschmerzen und auch bei Depressionen helfen. Die Wirksamkeit ist nicht ausreichend belegt.

Hinweis

Beide Methoden sollten bei Hautentzündungen und Allergieneigung nicht angewendet werden. Entstehen die Reizungen in der Nähe von Gelenken, besteht die Gefahr, dass sich diese infizieren.

Biochemie nach Schüssler

Mit der wissenschaftlichen Biochemie hat die »Biochemie« nach Schüssler nichts zu tun. Sie ist eine an die Homöopathie angelehnte »abgekürzte Therapie«, die glaubt, mit 24 anorganischen Salzen in den Potenzen D 3, D 6 und D 12 alle vorkommenden Krankheiten behandeln zu können.
Nach ihrer Vorstellung beruhen alle Krankheiten auf einer Störung des Mineralstoffhaushalts.

Durchführung

Welches Mittel eingesetzt wird, entscheiden die Behandler nach der Person der Patienten, den Beschwerden und der Krankheitsvorgeschichte. Erfahrene Biochemiker sollen den Betroffenen Mangelzustände mit einem Blick ansehen können. Eine Liste gibt dann an, welche Krankheit welches Salz erfordert.

Schüssler-Salze sollen auch der Selbstbehandlung dienen.

Anwendung

Ursprünglich sollten die Salze alles heilen können. Heute gelten sie als ergänzende Behandlung.

Ihre Wirksamkeit ist wissenschaftlich nicht ausreichend nachgewiesen.

Hinweis

Menschen mit unzureichender Nierenfunktion können sich gefährden, wenn sie kalium- oder kalziumhaltige Salze über lange Zeit einnehmen.

Bioresonanztherapie

Dieses Verfahren beruht auf der Vorstellung, dass der kranke Körper Schwingungen aussendet. Diese Schwingungen könnten aufgefangen, in »gesunde« umgewandelt und zur Heilung an den Organismus zurückgegeben werden.

Durchführung

Etwa 20 Minuten lang liegen Patienten mit zwei Elektroden eines Gerätes in Händen, das von sich aus die Diagnose ermittelt und die Therapie festlegt. Die Behandlung wird bis zu zehn Mal wiederholt.

Anwendung

Mit der Bioresonanztherapie sollen angeblich alle inneren Organe und Störungen ihrer Funktion behandelt werden können. Sie soll bei Beschwerden des Bewegungsapparats und Hauterkrankungen helfen und wird vor allem bei Allergien angeboten. Die Wirksamkeit ist jedoch nicht belegt.

Die Erklärung der Gerätewirkung ist spekulativ und mystisch, das gilt besonders bei der Variante *Moratherapie*, die angeblich krank machende »Erdstrahlen« ausschalten und vorgebliche Heilschwingungen von Kristallen und Farben übertragen will. Untersuchungen kamen zu dem Ergebnis, dass es sich bei der Bioresonanztherapie um eine Scheinbehandlung handelt.

Hinweis

Zur Diagnostik eignet sich Bioresonanz nicht, und weil eine therapeutische Wirkung vorgegaukelt wird, besteht das Risiko, dass wirksame Medikamente abgesetzt werden. Todesfälle sind bekannt.

Blutegel

Blutegel geben beim Biss in die Haut Stoffe ab, die gerinnungs- und entzündungshemmend wirken.

Durchführung

Bis zu zehn Blutegel werden an die vorher eingeritzten Hautstellen angelegt. Die Tiere saugen sich voll und fallen nach einer Stunde meist von selbst ab. Die Patienten liegen bei der Behandlung und müssen liegen bleiben, bis die Wunden aufgehört haben zu bluten.

Anwendung

Blutegel anzusetzen, soll bei rheumatischen Entzündungen, Schwellungen, Venenentzündungen, Stauungen in Venen und Lymphgefäßen, bei Migräne und Nebenhöhlenentzündungen helfen. Gesicherte Belege über die Wirksamkeit fehlen jedoch.

Hinweis

Blutegel dürfen nur einmal angesetzt werden, weil sie Krankheiten übertragen könnten. Auf erkrankte Hautstellen sollten Blutegel nicht gesetzt werden.

Bei Blutern oder Personen mit gestörter Blutgerinnung dürfen sie nicht angewendet werden.

Chelattherapie

Der Chelatbildner EDTA bindet Schwermetalle. Er soll den Körper entgiften und ihn von Kalkablagerungen befreien können.

Durchführung

Während der vierstündigen Infusion mit EDTA erhält man einen Trunk mit Vitaminen und Magnesiumsalz. Die Behandlung wird im Abstand von etwa zwei Tagen mindestens 20 Mal wiederholt.

Anwendung

Die EDTA-Infusion soll gegen Gefäßverkalkung helfen, Blutdruck und Blutzucker senken, Gelenkleiden lindern, Krebskranken helfen und die Potenz steigern. Es fehlt jedoch der Nachweis für die Wirksamkeit. Es ist auch nicht nachzuvollziehen, auf welche Weise der Komplexbildner diese Erkrankungen beeinflussen können soll.

Hinweis

Die EDTA-Therapie entzieht dem Körper wichtige Mineralstoffe und Spurenelemente, das kann Herzrhythmusstörungen, Krampfanfälle, Nierenversagen und sogar Herzstillstand hervorrufen. Das Verfahren ist sehr risikoreich.

Chirotherapie

Diese Methode der Manuellen Medizin (➡ Seite 863) gewinnt an Bedeutung zur Diagnose und Therapie von funktionellen Rücken- und Gelenkbeschwerden.

Durchführung

Es gibt verschiedene Methoden, blockierte, aber nicht verwachsene Gelenke wieder funktionstüchtig zu machen und verspannte Muskelgruppen zu lockern. Am bekanntesten sind die Manipulationen aus der Chiropraktik, bei denen an das gestörte Gelenk und die Nervenenden, an die Sehnen und Muskeln durch bestimmte ruckartige Bewegungen ein kurzer, starker Impuls abgegeben wird. Typisch ist das bei solchen Manipulationen hörbare »Knacksen«, das aber nicht schmerzt. Bei dieser Methode müssen die anderen Gelenke durch entsprechende Griffe »verriegelt« werden.
Osteopathen und Chirotherapeuten ziehen Weichteiltechniken vor, bei denen mit den Fingerkuppen Druck auf Muskelhärten ausgeübt wird, um Muskelgruppen zu entspannen. Sie wenden auch Mobilisierungstechniken an, wobei sie das Gelenk behutsam in die eingeschränkte Bewegungsrichtung bewegen und die Gelenkflächen auseinander ziehen. Das wird so lange wiederholt, bis der Spielraum des Gelenkes wieder größer geworden ist.

Anwendung

Die Behandlung ist nur bei funktionellen Bewegungseinschränkungen und Schmerzen der Gelenke sowie der Wirbelsäule sinnvoll. Sie darf nicht angewendet werden und kann nicht erfolgreich sein, wenn die Gelenke bereits erkrankt sind.

Hinweis

Chiropraktische Griffe sollten nur ausgebildete Experten ausführen. Vorher sollten die Patienten geröntgt worden sein.
Chirotherapie darf nie nach Unfällen oder bei akuten Gelenkentzündungen angewandt werden, bei einem akuten Schmerzzustand nicht öfter als viermal.
Zu häufiges »Knacksen« kann überbeweglich machen. An der Halswirbelsäule kann es bei vorgeschädigten Gefäßen zu dramatischen Zwischenfällen kommen. Ab dem 50. Lebensjahr sollte nicht mehr am Hals manipuliert werden.

Dampfbad

Durchführung

In der Dampfkammer ist es etwa 50 °C heiß bei 100 Prozent Luftfeuchte. Sie sollten darin nur so lange bleiben, wie Sie sich wohl fühlen (5 bis 15 Minuten).

Anwendung

Der Aufenthalt in der Dampfkammer stärkt das Wohlbefinden und härtet ab. Der Vorteil der Dampfkammer gegenüber der Sauna ist, dass der gesättigte Wasserdampf hartnäckige Verschleimungen bei chronischen Erkrankungen der Atemwege löst.

Hinweis

Manche Menschen vertragen das Dampfbad schlechter als die Hitze in der Sauna, weil die mit Wasserdampf übersättigte Luft die Schweißabdunstung behindert. Dadurch kann sich der Körper nicht mit Verdunstungskälte abkühlen. Die Abkühlphase und die Ruhezeiten sollten Sie wie bei der Sauna (➡ Seite 871) unbedingt einhalten. Bei akuten Infektionskrankheiten, Erkältungen, Herz- und Gefäßkrankheiten sollten Sie kein Dampfbad nehmen.

Eigenblutinjektion

Diese Behandlung wurde früher, als es noch keine Antibiotika gab, bei vielen chronischen Infektionskrankheiten eingesetzt, um den Körper zur Gegenwehr zu reizen.

Durchführung

Mit einer Injektionsspritze werden zehn Milliliter Blut entnommen und – pur oder mit pflanzlichen Mitteln versetzt – gleich wieder in die Vene oder unter die Haut gespritzt. Injektionen werden einige Tage hintereinander oder in größeren Abständen einige Wochen lang wiederholt.

Anwendung

Eigenblutinjektionen sollen chronische Erkrankungen der Haut, des Bewegungsapparats und der Luftwege bessern, bei Allergien, Viruserkrankungen, vor Operationen und bei verzögerter Rekonvaleszenz helfen. Es fehlen jedoch eindeutige Belege für die Wirksamkeit.

Hinweis

Unverträglichkeiten können sich durch Nesselausschlag, Schwindel, Kopfweh, Fieber oder Herzklopfen äußern, die sich bis zum Schock steigern können. Es besteht die Gefahr von Infektionen.

Eigenurinbehandlung

Das Trinken des eigenen Urins wurde in den 90er-Jahren zur Heil-Mode. Die Volksmedizin benutzt den »ganz besonderen Saft« schon lange.

Durchführung

Ein kleine Menge frisch gelassener Urin wird ohne Vorbehandlung entweder täglich getrunken, oder es werden einige Milliliter injiziert. Auch Urinumschläge werden angeraten.

Anwendung

Urin, ob getrunken, gespritzt oder als Umschlag, soll bei Haut- und Infektionskrankheiten helfen. Es fehlt der Nachweis der Wirksamkeit.

Hinweis

Wenige Stunden nach dem Wasserlassen vermehren sich im Urin vorhandene Bakterien. Diesen sollten Sie also unter keinen Umständen trinken.

Einlauf

Einst ein beliebtes Mittel zur »Ausleitung« gegen Unpässlichkeiten aller Art, leitet man damit heute häufig eine Ernährungsumstellung bei Fastenkuren ein (➡ Hydrocolontherapie, Seite 859).

Durchführung

Ein Irrigator wird mit warmem Wasser oder Kamillentee gefüllt, die Spitze des Einlaufrohres (Klistier) vor dem Einführen mit Vaseline eingefettet. Liegt man auf der Seite, die Beine angezogen, kann die Flüssigkeit aus dem hoch gehaltenen Gefäß langsam in den Darm laufen. Der Gang zur Toilette ist erst erlaubt, wenn der Druck nicht mehr erträglich scheint.

Anwendung

Bei Erkältungskrankheiten können durch einen Einlauf Fieber, Kopfweh und Halsschmerzen zurückgehen. Nach tagelanger Verstopfung kann ein einmaliger Einlauf sinnvoll sein.

Hinweis

Zu häufige Anwendungen reizen die empfindliche Darmschleimhaut, das Immunsystem kann gestört werden. Es sind Todesfälle bekannt geworden.

Elektroakupunktur nach Voll (EAV)

Dieses von dem Arzt Reinhold Voll entwickelte Verfahren stützt sich auf die chinesische Vorstellung der Meridiane (➡ Seite 873) und die Vermutung, dass diese an ihren Endpunkten eine besondere elektrische Spannung hätten.

Durchführung

Die Patienten halten eine Elektrode des Messgerätes in der Hand, die Untersucher berühren mit der anderen Elektrode Punkte an den Finger- und Zehenkuppen und messen den elektrischen Spannungszustand der Haut. Aus den Messwerten werden Rückschlüsse auf Krankheiten aller Art gezogen.
Werden Waben mit Medikamenten – meist Homöopathika (➡ Seite 858) oder Nosoden (➡ Seite 866) – in den Messkreislauf gestellt, soll sich damit die geeignete Medikation zusammenstellen lassen. Die Mittel werden meistens injiziert.
Das Gerät kann auch Schwachstromimpulse abgeben, die dann therapeutisch eingesetzt werden.

Anwendung

Mit EAV können angeblich sämtliche Krankheiten, Umweltgifte im Körper, die Verträglichkeit von Lebensmitteln oder zahnärztlichen Werkstoffen und die Allergieneigung erkannt werden. Als Behandlung wird EAV bei allen chronischen Beschwerden und Befindlichkeitsstörungen eingesetzt. Es fehlt jedoch sowohl der Nachweis der diagnostischen Treffsicherheit als auch der der Wirksamkeit.

Hinweis

Die Aussagekraft der Methode, die viele Varianten (z. B. Elektrohauttest, BFT, SEG, EHT und Vegatest) hervorgebracht hat, ist fraglich. Man muss mit Fehldiagnosen und in der Folge mit Fehlbehandlungen rechnen.
Aus dem EAV-Test resultieren oft unnötige Diätempfehlungen, es werden unsinnige Maßnahmen zur »Entgiftung« durchgeführt oder Zahnfüllungen entfernt.

Elektrotherapien

Hierzu zählen Galvanisation, Iontophorese, Vierzellenbad, Stangerbad, Impulsstrombehandlung, TENS, Schwell- und Exponentialstrombehandlung.
Praktisch alle verwendeten Stromarten haben schmerzlindernde Eigenschaften und werden vor allem bei Schmerzen im Bewegungsapparat eingesetzt.
Einige Stromarten dienen darüber hinaus der elektrischen Stimulierung geschwächter oder gelähmter Muskeln.
Oft ist eine Wirkung schon nach der ersten Behandlung spürbar. Für einen dauerhaften Erfolg ist jedoch eine Serie von mindestens zehn bis zwölf Behandlungen notwendig. Wichtig ist die richtige Dosierung von Stärke, Dauer und Abstand der Behandlungen.
Wird der Körper »überreizt«, verschlechtert sich der Zustand. Eine vorübergehende Verschlechterung zu Behandlungsbeginn tritt häufig auf und geht meist problemlos vorüber.
Die Ärztin oder der Arzt wird dann die Behandlung für kurze Zeit aussetzen oder sie in größeren Abständen durchführen.

Entspannungsverfahren

➡ Seite 878.

Enzymtherapie

Hinter dieser Behandlung steckt die Idee, dass Enzyme Substanzen abbauen können, die an Entzündungen beteiligt sind, und dass sie die Oberfläche von Krebszellen so verändern können, dass der Körper sie selbst unschädlich machen könnte.

Durchführung

Entzündungshemmende Mittel werden auf die Haut aufgetragen oder eingenommen. Die Krebsmittel werden vornehmlich geschluckt oder gespritzt.
Die Mittel werden sehr hoch dosiert. Die Behandlung bei Krebs dauert mindestens zwei Jahre.

Anwendung

Bei Unfall- und Sportverletzungen, rheumatischen Entzündungen, Hauterkrankungen, Herpesinfektionen und Verbrennungen. Bei Krebs soll Enzymtherapie die Bildung von Metastasen verhindern, Rückfällen vorbeugen und das Befinden von Patienten mit unheilbarem Krebs verbessern.
Enzymtherapie ist umstritten. Weder bei Entzündungen noch bei Verletzungen oder Krebs ist ihre Wirksamkeit wissenschaftlich ausreichend nachgewiesen.

Hinweis

Die Injektion von Enzympräparaten birgt ein relativ großes Allergierisiko. In Körperhöhlen gespritzt, können Fieber und Kreislaufbeschwerden auftreten. Es kann zum Schock kommen.

Fasten

Zeiten der Mäßigung gehören in vielen Religionen zum Verhaltenskodex. Die Null-Diät Figurbewusster hat mit gesundheitsbezogenem Fasten jedoch nur wenig gemein. Für Gesunde bedeutet Fasten, den Körper zu entlasten und den Geist innehalten zu lassen.

Durchführung

Besonders effektiv kombinieren sich Fasten- und Kureffekt (➡ Seite 884). Drei Tage mit kalorienreduzierter Kost leiten das Fasten ein. Während der Zeit wird regelmäßig abgeführt, weil es bei leerem Darm kein Hungergefühl geben soll. Zwei bis drei Liter kalorienfreie Flüssigkeit sollen täglich getrunken werden. Zur Fastenkur gehören Bewegung und physikalische Anwendungen, zum Beispiel Massage. Die Kur dauert etwa drei Wochen. Danach wird langsam eine ausgewogene Vollwert-Ernährung aufgebaut (➡ Seite 233).
Beim *Buchinger-Fasten* wird mit Gemüsebrühe und Säften eine geringe Menge Kalorien, Vitamine und Mineralstoffe zugeführt. Das verringert die Stoffwechselbelastung. Beim *Saftfasten* werden nur Obst- und Gemüsesäfte getrunken.

Beim eiweißergänzten (modifizierten) Fasten wird täglich ein Quantum Buttermilch oder ein spezielles Eiweißkonzentrat (Ulmer Trunk) gereicht. Das erspart dem Körper die sonst recht großen Eiweißverluste und veranlasst ihn, mehr Fett als Eiweiß abzubauen.

Anwendung

Beim Fasten entwässert der Körper seine Gewebe. Dadurch funktioniert der Kreislauf besser, das Herz wird entlastet, der Blutdruck sinkt, das Atmen wird leichter. Fasten regt das Immunsystem an. Entzündliches Rheuma kann sich dadurch deutlich bessern. Alle durch Ernährung zu beeinflussenden Erkrankungen können vom Fasten profitieren.

Hinweis

Schlaf- und Menstruationsstörungen können das Fasten begleiten. In den ersten beiden Wochen völlig kalorienfreien Fastens verliert der Körper erhebliche Mengen Eiweiß. Das kann Menschen mit schweren Organerkrankungen, vor allem des Herzens, gefährden. Gichtanfälle können auftreten.
Es sollen nicht fasten: Schwangere und stillende Frauen, Kinder unter zehn Jahren, Menschen mit Blutungsneigung, mit Schilddrüsenüberfunktion, mit Durchblutungsstörungen des Gehirns, Typ-1-Diabetiker, Krebskranke.

Feldenkrais

➡ Entspannung, Seite 878.

Fußbäder

➡ Wassertreten, Kaltes Fußbad, Seite 876.

Fußreflexzonenmassage
(Hand- und Ohrreflexzonenmassage)

Verfechter der Methode behaupten, dass bestimmte Zonen auf den Fußsohlen, aber auch auf den Händen und Ohren, mit den inneren Organen in Verbindung stehen (➡ rechts).
Besonders druck- oder schmerzempfindliche Areale auf der Fußsohle, der Hand oder dem Ohr (*Aurikulomedizin*) sollen innere Krankheiten anzeigen, die sich durch intensive Massage dieser Stellen bessern. Schmerzhafte Knötchen an der Fußsohle sollen abgelagerte Schlackenstoffe sein, die wegmassiert werden können.

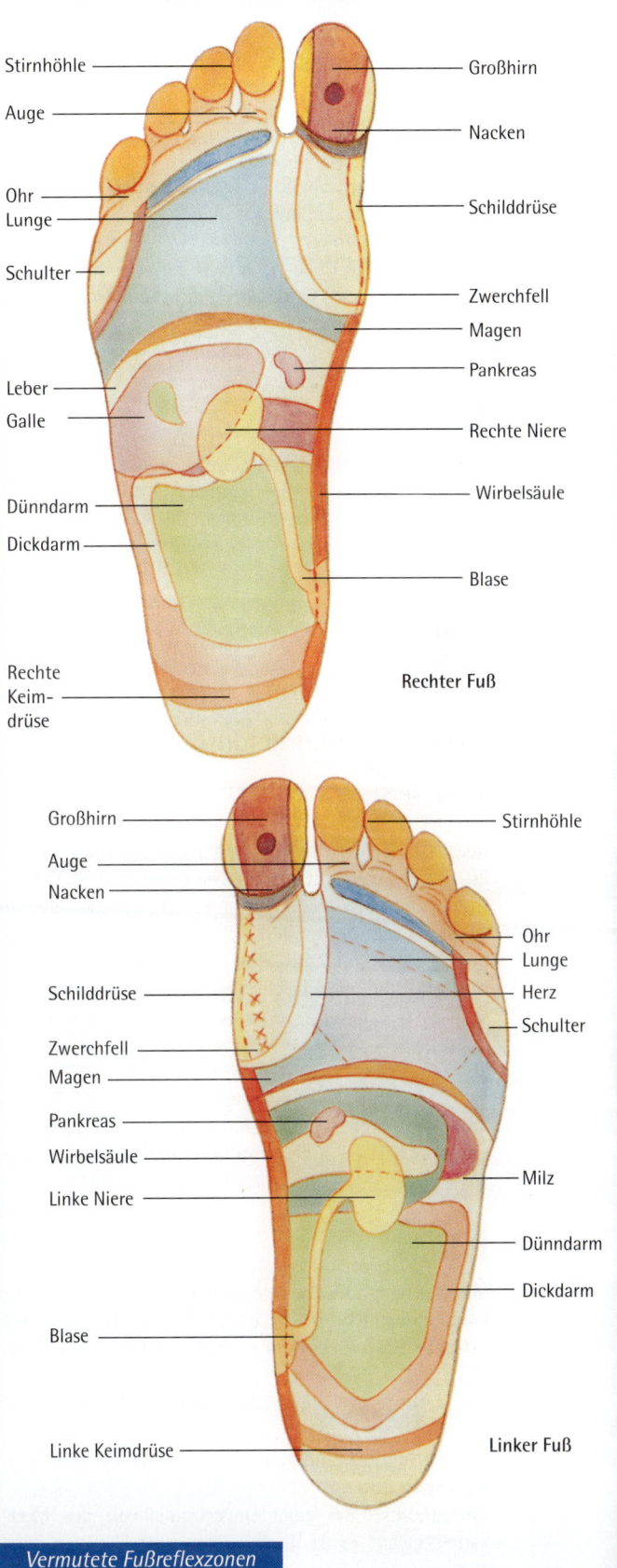

Rechter Fuß

Linker Fuß

Vermutete Fußreflexzonen

Durchführung

Bei der Fußreflexzonenbehandlung werden die Fußsohle und angrenzende Fußbereiche, vor allem die Ferse, intensiv massiert. Schmerzhafte Areale werden besonders berücksichtigt. Bei Hand- und Ohrreflexzonenbehandlung werden bestimmte Regionen intensiv mit Fingerkuppen oder Stäbchen gedrückt und massiert.
Die Behandlung dauert bis zu einer Stunde.

Anwendung

Die Fußreflexzonenmassage wirkt entspannend. Griffe entlang der Ferse können Schmerzen der Lendenwirbelsäule lindern und Regelstörungen beeinflussen, da diese Regionen durch Nervenleitungen miteinander verbunden sind.
Dass innere Organe mit einer Reflexzonentherapie an Hand, Ohr oder Fußsohle behandelt werden können, ist nicht erwiesen.

Galvanisation und Iontophorese

Durchführung

Bei dieser Gleichstrom-Behandlung werden an den erkrankten Körperstellen mit Schwämmen unterlegte Elektroden angelegt, um den Strom durchs Gewebe zu leiten.
Iontophorese: Vor der Behandlung mit Gleichstrom werden schmerzhemmende Mittel, wie Prokain oder Salizylsäure, auf die Haut aufgetragen. Der Strom schleust sie ins Gewebe hinein.

Anwendung

Beide Verfahren eignen sich, um Schmerzen am Bewegungsapparat zu lindern und die Durchblutung zu verbessern.

Hinweis

Manche empfindliche Menschen vertragen Strombehandlungen nicht. Durch schlecht befeuchtete oder verrutschte Elektroden kann es zu Hautverätzungen kommen.
Die Methode darf nicht angewandt werden, wenn sich Metallteile im Körper befinden (Herzschrittmacher, Nägel, Platten, Schrauben von einem operativ versorgten Knochenbruch).
Iontophorese: Bei einer Unverträglichkeit des Medikaments kann es zu Hautallergien oder Ekzemen kommen.

Güsse

Kalte Güsse sind ein Bestandteil der Kneipptherapie (➡ Seite 889). Man kann sie leicht daheim durchführen. Je nachdem, wie stark sie reizen sollen, kann man Arm-, Knie-, Schenkel-, Rücken- oder Gesichtsgüsse machen.

Durchführung

Leitungswasser wird direkt aus dem Schlauch über die Haut geführt oder Wasser aus einem Gefäß im Schwall darüber gegossen.
Begonnen wird mit warmem Wasser, dann zu kalten Güssen gewechselt. Immer vom Körperrand zur Mitte hin arbeiten: erst die Füße, dann die Beine aufwärts bis zur Hüfte; erst die Hände, dann die Arme entlang zur Schulter; erst die Gliedmaßen, dann am Körper entlang; Bauch vor Rücken, zuletzt Nacken und Gesicht.
Kalte Güsse morgens und nur bei aufgewärmtem Körper, warme Güsse am Abend.

Anwendung

Güsse kurbeln die Durchblutung, die Temperaturregelung und den Stoffwechsel an, machen munter, lindern Kopfweh und nervöses Herzklopfen und härten ab, sodass man weniger anfällig wird für Infekte.

Hinweis

Bei ausgeprägten Durchblutungsstörungen keine kalten Güsse machen. Beim Gesichtsguss Augen schließen.

Heilgymnastik

Heilgymnastik hilft, Muskeln zu lockern, zu stärken und steife Gelenke wieder beweglich zu machen.
Durch Heilgymnastik kann man andere als die gewohnten Bewegungsmuster erlernen, sodass krank machende Bewegungsabläufe in Zukunft vermieden werden können.

Durchführung

Heilgymnastik ist immer eine Dauerbehandlung. Sie muss unter fachkundiger Anleitung erlernt und regelmäßig durchgeführt werden. Die Übungen sollen 15 bis 30 Minuten dauern und mindestens ein- bis zweimal täglich wiederholt werden. Sie sollten immer am selben Platz ausgeführt und in den Tagesablauf integriert werden. Die günstigste Zeit dafür sind der späte Vormittag und der späte Nachmittag.

Die Ausgangsstellungen richten sich nach der Erkrankung. Als unbelastete Haltung gelten die Rückenlage, die Seitenlage mit einem angezogenen Bein, der Sitz auf einem Hocker, der Vierfüßlerstand auf Händen und Knien und Gymnastik im Wasser, das durch seinen Auftrieb entlastet.

Je nach Ursache der Bewegungsstörung und den Bedingungen der Patienten werden verschiedene Techniken eingesetzt:

Funktionelles Üben

Sind Gelenke scheinbar »von selbst« oder durch lange Zeit der Bewegungslosigkeit unbeweglich geworden, üben die Kranken das Beugen und Strecken aktiv, eventuell gegen den Widerstand eines Gewichts oder gegen den Druck, den die Behandler ausüben.

Mobilisation

Der Behandler verschiebt die Gelenkflächen in Richtungen, die die Patienten durch eigene Bewegung nicht erreichen können. Bei dieser Behandlungstechnik bleiben die Kranken passiv.

Bettlägerige Menschen, die sich selbst nicht mehr bewegen können, müssen regelmäßig von Physiotherapeuten »durchbewegt« werden, damit die Gelenke nicht versteifen.

Haltungsturnen

Bei Verspannung der Rückenmuskulatur und Haltungsschäden wird, wenn die akuten Schmerzen abgeklungen sind, meist in der Gruppe eine so genannte Rückenschule durchgeführt. Sie beginnt mit Stretching (➡ Bewegung und Sport, Seite 225), dann folgen Kräftigungsübungen für die schwachen Muskeln und zuletzt ein Programm, um das Zusammenspiel der Muskeln zu koordinieren.

Atemübungen

Sie verstärken die Bewegung der Wirbelsäule in die gewünschte Richtung.

Für Lungen- und Asthmakranke und für Personen, die lernen müssen, das Bronchialsekret abzuhusten (➡ Mukoviszidose, Seite 361), gibt es spezielle Atembehandlungen. Mit ihnen ist eine solche Besserung zu erzielen, dass die Dosis der notwendigen Medikamente gesenkt werden kann.

Da die Atmung eng mit der Muskelan- und -entspannung gekoppelt ist und diese wiederum von Gefühlen beeinflusst sind, haben sich spezielle Behandlungsmethoden für Körper und Seele entwickelt. Sie gehen über das Spüren und das Bewusstwerden des Atems den mit den Muskelverspannungen verbundenen Empfindungen nach (➡ Atemtherapie, Seite 848; ➡ Entspannung, Seite 878).

Lähmungsbehandlungen

Wenn bei Querschnittlähmung, nach Unfällen, Schlaganfällen oder Erkrankungen des Nervensystems, wie zum Beispiel der Multiplen Sklerose, Muskeln gelähmt sind, kann ein spezielles Training jene Muskulatur optimal fördern, die der Wille noch steuern kann.

Am häufigsten werden Behandlungen nach Bobath, Vojta oder »PNF« (Propriozeptive neuromuskuläre Faszilitation) angewendet. Sie versuchen, durch Wiederholen bestimmter Bewegungsmuster das im Gehirn gelöschte Steuerprogramm neu zu entwickeln.

Physiotherapeuten müssen für diese Behandlungen eine Spezialausbildung absolvieren.

Anwendung

Beschwerden im Bewegungsapparat sind oft auf unzureichend trainierte oder falsch belastete Muskeln zurückzuführen. Mit Heilgymnastik kann man bei Lähmungen nach Schlaganfällen, Hirnoperationen, Multipler Sklerose oder bei Kindern mit Entwicklungsstörungen Erfolge erzielen. Physiotherapie ist ein unverzichtbarer Bestandteil jeder Rheumabehandlung.

Heilgymnastik hilft bei Erkrankungen des Kreislaufs und Bewegungsapparats, bei psychosomatischen und nervalen Erkrankungen, Behinderungen im Kindesalter, chronischer Verstopfung und Inkontinenz. Eine gezielt eingesetzte, unter kompetenter Anleitung erlernte und regelmäßig durchgeführte Heilgymnastik kann Beschwerden lindern und der Rückbildung von Muskeln und der Versteifung von Gelenken vorbeugen.

Hinweis

Voraussetzung für eine erfolgreiche und schadlose Heilgymnastik ist, dass ausgebildete Experten den richtigen Ablauf der Übungen zeigen und auf eine mögliche Überforderung hinweisen.

Hildegard-Medizin

Die Äbtissin Hildegard von Bingen lebte im 12. Jahrhundert. Sie komponierte eine Vielzahl von Liedern, schrieb Bücher mit theologischem Inhalt, die von ihren Visionen geprägt waren, und zwei heilkundliche Werke, die sich u. a. mit der natürlichen Heilkraft der Lebensmittel und Pflanzen beschäftigte und das Wissen der damaligen Zeit wiedergeben. Für Hildegard ist Gesundheit das gelungene Zusammenspiel vieler voneinander abhängiger Kräfte, Krankheit weist auf ein gestörtes Gleichgewicht hin. Unabdingbare Voraussetzung für Heilung ist ein starker christlicher Glaube.

Die so genannte »Hildegard-Medizin« wird als Selbstbehandlungsmethode in Büchern propagiert und von einer ganzen Reihe von Apotheken angeboten. Heilmittel sollen Pflanzen, ihre Zubereitungen, Edelsteine und Dinkelprodukte sein.

Anwendung

Die Bücher der »Hildegard-Medizin« geben Hinweise zur Behandlung praktisch aller Krankheiten, einschließlich Krebs. Zugelassene »Hildegard-Arzneimittel« gibt es ebenso wenig wie einen wissenschaftlichen Nachweis der Wirksamkeit der Methode.

Hinweis

Die Beschreibungen und Anweisungen der damaligen Zeit, in der Hildegard von Bingen ihre Bücher schrieb, lassen sich nicht ohne weiteres auf heute übertragen. Die Edelsteinmedizin erscheint als magisch-okkulte Methode.

Hochfrequenzstrombehandlung

Die Behandlung mit hochfrequentem Strom durchwärmt – je nach angewandter Frequenz (Kurzwellen, Dezimeterwellen, Mikrowellen) – das Gewebe des Körpers in der Tiefe.

Durchführung

Der erkrankte Körperteil wird bestrahlt. Die Behandlung dauert etwa zehn Minuten und sollte im Tagesabstand zehnmal wiederholt werden.

Anwendung

Mit Hochfrequenzstrom behandelt man chronische Organ- und Gelenkerkrankungen, bei denen die tief im Körper wirkende Wärme heilsam ist.

Hinweis

Eine sorgfältige Dosierung ist sehr wichtig, da die Bestrahlung in der Tiefe wirkt und auf der Hautoberfläche nur eine leichte Erwärmung zu spüren ist. Vor der Behandlung müssen alle Metallgegenstände (Ketten, Uhren, Ringe, Prothesen usw.) abgelegt werden.
Als Nebenwirkung können bei stärkerer Erwärmung leichte Herz-Kreislauf-Beschwerden auftreten. Darüber sollten Sie Ärztin oder Arzt informieren.

Behandlungen mit Hochfrequenzstrom dürfen nicht bei Menschen durchgeführt werden, die Herzschrittmacher oder Metallteile tragen, wie Knochennägel, Stecksplitter oder ein künstliches Hüftgelenk mit Metallelementen. Auch Schwangere dürfen nicht behandelt werden.

Homöopathie

Die Homöopathie ist ein in sich geschlossenes Medizinsystem, das Samuel Hahnemann zu Beginn des 19. Jahrhunderts aufgebaut hat und das von dem der üblichen wissenschaftlichen Medizin sehr abweicht.
Die Homöopathie geht davon aus, dass jedem Menschen eine eigene »Lebenskraft« mit bestimmter Dynamik und Funktion innewohnt. Wird sie gestört, entstehen Krankheiten. Deren Symptome sollen durch homöopathische Arzneimittel beseitigt werden können, weil sie den Körper reizen, seine »verstimmte Lebenskraft« wieder zu regulieren.
Homöopathische Behandlung beruht auf zwei Prinzipien. Eines ist die Prüfung von Arzneimitteln am gesunden Menschen. Dazu testete Hahnemann bei einer ganzen Reihe von Pflanzen und Salzen, wie sie auf gesunde Versuchspersonen wirken. Seine Beobachtungen nannte er »Arzneimittelbilder«. Diese für jede Pflanze und jede Substanz charakteristischen Wirkungen bilden die Grundlage für die »Ähnlichkeitsregel«. Dieses »Simileprinzip« besagt, dass eine Arznei ein ähnliches Leiden erregen kann wie das, welches sie heilen soll. Nach dieser Regel wählen homöopathische Behandler die Arzneimittel aus.
Homöopathen setzen die Auszüge von Pflanzen und Substanzen mal konzentriert, mal in extrem starker Verdünnung ein. Die abnehmende Konzentration soll die Wirksamkeit nicht mindern; vielmehr gelten in der Homöopathie extrem verdünnte Mittel als wirksamer als die konzentrierten.

Homöopathische Arzneimittel

Sie entstehen aus Konzentraten, die nach den Vorschriften des Homöopathischen Arzneibuchs hergestellt und verdünnt werden. Die Homöopathen sprechen von »potenzieren«, weil sie davon ausgehen, dass das Verschütteln die Wirkung der Mittel steigert.
Die Verdünnungen werden mit »D«, »DH« oder »X« bezeichnet, wenn sie im Verhältnis 1 : 10 verdünnt werden (Dezimalpotenzen). Dazu wird 1 Teil Ursubstanz mit 9 Teilen Lösungsmittel verschüttelt = D 1 oder 1 DH oder 1 X. Bei »C« oder »CH« geschieht die Verdünnung in Hunderterschritten (1 : 100; Centesimalpotenz). Bei »LM« wird 1 Teil auf 50 000 Teile verdünnt.
Bis D 6 spricht man von Tiefpotenzen, bis D 12 von mittleren Potenzen, darüber von Hochpotenzen.

Homöopathische Arzneimittel mit rezeptpflichtigen Inhaltsstoffen müssen bis D 3 wie andere Arzneimittel auch Wirkung, Nebenwirkungen und Unbedenklichkeit belegen und vom Bundesinstitut für Arzneimittel und Medizinprodukte zugelassen werden.

Ab D 4 braucht der Hersteller nur Qualität, Unbedenklichkeit und die Herstellung nach dem Homöopathischen Arzneibuch nachzuweisen, damit die Mittel registriert werden. Statt eines Beipackzettels tragen sie auf dem Gefäß den Aufdruck: »Registriertes homöopathisches Arzneimittel, daher ohne Angabe einer therapeutischen Indikation«.

Außerdem gibt es noch Homöopathika, die ohne jegliche Kontrolle von Qualität und Unbedenklichkeit auf dem Markt sind. Da der Produzent zusichert, von ihnen nicht mehr als 1000 Packungen im Jahr herzustellen, braucht er sie der Aufsichtsbehörde nicht einmal anzuzeigen. Ihre Zahl wird auf zehn- bis zwanzigtausend geschätzt.

Durchführung

Vor jeder homöopathischen Behandlung sollte eine schulmedizinische Diagnose klären, ob eine solche Therapie überhaupt angebracht ist.

Eine Homöotherapie beginnt damit, dass der Behandler das individuelle Krankheitsbild ermittelt. Dazu registriert er die körperlichen und seelischen Merkmale der Patienten und ermittelt die Grundzüge von Charakter und Verhalten. In Kombination mit den speziellen Krankheitssymptomen können die Behandler dann das spezifische homöopathische Arzneimittel bestimmen.

Drei unterschiedliche Richtungen haben sich mittlerweile in der Homöopathie etabliert. Die »klassische Homöopathie« hält sich weitgehend an die von Hahnemann vorgegebenen Regeln, wie sie oben beschrieben sind. Die »wissenschaftlich-kritische Homöopathie« behandelt vornehmlich die erkrankten Organe und verwendet dafür wenig verdünnte Mittel (Tiefpotenzen). Die »Komplexmittel-Homöopathie« verwendet fixe Kombinationen mehrerer Einzelmittel, die meist unter dem Namen ihrer Indikationen im Handel sind. Solche fixen Kombinationen widersprechen zwar den Grundlagen der Homöopathie, erfüllen jedoch den Wunsch der Verbraucher nach einer Selbstbehandlung mit »etwas Homöopathischem«. Weitere Diagnose- und Behandlungsverfahren, die manche Behandler anwenden, wie z. B. die Elektroakupunktur (➡ Seite 853), haben mit der Homöopathie Hahnemanns nichts zu tun.

Anwendung

Domäne der Homöopathie ist die Behandlung von »Zivilisationskrankheiten«. Über ihre Wirksamkeit bei Befindlichkeitsstörungen, chronischen Funktionsstörungen, Allergien und Abwehrschwäche ist vielfach berichtet worden. Auch Studien, die wissenschaftlichen Ansprüchen genügen, sind darunter, doch die Ergebnisse sind uneinheitlich. So ist die Frage nach der Wirksamkeit der homöopathischen Behandlung immer noch unbeantwortet. Zur Zeit lautet das Fazit: Homöopathie ist nicht wirksamer als eine Scheinbehandlung.

Bei vielen Erkrankungen kann die Homöopathie als Begleitbehandlung dienen.

Hinweis

Homöopathische Behandlung ist nicht grundsätzlich risikolos und nebenwirkungsfrei. Werden Mittel mit Arsen, Quecksilber, Blei oder Kadmium in Potenzen unter D 8 längere Zeit angewandt, sind chronische Vergiftungen möglich.

Stoffe und Pflanzen, die das Erbgut schädigen oder die Entstehung von Krebs begünstigen, werden in der Homöopathie immer noch verwendet (u. a. Arsenverbindungen, Aristolochia).

Allergie auslösende Pflanzen können etwa bis D 8 empfindliche Menschen gefährden. Besonders problematisch ist das bei injizierten Mitteln, zum Beispiel mit Auszügen aus Bienen (Apis) oder Kreuzspinnen (Araneus).

Die Tiefpotenzen mancher Mittel können akut erkrankte Organe schädigen (z. B. Berberis bei akuter Hepatitis).

Hydrocolontherapie

Die Darmspülung soll »krankheitsfördernde Darmbakterien« und Zersetzungsprodukte entfernen, von denen man annimmt, dass sie den Körper vergiften.

Durchführung

Durch ein Einlaufrohr wird temperiertes Wasser in den Darm geleitet. Der Darminhalt wird über ein ebenfalls in den After eingeführtes Abflussrohr abgeleitet. Eine Darmmassage unterstützt den Reinigungsvorgang. Das Einleiten reinen Sauerstoffs schließt die Behandlung ab. Meist wird zu einer Serie von zehn oder mehr Behandlungen geraten.

Anwendung

Die Hydrocolontherapie soll Krankheiten heilen, die auf einer »Rückvergiftung« durch Krankheitskeime im Darm beruhen. Für diese Theorie gibt es in der wissenschaftlichen Medizin jedoch keine Basis. Darüber hinaus fehlt der Nachweis der Wirksamkeit.

Hinweis

Als Nebenwirkung der Hydrocolontherapie können schmerzhafte Bauchkrämpfe auftreten und infektiöse Krankheiten übertragen werden. Die Behandlung ist risikoreich.
Bei Darm- oder Herzerkrankungen und in der Schwangerschaft darf das Verfahren keinesfalls angewendet werden.

Impulsstrombehandlung

Durchführung

Je eine Elektrode mit nasser Unterlage wird auf die schmerzende und auf eine entfernte Körperstelle gelegt. Der Strom wird 10 bis 30 Minuten hindurchgeschickt. Behandlungsserien an aufeinander folgenden Tagen sind sinnvoll, da der Behandlungserfolg oft erst allmählich eintritt.

Anwendung

Impulsströme können verschiedene Formen vorwiegend chronischer Schmerzen am Bewegungsapparat lindern. Die batteriebetriebenen, tragbaren »TENS«-Geräte (→ Seite 872) stellen eine Sonderform dar, die bei praktisch allen Schmerzkrankheiten nachweislich Linderung bringen.

Infrarotbestrahlung

Infrarotlicht sieht man nicht, aber man spürt die Wärmestrahlung auf der Haut. Es wirkt reflektorisch über das Zentralnervensystem entspannend auf Muskeln und innere Organe.

Durchführung

Der zu bestrahlende Körperteil wird vor die Infrarotlampe bzw. den Glühkasten gebracht.

Anwendung

Die Wärme lindert Schmerzen und fördert die Schleimlösung und Heilung bei chronischen Entzündungen im Kopfbereich, wie Nebenhöhlen- und Mittelohrentzündung, wo man schlecht Packungen oder Wickel anbringen kann.
Die Bestrahlung mit Infrarotlicht wird in der Arztpraxis durchgeführt.

Hinweis

Um sich nicht zu verbrennen, sollte der Abstand zur IR-Lampe nicht selbstständig verringert werden. Wenn sich die Schmerzen nach der Bestrahlung verstärken, ist die Entzündung möglicherweise noch zu »frisch«, um mit Wärme behandelt zu werden.

Inhalation

Dieses alte Hausmittel kann Erkrankungen der Atemwege vorbeugen, ihre Beschwerden lindern und die Heilung beschleunigen, weil der eingeatmete Dampf den zähen Schleim verflüssigt und die Transportfähigkeit der Flimmerhärchen im Nasen-, Rachen- und Bronchialbereich fördert.

Durchführung

Bringen Sie etwa ein Liter Wasser zum Dampfen, beugen Sie sich darüber und stülpen Sie ein Handtuch über. Atmen Sie kräftig durch Nase und Mund. Wiederholen Sie die Inhalation mehrmals täglich. Zusätze von Salz oder Kräutern (Thymian, Salbei, Zinnkraut) fördern die Wirkung.
Ein feuchtes Tuch, über das Gitterbett gespannt, erleichtert dem Baby bei verstopfter Nase das Atmen.

Hinweis

Vorsicht, Verbrühungsgefahr, insbesondere bei Kindern! Inhalationsgeräte vermindern diese Gefahr. Setzen Sie dem Wasser nichts Menthol- oder Kampferhaltiges zu. Diese Zusätze können bei Kindern und empfindlichen Personen zum Ersticken führen. Kamillenzusätze können Allergiekranke gefährden.

Interferenzstrombehandlung

Interferenzstrom entsteht durch Überlagerung verschiedener Frequenzen von Wechselstrom mit Frequenzen von etwa 1 bis 10 kHz. Er passiert die Haut besser als Gleichstrom und wird als angenehmer empfunden. Er dient vornehmlich der elektrischen Muskelstimulation.

Durchführung

Zwei bis vier Elektroden werden mit nassen Schwämmen in der Gegend der schmerzenden Stelle angelegt. Der Strom wird etwa 10 bis 30 Minuten lang hindurchgeschickt.

Anwendung

Interferenzstrombehandlungen sind sinnvoll bei allen Muskelverspannungen. Sie sind auch anwendbar, wenn sich Metallimplantate im Körper befinden. Dennoch sollten die Elektroden nicht in unmittelbarer Nähe zu den Implantaten angebracht werden. Es ist nicht unbedingt erforderlich, feuchte Schwämme unter die Elektroden zu legen, da keine Verätzungen auftreten können.

Kältebehandlungen

Kälte hilft rasch bei akuten Entzündungen und Verletzungen. Bei Kälte ziehen sich die Gefäße zusammen, Blutungen werden gestillt, Schwellungen gehen zurück, Schmerzen werden gelindert.
Angewendet werden Kältepackungen (➡ Seite 861), nasskalte Wickel (➡ Seite 877) oder ein kühlender Chloräthylenspray als Soforthilfe bei Sportverletzungen sowie Kaltluftbehandlung (➡ Seite 861) bei entzündlichem Rheuma.

Kältepackung

Durchführung

Der Körper und auch der Raum, in dem man sich aufhält, sollte warm sein.
Eiswürfel in einem Tuch mit einem Hammer klein schlagen. Eisbruch in einen Plastikbeutel füllen, etwa gleich viel Wasser hinzufügen, Luft hinausdrücken und den Beutel fest zubinden. In ein Tuch gewickelt auf die schmerzende Stelle legen. Auch Kühlcontainer, wie sie für Kühltaschen gebraucht werden, oder fertig gekaufte Kryopackungen sind geeignet. Letztere enthalten ein spezielles Gel, das auch bei Minusgraden weich bleibt. Auch fließendes Kaltwasser kühlt.

Anwendung

Kältepackungen eignen sich als Sofortmaßnahme bei Verstauchungen, Prellungen und Zerrungen sowie bei akut entzündeten Gelenken. Kalte Kompressen auf Puls oder Schläfen sind bei Kreislaufproblemen und Kopfschmerzen nützlich.

Hinweis

Eispackung nie direkt auf die Haut auflegen. Wird die Kälte als unangenehm oder schmerzhaft empfunden, Packung sofort entfernen.

Nicht anwenden bei Menschen mit verringertem Schmerzempfinden (z. B. Diabetiker) oder ausgeprägten Durchblutungsstörungen (z. B. »Raucherbein«).

Kaltluftbehandlung

Durchführung

Die Behandlung kann in der Ganzkörper-Kältekammer oder isoliert am betroffenen Körperteil stattfinden. Dabei wird ein starker Strahl Kaltluft oder verdampfender flüssiger Stickstoff über den Körperteil geleitet. Diese Spezialtherapie gegen starke Schmerzen ist sehr teuer und wird nur im Krankenhaus durchgeführt.

Anwendung

Kaltluftbehandlung lindert effektiv und für längere Zeit die Schmerzen von Menschen mit rheumatoider Arthritis.
Die Therapie mit Kaltluft wird meist mit einer gezielten Ultraschallbehandlung kombiniert.

Hinweis

Bei unsachgemäßer Anwendung besteht die Gefahr von Erfrierungen.

Lasertherapie

Der gebündelte Lichtstrahl eines Hart-Lasers dient als besonders schonendes chirurgisches Messer. Soft-, Mid- und Infrarot-Laser sind von geringerer Intensität, ihre Strahlen sollen die Zellfunktionen in der Haut anregen.

Durchführung

Der Strahl wird je nach angestrebter Wirkung kürzer oder länger auf die gewünschte Stelle gerichtet. Die Behandlung wird mehrmals wiederholt.

Anwendung

Der Soft-Laser soll kosmetische und heilende Wirkung auf die Haut entfalten und gegen allerlei Beschwerden helfen. Er dient auch zur schmerzlosen Akupunktur. Soft-Lasertherapie entfaltet keinerlei therapeutisch nutzbare Wirkung im Gewebe, die über die normalen Lichts vergleichbarer Wellenlänge hinausgeht, und gilt daher als Placebobehandlung.

Lichttherapie (Heliotherapie)

Beim Heilfaktor Sonnenlicht wirken mehrere Mechanismen zusammen:
- UV- und Infrarot-Strahlung wirken auf die Haut.
- Über die Augen hellt Licht das Gemüt auf und verbessert die Leistung, denn es fördert Stoffwechselvorgänge und Hormonproduktion.
- UV-Licht tötet Bakterien ab.

Diese Faktoren können auch einzeln durch künstliche Lichtquellen genutzt werden.

Durchführung

Beginnen Sie mit zwei- bis zehnminütigen Sonnenbädern täglich. Steigern Sie die Dauer jeden oder jeden zweiten Tag auf höchstens eine Stunde täglich. Berücksichtigen Sie bei der Dauer der Sonnenbäder und der Steigerung ihrer Intensität Ihren Hauttyp (➡ Seite 481).

Anwendung

Sinnvoll bei Befindlichkeitsstörungen, Vitamin-D-Mangel, Hauterkrankungen, wie Akne und Psoriasis, sowie bei jahreszeitenabhängig auftretender Depressivität.

Hinweis

Bestimmen Sie vor der Bestrahlung die Empfindlichkeit Ihrer Haut (➡ Sonnenbrand, Seite 482). Tragen Sie ein Sonnenschutzmittel mit einem für Ihren Hauttyp geeigneten Lichtschutzfaktor auf.
Tragen Sie während des Sonnenbades eine UV-Strahlen absorbierende Sonnenbrille.
Ein Sonnen«grill» kann gefährlich werden. Zu starke UV-Bestrahlung und jeder Sonnenbrand erhöhen das Risiko, dass sich Hautkrebs entwickelt. Das gilt auch für das UV-Licht in Solarien.
Zu langes Sonnenbaden macht reizbar und müde. Zudem können Kopfschmerzen, Kreislaufstörungen und Magenprobleme auftreten. Wärmestau kann zum »Hitzschlag« führen.
Bei akuten innerlichen und infektiösen Erkrankungen, bei Schock- und Erregungszuständen sollte nicht mit UV-Licht bestrahlt werden.

Lymphdrainage

Diese Massageform kann gestaute Lymphe ableiten. Sie wird darüber hinaus von Außenseitern angeboten, um diverse Haut-, Nerven- oder Viruserkrankungen zu heilen.

Durchführung

Diese Form der klassischen Massage wird mit sanft kreisenden Druck-Streichungen durchgeführt.

Anwendung

Manuelle Lymphdrainage kann die nach Verletzungen oder Operationen gestaute Flüssigkeit gezielt über die Lymph- und Venenbahnen ableiten. Dazu muss sie immer gemeinsam mit anderen physikalischen Entstauungsmethoden, wie bestimmten Lagerungen, Bandagierungen und Bewegungsübungen, eingesetzt werden.
Bei vielen anderen Krankheiten ist die Wirkung der Lymphdrainage zweifelhaft.

Hinweis

Nicht anwenden bei bösartigen Tumoren, Entzündungen, Thrombosen, Tuberkulose und Asthma.

Magnetfeldbehandlung

Als man in den sechziger Jahren beobachtete, dass Knochenbrüche unter dem Einfluss schwacher elektrischer Ströme rascher heilen als sonst, vermutete man, dass magnetische Felder generell heilsam wirken. Dies ließ sich bisher jedoch wissenschaftlich nicht ausreichend bestätigen. Trotzdem wird Magnetfeldbehandlung mit Geräten, magnetischen Gegenständen und Pflastern nach wie vor angeboten.

Durchführung

Der erkrankte Körperteil wird in ein Magnetfeld gebracht, das eine halbe Stunde bis mehrere Stunden einwirken soll. Die Behandlung wird mehrmals wiederholt und kann Wochen bis Monate dauern.

Anwendung

Magnetfelder sollen bei vielerlei Beschwerden helfen, besonders bei schlecht heilenden Wunden, Rückenproblemen und Knochenbrüchen. Es fehlt jedoch der gesicherte Nachweis ihrer Wirksamkeit. Schmerzlindernd und eventuell heilsam wirkt offenbar die lange Zeit der Ruhigstellung während der Behandlung.
Anders ist es bei der Magnetfeldbehandlung mit einoperierter metallischer Spule bei schlechter Knochenbruchheilung. Hier stimuliert der elektrische Strom, der an der Spule entsteht, die Knochenheilung. In diesem Fall ist die Anwendung sinnvoll.

Manuelle Therapie

Aus der volksmedizinischen Tradition der Knochenrichter haben sich verschiedene Techniken entwickelt, die versuchen, durch Manipulation am Bewegungsapparat die Gesundheit zu beeinflussen.

Dazu gehören die Chiropraktik und die Osteopathie, aus denen gemeinsam sich die Chirotherapie (➡ Seite 852) entwickelt hat. Aus der Osteopathie sind auch die unkonventionellen Methoden SOT (➡ Seite 872) und AK (➡ Seite 846) entstanden.

Makrobiotik

Makrobiotische Ernährung ist Weltanschauung, basierend auf dem Zenbuddhismus. In ihr werden Nahrungsmittel nach dem Yin- oder Yang-Charakter eingeteilt, den man ihnen zuspricht.

Die Ernährung soll dann optimal sein, wenn das Verhältnis von Yin zu Yang fünf zu eins beträgt. Vollkorngetreide soll dieses Verhältnis aufweisen und gilt darum als ideales Nahrungsmittel.

Durchführung

Ursprünglich bedeutete Makrobiotik in seiner vollendeten Form, sich ausschließlich von Getreide zu ernähren. In der abgemilderten Variante, die heute vorwiegend praktiziert wird, ist es eine Art Vollwertkost (➡ Seite 233), bei der allerdings viele wertvolle Lebensmittel abgelehnt werden. In der Makrobiotik gilt das Gebot: Nur bei Durst trinken.

Für Säuglinge und Kleinkinder gibt es unter dem Namen »Kokoh« ein Gemisch aus gemahlenem Getreide, Sesamsamen und Azukibohnen.

Anwendung

Makrobiotische Kost verspricht Gesundheit und ein langes Leben, Vorbeugung und Heilung aller Krankheiten, einschließlich Krebs. Für diese Heilversprechen gibt es keine gesicherten Belege.

Hinweis

Eine Ernährung vorwiegend mit Getreide, ohne reichlich Obst und Gemüse und ohne eiweißreiche Produkte, führt zu Mangelerscheinungen.

Bei einer zu geringen Trinkmenge besteht die Gefahr von Nierenfunktionsstörungen.

Werden Säuglinge und Kleinkinder ausschließlich mit »Kokoh« ernährt, ist das lebensgefährlich.

Massagen

Berühren und Streichen ist wohl die älteste Form der Heilbehandlung: In jeder Kultur haben sich daraus Heilmassagen entwickelt, die auf bestimmte Beschwerden ausgerichtet waren und auch der Geburtserleichterung dienten. Jede Massage zielt auf die Regeneration des Körpers ab und belebt die Selbstheilungskräfte. Massagen können Spannungen und Ängste lösen, deshalb zählen sie zu den ganzheitlichen Behandlungsformen, die gleichermaßen dem Körper und der Seele wohl tun. Ihre volle Wirkung entfalten sie erst nach einigen Wiederholungen.

Die verschiedenen Massagetechniken haben ihre eigene Philosophie: Die westliche Tradition, die auf der Schwedischen Massage fußt, will krankhafte Veränderungen in Haut, Bindegewebe und Muskulatur, Sehnen und Gelenken normalisieren. Zu ihr zählen die klassische Massage (➡ Seite 863), Lymphdrainage (➡ Seite 862), Unterwasser-Druckstrahlmassage und Reflexzonenmassagen (➡ Seite 869). Sie werden von staatlich geprüften Physiotherapeuten, Masseuren und Krankengymnasten angeboten und gehören zu den grundlegenden Naturheilmethoden bzw. denen der Physikalischen Therapie.

Die östliche Tradition beruht auf der Vorstellung von einer im Körper zirkulierenden kosmischen Energie, die von verspannten Muskeln blockiert wird. Massage soll den ungehinderten Energiefluss wieder ermöglichen. Zu diesen Formen gehört z. B. Akupressur/Shiatsu (➡ Seite 848).

Es hat sich eine große Zahl von Mischformen entwickelt, darunter z. B. Fußreflexzonenmassage (➡ Seite 855) und Rolfing (➡ Seite 870).

Klassische Massage

Massage ist eine Reiztherapie, die über die Nervenenden in Haut, Unterhaut und Muskulatur auf den gesamten Organismus einwirkt. Wärme, Berührung, Druck, Zug, Streichen und Schmerz werden über die Nervenbahnen weitergeleitet.

Das regt die Durchblutung an und reguliert das vegetative System, die Muskelspannung und die Funktion der Organe, regt den Lymphfluss und die Produktion von Gewebehormonen an.

Varianten der klassischen Massage sind die Lymphdrainage (➡ Seite 862) und die Unterwasserdruckstrahlmassage (➡ Seite 874).

Durchführung

Einer Massage zu Heilzwecken sollte eine ärztliche Untersuchung vorangehen. Die klassische Massage, auch

Schwedische Massage genannt, verwendet verschiedene Griffarten (➡ Seite 864), die immer von den Randzonen zum Körperzentrum hin durchgeführt werden.
Zur Vorbereitung der Massage sind leichte Bewegungsübungen sinnvoll.
Wärmebehandlungen werden besser erst nach einer Massage verabreicht.

Anwendung

Massagen sind sinnvoll bei rheumatischen Schmerzen, Rücken- und Gelenkschmerzen, Muskelverspannungen, zur Rehabilitation nach Operationen und Verletzungen am Bewegungsapparat, bei Fehlatmung, Kopfschmerzen, Bluthochdruck und Migräne. Sie eignen sich zur Entspannung und bei psychisch bedingten Funktionsstörungen.

Hinweis

Nicht massiert werden darf bei Fieber, akuten Entzündungen, Geschwüren und Hauterkrankungen, ebenso keine Massagen bei Thrombosegefahr, Herzinfarkt, Arteriosklerose und Tumoren.

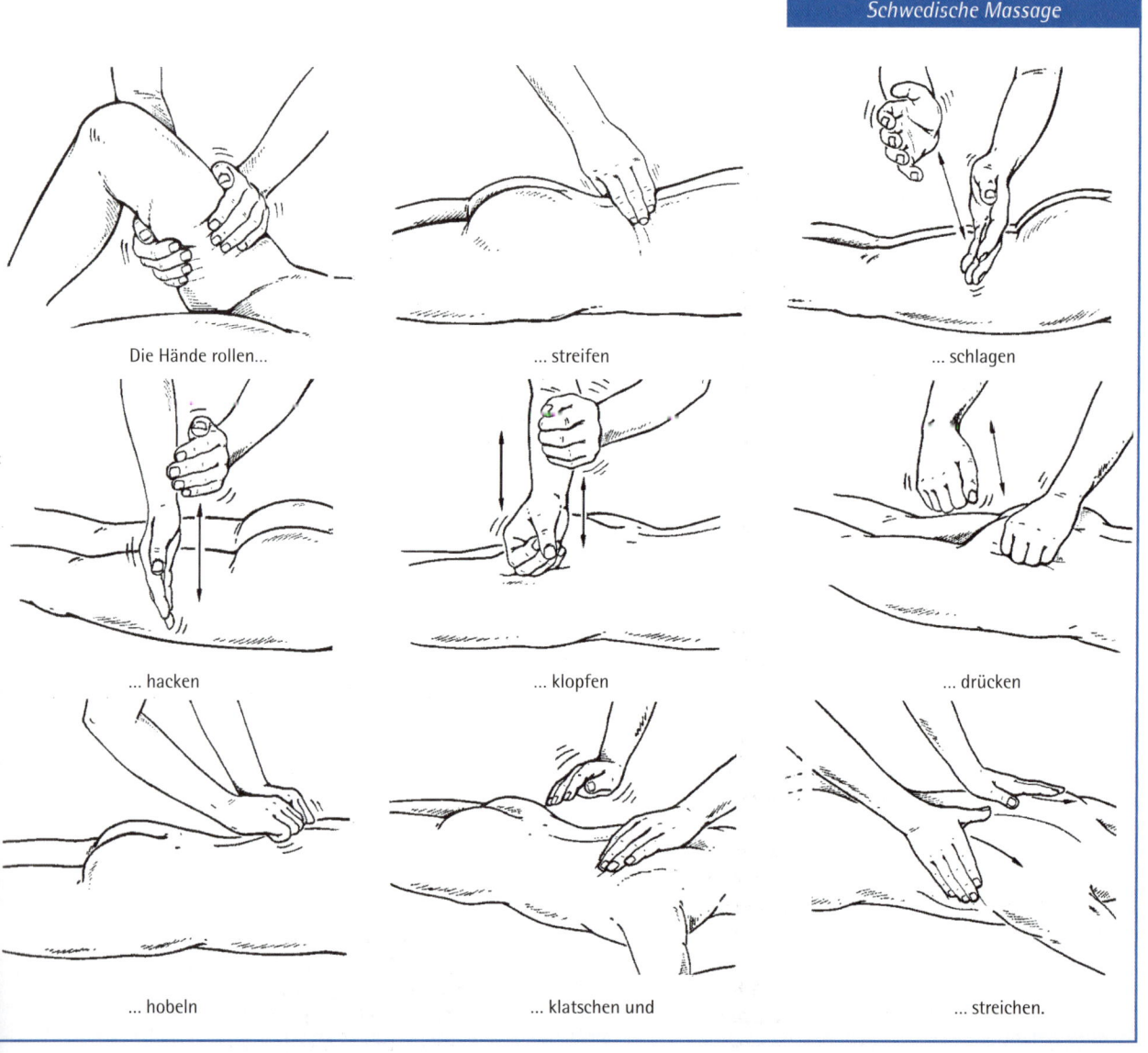

Schwedische Massage

Die Hände rollen...   ... streifen   ... schlagen

... hacken   ... klopfen   ... drücken

... hobeln   ... klatschen und   ... streichen.

Selbstmassage

Schon wer unbewusst den verspannten Nacken knetet, massiert sich selbst. Gezielt am ganzen Körper eingesetzt, kann Selbstmassage erfrischen und entspannen.

Durchführung

Vor Beginn der Massage sollten Sie ein paar Mal genüsslich ein- und ausatmen und die Hände mit Öl warmreiben. Mit ausgestreckten Beinen auf den Boden setzen. Beide Füße abwechselnd durchkneten. Knöchel und Unterschenkel, Kniegelenk und Oberschenkel innen und außen bearbeiten. Von den Füßen zum Herzen hin stark kneten und streichen, schwächer in der entgegengesetzten Richtung. Dann mit angezogenen Beinen auf den Boden legen. Vom Schambein um die Hüfte herum bis zum Sitzknochen massieren. Auf eine Seite legen. Die Pobacke bis zum Kreuzbein hin, um das Hüftgelenk nach vorne massieren. Auf der anderen Seite wiederholen.

In Rückenlage von der Magengrube zum Schlüsselbein hin massieren. An den Rippen von innen nach außen. Im Liegen den Muskel vom Schultergelenk zum Hals drücken. Schulterblatt, Halsseite und Nacken kneten so weit wie möglich. Anschließend im Sitzen mit beiden Händen von der Hüfte an der Rückseite hoch massieren. Beide Hände, Unterarme, Oberarme, Achseln und Schultergelenke streichen. Rücken auf einem Besenstiel, Nudelholz oder Tennisball hin- und herrollen. Zuletzt streichen Sie von der Stirn zum Kinn, immer von der Gesichtsmitte nach außen. Massieren Sie auch den Unterkiefer, die Ohren von unten nach oben und zuletzt die Kopfhaut mit sanften Strichen.

Mikrobiologische Therapie
(Symbioselenkung)

Auf der Schleimhaut des gesunden Darms siedelt eine riesige Menge Bakterien. Sie sind notwendig für ein funktionierendes Abwehrsystem.
Kerngedanke der Symbioselenkung ist, dass ein gestörtes Mischungsverhältnis der Bakterien krank macht und seine Regulation wieder für Gesundheit sorgt. Die Mikrobiologische Therapie setzt vornehmlich auf den immunmodulierenden Effekt der Medikamente.

Durchführung

Bakterienprodukte, geschluckt oder gespritzt, sollen das Immunsystem anregen (Präparate: *Pro-Symbioflor, Symbioflor 1, Symbioflor 2*).
»Autovakzine« werden in einem spezialisierten Labor für alle Patienten gesondert hergestellt. Sie enthalten abgetötete Keime, die aus Stuhl, Harn, Nasensekret, Speichel, Rachenabstrich, Vaginalsekret oder Eiter gewonnen wurden.
Die Behandlung dauert mindestens einige Wochen, bei schweren Krankheiten auch Monate bis Jahre.

Anwendung

Die Mikrobiologische Therapie soll die Abwehr beeinflussen und aktivieren.
Für immer wiederkehrende Entzündungen von Mandeln und Nasennebenhöhlen und bei Erkältungen ist ihre Wirksamkeit nachgewiesen.
Bei allen anderen Krankheiten gilt sie als unspezifische Reiztherapie.

Hinweis

Die Injektion der Bakterienpräparate ist risikoreich. Die Bandbreite der Nebenwirkungen reicht von leichten Hautrötungen am Einstichort bis zum lebensbedrohlichen allergischen Schock.

Moxibustion

➡ Akupunktur, Seite 847.

Neuraltherapie

Das Verfahren wurde von dem Ärztepaar Huneke entwickelt. Seine Wirkung beruht auf den nervalen Verbindungen zwischen inneren Organen und bestimmten Hautarealen (➡ Reflexzonentherapien, Seite 870).
Darüber hinaus gibt es in der Neuraltherapie aber die Vorstellung, dass Verletzungen und Narben Körperregionen beeinflussen, zu denen keine Nervenverbindung besteht, und dass sie dort chronische Beschwerden erzeugen können (*Störfeldtheorie*).

Durchführung

Segmenttherapie: Medikamente zur örtlichen Betäubung (Prokain und Lidokain) werden in das Gewebe (*Infiltration*) oder oberflächlich unter die Haut (*Quaddeln*) gespritzt. Dies geschieht entweder direkt in die schmerzende Stelle hinein oder in die entsprechenden Reflexzonen.
Mehrmalige Behandlungen sind üblich.

Störfeldtherapie: Durch Hineinspritzen in »Störfelder« wird versucht, chronische Beschwerden zu behandeln. So soll etwa eine Injektion in eine Narbe am Schienbein chronischen Schulterschmerz beseitigen können.

Anwendung

Als lokale Schmerzbehandlung kann Neuraltherapie Erleichterung bringen. Gebräuchlicher ist dafür heute der Begriff »Therapeutische Lokalanästhesie« (TLA). Die Störfeldbehandlung dagegen gilt als zweifelhaft und risikoreich. Dass die Neuraltherapie nach Huneke für sich in Anspruch nimmt, fast jedes Leiden heilen zu können, ist suspekt.

Hinweis

Bei Blutgerinnungsstörungen und Magengeschwüren darf Neuraltherapie nicht angewendet werden.
Prokain und Lidokain können Allergien auslösen. Kreislaufprobleme und Herzrhythmusstörungen bis zum Herzstillstand sind möglich, Todesfälle sind dokumentiert.
Es besteht das Risiko von Nerven-, Gefäß- und Organverletzungen und der Übertragung von Infektionen.

Nosoden

Die Idee der Nosoden ist eine Mischung aus Impfprinzip und Homöopathie. Aus Bakterien, ihren Giftstoffen, Viren, Blut, Eiter usw. werden homöopathisch potenzierte Arzneimittel hergestellt, die die Empfänger gespritzt bekommen.
Die Ausgangsstoffe werden sterilisiert, sodass sie nicht mehr infektiös sind.

Durchführung

Nosoden werden als »homöopathische Impfung« eingesetzt und bei chronischen Krankheiten unbekannter Ursache gespritzt. Teilweise wählt man sie mittels Elektroakupunktur (➡ Seite 853) oder ähnlichen unkonventionellen Testmethoden aus.

Anwendung

Nosodenbehandlung soll bei akuten und immer wiederkehrenden Infektionskrankheiten, bei entzündlich-rheumatischen Erkrankungen und bei Allergien helfen. Über besonders gute Erfolge wird bei der Behandlung von Kindern berichtet.
Die Wirksamkeit der Behandlung ist wissenschaftlich nicht nachgewiesen. Eine wirksame Impfung ist mit ih-

nen nicht möglich. Auch eine Malariainfektion verhindern Nosoden nicht.

Hinweis

Nosodeninjektionen bringen – trotz hoher Verdünnung – artfremdes Eiweiß in den Körper eines Menschen. Darauf kann er mit einer lebensbedrohlichen allergischen Krankheit reagieren. Todesfälle sind bekannt geworden. Schwere Krankheitsfälle nach »homöopathischen Impfungen« mit Nosoden sind dokumentiert.

Organotherapie

Früher (Frisch-)Zelltherapie, heute Organotherapie – Behandlungsarten, bei denen Menschen Produkte aus tierischen oder menschlichen Geweben oder Organen gespritzt bekommen. Dahinter steckt der Gedanke, dass es die Menschen verjüngen soll, wenn sie Zellen von gesunden, möglichst sogar embryonalen Geweben oder Organen gespritzt bekommen.

Durchführung

Die Extrakte werden gespritzt, manche auch geschluckt, inhaliert oder eingerieben. Oft wird eine kurmäßige Anwendung empfohlen; je schwerer die Krankheit, desto länger die Kur.

Anwendung

Die Indikationen erstrecken sich über nahezu den gesamten Medizinbereich, einschließlich Krebs. Besonders betont werden »Regeneration«, »Revitalisierung« und altersbedingte Abbauerscheinungen.
Für all diese Indikationen gibt es keinen wissenschaftlich akzeptierten Wirksamkeitsnachweis. Schon die Grundidee, dass sich injizierte Fremdzellen oder ihre Bestandteile im Körper ansiedeln, ist falsch.

Hinweis

Das Spritzen von Präparaten aus artfremdem Eiweiß ist gefährlich. Allergische Reaktionen bis zum tödlichen Schock sind möglich. Eine besondere Gefahr besteht für Asthmakranke. Langfristig können sich Autoimmunkrankheiten entwickeln.
Fertige Arzneimittel zur Frischzellenbehandlung sind schon lange verboten. Immer noch nicht verboten ist hingegen jene Behandlung, bei der Zellen von Lammföten unmittelbar nach ihrer Gewinnung gespritzt werden. Hierbei können ebenfalls allergische Reaktionen auftre-

ten und zusätzlich noch Infektionskrankheiten übertragen werden. 30 Todesfälle und noch mehr lebensbedrohliche Nebenwirkungen nach dem Spritzen von Frischzellen sind dokumentiert.

Ozontherapie

Ozon ist ein stechend riechendes Gas (O_3), das die Atmungsorgane reizt, bereits in geringen Konzentrationen giftig ist und Bakterien, Pilze und Viren abtötet. Die Ozontherapie geht davon aus, dass vielen Krankheiten Sauerstoffmangel oder eine entartete Zellatmung zu Grunde liegt und dass kleinste Mengen zugeführten Ozons zu ihrer Heilung beitragen könnten.

Durchführung

Die Sauerstoff-Ozon-Mischung wird in das erkrankte Gewebe gespritzt, eitrige oder erkrankte Hautstellen werden damit begast oder besprüht, die Mischung wird in Körperöffnungen eingeblasen. Bei Erkrankungen im Mund- und Kieferbereich verwendet man ozonierte Lösungen zur Spülung.
Bei der so genannten »Blutwäsche« (➡ Eigenblutbehandlung, Seite 852) wird entnommenes Blut mit Ozon aufgeschäumt und dann in den Muskel gespritzt oder über die Vene wieder in den Kreislauf zurückgegeben.

Anwendung

Die Ozontherapie wird gegen alles und jedes angeboten, von Allergie bis Krebs und sogar gegen Aids; Injektionen hauptsächlich bei Durchblutungsstörungen und gegen Altersleiden; Begasung bei Wunden und eitrigen Krankheiten; ozoniertes Wasser zur Spülung und für Trinkkuren. Die Wirksamkeit ist nicht nachgewiesen.

Hinweis

Ozon ist hochgiftig und hemmt – entgegen der Behauptung, Sauerstoffmangel auszugleichen – die Sauerstoffabgabe an das Gewebe.
Das Risiko von Zwischenfällen ist groß: Kopfweh, Schwindel, Übelkeit, Husten, Krämpfe, Ekzeme, Herzrhythmusstörungen, Kreislaufkollaps, Ohnmacht, Gehirnschädigungen, bleibende Lähmungen und Erblindung sowie die Übertragung von Hepatitis sind dokumentiert.
Dieser Therapie sollte man sich nur dort unterziehen, wo es lebensrettende Einrichtungen gibt, auf keinen Fall jedoch nach Herzinfarkt und Schlaganfall, bei Magengeschwüren, Schilddrüsenproblemen und in der Schwangerschaft.

Pflanzenheilkunde (Phytotherapie)

Pflanzen gehören zu den ältesten Arzneimitteln. Seit dem 19. Jahrhundert wurden in Europa ihre Wirkstoffe isoliert und deren Wirkung erforscht. Rein hergestellte Pflanzeninhaltsstoffe, wie Digitalis oder Atropin, gehören heute zum normalen Arzneischatz. Für viele Heilpflanzen ist bekannt, welcher Inhaltsstoff Träger der Hauptwirkung ist. Trotzdem gibt es noch viele Pflanzen, die unbestritten wirken, deren Inhaltsstoffe und Wirkung sich einander jedoch noch nicht zuordnen lassen. Manchmal wirkt auch die isolierte Substanz anders als ein Auszug aus der ganzen Pflanze. Offenbar kann die Wirkung der ganzen Pflanze mehr sein als die Summe ihrer Teile.
Pflanzliche Arzneimittel gibt es getrocknet als »Drogen«, aus denen man Tee zubereitet, oder als Fertigpräparate, die die Industrie hergestellt hat (»Phytopharmaka«, ➡ Seite 869).

Durchführung

Tees sind typische Hausmittel. Auch mit pflanzlichen Fertigprodukten, den Phytopharmaka, versuchen viele Menschen, Beschwerden zunächst einmal selbst zu kurieren. Außerdem verschreiben viele Ärzte in Deutschland regelmäßig Pflanzenmittel.

Tees
Ein Tee ist ein wässriger Auszug aus getrockneten Pflanzenteilen (Blüten, Blättern, Kraut, Hölzern, Rinden, Wur-

---

Kamillentee
- *Ein Esslöffel Kamillenblüten mit einer mittelgroßen Tasse kochenden Wassers übergießen.*
- *Zehn Minuten bedeckt stehen lassen, abseihen.*

Salbeitee
Zubereitung: *wie Kamillenblüten.*
Anwendung: *Bei Halsentzündungen alle zwei Stunden den Mund mit der Lösung ausspülen, die so warm wie erträglich sein sollte.*

Einzelne Teerezepte stehen bei den jeweiligen Krankheiten
Beruhigungstee ➡ *Schlafstörungen, Seite 399*
Hustentee ➡ *Akute Bronchitis, Seite 531*
Magentee ➡ *Nervöser Magen, Seite 620*
Blähungstreibender Tee ➡ *Nervöser Darm, Seite 636*
Abführtee ➡ *Verstopfung, Seite 639*
Blasen- und Nierentee ➡ *Blasenkatarrh, Seite 653*

zeln, Früchten, Samen). Seine Zubereitung richtet sich nach den verwendeten Pflanzenteilen.

Aufguss (Infus)

Bei den meisten Blatt-, Blüten- und Krautdrogen und bei stark zerkleinerten Rinden- und Wurzeldrogen wird die vorgeschriebene Menge an Pflanzenteilen in einem Gefäß mit kochendem Wasser übergossen. Gefäß abdecken und fünf bis zehn Minuten stehen lassen. Danach umrühren und abseihen.

Abkochung (Decoct)

Sehr harte Pflanzenteile, wie Hölzer, Wurzeln und Rinden, werden in der vorgeschriebenen Menge in kaltem Wasser angesetzt. Dann wird das Wasser zum Kochen gebracht und fünf bis zehn Minuten am Kochen gehalten (umrühren!). Nach kurzem Stehen seiht man die festen Stoffe ab.

Kaltauszug (Mazerat)

Diese Zubereitungsform eignet sich vor allem für schleimhaltige Drogen, wie Eibischwurzel oder Leinsamen. Die vorgeschriebene Menge Pflanzenteile wird mit kaltem Wasser übergossen und bei normaler Raumtemperatur mehrere Stunden stehen gelassen. Danach wird abgeseiht. Bei einem Kaltauszug werden Keime und Pilze nicht abgetötet. Dazu müsste man den abgeseihten Tee vor dem Trinken kurz aufkochen.

Fertigtees

Fertig abgepackte Teezubereitungen sind in Apotheken und im Lebensmittelhandel erhältlich. Dabei gibt es unterschiedliche Qualitäten.

Teefilterbeutel: Ein Beutel enthält die für eine Tasse Tee notwendige Menge an Pflanzenmaterial. Die Qualität solcher Fertigtees ist jedoch für Laien nur schwer zu bestimmen. Macht der Hersteller auf der Verpackung gesundheitsbezogene Angaben, zum Beispiel bei Fencheltee »Zur Schleimlösung bei Husten, besonders bei Kleinkindern und Säuglingen«, dann muss der Inhalt gesetzlichen Standards entsprechen, die eine gewisse Qualität sichern.

Der Aufdruck »Besonders in der Erkältungszeit für Kinder geeignet« ist keine gesundheitsbezogene Angabe. Das Produkt kann ein Lebensmittel sein. Dann braucht von dem wertgebenden Inhaltsstoff des Fenchels, dem ätherischen Öl, nur die Hälfte enthalten zu sein.

Instanttees: Sie sind schnell zubereitet, können aber nicht ohne weiteres mit einem selbst aufgebrühten Tee gleichgesetzt werden. Bei der industriellen Herstellung solcher Teezubereitungen können Inhaltsstoffe der Pflanze verloren gehen, andere werden hinzugefügt, damit ein dosierbares Teepulver entsteht. Teegranulat kann bis zu 97 Prozent aus Zucker bestehen. Manche Hersteller verwenden als Granulatbasis Zuckeraustauschstoffe oder Eiweißextrakte.

Sinnvoller sind Instanttees aus Sprühextrakt. Diese Herstellungsart erhält die wichtigsten Wirkstoffe besonders gut, und sie enthält etwa 20 Prozent des Drogenextraktes. Instanttees ziehen leicht Feuchtigkeit an und klumpen dann.

Alkoholische Auszüge

Viele Pflanzen werden mit Alkohol ausgezogen und dann als Extrakt oder Tinktur eingenommen (Beispiel: Baldriantropfen).

Phytopharmaka

Dieses sind Kunstprodukte aus natürlichen Ausgangsmaterialien, die durch Extraktion, Konzentration, Trocknung oder ähnliche Arbeitsgänge entstanden sind. Diese Produkte können die Erfahrung, die man mit der traditionellen Anwendung von Pflanzenmitteln als Tee oder Tinktur lange Zeit gemacht hat, nicht ohne weiteres für sich beanspruchen, weil die Verarbeitungsschritte Inhaltsstoffe und Wirkungen verändert haben können.

Phytopharmaka müssen ihre Wirkungen und Nebenwirkungen nachweisen, um als Arzneimittel zugelassen zu werden.

Allerdings gelten für Phytopharmaka hinsichtlich des Wirksamkeitsnachweises »weichere« Kriterien als für andere Arzneimittel. Es zählen nicht nur klinische Nachweise, sondern sie dürfen auch die alltägliche Erfahrung, die mit den Mitteln gemacht worden ist, mit einbeziehen.

Bis 2004 können noch viele »Altmedikamente« verkauft werden, die bereits vor 1976 im Handel waren und für die weder Wirksamkeit noch Unbedenklichkeit nachgewiesen sind (➡ Verschiedene Arzneimittelsorten, Seite 834).

Anwendung

Pflanzenmittel eignen sich zur Behandlung von Befindlichkeitsstörungen und leichten, vorübergehenden Krankheiten, und sie unterstützen die Behandlung von chronischen, psychosomatischen und funktionellen Störungen.

Kräuterzubereitungen können helfen, andere Arzneimittel einzusparen, oder sie lindern deren unvermeidliche Nebenwirkungen.

Hinweis

- Aloe, Besenginster, Poleiminze und Teufelskralle dürfen nicht während der Schwangerschaft eingenommen werden.
- Beinwell, Huflattich, Kreuzkraut und Pestwurz dürfen nur zeitlich beschränkt angewendet werden. Diese Pflanzen enthalten Pyrrolizidinalkaloide (PA), die nachweislich die Leber schädigen und sogar Krebs auslösen können.
- Bei längerer Anwendung von anthrachinonhaltigen pflanzlichen Abführmitteln (➡ Seite 639) ist zu befürchten, dass sie die Entstehung von Dickdarmkrebs begünstigen können. Sie dürfen darum nur noch bei Verstopfung und nicht länger als ein bis zwei Wochen angewandt werden.
- Bei Versuchen mit indischem und mexikanischem Baldrian traten im Tierversuch Erbgut verändernde Eigenschaften auf. Inwieweit das auf Menschen übertragbar ist, ist unklar.
- Pflanzen können Allergien auslösen. Es kann ein Hautausschlag auftreten, der schnell wieder abklingt; er kann aber auch chronisch werden. Wer einmal auf eine Pflanze allergisch reagiert hat, muss immer wieder auf ähnliche Reaktionen gefasst sein. Manche Pflanzen können bereits durch das Einatmen ihres Staubs Asthmaanfälle auslösen.

Physikalische Therapie

Unter physikalischer Medizin versteht man »Reiztherapien« (➡ Seite 846), die auch unter dem Begriff »Naturheilverfahren« zusammengefasst werden: Massagen, Heilgymnastik, Wärme- und Kältebehandlungen (➡ unter dem jeweiligen Stichwort) sowie Bade-, Trink- und Klimakuren (➡ Kuren, Seite 884). Darüber hinaus verwendet die Physikalische Medizin die elektrophysikalischen Wirkungen von Ultraschall (➡ Seite 874) und Lichtwellen (➡ Lichttherapie, Seite 862) sowie Gleichstrom und Nieder- oder Hochfrequenzstrom (➡ Elektrotherapie, Seite 854).

Physikalische Behandlungen regen Stoffwechselvorgänge und die Regelsysteme des Körpers an, trainieren bzw. dämpfen sie und können manchmal auch krankhafte Vorgänge hemmen.

Die meisten physikalischen Techniken wirken bis knapp unter die Haut. Lediglich die Wirkung der Elektrotherapie dringt tiefer ein. Trotzdem hat man seit jeher mit Physikotherapie auch innere Organe behandelt (➡ Reflexzonentherapien, Seite 870).

Reflexzonenmassagen

Die bekannteste Reflexzonenmassage ist die Bindegewebemassage.

Sie beeinflusst die schmerzhaften Verquellungen im Unterhautgewebe des Körpers und wirkt so auf vegetative Störungen der inneren Organe.

Die Verspannungszonen können Therapeuten mit den Fingerkuppen ertasten. Mit speziellen ziehenden Griffen werden diese Zonen durchgearbeitet.

Bei der *Muskelreflexzonenmassage* werden auch die mitbetroffenen verspannten Muskelpartien mit Druckgriffen massiert.

Periostmassagen nutzen die Reflexbahnen zwischen Organen und bestimmten Zonen auf der Knochenhaut. Diese werden mit dem Fingerknöchel minutenlang gedrückt.

Kolonmassagen regen bestimmte Zonen am Dickdarm an.

Anwendung

Bindegewebemassagen helfen bei Funktionsstörungen innerer Organe, wie z. B. denen von Herz, Bauch und Unterleib; bei Gastritis, Regelstörungen, vegetativen Störungen, Venenleiden und bei Strukturveränderungen der Bindegewebe.

Periostmassagen lindern Schmerzen bei Arthrosen und Rückenproblemen.

Kolonmassagen lindern Blähbauch und Verstopfung.

Hinweis

Bindegewebemassage sollten nur gut ausgebildete Fachkräfte durchführen. Sie kann sehr schmerzhaft sein. Häufig treten starke Reaktionen auf, wie Schweißausbrüche, Herzrhythmusstörungen, Durchfall, unerwartete Menstruation.

Nicht anwenden bei akuten Entzündungen, kurz nach einem Herzinfarkt, bei Osteoporose, Tumoren, Psychosen und in der Schwangerschaft.

Reflexzonentherapien

Diese Behandlungsformen beruhen auf der Entdeckung, dass kranke Organe Veränderungen und Schmerzen an bestimmten, klar umgrenzten Hautarealen, den *Head'schen Zonen*, hervorrufen.

Behandelt oder reizt man diese Areale, so kann man über die verbindenden Nervenbahnen auch auf die inneren Organe einwirken.

Diesen Zusammenhang kann man mit Wärme- und Kältebehandlungen sowie Elektrobehandlungen nutzen. Teilweise beruhen auch die Effekte der Neuraltherapie, der Akupunktur und der ihr verwandten Methoden darauf (➡ jeweils unter dem Stichwort).

Für bestimmte Beschwerden haben sich spezielle Reflexzonenmassagen (➡ links) entwickelt, wie die Bindegewebe-, Muskelreflex-, Periost- und die Kolonmassage.

Rolfing

Diese Tiefenmassage will verkürzte oder verzerrte Sehnen und Muskeln wieder in ihre ursprüngliche Form bringen und so von Schmerzen befreien.

Durchführung

Die Behandler bearbeiten mit extrem starkem, konzentrierten Druck mit allen Knöcheln einer geschlossenen Hand oder den Ellenbogen bestimmte Punkte am Bindegewebe und an jenem Gewebe, das die Muskelbündel umhüllt. Üblich sind zehn Behandlungen von je einer Stunde. Sie können sehr schmerzhaft sein und starke Gefühle und Erinnerungen auslösen.

Anwendung

Rolfing wird angeboten, um die körperliche und seelische Haltung aufzurichten. Der Nachweis der Wirksamkeit fehlt jedoch.

Hinweis

Die Methode ist sehr schmerzhaft. Sie sollte nicht bei psychischen Störungen angewendet werden.

Die Methode ist wissenschaftlich nicht anerkannt.

Sauerstoffbehandlungen

Inhalation von Sauerstoff kann in Notfällen und bei Atmungsschwäche lebensrettend sein.

Der Physiker von Ardenne versuchte darüber hinaus mit der Sauerstoffmehrschritttherapie, SMT, den Altersprozess hinauszuzögern.

Durchführung

Nach Einnahme eines Medikamentencocktails wird über eine Maske Sauerstoff eingeatmet. Währenddessen oder anschließend werden gezielte Bewegungsübungen durchgeführt.

Anwendung

Das Einatmen von Sauerstoff soll Krankheiten und Altersfolgen, wie Durchblutungsstörungen, Hör- und Sehschwäche, Verschleißerscheinungen an den Gelenken und chronischen Hautleiden, vorbeugen und anderes mehr. Die spezielle Variante *Krebsmehrschritt-Therapie* soll Krebsleiden lindern. Die behaupteten Heilwirkungen sind jedoch nicht ausreichend nachgewiesen.

Bei Schleimhautentzündung, schweren Lungenerkrankungen, Herz- und Bronchialasthma darf die Sauerstoffmehrschritttherapie nicht angewendet werden. Das gleiche gilt für chronischen Sauerstoffmangel (*Hypoxämie*). Hier kann eine SMT zu Bewusstseinsstörungen und Koma führen. Zu viel Sauerstoff kann einen Zustand herbeiführen, der einer akuten Atemnot gleicht.

Eine Sauerstoffmehrschritttherapie sollte nur in solchen Institutionen durchgeführt werden, wo es lebensrettende Einrichtungen gibt.

Sauna

Diese Form der Wärmebehandlung nutzt die Luft als Wärmeträger. In der trocken-heißen Luft der Sauna (90 bis 100 °C) beginnt der Körper zu schwitzen. Beim Aufguss steigt die Luftfeuchtigkeit schlagartig an, der Körper reagiert darauf mit einem Schweißausbruch. Anschließend folgt eine abrupte Abkühlung. Der Wechsel zwischen heiß und kalt ist ein ideales Kreislauftraining für gesunde Menschen.

Allerdings ist es für diesen gesundheitlichen Effekt nicht unbedingt erforderlich, einen Aufguss zu machen. Allein der Heiß-Kalt-Wechsel genügt.

Durchführung

Ein Saunagang dauert so lange, wie es der Einzelne verträgt. In der Regel sind es acht bis zehn Minuten. Nach etwa fünf Minuten können Sie einen Aufguss machen. Gießen Sie dazu Wasser, eventuell versetzt mit pflanzlichen Essenzen (kein Alkohol!), auf den Saunaofen, und verteilen Sie den Dampf durch Bewegungen mit einem Handtuch gleichmäßig im Raum. Kühlen Sie sich anschließend bei Bewegung im Freien ab, oder duschen Sie kalt oder kühlen Sie sich im kalten Becken ab; tauchen Sie dabei auch den Kopf unter.

Ruhen Sie anschließend liegend, eingehüllt in eine Decke. Im Abstand von einer halben Stunde den Saunagang ein- bis zweimal wiederholen. Der Aufguss ist nicht unbedingt nötig, man kann stattdessen auch länger aufwärmen.

Anwendung

Regelmäßiges Saunieren härtet ab, beugt Erkältungen vor, fördert die Durchblutung, bringt aber auch Erleichterung bei Ischias, Rheuma und Regelschmerzen. Saunieren entspannt. Voraussetzung dafür ist, dass man sich dafür mindestens zwei bis drei Stunden Zeit nimmt.

Gesunde können bedenkenlos mehrmals wöchentlich in die Sauna gehen. Auch kleine Kinder können saunieren, wenn sie sich dabei wohl fühlen.

Hinweis

- Nicht unmittelbar vor dem Saunieren essen.
- Verlassen Sie die Sauna, sobald Sie sich nicht mehr ganz wohl fühlen.
- Im Tauchbecken sollten sich nur ganz Gesunde abkühlen.
- Sauna-Neulinge sollten auf der mittleren oder unteren Stufe beginnen; der obere Rost bleibt Geübten vorbehalten.

Beim Saunieren nimmt man nicht ab. Den Verlust des ausgeschwitzten Wassers sollten Sie durch Trinken von Mineralwasser oder Fruchtsaft erst nach dem Saunieren wieder ausgleichen.

Bei akuten Infektionskrankheiten, Erkältung, Herz- und Gefäßkrankheiten sind Saunabesuche verboten. Auch bei Krampfadern wird davon abgeraten. Fragen Sie im Zweifelsfall Ihre Ärztin oder den Arzt.

Schröpfen

Die Behandlung mit Schröpfköpfen ist eine uralte Reiztherapie und zählt zu den ausleitenden Verfahren (➡ Seite 848).

Durchführung

Mehrere kleine, glockenförmige Kuppeln, in denen ein Vakuum erzeugt wird, werden in Abständen auf dem Rücken aufgesetzt. Bald entstehen auf der Haut blaue Flecken. Wird die Haut vorher angeritzt, füllen sich die Kuppeln mit Blut.

Anwendung

Schröpfen soll Muskelverspannungen und Verhärtung des Unterhautgewebes, chronisches Kopf- und Rückenweh, Asthma und Rheumaschmerzen bessern. Die blutige Variante soll auf innere Organe einwirken. Unblutiges Schröpfen kann Muskelverspannungen lindern. Blutiges Schröpfen verletzt die Haut ohne dringende Notwendigkeit.

Dass die Methode bei Tuberkulose oder Gehirndruck helfen soll, ist unsinnig.

Hinweis

Bei Blutungsneigung darf nicht geschröpft werden.

Schwell- und Exponentialstrom-behandlung

Durchführung

Je eine Elektrode mit nasser Unterlage wird auf die schmerzende und auf eine entfernte Körperstelle gelegt. Die Behandlung dauert 10 bis 30 Minuten und soll wiederholt werden, bis Erfolg eintritt.

Anwendung

Einen gesunden Muskel kann man durch Schwellstrom dazu bringen, sich zusammenzuziehen. Muss z. B. nach einer Knieoperation das Bein ruhig gestellt werden, kann die tägliche »Schwellstromgymnastik« den Muskelschwund am Bein in Grenzen halten.
Gelähmte Muskeln reagieren auf Schwellstrom nicht. Sie werden mit Dreiecks- oder Exponentialstrom behandelt. Schon ein relativ schwacher Exponentialstrom reizt gelähmte Muskeln, sich zusammenzuziehen. Auf den geschädigten Nerv hat die Behandlung zwar keine nennenswerte Wirkung, der Strom »trainiert« den Muskel jedoch so lange, bis sich der Nerv erholt hat und von sich aus den Muskel wieder steuern kann.

Hinweis

Bei nicht sachgemäßer Anwendung kann es zu Verätzungen der Haut kommen.
Bei Lähmungen, die auf zerstörter Hirnsubstanz beruhen, wie z. B. nach einem Schlaganfall, ist diese Behandlung nicht geeignet.

SOT: Sacro-Occipital-Technik
(Craniale Osteopathie)

Diese unkonventionelle Methode geht – entgegen der geltenden medizinischen Meinung – davon aus, dass die Schädelnähte nicht fest miteinander verbunden sind und dass die pulsierende Hirnflüssigkeit den Schädel (*Occiput*) über die Wirbelsäule mit dem Kreuzbein (*Sacrum*) verbindet. Eine Störung im Kopfbereich soll danach verschiedene Erkrankungen im ganzen Körper auslösen.

Durchführung

Die Behandler bewegen die Schädelknochen sanft gegeneinander. Das soll die gesamte Wirbelsäule und die mit Fehlhaltungen zusammenhängenden Probleme im ganzen Körper positiv beeinflussen können.

Anwendung

SOT soll bei Kindern Fehlhaltungen, Hüft- und Wirbelsäulenprobleme sowie Kieferfehlstellungen und diverse Krankheiten heilen. Der Nachweis dafür fehlt jedoch.

Stangerbad (Hydroelektrisches Vollbad)

Durchführung

Der Körper liegt in einer Wanne mit 36 bis 38 °C warmem Wasser, an deren Seiten sich unterschiedlich schaltbare Elektroden befinden. Über das Wasser wird der Gleichstrom großflächig in den Körper geleitet. Das Bad dauert 10 bis 30 Minuten.

Anwendung

Gleichstrombehandlungen werden bei diffusen Schmerzen am Bewegungsapparat eingesetzt, die größere Körperteile betreffen. Sie wirken beruhigend und ausgleichend auf das vegetative Nervensystem.

Hinweis

Nicht anwenden bei offenen Hautstellen und wenn sich Metallteile im Körper befinden (Herzschrittmacher, Nägel, Platten, Schrauben von einem operativ versorgten Knochenbruch).

Symbioselenkung

➡ Mikrobiologische Therapie, Seite 865.

TENS, Transkutane elektrische Nervenstimulation

Durch die Haut werden Nerven elektrisch gereizt, um vor allem chronische Schmerzen zu lindern.

Durchführung

An den schmerzenden Körperregionen werden Elektroden angelegt. Sie werden über ein handliches Gerät, das in der Tasche getragen wird, mit Reizstrom versorgt, den die Schmerzpatienten selbst nach Bedarf einstellen können. Das Gerät kann immer dann eingesetzt werden, wenn Schmerzen gedämpft werden sollen. Die Anwendung sollte mindestens eine halbe Stunde dauern.

Anwendung

TENS ist besonders bei Neuralgien, Phantom- und Stumpfschmerzen geeignet. Doch auch bei anderen chronischen Schmerzen lohnt sich ein Versuch.

Hinweis

Nicht anwenden bei Trägern von Herzschrittmachern. Gelegentlich können Allergien gegen die Befestigung der Elektroden oder das Kontaktgel auftreten.

Traditionelle Chinesische Medizin, TCM

Die chinesische Denkweise und Heilkunde verlangt vorbeugendes Verhalten: eine harmonische Lebensweise, die den Körper und seine Abwehrkräfte stärkt, ausgeglichene Ernährung, regelmäßige Körper- und Atemübungen (➡ Chi Gong, Seite 882) für die psychische Ausgeglichenheit.

Da in China das Sezieren tabu war, kannte man keine Chirurgie, und es fehlte exaktes anatomisches Wissen. Gesundheit galt als Gleichgewichtszustand zwischen den gegensätzlichen Kräften Yin und Yang, die im steten Wechselspiel die Lebensenergie Qi hervorbringen. Sie fließt in 14 Meridianen durch den Körper. Diese verbinden die Organsysteme miteinander, und auf ihnen liegen die Akupunkturpunkte, von denen aus man die kranken Regelkreise wieder normalisieren kann. Krankheiten entstehen dann, wenn der ständige Fluss von Qi stockt, beeinflusst durch das Klima, schlechtes Essen oder falsches Verhalten.

Die Lehre der TCM beruht auf der Volksmedizin und auf philosophischen Traktaten. Sie ist ein uneinheitliches, vorwissenschaftliches Erklärungsmodell. Im 19. Jahrhundert geriet sie als Aberglaube in Verruf, wurde aber unter Mao Zedong reaktiviert. Die moderne chinesische Medizin kombiniert nun westliche Methoden mit der alten Heilkunde.

Durchführung

Zur Diagnose gehört die Kenntnis der Lebensgewohnheiten und des Krankheitsverlaufs, die Untersuchung durch Hören, Riechen, Tasten (Pulsdiagnostik) und Betrachten (Zungendiagnostik). So werden »Leere-«, »Überfülle-«, »Hitze-« oder »Kältekrankheiten« festgestellt.

Die Therapie zielt nur auf die Beseitigung der Symptome. Sie umfasst

- Behandlung mit Medikamenten, die aus Heilkräutern, Mineralien und Tierprodukten zusammengemischt werden.

- Tuina-Massage (➡ Akupressur, Seite 848) und, als Begleittherapie,
- Akupunktur und Moxibustion (➡ Seite 865).

Anwendung

Das Ziel der traditionellen Behandlung ist, »Mangel« auszugleichen, »Überfülle« abzuleiten und den Qi-Fluss wiederherzustellen.

TCM hat den Anspruch, alle Krankheiten zu heilen. Die Anwendung im Rahmen der hiesigen modernen Medizin richtet sich allerdings vornehmlich auf funktionelle und psychosomatische Störungen.

Hinweis

Die chinesische Diagnostik allein reicht nicht aus, um Krankheiten präzise festzustellen.

Die Zusammensetzung importierter chinesischer Heilmittel ist häufig unklar und fragwürdig. Immer wieder werden problematische Beimischungen festgestellt oder gar Zusätze von hochwirksamen chemischen Wirkstoffen. Einige Selbstbehandlungen mit chinesischen Rezepturen haben bereits zum Tod geführt.

Trockenbürstenmassage

Durchführung

Mit zwei mittelharten Bürsten oder Luffahandschuhen, eventuell auch mit einem Massageband für den Rücken massiert man mit rhythmischen Bewegungen den gesamten Körper von den Außenregionen zur Herzregion hin:

Von den Füßen an allen Seiten des Beines viermal hoch streichen, dann kreisend an den Außenseiten der Fußknöchel und Kniegelenke herumführen. Die Oberschenkelaußenseiten aufwärts führend streichen, die Innenseiten waagerecht. Die Hüften kreisend bearbeiten. Den Bauch im Uhrzeigersinn, die Taille waagerecht, die Brustpartie mit Achterschleifen massieren. Die Arme von den Händen aufwärts bis zur Schulter mehrmals bearbeiten, den Rücken mit dem Band massieren. Zuletzt warm duschen und die Haut mit Körperlotion fetten.

Anwendung

Trockenmassage verbessert die Durchblutung der Haut, lockert die Muskeln und hilft bei niedrigem Blutdruck. Sie ist ein bewährtes Mittel, um in Schwung zu kommen und das Allgemeinbefinden zu heben.

Stellen mit Krampfadern vorsichtshalber nicht behandeln.

Überwärmungsbad

Beim Überwärmungsbad wird im Körper künstlich Fieber erzeugt. Dieses beschleunigt den Stoffwechsel und regt das Immun- und Hormonsystem an.

Der Kranke liegt in 37 °C warmem Wasser. Durch Nachgießen von heißem Wasser wird die Temperatur langsam auf 43 °C erhöht.
Achtung: Alle fünf Minuten ist Puls- und Temperaturkontrolle notwendig. Nach dem Überwärmungsbad muss man ein bis zwei Stunden ruhen.

Die Behandlung wird bei bestimmten Rheumaformen, Asthma, Colitis ulcerosa und in der Krebstherapie eingesetzt.

Die Prozedur belastet Herz und Kreislauf sehr. Vor einer Anwendung zu Hause in Eigenregie sollten Sie sich hüten. Ein Überwärmungsbad sollte nur in Gegenwart von Ärztin oder Arzt, bei Krebs nur in einer Klinik durchgeführt werden.

Ultraschallbehandlung

Ultraschall bringt Gewebemoleküle zum Schwingen. Diese Schwingung bewirkt eine Art Mikromassage und lässt ein angenehmes Wärmegefühl entstehen, das bei höherer Dosierung rasch in einen unangenehmen Schmerz übergehen kann.

Luft leitet Ultraschall kaum. Darum bestreicht man die zu beschallende Körperstelle mit einem Kontaktgel oder behandelt im Wasserbad.
Der Schallkopf des Gerätes wird auf die erkrankte Stelle aufgesetzt und bewegt. Die Behandlung dauert fünf bis zehn Minuten und sollte im Tagesabstand etwa zehnmal wiederholt werden.

Ultraschallbehandlungen haben sich bewährt bei chronisch entzündlichen Erkrankungen des Bewegungsapparats, bei gelenknahen Sehnenschmerzen, Knie- und Hüftarthrosen, Tennisarm, Schulterschmerzen sowie bei Rückenschmerzen.

Ultraschallbehandlungen dürfen bei akuten Entzündungen und bösartigen Tumoren nicht angewendet werden. Wird der Schallkopf nicht bewegt, kann sich das Gewebe schmerzhaft erwärmen. Ein leichtes Ziehen signalisiert einen erwünschten Heilreiz; starke Schmerzen dürfen nicht auftreten.

Unterwasser-Druckstrahlmassage

Im Wasserbad von 37 bis 38 °C entspannt liegend, wird man mit einem Druckstrahl unterschiedlicher Tiefenwirkung aus einem Wasserschlauch systematisch durchmassiert.
Die Dosierung erfolgt durch die unterschiedliche Düsenform und den Abstand, in dem der Strahl auf die Haut auftrifft.

Die Massage und die Wärme des Wassers entspannen die Muskeln und verbessern die Durchblutung. Die Behandlung eignet sich zur Nachbehandlung nach Operationen, bei Prellungen, Zerrungen und Brüchen sowie bei Gelenken, deren Beweglichkeit eingeschränkt ist.

Nicht anwenden bei Schwäche und Herzkrankheiten.

Vierzellenbad

Arme und Beine werden getrennt jeweils in eine mit Wasser gefüllte Wanne eingetaucht, an die Strom angeschlossen ist. Es sind verschiedene Stromdurchflutungsrichtungen möglich, die jeweils anregend oder dämpfend wirken können.

Anwendung

Entspannung von Muskeln, Linderung von Schmerzen und Verbesserung der Durchblutung. Empfehlenswert bei Weichteilrheumatismus, entzündlichem Rheuma, Arthrosen, Durchblutungsstörungen und Störungen der peripheren Nerven.

Hinweis

Nicht anwenden, wenn sich Metallteile im Körper befinden (Herzschrittmacher, Nägel, Platten, Schrauben von einem operativ versorgten Knochenbruch).

Wärmebehandlungen

Die Wärme, mit der Krankheiten behandelt werden, kann aus verschiedenen Quellen kommen:
● Es wird die Strahlung der natürlichen Wärmequelle Sonne genutzt; aus künstlicher Quelle kommen Infrarotstrahlen, Ultraschall und Hochfrequenzstrahlung (z.B. Mikrowelle).
● Feste Stoffe wie Moor, Lehm usw. dienen als Träger der Wärme. Ebenso kann warmes Wasser heilsam wirken (➡ Bäder, Seite 875).
Zu den Wärmebehandlungen gehören Sonnenbestrahlung (➡ Lichttherapie, Seite 862), Infrarotbestrahlung, Ultraschallbehandlung, Wärmepackungen, Sauna, Dampfbad, Voll- und Überwärmungsbad (➡ jeweiliges Stichwort).

Wärmepackungen: Fango, Moor, Munari

Zu den häufigsten Behandlungen bei Badekuren (➡ Seite 886) zählen Packungen mit so genannten *Peloiden,* wie Moor, Lehm oder Fango. Sie bestehen aus organischen und mineralischen Substanzen. Munari ist eine mit Wasser angerührte Paste aus Cayennepfeffer und Kreide, die die Haut reizt. Wärmepackungen passen sich dem Körper gut an und halten die Wärme lange. Zusätzlich wird manchen Inhaltsstoffen der Peloide eine spezielle Wirkung zugeschrieben.
Moor, Fango und Munari gibt es in Apotheken zu kaufen. Damit kann man Packungen zu Hause auch selbst machen.

Durchführung

Der Packungsinhalt wird nach Vorschrift mit Wasser zu einem Brei verrührt oder unverändert im Wasserbad

auf 45 °C erhitzt und etwa drei Zentimeter dick auf die schmerzende Stelle aufgetragen. Die Packung wird mit Ölpapier, einem Leintuch und einer Wolldecke eingewickelt. Die Packung soll etwa eine halbe Stunde einwirken. Nach dem Abwaschen sollte man einige Zeit ruhen.
Die durchblutungsfördernde Wirkung von Munaripackungen kann man noch zusätzlich mit einer Wärmelampe verstärken.

Anwendung

Packungen lindern die Beschwerden bei Muskelverspannungen und Krämpfen der Eingeweidemuskeln, bei Neuralgien, Schmerzen nach Unfällen und Sportverletzungen sowie »Frauenleiden«.

Hinweis

Möglicherweise verschlechtert sich das Befinden im Laufe der Behandlung. Diese »Kurreaktion« zeigt im Allgemeinen, dass man auf die Behandlung anspricht. Im Gespräch mit Ärztin oder Arzt sollte geklärt werden, ob die Behandlung kurzfristig ausgesetzt oder in größeren Zeitabständen durchgeführt werden soll.

Hinweis

Wärmepackungen strengen Herzkranke und Kreislaufstabile mitunter sehr an. Menschen mit verringertem Schmerzempfinden (z.B. Diabetiker) oder ausgeprägten Durchblutungsstörungen (z.B. »Raucherbein«) sollten sie nicht anwenden.
Munaripackungen eignen sich nicht bei empfindlicher Haut. Die Reizwirkung hält noch einige Zeit nach dem Abwaschen an.

Warmes Fußbad, Wechselfußbad

Durchführung

Warmes Fußbad: Die Beine sollen bis über die Waden in 36 bis 38 °C warmem Wasser stehen. Um die Wirkung zu verstärken, kann man ein ansteigendes Fußbad daraus machen. Dabei steigert man die Wassertemperatur durch Zugießen von heißem Wasser bis über 40 °C. Das warme Fußbad soll nicht länger als 15 Minuten dauern.
Wechselfußbad: Stellen Sie die Beine etwa fünf Minuten in warmes Wasser, dann tauchen Sie sie für zehn Sekunden in ein Gefäß mit kaltem Wasser. Wiederholen Sie die Vorgänge fünf- bis zehnmal, und beenden Sie das Wechselfußbad mit kaltem Wasser.

Warmes Fußbad: Es dient zur Anregung des Kreislaufs, der Linderung bei Blasenschmerzen und zur Behandlung von Erkältungen. Bei kalten Füßen und Rückenschmerzen kann es jeden Abend durchgeführt werden. Achten Sie aber darauf, dass die Temperatur nicht so hoch ist, dass der Kreislauf angeregt wird. Dann könnten Schlafstörungen die Folge sein.

Wechselfußbad: Regt die Durchblutung an, hilft bei Kreislaufschwäche und niedrigem Blutdruck. Ein Wechselfußbad lässt sich ideal mit Trockenbürsten (➡ Seite 873) kombinieren.

Vollbad, Wechselbad

Nach einem anstrengenden Tag entspannt ein warmes Wannenbad wohltuend. Wer einige Regeln beachtet, kann aus seiner Badewanne leicht ein Kurzentrum machen.

Teil- und Vollbäder sind kalt, warm, mit an- und mit absteigender Temperatur möglich. Der Raum sollte warm sein und ohne Durchzug, damit es keine Erkältung gibt. Bei warmen Bädern sollte die Wassertemperatur zwischen 37 und 40 °C liegen. Mit einem Fieber- oder Badethermometer kann man sie überprüfen.

Dem Badewasser kann man pflanzliche Zusätze beigeben: Tees, Extrakte, Öle und Salze, deren Aromen eingeatmet und von der Haut aufgenommen werden. Je nach Kräuterwirkung (➡ Pflanzenheilkunde, Seite 867) kann das die erwünschte Wirkung verstärken.

Auch bei stabilem Kreislauf sollten Sie nicht länger als 10 bis 20 Minuten in der Wanne bleiben, danach kühl duschen, das anhaftende Wasser nur abstreifen und gut zugedeckt ruhen.

Sinnvoll sind warme Bäder bei Verspannung, Beschwerden des Bewegungsapparates und Ermüdung. Wechselwarme Bäder regen den Kreislauf an, ein kühles Bad beruhigt und fördert den Schlaf.

Kinder und ältere Menschen mit schwachem Kreislauf oder solche, die sich schlecht bewegen können, sollten nicht unbeaufsichtigt ein Vollbad nehmen. Vor allem beim Verlassen der Wanne besteht Sturzgefahr.

Wasserbehandlungen

Wasser leitet Wärme und Kälte direkt an die Haut weiter, deshalb wird es auf vielfältige Weise zur Reiztherapie eingesetzt: als Arm-, Fuß- oder Vollbad, in Form von Wassertreten, kalten Güssen oder Wechselbädern (➡ unter dem Stichwort). Es dient der Abhärtung bei Erkältungskrankheiten, der vegetativen Erholung, und es normalisiert die Durchblutung und den Wärmehaushalt des Körpers.

Wassertreten, Kaltes Fußbad

Wassertreten ist unerlässlicher Bestandteil einer Kneippkur (➡ Seite 889), aber auch in der Badewanne oder mit zwei Eimern leicht durchzuführen.

Das kalte Wasser (12 bis 18 °C) soll bis zur Wadenmitte reichen. Steigen Sie hinein, und gehen Sie im Storchenschritt (abwechselnd ein Bein ganz aus dem Wasser heben) bis zu drei Minuten lang umher. Danach das Wasser leicht abstreifen und so lange springen, laufen oder umhergehen, bis die Füße wieder warm sind.

Bei Kopfschmerzen, niedrigem Blutdruck, Darmträgheit und Schlafstörungen. Müde und dauergestresste Menschen und Morgenmuffel sollten ein kaltes Fußbad in ihr Morgenprogramm aufnehmen.

Nur mit warmen Füßen ins kalte Wasser steigen. Wer ständig kalte Füße hat, sollte besser mit Wechselfußbädern (➡ Seite 876) beginnen und das Wassertreten erst anschließen, wenn sich das normalisiert hat.

Wechselduschen

Die beste Wirkung erzielen Wechselduschen morgens nach leichter Bewegung. Man führt die Dusche immer von außen zur Körpermitte hin, beginnt heiß und schließt nach mehrmaligem Temperaturwechsel mit einer kalten Dusche ab. Vergessen Sie nicht, sich nachher ordentlich trockenzureiben.

Geeignet zur Abhärtung und Vorbeugung von Erkältungskrankheiten sowie bei Erschöpfung und Verschleißkrankheiten des Bewegungsapparats.

Wickel

Wickel, Kompressen, Packungen und Umschläge sind altbewährte Hausmittel. Sie beeinflussen die Körpertemperatur und verbessern die Durchblutung.

Kalte Wickel: Wadenwickel, Fußwickel oder Rumpfwickel senken das Fieber, fördern den Schlaf und helfen bei chronischen Verdauungsproblemen, wie Blähungen, Gallen- und Leberleiden.

Warme Wickel: Sie lindern Beschwerden und Schmerzen bei chronischen Krankheiten, wie Arthrose, Bauchschmerzen, nervösem Magen (➡ Seite 620) und Darm (➡ Seite 636), und bei Nieren- und Blasenerkrankungen.

Kalte Wickel nur bei warmem Wohlgefühl anlegen und bei Frösteln sofort entfernen.

- *Ein Leinentuch wird in einer Schüssel mit 5 bis 10 °C kaltem Wasser für kalte Wickel, mit 50 °C warmem Wasser für warme Wickel eingetaucht und ausgewrungen. Dieses Tuch um den Körperteil wickeln, der eingepackt werden soll.*
- *Darum ein Flanelltuch schlingen, das mit Sicherheitsnadeln fixiert wird. An den Füßen kann man statt der Tücher Baumwollsocken verwenden.*
- *Bei Ganzkörperwickeln ein nasses Leinentuch doppelt gefaltet auf eine Wolldecke legen und damit den Rumpf des Kranken umschließen, anschließend in die Wolldecke einpacken. Eine Gummiunterlage schützt das Bett vor Feuchtigkeit.*
- *Den Kranken gut zudecken und vor Zugluft schützen.*
- *Kalte Wickel etwa zwei Stunden einwirken lassen, dann abnehmen. Man kann sie auch »trockenschlafen«.*
- *Warme Wickel kann man durch eine zusätzliche Wärmeflasche längere Zeit warm halten. Ihre Wirkung kann durch Zusätze erhöht werden: Ein Absud aus überbrühten Heublumen wirkt anregend für den Stoffwechsel, ein Absud aus Kamillenblüten entzündungshemmend, Absud aus Zinnkraut hautfreundlich (➡ Teezubereitung, Seite 867).*

Entspannung

Was dem Körper gut tut, wirkt auch auf die Seele wohltuend – und umgekehrt. Für ein aktives und ausgeglichenes Leben ist der Rhythmus von Spannung und Entspannung notwendig. Innere Anspannung kann Körperpartien verkrampfen, die Störung in einem Körperteil wirkt zurück auf die Stimmung. Hält die Hochspannung an und schaukelt sie sich auf, kann sie Gesundheitsprobleme mit verursachen: von Kopfweh über Bluthochdruck, Herzstörungen, Hautproblemen und Rückenweh bis hin zu Schmerzen im ganzen Körper (➡ Im Gleichgewicht sein, Seite 216).

Die Dauerbelastung kann in unserer Persönlichkeit begründet sein, ihre Wurzel in Beziehungsproblemen haben oder im Alltagskram und Berufsleben liegen.

Mach mal Pause

In Stresssituationen kurz innezuhalten und mehrmals tief einzuatmen ist ein einfaches Mittel, sich gegen »Überdruck« von außen zu schützen. Kleine Pausen, über den Tag verteilt, können sehr belebend wirken. Ein kurzer Plausch über etwas anderes als die Arbeit oder ein paar Minuten Muße bei einer körperlichen Tätigkeit helfen abzuschalten.

Verspannung von Körper und Gemüt kann vergehen, wenn man sich kurz hinlegt, die Füße hoch lagert und Musik hört, wenn man ein paar Streckübungen (➡ Stretching, Seite 225) macht oder eine Viertelstunde lang ein Nickerchen. Was am besten hilft, muss jeder für sich selbst herausfinden. Vielleicht entspannen Sie sich am ehesten bei einem Spaziergang oder beim Trödeln, wenn Sie nicht jede Minute des Tages »sinnvoll nutzen«.

Aktives Entspannen ist jedoch mehr als Nichtstun. Dafür muss man aktiv werden und Situation und Ablauf der Entspannung selbst gestalten.

Atemtraining

Wer angespannt ist, atmet »flach«. Das beeinträchtigt den Kreislauf, und es gelangt weniger Sauerstoff in das Gehirn. Die Folgen können sein: Kopfschmerzen, Konzentrationsschwierigkeiten, anhaltende Müdigkeit, Nervosität, Schlafstörungen. Das beste Mittel, seine Atmung zu optimieren, ist, regelmäßig Sport zu betreiben (➡ Seite 222). Besonders geeignet sind Ausdauersportarten: flottes Gehen, Laufen, Gymnastik, Radfahren, Schwimmen und Skilanglauf.

In Gruppenkursen, in Einzelstunden bei Atemtherapeuten und beim Biofeedback (➡ Seite 881) kann man lernen, die Atmung gezielt zu verbessern. Mit Atmungs- und Entspannungsübungen kann man sich selbst helfen.

Atmen Sie bewusst öfter tief durch und mit Behagen wieder aus, lassen Sie den Unterkiefer hängen, und geben Sie dabei der Stimme einen Ton. Nutzen Sie jede Gelegenheit zum Singen.

- Setzen Sie sich bequem auf einen Sessel, die Füße flach auf dem Boden, legen Sie die Handrücken auf die Knie.
- Schließen Sie die Augen. Atmen Sie tief durch die Nase ein – zuerst in den Bauch, dann in die Brust, die Sie langsam vorwölben. Zählen Sie dabei bis vier.
- Halten Sie den Atem an und zählen Sie bis sechs.
- Während Sie bis acht zählen, atmen Sie langsam bei offenem Mund aus. Lassen Sie die Luft erst aus dem Bauch heraus, dann aus der Brust. Der Unterkiefer darf locker herunterhängen.
- Fünfmal wiederholen und abschließend das Gesicht entspannen: Ausatmend den Kopf auf die Brust sinken und die Gesichtsmuskeln »hängen« lassen.

Musik und Tanz

Geräusche und Musik haben großen Einfluss auf Körper und Seele: Sie können Pulsschlag und Atmung, Stoffwechsel und innere Sekretionen verändern, die Gehirntätigkeit anregen und Gefühlsregungen auslösen.

Rhythmische Musik – vom Marsch bis zum Reggae – belebt. Wer dem pulsierenden Takt mit ein paar Tanzschritten nachgibt, verstärkt die Wirkung.

Anspannung und Schmerzen beruhigen sich, wenn man die weich fließende Musik von Geige und Klavier in entspannter Haltung in den Körper einströmen lässt.

Aktives Musizieren oder Tanzen, in Kursen oder Einzelstunden begleitet von Psychotherapeuten, kann zur Heilung von seelischen Problemen beitragen.

Entspannungsmethoden

Gelingt es Ihnen nicht, sich selbst entspannende Situationen zu schaffen oder ein tägliches Übungsprogramm durchzuhalten, und beschwert sich Ihr Körper bereits über Verspannungen, kann es sinnvoll sein, gemeinsam mit einer Trainerin oder einem Trainer – allein oder in einer Gruppe – eine spezielle Entspannungstechnik zu erlernen. Sie können sie dann leichter selbst durchführen.

Besonders leicht lässt sich Entspannung in der so genannten Droschkenkutscherhaltung erreichen: Auf einem festen Sitz breitbeinig sitzen, die Füße aufgestellt, die Ellenbogen auf die Oberschenkel aufgestützt, den Kopf locker hängen gelassen. Ausgestrecktes Liegen auf dem Rücken mit den lockeren Armen an der Seite ist ebenfalls günstig.

Fit und entspannt den ganzen Tag

Die folgenden Übungen geben, der Reihenfolge nach täglich ausgeführt, Spannkraft und Fitness und machen Spaß. Sie sind für gesunde Menschen geeignet, nicht für Personen, die an Krankheiten des Bewegungsapparats leiden.

Aufrechte Haltung

Stellen Sie die Füße leicht auseinander. Richten Sie sich auf, die Knie bleiben weich, die Wirbelsäule gerade, der Hals lang. Lassen Sie Unterkiefer und Arme locker hängen. Stellen Sie sich vor, dass oben an Ihrem Kopf eine Schnur angebracht sei, an der Sie gerade und locker hängen.

Schütteln

Stellen Sie sich vor, die Schnur wird ein wenig nachgelassen, und schütteln Sie nacheinander Füße, Beine, Hüften, Taille, Schultern, Arme und Hände, Nacken und Kopf. Richten Sie sich wieder gerade auf. Wiederholen.

Strecken

Greifen Sie nach den Sternen! Während Sie tief atmen, stellen Sie sich auf die Zehenspitzen und strecken Sie Arme und Finger so hoch Sie können. Allmählich sinken die Arme wieder locker herunter. Dreimal wiederholen.

Beugen

Beugen Sie sich bei lockeren Knien langsam von der Taille aus so weit nach vorne, wie Sie es als angenehm empfinden, lassen Sie Kopf und Arme locker hängen. Atmen Sie durch den Mund ein; atmen Sie langsam aus – dabei sinken die Hände und kommen den Füßen näher. Dreimal ein- und ausatmen. Nicht nachwippen.

Laufen

Laufen Sie im Stand mindestens zweihundert Schritte, heben Sie dabei die Knie möglichst hoch, abwechselnd auch die Fersen. Steigern Sie den Lauf mit der Zeit auf doppelt so viele Schritte.
Anschließend alle Gliedmaßen durchschütteln.

Abrunden

Zum Abschluss liegen Sie entspannt auf dem Rücken. Schließen Sie eine Weile die Augen, öffnen Sie sie aufmerksam, und stehen Sie dann erst auf.
➡ auch Bewegung und Sport, Seite 222

Beachten Sie:

- Entspannungsmethoden zu lernen ist schwieriger, wenn Sie in einer Krise stecken, z.B. eine Erkrankung durchmachen oder eine psychische Belastung durchstehen müssen.
- Zum Erlernen jeder Methode brauchen Sie den Willen und die Zeit, regelmäßig täglich etwa 15 bis 20 Minuten lang einfache Übungen durchzuführen. Ziehen Sie sich dafür in einen Raum zurück, in dem Sie ungestört sind.
- Es kann einige Wochen bis ein paar Monate dauern, bis Sie die neue Technik beherrschen. Dann geht es »automatisch«, wie Radfahren oder Tennisspielen. Diese Fertigkeit werden Sie nie wieder verlernen, selbst wenn Sie einzelne Übungen vergessen sollten.
- Langsam eintretende Entspannung kann Medikamente (z.B. gegen Bluthochdruck) überflüssig machen. Lassen Sie während der Lernphase Hausärztin oder -arzt Ihre Körperbeschwerden kontrollieren.

Entspannung braucht das Heraustreten aus dem Alltag – aber nicht die Flucht aus dem Alltag. Im Gegenteil: Allmählich werden Sie achtsamer auf sich, Ihre Mitmenschen und Ihre Umgebung, Ihre Aufmerksamkeit wird sich entfalten – Sie werden einen erhöhten Wirklichkeitsbezug und ein verstärktes Gefühl für die Sinnhaftigkeit des Daseins gewinnen.
Das Ergebnis ist Wohlbefinden.

Entspannungsmethoden zu erlernen ist sinnvoll

- Bei krampfhaft gespannter psychischer Haltung. Sie führt zu Schlaflosigkeit, Appetitstörungen, vegetativen Störungen, Verspannungen des Bewegungsapparats, innerer Hektik, Herzklopfen usw.
- Bei allen psychosomatischen Krankheiten, wie z.B. Magen- und Zwölffingerdarmgeschwüren, Asthma, Neurodermitis, Migräne, rheumatoider Arthritis, Herzneurose, Regelschmerzen.
- Bei organisch bedingten Krampfzuständen (Ausnahme: Epilepsie) oder nach Verletzungen.
- Bei Problemen in der Beziehung, Konflikten am Arbeitsplatz, Trennungsschmerz.

Wenn eine Psychotherapie notwendig ist, sollten Sie Entspannungsmethoden nur ergänzend zur Behandlung erlernen.

Entspannungsmethoden zu erlernen ist nicht sinnvoll

- Wenn Sie nicht wirklich etwas an sich ändern wollen. Dann ist es schade ums Geld. Entspannung wirkt nur, wenn Sie selbst motiviert sind.
- Wenn Sie Schmerzreize nicht beachten und wenn Sie nicht wahrnehmen, ob Schmerz eine wichtige Signalwirkung hat oder Zeichen eines seelischen Vorgangs ist. Das wache Erleben des Entspannungsprozesses ist ganz wichtig.
- Bei schweren Angstneurosen, schweren Depressionen, Selbstwertproblemen, Hypochondrie, Selbstmordgedanken (➡ Die Selbsttötung – Der Freitod, Seite 409).

Checkliste für die Wahl der richtigen Entspannungsmethode

Herauszufinden, welches für Sie die geeignete Entspannungsmethode ist, erfordert ein hohes Maß an Selbstkenntnis. Das Folgende teilt Menschen nach bestimmten Verhaltensstrukturen in Gruppen ein. Die meisten Menschen lassen sich aber nicht einfach solchen Gruppen zuordnen, sondern sind »Mischtypen«. Vertrauen Sie Ihren Empfindungen, wenn Sie eine der Techniken für sich ausprobieren. Scheuen Sie sich nicht, Trainerin oder Trainer zu wechseln, geben Sie aber nicht gleich auf, wenn Sie nicht schon beim ersten Mal zufrieden sind.

- *Gehören Sie Ihrer Meinung nach zu den Menschen, die sich gerne und vertrauensvoll an Vorgaben (fest)halten und sich durch Regeln nicht eingeengt fühlen? Dann sind Methoden geeignet, die fixe Anleitungen vorgeben.*
  Autogenes Training, Grundstufe (➡ Seite 881)
  Progressive Muskelentspannung nach Jacobson (➡ Seite 881)
  Tai Chi, Chi Gong (➡ Seite 882)
- *Sind Sie eher ein Mensch, der gerne den eigenen Kopf durchsetzt, auf das eigene Gefühl baut und sich von Regeln eingeengt fühlt, aber bereit ist, selbst Verantwortung zu übernehmen?*
  Biofeedback (➡ Seite 881)
  Konzentrative Bewegungstherapie (KBT) (➡ Seite 881)
  Feldenkrais Gruppenarbeit (➡ Seite 882)
  Funktionelle Entspannung nach Fuchs (➡ Seite 881)
  Eutonie (➡ Seite 881)
- *Sind Sie nicht gern aktiv und würden sich am liebsten verwöhnen lassen, können Sie die Kontrolle aus der Hand geben und sich voll Vertrauen den Behandelnden überantworten?*
  Massagen (➡ Seite 863)
  Feldenkrais Einzelbehandlung (➡ Seite 882)
- *Gehören Sie zu den Suchenden und stillen Rebellen, die sich gern auf sich selbst verlassen und unbedingt selbst die Verantwortung übernehmen wollen?*
  Autogenes Training, Oberstufe (➡ Seite 881)
  Meditation (➡ Seite 882)
  Yoga (➡ Seite 882)

Allen Methoden übergeordnet und zusätzlich angewendet wird die Atemtherapie (➡ Seite 848).

- Suchtkranke sollten Entspannungstechniken nur während eines Krankenhausaufenthalts lernen, nie ambulant.

Risiken von Entspannungsmethoden

- Man kann die »selige Entspannung« auch als Flucht vor sich selbst und als Ablenkung missbrauchen. In diesem Fall lähmt Entspannung die Initiative. Dann wäre es besser, sich gemeinsam mit anderen zu vergnügen, z. B. Sport zu treiben.
- Entspannung kann »zudecken«, zum Beispiel eine unglückliche Partnerschaft. Es ist also wichtig, sich vor Erlernen der Methode im Klaren zu sein, was die Verspannung auslöst.

Wahl der Methode

Nicht jede Entspannungsmethode ist für jeden Menschen gleich gut geeignet. Die nebenstehende Checkliste soll Ihnen die Suche nach der für Sie richtigen Technik erleichtern.

Wahl der Trainer

Wie bei einer psychotherapeutischen Behandlung muss die Beziehung zu Trainerin oder Trainer »stimmen«; die Personen, die miteinander arbeiten, brauchen einen »Draht« zueinander.

Seriöse Therapeuten arbeiten regelmäßig mit Supervision. Das ist für sie eine Möglichkeit, die eigene Arbeit zu kontrollieren und eventuell auftauchende Probleme zu klären. Scheuen Sie sich nicht, die Trainer zu fragen, ob sie dieses auch tun.

Geben Sie nicht auf, wenn Sie mit Ihrer ersten Wahl einen Flop erlebt haben. Versuchen Sie es mindestens noch einmal neu.

Informationen darüber, wer welche Methode lehrt, können Sie erhalten bei:

- Krankenkassen und Versicherungen
- Psychosomatischen und psychiatrischen Ambulanzen der Krankenhäuser
- Ehe-, Familien-, Erziehungs- und psychologischen Beratungsstellen
- Institutionen der Erwachsenenbildung
- Dachverbänden der psychotherapeutischen Vereinigungen (Adressen ➡ Seite 899)

Kosten

Meistens lehren Psychotherapeuten oder Klinische Psychologen Entspannungstechniken, die Kosten des Trainings können hoch sein. Nicht alle Verfahren werden als Heilbehandlung eingestuft und von den Krankenkassen bezahlt. Fragen Sie einige Zeit vor dem Training, welche Kosten auf Sie zukommen (➡ Psychotherapie – Kostenfrage, Seite 899).

Muskelentspannung nach Jacobson
(Progressive Relaxation)

Im Liegen werden systematisch bestimmte Muskelpartien von Kopf bis Fuß hintereinander zuerst angespannt, dann entspannt – Hand, Arm, Oberkörper, Füße, Unter- und Oberschenkel, Bauchmuskulatur. Zuletzt werden auch Kopf-, Augen- und Gesichtsmuskeln mit einbezogen. Durch den Wechsel wird der Entspannungszustand intensiv als Wärme und Schwere erlebt und geht in einen Zustand von Ruhe und Gelassenheit über. Diese Methode ist sehr wirksam bei Nervosität, Stress, Kopfweh, Schlafstörungen, chronischen Verspannungen und Schmerzen. *Lernen:* In der Gruppe, dann ist die Durchführung allein möglich.

Autogenes Training nach Schultz

Dies ist eine Technik der Autosuggestion. *Unterstufe:* Man konzentriert sich auf den in Rückenlage oder in der so genannten Droschkenkutscherhaltung ruhenden Körper. Durch wiederholtes Vorstellen bestimmter Körpergefühle, wie zum Beispiel »Mein rechter Arm wird schwer«, »Mein Bauch wird warm«, stellen sich diese Empfindungen tatsächlich ein. Schrittweise kann man durch diese Selbstsuggestion eine Muskelentspannung im ganzen Körper erlernen, die man als Schwere und Wärme erlebt. Wer die Grundübungen beherrscht, kann lernen, wie man das vegetative System bewusst beeinflusst. Dann kann man den Herzschlag steuern, die Atmung und andere Organfunktionen lenken. Besonders wirksam ist Autogenes Training bei Schlaflosigkeit. Die *Oberstufe* der Methode richtet sich mehr auf seelische Vorgänge, um diese zu ergründen und bewusster zu erleben. *Lernen:* In der Gruppe, dann ist die Durchführung allein möglich.

Biofeedback

Dieses Kunstwort bedeutet »Rückmeldung biologischer Signale« und bezeichnet eine Methode, bei der man mit Hilfe technischer Geräte lernt, wie man seine Körperfunktionen steuern kann. Mittels elektronischer Sensoren, die an der Haut angelegt werden, können Atmung, Blutdruck, Gehirnströme, Hautwiderstand, Herzfrequenz, Muskelspannung und Körpertemperatur gemessen werden. Die Messergebnisse werden akustisch oder auf einem Bildschirm dargestellt, sodass man diese Körperwerte und ihre Veränderungen direkt erkennen kann. Ballt man die Faust und sieht, wie das Öffnen der Hand die Bildschirmkurve verändert, bekommt man also unmittelbar »Feedback« für An- und Entspannung. Auf diese Weise lernt man bald, beides bewusst zu steuern. So lassen sich auch andere, sonst nicht bewusste Körperfunktionen willentlich verändern.

Biofeedback ist geeignet bei Nervosität, Angstzuständen, Schlafstörungen, Asthma, Migräne, Bluthochdruck und Herz-Kreislauf-Störungen, Verspannungen, Zähneknirschen. Überdies gelingt es mit dieser Technik, sonst unwillkürlich ablaufende Körperfunktionen willentlich zu steuern, etwa den Blutdruck zu senken oder Inkontinenz gegenzusteuern. *Lernen:* In einer ärztlichen oder psychologischen Praxis oder in einer psychosomatischen Ambulanz.

Funktionelle Entspannung nach Fuchs

Die übende Person ruht entspannt in Rückenlage, die Therapeutin oder der Therapeut geben Anregungen, oder sie legen eine Hand auf bestimmte Körperregionen, um den Atem und die Konzentration dorthin zu lenken. Sie fordern zum Beispiel: »Lassen Sie sich los.« Übende spüren den Körper auf neue Art und finden durch die neue Gestaltwahrnehmung die Störquellen dort, wo sie im Körper wirken. Neue Atemrhythmen lösen Verkrampfung und Verspannung, und schrittweise wird auch Unbewusstes aufgedeckt. Das Tempo bestimmt man selbst. Die Methode eignet sich bei Atemstörungen, Muskelverspannungen, Verdauungsproblemen und psychosomatischen Schmerzen. *Lernen:* Einzeltherapie bei ausgebildeten Therapeuten.

Konzentrative Bewegungstherapie (KBT)

Bewusstes Wahrnehmen von Bewegungsabläufen dient bei dieser Methode als Grundlage dafür, sich selbst und das eigene Handeln bewusster zu erleben. Die Arbeit wird bestimmt von Übungen zur körperlichen Wahrnehmung – zum Teil mit bestimmten Gegenständen – und von der Vertiefung von Erlebnissen. Kommen Erlebnisse aus der frühen Kindheit hoch, kann ein psychoanalytisches Gespräch notwendig werden, um diese aufzuarbeiten. Geeignet bei innerer Anspannung, Verspannungsschmerzen und funktionellen Störungen. *Lernen:* Einzelarbeit bei Psychotherapeuten.

Eutonie

Sie beruht auf der Erfahrung, dass jeder Mensch seinen eigenen Rhythmus finden muss, um zu größtmöglicher Ausgeglichenheit zu kommen. Dies kann man erreichen, wenn man Bewegungsabläufe nicht wie üblich mechanisch, sondern bewusst durchführt. »Schlechte« Gewohnheiten, Verkrampfungen, die die Bewegung blockieren, werden aufgespürt und, wenn sie erkannt sind, durch Übungen abgebaut. Es entsteht ein neues, entspanntes Körperbewusstsein. Dabei entdeckt man auch, wie man mit seinen Gedanken und Gefühlen umgeht. Man lernt die eigenen Bedürfnisse kennen und berücksichtigen.

Die Technik eignet sich, Verspannung abzubauen, Gesundheit zu erhalten und zu fördern.

Lernen: In der Gruppe und in Einzelstunden.

Üben: Täglich alleine eine Viertelstunde.

Feldenkrais

Feldenkraisarbeit hat den Anspruch, »*Bewusstheit durch Bewegung*« – so der Name der Gruppenarbeit – zu vermitteln.

Man lernt in der Gruppe mit konzentrierten Bewegungsübungen die Art der eigenen, eingespielten Bewegungen kennen und neue Bewegungsabläufe auszuprobieren. Als Nebeneffekt übt man dabei Ruhe und eine andere Einstellung zu sich selbst.

Einzelarbeit (»Funktionale Integration«): Sie bleiben passiv, die Therapeutin oder der Therapeut bahnt durch Berührung, Verschieben von Muskelpartien, Bewegung der Gliedmaßen in den Gelenken und anderes neue Bewegungsmuster an, die durch Üben verfestigt werden. Bei Rückenverspannungen und bei Bewegungseinschränkungen als Folge eines Unfalls oder einer Lähmung kann diese Technik Linderung bringen.

Lernen: Einzelarbeit bei Feldenkraistrainern.

Yoga

»Yoga ist Gleichgewicht in allem«, heißt es in der Gita, der berühmten indischen Yoga-Schrift. Charakteristisch für die jahrtausendealte Tradition des Yoga ist, dass man alle Übungen langsam, konzentriert und in Übereinstimmung mit dem Atem durchführt. Dadurch werden die Atmung verbessert, das vegetative Nervensystem beruhigt und Verspannungen behoben. Günstig bei psychosomatischen Störungen, vor allem bei Asthma.

Wichtig ist das regelmäßige Üben, wobei es auf die langsame Dehnung der verschiedenen Körperteile ankommt, auf Konzentration und tiefe Atmung – und nicht auf extreme Akrobatik.

Das Ziel der Stellungen ist konzentrative Versenkung in sich selbst, die zu innerer Harmonie und Gelassenheit führen kann.

Lernen: Es empfiehlt sich, Yoga nur nach ärztlicher Untersuchung zu beginnen und anfänglich unter Anleitung von erfahrenen Lehrern zu betreiben.

Üben: Täglich alleine nach Bedarf.

Meditation

Meditation bedeutet wörtlich »Übung« und meint »Innenschau« – eine tiefe Versenkung in sich selbst. Sie steht traditionell in einem religiösen Rahmen, spezielle Formen finden sich schon vor sechstausend Jahren in Indien, später auch in der jüdischen, buddhistischen, islamischen und christlichen Tradition (z. B. die Meditationsanweisungen der Wüstenväter und das Rosenkranzgebet). Der Atem wird dabei zum Mittler zwischen Körper und Geist. Viele verschiedene Meditationstechniken sind möglich. Am besten sitzen die Übenden etwa 15 Minuten in einer aufrechten Haltung, z. B. im Lotussitz: Die Beine sind gekreuzt, die Hände entweder mit den Handflächen auf den Knien, wobei die Daumen die Zeigefingerspitzen berühren, oder vor dem Bauch ineinander gelegt. Man achtet auf die Atmung und versucht, alle Gedanken auszublenden. Oder man konzentriert sich auf ein Mantra. Das ist ein Bild, ein Ton, ein Gedicht oder eine Lautkombination, die man ständig wiederholt. Verstärkt wird die Wirkung durch monotone Musik, Wasserrauschen oder das Flackerlicht einer Kerze.

Geeignet bei nervöser Anspannung, Schlaflosigkeit, psychosomatischen Beschwerden.

Lernen: Mit Lehrern einzeln oder in der Gruppe. Achten Sie darauf, dass es sich nicht – wie etwa bei den bekanntesten Anbietern der *Transzendentalen Meditation* – um eine sektenähnliche Gemeinschaft handelt.

Üben: Alleine nach Bedarf.

Chi Gong und Tai Chi

Chi Gong ist eine relativ junge Form chinesischer Meditation. Es ist der geschmeidige, ruhige Ablauf von etwa sechzehn Körperhaltungen, die Tiere symbolisieren. Schrittweise erlernt, entsteht eine sanft-tänzerische Bewegung. Die dazu erforderliche Konzentration wirkt beruhigend und erhöht die Spannkraft. Hinter dieser Technik steht die Philosophie von der Balance von Yin und Yang und von dem Fluss der Lebensenergie im Körper. Ähnlich will das zweitausend Jahre alte Tai Chi oder »Schattenboxen« die widerstreitenden Kräfte von Yin und Yang harmonisieren. Es stellt in stilisierter Form den Kampf imaginärer Gegner dar.

Im modernen China wird Tai Chi in Betrieben durchgeführt, um die Leistung zu steigern.

Beide Techniken eignen sich zum Abbau von Spannungen und zur Vorbeugung psychosomatischer Störungen.
Lernen: In Gruppenkursen.
Üben: Täglich alleine etwa 20 Minuten.

Mind machines

Sie bestehen aus einer Brille, die auf die geschlossenen Augen Lichtblitze wirft, einem Kopfhörer, der Töne oder akustische Impulse abgibt, und einem Gerät, mit dem man diese psychedelischen Stimulationen steuern kann. Ziel der Anwendung von Mind machines ist, auf die Gehirnschwingungen einzuwirken und solcherart Entspannung zu fördern. Doch diese Theorie ist nicht gesichert. Es fehlt auch der Nachweis, dass die teuren Geräte tatsächlich Stress abbauen und Konzentration wie Kreativität steigern können.

Epileptiker dürfen diese Methode nicht anwenden, sonst droht ein Anfall.
Durchführung: 20 Minuten in Brainstudios oder zu Hause.

Kuren

Kuren galten seit jeher als »Jungbrunnen«. Neben den medizinischen Behandlungen und gesunder Ernährung regen Tapetenwechsel, Spaziergänge, Entspannung, Unterhaltung und auch das erotische Abenteuer mit dem »Kurschatten« die Gesundung und das Wohlbefinden an. Heute zielen Kuren eher auf Motivation der Kurgäste: Die Patienten sollen lernen, ihre Lebensweise zu ändern, aktiv zur Überwindung der Zivilisationskrankheiten und Funktionsstörungen beizutragen und mit ihren Krankheiten möglichst beschwerdefrei zu leben. Wie das allerdings gelingen kann, soll in der Zeit der Kur vermittelt werden.

Jährlich werden in Deutschland etwa zwei Drittel der rund 1,1 Millionen beantragten »stationären Rehamaßnahmen« genehmigt, und zwar überwiegend bei Erkrankungen des Bewegungsapparats, der Atmungsorgane und des Herz-Kreislauf-Systems. In solchen Kuren können Funktionsstörungen und Krankheiten – vor allem solche mit psychosomatischem Hintergrund – eine ganzheitlich orientierte Behandlung erfahren.

Neben dem Kurwesen hat sich ein eigener Markt für den Gesundheitstourismus etabliert, der »Wellness« verspricht und mit »Fitness, fun and beauty« lockt. Solche attraktiv verpackten Programme sind in alten oder neuen Kurorten angesiedelt, müssen aber voll bezahlt werden. Sie können zwar das Wohlbefinden steigern, für Kranke und Rekonvaleszente ist solch ein Fitnessurlaub jedoch ungeeignet.

Die Kurbehandlung hat andere Ziele: Prävention, Rehabilitation und Gesundheitsförderung. Untersuchungen haben bestätigt, dass Kuren bei Menschen mit chronischen Krankheiten, wie etwa Rheuma, Herz-Kreislauf-Störungen oder Asthma, geeignet sind, die Zeit der Krankenstände wesentlich zu verringern und eine frühe Erwerbsunfähigkeit zu verhindern. Bei älteren Personen mit chronischen Krankheiten können sie sogar die Pflegebedürftigkeit verhindern bzw. hinausschieben. Dazu trägt bei, dass Kuren den Organismus stärken und ihn befähigen, Schmerzen und körperliche und psychische Belastungen besser durchzustehen und auszugleichen: Das Leiden klingt ab, die Stimmung und die Lebensfreude steigen.

Die Kur ist ein erlebter Lernprozess: Die Entlastung von Alltagspflichten, der Austausch mit Menschen, die mit vergleichbaren Leiden leben, das Einüben einer gesundheitsbewussten Lebensart und die beginnende Umstellung des Organismus stärken auch den Gesundheitswillen für das Leben nach der Kur. Sie geben einen Anstoß, Einstellung und Verhalten zu ändern. Damit steigt auch die seelische Anpassungsfähigkeit an Belastungen und Störgrößen in Umwelt, Mitwelt und Arbeitswelt.

In diesem Sinne wirken Kuren ganzheitlich: auf Körper, Seele und soziale Ebene.

Grundlagen der Wirkung

Auf vier grundlegenden Säulen ruht die Wirkung von allen Kuren:

- Schonung: Schädliche Einflüsse, wie Lärm oder schlechte Luft, Hetze und psychischer Druck, Fehlernährung und Medikamentenmissbrauch, werden ausgeschaltet.
- Serienmäßige Anwendungen: Sie reizen den erholungsbedürftigen Organismus und trainieren seine Organe. Die Regelsysteme lernen, sich im Sinne einer Anpassung zu akklimatisieren und wieder ökonomisch zu funktionieren. Der Körper wird abgehärtet, seine Selbstheilungskraft wird mobilisiert.
- Belastungstraining für Muskeln und Organe: Dauernder Gebrauch steigert die Leistungsfähigkeit aller Körpereinheiten. So bessert sich zum Beispiel die Leistung der Lunge, wenn sie sich an größere Höhen anpassen muss. Das Gleiche geschieht durch gezielte Atemgymnastik und Sport.
- Gesundheits- und Ernährungserziehung: Hierbei werden zunächst einmal die Zusammenhänge der seelischen und körperlichen Bereiche erklärt und Wissen über das Funktionieren vermittelt. Zur Gesundheitserziehung gehört auch das Sich-Bewusstmachen von Bedürfnissen und Ansprüchen. Sie geben Anstoß zur Eigeninitiative.

Voraussetzung für eine erfolgreiche Kur ist,

- dass das erkrankte Organsystem auf therapeutische Anreize reagieren kann,
- dass die Kranken noch belastbar sind und
- dass sie bereit sind, aktiv mitzuwirken.

Mittel

Bei Kuren kommen ortsgebundene Mittel zum Einsatz, wie Heilwässer, Heilgase, Peloide und das Klima. Und es werden die natürlichen Reize von Wärme und Kälte gezielt genutzt.

Heilwässer

Sie unterscheiden sich vom Trinkwasser durch ihren höheren Gehalt an Mineralstoffen und anderen wirksamen Bestandteilen oder durch die höhere Temperatur (*Thermen*).

Bei Trinkkuren gelangen die Stoffe über den Verdauungsweg in die Blutbahn. Bei Badekuren werden über die Haut nur wenige Stoffe aufgenommen, da gilt vor allem die Wärme als Heilfaktor. Die Zusammensetzung der Wässer wird kontrolliert. Hygienische Maßnahmen sind vorgeschrieben.

Heilgase

Als Heilgase gelten Kohlendioxid, Schwefelwasserstoff und Radon.

Peloide

Sie werden in Form von Schlamm oder Brei genutzt, der aus den Peloiden mit Wasser angerührt wird.

Peloide bestehen entweder aus pflanzlichen Abbaustoffen, zum Beispiel der Torf aus Mooren, oder mineralischen Stoffen, wie etwa Meeresschlick, Flussschlamm, Löss, Ton und Mergel. Als Fango werden fein zerriebene Gesteine bezeichnet, wie Tuff, Tonschiefer und vulkanisches Gestein. Je nach Herkunft enthalten Peloide verschiedene chemische Wirkstoffe. Diese spielen als therapeutische Mittel aber eine geringere Rolle als die Fähigkeit der Peloide, Wärme lange zu speichern und sie langsam und gleichmäßig an die behandelten Körperareale abzugeben.

Peloide können auch zu Hause selbst angewandt werden.

Klimafaktoren

Alle Faktoren des Klimas können genutzt werden. Als Schonklima gelten saubere, allergenarme Luft sowie geringe Schwankungen von Temperatur und Luftdruck im Tageslauf.

Als Klimareiz wirken im Gebirge die Höhe, häufige, kräftige Sonneneinstrahlung, die intensive Abkühlung und an der See die hohe Windgeschwindigkeit und der Salzgehalt der Luft.

Zur Klimakur eignen sich Mittel- und Hochgebirgslagen sowie die Meeresküsten.

Therapieangebote

Im Mittelpunkt stehen die verschiedenen Bäder- (➡ Seite 886), Trinkkuren (➡ Seite 888) und die Klimabehandlung (➡ Seite 888), die unterschiedliche Klimafaktoren bei Bewegung und Ruhe systematisch nutzt.

Sinnvoll ergänzt werden sie durch Verfahren der physikalischen Medizin wie

- Wasserbehandlungen (➡ Seite 876)
- Wärmebehandlungen (➡ Seite 875)
- Elektrotherapie (➡ Seite 854)
- Licht- und Strahlenbehandlungen (➡ Seite 862)
- Inhalationstherapie (➡ Seite 860)
- Massagetherapie (➡ Seite 863)
- Bewegungs- und Sporttherapie (➡ Seite 222)
- Unterwasser- (Bewegungsbad, ➡ Seite 874) und Heilgymnastik (➡ Seite 856)

- Atemtherapie (➡ Seite 848)
- Ernährungsbehandlungen
- Gesundheitstraining im Rahmen von Vorträgen, psychologischer Anleitung und Gruppenerleben.

Einige Kurorte sind darüber hinaus spezialisiert auf bestimmte Therapiesysteme, wie Kneipp- (➡ Seite 889), Prießnitz- oder Felkekuren.

Nicht als Ergänzung, sondern als wesentliche Grundlage der Kurwirkung wird heute die Entspannung gesehen: Der entspannte Zustand entlastet von Schmerzen, wirkt vorbeugend gegen Stresszustände und deren Folgekrankheiten. Deshalb werden im Rahmen der Kur häufig auch Kurse in verschiedenen Entspannungstechniken angeboten (➡ Seite 878). Sie können allerdings nur ein Anstoß für das aktive Selbsttraining sein, denn das Erlernen dauert meist einige Monate.

Sinnvoll sind auch Kurse, in denen die Kreativität angeregt wird, zum Beispiel Töpfern, Malen, Musizieren, Tanzen und anderes mehr.

Allerdings bieten viele Kuranstalten neben den sinnvollen Behandlungen auch viele »alternative« Verfahren an, wie etwa Ozontherapie (➡ Seite 867), Sauerstofftherapie (➡ Seite 870) oder mystische Verfahren, wie Bach-Blütentherapie (➡ Seite 850) und Ähnliches, deren Wirksamkeit zweifelhaft ist.

Behandlungsplan

Eine befundgerechte Verordnung vorausgesetzt, erlauben die vielen Kombinationsmöglichkeiten der verschiedenen sinnvollen Mittel eine gezielte Behandlung bestimmter Organe, ohne andere Systeme, die der Schonung bedürfen, zu belasten. So lässt sich für den einzelnen Kranken die optimale Kombination individuell zusammenstellen.

Jede Verordnung einer Kur umfasst daher eine genaue Diagnose und ein spezifisch zusammengestelltes Behandlungsprogramm, in dem alle Faktoren dosiert und aufeinander abgestimmt werden.

Kurverlauf

Der Körper reagiert auf die Kurbehandlungen in periodischen Phasen: In sieben- bis zehntägigen Intervallen treten neuerlich Krankheitsbeschwerden auf, die erst allmählich zurückgehen. Was den Kranken als Rückschlag erscheint, gilt der Kurmedizin als »Badekrise« oder »Kurreaktion«.

Wie stark sich diese auswirkt, hängt von der Konstitution des Kranken und der Dosierung der Behandlung ab, beeinflusst aber den Kurerfolg nicht. Meist sind diese Reaktionen nach drei bis sechs Wochen vorbei. Deshalb hat sich auch die Kurdauer von vier Wochen am besten bewährt. Auch nach dem Ende der Kur kann es noch zu einer Verschlimmerung kommen, die allmählich abklingt. Nach spätestens sechs Wochen hat sich der Körper an die neuen Verhältnisse gewöhnt.

Wird eine Kur sachgemäß durchgeführt, kann ihre stabilisierende Wirkung auf vorhandene Krankheiten sechs bis neun Monate anhalten. Wenn jedoch ein wirksamer Anstoß für Verhaltensänderungen gegeben wurde, können die dadurch bewirkten Verbesserungen positiv in die Zukunft hineinwirken.

Damit ist das eigentliche Ziel einer Kur erreicht: Die Verhältnisse haben sich zum Besseren gewendet, eine Wiederholung der Kur ist nicht mehr notwendig.

Hinweis

Die vielen neuen Reize und die Anwendungen während der Kur machen müde. Geben Sie während der Kur dem Ruhebedürfnis des Körpers nach.

Bei Kuren in besonderem Reizklima besteht die Gefahr, dass sich eine verborgene Erkrankung meldet – zum Beispiel eine Zahn- oder Gallenentzündung.

Anwendungen

Eine Kurbehandlung ist sinnvoll, um vegetativen und funktionellen Störungen vorzubeugen und regulierend in ihre Besserung einzugreifen. Das gelingt ihr auch bei frühzeitigen Alterserscheinungen.

Die Kurbehandlung dient der Linderung und Rehabilitation bei akuten, vorwiegend aber bei chronischen Erkrankungen, im Alter und bei Rekonvaleszenz nach Krankheit, Unfall und Operationen.

Badekuren

Badekuren gehören zu den meistverordneten Kuren. Dabei nutzt man die mechanischen, thermischen und chemischen Eigenschaften der Heilwässer.

Wer ins Wasser taucht, spürt den Auftrieb: Der Körper hat nur noch ein Zehntel seines Gewichts. Der Auftrieb entspannt die Muskulatur, entlastet die Gelenke, lockert das Bindegewebe, erleichtert Bewegungsabläufe und lindert nichtentzündliche Schmerzen. Wer sich am Boden kaum noch bewegen kann, tut sich mit einem Training im Wasser sehr viel leichter. Wasser senkt den Blutdruck, wirkt ausschwemmend und hemmt die Ausschüttung von Stresshormonen.

Warmes Wasser weitet die Gefäße und regt die Durchblutung an; es lindert Schmerzen, verleiht kranken Gelenken wieder mehr Beweglichkeit und kurbelt die Atmung an. Es stimuliert die Empfindungsfähigkeit der Haut, vermittelt ein besseres Körpergefühl und wirkt daher auch wohltuend auf die Seele.

Der Wasserdruck und die -temperatur sind wirksame Faktoren. Sie müssen daher für die Behandlung richtig dosiert werden. Auch der Salzgehalt des Wassers hat Auswirkungen, die beachtet werden müssen.

Hinweis

Bäder sind eine Belastung für Herzschwache.

Bewegungsbad

Der Auftrieb des Wassers entlastet die Gelenke der Beine und der Wirbelsäule, sodass Bewegungen gelingen, die außerhalb des Wassers unmöglich wären. Da das Wasser den Bewegungen Widerstand entgegensetzt, kann man es auch für das Dauerleistungstraining geschwächter Muskelgruppen nutzen. Wasser verhindert, dass Übende stürzen.

Durchführung

Gymnastische Übungen im Wasser oder anderes Bewegungstraining werden unter Anleitung von Heilgymnasten durchgeführt. Anschließend sollte man einige Zeit ruhen.

Anwendung

Wassergymnastik kann Beschwerden bei Weichteilrheumatismus lindern, bei chronisch degenerativen Krankheiten des Bewegungsapparats, neurologisch bedingten Haltungs- und Bewegungsstörungen, bei Osteoporose, Muskelerkrankungen und nach Operationen am Bewegungsapparat.

Wassergymnastik verbessert und erhält die Beweglichkeit und dient der Rehabilitation nach verschiedenen Krankheiten.

Hinweis

Bewegungsbäder können eine Belastung für Herzschwache sein.

Wannenbäder

Wenn die wichtigsten Wirkstoffe eines Heilwassers flüchtig sind oder besondere Krankheiten bestehen, finden Wannenbäder Anwendung. Auch im Wannenbad sind Wasserdruck und -temperatur wirksame Faktoren und werden daher gezielt dosiert.

Schwefelbad

Schwefelquellen enthalten verschiedene Schwefelverbindungen. Diese erweitern die Hautkapillaren, regen die

Durchblutung der Haut an und beeinflussen die Aktivität des Immunsystems, die sich auf die Krankheitsbereitschaft auswirkt.

Anwendung

Schwefelbadanwendungen werden vor allem bei entzündlichen und allergischen Krankheiten empfohlen. Heilend wirken sie bei Hauterkrankungen, wie Psoriasis, Neurodermitis, Akne und chronischen Ekzemen. Sie lindern Erkrankungen des rheumatischen Formenkreises und sind besonders sinnvoll, wenn mehrere Gelenke erkrankt sind.

Durchführung

Ein Schwefelbad sollte höchstens 10 bis 20 Minuten dauern. Besonders Badetemperaturen über 38 °C strengen sehr an. Darum ist anschließende Ruhe dringend zu empfehlen.

Hinweis

Die genannte Begrenzung der Badedauer gilt auch, wenn Schwefelthermen ohne ärztliche Aufsicht nur zur Freizeitgestaltung aufgesucht werden. Kinder unter sechs Jahren sollten sich nur sehr kurz im Schwefelwasser aufhalten.

Kohlensäurebad

Für ein Kohlensäurebad kann natürlicher Sauerbrunnen verwendet werden oder technisch erzeugtes Kohlendioxid.

Durchführung

Im Kohlensäurebad badet man etwa eine halbe Stunde täglich. Es wird als wärmer empfunden, als es ist, und kann daher eingesetzt werden, um dem Körper Wärme zu entziehen. Ein Kohlensäurebad fördert die Durchblutung der Haut, hilft bei Gefäßverschlüssen in Armen und Beinen, bei chronischer Venenschwäche und bei Bluthochdruck.

Anwendung

Kohlensäurebäder können vegetativ und psychosomatisch bedingte Herz- und Kreislaufbeschwerden lindern.

Solebad, -inhalation und -spülung

Solebäder sind überall dort entstanden, wo aus dem Berg Salz gewonnen wurde. Sie kommen als kalte Quellen oder als Thermen mit und ohne weitere gesundheitlich wirkende Stoffe vor.

Die meisten Solebäder enthalten 1,5 bis 6 Prozent Kochsalz.

Durchführung

Solebäder dauern etwa eine halbe Stunde und werden für die Dauer der Kur täglich durchgeführt.

Bei der Kurbehandlung chronisch entzündeter Schleimhäute werden spezifische Techniken angewandt, zum Beispiel Spülungen mit Mineralwässern oder Soleverdünnungen bzw. das Einatmen von zerstäubter solehaltiger Luft.

Im Kaltluftstollen lindert man Atemwegerkrankungen. Dabei spielen neben der Lufttemperatur von etwa 10 °C die hohe Luftfeuchtigkeit und die Staubarmut der Luft eine wichtige Rolle.

Eine Inhalation besonderer Art bietet die Thalassotherapie (Therapie am Meer). Neben dem Klimareiz wirken hier die salzhaltige Gischt des Meeres und Einflüsse von Spurenelementen wie Jod.

Die Wirkung des Nordseeklimas ist stärker als die des Klimas der Ostseeküste.

Das Zusammenspiel der heilenden Wirkung der Sonneneinstrahlung und des besonders hohen Salzgehalts des Wassers am Toten Meer kann die Hautkrankheit Psoriasis wesentlich bessern.

UV-Bestrahlung nach einem Solebad.

Anwendung

Bäder in stark salzhaltigem Wasser lindern alle Formen von Rheuma und Frauenleiden und können bei Hauterkrankungen, wie Entzündungen, Akne und Ekzemen, helfen.

Inhalationsbehandlungen lindern chronische Krankheiten der oberen und unteren Atemwege und chronische Entzündungen der Stirn- und Nasennebenhöhlen.

Die Thalassotherapie am Meer empfiehlt sich darüber hinaus insbesondere bei allergischen Atemwegerkrankungen.

Radonbad und -inhalation

Das radioaktive Edelgas Radon entsteht in der Natur aus Uran. Es kommt konzentriert in natürlichen Quellen und in der Luft von Bergwerkstollen vor, in unterschiedlichen Konzentrationen findet es sich auch in den Kellern von Wohnhäusern.

Anwendung und Durchführung

Traditionell wird Personen mit entzündlichen degenerativen Gelenkerkrankungen eine Trinkkur mit Radonwasser, eine Serie von Bädern darin oder der tägliche Aufenthalt in der radonhaltigen Luft eines Bergwerkstollens empfohlen. Der schmerzlindernde Effekt dieser Behandlungen wird vielfach bestätigt. Es fehlt jedoch bis heute der Nachweis, dass diese Heilwirkung tatsächlich vom Radongas ausgeht.

Hinweis

Radon gilt als Krebs erregend. Wer eine vierwöchige Kur im Heilstollen macht, ist in dieser Zeit der 3330fachen Strahlungsdosis (166 500 Becquerel/m³) im Vergleich zur Normalbelastung ausgesetzt. Umgerechnet auf ein Jahr ist diese Strahlenbelastung größer als jene, die die Bewohner eines Hauses abbekommen, das wegen hoher Radonkonzentration als sanierungsbedürftig gilt.

Moor- und Schlammbäder

Moor – genauer gesagt: Badetorf – ist das am häufigsten gebrauchte Peloid und wird bevorzugt zu Vollbädern angewendet. Bestimmte Bestandteile des Moores, die Huminsäuren, dringen durch die Haut und erreichen den Blutkreislauf. Auf diese Weise können sie die Abwehrkräfte steigern.

Durchführung

Moor- beziehungsweise Schlammpackungen werden erwärmt und mit einer Temperatur von etwa 45 °C für ungefähr 20 Minuten an den erkrankten Körperstellen aufgelegt. Vollbäder im Moor sollen dagegen nicht heißer als 42 °C sein. Moorgemeinschaftsbäder sind unhygienisch und werden vom Bundesinstitut für Arzneimittel und Medizinprodukte abgelehnt.
Die gründliche Reinigung der Wanne nach jedem Einzelbad sollte selbstverständlich sein. Der Badetorf kann nur nach spezieller Lagerung und Aufbereitung wieder für weitere Anwendungen verwendet werden.

Anwendung

Moorbehandlungen helfen bei Rheumaerkrankungen, dienen zur Rehabilitation bei Bewegungseinschränkungen, bei chronischen Entzündungen des Verdauungstrakts und der harnableitenden Organe, bei Durchblutungsstörungen und Frauenleiden.

Hinweis

Moorvollbäder dürfen bei fieberhaften und infektiösen Erkrankungen, bei großflächigen Hautwunden, bei Herzschwäche und starkem Bluthochdruck keinesfalls durchgeführt werden.

Trinkkuren

Noch im vorigen Jahrhundert galt das Trinken von Mineralwässern als spezifische Behandlung von Erkrankungen der inneren Organe, bis wirksamere Behandlungen sie verdrängten. Die Heilwässer mit den darin gelösten Salzen und Spurenelementen sollen den Stoffwechsel günstig beeinflussen.

Die wichtigsten Inhaltsstoffe von Heilquellen sind Natrium, Bikarbonat, Kohlendioxid, Kalzium, Magnesium und Sulfat sowie diverse Spurenelemente. Je nach ihrer Zusammensetzung sollen die Mineralwässer die Funktionen von Magen, Darm, Galle, Leber, Bauchspeicheldrüse, Nieren, Blase und Harnwegen verbessern. Der wissenschaftliche Beweis, ob Trinkkuren tatsächlich Heilwirkungen haben, steht zum Teil noch aus.

Durchführung

Je nach ärztlichem Rat trinkt man über einige Wochen hinweg täglich bis zu eineinhalb Liter Kurwasser. Trinkkuren werden häufig mit diätetischen Maßnahmen kombiniert.

Hinweis

Bei eingeschränkter Nierenfunktion und bei älteren Menschen kann die Flüssigkeitsmenge Herz und Kreislauf stark belasten. Bei akut entzündlichen Erkrankungen im Verdauungstrakt, bei Herz-Kreislauf-Schwäche, Neigung zu Ödemen und Bluthochdruck sollte keine Trinkkur durchgeführt werden.

Klimakur

Viele Menschen »leiden am Wetter«, doch wissenschaftlich sind die Einflüsse von Witterung und Klima auf den Menschen noch kaum geklärt. Bis heute gibt es keinen Nachweis dafür, ob und welches Wetter tatsächlich »krank macht«. Erwiesen ist, dass nasse Kälte, starker Wind, Hitze, Schwüle und Nebel den Organismus belasten.
Das Leben in klimatisierten oder überwärmten Räumen macht den Körper gegenüber äußeren Einflüssen empfindlich. Gewöhnung an ansteigende Klimareize kann dagegen die Spannkraft und Anpassungsfähigkeit reaktivieren.
Aufenthalte im Klima der Meeresküsten mit Sonne und Wind (Thalassotherapie, ➡ Solebad, Seite 887), im Mittel- und Hochgebirgsklima können solche Effekte haben. Anregend wirken Temperaturschwankungen, Frischluft und Sonnenlicht. Der Körper wird herausgefordert, sich immer wieder neuen Bedingungen anzupassen.
Selbst wenn sich das Klima am Kurort nicht wesentlich von dem gewohnten unterscheidet, setzt man sich bei den kurbedingten Aktivitäten öfter der Witterung aus als im Alltag. Auch das hat einen anregenden und abhärtenden Effekt.
Für die Zulassung als heilklimatischer Kurort gelten besonders strenge Auflagen hinsichtlich der Luftreinheit, sodass die Kurgäste weitgehend vor schleimhautschädigenden Luftverunreinigungen geschützt sind. Manche

Klimafaktoren, wie etwa die Höhe oder das Meerwasseraerosol an der See, beeinflussen den Organismus Tag und Nacht. Die Wahl des Ortes muss daher ebenso wie die Dosis der Freiluftaufenthalte der Konstitution angepasst sein.

Lange Spaziergänge und die gezielte Bewegung in frischer Luft (»Terrainkuren«), die Steigerung der Leistung und Anpassung an größere Höhe, die Lichteinstrahlung und nicht zuletzt das Landschaftserlebnis erhöhen auch die Lebensfreude. Dafür ist ein Training im Fitnesscenter kein Ersatz!

Durchführung

Zu einer Klimakur gehören dosierte Liegekuren, Freiluftbäder bis zum Frösteln, Nachtschlafen im Freien und ein gezieltes Bewegungstraining. Kneippanwendungen und physikalische Behandlungen können sie verstärken.

Anwendung

Klimakuren können das Herz, die Lunge und die Atmung trainieren, sie wirken auf das Nerven-, Hormon- und Immunsystem und helfen gegen Stress und nervöse Erschöpfung.

Erkrankungen der Atemwege bessern sich in allen heilklimatischen Kurorten. Das Herz- und Kreislaufsystem und Menschen mit Allergien, Hautkrankheiten und neurovegetativen Störungen, Kinder und Rekonvaleszenten sprechen gut auf das Klima im Mittelgebirge und an der Meeresküste an.

Je nach Anwendung wirkt Klimatherapie entspannend oder anregend und härtet den Körper gegen Erkältungskrankheiten ab.

Anwendung

Eine Klimakur dient vor allem der Rehabilitation und Vorbeugung. Meist stabilisiert sich die Akklimatisation erst nach der dritten Woche. Die Wirkung einer sechswöchigen Kur hält bis zu einem Jahr lang.

Hinweis

Aufenthalt im Hochgebirge ist für Herzkranke nicht empfehlenswert. Zu den Risiken ➡ auch Lichttherapie, Seite 862.

Kneippkur

Der Pfarrer Sebastian Kneipp erprobte die zu seiner Zeit bereits bekannten Kaltwasserbehandlungen an sich selbst, baute sie zu einem System von Bädern und Güssen aus, errichtete eine Badeanstalt und hielt im Beisein von Ärzten Sprechstunden ab. Er ergänzte sein Behandlungsregime mit der gezielten Behandlung mit Heilpflanzen

sowie Ratschlägen für eine gesunde Ernährung. Er forderte körperliche Bewegung und eine geordnete Lebensweise, zu der bei ihm, dem Pfarrer, die praktizierte Gläubigkeit gehörte.

Durchführung

Mehr als hundert verschiedene Wasseranwendungen umfasst das Kneipp'sche System: Waschungen, Güsse (➡ Seite 856), Druckstrahlmassagen mit dem Wasserschlauch (➡ Seite 874), Tau- oder Wassertreten, Wickel, Packungen (➡ Seite 875) und Heusackauflagen, Teil- und Vollbäder (➡ Seite 876) sowie Dampfbäder (➡ Seite 852). Die Behandlungen reichen – je nach Konstitution und Beschwerden individuell dosiert – von kaum belastenden Reizen, wie etwa einer Armwaschung, bis zu anstrengenden Maßnahmen, wie dem Kaltwasser-Blitzguss. Da die Anwendungen zu bestimmten Tageszeiten ihre größte Wirkung entfalten, wird das Tagesprogramm darauf abgestimmt.

Bäder, Umschläge, Einreibungen und Salben werden mit Kräuterauszügen versetzt, Pflanzenmittel werden als Tees, Tropfen oder Dragees eingenommen.

Zur Kneippkur gehören mehrstündige Spaziergänge in frischer Luft, eine überwiegend vegetarische Kost und ein ausgewogenes Verhältnis zwischen Aktivität und Ruhe.

Anwendung

Kneippkuren dienen der Abhärtung, sind sinnvoll bei Erschöpfung, Nervosität, Migräne, vegetativen und psychosomatischen Störungen, Rheuma, Herz-, Kreislauf- und Gefäßerkrankungen. Besonders geeignet sind sie bei Kindern mit Asthma und Allergien sowie bei Wechseljahresbeschwerden.

Bewegungstherapie

Bewegungsmangel ist ein Hauptfaktor der für unsere Zeit typischen Zivilisationskrankheiten. Ein dosiertes Ausdauer- und Krafttraining kann ihnen gegensteuern. Es verbessert die Aufnahme von Sauerstoff im Gewebe, stärkt Herz, Lunge, Leber, den Stützapparat und entlastet die Hormonproduktion. So lassen sich Stress abbauen, die Kondition und die geistige Leistungsfähigkeit steigern. Ist die Bewegungsfähigkeit durch chronische Krankheiten oder nach Verletzungen und Operationen bereits eingeschränkt, können gezielte Trainingsprogramme unter Anleitung z. B. von Bewegungs-, Physio- und Ergotherapeuten oder Krankengymnasten die Funktionen wieder bessern und bei regelmäßiger Durchführung auf Dauer erhalten (➡ Heilgymnastik, Seite 856). Krankengymnastik ist daher meist ein fester Bestandteil einer Kurbehandlung. Vor allem die Bewegungstherapie gibt häufig den Anstoß, um auch später ein Ausdauertraining in den alltäglichen Tagesablauf einzubauen.

Durchführung

Abhängig von der Erkrankung wird das Trainingsprogramm zusammengestellt. Wichtig ist die richtige Dosierung: Die Belastungsintensität und die Trainingsabstände werden so gewählt, dass der Organismus nicht überfordert und die gewünschte Verbesserung tatsächlich erreicht wird.

Vor dem Ausdauertraining wärmt man auf; hinterher lässt man die Anstrengung sacht ausklingen. Stetig ansteigend werden Kraft und Tempo, die Koordination der Bewegungen und die Beweglichkeit trainiert. Die Übungen werden am besten zweimal wöchentlich zwischen 30 und 60 Minuten lang durchgeführt.

Nach jeder Leistungssteigerung können die Anforderungen entsprechend erhöht werden. Bevor jedoch die nächste Leistungsstufe erklommen wird, sollte das bisher Erreichte in einer längeren Zeit der Praxis gefestigt werden.

Geeignete Ausdauersportarten sind Gymnastik, Wandern, Dauerlauf, Radfahren, Schwimmen, Skilanglauf, Rudern und Schlittschuhlaufen.

Anwendung

Als vorbeugende Maßnahme kann Bewegungstherapie zahlreiche Risikofaktoren für verschiedene Krankheiten verringern.

Nach Herzinfarkt und Schlaganfällen dient die Bewegungstherapie zur Rehabilitation und sollte möglichst früh einsetzen.

Hinweis

Falsch ausgeführter und übertriebener Sport kann schädlich sein.

Beginnt man sportliche Aktivitäten erst im fortgeschrittenen Alter, sollten sie sportärztlich betreut werden. Eine Sporttauglichkeitsuntersuchung ist Voraussetzung für den Beginn.

Schlankheits- und Diätkuren

Diese Kuren sind sinnvoll, um Übergewicht abzubauen. Bei unterstützender Anleitung und im Kreis von Menschen mit dem gleichen Problem gelingt auch die Umstellung der Essgewohnheiten leichter, etwa bei Stoffwechselerkrankungen oder Arteriosklerose. Schlankheits- und Diätkuren können aber auch allgemein den Anstoß zur Umstimmung der Stoffwechsellage geben und das Wohlbefinden heben (➡ Fasten, Seite 854).

Kosten

Deutschland

Krankenversicherte können eine ärztlich verordnete Kur in Anspruch nehmen, wenn der Versicherungsträger, zum Beispiel die Krankenkasse oder die Rentenversicherung, den Antrag genehmigt. In Deutschland kann auch eine Unfallversicherung, eine Berufsgenossenschaft oder ein Versorgungsamt für die Kur aufkommen.

Je nach Schwere der Krankheit übernehmen die Krankenkassen die Kosten ganz oder teilweise. Im Rahmen der Sparmaßnahmen im Gesundheitswesen werden allerdings immer wieder die Kosten für Kuren und die dafür erforderliche Freistellung von der Arbeit zur Diskussion gestellt.

> *Deutscher Heilbäderverband e.V.*
> *Schumannstraße 111, 53113 Bonn*
> *Tel.: 02 28/2 01 20-0, Fax: 02 28/2 01 20-41*

- Stationäre Kuren, die einer Erwerbsunfähigkeit vorbeugen sollen, werden von den Rentenversicherungen bezahlt. Das gilt auch für Kuren zur Wiederherstellung der Arbeitsfähigkeit und für Anschlussheilbehandlungen, zum Beispiel Rehabilitation nach Operation, Unfall oder Herzinfarkt, oder bei schweren chronischen Krankheiten. Die Krankenkassen sind nur zuständig, wenn kein Rentenversicherungsschutz besteht. Für längstens drei Wochen werden die Kosten für die medizinische Behandlung, Pflege, Unterkunft und Kost übernommen, abzüglich einer Selbstbeteiligung. Diese betrug 2001 für Kuren 17 DM (D-West) bzw. 14 DM (D-Ost). Bei Beamten und Angestellten des öffentlichen Dienstes wird eine Beihilfe zu den Kosten der Kur gewährt. Gewähren die Krankenkassen eine Kur, müssen die Unterkunft und ein Teil der Heilmittel selbst bezahlt werden. Die Zeit der Kur wird auf den Urlaub angerechnet.
- Die Kostenbeteiligung privater Krankenversicherungen bei Genesungsaufenthalten und Sanatoriumsbehandlungen ist unterschiedlich hoch.
- Eine Wiederholung der Kur zu Lasten der Krankenkasse ist erst nach vier Jahren möglich.
- In Deutschland wird vereinzelt auch eine »ambulante Rehabilitation« am Wohnort angeboten. In Österreich gibt es solche ambulanten Kuren schon lange.
- Als »außergewöhnliche Belastung« können die Kosten einer Kur bei der Steuer geltend gemacht werden, wenn sie eine unzumutbare Belastung darstellen.
- Erholungskuren werden auch von sozialen Einrichtungen unterstützt.

Österreich

Auf Kuraufenthalte besteht kein Rechtsanspruch. Sie werden bewilligt, wenn eine stationäre Behandlung mehr Erfolg verspricht als eine ambulante Therapie, und üblicherweise für drei Wochen in eigenen Kureinrichtungen oder in Vertragseinrichtungen bezahlt. Je nach Einkommen müssen die Versicherten einen Kostenbeitrag pro Tag leisten.

● Für Kuraufenthalte von Erwerbstätigen sind die Pensionsversicherungen zuständig.

● Der Unfallversicherungsträger bezahlt die Kosten des Kuraufenthalts, wenn die Heilbehandlung auf Grund eines Arbeitsunfalls oder einer Berufskrankheit notwendig ist.

● In allen übrigen Fällen – insbesondere für mitversicherte Familienangehörige oder für Pensionisten – sind die Krankenversicherungsträger zuständig.

Österreichischer Heilbäder- und Kurorteverband
Josefsplatz 6, 1010 Wien
Tel.: 01/5 12 19 04, Fax: 5 12 86 39
e-mail: oehkv@newsclub.at

Beratung und Psychotherapie

Ein gutes Gespräch mit der Ärztin oder dem Arzt kann bereits psychotherapeutische Elemente enthalten, wenn sie aufmerksam zuhören und auf Probleme teilnahmsvoll eingehen. Bei Fachleuten der Beratung und Psychotherapie ist die Situation ähnlich.

Neben seriösen psychotherapeutischen Verfahren gibt es eine Flut von Angeboten, die kritisch beurteilt werden müssen. Die Gefahr, die von schlecht ausgebildeten »Gurus«, »Heilsbringern« und Sektenführern ausgeht, wird meist unterschätzt. Die direkte Folge von ungeprüften Psychoexperimenten können emotionale Krisen, extreme Abhängigkeiten und der Verlust von Alltagsbeziehungen sein. Der folgende Überblick über die wissenschaftlich fundierten psychotherapeutischen Verfahren soll helfen, die Spreu vom Weizen zu trennen.

Ziele

Psychotherapeuten sind im Allgemeinen aufmerksame Beobachter und Zuhörer. Sie helfen, Probleme besser verstehen zu lernen, und sie fördern ein verändertes Nachdenken über sich selbst. Eine seriöse Therapie bietet keine standardisierten Problemlösungen. Den Weg zum seelischen Gleichgewicht müssen alle Klienten selbst finden. Psychotherapie bietet also Hilfen zur Eigenbewältigung von Problemen an und kann ohne die aktive Beteiligung der Betroffenen nichts bewirken.

Im Idealfall lässt sich durch eine Psychotherapie wie in einem Spiegel erkennen, woran man leidet, wie es dazu gekommen ist und welche Veränderungsmöglichkeiten es gibt. Sehr wichtig für den Erfolg ist Folgendes:

- Vor Beginn der Therapie muss ihre Dauer, also die Anzahl der Stunden, vereinbart werden. Diese Rahmenabsprache sollte eingehalten werden.
- Nach etwa zehn Sitzungen sollte für die Klienten das Gefühl entstehen, dass ihnen die Therapeutin oder der Therapeut sowie die gewählte Therapieform helfen können. Stellt sich diese wichtige Hoffnung auf Besserung nicht ein, sollte gemeinsam überlegt werden, ob eine andere Therapiemöglichkeit in Frage kommt.
- Die Therapie darf sich nicht allein auf die Analyse der Defizite der Klienten konzentrieren. Es geht darum, die vorhandenen Ressourcen und Kräfte zu erkennen und zu aktivieren, damit sie für die Lösung der Probleme genutzt werden können.
- Die Therapie muss den zwischenmenschlichen Problemen entsprechen, um die es geht: So können Eheprobleme am besten in einer Paartherapie bearbeitet werden, Schwierigkeiten im Umgang mit anderen Menschen in einer Gruppentherapie.
- Es kommt darauf an, dass die Ideen zur Problemlösung, die sich während der Therapie entwickeln, aktiv ausprobiert werden. Die Therapie hat dabei stützende und begleitende Funktion.

- Wichtig ist, dass die Klienten in der Therapie für ihre Probleme eine einleuchtende Erklärung finden. Die Erklärungsmodelle, die den unterschiedlichen Therapien zu Grunde liegen, sind dabei nicht entscheidend.

Beratung

Die Träger von Beratungsstellen sind meist Kirchen, Kommunen, Wohlfahrtsverbände oder freie Initiativen. Diese Familien-, Ehe-, Erziehungs-, Konfliktberatungs- oder Kriseninterventionsstellen bieten Hilfe durch offene Gespräche. Die meisten Berater – Sozialarbeiter und Sozialpädagogen, Psychologen, Ärzte und Psychotherapeuten, manchmal auch Juristen oder Theologen – haben eine psychotherapeutische Zusatzqualifikation.

An Beratungsstellen wendet man sich, wenn man eine Krisensituation nicht mehr alleine bewältigen kann:

- Nach Ereignissen wie Trennung, Scheidung oder Tod eines Partners oder dem Verlust eines Kindes.
- Wenn man Hilfen bei Entscheidungen braucht, zum Beispiel in der Schwangerschaft, in Ehekrisen oder bei anderen familiären Veränderungen.
- Bei Lern- und Verhaltensauffälligkeiten von Kindern.
- In Zeiten der Isolation, Vereinsamung oder Entwurzelung.
- In akuten seelischen Krisen, vor der Überlegung, den Arbeitsplatz zu kündigen, die Schule zu verlassen, bei Flucht- oder Selbsttötungsgedanken.
- In der Angst vor Bewährungsproben, wie vor einer Prüfung, dem häufigen Nichtbestehen von Examen oder einer immer wieder auftretenden Krankheit.

Eine rechtzeitige professionelle Beratung kann unter Umständen verhindern, dass Krisensituationen eskalieren oder Probleme so übermächtig werden, dass man darunter zusammenzubrechen droht. Wenn eine Therapie ratsam ist, wird gemeinsam überlegt, welches die geeignete Therapieform sein könnte und wohin sich die Ratsuchenden am besten wenden.

Für eine Beratung kann eine Sitzung ausreichen, sie kann aber auch mit bis zu zehn Terminen über einen gewissen Zeitraum geplant werden.

Fast alle Beratungseinrichtungen bieten auch Hilfen der psychosozialen Versorgung an, meist mit erweiterten Kontakten zu den Arbeits-, Sozial- und Jugendämtern, zu den Schulbehörden, Wohlfahrtsverbänden oder zu anderen Unterstützungsstellen. Diese Verbindung aus sozialer und psychischer Betreuung ist eine höchst wirksame Form der Hilfe zur Selbsthilfe.

Die unterschiedlichen Beratungseinrichtungen sind in den örtlichen Telefonbüchern meist über den Namen eines Wohlfahrtsverbandes oder über das Gesundheits- oder Sozialamt zu erfragen.

Die Telefonseelsorge steht allen Anrufern bei akuten seelischen Krisen auch während der Nacht, feiertags oder am Wochenende zur Seite. In Deutschland ist die Telefon-Nummer einheitlich 08 00/111 01 11 (ev.) oder 08 00/1 11 02 22 (kath.).

Einzel- und Gruppentherapie

Alle psychotherapeutischen Verfahren (mit Ausnahme der Familientherapie) können als Einzel- oder Gruppentherapie stattfinden. In der Einzeltherapie bespricht, gestaltet, inszeniert oder analysiert man die Probleme alleine mit der Therapeutin oder dem Therapeuten. Demgegenüber hat die Gruppentherapie den Vorteil, dass von den anderen Teilnehmern Dinge angesprochen werden, die in einer Einzeltherapie vielleicht erst spät oder gar nicht zugelassen würden. Das kann Angst machen, doch der Mut anderer wirkt auch ansteckend.

Viele gut erprobte Verfahren, die auf das Lernen neuer Verhaltensweisen ausgerichtet sind, finden in Gruppen statt: Autogenes Training zur Entspannung, Gruppen zur Raucherentwöhnung oder zur Schmerzbewältigung.

Viele Psychotherapeuten haben neben ihrer Einzeltherapieausbildung eine Ausbildung in einem gruppenpsychotherapeutischen Verfahren; zusätzlich bieten die meisten Beratungseinrichtungen Gruppen an.

Meist finden sich sechs bis zehn Teilnehmer beiderlei Geschlechts für 90 bis 100 Minuten zusammen. Für bestimmte Fragen – zum Beispiel nach Gewalterlebnissen – sind gleichgeschlechtliche Gruppen ratsam.

Paar- und Familientherapie

Diese Therapieverfahren arbeiten mit unterschiedlichen Schwerpunkten und Elementen aus anderen Verfahren:
- Konfliktzentrierte Verfahren, ➡ Seite 894
- Übende Verfahren, ➡ Seite 895
- Erlebnisorientierte Verfahren, ➡ Seite 896

In einer Paar- oder Familientherapie geht man davon aus, dass bei der Entstehung eines bestimmten Leidens oder eines Konflikts ein ganzes Beziehungssystem zusammenwirkt.

In den Beziehungen zwischen zwei oder mehr Menschen entstehen bestimmte Abläufe, die immer wieder nach demselben Muster gestaltet werden. Sie zeigen sich zum Beispiel bei bestimmten Reizthemen, die Streit auslösen, oder bei Themen, die immer wieder in Verweigerung, Tränen, Schreien oder Gewalt enden. Ein Ziel der Ehe- und Familientherapie ist es herauszufinden, wodurch sich solche Auseinandersetzungen immer weiter aufschaukeln, worin die Ursachen liegen können und welche konstruktiven Lösungen entwickelt werden könnten – oder auch: Warum es keine konstruktiven Lösungen gibt.

Sinnvoll ist eine Paar- oder Familientherapie auf jeden Fall bei
- Schul- und Verhaltensstörungen von Kindern. Fast immer sind an Lernschwierigkeiten, Erziehungsproblemen, Störungen wie Bettnässen, Aggressivität oder mangelnden sozialen Kontakten die Eltern und das weitere Umfeld beteiligt. Das Kind drückt aus, dass im Gesamtsystem etwas nicht stimmt.
- Problemen in der Ehe oder Partnerschaft, die sich scheinbar ausweglos immer um denselben Punkt drehen, bei sexuellen Konflikten oder wenn an eine Trennung gedacht wird.

Paar- oder Familientherapien werden von vielen Beratungseinrichtungen, aber auch von niedergelassenen Therapeuten angeboten. Mit durchschnittlich zehn bis zwanzig Sitzungen, meist im Abstand von ein bis vier Wochen, können neue Lösungen erarbeitet und Entlastungen gefunden werden.

Frauenberatung und -therapie

In fast allen größeren Städten gibt es eigene Frauenberatungs- und Gesundheitszentren. Die dort tätigen Pädagoginnen, Psychologinnen und Ärztinnen arbeiten mit ähnlichen Verfahren wie in anderen Einrichtungen, jedoch werden die spezifischen Abhängigkeiten von Frauen in Beruf und Familie mit einbezogen.

Es geht vor allem darum, verschüttete Kräfte, Bedürfnisse und Wünsche wieder zu entdecken und zu erproben. Die Frauen sollen in ihren Selbsthilfefähigkeiten gestärkt und darin unterstützt werden, über ihren Lebensalltag selbst zu bestimmen.

Workshops und Trainingsgruppen

Es gibt einen riesigen Markt an Therapiegruppen, die mit einem oder mehreren erlebnisorientierten Verfahren arbeiten. Dazu zählen beispielsweise die Urschreitherapie, Rebirthing, Transaktionsanalyse (TA) oder individualpsychologische Gruppen. Die Kosten dieser Verfahren übernimmt keine Krankenkasse.

Bei Workshops mit wechselnden Teilnehmern, die fast immer im Abstand von Wochen oder Monaten stattfinden, werden in der Regel mehrere Tage miteinander verbracht. In jedem Fall ist Vorsicht geboten: Oft sind die »Trainer« nur mangelhaft ausgebildet, und ihr Geschäftssinn führt zu sehr großen Gruppen. Ein Hinweis auf die Qualität eines Workshops ist, ob die Trainer Vorgespräche mit den Interessierten führen. Seriöse Therapeuten achten auf die Zusammensetzung der Gruppe und darauf, dass die Teilnehmer psychisch stabil sind.

Ängstliche, kontaktscheue oder kranke Menschen sollten solche punktuellen Angebote nicht wahrnehmen. Ihre seelische Not kann in einer großen Gruppe leicht übersehen werden. Die Verfahren können emotionale Krisen oder Zusammenbrüche auslösen, die nach dem Ende eines Workshops kaum aufzufangen sind.

Psychotherapie

Das wichtigste Kriterium für eine Psychotherapie ist das eigene, subjektiv empfundene Leid, in der Fachsprache auch »Leidensdruck« genannt. Er entsteht bei Menschen, die am Endpunkt ihrer eigenen Lösungsmöglichkeiten angelangt sind: Wenn sie z. B. dramatische Lebensereignisse und -krisen immer wieder allein bewältigen mussten oder bisher jede Unterstützung abgewehrt haben oder wenn sie sich immer wieder in denselben quälenden Alltags- und Beziehungsmustern verfangen.

Dann ist Psychotherapie sinnvoll

Der Gedanke: »Es geschieht etwas mit mir, was nicht meinen Bedürfnissen entspricht, und ich leide darunter«, ist eine wesentliche Basis für eine Therapie. Die andere ist der drängende Wunsch, etwas zu verändern oder auf neue Weise verstehen zu wollen. Diese grundsätzliche Motivation garantiert, dass man den manchmal beschwerlichen und langen Weg durch eine Psychotherapie durchhält.

Auch wer mit sich und seinem Leben zufrieden ist, aber merkt, dass das eigene Verhalten jemand anderen dauerhaft quält, sollte über eine Beratung oder Therapie nachdenken. Das bekannteste Beispiel für eine solche Situation sind Eltern, deren Kinder sich auffällig verhalten. Kinder sind meist Träger des Leidens ihrer Eltern, was diese selbst nicht wahrhaben wollen oder können.

Dann ist Psychotherapie notwendig

Es ist generell schwer zu beurteilen, ob beispielsweise ein Tick oder eine Phobie so bedeutsam ist, dass sie behandelt werden muss. Unzählige Menschen leben mit ihren Zwängen, Ängsten und Ticks in einem relativ guten seelischen Gleichgewicht (➡ Neurosen, Seite 404).

Ob eine Psychotherapie notwendig wird, entscheiden die Betroffenen, aber auch die betroffenen Angehörigen:

- Wenn beispielsweise ein bestimmtes Verhalten den eigenen Alltag wirklich stört, wie zum Beispiel ein quälender Ordnungs-, Sauberkeits-, Wiederholungs- oder Waschzwang (➡ Zwang, Seite 404).
- Wenn bestimmte Ängste – so genannte Phobien – die Bewältigung des Alltags unmöglich machen. Wer sich zum Beispiel in engen Räumen oder unter vielen Menschen bedroht fühlt, kann meist einfache Alltagsdinge wie Einkaufen oder U-Bahn-Fahren nicht mehr erledigen (➡ Phobie, Seite 405).

- Wenn bestimmte Verhaltensweisen in Arbeits- oder Partnerbeziehungen immer in derselben Aussichtslosigkeit enden; zum Beispiel dem Gefühl, in beruflichen Konflikten immer den »Kürzeren« zu ziehen oder im ehelichen Streit ewig die Unterlegene oder der Nachgebende zu sein.
- Wenn man sich immer wieder im gleichen Verhaltens- oder Beziehungsmuster ertappt, zum Beispiel beim fünften Partnerwechsel merkt, dass immer dieselben Probleme irgendwann zur Trennung führen.
- Wenn psychosomatische Beschwerden gehäuft auftauchen oder eine bestimmte Krankheit chronisch wird (➡ Im Gleichgewicht sein, Seite 216).

Die psychotherapeutische Beziehung

Die Psychotherapeutin oder der Psychotherapeut sollten im Idealfall außerhalb der sonstigen Beziehungen stehen, in einem »neutralen« und doch verständnisvollen Verhältnis. Es ist ein »Kunstfehler«, wenn Menschen psychotherapeutisch miteinander arbeiten, die auch familiär, intim oder freundschaftlich verbunden sind.

Der wichtigste Grund für diese Bedingung ist, dass nur ein Mensch, der keine persönliche Beziehung zu seinem Gegenüber hat, ohne Ansprüche und Erwartungen an die Klientin oder den Klienten bleibt.

Es kommen noch andere Vorteile hinzu:

- Es ist egal, wie oft oder wie ausführlich manches erzählt wird. Wenn andere Menschen bereits längst nicht mehr zuhören, sollten Therapeuten noch immer mit aller Aufmerksamkeit dabei sein. Eine Wiederholung zeigt, dass Probleme noch nicht verarbeitet sind.
- Es entsteht keine Angst, dass persönliche Gedanken und Gefühle im Freundes- oder Familienkreis ausgeplaudert werden.
- Beschämende Fantasien und Angst machende Gedanken können leichter freigesetzt werden als im Familien- oder Freundeskreis. Die Therapie ist ein Ort, an dem keine scheelen Blicke, kein Gelächter, keine Peinlichkeiten oder »Bestrafungen« zu befürchten sind.
- Gute Therapeuten stellen auch nach vielen Wochen, Monaten oder Jahren keine eigenen Ansprüche an ihre Klienten – außer der Bezahlung.

Konfliktzentrierte Verfahren

Die konfliktzentrierten Verfahren haben sich aus der Psychoanalyse entwickelt. In ihrem Mittelpunkt steht die Arbeit an unbewussten Konflikten, die in Gesprächen wieder belebt und in der Beziehung zwischen Klienten und Analytikern neu erlebt werden. Die Therapeutin oder der Therapeut versucht, bei der Auflösung der unbewussten Konflikte durch Interpretation zu helfen.

Psychoanalytische Verfahren

Psychoanalytische Verfahren gehen davon aus, dass jeder Mensch auf Grund seiner Struktur und seiner Erfahrungen einige zentrale Eigenschaften und Mechanismen hat, nach denen er die Beziehung zu anderen Menschen gestaltet. In diesen Strukturen sind oft Konflikte enthalten, die nicht bewusst wahrgenommen werden können.

Ein Beispiel ist, wenn jemand einen anderen Menschen immer wieder dazu »verführt«, ihm dasselbe anzutun, was ihn schon in der Kindheit immer wieder verletzt und gekränkt hat, ohne diese Wiederholung zu bemerken. Auch in der psychoanalytischen Beziehung wird der Betroffene früher oder später eine solche Wiederholung versuchen, und im Wiedererleben zum Beispiel von Erfahrungen, die man als Kind mit seinen Eltern gemacht hat, liegt die Möglichkeit zur Veränderung. Der unbewusste Konflikt kann ins Bewusstsein geholt werden.

Ein Beispiel: Der Therapeut lehnt die ihm vom Klienten »angebotene« Rolle des Vaters ab, der immer weiß, was richtig oder falsch ist. Stattdessen versucht er, darauf aufmerksam zu machen, was »eigentlich« geschieht: Dass nämlich der Klient eigene Kompetenzen und Entscheidungen an andere Menschen abgibt und diese in ein Beziehungsmuster verstrickt, das ihn in ständiger Abhängigkeit hält. Wird dieses Muster viele Male aufs Neue durchgearbeitet, kann seine Wirkung nachlassen.

Form und Dauer

In der klassischen Psychoanalyse ruhen die Klienten auf einer Couch, die Analytikerin oder der Analytiker sitzt außerhalb des Gesichtsfeldes hinter der Couch oder seitlich davon. Die 50-minütigen Sitzungen finden drei- bis fünfmal die Woche statt. Die Krankenkassen bezahlen zwischen 160 und 240 Sitzungen, begrenzt auf höchstens dreimal pro Woche.

Neben dieser klassischen Form haben sich andere, kürzere Formen entwickelt, bei denen man sich gegenübersitzt. Sie sind unter verschiedenen Namen bekannt:

- Analytische Psychotherapie
- Tiefenpsychoanalytisch fundierte Psychotherapie
- Dynamische Psychotherapie
- Analytische Kurzpsychotherapie (Fokaltherapie)

Diese Verfahren finden einmal die Woche oder in zwei- bis vierwöchigen Abständen statt. Sie können nach 15 bis 30 Sitzungen abgeschlossen sein, aber auch länger dauern. Die Kassen bezahlen zwischen 30 und 80 Sitzungen. Sie sind ebenso wirksam wie die klassische Psychoanalyse.

Gesprächspsychotherapie

Der Name »Gesprächspsychotherapie« ist missverständlich, weil fast alle Therapien die Gesprächsform nutzen.

Ihre Methode hat sich jedoch eigenständig entwickelt und ist sehr wirksam.

In der Gesprächspsychotherapie stehen die bewussten Schwierigkeiten und Probleme der Klienten im Mittelpunkt. Es geht weniger um die vergangenen Erfahrungen und Gefühle als vielmehr um das »Hier und Jetzt«. Die Therapeuten folgen den Problemen ihrer Klienten in offenen Gesprächen mit intensiver Anteilnahme, Achtung und Wärme. Dabei versuchen sie, deren Realität, Weltbild, ihre Wahrnehmungsweise und Erlebniswelt kennen zu lernen. Folgende Aspekte sind besonders wichtig:

- In der Therapie wird gemeinsam versucht, das »Selbstkonzept« der Betroffenen und dessen Brüche herauszuarbeiten.
- Die Therapeutin oder der Therapeut beachten und »verstehen« nicht nur das Gesagte, sondern versuchen auch, den Ausdruck beim Sprechen und die Körpersprache wahrzunehmen. Alle diese Wahrnehmungen benutzen sie, um das Verstandene widerzuspiegeln.

Mit dieser einfühlenden und akzeptierenden Begleitung wird es den Klienten möglich, ihre eigene Wirklichkeit besser zu verstehen, weiter zu denken und zu verändern. Das Therapieziel liegt in einer größeren Selbstachtung und Akzeptanz der eigenen Person.

Dieses Ziel ähnelt dem der psychoanalytischen Verfahren. Im Vordergrund stehen nicht die Beseitigung eines Symptoms oder die Beseitigung von Beschwerden, sondern die Veränderung des eigenen Wahrnehmens und Erlebens, das Erkennen des Konflikts. Daraus entwickelt sich dann ein anderes Verhalten.

Form und Dauer

Die etwa einstündigen Sitzungen finden meist einmal pro Woche statt. Die durchschnittliche Dauer liegt bei 20 Stunden, auf Wunsch ist eine Verlängerung möglich.

Übende Verfahren

Übende Verfahren, wie die Verhaltenstherapie, die Kognitive Therapie oder die Konfrontationstherapie, gehen alle auf das Konzept naturwissenschaftlich orientierter Lerntheorien (*Behaviorismus*) zurück. In ihnen wird mit bestimmten Übungen daran gearbeitet, eine »Störung« durch das bewusste Ändern des eigenen Verhaltens zu beheben. In den Übenden Verfahren spielen die frühe Kindheit und das »Unbewusste« eine geringe Rolle; es geht um das konkrete Problem und seine Bewältigung.

Verhaltenstherapie

Die Verhaltenstherapie versucht, die vorhandene Störung, das gestörte »Verhalten«, so genau wie möglich zu analysieren. Dabei geht es vor allem um die Bedingungen und Umstände, die zu einem Verhalten führen, und um die Struktur, die dieses Verhalten aufrecht erhält.

Die Störung, wie zum Beispiel ein Zwang oder eine Phobie (➡ Seite 405), wird dabei nicht isoliert betrachtet. Auch die Gefühle und inneren Konflikte der Klienten werden berücksichtigt. Es steht jedoch weniger die Aufdeckung des Konflikts im Mittelpunkt als vielmehr das Erlernen oder Verlernen eines bestimmten Verhaltens:

- In Aneignungstechniken versucht man, Einstellungen, Erwartungen oder Haltungen gezielt zu verändern, zum Beispiel Ängste abzubauen.
- Aktuelle Probleme können dabei oft sehr schnell gelöst oder verloren gegangene Fähigkeiten in einer Art Selbstsicherheitstraining wiedergewonnen werden.
- Das Problemlösungstraining kann von Rollenspielen über Techniken zur Selbstkontrolle bis zu neuen Techniken der Selbststeuerung gehen.

Form und Dauer

Die Verhaltenstherapie verlangt immer ein sehr intensives Engagement der Klienten. Wenn es zum Beispiel um das Üben von Nichtraucher-»Verhalten« geht oder um das »Verlernen« einer Esssucht, die mit dem Prinzip der »Selbstkontrolle« verbunden werden muss. Manchmal gelingt das in nur wenigen Sitzungen, bei schweren Problemen verlangt es auch einen längeren Zeitraum.

Suggestive Verfahren

Im Gegensatz zu den konfliktzentrierten, »aufdeckenden« Therapien könnte man bei den suggestiven Verfahren von »zudeckenden« Therapieformen sprechen. Es gibt heute eine Vielzahl suggestiver Verfahren, die vor allem nicht näher definierte »Wunderheiler« anbieten. Diese Angebote müssen sehr kritisch beurteilt werden. Sie können viel kosten, viel schaden und wenig nutzen.

Positive Ergebnisse hat eigentlich nur die Hypnose aufzuweisen, die in der ärztlichen Praxis derzeit eine Renaissance erlebt.

Hypnose

In der Hypnose versucht die Ärztin oder der Arzt, Störungen oder Beschwerden so lange zu »beeinflussen«, bis sie nicht mehr auftreten. Die Hypnosetechnik hat jedoch weniger beeinflussende als vielmehr entspannende Wirkung. Im »losgelösten« Zustand steigt die Bereitschaft, Informationen aufzunehmen, aus denen dann neue Verhaltensweisen resultieren können.

- Die Klienten werden über einen Leitsatz, wie zum Beispiel »Sie schlafen jetzt«, in einen tranceähnlichen Zu-

stand geführt, der zwischen dem Wachbewusstsein und dem Zustand des Schlafens liegt.

- In diesem Zustand können sie die Therapeutin oder den Therapeuten noch hören und verstehen. Dadurch wird es möglich, beruhigende oder stabilisierende Anweisungen zu einem veränderten Verhalten zu vermitteln.

Hypnose kann tatsächlich einige Menschen völlig symptomfrei machen. Sie verlieren z. B. ihre Angst vor der Zahnarztbehandlung. Sehr oft lässt die Wirkung nach kurzer Zeit jedoch wieder nach. Hinzu kommt, dass nicht alle Menschen hypnotisierbar sind.

Form und Dauer

Fast alle Klienten lagern während der Hypnose auf einer Couch. Am Beginn einer Behandlung wird meist rund sechs Stunden lang, verteilt über mehrere Tage, der schlafähnliche Zustand trainiert. Meist gelingt es erst nach dieser Phase, eine hinreichend tiefe Trance hervorzurufen.

Die durchschnittliche Behandlungsdauer liegt zwischen 10 und 40 Stunden.

Erlebnisorientierte Verfahren

In den erlebnisorientierten Verfahren wird davon ausgegangen, dass intensive emotionale Eindrücke (»Erlebnisse«) oder Erfahrungen in der Therapie korrigierende Kräfte haben können.

Zu den erlebnisorientierten Verfahren zählen die Musik-, Poesie- und Gestaltungstherapie ebenso wie verschiedene körpertherapeutische Verfahren. Sie haben ihren festen Platz in der stationären Psychotherapie und sind im Zusammenspiel mit anderen therapeutischen Verfahren auch ambulant wichtig und sinnvoll. Ihre genaue Wirkungsweise ist noch nicht erforscht, deshalb tragen die Krankenkassen die Kosten bisher nicht.

Gestalttherapie

Sie ist unter den erlebnisorientierten Verfahren am weitesten verbreitet. Im Zentrum der Gestalttherapie steht die unmittelbare Erfahrung im Hier und Jetzt. Alle Probleme werden in Hinblick auf die augenblicklichen Gefühle oder Einstellungen behandelt. Die Klienten werden angehalten, sich alle negativen wie positiven Regungen zuzugestehen und zu durchleben. Das soll es ermöglichen, das eigene Verhalten in neuem Licht zu sehen.

Die Gestalttherapie versteht sich nicht nur als therapeutisches Verfahren, sondern auch ein wenig als Lebensphilosophie. Ein Grundsatz der Gestalttherapie heißt: Erst wenn man akzeptiert hat, wie man ist, wird Änderung möglich.

Welche Therapeutin – welcher Therapeut?

Die Entscheidung für die richtige Therapeutin oder den richtigen Therapeuten ist oft wichtiger als die Wahl des richtigen Verfahrens. Denn auch im besten Verfahren werden die Fortschritte gering sein, wenn es nicht gelingt, eine vertrauensvolle therapeutische Beziehung aufzubauen.

- *Es kommt darauf an, wie gut man »miteinander kann«. Sie müssen das Gefühl haben, dass Sie sich Ihrem Gegenüber öffnen können.*
- *Wenn Sie bei dem vereinbarten Erstgespräch ein Gefühl von Unbehagen, Ablehnung und Antipathie haben, sollten Sie das besprechen und gegebenenfalls zu jemand anderem wechseln.*
- *Wenn Sie allerdings nach mehreren Erstgesprächen merken, dass Ihnen eigentlich alle bisherigen Kontaktpersonen unsympathisch waren, liegt es wohl an Ihnen und nicht an den Therapeuten.*
- *Seien Sie umgekehrt nicht enttäuscht oder gekränkt, wenn Ihnen die Therapeutin oder der Therapeut nach dem Erstkontakt mitteilen, dass sie bzw. er sich eine Arbeit mit Ihnen nicht vorstellen kann.*
- *Beim Erstgespräch sollte es nicht nur um Ihre Probleme gehen. Klären Sie alle offenen Fragen: bezüglich des Verfahrens, der Dauer, der Kosten, der Qualifikation der Therapeutin oder des Therapeuten. Klare und eindeutige Absprachen sind ein Grundprinzip jeder Psychotherapie.*
- *Verschleiernde oder ungenaue Angaben sind ein Zeichen mangelnder Professionalität, in diesem Falle sollten Sie zu jemand anderem gehen.*
- *Achten Sie bei der Qualifikation auf die Zusatzausbildung. Nur Studium und Berufspraxis sind nicht ausreichend.*
- *In Deutschland können Ärztinnen und Ärzte bei entsprechender Fort- und Weiterbildung den Zusatztitel »Psychotherapie« oder »Psychoanalyse« tragen. Sie bilden sich in denselben Institutionen fort wie zum Beispiel Psychologen oder Pädagogen.*
- *Seit kurzem erst gibt es den Titel »Facharzt für psychotherapeutische Medizin«, der Ärztinnen oder Ärzten auf Grund ihrer bisherigen Ausbildung zuerkannt werden kann. Diese Fachärzte sind verpflichtet, keine langen Wartezeiten entstehen zu lassen, wenn Ratsuchende um ein Gespräch bitten.*

- Dem nonverbalen Verhalten wird große Aufmerksamkeit geschenkt.
- Eindrücke, Gefühle, Traumteile, Empfindungen oder Geschehnisse werden mit unterschiedlichen Techniken dargestellt, verkörpert und inszeniert.

- Dabei wird versucht, die Erlebnisse so intensiv wie möglich zu gestalten, um das eigene, bisher abgelehnte Verhalten besser verstehen und akzeptieren zu können. Dann beginnt der Weg zur Veränderung.

Form und Dauer

Fantasieübungen, Rollenspiele oder eine bestimmte Art der Dialogführung ermutigen dazu, die eigenen Gefühle und Bedürfnisse besser wahrzunehmen und kennen zu lernen. Die Dauer der Therapie ist nicht festgelegt. Sie findet einzeln, in Gruppen, auf Seminaren oder in Workshops statt.

Auswahl des Verfahrens

Die Wissenschaftler der verschiedenen psychotherapeutischen Schulen streiten noch darüber, welche Therapie jeweils für welche Persönlichkeit und welche Störung am besten geeignet ist. Doch erfahrene Spezialisten bekommen im gemeinsamen Gespräch mit den Betroffenen sehr schnell ein Gefühl dafür, welches der individuell richtige Weg sein kann.

Die folgenden Fragen sollte jede/r Ratsuchende zunächst für sich beantworten:

- Brauche ich schnelle Hilfe, oder kann ich warten? (→ Beratung, Seite 892)
- Brauche ich eine umfassende, in die Tiefe gehende Beratung, oder ist mein Problem eingrenzbar?
- Wie viel Zeit will ich für eine Psychotherapie aufbringen, wie viele Stunden pro Woche bin ich bereit, mich intensiv mit mir selbst zu beschäftigen?
- Will ich die Psychotherapie selbst finanzieren oder über die Krankenkasse abrechnen? Bei Letzterem kommt nur eine Psychotherapeutin oder ein Psychotherapeut mit einem Kassenvertrag in Frage. Die Krankenkasse hilft bei der Suche.
- Gehe ich in ein Krankenhaus (stationär) oder in eine ambulante Therapie in einer freien (privaten oder kassenvertraglichen) psychotherapeutischen Praxis? (→ Gemeindenahe Psychiatrie und Tagesklinik, Seite 411)

Ambulante Psychotherapie

Eine ambulante Psychotherapie ist sinnvoll, wenn das Leiden oder die Störung nur einen bestimmten Teilbereich des Lebens betrifft, die Betroffenen aber dabei noch relativ gut mit ihrem Alltag zurechtkommen und ohne tiefere Krisen ihre familiären und beruflichen Aufgaben bewältigen können. Für akute Fälle und zur schnellen Lösung von Einzelproblemen stehen Kriseninterventionsstellen und die verschiedenen Beratungseinrichtungen der Wohlfahrtsverbände zur Verfügung.

Für eine ambulante Therapie spricht:

- Sie kann in das Alltagsleben integriert werden. Die neuen Erkenntnisse über sich selbst können im normalen Alltag erprobt, aufs Neue verändert oder verfestigt werden, gestützt und begleitet von der Therapeutin oder dem Therapeuten.
- Spezifische Konflikte, wie zum Beispiel Familien-, Paar- oder Erziehungsprobleme, sind durch einen stationären Aufenthalt nicht zu lösen.
- Es liegen familiäre Gründe vor: Zum Beispiel braucht ein Säugling die Betreuung des betroffenen Elternteils.
- Es besteht das Gefühl, in etwa zu wissen, mit welchen Problemen oder Konflikten das Leiden zu tun hat.

Psychotherapie im Krankenhaus

Neben den psychotherapeutischen Angeboten in den entsprechenden Abteilungen der Krankenhäuser und Universitätskliniken (➡ Gemeindenahe Psychiatrie und Tagesklinik, Seite 411) gibt es in Deutschland Spezialeinrichtungen zum Beispiel für Suchtkrankheiten und weit über hundert gut ausgestattete Psychosomatik- bzw. Psychotherapiekliniken (➡ Körperliche Befindlichkeitsstörungen – Behandlungsalternativen, Seite 396). In Österreich herrscht ein großer Mangel an stationären Psychotherapieeinrichtungen.

Dann ist eine stationäre Behandlung sinnvoll

- Wenn Ihnen wenig bewusst ist, mit welchen Konflikten oder Problemen das eigene Leiden zusammenhängt, wenn es Ihnen fremd und unerklärlich erscheint.
- Wenn Sie das Gefühl haben, dringend und schnell Hilfe zu benötigen oder in Ihrem Alltag überhaupt nicht mehr zurechtkommen.
- Wenn Sie Ihre bisherige Lebenssituation als sehr belastend empfinden. Der Abstand vom Alltag, von der Arbeit, der Familie, vom Partner und bisherigen Umfeld kann befreiend wirken.
- Bei einem stationären Aufenthalt können Sie sich den Luxus leisten, nichts anderes zu tun, als sich selbst kennen zu lernen. Sie können eine ganze Nacht mit Ihrem Bettnachbarn reden oder eine ganze Nacht weinen, am nächsten Morgen brauchen Sie weder fit noch funktionstüchtig zu sein.
- Wenn Sie in einer Region leben, in deren Umkreis kaum eine psychotherapeutische Praxis zu finden ist.
- Wenn Sie unter einer Krankheit leiden, die in der freien Praxis nicht betreut werden kann, zum Beispiel unter einer Suchtkrankheit, einer schwerwiegenden Essstörung oder einer psychosomatisch bedingten Herzkrankheit. Bei vielen psychosomatischen Krankheiten ist neben der Psychotherapie eine medizinische Betreuung nötig, die stationär besser gewährleistet ist.

Was geschieht in einer stationären Therapie?

In der Klinik arbeitet ein Team aus Ärzten, Psychiatern, Psychologen, Psychotherapeuten und Pflegepersonal zusammen. Das ermöglicht ein vielfältiges Programm: Neben den verschiedenen gesprächspsychotherapeutischen Verfahren werden zum Beispiel Musik-, Kunst- und Bewegungstherapie, Autogenes Training oder physikalische Therapie angewandt.

Der durch das Therapieprogramm fest strukturierte Tagesablauf in einer Klinik gibt vielen Erkrankten Stütze und Orientierung.

Verweildauer

Ein stationärer Aufenthalt dauert durchschnittlich zwei bis drei Monate, mindestens jedoch sechs Wochen. Diese Zeit erscheint vielleicht sehr lang, ist jedoch unbedingt notwendig, damit eine Therapie wirklich helfen und Veränderungen bewirken kann.

- Besprechen Sie die Frage, welchen Zeitraum Ihre Therapie in Anspruch nehmen wird, vor Ihrem Klinikaufenthalt mit Ihrer Ärztin oder Ihrem Arzt.
- Die Wahl der Klinik ist auch von der notwendigen Verweildauer abhängig. Manche Einrichtungen gewähren nur einen Aufenthalt von sechs Wochen, andere auch länger.

Wenn es Ihnen nicht gefällt

Es ist eine Grundregel, dass die ersten zehn Tage auf jeden Fall durchgehalten werden müssen. Den meisten Menschen sind die Abläufe und Angebote in einer psychotherapeutischen Abteilung oder Klinik zunächst fremd, teilweise erscheinen sie ihnen bedrohlich: Die Therapietechniken und Gespräche, die Ärztin und Ärzte, das Umfeld und die anderen Patienten sind unbekannt. Der Klinikalltag unterscheidet sich völlig vom gewohnten Alltag.

Patienten, die auch nach zehn Tagen noch an einen Abbruch denken, sollten dies unbedingt in ihrer Therapie zum Thema machen.

Welche Verfahren?

In der überwiegenden Mehrheit der Einrichtungen wird mit tiefenpsychologisch fundierten, konfliktzentrierten und übenden Verfahren gearbeitet (➡ Seite 894). Daneben bieten fast alle Einrichtungen eine Reihe weiterer Verfahren an. Durch die verschiedenen Angebote ist es möglich, sich nicht nur über die eigenen Gefühle und Erfahrungen klarer zu werden, sondern auch den eigenen Körper besser kennen zu lernen.

Da nicht von vornherein gesagt werden kann, welche Verfahren oder Angebote bei wem zur größten Offenheit führen, muss ausprobiert werden, welches individuelle Therapieprogramm sich am besten eignet.

Kostenfrage

Die Kostenfrage muss vor Therapiebeginn geklärt werden. Sie müssen wissen, welche Kosten auf Sie zukommen werden, welche Chancen der Finanzierung und Verlängerung bei welcher Krankenkasse bestehen.

Deutschland

Die Krankenkassen haben Listen von Psychotherapeuten, die von der Kassenärztlichen Vereinigung anerkannt wurden und deren psychotherapeutische Leistung sie bezahlen. Die Krankenkassen bezahlen drei Therapierichtungen: Die Verhaltenstherapie, die tiefenpsychologisch fundierte Psychotherapie und die Psychoanalyse. Seit dem 1.1.1999 kann man mit der einfachen Chipkarte der Krankenkasse – ohne ärztliche Überweisung – zu einem von den Kassen anerkannten Psychotherapeuten gehen. Die Kosten für die ersten fünf bis sechs Sitzungen, die bei

verschiedenen Therapeuten beansprucht werden können, übernimmt die Kasse. Danach müssen Sie sich entscheiden, mit wem Sie weiter arbeiten. Nach dieser Entscheidung ist es nötig, bei Ihrer Krankenkasse die Übernahme der weiteren Kosten schriftlich zu beantragen. Ihre Therapeutin bzw. Ihr Therapeut schreibt ergänzend dazu einen Bericht über das Ausmaß der Beschwerden, das geplante Vorgehen und die Ziele der Therapie.

Wollen Sie mit Therapeuten arbeiten, die keine Kassenzulassung haben, ist dies auf eigene Rechnung immer möglich. Sie können aber auch bei Ihrer Kasse einen Antrag auf Kostenerstattung stellen. Erkundigen Sie sich dort. Gegen eine Ablehnung der Kostenübernahme können Sie Widerspruch einlegen.

Unter Berücksichtigung von Urlaub, Feiertagen und Krankheit geht man davon aus, dass ein »Therapiejahr« rund 40 Stunden umfasst, wenn die Arbeitssitzungen einmal pro Woche stattfinden.

Im Normalfall genehmigen die Krankenkassen in der ersten Phase 30 bis 50 Stunden.

Kostenübernahme bei stationärer Therapie

An den Universitätskliniken genügt bei der Aufnahme meist die Versicherungskarte, an anderen Krankenhäusern und Spezialeinrichtungen gelten unterschiedliche Regelungen.

- Nachdem geklärt ist, welche Klinik in Frage kommt, müssen Sie sich dort zunächst informieren, welche Papiere und sonstigen Unterlagen Sie von Ihrer Krankenkasse benötigen, und sich dann von der Krankenkasse eine »Kostenübernahmeerklärung« beschaffen.
- Die Kasse stellt die Kostenübernahmeerklärung nur für eine bestimmte Klinik aus. Sie können also später nicht einfach wechseln.
- Wenn Sie sich für eine Klinik oder Einrichtung entscheiden, die von Ihrer Krankenkasse nicht anerkannt ist, ist es schwer, die Kostenübernahmeerklärung zu bekommen. Es gibt aber bei allen Kassen Ermessensspielräume.

Österreich

In Österreich zahlen die Kassen Zuschüsse für eine Psychotherapie bei registrierten niedergelassenen Psychotherapeuten. Die Zuschüsse betragen meist nur etwa die Hälfte der Kosten, der Rest muss selbst bezahlt werden. In Österreich ist bei einer länger dauernden Psychotherapie die Eigenzahlung die häufigste Finanzierungsart.

Kostenübernahme bei stationärer Therapie

In Österreich übernehmen die Krankenkassen die Kosten für einen stationären Aufenthalt, wenn die behandelnden Ärzte die Notwendigkeit der Therapie bestätigen.

Auskunft und Beratung

Deutsche Gesellschaft für Psychoanalyse, Psychotherapie, Psychosomatik und Tiefenpsychologie
Johannisbollwerk 20/III, 20459 Hamburg
Tel.: 0 40/3 19 26 19, Fax: 3 19 43 00
e-mail: psa@dgpt.de
Internet: http://www.dgpt.de

Deutsche Psychoanalytische Vereinigung
Körner Straße 11, 10785 Berlin
Tel.: 0 30/26 55 25–03 oder –04, Fax: –05
e-mail: geschaeftsstelle@dpv-psa.de
Internet: http://www.dpv-psa.de

Deutsche Gesellschaft für Verhaltenstherapie e.V.
Neckarhalde 55, 72070 Tübingen
Tel.: 0 70 71/94 34–0, Fax: –35
e-mail: dgvt@dgvt.de
Internet: http://www. Dgvt.de

Wiener Psychoanalytische Vereinigung (WPV)
Gonzagagasse 11, 1010 Wien
Tel. u. Fax: 01/5 33 07 67
e-mail: freud@wpv.at
Internet: http://www.wpv.at

Österreichische Gesellschaft für Verhaltenstherapie
Kolingasse 11, 1090 Wien
Tel.: 01/3 19 70 22, Fax: 3 19 72 40
e-mail: office@oegvt.at
Internet: http://www.oegvt.at

Die Autorinnen und Autoren

Verena Corazza

Jahrgang 1958, geb. in Wien. Studium an der Pädagogischen Akademie in Wien. Von 1984 bis 1989 Mitarbeit an mehreren Ausgaben von *Bittere Pillen* und mehreren Bänden der *Bittere Pillen Patientenreihe*. Mitautorin von *In der Regel. Wenn die Menstruation Probleme macht* (1987). Seit 1990 in Wien als Lehrerin tätig.

Renate Daimler

Jahrgang 1949, Autorin, Radiomoderatorin, Systemische Beraterin, lebt mit ihrer Familie in Wien.
Publikationen: *Altern ist keine Krankheit* (1988), *Alles rund ums Kinderkriegen* (1996) als Mitautorin. *Verschwiegene Lust – Frauen über 60 erzählen von Liebe und Sexualität*, *Wie's den Männern mit den Frauen geht*, *Die Unsichtbaren Mitspieler – warum wir streiten, wenn wir lieben*, *Diana und Sisi – zwei Frauen, ein Schicksal*, *Lust auf 50 – Frauen am Wendepunkt*; *Geheimnisvolle Orte der Kraft*.

Andrea Ernst

Jahrgang 1957, Studium der Sozialwissenschaften in Wien (Mag. phil.). Herausgeberin und Autorin zahlreicher Sachbücher, seit 1985 Wissenschaftsjournalistin mit den Schwerpunkten: Medizin, Gesundheit und Soziales. Seit 1997 beim WDR-Fernsehen im Bereich Kultur, mit eigenen Dokumentationen zu *30 Jahre Valium* (1993), *Irre Frauen – Leben in der Psychiatrie* (1997).
Publikationen (z.T. als Mitautorin): *Gift-Grün. Chemie in der Landwirtschaft* (1986), *In der Regel. Wenn die Menstruation Probleme macht* (1987), *Sozialstaat Österreich. Bei Bedarf geschlossen* (1987), *Schlucken und schweigen. Wie Arzneimittel Frauen zerstören können* (1988), *Kinder-Report. Wie Kinder in Deutschland leben* (1991), *Kursbuch Kinder* (1993), *Gesunder Rücken* (1996), *Kursbuch Frauen* (1997).

Krista Federspiel

Dr. phil., Jahrgang 1941. Autorin in Wien. Tätigkeit als Redakteurin und freie Wissenschaftsjournalistin in verschiedenen Printmedien, Funk und Fernsehen. Schwerpunkte: Sozial- und Frauenpolitik, Konsumentenschutz, Medizin; Psychotherapie.
Publikationen (z.T. als Mitautorin und Mitherausgeberin): *Frauen der ersten Stunde* (1985), *Zahn um Zahn* (1986), *Mit anderen Augen* (1987), *Der Krampf mit dem Magen* (1987), *Sozialstaat Österreich. Bei Bedarf geschlossen* (1987), *Öko-Bilanz-Österreich* (1988), *Lückenlos – die goldenen Geschäfte der Zahnärzte* (1988), *Wer? Ein Anti-Who's Who von Österreich* (1988), *Arbeit – 50 deutsche Karrieren* (1990), *Handbuch Die andere Medizin* (1996), *Kursbuch Seele* (1996), *Krebs – mit der Krankheit leben* (1999), *Lexikon der Parawissenschaften* (2000), *Kinderlos – was tun?* (2000), *Onkologie – Informationsschriften* (2001).

Vera Herbst

Jahrgang 1949. Studium der Pharmazie in Braunschweig. Langjährige Tätigkeit als Apothekerin. Seit 1986 freie Journalistin und Sachbuchautorin in Wien, ab 1995 in Deutschland. Schwerpunkte: Pharmazie, Medizin, Gesundheit.

Publikationen (teilweise als Mitautorin): *Botanik und Drogenkunde* (1987), *Mit anderen Augen* (1987), *Unsern Kindern helfen* (1988), *Beweglich bleiben* (1989), *Zuckerkrank* (1989). *Kursbuch Kinder* (1993), *Handbuch Die andere Medizin* (1996), *Kursbuch Frauen* (1997), *Heilkraft Sonne* (1998), *Handbuch Medikamente* (2000), *Gib Allergien keine Chance* (2001).

Kurt Langbein

Jahrgang 1953. Studium der Soziologie in Wien. Von 1979 bis 1989 Dokumentarfilmer und Magazin-Journalist beim Österreichischen Rundfunk ORF, von 1989 bis 1992 Ressortleiter Inland beim Österreichischen Nachrichtenmagazin profil, seit 1992 freier Autor (u.a. Die Woche, Focus, profil) und Dokumentarfilmer (u.a. für RTL, TV Asahi, Pro 7 und ORF). Geschäftsführer der Langbein & Skalnik Media GmbH in Wien; Herausgeber und Autor zahlreicher Sachbücher.
Publikationen (teilweise als Mitautor): *Gesunde Geschäfte. Die Praktiken der Pharmaindustrie* (1981), *Bittere Pillen. Nutzen und Risiken der Arzneimittel* (1983), *Sozialstaat Österreich. Bei Bedarf geschlossen* (1987), *Kursbuch Kinder* (1993), *Kursbuch Lebensqualität* (1995), *Kursbuch Küche* (1995), *Bittere Naturmedizin* (1995), *Leben verlängern – um welchen Preis* (1996), *Einfach genial – die sieben Wurzeln der Intelligenz* (1997).

Hans-Peter Martin

Dr. jur., Jahrgang 1957. Geboren in Bregenz. Stipendiat in Kalifornien, Studium in Wien. Seit 1986 Redakteur beim Nachrichtenmagazin Der Spiegel, bis 1999 u.a. als Korrespondent in Südamerika und in Wien tätig. Seit Juli 1999 Mitglied des Europäischen Parlaments.
Dr. Karl-Renner-Preis für Publizistik (1980), Bruno-Kreisky-Preis für das politische Buch (1997). Co-Mitglied des Club of Rome.
Publikationen (teilweise als Mitautor): *Nachtschicht. Eine Betriebsreportage* (1979), *Gesunde Geschäfte* (1981), *Bittere Pillen* (1983), *Die Globalisierungsfalle. Der Angriff auf Demokratie und Wohlstand* (1996).

Hans Weiss

Dr. phil., Jahrgang 1950, geboren in Hittisau/Vorarlberg. Studium der Psychologie in Innsbruck. Post-Graduierten-Studium für Medizinsoziologie am Institut für Höhere Studien in Wien. Forschungsstipendium des British Council mit Aufenthalt in Cambridge und London. Seit 1981 als Sachbuchautor, Schriftsteller und Fotograf tätig, u.a. für das Österreichische Fernsehen und die Magazine profil, Der Spiegel, Die Zeit und Stern. 1982 Fernsehpreis der Österreichischen Volksbildung für die Dokumentation »Irre Welt – Psychiatrie 1981«.
Publikationen (teilweise als Mitautor): *Gesunde Geschäfte. Die Praktiken der Pharmaindustrie* (1981), *Bittere Pillen. Nutzen und Risiken der Arzneimittel* (1983), *Mit Hochdruck leben* (1986), *Gift-Grün. Chemie in der Landwirtschaft* (1986), *Die Leute von Langenegg* (1988), *Kriminelle Geschichten. Ermittlungen über die Justiz* (1987), *Öko-Bilanz-Österreich* (1988), *Wer? Ein Anti-Who's Who von Österreich* (1988), *Arbeit. Fünfzig deutsche Karrieren* (1990), *Rheuma* (1992), *Kulissen des Abschieds* (Roman, 1999), *Schwarzbuch Markenfirmen – Die Machenschaften der Weltkonzerne* (2001).

Erste Hilfe

Verletzungen von Knochen, Gelenken und Muskeln

Bei allen Verletzungen von Knochen, Gelenken und Muskeln muss der betroffene Körperteil mit einer gut gepolsterten (Behelfs-)Schiene und einer Schlinge (Dreiecktuch) ruhig gestellt werden. Als improvisierte Schienen eignen sich gerollte Zeitungen und Zeitschriften, Pappdeckel, Drahtgewebe und andere modellierbare Materialien.

Zerrungen, Verstauchungen, Verrenkungen

Verletzungen von Gelenken und den mit ihnen verbundenen Muskeln, Sehnen und Bändern sind meistens an Schwellungen, Schmerzen und eingeschränkter Beweglichkeit zu erkennen.
- Das verletzte Gelenk nicht mehr belasten oder bewegen; ruhig stellen, hoch lagern und/oder schienen.
- Eisbeutel oder kalte Umschläge lindern im akuten Stadium Schwellung und Schmerzen.
- Ärztliche Kontrolle ist notwendig.

Prellungen und Quetschungen

Es ist in den tieferen Gewebeschichten zu Blutungen und Zerreißungen gekommen. Sie verursachen Blutergüsse, Schwellungen und Schmerzen. Auch innere Organe können verletzt oder ein Knochen kann gebrochen sein, ohne dass man es sehen kann. Deshalb: Verhalten wie bei Verstauchungen.

Brüche

Ein Bruch ist für Laien nicht einfach zu erkennen, weil die Verletzten die (an-)gebrochenen Gliedmaßen oft noch bewegen können. Ein Bruch fällt auf, wenn der Verletzte eine »Schonhaltung« einnimmt, über Schmerzen klagt und Deformierungen und Schwellungen auftreten. Den verletzten Körperteil ruhig stellen. Dabei die verletzte Person nach eigenen Wünschen lagern und den gebrochenen Körperteil entlasten, zum Beispiel:
- Bei Beckenbrüchen durch das Unterschieben einer Knierolle oder -stütze.
- Bei Oberschenkel-, Unterschenkel- oder Knöchelbrüchen dadurch, dass das verletzte Glied mit fest gerollten Kleidungsstücken, Decken, Kissen und Ähnlichem umlagert und zusätzlich durch festes und schweres Material (Aktentasche, Koffer usw.) gesichert wird.
- Bei Oberarmbrüchen mit einem Dreiecktuch.

Vorsicht:
Bei Verletzungen der Wirbelsäule niemals die Lage der verletzten Person verändern!
Vorsicht:
Ein geschlossener Bruch kann bei falschem Handeln zu einem »offenen« werden!

Verbrennungen und Verbrühungen

Bei größeren Brandwunden verliert man viel Gewebeflüssigkeit: Der Flüssigkeitsverlust kann zum Schock führen!
- Verbrannte Gliedmaßen sofort mit kaltem, sauberem Wasser übergießen oder in kaltes Wasser tauchen. Das kalte Wasser so lange einwirken lassen, bis die Schmerzen nachlassen. Bei größeren Verbrühungen oder Verbrennungen so lange kühlen, bis der Notarzt da ist. Die tiefen Schädigungen durch »Nachwärme« sind oft fatal. Verbrennungen ab Grad III tun manchmal nicht mehr weh, müssen aber unbedingt weiter gekühlt werden.
- Niemals Hausmittel wie Mehl, Speiseöl, Puder, Brandsalben oder Ähnliches verwenden! Dadurch verschlimmert sich die Verletzung.
- Brandblasen auf keinen Fall öffnen.
- Brandwunden locker in sterile Tücher oder Brandfolien einschlagen.
- Bei Gesichtsverbrennungen Wunde nicht bedecken!
- Bei Verbrühungen mit heißen Flüssigkeiten die nasse Kleidung möglichst rasch entfernen.
- Am Körper angeklebte Kleidungsstücke nicht abreißen. Die sterilen Tücher über die Kleidungsreste wickeln.
- Flüssigkeit nur verabreichen, wenn die betroffene Person keinen Schock, keine Bewusstseinsstörung, keine Gesichtsverbrennungen und keine Verletzungen im Magen-Darm-Bereich hat und frei von Übelkeit ist. Dann ist es am besten, stilles Mineralwasser schluckweise zu trinken, um den Flüssigkeitsverlust auszugleichen.
- Puls und Atmung regelmäßig kontrollieren.

Elektrischer Schock

Ein schwerer elektrischer Schock kann Verbrennungen, Bewusstlosigkeit, Atem- und Kreislaufstillstand verursachen.
- Stromkreis unterbrechen: Stecker herausziehen oder Sicherung herausnehmen.
- Wenn dies nicht möglich ist, muss die verletzte Person von den unter Spannung stehenden Teilen getrennt werden. Vorsicht, dass Sie nicht selbst in das Spannungsfeld geraten: Suchen Sie nicht leitendes Material (trockenes Holz, trockene Kleidung oder dicke Zeitungen) und stellen Sie sich darauf. In dieser »isolierten« Stellung nichts und niemand berühren. Versuchen Sie nun, das Opfer an seiner Kleidung aus dem Stromkreis wegzuziehen, oder heben und schieben Sie die Stromquelle mit einem nicht leitenden Gerät weg (trockener Holzbesen oder trockene Holzlatte).
- Die verunglückte Person in Ruhelage bringen; Puls und Atmung kontrollieren.
- Bei Bewusstlosigkeit in Seitenlage bringen.
- Bei Atemstillstand mit Mund-zu-Mund-Beatmung beginnen. Bei Kreislaufstillstand mit der Herzmassage beginnen.
- Auf jeden Fall den Rettungsdienst rufen!

Das Rote Kreuz hat einen Erste-Hilfe-Lehrgang ins Internet gestellt:

http://www.rotkreuz.de/ehonline